COLLECTION **LES ANNALES QCM POUR l'iECN**

ANNALES OFFICIELLES

QCM – 1985 à 1994

29 Spécialités

- QCM actualisées pour l'iECN
- 10 ans d'annales, plus de 10 000 questions isolées
- Annales retravaillées : suppression des questions obsolètes ou inadaptées à l'iECN

Ouvrage dirigé par David Perrot

Avec la participation de :

Axel André
Clémentine Bouchez
Romain Bringier
Thibault Dupont
Idriss Haffaf
Charles Piat
Paul Rivallin
Anastasia Saade
Antoine Troger
Léo Valdiguié
Mathilde Wisniewski

MED-LINE Editions

Collection dirigée par le Pr Serge Perrot
Centre hospitalier Cochin, Paris

Ce livre a été publié en 4 tomes séparés au printemps 2016. Il est désormais disponible en un seul volume.

Cet ouvrage a été retravaillé d'après *L'internat en questions*, L. Burski, L. Calmet, A. Kremer.

Couverture : Élise Ducamp Collin

Mise en page : Gaëlle Bachy

Achevé d'imprimer par GPS Juin 2016

Notes de l'éditeur :
Pour des raisons de maquette, nous avons conservé dans le bandeau noir au-dessus de chaque question, l'année où a été posée la question (1er numéro). Les N° suivants correspondent à des N° de région ou de série, et ne présentent pas d'intérêt pour l'iECN.

Si l'une des réponses proposées dans cet ouvrage vous paraît discutable, merci de nous en faire part.
Malgré tout le soin apporté à la réalisation de cet ouvrage, il est possible qu'une coquille ou une erreur n'ait pas été corrigée à la lecture des épreuves. Les auteurs et l'éditeur déclinent toute responsabilité quant aux conséquences qui pourraient en résulter.

ANNALES OFFICIELLES QCM – 1985 À 1994
ISBN : 978-2-84678-185-5

Éditions MED-LINE
Tél. : 09 70 77 11 48
www.med-line.fr

Introduction

Chers étudiants en médecine, chers collègues,
Nous sommes heureux de vous proposer les annales du concours de l'internat, de 1985 à 1994, mises à jour pour l'iECN.

- **Pourquoi ce livre ?**

Le nouvel iECN se présente désormais sous forme de QCM. Un retour à l'ancienne forme du concours.
Les annales de l'internat prennent donc aujourd'hui tout leur sens.
Elles sont un support solide et adapté à la préparation de l'épreuve des 120 questions isolées : quoi de mieux que d'utiliser 10 ans d'annales et plus de 10 000 questions isolées officielles pour tester vos connaissances.

- **10 000 questions isolées officielles actualisées pour l'iECN**
  - Ce livre propose l'ensemble des questions isolées regroupées par spécialité, posées par les professeurs aux concours de l'internat entre 1985 et 1994.
  - Afin de faciliter votre travail, toutes les questions ont tous été retravaillées pour l'iECN. **Les questions obsolètes ou inadaptées à l'iECN ont été supprimées du présent recueil.**
  - Une classification claire et systématique pour un repérage facile : les QCM sont regroupées au sein de chaque spécialité par pathologie. Vous pouvez ainsi tester vos connaissances pour chaque pathologie en travaillant : orientation étiologique, clinique, biologie, examens d'imagerie, anatomopathologie, traitement...
  - Les réponses, apposées à la fin de chaque QCM sont immédiatement accessibles, évitant d'inutiles renvois. **Un cache prédécoupé est disponible en dernière page du livre pour vous tester sans être tenté de lire la réponse !**

Nous souhaitons que ce livre puisse constituer votre auxiliaire pour la préparation des modules et de l'iECN.

Les auteurs et le directeur de collection

Ps : Ce livre a été publié en 4 tomes séparés au printemps 2016. Il est désormais disponible en un seul volume.

Sommaire

Anatomopathologie
Partie 1

Les chiffres entre parenthèses indiquent le nombre de QCM.

1
ANATOMOPATHOLOGIE GENERALE
1.1 DIVERS
1.1.1 DÉFINITION

S 86/4/1/ 51

La nécrose ischémique de l'extrémité distale d'un membre est :

A. Une apoplexie
B. Un infarctus
C. Un infarcissement
D. Un ramollissement
E. Une gangrène

Réponse : E

S 87/3/1/ 51

Parmi les propositions suivantes, quel est le terme qui désigne l'arrêt de l'apport sanguin artériel dans un tissu ou un organe ?

A. Hypoxie
B. Anoxie
C. Gangrène
D. Ischémie
E. Infarctus

Réponse : D

S 87/6/1/ 27

Un kyste est :

A. Une tumeur bénigne remaniée
B. Un foyer de désintégration dans un granulome
C. Une cavité anormale avec revêtement épithélial
D. Un épanchement liquidien dans une cavité coelomique
E. Une rétention liquidienne dans un viscère creux

Réponse : C

M 87/6/2/106

L'adjectif hyalin / hyaline s'applique à :

A. Des tissus normaux
B. Certaines variétés de sclérose
C. Un type particulier de nécrose
D. Une surcharge des parois vasculaires
E. Des fausses membranes intra pulmonaires

Réponse : ABCDE

S 89/5/1/ 39

Une suppuration diffuse ne se collectant pas est :

A. Un abcès
B. Un furoncle
C. Un empyème
D. Un phlegmon
E. Une gangrène

Réponse : D

M 89/5/2/ 55

Le caséum :

A. Est une substance éosinophile en microscopie optique
B. Est une nécrose
C. Est uniquement présent dans les inflammations tuberculeuses et sarcoïdosiques
D. Est séparé du tissu sain par une couche de cellules épithéliales dans les lésions tuberculeuses récentes
E. Est entouré d'une coque fibreuse dans les lésions tuberculeuses anciennes

Réponse : ABE

M 91/2/1/ 90

Un léiomyome est :

A. Une tumeur conjonctive
B. Une tumeur musculaire lisse
C. Une tumeur musculaire striée
D. Une tumeur maligne
E. Localisé exclusivement sur le tube digestif ou l'utérus

Réponse : AB

M 94/9/2/ 90

Un granulome tuberculoïde sans nécrose peut être vu dans :

A. Une tuberculose
B. Une sarcoïdose
C. Une maladie de Crohn
D. La lèpre
E. La bilharziose

Réponse : ABCD

M 90/5/1/111

Un adénome est une tumeur :

A. Souvent bénigne
B. Formée par la prolifération d'un épithélium glandulaire
C. Qui peut se transformer parfois en tumeur maligne
D. Qui peut prendre l'aspect macroscopique d'un polype
E. Sécrétant parfois des hormones

Réponse : BCDE

S 90/6/1/ 1

Le clinicien veut faire un prélèvement sur une lésion dans le double but d'obtenir un diagnostic anatomopathologique et d'en assurer la cure radicale. A quel type de biopsie va-t-il s'adresser ?

A. Biopsie simple
B. Ponction-biopsie
C. Drill-ponction
D. Biopsie exérèse
E. Biopsie extemporanée

Réponse : D

M 91/3/2/ 54

La présence d'un groupement de cellules lymphocytaires, épithélioïdes et géantes dans le chorion d'une biopsie bronchique doit faire envisager les étiologies suivantes :

A. Cancer épidermoïde
B. Sarcoïdose
C. Maladie de Crohn
D. Tuberculose
E. Lèpre

Réponse : BD

M 93/8/2/ 71

Le follicule tuberculoïde :

A. N'est pas spécifique de la tuberculose
B. Caractérise la réaction à un corps étranger
C. Contient des cellules épithélioïdes
D. Secrète de la colloïde
E. Se voit dans la sarcoïdose

Réponse : ACE

1.2 ANATOMOPATHOLOGIE - DIAGNOSTICS

1.2.1 DÉFINITION

S 86/1/1/ 57

Une artère de gros ou de moyen calibre est le siège de remaniements de son intima, avec accumulation de lipides, de tissu fibreux et de fibrine. S'agit-t-il ?

A. D'une médianécrose
B. D'une athérosclérose
C. D'une artériosclérose
D. D'un anévrysme
E. D'une calcification artérielle

Réponse : B

1.2.2 FORMES CLINIQUES

M 87/7/2/ 49

Parmi les lésions suivantes quelle(s) est (ou sont) celle(s) qui corresponde(nt) à une inflammation granulomateuse ?

A. Sarcoïdose
B. Abcès staphylococcique
C. Maladie de Crohn
D. Silicose
E. Tuberculose

Réponse : ACDE

1.2.3 ETIOLOGIES (FACTEURS DE RISQUE, TERRAIN)

M 89/6/2/ 41

Un granulome épithélioïde non nécrosant dans un ganglion peut être causé par :

A. Maladie des griffes du chat
B. Tuberculose
C. Sarcoïdose
D. Staphylococcie
E. Brucellose

Réponse : BCE

M 90/6/1/ 99

Parmi les affections suivantes, quelles sont celles qui entraînent l'apparition des lésions folliculaires tuberculoïdes à centre nécrotique ?

A. La sarcoïdose
B. La bilharziose
C. La tuberculose
D. La maladie de Crohn
E. La tularémie

Réponse : CE

M 90/7/1/112

Parmi les affections suivantes, quelles sont celles ou l'on rencontre des follicules tuberculoïdes ?

A. Sarcoïdose
B. Schistosomiases
C. Lèpre
D. Viroses
E. Brucelloses

Réponse : ABCDE

1.2.4 DIVERS

M 89/2/2/ 55

L'examen histologique d'un ganglion lymphatique montre de larges territoires de nécrose entourés par un granulome épithélioïde et gigantocellulaire. Quel(s) est (sont) le(s) diagnostic(s) compatible(s) avec cette image ?

A. Tuberculose
B. Maladie des "griffes du chat"
C. Tularémie
D. Maladie de Besnier-Boeck-Schaumann
E. Adénite suppurée banale

Réponse : ABC

S 91/5/1/ 4

Une nécrose tissulaire renfermant de nombreux polynucléaires altérés est appelée :

A. Nécrose ischémique
B. Pus
C. Nécrose caséeuse
D. Exsudat
E. Nécrose fibrinoïde

Réponse : B

1.3 LES FIXATEURS EN ANATOMOPATHOLOGIE

1.3.1 DIVERS

S 86/5/1/ 43

Tous les liquides suivants sauf un sont des fixateurs tissulaires utilisables en anatomopathologie : lequel ?

A. La glutaraldéhyde
B. Le liquide de Bouin
C. Le sérum physiologique
D. Le formol
E. L'alcool

Réponse : C

M 89/1/2/ 7

Quel(s) est (ou sont) le (ou les) fixateur(s) habituellement utilisé(s) pour la technique histologique courante parmi ceux de la liste suivante ?

A. Azote liquide
B. Liquide de Bouin
C. Alcool absolu
D. Formol dilué à 10%
E. Glutaraldéhyde

Réponse : BD

S 89/7/1/ 1

Pour fixer correctement un prélèvement destiné à une étude en microscopique optique, la quantité de fixateur doit être au minimum égale :

A. Au volume de la pièce à fixer
B. A 2 fois son volume
C. A 3 fois son volume
D. A 10 fois son volume
E. A 50 fois son volume

Réponse : D

1.4 EXAMENS CYTOLOGIQUES

1.4.1 DIVERS

M 86/3/2/ 21

Habituellement on pratique un examen cytologique sur :

A. Un produit de curetage
B. Un frottis
C. Un culot de centrifugation
D. Un étalement
E. Une apposition

Réponse : BCDE

S 90/6/1/ 72

Parmi les précautions à prendre dans la réalisation d'un frottis pour examen cytopathologique, quelle est la plus importante ?

A. Multiplication des prélèvements
B. Fixation immédiate
C. Etalement doux
D. Obtention d'un matériel cellulaire abondant
E. Prévention d'un saignement

Réponse : B

1.5 EXAMENS EXTEMPORANES

1.5.1 ANATOMOPATHOLOGIE

S 85/3/1/ 67

Pour obtenir l'examen extemporané d'un prélèvement opératoire, vous devez le faire parvenir au laboratoire suivant l'une des modalités suivantes :

A. Dans l'alcool acétique
B. Dans du formol
C. Dans du liquide de Bouin
D. Dans du glutaraldéhyde
E. Frais, sans fixation

Réponse : E

1.5.2 DIVERS

M 85/4/2/ 50

L'examen histologique extemporané présente des avantages précis parmi lesquels on reconnaît :

A. Orientation diagnostique rapide
B. Vérification des limites d'exérèse
C. Adaptation de l'intervention à la nature de la lésion identifiée
D. Contrôle de la nature du prélèvement
E. Très grande fiabilité de l'examen microscopique

Réponse : ABCD

M 86/3/2/ 91

L'examen extemporané :

A. Intervient en cours d'intervention chirurgicale
B. Peut porter sur n'importe quel tissu
C. Est pratiqué dans le but de préciser les indications opératoires
D. Est aussi fiable qu'un examen classique
E. Utilise des coupes en paraffine

Réponse : AC

M 89/1/2/108

Parmi les propositions suivantes citer celle(s) caractérisant l'examen histopathologique extemporané :

A. L'examen est effectué après fixation dans le liquide de Bouin
B. L'examen est effectué après congélation du fragment
C. Des méthodes rapides de coloration sont utilisées
D. La réponse demande un délai de 24 à 36 heures
E. Son résultat est aussi fiable que celui d'un examen histopathologique conventionnel

Réponse : BC

S 90/2/1/ 11

Parmi les propositions suivantes, quelle est celle qui s'applique à l'examen extemporané ?

A. Il se pratique sur matériel fixé au formol à 10%
B. Il nécessite l'emploi d'azote liquide
C. Il est justifié lorsque la poursuite du geste opératoire engagé dépend de son résultat
D. Il permet de se passer d'un examen histologique sur coupe en paraffine
E. Il est surtout performant dans l'analyse des tumeurs osseuses

Réponse : C

2 ANATOMOPATHOLOGIE DES INFARCTUS

2.1 INFARCTUS

2.1.1 DÉFINITION

S 88/5/1/ 33

Le ramollissement cérébral est :

A. Une hémorragie méningée
B. Un foyer d'oedème cérébral
C. Un nodule caséeux ramolli
D. Un hématome intra-parenchymateux
E. Un infarctus cérébral

Réponse : E

2.1.2 ANATOMOPATHOLOGIE

M 86/6/2/104

A l'examen anatomique d'un organe remanié par un infarctus récent de moins de 5 jours, on retrouve la ou les lésion(s) suivante(s) :

A. Nombreux macrophages
B. Nécrose de coagulation
C. Fibrose
D. Infiltrat à polynucléaires
E. Nécrose fibrinoïde

Réponse : ABD

2.1.3 EVOLUTION (PRONOSTIC, COMPLICATIONS)

S 87/1/1/ 48

L'évolution habituelle d'un infarctus est :

A. La suppuration
B. La calcification
C. Le ramollissement
D. La sclérose
E. La kystique

Réponse : D

M 87/7/2/ 50

L'évolution d'un foyer d'infarctus viscéral peut se faire vers :

A. Une abcédation
B. Une fibrose systématisée
C. Une sclérose cicatricielle rétractile
D. Une résorption complète
E. Une rupture lorsqu'il se situe dans certains organes

Réponse : ACE

M 90/6/1/ 98

On peut observer dans un foyer d'infarctus viscéral une ou plusieurs des évolutions suivantes :

A. Abcédation
B. Enkystement
C. Résorption avec cicatrice rétractile
D. Fibrose systématisée
E. Retour à la normale

Réponse : ABC

2. 2 INFARCTUS BLANC

2. 2. 1 ETIOLOGIES (FACTEURS DE RISQUE, TERRAIN)

M 90/7/1/111

Parmi les viscères suivants, quels sont ceux qui sont le siège d'infarctus blanc ?

A. Poumon
B. Rein
C. Myocarde
D. Rate
E. Cerveau

Réponse : BCDE

2. 2
INFARCTUS BLANC
2. 2. 1
ETIOLOGIES (FACTEURS DE RISQUE, TERRAIN)

M 90/7/1/111

Parmi les viscères suivants, quels sont ceux qui sont le siège d'infarctus blanc ?

A. Poumon
B. Rein
C. Myocarde
D. Rate
E. Cerveau

Réponse : BCDE

2. 2. 2
DIVERS

M 87/7/2/ 31

L'infarctus blanc :

A. Peut siéger au niveau du cerveau
B. Peut siéger au niveau de la rate
C. A des limites nettes macroscopiques
D. A la période d'état, est formé d'une nécrose centrale
E. Peut se surinfecter

Réponse : ABCDE

2.3
INFARCTUS ROUGE
2.3.1
DIVERS

M 86/5/2/ 39

Les infarctus rouges :

A. S'observent dans la rate
B. Sont dus à une oblitération artérielle
C. Sont infiltrés de sang
D. Ressemblent aux lésions provoquées par une oblitération veineuse
E. S'observent dans le poumon

Réponse : BCDE

M 86/6/2/ 97

Un infarctus rouge :

A. A pour cause habituelle au niveau des poumons, une embolie de l'artère pulmonaire
B. Peut se voir au niveau de l'intestin grêle
C. Siège essentiellement dans les reins
D. Est le résultat d'une hypoxie chronique
E. Evolue parfois vers un infarctus blanc

Réponse : AB

M 89/4/2/ 32

Les organes dont les infarctus sont définis comme infarctus rouge d'emblée incluent :

A. Poumon
B. Intestin grêle
C. Hémisphère cérébral
D. Rate
E. Reins

Réponse : ABC

3
ETUDE ANATOMOPATHOLOGIQUE
3.1
INFLAMMATION
3.1.1
DÉFINITION

M 90/1/1/ 97

Parmi les lésions suivantes, laquelle (lesquelles) est (ou sont) des inflammations suppurées ?

A. Abcès froid
B. Furoncle
C. Anthrax
D. Gangrène sèche
E. Phlegmon

Réponse : BCE

3.1.2
PHYSIOPATHOLOGIE

M 85/6/2/ 49

L'oedème inflammatoire est dû à :

A. L'augmentation de la pression hydrostatique du plasma
B. La baisse de la pression oncotique du plasma
C. L'augmentation de la perméabilité vasculaire
D. Un obstacle au retour lymphatique
E. Des modifications de la composition protéique du sang

Réponse : AC

S 85/1/1/ 78

Parmi les médiateurs chimiques de l'inflammation figurant sur la liste suivante, quel est celui qui dérive d'un précurseur plasmatique ?

A. Histamine
B. Sérotonine
C. Prostaglandine E
D. Bradykinine
E. Facteur d'inhibition de la migration du macrophage

Réponse : D

S 86/4/1/ 32

Les propositions suivantes sont des médiateurs chimiques intervenant plus particulièrement dans la phase vasculo-sanguine de la réaction inflammatoire sauf une; laquelle ?

A. Sérotonine
B. Histamine
C. Prostaglandines
D. Kinines
E. Lymphokines

Réponse : E

S 86/7/1/ 82

Dans la première phase du processus inflammatoire, quelle est la cellule, siégeant dans le tissu conjonctif, qui est capable de libérer des substances vaso-actives ?

A. Polynucléaire neutrophile
B. Fibroblaste
C. Mastocyte
D. Plasmocyte
E. Histiocyte

Réponse : C

M 87/2/2/ 30

Quelles sont la ou les propositions exactes parmi les suivantes ? Dans une inflammation bactérienne, les polynucléaires neutrophiles :

A. Emigrent du courant sanguin vers les tissus lésés
B. Sécrètent des enzymes protéolytiques
C. Phagocytent les bactéries
D. Sécrètent des anticorps antibactériens
E. Peuvent se transformer en cellules géantes plurinucléées

Réponse : ABC

S 87/5/1/ 49

Le médiateur chimique qui déclenche la vasodilatation dans l'inflammation aiguë banale est :

A. La sérotonine
B. L'acétylcholine
C. La vasopressine
D. L'histamine
E. L'ACTH

Réponse : D

M 89/1/2/ 23

Quelle(s) cellule(s) peut(peuvent) se transformer en macrophage(s) au cours d'un processus inflammatoire ?

A. Lymphocyte
B. Monocyte
C. Plasmocyte
D. Histiocyte
E. Cellule de Kupffer du foie

Réponse : BDE

S 89/3/1/ 46

Lors d'une réaction inflammatoire, toutes les propositions suivantes concernant l'histamine sont exactes, sauf une :

A. C'est le premier médiateur libéré
B. Elle est libérée par dégranulation des macrophages
C. Elle entraîne une stase capillaire majeure
D. Elle augmente la perméabilité capillaire
E. Elle entraîne un oedème local

Réponse : B

M 89/7/1/120

Parmi les cellules suivantes quelles est (ou quelles sont) celle(s) qui est (sont) impliquée(s) dans la réaction inflammatoire ?

A. Mastocyte
B. Fibroblaste
C. Polynucléaire
D. Lymphocyte
E. Plasmocyte

Réponse : ABCDE

S 90/4/1/ 3

A la phase initiale du processus inflammatoire, quelle est la cellule siégeant dans le tissu conjonctif, qui est capable de libérer des substances vaso-actives ?

A. Polynucléaire neutrophile
B. Fibroblaste
C. Mastocyte
D. Plasmocyte
E. Histiocyte

Réponse : C

S 93/8/1/ 33

Quel est le médiateur de l'inflammation libéré par les macrophages à la suite d'une transformation de l'acide arachidonique par la voie de la cyclo-oxygénase

A. Lysozyme
B. Prostaglandine E2
C. Leucotriène B4
D. PAF (facteur d'activation plaquettaire)
E. Cachectine

Réponse : B

3.1.3 ANATOMOPATHOLOGIE

S 85/2/1/ 47

L'oedème inflammatoire a tous les caractères suivants, sauf un :

A. Il est lié à une augmentation de la perméabilité des capillaires
B. Il peut se collecter dans une cavité naturelle
C. Il peut évoluer vers la fibrose
D. Il est dû à une congestion passive
E. Il est riche en protéines

Réponse : D

S 85/3/1/ 66

Des lipides insaturés cycliques (prostaglandines, leucotriènes) interviennent dans le déroulement du processus inflammatoire :

A. Au cours de la phase vasculo-sanguine
B. Au cours de la phase cellulaire
C. En amplifiant le processus de macrophagie
D. Au cours de la néogénèse vasculaire
E. Au cours de la régénération épithéliale

Réponse : A

S 85/5/1/ 55

Le facteur étiologique essentiel de l'oedème inflammatoire est l'un des éléments suivants. Lequel ?

A. Augmentation de la pression veineuse
B. Hypoprotéinémie
C. Rétention hydrosodée
D. Augmentation de la perméabilité vasculaire des capillaires et des veinules
E. Augmentation de la pression artérielle

Réponse : D

M 86/4/2/ 3

Dans une inflammation chronique on observe surtout :

A. Des lymphocytes
B. Des fibroblastes
C. Des plasmocytes
D. Des histiocytes
E. Des polynucléaires

Réponse : ABCD

M 87/1/2/ 45

Dans un infiltrat inflammatoire quelle est (ou quelles sont) la (ou les) cellule(s) ayant une origine locale ?

A. Polynucléaires
B. Mastocytes
C. Lymphocytes
D. Monocytes
E. Histiocytes

Réponse : BE

M 88/3/2/ 46

Parmi les caractères suivants, indiquez celui (ceux) qui caractérise(nt) la phase exsudative de l'inflammation :

A. Congestion active
B. Oedème
C. Multiplication des fibroblastes
D. Diapédèse des leucocytes
E. Présence de lymphocytes et de plasmocytes

Réponse : ABD

M 89/2/2/ 52

Parmi les caractères suivants, indiquez celui (ceux) qui caractérise(nt) la phase exsudative de l'inflammation :

A. Congestion passive
B. Oedème
C. Mobilisation et multiplication des histiocytes (macrophages)
D. Diapédèse des polynucléaires
E. Infiltration lympho-plasmocytaire

Réponse : BD

S 89/3/1/ 44

L'infiltrat cellulaire initial, lors d'une réaction inflammatoire induite par des complexes immuns précipitants, est essentiellement composé d'un type cellulaire. Lequel ?

A. Mastocyte
B. Lymphocyte
C. Polynucléaire
D. Macrophage
E. Aucune des cellules citées

Réponse : C

S 90/3/1/ 2

Parmi les propositions suivantes indiquez celle qui désigne la population cellulaire d'un foyer inflammatoire :

A. Botryomycome
B. Blastème de régénération
C. Granulome inflammatoire
D. Bourgeon charnu
E. Aucune des propositions précédentes n'est exacte

Réponse : C

M 91/2/2/ 3

Dans une lésion inflammatoire, les cellules géantes :

A. Sont des cellules multinucléées
B. Sont d'origine histiomonocytaire
C. Ne s'observent que dans l'inflammation tuberculeuse
D. Excrètent des substances actives
E. Peuvent provenir de la fusion de plusieurs cellules

Réponse : ABDE

3.1.4 FORMES CLINIQUES

M 90/5/1/113

Parmi les affections suivantes, quelle(s) est (sont) celle(s) qui est (sont) une (des) inflammation(s) chronique(s) ?

A. Réaction à corps étrangers
B. Alvéolite fibrinoleucocytaire
C. Nodule tuberculeux calcifié
D. Cholécystite gangreneuse
E. Cirrhose du foie

Réponse : ACE

S 91/7/1/ 1

Une des inflammations suivantes n'est pas aiguë. Laquelle ?

A. Inflammation hémorragique
B. Inflammation tuberculoïde
C. Inflammation gangreneuse
D. Inflammation fibrineuse
E. Inflammation oedémateuse

Réponse : B

3.1.5 ETIOLOGIES (FACTEURS DE RISQUE, TERRAIN)

M 90/6/1/102

Dans la liste suivante, quels sont les facteurs susceptibles de déclencher une réaction inflammatoire ?

A. Un traumatisme
B. Des radiations ionisantes
C. Une nécrose tissulaire
D. Un conflit immunitaire
E. La suppression de l'innervation motrice

Réponse : ABCD

3.1.6 DIVERS

S 85/5/1/ 53

La durée de vie d'un polynucléaire neutrophile dans un foyer inflammatoire est de :

A. Quelques minutes
B. Quelques heures
C. Quelques jours
D. Plusieurs semaines
E. Plusieurs mois

Réponse : C

M 87/1/2/ 48

La réaction inflammatoire à corps étrangers :

A. Peut être associée à une suppuration
B. Régresse toujours spontanément
C. Est une inflammation à prédominance cellulaire
D. Comporte des lymphocytes à noyaux multiples
E. Est provoquée uniquement par les corps étrangers exogènes

Réponse : AC

S 87/5/1/ 48

L'inflammation :

A. Est l'envahissement de l'organisme par un agent pathogène vivant
B. Est synonyme d'infection
C. A une correspondance morphologique précise
D. Est définie par la présence de pus
E. Peut se produire dans tous les tissus

Réponse : E

M 88/2/2/ 36

L'oedème inflammatoire :

A. Comporte très peu de protéines
B. Peut être associé à une érythrodiapédèse
C. Se développe à la phase chronique d'une inflammation
D. Permet la dilution des toxines microbiennes
E. Peut favoriser une sclérose ultérieure

Réponse : BDE

3.2 SCLEROSE

3.2.1 DÉFINITION

M 86/1/2/ 41

La sclérose d'un organe peut se traduire par un ou plusieurs des caractères suivants :

A. Une atrophie
B. Une évolution réversible
C. Une induration
D. Une insuffisance fonctionnelle
E. Une augmentation de volume

Réponse : ACDE

S 89/5/1/ 14

Certaines scléroses s'effectuent en accentuant la charpente intérieure d'un organe. On appelle ce type de sclérose ?

A. Sclérose mutilante
B. Sclérose hyaline
C. Sclérose jeune
D. Sclérose systématisée
E. Sclérose rétractile

Réponse : D

3.2.2 ANATOMOPATHOLOGIE

M 86/4/2/ 26

Une sclérose jeune est caractérisée par :

A. Richesse en fibroblastes
B. Hypervascularisation
C. Calcification
D. Hyalinisation
E. Présence de cellules inflammatoires

Réponse : ABE

M 86/5/2/ 37

Une sclérose en voie de constitution est caractérisée par :

A. La richesse en fibres de collagène
B. Un oedème interstitiel
C. La pauvreté de la vascularisation
D. De nombreux fibroblastes
E. Une faible cellularité

Réponse : BD

M 86/6/2/ 94

Une sclérose ancienne est caractérisée par :

A. Une infiltration inflammatoire polymorphe
B. De nombreux capillaires néoformés
C. Une grande cellularité
D. De nombreux trousseaux de collagène épais
E. Un oedème interstitiel

Réponse : D

S 88/5/1/ 49

Le constituant essentiel de la sclérose est :

A. L'histiocyte
B. Le granulome
C. La fibre collagène
D. La substance hyaline
E. La fibre élastique

Réponse : C

3.2.3
FORMES CLINIQUES

M 87/4/2/ 30

Une sclérose cicatricielle ancienne peut être :

A. Rétractile
B. Hypertrophique
C. Oedémateuse
D. Dure
E. Inflammatoire

Réponse : ABD

M 89/5/2/ 53

Une sclérose élastique peut se développer dans :

A. Le poumon
B. Le derme
C. Le myomètre
D. L'endocarde
E. La prostate

Réponse : ABD

3.2.4
EVOLUTION
(PRONOSTIC, COMPLICATIONS)

M 88/7/2/ 97

Avec le temps, un foyer de sclérose mutilante peut se remanier; on peut alors observer :

A. Une hyalinisation
B. Une calcification
C. Une fonte purulente
D. Une dégénérescence fibrinoïde
E. Une ossification

Réponse : ABE

3.2.5
DIVERS

M 88/2/2/ 34

Quelle(s) proposition(s) s'applique(nt) aux scléroses cicatricielles ?

A. Elles peuvent être de type collagène
B. Elles sont habituellement mutilantes
C. Elles succèdent habituellement au stade chronique de l'inflammation
D. Elles sont réversibles
E. Elles contiennent une substance fondamentale anormale

Réponse : BC

M 89/5/1/120

La sclérose :

A. A pour synonyme le terme de fibrose
B. Résulte de l'augmentation des fibres de collagène
C. Peut s'accompagner d'une néogénèse élastique
D. Résulte volontiers d'une inflammation chronique
E. N'a pas de traduction macroscopique

Réponse : ABCD

3.3
AMYLOSE
3.3.1
FORMES CLINIQUES

M 91/3/2/ 30

L'amyloïdose à protéine AA survient au décours :

A. Des suppurations chroniques
B. De syndromes inflammatoires prolongés
C. De certaines maladies héréditaires
D. Des carcinomes thyroïdiens
E. Du myélome

Réponse : ABC

3.3.2
DIVERS

M 90/7/2/ 20

L'amylose du myélome :

A. Est identifiée sur les coupes histologiques par la coloration au rouge Congo ou à la Thioflavine
B. Correspond à l'accumulation d'une protéine sérique d'origine hépatique
C. Peut être à l'origine d'un trouble de la coagulation
D. Peut être la cause d'une cardiomégalie
E. Peut être révélée par une néphropathie

Réponse : CDE

3.4
FIBROSE
3.4.1
ETIOLOGIES
(FACTEURS DE RISQUE, TERRAIN)

S 89/3/1/ 38

Quelle est la cause la plus fréquente d'une fibrose ?

A. Fibrose post-inflammatoire
B. Fibrose post-radique
C. Fibrose du stroma des cancers
D. Fibrose idiopathique
E. Fibrose médicamenteuse iatrogène

Réponse : A

3.5 ABCES

3.5.1 ANATOMOPATHOLOGIE

S 85/6/1/ 50

Lequel des éléments suivants trouve-t-on dans la paroi d'un abcès collecté :

A. Nécrose fibrinoïde
B. Polynucléaires altérés
C. Granulome en cellules épithéloïdes
D. Vascularite
E. Tissu conjonctif jeune

Réponse : E

S 86/1/1/ 59

Un abcès se distingue d'un phlegmon par :

A. Richesse en polynucléaires
B. Présence de polynucléaires altérés
C. Aspect collecté de la lésion
D. Etendue des thromboses veineuses
E. Intensité de l'exsudat fibrineux

Réponse : C

3.6 ANOXIE

3.6.1 DÉFINITION

S 88/3/1/ 50

Une interruption d'apport d'oxygène dans un tissu s'appelle :

A. Une anoxie
B. Une hypoxie
C. Une ischémie
D. Une stase
E. Une hypocapnie

Réponse : A

3.6.2 ANATOMOPATHOLOGIE

M 87/6/2/ 4

L'anoxie se traduit au niveau tissulaire par une ou plusieurs des lésions élémentaires suivantes :

A. Pycnose
B. Dégénérescence hydropique
C. Nécrose de liquéfaction
D. Nécrose fibrinoïde
E. Nécrose de coagulation

Réponse : ABCE

3.7 EMBOLS

3.7.1 DÉFINITION

M 86/4/2/ 90

Un embol peut être constitué par :

A. Bouillie athéromateuse
B. Débris alimentaires
C. Caillot sanguin
D. Liquide amniotique
E. Gouttelettes lipidiques

Réponse : ACDE

M 88/1/2/ 48

Un embol est un corps libre intravasculaire dont la nature peut-être :

A. Gazeuse
B. Graisseuse
C. Sanguine
D. Exogène
E. Athéromateuse

Réponse : ABCDE

3.7.2 DIVERS

M 88/5/1/115

Un embol dans une artère pulmonaire peut être :

A. Néoplasique
B. Fibrino-cruorique
C. Septique
D. Athéromateux
E. Corps étranger

Réponse : ABCE

3.8 ATHEROME
3.8.1 PHYSIOPATHOLOGIE

S 89/6/1/ 32

Une des caractéristiques suivantes concernant la plaque athéroscléreuse est inexacte. Laquelle ?

A. Début dans l'intima
B. Atteinte des grosses et moyennes artères
C. Localisation préférentielle aux bifurcations et points de départ des collatérales
D. Richesse en lipides
E. Ne s'ulcère pas

Réponse : E

3.8.2 ANATOMOPATHOLOGIE

S 87/5/1/ 44

Dans la maladie athéromateuse, la lésion débutante a pour siège :

A. La média
B. L'adventice
C. La limitante élastique interne
D. La cellule endothéliale
E. Aucune des propositions ci-dessus

Réponse : E

M 87/6/1/119

La plaque d'athérome évoluée se caractérise par un ou plusieurs des remaniements suivants :

A. Infiltration de polynucléaires
B. Dépôts lipidiques
C. Histiocytes spumeux de résorption
D. Fibrose de la média
E. Ulcération endothéliale

Réponse : BCDE

M 90/1/1/ 96

Parmi les lésions suivantes lesquelles sont présentes dans une plaque d'athérome ?

A. Accumulation de lipoprotéines dans le tissu conjonctif de l'intima
B. Fibrose sous endothéliale
C. Nécrose éosinophile grumeleuse riche en cristaux lancéolés
D. Sclérose collagène autour du foyer de nécrose
E. Calcification

Réponse : ABCDE

S 91/1/1/ 49

L'athérome intéresse principalement :

A. La média
B. L'adventice
C. L'intima
D. La limitante élastique interne
E. La limitante élastique externe

Réponse : C

S 91/2/1/ 50

Parmi les propositions suivantes concernant les stries lipidiques de l'endartère toutes sont exactes, sauf une, indiquez laquelle :

A. Sont susceptibles de régresser et même de disparaître
B. Ne constituent pas un facteur de risque d'athérome
C. Sont indépendantes des modèles de consommation alimentaire
D. Peuvent être présentes dès les premières années de la vie
E. Evoluent directement vers des lésions fibrocalcaires

Réponse : E

3.9 TUMEURS BENIGNES
3.9.1 DÉFINITION

M 90/3/2/105

Quels sont les caractères qui permettent de considérer, sur le plan évolutif une tumeur, comme probablement bénigne ?

A. Développement uniquement local
B. Bonne limitation
C. Métastases uniquement ganglionnaires
D. Existence de mitoses normales
E. Foyers de nécrose hémorragique

Réponse : ABD

S 90/3/1/ 5

Citer les caractéristiques suivantes celle qui élimine le diagnostic de tumeur bénigne ?

A. Compression des structures de voisinage
B. Croissance rapide
C. Présence d'enveloppe
D. Récidive
E. Métastase

Réponse : E

3.9.2 ANATOMOPATHOLOGIE

M 85/5/2/ 45

Des caractères ci-dessous, quel(s) est ou sont celui ou ceux qui s'applique(nt) aux tumeurs bénignes épithéliales ?

A. Structure proche du tissu normal homologue
B. Evolution lente
C. Essaimage à distance
D. Caractère multifocal possible
E. Régression spontanée possible

Réponse : ABDE

3.9.3
DIVERS

M 85/7/2/ 22

Une tumeur bénigne d'un organe plein :

A. Est généralement dépourvue de capsule
B. Se laisse généralement cliver chirurgicalement des tissus qui l'environnent
C. A une croissance le plus souvent limitée dans le temps
D. Ne présente aucun risque de transformation maligne
E. Peut par son siège, créer des complications graves

Réponse : BCE

S 88/2/1/ 55

Laquelle des ces caractéristiques ne s'applique pas aux tumeurs bénignes ?

A. Différenciée
B. Croissance lente
C. Invasive
D. Encapsulée
E. Ne métastase pas

Réponse : C

M 89/1/2/ 15

Laquelle(lesquelles) des propositions suivantes concernant les tumeurs bénignes est(sont) exacte(s) :

A. Elles peuvent être constituées de cellules épithéliales
B. Elles ne donnent pas de métastases
C. Elles peuvent être mortelles en raison de leur localisation
D. Elles envahissent les organes avoisinants
E. Elles sont habituellement constituées de tissu bien différencié

Réponse : ABCE

M 89/1/2/ 67

Parmi les tumeurs rénales certainement bénignes, vous retenez :

A. Adénocarcinome rénal
B. Angiomyolipome
C. Adénocarcinome à cellules oncocytaires
D. Sarcome
E. Kyste cortical

Réponse : BE

3.10
POLYPE
3.10.1
ANATOMOPATHOLOGIE

M 85/6/2/ 37

Parmi les tumeurs suivantes quelle(s) est (sont) celle(s) qui peu(ven)t avoir un aspect macroscopique de polype ?

A. Une tumeur bénigne conjonctive
B. Une tumeur maligne conjonctive
C. Une tumeur maligne épithéliale
D. Une tumeur bénigne épithéliale
E. Une tumeur bénigne épithéliale et conjonctive

Réponse : ABCDE

3.10.2
DIVERS

S 89/1/1/ 27

Parmi les polypes intestinaux suivants, l'un d'entre eux ne se transformera pas en cancer, lequel ?

A. Polype adénomateux
B. Polype villeux
C. Polype juvénile
D. Polype hamartomateux
E. Polype de la polypose recto-colite familiale diffuse

Réponse : C

Cancérologie
Partie 2

1. CANCEROLOGIE GENERALE (159)
1.1 DIVERS (19)
1.2 ANATOMOPATHOLOGIE EN CANCEROLOGIE (20)
1.3 CANCERS EPIDERMOIDES (5)
1.4 CANCERS GLANDULAIRES (3)
1.5 CROISSANCE DES CANCERS (14)
1.6 FACTEURS DE RISQUES EN CANCEROLOGIE (27)
1.7 FREQUENCES EN CANCEROLOGIE (13)
1.8 CANCER IN SITU (10)
1.9 CRITERES DE MALIGNITE (12)
1.10 LESIONS PRE-CANCEREUSES (12)
1.11 MARQUEURS TUMORAUX (15)
1.12 MESOTHELIOMES (6)
1.13 CLASSIFICATION TNM (3)

2. EXTENSION DES CANCERS (39)
2.1 METASTASES CANCEREUSES (30)
2.2 CANCERS LYMPHOPHILES (1)
2.3 CANCERS OSTEOPHILES (2)
2.4 METASTASES OSSEUSES (6)

3. TRAITEMENTS EN CANCEROLOGIE (49)
3.1 CHIMIOTHERAPIE ANTI-CANCEREUSE (36)
3.2 CHIMIOTHERAPIE ADJUVANTE EN CANCEROLOGIE (4)
3.3 HORMONOTHERAPIE ANTI-CANCEREUSE (4)
3.4 RADIOTHERAPIE ANTI-CANCEREUSE (4)
3.5 TAMOXIFENE (1)

4. CANCERS CERVICAUX FACIAUX (101)
4.1 CANCER DE LA BOUCHE (17)
4.2 CANCER DE LA LEVRE (3)
4.3 CANCER DE LA LANGUE (11)
4.4 CANCER DE L'AMYGDALE (2)
4.5 CANCER DE LA GLOTTE (1)
4.6 CANCER DES CORDES VOCALES (7)
4.7 CANCER DU CAVUM (9)
4.8 CANCER DE L'HYPO-PHARYNX (4)
4.9 CANCER DE LA PAROTIDE (2)
4.10 CANCER DU SINUS PIRIFORME (2)
4.11 CANCER DE L'ETHMOIDE (2)
4.12 CANCER ORL (15)
4.13 CANCER DE LA THYROIDE (28)

5. CANCERS EN DERMATOLOGIE (49)
5.1. CANCER CUTANE (13)
5.2 CANCER BASOCELLULAIRE (14
5.3 CANCER SPINOCELLULAIRE (6)
5.4 MELANOME (186)

6. CANCERS EN HEPATO GASTRO ENTEROLOGIE (96)
6.1 CANCER DE L'OESOPHAGE (22)
6.2 CANCER DE L'ESTOMAC (8)
6.3 CANCER COLO RECTAL (48)
6.4 CANCER DU FOIE (10)
6.5 CANCER DU PANCREAS (8)

7. CANCERS FEMININS (126)
7.1 CANCER DU COL UTERIN (36)
7.2 CANCER DU CORPS UTERIN (24
7.3 CANCER DE L'OVAIRE (19)
7.4 CANCER DU SEIN (47)

8. CANCERS MASCULINS (43)
8.1 CANCER DU TESTICULE (20)
8.2 CANCER DE LA PROSTATE (23)

9. CANCERS URINAIRES (33)
9.1 CANCER DU REIN (19)
9.2 CANCER DE LA VESSIE (14)

10. CANCERS BRONCHO PULMONAIRES (47)
10.1 CANCERS BRONCHO PULMONAIRES (47)

11. AUTRES CANCERS (4)
11.1 CANCER DES OS (4)

Les chiffres entre parenthèses indiquent le nombre de QCM.

1
CANCEROLOGIE GENERALE
1.1
DIVERS

S 85/2/1/ 59

Par convention la "chirurgie de principe" répond en cancérologie à l'une des définitions suivantes :

A. Chirurgie d'urgence
B. Chirurgie de propreté
C. Chirurgie enlevant une région anatomique apparemment saine
D. Chirurgie palliative pour le confort du malade
E. Chirurgie à visée fonctionnelle

Réponse : C

S 86/7/1/ 97

Le terme d'anaplasie désigne :

A. Le défaut de différenciation d'une ébauche embryonnaire
B. La transformation d'un tissu en un autre tissu
C. L'absence de différenciation d'un processus tumoral
D. L'origine embryonnaire d'une tumeur
E. Une très grande différenciation cellulaire

Réponse : C

M 88/7/1/110

Dans l'expression des résultats en cancérologie, on dit que la rémission est partielle quand :

A. Toutes les lésions ont disparu, mais l'on sait qu'elles vont réapparaître huit mois plus tard
B. Toutes les lésions ont perdu au moins 50 % de leur volume
C. Toutes les lésions ont perdu au moins 1/4 de leur volume
D. Toutes les lésions sont stables, c'est-à-dire n'ont pas progressé
E. Le malade est en vie à 2,5 ans sur les 5 ans de surveillance

Réponse : B

S 89/5/1/ 41

Un proto-oncogène :

A. Est un plasmide qui s'incorpore dans une bactérie et devient cancérigène
B. Est présent dans les cellules de chaque être humain
C. Est un virus à ADN
D. Est un gène responsable de la réplication virale
E. Est un gène porté par les gonosomes

Réponse : B

S 89/5/1/ 92

Un évidement ganglionnaire cervical fonctionnel "triangulaire" préserve tous les éléments suivants sauf un. Lequel?

A. Le muscle sterno-cléïdo-mastoïdien
B. Le muscle digastrique
C. Le nerf spinal
D. Le contenu de la loge sous-mandibulaire
E. L'axe artériel carotidien

Réponse : D

1.1.2
PHYSIOPATHOLOGIE

S 86/6/1/ 51

Parmi les propositions suivantes laquelle ne correspond pas à un signe d'alarme de cancer?

A. Persistance d'une voix enrouée ou de toux
B. Modification apparente d'une "verrue" ou d'un "grain de beauté"
C. Douleurs articulaires pendant plus de deux semaines
D. Pertes de sang en dehors des règles
E. Nodule palpable du sein

Réponse : C

S 90/2/1/ 74

Le phénomène le plus important dans la prolifération tumorale locale est la capacité des cellules de :

A. Secréter - d'utiliser anormalement - des facteurs de croissance
B. Franchir les membranes vasculaires
C. Morbidité
D. Croître en anaérobiose
E. Phase S du cycle cellulaire anormalement brève

Réponse : A

1.1.3
EVOLUTION
(PRONOSTIC, COMPLICATIONS)

S 86/4/1/ 26

Quel est le site métastatique le plus souvent atteint lors de l'évolution des sarcomes ostéogéniques?

A. Foie
B. Encéphale
C. Poumon
D. Os
E. Ganglions

Réponse : C

M 86/7/2/ 14

La dégénérescence en adénocarcinome s'observe avec une fréquence importante au cours de :

A. Polype hyperplasique
B. Polypes adénomateux
C. Tumeur villeuse
D. Polype juvénile
E. Lipome

Réponse :BC

1.1.4 TRAITEMENTS

S 87/3/1/ 54

Chez un sujet d'une trentaine d'années, la biopsie d'une tuméfaction sous cutanée de la cuisse a permis le diagnostic d'histiocytofibrome malin; l'incision est passée en tissu tumoral. Quel est le premier traitement à proposer?

A. Hyperthermie
B. Chimiothérapie
C. Reprise chirurgicale large
D. Radiothérapie
E. Immunothérapie

Réponse : C

1.1.5 DIVERS

M 85/1/2/ 47

La constatation de nombreuses figures de mitoses dans un tissu tumoral :

A. Est en liaison avec l'absence de régulation de la multiplication cellulaire
B. Est en liaison avec la durée anormalement prolongée de la mitose des cellules tumorales
C. Est en rapport avec le fait que les cellules tumorales sont pour la plupart en phase G0
D. Est étroitement en rapport avec le rythme de croissance tumorale
E. Peut être la conséquence d'une action thérapeutique

Réponse : ADE

S 85/4/1/ 69

Toutes les propositions suivantes concernant les syndromes paranéoplasiques sont vraies, sauf une. Laquelle ?

A. Un syndrome paranéoplasique est un ensemble de manifestations générales et biologiques qui disparaissent avec l'exérèse du tissu tumoral
B. La mastite carcinomateuse est le plus fréquent des syndromes paranéoplasiques associés au cancer du sein
C. La polyglobulie des cancers du rein est un syndrome paranéoplasique
D. L'ostéoarthropathie hypertrophiante pneumique est syndrome paranéoplasique fréquemment associé au cancer bronchique
E. Le syndrome d'hypersécrétion inapproprié d'ADH est un syndrome paranéoplasique fréquent au cours des cancers bronchiques

Réponse : B

S 86/7/1/ 18

Parmi les circonstances suivantes de découverte d'un cancer quelle est la plus rare?

A. Syndrome paranéoplasique
B. Altération de l'état général
C. Métastase révélatrice
D. Hémorragies
E. Adénopathie satellite

Réponse : A

M 88/3/2/ 47

Les oncogènes cellulaires sont:

A. Des métabolites cellulaires capables de transformer une cellule saine en cellule cancéreuse
B. Des fragments de virus oncogènes qui, insérés dans le génome des cellules saines, les transforment en cellules tumorales
C. Des facteurs de croissance secrétés par les cellules cancéreuses
D. Des gènes normaux des cellules saines dont l'expression dans certaines conditions entraîne leur transformation en cellules cancéreuses
E. Des fragments de l'ADN cellulaire modifiés par des facteurs cancérigènes

Réponse : D

M 88/4/2/ 56

Des oncogènes:

A. Sont présents dans l'ARN des rétrovirus sarcomatogènes
B. Sont présents dans l'ADN des cellules infectées par les rétrovirus sarcomatogènes
C. Sont présents dans l'ADN cellulaire d'animaux sains
D. Sont présents dans l'ADN de l'HIV
E. Codent pour une transcriptase reverse

Réponse : ABC

S 86/5/1/ 45

Par rapport à la durée de vie totale d'un cancer, la période infraclinique d'évolution représente:

A. Le quart
B. Le tiers
C. La moitié
D. Le trois quarts
E. Le dixième

Réponse : D

S 86/5/1/ 47

Le terme de "nature clonale du cancer" exprime une conception selon laquelle :

A. Les cellules cancéreuses ont toutes le même caryotype
B. Les cellules cancéreuses sont reconnaissables à la même anomalie biochimique
C. Les cellules cancéreuses secrètent une nième immunoglobuline
D. Une seule cellule transformée est à l'origine du clone tumoral
E. Les cellules cancéreuses sont porteuses d'un même antigène

Réponse : D

1.2 ANATOMOPATHOLOGIE EN CANCEROLOGIE

1.2.1 DÉFINITION

M 85/7/2/ 6

Le stroma cancéreux est :

A. La réaction inflammatoire qui accompagne toute prolifération tumorale
B. Le tissu conjonctif de soutien du tissu tumoral
C. Un tissu néoformé de nature
D. Un tissu normal pré-existant à la tumeur et modifié par elle
E. Un tissu conjonctivo-vasculaire nécessaire au développement des carcinomes

Réponse : BDE

S 88/4/1/ 33

Que veut dire anisocaryose au niveau des cellules néoplasiques ?

A. Une augmentation de taille du noyau
B. Une différence de taille des noyaux d'une cellule à l'autre
C. Une différence de taille du cytoplasme d'une cellule à l'autre
D. Une augmentation de taille du cytoplasme
E. La présence de noyaux en mitose

Réponse : B

S 89/4/1/ 51

A quel groupe appartient une tumeur formée d'un assemblage de tissus divers contenant des dérivés de l'ectoderme, de l'endoderme, du mésoderme, du tissu nerveux et éventuellement du trophoblaste, assemblés sans ordre et formant une masse de taille variable :

A. Carcinome
B. Sarcome
C. Tératome
D. Mélanome malin
E. Tumeur de blastème

Réponse : C

1.2.2 EPIDÉMIOLOGIE

M 90/6/1/ 97

Parmi les organes suivants, quel(s) est (sont) celui (ceux) où les adénocarcinomes sont les tumeurs malignes les plus fréquentes?

A. Sein
B. Rein
C. Oropharynx
D. Testicule
E. Thyroïde

Réponse : AE

1.2.3 ANATOMOPATHOLOGIE

S 85/2/1/ 58

Le stroma des cancers a tous les caractères suivants, sauf un :

A. Il est de nature conjonctive
B. Il est dépourvu de vascularisation
C. Il appartient à l'organe atteint par la tumeur
D. Il assure la nutrition du cancer
E. Il peut avoir un aspect tuberculoïde

Réponse : B

S 86/3/1/ 38

Quelle est la lésion qui définit le caractère envahissant d'un carcinome d'un revêtement malpighien ?

A. Anomalies cyto-nucléaires
B. Foyer de nécrose
C. Rupture de la membrane basale
D. Nombre élevé de mitoses
E. Présence de cellules indifférenciées

Réponse : C

M 86/7/1/113

Le ou les aspects suivants peu(ven)t être observé(s) lors de l'examen cytologique de cellules cancéreuses:

A. Inégalité de taille des cellules
B. Inégalité de taille des noyaux
C. Répartition inégale de la chromatine
D. Absence d'anomalie cytonucléaire
E. Nucléole volumineux

Réponse : ABCDE

M 86/7/1/114

Parmi les tumeurs suivantes, quelles sont celles dérivant uniquement des tissus mésenchymateux ?

A. Léiomyosarcomes
B. Adénocarcinomes
C. Chondrosarcomes
D. Papillomes
E. Lipomes

Réponse : ACE

1.2.4 FORMES CLINIQUES

M 85/6/2/ 21

Un carcinome de type paramalpighien a pour point de départ possible:

A. La prostate
B. L'uretère
C. Le larynx
D. Le bassinet
E. La vessie

Réponse : BDE

M 88/4/2/114

Sont des tumeurs épithéliales:

A. Les condylomes
B. Les léiomyomes
C. Les papillomes
D. Les lipomes
E. Les adénomes

Réponse : ACE

1. 2. 5 ETIOLOGIES (FACTEURS DE RISQUE, TERRAIN)

M 85/2/2/ 28

Sont habituellement des adéno-carcinomes:

A. Les cancers oesophagiens
B. Les cancers du rectum
C. Les cancers du col de l'utérus
D. Les cancers du sein
E. Les cancers du pancréas

Réponse : BDE

1.2.6 DIVERS

M 86/5/2/ 40

Parmi les tumeurs ci-dessous, indiquez celle(s) née(s) à partir d'un épithélium pavimenteux?

A. Carcinome épidermoïde différencié
B. Cystadénocarcinome végétant
C. Carcinome malpighien immature
D. Carcinome transitionnel excréto-urinaire
E. Chorio-carcinome

Réponse : AC

M 86/5/2/ 38

Sont habituellement de type histologique malpighien:

A. Les cancers de l'oesophage
B. Les cancers de l'endomètre
C. Les cancers de l'estomac
D. Les cancers de l'anus
E. Les cancers du larynx

Réponse : ADE

M 87/5/2/ 48

Les sarcomes:

A. Sont de siège variable
B. Correspondent à des tumeurs conjonctives malignes
C. Disséminent surtout par voies lymphatiques
D. Donnent fréquemment des métastases pulmonaires
E. Sont plus fréquents que les carcinomes

Réponse : ABD

M 88/3/2/ 49

L'examen histologique d'une tumeur osseuse montre qu'il s'agit d'un adénocarcinome. Parmi les localisations primitives suivantes, il faut rechercher préférentiellement chez une femme?

A. Sein
B. Col utérin
C. Corps utérin
D. Amygdales
E. Cutanée (mélanome)

Réponse : AC

S 88/4/1/ 11

Une ponction biopsie osseuse pratiquée chez un homme de 65 ans découvre des lésions métastatiques d'un adénocarcinome. Quelle origine primitive vous paraît la plus vraisemblable :

A. Oesophagienne
B. Mammaire
C. Prostatique
D. Testiculaire
E. Bronchique

Réponse : C

M 89/6/2/ 38

Les cancers malpighiens des muqueuses :

A. Passent généralement par un stade de carcinome in situ
B. S'observent souvent chez le sujet âgé
C. Sont fréquents au niveau de la muqueuse colique
D. Donnent rarement des métastases ganglionnaires
E. Peuvent se voir sur la muqueuse anale

Réponse : ABE

M 89/7/2/ 3

Un adénocarcinome peut se développer à partir :

A. Du revêtement glandulaire d'une muqueuse
B. De l'épiderme
C. De cellules glandulaires exocrines
D. Des capillaires sinusoïdes du foie
E. De cellules glandulaires endocrines

Réponse : ACE

M 90/4/1/100

L'examen anatomopathologique d'une adénopathie inguinale révèle la métastase d'un carcinome épidermoïde; où rechercher le primitif?

A. Marge anale
B. Rectum
C. Col utérin
D. Endomètre
E. Vulve

Réponse : AE

M 91/6/2/ 16

Le séminome pur est une tumeur :

A. Exclusivement masculine
B. Radiosensible
C. Exclusivement gonadique
D. Chimiosensible
E. Qui s'accompagne parfois d'une élévation de AFP

Réponse : BD

1. 3 CANCERS EPIDERMOIDES

1. 3. 1 PHYSIOPATHOLOGIE

S 86/4/1/110

Dans la dissémination des carcinomes épidermoïdes, quelle est la voie la plus fréquemment utilisée par les cellules néoplasiques ?

A. Veineuse
B. Artérielle
C. Lymphatique
D. Péri-nerveuse
E. Tissu conjonctif interstitiel

Réponse : C

1. 3. 2 FORMES CLINIQUES

M 86/6/2/ 50

Un carcinome épidermoïde différencié mature primitif peut siéger au niveau :

A. De l'oropharynx
B. De l'oesophage
C. De la moelle osseuse
D. Du col utérin
E. Des bronches

Réponse : ABDE

1. 3. 3 ETIOLOGIES (FACTEURS DE RISQUE, TERRAIN)

S 86/6/1/ 49

On décèle, sur une ponction biopsie hépatique, la métastase d'un carcinome épidermoïde ; parmi les organes suivants, lequel est le siège le plus probable de la tumeur primitive ?

A. Estomac
B. Pancréas
C. Poumon
D. Colon
E. Thyroïde

Réponse : C

1. 3. 4 DIVERS

M 87/2/2/ 29

Un cancer épidermoïde s'observe fréquemment :

A. Au niveau du corps utérin
B. Au niveau de la peau
C. Au niveau de l'oesophage
D. Au niveau des bronches
E. Au niveau du rectum

Réponse : BCD

1. 4 CANCERS GLANDULAIRES

1. 4. 1 DÉFINITION

S 87/2/1/ 59

Parmi les termes suivants quel est le synonyme d'épithélioma glandulaire ?

A. Carcinome pavimenteux
B. Adénome
C. Sarcome
D. Carcinome anaplasique
E. Adénocarcinome

Réponse : E

1. 4. 2
FORMES CLINIQUES

S 86/6/1/104

L'un de ces cinq tissus épithéliaux peut être le siège d'un carcinome glandulaire, lequel ?

A. Lèvre
B. Corde vocale
C. Poumon
D. Hypopharynx
E. Vulve

Réponse : C

1. 4. 3
DIVERS

S 88/3/1/ 84

L'épithélioma glandulaire se rencontre habituellement dans l'une des localisations suivantes, laquelle ?

A. Larynx
B. Sinus maxillaire
C. Ethmoïde
D. Cavum
E. Amygdale

Réponse : C

1. 5
CROISSANCE DES CANCERS
1. 5. 1
DÉFINITION

M 88/7/2/ 40

Le temps de doublement apparent d'un cancer dépend surtout :

A. De la durée de la phase G1 du cycle cellulaire
B. De la durée de la phase S
C. De la durée de la phase G2
D. De la durée de la mitose
E. De la valeur relative de la fraction non proliférative

Réponse : AE

M 89/1/2/ 2

Le temps de doublement d'un cancer :

A. Est le temps pour qu'une tumeur double de diamètre
B. Est le temps pour qu'une tumeur double de volume
C. Est proportionnel à l'index mitotique
D. Se mesure par l'incorporation de la thymidine tritiée
E. Peut se mesurer sur une radiographie

Réponse : BE

1. 5. 2
DIVERS

S 85/1/1/ 81

Il faut 30 temps de doublement pour qu'une tumeur du sein soit détectable et cela prend en moyenne 8 ans. La tumeur pèse alors 1 g : combien la tumeur contient-elle de cellules tumorales ?

A. 10exp3 cellules
B. 10exp7 cellules
C. 10exp9 cellules
D. 10exp11 cellules
E. 10exp13 cellules

Réponse : C

S 85/3/1/ 69

La courbe de croissance des tumeurs malignes est:

A. Linéaire
B. Exponentielle
C. Gompertzienne
D. Gaussienne
E. Aléatoire

Réponse : C

S 85/6/1/ 51

Pour qu'un cancer soit cliniquement décelable, il faut un nombre de cellules tumorales supérieur ou égal à :

A. 10 exp 3
B. 10 exp 4
C. 10 exp 6
D. 10 exp 8
E. 10 exp 9

Réponse : E

S 85/7/1/ 25

Toutes les propositions suivantes concernant la croissance des cancers sont fausses sauf une :

A. La croissance des cancers est toujours plus lente chez les sujets âgés
B. Les cellules situées au centre d'une tumeur se multiplient plus vite car elles sont protégées des mécanismes naturels de défense anti-tumorale
C. La croissance des cancers est constamment exponentielle
D. Les cellules cancéreuses suscitent l'apparition de néo-vaisseaux (néo-angiogénèse)
E. Les cellules cancéreuses échappent toujours complètement aux mécanismes de régulation de la croissance du tissu dont elles sont issues

Réponse : D

S 86/3/1/ 90

A partir de l'apparition de la première cellule cancéreuse, l'émergence clinique d'un cancer nécessite un certain nombre de temps de doublement. Lequel ?

A. 10
B. 20
C. 30
D. 40
E. 50

Réponse : C

M 86/4/2/ 96

La vitesse de croissance d'une tumeur maligne de l'estomac est fonction de trois des paramètres suivants, lesquels ?

A. Le pourcentage des cellules tumorales qui se trouvent dans le cycle
B. L'âge du patient
C. Le coefficient de pertes cellulaires
D. La durée du cycle cellulaire
E. L'état immunitaire du patient

Réponse : ACD

S 86/6/1/107

Quelle est la durée moyenne du cycle cellulaire d'une cellule cancéreuse :

A. 1 heure
B. 6 heures
C. 2 jours
D. 30 jours
E. 60 jours

Réponse : C

M 86/7/1/117

Indiquez, parmi les paramètres suivants, celui (ceux) qui intervien(nen)t dans le temps de doublement tumoral :

A. Coefficient de prolifération cellulaire
B. Durée du cycle cellulaire
C. Coefficient de perte cellulaire
D. Différenciation cellulaire
E. La vascularisation tumorale

Réponse : ABC

S 87/4/1/ 52

La thymidine tritiée permet le marquage des cellules qui se trouvent dans une phase particulière du cycle cellulaire. Quelle est cette phase?

A. M
B. S
C. G1
D. G0
E. G2

Réponse : B

M 88/2/2/ 37

Parmi les éléments de la croissance tumorale :

A. Le temps de doublement est le temps nécessaire à une tumeur pour doubler de volume
B. Si toutes les cellules se divisaient dans une tumeur, le temps de doublement serait constant
C. Le coefficient de prolifération cellulaire est le pourcentage de cellules dans le cycle
D. Le coefficient de pertes cellulaires est un des paramètres qui fait varier le temps de doublement
E. In vivo, la courbe de croissance tumorale en fonction du temps est exponentielle du début à la fin

Réponse : ABCD

M 90/1/1/105

Le temps de doublement d'une tumeur :

A. Est d'autant plus court que le coefficient de prolifération est plus élevé
B. Est d'autant plus long que le coefficient de pertes cellulaires est élevé
C. Est d'autant plus long que la fraction proliférante est élevée
D. Est d'autant plus court que la durée du cycle cellulaire est courte
E. Est d'autant plus court que le nombre de cellules en G0 est faible

Réponse : ABDE

M 90/1/1/105

Le temps de doublement d'une tumeur :

A. Est d'autant plus court que le coefficient de prolifération est plus élevé
B. Est d'autant plus long que le coefficient de pertes cellulaires est élevé
C. Est d'autant plus long que la fraction proliférante est élevée
D. Est d'autant plus court que la durée du cycle cellulaire est courte
E. Est d'autant plus court que le nombre de cellules en G0 est faible

Réponse : ABDE

1. 6 FACTEURS DE RISQUES EN CANCEROLOGIE

1. 6. 1 ETIOLOGIES (FACTEURS DE RISQUE, TERRAIN)

S 85/4/1/ 35

Lequel de ces virus est-il associé au lymphome de Burkitt?

A. Adénovirus
B. Rétrovirus
C. Virus de l'hépatite B
D. Cytomégalovirus
E. Virus d'Epstein Barr

Réponse : E

M 88/3/2/ 50

L'action conjointe de l'alcool et du tabac est déterminante pour la survenue de(s) cancer(s) suivant(s):

A. Cavité buccale
B. Larynx
C. Hypopharynx
D. Vessie
E. Bronche

Réponse : ABC

S 86/5/1/ 44

Parmi les cancers suivants, quel est celui dont le tabac ne semble pas être un facteur favorisant?

A. Cancer du poumon
B. Cancer de l'oesophage
C. Cancer de la vessie
D. Cancer du colon
E. Cancer du larynx

Réponse : D

M 94/9/2/ 17

La notion d'exposition prolongée à la sciure de bois doit faire rechercher:

A. Un cancer du cavum
B. Un cancer du sinus piriforme
C. Un cancer de l'ethmoïde
D. Un cancer de la corde vocale
E. Un cancer de l'amygdale

Réponse : C

1. 6. 2 EVOLUTION (PRONOSTIC, COMPLICATIONS)

M 87/1/2/ 40

La responsabilité de virus d'Epstein-Barr fait l'objet de très fortes présomptions pour:

A. Maladie de Hodgkin
B. Leucémie lymphoïde chronique
C. Hépatome
D. Lymphome de Burkitt
E. Cancer du nasopharynx

Réponse : DE

S 90/4/1/ 47

Parmi les affections suivantes, quelle est celle qui a le plus de chance de transformation maligne?

A. Lichen plan
B. Leucoplasie
C. Glossite losangique médiane
D. Epulis
E. Syndrome sec

Réponse : B

S 91/3/1/ 56

Parmi les cancers suivants, quel est celui dont l'incidence augmente avec l'inhalation de fibres d'amiante?

A. Cancer de la vessie
B. Cancer de l'oesophage
C. Cancer de l'estomac
D. Cancer de la plèvre
E. Cancer de l'ethmoïde

Réponse : D

M 92/9/1/ 61

La consommation du tabac augmente la fréquence du cancer:

A. Epidermoïde des bronches
B. A petites cellules du poumon
C. De la vessie
D. Du rectum
E. Du pharynx

Réponse : ABCE

1. 6. 3 DIVERS

M 86/2/2/ 44

Laquelle ou lesquelles des affections suivantes prédispose(nt) à l'apparition d'un cancer ?

A. Xéroderma pigmentosum
B. Neurofibromatose de Recklinghausen
C. Recto-colique ulcéro-hémorragique
D. Maladie de Paget des os
E. Kyste solitaire de l'os

Réponse : ABCD

S 86/6/1/ 20

Les radiations ionisantes peuvent induire des cancers par action :

A. Sur la membrane cellulaire
B. Sur le réticulum endoplasmique
C. Sur les histones
D. Sur l'acide désoxyribonucléique
E. Sur le nucléole

Réponse : D

M 86/6/2/ 52

Parmi les substances suivantes quelle(s) est ou sont celle(s) dont l'effet carcinogène a été démontré ?

A. Aflatoxine
B. Bêta naphtylamine
C. Hydrocarbures polycycliques
D. Monomères de chlorure de vinyle
E. Diéthylstiboestrol

Réponse : ABCDE

S 86/4/1/ 98

Chez un salarié employé dans une entreprise fabriquant des colorants et utilisant de la benzidine, vous devez toujours suspecter une localisation carcinogénétique. Laquelle ?

A. Vessie
B. Poumon
C. Ethmoïde
D. Colon
E. Cerveau

Réponse : A

M 87/4/2/ 35

Quel(e) est ou sont la ou les localisation(s) cancéreuse(s) associée(s) à un régime riche en graisses animales?

A. Estomac
B. Sein
C. Pancréas
D. Côlon
E. Foie

Réponse : BD

S 87/1/1/ 52

Certaines amines aromatiques peuvent être la cause du cancer suivant:

A. Leucémies
B. Cancer de la peau développé sur dermite chronique
C. Angiosarcome hépatique
D. Cancer des voies respiratoires supérieures
E. Cancer des voies urinaires excrétrices

Réponse : E

M 88/5/2/ 64

Le rôle (direct ou indirect) des virus suivants est prouvé dans l'apparition de certains cancers ?

A. EBV, virus d'Epstein Barr
B. HTLV-1, virus de la leucémie T humaine
C. Herpès simplex virus
D. HTLV-3 ou LAV ou HIV ("virus du SIDA")
E. Papilloma virus

Réponse : ABDE

S 88/3/1/ 54

Dans l'origine de quel cancer a-t-on incriminé un régime riche en graisse?

A. Cancer de la cavité buccale
B. Cancer gastrique
C. Cancer de l'intestin grêle
D. Cancer de la vésicule biliaire
E. Cancer du sein

Réponse : E

M 88/7/2/ 41

Une origine virale peut être incriminée pour:

A. Cancer nasopharyngien
B. Cancer du col utérin
C. Lymphome de Burkitt
D. Leucémie myéloïde chronique
E. Maladie de Hodgkin

Réponse : ABC

M 88/7/2/ 43

Parmi les médicaments suivants, quel est celui (ceux) qui expose(nt) au risque de cancer secondaire ?

A. Alkylants
B. Alcaloïdes de la pervenche
C. Anti-inflammatoires
D. Immunosuppresseurs
E. Diurétiques

Réponse : AD

S 89/2/1/ 50

Les sujets originaires d'Afrique du nord sont plus particulièrement exposés au cancer :

A. De l'ethmoïde
B. Du nasopharynx
C. Du sinus maxillaire
D. De l'hypopharynx
E. De l'endolarynx

Réponse : B

S 89/3/1/ 29

Chez les hommes les cancers liés à des consommations excessives de tabac et d'alcool représentent environ :

A. 5% des cancers
B. 15% des cancers
C. 30% des cancers
D. 50% des cancers
E. 70% des cancers

Réponse : D

M 89/3/2/ 36

Une alimentation de type occidental riche en lipides et une surcharge pondérale prédisposent :

A. Au cancer de l'endomètre
B. Au cancer du col de l'utérus
C. Au cancer de l'estomac
D. Au cancer du sein
E. Au cancer du rein

Réponse : ADE

M 90/4/1/104

La théorie de la "surveillance immunitaire" repose sur l'incidence élevée de certaines tumeurs chez les malades atteints de déficit immunitaire. Quelles sont ces tumeurs ?

A. Le lymphome malin non hodgkinien
B. L'ostéosarcome
C. Le mélanome
D. Le sarcome de Kaposi
E. Le cancer du rein

Réponse : AD

S 90/7/1/ 14

Une femme enceinte de 2 mois reçoit du Di-Ethyl-Stilbestrol. Quel est le risque néoplasique pour l'enfant à naître?

A. Néphroblastome
B. Leucémie
C. Cancer du sein
D. Cancer du vagin
E. Neuroblastome

Réponse : D

S 90/7/1/ 16

Auquel des cancers suivants, une femme de 45 ans, employée de maison, qui a eu ses premières règles à 14 ans, qui a eu 4 enfants dont le premier à l'âge de 19 ans, les a tous les quatre allaités plus d'un mois, est-elle particulièrement exposée ?

A. Adénocarcinome du corps utérin
B. Carcinome épidermoïde du col utérin
C. Carcinome épidermoïde du vagin
D. Cancer de l'ovaire
E. Adénocarcinome du sein

Réponse : B

M 90/6/1/107

L'exposition aux radiations ionisantes peut être incriminée dans la genèse des affections malignes suivantes :

A. Tumeurs cutanées
B. Cancer de la thyroïde
C. Adénocarcinome du pancréas
D. Leucémie myéloïde chronique
E. Leucémie lymphoïde chronique

Réponse : ABD

M 90/1/2/ 69

L'intoxication alcoolo-tabagique est un facteur prédisposant dans plusieurs des localisations cancéreuses des voies aéro-digestives supérieures. Laquelle ou lesquelles parmi les suivantes?

A. Sinus de la face
B. Rhinopharynx
C. Amygdale
D. Hypopharynx
E. Larynx

Réponse : CDE

S 93/9/1/ 42

L'alcoolo-tabagisme n'est pas incriminé dans la genèse d'un de ces cancers ; lequel ?

A. Cancer de la langue
B. Cancer de l'amygdale
C. Cancer de l'ethmoïde
D. Cancer de l'hypopharynx
E. Cancer de la margelle laryngée

Réponse : C

1. 7 FREQUENCES EN CANCEROLOGIE

1. 7. 1 EPIDÉMIOLOGIE

S 85/1/1/ 46

En France le cancer le plus fréquent chez la femme est :

A. Le cancer du col utérin
B. Le cancer du corps utérin
C. Le cancer du sein
D. Le mélanome malin
E. Le cancer du côlon

Réponse : C

M 85/1/2/ 48

Parmi les cancers suivants, la fréquence de survenue a augmenté ces dernières années en Europe pour les:

A. Cancers gastriques
B. Cancers coliques
C. Cancers de la vésicule biliaire
D. Cancers rectaux
E. Cancers de l'intestin grêle

Réponse : BD

S 86/6/1/ 32

Quel est le cancer dont la fréquence est actuellement en régression chez la femme ?

A. Cancer du sein
B. Cancer bronchique à petites cellules
C. Cancer bronchique épidermoïde
D. Cancer intra-épithélial du col
E. Cancer invasif du col utérin

Réponse : E

S 86/4/1/ 1

Le taux annuel de nouveaux cas de cancers en France est :

A. Voisin de 50 pour 100 000 habitants
B. Voisin de 100 pour 100 000 habitants
C. Voisin de 300 pour 100 000 habitants
D. Voisin de 1 000 pour 100 000 habitants
E. Voisin de 5 000 pour 100 000 habitants

Réponse : C

S 87/3/1/ 30

D'après les données de mortalité et les données de morbidité (incidence), quel est en France le cancer le plus fréquent et ayant la mortalité la plus élevée chez la femme?

A. Cancer du col de l'utérus
B. Cancer du corps de l'utérus
C. Cancer de la peau
D. Cancer colo-rectal
E. Cancer du sein

Réponse : E

1. 7. 2 DIVERS

M 85/3/2/ 53

Parmi les cancers de la femme dont l'incidence a augmenté au cours des 20 dernières années en France on retient :

A. Estomac
B. Sein
C. Bronches
D. Col utérin
E. Leucémie aiguë lymphoïde

Réponse : BC

M 86/7/1/118

Parmi les 5 cancers suivants, citer les 2 plus fréquents chez l'homme :

A. Cancer broncho-pulmonaire
B. Cancer colique
C. Maladie de Hodgkin
D. Cancer de la vessie
E. Cancer de la thyroïde

Réponse : AB

M 88/1/2/ 19

Parmi les cancers suivants, identifiez celui (ceux) dont l'incidence pour le sexe masculin est, en France, incluse parmi les cinq incidences les plus élevées :

A. Bronches
B. Colon + rectum
C. Estomac
D. Prostate
E. Voies aéro-digestives supérieures

Réponse : ABDE

M 88/1/2/ 41

Parmi les cancers suivants, identifiez celui (ceux) dont l'incidence pour le sexe féminin est, en France l'une des cinq incidences les plus élevées :

A. Bronches
B. Col de l'utérus
C. Colon + rectum
D. Sein
E. Voies aéro-digestives supérieures

Réponse : ACD

S 88/5/1/ 40

Le cancer digestif le plus fréquent chez l'homme en France est :

A. Le cancer recto-colique
B. Le cancer gastrique
C. L'hépatocarcinome
D. Le cancer du pancréas
E. Le cancer de l'oesophage

Réponse : A

M 89/5/2/ 24

Le taux d'incidence annuel standardisé des cancers :

A. Augmente avec l'âge
B. Chez la femme décroît après la ménopause
C. Est 10 fois plus élevé à 60 ans qu'à 40
D. Est plus élevé chez l'homme que chez la femme
E. Est à 40 ans de l'ordre de 100/100 000 habitants en France

Réponse : ACDE

S 90/3/1/ 4

Parmi les 5 cancers suivants, signaler le cancer le plus fréquent chez l'homme :

A. Le cancer broncho-pulmonaire
B. Le cancer colique
C. La maladie de Hodgkin
D. Le cancer de la vessie
E. Le cancer de la thyroïde

Réponse : A

S 90/7/1/ 69

Quel est en France, le cancer dont la fréquence diminue régulièrement depuis une vingtaine d'années ?

A. Bronches
B. Côlon
C. Estomac
D. Prostate
E. Sein

Réponse : C

1. 8 CANCER IN SITU

1. 8. 1 DÉFINITION

S 85/2/1/ 48

Parmi les éléments suivants, indiquer celui qui définit le carcinome in situ ou intra-épithélial :

A. Epaississement de l'épithélium
B. Présence d'une hypervascularisation
C. Réaction inflammatoire péri-lésionnelle
D. Absence de dépassement de la basale épithéliale
E. Erosion en surface

Réponse : D

S 87/7/1/ 51

Un cancer est dit "in situ" lorsqu'il :

A. Ne dépasse pas la membrane basale
B. Est encapsulé
C. N'est pas métastatique
D. N'envahit pas les ganglions
E. A moins de 3 cm

Réponse : A

M 89/7/2/ 14

Un carcinome "in situ" endo-buccal est :

A. Une atteinte localisée des glandes salivaires accessoires
B. Un épithélioma intra-épithélial
C. Une forme de transition entre épithélioma et sarcome
D. Un épithélioma ne dépassant pas la membrane basale
E. Un carcinome adénoïde

Réponse : BD

M 90/3/1/ 88

Le terme de carcinome in situ peut être utilisé pour désigner :

A. Une lésion épithéliale maligne qui ne franchit pas la membrane basale
B. Un carcinome intra-muqueux
C. Une prolifération néoplasique intra-épithéliale irréversible
D. Une tumeur maligne de très petite taille
E. Un carcinome malpighien non invasif

Réponse : ACE

1. 8. 2 ANATOMOPATHOLOGIE

S 85/6/1/ 79

Toutes les affirmations suivantes sont exactes sauf une: un carcinome intra-épithélial d'un revêtement :

A. Peut être dépisté par examen cytologique
B. Est destiné à évoluer en carcinome invasif
C. Est synonyme de cancer au stade 0
D. S'accompagne de thromboses néoplasiques
E. N'a occasionné aucune rupture de basale

Réponse : D

M 87/6/2/ 24

L'épithélioma intra épithélial est défini par:

A. Des atypies cellulaires
B. Des mitoses anormales
C. Des anomalies de maturation
D. Une perte de la polarité cellulaire
E. Le respect de la basale

Réponse : ABCDE

1. 8. 3 EVOLUTION (PRONOSTIC, COMPLICATIONS)

M 90/5/1/115

Parmi les explications avancées pour expliquer la lenteur du développement des carcinomes "in situ" on peut citer :

A. Il s'agit d'un état pré-cancéreux
B. Les cellules desquament
C. La basale empêche le développement d'un stroma conjonctivo-vasculaire
D. Les cellules sont sans rapport avec le sang circulant
E. L'oxygène ne franchit pas la basale

Réponse : C

1. 8. 4 DIVERS

M 88/3/2/ 39

Un carcinome in situ :

A. Est un cancer au stade pré-invasif
B. Est surtout bien défini au niveau des épithéliums de revêtement
C. S'accompagne d'anomalies cyto-nucléaires
D. Peut s'accompagner de métastases
E. Ne peut être affirmé avant exérèse complète de la lésion

Réponse : ABCE

M 88/4/2/ 46

Une ou plusieurs des affirmations suivantes concernant les carcinomes in situ est (sont) fausse(s). Laquelle ou lesquelles ?

A. Tous les carcinomes in situ deviennent invasifs
B. Le carcinome in situ est encore appelé intra-épithélial
C. Il existe des carcinomes in situ du sein
D. Les carcinomes in situ donnent rarement des métastases
E. Le carcinome in situ ne dépasse pas la membrane basale

Réponse : AD

S 90/5/1/ 25

Le diagnostic de carcinome in situ :

A. Est cytologique
B. Biopsie limitée
C. Nécessite l'examen en microscopie électronique de la lésion
D. Peut être suspecté et porté sur l'examen histologique
E. Peut être suspecté sur la découverte d'une métastase

Réponse : D

1. 9 CRITERES DE MALIGNITE

1. 9. 1 DÉFINITION

M 85/5/2/ 44

Un processus néoplasique est:

A. Une masse tissulaire en excès
B. Formée d'une prolifération cellulaire anormale
C. Caractérisé par son autonomie biologique
D. Susceptible de régresser après disparition de l'agent pathogène
E. Douée de croissance indéfinie

Réponse : ABCE

S 86/7/1/ 17

Parmi les caractères suivants, indiquer celui qui signe la nature maligne d'une tumeur :

A. Absence de capsule conjonctive
B. Présence de foyers hémorragiques
C. Atteinte de plus de 50% d'un organe
D. Présence d'emboles cellulaires tumoraux intra-vasculaires
E. Augmentation rapide de volume

Réponse : D

M 88/1/2/ 46

La distinction entre tumeur bénigne et tumeur maligne repose sur un ou plusieurs des critères indiscutables suivants :

A. Anomalies cytologiques
B. Aptitude à donner des métastases
C. Modification fonctionnelle des cellules
D. Développement rapide de la tumeur
E. Nombre de mitoses

Réponse : B

M 88/5/2/ 28

Parmi les caractères suivants, indiquez celui (ceux) qui permet(tent) d'affirmer la malignité d'une tumeur :

A. Croissance rapide
B. Adhérence aux tissus voisins
C. Mauvaise limitation en périphérie
D. Métastase
E. Dureté de la lésion

Réponse : D

S 89/4/1/ 48

Une seule des propriétés suivantes est particulière aux tumeurs malignes. Laquelle ?

A. Vitesse de croissance élevée
B. Degré de différenciation faible
C. Potentiel à métastaser
D. Encapsulation
E. Index mitotique élevé

Réponse : C

M 90/5/1/119

Parmi les cinq caractères suivants, quel est celui ou quels sont ceux propre(s) aux tumeurs malignes :

A. Durée de croissance illimitée
B. Vascularisation faible
C. Nécrose fréquente
D. Démarcation nette avec les tissus normaux
E. Activité mitotique élevée

Réponse : ACE

1. 9. 2 PHYSIOPATHOLOGIE

M 86/7/1/119

L'invasion locale des tumeurs malignes se fait grâce à :

A. Une diminution d'adhésivité réciproque des cellules tumorales
B. Une augmentation de la mobilité des cellules tumorales
C. La sécrétion de substances lytiques par les cellules tumorales
D. Une perte de l'inhibition de contact des cellules tumorales
E. Aucune de ces propositions

Réponse : ABCD

1. 9. 3 ANATOMOPATHOLOGIE

S 86/7/1/ 83

Tous les caractères cytologiques suivants s'appliquent habituellement aux cellules cancéreuses sauf un :

A. Augmentation de la taille des nucléoles
B. Densification chromatinienne
C. Présence de mitoses anormales
D. Diminution du rapport nucléocytoplasmique
E. Anisocaryose notable

Réponse : D

M 87/6/2/ 97

Les critères cytologiques de malignité concernant le noyau cellulaire comprennent :

A. Inégalité de taille
B. Chromatine en amas irréguliers
C. Altérations des contours
D. Nucléoles multiples et volumineux
E. Diminution du rapport nucléo-plasmatique

Réponse : ABCD

M 88/6/2/ 10

Parmi les aspects cités ci-dessous, on peut observer dans le stroma d'une tumeur maligne :

A. Néogénèse vasculaire
B. Réaction cellulaire inflammatoire
C. Sclérose
D. Kératinisation
E. Nécrose

Réponse : ABCE

1. 9. 4
DIVERS

M 85/1/2/ 17

Parmi les anomalies membranaires suivantes, laquelle ou lesquelles est ou sont caractéristique(s) de la cellule cancéreuse ?

A. Perte de l'inhibition de contact
B. Epaississement de la membrane
C. Augmentation des phénomènes de pinocytose
D. Modification du métabolisme
E. Raccourcissement du cycle cellulaire

Réponse : A

S 88/4/1/ 41

Une des affirmations suivantes concernant les tumeurs malignes est fausse. Laquelle ?

A. Elles envahissent les tissus
B. Elles métastasent
C. Elles récidivent fréquemment
D. Leur vitesse de croissance est toujours lente
E. Les caractères cellulaires sont plus ou moins normaux

Réponse : D

1.10
LESIONS PRE-CANCEREUSES
1.10. 1
DÉFINITION

M 88/2/2/ 41

Parmi ces lésions, laquelle (lesquelles) est (sont) précancéreuse(s) ?

A. Polypes digestifs
B. Papillomatose vésicale
C. Verrues séborrhéiques
D. Polypes vésicaux
E. Leucoplasies buccales

Réponse : ABDE

1.10. 2
ETIOLOGIES
(FACTEURS DE RISQUE, TERRAIN)

M 87/5/2/ 28

Parmi les lésions suivantes, indiquez celle(s) qui est(sont) une (des) lésion(s) précancéreuse(s) :

A. Verrue cutanée
B. Adénome (polype adénomateux) du colon
C. Naevus naevo-cellulaire dermique
D. Kératose actinique
E. Carcinome "in situ" du col utérin

Réponse : BD

M 89/4/2/ 40

Parmi les affections pré-néoplasiques vous retenez:

A. Kératose actinique
B. Dermatite herpétiforme
C. Corne cutanée
D. Leucoplasie
E. Psoriasis

Réponse : ACD

M 90/7/1/115

Parmi les lésions suivantes, quelles sont celles qui sont des lésions pré-cancéreuses héréditaires ?

A. Cicatrices de brûlures
B. Naevus pigmentaires
C. Polypose recto-colique familiale
D. Kératose sénile
E. Neurofibromatose de Recklinghausen

Réponse : CE

1.10. 3
DIVERS

S 85/3/1/ 1

Parmi les affections mentionnées ci-dessous, quelle est celle que l'on doit considérer comme un état précancéreux héréditaire ?

A. Leucoplasie vaginale
B. Polype adénomateuse colique
C. Xéroderma pigmentosum
D. Mélanose de Dubreuilh
E. Bilharziose vésicale

Réponse : C

M 87/3/2/ 13

On reconnait le caractère pré-cancéreux de :

A. Polypose adénomateuse
B. Kératose solaire
C. Tumeur villeuse intestinale
D. Fibro-adénome mammaire
E. Eczéma chronique

Réponse : ABC

M 88/1/1/111

Parmi les affections héréditaires et qui se transforment inéluctablement en cancer, vous retenez :

A. La neurofibromatose de Von Recklinghausen
B. Le xéroderma pigmentosum
C. La polypose recto-colique familiale diffuse
D. Les tumeurs villeuses du rectum
E. La mastose fibro-kystique

Réponse : BC

M 88/3/2/ 45

Quelle(s) est (sont), parmi les lésions suivantes, celle(s) sur laquelle (lesquelles) peut survenir un cancer invasif ?

A. Maladie de Bowen
B. Adénome (polype adénomateux) du côlon
C. Papillome cutané
D. Kératose actinique (sénile)
E. Papillome vésical

Réponse : ABDE

M 89/1/2/ 14

Parmi les affections suivantes, laquelle ou lesquelles constitue(nt) des états précancéreux ?

A. Dysplasie du col de l'utérus de haut grade
B. Leucoplasie de la muqueuse buccale
C. Polypose recto-colique
D. Polypes vésicaux multiples
E. Polypes utérins

Réponse : ABCD

M 89/5/2/ 31

Parmi les lésions suivantes, indiquez celle(s) qui est (sont) une (des) lésion(s) précancéreuse(s) :

A. Maladie de Bowen
B. Adénome (polype adénomateux) du colon
C. Naevus naevo-cellulaire dermique
D. Un cancer du pancréas
E. Un hémangioblastome cérébelleux

Réponse : B

M 90/2/1/101

Quelles sont, parmi les affections suivantes, celles qui prédisposent à l'apparition d'un cancer ?

A. Xéroderma pigmentosum
B. Recto-colite ulcéro-hémorragique
C. Maladie de Paget des os
D. Kyste solitaire de l'os
E. Fibro-adénome mammaire

Réponse : ABC

M 91/2/2/ 75

Parmi les lésions suivantes, indiquer celle(s) qui peu(ven)t être pré-cancéreuse(s) :

A. Adénome rectal
B. Polyadénome villeux du colon
C. Hamartome colique
D. Polype hyperplasique du rectum
E. Colite amibienne

Réponse : AB

1.11
MARQUEURS TUMORAUX
1.11. 1
BIOLOGIE

S 86/5/1/ 28

Parmi les marqueurs biologiques, l'élévation de la Sérotonine et du 5 HIAA se rencontre principalement au cours de :

A. Cancer de la prostate
B. Cancer médullaire de la thyroïde
C. Epithélioma bien différencié de la thyroïde
D. Tumeurs carcinoïdes
E. Phéochromocytomes

Réponse : D

S 87/2/1/ 61

Parmi les marqueurs biologiques des cancers, l'élévation des catécholamines se rencontre principalement au cours de:

A. Cancer de la prostate
B. Cancer médullaire de la thyroïde
C. Epithélioma bien différencié de la thyroïde
D. Tumeurs carcinoïdes
E. Phéochromocytomes

Réponse : E

S 87/3/1/ 53

Parmi les marqueurs biologiques des cancers, l'élévation de la Thyrocalcitonine se rencontre bprincipalement au cours de :

A. Cancer de la prostate
B. Cancer médullaire de la thyroïde
C. Epithélioma bien différencié de la thyroïde
D. Tumeurs carcinoïdes
E. Phéochromocytomes

Réponse : B

S 87/7/1/ 52

Parmi les marqueurs biologiques suivants, indiquer celui du sympathome :

A. HCG et bêta HCG
B. Alphafoetoprotéines
C. ACE
D. VMA (acide vanyl mandélique)
E. Phosphatases acides

Réponse : D

1.11. 2
TRAITEMENTS

M 86/6/2/ 18

L'antigène carcino-embryonnaire (ACE) est utile dans la surveillance après traitement :

A. Du séminome testiculaire
B. Des cancers colo-rectaux
C. Des ostéosarcomes
D. De la maladie de Hodgkin
E. Du cancer du sein

Réponse : BE

1.11. 3
DIVERS

S 85/7/1/ 17

Certains marqueurs sont utiles dans la surveillance de certains cancers. Dans la série suivante, indiquer quel couple est erroné :

A. Immunoglobuline et myélome
B. Bêta-HCG et choriocarcinome placentaire
C. Alphafoetoprotéine et hépatome malin
D. Bêta-HCG et séminome testiculaire pur
E. Antigène carcino-embryonnaire et adénocarcinome colique

Réponse : D

M 86/1/2/ 57

Une augmentation du taux sérique de l'alphafoetoprotéine peut s'observer dans la (les) bsituation(s) suivante(s) :

A. Hépatite virale aiguë
B. Carcinome hépatocellulaire
C. Tératocarcinome
D. Séminome testiculaire
E. Grossesse

Réponse : ABCE

M 86/6/2/ 59

L'alphafoetoprotéine est une protéine foetale :

A. Dont une faible quantité passe dans le liquide amniotique, lors d'une grossesse normale
B. Dont une très faible quantité passe dans le sérum maternel, lors d'une grossesse normale
C. Dont le dosage se fait par des techniques de radio-immunologie
D. Dont le taux sera augmenté, dans le liquide amniotique, si le foetus présente une anomalie de fermeture du tube neural
E. Dont le taux sera augmenté, dans le liquide amniotique, si le foetus présente une non fermeture labio palatine

Réponse : ABCD

M 87/5/2/ 52

Une augmentation de la bêta-HCG ("bêta" Human Chorionic Gonadotrophic Hormon) peut-être due à :

A. Un cancer colique
B. Un cancer du foie
C. Un cancer du col utérin
D. Un cancer du testicule
E. Un chorio-épithéliome placentaire

Réponse : DE

S 89/6/1/ 36

Le CA 125 est un antigène de différenciation de l'épithélium coelomique et de ses dérivés. Son seuil de positivité est de 35 U/ml. Dans quelle pathologie peut-il être retrouvé dans un échantillon sanguin à un taux dépassant 500 U/ml ?

A. Ascite d'origine cirrhotique
B. Toxémie gravidique
C. Cystadénocarcinome ovarien
D. Endométriose
E. Kyste fonctionnel de l'ovaire

Réponse : C

M 89/6/2/ 43

Les alphafoetorotéines sont élevées dans :

A. Le tératocarcinome du testicule
B. Le cancer de l'endomètre
C. L'hépatocarcinome
D. Le choriocarcinome placentaire
E. L'épithélioma ovarien

Réponse : ACE

M 89/1/2/ 53

Le dosage de l'antigène carcino-embryonnaire est utile dans :

A. Dépistage systématique du cancer du côlon
B. Recherche de cancérisation chez un malade porteur d'un polype colique
C. Dépistage des métastases hépatiques après intervention chirurgicale d'exérèse d'un cancer colique
D. Dépistage des récidives loco-régionales après intervention chirurgicale d'exérèse d'un cancer colique
E. Dépistage des métastases hépatiques d'un cancer de la tête du pancréas avant l'intervention

Réponse : CD

M 90/5/1/116

Les substances suivantes peuvent constituer un marqueur permettant la surveillance de l'évolution d'un cancer :

A. Antigène carcino-embryonnaire
B. Bêta-HCG
C. Immunoglobulines
D. CA 15.3
E. Alphafoetoprotéine

Réponse : ABCDE

M 90/6/1/106

L'antigène carcino-embryonnaire (ACE) est utile dans la surveillance après traitement :

A. Du séminome testiculaire
B. Des cancers colo-rectaux
C. Des ostéosarcomes
D. De la maladie de Hodgkin
E. Du cancer du sein

Réponse : BE

M 91/1/2/ 77

Parmi les propositions suivantes concernant l'antigène carcino-embryonnaire (ACE), laquelle ou lesquelles est (sont) exacte(s) ?

A. L'ACE est un marqueur spécifique des cancers rectocoliques
B. L'élévation du taux d'ACE est proportionnelle à la masse tumorale
C. Après exérèse complète de la tumeur le taux d'ACE doit revenir à la normale en 15 jours à 2 mois
D. Lors des rechutes locales, l'augmentation d'ACE peut précéder de plusieurs mois l'apparition des premiers les signes cliniques
E. En cas de polypose familiale colique, le taux de l'ACE est un test utile de transformation maligne

Réponse : BCDE

1.12 MESOTHELIOMES

1.12. 1 BIOLOGIE

S 85/2/1/109

Un taux très élevé d'acide hyaluronique dans le liquide pleural fait suspecter :

A. Une métastase pleurale d'un épithélioma du sein
B. Une pleurésie asbestosique bénigne
C. Une maladie de Hodgkin
D. Une pleurésie secondaire à une pancréatite aiguë
E. Un mésothéliome pleural malin

Réponse : E

S 90/4/1/ 95

L'anomalie biologique pleurale la plus caractéristique du mésothéliome est une augmentation :

A. De la fibrine
B. De l'acide hyaluronique
C. Des gammaglobulines
D. De l'amylase
E. De l'antigène carcino-embryonnaire

Réponse : B

1.12. 2 FORMES CLINIQUES

M 85/3/2/ 24

Quelle(s) est (sont) la(les) localisation(s) possible(s) du mésothéliome consécutif aux poussières d'amiante?

A. Muqueuse vésicale
B. Péritoine
C. Plèvre
D. Peau
E. Péricarde

Réponse : BCE

1.12. 3 ETIOLOGIES (FACTEURS DE RISQUE, TERRAIN)

S 88/3/1/ 75

Parmi les substances suivantes, laquelle peut déterminer l'apparition d'un mésothéliome péritonéal?

A. Silice
B. Charbon
C. Amiante
D. Fer
E. Pétrole

Réponse : C

S 91/1/1/ 26

En présence d'un mésothéliome pleural, quelle est l'exposition professionnelle à rechercher systématiquement ?

A. La silice
B. L'amiante
C. Le fer
D. Le plomb
E. Les poussières de bois

Réponse : B

1.12. 4 DIVERS

S 89/4/1/ 93

Chez un malade présentant une pleurésie hémorragique abondante et douloureuse, le diagnostic de mésothéliome peut être retenu de façon formelle :

A. Si la cytologie pleurale montre des cellules malignes
B. Si la biopsie de plèvre montre des follicules lympho-épithéloïdes à cellules géantes
C. Si la pleuroscopie montre des nodules irréguliers sur la plèvre viscérale
D. Si le scanner montre un aspect de plaques hyalines calcifiées sur la plèvre pariétale
E. Dans aucun des cas précédents

Réponse : E

1.13 CLASSIFICATION TNM

1.13. 1 DÉFINITION

M 89/1/2/ 35

La classification T N M :

A. Est une classification internationale des tumeurs malignes
B. Est une classification internationale des tumeurs bénignes et malignes
C. Est établie avant toute thérapeutique
D. Est modifiée après le traitement
E. A intérêt pronostique

Réponse : ACE

1.13. 2
DIVERS

S 85/7/1/ 58

Dans la classification TNM, que signifie l'appellation N0 ?

A. Absence de ganglions histologiquement envahis
B. Absence de ganglions cliniquement envahis
C. Absence de ganglions palpables
D. Présence de ganglions cliniquement normaux
E. Présence de ganglions cliniquement métastatiques

Réponse : C

M 90/1/1/106

Parmi les propositions suivantes concernant la classification TNM de l'UICC en cancérologie des tumeurs solides, cocher celle(s) qui vous parai(ssen)t être retenue(s). La classification TNM :

A. Permet de moduler une stratégie thérapeutique
B. Permet d'individualiser éventuellement des facteurs pronostiques
C. Permet d'aboutir à une survie brute ou en rémission pour un stade donné
D. Permet de comparer des résultats entre institutions
E. Permet de faire un contrôle de qualité des modalités thérapeutiques

Réponse : ABCD

2
EXTENSION DES CANCERS
2. 1
METASTASES CANCEREUSES
2. 1. 1

S 85/6/1/109

Une adénopathie métastatique isolée sus-claviculaire gauche a le plus souvent pour origine :

A. Un cancer du cavum
B. Un cancer des lèvres
C. Un cancer de l'estomac
D. Un cancer laryngé
E. Un cancer de la langue

Réponse : C

2. 1. 2
DÉFINITION

S 85/3/1/ 65

Dans les tableaux métastatiques suivants quel est celui qui répond à une dissémination hématogène de type porte?

A. Adénopathie sus-claviculaire gauche d'un adénocarcinome gastrique
B. Métastase pulmonaire d'un carcinome testiculaire
C. Carcinose péritonéale d'un adénocarcinome de l'ovaire
D. Métastases hépatiques d'un carcinoïde du grêle
E. Métastases hépatiques d'un carcinome épidermoïde bronchique

Réponse : D

2. 1. 3
PHYSIOPATHOLOGIE

M 90/3/1/ 84

Une métastase :

A. Peut se révéler cliniquement avant la tumeur primitive
B. Peut apparaître après exérèse de la tumeur primitive
C. Se développe à distance de la tumeur primitive
D. Est d'aspect morphologique identique à la tumeur primitive
E. Est en faveur de la malignité

Réponse : ABCDE

2. 1. 4
CLINIQUE

S 88/4/1/ 1

Une métastase mandibulaire d'un cancer du sein se révèle habituellement par :

A. Une fracture spontanée
B. Une tumeur de l'angle mandibulaire
C. Une mobilité anormale de plusieurs dents
D. Une atteinte du nerf dentaire inférieur
E. Une ulcération gingivale indolore

Réponse : D

2. 1. 5
BIOLOGIE

S 85/4/1/ 71

Parmi les modifications suivantes quelle est la plus évocatrice de métastases de la moelle osseuse chez un cancéreux connu?

A. Une anémie
B. Une myélémie
C. Une douleur osseuse
D. Une hypercalcémie
E. Une thrombopénie

Réponse : B

2. 1. 6 IMAGERIE

S 89/5/1/ 40

L'examen le plus sensible pour détecter une métastase ganglionnaire iliaque externe est :

A. Le scanner
B. La lymphographie
C. L'échographie
D. L'IRM
E. Le curage chirurgical iliaque

Réponse : E

2. 1. 7 ANATOMOPATHOLOGIE

S 89/3/1/ 9

Dans le cas de métastases osseuses d'un carcinome épidermoïde, quel est le siège le plus probable de la tumeur primitive ?

A. Bronches
B. Voies urinaires excrétrices
C. Muqueuses ORL
D. Rein
E. Pancréas

Réponse : A

2. 1. 8 BILAN ÉTIOLOGIQUE

S 88/3/1/111

Si vous suspectez une métastase cérébrale, quel est l'examen le plus performant ?

A. Encéphalographie gazeuse fractionnée
B. Fond d'oeil
C. Electro-encéphalogramme
D. Scintigraphie cérébrale
E. Tomodensitométrie cérébrale

Réponse : E

2. 1. 9 EVOLUTION (PRONOSTIC, COMPLICATIONS)

S 86/3/1/ 71

Parmi les cancers suivants, survenant dans le sexe masculin, quel est le cancer le plus fréquemment à l'origine de métastases hépatiques ?

A. Testicule
B. Prostate
C. Colon
D. Thyroïde
E. Poumons

Réponse : C

S 87/4/1/ 53

Parmi les cancers suivants un n'a pas un haut pouvoir métastatique :

A. Cancer bronchique à petites cellules
B. Cancer de la corde vocale
C. Mélanome malin
D. Ostéosarcome
E. Cancer du sein

Réponse : B

S 88/5/1/ 48

Quel est le cancer qui se complique le plus souvent de métastases osseuses chez la femme ?

A. Utérus
B. Sein
C. Corps thyroïde
D. Rein
E. Poumon

Réponse : B

S 89/3/1/ 22

Une de ces tumeurs encéphaliques a tendance à métastaser vers tout le névraxe ; indiquer laquelle?

A. L'astrocytome de grade élevé
B. Le méningiome
C. L'hémangioblastome cérébelleux
D. La médulloblastome
E. Le crâniopharyngiome

Réponse : D

2. 1.10
DIVERS

M 87/4/1/108

Une adénopathie métastatique isolée sus-claviculaire gauche a le plus souvent deux origines ; lesquelles ?

A. Un cancer du cavum
B. Un cancer de l'oesophage
C. Un cancer de l'estomac
D. Un cancer laryngé
E. Un cancer de la langue

Réponse : BC

M 87/4/2/ 31

Parmi les tumeurs suivantes, désignez celle(s) qui possède(nt) peu de facultés à métastaser par voie lymphatique :

A. Les adénocarcinomes mammaires
B. Les ostéosarcomes
C. Les carcinomes papillaires de la thyroïde
D. Les adénocarcinomes gastriques
E. Les fibrosarcomes

Réponse : BE

M 87/5/2/ 49

Un homme de 70 ans présente des métastases osseuses d'un adénocarcinome. Quel(s) est(sont) le(s) lieu(x) d'origine le(s) plus probable(s) ?

A. Prostate
B. Testicule
C. Foie
D. Oesophage
E. Rein

Réponse : AE

M 87/7/2/ 43

Parmi les cancers suivants, lequel ou lesquels ne donne(nt) pratiquement jamais de métastases ?

A. Séminome testiculaire
B. Carcinome cutané baso-cellulaire
C. Adénocarcinome de l'endomètre
D. Carcinome cutané spinocellulaire
E. Glioblastome

Réponse : BE

S 88/6/1/ 42

Parmi les cancers suivants, il en est un qui ne donne jamais de métastase. Lequel ?

A. Séminome testiculaire
B. Carcinome cutané baso-cellulaire
C. Adénocarcinome de l'endomètre
D. Carcinome cutané spinocellulaire
E. Méduloblastome du cervelet

Réponse : B

M 88/2/2/ 23

La dissémination tumorale par voie lymphatique peut être à l'origine :

A. De métastases pulmonaires
B. D'épanchements des séreuses
C. D'adénopathies
D. De métastases osseuses
E. De lymphangite carcinomateuse

Réponse : ABCE

M 88/3/2/ 48

Parmi les cancers suivants, le(s)quel(s) est (sont) souvent responsable(s) de métastases osseuses ?

A. Prostate
B. Sein
C. Côlon
D. Larynx
E. Thyroïde

Réponse : ABE

S 88/7/1/ 62

Les métastases osseuses mixtes (ostéolytiques et ostéocondensantes) se voient le plus souvent au cours du cancer :

A. De la prostate
B. Du sein
C. De la thyroïde
D. Du rein
E. Du poumon

Réponse : B

M 88/7/2/ 38

Des métastases osseuses peuvent survenir au cours de l'évolution :

A. D'un adénocarcinome du rein
B. D'un adénocarcinome du sein
C. D'un adénocarcinome du côlon
D. D'un carcinome bronchique
E. D'un adénocarcinome de la prostate

Réponse : ABCDE

S 89/2/1/ 10

Parmi les tumeurs malignes suivantes, laquelle métastase le plus souvent ?

A. Epithélioma basocellulaire
B. Epithélioma spinocellulaire de la peau
C. Mélanome malin
D. Carcinome des cordes vocales
E. Glioblastome

Réponse : C

S 89/2/1/ 31

Parmi les structures suivantes, quelle est celle qui résiste le moins bien à l'extension tumorale ?

A. Les aponévroses
B. La capsule de Glisson
C. Le cartilage
D. L'os spongieux
E. La sclérotique

Réponse : D

M 89/6/2/ 37

A propos des métastases, il est exact que :

A. Une métastase peut avoir un volume plus important que le cancer dont elle provient
B. Une métastase peut apparaître cliniquement plus de dix ans après la découverte du cancer primitif
C. Une métastase peut être révélatrice d'un cancer ignoré
D. L'histopathologie d'une métastase permet habituellement de préciser le type de cancer en cause
E. Un cancer ne donne des métastases que si son volume dépasse 1 cm de diamètre

Réponse : ABCD

S 89/7/1/ 81

Un homme de 50 ans présente une métastase d'un carcinome épidermoïde au niveau du ganglion sus-claviculaire droit. Quel est le lieu d'origine le plus probable:

A. Thyroïde
B. Poumon
C. Peau
D. Langue
E. Estomac

Réponse : B

M 90/2/1/ 95

Les métastases pulmonaires :

A. Proviennent surtout des cancers digestifs
B. Peuvent réaliser un nodule unique
C. Sont plus fréquentes que le cancer bronchique primitif
D. Peuvent réaliser une lymphangite carcinomateuse
E. Peuvent se présenter comme une miliaire

Réponse : BCDE

M 90/2/2/ 97

Deux "organes ou tissus-filtres" sont particulièrement importants, en ce qui concerne la localisation des métastases viscérales par voie sanguine. Quels sont-ils ?

A. Surrénale
B. Poumon
C. Foie
D. Rate
E. Os

Réponse : BC

M 90/4/1/106

Parmi les cancers suivants, lequel ou lesquels ne donnent pas de métastases à distance?

A. Glioblastome
B. Cancer de la prostate
C. Cancer du rhinopharynx
D. Cancer baso-cellulaire de la peau
E. Cancer anaplasique à petites cellules du poumon

Réponse : AD

M 90/6/1/100

Les métastases hépatiques :

A. Proviennent souvent de cancers digestifs
B. Peuvent se manifester cliniquement avant la tumeur primitive
C. Sont plus rares, en France, que le cancer primitif du foie
D. Arrivent au foie surtout par la veine porte
E. Sont volontiers multinodulaires

Réponse : ABDE

M 91/3/2/ 17

Un malade de 50 ans, sans antécédent notable, vient consulter pour une tuméfaction sus-claviculaire gauche installée depuis deux mois, isolée, sans manifestation fonctionnelle associée, mobile, indolore. Il s'agit d'une adénopathie manifestement métastatique ; le cancer initial peut être :

A. Cancer du poumon
B. Cancer de l'œsophage
C. Cancer de la langue
D. Cancer digestif sous-diaphragmatique
E. Cancer de la thyroïde

Réponse : ABDE

2. 2 CANCERS LYMPHOPHILES

2. 2. 1 DIVERS

M 85/2/2/ 45

Parmi les cancers suivants, citer celui ou ceux qui est ou sont reconnus comme très lymphophiles :

A. Epithélioma épidermoïde ORL
B. Mélanome
C. Glioblastome
D. Epithélioma épidermoïde du col utérin
E. Séminome testiculaire

Réponse : ABDE

2. 3 CANCERS OSTEOPHILES

2. 3. 1 EVOLUTION (PRONOSTIC, COMPLICATIONS)

M 94/9/2/ 33

Quelle est parmi ces localisations de carcinomes primitifs celles qui sont le plus souvent à l'origine de métastases osseuses ?

A. Sein
B. Pancréas
C. Colon
D. Rein
E. Prostate

Réponse : ADE

2. 3. 2
DIVERS

M 85/7/2/ 47

Parmi les cancers suivants, le(s) quel(s) est (sont) reconnu(s) comme étant très ostéophile(s) :

A. Cancers épidermoïdes des voies aéro-digestives supérieures
B. Adénocarcinome prostatique
C. Epithélioma à cellules claires du rein
D. Adénocarcinome ovarien
E. Adénocarcinome du sein

Réponse : BCE

2. 4
METASTASES OSSEUSES
2. 4. 1
CLINIQUE

S 87/6/1/ 71

Les métastases osseuses de certains cancers peuvent prendre l'aspect d'une tumeur pulsatile lorsqu'elles envahissent une pièce osseuse superficielle. Un de ces cancers figure dans cette liste. Désignez-le :

A. Estomac
B. Bronches
C. Parathyroïde
D. Sein
E. Thyroïde

Réponse : E

2. 4. 2
IMAGERIE

S 88/2/1/ 65

Parmi les signes radiologiques suivants observés sur une vertèbre dorsale, lequel oriente le plus certainement vers une métastase osseuse d'un cancer viscéral ?

A. Déminéralisation diffuse de plusieurs corps vertébraux
B. Tassement cunéiforme d'un seul corps vertébral sur rachis non déminéralisé
C. Condensation d'un corps vertébral
D. Disparition d'une image pédiculaire
E. Image de fuseau paravertébral

Réponse : D

2. 4. 3
ETIOLOGIES
(FACTEURS DE RISQUE, TERRAIN)

S 86/3/1/ 96

Des métastases osseuses condensantes font suspecter en premier lieu :

A. Un cancer du rein
B. Un cancer de la prostate
C. Un cancer du pancréas
D. Un cancer de la thyroïde
E. Un cancer bronchique

Réponse : B

M 90/2/2/ 25

Le traitement des métastases osseuses peut bénéficier dans certains cas de la connaissance du cancer primitif. Pour laquelle (lesquelles) de ces localisations est-ce vrai ?

A. Côlon
B. Prostate
C. Thyroïde
D. Sein
E. Pancréas

Réponse : BCD

2. 4. 4
EVOLUTION
(PRONOSTIC, COMPLICATIONS)

S 86/7/1/ 53

De ces cinq cancers, lequel donne le plus souvent des métastases ostéocondensantes ?

A. Cancer de la prostate
B. Cancer de la vessie
C. Cancer du testicule
D. Cancer du rein
E. Cancer de l'ovaire

Réponse : A

3 TRAITEMENTS EN CANCEROLOGIE

3. 1 CHIMIOTHERAPIE ANTI-CANCEREUSE

3. 1. 1 PHYSIOPATHOLOGIE

M 90/5/1/118

La vaccination anti-grippale est réalisable 3 semaines après une chimiothérapie parce que la chimiothérapie n'altère que transitoirement la fonction :

A. Des lymphocytes T
B. Des lymphocytes B
C. Des monocytes
D. Des macrophages
E. Des cellules NK

Réponse : ABE

3. 1. 2 TRAITEMENTS

S 85/5/1/ 56

Dans ce groupe, la tumeur considérée comme la plus chimiosensible est :

A. Le gliome malin
B. L'adénocarcinome
C. Le mélanome malin
D. Le cancer épidermoïde
E. L'épithélioma bronchique anaplasique à petites cellules

Réponse : E

M 85/6/2/ 31

Parmi les complications suivantes, quelles sont les deux plus fréquentes lors d'un traitement immunosuppreseur par Azathioprine (IMURAN*) ?

A. Insuffisance médullaire
B. Leucémie aiguë myéloblastique
C. Agammaglobulinémie
D. Insuffisance rénale
E. Hépatite toxique

Réponse : AE

M 86/1/2/ 43

Parmi les proliférations malignes suivantes, la chimiothérapie seule peut entraîner la guérison de :

A. Choriocarcinome placentaire
B. Cancer de l'ovaire
C. Cancer du sein
D. Leucémie aiguë lymphoblastique de l'enfant
E. Néphroblastome

Réponse : AD

M 86/5/2/ 41

Parmi les 5 cancers suivants, quels sont les deux cancers susceptibles d'être guéris par la chimiothérapie :

A. Epithélioma du sein
B. Epithélioma de la prostate
C. Lymphome malin
D. Dysembryome testiculaire
E. Cancer de la thyroïde

Réponse : CD

S 88/2/1/ 56

Parmi les cancers suivants, quel est celui que la chimiothérapie ne contribue pas à guérir ?

A. Lymphosarcome
B. Mélanome malin
C. Maladie de Hodgkin
D. Dysembryome testiculaire
E. Leucémie aiguë lymphoblastique de l'enfant

Réponse : B

M 88/4/2/ 53

La surveillance des paramètres biologiques suivants est indispensable au cours de la chimiothérapie d'induction d'un cancer chimiosensible à masse tumorale élevée pour surveiller la cytolise :

A. Uricémie
B. Créatininémie
C. Albuminémie
D. Calcémie
E. Kaliémie

Réponse : ABDE

3. 1. 3 DIVERS

S 90/7/1/ 13

Laquelle des propositions suivantes concernant l'ADRIAMYCINE* (Adriblastine) est inexacte ?

A. Risque de nécrose en injection périveineuse
B. Risque d'alopécie réversible
C. Risque d'hépatite cholestatique
D. Risque de toxicité myocardique
E. Risque de toxicité hématologique

Réponse : C

S 91/7/1/ 13

Que désigne le terme de "chimiothérapie adjuvante" ?

A. Une chimiothérapie associée à une radiothérapie et/ou une hormonothérapie
B. Une chimiothérapie pratiquée avant la résection chirurgicale pour réduire le volume tumoral et faciliter l'exérèse
C. Une deuxième chimiothérapie réalisée après l'échec d'une première
D. Une chimiothérapie suivant un traitement ayant amené une réduction non totale des lésions mesurables
E. Une chimiothérapie chez un patient ayant subi un traitement radical, mais qui présente un risque statistiquement élevé de rechute

Réponse : E

3. 1. 4
CONTRE INDICATIONS (ABSOLUES, RELATIVES)

S 89/7/1/ 27

Parmi les circonstances suivantes, quelle est celle qui vous interdit de réaliser une injection de Doxorubicine ?

A. Créatinine plasmatique = 160 micromoles
B. Formule numération sanguine avec polynucléaires à 2800/mm^3
C. Bloc de branche complet
D. Hémibloc gauche avec fraction d'éjection ventriculaire supérieure à 50%
E. Dose cumulative de Doxorubicine déjà reçue égale à 300 mg/m^2

Réponse : C

3. 1. 5
EFFETS SECONDAIRES

S 85/1/1/ 95

Une femme de 68 ans a reçu plusieurs cures de polychimiothérapie. Elle a développé une neuropathie périphérique sensitivo-motrice. Des médicaments suivants, lequel peut être responsable de cette neuropathie ?

A. Adriamycine (ADRIBLASTINE*)
B. Cyclophosphamide (ENDOXAN*)
C. Prednisone (CORTANCYL*)
D. Vincristine (ONCOVIN*)
E. Mélphalan (ALKERAN*)

Réponse : D

S 86/2/1/ 40

Parmi les médicaments suivants, quel est celui qui peut donner une cystite hémorragique, en particulier si une diurèse suffisante n'est pas assurée pendant le traitement ?

A. Cyclophosphamide
B. Fluoro-Uracile
C. Cisplatine
D. Méthotrexate
E. Adriamycine

Réponse : A

S 86/4/1/ 45

Parmi les drogues antimitotiques suivantes, laquelle n'est pas toxique pour la moelle hématopoïétique ?

A. Adriblastine
B. Thiotépa
C. Vincristine
D. Bléomycine
E. Cyclophosphamide

Réponse : D

S 86/4/1/102

Parmi les produits suivants, quel est celui qui est connu pour provoquer des fibroses pulmonaires ?

A. Chloraminophène
B. Oncovin
C. Caryolysine
D. Adriblastine
E. Bléomycine

Réponse : E

M 86/4/2/ 9

Parmi les drogues antimitotiques suivantes, laquelle ou lesquelles ont une toxicité cardiaque ?

A. Adriblastine
B. Méthotréxate
C. Bléomycine
D. Cisplatine
E. Thiotépa

Réponse : A

S 86/5/1/ 9

Parmi les drogues antimitotiques suivantes, laquelle a une toxicité rénale ?

A. Adriblastine
B. Bléomycine
C. Cisplatine
D. Cyclophosphamide
E. 5 fluoro-uracile

Réponse : C

S 87/3/1/ 52

Parmi les complications de la chimiothérapie anti-cancéreuse énoncées ci-dessous, laquelle est particulièrement associée à l'utilisation de la Bléomycine ?

A. Myocardiopathie
B. Fibrose pulmonaire
C. Cystite hémorragique
D. Neuropathie périphérique
E. Nécrose cutanée

Réponse : B

M 87/3/2/ 49

Parmi les médicaments anti-cancéreux suivants, quel(s) est (sont) celui (ceux) qui a (ont) une toxicité neurologique ?

A. Adriamycine
B. Chloraminophène
C. Cisplatyl
D. Endoxan
E. Misulban

Réponse : C

M 87/5/2/ 50

Une toxicité cardiaque ou pulmonaire cumulative peut se manifester lors de l'usage thérapeutique de :

A. Adriamycine
B. Chloraminophène
C. Bléomycine
D. Cyclophosphamide
E. Méthotrexate

Réponse : AC

M 87/7/2/ 52

Parmi les complications iatrogènes de la chimiothérapie anticancéreuse énoncée ci-dessous, laquelle (ou lesquelles) est (sont) particulièrement associée(s) avec l'utilisation de l'Adriblastine (ou ADRIAMYCINE* ou DOXORUBICINE*) ?

A. Myocardiopathie
B. Fibrose pulmonaire
C. Cystite hémorragique
D. Neuropathie périphérique
E. Surdité

Réponse : A

M 88/5/2/ 19

Parmi les drogues suivantes quelle(s) est (sont) celle(s) qui a (ont) une toxicité cumulative ?

A. Vincristine (ONCOVIN*)
B. Méthotrexate
C. Adriamycine (ADRIBLASTINE*)
D. BLEOMYCINE*
E. Cyclophosphamide (ENDOXAN*)

Réponse : CD

M 88/7/2/ 45

Parmi les complications suivantes, quelle est celle (quelles sont celles) directement en relation ave l'ADRIAMYCINE* ?

A. Alopécie
B. Insuffisance rénale
C. Insuffisance cardiaque
D. Polynévrite
E. Fibrose pulmonaire

Réponse : AC

M 88/7/2/ 46

Parmi les médicaments anti-cancéreux suivants le(s)quel(s) a (ont) une toxicité pulmonaire ?

A. Rubidomycine
B. Misulban
C. 5-Fluoro-Uracile
D. Bléomycine
E. Asparaginase

Réponse : BD

M 89/3/2/120

Au cours d'une chimiothérapie anti cancéreuse, les effets secondaires de l'hyper-catabolisme cellulaire par fonte tumorale :

A. Peuvent être prévenus par une hyper-hydratation avec alcalinisation
B. Peuvent comporter une anurie par précipitation tubulaire d'urates
C. Nécessitent une surveillance ionique pour dépister une hyper-kaliémie
D. Peuvent comporter une hyper-phosphaturie, voire une hyper-phosphorémie
E. Peuvent s'accompagner d'une hyper-sidérémie

Réponse : BCD

S 91/4/1/ 33

Parmi les antimitotiques suivants, lequel est susceptible de donner des complications cardiaques imposant de ne pas dépasser une dose cumulative maximum ?

A. Asparaginase (KIDROLASE*)
B. Vincritine (ONCOVIN*)
C. Adriamycine (ADRIBLASTINE*)
D. Bléomycine (BLEOMYCINE*)
E. Moutarde à l'azote (CARYOLYSINE*)

Réponse : C

3. 1. 6 INDICATIONS

M 89/5/2/ 56

Parmi les cancers susceptibles de guérir par la chimiothérapie vous retenez :

A. Cancer du sein
B. Choriocarcinome placentaire
C. Lymphome malin
D. Leucémie myéloïde chronique
E. Leucémie lymphoblastique aiguë

Réponse : BCE

3. 1. 7 ADMINISTRATION (POSOLOGIE, MODES)

S 86/4/1/ 17

Quelle est la modalité d'administration de l'Adriamycine ou ADRIBLASTINE* ?

A. Voie orale
B. Voie intra-musculaire
C. Voie intra-veineuse
D. Voie sous-cutanée
E. Voie intra-artérielle

Réponse : C

3. 1. 8 DIVERS

S 85/1/1/ 66

Parmi les antimitotiques suivants, quel est celui qui appartient au groupe des antimétabolites ?

A. Vinblastine (VELBE*)
B. Thiphosphamide (THIOTEPA*)
C. Méthotrexate (METHOTREXATE*)
D. Cyclophosphamide (ENDOXAN*)
E. Adriamycine (ADRIBLASTINE*)

Réponse : C

M 85/2/2/ 47

Parmi les aspects anticancéreux suivants on peut classer comme poison du fuseau :

A. ONCOVIN* (Vincristine)
B. ENDOXAN* (ou Cyclophosphamide)
C. ADRIBLASTINE* (ou Adriamycine)
D. METHOTREXATE* (ou Améthoptérine)
E. FLUORO-URACILE* (ou 5 Fluoro-uracile)

Réponse : A

M 86/4/2/ 21

Parmi les drogues, qui agissent par interférence avec la biosynthèse des acides nucléique et des protéines, et que l'on nomme encore antagonistes ou antimétabolites, vous incluez :

A. 5 fluoro-uracile
B. Méthotrexate
C. Cisplatyl
D. Adriamycine
E. Bléomycine

Réponse : AB

M 86/5/1/114

Les antimétabolites oncostatiques agissent essentiellement :

A. En bloquant la division cellulaire en métaphase
B. En dépolymérisant les chaînes d'ADN
C. En interférant avec la duplication de l'ADN
D. En établissant des liaisons stables entre les chaînes d'ADN
E. En interférant avec les biosynthèses des acides nucléiques et des protéines

Réponse : E

M 87/1/2/ 50

Parmi les agents oncostatiques suivants, le(s)quel(s) agi(ssen)t spécifiquement sur la phase M (mitose) du cycle cellulaire?

A. Fluoro-uracile
B. Méthotrexate
C. Vinblastine
D. Doxorubicine
E. Vincristine

Réponse : CE

S 89/1/1/ 21

Parmi les mécanismes suivants d'action cystostatique, quel est celui qui correspond au fluoro-uracile ?

A. Perturbation de la formation du fuseau
B. Inhibition de la synthèse protéique
C. Obstacle à la formation du mRNA
D. Blocage de la synthèse ou de l'incorporation de la thymine au DNA
E. Greffe sur les deux brins du DNA

Réponse : D

M 90/2/1/104

Parmi les médicaments cités, antimétabolites, deux sont considérés comme antagonistes des pyrimidines. Lesquels ?

A. Méthotrexate
B. Purinéthol
C. Fluoro-uracile
D. Cytosine-arabinoside
E. Dacarbazine

Réponse : CD

M 90/5/1/114

L'adriamycine :

A. Fait partie des anthracyclines
B. Est éliminée pour plus de 50% par les voies urinaires
C. Possède une toxicité cumulative
D. A une interaction médicamenteuse synergique avec le cyclophosphamide
E. Comporte une toxicité cardiaque

Réponse : ACE

M 93/9/2/ 21

Le Méthotrexate peut provoquer :

A. Diarrhée
B. Insuffisance rénale
C. Alvéolite d'hypersensibilité
D. Neuropathie axonale
E. Anémie macrocytaire

Réponse : ABCE

3. 2 CHIMIOTHERAPIE ADJUVANTE EN CANCEROLOGIE

3. 2. 1 DÉFINITION

S 85/7/1/ 49

Parmi les propositions suivantes, une seule est exacte. Laquelle? Une chimiothérapie adjuvante désigne :

A. Une chimiothérapie associée à une radiothérapie et/ou une hormonothérapie
B. Une chimiothérapie suivant un traitement ayant entraîné une rémission incomplète
C. Une chimiothérapie pratiquée avant résection chirurgicale pour réduire le volume tumoral et faciliter l'exérèse
D. Une chimiothérapie après traitement radical d'un malade présente un risque élevé de récidive ou de métastase
E. Une deuxième chimiothérapie après l'échec d'une première

Réponse : D

3. 2. 2 TRAITEMENTS

S 85/1/1/ 82

Parmi les cinq cancers suivants, quel est celui qui tire un bénéfice statistiquement démontré d'une chimiothérapie adjuvante ?

A. Rein
B. Sein
C. Œsophage
D. Pancréas
E. Prostate

Réponse : B

M 88/2/2/ 38

Parmi les localisations cancéreuses suivantes, laquelle ou (lesquelles) peut ou (peuvent) bénéficier d'une chimiothérapie adjuvante?

A. Cancer du sein
B. Cancer du rein
C. Cancer colique
D. Mélanome malin
E. Cancer du col utérin

Réponse : C

3. 2. 3 INDICATIONS

M 89/5/2/ 58

L'efficacité de la chimiothérapie adjuvante a été prouvée dans :

A. Epithélioma du colon
B. Epithélioma bronchique épidermoïde
C. Epithélioma du sein chez les patientes préménopausées
D. Ostéosarcome
E. Mélanome malin

Réponse : ABCD

3. 3 HORMONOTHERAPIE ANTI-CANCEREUSE

3. 3. 1 DIVERS

M 89/1/2/ 34

Parmi les propositions suivantes concernant l'hormonothérapie des cancers, laquelle (lesquelles) est (sont) exacte(s) ?

A. L'hormonothérapie peut contrôler la croissance tumorale de certains cancers
B. Des hormones et des anti-hormones peuvent être utilisés
C. Est d'autant plus efficace dans les carcinomes mammaires qui contiennent des récepteurs hormonaux
D. Les progestatifs favorisent l'apparition de thromboses
E. Les estrogènes peuvent provoquer la croissance d'une tumeur mammaire

Réponse : ABCDE

M 89/2/2/ 2

Parmi les cancers suivants, le(s)quel(s) peu(ven)t être hormono-sensible(s) ?

A. Cancer du pancréas
B. Cancer du testicule
C. Cancer de la prostate
D. Cancer du col utérin
E. Cancer de l'endomètre

Réponse : CE

M 89/3/2/ 3

Parmi les tumeurs suivantes, citez celle (ou celles) où l'hormonothérapie est utile chez plus d'un quart des malades :

A. Epithélioma du sein
B. Epithélioma du col utérin
C. Carcinome embryonnaire testiculaire
D. Adénocarcinome prostatique
E. Adénocarcinome rénal

Réponse : AD

3. 3. 2 INDICATIONS

M 89/4/2/ 34

Parmi les cancers susceptibles de répondre à un traitement par analogue de la LH-RH vous retenez :

A. Epithélioma du testicule
B. Epithélioma du sein
C. Epithélioma de l'endomètre
D. Epithélioma de la prostate
E. Epithélioma du col utérin

Réponse : BD

3. 4 RADIOTHERAPIE ANTI-CANCEREUSE

3. 4. 1 TRAITEMENTS

S 85/1/1/ 41

Parmi les affirmations suivantes laquelle est fausse? La radiothérapie métabolique :

A. Utilise des corps radio-actifs émetteurs bêta
B. Peut faire appel à l'iode 131
C. Utilise comme unité de mesure le Curie et ses sous-multiples
D. Est une méthode thérapeutique ayant des indications dans la maladie de Vaquez
E. Peut faire appel au radium

Réponse : E

S 85/7/1/ 57

A partir de quelle dose, à raison de 5 séances hebdomadaires de 2 grays chacune la chirurgie en territoire irradié laisse-t-elle prévoir des difficultés sérieuses de cicatrisation :

A. 10 grays
B. 20 grays
C. 40 grays
D. 60 grays
E. 80 grays

Réponse : D

S 86/1/1/ 60

Les photons d'énergie élevée ont les avantages thérapeutiques suivants sauf un. Lequel ?

A. Un rendement élevé en profondeur
B. Un faisceau d'irradiation mieux défini
C. Une irradiation réduite de la peau
D. L'absence d'absorption préférentielle par l'os
E. Une efficacité biologique supérieure

Réponse : E

3. 4. 2 DIVERS

M 91/3/1/ 17

Parmi les tumeurs suivantes, quelle est la plus radio-sensible ?

A. Mélanome malin cutané
B. T. de l'ovaire épithéliale
C. Epithélioma malpighien du col utérin
D. Séminome testiculaire
E. Maladie de Hodgkin

Réponse : D

3. 5 TAMOXIFENE

3. 5. 1 DIVERS

S 91/5/1/ 42

Le Tamoxifène est :

A. Un androgène
B. Un agent alkylant
C. Un antiandrogène
D. Un antioestrogène
E. Un progestatif

Réponse : D

4
CANCERS CERVICAUX FACIAUX

4. 1
CANCER DE LA BOUCHE

4. 1. 1
CLINIQUE

S 87/3/1/ 97

Quel est, parmi les signes cliniques suivants, celui qui est essentiel pour porter le diagnostic de carcinome de la muqueuse buccale, de type ulcéro-végétant ?

A. L'ulcération est douloureuse
B. Le fond de l'ulcération est irrégulière, bourgeonnant
C. Le reste de la muqueuse buccale est normale d'aspect
D. Le bord de l'ulcération est épais, saillant, éversé, irrégulier
E. L'ulcération repose sur une base indurée, plus étendue que les limites visibles de la lésion

Réponse : E

M 91/7/2/ 26

Une ulcération de la muqueuse buccale doit être considérée comme un cancer jusqu'à preuve histologique du contraire si :

A. Sa base est indurée
B. Elle est le siège d'une douleur spontanée
C. Ses berges sont franches
D. Son fond est vernissé
E. Elle saigne au moindre contact

Réponse : AE

M 91/5/2/ 14

Quels signes parmi les suivants, orientent pour le moins sur le diagnostic de tumeur maligne du palais d'origine salivaire ?

A. Voussure palatine en "verre de montre"
B. Image d'amputation sur la sialographie
C. Tuméfaction douloureuse, ferme
D. Adénopathies cervicales inflammatoires
E. Destruction au contour irrégulier de la voûte palatine sur les tomographies frontales

Réponse : ACE

4. 1. 2
ANATOMOPATHOLOGIE

S 87/5/1/ 99

Parmi les propositions suivantes, la forme anatomoclinique la plus fréquente d'un cancer de la muqueuse buccale est :

A. Nodulaire, interstitielle, correspondant à un adénocarcinome
B. Végétante, en choux fleur, correspondant à un papillome dégénéré
C. Infiltrante pure, faisant craindre un sarcome musculaire
D. Ulcéro-végétante, correspondant à un carcinome épidermoïde plus ou moins différencié
E. Leucoplasique correspondant à une lésion syphilitique préexistante en voie de dégénérescence

Réponse : D

4. 1. 3
FORMES CLINIQUES

S 85/5/1/109

Un patient présente un cancer ulcéro-végétant du plancher buccal gauche de 3 cm de diamètre jouxtant la mandibule sans y être fixé, bien latéralisé avec des ganglions durs fixés jugulo-carotidiens gauches. Comment classez-vous cette lésion selon la classification TNM internationale ?

A. T1N2
B. T2N1
C. T2N2
D. T2N3
E. T3N2

Réponse : D

4. 1. 4
ETIOLOGIES
(FACTEURS DE RISQUE, TERRAIN)

S 85/5/1/110

Les facteurs pathogènes suivants favorisent le développement d'un cancer de la cavité buccale sauf un: lequel ?

A. L'alcoolisme
B. Le tabagisme
C. Le lichen plan
D. Le pemphigus
E. L'absence d'hygiène

Réponse : D

M 87/5/2/ 17

Parmi les facteurs suivants, quel est (sont) celui (ceux) qui accroi(ssen)t le risque des cancers buccopharyngés ?

A. Alcoolisme
B. Tabagisme
C. Poussière de bois
D. Contact avec l'amiante
E. Alimentation pauvre en fibres

Réponse : AB

M 92/8/2/ 18

Les cancers de la cavité buccale sont favorisés par :

A. Le tabagisme
B. Un lichen chronique
C. L'alcoolisme
D. La mastication de bétel
E. Le mauvais état dentaire

Réponse : ABCE

4. 1. 5 BILAN ÉTIOLOGIQUE

S 89/3/1/ 2

Un adénome pléomorphe de la voûte palatine étant suspecté sur les données cliniques, le diagnostic en sera confirmé, dans les meilleures conditions :

A. Par l'examen anatomopathologique d'une biopsie pré-opératoire
B. Par l'examen cytologique du produit de prélèvement par ponction à l'aiguille
C. Par l'examen anatomopathologique de la pièce de parotidectomie
D. Par la sialographie parotidienne
E. Une image ostéolytique de la voûte palatine

Réponse : C

4. 1. 6 EVOLUTION (PRONOSTIC, COMPLICATIONS)

M 85/7/1/107

Parmi les principales séquelles et complications de l'irradiation de la cavité buccale on retient :

A. L'hyposialie
B. Une atrophie cutanée
C. La paralysie faciale
D. La thrombose de la carotide
E. L'ostéonécrose mandibulaire

Réponse : ABE

S 85/3/1/111

La surveillance d'un malade, traité par exérèse d'un carcinome buccal et curage cervical supérieur bilatéral pour N1, montre la parfaite stabilité durant 6 ans, à tel point qu'on pourrait parler de guérison. Lors d'une consultation ultérieure on découvre une adénopathie cervicale. La cicatrice en bouche est parfaite. Que doit-on envisager en tout premier comme étiologie de cette adénopathie ?

A. Adénite inflammatoire chronique
B. Maladie de Hodgkin
C. Evolution naturelle du carcinome traité 6 ans plus tôt
D. Tuberculose ganglionnaire
E. Deuxième cancer à localisation préférentielle sur les voies aéro-digestives supérieures

Réponse : E

M 88/7/2/118

Parmi les principales séquelles et complications de la radiothérapie conventionnelle de la cavité

buccale, on retient :

A. Hyposialie
B. Atrophie cutanée
C. Paralysie faciale
D. Mucite
E. Ostéo-radio nécrose

Réponse : ABDE

M 91/2/1/100

Parmi les principales séquelles et complications de la radiothérapie conventionnelle de la cavité buccale, on retient :

A. Hyposialie
B. Atrophie cutanée
C. Paralysie faciale
D. Dystrophies dentaires
E. Ostéo-radio nécrose

Réponse : ABDE

4. 1. 7 TRAITEMENTS

S 85/2/1/119

Parmi les complications suivantes de la radiothérapie externe des cancers de la cavité buccale, laquelle est la plus redoutable ?

A. Radiodermite
B. Radiomucite
C. Ostéoradionécrose
D. Jabot sous-mental
E. Dépilation

Réponse : C

S 87/5/1/100

L'exérèse biopsie d'une lésion suspecte de la lèvre supérieure doit s'accompagner du geste suivant :

A. Un évidemment ganglionnaire cervical jugulo-carotidien
B. La recherche d'un foyer néoplasique oesophagien
C. L'extraction des dents cariées en regard de la lésion de la lèvre
D. La recherche d'une séropositivité HIV chez le partenaire
E. Une scintigraphie osseuse du crâne

Réponse : B

M 88/4/2/109

Devant une lésion du plancher buccal latéral évoquant un carcinome épidermoïde T2 :

A. Une biopsie doit précéder tout traitement
B. La recherche d'un deuxième cancer au niveau des VADS est systématique
C. L'utilisation des gels fluorés nécessite la mise en état de la bouche préalable
D. Le traitement sera chirurgical
E. L'absence de ganglion palpable élimine un envahissement ganglionnaire

Réponse : ABCD

4. 1. 8
DIVERS

M 89/3/1/116

Parmi les données suivantes quel(s) est (sont) celle(s) qui sont particulières au cancer des lèvres ?

A. Il s'agit presque toujours d'un carcinome baso-cellulaire
B. La lèvre supérieure est plus souvent atteinte que l'inférieure
C. Il se voit surtout chez les travailleurs du bois
D. Son pronostic est plus favorable que celui des autres localisations buccales
E. L'extension ganglionnaire est tardive

Réponse : DE

4. 2
CANCER DE LA LEVRE
4. 2. 1
CLINIQUE

S 90/7/1/ 81

Le carcinome de la lèvre inférieure présente bien des particularités vis à vis de l'ensemble des carcinomes à localisation buccale. Une des cinq propositions suivantes est inexacte. Laquelle ?

A. Le plus souvent, il siège sur le vermillon (partie exposée de la lèvre rouge)
B. Son aspect est souvent croûteux
C. Il survient fréquemment sur une lésion préexistante
D. Il s'accompagne assez rarement d'une dissémination lymphatique
E. Son pronostic après traitement est identique à stade TNM égal à celui des autres localisations buccales

Réponse : E

4. 2. 2
FORMES CLINIQUES

S 90/6/1/ 96

Parmi les formes anatomocliniques suivantes, quelle est la forme la plus fréquente des carcinomes de la lèvre ?

A. Bourgeonnante
B. Croûteuse
C. Ulcéro-infiltrante
D. Nodulaire
E. Fissuraire

Réponse : B

4. 2. 3
DIVERS

M 91/3/1/ 92

Parmi ces propositions concernant le cancer de la muqueuse labiale inférieure, lesquelles sont vraies ?

A. Un cancer classé T1 mesure 3 centimètres de diamètre
B. Il se développe souvent sur une chéilite kératosique
C. Un épithélioma in situ peut se traiter par vermillonectomie
D. Il peut s'agir d'un épithélioma baso-cellulaire
E. Il ne donne jamais d'adénopathie métastatique jugulo-carotidienne

Réponse : BC

4. 3
CANCER DE LA LANGUE
4. 3. 1
CLINIQUE

S 85/1/2/ 10

Un malade est pour le moins suspect d'être porteur d'un carcinome situé sur le 1/3 du bord droit de la langue. Les adénopathies sont à rechercher dans les aires lymphatiques :

A. Sous-maxillaire droite
B. Jugulo-carotidiennes droites
C. Cervicales droites
D. Cervicales des deux côtés
E. Sous-maxillaire et sus-claviculaire droites

Réponse : D

M 86/1/2/ 87

Indiquer, parmi les signes suivants, celui ou ceux qui peut (peuvent) révéler un cancer de la langue mobile :

A. Gêne à la protraction
B. Trismus
C. Ulcération saignant au contact
D. Adénopathie cervicale
E. Agueusie

Réponse : ACD

S 86/5/1/ 94

Parmi les signes suivants, quel est celui qui est caractéristique d'une ulcération néoplasique de la langue ?

A. Bourgeonnement des berges
B. La coloration violacée
C. Le fond sanieux
D. Le saignement au contact
E. L'induration sous jacente plus étendue que la lésion visible

Réponse : E

M 88/1/2/110

Indiquer, parmi les signes suivants, celui ou ceux qui peut (peuvent) révéler un cancer de la langue mobile classé T1 :

A. Gène à la protraction
B. Trismus
C. Ulcération saignant au contact
D. Adénopathie cervicale
E. Dysphagie

Réponse : CD

M 89/3/2/ 25

Quelles sont, parmi les propositions suivantes, les 2 qui vont vous permettre, chez un sujet présentant une dysphagie haute, de dépister un cancer de la base de la langue ?

A. Inspecter la cavité buccale
B. Palper la région suspecte
C. Faire tirer la langue
D. Demander une radiographie du cou de face
E. Demander un transit pharyngo-oesophagien

Réponse : BC

4. 3. 2 ANATOMOPATHOLOGIE

S 93/9/1/ 34

Le cancer de la langue le plus fréquent en France est:

A. Le cylindrome
B. L'adénocarcinome
C. Le sarcome
D. Le carcinome épidermoïde
E. La tumeur à cellules de Meckel

Réponse : D

4. 3. 3 EVOLUTION (PRONOSTIC, COMPLICATIONS)

M 86/6/1/120

Un sujet atteint d'un cancer pelvi-lingual a été traité par cobaltothérapie un an auparavant. Il est revenu avec une ulcération grisâtre sans tendance à la cicatrisation, siégeant sur la muqueuse gingivale mandibulaire. Quelles sont les deux hypothèses diagnostiques principales à formuler parmi les suivantes ?

A. Une stomatite ulcéro-nécrotique
B. Un aphte
C. Une récidive locale
D. Une ostéoradionécrose
E. Une avitaminose B et C

Réponse : CD

4. 3. 4 TRAITEMENTS

M 90/7/2/102

Parmi les précautions suivantes, quelles sont celles qu'il faut prendre avant d'entreprendre une radiothérapie bucco-cervico-faciale ?

A. Extraction de toutes les dents restantes en bouche
B. Mise en état de la denture
C. Confection de gouttières fluorées
D. Antibiothérapie locale
E. Corriger les malpositions dentaires

Réponse : BC

4. 3. 5 DIVERS

M 89/4/2/ 92

Parmi les propositions concernant les cancers de la langue, vous retenez :

A. L'histologie est le plus souvent carcinome épidermoïde
B. Le traitement ne doit jamais être entrepris sans certitude histologique
C. Le risque de dissémination ganglionnaire est fréquent
D. Le cancer de la langue mobile siège le plus souvent sur la face dorsale
E. Il survient habituellement sur un lichen pré-existant

Réponse : ABCE

S 91/4/1/ 10

Parmi les propositions suivantes concernant les cancers de la langue, laquelle est fausse ?

A. La forme anatomopathlogique est le plus souvent de type "carcinome épidermoïde"
B. Le traitement ne doit jamais être entrepris sans certitude anatomopathologique
C. Le risque de dissémination ganglionnaire est fréquent
D. Le cancer de la langue mobile siège le plus souvent sur la face dorsale
E. Les localisations à la langue mobile sont moins sévères que les localisations à la base

Réponse : D

M 92/9/2/ 74

Le cancer de la base de langue est :

A. En règle générale un adénocarcinome
B. Révélé par une dysphagie
C. Lymphophile
D. Accompagné d'une élévation des anticorps anti EBV
E. Accompagné d'une dysphonie

Réponse : BC

4. 4 CANCER DE L'AMYGDALE

4. 4. 1 DIVERS

S 86/6/1/ 85

Parmi ces affirmations, quelle est celle se rapportant au cancer de l'amygdale de l'adulte ?

A. C'est un cancer peu lymphophile
B. Le premier signe est une dysphonie
C. Le traitement est exclusivement chirurgical
D. Il peut s'accompagner d'otalgie
E. Il s'agit le plus souvent de lymphome malin

Réponse : D

S 88/2/1/ 4

Le cancer de l'amygdale :

A. Est le plus souvent un adénocarcinome
B. Est peu lymphophile
C. Est souvent bilatéral
D. Est plus fréquent chez la femme
E. Donne une odynophagie

Réponse : E

4. 5 CANCER DE LA GLOTTE

4. 5. 1 DIVERS

M 86/3/1/104

Les cancers glottiques sont :

A. Des adénocarcinomes dans 90% des cas
B. Des carcinomes épidermoïdes dans 90% des cas
C. Peu lymphophiles
D. Révélés par des troubles de la déglutition
E. Révélés par des troubles de la phonation

Réponse : BCE

4. 6 CANCER DES CORDES VOCALES

4. 6. 1 CLINIQUE

M 85/5/1/114

Les cancers de la corde vocale peuvent être révélés par :

A. Une dysphagie haute
B. Une adénopathie cervicale
C. Une dysphonie
D. Une bradypnée
E. Une otalgie

Réponse : C

S 85/7/1/ 2

Parmi les signes suivants, quel est le premier à survenir dans l'évolution d'un cancer de la corde vocale chez un homme adulte ?

A. Dyspnée
B. Dysphonie
C. Dysphagie
D. Douleur
E. Cornage

Réponse : B

M 86/2/2/ 1

Chez un patient porteur d'une lésion T1 N0 M0 de la corde vocale droite, quel(s) est (sont) le (les) caractère(s) qui peut (peuvent) être attribué(s) à cette lésion ?

A. Dysphagie
B. Otalgie
C. Dysphonie
D. Adénopathie sus-claviculaire droite
E. Dyspnée asphyxiante

Réponse : C

M 90/1/1/ 88

Quel(s) est (sont) parmi les signes suivants celui (ceux) qui est (sont) un (ou des) signe(s) d'appel précoce du cancer de la corde vocale :

A. La toux rebelle
B. La dysphagie
C. L'odynophagie
D. L'otalgie unilatérale
E. La dysphonie

Réponse : E

S 91/7/1/ 9

Un des signes cliniques suivants n'accompagne pas habituellement les cancers localisés des cordes vocales. Lequel ?

A. Dyspnée inspiratoire
B. Adénopathie sous-digastrique
C. Dysphonie
D. Diminution de la mobilité de l'aryténoïde
E. Aucune des propositions ci-dessus

Réponse : B

4. 6. 2 TRAITEMENTS

M 86/1/2/ 38

Un carcinome épidermoïde bourgeonnant siégeant sur le 1/3 moyen d'une corde vocale mobile

chez un sujet de 40 ans peut être traité de deux manières; lesquelles?

A. Par cordectomie
B. Par radiothérapie
C. Par biopsie exérèse sous microscope opératoire
D. Par laryngectomie totale
E. Par chimiothérapie anti-mitotique et immunothérapie

Réponse : AB

4. 6. 3
DIVERS

M 91/5/1/ 83

Un cancer limité d'une corde vocale :

A. Est un épithélioma glandulaire
B. Donne souvent des métastases ganglionnaires
C. Se révèle par une dysphonie
D. S'associe à une dysphagie
E. Peut être traité par la radiothérapie

Réponse : CE

4. 7
CANCER DU CAVUM
4. 7. 1
CLINIQUE

S 86/4/1/ 89

Tous les signes suivants permettent d'évoquer la possibilité d'un cancer du cavum sauf un, lequel ?

A. Surdité unilatérale
B. Epistaxis
C. Dysphagie
D. Diplopie
E. Névralgie du maxillaire supérieur

Réponse : C

M 88/2/2/ 92

Parmi ces signes cliniques, le(s)quel(s) inaugure(nt) volontiers la maladie dans le cancer du cavum ?

A. Dysphonie
B. Dyspnée
C. Adénopathie cervicale
D. Otalgie
E. Epistaxis

Réponse : CDE

M 89/7/2/ 12

Parmi les éléments suivants, une tumeur du rhinopharynx (cavum), est évoquée devant :

A. Surdité de perception
B. Surdité de transmission unilatérale
C. Obstruction nasale
D. Epistaxis
E. Adénopathie cervicale haute

Réponse : BCDE

4. 7. 2
DIVERS

M 85/2/2/ 35

Laquelle ou lesquelles des propositions suivantes est ou sont exacte(s)? Le cancer du rhino-pharynx :

A. Se rencontre avec prédilection chez le nord-africain
B. Est toujours un épithélioma bien différencié
C. Est très lymphophile
D. Ne donne jamais de métastases viscérales
E. Relève d'une association radio-chirurgicale

Réponse : AC

M 86/3/2/ 19

Le cancer du cavum ou rhinopharynx :

A. Peut se manifester par une surdité de transmission
B. Est plus fréquent en Chine du sud qu'en Europe
C. Est plus souvent associé à une augmentation des anticorps contre un virus du groupe
Herpès
D. Est très lymphophile
E. Est lié à l'exposition aux poussières de bois

Réponse : ABCD

M 86/3/2/ 71

Le cancer du cavum est :

A. Fréquent chez l'adulte jeune
B. Lymphophile
C. Fréquent en Angleterre
D. Parfois révélé par une paralysie faciale
E. Associé au virus Epstein Barr

Réponse : ABE

S 86/6/1/ 82

Le cancer du cavum est :

A. Parfois révélé par des épistaxis
B. Souvent associé à une atteinte du VII
C. Peu lymphophile
D. Très souvent un carcinome épidermoïde différencié
E. De traitement chirurgical

Réponse : A

M 87/2/1/100

Un cancer du nasopharynx (ou cavum) peut se révéler par :

A. Paralysie oculo-motrice
B. Dysphagie
C. Adénopathie cervicale
D. Otalgie
E. Epistaxis

Réponse : ACDE

M 90/2/2/ 65

Le cancer du cavum :

A. Est un cancer fréquent chez les travailleurs du bois
B. Son premier signe est une dysphagie
C. Peut provoquer une otite séro-muqueuse
D. Peut être révélé par une adénopathie cervicale
E. Son traitement est chirurgical

Réponse : CD

4. 8
CANCER DE L'HYPO-PHARYNX
4. 8. 1
CLINIQUE

M 87/3/2/39

Notez, parmi la liste suivante, les trois signes qui inaugurent volontiers la maladie dans le cancer de l'hypopharynx (ou sinus piriforme) :

A. Dysphonie
B. Dysphagie
C. Adénopathie cervicale
D. Otalgie réflexe
E. Hémoptysie

Réponse : BCD

M 88/3/2/119

Quels sont les deux signes évoquant un cancer de l'hypopharynx peu évolué ?

A. Régurgitation
B. Otalgie réflexe
C. Trouble du goût
D. Adénopathie médiastinale
E. Douleur de la déglutition

Réponse : BE

4. 8. 2
DIVERS

M 88/1/1/102

Dans un cancer hypopharyngé :

A. Les métastases pulmonaires sont exceptionnelles
B. Les adénopathies cervicales sont fréquentes
C. La bouche oesophagienne est toujours respectée
D. La dysphagie est un des premiers signes
E. Une immobilité de l'hémilarynx homolatéral est fréquente

Réponse : BDE

M 91/6/2/127

Les cancers de l'hypopharynx :

A. Représentent un des cancers les plus fréquents de VADS en France
B. Atteignent préférentiellement la région rétro-crico-aryténoïdienne en France
C. Sont très peu lymphophiles
D. Ont un pronostic de 50% de survie à 5 ans
E. Touchent préférentiellement l'homme alcoolo-tabagique

Réponse : AE

4. 9
CANCER DE LA PAROTIDE
4. 9. 1
ANATOMOPATHOLOGIE

M 90/7/2/110

Selon la liste suivante des tumeurs salivaires, donner celles qui sont de nature maligne :

A. Adénocarcinome
B. Adénome pléomorphe
C. Cylindrome
D. Cystadénolymphome papillaire
E. Tumeur mixte

Réponse : AC

4. 9. 2
DIVERS

M 89/5/2/105

Concernant les tumeurs des glandes salivaires, il est exact que :

A. L'adénome pléomorphe est une tumeur à potentiel malin
B. L'épithélioma adénoïde kystique (cylindrome) est une tumeur bénigne
C. La tumeur muco-épidermoïde est potentiellement maligne
D. L'adénome pléomorphe est plus fréquent au niveau des glandes salivaires principales que des glandes salivaires accessoires
E. L'épithélioma adénoïde kystique est plus fréquent au niveau des glandes salivaires principales que des glandes salivaires accessoires

Réponse : CD

4.10
CANCER DU SINUS PIRIFORME
4.10. 1
CLINIQUE

M 90/4/2/95

Parmi ces signes cliniques quel(s) est (sont) celui (ceux) qui inaugure(nt) volontiers la maladie dans le cancer du sinus piriforme :

A. Dysphonie
B. Dysphagie
C. Adénopathie cervicale
D. Otalgie
E. Épistaxis

Réponse : BCD

4.10. 2
DIVERS

M 90/3/2/48

Un malade est porteur d'un cancer du sinus piriforme droit étendu (T3). Citez les éléments qui se rapportent à ce cancer :

A. Dysphagie
B. Epithélioma glandulaire
C. Dysphonie
D. Adénopathie sous-digastrique fréquente
E. Peut s'associer d'emblée à un cancer de l'oesophage

Réponse : ACDE

4.11 CANCER DE L'ETHMOIDE

4.11. 1 ETIOLOGIES (FACTEURS DE RISQUE, TERRAIN)

S 87/1/1/ 75

Vous diagnostiquez un adéno-carcinome de l'ethmoïde. Quelle exposition professionnelle devez-vous évoquer ?

A. L'amiante
B. Les amines aromatiques
C. Le chlorure de vinyle
D. La poussière de bois
E. Les rayonnements ionisants

Réponse : D

4.11. 2 DIVERS

M 87/4/1/ 99

L'adénocarcinome de l'ethmoïde :

A. Est fréquent chez le travailleur du bois
B. Est favorisé par le tabagisme
C. Est une maladie professionnelle
D. Se révèle souvent par des epistaxis abondantes
E. S'accompagne fréquemment d'adénopathies cervicales

Réponse : AC

4.12 CANCER ORL

4.12. 1 PHYSIOPATHOLOGIE

S 90/4/1/ 4

Dans quel pourcentage les leucoplasies des voies aéro-digestives supérieures se transforment-elles en cancer ?

A. 0%
B. 5%
C. 50%
D. 70%
E. 95%

Réponse : B

4.12. 2 CLINIQUE

M 85/1/2/ 12

La nature maligne d'une tuméfaction parotidienne est cliniquement évoquée devant :

A. Adénopathie cervicale
B. Asialie
C. Paralysie faciale centrale
D. Paralysie faciale périphérique
E. Unilatéralité

Réponse : AD

M 86/5/1/ 97

Devant une adénopathie cervicale isolée dure et indolore. Quel(s) est (sont) parmi le(s) élément(s) suivants celui ou ceux qui permettent de plaider en faveur d'une adénopathie métastatique d'un cancer des voies aéro-digestives supérieures ?

A. Dysphagie associée
B. Patient de plus de 50 ans
C. La péri-adénite
D. La radio des parties molles du cou
E. Le terrain éthylo-tabagique

Réponse : ABE

4.12. 3 ANATOMOPATHOLOGIE

S 90/2/1/ 55

Quel est le type histologique le plus fréquent des cancers du larynx ?

A. Adénocarcinome
B. Sarcome
C. Hématosarcome
D. Carcinome épidermoïde
E. Cylindrome

Réponse : D

4.12. 4 ETIOLOGIES (FACTEURS DE RISQUE, TERRAIN)

M 91/5/2/ 68

Parmi les facteurs épidémiologique suivants, concernant les cancers de l'oropharynx, lesquels sont exacts ?

A. L'alcool
B. L'âge de survenue maximale se situe entre 50 et 70 ans
C. Le mauvais état bucco-dentaire
D. La femme est plus souvent atteinte que l'homme
E. L'exposition à la poussière de bois est un élément favorisant

Réponse : ABC

4.12. 5 BILAN ÉTIOLOGIQUE

S 85/1/1/118

Devant une tuméfaction latéro-cervicale sous-digastrique dure survenant chez un homme de 55 ans, alcoolo-tabagique, et qui se plaint d'une otalgie homolatérale, quel examen doit être demandé en premier lieu :

A. Cervicotomie exploratrice avec examen histologique extemporané
B. Bilan endoscopique des voies aéro-digestives supérieures
C. Scintigraphie thyroïdienne
D. Drill biopsie
E. Exérèse simple

Réponse : B

S 88/5/1/ 3

Chez un malade présentant une adénopathie cervicale chronique jugulo-carotidienne supérieure et dont l'examen ORL est normal, la ponction cytologique s'est avérée négative ; quel est le geste adéquat qui permettra de faire le diagnostic ?

A. Biopsie ganglionnaire
B. Drill-biopsie
C. Cervicotomie exploratrice avec examen histologique extemporané
D. Tomodensitométrie cervicale
E. Echographie cervicale

Réponse : C

4.12. 6 TRAITEMENTS

S 91/1/1/ 43

Un évidement ganglionnaire cervical radical emporte tous les éléments suivants sauf un.Lequel ?

A. L'axe artériel carotidien
B. L'axe veineux jugulaire interne
C. Le muscle sterno-cléïdo-mastoïdien
D. La glande sous-maxillaire
E. Le ventre postérieur du muscle digastrique

Réponse : A

M 93/8/2/ 6

La prévention de l'ostéoradionécrose mandibulaire avant irradiation pour cancer de la langue mobile comprend :

A. Extraction des dents cariées ou siège d'une parodontolyse importante
B. Détartrage de l'ensemble des dents restantes
C. Fluorisation topique des dents restantes
D. Edentation systématique
E. Correction des malpositions dentaires

Réponse : ABC

4.12. 7 DIVERS

M 85/6/2/ 44

Parmi les caractères topographiques suivants, indiquez celui ou ceux qui correspondent aux lymphomes malins non hogdkiniens de la sphère ORL :

A. Base de langue
B. Langue mobile
C. Amygdale palatine
D. Cavum
E. Epiglotte

Réponse : ACD

S 86/7/1/ 9

Parmi les localisations cancéreuses suivantes, toutes, sauf une, peuvent classiquement donner des adénopathies métastatiques cervicales bilatérales. Quelle est celle qui n'en donne pas ?

A. Pointe de la langue
B. Plancher buccal antérieur
C. Amygdale
D. Lèvre inférieure extra-commissurale
E. Voile du palais

Réponse : C

S 86/1/1/ 94

Le cancer de la paroi pharyngée postérieure est :

A. Plus fréquent chez la femme
B. Lymphophile
C. Le plus souvent un adénocarcinome
D. Souvent associé à une anémie ferriprive
E. Un cancer qui a un taux de survie supérieur à 50% à 5 ans

Réponse : B

M 88/7/1/ 98

Devant un tableau de sinusite chronique unilatérale, on évoque un cancer devant :

A. L'existence d'une image en coucher de soleil du bas-fond sinusien
B. Des mouchages sanglants répétés
C. La survenue chez un travailleur du bois
D. Une anesthésie sous-orbitaire
E. Une lyse des parois du sinus

Réponse : BCDE

M 89/5/2/ 15

Devant une adénopathie cervicale sous-digastrique suspecte d'être la métastase d'un cancer, il faut rechercher la porte d'entrée :

A. Au niveau de l'hypopharynx
B. Au niveau de la corde vocale
C. Au niveau de l'amygdale
D. Au niveau du nasopharynx
E. Au niveau de la fosse nasale

Réponse : ACD

S 93/8/1/ 42

Parmi ces diagnostics histologiques de tumeurs ORL, quel est celui qui ne correspond pas à une tumeur maligne ?

A. Cylindrome
B. Carcinome muco-épidermoïde
C. Carcinome adénoïde kystique
D. Adénocarcinome
E. Cystadénolymphome

Réponse : E

4.13 CANCER DE LA THYROIDE

4.13. 1 BIOLOGIE

M 90/1/1/103

Quel(s) marqueur(s) tumoral(aux) demanderiez-vous lors de la surveillance d'un cancer médullaire de la thyroïde ?

A. La thyroglobuline
B. La calcitonine
C. L'antigène carcino-embryonnaire
D. Alphafoetoprotéine
E. CA 19.9

Réponse : BC

4.13. 2 ANATOMOPATHOLOGIE

S 85/3/1/ 5

La forme histologique la plus fréquente du cancer thyroïdien chez l'enfant est le cancer :

A. Vésiculaire
B. Papillaire
C. Médullaire
D. Spinocellulaire
E. Indifférencié

Réponse : B

S 86/2/1/ 60

Parmi les variétés histologiques de cancer primitif de la thyroïde, indiquez celle dont le pronostic est habituellement le moins grave :

A. Carcinome anaplasique
B. Carcinome vésiculaire peu différencié (trabéculaire)
C. Carcinome papillaire
D. Carcinome médullaire à stroma amyloïde
E. Hémangio-endothélio-sarcome

Réponse : C

M 86/5/2/ 35

Parmi les différents cancers de la thyroïde, indiquer celui ou ceux qui déterminent le plus souvent des métastases ganglionnaires à distance :

A. Papillaire
B. Vésiculaire (vésiculaire bien différencié)
C. Trabéculaire (vésiculaire moyennement différencié)
D. Anaplasique
E. Médullaire

Réponse : D

M 86/7/2/ 6

Certaines variétés de cancer de la thyroïde s'accompagnent d'une sécrétion anormalement élevée de thyrocalcitonine. Parmi les variétés ci-après, indiquer celle(s) qui a (ont) cette caractéristique :

A. Cancer anaplasique
B. Cancer papillaire
C. Cancer médullaire à stroma amyloïde
D. Cancer vésiculaire peu différencié (trabéculaire)
E. Cancer épidermoïde

Réponse : C

4.13. 3 FORMES CLINIQUES

S 85/7/1/ 62

Quel cancer thyroïdien envisagez-vous devant l'association d'un nodule thyroïdien "froid", d'une diarrhée et une hypertension artérielle ?

A. Cancer papillaire
B. Cancer vésiculaire
C. Cancer vésiculo-trabéculaire
D. Cancer médullaire
E. Cancer indifférencié

Réponse : D

S 88/4/1/100

Devant un cancer thyroïdien, tous les caractères suivants sont évocateurs de la variété médullaire, sauf un: lequel ?

A. Caractère familial
B. Association à un phéochromocytome
C. Diarrhée
D. Elévation d'antigène carcino-embryonnaire
E. Elévation de la thyroglobuline

Réponse : E

S 89/6/1/ 31

Un cancer thyroïdien évoluant de façon subaiguë avec syndrome inflammatoire local et général, adénopathies loco-régionales évoquera en premier lieu :

A. Un cancer papillaire
B. Un carcinome indifférencié (ou anaplasique)
C. Un carcinome médullaire
D. Un cancer vésiculaire
E. Un sarcome

Réponse : B

4.13. 4 EVOLUTION (PRONOSTIC, COMPLICATIONS)

M 86/6/2/ 8

Le dépistage annuel de récidives ou métastases après thyroïdectomie totale pour cancer vésiculaire sans essaimage extrathyroïdien doit comporter :

A. Un examen clinique
B. Une radiographie pulmonaire
C. Un dosage de thyroglobuline
D. Une scintigraphie
E. Une échographie

Réponse : ACE

S 87/1/1/ 62

Parmi les localisations métastatiques suivantes, quelle est la plus fréquente au cours du cancer bpapillaire de la thyroïde ?

A. Pulmonaire
B. Osseuse
C. Cérébrale
D. Ganglionnaire
E. Hépatique

Réponse : D

M 89/7/2/ 31

Quel(s) paramètre(s) devez vous surveiller au cours du traitement d'une hypoparathyroïdie définitive après thyroïdectomie totale pour cancer ?

A. Calcémie
B. Phosphorémie
C. Calciurie des 24 heures
D. Phosphaturie des 24 heures
E. 25 hydroxy-vitamine D3

Réponse : AC

M 86/7/1/106

Lors de la surveillance périodique d'un sujet opéré de cancer médullaire de la thyroïde vous préconisez :

A. Dosage de la calcémie
B. Scintigraphie à l'iode radioactif
C. Dosage de la calcitonine
D. Dosage de l'antigène carcino-embryonnaire
E. Dosage de la thyroglobuline

Réponse : CD

4.13. 5 TRAITEMENTS

M 86/1/2/ 6

Lors d'une thyroïdectomie totale pour cancer il faut se souvenir que les parathyroïdes supérieures :

A. Sont situées à l'intérieur de la gaine thyroïdienne
B. Se trouvent habituellement à mi-hauteur du lobe thyroïdien
C. Entrent en rapport en arrière avec l'artère carotide externe
D. Entrent en rapport en dehors avec le nerf pneumogastrique
E. Sont situées en dehors du nerf récurrent

Réponse : ABE

M 86/2/1/ 6

Après lobectomie unilatérale pour cancer thyroïdien unilatéral vésiculaire sans métastases d'un adulte jeune, la prescription à vie d'hormone thyroïdienne :

A. Est inutile
B. Doit être donnée à dose substitutive
C. Doit être donnée jusqu'à obtention d'une hyperthyroïdie
D. Doit être donnée à une dose déprimant la sécrétion de TSH, mais sans entraîner une élévation de la T3 et de la T4 au-delà des seuils normaux
E. Ne doit pas être interrompue avant les contrôles scintigraphiques

Réponse : BDE

M 86/3/1/103

Parmi les gestes chirurgicaux suivants le(s) quel(s) conseillez-vous en présence d'un cancer médullaire de la thyroïde sporadique sans lésion associée ni métastase ganglionnaire cervicale cliniquement perceptible ?

A. Lobectomie totale du côté tumoral
B. Lobectomie totale du côté tumoral et subtotale du côté opposé
C. Thyroïdectomie totale
D. Prélèvement et examen extemporané des ganglions cervicaux
E. Curage ganglionnaire jugulaire interne du côté tumoral

Réponse : CD

M 86/4/1/115

Le cancer médullaire de la thyroïde isolé sans métastase ganglionnaire ne constitue pas une indication à :

A. Thyroïdectomie totale
B. Radiothérapie externe cervicale
C. Traitement par l'iode radioactif
D. Chimiothérapie
E. Hormonothérapie par la TSH

Réponse : BCDE

S 86/5/1/ 8

Dans la surveillance d'un cancer thyroïdien opéré et soumis à un traitement hormonal freinateur, quel est le meilleur examen pour surveiller l'efficacité de ce traitement ?

A. Dosage T3
B. Dosage T4
C. Dosage TSH
D. Dosage après stimulation TRH
E. Aucun des examens ci-dessus

Réponse : D

M 86/6/2/ 10

Vous devez surveiller cette patiente qui a bénéficié d'une thyroïdectomie totale pour cancer vésiculaire sans diffusion métastatique. Parmi les 5 affirmations suivantes, quelle est celle ou quelles sont celles qui est (sont) appropriée(s) à son cas ?

A. Il est souhaitable que l'opothérapie substitutive maintienne un taux de TSH < ou = à 1 micro u/ml
B. Le dosage de la thyroglobuline plasmatique constituera un marqueur pour surveiller l'évolution tumorale
C. La surveillance comporte annuellement un examen clinique et une radiographie pulmonaire
D. L'apparition d'images de métastases pulmonaires disséminées conduiront à proposer un traitement par l'iode 131
E. Une hypoparathyroïdie associée séquellaire relève seulement d'un traitement par le calcium

Réponse : ABD

S 87/6/1/ 3

En présence d'un malade porteur d'une grosse tumeur thyroïdienne dont la biopsie a montré qu'il s'agissait d'un cancer anaplasique, indiquez parmi les éventualités suivantes votre choix thérapeutique :

A. Chirurgie de réduction tumorale
B. Thyroïdectomie subtotale
C. Thyroïdectomie totale avec évidement ganglionnaire
D. Cobaltothérapie cervicale
E. Chimiothérapie par adriamycine

Réponse : D

M 89/6/2/114

Les moyens thérapeutiques d'un cancer vésiculaire différencié de la thyroïde comportent :

A. Exérèse chirurgicale
B. Radiothérapie externe
C. Administration d'iode radioactif
D. Chimiothérapie
E. Freination par les hormones thyroïdiennes

Réponse : ACE

M 90/2/1/ 82

Indiquez parmi les suivants, le ou les facteur(s) qui contre-indique(nt) l'exérèse chirurgicale d'un cancer thyroïdien :

A. Existence d'une trachéomalacie
B. Présence de métastases pulmonaires
C. Existence d'une paralysie récurrentielle
D. Présence d'adénopathies jugulo-carotidiennes bilatérales
E. Cancer blindant le cou et anaplasique à la biopsie

Réponse : E

4.13. 6 DIVERS

M 86/1/2/ 47

Le cancer médullaire de la thyroïde :

A. Peut être familial
B. S'accompagne d'une augmentation de la sécrétion de calcitonine
C. Peut être associé à un phéochromocytome
D. Evolue toujours vers la mort en quelques mois
E. S'associe à une élévation de l'Antigène Carcino Embryonnaire

Réponse : ABCE

S 86/5/1/ 26

Parmi ces propositions concernant le cancer thyroïdien, laquelle est exacte ?

A. Le cancer papillaire donne surtout des métastases osseuses
B. Le cancer thyroïdien s'accompagne habituellement de signes d'hypothyroïdie au moment du diagnostic
C. Le pronostic du cancer thyroïdien semble meilleur chez le sujet âgé
D. L'image scintigraphique habituelle est un nodule froid
E. La scintigraphie à l'iode 131 permet généralement, avant la thyroïdectomie de reconnaître les métastases

Réponse : D

M 86/6/2/ 55

Le carcinome papillaire de la glande thyroïde :

A. Est un cancer qui prédomine chez l'adulte jeune
B. A un mauvais pronostic
C. Peut apparaître après radiothérapie cervicale
D. S'accompagne d'une stroma-réaction amyloïde
E. Se propage surtout par voie lymphatique

Réponse : ACE

S 90/1/1/ 15

Parmi les propositions suivantes concernant le cancer thyroïdien, une est fausse. Laquelle ?

A. Le cancer thyroïdien de type papillaire est lymphophile
B. L'existence d'une diarrhée motrice est un argument en faveur du diagnostic de cancer à stroma amyloïde de la thyroïde
C. La présence de macro-calcifications au sein d'un nodule thyroïdien hypo captant est plutôt rassurante
D. Les cancers vésiculaires donnent souvent des métastases osseuses ou pulmonaires
E. Le fait que la ponction d'un nodule hypofixant ramène du liquide sans affaisser totalement le nodule n'exclut pas l'hypothèse de cancer

Réponse : C

M 90/1/1/118

Parmi ces affirmations concernant les cancers thyroïdiens, la (lesquelles) est (sont) exacte(s) ?

A. Des antécédents d'irradiation représentent un facteur de risque
B. Environ 2% des nodules froids sont des cancers thyroïdiens
C. Le caractère douloureux à la palpation d'un nodule est très évocateur de cancer
D. Le dosage de thyroglobuline est un bon élément de surveillance après thyroïdectomie totale
E. Une cyto-ponction nodulaire négative élimine toujours un cancer

Réponse : AD

M 92/8/1/ 67

Le cancer thyroïdien papillaire :

A. Est le plus fréquent des cancers thyroïdiens
B. Est de meilleur pronostic après 50 ans
C. Peut avoir une extension au niveau des ganglions lymphatiques cervicaux
D. Est souvent associé à un phéochromocytome
E. Peut être surveillé après thyroïdectomie totale par le taux de thyroglobuline circulante (en l'absence d'anticorps antithyroglobuline)

Réponse : ACE

5 CANCERS EN DERMATOLOGIE

5. 1 CANCER CUTANE

5. 1. 1 PHYSIOPATHOLOGIE

S 86/6/1/100

Quel est le mode de propagation métastatique du nodule de perméation cutané ?

A. Artériel
B. Veineux
C. Contiguïté
D. Lymphatique
E. Péri nerveux

Réponse : D

5. 1. 2 ANATOMOPATHOLOGIE

S 91/2/1/ 40

Parmi les types histologiques suivants de cancers primitifs de la peau quel est le plus fréquent dans les pays européens ?

A. Carcinome (ou épithélioma) baso-cellulaire
B. Adénocarcinome des glandes annexes (sudoripares ou sébacées)
C. Sarcome de Kaposi
D. Mélanome malin
E. Carcinome (ou épithélioma) spinocellulaire

Réponse : A

M 93/9/2/ 57

Les cancers cutanés épithéliaux peuvent naître :

A. De l'appareil pilo-sébacé
B. Des glandes sudorales
C. Des kératinocytes épidermiques
D. Des cellules de Langerhans présentes dans l'épiderme
E. Des cellules de l'assise basale de l'épiderme

Réponse : ABCE

5. 1. 3 FORMES CLINIQUES

S 87/7/1/ 50

Parmi les cancers cutanés suivants quel est celui qui ne donne pratiquement jamais de localisation ganglionnaire ?

A. Carcinome (ou épithélioma) baso-cellulaire du visage
B. Mélanome malin des membres inférieurs
C. Mycosis fungoïde
D. Carcinome (ou épithélioma) spinocellulaire des mains
E. Carcinome (ou épithélioma) spinocellulaire du pavillon de l'oreille

Réponse : A

5. 1. 4 ETIOLOGIES (FACTEURS DE RISQUE, TERRAIN)

M 85/5/2/ 39

Le(s) facteur(s) suivant(s) favorise(nt) l'apparition de cancers cutanés épithéliaux :

A. Traitement par arsenic
B. Radiations ionisantes
C. Psoriasis
D. Eczéma de contact
E. Plaies chroniques

Réponse : ABE

M 86/1/2/ 40

Parmi les facteurs étiologiques suivants quel est (ou quels sont) celui (ou ceux) qui est (sont) corrélés avec la survenue d'épithélioma (carcinomes) cutanés ?

A. Exposition aux rayons ultra-violets B du soleil
B. Cicatrice de brûlure ancienne
C. Radiodermite ancienne
D. Lupus érythémateux ou tuberculeux chronique
E. Exposition aux hydrocarbures du goudron

Réponse : ABCDE

S 87/7/1/ 49

Parmi les propositions suivantes, concernant les naevo-carcinomes une seule est fausse. Laquelle ?

A. Le naevo-carcinome s'observe surtout avant la puberté
B. Il est plus fréquent chez la femme que chez l'homme
C. Il est favorisé par l'ensoleillement
D. Il se développe souvent sur un naevus jonctionnel
E. Les irritations mécaniques favorisent la transformation d'un naevus en naevo-carcinome

Réponse : A

M 87/2/2/ 69

Citez, parmi les propositions suivantes, la ou les substance(s) responsable(s) d'épithélioma primitif de la peau :

A. Arsenic
B. Hexane
C. Goudrons de houille
D. Amines aromatiques
E. Les polyuréthannes

Réponse : AC

M 91/7/1/ 83

Parmi les lésions suivantes laquelle (lesquelles) peu(ven)t précéder l'apparition d'un carcinome cutané ou muqueux ?

A. Kératose actinique
B. Leucoplasie
C. Lichenification
D. Maladie de Bowen
E. Corne cutanée

Réponse : ABDE

M 91/4/2/ 66

Parmi les dermatoses suivantes, quelle(s) est (sont) celle(s) qui est (sont) pré-cancéreuse(s) ?

A. Kératose sénile
B. Angiome tubéreux
C. Cicatrice de brûlure
D. Radiodermite
E. Verrue séborrhéïque

Réponse : ACD

5. 1. 5 EVOLUTION (PRONOSTIC, COMPLICATIONS)

S 87/2/1/ 60

Dans les épithéliomas cutanés baso et spinocellulaires réunis et tous stades et localisations confondus, le taux de survie sans symptôme au-delà de 5 ans est :

A. 20 à 40%
B. 40 à 50%
C. 60 à 70%
D. 70 à 80%
E. Supérieur à 90%

Réponse : E

5. 1. 6 TRAITEMENTS

S 88/5/1/ 35

Devant une tumeur noire de la peau dont le diagnostic clinique n'est pas évident, laquelle des attitudes diagnostiques suivantes est conseillée ?

A. Exérèse systématique à 3 cm des bords
B. Exérèse simple totale
C. Biopsie partielle pour examen extemporané
D. Ponction biopsie pour examen cytologique
E. Surveillance simple

5. 1. 7 DIVERS

S 86/7/1/ 28

La mélanose de Dubreuilh est une affection précancéreuse. Parmi les caractères suivants, un seul est faux. Lequel ?

A. Siège sur le visage
B. Plus fréquent chez la femme
C. Dégénérescence habituelle en spinocellulaire
D. Couleur hétérogène
E. Apparition chez l'adulte âgé

Réponse : C

5. 2 CANCER BASOCELLULAIRE

5. 2. 1 PHYSIOPATHOLOGIE

M 89/6/2/ 48

Le carcinome baso-cellulaire est caractérisé par :

A. Extension locale
B. Bordure perlée
C. Disposition métamérique
D. Radiosensibilité
E. Absence de métastases

Réponse : ABDE

5. 2. 2 CLINIQUE

S 86/1/1/ 40

Indiquer le signe clinique pathognomonique des épithéliomas baso-cellulaires :

A. Ulcération
B. Bourgeonnement
C. Pigmentation
D. Perle
E. Télangiectasie

Réponse : D

S 87/7/1/ 56

Parmi les affirmations suivantes, une seule s'applique aux épithéliomas basocellulaires de la peau :

A. Peuvent avoir une évolution mortelle par extension loco-régionale
B. Peuvent siéger au niveau des muqueuses
C. Donnent des métastases par voie sanguine
D. Donnent des métastases par voie lymphatique
E. Ne sont jamais pigmentés

Réponse : A

M 89/7/2/ 24

L'épithélioma baso-cellulaire :

A. N'atteint pas les zones couvertes
B. N'entraîne pas de métastases
C. Peut toucher les muqueuses
D. Reste de très petite taille
E. N'est jamais pigmenté

Réponse : B

5. 2. 3 ETIOLOGIES (FACTEURS DE RISQUE, TERRAIN)

M 88/4/1/119

Les carcinomes baso-cellulaire de la peau :

A. Sont plus fréquents à ensoleillement égal chez les sujets blonds à peau pâle
B. Sont plus fréquents chez des sujets de race blanche vivant dans des régions à forte ensoleillement
C. Sont observés de préférence sur les téguments habituellement exposés au soleil
D. Peuvent être liés à une exposition professionnelle chronique à l'arsenic
E. Sont fréquemment multiples

Réponse : ABCDE

5. 2. 4 EVOLUTION (PRONOSTIC, COMPLICATIONS)

S 87/1/1/ 57

Dans les différents types de néoplasie de la peau, laquelle n'a qu'exceptionnellement une extension ganglionnaire?

A. Epithélioma malpighien
B. Epithélioma baso-cellulaire
C. Sarcome de Kaposi
D. Mélanome malin
E. Mycosis fongoïdes

Réponse : B

5. 2. 5 DIVERS

S 86/7/1/ 27

Parmi les caractères suivants, un seul ne concerne pas les épithéliomas basocelluaires. Lequel ?

A. Evolution lente
B. Atteinte des muqueuses
C. Absence de métastases
D. Aspects cliniques polymorphes
E. Localisation fréquente sur le visage

Réponse : B

M 87/3/2/ 47

Le carcinome baso-cellulaire est une tumeur :

A. De malignité locale
B. D'évolution rapide
C. Pouvant être ulcérée
D. Pouvant être pigmentée
E. Provoquée par l'irradiation solaire

Réponse : ACDE

M 87/1/2/ 55

L'épithélioma basocellulaire :

A. Est caractérisé par une bordure perlée
B. Peut être pigmenté
C. Est le résultat, au niveau des muqueuses de la transformation d'une plaque de leucoplasie
D. Peut avoir une évolution locale délabrante
E. Peut être révélé par une métastase

Réponse : ABD

S 89/2/1/117

Les épithéliomas baso-cellulaires ont ces caractères sauf un :

A. Ont comme lésion élémentaire une "perle"
B. Peuvent être de couleur noire et faire discuter un mélanome malin
C. Siègent avec prédilection sur le visage
D. Peuvent avoir une évolution mortelle par extension loco-régionale
E. Peuvent s'accompagner des métastases

Réponse : E

S 89/5/1/ 46

L'épithélioma baso-cellulaire a ces caractéristiques sauf une :

A. Peut survenir sur une radiodermite
B. Peut survenir sur une kératose actinique
C. Ne donne pas dans la règle de métastases
D. Forme souvent des lésions superficielles
E. Siège avec prédilection sur les membres

Réponse : E

M 90/3/2/ 82

Les carcinomes baso-cellulaires :

A. Ont une malignité purement locale
B. Epargnent les muqueuses
C. Peuvent être surchargés en mélanine
D. Les variétés pagétoïdes sont surtout rencontrées au visage
E. Peuvent envahir les plans osseux

Réponse : ABCE

M 91/3/1/ 89

Le carcinome baso-cellulaire :

A. Est souvent à l'origine de métastases
B. Siège surtout au visage
C. Peut siéger dans le dos
D. Est cliniquement monomorphe
E. Peut s'observer chez des sujets de moins de 30 ans

Réponse : BCE

M 91/1/2/ 87

Cochez parmi les informations suivantes, celle(s) qui concerne(nt) l'épithélioma baso-cellulaire :

A. Tumeur fréquente
B. Atteinte préférentielle des muqueuses
C. Aspect clinique monomorphe
D. Métastase ganglionnaires fréquentes
E. Bon pronostic habituel

Réponse : AE

M 93/8/1/ 71

Le carcinome basocellulaire :

A. Est une tumeur exclusivement cutanée
B. Est souvent multiple
C. Est induit par les radiations ultraviolettes
D. Donne des métastases ganglionnaires dans plus de 50% des cas
E. Peut être pigmenté de mélanine

Réponse : ABCE

5. 3 CANCER SPINOCELLULAIRE

5. 3. 1 CLINIQUE

S 89/5/1/ 49

Un homme de 65 ans, fumeur de pipe présente une lésion de la lèvre inférieure en pastille indurée, non ulcérée. Début il y a trois mois. Quel diagnostic évoquez-vous en premier ?

A. Carcinome baso-cellulaire
B. Maladie de Bowen
C. Lésion d'irritation chronique
D. Carcinome spinocellulaire
E. Granulome à corps étranger

Réponse : D

5. 3. 2 ANATOMOPATHOLOGIE

M 85/4/2/ 51

Parmi les éléments suivants lequel (ou lesquels) caractérise(nt) le carcinome spinocellulaire différencié ?

A. Des cordons de cellules basales
B. Des cordons dont les cellules sont unies par des ponts d'union
C. La présence de globes cornés
D. Un stroma fibreux
E. L'absence d'inclusions glycogéniques intra-cytoplasmiques

Réponse : BC

5. 3. 3 ETIOLOGIES (FACTEURS DE RISQUE, TERRAIN)

S 85/3/1/ 75

Parmi les affections suivantes, laquelle n'est pas susceptible de dégénérer en épithélioma spinocellulaire ?

A. Bowen
B. Kératose arsenicale
C. Kératose solaire
D. Radiodermite
E. Verrue séborrhéique

Réponse : E

S 90/4/1/ 8

Quelle est parmi les affections cutanées précancéreuses suivantes celle qui ne peut pas évoluer vers un carcinome spinocellulaire ?

A. La kératose actinique (sénile)
B. La maladie de Bowen
C. La maladie de Paget mammaire
D. La radiodermite chronique
E. Les cicatrices cutanées de brûlures

Réponse : C

5. 3. 4 DIVERS

S 89/3/1/ 53

L'épithélioma spinocellulaire cutané a ces caractéristiques sauf une :

A. Peut survenir sur une kératose actinique
B. Donne rapidement des métastases viscérales
C. Peut survenir sur une cicatrice de brûlure
D. Forme souvent des lésions ulcérées
E. Siège avec prédilection sur le visage

Réponse : B

M 91/3/2/ 27

Le carcinome spinocellulaire :

A. Est l'équivalent cutané des carcinomes épidermoïdes viscéraux
B. Peut être végétant
C. Peut se développer sur une kératose pré-existante
D. Peut être mucosécrétant
E. Est plus fréquent que le carcinome basocellulaire

Réponse : ABC

5. 4 MELANOME

5. 4. 1 CLINIQUE

S 85/7/1/ 61

Tous les caractères suivants doivent faire suspecter la transformation d'un naevus en mélanome sauf un; lequel ?

A. Polychromie
B. Saignement
C. Etalement des bords
D. Apparition de perles
E. Survenue d'un nodule

Réponse : D

S 87/4/1/ 54

Quel est parmi les sites suivants le siège le plus fréquent du mélanome malin cutané (deux sexes confondus) ?

A. Cuir chevelu
B. Membre inférieurs
C. Membres supérieurs
D. Tronc
E. Visage

Réponse : B

S 87/5/1/ 57

Devant une tumeur noire, lequel des 5 caractères suivants évoque le plus le mélanome malin ?

A. Squames épaisses en surface
B. Induration ligneuse
C. Infiltration des plans profonds
D. Décoloration par endroits
E. Caractère douloureux

Réponse : C

M 91/5/2/ 44

Devant une macule pigmentée "grain de beauté" un ou plusieurs des signes suivants évoquent un mélanome malin :

A. Coloration inhomogène, polychrome
B. Contours irréguliers, encochés
C. Surface irrégulière et squameuse
D. Augmentation de taille récente
E. Apparition à la puberté

Réponse : ABCD

M 94/8/2/ 41

Le mélanome :

A. Est une tumeur exclusivement cutanée
B. A une topographie particulière
C. Peut survenir sur une lésion préexistante
D. Peut être achromique
E. Est rare chez l'enfant

Réponse : CDE

5. 4. 2 ANATOMOPATHOLOGIE

M 90/1/1/ 94

Dans le mélanome malin cutané, on doit accorder une valeur pronostique à la classification histologique proposée par :

A. Breslow
B. Clark et Mimh
C. Duke
D. Lukes
E. Le système TNM

Réponse : AB

S 90/6/1/ 8

Dans le mélanome malin primitif, quel est le critère histologique essentiel du pronostic, quelle que soit la variété anatomoclinique ?

A. L'inflammation péritumorale
B. L'indice mitotique
C. Le niveau d'invasion du derme
D. L'intensité de l'activité jonctionnelle (épidermopisme)
E. L'épaisseur maximum de la tumeur

Réponse : E

M 91/6/2/ 4

Le pronostic d'un mélanome malin est surtout lié :

A. Au niveau d'extension en profondeur
B. A son épaisseur totale
C. A son type cellulaire
D. A sa stroma réaction
E. A l'existence d'une nécrose

Réponse : AB

M 91/1/1/ 81

Dans le mélanome malin, l'indice de Breslow :

A. Mesure la largeur de la tumeur
B. Mesure son épaisseur
C. Est le meilleur facteur de pronostic actuel
D. A une incidence sur la thérapeutique
E. Varie en fonction de la localisation du mélanome

Réponse : BCD

5. 4. 3 FORMES CLINIQUES

M 89/4/2/ 35

Dans le mélanome malin cutané, les facteurs de mauvais pronostic comportent :

A. Son aspect inflammatoire
B. Son caractère achromique
C. Son épaisseur supérieur à 0,75 mm selon Breslow
D. Son caractère hémorragique
E. Son invasion du derme papillaire (niveau III de Clark)

Réponse : CE

5. 4. 4 ETIOLOGIES (FACTEURS DE RISQUE, TERRAIN)

S 94/8/1/ 10

Quel est le principal facteur associé au pronostic du mélanome ?

A. L'âge
B. Le sexe
C. L'hérédité
D. La surface de la tumeur
E. L'épaisseur de la tumeur (indice de Breslow)

Réponse : E

5. 4. 5 TRAITEMENTS

S 86/6/1/ 52

Dans le mélanome malin en phase métastatique la chimiothérapie permet d'obtenir :

A. Des guérisons
B. Des rémissions complètes fréquentes
C. Des rémissions partielles fréquentes
D. Des rémissions partielles rares et de courte durée
E. Jamais aucune régression

Réponse : D

S 86/7/1/ 88

Il est statistiquement démontré que dans le mélanome malin au stade local, les meilleures chances de guérison définitives (à niveau d'extension en profondeur égal et à épaisseur égale) sont offertes par :

A. Exérèse large et curage ganglionnaire systématique
B. Exérèse large et immunothérapie par le BCG
C. Exérèse large passant à plusieurs centimètres du bord de la lésion
D. Exérèse large et polychimiothérapie pendant un an
E. Exérèse large et radiothérapie du lit d'exérèse

Réponse : C

5. 4. 6 DIVERS

M 89/4/2/ 39

Le mélanome malin :

A. Se présente toujours comme une lésion brune ou noire
B. Est plus fréquent chez l'enfant
C. Survient le plus souvent sur un naevus préexistant
D. Est favorisé par les expositions solaires intenses
E. Peut survenir sur les muqueuses

Réponse : DE

S 90/7/1/ 82

Parmi les propositions concernant le mélanome, une seule est exacte :

A. Il survient en règle sur un naevus pré-existant
B. Il est de meilleur pronostic dans sa forme nodulaire
C. Il est plus fréquent sur le tronc chez la femme
D. Il ne donne pas de métastase par voie hématogène
E. Son pronostic varie avec l'épaisseur de la tumeur

Réponse : E

S 91/3/1/ 13

Le mélanome: une seule des affirmations suivantes est exacte :

A. Le mélanome malin est fréquent avant la puberté
B. Le mélanome malin a un potentiel de malignité loco-régional exclusif
C. Le mélanome malin ne se rencontre pas au niveau des muqueuses
D. Le mélanome malin peut être achromique
E. Le mélanome des extrémités à un meilleur pronostic

Réponse : D

6 CANCERS EN HEPATO GASTRO ENTEROLOGIE

6. 1 CANCER DE L'OESOPHAGE

6. 1. 1 DÉFINITION

M 90/2/1/ 87

Un endobrachyoesophage est un oesophage :

A. Dont le cardia anatomique et le cardia muqueux ne coïncident pas
B. Dont la longueur est globalement raccourcie
C. Dont la partie terminale de la muqueuse est le siège de remaniements inflammatoires superficiels
D. Dont la muqueuse normale dans ses derniers centimètres est remplacée par une muqueuse gastrique
E. Dont le calibre est diminué

Réponse : AD

6. 1. 2 EPIDÉMIOLOGIE

M 86/3/2/ 39

Laquelle (ou lesquelles) des propositions suivantes s'applique(nt) au cancer épidermoïde (forme histologique la plus habituelle) de l'oesophage :

A. Il est plus fréquent chez la femme que chez l'homme
B. Il est favorisé par une consommation alcoolo-tabagique excessive
C. Il est plus fréquent chez les sujets porteurs d'un endobrachyoesophage (ou oesophage de Barret)
D. Il est plus fréquent en France que l'adénocarcinome colique
E. Il est moins fréquent en France que l'adénocarcinome colique

Réponse : BE

S 87/6/1/ 67

Le rapport, hommes/femmes, de l'incidence du cancer de l'oesophage en France est de :

A. 1,5
B. 15
C. 40
D. 2
E. 5

Réponse : B

6. 1. 3 CLINIQUE

M 90/7/2/113

La dysphagie du cancer de l'oesophage :

A. Témoigne d'une extension médiastinale
B. Est d'abord marquée pour les aliments solides
C. Apparaît dès le début de la croissance tumorale
D. Est d'évolution capricieuse
E. Est palliée par des traitements non chirurgicaux

Réponse : BE

6. 1. 4
ANATOMOPATHOLOGIE

S 86/2/1/ 72

Le cancer de l'oesophage est le plus souvent :

A. Un épithélioma cylindrique
B. Un sarcome
C. Un épithélioma colloïde
D. Un épithélioma malpighien
E. Un adénocarcinome

Réponse : D

S 87/5/1/ 11

Quelle est la tumeur la plus fréquente du 1/3 inférieur de l'oesophage ?

A. Léiomyome
B. Angiome
C. Epithélioma malpighien
D. Epithélioma glandulaire
E. Schwannome

Réponse : C

S 93/8/1/ 22

Le cancer de l'oesophage thoracique est le plus souvent :

A. Un adénocarcinome
B. Un épithélioma glandulaire
C. Un sarcome
D. Un carcinome épidermoïde
E. Un lymphome

Réponse : D

6. 1. 5
FORMES CLINIQUES

S 89/5/1/ 5

Le cancer de l'oesophage thoracique est le plus souvent :

A. Un adénocarcinome
B. Un épithélioma glandulaire
C. Un sarcome
D. Un carcinome épidermoïde
E. Un lymphome

Réponse : D

6. 1. 6
ETIOLOGIES
(FACTEURS DE RISQUE, TERRAIN)

M 85/7/1/102

La ou les lésions de l'oesophage qui nécessite(nt) une surveillance endoscopique au long cours est ou sont :

A. Les diverticules épibronchiques
B. L'oesophagite par reflux avec endobrachyoesophage
C. L'achalasie (mégaoesophage)
D. Les sténoses caustiques
E. L'oesophagite mycosique

Réponse : BCD

M 87/2/2/ 54

Parmi les propositions suivantes quelle(s) est (sont) celle(s) qui représente(nt) un risque particulier de cancer de l'oesophage ?

A. L'oesophagite peptique par reflux
B. Les tumeurs bénignes de l'oesophage
C. L'alcoolo-tabagisme
D. Le cancer du pharynx
E. L'ulcère du collet d'une hernie hiatale

Réponse : ACD

S 87/4/1/ 91

Parmi les facteurs suivants, tous sont susceptibles de favoriser l'apparition d'un cancer de l'oesophage sauf un, lequel :

A. Oesophagite peptique
B. Sténose caustique de l'oesophage
C. Mycose aérophagienne oesophagienne
D. Dysphagie sidéropénique
E. Intoxication alcoolo-tabagique

Réponse : C

M 89/4/1/114

L'apparition d'un cancer de l'oesophage est favorisée par :

A. Oesophagite par reflux acide
B. Brûlure caustique ancienne de l'oesophage
C. Méga-oesophage
D. Varices oesophagiennes
E. Diverticule épiphrénique de l'oesophage

Réponse : ABC

M 91/2/1/ 94

Quelles sont en France les lésions précancéreuses les plus fréquentes de l'oesophage qui nécessitent une surveillance endoscopique ?

A. Oesophagite caustique
B. Mégaoesophage idiopathique
C. Endobrachyoesophage secondaire à une oesophagite peptique
D. Syndrome de Plummer-Vinson (ou de Kelly-Paterson)
E. Syndrome de Mallory-Weiss

Réponse : ABC

M 91/7/1/ 92

Parmi les facteurs suivants, certains sont des facteurs favorisants du cancer épidermoïde de l'oesophage :

A. L'endobrachyoesophage
B. Intoxication alcoolo-tabagique
C. Consommation alimentaire de nitrites
D. Achalasie
E. Diverticule de Zenker

Réponse : BD

6. 1. 7 EVOLUTION (PRONOSTIC, COMPLICATIONS)

M 91/2/1/ 87

Un cancer du tiers moyen de l'oesophage peut envahir ou comprimer par envahissement local :

A. Le nerf récurrent droit
B. La crosse aortique
C. Le péricarde
D. La bronche souche gauche
E. La veine azygos

Réponse : BCDE

6. 1. 8 TRAITEMENTS

S 88/2/1/ 64

Dans quel cas la chirurgie seule peut-elle guérir un cancer de l'oesophage ?

A. Tumeur envahissant les bronches
B. Tumeur avec fistule oesotrachéale
C. Tumeur envahissant la séreuse de l'œsophage
D. Tumeur localisée à la muqueuse
E. Tumeur envahissant la musculeuse avec ganglions médiastinaux

Réponse : D

M 89/3/2/ 61

Dans le cancer de l'oesophage, la radiothérapie est contre-indiquée en cas de :

A. Nécrose tumorale
B. Localisation au tiers moyen
C. Dysphagie totale
D. Fistule oeso-bronchique
E. Association à un cancer ORL

Réponse : D

M 90/2/2/ 17

Selon les cas, le cancer de l'oesophage peut être traité par :

A. Dilatation endoscopique
B. Exérèse chirurgicale
C. Radiothérapie externe
D. Pose d'une prothèse endoluminale
E. Exérèse curative par voie endoscopique

Réponse : ABCDE

6. 1. 9 DIVERS

M 86/1/2/ 58

Laquelle (ou lesquelles) des propositions suivantes s'applique(nt) au cancer épidermoïde de l'œsophage ?

A. Il s'associe assez souvent à un autre cancer de localisation stomatologique ou ORL
B. Les cancers du tiers moyen de l'oesophage sont de traitement chirurgical plus difficile que ceux du tiers inférieur
C. La survenue d'une dysphonie doit faire craindre un envahissement du nerf récurrent droit
D. Le taux de survie à 5 ans après exérèse présumée radicale est de l'ordre de 5 à 10%
E. Un pyrosis s'associe habituellement à la dysphagie

Réponse : ABD

M 87/1/2/ 67

Le cancer de l'oesophage :

A. Touche préférentiellement la femme jeune
B. Est responsable d'une dysphagie paradoxale
C. Histologiquement, est habituellement un carcinome épidermoïde
D. Nécessite une fibroscopie oesophagienne pour son diagnostic positif
E. Peut être révélé par une adénopathie de Troisier

Réponse : CDE

M 89/1/1/ 93

Le cancer du 1/3 moyen de l'œsophage :

A. Peut s'accompagner d'une paralysie récurrentielle droite
B. Entraîne une dysphagie
C. Histologiquement est un carcinome épidermoïde
D. Nécessite une fibroscopie oesophagienne pour son diagnostic positif
E. Peut faire suite à un cancer oropharyngé

Réponse : BCDE

M 90/6/2/ 16

Indiquer la ou les proposition(s) exacte(s) concernant le cancer de l'oesophage :

A. Entraîne la mort à 5 ans de plus de 80% des malades
B. Est associé à l'alcoolisme et au tabagisme
C. La radiographie est l'examen le plus sensible
D. La radiothérapie est un des traitements
E. Est rarement un adénocarcinome

Réponse : ABDE

6. 2 CANCER DE L'ESTOMAC

6. 2. 1 EPIDÉMIOLOGIE

S 85/6/1/ 53

Parmi les caractères suivants, le mieux approprié au cancer de l'estomac est :

A. Est particulièrement fréquent chez les australiens de race blanche
B. N'existe pratiquement pas chez les noirs américains
C. Est particulièrement fréquent en Egypte
D. Est particulièrement fréquent au Japon
E. Est particulièrement fréquent chez les chinois du Sud

Réponse : D

6. 2. 2 CLINIQUE

M 85/1/2/ 13

Un cancer de l'estomac peut être révélé par :

A. Douleurs épigastriques
B. Vomissements alimentaires
C. Hématémèse
D. Phlébites récidivantes
E. Constipation

Réponse : ABCD

6. 2. 3 FORMES CLINIQUES

S 91/5/1/ 13

La tumeur ovarienne dite de Krukenberg est une métastase de :

A. Cancer broncho-pulmonaire
B. Mélanome malin
C. Cancer de l'endomètre
D. Cancer gastrique
E. Cancer du sein

Réponse : D

6. 2. 4 ETIOLOGIES (FACTEURS DE RISQUE, TERRAIN)

M 88/4/2/ 34

Parmi les affections gastriques suivantes, indiquer celle(s) considérée(s) comme pré-cancéreuse(s) :

A. Hernie hiatale
B. Maladie de Biermer avec atrophie gastrique
C. Polype adénomateux
D. Maladie de Ménétrier
E. Gastrite chronique

Réponse : BCD

M 89/4/2/ 55

Parmi les lésions suivantes, indiquer celle(s) qui prédispose(nt) au cancer de l'estomac:

A. Gastrite atrophique
B. Ulcère duodénal
C. Gastrite médicamenteuse
D. Angiome gastrique
E. Polyadénome gastrique

Réponse : AE

6. 2. 5 EVOLUTION (PRONOSTIC, COMPLICATIONS)

S 86/4/1/ 72

Parmi les chaînes ganglionnaires suivantes, quelle est celle qui est le plus souvent envahie, au, cours du cancer de la petite courbure verticale de l'estomac ?

A. Cardiotubérositaire
B. Gastro-épiploïque droite
C. Mésentérique supérieure
D. Coronaire stomachique
E. Pylorique

Réponse : D

6. 2. 6 DIVERS

M 87/1/2/ 65

Le cancer muco-érosif de l'estomac :

A. Peut évoluer spontanément pendant plus de 5 ans, en donnant un minimum de signes cliniques
B. Est associé, après traitement, à un taux de survie supérieur à 80% à 5 ans
C. Représente 35% des cancers gastriques en France
D. Peut être confondu avec une ulcération bénigne de l'estomac
E. Peut se révéler par une perforation gastrique

Réponse : ABD

M 89/7/2/ 43

Parmi les signes suivants, indiquer celui ou ceux qui peu(ven)t révéler un cancer de l'estomac :

A. Syndrome ulcéreux
B. Anémie
C. Un ganglion de Troisier
D. Une hyperamylasémie
E. Un diabète

Réponse : ABC

6. 3 CANCER COLO RECTAL

6. 3. 1

S 90/5/1/ 23

Un cancer de l'intestin va donner des métastases au niveau du foie. Quelle est la voie empruntée ?

A. Voie lymphatique
B. Voie hématogène
C. Voie extra-vasculaire
D. Contact direct
E. Voie canalaire

Réponse : B

6. 3. 2 EPIDÉMIOLOGIE

S 85/3/1/ 68

Le dépistage du cancer du côlon est particulièrement justifié dans toutes les situations vsuivantes sauf une, Laquelle ?

A. Antécédent de polypose familiale
B. Antécédent personnel de polype colique solitaire
C. Utilisation prolongée de laxatifs
D. Antécédents personnels de rectocolite hémorragique
E. Antécédents familiaux de cancers recto-coliques

Réponse : C

6. 3. 3 CLINIQUE

M 86/2/1/116

L'occlusion par cancer du sigmoïde se caractérise par :

A. Début progressif
B. Météorisme abdominal important
C. Forte intensité des coliques abdominales
D. Un grand nombre de niveaux hydro-aériques
E. Des niveaux hydro-aériques plus hauts que larges

Réponse : ABE

6. 3. 4 BIOLOGIE

S 89/4/1/ 52

Quel est le moyen de prévention secondaire du cancer du côlon ?

A. Dosage du CA 19.9
B. Tests immunologiques
C. Régime pauvre en graisse
D. Dosage de la protéine p 21 codée par l'oncogène ras
E. Suppression des laxatifs

Réponse : B

6. 3. 5 IMAGERIE

M 91/3/2/ 7

Quel(s) est (sont) parmi les éléments radiologiques suivants celui (ceux) qui témoigne(nt) d'une occlusion organique par un cancer sténosant du sigmoïde ?

A. Distension harmonieuse, essentiellement gazeuse des anses grêles et du côlon
B. Images hydroaériques périphériques plus hautes que larges
C. Présence d'air dans le rectum
D. Epaississement des parois des anses grêles avec "effacement des valvules conniventes"
E. Volumineuse image hydroaérique en arceau pelvi-abdominale basse médiane

Réponse : B

6. 3. 6 ANATOMOPATHOLOGIE

S 85/4/1/ 2

La tumeur primitive maligne la plus fréquemment observée au niveau du rectum est :

A. Un épithélioma malpighien (ou carcinome épidermoïde)
B. Un carcinoïde
C. Un épithélioma glandulaire (ou adénocarcinome)
D. Un lymphome malin
E. Un léiomyosarcome

Réponse : C

S 86/1/1/ 37

La forme histologique la plus fréquente des cancers du colon et du rectum est :

A. Le carcinome anaplasique
B. L'adénocarcinome à cellules en bague à chaton
C. L'adénocarcinome Lieberkühnien
D. Le carcinome épidermoïde
E. Le lymphome

Réponse : C

6. 3. 7
FORMES CLINIQUES

S 85/5/1/ 74

La localisation la plus fréquente des cancers du gros intestin est :

A. Le caecum
B. Le colon descendant
C. Le colon transverse
D. L'angle gauche
E. Le recto-sigmoïde

Réponse : E

M 91/6/2/ 49

Les carcinomes coliques observés au cours de l'évolution d'une rectocolite hémorragique diffèrent du carcinome colique habituel par :

A. L'absence de métastases ganglionnaires
B. Le siège
C. La différenciation
D. L'aspect macroscopique
E. Le pronostic

Réponse : CDE

6. 3. 8
ETIOLOGIES
(FACTEURS DE RISQUE, TERRAIN)

M 85/2/2/ 25

Un cancer recto-colique peut apparaître au cours de l'évolution de :

A. Polype juvénile
B. Diverticulose colique
C. Rectocolite ulcéro hémorragique
D. Tuberculose iléo-caecale
E. Tumeur villeuse sigmoïdienne

Réponse : CE

M 86/5/1/104

Parmi les circonstances suivantes, laquelle ou lesquelles favorise(nt) la survenue d'un cancer du côlon ?

A. Pancréatite chronique
B. Alimentation riche en cellulose
C. Polypose recto-colique familiale
D. Recto-colite hémorragique
E. Tabagisme

Réponse : CD

S 87/6/1/ 89

Parmi les facteurs de risques suivants du cancer colo-rectal, lequel a un risque de dégénérescence pratiquement inexistant ?

A. Polype adénomateux
B. Recto-colite hémorragique
C. Polypose juvénile
D. Polypose familiale adénomateuse
E. Tumeur villeuse

Réponse : C

S 91/6/1/ 68

Parmi les lésions recto-coliques suivantes : quelle est celle qui a le potentiel de dégénérescence néoplasique le plus élevé ?

A. La rectocolite hémorragique
B. La maladie de Crohn
C. Le syndrome de Peutz Jeghers
D. La polypose rectocolique familiale
E. Le polyadénome villeux

Réponse : D

S 93/9/1/ 16

Parmi les affections coliques suivantes, quelle est celle qui se complique d'un carcinome colorectal avec la plus grande fréquence ?

A. Colite granulomateuse
B. Rectocolite ulcéro-hémorragique
C. Diverticulose sigmoïdienne
D. Amibiase
E. Mélanose colique

Réponse : B

M 93/9/1/ 91

Devant une constipation chez un homme de 50 ans, les caractères qui sont en faveur d'une cause organique, et notamment d'une tumeur rectocolique, comportent :

A. L'existence d'antécédents familiaux de cancer rectocolique
B. L'ancienneté supérieure à 5 ans des troubles
C. La présence de rectorragies
D. Le caractère rubané des selles
E. Les douleurs anales vives après le passage des selles

Réponse : AC

6. 3. 9
BILAN ÉTIOLOGIQUE

S 90/2/1/ 35

La prévention du cancer du colon et du rectum comporte :

A. La détection endoscopique des polypes hyperplasiques
B. La suppression des aliments riches en calcium
C. L'anuscopie et la rectoscopie chez les sujets atteints d'un syndrome du colon irritable
D. La recherche régulière d'une anémie par carence en fer
E. La détection endoscopique des polypes adénomateux

Réponse : E

M 90/7/2/ 27

Parmi les examens suivants, indiquer celui (ceux) qui est (sont), par sa (leur) répétition, utile(s) au diagnostic de cancer du colon droit, chez un sujet à haut risque :

A. Tomodensitométrie
B. Echographie pelvienne
C. Proctosigmoïdoscopie
D. Coloscopie
E. Dosage de l'alpha 1 fœto-protéine

Réponse : D

6. 3.10 EVOLUTION (PRONOSTIC, COMPLICATIONS)

S 85/5/1/ 34

Parmi les propositions suivantes une seule correspond au mode de dissémination métastatique d'un carcinome colique. Indiquez laquelle :

A. Dissémination veineuse
B. Dissémination artérielle
C. Dissémination lymphatique et veineuse
D. Dissémination lymphatique
E. Dissémination lymphatique et artérielle

Réponse : C

M 85/5/1/116

En présence d'un cancer de la face latérale droite de l'ampoule rectale, situé à huit centimètres de la marge anale, l'extension locale peut se faire :

A. Au dôme vésical
B. A la prostate
C. A la vésicule séminale
D. Au muscle sphincter anal
E. A l'uretère droit

Réponse : BCE

M 85/5/2/ 22

Un malade de 60 ans vous consulte pour une pneumaturie et une fécalurie. Retrouvez la ou les principales causes de ces signes :

A. Colite ischémique
B. Maladie coeliaque
C. Cancer recto-sigmoïdien
D. Sigmoïdite diverticulaire
E. Fissure anale

Réponse : CD

S 86/3/1/ 94

Le pronostic à distance d'un cancer colique opéré dépend essentiellement :

A. De la taille de la tumeur
B. De sa localisation droite ou gauche
C. De son extension en surface
D. De l'aspect végétant ou ulcéreux de la tumeur
E. De l'atteinte ganglionnaire

Réponse : E

S 86/1/1/ 13

Parmi ces complications du cancer du côlon sigmoïde, quelle est la plus fréquente ?

A. Abcès péri-sigmoïdien
B. Fistule colo-vésicale
C. Occlusion intestinale aiguë
D. Perforation tumorale
E. Perforation diastatique

Réponse : C

M 87/6/1/105

Un patient aux antécédents de pancréatite chronique a été opéré d'un adénocarcinome du rectum, Duke C, (amputation abdomino-périnéale), sans traitement complémentaire. Le dosage sérique radio-immunologique de l'ACE initialement à 55ng/ml s'était négativé un mois après l'intervention. 18 mois après, ce taux est à 50ng/ml avec un examen clinique normal. Quelle(s) hypothèse(s) envisager ?

A. Elévation liée à une récidive pelvienne
B. Elévation liée à un tabagisme prononcé
C. Elévation en rapport avec la pancréatite chronique
D. Elévation liée à une métastase
E. Elévation liée à un 2ème cancer colique

Réponse : ADE

M 88/6/2/106

Parmi les affirmations suivantes concernant la perforation diastatique du caecum quelle(s) est(sont) celle(s) qui est (sont) exacte(s) ?

A. Elle est secondaire à une ischémie de la paroi caecale
B. Elle peut se produire en amont d'un cancer du sigmoïde
C. Elle peut nécessiter une résection colique
D. Elle fait suite à une importante dilatation caecale
E. Elle peut être traitée par une aspiration endoscopique

Réponse : ABCD

M 91/3/2/ 86

Un cancer du sigmoïde peut par dissémination lymphatique s'accompagner d'adénopathies :

A. A l'origine de l'artère mésentérique supérieure
B. A l'origine de l'artère mésentérique inférieure
C. Le long de la veine mésentérique inférieure
D. Le long de l'artère iliaque primitive gauche
E. Sur l'arcade bordante para-colique

Réponse : BCE

M 92/8/2/ 33

Une tumeur maligne du caecum peut envahir :

A. L'uretère droit
B. La valvule de Bouin
C. Les ganglions lymphatiques à l'origine de l'artère iléo-appendiculaire
D. Les ganglions lymphatiques à l'origine de l'artère mésentérique inférieure
E. Le péritoine pariétal postérieur

Réponse : ABCE

M 92/8/1/ 96

Classiquement, le cancer de l'ampoule rectale peut avoir une extension vers :

A. Les ganglions lymphatiques inguinaux
B. Les ganglions lymphatiques mésentériques supérieurs
C. Le péritoine
D. Le parenchyme hépatique
E. Le parenchyme pulmonaire

Réponse : CDE

M 92/9/1/ 72

Une tumeur de l'angle gauche du côlon peut envahir :

A. La grande courbure gastrique
B. La rate
C. Les ganglions situés à l'origine de la mésentérique supérieure
D. Les ganglions lymphatiques de l'arcade de Riolan
E. Le mésocolon transverse

Réponse : ABDE

6. 3.11 TRAITEMENTS

M 85/1/2/ 62

Pour traiter de manière curative un cancer du sigmoïde on peut réaliser :

A. Une colectomie segmentaire
B. Une hémicolectomie gauche
C. Une colostomie
D. Une dérivation interne par anastomose
E. Une amputation du rectum

Réponse : AB

S 85/2/1/ 33

Parmi les propositions suivantes concernant les résections de l'iléon terminal supérieures à 1 mètre, l'une est fausse :

A. Elles entraînent une diarrhée avec stéatorrhée
B. Elles se compliquent d'une malabsorption des vitamines liposolubles
C. Elles peuvent être responsables d'une lithiase biliaire
D. Le traitement de la diarrhée est représenté par la cholestyramine (QUESTRAN*)
E. Elles peuvent induire l'apparition d'une lithiase réno-urétérale

Réponse : D

M 85/4/1/112

Cette femme est porteuse d'un cancer occupant la moitié antérieure de l'ampoule rectale ; le pôle inférieur de la tumeur est à 3 cm de la marge anale. Cette lésion est mobile et paraît extirpable. Si l'on peut réaliser cette exérèse, quelle sera la situation de la patiente après l'intervention curatrice habituellement pratiquée dans ce cas ?

A. Aura une cicatrice abdominale
B. Aura une cicatrice périnéale
C. Sera porteuse d'une iléostomie
D. Sera porteuse d'une colostomie iliaque gauche
E. Gardera son anus périnéal naturel

Réponse : ABD

S 85/6/1/ 92

Chez un malade de 65 ans en bon état général sans antécédent pathologiques majeurs, un adéno-carcinome du rectum situé à 4 centimètres de la marge anale, circulaire et étendu sur 3cm de haut, le traitement à visée curatrice doit être :

A. La chimiothérapie seule
B. L'amputation abdomino-périnéale du rectum
C. La résection antérieure du rectum
D. L'intervention de Babcock
E. La radiothérapie seule

Réponse : B

S 85/7/1/ 6

Chez un homme de 60 ans, en bon état général, le diagnostic de cancer de l'angle gauche du colon à été porté et l'on a découvert en même temps une image ronde pulmonaire unique du lobe supérieur droit, de 2 cm de diamètre. Aucun argument clinique ou tiré des examens complémentaires ne permet de penser à l'existence d'autres métastases. Quelle conduite thérapeutique adopter ?

A. Une chimiothérapie
B. Une thoracotomie avec exérèse du LSD pour prouver qu'il s'agit bien d'une métastase
C. Une résection isolée du colon G suivie d'une chimiothérapie
D. Une résection du colon G associée ultérieurement à une résection pulmonaire
E. Une colostomie et de la radiothérapie pulmonaire

Réponse : D

M 86/7/2/ 80

Parmi les propositions suivantes, quelle(s) est (sont) celle(s) qui concerne(nt) la prévention primaire du cancer du colon et du rectum :

A. La lutte anti-tabac par l'éducation sanitaire
B. La propagande anti-alcoolique
C. Recommander dès l'enfance un régime alimentaire varié et pauvre en graisses animales
D. Recommander dès l'enfance un régime alimentaire varié et riche en fibres végétales
E. Surveiller les sujets dont les parents ou les frères et soeurs sont atteints de cancer du colon ou du rectum

Réponse : CD

S 86/3/1/ 87

Le traitement du cancer colique, à l'exclusion du cancer recto-sigmoïdien est :

A. Chirurgical
B. Radio-chirurgical
C. Implique une chimiothérapie adjuvante systématique
D. N'est que chimiothérapique
E. Une hormonothérapie pré-chirurgicale améliore les résultats

Réponse : A

S 86/7/1/ 19

Chez une malade qui vient de subir une amputation abdomino-périnéale pour adénocarcinome de l'ampoule rectale classé au grade C de la classification de Duke, l'attitude thérapeutique à adopter est :

A. La chimioprophylaxie
B. L'immunothérapie
C. L'irradiation pelvienne
D. La reprise chirurgicale avec pelvectomie postérieure
E. La surveillance simple

Réponse : C

S 86/7/1/ 93

Chez un homme de 65 ans, porteur d'un cancer circonférentiel de l'ampoule rectale située à 7 cm de la marge, perceptible au doigt, si la recherche d'une métastase est négative et que le malade est opérable, l'indication thérapeutique est :

A. L'amputation abdomino-périnéale (avec irradiation pré- ou post-opératoire éventuelle)
B. La radiothérapie endocavitaire de contact
C. La radiothérapie externe exclusive
D. La radiothérapie interstitielle (curiethérapie)
E. La résection antérieure avec rétablissement de la continuité

Réponse : A

M 87/5/2/ 36

Parmi les propositions suivantes concernant le traitement chirurgical d'un cancer de la partie moyenne de l'anse sigmoïde, quelle(s) est (sont) celle(s) qui est (sont) adaptée(s) :

A. Une sigmoïdectomie
B. Une iléo-transversostomie
C. Une recto-sigmoïdectomie
D. Une hémicolectomie gauche
E. Une iléostomie

Réponse : AD

M 87/7/1/ 98

L'hémicolectomie typique pour cancer du sigmoïde sacrifie :

A. Le pédicule mésentérique supérieur
B. Le pédicule iléo-caeco-appendiculaire
C. Le pédicule colique supérieur gauche
D. Le tronc des sigmoïdiennes
E. Les pédicules hémorroïdaux moyens

Réponse : CD

S 89/4/1/ 50

Dans les examens suivants, lequel est dépourvu d'intérêt dans le bilan pré-thérapeutique d'un adénocarcinome rectal ?

A. Radio pulmonaire
B. Dosage de l'ACE
C. Echographie hépatique
D. Colonoscopie
E. Scintigraphie osseuse

Réponse : E

S 89/1/1/ 53

Quel est le traitement curatif d'un volumineux cancer du bas rectum situé à deux centimètres de la marge anale ?

A. Résection sigmoïdienne
B. Résection rectale avec anastomose colo-anale
C. Colostomie iliaque gauche
D. Amputation abdomino-périnéale
E. Radiothérapie

Réponse : D

M 89/6/2/ 67

Dans quel(s) cas doit-on prescrire une radiothérapie complémentaire après exérèse d'un cancer du rectum ?

A. Cancer limité à la muqueuse
B. Cancer envahissant la séreuse
C. Nodules tumoraux dans le méso
D. Envahissement lymphatique
E. Cancer envahissant la musculeuse interne

Réponse : BCDE

6. 3.12
DIVERS

M 85/2/2/ 33

Le cancer du colon :

A. Se développe parfois sur une tumeur bénigne préexistante
B. Se développe avec une fréquence accrue chez les patients porteurs de diverticules sigmoïdiens
C. Se développe avec une fréquence accrue chez les patients souffrant d'une rectocolite ulcéro-hémorragique ancienne à forme de pancolite
D. Survient inéluctablement chez les patients porteurs d'une polypose rectocolique familiale
E. Survient avec une fréquence accrue chez des patients ayant déjà des antécédents personnels de cancer rectocolique traité

Réponse : ACDE

M 87/1/2/ 69

Parmi les lésions suivantes, indiquer celle(s) qui peu(ven)t être pré-cancéreuse(s) :

A. Adénome rectal
B. Polype adéno-villeux du colon
C. Hamartome colique
D. Polype hyperplasique du rectum
E. Colite amibienne

Réponse : AB

S 89/1/1/ 82

Parmi les examens suivants, indiquer celui sur lequel repose la prévention effective du cancer recto-colique, chez des sujets à haut risque :

A. Lavement baryté en technique standard
B. Test "Hémocult"
C. Coloscopie totale
D. Dosage des sels biliaires dans les selles
E. Examen coprologique fonctionnel des selles de 24h

Réponse : C

M 91/2/2/ 46

Quelles sont parmi les suivantes, les propositions justes ?

A. La quasi-totalité des cancers recto-coliques provient de la dégénérescence d'un polype adénomateux
B. Le risque de cancer croit avec le nombre et la taille des adénomes
C. Le dépistage et l'exérèse des polypes adénomateux et villeux sont la meilleure prévention actuelle du cancer recto-colique
D. L'âge moyen de la dégénérescence dans la polypose familiale diffuse est de 55 ans
E. Après colectomie totale pour polypose familiale diffuse, le rectum restant doit être surveillé très régulièrement, pour possibilité de cancer total

Réponse : ABCE

M 91/7/2/ 85

Le cancer du rectum :

A. Est habituellement un carcinome épidermoïde
B. Peut résulter de la transformation d'une tumeur villeuse
C. Donne des métastases ganglionnaires inguinales
D. Est habituellement infiltrant et non ulcéré
E. A la même étiologie que le cancer du côlon

Réponse : BE

6. 4
CANCER DU FOIE
6. 4. 1
CLINIQUE

M 86/6/2/ 66

Au cours du cancer primitif du foie (carcinome hépatocellulaire), le(s) signe(s) suivant(s) peut (peuvent) s'observer :

A. Douleur de l'hypochondre droit
B. Hyperleucocytose
C. Fièvre
D. Hépatomégalie dure
E. Hypoglycémie

Réponse : ABCDE

6. 4. 2
BIOLOGIE

S 85/5/1/ 58

Parmi les marqueurs biologiques suivants, indiquer celui de l'hépatome :

A. Bêta-HCG
B. Alphafoetoprotéine
C. ACE (antigène carcino-embryonnaire)
D. VMA (acide vanyl mandélique)
E. Bêta-2-microglobuline

Réponse : B

6. 4. 3
ANATOMOPATHOLOGIE

M 88/3/2/ 69

Parmi des données histologiques suivantes, indiquer celle(s) à laquelle ou auxquelles répond le cancer primitif du foie :

A. Carcinome épidermoïde différencié
B. Péliose hépatique
C. Angiosarcome
D. Cholangiocarcinome
E. Carcinome hépatocellulaire

Réponse : CDE

6. 4. 4
ETIOLOGIES
(FACTEURS DE RISQUE, TERRAIN)

S 85/2/1/ 83

Un de vos malades, ouvrier dans une usine de matières plastiques est atteint d'un angiosarcome hépatique. Au cours de l'enquête étiologique, les antécédents professionnels doivent être recherchés. Quel est le produit chimique connu comme étant un agent étiologique possible de ce type de tumeur ?

A. Isocyanate
B. Acide métacrylique
C. Tri-ortho-crésyl-phosphate
D. Chlorure de vinyle
E. Aucun des 4 produits précédents

Réponse : D

S 87/3/1/ 42

Toutes les affections suivantes prédisposent au cancer primitif du foie, sauf une, indiquez laquelle:

A. Hémochromatose
B. Cirrhose alcoolique
C. Fibrose hépatique au chlorure de vinyle
D. Amylose
E. Thorotrastose

Réponse : D

S 87/2/1/ 76

Un de vos patients présente un angiosarcome hépatique. Parmi les produits suivants, lequel peut être responsable de cette affection ?

A. Le chrome
B. Le mercure
C. Le benzène
D. Le chlorure de vinyle
E. Le trichloréthylène

Réponse : D

M 89/3/2/ 62

Parmi les propositions suivantes, citer celle(s) qui pourrai(en)t être responsable(s) d'un carcinome hépatocellulaire :

A. Virus A
B. Virus B
C. Aflatoxine B1
D. Oestrogènes
E. Androgènes

Réponse : BCDE

S 91/4/1/ 80

Parmi les cancérogènes suivants, quel est celui responsable d'angiosarcome hépatique ?

A. Benzène
B. Benzopyrène
C. Poussières de bois
D. Amiante
E. Chlorure de vinyle

Réponse : E

6. 4. 5
EVOLUTION
(PRONOSTIC, COMPLICATIONS)

S 86/2/1/ 44

Le premier relais métastatique hématogène du cancer du foie se trouve dans :

A. Le poumon
B. La rate
C. Le rein
D. Le rachis
E. Le cerveau

Réponse : A

6. 4. 6
TRAITEMENTS

S 90/5/1/ 42

6 mois après colectomie pour cancer du côlon, si les examens morphologiques du foie affirment l'existence d'une métastase hépatique unique du lobe gauche, il n'y a aucune autre métastase décelable. Que proposez-vous comme traitement ?

A. Chimiothérapie par voie générale
B. Chimiothérapie par voie locale intra-artérielle
C. Chimiothérapie par voie locale intra-portale
D. Laparotomie et lobectomie hépatique gauche
E. Radiothérapie hépatique

Réponse : D

6. 5 CANCER DU PANCREAS

6. 5. 1 CLINIQUE

M 85/7/1/105

Le cancer de la tête du pancréas est caractérisé au plan clinique et dans sa forme typique :

A. Par un ictère généralisé
B. Par un prurit
C. Par un amaigrissement
D. Par une grosse vésicule
E. Par une température à 39°

Réponse : ABCD

M 88/3/2/ 66

Un cancer de la queue du pancréas exocrine se révèle préférentiellement par :

A. Une hémorragie digestive
B. Une tumeur de l'hypochondre gauche
C. Une tumeur ombilicale
D. Des douleurs épigastriques violentes
E. Aucune de ces propositions

Réponse : B

M 89/5/2/108

Parmi les propositions suivantes, citer celle(s) qui peu(ven)t révéler un cancer du pancréas exocrine :

A. Amaigrissement isolé important
B. Diabète
C. Diarrhées
D. Des phlébites à répétition
E. Un ictère choléstatique

Réponse : ABCDE

S 92/8/1/ 40

Un ictère progressif avec prurit, sans douleurs, sans fièvre, sans rémission, avec grosse vésicule chez un homme de 60 ans évoque avant tout :

A. La lithiase du cholédoque
B. Le cancer de la vésicule
C. La cirrhose du foie
D. Le cancer de la tête du pancréas
E. L'hépatite virale

Réponse : D

6. 5. 2 BIOLOGIE

S 89/1/1/ 12

Un homme de 65 ans, accuse des douleurs de la région coeliaque et amaigrissement supérieur à 10% du poids depuis 6 mois. Il était considéré comme porteur d'une pancréatopathie. La TDM. révèle une tumeur de la tête du pancréas de 9 cm de diamètre. Parmi les marqueurs suivants, lequel sera le plus utile d'un point de vue diagnostique et ultérieurement thérapeutique ?

A. LDH
B. CA 125
C. Alpha foeto-protéine
D. CA 19.9
E. CA 15.3

Réponse : D

6. 5. 3 BILAN ÉTIOLOGIQUE

M 88/2/2/ 69

Quand on suspecte un cancer du pancréas à l'origine d'un ictère à bilirubine conjuguée, quel est (ou quels sont) l'(les) examen(s) complémentaire(s) utile(s) au diagnostic ?

A. Echographie pancréatique
B. Scanner abdominal
C. Duodénoscopie avec cholangiographie et wirsungographie rétrogrades
D. Cholangiographie intra-veineuse
E. Abdomen sans préparation

Réponse : ABC

6. 5. 4 TRAITEMENTS

S 89/1/1/ 8

Le cancer de la tête du pancréas peut être traité par toutes les interventions suivantes, sauf une, laquelle ?

A. Une duodéno-pancréatectomie céphalique
B. Une pancréatectomie sans duodénectomie
C. Une anastomose gastro-jéjunale et cholédoco-jéjunale
D. Une anastomose gastro-jéjunale et cholédoco-duodénale
E. La mise en place d'une prothèse par voie endoscopique

Réponse : B

6. 5. 5 DIVERS

M 89/6/1/104

L'adénocarcinome pancréatique se caractérise par:

A. Un pronostic létal global d'environ 99% à 5 ans
B. Une difficulté de détection des tumeurs de moins de 2 cm
C. La fréquence d'une douleur comme symptôme initial
D. La complète disparition actuelle de toute indication d'exérèse chirurgicale
E. La fréquence de métastases hépatiques

Réponse : BCE

7
CANCERS FEMININS
7. 1
CANCER DU COL UTERIN
7. 1. 1
CLINIQUE

S 85/5/1/ 59

Citer l'élément le moins utile pour le dépistage d'un cancer du col utérin :

A. Frottis cervico-vaginal
B. Frottis endocervical
C. Examen au spéculum
D. Colposcopie
E. Toucher vaginal

Réponse : E

7. 1. 2
ANATOMOPATHOLOGIE

S 85/5/1/ 68

Parmi les affirmations suivantes concernant les cancers du col, l'une est fausse :

A. Les cancers du col surviennent habituellement chez les femmes plus jeunes que celles qui ont un cancer de l'endomètre
B. Ils sont très lymphophiles
C. Ils sont hormono-dépendants
D. Il s'agit d'épithélioma épidermoïde
E. Ils se révèlent rarement par des métastases à distance

Réponse : C

S 88/7/1/ 19

L'examen d'une biopsie du col utérin montre un épithélium pavimenteux formé d'éléments cellulaires disposés irrégulièrement et comportant des noyaux volumineux et hyperchromatiques. Des mitoses sont présentes dans les couches superficielles et profondes. Quelle est la lésion évoquée ici ?

A. Hyperacanthose
B. Métaplasie épidermoïde
C. Carcinome intra-épithélial
D. Epithélioma basocellulaire
E. Régénération

Réponse : C

S 88/2/1/ 59

Un cancer du col au stade IB peut correspondre à toutes les caractéristiques suivantes sauf une. Laquelle ?

A. Cancer épidermoïde du col utérin
B. Adénocarcinome du col utérin
C. Cancer micro invasif
D. Cancer limité au col
E. Cancer avec extension lymphatique

Réponse : C

S 91/1/1/ 3

Une tumeur maligne infiltrante du col utérin est le plus souvent :

A. Un adénocarcinome
B. Un carcinome adénosquameux
C. Un carcinome malpighien
D. Un cylindrome
E. Une néoplasie intra-épithéliale

Réponse : C

S 91/3/1/ 35

Quel est dans la liste des éléments ci-après celui qui est incompatible avec un diagnostic de carcinome intra-épithélial du col utérin :

A. Mitoses anormales
B. Désorganisation architecturale
C. Importantes atypies nucléaires
D. Infiltrat inflammatoire du chorion sous-jacent
E. Embols lymphatiques

S 91/5/1/ 11

Le diagnostic de carcinome in situ du col utérin :

A. Est purement cytologique
B. Peut être porté sur une biopsie limitée
C. Nécessite l'examen en microscopie électronique de la lésion
D. Peut être porté sur l'examen histologique d'une biopsie exérèse
E. Peut être suspecté sur la découverte d'une métastase

Réponse : D

7. 1. 3
FORMES CLINIQUES

S 89/2/1/ 90

Une tumeur cervico-utérine classée II b dans la classification FIGO correspond à :

A. Une tumeur de plus de 2 cm, ne dépassant pas 5 cm de diamètre
B. Une tumeur étendue aux autres organes pelviens, sans atteindre le péritoine
C. Une tumeur infiltrant le col jusqu'à l'isthme
D. Une tumeur dépassant le col et infiltrant le paramètre sans atteindre la paroi
E. Une tumeur intéressant le tiers inférieur du vagin

Réponse : D

S 90/7/1/ 15

Une tumeur du col utérin classée T2a est:

A. Limitée au col
B. Etendue aux culs de sac vaginaux
C. Etendue à tout le vagin
D. Etendue à la vessie
E. Etendue au rectum

Réponse : B

7. 1. 4
ETIOLOGIES
(FACTEURS DE RISQUE, TERRAIN)

M 85/3/2/ 23

Le risque de cancer du col de l'utérus est augmenté en cas de:

A. Multiparité
B. Premiers rapports sexuels précoces
C. Conditions socio-économiques élevées
D. Multiplicité des partenaires sexuels
E. Antécédents de cancer du sein

Réponse : ABD

M 86/7/2/ 90

Citez le ou les facteurs qui définissent la population dite à haut risque pour le cancer du col de l'utérus:

A. Hérédité
B. Puberté précoce-Ménopause tardive
C. Pauciparité-1ère grossesse tardive
D. Multiparité-Nombreux partenaires
E. Hygiène génitale mauvaise-Infections à répétition

Réponse : DE

S 87/3/1/ 63

Parmi les agents infectieux suivants, lequel peut vraisemblablement intervenir dans la génèse du cancer du col?

A. Trichomonas
B. Gonocoque
C. Chlamydia
D. Papillomavirus
E. Mycoplasme

Réponse : D

S 88/4/1/ 54

Une population à haut risque de cancer du col utérin présente les caractéristiques suivantes sauf une. Laquelle?

A. Niveau socio-économique bas
B. Partenaires sexuels multiples
C. Premières règles précoces
D. Antécédent de cervicite chronique
E. Prise d'oestroprogestatifs

Réponse : E

7. 1. 5 BILAN ETIOLOGIQUE

S 88/3/1/ 51

Quelle méthode choisira-t-on pour préciser la nature exacte d'une petite lésion polypeuse de l'orifice de l'exocol?

A. Biopsie
B. Examen extemporané
C. Examen cytologique
D. Biopsie exérèse
E. Ponction biopsie

Réponse : D

M 88/5/2/ 31

La stadification du cancer du col en stade I ou II se fait lors:

A. De l'urographie intra-veineuse
B. De la lymphographie
C. Du scanner
D. Du toucher vaginal sous anesthésie générale
E. De la colposcopie

Réponse : D

S 89/7/1/ 33

Une femme de 52 ans, consultant pour métrorragies, présente une tumeur bourgeonnante et hémorragique du col de l'utérus. Parmi ces différents examens, quel est celui qui permet d'évaluer l'atteinte des paramètres?

A. Toucher vaginal
B. Toucher rectal
C. Cystoscopie
D. Hystérométrie
E. Rectoscopie

Réponse : B

M 90/1/1/ 82

Les frottis cervico-vaginaux pour le dépistage du cancer du col de l'utérus:

A. Ne doivent être pratiqués que chez les femmes non ménopausées, et jusqu'à 5 ans après la ménopause
B. Doivent être pratiqués jusqu'à 65 ans chez toute femme exposée au cancer du col
C. Doivent être répétés dans les 6 mois si le compte rendu ne mentionne pas la présence de cellules endo-cervicales
D. Doivent toujours être réalisés au moyen d'un prélèvement effectué par examen au spéculum non lubrifié et avant le TV
E. Doivent être suivis d'une colposcopie en cas d'anomalie cytologique sans lésion cliniquement visible au spéculum

Réponse : BCDE

7. 1. 6 EVOLUTION (PRONOSTIC, COMPLICATIONS)

S 89/6/1/ 35

Le facteur de pronostic le plus important du cancer du col utérin est:

A. La forme histologique
B. Le siège de la lésion
C. L'extension loco-régionale
D. L'âge de la patiente
E. Le degré de différenciation

Réponse : C

S 91/2/1/ 45

La principale évolution du cancer du col de l'utérus est:

A. Une extension loco-régionale
B. Une métastase pulmonaire
C. Une métastase hépatique
D. Une métastase cérébrale
E. Une métastase osseuse

Réponse : A

7. 1. 7 TRAITEMENTS

M 85/3/2/ 51

Lors d'une irradiation transcutanée pour épithélioma du col utérin des complications précoces liées à cette irradiation sont à craindre surtout au niveau de:

A. Corps de l'utérus
B. Vagin
C. Rectum
D. Vessie
E. Uretère pelvien

Réponse : CD

S 87/6/1/ 58

Chez une femme de 40 ans, une conisation a été réalisée. Elle a révélé un carcinome in situ dont la résection est passée en tissu pathologique. Laquelle des mesures thérapeutiques s'impose?

A. Hystérectomie élargie et lymphadénectomie
B. Curiethérapie et hystérectomie élargie plus lymphadénectomie
C. Frottis bi-annuel
D. Hystérectomie totale avec conservation annexielle
E. Hystérectomie subtotale

Réponse : D

S 87/7/1/ 60

La découverte, chez une femme de 30 ans, sur une biopsie dirigée par la colposcopie, d'un carcinome in situ impose de faire:

A. Une nouvelle biopsie
B. Un nouveau frottis trois mois plus tard
C. Une hystérectomie totale
D. Un curetage de l'endocol
E. Une conisation

Réponse : E

M 87/4/2/ 36

A propos d'un cancer du col de l'utérus T3 non vaginal, indiquez la ou les affirmations exactes:

A. Le TR retrouve un envahissement paramétrial jusqu'à la paroi pelvienne
B. L'atteinte des paramètres est toujours bilatérale
C. Le traitement initial est une curiethérapie
D. Le traitement initial est la chirurgie
E. Le traitement initial est la radiothérapie externe

Réponse : AE

S 89/6/1/ 82

Une femme de 60 ans est porteuse d'un épithélioma malpighien du col utérin classé stade III, quel est le choix thérapeutique?

A. Chirurgie puis chimiothérapie
B. Chimiothérapie puis chirurgie
C. Chimiothérapie exclusive
D. Radiothérapie externe puis curiethérapie
E. Chirurgie exclusive

Réponse : D

M 90/4/1/103

A quelle(s) technique(s) le radiothérapeute doit-il recourir pour terminer la radiothérapie exclusive d'un cancer malpighien du col utérin II A FIGO, T2a N0 M0 UICC au terme de 45 Gy d'irradiation externe, chez une femme de 45 ans dont l'anatomie utéro-vaginale est normale?

A. Electrothérapie
B. Curiethérapie interstitielle au Césium 137
C. Curiethérapie endocavitaire au Césium 137 en 2 séquences séparées
D. Curiethérapie interstitielle + hyperthermie interstitielle
E. Photonthérapie sur champs réduits

Réponse : C

S 91/4/1/ 15

Une jeune femme de 24 ans a un frottis de dépistage qui montre une dysplasie légère. Après un traitement anti-infectieux local le frottis reste identique. Quelle conduite choisissez-vous?

A. Vous lui proposez une conisation
B. Vous lui conseillez une électrocoagulation du col
C. Vous demandez une colposcopie avec contrôle histologique
D. Vous l'adressez pour hystérectomie
E. Vous lui proposez une amputation du col

Réponse : C

S 91/6/1/ 8

Quel est le traitement le plus adapté à un carcinome épidermoïde in situ du col utérin chez une femme jeune?

A. Surveillance simple
B. Curiethérapie
C. Hystérectomie totale
D. Conisation
E. Hystérectomie totale élargie

Réponse : D

7. 1. 8 DIVERS

M 88/2/2/ 53

Le cancer in situ du col:

A. Ne succède jamais à une dysplasie
B. N'a pas de signes cliniques
C. Est souvent associé à une virose génitale
D. Peut être traité par une conisation au laser
E. Est le plus souvent traité par une intervention de Wertheim

Réponse : BCD

M 89/6/2/ 44

A propos du cancer invasif du col utérin:

A. Il est habituellement révélé par la survenue de métrorragies
B. Son diagnostic repose sur le frottis cervical
C. Il est dans la majorité des cas un carcinome épidermoïde
D. Si ce cancer atteint le col et les culs de sac vaginaux sans atteindre les paramètres, il est classé stade I (classification FIGO)
E. La dissémination de ce cancer se fait préférentiellement par voie lymphatique

Réponse : ACE

M 90/2/1/102

Le cancer invasif du col utérin:

A. Est habituellement un adénocarcinome
B. Guérit dans plus de 80% des cas, lorsque l'atteinte est localisée au col
C. Dissémine surtout par voie lymphatique
D. Se manifeste le plus fréquemment par des saignements
E. Le bilan d'extension doit comporter une cystoscopie

Réponse : BCD

M 90/2/1/ 92

Parmi les 5 propositions suivantes concernant le cancer du col utérin, quelles sont celles qui sont exactes?

A. Le cancer du col utérin a surtout une évolution loco-régionale
B. Les épithéliomas malpighiens sont la forme histologique la plus fréquente
C. Les cancers du col utérin sont partiellement hormono-dépendants
D. Les cancers du col utérin atteignent essentiellement la femme jeune
E. L'extension loco-régionale est le principal facteur de pronostic

Réponse : ABE

M 91/2/1/ 97

La dysplasie légère de l'épithélium du col utérin:

A. Peut être dépistée par un frottis cervico vaginal
B. Peut être une lésion précancéreuse
C. Se traduit par des anomalies cytologiques
D. Est une malformation congénitale
E. Est réversible

Réponse : ABCE

7. 2
CANCER DU CORPS UTERIN
7. 2. 1
CLINIQUE

M 87/3/2/ 63

Parmi les symptômes suivants observés après la ménopause, lequel ou lesquels doi(ven)t faire rechercher un cancer de l'endomètre?

A. Métrorragie
B. Adénopathie inguinale
C. Hydrorrhée
D. Polype accouché par le col
E. Leucorrhée avec brûlures vaginales

Réponse : AD

S 92/9/1/ 32

Parmi les examens suivants, quel est celui qui permet avec le plus de certitude de porter le diagnostic de cancer de l'endomètre?

A. Examen clinique
B. Frottis endométrial
C. Echographie
D. Hystérographie
E. Curetage biopsique

Réponse : E

7. 2. 2
ANATOMOPATHOLOGIE

S 87/7/1/ 11

Quel est le type histologique habituel des cancers du corps utérin?

A. Adénocarcinome
B. Epithélioma malpighien
C. Epithélioma basocellulaire
D. Epithélioma à cellules claires
E. Epithéliosarcome

Réponse : A

S 91/7/1/ 40

Quel pourcentage de la totalité des cancers de l'endomètre représentent les adénocarcinomes?

A. 20%
B. 30%
C. 50%
D. 70%
E. 90%

Réponse : E

7. 2. 3
FORMES CLINIQUES

S 91/4/1/ 64

Comment classez-vous un cancer de l'endomètre avec extension à la vessie?

A. Stade I
B. Stade II
C. Stade III
D. Stade IVa
E. Stade IVb

Réponse : D

7. 2. 4
ETIOLOGIES
(FACTEURS DE RISQUE, TERRAIN)

M 86/6/2/ 61

On reconnaît comme facteur(s) de risque du cancer de l'endomètre:

A. L'excès pondéral
B. Le diabète
C. L'HTA
D. La prise prolongée de progestérone seule
E. Les antécédents de dystrophie ovarienne

Réponse : ABCE

S 87/6/1/ 59

Toutes les conditions suivantes sont des facteurs de risque de cancer de l'endomètre sauf une. Laquelle?

A. Obésité
B. Ménopause tardive
C. Grande multiparité
D. Traitement oestrogénique post-ménopausique
E. Tumeurs féminisante de l'ovaire

Réponse : C

M 87/2/1/ 93

Le risque de survenue de l'adénocarcinome de l'endomètre est majoré par:

A. Obésité
B. HTA
C. Adénomyose
D. Dysovulation prolongée
E. Diabète

Réponse : ABDE

M 87/3/2/ 50

Parmi les propositions suivantes, indiquez celle(s) qui constitue(nt) un (des) facteur(s) de risque pour le cancer de l'endomètre :

A. Hypertension artérielle essentielle
B. Obésité
C. Traitement oestrogénique prolongé
D. Multiparité
E. Multiplicité des partenaires sexuels

Réponse : ABC

M 87/2/2/ 43

Mme R., 50 ans, consulte pour des métrorragies. Quel(s) élément(s) vous font dire qu'elle est à haut risque de cancer de l'endomètre?

A. Elle n'est pas ménopausée
B. Elle n'a pas eu d'enfants, ayant été traitée sans succès pour stérilité
C. Elle pèse 70 kg pour 1m50
D. Sa pression artérielle est de 170/100 mmHg
E. Elle prend des progestatifs depuis plusieurs mois pour régulariser son cycle

Réponse : BCD

M 88/2/2/ 51

Les facteurs de risque de cancer de l'endomètre comportent :

A. Obésité
B. Diabète
C. Hyperplasie de l'endomètre
D. Femme jeune
E. Cancer du col familial

Réponse : ABC

M 89/5/2/ 64

Le risque de survenue de l'adénocarcinome de l'endomètre est majoré par:

A. Obésité
B. Ménopause tardive
C. Adénomyose
D. Dysovulation prolongée
E. Antécédents infectieux génitaux

Réponse : ABD

7. 2. 5 EVOLUTION (PRONOSTIC, COMPLICATIONS)

M 86/3/2/ 93

Le(s) facteur(s) pronostique(s) le(s) plus important(s) dans le cancer de l'endomètre est (sont):

A. Les données de la cytologie exfoliative
B. La différenciation histologique
C. L'âge de survenue
D. L'envahissement cervical et endocervical
E. La survenue sur un terrain d'hyperplasie endométriale

Réponse : BD

M 89/7/2/ 33

Le pronostic de l'adénocarcinome de l'endomètre est fonction de :

A. Profondeur d'infiltration du myomètre
B. Extension au col de l'utérus
C. Degré de différenciation histologique
D. Envahissement ganglionnaire
E. Association à une adénomyose

Réponse : ABCD

7. 2. 6 TRAITEMENTS

S 85/4/1/ 26

Après hystérectomie élargie type Wertheim, précédée de curiethérapie intra-vaginale, une perte d'urine d'apparition immédiatement post-opératoire correspond vraisemblablement à:

A. Une fistule vésico-vaginale radique
B. Une lésion chirurgicale du sphincter strié de l'urètre
C. Une fistule urétéro-vaginale
D. Une incontinence urinaire d'effort
E. Une vessie neurologique centrale hyperactive

Réponse : C

S 86/3/1/ 52

Dans un adénocarcinome du corps utérin, l'examen de la pièce d'hystérectomie montre un envahissement des 2/3 du myomètre. Quelle est la suite thérapeutique à envisager?

A. La radiothérapie
B. L'hormonothérapie
C. La chimiothérapie
D. La surveillance
E. L'évidemment glandulaire

Réponse : A

M 87/5/2/ 53

Le traitement d'un adénocarcinome de l'endomètre, de stade II, doit inclure:

A. Hystérectomie simple
B. Hystérectomie totale avec salpingo-ovariectomie bilatérale
C. Intervention de Wertheim
D. Irradiation externe pelvienne
E. Thérapeutique endocrinienne

Réponse : BD

S 88/1/1/ 61

Chez une patiente de 70 ans, présentant une métastase pulmonaire d'un cancer de l'endomètre, laquelle des drogues suivantes devra être utilisée en première intention?

A. Corticoïdes
B. Agents alkylants
C. Antimétabolites
D. Hormonothérapie oestroprogestative
E. Hormonothérapie progestative

Réponse : E

7. 2. 7
DIVERS

M 86/7/1/110

Le cancer de l'endomètre présente l'une ou plusieurs des caractéristiques suivantes:

A. Sa fréquence est actuellement en régression et inférieure à celle du cancer cervical
B. La forme histologique habituelle est le carcinome épidermoïde
C. La dissémination se fait par voie hématogène préférentielle
D. Il s'agit habituellement de tumeurs non hormono dépendantes et le dosage des récepteurs hormonaux est abandonné
E. La localisation à la partie basse du corps utérin constitue un facteur aggravant le pronostic

Réponse : E

M 88/1/2/ 62

Le cancer de l'endomètre est:

A. Très fréquent entre 40 et 50 ans
B. Révélé par des métrorragies post ménopausiques
C. Fréquent chez les femmes soumises à une hyper œstrogénie
D. Fréquent chez les obèses
E. Traité habituellement par les progestatifs seuls

Réponse : BCD

M 90/1/1/101

Le(s) facteur(s) pronostique(s) le(s) plus important(s) dans le cancer de l'endomètre est (sont):

A. Les données de la cytologie exfoliative
B. La différenciation histologique
C. L'âge de survenue
D. L'envahissement cervical et endocervical
E. La survenue sur un terrain d'hyperplasie endométriale

Réponse : BD

S 91/3/1/ 28

Parmi les propositions suivantes concernant les cancers de l'endomètre, laquelle est vraie?

A. Le cancer de l'endomètre atteint exclusivement les femmes ménopausées
B. Le symptôme le plus fréquent est la découverte d'une tumeur utérine
C. La prise régulière pendant plusieurs années d'oestrogènes seuls sans compensation progestative augmente le risque de survenue
D. Le diabète insulino-dépendant augmente le risque de survenue
E. La prise de progestatifs augmente le risque de survenue

Réponse : C

M 92/8/2/ 83

Parmi les propositions suivantes concernant le cancer de l'endomètre laquelle ou lesquelles est ou sont vraies?

A. Il s'agit le plus souvent d'un cancer épidermoïde
B. Il s'agit d'un cancer souvent hormono-dépendant
C. L'atteinte du col utérin définit le stade II
D. La conservation ovarienne est possible chez les femmes non ménopausées
E. La curiethérapie vaginale diminue le taux de récidive locale

Réponse : BCE

7. 3
CANCER DE L'OVAIRE
7. 3. 1
CLINIQUE

S 87/2/1/ 58

Quel est le symptôme le plus souvent révélateur des cancers de l'ovaire?

A. Des métrorragies
B. Des signes de compression rectale
C. Une augmentation du volume de l'abdomen
D. Des signes de compression vésicale
E. Une adénopathie sus claviculaire

Réponse : C

7. 3. 2
BIOLOGIE

S 89/6/1/ 34

Le marqueur biologique le plus important dans les épithéliomas ovariens est:

A. Le Ca 125
B. La Bêta HCG
C. L'ACE
D. Le PSA
E. Le Ca 19.9

Réponse : A

7. 3. 3
IMAGERIE

S 90/3/1/ 3

Quelle exploration para-clinique peut permettre de diagnostiquer une tumeur ovarienne sans préjuger de son type histologique?

A. Abdomen sans préparation
B. Hystérométrie
C. Hystérosalpingographie
D. Lavement baryté
E. Echographie pelvienne

Réponse : E

S 91/6/1/ 49

Parmi les investigations complémentaires suivantes, quelle est celle qui vous permet de juger au mieux de l'extension loco-régionale d'un cancer de l'ovaire non métastatique?

A. Echographie pelvienne et abdominale
B. Laparotomie exploratrice
C. Hystérographie
D. Tomodensitométrie
E. Urographie intra-veineuse

Réponse : B

7. 3. 4
ANATOMOPATHOLOGIE

M 89/2/2/ 16

Histologiquement un cancer de l'ovaire peut être:

A. Adénocarcinome à cellules claires
B. Adénocarcinome séreux
C. Dysgerminome
D. Choriocarcinome
E. Tumeur de Brenner

Réponse : ABCD

7. 3. 5
FORMES CLINIQUES

M 91/1/2/ 46

Les tumeurs séreuses de l'ovaire avec greffe péritonéale peuvent être :

A. Malignes
B. Bénignes
C. Bilatérales
D. Borderlines
E. Unilatérales

Réponse : ACDE

7. 3. 6
ETIOLOGIES
(FACTEURS DE RISQUE, TERRAIN)

S 87/1/1/ 5

Parmi les propositions suivantes concernant les facteurs de risque du cancer de l'ovaire, laquelle est exacte?

A. Première grossesse tardive
B. Ménopause précoce
C. Haut niveau de vie socio-économique
D. Puberté précoce
E. Aucun des facteurs précédents

Réponse : E

S 89/5/1/ 42

Quelle est la circonstance de diagnostic la plus fréquente d'un cancer de l'ovaire?

A. Examen systématique
B. Bilan étiologique d'une dysménorrhée et/ou de métrorragies
C. Laparotomie pour tumeur pelvienne
D. Augmentation du CA 125
E. Signes endocriniens

Réponse : C

7. 3. 7
BILAN ÉTIOLOGIQUE

S 87/7/1/ 61

Dans le bilan du cancer de l'ovaire, le marqueur le plus approprié est:

A. L'alphafoetoprotéine
B. L'HCG bêta
C. L'antigène carcino-embryonnaire
D. Le CA 15-3
E. Le CA 125

Réponse : E

7. 3. 8
TRAITEMENTS

S 85/6/1/ 88

Chez une femme ménopausée de 55 ans, ayant une ascite néoplasique en rapport avec un carcinome ovarien à développement pelvi abdominal, quelle attitude doit-on préconiser en premier?

A. Chirurgie opératrice
B. Chimiothérapie après scanner
C. Radiothérapie abdomino pelvienne
D. Abstention thérapeutique
E. Ponction et traitement hormonal

Réponse : A

S 86/1/1/ 12

La conduite thérapeutique pour un cystadénome séreux de l'ovaire est:

A. L'abstention
B. Le traitement par progestatifs
C. L'exérèse chirurgicale
D. La radiothérapie
E. La chimiothérapie

Réponse : C

S 86/4/1/ 63

En cas de tumeur ovarienne solide ou mixte à l'échographie, chez une jeune fille, il faut:

A. Ne rien faire
B. Opérer d'emblée
C. Ponctionner par voie coelioscopique
D. Refaire l'échographie après les règles suivantes
E. Faire un test thérapeutique par œstro-progestatif ou progestatif

Réponse : B

S 89/2/1/ 15

Le médicament le plus utilisé dans la chimiothérapie des adénocarcinomes ovariens est:

A. Actinomycine D
B. Cisplatine
C. Mithramycine
D. Estramustine
E. Mercaptopurine

Répons : B

M 90/7/1/116

Chez une femme de 50 ans le traitement chirurgical d'un cancer limité à un seul ovaire comprend:

A. Une ovariectomie unilatérale
B. Une annexectomie bilatérale
C. Une omentectomie
D. Une hystérectomie totale
E. Une lymphadénectomie iliaque bilatérale

Réponse : BCD

M 91/1/2/ 82

Parmi les propositions concernant le traitement des cancers du revêtement épithélial de l'ovaire, laquelle ou lesquelles sont vraie(s)?

A. L'hystérectomie avec annexectomie bilatérale et omentectomie constituent le traitement de base
B. Le volume tumoral résiduel après chirurgie initiale est un facteur pronostique essentiel
C. La radiothérapie abdomino-pelvienne est systématiquement appliquée
D. La chimiothérapie est d'autant plus efficace que le reliquat tumoral après chirurgie est réduit
E. L'atteinte ganglionnaire lombo-aortique est fréquente en cas de carcinose abdomino-pelvienne

Réponse : ABDE

7. 3. 9 DIVERS

S 88/4/1/ 39

L'une de ces tumeurs endocrines de l'ovaire secrète des hormones mâles:

A. Arrhénoblastome
B. Thécome
C. Tumeur de la granulose
D. Goitre ovarien
E. Kyste du corps jaune

Réponse : A

M 91/1/1/ 79

Devant une tumeur kystique de l'ovaire, certains des signes suivants font craindre une tumeur maligne:

A. Les douleurs pelviennes cycliques
B. Un diamètre inférieur à 5 cm
C. Des végétations endokystiques à l'échographie
D. La découverte après la ménopause
E. L'existence d'une lame d'ascite à l'échographie

Réponse : CDE

M 91/7/2/ 30

Parmi les propositions suivantes concernant les tumeurs de l'ovaire, laquelle ou lesquelles sont vraie(s)?

A. Les kystes dermoïdes (tératome bénin mature) sont diagnostiqués le plus souvent chez les femmes jeunes
B. L'existence de végétations intra-kystiques est un argument formel en faveur de la malignité
C. Le dosage de l'antigène 12.5 est utile à la surveillance des cancers épithéliaux complètement réséqués
D. Les tumeurs de la lignée germinale sont les plus fréquentes
E. La contraception orale augmente le risque de cancer de l'ovaire

Réponse : AC

M 91/4/2/ 13

Parmi les facteurs pronostiques suivants concernant les cancers du revêtement épithélial de l'ovaire, lequel ou lesquels retenez-vous?

A. Le volume tumoral initial
B. Le type histologique
C. Le degré de différenciation
D. Le volume tumoral résiduel après exérèse chirurgicale
E. Une ascite cytologiquement positive

Réponse : ABCDE

7. 4 CANCER DU SEIN

7. 4. 1 EPIDÉMIOLOGIE

S 85/6/1/ 74

L'un des éléments suivants n'est pas retenu comme un critère de haut risque de cancer du sein. Lequel?

A. Antécédents familiaux de cancer du sein
B. Première grossesse tardive
C. Puberté précoce
D. Ménopause tardive
E. Antécédent personnel d'abcès du sein

Réponse : E

S 86/4/1/ 25

On admet comme facteur de risque vis à vis du cancer du sein?

A. Ménopause précoce
B. Multiparité
C. Alimentation riche en graisse
D. Antécédents familiaux de cancer du col utérin
E. Bas niveau socio-économique

Réponse : C

7. 4. 2 CLINIQUE

S 89/6/1/ 33

Quel est l'examen le plus sensible pour le dépistage des cancers du sein?

A. La thermographie
B. La mammographie
C. L'autopalpation
D. L'échographie
E. Le dosage sérique de l'ACE

Réponse : B

S 90/7/1/ 27

Parmi ces cinq signes, lequel d'entre eux doit être considéré comme spécialement évocateur d'un cancer du sein?

A. Douleur
B. Rétraction du mamelon
C. Rougeur
D. Ecoulement du mamelon
E. Hypertrophie unilatérale du sein

Réponse : B

S 91/4/1/ 50

Un nodule du sein régulier, de 1 cm de diamètre sans adénopathie satellite découvert chez une femme sans antécédents particuliers, 2 ans après la ménopause est le plus probablement:

A. Un adénofibrome
B. Un kyste
C. Une mastose sclérokystique
D. Une maladie de Paget
E. Un adénocarcinome

Réponse : E

Quelles sont les méthodes utiles dans le dépistage des cancers du sein?

A. Examen clinique
B. Mammographie
C. Thermographie
D. Echographie
E. Immunoscintigraphie

Réponse : ABD

7. 4. 3 IMAGERIE

M 88/2/2/ 50

Parmi les arguments radiologiques suivants, lequel (lesquels) est (sont) en faveur d'une lésion maligne à la mammographie?

A. Aspect hétérogène de l'opacité
B. Irrégularité des contours
C. Spicules partant de la lésion
D. Microcalcifications
E. Halo clair d'oedème péritumoral

Réponse : ABCDE

M 89/1/2/ 4

Une patiente présente une tuméfaction mammaire. Quel(s) est (sont) parmi les critères radiologiques suivants, celui (ceux) qui fait (font) suspecter le cancer?

A. Présence de macro-calcifications isolées
B. Image radiologique de volume inférieur à celui trouvé à l'examen clinique
C. Epaississement cutané en regard de la lésion
D. Présence de micro-calcifications en foyer
E. Irrégularité de l'opacité

Réponse : BCDE

M 89/1/2/ 51

Madame R... vous consulte pour une tuméfaction dans le sein. Vous avez demandé une mammographie. Parmi les signes radiologiques ci-dessous, indiquez celui ou ceux qui vous font penser qu'il s'agit peut être d'un cancer?

A. L'image est mal limitée
B. L'image fait 1 cm de diamètre, alors que la tumeur palpée fait 3 cm
C. Il n'y a pas de microcalcifications
D. La peau en regard de la tumeur est un peu épaisse
E. On ne voit pas de ganglions

Réponse : ABD

M 91/7/1/ 96

Certains signes radiologiques sont évocateurs d'un cancer du sein. Parmi les suivants, lequel ou lesquels retenez-vous:

A. Micro-calcifications groupées en amas
B. Epaississement et rétraction cutanés
C. Involution graisseuse
D. Opacité régulière à limites nettes
E. Accentuation diffuse de la trame conjonctive

Réponse : AB

7. 4. 4 ANATOMOPATHOLOGIE

S 85/6/1/ 6

Chez une femme de 35 ans présentant une tumeur du sein de 3 cm de diamètre le seul examen permettant d'affirmer avec certitude le diagnostic de cancer est:

A. La thermographie
B. La mammographie
C. La cytologie
D. L'examen clinique
E. Prélèvement pour examen anatomo-pathologique

Réponse : E

S 86/3/1/ 29

Dans un cancer du quadrant supéro-externe du sein classé T1 N0, quelle est la fréquence de l'atteinte histologique des ganglions axillaires?

A. 0%
B. 5%
C. 20%
D. 50%
E. 80%

Réponse : C

7. 4. 5 FORMES CLINIQUES

S 85/7/1/ 8

A quelle définition correspond l'appellation N2 dans la classification internationale TNM du cancer du sein:

A. Adénopathie sus claviculaire
B. Adénopathie axillaire homolatérale mobile
C. Adénopathie axillaire homolatérale fixée
D. Adénopathie axillaire controlatérale mobile
E. Oedème du bras avec adénopathies

Réponse : C

S 86/1/1/ 62

Une tumeur du sein de 4 cm de diamètre est accompagnée de ganglions homolatéraux fixés, et considérés comme envahis. Il n'y a pas de localisation viscérale secondaire décelable. Comment classer cette néoplasie?

A. T1 N1 M0
B. T2 N0 M0
C. T2 N1 M1
D. T2 N2 M0
E. T3 N1 M1

Réponse : D

S 88/4/1/ 12

Dans le cancer du sein, la PeV2 est définie par des signes inflammatoires (oedème, rougeur, chaleur) situés:

A. Sur l'ensemble du sein
B. Sur la surface de projection cutanée de la tumeur
C. Sur la région axillaire
D. Sur la région aréolaire
E. Aucune des présentes réponses

Réponse : B

S 89/3/1/ 4

Une tumeur du quadrant supéro-externe du sein droit mesure 2 cm de diamètre, présence d'une adénopathie axillaire homolatérale mobile considérée cliniquement non envahie. Pas de bilan d'extension à la recherche de métastases. Cette tumeur est classée:

A. T1 N1 M0
B. T1 N1 MX
C. T2 N1 M0
D. T2 N1 MX
E. T2 N1 M0

Réponse : B

S 89/6/1/ 44

Comment classer une tumeur du sein de 3 cm avec des ganglions axillaires homolatéraux fixés et ayant rapidement augmenté de volume pendant le mois dernier (doublement de volume)?

A. T2 N0 PEV+
B. T2 N0 PEV0
C. T2 N2 PEV+
D. T3 N2 PEV+
E. T3 N1 PEV0

Réponse : C

M 89/6/1/ 93

A propos de la classification des cancers du sein dans le système TNM, il est exact que:

A. La tumeur T3 a un volume clinique égal à 3 cm
B. T2b= l'adjonction de la lettre b indique la fixation à la peau
C. N2= adénopathie axillaire homolatérale fixée
D. M0= métastases osseuses
E. MX= métastases viscérales multiples

Réponse : C

S 90/4/1/ 5

Une tumeur du QSE (Quadrant Supéro Externe) sein gauche de 3 cm de diamètre avec des ganglions axillaires homolatéraux fixés sans métastase à distance est classée:

A. T1 N2 M0
B. T2 N1b M0
C. T3 N1b M1
D. T2 N2 M0
E. T3 N2 M0

Réponse : D

7. 4. 6 ETIOLOGIES (FACTEURS DE RISQUE, TERRAIN)

S 85/1/1/ 30

Une femme de 40 ans, qui a eu ses premières règles à 11 ans et a eu un enfant qu'elle n'a pas allaité à l'âge de 29 ans, est particulièrement exposée à présenter un des cancers suivants. Lequel?

A. Adénocarcinome du sein
B. Carcinome épidermoïde du col utérin
C. Adénocarcinome du corps utérin
D. Sarcome du sein
E. Carcinome du vagin

Réponse : A

M 85/4/1/114

Une (ou plusieurs) des propositions suivantes est (sont) un (des) facteur(s) de risque de survenue du cancer du sein:

A. Une ménarche précoce
B. Une première grossesse avant 25 ans
C. Une première grossesse après 35 ans
D. Une durée d'allaitement supérieure à 6 mois
E. L'obésité

Réponse : ACE

M 85/7/2/ 19

Le risque de cancer du sein est augmenté en cas de:

A. Multiparité
B. Niveau socio-économique élevé
C. Premières règles précoces
D. Première grossesse tardive
E. Nombreux partenaires sexuels

Réponse : BCD

M 86/2/2/ 22

Il existe un certain nombre de facteurs favorisant la survenue d'un cancer du sein. Parmi les cinq propositions suivantes, laquelle ou lesquelles retenez-vous:

A. Cancer du sein chez la mère
B. Grossesse tardive
C. Multiparité
D. Ménopause tardive
E. Allaitement maternel

Réponse : ABD

M 87/6/2/ 41

Le risque de cancer du sein est augmenté en cas de:

A. Antécédents familiaux de cancer du sein
B. Multiparité
C. Nulliparité
D. Adénofibrome
E. Hypertrophie mammaire

Réponse : AC

M 90/3/1/110

Madame D. vous consulte pour une tumeur du sein. Quels sont le ou les éléments qui vous font penser, qu'elle est à haut risque de cancer du sein?

A. Elle a 45 ans
B. Elle a eu 4 enfants
C. Elle prend la pilule
D. Sa mère a eu un cancer du sein
E. Elle a eu ses premières règles tard (après 16 ans)

Réponse : AD

7. 4. 7
BILAN ÉTIOLOGIQUE

S 86/7/1/101

Quel est l'examen le plus sensible pour le dépistage des cancers du sein?

A. La thermographie
B. La mammographie
C. L'autopalpation
D. L'échographie
E. Le dosage sérique de l'ACE

Réponse : B

7. 4. 8
EVOLUTION (PRONOSTIC, COMPLICATIONS)

S 85/2/1/ 29

Le paramètre pronostique le plus important d'un cancer du sein est:

A. Le siège du cancer
B. L'aspect mammographique étoilé ou nodulaire
C. L'âge de la patiente (avant ou après 50 ans)
D. Le nombre de ganglions envahis par le cancer
E. Le degré de différenciation

Réponse : D

M 85/2/2/ 48

Une femme de 31 ans qui vient d'être traitée pour un cancer T1 N0 M- du sein, très motivée pour avoir des enfants peut être laissée libre de conduire une grossesse à terme sous une ou plusieurs conditions. Laquelle ou lesquelles sont incorrectes?

A. Attendre cinq ans sans rechute
B. Avoir une tumeur sans récepteurs hormonaux
C. Avoir des règles régulières
D. Prendre une contraception hormonale préalable de deux ans
E. Avoir eu une tumeur du quadrant supéro-externe

Réponse : ABCDE

M 85/3/2/ 52

Le pronostic du cancer du sein est fonction:

A. De la taille de la tumeur
B. D'antécédents de dystrophie mammaire
C. Du taux de récepteurs hormonaux dans la tumeur
D. De l'importance des microcalcifications sur les clichés de mammographies
E. La présence ou de l'absence d'une adhérence cutanée

Réponse : ACE

M 89/3/1/120

L'envahissement lymphatique du cancer du sein:

A. Progresse en règle sans sauter de relais d'un groupe ganglionnaire à l'autre
B. Ne se fait jamais au groupe mammaire interne dans les tumeurs des quadrants externes de la glande
C. Est un facteur aggravant le pronostic
D. Est l'un des éléments de la définition de la poussée évolutive
E. Implique formellement un traitement adjuvant par le Tamoxifène (NOLVADEX*)

Réponse : AC

M 90/3/1/109

Dans le cancer du sein, il est important, pour surveiller la patiente, de disposer de certains dosages; lesquels?

A. Dosage CA 15.3
B. CA 125
C. Dosage de la prolactine
D. Dosage de la ferritine dans le lait
E. Dosage de la bêta HCG

Réponse : A

M 90/2/1/119

Dans le cancer du sein, les métastases atteignent avant tout trois organes: lesquels?

A. Les os
B. Le foie
C. Les ovaires
D. Le thymus
E. Les poumons

Réponse : ABE

7. 4. 9
TRAITEMENTS

S 85/2/1/ 60

Les cancers du sein ayant des récepteurs pour l'oestradiol et des récepteurs pour la progestérone répondent à l'hormonothérapie dans un certain pourcentage de cas. Lequel?

A. 10%
B. 25%
C. 50%
D. 75%
E. 100%

Réponse : D

S 86/3/1/ 22

Actuellement, la thérapeutique généralement conseillée en France dans un cancer du sein survenant chez une femme de 45 ans porteuse d'un cancer inférieur à 1 cm du quadrant supéro-externe sans ganglion axillaire palpable est:

A. Mastectomie radicale et irradiation post-opératoire
B. Mastectomie simple seule
C. Mastectomie radicale seule
D. Tumorectomie seule
E. Tumorectomie, vérification axillaire et radiothérapie loco-régionale

Réponse : E

M 86/3/2/ 15

Parmi les 5 facteurs suivants, citer les deux qui sont les plus importants pour prévoir l'hormono-sensibilité du cancer du sein métastatique:

A. L'âge de la malade
B. Le siège de métastases
C. Le statut hormonal
D. La présence de récepteurs hormonaux
E. L'intervalle libre entre traitement initial et l'apparition des métastases

Réponse : DE

M 89/4/2/ 47

Après le traitement par tumorectomie curage d'un cancer du sein T2 N0 M0, sur quel(s) élément(s) décide-t-on une chimiothérapie adjuvante?

A. Sur la taille de la tumeur
B. La notion de ganglions envahis
C. La différenciation cellulaire appréciée par le score de Scarff et Bloom
D. La présence de récepteurs hormonaux
E. L'âge de la femme

Réponse : ABCE

S 89/7/1/ 42

Quel est le traitement adjuvant dont l'efficacité est prouvée chez une femme de 65 ans après mammectomie pour un cancer du sein T2 N+ (2 ganglions envahis), récepteurs hormonaux positifs?

A. Hormonothérapie au Tamoxifène
B. Radiothérapie des aires ganglionnaires atteintes
C. Chimiothérapie adjuvante
D. Hormonothérapie aux estrogènes
E. Aucun traitement n'a fait la preuve de son efficacité

Réponse : AB

S 90/6/1/ 93

Le curage axillaire réalisé dans le cadre d'une tumorectomie pour traitement conservateur du cancer du sein T1-T2 N0 doit intéresser combien d'étages du creux axillaire pour permettre une bonne analyse anatomo-pathologique et réduire le risque de lymphadénectomie?

A. L'étage inférieur
B. L'étage supérieur
C. L'étage inférieur et moyen
D. Les 3 étages
E. Les 3 étages et s'étendre au creux sus-claviculaire homolatéral

Réponse : C

S 91/3/1/ 11

Parmi les médicaments suivants, quel est celui qui est un anti-estrogène utilisé dans le traitement du cancer du sein?

A. Diéthylstilbestrol (DISTILBENE*)
B. Tamoxifène (NOLVADEX*)
C. Prednisolone (CORTANCYL*)
D. Acétate de cyprotérone (ANDROCUR*)
E. Médroxyprogestérone (PRODASONE*)

Réponse : B

7. 4.10
DIVERS

M 85/2/2/ 14

Dans un cancer du sein, la présence de récepteurs hormonaux:

A. A une signification pronostique favorable
B. Permet de prévoir une bonne chimiosensibilité
C. Permet de prévoir une bonne hormono-sensibilité
D. Constitue une contre-indication chirurgicale
E. Indique que la malade est encore réglée

Réponse : AC

M 87/7/2/ 64

Parmi les propositions suivantes, concernant le cancer du sein. Laquelle ou lesquelles sont vraies?

A. L'épithélioma du sein représente le cancer le plus fréquent chez la femme
B. Le risque de cancer du sein est augmenté chez la patiente dont la soeur a présenté un carcinome mammaire
C. L'augmentation de l'antigène carcino-embryonnaire est toujours en rapport avec une métastase hépatique
D. Un écoulement sanglant témoigne toujours d'un carcinome intragalactophorique
E. Une poussée évolutive d'un cancer du sein contre-indique la mastectomie immédiate

Réponse : AB

S 88/6/1/ 39

La maladie de Paget du sein:

A. Se transmet par l'allaitement
B. Est une atteinte du mamelon souvent associée à un cancer méconnu, sous-jacent
C. Est un comédo-carcinome
D. Est plus fréquente chez les asiatiques
E. Apparaît avant 40 ans

Réponse : B

M 89/1/1/ 88

A propos du cancer du sein chez la femme:

A. C'est le plus fréquent de tous les cancers
B. 22.000 nouveaux cas sont reconnus chaque année en France
C. Il est responsable de 8.000 décès par an en France
D. La courbe d'incidence en fonction de l'âge atteint son maximum à 45 ans
E. Le maximum de décès par cancer du sein survient dans les 3 premières années

Réponse : ABC

M 89/5/2/ 67

Concernant le fibro adénome du sein:

A. Il s'agit d'une tumeur plus fréquente avant 35 ans
B. A la mammographie l'opacité est homogène entourée d'un halo clair
C. La ponction est nécessaire
D. La conduite à tenir consiste à répéter la mammographie 3 mois plus tard
E. Il s'agit d'une tumeur qui dégénère souvent

Réponse : ABC

S 90/1/1/ 74

La phase pré-clinique d'un cancer du sein est estimée à:

A. Quelques jours
B. Quelques mois
C. Moins d'un an
D. Moins de 5 ans
E. Plus de 5 ans

Réponse : E

M 93/9/2/ 53

Dans un cancer du sein (quadrant supéro-externe) T1 N0:

A. La tumeur mesure au maximum 5 cm dans sa plus grande dimension
B. La tumeur mesure au maximum 2 cm dans sa plus grande dimension
C. La tumeur mesure au maximum 1 cm dans sa plus grande dimension
D. Il n'existe pas de ganglions axillaires homolatéraux palpables
E. Il existe des ganglions homolatéraux fixés et envahis

Réponse : BD

8 CANCERS MASCULINS

8. 1 CANCER DU TESTICULE

8. 1. 1 CLINIQUE

M 91/1/2/ 41

Un cancer du testicule peut se révéler par:

A. Douleur aiguë intra-scrotale
B. Augmentation de volume de la bourse
C. Gynécomastie
D. Varicocèle
E. Pesanteur intra-scrotale

Réponse : ABCE

S 91/3/1/ 73

Devant une grosse bourse vous suspectez en premier lieu un cancer parce que:

A. La masse est douloureuse
B. Il y a une transillumination
C. Elle est apparue progressivement
D. Il s'agit d'un drogué
E. Elle s'accompagne d'une température à 38°5

Réponse : C

8. 1. 2 BIOLOGIE

M 91/5/1/ 86

Quels sont les marqueurs tumoraux du cancer du testicule?

A. CA 19-9
B. Bêta HCG
C. Alphafoetoprotéine
D. ACE
E. CA 125

Réponse : BC

8. 1. 3 ANATOMOPATHOLOGIE

M 89/2/2/ 10

Le type histologique d'un cancer du testicule peut-être:

A. Séminome
B. Chorio-carcinome
C. Tumeur à cellule de Sertoli
D. Métastase d'un autre cancer
E. Tératome malin

Réponse : ABCDE

8. 1. 4 BILAN ÉTIOLOGIQUE

S 87/2/1/ 79

Un homme de 25 ans consulte pour une tuméfaction scrotale isolée découverte fortuitement au cours de sa toilette. A l'examen, vous retrouvez une tumeur dure, irrégulière, indolore, en plein parenchyme testiculaire gauche. Vous pensez à un cancer du testicule. Quel est l'examen le plus fiable qui vous permettra d'affirmer le diagnostic?

A. Echographie
B. Exploration chirurgicale
C. Thermographie
D. Ponction pour cytologie
E. Scanner

Réponse : B

S 89/2/1/ 2

Devant une masse testiculaire sensible, que proposez-vous pour faire le diagnostic positif de cancer du testicule?

A. Echographie scrotale
B. Biopsie testiculaire
C. Dosage des ACE
D. Exploration chirurgicale par voie inguinale
E. Thermographie

Réponse : D

8. 1. 5 EVOLUTION (PRONOSTIC, COMPLICATIONS)

M 92/9/1/ 68

En ce qui concerne le pronostic des cancers du testicule, laquelle ou lesquelles de ces propositions et ou sont exacte(s)?

A. Il dépend de l'âge du malade
B. Il est aggravé si le cancer du testicule survient sur une cryptorchidie
C. Il dépend du type histologique
D. Il dépend de l'extension des lésions
E. Il est aggravé chez les sujets de race blanche

Réponse : CD

8. 1. 6 TRAITEMENTS

S 86/5/1/ 76

Toutes ces propositions concernant les cancers du testicule sont vraies sauf une. Indiquez laquelle:

A. Les séminomes sont très radio-sensibles
B. Les chorio épithéliomes sont très radio-sensibles
C. Les chorio-épithéliomes sont chimio-sensibles
D. Les séminomes répondent à la chimio-thérapie
E. Les carcinomes embryonnaire sont chimio-sensibles

Réponse : B

M 87/1/2/ 79

Le traitement d'un séminome pur limité au testicule chez un homme de 45 ans comporte:

A. Une pulpectomie
B. Une radiothérapie des chaînes lymphatiques lombo-aortiques
C. Une orchidectomie par voie inguinale
D. Une lymphadénectomie
E. Une chimiothérapie

Réponse : BC

S 87/3/1/ 3

Le traitement initial d'une tumeur testiculaire présentant les caractères cliniques d'un cancer consiste en:

A. Chimiothérapie
B. Radiothérapie
C. Orchidectomie avec ligature du cordon spermatique
D. Curage ganglionnaire lombo-aortique systématique
E. Toutes les propositions ci-dessus

Réponse : C

S 87/5/1/ 51

Lequel des médicaments suivants modifie profondément le pronostic des carcinomes embryonnaires du testicule:

A. Mitomycine c (AMETYCINE*)
B. Vincristine (ONCOVIN*)
C. Thiotépa
D. Cisplatine (CISPLATYL*)
E. 5 Fluoro-uracile

Réponse : D

S 89/3/1/ 34

La meilleure stratégie thérapeutique en 1989 dans un carcinome embryonnaire du testicule stade IIc est:

A. La radiothérapie lombo-aortique et iliaque
B. Le curage ganglionnaire lombo-aortique + radiothérapie post-opératoire
C. Le curage ganglionnaire + la chimiothérapie
D. La chimiothérapie première suivie éventuellement d'une exérèse complémentaire d'un reliquat tumoral
E. La chimiothérapie suivie de la radiothérapie

Réponse : D

S 90/7/1/ 3

Un homme de 25 ans consulte pour une tuméfaction scrotale isolée découverte fortuitement au cours de sa toilette. A l'examen, vous retrouvez une tumeur dure, irrégulière, indolore, en plein parenchyme testiculaire gauche. Vous pensez à un cancer du testicule. Quel est l'examen le plus fiable qui vous permettra d'affirmer le diagnostic?

A. Echographie
B. Exploration chirurgicale
C. Thermographie
D. Ponction pour cytologie
E. Scanner

Réponse : B

M 90/7/1/ 89

Le traitement d'un séminome pur limité au testicule chez un homme de 45 ans comporte:

A. Une pulpectomie
B. Une radiothérapie des chaînes lymphatiques lombo-aortiques
C. Une orchidectomie par voie inguinale
D. Une lymphadénectomie
E. Une chimiothérapie

Réponse : BC

S 91/2/1/ 24

Pour un séminome pur du testicule sans extension ganglionnaire (à la lymphographie et à la scanographie) ou métastatique, indiquez la thérapeutique à utiliser après l'orchidectomie:

A. Radiothérapie abdominale
B. Polychimiothérapie
C. Curage ganglionnaire lombo-aortique
D. Monochimiothérapie
E. Immunothérapie

Réponse : A

S 92/8/1/ 59

Un homme de 20 ans, a une masse palpable indurée de 2 cm au niveau de la bourse gauche. Une échographie confirme l'existence d'une masse bien circonscrite inhomogène intra-testiculaire gauche. L'épididyme est normal. Quelle est la conduite à tenir?

A. Observation et échographie répétées
B. Dosage sanguin des alphafoetoprotéines et bêta HCG avec observation si elles sont normales
C. Exploration chirurgicale après dosage des marqueurs
D. Biopsie échoguidée par aiguille guillotine
E. Scanner abdominal avant biopsie chirurgicale

Réponse : C

M 93/8/2/ 27

Le traitement d'un séminome pur limité au testicule chez un homme de 45 ans comporte:

A. Une pulpectomie
B. Une radiothérapie des chaînes lymphatiques lombo-aortiques
C. Une orchidectomie par voie inguinale
D. Une lymphadénectomie
E. Une chimiothérapie

Réponse : BC

M 94/9/1/ 85

Quelles décisions prendre chez un patient de 25 ans présentant un nodule intra-testiculaire d'apparition progressive, isolé sans anomalie épididymaire et sans infection urinaire?

A. Dosages plasmatiques d'alpha-foeto-protéines et bêta HCG
B. Biopsie écho-guidée
C. Pulpectomie
D. Orchidectomie par voie inguinale avec ligature première du cordon
E. Traitement par agonistes du LH-RH

Réponse : AD

8. 1. 7 DIVERS

M 91/4/2/ 78

Le carcinome embryonnaire pur du testicule:

A. Peut s'accompagner d'une élévation des bêta HCG
B. Peut s'accompagner d'une élévation de l'alpha-foeto-protéine
C. Est sensible à la chimiothérapie
D. Ne se développe qu'après l'âge de 50 ans
E. A le plus mauvais pronostic de toutes les tumeurs du testicule

Réponse : BC

M 91/7/2/ 12

Une tumeur du testicule:

A. Se manifeste par une douleur aiguë à début brusque
B. Doit conduire à l'opération même si le diagnostic n'est pas certain
C. S'accompagne d'une fièvre
D. Déforme le testicule et respecte l'épididyme
E. Se rencontre préférentiellement de 5 à 15 ans

Réponse : BD

8. 2 CANCER DE LA PROSTATE

8. 2. 1 CLINIQUE

M 91/5/1/ 91

Parmi les symptômes suivants, lequel ou lesquels peu(ven)t révéler un adénocarcinome de la prostate?

A. Hémospermie
B. Hématurie initiale
C. Anurie
D. Purpura thrombopénique
E. Sciatique

Réponse : ABCDE

M 94/8/2/ 45

Le cancer de la prostate peut se manifester:

A. Par une sciatique
B. Par de la dysurie
C. Par de la pollakiurie
D. Par une hématurie terminale
E. Par une élévation de l'antigène spécifique prostatique

Réponse : ABCE

8. 2. 2 BIOLOGIE

M 91/4/2/ 8

Quels sont parmi ces examens ceux que l'on demande régulièrement dans la surveillance d'un cancer de la prostate?

A. Dosage du PSA
B. Phosphatases alcalines
C. Scintigraphie osseuse
D. Scanner pelvien
E. Toucher rectal

Réponse : ACDE

8. 2. 3 IMAGERIE

S 91/1/1/ 36

Dans le bilan d'extension squelettique d'un cancer prostatique, quelle technique diagnostique demander en premier lieu?

A. Radiographie du squelette complet
B. Examen tomodensitométrique
C. Tomographies conventionnelles
D. Scintigraphie osseuse
E. Myélo radiculographie

Réponse : D

8. 2. 4 ANATOMOPATHOLOGIE

M 90/5/2/ 62

Parmi les propositions suivantes concernant le score de Gleason, laquelle ou lesquelles sont vraies? Le score de Gleason:

A. Est fondé sur l'analyse des caractères cytologiques de la tumeur prostatique
B. Est fondé sur l'analyse des caractères histologiques de la tumeur prostatique
C. Est fondé sur l'analyse cytologique et histologique de la tumeur prostatique
D. Peut être établi sur le matériel recueilli par cyto-aspiration prostatique
E. Peut être recueilli par biopsies prostatiques

Réponse : BE

8. 2. 5 BILAN ÉTIOLOGIQUE

S 85/6/1/ 65

Pour le dépistage du cancer de la prostate, l'élément le plus efficace est:

A. Le toucher rectal
B. Le dosage des phosphatases acides
C. La cytologie urinaire après massage prostatique
D. La biopsie prostatique
E. L'échographie prostatique

Réponse : A

S 86/7/1/ 55

Parmi les examens suivants, indiquez celui qui est indispensable au diagnostic de cancer de la prostate:

A. Taux des phosphatases acides
B. Urographie intra-veineuse
C. Biopsie prostatique
D. Antigène carcino-embryonnaire
E. Echographie prostatique

Réponse : C

8. 2. 6 EVOLUTION (PRONOSTIC, COMPLICATIONS)

M 86/6/2/ 98

Pour apprécier le pronostic d'un cancer de la prostate il est essentiel de disposer de:

A. Stade loco-régional
B. Existence de métastases osseuses ou ganglionnaires
C. Type histologique et le degré de différenciation
D. Taux de l'antigène carcino embryonnaire
E. Taux de testostérone circulante

Réponse : ABC

8. 2. 7 TRAITEMENTS

S 85/4/1/ 49

Les oestrogènes tiennent une place importante dans le traitement des cancers de la prostate. Mais leur utilisation peut être déconseillée chez les patients présentant l'une des altérations suivantes. Laquelle?

A. Rénale
B. Hépatique
C. Digestive
D. Pulmonaire
E. Cardio-vasculaire

Réponse : E

S 85/6/1/ 69

En dehors de la prostatectomie totale, le traitement d'un cancer limité de la prostate, sans extension extracapsulaire, est actuellement:

A. L'orchidectomie bilatérale
B. Le traitement oestrogénique
C. L'orchidectomie suivie par les oestrogènes
D. La résection trans-urétral de la prostate
E. La radiothérapie externe ou interstitielle

Réponse : E

S 86/3/1/ 54

Au cours du cancer de la prostate:

A. L'hormonothérapie est toujours indiquée dès que le diagnostic est fait
B. L'hormonothérapie doit être réservée aux formes métastatiques et (ou) loco-régionales étendues
C. L'hormonothérapie la plus anodine actuellement est l'administration de Distilbène
D. L'hormonothérapie la plus habituelle est le Nolvadex
E. L'hormonothérapie est exceptionnellement indiquée au cours du cancer de la prostate

Réponse : B

S 86/2/1/ 28

Chez un homme de 60 ans, présentant un adénocarcinome moyennement différencié, limité à la prostate, avec une lymphographie normale et une scintigraphie osseuse normale le traitement est:

A. Une pulpectomie testiculaire
B. Une oestrogénothérapie à faible dose
C. Une oestrogénothérapie à forte dose
D. Une simple résection par voie transuréthrale
E. Une radiothérapie exclusive

Réponse : E

S 89/2/1/111

La durée moyenne de l'efficacité du traitement hormonal du cancer de la prostate avec métastases osseuses est de:

A. 6 mois
B. 12 mois
C. 24 mois
D. 48 mois
E. 60 mois

Réponse : C

M 89/7/2/ 66

Chez un malade atteint d'un adénocarcinome de la prostate avec métastases, l'effet anti-androgène maximal peut être obtenu par:

A. Orchidectomie sous albuginée + cyprotérone acétate
B. Orchidectomie sous albuginée + anti-androgène non stéroïdien
C. Administration de Kétoconazole
D. Diéthylstilbestrol + aminoglutéthimide
E. Cyclophosphamide

Réponse : AB

S 90/1/1/ 42

Chez un malade de 78 ans, qui a fait par le passé un infarctus du myocarde, l'apparition de violentes douleurs sciatiques bilatérales amène à découvrir un adénocarcinome prostatique avec élévation de l'antigène prostatique spécifique à 200 ng/ml. Parmi les traitements suivants, lequel devez vous proposer?

A. DISTILBENE* - 3 mg/jour
B. Agoniste du LH RH seul
C. ST 52* - 1,50 g en perfusion intra-veineuse
D. Orchidectomie
E. Radiothérapie sur la loge prostatique

Réponse : E

M 90/3/2/ 13

Quels sont les 2 traitements utilisables dans le traitement d'un cancer de la prostate métastasé ?

A. Oestrogène
B. Antioestrogène
C. Androgène
D. Progestatif
E. Orchidectomie

Réponse : AE

S 91/3/1/ 15

Quel est le principal mode d'action des oestrogènes dans le traitement d'un cancer prostatique?

A. Action freinatrice directement intra-prostatique
B. Freination directe de la sécrétion testiculaire de testostérone
C. Freination hypothalamo-hypophysaire
D. Freination surrénalienne
E. Concurrence avec les hormones mâles au niveau des récepteurs intra-prostatiques

Réponse : C

S 92/8/1/ 22

L'action des antiandrogènes dans le cancer de prostate se fait par l'intermédiaire:

A. De l'hypophyse
B. De l'hypothalamus
C. Des cellules testiculaires androgéno-sécrétantes
D. Des cellules cortico-surrénaliennes androgéno-sécrétantes
E. Des cellules prostatiques

Réponse : E

S 93/9/1/ 32

Un homme de 73 ans, en parfaite santé vient d'avoir une résection endoscopique d'un adénome de 20 g obstructif. Deux copeaux sont le siège d'un adénocarcinome parfaitement différencié. Le toucher rectal post-opératoire ne montre rien d'anormal, le PSA est normal, la scintigraphie osseuse est normale. Quelle est l'attitude à adopter?

A. Réévaluation périodique
B. Biopsie échoguidée de la prostate
C. Résection endoscopique complémentaire
D. Lymphadénectomie pelvienne
E. Radiothérapie de la loge prostatique

Réponse : A

M 94/9/1/ 91

Un homme de 52 ans, en bon état général, est porteur d'un adénocarcinome prostatique, stade local B. Phosphatases alcalines non augmentées. Scanner pelvien: pas d'extension périglandulaire, pas de ganglions décelables, scintigraphie osseuse négative. Que préconiser, au choix?

A. Analogues de la LH-RH
B. Oestrogénothérapie
C. Radiothérapie
D. Pulpectomies testiculaires
E. Prostatectomie

Réponse : E

8. 2. 8
DIVERS

M 88/4/2/ 42

Une condensation diffuse du corps vertébral de D10 est découverte chez un homme de 70 ans. Quel(s) est (sont) parmi les diagnostics suivants celui (ceux) pouvant expliquer une telle anomalie?

A. Hypercorticisme
B. Spondylarthrite ankylosante
C. Hyperthyroïdie
D. Métastase d'origine prostatique
E. Hémochromatose

Réponse : D

M 91/7/2/ 42

Le cancer de la prostate:

A. Peut être fortement suspecté par le toucher rectal
B. Est souvent découvert à l'occasion d'un bilan de stérilité masculine
C. Peut donner la même symptomatologie que l'adénome de prostate
D. Est une urgence chirurgicale
E. Est favorisé par la lithiase urinaire

Réponse : AC

9
CANCERS URINAIRES
9. 1
CANCER DU REIN
9. 1. 1
PHYSIOPATHOLOGIE

S 85/2/1/ 3

Le symptôme révélateur le plus fréquent d'un cancer du rein de l'adulte est:

A. La découverte d'une masse abdominale
B. Une hématurie totale
C. Fièvre inexpliquée
D. Anémie
E. Hémoptysie résultant d'une localisation pulmonaire secondaire

Réponse : B

9. 1. 2
CLINIQUE

S 85/2/1/ 88

Quel est le caractère qui caractérise l'hématurie du cancer du rein de l'adulte?

A. Elle est constante
B. Elle est fréquente
C. Elle est rare
D. Elle est initiale lors de la miction
E. Elle est provoquée par l'effort

Réponse : B

S 89/2/1/108

Les signes cliniques ou para-cliniques suivants, sauf un peuvent être en rapport avec un cancer du rein:

A. Polyglobulie
B. Masse abdominale donnant le contact lombaire
C. Fièvre au long cours
D. Hématurie terminale
E. Douleur lombaire

Réponse : D

9. 1. 3 BIOLOGIE

M 89/3/2/ 78

Parmi les modifications biologiques suivantes évocatrices d'un syndrome para-néoplasique peuvent se rencontrer chez un malade porteur d'un cancer du rein:

A. Hypercalcémie
B. Hypophosphorémie
C. Polyglobulie
D. Augmentation des phosphatases alcalines
E. Hyperuricémie

Réponse : ABCD

9. 1. 4 IMAGERIE

S 85/3/1/ 99

Chez un patient de 58 ans, présentant une masse lombaire et une hématurie, les examens peuvent montrer en faveur d'un cancer du parenchyme rénal tous les résultats suivants, sauf un : indiquez lequel?

A. Rein muet
B. Masse échogène
C. Hypervascularisation artérielle
D. Lacune de la veine cave inférieure
E. Greffe vésicale de la tumeur

Réponse : E

S 86/2/1/ 3

Parmi les examens ci-dessous, indiquez l'examen le plus précis pour apprécier l'extension régionale d'un cancer du rein:

A. La lymphographie abdominale
B. L'échotomographie rénale
C. L'urographie intra-veineuse
D. Le scanner (ou tomodensitométrie) abdominal
E. L'artériographie rénale

Réponse : D

M 86/6/1/119

Dans le cancer du rein, les examens radiologiques peuvent révéler:

A. Un rein muet
B. Un rein mastic
C. Une hypervascularisation artérielle
D. Une lacune dans la veine cave inférieure
E. Une sténose de l'uretère pelvien

Réponse : ACD

M 89/2/2/115

En faveur du diagnostic de tumeur solide du parenchyme rénal vous retenez:

A. Une tumeur anéchogène à renforcement postérieur en échographie
B. Une tumeur échogène à l'échographie
C. Un syndrome tumoral calcifié à l'UIV
D. Une prise de densité après injection iodée en tomodensitométrie nette mais inférieure à celle du parenchyme rénal normal
E. Une densité négative après injection iodée au scanner

Réponse : BCD

9. 1. 5 ANATOMOPATHOLOGIE

S 85/6/1/ 72

La principale variété histologique des tumeurs solides du rein de l'adulte est:

A. Le sarcome fibroblastique
B. La tumeur de Wilms ou néphroblastome
C. L'épithélioma de Grawitz ou épithélioma à cellules claires
D. Le lipome
E. L'hémangiosarcome

Réponse : C

S 89/2/1/ 67

Le type histologique du cancer du rein le plus fréquent est chez l'adulte:

A. Le lymphome
B. Le néphroblastome
C. L'adéno-carcinome
D. L'oncocytome
E. Le sarcome

Réponse : C

9. 1. 6 FORMES CLINIQUES

S 85/2/1/ 85

La tumeur du parenchyme rénal la plus fréquente chez l'adulte est:

A. L'adénome du rein
B. L'adénocarcinome
C. L'angiome
D. L'angiomyolipome
E. Le kyste simple du rein

Réponse : E

9. 1. 7
DIAGNOSTIC DIFFÉRENTIEL

M 91/3/2/ 45

Sur le plan radiologique, parmi les tumeurs bénignes du rein, l'angiomyolipome:

A. Peut être responsable d'un syndrome de masse sur les clichés d'urographie intra-veineuse
B. Est caractérisé par son hypoéchogénicité en échographie
C. Est caractérisé, en tomodensitométrie par la présence de densités graisseuses
D. Se comporte comme une tumeur avasculaire sur l'artériographie rénale
E. Est particulièrement bien étudié grâce à la cystographie rétrograde

Réponse : AC

9. 1. 8
BILAN ÉTIOLOGIQUE

M 89/5/2/ 83

Quels sont les examens complémentaires inutiles au diagnostic positif des cancers du rein?

A. L'urographie intra-veineuse
B. La scintigraphie rénale
C. L'échographie
D. La cavographie
E. La tomodensitométrie

Réponse : ABD

9. 1. 9
EVOLUTION
(PRONOSTIC, COMPLICATIONS)

M 89/2/2/108

Parmi les anomalies suivantes, lesquelles sont responsables d'un mauvais pronostic chez un malade atteint d'un cancer du rein?

A. Métastases pulmonaires
B. Amaigrissement récent
C. Accélération de la vitesse de sédimentation, supérieure à 100 à la 1ère heure
D. Envahissement des ganglions du hile du rein
E. Thrombose néoplasique de la veine cave inférieure

Réponse : ABCDE

9. 1.10
TRAITEMENTS

S 89/2/1/ 76

Dans l'adéno-carcinome rénal non métastasé la chimiothérapie:

A. Est indiquée avant toute chirurgie d'exérèse
B. Est indiquée en cas d'adéno-carcinome à cellules claires peu différenciées
C. Est indiquée en cas de tumeur de plus de 5 cm de diamètre
D. Est indiquée en cas de tumeur chirurgicale en cas d'envahissement capsulaire
E. N'est pas indiquée en cas de métastase

Réponse : E

S 89/2/1/ 86

Le traitement habituel d'une tumeur infiltrante du bassinet N- M- est:

A. La néphro-urétérectomie
B. La pyélotomie avec résection de la tumeur
C. La résection de la tumeur par voie percutanée
D. La chimiothérapie
E. La radiothérapie

Réponse : A

S 89/2/1/ 97

Le traitement du cancer du rein au stade T2 N- M- est:

A. La radiothérapie
B. La néphrectomie élargie
C. La néphro-urétérectomie totale
D. La chimiothérapie
E. L'association chirurgie-chimiothérapie

Réponse : B

S 90/2/1/ 7

Le traitement curatif actuel de l'adénocarcinome rénal:

A. Est uniquement chirurgical (néphrectomie élargie)
B. Associe radiothérapie et chirurgie
C. Associe chimiothérapie et chirurgie
D. Associe chimiothérapie et radiothérapie
E. Associe chimiothérapie, radiothérapie et chirurgie

Réponse : A

9. 2
CANCER DE LA VESSIE
9. 2. 1
EPIDÉMIOLOGIE

S 85/6/1/ 73

Parmi les caractères suivants, le plus approprié au cancer de la vessie est:

A. Est particulièrement fréquent chez les australiens de race blanche
B. N'existe pratiquement pas chez les noirs
C. Est particulièrement fréquent en Egypte
D. Est particulièrement fréquent au Japon
E. Est particulièrement fréquent chez les Chinois du Sud

Réponse : C

9. 2. 2 CLINIQUE

S 86/1/1/ 14

La gravité d'un cancer de vessie est proportionnelle à un seul de ces facteurs:

A. L'importance de l'hématurie
B. La taille et le nombre des tumeurs
C. La profondeur de pénétration tumorale dans la paroi vésicale
D. L'existence d'une dilatation urétérale au-dessus de la tumeur
E. L'âge du patient

Réponse : C

M 87/3/2/ 86

Dans les cancers de la vessie, l'hématurie:

A. Est totale si l'hémorragie est abondante
B. Est terminale si l'hématurie est peu importante
C. Est le témoin d'une lésion infiltrante
D. Est constante si les localisations sont multiples
E. Impose la cystectomie

Réponse : AB

9. 2. 3 IMAGERIE

M 91/4/2/ 52

L'extension d'une tumeur de la vessie est appréciée:

A. Par le toucher associé au palper abdominal
B. Par la laparoscopie
C. Par l'UIV
D. Par le scanner
E. Par l'échographie pelvienne

Réponse : ADE

9. 2. 4 ANATOMOPATHOLOGIE

S 91/7/1/ 42

Une tumeur vésicale végétante a un revêtement épithélial tout à fait identique à celui de la vessie normale. Quel nom donne-t-on à cette tumeur?

A. Carcinome urothélial de grade 1
B. Carcinome urothélial de stade 1
C. Carcinome in situ
D. Papillome
E. Adénocarcinome

Réponse : D

M 91/2/2/ 98

Les cancers de vessie les plus fréquents sont:

A. Des adénocarcinomes
B. Des carcinomes épidermoïdes
C. Des sarcomes
D. Des carcinomes urothéliaux
E. Des papillomes

Réponse : DE

S 91/3/1/ 45

On détermine le stade d'une tumeur de vessie sur un des critères suivants. Lequel?

A. Nombre d'assises cellulaires tumorales
B. Degré d'extension en profondeur dans la paroi vésicale
C. Intensité de l'infiltration lymphoïde du stroma
D. Proportion de cellules mucosécrétantes
E. Surface de la tumeur

Réponse : B

M 91/5/2/ 82

D'une façon générale les tumeurs de la vessie sont:

A. Des carcinomes
B. De type urothélial
C. Uni ou plurifocales
D. D'architecture papillaire
E. Précocément infiltrantes

Réponse : ABCD

9. 2. 5 FORMES CLINIQUES

M 91/6/2/ 14

Une tumeur vésicale ulcéro-végétante, infiltre la paroi vésicale, y compris la partie superficielle de la musculeuse. Quelle(s) dénomination(s) convien(nen)t à cette tumeur?

A. Papillome
B. Carcinome urothélial infiltrant
C. Carcinome urothélial de stade PT0
D. Carcinome urothélial de stade PT2
E. Carcinome in situ

Réponse : BD

9. 2. 6 ETIOLOGIES (FACTEURS DE RISQUE, TERRAIN)

S 85/5/1/ 51

Un cancer de la vessie est diagnostiqué chez un salarié ayant travaillé dans l'industrie chimique. A quelle famille chimique appartiennent les produits qui peuvent être responsables de ce cancer professionnel?

A. Les acides forts
B. Les composés phénoliques
C. Les halogènes
D. Les cétones
E. Les amines aromatiques

Réponse : E

S 86/7/1/ 20

Parmi les facteurs ci-dessous, susceptibles de favoriser le développement d'un cancer vésical, un seul ne doit pas être retenu. Lequel?

A. L'âge (plus de 45 ans)
B. Le tabagisme
C. L'existence d'une asbestose pleuropulmonaire
D. L'exposition prolongée aux amines aromatiques
E. Des antécédents de bilharziose

Réponse : C

M 90/4/1/105

Quel est ou quels sont les facteurs de risque associés aux cancers de la vessie?

A. Amiante
B. Aniline
C. Tabac
D. Shistosoma haematobium
E. Infections urinaires récidivantes

Réponse : BCD

9. 2. 7 TRAITEMENTS

S 90/7/1/ 53

Un homme de 55 ans, en bon état général, est porteur d'une tumeur infiltrante vésicale trigonale, sans extension métastatique ni ganglionnaire. Quel traitement lui proposez-vous?

A. Une radiothérapie de 45 Grays
B. Une chimiothérapie
C. Une résection vésicale endoscopique
D. Une cystectomie partielle
E. Une cystectomie totale avec lymphadénectomie pelvienne

Réponse : E

9. 2. 8 DIVERS

M 93/8/1/ 91

Une tumeur vésicale superficielle de 2 cm de diamètre:

A. Oblige à une cystectomie totale si l'on veut appliquer un traitement chirurgical curateur
B. Récidive dans deux tiers des cas
C. Touche surtout l'homme jeune de moins de 50 ans
D. Peut se manifester par une hématurie macroscopique ou microscopique
E. Cause des infections urinaires à répétition

Réponse : BD

10 CANCERS BRONCHO PULMONAIRES

10. 1 CANCERS BRONCHO PULMONAIRES

10. 1. 1 DÉFINITION

M 87/2/1/ 90

Le syndrome de Pancoast-Tobias comporte une atteinte:

A. Du plexus brachial
B. Du nerf phrénique
C. Du ganglion stellaire
D. Des nerfs intercostaux
E. Des premières côtes

Réponse : ACE

10. 1. 2 EPIDÉMIOLOGIE

S 85/4/1/ 68

Au bout de quel délai après l'arrêt du tabagisme le risque de cancer broncho-pulmonaire est-il peu différent de celui de non-fumeur?

A. 2 ans
B. 5 ans
C. 15 ans
D. 25 ans
E. Jamais

Réponse : C

M 87/4/2/ 80

Le cancer broncho-pulmonaire primitif:

A. Est en constante augmentation en France
B. Frappe environ 150 000 hommes par an en France
C. Est en relation avec le tabagisme
D. N'atteint pas la femme avant la ménopause
E. Est une maladie professionnelle chez les sujets exposés professionnellement à l'amiante

Réponse : ACE

10. 1. 3 CLINIQUE

M 85/1/2/ 37

Un cancer bronchique peut être révélé par:

A. Hémoptysie
B. Pleurésie
C. Neuropathie périphérique sensitivo-motrice
D. Erythème noueux
E. Virage de cuti réaction à la tuberculine

Réponse : ABC

S 87/3/1/ 1

Parmi les signes cliniques suivants, rencontrés chez un sujet porteur d'un cancer bronchique épidermoïde, quel élément a la signification pronostique la plus sévère?

A. Voix bitonale
B. Hippocratisme digital
C. VS: 70 mm à la 1ère heure
D. Hémoptysies minimes mais répétées
E. Tous les éléments ont la même valeur pronostique

Réponse : A

10. 1. 4 IMAGERIE

S 86/3/1/ 58

Quelle est la forme la plus courante et la plus classique des métastases carcinomateuses pulmonaires?

A. Masse unique
B. Granulations miliaires
C. Nodules multiples arrondis
D. Caverne irrégulière anfractueuse
E. Lymphangite carcinomateuse

Réponse : C

M 88/7/2/ 20

Au cours du cancer bronchique primitif l'examen radiographique peut montrer:

A. Une opacité ronde intraparenchymateuse
B. Une image radiologique en lâcher de ballons
C. Une opacité hilaire unilatérale
D. Une atélectasie lobaire
E. Une pachypleurésie apicale bilatérale

Réponse : ABCD

M 89/1/2/ 87

Parmi les images radiologiques suivantes, quelle(s) est (sont) celle(s) qui peu(ven)t être rencontrée(s) dans le cancer primitif des bronches:

A. Atélectasie
B. Foyer rond périphérique
C. Lâcher de ballons
D. Foyer parenchymateux excavé
E. Epanchement pleural

Réponse : ABDE

M 89/4/2/109

Chez un malade atteint de cancer broncho-pulmonaire, le scanner thoracique permet:

A. D'affirmer la malignité sur l'aspect de l'opacité tumorale
B. D'apprécier l'existence d'adénopathies médiastinales
C. De réaliser une ponction guidée de la tumeur
D. De préciser les rapports d'une tumeur périphérique avec la paroi thoracique
E. De voir un épanchement pleural associé à la tumeur

Réponse : BCDE

S 90/1/1/ 77

La sensibilité de la radiographie pulmonaire pour le dépistage du cancer du poumon est comprise entre:

A. 3 et 6%
B. 9 et 13%
C. 20 et 25%
D. 43 et 49%
E. 90 et 94%

Réponse : D

10. 1. 5 ANATOMOPATHOLOGIE

S 85/2/1/ 37

Le cancer primitif bronchique le plus fréquent en France est:

A. L'adénocarcinome
B. Le cancer épidermoïde
C. Le cancer anaplasique à petites cellules
D. Le cancer bronchiolo alvéolaire
E. Le cancer indifférencié à grandes cellules

Réponse : A

M 88/2/2/ 39

Quel est (ou quels sont) parmi les types histologiques cités ci-dessous celui (ou ceux) que l'on peut rencontrer dans les cancers bronchiques primitifs?

A. Adénocarcinome
B. Carcinome à grandes cellules
C. Carcinome à petites cellules
D. Carcinome malpighien
E. Carcinome bronchiolo-alvéolaire

Réponse : ABCDE

M 91/6/1/100

Parmi les caractères suivants, quels sont ceux qui peuvent se voir dans un carcinome épidermoïde bronchique pur?

A. Aspects polyadénoïdes
B. Présence de tonofilaments
C. Sécrétion mucoïde abondante
D. Evolution vers la kératinisation
E. Architecture tubulaire

Réponse : BD

10. 1. 6 FORMES CLINIQUES

M 86/7/2/ 59

Parmi les caractères suivants, lequel ou lesquels est/ou sont évocateurs d'un cancer anaplasique à petites cellules?

A. Présence de métastases hépatiques
B. Présence d'un syndrome paranéoplasique endocrinien
C. Bonne réponse à la chimiothérapie
D. Extension locale limitée permettant le recours chirurgical
E. Présence d'une opacité parenchymateuse périphérique

Réponse : BC

S 86/2/1/ 31

Parmi les tumeurs broncho-pulmonaires primitives suivantes, laquelle prête le plus souvent à discussion avec un cancer secondaire?

A. Cancer épidermoïde
B. Carcinome à petites cellules
C. Cancer indifférencié à grandes cellules
D. Adénocarcinome
E. Tumeur carcinoïde

Réponse : D

S 87/6/1/ 78

Le carcinome anaplasique à petites cellules de bronches se présente le plus souvent comme une tumeur:

A. De l'apex
B. Endobronchique pure
C. Massive médiastino-pulmonaire
D. Nodulaire isolée
E. Excavée périphérique

Réponse : C

S 91/2/1/ 13

Parmi les types histologiques suivants d'épithéliomas bronchiques, quel est le plus chimiosensible?

A. L'épithélioma malpighien différencié
B. L'épithélioma malpighien indifférencié
C. L'épithélioma glandulaire
D. L'épithélioma anaplasique à grandes cellules
E. L'épithélioma à petites cellules

Réponse : E

S 91/5/1/ 16

Quel est le stade TNM qui correspond à un cancer pulmonaire distal de 6 cm de diamètre sans adénopathie ayant envahi la paroi thoracique avec métastases cérébrales?

A. T2 N0 M1
B. T3 N0 M1
C. T2 N1 M1
D. T3 N0 M2
E. T3 N1 M1

Réponse : B

10. 1. 7 ETIOLOGIES (FACTEURS DE RISQUE, TERRAIN)

M 85/4/2/ 37

Les cancers bronchiques peuvent être provoqués par inhalation:

A. De poussières de chromate de zinc
B. De poussières d'oxyde de fer dans les mines de fer
C. De poussières de charbon
D. D'oxyde de carbone
E. De poussières d'oxyde de plomb

Réponse : AB

S 86/6/1/ 25

Parmi les cancers suivants, quel est celui qui donne le plus souvent des métastases pulmonaires?

A. L'adénocarcinome utérin
B. Le carcinome de l'oesophage
C. L'adénocarcinome colique
D. L'ostéosarcome
E. Le cancer de l'estomac

Réponse : D

M 93/9/1/ 99

Parmi les facteurs professionnels suivants quel(s) est (sont) celui (ceux) qui joue(nt) un rôle dans la genèse du cancer bronchique?

A. Chrome
B. Uranium
C. Poussière de bois
D. Amiante
E. Nickel

Réponse : ABDE

10. 1. 8 EVOLUTION (PRONOSTIC, COMPLICATIONS)

S 86/5/1/ 46

Chez un homme atteint d'un cancer bronchique, vous suspectez une métastase cérébrale. Parmi les examens suivants, lequel est nécessaire et suffisant?

A. Ponction lombaire
B. Fond d'oeil
C. Tomodensitométrie
D. Artériographie cérébrale
E. Electroencéphalogramme

Réponse : C

10. 1. 9 TRAITEMENTS

M 85/1/2/ 31

L'utilisation de la radiothérapie en cas de cancer bronchique est contre-indiquée en cas de:

A. Cancer épidermoïde opéré, avec envahissement des ganglions à l'examen de la pièce opératoire
B. Malade ayant maigri de 9 kg pour un poids normal de 60 kg
C. Carcinome anaplasique à petites cellules en rémission complète sous chimiothérapie
D. Hémogramme révélant l'existence de 4000 globules blancs (dont 90% de polynucléaires neutrophiles) et 120 000 plaquettes/mm^3
E. Aucune de ces propositions

Réponse : E

M 85/2/2/ 1

En présence d'un cancer bronchique, une inextirpabilité ou une extension loco-régionale de fâcheux pronostic sont à craindre en présence de:

A. Une dysphonie avec paralysie récurrentielle
B. L'immobilité d'une coupole diaphragmatique
C. Un épanchement pleural
D. Une atélectasie d'un ou de plusieurs lobes
E. Un syndrome de Claude Bernard Horner avec douleurs cervico-branchiales

Réponse : ABCE

M 86/3/2/ 72

La radiothérapie pour cancer broncho-pulmonaire primitif, est contre-indiquée quand il existe:

A. Un syndrome de compression cave supérieur
B. Un traitement préalable par chimiothérapie
C. Une infection pulmonaire sévère bilatérale
D. Un envahissement pariétal
E. Une atélectasie de tout le poumon

Réponse : C

M 86/1/2/ 82

Une pneumonectomie pour un cancer bronchique responsable d'un trouble de ventilation lobaire supérieur droit est contre-indiquée:

A. Après 65 ans
B. En cas d'arythmie complète par fibrillation auriculaire à 90/min
C. En cas d'artérite des membres inférieurs
D. Si le VEMS après bronchodilatateur est inférieur à 1000 l
E. En cas de diabète insulino-dépendant

Réponse : D

M 87/1/1/110

Chez un sujet présentant un épithélioma épidermoïde de la bronche principale droite une chirurgie d'exérèse est contre indiquée par:

A. Une extension à la carène
B. Un VEMS préopératoire à 800 ml
C. Une adénopathie sus-claviculaire gauche, dure, fixée
D. Un hippocratisme digital
E. Une hypercalcémie para néoplasique

Réponse : ABC

M 87/4/2/ 79

Dans le cancer bronchique primitif, la chimiothérapie:

A. Est contre-indiquée en cas de cancer anaplasique à petites cellules
B. Est contre-indiquée en cas d'infection non contrôlée
C. Est surtout efficace dans le cancer épidermoïde
D. Est plus active sous forme de polychimiothérapie que sous la forme de monochimiothérapie
E. Peut être associée à la radiothérapie

Réponse : BDE

M 88/1/2/ 2

Un patient de 65 ans, insuffisant respiratoire chronique est atteint d'un "petit" cancer malpighien d'une sous-segmentaire de la lobaire supérieure droite sans adénopathie médiastinale. Le VEMS est égal à 1000 et n'a pas été amélioré par le traitement anti-inflammatoire et bronchdilatateur. Quel(s) est (sont) l'(es) indication(s) thérapeutique(s) correcte(s):

A. Abstention - traitement de confort
B. Chimiothérapie systémique
C. Irradiation de la tumeur et du médiastin
D. Lobectomie puis irradiation
E. Segmentectomie puis irradiation

Réponse : C

M 88/1/2/ 31

Un cancer malpighien de la bronche lobaire supérieure gauche atteignant l'éperon lobaire, respectant le médiastin, sans métastase, a été diagnostiqué chez un sujet opérable de 50 ans dont l'exploration fonctionnelle respiratoire est normale. L'(es) indication(s) thérapeutique(s) doi(ven)t être:

A. Chimiothérapie
B. Lobectomie supérieure gauche
C. Pneumectomie gauche
D. Segmentectomie
E. Radiothérapie exclusive

Réponse : C

S 88/2/1/ 50

Un très grand fumeur de 76 ans, sans antécédents pathologiques ni altération de l'état général, présente une masse tumorale sus-hilaire gauche. L'endoscopie visualise un bourgeon à l'origine de la culminale dont la biopsie affirme le cancer épidermoïde. Le VEMS est à 2 litres. Il n'y a pas de signes d'extension médiastinale ou métastatique. Quel traitement vous parait le plus adapté à ce cas?

A. Abstention thérapeutique
B. Chimiothérapie
C. Lobectomie
D. Pneumonectomie
E. Radiothérapie

Réponse : C

M 88/1/2/ 23

Dans les formes limitées des carcinomes bronchiques à petites cellules, la radiothérapie est utilisée en association avec la chimiothérapie sur le(s) champ(s) d'irradiation suivant(s):

A. Champs pulmonaires
B. Encéphale
C. Foie
D. Médiastin
E. Moelle épinière

Réponse : BD

M 88/1/2/ 33

La médiastinoscopie réalisée dans le premier temps opératoire d'une intervention pour cancer malpighien de la lobaire supérieure droite a pour objectif(s) :

A. De déceler un envahissement médiastinal
B. De réaliser un évidement ganglionnaire controlatéral
C. D'apprécier la liberté de la bronche souche
D. De vérifier l'intégrité du récurrent
E. De vérifier l'intégrité de l'oesophage

Réponse : A

M 88/5/2/ 63

Un carcinome à petites cellules de la lobaire supérieure a été décelé par biopsie chez un sujet de 50 ans dont les valeurs fonctionnelles respiratoires sont normales. La radiographie identifie plusieurs adénopathies médiastinales. Scintigraphie osseuse, échographie hépatique et myélogramme sont normaux. La (les) séquence(s) thérapeutique(s) suivante(s) est (sont) correcte(s):

A. Chimiothérapie puis radiothérapie puis chimiothérapie
B. Exérèse puis chimiothérapie
C. Exérèse puis radiothérapie
D. Chimiothérapie puis exérèse
E. Chimiothérapie seule (18 mois)

Réponse : A

M 88/5/2/ 65

Un carcinome à grandes cellules de la lobaire inférieure gauche a été diagnostiqué chez un sujet de 50 ans opérable, dont les valeurs fonctionnelles respiratoires sont normales. Le sujet présente une paralysie récurrentielle gauche d'apparition récente. L'(es) indication(s) thérapeutique(s) la(les) plus probable(s) sera(seront):

A. Chimiothérapie
B. Lobectomie inférieure gauche
C. Pneumonectomie gauche
D. Segmentectomie
E. Radiothérapie

Réponse : AE

S 88/6/1/ 96

Un malade atteint de cancer bronchique malpighien non traité installe en quelques heures un tableau de compression médiastinale. L'indication thérapeutique est dominée par :

A. La chimiothérapie
B. Les diurétiques
C. L'oxygénothérapie
D. La radiothérapie médiastinale
E. La thoracotomie décompressive

Réponse : D

M 89/6/2/ 90

Chez un malade atteint de cancer épidermoïde lobaire supérieur droit inopérable, avec métastases ganglionnaires médiastinales, quel(s) est(sont) parmi les éléments suivants, celui (ou ceux) qui contre-indique(nt) un traitement radiothérapique?

A. Existence d'une cavité nécrotique au sein du bloc tumoral
B. Hémoptysies répétées de 50 à 100 ml
C. Existence d'un syndrome de compression de la veine cave supérieure
D. Existence d'une symptomatologie du syndrome de Pancoast et Tobias
E. Existence d'une ostéo-arthropathie hypertrophiante pneumique de Pierre Marie

Réponse : AB

M 90/5/1/ 79

Une pneumonectomie pour un cancer bronchique responsable d'un trouble de ventilation lobaire supérieur droit est contre-indiquée:

A. Après 65 ans
B. En cas d'arythmie complète par fibrillation auriculaire à 90/min
C. En cas d'artérite des membres inférieurs
D. Si le VEMS après bronchodilatateur est inférieur à 1,000l
E. En cas d'adénopathie cervicale métastatique

Réponse : DE

S 94/8/1/ 34

En présence d'un carcinome bronchique épidermoïde de 2 cm de diamètre de la lobaire supérieure droite sans adénopathie ni métastase, le traitement à visée curatrice consistera en:

A. Immunothérapie
B. Chimiothérapie
C. Hormonothérapie
D. Radiothérapie
E. Chirurgie

Réponse : E

10. 1.10
DIVERS

M 87/5/2/ 12

Les tumeurs bronchiques primitives peuvent être à l'origine de syndromes paranéoplasiques. Il peut s'agir de:

A. Syndrome de Claude-Bernard-Horner
B. Insuffisance surrénale
C. Ostéopathie hypertrophiante (syndrome de Pierre Marie)
D. Hypercalcémie
E. Hyponatrémie

Réponse : CDE

M 89/1/2/ 91

Parmi les propositions suivantes la ou lesquelles sont vraies?

A. Le cancer bronchique est plus fréquent chez les personnes atteintes de bronchite chronique
B. La mortalité par bronchite chronique est plus élevée dans le Nord de la France par rapport au Sud
C. La bronchite chronique est caractérisée par une toux et une expectoration présentes pendant au moins 2 mois pendant 3 années successives
D. En France la bronchite chronique est plus fréquente chez les hommes que chez les femmes
E. La profession est un facteur de risque de bronchite chronique

Réponse : ABDE

M 89/3/2/ 4

Le syndrome de Pancoast et Tobias au cours de l'extension loco-régionale d'un cancer bronchique de l'apex se manifeste par:

A. Douleurs cervico-brachiales
B. Mydriase
C. Dysphagie
D. Dysphonie
E. Enophtalmie

Réponse : AE

M 89/7/2/109

Les causes de douleurs thoraciques au cours du cancer du poumon comportent:

A. Pleurésie
B. Paralysie phrénique
C. Métastases costales
D. Excavation tumorale
E. Envahissement du plexus brachial dans le cancer de l'apex

Réponse : ACE

M 91/6/2/ 3

Le cancer bronchique de type malpighien (épidermoïde):

A. Peut être peu différencié
B. Peut se nécroser et s'excaver
C. Est le plus souvent situé sur une grosse bronche
D. Est fait de cellules de petite taille
E. Comporte dans sa forme mature des globes cornés

Réponse : ABCE

M 91/4/1/ 88

Un cancer bronchique à petites cellules se caractérise par la fréquence particulière:

A. De l'envahissement médullaire
B. D'un syndrome paranéoplasique endocrinien
C. D'une bonne réponse à la chimiothérapie
D. De l'extension locale limitée permettant le recours chirurgical
E. De la présence d'une opacité parenchymateuse périphérique

Réponse : ABC

M 91/7/2/ 19

Les syndromes paranéoplasiques susceptibles d'être observés au cours des cancers bronchiques sont:

A. Le syndrome de Schwarz-Bartter
B. L'hippocratisme digital
C. Le syndrome de Cushing
D. L'ostéo-arthropathie hypertrophiante de Pierre Marie
E. L'hypercalcémie

Réponse : ABCDE

S 93/8/1/ 28

Parmi les tumeurs bronchopulmonaires suivantes, laquelle entraîne une sécrétion inappropriée d'hormone antidiurétique?

A. Cancer épidermoïde
B. Carcinome à petites cellules
C. Cancer broncho-alvéolaire
D. Adénocarcinome
E. Tumeur carcinoïde

Réponse : B

11
AUTRES CANCERS
11. 1
CANCER DES OS
11. 1. 1
IMAGERIE

M 91/3/2/ 66

L'intérêt de la scintigraphie dans l'étude des tumeurs osseuses du rachis dorsal est:

A. De les localiser
B. D'en prévoir l'évolutivité
C. De pouvoir affirmer leur malignité
D. D'en rechercher d'autres localisations éventuelles
E. D'orienter les autres examens paracliniques

Réponse : ADE

11. 1. 2
FORMES CLINIQUES

S 85/3/1/ 70

Parmi les tumeurs osseuses malignes primitives suivantes, quelle est celle qui est d'origine hématopoïétique?

A. Ostéosarcome
B. Chondrosarcome
C. Lymphome
D. Angiosarcome
E. Chordome

Réponse : C

11. 1. 3
BILAN ÉTIOLOGIQUE

S 85/6/1/ 49

Parmi les examens suivants, quel est le plus important dans le bilan pré-thérapeutique d'un ostéosarcome des membres?

A. Artériographie du membre
B. Radiographie pulmonaire
C. Lymphographie
D. Xéroragraphie
E. Scintigraphie osseuse

Réponse : B

11. 1. 4
EVOLUTION
(PRONOSTIC, COMPLICATIONS)

S 85/5/1/ 57

Quel est le site métastatique le plus fréquent dans les ostéosarcomes?

A. Foie
B. Poumon
C. Os
D. Cerveau
E. Moelle hématopoïétique

Réponse : B

Cardiologie
Partie 3

1. CARDIOLOGIE GENERALE (121)
1.1 DIVERS (9)
1.2 CARDIOLOGIE - DIAGNOSTICS (20)
1.3 FACTEURS DE RISQUES CARDIO-VASCULAIRES (4)
1.4 ATHEROME (16)
1.5 ATHEROSCLEROSE (15)
1.6 CYANOSE (6)
1.7 SYNCOPE (13)
1.8 DOULEURS THORACIQUES (4)
1.9 ELECTROCARDIOGRAMME (ECG) (6)
1.10 ŒDEMES PERIPHERIQUES (2)
1.11 INSUFFISANCE CARDIAQUE (19)
1.12 ŒDEME AIGU DU POUMON (7)

2. VALVULOPATHIES (94)
2.1 INSUFFISANCE AORTIQUE (15)
2.2 INSUFFISANCE MITRALE (21)
2.3 RETRECISSEMENT AORTIQUE (15)
2.4 RETRECISSEMENT MITRAL (4)
2.5 RHUMATISME ARTICULAIRE AIGU (4)
2.6 ENDOCARDITE (35)

3. EMBOLIES (18)
3.1 EMBOLIES (5)
3.2 EMBOLIES ARTERIELLES (5)
3.3 EMBOLIES GAZEUSES (1)
3.4 EMBOLIES GRAISSEUSES (4)
3.5 EMBOLIES PARADOXALES (3)

4. TROUBLES DU RYTHME CARDIAQUE (23)
4.1 TROUBLES DU RYTHME CARDIAQUE (13)
4.2 FLUTTER AURICULAIRE (10)

5. PATHOLOGIE CORONARIENNE (83)
5.1 ANGOR (30)
5.2 INFARCTUS DU MYOCARDE (53)

6. PATHOLOGIE PERICARDIQUE (15)
6.1 PERICARDITE (11)
6.2 TAMPONNADE (4)

7. PATHOLOGIES VASCULAIRES (176)
7.1 ANEVRYSME DE L'AORTE ABDOMINALE (30)
7.2 COARCTATION DE l' AORTE (3)
7.3 DISSECTION AORTIQUE (13)
7.4 PHLEBITE (8)
7.5 VARICES (16)
7.6 THROMBOSE (14)
7.7 THROMBOSE VEINEUSE (21)
7.8 THROMBOSE ARTERIELLE (1)
7.9 ISCHEMIE (5)
7.10 ISCHEMIE AIGUE D'UN MEMBRE (25)
7.11 ARTERIOPATHIE OBLITERANTE MEMBRES INFERIEURS (40)

8. HYPERTENSION ARTERIELLE (51)
8.1 HTA (45)
8.2 HTA RENO-VASCULAIRE (6)

9. TRAITEMENTS EN CARDIOLOGIE (89)
9.1 TRAITEMENTS EN CARDIOLOGIE (5)
9.2 AMIODARONE (7)
9.3 DIGITALIQUES (20)
9.4 DIGITOXINE (2)
9.5 DIGOXINE (14)
9.6 ISOPRENALINE (ISUPREL®) (5)
9.7 DERIVES NITRES (7)
9.8 TRINITRINE (4)
9.9 CAPTOPRIL (3)
9.10 INHIBITEURS DE L'ENZYME DE CONVERSION (6)
9.11 INHIBITEURS CALCIQUES (8)
9.12 PROPRANOLOL (AVLOCARDYL®) (3)
9.13 PRAZOSINE (MINIPRESS® , ALPRESS®) (2)
9.14 CLONIDINE (CATAPRESSAN®) (3)

Les chiffres entre parenthèses indiquent le nombre de QCM.

1
CARDIOLOGIE GENERALE
1. 1
DIVERS
1. 1. 1
IMAGERIE

M 89/1/2/ 39

Parmi les signes radiologiques suivants, quel est ou quels sont celui (ceux) qui peut (peuvent) être en rapport avec une hypertrophie-dilatation de l'oreillette gauche ?

A. Arc moyen gauche à double bosse de face
B. Image en double contour à la partie basse du bord droit
C. Comblement de l'espace clair antérieur en oblique antérieure droite
D. Refoulement de l'oesophage baryté en oblique antérieure droite
E. Comblement de l'espace clair antérieur en oblique antérieure gauche

Réponse : ABD

1. 1. 2
EVOLUTION (PRONOSTIC, COMPLICATIONS)

S 85/5/1/ 50

Chez un patient porteur d'une prothèse valvulaire mécanique en position mitrale, quelle est parmi ces 5 complications évolutives la plus fréquente?

A. Endocardite bactérienne
B. Hémolyse
C. Désinsertion
D. Accidents thrombo-emboliques
E. Altération de la prothèse

Réponse : D

M 87/7/1/ 90

L'évolution d'un anévrysme poplité peut conduire à la ou aux complications suivantes:

A. Embolie périphérique
B. Thrombose aiguë
C. Rupture
D. Compression veineuse et phlébite
E. Compression nerveuse

Réponse : ABCDE

1. 1. 3
DIVERS

M 90/5/2/ 3

Un stimulateur cardiaque de type VVI est caractérisé par:

A. La cavité stimulée est le ventricule
B. La cavité détectée est le ventricule
C. La cavité détectée est l'oreillette
D. Le stimulateur est inhibé par le complexe QRS
E. Le stimulateur fonctionne en mode asynchrone

Réponse : ABD

S 90/6/1/ 2

Un homme de 50 ans est porteur d'une prothèse aortique à bille, type Starr-Edwards. L'un des signes d'auscultation suivant témoigne d'un dysfonctionnement de la prothèse, lequel ?

A. Un souffle systolique d'éjection à la base du coeur
B. Un souffle systolique de régurgitation à la pointe
C. Un bruit de fermeture sec
D. Un souffle diastolique
E. Une perception d'extrasystoles

Réponse : D

M 91/1/2/ 62

Un vol artériel vertébro-sous clavier peut être suspecté devant le(s) signe(s) suivant(s):

A. Disparition d'un pouls radial
B. Différence tensionnelle des deux membres supérieurs
C. Crampe à l'effort du membre supérieur
D. Symptomatologie vertébro basilaire intermittente
E. Une aphasie transitoire

Réponse : ABCD

M 91/1/2/ 14

Le taux de cholestérol lié aux lipoprotéines de haute densité (HDL-cholestérol) est élevé statistiquement chez:

A. Les consommateurs habituels d'alcool
B. Les diabétiques non insulino-dépendants
C. Les coureurs de fond
D. Les fumeurs de pipe
E. Les hémodialysés

Réponse : AC

M 91/2/2/ 4

Parmi les indications obligatoires à une anticoagulation efficace, vous retenez:

A. Séquelle d'infarctus du myocarde
B. Toutes les variétés de prothèse valvulaire
C. Fibrillation auriculaire sur rétrécissement mitral
D. Artériopathie oblitérante des membres inférieurs
E. Thrombo-phlébite évolutive de jambe

Réponse : CE

M 93/8/1/ 70

Une surcharge volumétrique du ventricule gauche est induite par:

A. Rétrécissement valvulaire aortique
B. Insuffisance aortique
C. Insuffisance mitrale
D. Communication inter-ventriculaire
E. Communication inter-auriculaire

Réponse : BCD

1. 2
CARDIOLOGIE - DIAGNOSTICS
1. 2. 1
CLINIQUE

S 85/1/1/ 2

Un homme de 65 ans, hypertendu ancien, présente brutalement une violente douleur thoracique antérieure. Lors de son hospitalisation, la douleur demeure très intense. Elle s'est déplacée dans la région scapulaire et le dos. L'auscultation thoracique et l'électrocardiogramme sont normaux. Quel diagnostic évoquer en priorité?

A. Péricardite aiguë
B. Pneumothorax spontané
C. Infarctus du myocarde
D. Pancréatite aiguë
E. Dissection aortique

Réponse : E

1. 2. 2
ETIOLOGIES
(FACTEURS DE RISQUE, TERRAIN)

S 89/7/1/ 47

Un patient de 62 ans a un souffle systolique de pointe irradiant dans l'aisselle, un index cardio-thoracique à 0,56, un pouls lent à 36/min et une dissociation radio-jugulaire complète. La tension artérielle est à 200/60 mmHg. Il souffre de syncopes, survenant aussi bien au repos qu'à l'effort, en décubitus qu'en orthostatisme. A quelle cause peuvent-elles être dues?

A. A un rétrécissement aortique
B. A une hypotension artérielle orthostatique
C. A un myxome de l'oreillette gauche
D. A un bloc auriculo-ventriculaire
E. A des manifestations hypertensives

Réponse : D

1. 2. 3
BILAN ÉTIOLOGIQUE

S 86/1/1/ 39

Un homme de 60 ans, souffrant depuis plusieurs années d'algies cervico-brachiales gauches prolongées, imputées à une arthrose cervicale authentifiée par des films du rachis cervical, se plaint depuis peu d'algies du membre supérieur gauche déclenchées par la marche. La cause de ces nouvelles algies peut être idéalement identifiée par:

A. ECG de repos
B. Enregistrement permanent de l'ECG durant 24 h par méthode de Holter
C. Nouvelles radiographies de la colonne cervicale
D. ECG d'effort
E. Scintigraphie myocardique au 201 Thallium (au repos)

Réponse : D

S 91/7/1/ 63

Un patient de 60 ans consulte une semaine après une perte de connaissance à début et fin brutaux ayant duré 30 secondes; l'examen cardiaque ne retrouve en tout et pour tout qu'un hémibloc gauche antérieur et un bloc complet de la branche droite. Quel est l'examen complémentaire que vous demandez en priorité pour rechercher l'étiologie de cette perte de connaissance?

A. Enregistrement continu de l'électrocardiogramme selon la méthode de Holter
B. Echocardiographie
C. Enregistrement endocavitaire du potentiel hissien
D. Epreuve d'effort
E. Doppler cervical

Réponse : C

1. 2. 4
DIVERS

S 85/4/1/ 73

Une femme de 35 ans est atteinte d'un rétrécissement mitral en arythmie complète par fibrillation auriculaire. Elle ressent brutalement une douleur vive du mollet qui s'accompagne bientôt d'un engourdissement puis d'une impotence complète. A l'examen la jambe et le pied sont froids. Quel est votre diagnostic?

A. Thrombose artérielle
B. Phlébite
C. Embolie artérielle
D. Accès de goutte
E. Arthrite rhumatismale

Réponse : C

S 85/5/1/ 61

Un homme de 60 ans, insuffisant coronaire connu, présente une dyspnée aiguë avec cyanose, tachycardie régulière à 110/mn, tachypnée à 36/mn. L'auscultation met en évidence des râles inspiratoires fins aux deux bases pulmonaires et un bruit de galop gauche. Sa température est à 37,2 degrés. Quel est votre diagnostic?

A. Embolie pulmonaire
B. Pneumonie bilatérale
C. Broncho-pneumonie
D. Oedème aigu du poumon
E. Insuffisance respiratoire aiguë chez un pulmonaire chronique

Réponse : D

S 86/2/1/ 57

Un homme de 30 ans a une douleur bi-mammaire localisée, intense, constrictive, exacerbée par l'inspiration. Vous l'examinez une heure après le début de la douleur. L'auscultation du coeur est normale,la température à 37,5°. Sur l'électrocardiogramme, vous notez, seulement en D2, un sous-décalage de 0,1 mv du segment PQ. Le diagnostic le plus vraisemblable est:

A. Angine de poitrine
B. Embolie pulmonaire massive
C. Péricardite aiguë
D. Pneumothorax spontané
E. Dissection de l'aorte thoracique en aval de la sous-clavière gauche

Réponse : C

S 86/5/1/ 49

Vous êtes appelé auprès d'un malade dont le pouls radial est à peine perceptible. Les veines jugulaires externes sont turgescentes, témoignant d'une pression veineuse centrale élevée. Cette situation évoque pour vous un des diagnostics suivants:

A. Une hémorragie interne
B. Une obstruction de la veine cave inférieure
C. Une tamponnade
D. Un choc septique
E. Une crise d'asthme débutante

Réponse : C

S 86/7/1/ 22

Un patient de 48 ans, hypertendu ancien, présente une douleur thoracique rétrosternale avec irradiations dorsales. L'ECG est normal. L'auscultation cardiaque révèle un souffle diastolique d'insuffisance aortique. Quel diagnostic-vous en priorité?

A. Infarctus du myocarde
B. Embolie pulmonaire
C. Dissection aortique
D. Péricardite aiguë
E. Endocardite aiguë

Réponse : C

M 88/1/1/105

La découverte d'un souffle systolique sur un trajet artériel superficiel peut traduire:

A. Un rétrécissement de la lumière artérielle
B. Une oblitération de la lumière artérielle
C. Un anévrysme de type artériel
D. Un écoulement sanguin de type laminaire
E. Une fistule artério-veineuse à haut débit

Réponse : AC

S 88/2/1/ 27

L'auscultation de pointe permet, chez une femme de 40 ans, en rythme sinusal, d'entendre un souffle holosystolique et un roulement holodiastolique apexien sans modification inspiratoire. Quelle est la cardiopathie en cause?

A. Maladie mitrale
B. Communication inter-ventriculaire et insuffisance aortique
C. Maladie aortique
D. Rétrécissement mitral et insuffisance tricuspide
E. Rétrécissement mitral et insuffisance aortique

Réponse : A

M 88/3/2/ 95

Une hypertension artérielle pulmonaire post-capillaire peut résulter de:

A. Rétrécissement mitral
B. Bronchopneumopathie chronique obstructive
C. Embolie pulmonaire
D. Infarctus du myocarde antérieur étendu
E. Insuffisance tricuspide

Réponse : AD

S 88/5/1/ 50

Un homme de 50 ans consulte pour une douleur thoracique constrictive angoissante d'apparition récente survenant à la marche, forçant à l'arrêt et cédant rapidement. Quelle est la proposition "diagnostique" la plus appropriée?

A. Infarctus du myocarde ambulatoire
B. Dystonie neuro-végétative
C. Angine de poitrine
D. Dissection aortique débutante
E. L'épreuve d'effort est indispensable au diagnostic

Réponse : C

S 89/4/1/ 54

Un patient de 39 ans fumant 15 cigarettes par jour depuis 20 ans a eu 2 syncopes d'effort. L'examen clinique note un souffle mésosystolique mésocardiaque. L'ECG montre une hypertrophie ventriculaire gauche et une onde Q fine de V4 àV6. A la radiographie thoracique, il existe une cardiomégalie aux dépens du ventricule gauche. Quel diagnostic suspectez-vous?

A. Infarctus du myocarde apico-latéral + insuffisance mitrale
B. Infarctus du myocarde apico-latéral + communication inter-ventriculaire
C. Rétrécissement aortique
D. Myocardiopathie obstructive
E. Prolapsus de la valve mitrale

Réponse : A

M 90/1/1/ 90

Vous êtes appelé auprès d'un malade en état de choc, avec une auscultation pulmonaire normale et des veines jugulaires externes turgescentes. Parmi les diagnostics suivants, cette situation évoque pour vous:

A. Une hémorragie interne
B. Une embolie pulmonaire massive
C. Une tamponnade
D. Un infarctus inférieur avec extension au ventricule droit
E. Un choc anaphylactique

Réponse : BCD

S 90/4/1/ 85

Un homme de 61 ans, sans passé pathologique connu, consulte pour une perte de connaissance. Celle-ci a été brutale, il est tombé de sa chaise, s'est blessé au front, a perdu ses urines. Il ne s'est pas mordu la langue. La perte de connaissance a duré environ 1 mn, sans amnésie post-critique. Quel diagnostic évoquez-vous en priorité?

A. Syncope vaso-vagale
B. Hypotension orthostatique
C. Syncope mictionnelle
D. Ictus laryngé
E. Bloc auriculo-ventriculaire paroxystique

Réponse : E

S 91/1/1/ 41

Le roulement de Flint est perçu à l'auscultation en cas de:

A. Rétrécissement aortique serré
B. Rétrécissement mitral peu serré
C. Insuffisance pulmonaire massive
D. Insuffisance tricuspide aiguë
E. Insuffisance aortique massive

Réponse : E

S 92/8/1/ 2

Un sujet de 53 ans aux antécédents tuberculeux multiples présente un oedème important du cou, des bras et des membres inférieurs. Il a une protéinurie à 0,80 g/24 h, un gros foie avec tests fonctionnels hépatiques normaux. Le diagnostic le plus probable est?

A. Glomérulonéphrite aiguë
B. Syndrome néphrotique
C. Insuffisance cardiaque congestive
D. Cytolyse hépatique aiguë
E. Symphyse péricardique

Réponse : E

S 94/9/1/ 3

Un homme de 48 ans, hypertendu ancien, souffre brutalement d'une douleur thoracique rétrosternale avec irradiations dorsales. L'auscultation cardiaque révèle un souffle diastolique le long du bord gauche du sternum. L'ECG, au moment de la douleur, est normal. Quel est le diagnostic à évoquer prioritairement?

A. Une péricardite aiguë
B. Une embolie pulmonaire massive
C. Une dissection aortique
D. Un infarctus du myocarde
E. Un pneumothorax

Réponse : C

1. 3 FACTEURS DE RISQUES CARDIO-VASCULAIRES

1. 3. 1 ETIOLOGIES (FACTEURS DE RISQUE, TERRAIN)

S 91/5/1/ 69

Parmi les propositions suivantes concernant le risque de maladie ischémique du coeur, toutes sont exactes d'un point de vue épidémiologique, sauf une, indiquez laquelle:

A. Augmente avec la consommation de graisses saturées
B. Augmente avec la consommation de viandes
C. Diminue avec la consommation de fibres
D. Augmente avec la consommation de poissons
E. Diminue avec la consommation de céréales

Réponse : D

M 93/8/2/ 48

Il existe une corrélation positive entre risque cardio-vasculaire et:

A. Taux de cholestérol total
B. Taux de LDL cholestérol
C. Taux d'apoprotéine A1
D. Taux d'apoprotéine B
E. Taux de HDL cholestérol

Réponse : ABD

1. 3. 2 DIVERS

M 88/5/2/ 86

Parmi les travaux suivants, quel est ou quels sont ceux qui sont associés à une augmentation du risque cardio-vasculaire:

A. Travaux exposés aux dérivés nitrés du glycol
B. Travaux exposés au sulfure de carbone
C. Travaux exposés à l'oxyde de carbone
D. Travaux exposés au bromure de méthyle
E. Travaux exposés aux dérivés du benzène

Réponse : ABC

M 91/6/2/ 81

Chez l'homme de moins de 50 ans, le risque de maladie ischémique du coeur est d'autant plus grand statistiquement que:

A. Le taux de cholestérol total est plus élevé
B. Le taux du cholestérol lié aux LDL est plus bas
C. La concentration de l'apolipoprotéine B est plus élevée
D. La concentration des HDL-2 est plus élevée
E. La concentration des HDL-3 est plus élevée

Réponse : AC

1. 4 ATHEROME

1. 4. 1 PHYSIOPATHOLOGIE

M 92/8/2/ 60

Il est vraisemblable que le développement de l'athérome est favorisé par:

A. L'hypertension artérielle
B. L'hyperinsulinisme
C. Un taux de HDL cholestérol augmenté
D. Les turbulences du flux sanguin
E. Le tabagisme

Réponse : ABDE

1. 4. 2 CLINIQUE

M 85/4/1/115

Devant un tableau confirmé d'ischémie aiguë d'un membre inférieur, on retient en faveur d'une étiologie athéromateuse:

A. Absence de pouls distaux à l'autre membre
B. Douleur brutale du mollet
C. Troubles neurologiques
D. Antécédents de claudication intermittente du membre atteint
E. Infarctus du myocarde

Réponse : AD

1. 4. 3 ANATOMOPATHOLOGIE

S 85/4/1/ 67

L'athérome est une lésion qui atteint:

A. Les artérioles
B. Les veines
C. Les artères de gros calibre
D. Les capillaires sanguins
E. Les lymphatiques

Réponse : C

1. 4. 4 FORMES CLINIQUES

M 87/1/2/ 46

Les lésions athéromateuses ont des localisations préférentielles. Parmi celles-ci on trouve:

A. Les artères pulmonaires
B. Les artères spiralées utérines
C. Les coronaires
D. Les carotides
E. Les bifurcations artérielles

Réponse : CDE

M 89/1/2/ 32

Les principales localisations de l'athérome incluent:

A. L'aorte et ses collatérales
B. Les artères coronaires
C. Les artères cérébrales
D. La veine porte
E. L'artère pulmonaire

Réponse : ABC

M 89/6/2/ 42

Parmi les vaisseaux, indiquez celui (ceux) qui est (sont) fréquemment le siège de lésions athéromateuses majeures:

A. Artères coronaires
B. Artères rénales
C. Artères pulmonaires
D. Veines pulmonaires
E. Bifurcation aortique

Réponse : ABE

1. 4. 5
ETIOLOGIES
(FACTEURS DE RISQUE, TERRAIN)

M 86/3/1/111

Le risque athéromateux est augmenté en cas de:

A. Hypercholestérolémie supérieure à 3 g/l
B. Ration élevée de graisses saturées
C. Consommation d'un demi litre de vin en moyenne par jour
D. Tabagisme
E. Hyperuricémie isolée

Réponse : ABD

1. 4. 6
EVOLUTION
(PRONOSTIC, COMPLICATIONS)

M 85/3/2/ 49

L'évolution d'une plaque d'athérome peut se faire vers:

A. Une ulcération avec embolie cholestérolique
B. Une thrombose pariétale
C. Un anévrysme
D. Une disparition sous l'effet du traitement
E. Une calcification

Réponse : ABCE

M 85/3/2/ 50

Parmi les lésions suivantes quelle(s) est (sont) celle(s) qu'on observe au cours de l'évolution de la maladie athéromateuse:

A. Infarctus
B. Anévrysmes sacciformes
C. Dépôts lipidiques sous-endothéliaux
D. Thromboses
E. Embolies calcaires

Réponse : ABCDE

M 86/3/1/113

Une lésion athéromateuse peut se compliquer de:

A. Thrombose artérielle
B. Anévrisme
C. Stase veineuse
D. Embolie
E. Insuffisance aortique

Réponse : ABD

M 88/4/2/ 50

L'évolution d'une plaque d'athérome peut se faire vers:

A. Une ulcération avec embolie cholestérolique
B. Une thrombose pariétale
C. Un anévrysme
D. Une disparition sous l'effet du traitement
E. Un gonflement subit par hémorragie dans la plaque

Réponse : ABCE

M 89/3/2/ 40

Localement l'athérome peut se compliquer de:

A. Rétrécissement progressif du calibre des vaisseaux
B. Thrombose
C. Anévrysme
D. Hémorragie intra-pariétale
E. Ulcération de la plaque

Réponse : ABCDE

1. 4. 7
TRAITEMENTS

M 85/1/2/ 77

La prévention de l'athérome comporte une ou plusieurs des recommandations suivantes:

A. L'arrêt du tabac
B. La réduction dans l'alimentation des graisses saturées d'origine animale
C. L'augmentation dans la ration des fibres alimentaires
D. La suppression complète d'alcool
E. La réduction dans l'alimentation des glucides complexes d'absorption lente

Réponse : ABC

1. 4. 8
DIVERS

M 87/3/2/ 46

L'athérome des artères de moyen calibre:

A. Evolue vers une diminution du calibre de la lumière du vaisseau
B. Se complique fréquemment d'une thrombose oblitérante
C. Se complique fréquemment d'une rupture de la paroi
D. Entraîne des altérations dystrophiques des territoires irrigués
E. Peut provoquer le développement d'une circulation collatérale

Réponse : ABDE

M 88/4/2/ 51

A propos de l'athérome il est exact que:

A. Il lèse les artères de moyen et gros calibre
B. Il lèse les veines de gros calibre à paroi musculaire épaisse
C. Il représente le point d'appel d'une thrombose
D. La migration d'un fragment de plaque d'athérome volumineux est responsable d' une embolie pulmonaire
E. Il fragilise la paroi artérielle et donne alors naissance à un anévrysme

Réponse : ACE

1. 5 ATHEROSCLEROSE

1. 5. 1 PHYSIOPATHOLOGIE

M 89/4/2/ 33

Parmi les lésions suivantes de l'athérosclérose, laquelle ou lesquelles est (sont) réversible(s)?

A. Points lipidiques
B. Stries lipidiques
C. Pustules athéromateuses
D. Plaques d'athérome
E. Plaques gélatineuses (ou mucoïdes)

Réponse : ABE

1. 5. 2 ANATOMOPATHOLOGIE

S 85/1/1/ 79

Toutes ces propositions concernant l'athérosclérose sont exactes, sauf une:

A. Elle prédomine dans l'intima des artères
B. Elle peut détruire la lame élastique interne dans les lésions très évoluées
C. Elle forme des plaques qui peuvent s'ulcérer
D. Elle touche surtout les grosses veines
E. Elle peut être à l'origine d'anévrysmes

Réponse : D

M 85/2/2/ 46

La ou les complications locales de l'athérosclérose coronarienne peu(ven)t être:

A. Une thrombose oblitérante
B. Une rupture
C. Une calcification
D. Une hémorragie intra-pariétale
E. Un granulome adventitiel

Réponse : ACD

M 87/7/2/ 28

L'athérosclérose est caractérisée par:

A. Des plaques chondroïdes et des stries lipidiques
B. Une atteinte intimale des artérioles
C. Une localisation fréquente au niveau des artères du cou et du cerveau
D. Une accumulation dans la média d'une substance myxoïde
E. Sa fréquence accrue chez les alcooliques

Réponse : AC

M 88/1/2/ 17

Parmi les lésions suivantes quelle(s) est(sont) celle(s) témoignant d'une athérosclérose débutante non fibreuse?

A. Elevure gélatiniforme
B. Plaque chondroïde
C. Strie lipidique
D. Aspect réticulé
E. Pustule athéromateuse

Réponse : ACD

M 89/2/2/ 53

Les lésions microscopiques de l'athérosclérose:

A. Comportent des dépôts lipidiques
B. Peuvent se calcifier
C. Débutent dans l'intima artérielle
D. Sont riches en polynucléaires
E. Sont réversibles au stade initial

Réponse : ABCE

M 89/2/2/ 57

Les images initiales de l'athérosclérose comportent:

A. Une plaque d'oedème intimal
B. Une nécrose fibrinoïde sous-intimale
C. Un dédoublement de la limitante élastique interne
D. Une accumulation de cellules spumeuses
E. Une fibrose de la média

Réponse : AD

1. 5. 3 FORMES CLINIQUES

S 87/7/1/ 37

Dans le système carotidien du sujet européen, l'athérosclérose touche préférentiellement:

A. L'origine de la carotide interne
B. La carotide interne intra pétreuse
C. Le siphon carotidien
D. L'origine de l'artère cérébrale moyenne
E. Les premières branches de division de l'artère cérébrale moyenne

Réponse : A

1. 5. 4 ETIOLOGIES (FACTEURS DE RISQUE, TERRAIN)

M 85/1/2/ 78

D'après les études épidémiologiques, le développement de l'athérosclérose peut être favorisé par:

A. L'alcool
B. Le cholestérol
C. Les glucides
D. Les fibres
E. Les graisses saturées

Réponse : BCE

M 87/7/2/ 48

Parmi les facteurs qui influent sur la constitution des lésions d'athérosclérose ou d'athérome vous retenez:

A. Les hypercholestérolémies héréditaires
B. Le diabète
C. L'insuffisance thyroïdienne
D. Les tumeurs malignes
E. L'hypertension artérielle

Réponse : ABE

M 87/4/2/ 71

Parmi les facteurs de risque suivants, indiquez celui ou ceux qui favorisent la survenue de l'athérosclérose:

A. Hypertension artérielle
B. Tabagisme
C. Hypercholestérolémie
D. Goutte
E. Diabète sucré

Réponse : ABCE

M 91/7/2/ 37

Quels sont, parmi ces facteurs de risques, ceux qui favorisent l'athérosclérose?

A. Le vieillissement
B. L'obésité
C. Le tabagisme
D. L'hypertension artérielle
E. L'hypercholestérolémie

Réponse : ABCDE

1. 5. 5 EVOLUTION (PRONOSTIC, COMPLICATIONS)

S 90/7/1/ 11

Quelle est la complication locale la plus fréquente de l'athérosclérose d'une artère viscérale?

A. Un anévrysme
B. Une rupture vasculaire
C. Une thrombose
D. Une hémorragie
E. Une suppuration

Réponse : C

1. 5. 6 DIVERS

S 89/1/1/ 37

Une des propositions suivantes concernant l'athérosclérose est fausse: laquelle?

A. Débute dans l'intima
B. Intéresse les artères de la grande circulation
C. Localisation préférentielle aux bifurcations et aux points de départ des collatérales
D. Richesse en lipides
E. Ne favorise pas les thromboses

Réponse : E

M 89/6/2/ 40

Parmi les propositions suivantes concernant l'athérosclérose, indiquez celle(s) qui est (sont) exacte(s):

A. Elle lèse les artères de moyen et de gros calibre
B. Elle rétrécit progressivement la lumière artérielle
C. Elle représente le point d'appel d'une thrombose
D. La migration d'un fragment de plaque d'athérome est responsable d'embolie pulmonaire
E. Elle fragilise la paroi artérielle et donne alors naissance à un anévrysme

Réponse : ABCE

1. 6 CYANOSE

1. 6. 1 PHYSIOPATHOLOGIE

M 85/2/2/ 12

Une cyanose est due à:

A. Une baisse isolée de la PaO2 à 60 mmHg et de la saturation de l'Hb à 85%
B. Une élévation de la carboxyhémoglobine au-dessus de 5 g/100 ml
C. Un taux d'hémoglobine réduite supérieur à 5 g/100 ml dans le sang capillaire
D. La présence de plus de 1,5 g/100 ml de méthémoglobine dans le sang
E. Un taux d'hémoglobine inférieur à 5 g/100 ml

Réponse : CD

S 87/5/1/ 24

Une cyanose généralisée traduit:

A. Une hypoventilation alvéolaire
B. Une hypercapnie supérieure à 6 kPa (45 mmHg)
C. Une hypoxie inférieure à 8 kPa (60 mmHg)
D. Un excès d'hémoglobine réduite
E. Une polyglobulie

Réponse : D

1. 6. 2 BIOLOGIE

S 87/1/1/ 59

La cyanose cutanée ou cutanéo-muqueuse apparaît:

A. Lorsque le sang artériel contient moins de 5 g/100 ml d'hémoglobine réduite
B. Lorsque le sang capillaire contient plus de 5 g/100 ml d'hémoglobine réduite
C. Lorsque le sang veineux contient plus de 5 g/100 ml d'hémoglobine réduite
D. Lorsque le sang capillaire contient plus de 7,5 g/100 ml d'hémoglobine
E. Lorsque le sang capillaire contient plus de 14 g/100 ml d'hémoglobine réduite

Réponse : B

1. 6. 3 ETIOLOGIES (FACTEURS DE RISQUE, TERRAIN)

M 87/2/2/ 11

La cyanose peut traduire:

A. Un shunt droite-gauche
B. Un ralentissement circulatoire périphérique
C. Un trouble de l'hématose pulmonaire
D. Une fistule artério-veineuse pulmonaire isolée
E. Une méthémoglobinémie

Réponse : ABCE

M 89/1/2/ 38

Laquelle ou lesquelles parmi les cardiopathies citées ci-dessous est ou sont des cardiopathies cyanogènes?

A. Persistance du canal artériel de l'enfant
B. Transposition des gros vaisseaux
C. Tétralogie de Fallot
D. Communication inter-auriculaire
E. Sténose pulmonaire isolée

Réponse : BCD

1. 6. 4 DIVERS

M 87/7/2/ 2

Concernant la cyanose, il est exact que:

A. La cyanose apparaît pour un taux d'hémoglobine réduite supérieure à 5 g/100 ml dans le sang capillaire
B. La cyanose est majorée par une acidose
C. La cyanose est majorée par le bas débit cardiaque
D. La cyanose est majorée par une anémie
E. La cyanose créée par un shunt droit-gauche peut être corrigée par l'oxygénothérapie

Réponse : ABC

1. 7 SYNCOPE

1. 7. 1 CLINIQUE

M 86/2/2/ 48

Une syncope vaso-vagale peut entraîner:

A. Une perte de conscience de plus de 5 minutes
B. Une miction involontaire
C. Des mouvements cloniques des membres inférieurs
D. Une morsure de la langue
E. Une confusion post-critique

Réponse : BC

M 88/7/2/ 21

Chez un patient de 72 ans, qui vient de faire une syncope, un bloc auriculo-ventriculaire paroxystique peut être suspecté devant:

A. Début progressif du malaise
B. Chute avec blessure
C. Morsure de la langue
D. Signe de Babinski unilatéral
E. Bloc de branche droite + hémibloc antérieur gauche sur l'ECG

Réponse : BE

M 90/5/2/ 67

Une syncope au cours d'un bloc auriculo-ventriculaire est caractérisée par:

A. Une perte de conscience complète
B. Son début soudain
C. Sa fin progressive
D. Sa longue durée (plus de 5 minutes)
E. La précession de palpitations

Réponse : AB

M 91/2/2/ 20

Une syncope peut comporter:

A. Perte d'urines
B. Mouvements convulsifs
C. Révulsion des globes oculaires
D. Obnubilation prolongée
E. Respiration stertoreuse

Réponse : ABC

M 92/9/1/ 64

Dans sa forme typique la syncope de Adams-Stokes:

A. Survient sans prodrome, sans lien avec l'effort ni avec la position
B. Entraîne souvent la chute et des lésions traumatiques
C. S'accompagne de pâleur intense et d'un état de relaxation musculaire complète
D. Dure généralement moins de 30 secondes
E. Est souvent suivie d'un état d'obnubilation post-critique

Réponse : ABCD

M 94/8/2/ 67

Quels sont parmi les éléments suivants ceux concernant la syncope de type Stokes-Adams?

A. Perte de connaissance brutale
B. Brièveté
C. Retour rapide et complet de la conscience
D. Chute volontiers compliquée de blessures
E. La forme typique est celle survenant lors d'un bloc auriculo-ventriculaire complet paroxystique

Réponse : ABCDE

1. 7. 2 ETIOLOGIES (FACTEURS DE RISQUE, TERRAIN)

S 86/4/1/ 53

Les syncopes favorisées par certains changements de position s'observent avec prédilection au cours des circonstances étiologiques suivantes, sauf une:

A. Au cours du myxome de l'oreillette gauche
B. Au cours de la maladie d'Adams Stokes
C. Au cours de l'hypotension artérielle orthostatique
D. Au cours de l'insuffisance vertébro-basilaire
E. Au cours de l'hypersensibilité du sinus carotidien

Réponse : B

M 87/4/2/ 38

Chez un patient qui décrit des syncopes survenant exclusivement au cours de l'effort, indiquer dans la liste suivante les deux étiologies qui doivent être recherchées en priorité:

A. Hypertonie vagale
B. Bloc A-V paroxystique
C. Myocardiopathie obstructive
D. Rétrécissement aortique
E. Rétrécissement mitral

Réponse : CD

M 88/3/2/ 31

La syncope d'effort est un symptôme habituellement observé dans:

A. Une cardiomyopathie obstructive
B. Un myxome de l'oreillette
C. Un rétrécissement aortique valvulaire
D. Un bloc auriculo-ventriculaire du troisième degré
E. Une hypertension pulmonaire primitive

Réponse : ACE

1. 7. 4
BILAN ÉTIOLOGIQUE

S 85/3/1/ 71

Chez un patient décrivant des syncopes spontanées à l'emporte-pièce, quel examen complémentaire doit être demandé en priorité lorsque l'électrocardiogramme standard est normal?

A. Enregistrement ECG continu (Holter)
B. Exploration endo-cavitaire
C. ECG d'effort
D. Echocardiogramme
E. Doppler des vaisseaux cervicaux

Réponse : A

S 90/5/1/ 29

Devant un cas de lipothymies et de syncopes à l'emporte pièce survenant à raison de 1 à 2 par jour pendant 8 jours, chez un sujet de 72 ans, dont l'examen clinique et l'ECG sont normaux, quel examen demandez-vous en priorité?

A. Un EEG
B. Un Holter
C. Un scanner cérébral
D. Un doppler cervico-encéphalique
E. Une glycémie

Réponse : B

1. 7. 5
TRAITEMENTS

M 89/2/2/117

Parmi les médications suivantes, laquelle (lesquelles) est (sont) susceptible(s) d'empêcher la récidive d'une torsade de pointe syncopale?

A. Quinidine (LONGECOR*)
B. Amiodarone IV (CORDARONE*)
C. Isoprénaline intraveineuse (ISUPREL*)
D. Digitoxine intraveineuse (DIGITALINE*)
E. Sulfate de magnésium IV

Réponse : CE

1. 7. 6
DIVERS

M 86/5/2/ 42

Dans la maladie d'Adams-Stokes l'enregistrement électrique au cours d'une syncope peut montrer:

A. Une torsade de pointe
B. Une tachyarythmie par fibrillation auriculaire
C. Une pause ventriculaire prolongée
D. Un bloc de branche gauche isolé
E. Un allongement isolé de l'espace PR

Réponse : AC

1. 8
DOULEURS THORACIQUES
1. 8. 1
ETIOLOGIES
(FACTEURS DE RISQUE, TERRAIN)

M 87/1/2/ 98

Une douleur thoracique peut accompagner:

A. Crise d'asthme
B. Pneumonie franche lobaire aiguë
C. Pneumothorax spontané
D. Pleurésie exsudative
E. Embolie pulmonaire

Réponse : BCDE

M 92/9/2/ 29

Parmi les affections suivantes, quelles sont celles qui peuvent classiquement se révéler par une douleur thoracique?

A. Embolie pulmonaire
B. Pneumothorax
C. Pleurésie
D. Attaque d'asthme
E. Pneumopathie atypique

Réponse : ABCE

S 94/8/1/ 6

Une douleur thoracique peut correspondre sur le plan anatomique à:

A. Une atteinte interstitielle
B. Une atteint bronchique
C. Une atteinte pleurale
D. Une atteinte trachéale
E. Une atteinte alvéolaire

Réponse : C

M 94/8/2/ 62

Devant une douleur thoracique aiguë d'apparition brutale les étiologies à évoquer comportent:

A. Une embolie pulmonaire
B. Un pneumothorax
C. Une pleurésie
D. Une péricardite
E. Un asthme grave

Réponse : ABD

1. 9
ELECTROCARDIOGRAMME (ECG)
1. 9. 1
IMAGERIE

S 85/1/1/ 84

L'hypertrophie auriculaire gauche se traduit, à la radiographie thoracique ou à l'ECG par tous les signes suivants, sauf un; lequel?

A. Durée de l'onde P supérieure à 0,10 seconde
B. Saillie de l'arc moyen gauche sur le cliché thoracique pris de face
C. Refoulement en arrière de l'oesophage baryté sur le cliché thoracique pris en oblique antérieur gauche
D. Double contour au niveau de l'arc inférieur droit sur le cliché thoracique pris de face
E. Aspect diphasique avec négativité prolongée de l'onde P en V1

Réponse : C

1. 9. 2
DIVERS

S 89/3/1/ 96

Sur un électrocardiogramme normal chez l'adulte, le tracé recueilli en V1-V2 correspond habituellement à un des aspects suivants. Indiquez lequel:

A. QS
B. QR
C. rS
D. RS
E. qRS

Réponse : C

S 89/7/1/ 45

La définition électrocardiographique de l'ischémie-lésion sous endocardique antérieure est:

A. Un sus-décalage du segment ST dans les dérivations antérieures avec ondes T négatives
B. Un sous-décalage du segment ST dans les dérivations antérieures avec ondes T négatives
C. Un sus-décalage du segment T dans les dérivations antérieures avec ondes T positives
D. Un segment ST normal avec grandes ondes T positives
E. Un sous-décalage du ST dans les dérivations antérieures avec grandes ondes T positives

Réponse : E

M 89/2/2/ 23

L'hypertrophie ventriculaire gauche de type systolique se traduit à l'ECG par:

A. Augmentation de l'indice de Sokolow
B. Inversion de sondes T dans les dérivations latérales (V5,V6,D1,VL)
C. Sous-décalage de ST dans les dérivations postérieures
D. Sous-décalage du segment PQ
E. Ondes T amples et pointues de V1 à V4

Réponse : AB

M 90/1/1/111

Sur un tracé électrocardiographique normal, on retrouve:

A. La durée de l'onde P est inférieure ou égale à 0,10 sec.
B. P est toujours positive en aVR
C. L'axe électrique de QRS est compris entre 0° et 90°
D. La durée de l'espace PR se situe entre 0,12 et 0,20 sec.
E. La durée de QRS est supérieure à 0,12 sec.

Réponse : ACD

S 94/8/1/ 47

La définition électrocardiographique de la lésion sous endocardique antérieure est:

A. Un sus-décalage du segment ST dans les dérivations antérieures avec ondes T négatives
B. Un sous-décalage du segment ST dans les dérivations antérieures avec ondes T bifides
C. Un sus-décalage du segment ST dans les dérivations antérieures avec ondes T positives
D. Un segment ST normal avec grandes ondes T positives
E. Un sous-décalage du segment ST dans les dérivations antérieures avec grandes ondes T positives

Réponse : E

1.10
OEDEMES PERIPHERIQUES
1.10. 1
ETIOLOGIES (FACTEURS DE RISQUE, TERRAIN)

M 86/1/2/ 10

Les oedèmes périphériques peuvent être dus:

A. A la diminution de la pression hydrostatique dans le capillaire artériel
B. A l'augmentation de la pression hydrostatique dans le capillaire veineux
C. A une augmentation de la pression osmotique du plasma
D. A une baisse de la pression oncotique du plasma
E. A un trouble de la perméabilité capillaire

Réponse : BDE

S 89/4/1/ 86

L'apparition brutale d'un oedème du membre inférieur avec tension importante du mollet et refroidissement de l'extrémité doit faire évoquer:

A. Une phlébite banale
B. Un érysipèle
C. Une embolie artérielle
D. Un phlegmatia caerulea
E. Une poussée de lymphangite sur lymphoedème chronique

Réponse : D

1.11
INSUFFISANCE CARDIAQUE
1.11. 1
CLINIQUE

M 85/3/2/ 27

L'hépatomégalie de l'insuffisance cardiaque droite est:

A. Dure avec surface irrégulière
B. Lisse et douloureuse à la palpation
C. Totalement indolore à la palpation
D. Généralement associée à une vésicule palpable
E. Parfois expansive à la systole

Réponse : BE

M 86/1/2/ 81

Une poussée d'insuffisance ventriculaire droite s'accompagne de:

A. Souffle d'insuffisance tricuspidienne
B. Râles crépitants
C. Oedème des membres inférieurs
D. Sibilants
E. Reflux hépato-jugulaire

Réponse : ACE

S 87/1/1/ 32

Un patient en arythmie complète par fibrillation auriculaire présente une insuffisance cardiaque secondaire à une myocardopathie primitive dilatée. Les éléments de l'auscultation peuvent être les suivants sauf un, lequel?

A. Insuffisance mitrale fonctionnelle
B. Insuffisance tricuspidienne fonctionnelle
C. Galop présystolique
D. Galop proto-diastolique
E. Eclat de B1 après les diastoles longues

Réponse : C

S 87/1/1/ 37

L'insuffisance cardiaque droite ne comporte pas de façon habituelle:

A. Une hépatomégalie molle et douloureuse
B. Une distension veineuse
C. Un épanchement pleural
D. Un reflux hépato-jugulaire
E. Des oedèmes des membres inférieurs

Réponse : C

M 88/1/2/ 98

Quel(s) est (sont) le(s) signe(s) pouvant être rencontré(s) chez un malade présentant une insuffisance respiratoire chronique en décompensation, avec retentissement cardiaque droit?

A. Hépatomégalie douloureuse à la palpation
B. Oedèmes des membres inférieurs
C. Epanchement pleural bilatéral à type de transsudat
D. Signe de Harzer
E. Reflux hépato-jugulaire

Réponse : ABDE

M 88/6/2/111

L'hépatomégalie de l'insuffisance cardiaque droite est:

A. Dure et irrégulière
B. Lisse et douloureuse à la palpation
C. Indolore à la palpation
D. Parfois expansive à la systole
E. Régressive sous traitement

Réponse : BDE

S 91/7/1/ 18

Une patiente a une cardiopathie valvulaire et se plaint d'une dyspnée de décubitus; l'examen clinique note des signes d'insuffisance cardiaque globale. A quel stade de la classification de la New York Heart Association NYHA se trouve-t-elle?

A. Classe 0
B. Classe 1
C. Classe 2
D. Classe 3
E. Classe 4

Réponse : E

M 92/8/2/ 50

Chez un insuffisant respiratoire chronique obstructif une décompensation cardiaque droite peut se traduire par:

A. Un souffle d'insuffisance tricuspidienne
B. Des râles crépitants aux deux bases
C. Un oedème des membres inférieurs
D. Un signe de Harzer
E. Un reflux hépato-jugulaire

Réponse : ACDE

1.11. 2 BIOLOGIE

M 90/1/2/ 52

Un malade en insuffisance cardiaque globale a des oedèmes des membres inférieurs. Sa natrémie est à 128 mmol/l. Indiquez la (les) réponse(s) exacte(s):

A. Il existe une hyperhydratation extra-cellulaire et intra-cellulaire
B. Il existe une hyperhydratation extra-cellulaire et une déshydratation intra-cellulaire
C. Le traitement doit comporter une restriction sodée avec apports liquidiens libres
D. Le traitement doit comporter une restriction hydrique associée à un régime normosodé
E. Le traitement doit comporter une restriction hydrique et sodée

Réponse : AE

1.11. 3 ETIOLOGIES (FACTEURS DE RISQUE, TERRAIN)

M 87/4/2/ 89

Une insuffisance cardiaque à débit élevé est compatible avec certaines étiologies; indiquer la ou les réponses exactes:

A. Hyperthyroïdie
B. Myocardiopathie obstructive
C. Fistule artério-veineuse
D. Béri-béri cardiaque (myocardiopathie thiaminoprive)
E. Anémie

Réponse : ACDE

S 88/3/1/ 58

Toutes les affections suivantes, sauf une, peuvent être à l'origine d'une insuffisance cardiaque à débit élevé. Laquelle?

A. Fistule artério-veineuse
B. Avitaminose B1
C. Hyperthyroïdie
D. Insuffisance mitrale rhumatismale
E. Anémie sévère

Réponse : D

M 89/7/2/ 23

Le reflux hépatojugulaire:

A. Traduit une insuffisance hépatique
B. N'a de valeur que s'il est retrouvé en stricte position horizontale avec décubitus dorsal
C. S'accompagne souvent d'une expansion systolique des jugulaires turgescentes
D. S'accompagne d'une augmentation des pressions veineuses et des pressions de l'oreillette droite
E. Est toujours accompagné de cyanose intense des extrémités

Réponse : CD

S 90/4/1/ 48

Toutes les lésions ou maladies suivantes peuvent se compliquer d'invagination intestinale aiguë, sauf une:

A. Infection rhinopharyngée
B. Diverticule de Meckel
C. Lymphome intestinal
D. Purpura thrombopénique
E. Purpura rhumatoïde

Réponse : D

M 90/2/1/ 83

Parmi les étiologies suivantes, laquelle (ou lesquelles) peut (ou peuvent) entraîner une insuffisance cardiaque à débit cardiaque augmenté:

A. Béri-Béri
B. Splénomégalie myéloïde
C. Hyperthyroïdie
D. Fistule artério-veineuse
E. Infarctus du myocarde

Réponse : ABCD

S 91/6/1/ 53

L'insuffisance ventriculaire gauche peut être secondaire à toutes les situations pathologiques suivantes, sauf une; laquelle?

A. Athérosclérose coronaire sévère
B. Valvulopathie aortique
C. Myocardiopathie
D. Hypertension artérielle pulmonaire
E. Insuffisance mitrale

Réponse : D

M 94/8/2/ 58

Un foie cardiaque peut être secondaire à:

A. Une insuffisance cardiaque droite
B. Une stase dans les veines sus-hépatiques
C. Une thrombose massive de l'oreillette droite
D. Une hypertension portale
E. Une thrombose de la veine cave

Réponse : ABCE

1.11. 4 TRAITEMENTS

S 93/9/1/ 38

Parmi ces cinq médicaments vasodilatateurs utilisés dans le traitement de l'insuffisance cardiaque congestive, lequel agit essentiellement sur le secteur artériolaire?

A. Dihydralazine (NEPRESSOL*)
B. Enalapril (RENITEC*)
C. Trinitine
D. Captopril (LOPRIL*,CAPTOLANE*)
E. Isosorbide dinitrate (RISORDAN*)

Réponse : A

1.11. 5 DIVERS

M 87/3/2/ 4

Vous retenez en faveur d'un coeur pulmonaire chronique:

A. Des ondes T négatives en V1, V2, V3
B. Un axe électrique horizontal
C. Un bloc de branche gauche
D. Une inversion du rapport R/S (inférieur à 1 en V5)
E. Une onde P pointue en D2, D3, VF

Réponse : ADE

M 89/5/2/ 9

Parmi les caractéristiques suivantes, concernant le foie cardiaque aigu, indiquez celle(s) qui est (sont) exacte(s):

A. Il est le résultat d'une congestion active
B. Il est augmenté de volume
C. Sa surface est micro-nodulaire
D. A la coupe, l'aspect de foie muscade est caractéristique
E. Histologiquement, il existe une dilatation des capillaires sinusoïdes des zones centrolobulaires

Réponse : BDE

1.12 OEDEME AIGU DU POUMON

1.12. 1 ETIOLOGIES (FACTEURS DE RISQUE, TERRAIN)

M 88/1/2/ 49

Parmi les cardiopathies suivantes, quelle(s) est (sont) celle(s) qui provoque(nt) volontiers, un oedème aigu du poumon?

A. Coronaropathie
B. Péricardite constrictive
C. Endocardite aortique
D. Rétrécissement mitral
E. Insuffisance tricuspidienne

Réponse : ACD

M 92/9/2/ 57

Parmi les cardiopathies suivantes, quelle(s) est(sont) celle(s) qui provoque(nt) volontiers un oedème aigu du poumon?

A. Prolapsus mitral
B. Péricardite constrictive
C. Endocardite aortique
D. Rétrécissement mitral
E. Insuffisance tricuspidienne

Réponse : CD

M 93/8/1/ 98

A l'origine d'un oedème aigu pulmonaire on peut trouver:

A. Rétrécissement aortique valvulaire
B. Rétrécissement mitral
C. Trouble du rythme supraventriculaire
D. Hypertension artérielle
E. Rétrécissement pulmonaire

Réponse : ABCD

1.12. 2
TRAITEMENTS

S 89/7/1/ 18

Quel est parmi les médicaments suivants celui à utiliser de préférence dans un oedème aigu pulmonaire cardiogénique?

A. Nitroglycérine (TRINITRINE*)
B. Métaraminol (ARAMINE*)
C. Propranolol (AVLOCARDYL*)
D. Vérapamil (ISOPTINE*)
E. Digitoxine

Réponse : A

M 90/1/2/ 77

Quelles sont les mesures qui rentrent dans le traitement en urgence d'un oedème aigu pulmonaire d'origine hémodynamique?

A. Saignée
B. CORDARONE* (Amiodarone)
C. Diurétique injectable
D. Dérivés nitrés
E. Corticoïdes

Réponse : CD

M 92/9/2/ 37

Les thérapeutiques suivantes sont utilisables dans le traitement d'urgence de l'oedème pulmonaire aigu:

A. La Xylocaïne IV
B. L'Isoprénaline (ISUPREL*) IV
C. La Dobutamine (DOBUTREX*) à la dose de 10 mcg/kg/mn
D. Le furosémide (LASILIX*)
E. La digitaline orale

Réponse : CD

1.12. 3
DIVERS

M 94/9/2/ 53

Quelles sont parmi les affirmations suivantes concernant l'oedème aigu pulmonaire celles qui sont exactes?

A. L'oedème alvéolaire apparait lorsque la pression intra vasculaire est supérieure à 10 mmHg
B. L'oedème pulmonaire survient plus volontiers la nuit
C. L'insuffisance tricuspide se complique souvent d'oedème pulmonaire
D. Les images radiologiques d'oedème pulmonaire persistent plus longtemps que les signes d'auscultation
E. L'oedème pulmonaire représente spécifiquement la répercussion en amont d'une insuffisance ventriculaire droite

Réponse : BD

2
VALVULOPATHIES
2. 1
INSUFFISANCE AORTIQUE
2. 1. 1
CLINIQUE

S 87/2/1/ 56

Parmi les techniques d'auscultation suivantes, quelle est la plus adéquate pour rechercher une insuffisance aortique?

A. Patient assis penché en avant et en expiration forcée
B. Patient en décubitus latéral gauche et après effort
C. Patient en décubitus latéral droit, en inspiration forcée
D. Patient en décubitus dorsal
E. Patient assis penché en avant et en inspiration forcée

Réponse : A

S 88/1/1/ 46

Le souffle diastolique de l'insuffisance aortique modérée doit être recherché en priorité:

A. Au deuxième espace intercostal droit
B. Au deuxième espace intercostal gauche
C. A la pointe, en décubitus latéral gauche
D. A l'appendice xiphoïde
E. Au bord gauche du sternum, à hauteur des troisièmes et quatrièmes espaces

Réponse : E

M 89/5/2/115

Le souffle d'insuffisance aortique:

A. Est diastolique
B. Débute dès la fin du premier bruit
C. S'accompagne d'un claquement d'ouverture mitrale
D. Est toujours organique
E. Peut s'accompagner d'un roulement télédiastolique à la pointe

Réponse : ADE

M 92/8/2/ 54

Un malade présente une insuffisance aortique. Parmi les signes suivants, deux sont caractéristiques d'une importante régurgitation. Lesquels?

A. Pression télédiastolique du VG à 10 mmHg
B. Pression artérielle à 150/40mmHg
C. 2ème bruit aboli au foyer aortique
D. Roulement de Flint
E. Fluttering mitral échographique

Réponse : BD

2. 1. 2
IMAGERIE

S 87/2/1/ 47

Quel est le principal élément du diagnostic positif à l'écho-TM d'une insuffisance aortique pure, quelle que soit son étiologie?

A. Epaississement des sigmoïdes aortiques
B. Fluttering systolique mitral
C. Dilatation ventriculaire gauche
D. Crochetage systolique de l'écho sigmoïde pulmonaire
E. Fluttering diastolique mitral

Réponse : E

S 87/7/1/ 53

Un fluttering diastolique de la valve antérieure de la mitrale à l'échocardiographie est associé en règle générale à:

A. Un rétrécissement aortique
B. Une insuffisance aortique
C. Une insuffisance mitrale
D. Une communication inter ventriculaire
E. Un prolapsus de la valve mitrale

Réponse : B

2. 1. 3 ETIOLOGIES (FACTEURS DE RISQUE, TERRAIN)

S 88/4/1/ 55

Une insuffisance aortique peut compliquer toutes les affections suivantes, sauf une: laquelle?

A. Spondylarthrite ankylosante
B. Traumatisme thoracique
C. Syphilis tertiaire
D. Dissection de l'aorte descendante
E. Maladie de Marfan

Réponse : D

M 91/4/2/ 98

Parmi les causes suivantes d'insuffisance aortique aiguë, lesquelles sont possibles?

A. Maladie de Monckeberg
B. Endocardite bactérienne
C. Endocardite rhumatismale
D. Traumatisme fermé du thorax
E. Dissection aortique

Réponse : BDE

S 94/9/1/ 29

Toutes les pathologies peuvent être responsables d'une insuffisance aortique, sauf une. Laquelle?

A. Syphilis
B. Maladie de Marfan
C. Spondylarthrite ankylosante
D. Traumatisme thoracique
E. Insuffisance coronaire

Réponse : E

2. 1. 4 BILAN ÉTIOLOGIQUE

M 90/1/1/ 83

Un patient de 48 ans, hypertendu ancien, a une douleur thoracique rétrosternale avec irradiations dorsales. L'auscultation cardiaque révèle un souffle diastolique d'insuffisance aortique. L'ECG est normal. Quel(s) examen(s) est (sont) utile(s) au diagnostic:

A. Radio pulmonaire
B. Echocardiographie
C. Scintigraphie myocardique au thallium
D. ECG d'effort
E. Tomodensitométrie

Réponse : ABE

2. 1. 5 EVOLUTION (PRONOSTIC, COMPLICATIONS)

M 90/4/1/109

La gravité d'une insuffisance aortique peut s'apprécier par:

A. La morphologie de l'onde P sur l'ECG en D2 D3 VF
B. L'intensité du souffle diastolique
C. La valeur de la pression artérielle minimale
D. La mesure des diamètres ventriculaires gauches à l'échocardiogramme
E. La valeur de l'index cardio-thoracique

Réponse : CDE

2. 1. 6 TRAITEMENTS

S 86/6/1/ 53

Un homme de 50 ans est porteur d'une prothèse aortique à bille type Starr-Edwards. L'un des signes d'auscultation suivants témoigne d'un dysfonctionnement de la prothèse, lequel?

A. Un souffle systolique d'éjection à la base du coeur
B. Un souffle systolique de régurgitation à la pointe
C. Un bruit de fermeture sec
D. Un souffle diastolique
E. Un galop de pointe

Réponse : D

2. 1. 7 DIVERS

S 85/1/1/ 38

Quelle est la donnée hémodynamique qui permet d'apprécier l'importance d'une insuffisance aortique?

A. Elévation de la pression auriculaire droite
B. Abaissement de la pression diastolique aortique
C. Abaissement de la pression systolique de l'artère pulmonaire
D. Egalisation des pressions systoliques gauches et droites
E. Inégalité des pressions systoliques entre membres inférieurs et membres supérieurs

Réponse : B

M 87/7/2/ 53

Un malade présente une insuffisance aortique. Parmi les signes suivants, deux sont caractéristiques d'une importante régurgitation. Lesquels?

A. Pression télédiastolique du VG à 10 mmHg
B. Pression artérielle à 150/40 mmHg
C. 2ème bruit aboli au foyer aortique
D. Roulement de Flint
E. Fluttering mitral échographique

Réponse : BD

M 89/4/2/ 37

Quelle(s) est (sont) la (les) donnée(s) hémodynamique(s) qui permet(tent) d'apprécier l'importance d'une insuffisance aortique ?

A. Elévation de la pression capillaire
B. Elévation de la pression télédiastolique ventriculaire gauche
C. Abaissement de la pression télésystolique ventriculaire gauche
D. Abaissement de la pression diastolique aortique
E. Elévation de la pression systolique aortique

Réponse : ABD

2. 2 INSUFFISANCE MITRALE

2. 2. 1 PHYSIOPATHOLOGIE

M 91/3/1/ 93

Parmi ces lésions anatomiques de l'appareil valvulaire et sous-valvulaire mitral, laquelle ou lesquelles peu(ven)t être responsable(s) d'une insuffisance mitrale pure?

A. Dilatation de l'anneau
B. Symphyse commissurale
C. Ballonisation mitrale
D. Rupture de cordage
E. Perforation valvaire

Réponse : ACDE

2. 2. 2 CLINIQUE

S 88/2/1/ 89

Le caractère volumineux d'une insuffisance mitrale peut être affirmé par l'auscultation:

A. D'un souffle systolique
B. D'un click mésosystolique
C. D'une abolition du deuxième bruit
D. D'un troisième bruit suivi d'un roulement diastolique
E. D'un galop présystolique (B4)

Réponse : D

S 88/4/1/ 56

Quel est le signe stéthacoustique qui permet, indépendamment de l'intensité du souffle ou d'un galop associé éventuel, d'affirmer qu'une insuffisance mitrale pure est importante?

A. Eclat et dédoublement du deuxième bruit
B. Click protosystolique éjectionnel
C. Roulement présystolique
D. Claquement d'ouverture de la mitrale
E. Roulement protodiastolique

Réponse : E

S 88/6/1/ 45

Citer parmi les propositions ci-dessous celle qui permet de rapporter un souffle holosystolique de pointe à une insuffisance mitrale importante:

A. B 3 avec roulement diastolique
B. Click mésosystolique
C. Eclat de B 1
D. Claquement d'ouverture mitrale
E. Renforcement télésystolique du souffle

Réponse : A

S 91/1/1/ 35

Quel est parmi les signes stéthacoustiques suivants celui qui permet d'affirmer qu'une insuffisance mitrale pure est importante?

A. Dédoublement du deuxième bruit
B. Click protosystolique éjectionnel
C. Eclat du premier bruit
D. Claquement d'ouverture de la mitrale
E. Souffle mésodiastolique de basse tonalité

Réponse : E

M 91/4/2/ 94

Le souffle d'insuffisance mitrale:

A. Siège à la pointe et irradie habituellement vers l'aisselle
B. Peut irradier préférentiellement vers le bord gauche du sternum et vers le haut
C. Débute habituellement dès le premier bruit
D. Peut être suivi d'un troisième bruit protodiastolique
E. Est proportionnel à l'intensité de la régurgitation

Réponse : ABCD

S 93/9/1/ 39

Lors de l'exploration hémodynamique d'une valvulopathie, la constatation d'une onde V très ample (40 à 50 mmHg) sur la courbe de pression capillaire pulmonaire est très évocatrice d'une lésion valvulaire; laquelle?

A. Une insuffisance mitrale
B. Une insuffisance aortique
C. Un rétrécissement mitral
D. Un rétrécissement aortique
E. Une insuffisance tricuspide

Réponse : A

2. 2. 3 IMAGERIE

S 88/5/1/ 51

Parmi les signes échocardiographiques de l'insuffisance mitrale par rupture de cordage, onpeut retrouver tous les éléments suivants sauf un, lequel?

A. Une dilatation du ventricule gauche
B. Une dilatation de l'oreillette gauche
C. Une hyperkinésie des parois du ventricule gauche
D. Une grande amplitude des mouvements d'un des feuillets de la valve mitrale
E. Une diminution de la pente EF (fermeture mitrale) de la valvule mitrale

Réponse : E

2. 2. 4 ETIOLOGIES (FACTEURS DE RISQUE, TERRAIN)

S 86/2/1/ 56

Chez un patient de 65 ans dont l'auscultation cardiaque était normale quelques jours auparavant, l'apparition d'un souffle systolique intense, témoignant d'une insuffisance mitrale,dans un contexte par ailleurs normal (pas de fièvre, pas de douleur, électrocardiogramme normal). Quelle cause doit-on évoquer en priorité?

A. Endocardite bactérienne
B. Prolapsus mitral
C. Rupture de cordage mitral
D. Infarctus du myocarde
E. Rupture d'un pilier mitral

Réponse : C

S 86/3/1/ 53

Parmi les causes habituelles suivantes d'insuffisance mitrale aiguë, l'une est inexacte:

A. Le rhumatisme articulaire aigu
B. Le traumatisme
C. L'endocardite bactérienne
D. La rupture de cordages
E. L'infarctus du myocarde

Réponse : A

S 86/7/1/ 89

La cause la plus souvent responsable d'un souffle d'IM de chronologie mésotélésystolique est:

A. L'endocardite infectieuse
B. Le rhumatisme articulaire aigu
C. L'infarctus myocardique de topographie inférieure
D. La dilatation passive de l'anneau mitral (IMF)
E. Le prolapsus valvulaire mitral

Réponse : E

S 90/6/1/ 4

Toutes les propositions suivantes, constituent des étiologies possibles d'insuffisance mitrale organique, sauf une ; laquelle?

A. Rupture de cordage
B. Rhumatisme articulaire aigu
C. Dyskinésie de pilier
D. Endocardite
E. Cardiomyopathie dilatée primitive

Réponse : E

S 90/7/1/ 19

Parmi les causes habituelles suivantes d'insuffisance mitrale aiguë, l'une est inexacte:

A. La myocardiopathie hypertrophique et obstructrice
B. Le traumatisme
C. L'endocardite bactérienne
D. La rupture de cordages
E. L'infarctus du myocarde

Réponse : A

M 91/7/2/ 87

Parmi les étiologies possibles d'insuffisance mitrale chez l'adulte, vous retenez:

A. Rupture d'un cordage
B. Endocardite rhumatismale
C. Rupture d'un pilier au cours d'un infarctus du myocarde
D. Endocardite bactérienne
E. Ballonisation de la valve mitrale

Réponse : ABCDE

S 85/2/1/ 45

Dans la liste suivante, quelle est la cause la plus fréquente de rupture d'un pilier de la valve mitrale?

A. Traumatisme du thorax
B. Cardiomyopathie
C. Infarctus du myocarde aigu
D. Endocardite bactérienne
E. Dégénérative

Réponse : C

2. 2. 5 EVOLUTION (PRONOSTIC, COMPLICATIONS)

S 87/5/1/ 12

Chez un patient porteur d'une prothèse valvulaire de Starr en position mitrale, quelle est, parmi ces 5 complications évolutives, la plus fréquente?

A. Endocardite bactérienne
B. Hémolyse
C. Désinsertion
D. Accidents thrombo-emboliques
E. Maladie de la bille

Réponse : D

2. 2. 6 DIVERS

S 86/4/1/ 31

L'insuffisance mitrale par ballonisation de la petite valve (syndrome de Barlow) est caractérisée par: toutes les propositions suivantes sont exactes sauf une, laquelle?

A. Une dégénérescence myxomateuse de la valve mitrale
B. Une plus grande fréquence chez la femme jeune
C. Un click protosystolique
D. Une grande fréquence de troubles du rythme
E. Un aspect en hamac sur l'échocardiogramme

Réponse : C

S 89/4/1/ 80

Parmi les propositions suivantes relatives à une insuffisance mitrale importante, une seule est exacte, laquelle ?

A. Le souffle est à prédominance méso-systolique
B. Il existe un B3 de remplissage rapide
C. La pression artérielle diastolique est basse avec pression différentielle élargie
D. Le VG peut demeurer normal radiologiquement par hypertrophie concentrique
E. Une hypertrophie auriculaire droite est évocatrice

Réponse : B

M 89/6/1/106

Parmi les propositions suivantes concernant le prolapsus valvulaire mitral, laquelle (lesquelles) est (sont) exacte(s)?

A. Le pronostic est le plus souvent bénin
B. La prophylaxie de l'endocardite bactérienne est souhaitable si il existe un souffle d'insuffisance mitrale
C. L'ECG peut montrer des troubles diffus de la repolarisation
D. La survenue d'un accident cérébral ischémique transitoire implique le remplacement valvulaire mitral
E. L'évolution brusque vers une insuffisance mitrale aiguë, sans fièvre associée, est toujours à craindre

Réponse : ACE

S 90/6/1/ 5

L'insuffisance mitrale par ballonisation de la petite valve (syndrome de Barlow) est caractérisée par toutes les propositions suivantes sauf une, laquelle?

A. Un risque de greffe d'une endocardite bactérienne
B. Une plus grande fréquence chez la femme jeune
C. Un click protosystolique
D. Une grande fréquence de troubles du rythme
E. Un souffle mésotélésystolique

Réponse : C

S 91/2/1/ 62

Notez la seule affirmation inexacte. Dans l'insuffisance mitrale pure:

A. Le souffle est systolique
B. Il peut s'accompagner dans certains cas d'un roulement diastolique
C. Il peut s'entendre dans le dos
D. La tension artérielle différentielle est élargie
E. Le signe fonctionnel majeur est la dyspnée d'effort

Réponse : D

2. 3 RETRECISSEMENT AORTIQUE

2. 3. 1 CLINIQUE

S 85/6/1/ 67

Parmi les signes cliniques suivants du rétrécissement aortique, lequel a le pronostic le plus rapidement défavorable?

A. Malaises lipothymiques d'effort
B. Angor d'effort
C. Syncope d'effort
D. Oedème aigu du poumon
E. Palpitations

Réponse : D

S 87/6/1/ 43

Parmi les signes cliniques suivants du rétrécissement aortique lequel a le pronostic le plus rapidement défavorable?

A. Malaises lipothymiques d'effort
B. Angor d'effort
C. Syncope d'effort
D. Oedème aigu du poumon
E. Insuffisance cardiaque globale

Réponse : E

S 87/7/1/ 54

Parmi les caractères sémiologiques suivants, quel est le plus évocateur d'une syncope due à un rétrécissement aortique?

A. Précession de prodromes
B. Survenue inopinée
C. A l'effort
D. Suivi de symptômes neurologiques
E. Avec cyanose

Réponse : C

S 88/2/1/ 43

L'auscultation cardiaque au deuxième espace intercostal droit entend habituellement en cas de rétrécissement aortique orificiel serré:

A. Un souffle protosystolique et un deuxième bruit normal
B. Un souffle holosystolique et une diminution d'intensité du deuxième bruit
C. Un souffle mésosystolique et une abolition du deuxième bruit
D. Un double souffle systolo-diastolique
E. Un souffle mésosystolique et un deuxième bruit normal

Réponse : C

S 89/2/1/ 12

Les signes fonctionnels habituels pouvant révéler un rétrécissement aortique valvulaire sont les suivants sauf un. Indiquez lequel:

A. Syncope d'effort
B. Lipothymie d'effort
C. Angor de repos
D. Oedème aigu pulmonaire
E. Dyspnée d'effort

Réponse : C

S 89/6/1/ 38

Parmi les propositions relatives à une sténose aortique serrée, une seule est inexacte, précisez laquelle?

A. Le deuxième bruit est diminué ou aboli
B. La TA est pincée
C. Il peut exister un discret souffle diastolique
D. Un B3 de remplissage rapide est souvent perçu
E. Il existe sur l'ECG un aspect d'hypertrophie ventriculaire gauche avec surcharge systolique

Réponse : D

M 91/4/2/ 56

Le souffle systolique d'un rétrécissement aortique valvulaire:

A. A une forme rectangulaire au phonocardiogramme
B. S'accompagne d'un assourdissement de B2
C. Irradie dans les vaisseaux du cou
D. Commence avec le premier bruit
E. S'accompagne parfois d'un click protosystolique

Réponse : BCE

S 93/8/1/ 8

L'auscultation cardiaque au deuxième espace intercostal droit entend habituellement en cas de rétrécissement aortique orificiel peu serré:

A. Un souffle protosystolique et un deuxième bruit normal
B. Un souffle holosystolique et un galop protodiastolique
C. Un souffle mésosystolique et une abolition du deuxième bruit
D. Un double souffle systolo-diastolique
E. Un souffle mésosystolique et un deuxième bruit normal

Réponse : E

2. 3. 2 IMAGERIE

M 91/7/1/ 73

Dans le rétrécissement aortique dont la surface mesurée à l'échographie est de 0,5 cm2 on observe:

A. Pression aortique moyenne quasi normale
B. Elévation de la pression systolique du ventricule gauche
C. Hypertrophie du ventricule gauche
D. Débit cardiaque quasi normal
E. Ralentissement de la vitesse d'éjection du sang

Réponse : ABC

2. 3. 3 EVOLUTION (PRONOSTIC, COMPLICATIONS)

S 87/1/1/ 36

Voici cinq cardiopathies emboligènes. Quelle est celle qui est susceptible de donner lieu à des embolies calcaires?

A. La fibrillation auriculaire idiopathique
B. Le RM
C. Le prolapsus valvulaire mitral
D. Le rétrécissement aortique
E. L'anévrysme du ventricule gauche

Réponse : D

M 87/3/2/ 21

Le rétrécissement aortique calcifié peut se révéler par:

A. Une angine de poitrine d'effort
B. Une mort subite
C. Une syncope d'effort
D. Un accident ischémique cérébral
E. Un oedème aigu pulmonaire

Réponse : ABCDE

M 91/1/2/ 38

Le rétrécissement aortique peut donner les complications suivantes:

A. Mort subite
B. Embolies coronariennes
C. Oedème aigu pulmonaire
D. Bloc auriculo-ventriculaire
E. Insuffisance ventriculaire gauche

Réponse : ABCDE

2. 3. 4 DIVERS

M 87/6/2/ 42

A propos du rétrécissement aortique de l'adulte choisir la ou les propositions exactes:

A. Son degré s'aggrave par la calcification progressive des valves
B. Il provoque initialement une dilatation du ventricule gauche
C. Il entraîne une augmentation des besoins en oxygène du myocarde
D. Il réalise une surcharge de pression du ventricule gauche
E. Il se traduit a l'auscultation par l'existence d'un click télésystolique

Réponse : ACD

S 88/5/1/ 23

Au cours du rétrécissement aortique pur et isolé, quel est le paramètre hémodynamique nécessaire pour interpréter la signification du gradient de pression ventriculo-aortique?

A. Pression capillaire
B. Débit cardiaque
C. Pression télédiastolique intra-ventriculaire gauche
D. Résistances artérielles pulmonaires
E. Pression artérielle pulmonaire moyenne

Réponse : B

S 93/9/1/ 23

Parmi les propositions relatives à une sténose aortique serrée, une seule est inexacte. Laquelle?

A. Le deuxième bruit est diminué ou aboli
B. L'orifice valvulaire aortique est souvent calcifié à l'écho
C. Il peut exister un discret souffle diastolique
D. Un B3 de remplissage rapide est souvent perçu
E. Il existe à l'ECG un aspect d'hypertrophie ventriculaire gauche avec surcharge systolique

Réponse : D

2. 4 RETRECISSEMENT MITRAL

2. 4. 1 IMAGERIE

M 85/3/2/ 36

Au cours du rétrécissement mitral pur, la saillie et l'allongement de l'arc moyen gauche à la radio sont dues à:

A. La dilatation du tronc de l'artère pulmonaire
B. La dilatation de la crosse de l'aorte
C. La réduction du volume ventriculaire gauche avec abaissement consécutif du point G
D. La stase veineuse dans le hile gauche
E. La dilatation de l'auricule gauche

Réponse : AE

2. 4. 2
EVOLUTION
(PRONOSTIC, COMPLICATIONS)

S 94/9/1/ 65

Le rétrécissement mitral peut donner diverses complications évolutives. L'une d'entre elles est rare, voire exceptionnelle: laquelle?

A. Oedème aigu du poumon
B. Fibrillation auriculaire
C. Embolie artérielle périphérique
D. Accident gravido-cardiaque
E. Endocardite bactérienne

Réponse : E

2. 4. 3
DIVERS

M 86/5/2/ 36

Un malade est porteur d'une valvulopathie rhumatismale. On doit retenir en faveur d'une sténose mitrale pure:

A. Hypertrophie auriculaire gauche à l'ECG
B. Hypertrophie ventriculaire gauche à l'ECG
C. Hypertrophie ventriculaire droite à l'ECG
D. Déviation à gauche de l'axe électrique de QRS à l'ECG
E. Bloc de branche gauche à l'ECG

Réponse : AC

M 87/1/2/ 12

Au cours d'un rétrécissement mitral pur, on pratique un examen hémodynamique. On peut observer:

A. Augmentation de la pression systolique du ventricule droit
B. Augmentation de la pression capillaire pulmonaire
C. Gradient de pression diastolique entre le capillaire pulmonaire et le ventricule gauche
D. Gradient de pression systolique entre le ventricule droit et l'artère pulmonaire
E. Diminution de la pression aortique systolique

Réponse : ABC

2. 5
RHUMATISME ARTICULAIRE AIGU
2. 5. 1
CLINIQUE

M 87/3/2/ 12

Lors d'une crise de rhumatisme articulaire aigu chez un enfant, la cardite peut se manifester de la ou des façons suivantes:

A. Frottement péricardique
B. Insuffisance cardiaque
C. Souffle diastolique d'insuffisance aortique
D. Souffle systolique de rétrécissement aortique
E. Souffle systolique d'insuffisance mitrale

Réponse : ABCE

2. 5. 2
BIOLOGIE

S 86/1/1/ 99

Le rhumatisme articulaire aigu comprend les signes biologiques suivants, sauf un, lequel?

A. Augmentation des antistreptolysines
B. Accélération de la vitesse de sédimentation
C. Hyperfibrinémie
D. Elévation des transaminases sériques
E. Hyperleucocytose à polynucléaires

Réponse : D

M 90/7/2/ 77

Parmi les signes biologiques suivants quels sont ceux qui sont présents au cours d'une crise de rhumatisme articulaire aigu?

A. Accélération de la VS au-dessus de 50 mm à la première heure
B. Augmentation du taux de la fibrinémie
C. Hémoculture positive au streptocoque du groupe A
D. Augmentation du taux des ASLO au-dessus de 600 U/ml
E. Augmentation du taux des antistreptodornases

Réponse : ABDE

2. 5. 3
DIVERS

M 90/3/2/ 56

Parmi les caractères suivants, indiquez celui (ceux) qui caractérise(nt) l'atteinte cardiaque du rhumatisme articulaire aigu:

A. La lésion élémentaire la plus caractéristique est le nodule d'Aschoff
B. Dans les formes sévères, il existe une atteinte des trois tuniques cardiaques
C. An niveau de l'endocarde, les végétations récentes sont volumineuses, irrégulières et friables
D. Il existe une nette prédominance de l'atteinte cardiaque droite
E. Les lésions cicatricielles myocardiques font toute la gravité de la maladie

Réponse : AB

2. 6 ENDOCARDITE

2. 6. 1 PHYSIOPATHOLOGIE

S 86/1/1/ 65

Au cours d'une endocardite à streptocoque alpha-viridans, quelle est la porte d'entrée la plus fréquente?

A. Dentaire
B. Urinaire
C. Digestive
D. Cutanée
E. Gynécologique

Réponse : A

2. 6. 2 CLINIQUE

S 85/6/1/ 80

Parmi les éléments suivants, indiquer celui qui n'appartient pas à la symptomatologie des endocardites bactériennes:

A. Splénomégalie
B. Arthralgies
C. Hématurie microscopique
D. Leucocyturie
E. Purpura

Réponse : D

M 87/3/2/ 26

En présence de fièvre chez un cardiaque valvulaire, la recherche d'une endocardite d'Osler impose un examen complet. On considère comme évocateur(s) de l'affection:

A. Faux panaris de la pulpe digitale
B. Purpura pétéchial
C. Hématurie microscopique
D. Hippocratisme digital (récent)
E. Anévrysme artériel du triangle de Scarpa

Réponse : ABCD

S 87/4/1/ 31

Quelle est, parmi les associations cliniques suivantes, celle qui est la plus suggestive du diagnostic d'endocardite bactérienne:

A. Fièvre prolongée plus purpura
B. Fièvre prolongée plus splénomégalie
C. Fièvre prolongée plus souffle diastolique
D. Fièvre prolongée plus hippocratisme digital
E. Fièvre prolongée plus splénomégalie plus amaigrissement

Réponse : C

S 88/4/1/ 2

Chez un sujet suspect d'endocardite bactérienne, tous les signes suivants sont évocateurs, sauf un. Lequel?

A. Une splénomégalie
B. Un purpura
C. Un hippocratisme digital
D. Des nodosités érythémateuses et douloureuses de la pulpe des doigts
E. Des adénopathies cervicales

Réponse : E

S 89/6/1/ 37

Le nodule érythémateux d'Osler a les caractères suivants, sauf un. Lequel?

A. Siège à la pulpe des doigts
B. Douloureux
C. Taille d'un petit pois
D. Evolution vers la suppuration
E. Couleur rougeâtre

Réponse : D

2. 6. 3 IMAGERIE

S 86/1/1/ 66

Chez un sujet ayant une fièvre au long cours, au cours de laquelle est apparu un souffle diastolique de base, l'échocardiographie apportera un renseignement précieux en faveur du diagnostic d'endocardite bactérienne, si on voit:

A. Une dilatation du VG
B. Une hyperkinésie du VG
C. Une hypokinésie du VG
D. Des végétations sur la valve aortique
E. Un fluttering de la mitrale

Réponse : D

2. 6. 4 FORMES CLINIQUES

S 87/5/1/ 4

Lequel des germes suivants est le plus souvent en cause dans les endocardites précoces sur prothèse valvulaire?

A. Staphylocoque
B. Streptocoque Alpha
C. Streptocoque Fécalis
D. Bacille Gram négatif
E. Candida

Réponse : A

S 88/3/1/ 21

Chez les sujets drogués, la localisation la plus fréquente de l'endocardite infectieuse est:

A. La valve aortique
B. La valve mitrale
C. La valve pulmonaire
D. La valve tricuspide
E. L'endocarde pariétal du ventricule droit

Réponse : D

2. 6. 5
DIAGNOSTIC DIFFÉRENTIEL

M 88/3/2/ 38

L'endocardite aiguë se différencie de l'endocardite lente par un certain nombre de critères : lequel ou lesquels?

A. Tableau infectieux plus sévère
B. Prédominance du staphylocoque dans les germes en cause
C. Prédominance des formes iatrogènes
D. Possibilité d'atteinte d'un endocarde antérieurement sain
E. Fréquence de l'atteinte de la tricuspide

Réponse : ABCDE

2. 6. 6
ETIOLOGIES
(FACTEURS DE RISQUE, TERRAIN)

S 85/4/1/ 75

Parmi les cardiopathies congénitales suivantes, l'une d'elles échappe au risque d'endocardite d'Osler. Laquelle?

A. Bicuspidie aortique
B. Canal artériel persistant
C. Communication inter-auriculaire
D. Communication inter-ventriculaire
E. Coarctation de l'aorte

Réponse : C

S 85/6/1/ 59

Une des complications de la chirurgie de remplacement valvulaire est l'endocardite infectieuse. Lequel des germes suivants est le plus souvent en cause dans les endocardites précoces sur prothèse valvulaire?

A. Staphylocoque
B. Streptocoque
C. Pneumocoque
D. Bacille Gram négatif
E. Candida

Réponse : A

S 86/6/1/ 66

Le germe retrouvé avec la plus grande fréquence comme responsable d'une endocardite sur coeur droit chez les drogués est:

A. Staphylocoque épidermidis
B. Fusobactérium nécrophorum
C. Streptocoque alpha hémolytique
D. Serratia marcescens
E. Neisseria gonorheae

Réponse : A

S 86/6/1/105

Parmi les germes suivants lequel est le plus souvent en cause dans les endocardites infectieuses?

A. Staphylocoque Aureus
B. Bacille Gram moins
C. Staphylocoque Epidermidis
D. Streptocoque
E. Pneumocoque

Réponse : D

S 89/6/1/ 72

Parmi les germes suivants, lequel est le plus souvent responsable d'endocardites aiguës?

A. Le pneumocoque
B. Le gonocoque
C. Le staphylocoque doré
D. Le streptocoque viridans
E. L'entérocoque

Réponse : C

S 90/2/1/ 15

Laquelle de ces valvulopathies rhumatismales est la plus souvent compliquée d'une endocardite infectieuse?

A. Rétrécissement aortique
B. Rétrécissement mitral
C. Maladie mitrale
D. Insuffisance aortique
E. Rétrécissement tricuspidien

Réponse : D

M 90/7/1/118

Parmi les cardiopathies suivantes, indiquez celles qui sont les plus souvent le point d'appel à une endocardite bactérienne:

A. La sténose mitrale
B. L'insuffisance mitrale
C. La communication inter-auriculaire
D. L'insuffisance aortique
E. La communication inter-ventriculaire

Réponse : BDE

S 91/7/1/ 43

Parmi les lésions suivantes, quelle est celle qui est la plus exposée au risque de greffe bactérienne d'origine dentaire?

A. Rétrécissement mitral
B. Communication inter-auriculaire
C. Anévrysme de l'aorte
D. Insuffisance aortique
E. Thrombose veineuse de membre inférieur

Réponse : D

M 94/8/2/ 28

Le point d'appel à une endocardite bactérienne n'est quasiment jamais:

A. Une sténose mitrale
B. Une insuffisance aortique
C. Une communication inter-auriculaire
D. Une insuffisance mitrale
E. Une communication inter-ventriculaire

Réponse : C

2. 6. 7 EVOLUTION (PRONOSTIC, COMPLICATIONS)

S 85/7/1/ 35

L'anévrysme artériel dit mycotique peut être la complication:

A. D'une tréponématose
B. D'une aspergillose
C. D'une tuberculose
D. D'une ponction artérielle
E. D'une endocardite bactérienne

Réponse : E

S 86/7/1/100

Au cours de l'endocardite infectieuse, toutes ces complications peuvent survenir sauf une. Laquelle?

A. Des troubles de conduction auriculo-ventriculaires
B. Une insuffisance cardiaque
C. Des complications rénales à type de tubulopathie
D. Des complications articulaires
E. Des embolies cérébrales

Réponse : C

M 87/7/1/ 39

L'endocardite d'Osler sur prolapsus mitral est responsable des complications suivantes sauf une. Laquelle?

A. Embolies septiques pulmonaires multiples
B. Hémiplégie droite avec aphasie
C. Hématurie microscopique
D. Spondylite lombaire
E. Ischémie aiguë d'un membre

Réponse : A

S 88/4/1/ 8

Quelle lésion doit-on évoquer en premier lieu devant l'apparition d'un bloc auriculo-ventriculaire complet au cours de l'évolution d'une endocardite bactérienne?

A. Perforation d'une sigmoïde aortique
B. Perforation septale
C. Abcès septal
D. Embolie coronaire
E. Rupture d'un cordage de la mitrale

Réponse : C

2. 6. 8 TRAITEMENTS

S 85/2/1/118

Chez un sujet atteint d'une cardiopathie à risque oslérien, les extractions dentaires doivent être accompagnées d'antibiotiques. Quel est l'antibiotique de choix?

A. Pénicilline G
B. Tétracycline
C. Streptomycine
D. Gentamycine
E. Colimycine

Réponse : A

M 86/2/2/ 33

Indiquez parmi les suivantes les 2 indications privilégiées du remplacement par prothèse de la valvule mitrale en cas d'endocardite bactérienne aiguë avec atteinte valvulaire mitrale:

A. Troubles du rythme récents
B. Infarctus du myocarde par embolie coronarienne
C. Infection grave rebelle aux antibiotiques bien choisis
D. Insuffisance cardiaque rebelle au traitement médical
E. Présence d'une hypertension artérielle pulmonaire

Réponse : CD

S 89/5/1/ 96

L'antibioprophylaxie de l'endocardite à l'occasion d'un détartrage dentaire chez un sujet porteur d'une insuffisance mitrale post-rhumatismale a toutes les caractéristiques suivantes, sauf une. Laquelle?

A. Elle doit être débutée I heure avant les soins
B. L'antibiotique prescrit est l'Amoxicilline
C. Elle est administrée par voie orale
D. La posologie conseillée est de 3 g pour 24 heures
E. La durée conseillée est de 8 jours

Réponse : E

2. 6. 9 DIVERS

M 86/1/1/119

A propos des endocardites infectieuses aiguës:

A. Le germe le plus souvent en cause est un staphylocoque
B. La porte d'entrée est le plus souvent évidente
C. La fièvre est habituellement modérée mais continue entre 38 et 38°5
D. Les complications neurologiques sont moins fréquentes qu'au cours des endocardites infectieuses lentes
E. Elles entraînent des mutilations valvulaires importantes

Réponse : ABE

M 86/4/2/ 37

A propos de l'endocardite infectieuse lente, il est exact que:

A. Le germe habituellement en cause est un streptocoque
B. Elle survient le plus souvent sur un coeur antérieurement lésé
C. L'échocardiogramme peut montrer l'existence de végétations
D. Elle impose le recours aux anticoagulants en raison du risque embolique
E. Elle contre-indique la chirurgie de remplacement valvulaire pour une durée de 3 mois

Réponse : ABC

S 87/1/1/ 49

Les endocardites infectieuses "aiguës" ont les caractéristiques suivantes sauf une: laquelle?

A. Survenue fréquente chez les immuno-déprimés
B. Importance de la réaction fébrile
C. Prépondérance des streptocoques dans leur déterminisme
D. Multiplicité des lésions viscérales
E. Fréquence de l'atteinte du coeur droit

Réponse : C

M 88/3/2/111

Parmi les propositions suivantes concernant l'endocardite infectieuse de la valve tricuspide, il est exact que:

A. Fréquente chez les héroïnomanes
B. Mauvaise tolérance hémodynamique d'emblée
C. Souffle peu audible
D. Fréquence des embolies pulmonaires
E. Le diagnostic en est plus facile que dans les autres localisations de l'endocardite infectieuse, grâce à l'apport de l'échocardiographie

Réponse : ACD

S 88/2/1/ 93

Toutes les propositions suivantes sont exactes, sauf une. Laquelle? Les endocardites bactériennes:

A. S'accompagnent de végétations sur l'appareil valvulaire
B. Peuvent entraîner une rupture de cordage
C. Peuvent entraîner une destruction du faisceau de His
D. Se développent toujours sur des lésions préexistantes
E. Peuvent provoquer des embolies distales

Réponse : D

S 89/7/1/ 43

Parmi les propositions suivantes se rapportant à l'endocardite bactérienne subaiguë, l'une est inexacte, laquelle?

A. Le fond d"oeil peut montrer des exsudats blanchâtres
B. Il faut rechercher une hématurie microscopique
C. Il peut exister un purpura pétéchial
D. Il faut réaliser au moins 6 hémocultures chez un patient présentant une cardiopathie soufflante et une fièvre inexpliquée
E. L'hépatomégalie est un signe très évocateur du diagnostic

Réponse : E

M 90/7/1/ 88

A propos des endocardites infectieuses aiguës:

A. Le germe le plus souvent en cause est un staphylocoque
B. La porte d'entrée est le plus souvent évidente
C. La fièvre est habituellement modérée mais continue autour de 38°C
D. Elles apparaissent plus fréquemment chez l'immunodéprimé
E. Elles entraînent des mutilations valvulaires importantes

Réponse : ABDE

M 90/7/1/120

L'endocardite subaiguë d'Osler:

A. Associe le plus souvent une fièvre et un souffle diastolique d'insuffisance aortique
B. Se greffe plus fréquemment sur une communication inter-auriculaire que sur une bicuspidie aortique
C. Peut se compliquer de glomérulopathie par dépôts glomérulaires de complexes immuns
D. Se révèle par des faux panaris d'Osler uniquement lorsque l'agent infectieux en cause est un streptocoque
E. Est considérée comme guérie seulement lorsque les végétations ne sont plus visualisées par l'échocardiogramme

Réponse : AC

M 91/6/2/ 54

Quelles sont les affirmations vraies à propos des endocardites du toxicomane?

A. L'association d'un glycopeptide à un antibiotique actif sur pseudomonas aeruginosa paraît indispensable en cas de traitement empirique
B. L'endocardite tricuspidienne se traduit par des manifestations pulmonaires à répétition
C. L'échocardiographie transoesophagienne n'est pas plus performante que la traditionnelle dans le diagnostic de l'endocardite tricuspidienne
D. Le pronostic de l'endocardite chez le toxicomane est le plus souvent mauvais à court terme
E. L'indication chirurgicale pour la localisation tricuspidienne est surtout hémodynamique

Réponse : AB

3 EMBOLIES

3. 1 EMBOLIES

3. 1. 1 IMAGERIE

M 89/6/2/ 26

L'image artériographique de l'embolie artérielle aiguë récente d'un membre se distingue de celle de la thrombose artérielle aiguë de celui-ci par:

A. Le désert artériographique sous jacent qui l'accompagne
B. L'aspect régulier et souvent cupuliforme du pôle supérieur de l'obstacle
C. L'importance notable du développement des voies de suppléance
D. Son niveau qui affecte constamment une bifurcation artérielle
E. L'aspect souvent normal des axes artériels sus jacents à l'obstacle

Réponse : ABE

3. 1. 2 ETIOLOGIES (FACTEURS DE RISQUE, TERRAIN)

M 86/2/2/ 21

Une embolie peut survenir en cas de:

A. Suppuration d'un thrombus
B. Lyse spontanée d'un thrombus
C. Fragmentation d'un thrombus
D. Organisation d'un thrombus
E. Reperméation d'un thrombus

Réponse : AC

S 87/4/1/ 49

Quelle est la variété d'embolie la plus fréquente?

A. Gazeuse
B. Parasitaire
C. Suppurée
D. Graisseuse
E. Cruorique

Réponse : E

M 87/7/2/ 47

Parmi les affections suivantes, quel est (ou quelles sont) celle(s) qui est (sont) susceptible(s) de se compliquer d'embolies:

A. Infarctus du myocarde
B. Athérosclérose
C. Lipomatose
D. Fracture de jambe
E. Amylose rénale

Réponse : ABD

M 88/3/1/ 10

Une embolie dans une artère humérale peut avoir pour origine une des causes ci-dessous:

A. Myxome de l'oreillette gauche
B. Arythmie
C. Anévrysme de l'aorte thoracique descendante
D. Phlébite iliaque
E. Compression par côte cervicale

Réponse : ABE

3. 2 EMBOLIES ARTERIELLES

3. 2. 1 IMAGERIE

M 93/8/2/ 42

L'image artériographique de l'embolie artérielle aiguë récente d'un membre se distingue de celle de la thrombose artérielle aiguë de celui-ci par:

A. Le désert artériographique sous-jacent qui l'accompagne
B. L'aspect régulier et souvent cupuliforme du pôle supérieur de l'obstacle
C. L'importance notable du développement des voies de suppléance
D. Son niveau qui affecte constamment une bifurcation artérielle
E. L'aspect souvent normal des axes artériels sus-jacents à l'obstacle

Réponse : ABE

3. 2. 2 ETIOLOGIES (FACTEURS DE RISQUE, TERRAIN)

M 86/6/2/ 51

Une embolie artérielle fibrino-cruorique dans la grande circulation, a pour origine(s), en dehors d'une malformation cardiaque:

A. Une phlébite des membres inférieurs
B. Un infarctus du myocarde
C. L'ulcération d'une plaque d'athérome
D. Un rétrécissement mitral
E. Un anévrysme de l'aorte

Réponse : BDE

M 90/2/1/ 89

Une embolie artérielle d'un membre peut résulter de:

A. Myxome de l'oreillette gauche
B. Rétrécissement mitral
C. Endocardite bactérienne
D. Fibrillation auriculaire
E. Anévrysme de l'aorte thoracique

Réponse : ABCDE

3. 2. 3 EVOLUTION (PRONOSTIC, COMPLICATIONS)

M 86/7/2/ 84

Les conséquences de l'ischémie secondaire à une embolie artérielle oblitérante varient en fonction de:

A. L'origine de l'embol
B. Du calibre du vaisseau oblitéré
C. Du type de circulation de l'organe considéré
D. De l'existence d'un réseau d'anastomoses
E. De la sensibilité tissulaire à l'anoxie

Réponse : BCDE

3. 2. 4 TRAITEMENTS

S 91/1/1/ 23

Une femme de 40 ans ayant un rétrécissement mitral en fibrillation auriculaire fait une embolie artérielle fémorale superficielle. Quelle attitude thérapeutique vous paraît la plus judicieuse dans l'immédiat?

A. Prescription d'antivitamine K
B. Commissurotomie mitrale sous circulation extra-corporelle
C. Vasodilatateur intra-artériel
D. Streptokinase intraveineuse pendant 3 jours
E. Désobstruction artérielle par Fogarty en urgence

Réponse : E

3. 3 EMBOLIES GAZEUSES

3. 3. 1 ETIOLOGIES (FACTEURS DE RISQUE, TERRAIN)

M 86/7/2/ 79

Une embolie gazeuse peut survenir:

A. Au décours des fractures des os longs
B. Au cours de la chirurgie cardiaque à coeur ouvert
C. Par injection intra-veineuse accidentelle de substance huileuse
D. Au cours de l'accouchement normal
E. Par ouverture accidentelle de cathéter veineux sous-clavier

Réponse : BE

3. 4 EMBOLIES GRAISSEUSES

3. 4. 1 CLINIQUE

S 87/7/1/ 64

Chez un polytraumatisé de 25 ans présentant depuis 3 jours une fracture du 1/3 supérieur du fémur immobilisée en traction, l'apparition brutale d'une agitation, d'une polypnée, de pétéchies conjonctivales et d'une baisse de la PaO2, doit faire évoquer en premier chef:

A. Une embolie pulmonaire
B. Une hémorragie interne
C. Un hématome intracrânien
D. Un pneumothorax traumatique méconnu
E. Une embolie graisseuse

Réponse : E

3. 4. 2 ETIOLOGIES (FACTEURS DE RISQUE, TERRAIN)

M 85/7/2/ 44

Les embolies graisseuses peuvent s'observer dans une ou plusieurs des circonstances suivantes:

A. Massage cardiaque
B. Maladie des caissons
C. L'hypercholestérolémie
D. Intervention de chirurgie orthopédique
E. Fracture de jambe

Réponse : ADE

S 90/2/1/ 12

Plusieurs causes possibles d'embolies graisseuses sont connues, quelle est la plus fréquente?

A. Contusion du tissu adipeux
B. Fracture osseuse
C. Brûlure
D. Stéatose hépatique
E. Cirrhose alcoolique

Réponse : B

3. 4. 3 EVOLUTION (PRONOSTIC, COMPLICATIONS)

M 86/4/1/120

Chez un polytraumatisé porteur d'une fracture récente de la diaphyse du fémur immobilisée en traction, une embolie graisseuse doit être suspectée devant:

A. Elevation de la paCO2
B. Baisse de la paO2
C. Présence de pétéchies sur la paroi thoracique
D. Pétéchies au fond d'oeil
E. Image d'amputation à la scintigraphie pulmonaire en ventilation perfusion

Réponse : BCD

3. 5 EMBOLIES PARADOXALES

3. 5. 1 DÉFINITION

S 85/7/1/ 13

L'embolie paradoxale est:

A. Un embol à partir d'un myxome
B. Un embol provenant de l'oreillette gauche chez un patient en fibrillation auriculaire
C. Survient seulement en présence d'une fistule artério-veineuse
D. Un thrombus venant de la circulation veineuse et passant à travers un défaut septal congénital pour gagner une artère systémique
E. Un embol de nature non cruorique

Réponse : D

S 88/2/1/ 46

Une embolie paradoxale est :

A. La migration dans l'artère pulmonaire d'un embole veineux
B. Le déplacement d'un embole à contre courant dans les plexus veineux pelviens
C. Une éclipse cérébrale à répétition
D. La migration d'un embol veineux vers le cerveau par une communication inter-auriculaire ou une communication inter-ventriculaire
E. Une embolie coronarienne par migration d'un thrombus cardiaque

Réponse : D

S 89/6/1/ 6

On donne le nom d'embolie artérielle paradoxale à:

A. Une embolie survenant chez un sujet ne présentant aucune affection emboligène
B. Une embolie n'entraînant aucun syndrome ischémique aigu
C. Une embolie survenant en dehors de tout état d'hypercoagubilité sanguine
D. Une embolie systémique provenant du système veineux et passant à travers une communication inter-auriculaire
E. Une embolie survenant sous traitement anticoagulant

Réponse : D

4 TROUBLES DU RYTHME
4. 1 TROUBLE DU RYTHME CARDIAQUE
4. 1. 1 ETIOLOGIES (FACTEURS DE RISQUE, TERRAIN)

S 86/4/1/ 54

Pendant une lipothymie, l'enregistrement continu de l'ECG montre les anomalies suivantes. Toutes peuvent être responsables de la lipothymie, sauf une, laquelle?

A. Torsade de pointe
B. Tachycardie ventriculaire
C. Bloc sino-auriculaire
D. Bloc de branche gauche
E. Bloc auriculo-ventriculaire du 2ème degré

Réponse : D

S 88/5/1/ 53

Le bigéminisme est la succession régulière:

A. De 2 extrasystoles monomorphes
B. D'1 systole normale et d'1 extrasystole
C. De 2 extrasystoles de morphologie différente
D. De 2 systoles normales et d'1 extrasystole
E. D'1 extrasystole auriculaire et d'1 extrasystole ventriculaire

Réponse : B

4. 1. 2 TRAITEMENTS

M 87/7/2/ 46

Pour corriger une bradycardie (inférieure à 50/min), on peut prescrire:

A. Un alpha stimulant
B. Un digitalique
C. L'isoprénaline (ISUPREL*)
D. Un bêta-bloquant
E. L'atropine

Réponse : CE

S 89/3/1/ 35

Un patient de 76 ans est porteur d'un stimulateur cardiaque sentinelle pour un bloc A-V de degré variable, fonctionnant correctement à 72/min. Laquelle de ces éventualités ne peut jamais être observée?

A. Fréquence à 90/min
B. Fréquence irrégulière
C. Pouls bigéminé
D. Fréquence à 60/min
E. Accélérations paroxystiques à 130/min

Réponse : D

S 91/1/1/ 53

Devant un arrêt circulatoire lié à un bloc auriculo-ventriculaire paroxystique du IIIème degré, quelle est la drogue de choix qui doit être employée?

A. Noradrénaline
B. Isoprénaline
C. Adrénaline
D. Atropine
E. Dopamine

Réponse : B

S 92/8/1/ 28

Parmi les thérapeutiques suivantes laquelle utiliserez-vous chez un patient présentant une décompensation cardiaque aiguë au cours d'une tachycardie ventriculaire?

A. Digoxine
B. Adrénaline
C. Choc électrique
D. Cédilanide IV
E. Bêta-bloquants

Réponse : C

4. 1. 3 DIVERS

S 86/3/1/ 60

Quel est le siège le plus probable du trouble de conduction lorsque l'ECG montre un rythme auriculaire normal à 80/mn, un rythme ventriculaire dissocié et lent à 30/mn, des complexes QRS très élargis (0,14 sec.)?

A. Sino-auriculaire
B. Intra-auriculaire
C. Nodal (noeud auriculo-ventriculaire)
D. Tronc du faisceau de His
E. Bibloc de branche

Réponse : E

M 88/7/2/ 47

Devant une tachycardie régulière à complexes QRS larges, que doit-on discuter?

A. Une tachycardie supra-ventriculaire avec bloc de branche
B. Un flutter auriculaire
C. Une tachycardie d'un syndrome de pré-excitation
D. Une tachycardie ventriculaire
E. Une fibrillation auriculaire avec bloc de branche jonctionnel

Réponse : ACD

M 90/1/2/114

La fibrillation auriculaire:

A. Peut survenir de façon physiologique chez le sujet normal à coeur sain lors d'émotions ou d'efforts
B. Peut être due à une maladie de Basedow
C. Peut être une découverte d'examen systématique et n'entraîner aucun signe fonctionnel
D. Peut s'accompagner, malgré son rythme rapide, d'un ralentissement du pouls radial
E. Peut être déclenchée par intoxication éthylique aiguë

Réponse : BCDE

M 90/4/1/107

La fibrillation auriculaire:

A. Peut avoir un rythme ventriculaire régulier lorsqu'elle s'associe à un bloc auriculo-ventriculaire complet
B. Est généralement de mécanisme catécholaminergique lorsqu'elle survient en période post-prandiale
C. Est à petites mailles dans le rétrécissement mitral
D. Est plus fréquente chez le sujet âgé
E. Augmente le risque de mortalité par insuffisance cardiaque et accident vasculaire cérébral lorsqu'elle est permanente

Réponse : ADE

S 91/4/1/ 22

Une des propositions qui suit est fausse laquelle? Une extrasystolie ventriculaire bénigne:

A. Peut être observée à tout âge
B. Est faite d'ES monomorphes
C. N'est jamais perçue par le patient
D. Disparaît le plus souvent après effort
E. Va de pair avec un bilan cardio vasculaire normal

Réponse : C

S 91/5/1/ 8

Une des propositions suivantes est fausse; laquelle?

A. Une fibrillation auriculaire (FA) à réponse ventriculaire spontanément lente est de constatation banale chez le sujet âgé
B. Une FA à réponse ventriculaire rapide s'observe au cours de l'hyperthyroïdie
C. La survenue d'une FA peut décompenser une cardiopathie jusque là bien tolérée
D. La FA peut induire des manifestations thrombo-emboliques
E. La FA peut amputer la sémiologie du roulement du RM de son élément protodiastolique

Réponse : E

S 91/3/1/ 60

Une des propositions qui suit est fausse; laquelle?

A. Chez un cardiaque, les ESV ont en règle une signification plus péjorative que les ESA
B. Les ESV ont une signification péjorative lorsqu'elles sont polymorphes
C. Les ESV ont une signification péjorative lorsqu'elles sont perçues de façon pénible
D. Les ESV ont une signification souvent péjorative lorsqu'elles réalisent des rythmes bigéminés ou trigéminés
E. Les ESV ont une signification péjorative lorsqu'elles se regroupent en salves

Réponse : C

4. 2 FLUTTER AURICULAIRE

4. 2. 1 CLINIQUE

M 90/5/2/ 2

Parmi les propositions suivantes, quelle(s) est (sont) celle(s) qui s'applique(nt) au flutter auriculaire commun de l'adulte (2/1):

A. Tachycardie habituellement à QRS large
B. Tachycardie régulière à 150/mn
C. Accélération de la fréquence auriculaire par manoeuvre vagale
D. Ralentissement de la fréquence ventriculaire par manoeuvre vagale
E. Contre-indication formelle aux digitaliques

Réponse : BD

4. 2. 2 ETIOLOGIES (FACTEURS DE RISQUE, TERRAIN)

M 85/3/2/ 35

Le flutter auriculaire est un trouble du rythme:

A. Qui peut s'observer dans l'évolution des cardiopathies ischémiques
B. Qui peut s'observer dans l'évolution d'une cardiothyréose
C. Qui peut entraîner des embolies systémiques
D. Qui peut déclencher la survenue d'une insuffisance cardiaque
E. Qui peut être dégradé par la prescription de digitaliques

Réponse : ABCDE

4. 2. 3 DIVERS

S 87/5/1/ 55

Toutes les propositions suivantes concernant le flutter auriculaire sont exactes, sauf une. Indiquez laquelle:

A. Le rythme ventriculaire peut être ralenti par les manoeuvres vagales
B. La fréquence auriculaire est à 150/minute
C. Peut s'accompagner d'un rythme ventriculaire irrégulier
D. Le traitement digitalique peut être utilisé
E. Comporte un risque d'embolie artérielle

Réponse : B

M 87/7/2/ 54

Le flutter auriculaire est un trouble du rythme:

A. Qui peut s'observer dans l'évolution d'une cardiothyréose
B. Qui peut entraîner des embolies systémiques
C. Qui peut déclencher la survenue d'une insuffisance cardiaque
D. Qui peut être réduit par les manoeuvres vagales
E. Qui peut être dégradé par la prescription de digitaliques

Réponse : ABCE

S 88/1/1/ 48

Toutes les propositions suivantes concernant le flutter auriculaire sont exactes, sauf une. Laquelle?

A. La fréquence auriculaire est habituellement entre 270 et 330 par minute
B. Les digitaliques sont utiles pour ralentir la fréquence ventriculaire
C. Les ondes de flutter sont repérées au mieux sur les dérivations DII, DIII, VF de l'ECG
D. Le rythme sinusal peut être rétabli par la compression du sinus carotidien
E. Le choc électrique externe est très efficace pour rétablir le rythme sinusal

Réponse : D

S 88/4/1/ 97

Au cours du flutter auriculaire, les manoeuvres de stimulation vagale:

A. Ne modifient pas la cadence ventriculaire ni auriculaire
B. Agissent selon la loi du tout ou rien
C. Ralentissent transitoirement le rythme ventriculaire sans modifier la cadence auriculaire
D. Peuvent accélérer le rythme ventriculaire et auriculaire
E. Peuvent ralentir le rythme auriculaire sans modifier le rythme ventriculaire

Réponse : C

M 89/4/2/ 27

Les manoeuvres de stimulation vagale, en cas de flutter auriculaire:

A. Sont constamment sans effet
B. Agissent selon la loi du tout ou rien
C. Accélèrent le rythme ventriculaire
D. Ralentissent le rythme ventriculaire
E. Agissent surtout sur le rythme auriculaire

Réponse : D

M 89/6/2/ 46

Dans le flutter auriculaire commun de l'adulte (2/1):

A. On observe une tachycardie régulière à 150/mn
B. Le rythme auriculaire est irrégulier, supérieur à 300/mn
C. Les manoeuvres vagales ralentissent la fréquence ventriculaire
D. Les digitaliques intra-veineux sont contre-indiqués
E. Les manoeuvres vagales permettent le rétablissement du rythme sinusal

Réponse : AC

S 90/1/1/ 69

Toutes les propositions se rapportant à un flutter auriculaire 2/1 sont exactes, sauf une, laquelle?

A. Les manoeuvres vagales ralentissent le rythme ventriculaire
B. Le rythme ventriculaire est à 150
C. Les ondes F sont mieux individualisées en D2 D3 VF
D. Le rythme des ondes auriculaires est régulier à 300
E. Les complexes QRS sont le plus souvent élargis

Réponse : E

S 91/1/1/ 34

Le flutter auriculaire (2/1) commun de l'adulte?

A. Est réduit par le massage sino-carotidien
B. Est une bradyarythmie avec une fréquence ventriculaire inférieure à 100/mn
C. Est une tachycardie régulière à 150/mn
D. Est une contre-indication aux digitaliques
E. Est une contre-indication aux bêta-bloquants

Réponse : C

5 PATHOLOGIE CORONARIENNE

5. 1 ANGOR

5. 1. 1 CLINIQUE

S 85/1/1/ 43

Voici cinq propositions concernant l'angor d'effort; l'une d'elle est erronée; désignez-la. Dans l'angor d'effort:

A. Une sensation de blocage de la respiration peut remplacer la douleur constrictive
B. Une brûlure thoracique peut remplacer la douleur constrictive
C. La douleur survient plus volontiers en période post-prandiale
D. La douleur est souvent accompagnée de palpitations
E. La fin de la crise douloureuse est parfois marquée par des éructations

Réponse : D

S 87/5/1/ 53

Une des propositions suivantes, concernant l'angor d'effort est erronée; laquelle?

A. Une sensation de blocage de la respiration peut remplacer la douleur constrictive
B. Une brûlure thoracique peut remplacer la douleur constrictive
C. La douleur survient plus volontiers en période post-prandiale
D. La douleur survient plus volontiers au froid
E. La trinitrine est constamment efficace

Réponse : E

M 91/6/2/ 8

Un angor instable (syndrome de menace) peut se traduire par:

A. Apparition récente et brusque d'un angor d'effort qui se répète
B. Apparition d'un angor spontané, avec crises durant plus de 15 minutes
C. Augmentation de la fréquence des crises d'angor
D. Apparition d'une résistance aux dérivés nitrés
E. Poussée hypertensive systolique

Réponse : ABCD

S 93/8/1/ 5

Quel est le signe le plus fidèle pour affirmer la positivité d'une épreuve d'effort réalisée pour le diagnostic d'une insuffisance coronarienne?

A. Sus-décalage du segment ST > ou = 0,5 mm
B. Extrasystolie ventriculaire
C. Sous-décalage du segment ST > ou = 1 mm
D. Négativation de l'onde T
E. Apparition de la douleur

Réponse : C

5. 1. 2 ETIOLOGIES (FACTEURS DE RISQUE, TERRAIN)

M 85/6/2/ 42

Parmi les médicaments ci-dessous lequel (ou lesquels) est (sont) susceptible(s) d'augmenter la fréquence des crises d'angine de poitrine chez des patients ayant une insuffisance coronarienne non traitée?

A. Propranolol (AVLOCARDYL*)
B. Pindolol (VISKEN*)
C. Isoprénaline (ISUPREL*)
D. Amphétamine
E. Nifédipine (ADALATE*)

Réponse : CD

M 87/4/2/ 39

L'angine de poitrine doit faire évoquer un spasme coronaire en cas de:

A. Survenue au cours de l'effort
B. Dyspnée associée
C. Survenue exclusivement nocturne
D. Répétition des crises à horaire fixe
E. Inefficacité de la Trinitrine

Réponse : CD

M 87/6/2/ 43

Parmi les 5 cardiopathies suivantes, quelle(s) est(sont) celle(s) qui entraîne(nt) volontiers la survenue d'un angor:

A. Rétrécissement aortique
B. Rétrécissement mitral
C. Insuffisance aortique
D. Insuffisance mitrale
E. Anévrysme de l'aorte thoracique descendante

Réponse : AC

M 87/6/2/104

Parmi les médicaments ci-dessous lequel (ou lesquels) est(sont) susceptible(s) d'augmenter la fréquence des crises d'angine de poitrine chez des patients ayant une insuffisance coronarienne non traitée?

A. Propranolol (AVLOCARDYL*)
B. Pindolol (VISKEN*)
C. Hydralazine (NEPRESSOL*)
D. Amphétamine
E. Nifédipine (ADALATE*)

Réponse : CD

M 91/2/2/ 12

Parmi les circonstances suivantes, laquelle (lesquelles) peu(ven)t être à l'origine de douleurs angineuses chez un malade ayant une athérosclérose coronarienne?

A. Tachycardie ventriculaire
B. Tachycardie par fibrillation auriculaire paroxystique
C. Anémie avec taux d'hémoglobine à 60g par litre
D. Hypokaliémie sans trouble du rythme ni de la conduction
E. Poussée tensionnelle à 25 - 13 cm de Hg

Réponse : ABCE

S 91/5/1/ 23

En l'absence de maladie athéromateuse, l'angor peut être dû à ces affections sauf une, laquelle?

A. Une sténose aortique
B. Une anémie sévère
C. Une sténose mitrale
D. La syphilis
E. Un spasme coronaire

Réponse : C

5. 1. 3 BILAN ÉTIOLOGIQUE

M 86/6/2/ 53

Chez un homme de 55 ans faisant des crises douloureuses thoraciques vers 4-5 h du matin, durant de 10 à 15 mn, le diagnostic d'angor de Prinzmétal sera confirmé par les données de:

A. L'ECG standard
B. L'ECG en cours de crise
C. L'enregistrement de l'ECG de 24 heures (Holter)
D. L'ECG en cours d'effort
E. Le dosage des enzymes sériques

Réponse : BC

S 88/2/1/ 51

Un homme de 65 ans, porteur d'un rétrécissement aortique serré, souffrant d'un angor d'effort depuis 5 ans et d'un angor spontané depuis quelques mois, vient de faire une syncope au cours d'un effort. L'électrocardiogramme est en rythme sinusal, PR à 20/100ème et QRS à 8/100 ème de seconde. Quel est l'examen complémentaire à demander en priorité avant de confier le malade au chirurgien?

A. ECG d'effort
B. Enregistrement endocavitaire du potentiel hissien
C. Coronarographie
D. ECG continu selon la méthode de Holter
E. Cathétérisme droit

Réponse : C

S 88/2/1/ 53

Chez un malade adulte atteint d'un rétrécissement aortique serré et chez qui surviennent des douleurs d'angine de poitrine, l'un des examens suivants est contre-indiqué, lequel?

A. Une coronarographie
B. Un test d'effort sur bicyclette ergométrique
C. Une ventriculographie gauche
D. Un enregistrement Holter
E. Une scintigraphie au thallium sensibilisée par le Dipyridamole

Réponse : B

S 89/2/1/ 81

Un patient de 65 ans, hypertendu modéré (TA: 150/90 mmHg sous MODURETIC* 1 cp par jour) se plaint depuis un mois d'unangor d'effort. L'auscultation ne retrouve qu'un éclat de B2 au foyer aortique. L'ECG est normal. Parmi les examens suivants, quel est celui qui vous parait le plus indiqué en première intention?

A. Enregistrement Holter
B. ECG d'effort
C. Scintigraphie au thallium
D. Angiographie isotopique
E. Coronarographie

Réponse : B

5. 1. 4 EVOLUTION (PRONOSTIC, COMPLICATIONS)

M 85/5/2/ 33

L'angine de poitrine doit faire évoquer un spasme coronaire en cas de:

A. Survenue au cours de l'effort
B. Survenue au décours immédiat de l'effort
C. Survenue exclusivement nocturne
D. Répétition des crises à horaire fixe
E. Inefficacité de la Trinitrine

Réponse : CD

S 94/8/1/ 45

Un homme de 65 ans, porteur d'un rétrécissement aortique serré, souffrant d'un angor d'effort depuis 5 ans et d'un angor spontané depuis quelques mois, vient de faire une syncope au cours d'un effort. L'électrocardiogramme est en rythme sinusal, PR à 20/100ème et QRS à 8/100ème seconde. Quel est l'examen complémentaire à demander en priorité avant de confier le malade au chirurgien?

A. ECG d'effort
B. Enregistrement endocavitaire du potentiel hissien
C. Coronarographie
D. ECG continu selon la méthode Holter
E. Cathétérisme droit

Réponse : C

5. 1. 5 TRAITEMENTS

S 85/3/1/ 2

La revascularisation coronarienne par pontage entre l'aorte et l'artère inter-ventriculaire antérieure est indiquée en cas de sténose serrée de:

A. L'artère coronaire droite
B. L'artère circonflexe
C. L'artère marginale du bord gauche
D. Le tronc de l'artère coronaire gauche
E. L'artère inter-ventriculaire postérieure

Réponse : D

M 85/5/2/ 26

Un patient souffre d'angor. A l'examen clinique vous notez la présence de signes d'insuffisance ventriculaire gauche. Indiquez le (ou les) antiangineux dont la prescription est déconseillée dans ce cas:

A. Trinitrine
B. Bêta-bloquants
C. Amiodarone
D. ADALATE* (Nifédipine)
E. ISOPTINE* (Vérapamil)

Réponse : BE

S 85/6/1/ 23

Parmi les propositions suivantes concernant l'activité antiangineuse du pindolol (VISKEN*) désignez la réponse exacte; le pindolol exerce ses effets antiangineux:

A. Par effet stabilisant de membrane
B. Par son activité sympathomimétique intrinsèque
C. Par blocage des récepteurs Bêta 2 adrénergiques
D. Par blocage des récepteurs Bêta 1 adrénergiques
E. Par diminution du tonus vagal

Réponse : D

S 87/3/1/ 38

Parmi les médicaments antiangoreux ci-après, lequel ne diminue pas la conduction auriculo-ventriculaire?

A. Le propranolol (AVLOCARDYL*)
B. L'amiodarone (CORDARONE*)
C. Le diltiazem (TILDIEM*)
D. Le bépridil (CORDIUM*)
E. La trinitroglycérine (TRINITRINE*)

Réponse : E

M 89/1/2/ 37

Les Bêta-bloqueurs sont utilisés dans l'angor:

A. Parce qu'ils entraînent une vasodilatation coronaire
B. Parce qu'ils préviennent la survenue du spasme coronaire
C. Parce qu'ils empêchent une tachycardie excessive
D. Parce qu'ils diminuent le travail cardiaque
E. Parce qu'ils facilitent le retour veineux

Réponse : CD

M 89/5/2/ 38

Chez un sujet suspect de faire des crises d'angine de poitrine de type Prinzmetal, la prescription thérapeutique appropriée comporte:

A. Trinitine
B. Antagonistes du calcium
C. Bêta-bloquants
D. Méthyl-ergométrine (METHERGIN*)
E. Quinidiniques

Réponse : AB

S 90/6/1/ 7

Tous les médicaments anti-angineux ont en commun l'une des actions suivantes, laquelle?

A. Diminution de la fréquence cardiaque
B. Diminution de la consommation d'oxygène du myocarde
C. Diminution du retour veineux
D. Diminution des résistances périphériques systémiques
E. Augmentation de la pression ventriculaire télésystolique

Réponse : B

5. 1. 6 DIVERS

S 85/6/1/ 99

Il vaut mieux éviter à un coronarien d'effectuer des travaux l'exposant à la chaleur. Pourquoi?

A. Car il devra boire plus qu'un autre
B. Car le travail à la chaleur fait perdre de l'eau et du sel
C. Car le travail à la chaleur entraîne un effort cardiaque supplémentaire
D. Car le travail à la chaleur entraîne une vasoconstriction coronarienne
E. Car la chaleur perturbe l'efficacité des traitements antiangoreux

Réponse : C

S 88/6/1/ 48

L'une des propositions suivantes ne peut s'appliquer à l'angor d'effort. Laquelle?

A. C'est une douleur thoracique déclenchée par la marche
B. La douleur est électivement calmée par la trinitrine
C. Il traduit un déséquilibre entre les besoins et les apports d'oxygène du myocarde
D. Il s'accompagne habituellement d'une onde Q transitoire sur l'électrocardiogramme
E. L'épreuve d'effort est parfois normale

Réponse : D

S 89/4/1/ 55

La modification électrocardiographique la plus spécifique de l'insuffisance coronarienne, lors de l'épreuve d'effort, est:

A. La négativité de l'onde T en dérivations inférieures
B. Le sus-décalage de ST en dérivations précordiales gauches
C. L'apparition d'extrasystoles auriculaires
D. Le sous-décalage horizontal du segment ST > 0,1 millivolt
E. L'augmentation de 0,1 mv de l'amplitude des ondes T en dérivations précordiales gauches

Réponse : D

M 90/3/1/ 94

Au cours d'une crise d'angine de poitrine, on peut observer:

A. Une baisse de la pression télédiastolique du ventricule gauche
B. Une diminution du taux des lactates dans le sang du sinus coronaire
C. Un sus-décalage du segment ST sur l'ECG
D. Une diminution de la consommation d'oxygène du myocarde
E. Un sous-décalage du segment ST sur l'ECG

Réponse : CE

M 90/3/2/110

Au cours d'une crise d'angine de poitrine, l'ECG peut montrer:

A. Un sous-décalage du segment ST
B. Un sus-décalage du segment ST
C. Des modifications isolées de l'onde T
D. Aucune modification de ST et de T
E. Une onde Q "ischémique" transitoire

Réponse : ABCD

M 91/7/1/ 74

L'angor de Prinzmetal:

A. S'accompagne volontiers de troubles du rythme
B. Est compatible avec une bonne capacité d'effort
C. A une origine spastique
D. Comporte un sous décalage majeur de ST à l'ECG
E. Est spontané

Réponse : ABCE

M 94/9/2/ 23

L'angor de Prinzmetal comporte les caractéristiques suivantes:

A. La survenue de crises douloureuses à l'effort
B. De fréquents troubles du rythme
C. Un décalage supérieur du segment ST
D. L'intervention d'un spasme coronarien
E. Une épreuve d'effort le plus souvent positive

Réponse : BCD

5. 2
INFARCTUS DU MYOCARDE
5. 2. 1
PHYSIOPATHOLOGIE

S 93/9/1/ 11

L'ischémie myocardique entraîne un certain nombre de modifications métaboliques et hémodynamiques. Laquelle des propositions suivantes ne peut être observée dans cette situation?

A. Altération de la relaxation ventriculaire
B. Diminution de la pression télédiastolique du ventricule gauche
C. Anomalies de la cinétique pariétale du ventricule gauche
D. Production de lactate par le myocarde
E. Elévation de la fréquence cardiaque

Réponse : B

5. 2. 2
CLINIQUE

S 85/7/1/ 32

Devant une douleur thoracique intense de survenue brutale chez un sujet de 45 ans, le diagnostic d'infarctus est évoqué devant les signes suivants sauf un, lequel?

A. Siège rétrosternal, en barre
B. Augmentation à l'inspiration
C. Constrictive et angoissante
D. Irradiant vers le haut, le maxillaire inférieur, et le bras gauche
E. Non fébrile

Réponse : B

S 89/2/1/113

Parmi les données cliniques et électrocardiographiques suivantes, un signe est inhabituel dans un infarctus du ventricule droit, lequel:

A. Hypotension
B. Turgescence jugulaire
C. Elévation de la pression veineuse centrale
D. Sus-décalage de ST en V3 R et V4 R
E. Aspect QS de V1 à V4

Réponse : E

S 90/7/1/ 18

Les caractères sémiologiques de la douleur de l'infarctus myocardique sont bien connus. Une des propositions cidessous est fausse. Laquelle?

A. Douleur intense
B. De siège thoracique médian rétrosternal
C. A irradiations larges
D. De type constrictif
E. Calmée par la trinitrine

Réponse : E

M 90/7/1/119

Au cours de l'infarctus du myocarde, le syndrome vagal:

A. Survient habituellement vers le 3ème jour
B. Comporte une tachycardie ventriculaire
C. Est plus fréquent en cas d'infarctus inférieur
D. Comporte une bradycardie importante
E. Est amélioré par l'atropine

Réponse : CDE

5. 2. 3
BIOLOGIE

S 86/1/1/ 21

L'élévation enzymatique sérique est constante après la constitution d'un infarctus du myocarde mais est plus ou moins précoce. L'élévation maximale de la LDH (déshydrogénases lactiques) se fait:

A. Dès la première heure
B. 20ème heure post nécrose
C. 30ème heure post nécrose
D. 40ème heure post nécrose
E. Après une semaine

Réponse : D

S 86/2/1/ 55

L'élévation enzymatique sérique est constante après la constitution d'un infarctus du myocarde, mais est plus ou moins précoce. L'élévation maximale de la CPK (créatine phospho kinases) se fait:

A. Dès la première heure
B. 20ème heure post nécrose
C. 36ème heure post nécrose
D. 42ème heure post nécrose
E. Après une semaine

Réponse : B

5. 2. 4
FORMES CLINIQUES

S 86/4/1/104

La correspondance entre les dérivations ECG et le siège d'un infarctus du myocarde est la suivante, sauf dans un cas. Lequel?

A. D2-D3-VF: Infarctus inférieur
B. D1-VL-V5-V6: Infarctus latéral
C. D1-VL-V1-V2-V3: Infarctus septal profond
D. V1-V2-V3: Infarctus antéro-septal
E. D2-D3-VF-V5-V6: Infarctus inféro-latéral

Réponse : C

S 87/6/1/ 46

Dans quelles dérivations ECG se manifeste un infarctus du myocarde par thrombose de l'artère inter-ventriculaire antérieure distale?

A. D2, D3, VF
B. V1, V2, V3, V4
C. V3, V4, V5
D. D1, VL
E. V7, V8, V9

Réponse : C

S 90/3/1/ 8

La correspondance entre les dérivations ECG et le siège d'un infarctus du myocarde est la suivante, sauf dans un cas. Lequel?

A. D2 - D3 - VF: Infarctus inférieur
B. D1 - VL - V1 - V2 - V3: Infarctus latéral
C. D2 - D3 - VF - V2 - V3: Infarctus septal profond
D. V1 - V2 - V3 - V4: Infarctus antéro-septo-apical
E. D2 - D3 - VF - V5 - V6: Infarctus inféro-latéral

Réponse : B

S 91/1/1/ 18

Quel infarctus du myocarde se complique volontiers d'un bloc auriculo-ventriculaire?

A. Septal profond
B. Apical
C. Antéro-latéral
D. Sous-épicardique
E. D'un pilier postérieur

Réponse : A

5. 2. 5 ETIOLOGIES (FACTEURS DE RISQUE, TERRAIN)

M 90/4/2/ 81

Parmi les facteurs suivants, le(s)quel(s) est (sont) considé-ré(s) comme facteur(s) de risque de l'infarctus du myocarde?

A. L'alcool
B. La prise régulière de somnifères
C. Le tabagisme
D. L'absorption immodérée de café
E. L'hypertension artérielle

Réponse : CE

5. 2. 6 EVOLUTION (PRONOSTIC, COMPLICATIONS)

M 86/6/2/ 44

Au cours de son évolution, l'infarctus du myocarde peut présenter la ou les lésions suivantes:

A. Infiltration par des polynucléaires
B. Nécrose caséeuse
C. Organisation fibreuse
D. Thrombose cavitaire de voisinage
E. Rupture

Réponse : ACDE

S 86/3/1/ 59

Parmi ces 5 complications de l'infarctus du myocarde, quelle est la première cause de mortalité au cours des premières heures d'évolution?

A. Collapsus cardiogénique
B. Ruptures cardiaques
C. Embolies systémiques
D. Fibrillation ventriculaire
E. Bloc auriculo-ventriculaire

Réponse : D

M 86/4/2/103

Après un infarctus du myocarde, la constitution d'un anévrysme ventriculaire peut être suspectée par:

A. Une réaction péricarditique précoce et prolongée
B. Une réélévation des CPK
C. Un accident thrombo-embolique
D. Une tachycardie ventriculaire
E. Un sous décalage de ST à l'ECG dans le territoire correspondant à la nécrose

Réponse : CD

&M 86/5/2/ 22

Parmi les complications suivantes, quelle est (quelles sont) celle(s) qui peut (peuvent) être la conséquence d'un anévrysme post-infarctus du ventricule gauche:

A. Embolie cérébrale
B. Embolie pulmonaire
C. Surinfection bactérienne
D. Insuffisance cardiaque
E. Arythmies ventriculaires

Réponse : ADE

M 86/5/2/ 25

Parmi les cardiopathies suivantes choisissez celle ou celles pouvant être à l'origine d'une embolie cérébrale à point de départ cardiaque:

A. Prolapsus de la valve mitrale
B. Insuffisance aortique
C. Maladie d'Osler
D. Infarctus récent du myocarde
E. Communication inter-auriculaire isolée

Réponse : ACD

S 87/4/1/ 55

Parmi ces 5 complications de l'infarctus du myocarde, quelle est la première cause de mortalité au cours des premières heures d'évolution?

A. Collapsus cardiogénique
B. Hémopéricarde
C. Oedème aigu du poumon
D. Fibrillation ventriculaire
E. Bloc auriculo-ventriculaire

Réponse : D

S 87/5/1/ 52

La fibrillation ventriculaire, complication majeure des 12 premières heures d'un infarctus myocardique, répond à toutes les propositions suivantes, sauf à une. Laquelle?

A. Est responsable de la plupart des morts subites pré-hospitalières
B. Son incidence n'est pas proportionnelle à l'étendue de la nécrose
C. Peut être prévenue en cas d'extrasystolie ventriculaire menaçante par l'administration de Lidocaïne
D. Fait souvent suite à des épisodes de rythme idio ventriculaire accélérés
E. Justifie un choc électrique externe immédiat

Réponse : D

S 88/3/1/ 57

Toutes les complications suivantes peuvent s'observer au cours de la première semaine suivant la constitution d'un infarctus myocardique sauf une. Laquelle?

A. Anévrysme circonscrit du ventricule gauche
B. Péricardite
C. Choc cardiogénique
D. Trouble du rythme
E. Mort subite

Réponse : A

S 89/3/1/ 98

Indiquez le signe le plus suggestif de l'extension au ventricule droit d'un infarctus postéro-inférieur:

A. Une onde Q en V1 V2
B. Un bloc complet de la branche droite du faisceau de His
C. Une surélévation de ST d'au moins 1,5 mm en V3 R - V4 R
D. Un aspect QS isolé en V3 R et V4 R
E. Des extrasystoles ventriculaires droites

Réponse : C

M 89/4/2/ 38

Une tamponnade cardiaque par rupture d'un infarctus du myocarde en paroi libre se traduit habituellement par:

A. Un tableau d'arrêt circulatoire
B. Un tracé ECG plat
C. Une activité mécanique conservée
D. Une activité électrique conservée
E. Une activité mécanique non perceptible cliniquement

Réponse : ADE

M 89/3/2/119

Au cours d'un infarctus du myocarde, un choc hypovolémique se traduit par :

A. Une pression capillaire pulmonaire < 15 mmHg
B. Une pression capillaire pulmonaire > 25 mmHg
C. Un débit cardiaque normal
D. Un débit cardiaque abaissé
E. Une pression veineuse centrale élevée

Réponse : AD

M 90/1/1/107

Après un infarctus du myocarde, la constitution d'un anévrysme ventriculaire peut être suspectée par:

A. Une réaction péricardique précoce et prolongée
B. Une réélévation des CPK
C. Une tachycardie ventriculaire
D. Un sous décalage persistant de ST à l'ECG dans le territoire correspondant à la nécrose
E. Un sus décalage persistant de ST à l'ECG dans le territoire correspondant à la nécrose

Réponse : CE

S 91/6/1/ 19

Parmi ces 5 complications de l'infarctus du myocarde, quelle est la première cause de mortalité au cours des premières heures d'évolution?

A. Collapsus cardiogénique
B. Ruptures cardiaques
C. Embolies systémiques
D. Fibrillation ventriculaire
E. Bloc auriculo-ventriculaire

Réponse : D

M 91/3/2/ 38

Quelles sont, parmi les complications suivantes, celles qui sont responsables du décès immédiat lors de l'infarctus du myocarde?

A. Troubles du rythme
B. Péricardite
C. Rupture du coeur
D. Anévrysme ventriculaire
E. Embolie pulmonaire

Réponse : AC

M 91/7/2/ 21

Au cours de l'infarctus du myocarde, le syndrome vagal:

A. Est plus fréquent en cas d'infarctus antérieur
B. Comporte une tachycardie ventriculaire
C. Est plus fréquent en cas d'infarctus inférieur
D. Comporte une bradycardie importante
E. Est amélioré par l'atropine

Réponse : CDE

S 92/8/1/ 1

La fibrillation ventriculaire, complication majeure des 12 premières heures d'un infarctus myocardique, répond à toutes les propositions suivantes, sauf à une. Laquelle?

A. Est responsable de la plupart des morts subites pré-hospitalières
B. Son incidence n'est pas proportionnelle à l'étendue de la nécrose
C. Peut être prévenue en cas d'extrasystolie ventriculaire menaçantes par l'administration de LIDOCAINE*
D. Fait souvent suite à des épisodes de rythme idio ventriculaire accélérés
E. Justifie un choc électrique externe immédiat

Réponse : D

M 93/9/1/ 96

La survenue d'un bloc complet de la branche droite du faisceau de His à la phase aiguë de l'infarctus du myocarde antérieur étendu:

A. Précède la rupture du coeur
B. Est un élément de mauvais pronostic
C. Nécessite l'arrêt des dérivés nitrés
D. Fait craindre la survenue prochaine d'un bloc auriculo-ventriculaire complet
E. Est une contre-indication aux bêta-bloqueurs

Réponse : BD

S 94/8/1/ 19

Parmi les complications d'un anévrysme ventriculaire post-infarctus, l'une est exceptionnelle. Laquelle?

A. Insuffisance cardiaque
B. Rupture
C. Embolies systémiques
D. Troubles du rythme ventriculaire
E. Thrombose intra-cavitaire

Réponse : B

5. 2. 7 TRAITEMENTS

S 85/4/1/ 72

Lors d'un infarctus myocardique aigu de topographie inférieure, on observe une pression artérielle à 8/5 cmHg, une bradycardie sinusale à 40 battements par minute, des sueurs et des nausées. L'auscultation pulmonaire est normale. Parmi les mesures thérapeutiques suivantes laquelle retiendrez-vous en priorité?

A. Injection d'ISUPREL* intra-veineuse
B. Perfusion d'une solution de grosses molécules
C. Atropine 1 mg intra-veineux
D. Digoxine IV 1 ampoule
E. Mise en place d'une perfusion de trinitrine IV

Réponse : C

M 87/3/2/ 51

Devant une tachycardie ventriculaire soutenue et bien tolérée à la phase aiguë de l'infarctus du myocarde, on peut utiliser pour obtenir sa réduction:

A. Les manoeuvres vagales
B. La lidocaine
C. Les Digitaliques
D. Le choc électrique externe sous anesthésie générale
E. L'Isoprotérénol

Réponse : BD

S 89/3/1/ 43

Au deuxième jour d'un infarctus du myocarde, traité par perfusion d'héparine, indiquez ce qu'impose la découverte d'un frottement péricardique:

A. Arrêt total et définitif de l'héparinothérapie
B. Diminution simple des doses d'héparine
C. Remplacement de l'héparine par des antiagrégants plaquettaires
D. Prescription d'un corticoïde à titre anti-inflammatoire
E. Aucun changement dans l'attitude thérapeutique initiale

Réponse : B

S 90/3/1/ 9

Un infarctus de localisation inférieure, compliqué au 2ème jour d'un bloc auriculo-ventriculaire 2/1, bien toléré sur le plan hémodynamique, impose: (indiquez la réponse la mieux adaptée à cette situation)

A. Une perfusion d'Isuprel
B. Un entraînement électro-systolique endocavitaire provisoire
C. Une simple surveillance ECG
D. Une injection IV de sulfate d'Atropine
E. Une injection d'hémisuccinate d'hydrocortisone

Réponse : C

5. 2. 8 DIVERS

S 85/1/1/ 49

L'infarctus sous-endocardique est caractérisé à la phase aiguë par tous les éléments suivants sauf un. Lequel?

A. Atteinte ventriculaire gauche non transmurale
B. Elévation enzymatique constante
C. Apparition constante d'ondes Q significatives sur l'ECG
D. Lésion sous-endocardique isolée sur l'ECG
E. Douleur constrictive médio-thoracique prolongée

Réponse : C

S 86/1/1/ 34

Parmi les troubles de conduction suivants, qui peuvent tous modifier les aspects électrocardiographiques habituels de l'infarctus du myocarde, l'un est plus particulièrement gênant pour le diagnostic. Lequel?

A. Bloc de branche droit complet
B. Hémibloc antérieur gauche
C. Bloc de branche gauche incomplet
D. Bloc de branche gauche complet
E. Bloc auriculo-ventriculaire supra-hissien

Réponse : D

M 86/3/2/ 22

A propos de l'infarctus du myocarde antéro-septal choisir la ou les proposition(s) exacte(s):

A. Les signes électriques directs sont observés dans les dérivations précordiales droites (V1-V2-V3)
B. Il correspond habituellement à une thrombose de l'artère circonflexe
C. Il peut se compliquer de rupture myocardique
D. Il peut se compliquer d'un syndrome péricardique aigu plusieurs semaines après le début
E. Il entraîne souvent un dysfonctionnement de la valve mitrale

Réponse : ACD

S 86/6/1/ 41

L'ischémie myocardique entraîne un certain nombre de modifications métaboliques et hémodynamiques. Laquelle des propositions suivantes ne peut être observée dans cette situation?

A. Elévation de la pression artérielle
B. Diminution de la pression télédiastolique du ventricule gauche
C. Anomalies de la cinétique pariétale du ventricule gauche
D. Production de lactate par le myocarde
E. Elévation de la fréquence cardiaque

Réponse : B

S 86/7/1/ 90

Parmi ces 5 modifications de l'ECG laquelle observe-t-on habituellement en premier au stade aigu de l'infarctus du myocarde?

A. Onde T ample, positive et symétrique
B. Onde T négative et symétrique
C. Sus-décalage du segment ST
D. Sous-décalage du segment ST
E. Onde Q de nécrose

Réponse : C

S 87/1/1/ 53

A propos de l'infarctus du myocarde:

A. Son évolution favorable est analogue à celle d'un processus inflammatoire
B. La régénération tissulaire post-ischémique est complète
C. La sclérose collagène de cicatrisation post-ischémique est une sclérose systématisée
D. La sclérose collagène de cicatrisation post-ischémique est une sclérose hypertrophique
E. Aucune des propositions précédentes n'est exacte

Réponse : A

S 87/2/1/ 23

La survenue d'une salve de rythme idio-ventriculaire accéléré (RIVA) à la phase aiguë d'un infarctus du myocarde:

A. Est un élément de mauvais pronostic
B. Traduit un infarctus étendu
C. Impose un traitement anti-arythmique systématique
D. Est une indication au traitement digitalique
E. Aucune des réponses ci-dessus n'est exacte

Réponse : E

S 87/3/1/ 47

L'infarctus du myocarde (IM) est fréquent à l'âge adulte. Quelle est parmi les 5 propositions suivantes, celle qui est inexacte?

A. On peut observer des infarctus sans sténose athéromateuse visible à la coronarographie
B. Les dosages enzymatiques concourent au diagnostic, dès la 1ère heure
C. Les troubles de conductions sont fréquents dans les localisations inférieures des IM
D. Certains infarctus sont indolores
E. Un infarctus peut être masqué à l'ECG par la présence d'un bloc de branche gauche

Réponse : B

S 87/7/1/ 47

Une thrombose coronarienne n'entraîne pas toujours un infarctus du myocarde car:

A. L'alcalose respiratoire protège le myocarde
B. Les fibres myocardiques sont peu sensibles à l'anoxie
C. Il a pu s'établir des suppléances inter-coronariennes
D. Le myocarde trouve une nutrition d'appoint à partir du sang des cavités cardiaques
E. Aucune des réponses précédentes n'est exacte

Réponse : C

M 87/7/2/106

Une ou plusieurs des propositions suivantes s'appliquent à un infarctus du myocarde:

A. Il est le plus souvent dû à une embolie coronarienne
B. Il peut être responsable d'un infarctus du rein
C. Il est plus fréquent dans le coeur droit
D. Il peut provoquer une rupture cardiaque
E. Il guérit par régénération des fibres myocardiques nécrosées

Réponse : BD

S 89/3/1/ 84

Un infarctus de localisation antéro-septale se traduit sur l'ECG par une onde Q et des troubles de la repolarisation:

A. En D2 D3 VF
B. De V1 à V4
C. En D1 VL
D. De V1 à V6
E. De V4 à V6

Réponse : B

M 90/3/1/ 93

A propos de l'infarctus du myocarde antéro-septal choisir les propositions exactes:

A. Les signes électriques directs sont observés dans les dérivations précordiales droites (V1-V 2-V3)
B. Il correspond habituellement à une thrombose de l'artère interventriculaire antérieure
C. Il peut se compliquer de rupture myocardique
D. Il peut se compliquer d'un syndrome péricardique aigu plusieurs semaines après le début
E. Il entraîne souvent un dysfonctionnement de la valve mitrale

Réponse : ABCD

S 91/1/1/ 4

Toutes les propositions suivantes concernant l'infarctus myocardique sont vraies sauf une, laquelle?

A. Il peut être à type d'infarctus rouge
B. Il laisse une cicatrice mutilante
C. Il peut atteindre l'épicarde
D. Il est secondaire à une obstruction veineuse
E. Il peut se compliquer de thrombose intracardiaque

Réponse : D

M 91/2/2/ 36

L'infarctus du myocarde:

A. Est habituellement un infarctus blanc
B. Est le plus souvent lié à une artériopathie coronarienne
C. Peut s'accompagner d'embolie systémique
D. Est une cause de mort subite
E. Comporte un risque de rupture

Réponse : ABCDE

M 91/7/2/ 64

L'infarctus du myocarde:

A. Touche préférentiellement les couches épicardiques
B. Augmente de fréquence avec l'âge
C. Evolue vers une cicatrice fibreuse en une semaine
D. Est lié à l'anoxie prolongée d'un territoire myocardique
E. Atteint le plus souvent le coeur gauche

Réponse : BDE

S 91/7/1/ 21

Au cours de l'infarctus du myocarde, le syndrome vagal:

A. Est plus fréquent en cas d'infarctus antérieur
B. Comporte une tachycardie ventriculaire
C. Est plus fréquent en cas d'infarctus inférieur
D. Comporte une bradycardie importante
E. Est amélioré par l'atropine

Réponse : CE

S 94/9/1/ 41

Parmi les données cliniques et électrocardiographiques suivantes, un signe est inhabituel dans un infarctus du ventricule droit. Lequel?

A. Hypotension
B. Turgescence jugulaire
C. Elévation de la pression veineuse centrale
D. Sus-décalage de ST en V3R et V4R
E. Aspect QS de V1 à V4

Réponse : E

M 94/9/1/ 97

Au cours de l'infarctus du myocarde, le syndrome vagal:

A. Survient habituellement vers le 3ème jour
B. Comporte une défaillance ventriculaire gauche
C. Est plus fréquent en cas d'infarctus inférieur
D. Comporte une bradycardie
E. Est amélioré par l'atropine

Réponse : CDE

S 85/2/1/ 35

Un infarctus du myocarde récent dont les signes de nécrose siègent dans les dérivations D2 D3 VF V1 V2 V3 est un infarctus:

A. Antéro-septal
B. Antérieur étendu
C. Postéro latéral
D. Antéro latéral
E. Septal profond

Réponse : E

6 PATHOLOGIE PERICARDIQUE

6. 1 PERICARDITE

6. 1. 1 ETIOLOGIES (FACTEURS DE RISQUE, TERRAIN)

S 85/3/1/ 51

En présence d'un nourrisson atteint de péricardite aiguë dans un contexte infectieux sévère, une étiologie doit être évoquée par priorité. Laquelle?

A. Péricardite aiguë virale
B. Péricardite tuberculeuse
C. Péricardite septique
D. Péricardite leucosique
E. Péricardite rhumatismale

Réponse : C

6. 1. 2 EVOLUTION (PRONOSTIC, COMPLICATIONS)

S 86/7/1/ 99

La tamponnade étant éliminée quel accident évolutif caractérise la péricardite aiguë idiopathique bénigne?

A. Insuffisance cardiaque
B. Rechute
C. Infarctus du myocarde
D. Péricardite constrictive
E. Aucune des propositions ci-dessus

Réponse : B

M 92/9/2/ 72

Devant une péricardite, la constatation d'une tamponnade est évoquée devant:

A. Une augmentation de la douleur thoracique
B. Un pincement de la différentielle de la pression artérielle
C. Une turgescence jugulaire
D. Un pouls paradoxal
E. Une augmentation de l'intensité du frottement péricardique

Réponse : BCD

6. 1. 3 TRAITEMENTS

S 89/7/1/ 46

Le traitement d'une péricardite aiguë bénigne comporte la prescription de:

A. Antibiothérapie par Pénicilline
B. Anticoagulants par héparine sous-cutanée
C. Corticothérapie 1 mg/kg/jour
D. Anti-inflammatoires non stéroïdiens
E. Diurétiques thiazidiques en discontinu

Réponse : D

6. 1. 4 DIVERS

S 85/7/1/ 59

Les propositions suivantes au sujet du diagnostic de péricardite aiguë sont exactes sauf une. Laquelle?

A. La douleur décrite par le sujet est évocatrice d'angor
B. Le frottement péricardique est constant et facile à entendre
C. L'électrocardiogramme peut montrer des modifications de PQ
D. Le segment ST est généralement décalé vers le haut dans plusieurs dérivations
E. La péricardite aiguë n'entraîne généralement pas d'épanchement abondant

Réponse : B

M 86/7/1/120

Les péricardites aiguës bénignes (PAB) se caractérisent par:

A. Les PAB sont les plus fréquentes des péricardites
B. La diminution de l'amplitude du pouls à l'inspiration est constamment retrouvée à l'examen clinique
C. L'enquête étiologique est le plus souvent négative
D. L'évolution est très favorable, mais les rechutes sont fréquentes
E. Le traitement est basé sur la corticothérapie

Réponse : ACD

S 89/2/1/ 20

Tous les signes électrocardiographiques suivants peuvent être rencontrés au cours des péricardites, sauf un. Indiquez lequel:

A. Sous-décalage de ST concave vers le haut
B. Ondes T négatives
C. Fibrillation auriculaire
D. Sous-décalage du segment PQ
E. Ondes T plates

Réponse : A

M 89/5/2/ 17

Au cours d'une péricardite aiguë bénigne (virale):

A. La douleur et la fièvre sont contemporaines
B. Le frottement péricardique est inconstant
C. La constriction est la complication évolutive la plus fréquente
D. La corticothérapie est indispensable
E. Les rechutes sont exceptionnelles

Réponse : AB

M 89/4/2/ 88

A propos d'une péricardite aiguë virale chez un sujet de 20 ans, il est exact que:

A. L'échocardiogramme peut être normal
B. Les anomalies du segment ST-T sont très suggestives
C. Un bruit de galop gauche est souvent perçu
D. L'évolution est généralement bénigne
E. La douleur est souvent de type angineux

Réponse : ABDE

M 89/6/2/116

Au cours d'une péricardite aiguë, l'ECG peut montrer:

A. Un sus-décalage du segment ST concave vers le haut
B. Un aspect normal
C. Une fibrillation auriculaire
D. Un aspect de bloc de branche gauche
E. Une onde Q transitoire

Réponse : ABC

M 90/1/1/110

A propos des péricardites aiguës bénignes (PAB) choisir la ou les proposition(s) exacte(s):

A. Les PAB sont les plus fréquentes des péricardites symptomatiques
B. L'augmentation de l'amplitude du pouls à l'inspiration fait évoquer l'évolution vers une tamponnade
C. L'enquête étiologique est le plus souvent négative
D. Les rechutes sont fréquentes
E. Le traitement est basé sur les anti-inflammatoires non-stéroïdiens

Réponse : ACDE

6. 2 TAMPONNADE

6. 2. 1 DÉFINITION

S 85/3/1/ 76

Un infarctus myocardique juvénile à 35 ans est une complication d'une:

A. Hypertriglycéridémie endogène majeure
B. Hypercholestérolémie essentielle majeure
C. Hypertriglycéridémie exogène majeure
D. Hyperalphalipoprotéinémie
E. Hypo-bêta-lipoprotéinémie

Réponse : B

6. 2. 2 CLINIQUE

S 85/3/1/ 73

Tous les signes suivants sont très évocateurs de tamponnade cardiaque, sauf un: lequel?

A. Turgescence des veines jugulaires
B. Silhouette cardiaque peu mobile en scopie
C. Signes d'oedème pulmonaire
D. Diminution inspiratoire de la pression artérielle systolique
E. Pouls paradoxal

Réponse : C

M 91/3/2/ 1

Parmi ces signes, quels sont ceux qui peuvent être retrouvés dans le tableau caractérisant la tamponnade par hémopéricarde?

A. Etat de choc
B. Pression veineuse centrale élevée
C. Pouls paradoxal
D. Turgescence des jugulaires
E. Assourdissement des bruits du coeur

Réponse : ABCDE

6. 2. 3 TRAITEMENTS

S 89/2/1/ 18

Le traitement médical de la tamponnade péricardique en attendant le drainage du péricarde repose sur:

A. Les diurétiques
B. La ventilation assistée
C. Les bêta-bloquants
D. La trinitrine intraveineuse
E. L'expansion volémique

Réponse : E

7 PATHOLOGIES VASCULAIRES

7. 1 ANEVRYSME DE L'AORTE ABDOMINALE

7. 1. 1 CLINIQUE

M 88/4/2/ 14

Devant la découverte d'une masse abdominale sus-ombilicale, l'existence d'un anévrysme de l'aorte sera suspecté devant:

A. Le caractère douloureux de cette masse
B. Le caractère battant de cette masse
C. Le caractère expansif de cette masse
D. La perception d'un thrill
E. L'abolition des pouls fémoraux

Réponse : BC

S 89/5/1/ 8

Dans l'anévrysme de l'aorte abdominale sous rénale, le signe de De Bakey est caractérisée par:

A. L'existence d'un souffle systolique à l'auscultation
B. La perception d'un "thrill"
C. L'existence d'une masse battante et expansive à la palpation
D. La présence d'une voussure visible sous la paroi abdominale
E. La présence d'un intervalle entre le rebord costal et la tuméfaction battante perçue à la palpation

Réponse : E

M 90/2/1/ 90

Un anévrysme de l'aorte abdominale peut se révéler par:

A. Un oedème des membres inférieurs
B. Une hydronéphrose
C. Une douleur sciatique
D. Des embolies de cristaux de cholestérol
E. Une douleur lombaire

Réponse : ABCDE

S 90/7/1/ 8

Parmi les éléments suivants indiquez lequel est pathognomonique de l'anévrysme de l'aorte abdominale:

A. Le souffle systolique abdominal
B. Une masse abdominale battante
C. Une expansion systolique de la masse
D. Une douleur à la compression aortique
E. Une claudication intermittente des membres inférieurs

Réponse : C

S 91/7/1/ 65

Le signe de De Bakey qui affirme le siège sous-rénal d'un anévrisme aortique abdominal est:

A. L'existence d'une tuméfaction anévrismale dont le pôle supérieur ne remonte pas au-dessus de l'ombilic
B. L'existence d'un espace entre la tuméfaction anévrismale et les deux ailes iliaques
C. La perception d'une masse battante dans le flanc droit
D. L'existence d'un espace entre le pôle supérieur de l'anévrisme et le rebord costal
E. Aucun des signes précédents

Réponse : D

S 91/4/1/ 52

Ces différentes manifestations peuvent être révélatrices d'un anévrysme aorto-iliaque, sauf une, laquelle?

A. Cruralgies
B. Hydronéphrose
C. Ischémie chronique des membres inférieurs
D. Douleurs abdomino-lombaires
E. Compression médullaire lente

Réponse : E

7. 1. 2 IMAGERIE

S 85/3/1/ 72

Indiquez parmi les examens suivants, le plus précis pour apprécier le diamètre réel d'un anévrysme de l'aorte abdominale:

A. Radiographies d'abdomen de face sans préparation
B. Aortographie trans-lombaire
C. Vélocimétrie doppler
D. Angiographie numérisée
E. Echotomographie abdominale

Réponse : E

S 89/5/1/ 44

Au cours d'un bilan d'un anévrysme de l'aorte abdominale, un seul des éléments suivants ne peut être apprécié par l'examen tomodensitométrique, lequel?

A. Diamètre de l'anévrysme
B. Siège de l'anévrysme par rapport aux artères rénales
C. Existence d'un thrombus intra-anévrysmal
D. Etat du lit vasculaire d'aval
E. Siège de l'anévrysme par rapport aux artères iliaques

Réponse : D

S 89/6/1/ 3

Pendant le bilan pré-opératoire d'un anévrysme de l'aorte abdominale, l'aorto-artériographie permet d'évaluer tous les éléments suivants sauf un, lequel?

A. L'état des artères mésentériques
B. L'état des artères rénales
C. Les dimensions de l'anévrysme
D. La qualité de l'aorte sus rénale
E. La qualité du lit artériel d'aval

Réponse : C

M 89/1/1/ 83

Parmi les examens suivants, quel(s) est (sont) le(s) moins fiable(s) pour l'appréciation du diamètre réel d'un anévrysme athéromateux de l'aorte abdominale?

A. Radiographie simple face et profil de l'aorte abdominale
B. Angiographie conventionnelle
C. Angiographie numérisée
D. Echographie abdominale
E. Tomodensitométrie

Réponse : BC

M 90/7/1/ 98

Parmi les examens suivants, quels sont les deux plus fiables pour l'appréciation du diamètre réel d'un anévrysme athéromateux de l'aorte abdominale chez le vieillard?

A. Radio simple face et profil de l'aorte abdominale
B. Tomodensitométrie
C. Angiographie numérisée
D. Echographie abdominale
E. Urographie sous compression

Réponse : BD

M 91/1/1/ 90

Devant un anévrysme de l'aorte abdominale, quels examens permettent constamment d'en mesurer le volume?

A. Le doppler
B. La radiographie d'abdomen sans préparation
C. L'échographie
D. L'artériographie
E. Le scanner

Réponse : CE

M 91/3/2/ 92

Les plus nombreux des anévrysmes aortiques sont de siège uniquement sous-rénal. Cette localisation précise peut être affirmée par une ou plusieurs des propositions suivantes:

A. L'inspection
B. L'auscultation abdominale
C. La radiographie simple de l'abdomen
D. Un examen tomodensitométrique
E. L'aortographie

Réponse : DE

S 93/9/1/ 35

Chez un homme de 70 ans, l'examen clinique révèle une masse abdominale battante et expansive. Quel examen demandez-vous pour affirmer votre diagnostic?

A. Un doppler des artères des membres inférieurs
B. Une échographie abdominale
C. Une urographie intraveineuse
D. Une cavographie
E. Une scintigraphie splénique

Réponse : B

7. 1. 3 FORMES CLINIQUES

M 91/6/1/ 78

La rupture d'un anévrysme aorto iliaque peut se faire:

A. Dans le duodénum
B. Dans la veine cave inférieure
C. Dans l'espace rétro péritonéal
D. Dans le mésosigmoïde
E. Dans le médiastin

Réponse : ABCDE

7. 1. 4 BILAN ÉTIOLOGIQUE

S 87/3/1/ 10

Pour confirmer la présence d'un anévrysme de l'aorte abdominale, l'examen le plus utile est:

A. L'abdomen sans préparation
B. Le doppler artériel
C. L'échotomographie abdominale
D. L'aortographie
E. L'angiographie veineuse

Réponse : C

S 89/6/1/ 7

Dans les suites immédiates d'une résection greffe pour anévrysme de l'aorte abdominale, quel examen doit-on demander en priorité si l'opéré présente une reprise très précoce du transit avec diarrhée sans fièvre:

A. Lavement baryté
B. Transit du grêle
C. Angiographie
D. Rectoscopie et ou colonoscopie courte
E. Coproculture

Réponse : D

7. 1. 5
EVOLUTION
(PRONOSTIC, COMPLICATIONS)

S 85/6/1/ 2

Parmi les complications des anévrysmes de l'aorte sous-rénale, quelle est celle que l'on ne peut observer?

A. Ischémie aiguë des membres inférieurs
B. Dissection du tronc coeliaque
C. Rupture dans la veine cave inférieure
D. Compression urétérale gauche
E. Erosion vertébrale

Réponse : B

M 86/1/2/ 5

Un anévrysme de l'aorte abdominale en évolution peut se révéler par:

A. Un oedème des membres inférieurs
B. Une hydronéphrose
C. Une douleur sciatique
D. Une douleur thoracique
E. Une douleur lombaire

Réponse : ABCE

S 87/1/1/ 2

Parmi les modalités évolutives suivantes, l'une est inhabituelle dans les anévrysmes de l'aorte abdominale, laquelle?

A. La menace de rupture
B. Les embolies périphériques
C. La stabilisation de la taille avec le temps
D. L'infection
E. La compression urétérale

Réponse : C

M 87/3/1/108

La rupture rétropéritonéale d'un anévrysme aorto-iliaque préalablement connu doit être évoquée en cas de:

A. Douleurs lombaires vives
B. Signes de choc
C. Anémie
D. Souffle abdominal continu à renforcement systolique
E. Hémorragie digestive haute

Réponse : ABC

S 87/4/1/ 4

Quelle est la complication évolutive la plus fréquente d'un anévrysme de l'aorte abdominale sous-rénale?

A. Compression urétérale
B. Thrombose aiguë
C. Fissuration
D. Infection
E. Embolie périphérique

Réponse : C

S 87/4/1/ 6

Un anévrysme de l'aorte sous-rénale peut présenter les complications suivantes sauf une:

A. Hémorragie digestive
B. Dissection du tronc coeliaque
C. Rupture dans la veine cave inférieure
D. Compression urétérale gauche
E. Erosion vertébrale

Réponse : B

S 89/5/1/ 2

Quelle est l'artère la plus fréquemment thrombosée au cours de l'évolution d'un anévrysme de l'aorte abdominale?

A. Artère rénale gauche
B. Artère mésentérique supérieure
C. Artère mésentérique inférieure
D. Tronc coeliaque
E. Artère rénale droite

Réponse : C

M 89/3/1/102

Quels sont le ou les signes évocateurs d'une rupture d'un anévrysme de l'aorte abdominale dans la veine cave inférieure?

A. Contracture abdominale
B. Souffle systolo diastolique abdominal
C. Signe de choc hémorragique
D. Signes de surcharge cardiaque droite
E. Hypertension veineuse des membres inférieurs

Réponse : BDE

M 90/7/1/ 94

Parmi la symptomatologie évocatrice d'une rupture rétro-péritonéale d'un anévrysme de l'aorte abdominale, vous retenez:

A. Contracture abdominale
B. Douleurs lombaires gauches
C. Hématurie
D. Signe de choc hypovolémique
E. Ischémie aiguë des membres inférieurs

Réponse : BD

M 90/5/1/ 89

Parmi les complications suivantes d'un anévrysme de l'aorte abdominale, quelles sont les deux plus fréquentes?

A. Compression urétérale
B. Embolisation distale
C. Rupture
D. Thrombose complète
E. Fistulisation dans la veine cave inférieure

Réponse : BC

M 90/7/1/ 92

Quelles sont les complications possibles d'un anévrysme de l'aorte abdominale?

A. Rupture rétro-péritonéale
B. Fistulation dans la veine cave inférieure
C. Embolisation dans les artères périphériques
D. Compression colique transverse
E. Thrombose aiguë

Réponse : ABCE

M 94/9/2/ 34

La rupture rétro-péritonéale d'un anévrysme aorto-iliaque préalablement connu doit être évoquée en cas de:

A. Douleurs lombaires vives
B. Signes de choc
C. Anémie
D. Souffle abdominal continu à renforcement systolique
E. Hémorragie digestive haute

Réponse : ABC

7. 1. 6
TRAITEMENTS

S 88/4/1/ 3

Un anévrysme de l'aorte abdominale de 8 cm, asymptomatique, découvert par échographie chez un homme de 70 ans bien portant justifie:

A. L'abstention thérapeutique
B. La réalisation d'une artériographie translombaire avant toute décision thérapeutique
C. L'hospitalisation pour bilan en vue d'une intervention chirurgicale
D. La surveillance échographique tous les six mois pour opération en cas d'augmentation de volume
E. La surveillance clinique et une décision d'intervention uniquement en cas de complication

Réponse : C

7. 2
COARCTATION DE L'AORTE
7. 2. 1
CLINIQUE

M 89/3/2/108

La coarctation de l'aorte peut se manifester par:

A. Une abolition des pouls fémoraux
B. Une insuffisance cardiaque néo-natale
C. Une hypertension artérielle
D. Un souffle systolique
E. Des malaises anoxiques

Réponse : ABCDE

M 90/2/1/ 86

Les signes cliniques d'une coarctation isthmique de l'aorte sont:

A. L'hypertension artérielle
B. L'insuffisance rénale
C. L'abolition des pouls fémoraux
D. La claudication intermittente des membres inférieurs
E. L'asymétrie tensionnelle entre les membres supérieurs et inférieurs

Réponse : ACE

S 85/2/1/102

Quel est le signe clinique déterminant pour suspecter le diagnostic de coarctation de l'aorte?

A. Pouls fémoraux mal perçus
B. Essoufflement à l'effort
C. Hypertension artérielle aux membres supérieurs
D. Différence de pulsatilité artérielle entre artère radiale et artère fémorale
E. Cyanose des extrémités

Réponse : D

7. 3
DISSECTION AORTIQUE
7. 3. 1
CLINIQUE

M 86/3/1/117

Parmi les éléments suivants, une dissection aortique est évoquée plus particulièrement par la constatation de:

A. Sujet masculin d'âge moyen connu comme hypertendu mal contrôlé
B. Douleur atroce irradiant vers les membres supérieurs et le cou
C. Apparition d'un souffle diastolique de base
D. Etat de choc
E. Asymétrie d'un pouls radial

Réponse : ACE

M 90/2/1/109

Parmi les signes suivants, lesquels ont une valeur d'orientation dans le diagnostic de dissection aortique chez un patient qui se plaint de douleur thoracique violente?

A. Souffle diastolique précordial
B. Contracture abdominale
C. Polypnée
D. Cyanose
E. Asymétrie tensionnelle aux deux bras

Réponse : AE

M 90/5/2/ 1

Devant un syndrome douloureux thoracique intense, quels sont les éléments en faveur d'une dissection aortique ?

A. Asymétrie des pouls
B. Perte de connaissance transitoire
C. Douleur survenant à l'effort
D. Absence de signe de souffrance myocardique à l'électrocardiogramme
E. Antécédents d'hypertension artérielle

Réponse : ABDE

M 91/5/1/ 88

Parmi les signes suivants, quel est celui (ou quels sont c eux) qui doit (doivent) faire évoquer une dissection aiguë de l'aorte chez un patient souffrant d'une douleur thoracique?

A. Hémomédiastin radiologique
B. Abolition des pouls au niveau d'un membre inférieur
C. Existence d'une insuffisance aortique
D. Antécédents d'hypertension artérielle
E. Souffle systolique au foyer aortique

Réponse : ABCD

7. 3. 2
FORMES CLINIQUES

M 88/2/1/105

Indiquez, parmi les suivants, le ou les caractère(s) spécifique(s) de la dissection aiguë de l'aorte du type II de Bakey :

A. La déchirure intimale siège constamment sur l'aorte ascendante
B. Le processus de dissection intéresse toujours l'aorte ascendante
C. L'extension en aval peut intéresser toute la longueur de l'aorte
D. Les vaisseaux à destinée encéphalique sont fréquemment intéressés par la dissection
E. L'insuffisance valvulaire aortique associée est fréquente

Réponse : ABE

M 88/2/1/113

Indiquer, parmi les suivants, le ou les caractère(s) spécifique(s) de la dissection aiguë de l'aorte du type I de Bakey:

A. La déchirure intimale siège constamment sur l'aorte ascendante
B. Le processus de dissection intéresse constamment l'aorte ascendante
C. L'extension de la dissection vers l'aval ne dépasse pas la crosse aortique
D. Les vaisseaux à destinée encéphalique sont intéressés par la dissection dans tous les cas
E. L'insuffisance valvulaire aortique associée est constante

Réponse : AB

7. 3. 3
EVOLUTION (PRONOSTIC, COMPLICATIONS)

S 87/5/1/ 54

L'une de ces complications ne fait pas partie du tableau de la dissection aiguë de l'aorte. Laquelle?

A. Hémopéricarde
B. Insuffisance mitrale aiguë
C. Hémothorax
D. Accident vasculaire cérébral
E. Paraplégie

Réponse : B

M 88/7/1/111

Une dissection aortique peut se compliquer:

A. D'insuffisance rénale aiguë
B. D'ischémie aiguë des membres inférieurs
C. D'hémiplégie
D. D'embolie pulmonaire
E. De paraplégie

Réponse : ABCE

M 90/1/1/112

Une dissection de l'aorte de type I de De Bakey peut se compliquer de:

A. Rupture intra-péricardique de l'aorte
B. Embolie pulmonaire
C. Ischémie du membre supérieur droit
D. Anurie
E. Paraplégie

Réponse : ACDE

M 90/3/1/ 92

La dissection de l'aorte thoracique descendante peut se compliquer de:

A. Insuffisance aortique
B. Hémopéricarde
C. Hémothorax
D. Paraplégie
E. Anurie

Réponse : CDE

7. 3. 4
TRAITEMENTS

M 90/2/1/ 81

Parmi les situations suivantes, cochez celles qui constituent une indication formelle du traitement chirurgical au cours d'une dissection aortique.

A. Insuffisance aortique secondaire à l'atteinte de l'aorte ascendante
B. Rupture partielle ou complète dans la cavité pleurale ou le péricarde
C. Présence d'un orifice de réentrée
D. Rupture de l'intima en aval de la sous-clavière gauche
E. Dissection débutant au niveau de l'aorte ascendante

Réponse : ABE

7. 3. 5
DIVERS

M 87/3/1/103

Indiquez, parmi les suivants, le ou les caractère(s) spécifique(s) de la dissection aiguë de l'aorte du type III de De Bakey:

A. La déchirure intimale siège au niveau ou après la naissance de l'artère sous clavière gauche
B. Le processus de dissection intéresse facultativement la crosse aortique
C. L'extension en aval peut intéresser toute la longueur de l'aorte
D. Les vaisseaux à destinée encéphalique sont facultativement intéressés par la dissection
E. L'insuffisance valvulaire aortique est absente

Réponse : ACE

M 90/1/1/ 79

Parmi les propositions suivantes concernant la dissection aortique aiguë, citez celle(s) qui est (sont) correcte(s):

A. Devant un syndrome douloureux thoracique, une insuffisance coronarienne aiguë (électrique et enzymatique) élimine le diagnostic de dissection aortique
B. La rupture intra-péricardique du néocanal est la principale cause de décès
C. La dissection aortique peut compliquer l'évolution d'un infarctus du myocarde
D. La dissection aortique aiguë peut être favorisée par une grossesse
E. La dissection aortique peut compliquer certaines maladies héréditaires du tissu élastique

Réponse : BDE

7. 4 PHLEBITE

7. 4. 1 CLINIQUE

S 89/6/1/ 2

La phlébite bleue est reconnue sur toutes ces propositions sauf une; laquelle?

A. Son début rapide
B. Son siège limité à la jambe
C. L'importance de l'oedème
D. Le refroidissement du pied
E. L'abolition de la perception des pouls à la cheville

Réponse : B

S 89/6/1/ 80

Parmi les signes suivants, un seul n'appartient pas au tableau de phlébite surale, lequel?

A. Diminution de ballottement du mollet
B. Signe de Homans
C. Oedème atteignant le 1/3 moyen de cuisse
D. Douleur du mollet
E. Tachycardie progressive

Réponse : C

M 89/5/1/102

Parmi les signes suivants, un (plusieurs) évoque(nt) une phlébite surale au début, lequel ou lesquels?

A. Douleur du mollet
B. Hyperthermie
C. Bradycardie
D. Oedème du membre
E. Refroidissement des orteils

Réponse : AD

M 89/3/1/119

Chez un patient atteint d'une phlébite surale, on trouve, du côté de la phlébite:

A. Une diminution du ballotement du mollet
B. Une diminution de la chaleur cutanée
C. Des signes d'ischémie artérielle
D. Une douleur à la pression des masses musculaires
E. Une raréfaction des poils

Réponse : AD

7. 4. 2 ETIOLOGIES (FACTEURS DE RISQUE, TERRAIN)

M 89/4/1/111

La survenue d'une phlébite inopinée ambulatoire doit faire rechercher l'existence:

A. Un cancer digestif
B. Une contraception orale
C. Une hernie hiatale
D. Un déficit en anti-thrombine III
E. Une polyglobulie

Réponse : ABCDE

S 89/5/1/ 15

Staphylococcus aureus secrète diverses enzymes. Une d'entre elles joue un rôle primordial dans la constitution de thrombophlébites:

A. Leucocidine
B. Entérotoxine
C. Coagulase
D. Désoxyribonucléase
E. Staphylolysine

Réponse : C

7. 4. 3 TRAITEMENTS

M 87/6/1/107

Il est nécessaire de poser un dispositif d'interruption de la veine cave après diagnostic de phlébite du membre inférieur droit et d'embolie pulmonaire si:

A. Il s'agit d'une femme enceinte de 2 mois
B. La malade a fait une hémorragie méningée la veille
C. L'embolie a provoqué une obstruction vasculaire de 60%
D. Il existe un caillot dans la veine surale gauche
E. L'embolie a récidivé malgré un traitement héparinique bien conduit

Réponse : BE

7. 4. 4 DIVERS

M 88/6/1/112

Quelle(s) est (sont) la (les) proposition(s) exacte(s) concernant les phlébites du membre supérieur?

A. Sont aussi emboligènes que les phlébites des membres inférieurs
B. Relèvent uniquement d'un traitement anti inflammatoire
C. Sont habituellement dues à la prise d'oestroprogestatifs
D. Sont souvent en rapport avec une compression veineuse au niveau du défilé thoracobrachial
E. Peuvent être déclenchés par effort physique

Réponse : DE

7. 5 VARICES

7. 5. 1 PHYSIOPATHOLOGIE

M 90/2/1/ 80

Des varices des membres inférieurs peuvent résulter de:

A. Incontinence valvulaire superficielle constitutionnelle
B. Occlusion veineuse profonde
C. Fistule artério veineuse
D. Hypertension portale
E. Lymphoedème

Réponse : ABC

7. 5. 2
CLINIQUE

M 85/6/2/ 51

L'examen clinique de la veine saphène externe à la recherche de varices se fait chez le sujet:

A. Debout, de dos, genou légèrement fléchi
B. Allongé en décubitus ventral
C. Allongé en position de Trendelenbourg
D. Assis, genoux fléchis à 90 degrés
E. Assis, jambes allongées

Réponse : AD

M 89/5/1/116

Dans l'examen clinique d'un variqueux, la marche avec garrot à la racine de la cuisse est effectuée pour:

A. Apprécier la continence des valvules iliaques
B. Apprécier la continence des valvules de la veine saphène interne
C. Apprécier le risque de survenue de troubles trophiques au niveau de la cheville
D. Apprécier la perméabilité des troncs profonds
E. Evaluer la possibilité de supprimer la veine saphène interne

Réponse : DE

S 91/3/1/ 54

Un garrot veineux placé à la racine de la cuisse chez un variqueux entraîne à la marche, une douleur au mollet et une turgescence accrue de ses varices. Quelle lésion doit on évoquer?

A. Thrombose veineuse superficielle
B. Angiome veineux
C. Lymphoedème congénital
D. Thrombose veineuse profonde
E. Hématome au mollet

Réponse : D

7. 5. 3
FORMES CLINIQUES

M 86/2/2/ 30

La découverte chez un sujet jeune de varices unilatérales associées à une hypertrophie et un allongement du membre atteint et à un angiome cutané plan doit faire évoquer:

A. Compression veineuse pelvienne
B. Obstruction post-phlébitique de l'axe veineux iliaque
C. Fistule artério-veineuse traumatique proximale
D. Syndrome de Cockett
E. Syndrome de Klippel-Trénaunay

Réponse : E

7. 5. 4
ETIOLOGIES (FACTEURS DE RISQUE, TERRAIN)

S 91/2/1/ 41

Quelle est la lésion anatomique le plus souvent responsable de l'apparition de varices essentielles des membres inférieurs?

A. Thrombose de veines profondes
B. Compression veineuse d'aval
C. Insuffisance valvulaire ostiale
D. Communication artério veineuse
E. Thrombophlébite superficielle

Réponse : C

7. 5. 5
BILAN ÉTIOLOGIQUE

M 85/2/2/ 6

Indiquez parmi les techniques suivantes, celles(s) qui, au cours du bilan de varices des membres inférieurs, permet(tent) d'explorer la perméabilité des troncs veineux profonds:

A. Manoeuvre des garrots étagés
B. Doppler veineux
C. Marche avec un garrot peu serré à la racine de la cuisse
D. Angioscintigraphie isotopique
E. Rhéopléthysmographie

Réponse : BCD

S 87/7/1/ 2

L'épreuve des garrots étagés en cas de varices de la veine saphène interne renseigne sur:

A. L'incontinence valvulaire ostiale de la veine
B. La perméabilité des troncs veineux profonds
C. L'existence et le niveau des veines perforantes incontinentes
D. L'existence d'anastomoses entre les veines saphènes interne et externe
E. L'existence de zones de thrombose localisée de la veine

Réponse : C

M 87/7/1/ 93

Indiquez parmi les techniques suivantes celle(s) qui, au cours du bilan de varices des membres inférieurs, perme(ten)t d'explorer la perméabilité des troncs veineux profonds:

A. Marche avec un garrot peu serré à la racine de la cuisse
B. Doppler veineux
C. Rhéopléthysmographie
D. Angioscintigraphie isotopique
E. Phlébographie

Réponse : ABE

7. 5. 6
EVOLUTION (PRONOSTIC, COMPLICATIONS)

S 86/4/1/ 11

Indiquez, parmi les suivantes, la proposition exacte concernant les varices post-phlébitiques:

A. Elles ne doivent en aucun cas être strippées
B. Elles peuvent disparaître lors de la reperméabilisation des voies profondes
C. Elles évoluent pour leur propre compte
D. Elles aggravent la stase veineuse et les troubles trophiques des membres inférieurs
E. Leurs destructions dispense d'une contention élastique à vie

Réponse : C

S 89/6/1/ 8

Parmi ces complications des varices essentielles superficielles des membres inférieurs, quelle est la moins fréquente?

A. La thrombose
B. La rupture
C. L'ulcère malléolaire
D. L'embolie pulmonaire
E. La dermite ocre

Réponse : D

M 90/2/1/ 88

Dans le cas de varices essentielles, quelles sont les complications à redouter:

A. Phlébite superficielle
B. Ulcère trophique
C. Ischémie aiguë du membre
D. Oedème persistant du membre
E. Hémorragie variqueuse

Réponse : ABE

7. 5. 7 TRAITEMENTS

S 89/3/1/ 49

Quel traitement est le plus efficace pour prévenir la récidive d'ulcères variqueux chez une femme de la quarantaine porteuse de varices essentielles avec incompétence valvulaire ostiale?

A. Port d'une contention élastique adaptée
B. Cure thermale en station spécialisée
C. Prise quotidienne de médications vaso-actives
D. Sclérose de varices
E. Eveinage chirurgical

Réponse : E

M 90/7/1/ 87

Que devez-vous préconiser à une jeune femme présentant d'importantes varices dans le territoire saphène interne d'un membre inférieur et ayant des antécédents de thrombose veineuse profonde homolatérale?

A. Envisager une sclérothérapie des varices
B. Réaliser une crossectomie saphène interne
C. Réaliser une crossectomie saphène interne associée à un stripping crural
D. N'entreprendre la cure des varices qu'après une phlébographie
E. Contre-indiquer formellement le traitement direct de la varicose

Réponse : D

S 91/6/1/ 26

La cure chirurgicale des varices peut être formellement contre-indiquée dans l'une des circonstances suivantes, laquelle?

A. Désir d'autres maternités
B. Ulcère variqueux non cicatrisé
C. Travail nécessitant une station debout
D. Thrombose veineuse profonde fémorale récente
E. Contre-indication aux anticoagulants

Réponse : D

M 91/5/2/ 49

Indiquez, parmi les mesures thérapeutiques suivantes, celle(s) que vous conseillez comme traitement d'urgence de la rupture externe d'une volumineuse varice du membre inférieur:

A. Pansement compressif
B. Mise en place d'un garrot
C. Ligature élective de la veine rompue
D. Repos au lit, jambe surélevée
E. Eveinage en urgence

Réponse : AD

7. 6 THROMBOSE

7. 6. 1 DÉFINITION

S 88/7/1/ 43

Un thrombus est:

A. Un caillot post-mortem
B. Un caillot in vitro
C. Un caillot agonique
D. Un embol sanguin migrant dans la circulation
E. Le résultat de la coagulation sanguine in vivo dans les cavités vasculaires

Réponse : E

7. 6. 2 PHYSIOPATHOLOGIE

S 86/2/1/ 41

Le temps que met à se constituer un thrombus mixte oblitérant une veine est:

A. Quelques secondes
B. Quelques minutes
C. Quelques heures
D. Quelques jours
E. Quelques semaines

Réponse : C

7. 6. 3 ETIOLOGIES (FACTEURS DE RISQUE, TERRAIN)

S 86/4/1/ 36

Tous les facteurs suivants favorisent la survenue d'une thrombose veineuse, sauf un. Lequel?

A. Le rétrécissement de la lumière du vaisseau
B. L'exercice physique
C. La stase par insuffisance cardiaque
D. L'altération de la paroi endothéliale
E. L'hypercoagulabilité sanguine

Réponse : B

M 90/2/1/ 96

Quel(s) est (sont) parmi les propositions suivantes le(s) facteur(s) favorisant(s) la constitution d'une thrombose?

A. L'insuffisance ventriculaire droite
B. L'athérome
C. L'atteinte septique d'une paroi veineuse
D. Un déficit en antithrombine III
E. La polyglobulie

Réponse : ABCDE

M 90/3/1/111

Une thrombose récidivante peut être provoquée par:

A. Un déficit en antithrombine III
B. Une élévation du facteur VIII
C. Une élévation du facteur IX
D. Un déficit en protéine C
E. Une élévation du fibrinogène

Réponse : AD

M 91/4/2/ 11

Parmi les facteurs suivants, quels sont ceux qui favorisent la thrombose?

A. Les contraceptifs oraux
B. Le ralentissement du courant sanguin
C. L'altération des parois vasculaires
D. La polyglobulie
E. Le stress

Réponse : ABCD

M 86/7/1/115

Quel(s) est (sont) parmi les propositions suivantes le(s) facteur(s) favorisant la constitution d'une thrombose?

A. L'insuffisance ventriculaire droite
B. L'athérome
C. L'atteinte septique d'une paroi veineuse
D. Un déficit en antithrombine III
E. La polyglobulie

Réponse : ABCDE

7. 6. 4 EVOLUTION (PRONOSTIC, COMPLICATIONS)

M 85/3/2/ 39

Parmi les évolutions suivantes d'un thrombus artériel, quelle(s) est ou sont celle(s) qui peu(ven)t avoir des conséquences générales graves?

A. Calcification
B. Organisation
C. Surinfection
D. Reperméabilisation
E. Migration

Réponse : CE

S 88/1/1/ 45

La conséquence tissulaire la plus fréquente et la plus grave d'une thrombose artérielle est:

A. La nécrose ischémique
B. La congestion active
C. L'oedème transudatif
D. L'infarcissement hémorragique
E. La congestion passive

Réponse : A

M 89/2/2/ 54

Un thrombus peut:

A. S'organiser sur place
B. Subir une fragmentation
C. Se mobiliser en entier
D. Donner lieu, dans certains cas, à un foyer infectieux
E. Disparaître sans laisser de trace

Réponse : ABCDE

S 89/7/1/ 39

Parmi les modalités évolutives suivantes d'un thrombus, laquelle est la plus fréquente?

A. Ramollissement puriforme aseptique
B. Suppuration septique
C. Mobilisation du caillot
D. Thrombolyse
E. Organisation

Réponse : E

M 90/1/1/ 98

Le thrombus évolue habituellement vers l'organisation fibreuse. Parmi les évolutions suivantes, laquelle (ou lesquelles) est (sont) aussi possible?

A. Fonte purulente septique
B. Ramollissement puriforme aseptique
C. Calcification
D. Fibrinolyse
E. Fragmentation et migration

Réponse : ABCDE

7. 6. 5 DIVERS

M 85/1/2/ 46

La ou les facteurs suivants favorisent la formation d'une thrombose:

A. Lésion de la paroi vasculaire
B. Ralentissement du courant sanguin
C. Prise d'oestroprogestatifs
D. Insuffisance hépatique aiguë
E. Déficit en anti-thrombine III

Réponse : ABCE

M 85/4/2/ 40

Dans les thromboses artérielles:

A. Le rôle des plaquettes est essentiel
B. Le thrombus n'a aucune tendance à l'embolie
C. Les anti-vitamines K sont très efficaces
D. L'évolution spontanée se fait toujours vers la dissolution
E. Une lésion vasculaire initiale est nécessaire

Réponse : AE

7. 7 THROMBOSE VEINEUSE

7. 7. 1 CLINIQUE

S 85/7/1/ 30

Quel est le signe clinique le plus évocateur d'une thrombose veineuse superficielle d'un membre inférieur:

A. Oedème de jambe
B. Trajet veineux induré et inflammatoire
C. Signe de Homans
D. Trajet veineux douloureux
E. Douleur exquise

Réponse : B

S 87/6/1/ 2

Quel élément d'interrogatoire permet d'évoquer l'existence d'une oblitération des troncs veineux profonds chez une femme jeune présentant des varices unilatérales?

A. Prise d'oestroprogestatifs
B. Léger oedème des chevilles le soir
C. Antécédent de fracture du plateau tibial homolatéral ayant nécessité alitement prolongé et le port d'un plâtre
D. Episode de phlébite superficielle
E. Lourdeur du mollet en fin de journée

Réponse : C

M 90/1/1/108

Parmi les signes cliniques suivants, lequel (lesquels) doit (doivent) faire évoquer une thrombose veineuse profonde d'un membre inférieur:

A. Une augmentation de la chaleur locale
B. Une abolition du pouls
C. Un oedème unilatéral du mollet
D. Une diminution de la sensibilité superficielle
E. Une dilatation veineuse superficielle

Réponse : ACE

7. 7. 2 ANATOMOPATHOLOGIE

M 88/4/2/ 52

Quel(s) élément(s) microscopique(s) observe-t-on dans le corps d'un thrombus veineux de moins de 24 heures?

A. Fibrine seule
B. Capillaires néoformés
C. Plaquettes agglutinées
D. Leucocytes disposés dans un réseau de fibrine
E. Hématies

Réponse : DE

7. 7. 3 ETIOLOGIES (FACTEURS DE RISQUE, TERRAIN)

S 86/4/1/ 21

Parmi les causes possibles de thrombose veineuse des membres inférieurs, l'une est inexacte:

A. La hernie hiatale
B. Le cancer du pancréas
C. La polyglobulie
D. L'hyperthyroïdie
E. La maladie de Behcet

Réponse : D

M 86/5/2/ 84

Parmi les affections ci-dessous énumérées, cochez les deux qui vous paraissent être le plus souvent génératrices de phlébite:

A. Ulcères gastro-duodénaux
B. Etat cachectique
C. Hépatite virale
D. Cardiopathie décompensée
E. Diabète

Réponse : BD

M 88/2/2/ 35

Les facteurs étiologiques majeurs d'une thrombose veineuse comportent:

A. Les lésions anoxiques de l'endothélium
B. L'hypercoagulabilité sanguine
C. L'existence de lésions athéromateuses
D. Le ralentissement du courant circulatoire
E. Aucun des facteurs ci-dessus

Réponse : ABD

S 88/7/1/ 45

Lors d'une phlébite du membre inférieur gauche, l'apparition d'une grosse cuisse permet d'affirmer:

A. Une thrombose de la veine cave inférieure
B. Une thrombose de la veine saphène interne gauche
C. Une thrombose du carrefour veineux fémoro-iliaque gauche
D. Une thrombose suspendue de la veine fémorale profonde gauche
E. Une thrombose des veines surales gauches

Réponse : C

M 89/3/2/ 39

Quel(s) est (sont) parmi les facteurs suivants, celui (ceux) qui favorise(nt) une thrombose veineuse?

A. Ralentissement circulatoire
B. Hypertension artérielle systémique
C. Diabète
D. Hypercoagulabilité sanguine
E. Tabac

Réponse : AD

M 90/2/1/ 84

Une thrombose veineuse profonde du membre inférieur peut résulter de:

A. Alitement prolongé
B. Immobilisation plâtrée
C. Prise d'une médication anticonceptionnelle
D. Anémie chronique
E. Intervention pelvienne récente

Réponse : ABCDE

M 91/2/1/ 98

Parmi les facteurs suivants, lesquels favorisent les thromboses veineuses profondes?

A. La prise d'oestroprogestatifs
B. L'immobilisation prolongée
C. L'obésité
D. L'hyperthyroïdie
E. La chirurgie pelvienne

Réponse : ABCE

S 86/3/1/ 91

Toutes les causes suivantes peuvent favoriser la survenue d'une thrombose veineuse des membres inférieurs, sauf une, laquelle?

A. Déficit en anti-thrombine III
B. Décubitus prolongé
C. Anti-coagulant, anti facteur VIII
D. Prise d'oestro-progestatif
E. Déficit en protéine C

Réponse : C

M 86/7/2/ 82

Une thrombose veineuse, survenant chez un sujet jeune, sans cause favorisante mais avec des antécédents familiaux thrombotiques, doit faire rechercher un déficit congénital en:

A. Fibrinogène
B. Antithrombine III
C. Facteur IX (antihémophilique B)
D. Protéine C
E. Facteur XIII (facteur stabilisant de la fibrine)

Réponse : BD

7. 7. 4 BILAN ÉTIOLOGIQUE

S 89/4/1/ 1

Quel est l'examen complémentaire le plus performant pour le diagnostic et le bilan d'une thrombose cave inférieure?

A. Doppler veineux
B. Echographie
C. Phlébocavographie
D. Rhéopléthysmographie occlusive
E. Scanner abdominal

Réponse : C

7. 7. 5 EVOLUTION (PRONOSTIC, COMPLICATIONS)

S 86/4/1/100

Parmi les évolutions possibles d'une thrombose veineuse, quelle est celle qui n'est pratiquement jamais réalisée?

A. Mobilisation
B. Restitution "ad intégrum" de la structure vasculaire
C. Suppuration par développement d'un germe
D. Réorganisation du caillot avec "reperméabilisation"
E. Liquéfaction enzymatique du caillot

Réponse : B

S 87/6/1/ 31

Des lésions suivantes, quelle est celle qui ne se rencontre pas dans l'évolution d'un thrombus veineux de stase?

A. Fibrinolyse
B. Organisation conjonctive
C. Calcification
D. Nécrose fibrinoïde
E. Mobilisation

Réponse : D

S 88/1/1/ 44

Parmi les différentes évolutions possibles d'une thrombose veineuse, laquelle est à la fois fréquente et grave?

A. Calcification
B. Surinfection
C. Mobilisation
D. Lyse puriforme
E. Rupture vasculaire

Réponse : C

S 89/6/1/ 85

Après une thrombose veineuse profonde du membre inférieur gauche, l'apparition d'un arc veineux sus-pubien traduit l'obstruction de:

A. La veine saphène interne gauche
B. La veine fémorale commune gauche
C. La veine hypogastrique gauche
D. La veine iliaque externe gauche
E. Les deux veines iliaques et le confluent cave

Réponse : D

7. 7. 6 TRAITEMENTS

M 87/1/2/ 34

Un homme de 30 ans portant un plâtre pour fracture de jambe datant de 4 jours ressent une violente douleur latéro-thoracique avec polypnée aiguë. La radio pulmonaire est normale, la scintigraphie montre une lacune du lobe supérieur droit. Les gaz du sang sont normaux. Le plâtre enlevé, la phlébographie montre une thrombose poplitée. Le traitement que vous proposez comporte:

A. Fibrinolytiques
B. Héparinothérapie à dose anti-coagulante
C. Héparinothérapie préventive
D. Interruption partielle de la veine cave inférieure
E. Repos au lit

Réponse : BE

S 89/2/1/ 94

Au cours d'un relais Héparine-SINTROM*, vous obtenez les résultats suivants: temps de céphaline kaolin = 1 fois et demie celui du témoin ; taux de prothrombine 26%. Choisissez en fonction de ces résultats, l'attitude convenable:

A. Arrêter l'Héparine et continuer le SINTROM* à la même dose
B. Augmenter l'Héparine et continuer le SINTROM* à la même dose
C. Augmenter le SINTROM* et l'Héparine
D. Augmenter le SINTROM* et arrêter l'Héparine
E. Continuer Héparine et SINTROM* à la même dose

Réponse : A

S 89/3/1/ 47

Chez une femme enceinte de 8 mois, vous avez la certitude d'une thrombose veineuse fémorale sans embolie pulmonaire. Quelle thérapeutique préconisez-vous dans l'immédiat?

A. Antivitamines K avec dose de charge
B. Héparinothérapie par voie intraveineuse
C. Antiagrégants plaquettaires
D. Traitement thrombolytique
E. Interruption de la veine cave inférieure

Réponse : B

7. 8 THROMBOSE ARTERIELLE

7. 8. 1 DIVERS

M 86/6/2/ 46

Parmi les propositions suivantes, laquelle (lesquelles) s'applique(nt) à un thrombus artériel?

A. Il peut être oblitérant
B. Il peut être mural
C. Il peut évoluer vers la lyse spontanée
D. Il peut se reperméabiliser
E. Il peut subir des remaniements fibreux

Réponse : ABCDE

7. 9 ISCHEMIE

7. 9. 1 DÉFINITION

S 90/5/1/ 22

L'ischémie désigne:

A. La nécrose tissulaire secondaire à une oblitération vasculaire
B. La diminution ou l'arrêt du retour veineux d'un territoire de l'organisme
C. La diminution ou l'arrêt de l'apport sanguin artériel dans un territoire de l'organisme
D. La diminution ou l'arrêt de l'apport d'oxygène dans un territoire de l'organisme
E. L'augmentation de la consommation d'oxygène dans un territoire de l'organisme

Réponse : C

7. 9. 2 ETIOLOGIES (FACTEURS DE RISQUE, TERRAIN)

M 88/5/2/ 61

Parmi les propositions suivantes quelle(s) est (sont) la (les) cause(s) possible(s) d'une ischémie?

A. Thrombose
B. Embolie
C. Anévrysme
D. Compression extrinsèque
E. Spasme artériel prolongé

Réponse : ABDE

7. 9. 3 EVOLUTION (PRONOSTIC, COMPLICATIONS)

M 87/2/2/ 31

Indiquez la (les) conséquence(s) d'une ischémie d'installation lente et progressive:

A. Infarctus
B. Survenue d'une sclérose dystrophique
C. Constitution d'une circulation collatérale de suppléance
D. Constitution d'un oedème
E. Aggravation par une thrombose brutale

Réponse : BCE

M 88/4/2/ 49

Indiquez la (les) conséquence(s) possible(s) d'une ischémie d'installation lente et progressive:

A. Infarctus
B. Survenue d'une sclérose dystrophique
C. Constitution d'une circulation collatérale de suppléance
D. Constitution d'un oedème
E. Amyotrophie progressive

Réponse : BCE

M 88/7/2/ 99

Un viscère soumis à une ischémie incomplète et prolongée peut subir une ou plusieurs des modifications suivantes:

A. Atrophie
B. Sclérose
C. Infarctus blanc
D. Oedème interstitiel
E. Nécrose parcellaire

Réponse : ABE

7.10 ISCHEMIE AIGU D'UN MEMBRE

7.10. 1 CLINIQUE

M 86/7/1/111

Parmi les signes suivants, indiquez le ou les signe(s) précoce(s) d'une ischémie aiguë d'un membre inférieur par oblitération artérielle:

A. Paralysie du pied
B. Oedème
C. Pâleur
D. Cyanose
E. Vacuité du réseau veineux superficiel

Réponse : CE

M 88/3/2/ 37

Vous retenez en faveur d'une ischémie aiguë d'origine artérielle:

A. Froideur des téguments
B. Atteinte sensitivo-motrice
C. Oedème des membres inférieurs
D. Cyanose
E. Abolition des pouls

Réponse : ABE

S 89/1/1/ 5

Parmi les signes suivants, un seul n'est pas caractéristique de l'ischémie aiguë des membres inférieurs:

A. Déficit sensitivo-moteur
B. Refroidissement des extrémités
C. Oedème du membre
D. Douleur à la pression des masses musculaires
E. Pâleur des extrémités

Réponse : C

S 89/3/1/ 3

Parmi les signes cliniques suivants, quel est celui qui ne s'observe pas dans le tableau de l'ischémie aiguë du membre inférieur?

A. Paralysie sensitivo-motrice du pied
B. Abolition des pouls périphériques
C. Turgescence des veines superficielles
D. Pâleur des téguments
E. Douleur à la pression du mollet

Réponse : C

S 89/5/1/ 3

Où siège la douleur liée à une oblitération athéromateuse de l'artère iliaque primitive droite?

A. Fesse droite
B. Cuisse droite
C. Mollet droit
D. Pied droit
E. Aucune des propositions précédentes n'est exacte

Réponse : A

S 90/2/1/ 1

Parmi les éléments suivants, quel est celui qui est habituellement reconnu comme critère principal de gravité dans une oblitération artérielle aiguë?

A. Abolition des pouls
B. Refroidissement du membre
C. Déficit sensitivo-moteur
D. Oblitération liée à l'athérosclérose
E. Oblitération liée à une embolie

Réponse : C

S 90/5/1/ 69

Indiquez parmi les signes suivants observés chez un patient atteint d'ischémie aiguë d'un membre inférieur, celui qui témoigne de l'irréversibilité des lésions:

A. Cyanose des téguments
B. Oedème déclive
C. Vacuité du réseau veineux superficiel
D. Tuméfaction dure des muscles du mollet
E. Refroidissement de la totalité du membre

Réponse : D

M 91/5/2/ 92

Quel ou quels signe(s) évoque(nt) une oblitération artérielle iliaque primitive unilatérale?

A. Claudication fessière
B. Impuissance sexuelle
C. Souffle abdominal
D. Abolition du pouls fémoral
E. Diminution de 50% de l'indice de pression distale

Réponse : AD

M 91/7/1/ 89

Chez un patient artéritique connu, les signes de gravité d'une ischémie aiguë récente (6 premières heures) sont:

A. Absence de pouls distaux
B. Disparition de la sensibilité cutanée
C. Diminution de la motricité
D. Douleur calmée par la position debout
E. Aspect cyanique de la peau

Réponse : BC

M 91/7/2/ 96

Quel(s) élément(s) fait (font) partie du syndrome de Leriche?

A. Oblitération de la bifurcation aortique
B. Claudication intermittente des membres inférieurs
C. Dorsalgie d'effort
D. Impuissance sexuelle
E. Dysurie

Réponse : ABD

S 91/3/1/ 5

Parmi les signes cliniques suivants, un ne fait pas partie du syndrome d'ischémie aiguë complète vu dans les 6 premières heures d'un membre.

A. Diminution de la chaleur locale
B. Abolition des pouls distaux
C. Oedème malléolaire
D. Paralysie sensitivo-motrice
E. Gangrène d'un orteil

Réponse : C

S 91/5/1/ 46

Parmi les propositions suivantes concernant un malade porteur d'une gangrène ischémique au niveau d'un orteil, laquelle est fausse?

A. Douleur permanente au voisinage de l'orteil concerné
B. Cyanose ou pâleur de l'orteil
C. Refroidissement marqué de l'orteil
D. Diminution nocturne de la douleur
E. Augmentation de la douleur si le membre est surélevé

Réponse : D

7.10. 2 ETIOLOGIES (FACTEURS DE RISQUE, TERRAIN)

M 85/4/2/ 52

Une oblitération de l'artère poplitée chez un sujet de moins de 40 ans peut-être due à:

A. L'athérome
B. Des anomalies musculo-tendineuses
C. Une arthrite du genou
D. Une phlébite poplitée
E. Un kyste colloïde sous-adventiciel

Réponse : ABE

M 86/4/1/119

Parmi les affections suivantes, indiquez celle(s) qui peu(ven)t entraîner une ischémie aiguë d'un membre inférieur:

A. Rétrécissement mitral
B. Insuffisance tricuspidienne
C. Anévrysme iliaque
D. Phlébite iliaque
E. Endocardite bactérienne

Réponse : ACDE

M 89/5/1/106

Indiquez parmi les suivantes, les 2 situations le plus souvent responsables d'une ischémie aiguë des membres chez un sujet athéromateux âgé:

A. Anévrysme de l'aorte abdominale
B. Rétrécissement aortique calcifié
C. Fibrillation auriculaire
D. Endocardite bactérienne
E. Maladie de Horton

Réponse : AC

M 90/5/1/ 77

Parmi les affections suivantes, indiquez celle(s) qui peu(ven)t entraîner une ischémie aiguë d'un membre inférieur:

A. Maladie mitrale
B. Insuffisance tricuspidienne
C. Anévrysme aortique
D. Phlébite iliaque
E. Endocardite bactérienne

Réponse : ABDE

M 91/6/2/ 76

Parmi les affections ci-dessous, indiquez celle(s) qui est (sont) responsable(s) éventuellement d'accidents ischémiques aigus des membres:

A. Infarctus du myocarde
B. Insuffisance aortique rhumatismale
C. Rétrécissement mitral
D. Dissection de l'aorte
E. Fibrillation auriculaire paroxystique

Réponse : ACDE

7.10. 3 BILAN ÉTIOLOGIQUE

S 89/5/1/ 7

Quelle est l'exploration complémentaire permettant de confirmer le diagnostic d'anévrysme poplité thrombosé?

A. La ponction exploratrice
B. Le Doppler
C. L'échographie
D. La pléthysmographie sans occlusion veineuse
E. L'artériographie

Réponse : C

7.10. 4 EVOLUTION (PRONOSTIC, COMPLICATIONS)

S 86/6/1/ 8

Parmi les signes suivants, quel est celui qui est habituellement reconnu comme critère principal de gravité dans une oblitération artérielle aiguë?

A. Abolition des pouls
B. Refroidissement du membre
C. Déficit sensitivo-moteur
D. Douleur
E. Pâleur

Réponse : C

S 87/2/1/ 1

Indiquez, parmi les signes suivants observés chez un patient atteint d'ischémie aiguë d'un membre inférieur, celui qui témoigne de l'irréversibilité des lésions:

A. La cyanose des téguments
B. L'existence de troubles de la sensibilité objective
C. La vacuité du réseau veineux superficiel
D. La tuméfaction dure des muscles du mollet
E. Le refroidissement de la totalité du membre

Réponse : D

7.10. 5
TRAITEMENTS

S 85/7/1/ 38

Lorsque vous portez le diagnostic d'ischémie aiguë sensitivo-motrice d'un membre, quel est le geste thérapeutique à faire en priorité?

A. Attendre en prescrivant des vasodilatateurs
B. Injecter des fibrinolytiques
C. Calmer la douleur avec des opiacés
D. Héparinothérapie IV
E. Désobstruer l'artère à l'aide d'un cathéter de Fogarty

Réponse : E

M 89/3/1/117

Quelle(s) thérapeutique(s) préconisez-vous d'emblée en cas d'ischémie aiguë d'un membre?

A. Héparine intraveineuse
B. Antivitamine K
C. Aspirine
D. Vasodilatateurs
E. Calciparine

Réponse : AD

M 90/5/1/ 82

Quelles solutions thérapeutiques préconisez-vous devant une ischémie aiguë datant de moins de 6 heures par oblitération de la fémorale superficielle chez un sujet porteur d'un rétrécissement mitral en fibrillation auriculaire:

A. Mise en route d'un traitement héparinique
B. Mise en route d'un traitement fibrinolytique
C. Mise en route d'un traitement vasodilatateur
D. Embolectomie à la sonde de Fogarty
E. Réalisation d'un pontage fémoro-poplité

Réponse : AD

M 91/2/2/ 70

Vous avez fait le diagnostic d'ischémie artérielle aiguë chez un malade qui est à son domicile. Parmi les propositions suivantes quelles sont les deux plus importantes?

A. Injecter 5 000 UI d'héparine IV
B. Injecter un vasodilatateur IV
C. Administrer un antivitamine K per os
D. Diriger le patient vers un centre chirurgical
E. Surveiller l'évolution du patient à son domicile

Réponse : AD

7.10. 6
DIVERS

M 90/7/1/ 90

Parmi les affirmations suivantes concernant l'ischémie aiguë d'un membre inférieur, la ou lesquelles vous paraî(ssen)t exacte(s)?

A. Elle est d'autant plus grave qu'elle entraîne des troubles sensitivo-moteurs
B. Elle menace le pronostic vital par le biais d'une acidose hyperkaliémique
C. Elle peut être due à une thrombose veineuse
D. Son pronostic est indépendant de l'état du lit vasculaire périphérique
E. Elle peut révéler une endocardite infectieuse

Réponse : ABCE

7.11
ARTERIOPATHIE OBLITERANTE MEMBRES INFERIEURS

7.11. 1
DÉFINITION

M 87/1/1/115

La claudication intermittente ischémique des membres inférieurs:

A. Est une sensation de crampe douloureuse
B. Est le plus souvent unilatérale
C. Apparaît dès le démarrage ou la mise en charge du membre
D. Oblige à ralentir ou à arrêter la marche
E. Peut-être localisée à la fesse

Réponse : ABDE

M 90/2/1/105

L'artérite de Buerger se caractérise par:

A. Sa fréquence élevée en France
B. L'atteinte du sujet jeune
C. La survenue élective chez les fumeurs
D. L'association possible avec des phlébites superficielles
E. L'atteinte fréquente des artères des membres supérieurs

Réponse : BCDE

7.11. 2
CLINIQUE

M 90/5/1/ 90

La perception d'un souffle systolique à l'auscultation du triangle de Scarpa peut traduire (en homolatéral):

A. Thrombose de l'artère iliaque externe
B. Rétrécissement de l'artère iliaque externe
C. Rétrécissement de l'artère fémorale commune
D. Anévrysme artériel fémoral
E. Thrombose fémorale superficielle

Réponse : BCD

M 91/1/2/ 11

Le syndrome de Leriche associe:

A. Impuissance
B. Diminution des pouls fémoraux
C. Douleur fessière
D. Dyspnée
E. Claudication unilatérale

Réponse : ABC

M 91/6/1/ 94

L'indice systolique de pression distale est caractérisé par:

A. Pression cheville/pression bras
B. Valeur normalement supérieure à 1,5
C. Evaluation du retentissement de l'artériopathie
D. Nécessité d'un appareillage complexe
E. Obtention par des mesures sanglantes

Réponse : AC

S 94/8/1/ 14

L'artériopathie des membres inférieurs au stade I de Leriche et Fontaine peut se caractériser par les signes suivants, sauf un. Lequel?

A. Souffle fémoral
B. Absence de pouls périphériques
C. Induration des troncs artériels périphériques à la palpation
D. Claudication intermittente
E. Découverte de calcifications artérielles

Réponse : D

7.11. 3 BIOLOGIE

M 88/1/1/ 93

Dans quelle(s) artériopathie(s) la mesure de la vitesse de sédimentation possède-t-elle une valeur diagnostique?

A. Artériopathie diabétique
B. Maladie de Horton
C. Athérome juvénile
D. Maladie de Takayashu
E. Kyste sous adventitiel poplité

Réponse : BD

7.11. 4 IMAGERIE

S 89/1/1/ 2

Chez un artéritique, pour connaître la perméabilité des artères en aval d'une thrombose, quel examen prescrire en premier?

A. Artériographie digitalisée
B. Artériographie conventionnelle
C. Doppler
D. Echographie
E. Scintigraphie

Réponse : C

7.11. 5 ANATOMOPATHOLOGIE

S 88/6/1/ 13

Le syndrome de Leriche, dans l'artériopathie des membres inférieurs, se caractérise sur le plan anatomo-pathologique par:

A. L'oblitération d'un axe artériel iliaque
B. L'association de lésions sténosantes de l'aorte et des artères rénales
C. Une lésion obstructive du carrefour aortique
D. L'association de lésions athéromateuses de l'aorte et des artères viscérales
E. L'association de lésions artérielles athéromateuses et d'une compression d'un axe veineux iliaque

Réponse : C

7.11. 6 FORMES CLINIQUES

S 88/2/1/ 22

Le stade III de la classification fonctionnelle de Leriche et Fontaine des artériopathies oblitérantes des membres inférieurs se caractérise par:

A. Un périmètre de marche inférieur à 100 mètres
B. Des ulcérations distales des orteils
C. Une coloration cyanique des extrémités
D. Des douleurs de décubitus des membres inférieurs entraînant l'insomnie
E. Des crampes nocturnes

Réponse : D

S 88/3/1/ 12

Quel symptôme retrouve-t-on au stade I des artériopathies des membres inférieurs selon la classification de Leriche et Fontaine?

A. Claudication intermittente à moins de 150 mètres
B. Claudication intermittente à plus de 500 mètres
C. Douleur nocturne du pied
D. Trouble trophique d'un orteil
E. Aucun des symptômes ci-dessus énoncés

Réponse : E

S 88/3/1/ 14

Quel symptôme caractérise le passage en stade IV de l'artériopathie des membres inférieurs selon la classification de Leriche et Fontaine?

A. Cyanose de l'avant pied
B. Douleurs nocturnes
C. Refroidissement du pied
D. Altération des phanères
E. Trouble trophique d'un orteil

Réponse : E

M 90/1/1/109

Le stade II de l'artériopathie des membres inférieurs correspond:

A. Aux douleurs de décubitus
B. A l'absence de symptomatologie fonctionnelle
C. A la claudication artérielle intermittente
D. A l'existence de troubles trophiques
E. A un périmètre de marche restreint

Réponse : CE

M 90/5/1/ 91

Le stade III de l'artérite des membres inférieurs est caractérisé par des douleurs:

A. De décubitus dans les mollets
B. Calmées par la position allongée
C. De décubitus au niveau du pied
D. Calmées par la marche
E. Augmentées par la position jambe pendante

Réponse : AC

7.11. 7 DIAGNOSTIC DIFFÉRENTIEL

S 92/8/1/ 23

Une claudication intermittente bilatérale des membres inférieurs avec conservation de tous les pouls et sans souffle sur les trajets artériels fait évoquer en priorité:

A. Un anévrysme de l'aorte abdominale
B. Une maladie post phlébitique
C. Une coxarthrose
D. Un canal lombaire étroit
E. Une neuropathie diabétique

Réponse : D

7.11. 8 ETIOLOGIES (FACTEURS DE RISQUE, TERRAIN)

S 85/6/1/ 81

Dans une artériopathie chronique oblitérante des membres inférieurs, la perception d'un souffle systolique au niveau du canal de Hunter traduit habituellement l'existence d'une sténose sur:

A. L'artère iliaque primitive
B. L'artère fémorale commune
C. L'artère fémorale superficielle
D. L'artère poplitée
E. L'artère tibiale postérieure

Réponse : C

S 86/5/1/ 30

L'affection caractérisée par des lésions d'artérite segmentaire de l'aorte et de ses branches, accompagnée de granulomes et d'une atteinte inflammatoire avec infiltrat lymphoplasmocytaire est?

A. Granulomatose de Wegener
B. Artérite à cellules géantes (maladie de Horton)
C. Vascularite aiguë d'hypersensibilité
D. Périartérite noueuse
E. Artérite de Takayashu

Réponse : E

S 89/1/1/ 81

En présence d'une claudication intermittente unilatérale du mollet, la lésion le plus fréquemment rencontrée est une oblitération:

A. Du carrefour aortique
B. De l'artère fémorale superficielle
C. De l'artère iliaque interne
D. De l'artère fémorale profonde
E. De l'artère tibiale antérieure

Réponse : B

M 89/6/1/102

Une claudication intermittente fessière peut témoigner d'une lésion:

A. De l'artère iliaque externe
B. De l'aorte
C. De l'artère fémorale profonde
D. De l'artère iliaque primitive
E. De l'artère iliaque interne

Réponse : BDE

M 89/6/1/ 99

La claudication intermittente peut être due à:

A. L'artérite des membres inférieurs
B. L'anévrysme artériel poplité
C. Des séquelles de phlébite
D. Des varices des membres inférieurs
E. Une séquelle d'embolie artérielle

Réponse : ABE

S 90/6/1/ 6

Le facteur de risque essentiel de l'artériopathie athéromateuse des membres inférieurs est:

A. Le tabagisme
B. L'hypertension artérielle
C. L'hyperuricémie
D. L'hypertriglycéridémie
E. L'hypercholestérolémie

Réponse : A

7.11. 9 EVOLUTION (PRONOSTIC, COMPLICATIONS)

S 85/4/1/ 74

La survenue d'une gangrène d'un orteil chez un artéritique de 70 ans doit entraîner:

A. L'intensification du traitement médical à domicile
B. L'hospitalisation pour revascularisation si possible
C. L'hospitalisation pour amputation rapide de l'orteil
D. Des soins locaux attentifs à domicile
E. L'hospitalisation pour perfusion d'Héparine et soins locaux

Réponse : C

M 86/4/2/ 19

Une thrombose de l'artère fémorale a pour conséquence(s) possible(s):

A. Une nécrose ischémique
B. Une embolie pulmonaire
C. Le développement d'une circulation collatérale
D. L'infarcissement hémorragique
E. La dissection artérielle

Réponse : AC

S 88/5/1/ 10

Quelle est la localisation de l'artériopathie chronique des membres inférieurs dont le pronostic est le plus sévère?

A. Aortique
B. Iliaque
C. Fémorale
D. Poplitée
E. Jambière

Réponse : E

S 88/6/1/ 5

En présence d'une gangrène isolée des orteils chez un homme de 60 ans, avec conservation de tous les pouls du membre inférieur, on peut évoquer:

A. Une artériopathie diabétique
B. Une maladie de Buerger
C. Une artériopathie emboligène
D. Un syndrome post-phlébitique
E. Toutes les propositions

Réponse : C

M 89/2/2/ 51

Parmi les états pathologiques suivants, lequel ou lesquels est ou sont la conséquence de l'artériosclérose?

A. Sténose artérielle
B. Dissection aortique
C. Anévrysme artériel
D. Embolie pulmonaire
E. Embolies artérielles

Réponse : ACE

7.11.10 TRAITEMENTS

S 88/2/1/ 13

Quelle est l'intervention chirurgicale la plus efficace et au risque le plus faible chez un patient présentant une insuffisance cardio-respiratoire majeure et une oblitération iliaque unilatérale?

A. Pontage axillo-fémoral
B. Pontage aorto-fémoral par voie sous péritonéale
C. Pontage fémoro-fémoral croisé
D. Endartériectomie iliaque
E. Sympathectomie lombaire chirurgicale

Réponse : C

M 88/2/1/111

L'apparition récente d'une claudication intermittente unilatérale à 500 m, chez un adulte de 60 ans présentant un pouls fémoral normal et des pouls sous-jacents abolis justifie:

A. L'arrêt des facteurs favorisant l'athérome
B. Une hospitalisation pour traitement héparinique
C. L'hospitalisation pour sympathectomie
D. L'hospitalisation pour pontage
E. La prescription de marches quotidiennes

Réponse : AE

S 88/3/1/ 4

Parmi les lésions suivantes, quelle est l'indication privilégiée d'une dilatation endoluminale?

A. Sténose ostiale de l'iliaque interne
B. Sténose excentrée et calcifiée de l'iliaque primitive
C. Oblitération courte de l'iliaque externe
D. Sténose limitée et concentrique de l'iliaque primitive
E. Sténose serrée de la fémorale superficielle au canal de Hunter

Réponse : D

S 88/3/1/ 9

Parmi les traitements suivants, une artérite au stade III doit faire proposer en premier:

A. Traitement anti-inflammatoire
B. Repos absolu au lit
C. Revascularisation chirurgicale
D. Amputation d'emblée
E. Traitement par anti-vitamines K

Réponse : C

S 88/3/1/ 11

Devant une gangrène de l'avant pied avec oblitération athéromateuse ilio-fémoro-poplitée et persistance de 3 artères de jambe correctes l'indication thérapeutique est celle:

A. D'un traitement par Héparine et vasodilatateurs
B. D'une sympathectomie lombaire
C. D'une amputation du pied isolée
D. D'une chirurgie artérielle restauratrice
E. D'un traitement fibrinolytique

Réponse : D

S 88/6/1/ 3

Chez un malade artéritique claudiquant à 300 mètres, chez lequel on découvre une thrombose fémorale superficielle unilatérale, quel est le choix thérapeutique le plus logique?

A. Un pontage fémoro-poplité
B. Un traitement médical associant rééducation, arrêt du tabac et vasodilatateurs
C. Une sympathectomie lombaire
D. Une héparinothérapie
E. Une dilatation endoluminale percutanée

Réponse : B

M 89/6/1/100

Chez un malade artéritique claudicant à 300 mètres, on découvre une thrombose de l'artère fémorale superficielle. Le traitement prioritaire comporte:

A. Pontage fémoro-poplité
B. Rééducation, arrêt du tabac
C. Sympathectomie lombaire
D. Héparine
E. Dilatation endoluminale percutanée

Réponse : B

S 90/2/1/ 6

Quelle est la meilleure attitude devant la survenue, chez un artéritique de 60 ans, de douleurs permanentes du mollet et du pied obligeant à laisser pendre la jambe hors du lit?

A. La prescription d'un traitement par calciparine à domicile
B. L'hospitalisation pour perfusions continues d'héparine pendant une dizaine de jours
C. L'hospitalisation pour opération d'urgence
D. L'hospitalisation pour artériographie et appréciation des possibilités de revascularisation
E. L'hospitalisation pour traitement thrombolytique

Réponse : D

M 90/2/1/ 85

Quelles premières mesures thérapeutiques devez-vous préconiser à un sujet de 50 ans fumeur, présentant une claudication stade II fort d'installation récente d'un membre inférieur par thrombose de la fémorale superficielle avec un bon réseau d'aval:

A. Rééducation de la marche
B. Suppression de l'intoxication tabagique
C. Sympathectomie lombaire
D. Pontage fémoro-poplité
E. Traitement antiagrégant

Réponse : ABE

7.11.11 DIVERS

M 85/5/2/ 3

Le syndrome de Leriche est caractérisé de façon spécifique par:

A. Claudication intermittente serrée
B. Impossibilité d'érection stable chez l'homme
C. Hypertension artérielle
D. Douleurs de décubitus
E. Troubles trophiques des membres inférieurs

Réponse : B

S 88/6/1/ 7

L'effet Doppler est fondé sur un seul des paramètres suivants:

A. Pression artérielle
B. Viscosité sanguine
C. Vélocité sanguine
D. Impédance tissulaire
E. Débit artériel

Réponse : C

S 89/1/1/ 39

A propos de l'artériopathie chronique oblitérante des membres inférieurs: quelle est la proposition fausse?

A. Le tabagisme à la cigarette est le plus important des facteurs de risques
B. La rééducation par la marche est un élément important du traitement
C. L'abolition des pouls fémoraux définit le stade III de la maladie
D. L'aortographie est surtout utile pour apprécier s'il existe une indication opératoire
E. Le Doppler artériel permet d'évaluer la pression systolique au niveau de la cheville

Réponse : C

M 89/5/1/104

Parmi les propositions suivantes qui caractérisent la thrombo-angéiose juvénile de Buerger, laquelle ou lesquelles sont inexactes?

A. L'affection atteint les sujets jeunes tabagiques majeurs
B. Les lésions artérielles sont à début distal
C. Il existe fréquemment des thromboses veineuses superficielles associées
D. Les lésions artérielles sont à la fois sténosantes et ectasiantes
E. Il existe fréquemment des varices mal systématisées

Réponse : DE

M 92/9/1/ 98

La claudication intermittente ischémique des membres inférieurs:

A. Est une sensation de crampe douloureuse
B. Est le plus souvent unilatérale
C. Apparaît dès le démarrage ou la mise en charge du membre
D. Oblige à ralentir ou à arrêter la marche
E. Peut être localisée à la fesse

Réponse : ABDE

8 HYPERTENSION ARTERIELLE

8. 1 HTA

8. 1. 1 CLINIQUE

S 86/4/1/ 99

Parmi les propositions suivantes caractérisant l'hypertension artérielle maligne (ou accélérée), l'une est inexacte:

A. Fond d'oeil au stade 2
B. Pression artérielle diastolique supérieure à 130 mm Hg
C. Présence de signes d'insuffisance ventriculaire gauche
D. Présence de signes fonctionnels neuro-sensoriels importants
E. Présence de signes d'insuffisance rénale

Réponse : A

M 92/8/1/ 91

Parmi les signes cliniques suivants, indiquez ceux que l'on peut observer au cours d'une hypertension artérielle maligne:

A. Douleurs lombaires
B. Décollement du vitré
C. Oedème papillaire
D. Hémorragies rétiniennes
E. Hyphéma

Réponse : CD

8. 1. 2 BIOLOGIE

S 85/1/1/ 52

Au cours de l'hyperaldostéronisme primaire, on note:

A. Une augmentation de l'activité rénine et une augmentation de l'aldostéronémie
B. Une augmentation de l'activité rénine et une diminution de l'aldostéronémie
C. Une diminution de l'activité rénine et une diminution de l'aldostéronémie
D. Une diminution de l'activité rénine et une augmentation de l'aldostéronémie
E. Il n'y a pas de modification de ces deux paramètres

Réponse : D

S 88/4/1/ 71

L'activité rénine plasmatique peut être trouvée normale dans toutes les conditions sauf une, laquelle?

A. Hypertension essentielle
B. Coarctation de l'aorte
C. Syndrome de Conn
D. Syndrome de Cushing
E. Phéochromocytome

Réponse : C

M 90/7/2/ 54

Une hypokaliémie est associée habituellement à l'hypertension artérielle dans les circonstances suivantes:

A. Hyperaldostéronémie primaire
B. Intoxication par la réglisse (glycérrhyzine)
C. Phéochromocytome
D. Sténose de l'artère rénale
E. Tumeur secrétant de la rénine

Réponse : ABDE

8. 1. 3 IMAGERIE

S 85/2/1/ 17

Les éléments permettant de suspecter sur l'urographie intraveineuse l'existence d'une sténose artérielle rénale responsable d'hypertension artérielle sont constitués par tous les signes suivants à l'exception d'un seul. Lequel?

A. Retard de sécrétion de l'opacifiant du côté sténosé
B. Diminution de taille du rein du côté sténosé
C. Retard du lavage de l'opacifiant du côté sténosé après injection de furosémide
D. Hyperdensité du pyélogramme du côté sténosé
E. Hyperdensité du néphrogramme du côté sténosé

Réponse : E

8. 1. 4 FORMES CLINIQUES

S 90/7/1/ 17

L'hypertension artérielle maligne se caractérise par les éléments suivants, sauf un, lequel?

A. Une hypertension artérielle surtout diastolique
B. Un stade II au fond d'oeil
C. Des manifestations d'insuffisance ventriculaire gauche
D. Un retentissement neuro sensoriel-majeur
E. Une insuffisance rénale

Réponse : B

M 91/7/2/ 82

Parmi les arguments suivants, quels seraient les deux compatibles avec le caractère essentiel d'une hypertension artérielle?

A. Antécédent familial d'hypertension artérielle
B. Inversion du rapport sodium/potassium urinaire
C. Elévation progressive de la pression artérielle avec l'âge
D. Elévation de la concentration intra-érythrocytaire de calcium
E. Existence d'une surcharge pondérale associée

Réponse : AC

8. 1. 5 ETIOLOGIES (FACTEURS DE RISQUE, TERRAIN)

S 85/4/1/ 44

En présence d'une hypertension artérielle, il faut penser à la possibilité d'un phéochromocytome dans les circonstances suivantes, sauf une; laquelle:

A. Une hypertension artérielle paroxystique
B. Une hypertension permanente avec paroxysmes hypertensifs
C. Une hypertension artérielle avec hypokaliémie et alcalose métabolique
D. Une hypertension artérielle avec accès de céphalées et de sueurs
E. Une hypertension artérielle avec accès d'hypotension artérielle orthostatique

Réponse : C

M 87/4/2/ 61

Une hypokaliémie est associée à l'hypertension artérielle dans les circonstances suivantes:

A. Hyperaldostéronisme primaire
B. Intoxication par la réglisse (glycérrhyzine)
C. Phéochromocytome
D. Sténose de l'artère rénale
E. Tumeur sécrétante de rénine

Réponse : ABDE

S 88/4/1/ 72

Chez un patient hypertendu, la constatation d'un des signes suivants doit faire rechercher une sténose de l'artère rénale:

A. Rapport sodium/potassium urinaire = 1
B. Créatininémie supérieure à 150 micromol/l
C. Activité rénine plasmatique basse
D. Palpation d'un gros rein
E. Asymétrie d'opacification des cavités rénales sue les clichés précoces d'UIV

Réponse : E

S 88/5/1/ 17

Le chiffre de la pression artérielle diastolique est directement fonction de:

A. La fréquence cardiaque
B. Le débit cardiaque
C. Les résistances périphériques
D. Le volume sanguin circulant
E. La viscosité sanguine

Réponse : C

M 88/5/2/ 67

La consommation régulière d'un gramme par jour de Glycérrhizine entraîne parfois une hypertension artérielle qui se caractérise par:

A. Hypokaliémie
B. Soif anormale
C. Hyponatrémie
D. Des élévations paroxystiques de la TA
E. Un retour à la normale des chiffres tensionnels 8 jours après l'arrêt de l'absorption du produit

Réponse : AE

M 89/3/2/ 42

Parmi ces cinq substances ou médicaments, le(s)quel(s) est (sont) susceptible(s) d'induire ou d'aggraver une hypertension artérielle?

A. Glycérrihizine
B. Contraceptifs oraux
C. Dihydroergotamine
D. Guanfacine (ESTULIC*)
E. Vasoconstricteurs nasaux

Réponse : ABE

M 90/7/2/107

Chez un patient présentant une hypertension artérielle, laquelle (lesquelles) des anomalies suivantes doit (doivent) orienter vers un hyperaldostéronisme primaire?

A. Des crises d'hypotension paroxystiques
B. Une hypokaliémie avec kaliurie relativement élevée
C. Une hypercalcémie
D. Une hyperphosphorémie
E. Des crises sudorales

Réponse : B

8. 1. 6
BILAN ÉTIOLOGIQUE

S 88/4/1/ 14

Chez un enfant de 5 ans, sans antécédent pathologique, un examen de médecine scolaire montre une pression artérielle à 130/80 mmHg. A l'auscultation thoracique: souffle systolique d'intensité faible en avant au bord gauche du sternum et dans le dos, dans l'espace intercapsulo-vertébral gauche. Lequel des éléments suivants est le plus utile au diagnostic:

A. Electrocardiogramme
B. Radiographie thoracique
C. Palpation de la paroi thoracique
D. Palpation des artères fémorales
E. Echocardiographie

Réponse : D

M 90/6/1/109

Quel(s) est (sont) parmi les examens suivants, celui (ceux) qui est (sont) indiqué(s) en première intention dans le bilan d'un adulte jeune hypertendu sans signe d'appel particulier?

A. Créatininémie
B. Kaliémie
C. Protéinurie des 24 heures
D. Urographie intra-veineuse
E. Cholestérolémie

Réponse : ABE

8. 1. 7
EVOLUTION
(PRONOSTIC, COMPLICATIONS)

M 85/2/2/ 39

Dans une anurie consécutive à une hypertension artérielle maligne:

A. L'artériographie rénale est contre indiquée
B. Il peut exister une anémie régénérative
C. La prise de contraceptifs oraux peut déclencher l'affection
D. La suppression de la fonction rénale est définitive
E. La biopsie rénale a un intérêt pour juger du pronostic

Réponse : BCE

M 88/4/2/ 57

Parmi les complications suivantes, laquelle (ou lesquelles) est (ou sont) une (ou des) complication(s) directe(s) de l'HTA:

A. Infarctus du myocarde
B. Accidents vasculaire cérébraux ischémiques
C. Insuffisance ventriculaire gauche
D. Artérite oblitérante des membres inférieurs
E. Hémorragie cérébro-méningée

Réponse : CE

8. 1. 8
TRAITEMENTS

M 85/2/2/ 26

A propos du traitement de l'hypertension artérielle du sujet âgé (au-dessus de 70 ans), choisir la ou les propositions exactes:

A. Il est préférable de s'abstenir de toute thérapeutique
B. Les sédatifs doivent être employés de préférence aux antihypertenseurs
C. Le régime sans sel ne doit pas être strict en raison de l'existence d'une fuite sodée obligatoire
D. Les diurétiques doivent être utilisés avec prudence en raison du risque de déshydratation
E. Les bêta-bloquants sont contre-indiqués à cet âge là

Réponse : CD

S 85/6/1/ 29

Indiquer celui des antihypertenseurs suivants qui appartient au groupe des alpha-bloquants:

A. Acébutolol (SECTRAL*)
B. Guanéthidine (ISMELINE*)
C. Captopril (LOPRIL*)
D. Méthyldopa (ALDOMET*)
E. Prazosine (MINIPRESS*)

Réponse : E

M 85/1/2/ 18

Parmi les médicaments suivants utilisés dans le traitement de l'hypertension artérielle, le(s)quel(s) exerce(nt) une action sur les récepteurs alpha ou bêta des catécholamines?

A. Prazosine (MINIPRESS*)
B. Propranolol (AVLOCARDYL*)
C. Hydralazine (NEPRESSOL*)
D. Clonidine (CATAPRESSAN*)
E. Diazoxide (HYPERSTAT*)

Réponse : ABD

S 85/3/1/ 19

Quel est celui des antihypertenseurs suivants qui agit par un mécanisme central prépondérant?

A. Captopril (LOPRIL*)
B. Hydrochlorothiazide (DIURILIX*)
C. Clonidine (CATAPRESSAN*)
D. Nitroprussiate de sodium (NIPRIDE*)
E. Prazosine (MINIPRESS*)

Réponse : C

S 87/6/1/ 44

L'existence d'une insuffisance coronarienne chez un hypertendu contre-indique l'emploi de l'agent anti-hypertenseur suivant:

A. Propranolol
B. Alpha méthyl-dopa
C. Clonidine
D. Dihydralazine
E. Nifédipine

Réponse : D

M 88/1/2/ 28

On découvre une hyperuricémie chez un patient porteur d'une hypertension artérielle essentielle. Parmi ces médicaments antihypertenseurs, lequel ou lesquels risque(nt) d'aggraver cette anomalie ?

A. Acide Tiélinique (DIFLUREX*)
B. Canrenone (PHANURANE*)
C. Furosémide (LASILIX*)
D. Indapamide (FLUDEX*)
E. Spironolactone (ALDACTONE*)

Réponse : BCDE

M 88/3/2/ 86

La restriction sodée à 20 mEq/24 heures chez un hypertendu:

A. Tend à faire monter la réninémie
B. Tend à faire baisser la kaliémie
C. Tend à faire monter la sécrétion d'aldostérone
D. Est sans conséquences nutritionnelles
E. Est ce que l'on prescrit habituellement

Réponse : ABC

S 88/1/1/ 15

Parmi ces anti-hypertenseurs, lequel exerce son effet par une action vaso-dilatatrice directe sans action sur le système nerveux sympathique?

A. ALDOMET* (alpha-Méthyl-DOPA)
B. NEPRESSOL* (Dihydralazine)
C. AVLOCARDYL* (Propranolol)
D. ALDACTONE* (Spironolactone)
E. CATAPRESSAN* (Clonidine)

Réponse : B

S 89/7/1/ 44

Parmi les médicaments suivants, quel est celui que vous choisirez de préférence, s'il n'y a pas de contre-indication à son emploi, pour traiter une hypertension labile du sujet jeune?

A. Nicardipine (LOXEN*)
B. Furosémide (LASILIX*)
C. Acébutolol (SECTRAL*)
D. Hydralazine (NEPRESSOL*)
E. Alphaméthyldopa (ALDOMET*)

Réponse : C

S 89/3/1/ 48

Chez un hypertendu coronarien âgé de 40 ans, quelle classe thérapeutique utiliserez-vous de préférence en première intention?

A. Bêta-bloquants
B. Diurétiques
C. Inhibiteurs de l'enzyme de conversion
D. Alpha stimulant central
E. Alpha-bloquant périphérique

Réponse : A

S 89/4/1/ 56

Parmi ces cinq médicaments antihypertenseurs, l'un est contre-indiqué chez le coronarien. Lequel?

A. Propranolol (AVLOCARDYL*)
B. Captopril (LOPRIL*)
C. Hydrochlorothiazide (DIURILIX*)
D. Dihydralazine (NEPRESSOL*)
E. Clonidine (CATAPRESSAN*)

Réponse : D

M 89/3/2/ 77

Quel est la conduite à tenir devant une HTA à 170/95 mmHg chez un homme de 70 ans (165 cm, 95 kg)?

A. Prescrire rapidement un scanner des surrénales
B. Vérifier son chiffre de PA lors d'une prochaine consultation
C. Prescrire immédiatement un traitement hypotenseur
D. Proposer un régime amaigrissant
E. Examiner le fond d'oeil

Réponse : BDE

S 90/4/1/ 80

Chez un hypertendu coronarien âgé de 40 ans, quelle classe thérapeutique est-il préférable d'utiliser pour traiter son hypertension?

A. Bêta-bloquants
B. Diurétiques
C. Inhibiteurs de l'enzyme de conversion
D. Alpha stimulant central
E. Alpha bloquant périphérique

Réponse : A

M 90/4/2/ 69

Parmi les anti-hypertenseurs suivants, lesquels possèdent une activité bêta-bloquante?

A. Clonidine (CATAPRESSAN*)
B. Labétalol (TRANDATE*)
C. Métoprolol (SELOKEN*)
D. Nifédipine (ADALATE*)
E. Prazosine (MINIPRESS*)

Réponse : BC

S 91/4/1/ 39

Une HTA essentielle est mise en évidence chez un homme de 40 ans qui présente comme antécédents un asthme, une hernie inguinale droite opérée et une appendicectomie. Son bilan biologique est le suivant: créatinine 100 micromoles, cholestérol 8,5 mmol/l, uricémie 550 micromoles/l, urée 4 mmol/l, glycémie 5 mmol/l, potassium 4 mmol/l, natrémie 139 mmol/l. Quel traitement antihypertenseur prescrivez-vous?

A. Bêta-bloquants
B. Diurétique thiazidique
C. Furosémide
D. Inhibiteur des canaux calciques
E. NEPRESSOL*

Réponse : D

M 91/7/2/ 79

Parmi les antihypertenseurs cités ci-dessous dire celui (ceux) qui exerce(nt) son (leur) effet par une action vasodilatatrice artériolaire sans action sur le système nerveux sympathique:

A. Alpha méthyl DOPA
B. Dihydralazine
C. Propranolol
D. Captopril
E. Nifédipine

Réponse : BDE

M 93/8/1/ 93

Dans le traitement de l'hypertension artérielle essentielle, les diurétiques thiazidiques:

A. Peuvent être associés entre eux avec effet synergique
B. Sont tous hypokaliémiants
C. Sont recommandés en association avec d'autres antihypertenseurs
D. Sont particulièrement efficaces en cas d'insuffisance rénale associée
E. Peuvent être indiqués en première intention

Réponse : BCE

S 86/3/1/ 25

Une patiente traitée depuis 16 mois par l'alpha-méthyldopa (ALDOMET*) pour une hypertension artérielle présente une anémie hémolytique. Parmi les propositions suivantes, laquelle est juste?

A. Il s'agit d'une coïncidence sans relation de cause à effet
B. L'association se voit chez 15% des sujets traités par l'alpha-méthyl-dopa
C. Le test de Coombs direct est positif et de type IgG
D. L'anticorps en cause est dirigé contre le médicament
E. L'anémie disparaît en quelques jours après l'arrêt du médicament

Réponse : C

8. 1. 9
DIVERS

M 85/5/2/ 75

Dans les affections suivantes, quelle(s) est (sont) celle(s) associée(s) classiquement à une hypertension artérielle?

A. La glomérulonéphrite aiguë
B. La néphrose lipoïdique
C. La coarctation de l'aorte
D. L'infection urinaire
E. L'énurésie

Réponse : AC

M 88/2/2/ 12

Dans une hypertension artérielle maligne:

A. Le fond d'oeil montre des exsudats et des hémorragies
B. Il peut exister une anémie hémolytique
C. La prise de contraceptifs oraux peut déclencher l'affection
D. L'altération de la fonction rénale est définitive
E. Il peut exister une hypovolémie

Réponse : ABCE

M 88/5/2/ 91

L'hypertension du phéochromocytome:

A. Peut être permanente
B. S'accompagne d'un diabète sucré biologique
C. Comporte une volémie élevée
D. Peut s'accompagner des crises d'extra-systoles
E. Peut s'accompagner d'accès hypotensifs

Réponse : ABDE

M 90/6/2/ 43

Dans une hypertension réno-vasculaire par sténose de l'artère rénale droite, on peut avoir:

A. Une trop belle image des cavités droites sur le cliché d'UIV à 2 minutes
B. Une hypokaliémie et une alcalose métabolique avec une fuite potassique
C. Une activité rénine plasmatique abaissée dans le sang périphérique
D. Un fond d'oeil au stade II
E. Une auscultation abdominale normale

Réponse : BDE

M 90/5/2/ 64

La restriction des apports en chlorure de sodium à deux grammes par 24 heures chez un hypertendu :

A. Tend à faire monter la réninémie
B. Tend à faire baisser la kaliémie
C. Tend à faire monter la sécrétion d'aldostérone
D. Coïncide avec une natriurèse de 150 mmol de Na par 24 heures
E. Est prescrit habituellement avec les natriurétiques

Réponse : ABC

M 91/1/2/ 43

L'angiotensine II:

A. Stimule la sécrétion d'aldostérone
B. Diminue la production de rénine
C. Augmente la pression artérielle
D. Augmente la libération d'hormone anti-diurétique (ADH)
E. Est un puissant vasoconstricteur

Réponse : ABCDE

M 91/1/2/ 43

L'angiotensine II:

A. Stimule la sécrétion d'aldostérone
B. Diminue la production de rénine
C. Augmente la pression artérielle
D. Augmente la libération d'hormone anti-diurétique (ADH)
E. Est un puissant vasoconstricteur

Réponse : ABCDE

8. 1.10
DIVERS

M 87/6/2/ 76

L'activité rénine plasmatique peut être diminuée par:

A. Le furosémide (LASILIX*)
B. Les bêta-bloquants
C. La dihydralazine (NEPRESSOL*)
D. Le captopril (LOPRIL*)
E. La nifédipine (ADALATE*)

Réponse : BD

8. 2
HTA RENO-VASCULAIRE
8. 2. 1
IMAGERIE

M 88/4/1/117

Les signes urographiques de la sténose unilatérale de l'artère rénale comportent:

A. Diminution de la taille du rein
B. Hypotonie pyélo-calicielle
C. Opacification retardée des calices
D. Densité plus importante du pyélogramme
E. Retard à l'évacuation des cavités

Réponse : ACDE

S 90/2/1/ 5

Tous les éléments suivants témoignent sur l'aortographie, du caractère serré et ischémiant pour le rein, d'une sténose artérielle rénale, à l'exception d'un seul d'entre eux. Indiquez lequel:

A. Stase de l'opacifiant dans l'artère en aval de la sténose
B. Retard d'apparition du néphrogramme par rapport au côté non sténosé
C. Diminution de taille du rein du côté sténosé
D. Pâleur du néphrogramme du côté sténosé
E. Précocité du retour veineux du côté sténosé

Réponse : E

S 91/2/1/ 2

Quel examen radiologique doit être réalisé pour confirmer l'origine réno-vasculaire d'une hypertension artérielle?

A. Echographie abdominale
B. Artériographie rénale
C. Phlébographie surrénalienne
D. Lymphographie
E. Scanner abdominal

Réponse : B

M 91/3/2/ 4

Cochez les signes à l'urographie IV qui suggèrent une HTA par sténose unilatérale d'une artère rénale:

A. Petit rein du côté lésé
B. Déformation des calices du côté atteint
C. Retard d'apparition du produit de contraste du côté lésé
D. Retard d'élimination du produit de contraste après épreuve de lavage au LASILIX*
E. Aspect de "trop belle image" du côté sain

Réponse : ACD

8. 2. 2
ETIOLOGIES
(FACTEURS DE RISQUE, TERRAIN)

M 88/6/2/119

Laquelle ou lesquelles des constatations suivantes sont compatibles avec une sténose de l'artère rénale chez un hypertendu?

A. Un souffle lombaire
B. Un retard d'apparition de la néphrographie au cours d'une angiographie numérisée IV
C. Une activité rénine plasmatique basse
D. Une kaliémie basse en régime normosodé et sans traitement
E. Une absence d'abaissement des chiffres tensionnels sous Captopril

Réponse : ABD

8. 2. 3
DIVERS

M 93/9/1/ 88

Laquelle ou lesquelles des constatations suivantes est (sont) compatible(s) avec une sténose de l'artère rénale chez un hypertendu?

A. Un souffle lombaire
B. Un retard d'apparition de la néphrographie
C. Une activité rénine plasmatique basse
D. Une kaliémie basse en régime normosodé et sans traitement
E. Une absence d'abaissement des chiffres tensionnels sous captopril

Réponse : ABD

9
TRAITEMENTS EN CARDIOLOGIE
9. 1
TRAITEMENTS EN CARDIOLOGIE
9. 1. 1
DIVERS

M 88/6/2/ 66

Les substances suivantes à doses thérapeutiques augmentent les résistances vasculaires périphériques globales:

A. Noradrénaline
B. Adrénaline
C. Isoprénaline (ISUPREL*)
D. Atropine
E. Pindolol (VISKEN*)

Réponse : AB

9. 1. 2
EFFETS SECONDAIRES

M 88/6/2/ 72

Identifier dans la liste suivante, le (ou les) effet(s) secondaire(s) de l'Amiodarone (CORDARONE*):

A. Dépôts cornéens
B. Pneumopathie interstitielle
C. Alopécie
D. Hyperthyroïdie
E. Agueusie

Réponse : ABD

9. 1. 3
DIVERS

S 88/6/1/ 47

Parmi ces 5 médicaments vasodilatateurs utilisés dans le traitement de l'insuffisance cardiaque congestive, lequel agit essentiellement sur le secteur artériolaire?

A. Dilhydralazine (NEPRESSOL*)
B. Enalapril (RENITEC*)
C. Prazosine (MINIPRESS*)
D. Captopril (LOPRIL* - CAPTOLANE*)
E. Isosorbide dinitrate (RISORDAN*)

Réponse : A

S 89/5/1/ 13

A propos d'un vasodilatateur artériolaire pur, quelle est la proposition fausse?

A. Il réduit le volume télésystolique
B. Il augmente le débit cardiaque chez l'insuffisant cardiaque
C. Il élève la pression aortique
D. Il augmente la fréquence cardiaque
E. Il augmente la fraction d'éjection du VG

Réponse : C

M 92/8/2/ 89

Le vérapamil (ISOPTINE*), inhibiteur calcique à tropisme cardiaque:

A. Possède une action chronotrope négative
B. Possède une action inotrope négative
C. Peut être à l'origine d'une intolérance digestive
D. Est l'antiarythmique de choix des troubles du rythme digitalique
E. Peut être associé aux digitaliques

Réponse : ABCE

9. 2
AMIODARONE
9. 2. 1
PHYSIOPATHOLOGIE

M 86/4/2/ 31

L'amiodarone peut avoir une incidence oculaire par atteinte de:

A. La rétine centrale
B. La rétine périphérique
C. La choroïde
D. La cornée
E. Le cristallin

Réponse : D

9. 2. 2
EFFETS SECONDAIRES

M 86/5/2/ 17

Parmi les effets secondaires de l'amiodarone (CORDARONE*) on trouve:

A. Dépôts cornéens
B. Hyperthyroïdie
C. Rétinopathie
D. Fibrose pulmonaire
E. Photosensibilisation

Réponse : ABDE

S 86/7/1/ 64

Quel est l'effet indésirable possible induit par un traitement prolongé par l'amiodarone (CORDARONE*):

A. Néphropathie
B. Encéphalopathie
C. Dysthyroïdie
D. Ulcère duodénal
E. Agranulocytose

Réponse : C

M 87/2/2/ 82

Quel(s) est (sont) le(s) symptôme(s) oculaire(s) habituellement constaté(s) lors du traitement par des cardiopathies par l'Amiodarone?

A. Mydriase
B. Kératopathie épithéliale
C. Cataracte polaire postérieure
D. Flou papillaire
E. Pigmentation rétinienne

Réponse : B

9. 2. 3
DIVERS

S 85/3/1/ 13

A quelle catégorie d'antiarythmiques selon la classification de Vaughan Williams appartient l'amiodarone (CORDARONE*)?

A. Ia
B. Ib
C. II
D. III
E. IV

Réponse : D

S 88/1/1/ 47

L'une des modifications électrocardiographiques suivantes ne peut être induite par l'amiodarone. Laquelle?

A. Ralentissement du rythme sinusal
B. Bloc sino-auriculaire
C. Bloc auriculo-ventriculaire du 1er degré
D. Elargissement de QRS
E. Allongement de l'espace QT

Réponse : D

M 88/5/2/117

L'amiodarone (CORDARONE*):

A. Est doué des propriétés antiarythmiques
B. Modifie l'onde T de l'électrocardiogramme
C. Ralentit la conduction dans le noeud atrio-ventriculaire
D. Est d'action immédiate par voie orale
E. Est éventuellement responsable de complications pulmonaires

Réponse : ABCE

9. 3 DIGITALIQUES

9. 3. 1 CLINIQUE

M 92/8/1/ 84

L'intoxication digitalique peut être caractérisée par une sémiologie:

A. Digestive: anorexie, vomissements
B. Nerveuse centrale: céphalées, délire, confusion
C. Cardiaque: anomalies de conduction, troubles du rythme
D. Ophtalmologique: dyschromatopsie
E. Hépatique: élévation des aminotransférases

Réponse : ABCD

9. 3. 2 TRAITEMENTS

M 87/2/2/ 28

Le ou les éléments biologiques à surveiller lors de la mise en route d'un traitement digitalique dans l'insuffisance cardiaque du nourrisson est ou sont:

A. La kaliémie
B. La chlorémie
C. La calcémie
D. La magnésémie
E. Aucun de ces paramètres

Réponse : AC

9. 3. 3 CONTRE INDICATIONS (ABSOLUES, RELATIVES)

M 89/2/2/ 46

L'administration d'un dérivé digitalique est contre-indiqué en cas de:

A. Bloc auriculo-ventriculaire du 2eme et 3eme degré non appareillé
B. Cardiomyopathie obstructive
C. Cardiothyréose
D. Rétrécissement aortique serré
E. Tachy-arythmie complète par fibrillation auriculaire

Réponse : ABCD

M 91/5/2/ 34

Les digitaliques sont en principe contre-indiqués en cas de:

A. Rétrécissement aortique
B. Extrasystoles ventriculaires
C. Myocardiopathie dilatée
D. Bloc de branche droit
E. Extra systolie auriculaire

Réponse : AB

9. 3. 4 EFFETS SECONDAIRES

S 87/1/1/ 29

Le traitement digitalique est susceptible de provoquer les modifications éléctrocardiographiques suivantes. Quelle est la proposition fausse?

A. Inversion ou biphasisme des ondes T
B. Sous-décalage du segment ST
C. Allongement de l'intervalle QT
D. Allongement de l'intervalle PR
E. Allongement de l'intervalle RR

Réponse : C

S 91/3/1/ 4

Un patient reçoit un traitement digitalique au long cours. Tous les signes suivants doivent faire évoquer le diagnostic d'intoxication digitalique, sauf un. Lequel?

A. Cupule digitalique en D2, V5, V6
B. Bradycardie par bloc auriculo-ventriculaire du 2ème degré
C. Tachycardie ventriculaire
D. Extrasystolie ventriculaire bigéminée
E. Vomissements

Réponse : A

9. 3. 5
SURVEILLANCE

M 86/7/2/ 53

Le surdosage digitalique peut provoquer en clinique:

A. Des vomissements
B. Une bradycardie
C. Une tachycardie
D. Une anorexie
E. Une tachysystolie auriculaire

Réponse : ABDE

S 88/7/1/ 44

L'arrêt du traitement digitalique est indiqué dans les circonstances suivantes, sauf une. Laquelle?

A. Bradycardie inférieure à 30 par minute
B. Extrasystoles ventriculaires nombreuses
C. Digitoxinémie supérieure à 45 ng/ml
D. Digoxinémie supérieure à 5 ng/ml
E. Cupule digitalique

Réponse : E

S 89/2/1/ 21

Au cours d'une intoxication digitalique grave, l'élément pronostique principal est :

A. L'existence d'une image de cupule sur l'ECG
B. Un taux de digitoxinémie confirmé entre 50 et 100 mg/ml
C. Le sexe du patient
D. L'existence d'une hyperkaliémie
E. L'apparition d'un BAV du 3eme degré

Réponse : D

M 90/2/1/108

Parmi ces signes électrocardiographiques apparaissant sous traitement digitalique, relever celui (ceux) qui impose(nt) l'arrêt du traitement:

A. Rythme sinusal à 70/min PR: 0,20 sec
B. Tachysystolie auriculaire
C. Décalage inférieur et concave vers le haut du segment ST
D. Raccourcissement du segment QT
E. Extrasystoles ventriculaires polymorphes

Réponse : BE

M 93/9/2/ 96

Parmi ces signes électrocardiographiques apparaissant sous traitement digitalique, relever celui (ceux) qui impose(nt) l'arrêt du traitement:

A. Rythme sinusal à 70/min PR: 0,20s
B. Tachysystolie auriculaire
C. Décalage inférieur et concave vers le haut du segment ST
D. Raccourcissement du segment QT
E. Extrasystoles ventriculaires polymorphes

Réponse : BE

9. 3. 6
INDICATIONS

S 89/2/1/ 87

Les digitaliques sont utilisés dans le traitement d'un des troubles du rythme suivant, lequel?

A. Tachycardie ventriculaire
B. Extrasystoles ventriculaires
C. Bloc auriculo-ventriculaire
D. Arythmie complète par fibrillation auriculaire
E. Torsades de pointe

Réponse : D

9. 3. 7
DIVERS

S 85/6/1/ 37

La digitaline (ou digitoxine) est capable, notamment à de fortes doses, de déterminer les effets suivants. Quelle est la proposition fausse?

A. Ralentissement important du rythme sinusal
B. Déclenchement d'une extrasystolie ventriculaire
C. Transformation d'un flutter auriculaire en fibrillation
D. Ralentissement de la conduction dans le système de His-Purkinje
E. Ralentissement de la conduction dans le noeud auriculo-ventriculaire

Réponse : D

M 86/5/2/ 43

Les digitaliques ont une ou plusieurs des actions suivantes. Laquelle ou lesquelles?

A. Augmentation de l'excitabilité ventriculaire
B. Augmentation du tonus sympathique
C. Allongement de l'espace QT sur l'électrocardiogramme
D. Augmentation de l'entrée de calcium dans la cellule myocardique
E. Apparition de trouble digestif en cas de surdosage

Réponse : ADE

M 87/1/2/ 2

Une intoxication digitalique peut être aggravée par:

A. Une hypernatrémie
B. Une hypokaliémie
C. Une hypocalcémie
D. Une hypercalcémie
E. Une hypermagnésiémie

Réponse : BD

M 87/1/2/ 4

Les digitaliques à dose thérapeutique chez l'insuffisant cardiaque, peuvent provoquer sur l'électrocardiogramme:

A. Un ralentissement de la fréquence sinusale
B. Un allongement de PR
C. Un sous-décalage cupuliforme du segment ST
D. Un allongement de QT corrigé
E. Des extrasytoles ventriculaires bigéminées

Réponse : ABCE

M 90/6/2/ 62

Une intoxication par les digitaliques se manifeste:

A. Par des nausées
B. Par des troubles psychiques
C. Par des troubles de la vue
D. Par l'apparition sur l'ECG d'une "cupule digitalique"
E. Par un bigéminisme

Réponse : ABCE

9. 3. 8 EFFETS PHARMACOLOGIQUES

M 88/6/2/ 41

Les dérivés digitaliques à doses thérapeutiques possèdent chez l'insuffisant cardiaque des effets communs sur le myocarde. Le(s)quel(s)?

A. Ils augmentent le temps de remplissage cardiaque
B. Ils diminuent la durée de contraction isovolumétrique
C. Ils freinent la conduction intracardiaque nodo-hissienne
D. Ils n'augmentent pas ou peu la consommation d'oxygène du myocarde
E. Ils diminuent la fréquence cardiaque

Réponse : ABCDE

M 91/2/2/ 15

Lors du traitement de l'insuffisance cardiaque chronique congestive par les digitaliques, il y a typiquement une augmentation:

A. Du volume cardiaque
B. Du débit cardiaque
C. De la diurèse
D. Des résistances vasculaires périphériques
E. Du rendement cardiaque

Réponse : BCE

M 91/4/2/ 70

Les digitaliques ont une ou plusieurs des actions suivantes:

A. Augmentation de l'automaticité ventriculaire à dose toxique
B. Augmentation du tonus sympathique
C. Allongement de l'espace QT sur l'ECG
D. Augmentation de l'entrée du calcium dans la cellule myocardique
E. Apparition de troubles digestifs en cas de surdosage

Réponse : ADE

9. 4 DIGITOXINE

9. 4. 1 DIVERS

M 89/6/1/118

La DIGITALINE* (ou digitoxine):

A. Augmente l'inotropisme ventriculaire
B. Augmente la vitesse de conduction auriculo-ventriculaire
C. Est chronotrope négative chez l'insuffisant cardiaque
D. Augmente le débit cardiaque chez l'insuffisant cardiaque
E. Diminue la consommation en oxygène du coeur de l'insuffisant cardiaque

Réponse : ACDE

9. 4. 2 EFFETS PHARMACOLOGIQUES

M 91/6/2/ 48

La DIGITALINE* (Digitoxine) a les caractéristiques pharmacocinétiques suivantes:

A. Résorption digestive lente et faible
B. Délai d'action long en l'absence de doses de charge
C. Transformation métabolique par des enzymes des microsomes hépatiques
D. Un cycle entérohépatique
E. Administration possible par voie veineuse

Réponse : BCDE

9. 5 DIGOXINE

9. 5. 1 TRAITEMENTS

S 93/8/1/ 46

Parmi les éléments suivants, indiquez celui qui doit faire évoquer une intoxication digitalique chez un patient traité par digoxine:

A. Cupule digitalique à l'électrocardiogramme
B. Troubles digestifs (anorexie, nausées, vomissements)
C. Tachycardie
D. Allongement de l'intervalle PR
E. Hypokaliémie

Réponse : B

9. 5. 2
DIVERS

M 94/9/2/ 42

Quels sont le ou les facteurs susceptibles d'augmenter les risques d'intoxication lors d'un traitement au long cours par la Digoxine?

A. Insuffisance hépatique
B. Insuffisance rénale
C. Traitement associé à la quinidine
D. Obésité
E. Accélération du transit intestinal

Réponse : ABC

9. 5. 3
EFFETS SECONDAIRES

M 88/2/2/ 6

La toxicité de la digoxine peut être accrue en cas de :

A. Traitement associé par le fénofibrate (LIPANTHYL*)
B. Hypokaliémie
C. Traitement associé à la rifampicine
D. Hypercalcémie
E. Hypoxie

Réponse : BDE

9. 5. 4
SURVEILLANCE

M 86/7/2/ 76

A propos de l'intoxication par la Digoxine:

A. Sa survenue est favorisée par l'existence d'une insuffisance rénale
B. Elle peut se traduire par la survenue d'une tachysystolie auriculaire
C. Elle est aggravée par l'existence d'une hypokaliémie
D. Elle peut entraîner une dyschromatopsie
E. Sa survenue est favorisée par la prescription concomitante de quinidiniques

Réponse : ABCDE

9. 5. 5
DIVERS

S 85/1/2/ 3

Parmi les propositions suivantes concernant la digoxine, désignez la réponse fausse:

A. La digoxine augmente le tonus vagal au niveau du coeur
B. Favorise l'accumulation intracellulaire du potassium
C. Favorise l'accumulation intracellulaire du sodium
D. Favorise l'accumulation intracellulaire du calcium ionisé
E. Inhibe l'ATPase NA+/K+ dépendante

Réponse : B

M 85/2/2/ 20

L'action de la digoxine administrée par voie orale peut être modifiée par:

A. Une hypokaliémie
B. Une hypercalcémie
C. Une insuffisance rénale
D. Un traitement par le clofibrate (LIPAVLON*)
E. Un traitement par la quinidine

Réponse : ABCE

S 85/2/1/105

Indiquez la réponse exacte concernant le temps de demi-vie d'élimination de la digoxine chez l'insuffisant cardiaque non insuffisant rénal:

A. 1 heure
B. 6 heures
C. 36 heures
D. 5 jours
E. 10 jours

Réponse : C

M 85/2/2/ 81

Parmi les propositions suivantes concernant les glucosides cardiotoniques, laquelle (lesquelles) est (sont) exacte(s)?

A. Leur action est inotrope positive à doses thérapeutiques
B. Ils inhibent l'ATPase membranaire du myocarde
C. La digoxine a une meilleure biodisponibilité que la digitoxine
D. L'élimination de la digoxine se fait par dégradation hépatique
E. La demi-vie d'élimination de la digoxine est d'environ 5 à 8 jours

Réponse : AB

S 86/5/1/ 27

Toutes les circonstances suivantes augmentent la toxicité de la digoxine, sauf une. Laquelle?

A. Insuffisance rénale
B. Insuffisance cardiaque très évoluée
C. Hyperthyroïdie
D. Hypokaliémie
E. Hypercalcémie

Réponse : B

M 86/5/2/ 82

Parmi les médicaments suivants, lequel (ou lesquels) peut(vent) donner une interaction avec la digoxine?

A. Quinidine
B. Cholestyramine (QUESTRAN*)
C. Pénicilline G
D. Paracétamol
E. Amiodarone (CORDARONE*)

Réponse : ABE

M 88/1/2/ 50

Chez le sujet insuffisant cardiaque, la Digoxine:

A. Augmente le retour veineux
B. Provoque une natriurèse (= diurèse)
C. Augmente la post-charge
D. Augmente le tonus cardiaque de repos
E. Augmente le tonus sympathique vasculaire

Réponse : ABD

S 89/1/1/ 38

Chez un insuffisant cardiaque recevant de la Digoxine, lequel, parmi les signes suivants, doit faire évoquer un surdosage en Digoxine ?

A. Un allongement de l'espace QT
B. L'apparition d'extrasystoles ventriculaires bigéminées
C. Un sous-décalage cupuliforme du segment ST
D. Une augmentation de la fréquence sinusale
E. Un passage en fibrillation auriculaire

Réponse : B

S 94/8/1/ 48

L'état d'équilibre des concentrations plasmatiques de la Digoxine après administration orale chez un patient à fonction rénale normale sera théoriquement atteint au bout de:

A. 2 à 4 jours
B. 7 à 9 jours
C. 11 à 13 jours
D. 15 à 17 jours
E. 19 à 21 jours

Réponse : B

M 94/8/2/ 14

La digoxine:

A. Est moins bien résorbée par voie digestive que la digitoxine
B. Provoque habituellement une tachycardie sinusale à dose thérapeutique
C. A dose thérapeutique entraîne une augmentation du débit cardiaque chez le sujet sain
D. Présente une toxicité aggravée en cas d'hypokaliémie
E. Peut s'administrer par voie intra-musculaire

Réponse : ACD

9. 6 ISOPRENALINE (ISUPREL*)

9. 6. 1 EFFETS SECONDAIRES

M 86/7/2/ 54

L'isoprénaline peut provoquer:

A. Un bloc auriculo-ventriculaire
B. Une tachycardie
C. Des extrasystoles
D. Une crise d'asthme
E. Une crise d'angor

Réponse : BCE

9. 6. 2 DIVERS

M 86/4/2/ 35

L'isoprénaline (ISUPREL*):

A. Augmente la force des contractions cardiaques
B. Augmente la consommation d'oxygène du myocarde
C. Est un stimulant des récepteurs bêta 1 adrénergiques
D. Est un stimulant des récepteurs bêta 2 adrénergiques
E. Ralentit la vitesse de conduction auriculo-ventriculaire

Réponse : ABCD

S 89/4/1/ 47

L'isoprénaline (ISUPREL*):

A. Est un stimulant des récepteurs alpha adrénergiques
B. Provoque une bronchoconstriction
C. Ralentit la fréquence cardiaque
D. Est un stimulant des récepteurs bêta 2 adrénergiques
E. Augmente fortement la pression artérielle diastolique

Réponse : D

9. 6. 3 EFFETS PHARMACOLOGIQUES

S 86/3/1/ 23

Parmi les affirmations suivantes concernant les propriétés pharmacodynamiques de l'isoprénaline (ISUPREL*). Désigner celle qui est fausse:

A. Elle peut provoquer une hyperglycémie
B. Elle inhibe partiellement la libération des médiateurs de l'anaphylaxie
C. Elle augmente le débit cardiaque
D. Elle augmente les résistances périphériques totales (RPT)
E. Elle diminue le tonus du muscle lisse bronchique

Réponse : D

M 89/2/2/ 92

L'isoprénaline provoque une vasodilatation des coronaires:

A. Par stimulation directe des récepteurs bêta
B. Par augmentation du travail cardiaque
C. Par libération d'adénosine
D. Par inhibition des récepteurs alpha
E. Mise à profit dans le traitement de fond de l'angor

Réponse : ABC

9. 7
DERIVES NITRES
9. 7. 1
EFFETS SECONDAIRES

S 86/1/1/ 55

Parmi les effets suivants des dérivés nitrés, quel est celui qui n'est pas favorable à leur action antiangoreuse?

A. Vasodilatation périphérique
B. Réduction de la consommation d'oxygène cardiaque
C. Tachycardie
D. Diminution de la pression artérielle pulmonaire
E. Diminution de la précharge cardiaque

Réponse : C

9. 7. 2
ADMINISTRATION (POSOLOGIE, MODES)

M 85/7/2/ 48

L'administration de dérivés nitrés peut se faire par:

A. Voie per-linguale
B. Voie orale
C. Voie cutanée
D. Voie intra-musculaire
E. Voie intra-veineuse

Réponse : ABCE

9. 7. 3
DIVERS

M 85/4/2/ 7

A propos des dérivés nitrés choisir la ou les propositions exactes:

A. Ils réduisent la consommation d'oxygène du myocarde chez le coronarien
B. Ils sont dégradés au niveau du foie
C. L'isosorbide dinitrate (RISORDAN*) est métabolisé en composés mononitrés actifs
D. Ils peuvent être administrés par voie percutanée
E. Ils facilitent l'extraction de l'oxygène par le myocarde

Réponse : ABCD

M 87/5/2/ 5

L'action antiangineuse des dérivés nitrés est liée à:

A. Une réduction de la postcharge
B. Une vasodilatation des coronaires
C. Une diminution de la précharge
D. Un accroissement de la force contractile du myocarde
E. Une diminution de la tension pariétale ventriculaire

Réponse : ABCE

M 88/2/2/ 4

A propos des dérivés nitrés:

A. Ils sont éliminés sans biotransformation hépatique, par le rein
B. Ils provoquent une dilatation veinulaire splanchnique
C. Ils dilatent les gros troncs artériels coronaires
D. Ils diminuent la consommation en O2 du myocarde
E. Ils peuvent être administrés par voie sous-cutanée

Réponse : BCD

9. 7. 4
EFFETS PHARMACOLOGIQUES

S 88/5/1/ 54

Les dérivés nitrés peuvent provoquer:

A. Bradycardie
B. Poussée tensionnelle
C. Fibrose pulmonaire
D. Céphalées
E. Hépatite

Réponse : D

M 94/9/2/ 4

Les dérivés nitrés:

A. Exercent leur effet vasodilatateur par action directe sur les cellules musculaires lisses vasculaires
B. Dilatent les artères préférentiellement aux veines
C. Diminuent la consommation d'oxygène myocardique
D. Ont des effets comparables à ceux du facteur relaxant endothélial (EDRF)
E. Ne modifient pas directement la contractilité myocardique

Réponse : ACDE

9. 8
TRINITRINE
9. 8. 1
EFFETS SECONDAIRES

M 85/6/2/ 48

Le trinitrate de glycérine ou trinitrine peut favoriser:

A. Des céphalées
B. Une vasodilatation de la face
C. Une méthémoglobinémie
D. Une porphyrie
E. Une hypotension orthostatique

Réponse : ABCE

9. 8. 2
DIVERS

S 85/2/1/ 25

Désignez la réponse exacte concernant les propriétés de la trinitrine énumérées ci-après. La trinitrine:

A. Est un vasodilatateur veineux
B. Augmente le retour veineux
C. Augmente le débit cardiaque
D. Ralentit la fréquence cardiaque
E. Induit une vasoconstriction artérielle à dose thérapeutique

Réponse : A

M 87/5/2/ 96

Le trinitrate de glycérine ou trinitrine peut provoquer:

A. Des céphalées
B. Une tachycardie
C. Une méthémoglobinémie
D. Une porphyrie
E. Une hypotension orthostatique

Réponse : ACE

9. 8. 3
EFFETS PHARMACOLOGIQUES

S 88/2/1/ 76

L'activité antiangineuse de la trinitrine est due essentiellement à:

A. Une augmentation intra-cellulaire du taux d'AMP cyclique
B. Un effet dilatateur artériel et veineux
C. Un effet chronotrope négatif
D. A une diminution de l'activité orthosympathique
E. A un effet anticalcique

Réponse : B

9. 9
CAPTOPRIL
9. 9. 1
EFFETS SECONDAIRES

S 86/7/1/ 21

Les propositions suivantes peuvent correspondre aux effets secondaires possibles du captopril (LOPRIL*) sauf une. Désignez cette dernière:

A. Rash cutané
B. Agueusie
C. Syndrome néphrotique
D. Hypokaliémie
E. Leucopénie

Réponse : D

M 91/4/2/ 50

Parmi les effets indésirables suivants, lequel (lesquels) peu(ven)t être attribué(s) au captopril (LOPRIL*)?

A. Eruptions cutanées
B. Asthme
C. Agueusie
D. Syndrome de Raynaud
E. Toux

Réponse : ACE

9. 9. 2
DIVERS

S 94/8/1/ 38

Le Captopril (CAPTOLANE*, LOPRIL*):

A. Est un parasympatholytique
B. Est un inhibiteur de la rénine
C. Est un inhibiteur de l'enzyme de conversion
D. Est un ganglioplégique
E. Est un alpha-bloquant

Réponse : C

9.10
INHIBITEURS DE L'ENZYME DE CONVERSION
9.10. 1
CONTRE INDICATIONS (ABSOLUES, RELATIVES)

M 91/7/2/ 54

Identifier dans cette liste la (les) contre-indication(s) formelle(s) à l'emploi d'un inhibiteur de l'enzyme de conversion pour le traitement d'une HTA:

A. Grossesse
B. Insuffisance rénale
C. Insuffisance cardiaque congestive
D. Insuffisance hépatique
E. Sténose bilatérale des artères rénales

Réponse : AE

9.10. 2
SURVEILLANCE

M 91/2/2/ 28

Une augmentation brutale de la concentration plasmatique de la créatinine au début d'un traitement par inhibiteur de l'enzyme de conversion (IEC) doit faire:

A. Interrompre immédiatement la prescription d'IEC
B. Rechercher des sténoses des artères rénales
C. Envisager une libération accrue de créatinine à partir des stocks musculaires
D. Envisager une réaction allergique avec stimulation de la phosphocréatine kinase
E. Penser à une baisse brutale de la filtration glomérulaire

Réponse : ABE

9.10. 3 DIVERS

M 88/1/1/116

Quel est (sont) le(s) mécanisme(s) de l'action anti-hypertensive d'un inhibiteur de l'enzyme de conversion?

A. Diminution du débit cardiaque
B. Action centrale (SNC)
C. Vasodilatateur artériolaire
D. Effet diurétique et natriurétique
E. Diminution de la sécrétion de rénine

Réponse : CD

M 88/4/2/ 58

Reconnaître dans cette liste de médicaments anti-hypertenseurs, le(s) inhibiteur(s) de l'enzyme de conversion:

A. Captopril (LOPRIL*, CAPTOLANE*)
B. Nifédipine (ADALATE*)
C. Bétaxolol (KERLONE*)
D. Prazosine (MINIPRESS*)
E. Enalapril (RENITEC*)

Réponse : AE

M 89/1/1/111

Indiquer, parmi les antihypertenseurs suivants, celui ou ceux qui appartien(nen)t au groupe des inhibiteurs de l'enzyme de conversion:

A. Prazosine (MINIPRESS*)
B. Lisinopril (ZESTRIL* - PRINIVIL*)
C. Enalapril (RENITEC*)
D. Acébutolol (SECTRAL*)
E. Nicardipine (LOXEN*)

Réponse : BC

9.10. 4 EFFETS PHARMACOLOGIQUES

M 93/9/1/ 79

D'après les résultats d'essais thérapeutiques de méthodologie correcte, les inhibiteurs de l'enzyme de conversion de l'angiotensine:

A. Diminuent mieux qu'un placebo la pression artérielle chez des hypertendus
B. Diminuent plus que des diurétiques ou des bêta-bloquants le risque d'accident vasculaire cérébral chez les hypertendus
C. Améliorent les symptômes des patients en insuffisance cardiaque grave ou modérée
D. Diminuent la mortalité des patients en insuffisance cardiaque grave ou modérée
E. Peuvent être responsables d'une toux en dehors de tout contexte infectieux respiratoire

Réponse : ACDE

9.11 INHIBITEURS CALCIQUES

9.11. 1 TRAITEMENTS

M 88/4/2/ 26

Parmi les médicaments suivants, lequel (ou lesquels) est (ou sont) un (ou des) inhibiteur(s) calcique(s) actif(s) dans l'hypertension artérielle?

A. L'Enalapril (RENITEC*)
B. La Nifédipine (ADALATE*)
C. La Prazosine (MINIPRESS*)
D. La Nicardipine (LOXEN*)
E. Le Minoxidil (LONOTEN*)

Réponse : BD

9.11. 2 EFFETS SECONDAIRES

M 88/2/2/ 26

Parmi les effets secondaires suivants, vous pouvez rapporter à la prise d'un inhibiteur calcique:

A. Hyperuricémie
B. Bouffée vaso-motrice
C. Hypocalcémie
D. Bronchospasme
E. Oedèmes des membres inférieurs

Réponse : BE

9.11. 3 DIVERS

S 85/1/2/ 27

Parmi les médicaments ci-après, lequel n'est pas un inhibiteur spécifique de l'entrée du calcium dans la cellule cardiaque?

A. La nifédipine (ADALATE*)
B. La vérapamil (ISOPTINE*)
C. Le diltiazem (TILDIEM*)
D. Le diazoxide (HYPERSTAT*)
E. Le bépridil (CORDIUM*)

Réponse : D

M 87/6/2/105

Parmi les médicaments suivants quel(s) est (sont) celui (ceux) qui est (sont) un(des) bloquant(s) des canaux calciques:

A. Propranolol (AVLOCARDYL*)
B. Nifédipine (ADALATE*)
C. Guanéthidine (ISMELINE*)
D. Clonidine (CATAPRESSAN*)
E. Vérapamil (ISOPTINE*)

Réponse : BE

M 92/8/2/ 87

Les inhibiteurs calciques:

A. Sont des médicaments de l'angor
B. Peuvent entraîner des troubles de la conduction auriculo-ventriculaire
C. Peuvent entraîner des oedèmes des membres inférieurs
D. Sont des médicaments de l'insuffisance cardiaque congestive
E. Peuvent être utilisés dans le traitement des phénomènes de Raynaud

Réponse : ABCE

M 92/9/1/ 73

En règle générale, les antagonistes calciques dihydropyridiniques:

A. Ont peu d'action sur la conduction auriculo-ventriculaire
B. Augmentent directement l'inotropisme myocardique
C. Font baisser la pression artérielle des hypertendus
D. Sont bénéfiques dans le traitement de l'insuffisance cardiaque
E. Provoquent des oedèmes des membres inférieurs

Réponse : ACE

S 85/2/1/ 27

Parmi les médicaments ci-après, lequel n'est pas un inhibiteur spécifique de l'entrée du calcium dans la cellule cardiaque?

A. La nifédipine (ADALATE*)
B. Le vérapamil (ISOPTINE*)
C. Le diltiazem (TILDIEM*)
D. Le diazoxide (HYPERSTAT*)
E. Le bépridil (CORDIUM*)

Réponse : D

9.11. 4
EFFETS PHARMACOLOGIQUES

M 94/8/1/ 85

Parmi les inhibiteurs calciques, le Vérapamil (ISOPTINE*) et les dihydro-pyridines comme la Nifédipine(ADALATE*) partagent le(s) effet(s) suivant(s) observable(s) chez l'homme:

A. Réduction de la pression artérielle
B. Réduction de la fréquence cardiaque
C. Réduction de la contractilité cardiaque
D. Ralentissement de la conduction dans le noeud auriculo-ventriculaire
E. Vasodilatation artérielle

Réponse : ACE

9.12
PROPRANOLOL (AVLOCARDYL*)
9.12. 1
DIVERS

M 87/6/2/ 29

Les bloquants Bêta adrénergiques tels que le propranolol:

A. Ont un effet relaxant sur les muscles bronchiques
B. Provoquent une tachycardie
C. Peuvent être utilisés dans certains troubles du rythme
D. Sont glucogénolytiques
E. Sont utilisés dans le traitement de l'hypertension artérielle

Réponse : CE

S 90/4/1/ 7

Toutes les propositions suivantes concernant le propranolol (AVLOCARDYL*) sont exactes, sauf une, laquelle?

A. Il ralentit la conduction nodale
B. Il ralentit la conduction intra-ventriculaire
C. Il est inotrope négatif
D. Il est contre-indiqué dans l'asthme
E. Il est déconseillé de le prescrire en association avec le vérapamil

Réponse : B

9.12. 2
EFFETS PHARMACOLOGIQUES

M 91/5/2/ 51

Quelles sont les propriétés suivantes qui concernent le propranolol (AVLOCARDYL*)?

A. Effet stabilisant de membrane
B. Effet non cardio sélectif
C. Effet antiarythmique
D. Dépression de la conduction auriculo-ventriculaire
E. Effet vasodilatateur direct

Réponse : ABCD

9.13 PRAZOSINE (MINIPRESS*, ALPRESS*)

9.13. 1 DIVERS

S 85/4/1/ 13

Parmi les propositions suivantes, désignez la réponse exacte: La Prazosine (MINIPRESS*):

A. Bloque les récepteurs alpha 2 postsynaptiques
B. Stimule des récepteurs alpha 2 présynaptiques
C. Bloque les récepteurs alpha 1 postsynaptiques
D. Bloque les récepteurs bêta postsynaptiques
E. Est un antihypertenseur d'action centrale

Réponse : C

M 87/6/2/102

La Prazosine (MINIPRESS*):

A. Est utilisée comme antihypertenseur
B. Est utilisée comme antiarythmique
C. Est utilisée comme anticoagulant
D. Est un bloquant alpha-adrénergique
E. Est un bloquant bêta-adrénergique

Réponse : AD

9.14 CLONIDINE (CATAPRESSAN*)

9.14 1 EFFETS SECONDAIRES

S 85/5/1/100

Parmi les effets indésirables suivants, indiquer celui qui n'est pas classique avec la clonidine (CATAPRESSAN*):

A. Anémie hémolytique
B. Bradycardie sinusale
C. Somnolence
D. Hypotension orthostatique
E. Rebond hypertensif à l'arrêt du médicament

Réponse : A

9.14. 2 DIVERS

S 85/6/1/ 33

Parmi les propositions suivantes, laquelle est fausse: la clonidine (CATAPRESSAN*):

A. Est un antihypertenseur d'action centrale
B. Augmente le tonus vagal
C. Peut être proposée dans le traitement des manifestations de "sevrage" aux opiacés
D. Son administration par voie intra-veineuse (chez l'animal) est suivie d'une réaction hypertensive puis hypotensive
E. Est contre-indiquée dans l'angor

Réponse : E

9.14. 3 EFFETS PHARMACOLOGIQUES

M 88/6/2/ 39

Quelle(s) est (sont) la (les) manifestation(s) provoquée(s) par la clonidine (CATAPRESSAN*) en administration prolongée à dose efficace?

A. Sécheresse de la bouche
B. Somnolence
C. Tachycardie
D. Hypotension orthostatique
E. Gynécomastie

Réponse : ABD

Dermatologie
Partie 4

Les chiffres entre parenthèses indiquent le nombre de QCM.

1
DERMATOLOGIE GENERALE
1. 1
DIVERS
1. 1. 1
DÉFINITION

S 91/2/1/ 61

Les pigeonneaux sont:

A. Des ulcérations cutanées arrondies, à bords nets, entourées d'un bourrelet dur, produites par les sels de chrome
B. Des calcifications "en coquille d'oeuf" des ganglions médiastinaux
C. Des lésions cutanées vésiculeuses en bouquet, dues à un virus transmis par les volailles
D. Des nodules silicotiques du parenchyme pulmonaire, de la taille d'un oeuf de pigeon
E. Une trichophytie des régions pilaires, observée chez les éleveurs d'oiseaux

Réponse : A

1. 1. 2
CLINIQUE

M 85/2/2/ 37

Dans l'ecthyma on observe:

A. Une ulcération plate entamant le derme
B. Une croûte enchâssée
C. Une auréole inflammatoire
D. Une vésiculation en périphérie
E. Une localisation élective au visage

Réponse : ABC

S 89/5/1/ 48

Parmi les éruptions, une seule est spécifique d'une toxidermie:

A. Un exanthème maculo-papuleux
B. Un érythème pigmenté fixe
C. Un érythème polymorphe
D. Une urticaire
E. Une photosensibilisation

Réponse : B

1. 1. 3
FORMES CLINIQUES

M 88/3/2/118

Parmi les lésions cutanées suivantes, indiquez celle(s) qui contien(nen)t du staphylocoque:

A. Furoncle
B. Ecthyma
C. Exanthème scarlatin
D. Impétigo
E. Erythème polymorphe

Réponse : ABD

1. 1. 4
ETIOLOGIES
(FACTEURS DE RISQUE, TERRAIN)

M 88/2/2/ 31

Les 2 germes bactériens les plus souvent responsables des infections cutanées sont:

A. Le staphylocoque doré
B. L'entérocoque
C. Le colibacille
D. Les streptocoques
E. Neisseria gonorrhae

Réponse : AD

1. 1. 5
TRAITEMENTS

M 90/7/2/ 29

Parmi ces lésions cutanées staphylococciques, laquelle ou lesquelles relèvent d'une antibiothérapie par voie générale?

A. Anthrax
B. Furoncle simple
C. Staphylococcie maligne de la face
D. Furonculose récidivante
E. Folliculite

Réponse : AC

1. 1. 6
DIVERS

M 85/2/2/ 24

Le staphylocoque doré coagulase + peut être responsable de:

A. Acné
B. Impétigo
C. Psoriasis pustuleux
D. Nécrolyse épidermique (Lyell du nourrisson)
E. Epidermolyse bulleuse congénitale

Réponse : BD

M 86/7/2/ 1

Parmi les atteintes cutanéo-muqueuses suivantes, quelle est celle ou quelles sont celles qui ne sont jamais dues à Candida albicans?

A. Eczéma marginé de Hébra
B. Teigne tondante
C. Muguet buccal
D. Onyxis avec périonyxis
E. Intertrigo

Réponse : AB

S 87/4/1/ 58

Parmi les affections suivantes, quelle est celle qui ne répond pas à une étiologie staphylococcique?

A. Impétigo
B. Erysipèle de la face
C. Furoncle
D. Anthrax
E. Folliculite

Réponse : B

S 89/2/1/ 74

Les condylomes acuminés ont tous ces caractères sauf un:

A. Sont dues à un papilloma virus
B. Se transmettent chez l'adulte au cours de rapports sexuels
C. N'ont pas de rôle oncogène
D. Ont un siège fréquemment périanal
E. Sont souvent récidivants

Réponse : C

M 89/5/1/ 99

Un ouvrier reçoit une projection de soude sur la peau et les vêtements. Que devez-vous faire immédiatement avant tout?

A. Essuyer à sec la peau sans frotter
B. Déshabiller le patient
C. Laver abondamment avec une solution d'acide fort
D. Laver abondamment à l'eau courante
E. Prévenir le SAMU

Réponse : D

1. 2 DERMATOLOGIE - DIAGNOSTICS

1. 2. 1 CLINIQUE

S 87/2/1/ 42

Une seule des 5 affections suivantes est une éruption vésiculeuse et prurigineuse généralisée:

A. Zona
B. Varicelle
C. Pédiculose
D. Lichenification
E. Trichophytie

Réponse : B

S 88/3/1/ 25

Un jeune adulte consulte pour une éruption cutanée des coudes, poignets, dos des mains et genoux, formée d'éléments érythémato-papuleux parfois centrés par une vésicule. La fièvre est à 38°. Quel est votre diagnostic?

A. Syphilis secondaire
B. Erythème polymorphe
C. Impétigo en voie d'extension
D. Varicelle atypique
E. Dermatite herpétiforme

Réponse : B

S 88/3/1/ 38

Un homme de 21 ans a depuis 48 heures des lésions érythémateuses arrondies centrées par une bulle, au niveau des poignets, mains, coudes, genoux et un peu sur le corps. Pas de prurit. Erosions des lèvres. Arthralgies des genoux. Fièvre à 38°. Quel diagnostic évoquez-vous?

A. Syndrome de Lyell
B. Erythème polymorphe
C. Pemphigoïde bulleuse
D. Lupus érythémateux
E. Urticaire aiguë

Réponse : B

S 90/1/1/ 78

Des lésions érosives aiguës atteignant de façon diffuse les lèvres et la bouche, les conjonctives, les muqueuses génitales et anales, évoquent a priori l'un des 5 diagnostics suivants:

A. L'érythème polymorphe muqueux
B. L'herpès de primo-infection
C. L'aphtose
D. Le pemphigus
E. Une pemphigoïde bulleuse

Réponse : A

S 90/4/1/ 93

Chez un enfant fils d'agriculteur, vous découvrez une lésion tuméfiée du cuir chevelu, recouverte de pustules. Sur cette zone, les cheveux sont cassés. Il existe une adénopathie cervicale inflammatoire. Quel diagnostic évoquez-vous?

A. Teigne favique
B. Fausse teigne amiantacée
C. Kérion
D. Psoriasis pustuleux
E. Furonculose

Réponse : C

S 94/9/1/ 28

Un sujet jeune consulte pour des lésions papuleuses thoraciques multiples, de quelques millimètres de diamètre, d'évolution transitoire apparaissant à l'effort ou après les repas. Il s'agit vraisemblablement:

A. D'urticaire à la chaleur
B. D'urticaire par allergie alimentaire
C. D'urticaire cholinergique
D. D'oedème de Quincke
E. D'urticaire médicamenteuse

Réponse : C

1. 2. 2 ETIOLOGIES (FACTEURS DE RISQUE, TERRAIN)

M 88/4/2/ 61

Une jeune femme présente sous l'ongle du gros orteil droit une tache noire non douloureuse d'apparition récente occupant partiellement la surface sous-unguéale. Quels sont les 3 diagnostics que vous évoquez?

A. Hématome sous-unguéal
B. Mélanome malin acral
C. Naevus pigmentaire sous-unguéal
D. Angiome
E. Tatouage accidentel

Réponse : ABC

1. 2. 3 DIVERS

S 91/1/1/ 78

Un adulte a des squames très épaisses sur le cuir chevelu, associées à un érythème intense du pli inter-fessier. Un des 5 diagnostics suivants est le plus vraisemblable:

A. Epidermomycose à Candida
B. Teigne microscopique
C. Séborrhée
D. Psoriasis
E. Névrodermite

Réponse : D

S 91/1/1/ 31

Un adulte de 20 ans, a des lésions prurigineuses chroniques et symétriques des plis de coudes et des creux poplités. Quel est parmi les diagnostics suivants celui qui peut être posé d'après ces seules informations?

A. Une gale acarienne
B. Une dermatophytie
C. Un psoriasis des plis
D. Une infection bactérienne chronique
E. Une dermatite atopique

Réponse : E

S 93/9/1/ 1

Une éruption chronique, prurigineuse, érythémato-vésiculaire localisée aux plis des coudes et aux creux poplités est évocatrice de:

A. Psoriasis
B. Dermatite atopique
C. Syphilis
D. Gale
E. Aucune des affections suivantes

Réponse : B

S 86/4/1/ 57

Une plaque brunâtre d'un pli inguinal, finement squameuse, bien limitée, sans bordure vésiculeuse, peu ou pas prurigineuse, dont l'examen en lumière de Wood montre une fluorescence rouge, fait évoquer avant tout le diagnostic de:

A. Erythrasma
B. Trichophytie inguinale
C. Candidose
D. Psoriasis inversé
E. Pityriasis versicolor

Réponse : A

S 94/9/1/ 67

Des lésions érosives aiguës atteignant de façon diffuse les lèvres et la bouche, les conjonctives, les muqueuses génitales et anales, évoquent a priori l'un des 5 diagnostics suivants:

A. L'érythème polymorphe
B. L'herpès de primo infection
C. L'aphtose
D. Le syndrome bouche, main, pieds (coxackie)
E. Une pemphigoïde bulleuse

Réponse : A

1. 3 TRAITEMENTS EN DERMATOLOGIE

1. 3. 1 TRAITEMENTS

M 89/4/2/ 1

Au cours de la phase de cicatrisation d'une plaie cutanée quelle(s) est (sont) la (les) condition(s) nécessaire(s) à une bonne cicatrisation?

A. Détersion
B. Bonne vascularisation
C. Coaptation
D. Congestion active
E. Oedème

Réponse : ABC

M 93/8/1/ 95

Pour traiter un eczéma apparu autour d'une plaie de jambe, il est indiqué de prescrire:

A. Néomycine crème
B. Pommade antiprurigineuse (type PHENERGAN*)
C. Application d'eau micronisée
D. Corticothérapie générale
E. Application d'un dermocorticoïde

Réponse : E

1. 3. 2 DIVERS

M 90/4/1/ 99

Certains facteurs compromettent la cicatrisation locale. Lesquels?

A. L'ischémie locale
B. La carence protidique
C. La carence en vitamine C
D. Les androgènes
E. Le diabète

Réponse : ABCE

1. 3. 3 EFFETS SECONDAIRES

S 93/9/1/ 36

Les corticoïdes locaux peuvent entraîner à la longue, une des complications cutanées

suivantes; laquelle?
A. Atrophie cutanée
B. Epaississement de la couche cornée
C. Dégénérescence colloïde du derme
D. Etat sclérodermique
E. Hyperpigmentation

Réponse : A

2 ORIENTATION DIAGNOSTIQUE

2. 1 ERUPTIONS

2. 1. 1 BIOLOGIE

S 87/2/1/ 41

Devant une éruption vésiculo bulleuse généralisée chez un adulte et durant depuis trois mois, laquelle des démarches étiologiques suivantes est à envisager?

A. Cyto diagnostic et recherche d'herpès virus
B. Prélèvement bactériologique
C. Test ELISA vis-à-vis des médicaments pris par le malade
D. Recherche d'iode dans les urines
E. Biopsie cutanée pour examen microscopique et immuno-fluorescence directe

Réponse : E

2. 1. 2
FORMES CLINIQUES

M 87/4/2/ 43

La prise d'un médicament peut être à l'origine d'éruptions cutanées de type(s):

A. Scarlatiniforme
B. Morbilliforme
C. Purpurique
D. Nécrolyse épidermique
E. Urticarienne

Réponse : ABCDE

2. 1. 3
ETIOLOGIES (FACTEURS DE RISQUE, TERRAIN)

M 85/7/2/ 10

Parmi les maladies suivantes, quelle est (ou quelles sont) celle(s) susceptible(s) d'entraîner des lésions vésiculeuses ou bulleuses au niveau de la cavité buccale:

A. Le pemphigus
B. L'herpès
C. La rougeole
D. Le zona
E. La candidose buccale

Réponse : ABD

2. 1. 4
BILAN ÉTIOLOGIQUE

M 89/4/2/ 10

Devant une éruption vésiculo bulleuse généralisée chez un adulte évoluant depuis 3 mois, il faut demander dans un but étiologique:

A. Cyto diagnostic et rechercher d'herpès virus
B. Prélèvement bactériologique
C. Test Elisa vis-à-vis des médicaments pris par le malade
D. Recherche d'iode dans les urines
E. Biopsie cutanée pour examen microscopique et immuno-fluorescence directe

Réponse : E

2. 1. 5
DIVERS

M 87/1/2/ 18

Citez la (les) maladie(s) caractérisée(s) par une éruption sans intervalle de peau saine:

A. Rougeole
B. Varicelle
C. Zona
D. Herpès
E. Scarlatine

Réponse : E

M 88/2/2/ 7

Parmi les affections suivantes, laquelle (lesquelles) ne comporte(nt) qu'une seule poussée éruptive?

A. Rubéole
B. Rougeole
C. Scarlatine
D. Varicelle
E. Fièvre boutonneuse méditerranéenne

Réponse : ABC

2. 2
ERUPTIONS BULLEUSES
2. 2. 1
PHYSIOPATHOLOGIE

S 90/3/1/ 41

Quelle est la toxine responsable des lésions bulleuses des staphylococcies cutanées?

A. Hémolysine alpha
B. Hémolysine delta
C. Leucocidine
D. Exfoliatine
E. Entérotoxine

Réponse : D

2. 2. 2
CLINIQUE

M 87/6/2/ 46

L'érythème polymorphe est caractérisé par:

A. Atteinte muqueuse fréquente
B. Possibilité d'un syndrome général fébrile
C. Formation de lésions bulleuses par acantholyse
D. Présence habituelle d'anticorps circulants anti-membrane basale
E. Caractère récidivant de l'éruption

Réponse : ABE

M 88/3/2/110

L'éruption de l'érythème polymorphe est caractérisée par:

A. Bulles en peau saine
B. Localisation élective aux membres
C. Présence constante de lésions muqueuses
D. Caractère hémorragique de la lésion élémentaire
E. Lésion élémentaire en cocarde

Réponse : BE

S 89/6/1/ 39

La pemphigoïde bulleuse a ces caractéristiques sauf une:

A. Une éruption polymorphe
B. Un prurit pré-éruptif
C. Un décollement sous-épidermique
D. L'absence d'acantholyse
E. Une association à un syndrome de malabsorption

Réponse : E

S 90/3/1/ 11

Un adulte consulte pour des bulles localisées du dos des mains. Quel diagnostic faut-il évoquer en premier?

A. Un pemphigus
B. Une dermatite herpétiforme
C. Une porphyrie cutanée tardive
D. Une pemphigoïde bulleuse
E. Une épidermolyse bulleuse congénitale

Réponse : C

M 91/3/2/ 39

Au cours de l'érythème polymorphe bulleux on peut observer:

A. Une éruption caractérisée par des cocardes
B. Des lésions buccales
C. Une bulle sous épidermique
D. Une nécrose épidermique
E. La présence d'IgA au sommet des papilles dermiques

Réponse : ABCD

2. 2. 3 BIOLOGIE

M 85/2/2/ 50

Le pemphigus vulgaire malin est caractérisé sur le plan du diagnostic biologique par:

A. Des dépôts d'immunoglobulines IgA dans le derme papillaire
B. La formation d'une bulle par acantholyse
C. La présence d'anticorps circulants anti-ICS (substance intercellulaire de l'épiderme)
D. La présence d'anticorps circulants anti-MB (membrane basale de l'épiderme)
E. La formation d'une bulle par désunion de la jonction dermo-épidermique

Réponse : BC

M 85/5/2/ 50

Devant une dermatose bulleuse, un ou plusieurs des examens complémentaires suivants est (sont) utile(s) au diagnostic:

A. Cytodiagnostic du plancher de la bulle
B. Dosage des transaminases
C. Biopsie d'une bulle jeune
D. Recherche d'auto-anticorps circulants par immuno-fluorescence
E. Immuno-électrophorèse

Réponse : ACD

M 88/4/2/ 62

La pemphigoïde bulleuse est caractérisée par:

A. Présence de bulle sous épidermique
B. Présence d'anticorps circulants antisubstance interstitielle de l'épiderme
C. Dépôts d'IgG sur la membrane basale en immuno-fluorescence directe
D. Eosinophilie sanguine
E. Réaction positive à la corticothérapie locale

Réponse : ACD

2. 2. 4 ANATOMOPATHOLOGIE

M 86/6/2/ 24

La biopsie de peau pour l'examen en immuno-fluorescence directe est utile au diagnostic:

A. Du pemphigus
B. De la pemphigoïde bulleuse
C. De la dermatite herpétiforme
D. Des dermites de contact
E. Des toxidermies médicamenteuses

Réponse : ABC

S 87/4/1/ 57

Un seul des signes histologiques suivants correspond au diagnostic de pemphigus:

A. Nécrose des cellules épidermiques
B. Bulle sous épidermique
C. Bulle intra épidermique
D. Bulle intra dermique
E. Pustule intra épidermique

Réponse : C

2. 2. 5 ETIOLOGIES (FACTEURS DE RISQUE, TERRAIN)

M 87/1/2/ 52

Des lésions bulleuses peuvent traduire:

A. Toxidermie
B. Erythème polymorphe
C. Psoriasis
D. Dermatite atopique
E. Erysipèle

Réponse : A

S 87/7/1/ 55

Lequel des médicaments suivants est le plus susceptible de donner une éruption bulleuse?

A. Iode
B. Bêta-bloquants
C. Aspirine
D. Méthyl-dopa (ALDOMET*)
E. Digitaline

Réponse : A

S 89/7/1/ 50

Parmi les affections bulleuses suivantes, une seule s'accompagne d'acantholyse:

A. Le pemphigus séborrhéique
B. La pemphigoïde bulleuse
C. La dermite herpétiforme
D. L'érythème polymorphe bulleux
E. Le syndrome de Lyell

Réponse : A

M 90/3/1/ 95

Parmi les dermatoses bulleuses prurigineuses il faut citer:

A. La pemphigoïde bulleuse
B. Les toxidermies bulleuses
C. La dermatite herpétiforme
D. Le pemphigus
E. La porphyrie cutanée tardive

Réponse : ABC

2. 2. 6 TRAITEMENTS

S 88/4/1/ 57

Devant une éruption bulleuse récente, laquelle des attitudes thérapeutiques vous parait la plus valable dans l'attente du diagnostic non encore connu?

A. Corticothérapie générale
B. Corticothérapie locale
C. Application d'éosine
D. Emploi d'antiseptiques sur la peau
E. Abstention totale

Réponse : D

2. 2. 7 DIVERS

S 89/1/1/ 41

L'érythème polymorphe bulleux a ces caractéristiques sauf une:

A. Une éruption "en cocardes"
B. Une atteinte palmo-plantaire fréquente
C. Une nécrose épidermique sur la biopsie
D. Des anticorps antisubstance intercellulaire
E. Une évolution volontiers récidivante

Réponse : D

2. 3 ERUPTIONS VESICULEUSES

2. 3. 1 CLINIQUE

S 87/3/1/ 56

Laquelle des affections cutanées suivantes n'a jamais de caractère vésiculeux?

A. Erythème polymorphe
B. Impétigo
C. Trichophytie de la peau glabre
D. Prurigo
E. Epithélioma baso cellulaire

Réponse : E

2. 3. 2 BILAN ÉTIOLOGIQUE

S 89/7/1/ 49

Devant une éruption vésiculeuse généralisée chronique lequel des moyens de diagnostics suivants est à utiliser?

A. NFS
B. Prélèvement bactériologique
C. Prélèvement mycologique
D. Biopsie cutanée
E. Test de transformation lymphoblastique

Réponse : D

2. 4 ERYTHEME ROSEOLIFORME

2. 4. 1 ETIOLOGIES (FACTEURS DE RISQUE, TERRAIN)

S 88/2/1/ 86

Un érythème roséoliforme peut avoir 4 des 5 causes suivantes: laquelle n'est pas vraisemblable?

A. Infection à virus ECHO
B. Toxidermie médicamenteuse
C. Septicémie à gonocoques
D. Lèpre
E. Syphilis secondaire

Réponse : C

2. 4. 2
DIVERS

M 87/7/2/ 58

L'érythème roséoliforme:

A. Peut accompagner un foyer staphylococcique localisé
B. Peut être secondaire à une prise médicamenteuse
C. Peut s'observer dans l'érysipèle
D. Peut traduire une infection à échovirus
E. Peut s'observer dans la syphilis secondaire

Réponse : BDE

2. 5
ERYTHEME SCARLATINIFORME
2. 5. 1
ETIOLOGIES (FACTEURS DE RISQUE, TERRAIN)

M 86/1/2/ 24

Les maladies suivantes peuvent s'accompagner d'une éruption. Dans quel(s) cas s'agit-il d'une éruption scarlatiniforme?

A. Mononucléose infectieuse
B. Zona
C. Scarlatine
D. Varicelle
E. Intolérance médicamenteuse (aux antibiotiques par exemple)

Réponse : CE

S 89/3/1/ 50

Un érythème scarlatiniforme chez un enfant évoque chacune des causes suivantes sauf une:

A. Une infection streptococcique
B. Une infection à Candida Albicans
C. Une infection à virus d'Epstein Barr
D. Une infection à toxoplasmes
E. Un accident médicamenteux

Réponse : B

2. 6
INTERTRIGO
2. 6. 1
CLINIQUE

M 88/3/2/ 16

Tous les intertrigos suivants peuvent être de cause mycosique; quels sont les 3 le plus souvent dus à une infection à Candida albicans?

A. L'intertrigo des derniers plis interdigitaux des mains
B. L'intertrigo interdigito-plantaire des pieds
C. L'intertrigo sous-mammaire chez la femme
D. L'intertrigo génito-crural chez l'homme
E. L'intertrigo interfessier et péri-anal

Réponse : ACE

2. 6. 2
BIOLOGIE

S 87/6/1/ 48

Devant un intertrigo du pli inguinal, lequel des examens suivants est à réaliser en premier?

A. Prélèvement bactériologique
B. Prélèvement mycologique
C. Numération formule sanguine
D. Dosage des triglycérides
E. Biopsie cutanée

Réponse : B

S 89/4/1/ 60

Devant un intertrigo du pli inguinal lequel des examens suivants est le plus fréquemment utilisé?

A. Prélèvement bactériologique
B. Prélèvement mycologique
C. NFS
D. Dosage des triglycérides
E. Biopsie cutanée

Réponse : B

2. 6. 3
ETIOLOGIES (FACTEURS DE RISQUE, TERRAIN)

S 86/4/1/ 55

Un intertrigo sous-mammaire bilatéral, érythémateux, prurigineux, suintant ou érosif, survenant chez une femme obèse oriente en priorité vers un des 5 diagnostics suivants. Lequel?

A. Un psoriasis des plis (psoriasis inversé)
B. Une infection trichophytique
C. Un érythrasma (infection à corynébactéries aérobies)
D. Une candidose cutanée
E. Un eczéma allergique de contact

Réponse : D

M 88/1/2/ 52

A l'origine d'un intertrigo on peut retrouver:

A. Candidose
B. Psoriasis
C. Dermatophytie
D. Urticaire
E. Erythrasma

Réponse : ABCE

2. 7 ERYTHEME NOUEUX

2. 7. 1 CLINIQUE

S 86/6/1/ 56

Quel est le caractère non retrouvé dans l'érythème noueux?

A. Localisation aux jambes
B. Fièvre associée
C. Siège épidermique des lésions histologiques
D. Evolution spontanément régressive
E. Bilatéralité des nodules

Réponse : C

S 89/1/1/ 36

Parmi les caractères suivants, un seul ne s'applique pas à l'érythème noueux, lequel?

A. Cause souvent infectieuse
B. Topographie habituelle sur les jambes
C. Bilatéral
D. Evolution vers l'ulcération
E. Augmentation de la chaleur locale

Réponse : D

M 90/6/2/ 96

Parmi les caractères suivants, quel(s) est (sont) celui (ceux) qui s'applique(nt) à l'érythème noueux?

A. Siège préférentiel sur les jambes
B. Evolue vers l'ulcération
C. Augmentation de la chaleur locale
D. Etiologie médicamenteuse fréquente
E. Topographie bilatérale

Réponse : ACE

M 91/3/2/ 74

Quels sont les caractères retrouvés dans l'érythème noueux?

A. Localisation aux jambes
B. Absence de signes généraux
C. Siège épidermique des lésions histologiques
D. Evolution spontané vers l'ulcération
E. Bilatéralité des nodules

Réponse : AE

2. 7. 2 ETIOLOGIES (FACTEURS DE RISQUE, TERRAIN)

M 85/3/2/ 57

Peu(ven)t être à l'origine d'érythèmes noueux:

A. La rectocolite hémorragique
B. Le cancer du pancréas
C. La Maladie de Crohn
D. La Maladie de Behcet
E. La leucémie lymphoïde chronique

Réponse : ACD

S 85/7/1/ 50

Une des affections suivantes n'est pas une cause d'érythème noueux:

A. Tuberculose
B. Syphilis
C. Maladie de Crohn
D. Yersiniose
E. Maladie des griffes du chat

Réponse : B

S 86/5/1/ 62

Chez une femme présentant un érythème noueux, quelle est l'étiologie qui peut être retenue?

A. Charbon
B. Staphylococcie
C. Maladie de Weber Christian
D. Yersiniose à Y Enterocolitica
E. Rougeole

Réponse : D

S 87/6/1/ 49

Toutes les maladies suivantes peuvent être à l'origine d'un érythème noueux, sauf une; laquelle?

A. Yersiniose
B. Tuberculose
C. Maladie de Crohn
D. Syphilis
E. Chlamydiose

Réponse : D

S 89/2/1/100

Laquelle de ces affections ne provoque pas d'érythème noueux?

A. Le lupus érythémateux
B. La recto-colite hémorragique
C. La maladie de Crohn
D. La sarcoïdose
E. Une toxidermie

Réponse : A

M 91/7/2/ 92

Les origines à rechercher devant un érythème noueux comportent:

A. Sarcoïdose
B. Périartérite noueuse
C. Streptococcie
D. Primo-infection tuberculeuse
E. Facteurs toxiques ou médicamenteux

Réponse : ACDE

S 94/9/1/ 9

Une des affections suivantes n'est pas une cause d'érythème noueux:

A. La sarcoïdose
B. La maladie de Crohn
C. La yersiniose
D. La maladie des griffes du chat
E. La gonococcie

Réponse : E

2. 7. 3 BILAN ÉTIOLOGIQUE

M 88/1/2/ 55

Le bilan d'un érythème noueux comporte en première intention:

A. Test tuberculinique
B. Histologie cutanée d'une nouure
C. Numération formule sanguine
D. Radio pulmonaire
E. Dosage de l'enzyme de conversion

Réponse : ACD

2. 7. 4 DIVERS

S 86/2/1/ 26

Parmi ces propositions concernant l'érythème noueux, toutes sont vraies sauf une. Laquelle?

A. Ce sont des lésions dermo-hypodermiques
B. D'apparition rapide
C. Siégeant sur les jambes
D. Contusiformes
E. Evoluant vers la suppuration

Réponse : E

M 88/2/2/115

L'érythème noueux:

A. Est une dermo-hypodermite
B. S'accompagne souvent d'arthralgies
C. Est en règle bilatéral
D. Evolue en une seule poussée éruptive
E. Evolue toujours en l'absence de fièvre

Réponse : ABC

S 90/2/1/ 18

Parmi ces propositions concernant l'érythème noueux, laquelle est fausse en France?

A. Les yersinioses sont une cause fréquente chez l'enfant
B. C'est une affection essentiellement féminine
C. Les formes idiopathiques représentent environ 20% des étiologies
D. L'érythème noueux peut être d'origine médicamenteuse
E. La tuberculose est la cause la plus fréquente

Réponse : E

M 94/8/2/ 33

L'érythème noueux:

A. Est une dermo-hypodermite
B. S'accompagne souvent d'arthralgies
C. Est en règle bilatéral
D. Evolue en une seule poussée éruptive
E. Evolue en règle en l'absence de fièvre

Réponse : ABC

2. 8 PRURIT

2. 8. 1 ETIOLOGIES (FACTEURS DE RISQUE, TERRAIN)

M 85/1/2/ 51

La ou les lésion(s) suivante(s) peu(ven)t être secondaire(s) au prurit:

A. Lichen
B. Folliculite
C. Urticaire
D. Lichenification
E. Dermatite atopique

Réponse : BD

M 85/3/2/ 55

Parmi les maladies vésiculeuses et prurigineuses on peut citer:

A. La varicelle
B. L'eczéma
C. La pédiculose
D. La trichophytie inguinale
E. La Lichenification

Réponse : ABD

M 85/7/2/ 39

Dermatose(s) qui s'accompagne(nt) habituellement d'un prurit:

A. Roséole syphilitique
B. Lichen plan
C. Acné
D. Dermatite atopique
E. Urticaire

Réponse : BDE

M 85/7/2/ 87

Devant un prurit généralisé sans lésion dermatologique on évoque:

A. Rétention biliaire extra hépatique
B. Rétention biliaire intra hépatique
C. Sarcoïdose
D. Maladie de Hodgkin
E. Myélome

Réponse : ABD

S 86/4/1/ 59

Un prurit génital fait évoquer les diagnostics suivants, sauf un. Lequel?

A. Diabète
B. Névrodermite
C. Syphilis primo-secondaire
D. Candidose
E. Pédiculose

Réponse : C

S 86/6/1/ 27

Toutes les affections suivantes sont habituellement prurigineuses, sauf une, laquelle?

A. Erythrodermie
B. Pemphigoïde bulleuse
C. Lichen plan
D. Mycosis fongoïde
E. Oedème de Quincke

Réponse : E

M 89/6/2/ 50

Devant un prurit généralisé sans lésion dermatologique on évoque:

A. Une rétention biliaire extra-hépatique
B. Une rétention biliaire intra-hépatique
C. Une maladie de Hodgkin
D. Une tuberculose
E. Une insuffisance rénale aiguë

Réponse : ABC

M 89/5/2/ 27

Un prurit localisé à l'anus doit faire rechercher:

A. Une syphilis
B. Une oxyurose
C. Un eczéma de contact
D. Une candidose digestive
E. Une pemphigoïde bulleuse

Réponse : BCD

M 90/1/1/115

Un prurit généralisé peut être causé par:

A. Maladie de Hodgkin
B. Cholestase
C. Insuffisance rénale chronique
D. Insuffisance respiratoire chronique
E. Maladie de Vaquez

Réponse : ABCE

M 90/6/2/106

Parmi les affections suivantes une ou plusieurs est (sont) habituellement prurigineuse(s):

A. Pemphigoïde bulleuse
B. Varicelle
C. Lichenification
D. Acné
E. Lichen

Réponse : ABCE

2. 9 ULCERATION DES MUQUEUSES

2. 9. 1 CLINIQUE

S 91/3/1/ 38

Les érosions ou ulcérations suivantes de la muqueuse buccale sont douloureuses sauf une. Laquelle?

A. Herpès
B. Lichen
C. Erythème polymorphe
D. Syphilis
E. Pemphigus

Réponse : D

2. 9. 2 ETIOLOGIES (FACTEURS DE RISQUE, TERRAIN)

M 85/4/2/ 64

Une ulcération génitale survenant chez un homme n'ayant jamais quitté la métropole peut être d'origine:

A. Herpétique
B. Scabieuse
C. Amibienne
D. Brucellienne
E. Aphteuse

Réponse : ABE

S 86/5/1/ 51

Un homme de 50 ans a une lésion ulcérée du sillon balanoprépucial associée à une adénopathie inguinale homolatérale. Parmi les causes évoquées d'emblée, citez celle qui est éliminée a priori:

A. Syphilis primaire
B. Chancre mou
C. Epithélioma spinocellulaire
D. Herpès génital
E. Infection à mycoplasma

Réponse : E

S 87/2/1/ 40

Quatre des cinq affections ci-dessous peuvent donner des lésions érosives ou ulcéreuses de la muqueuse génitale masculine. Laquelle est à exclure?

A. Psoriasis
B. Herpès
C. Gale
D. Aphtose
E. Maladie de Bowen

Réponse : A

S 88/5/1/ 39

Quatre des cinq affections ci-dessous peuvent donner des lésions érosives ou ulcéreuses de la muqueuse génitale masculine. Laquelle est à exclure?

A. Psoriasis
B. Herpès
C. Donovanose
D. Aphtose
E. Carcinome

Réponse : A

M 89/6/2/104

Une ulcération buccale peut être due à:

A. Une agranulocytose
B. Un herpès
C. Un traitement par le méthotrexate
D. Un erythème polymorphe
E. Une syphilis primaire

Réponse : ABCDE

S 90/4/1/ 87

Chez un homme, des ulcérations buccales et génitales récidivantes font évoquer une des 5 affections suivantes:

A. Lichen plan érosif
B. Candidose
C. Aphtose
D. Herpès
E. Syphilis secondaire

Réponse : C

M 91/1/2/ 93

Un homme de 50 ans a une lésion ulcérée du sillon balano-préputial associée à une adénopathie inguinale homolatérale. Parmi les causes évoquées d'emblée, citez celles qui sont éliminées a priori:

A. Syphilis primaire
B. Chancre mou
C. Maladie de Kaposi
D. Herpès génital
E. Infection à mycoplasme

Réponse : E

3 INFECTIONS BACTERIENNES

3. 1 ERYSIPELE

3. 1. 1 DÉFINITION

S 88/1/1/ 24

Parmi les définitions, suivantes, indiquez celle qui correspond à l'érysipèle:

A. Dermatose bulleuse aiguë
B. Dermo-hypodermite aiguë
C. Dermo-épidermite aiguë
D. Nécro-épidermolyse aiguë
E. Aucune des définitions précédentes

Réponse : B

3. 1. 2 CLINIQUE

S 86/7/1/ 30

Une femme de 50 ans a depuis 48 heures une plaque sur le mollet droit, rouge, chaude, douloureuse. Sa température est à 39,6°. Quel est le diagnostic le plus probable?

A. Phlébite
B. Erysipèle
C. Urticaire
D. Eczéma aigu
E. Impétigo

Réponse : B

M 91/3/2/ 36

L'érysipèle du membre inférieur se caractérise par:

A. Hyperthermie
B. Placard inflammatoire
C. Porte d'entrée locale
D. Desquamation superficielle
E. Adénopathie inguinale

Réponse : ABCDE

3. 1. 3 BIOLOGIE

S 90/7/1/ 83

En cas d'érysipèle du visage, la mise en évidence du streptocoque bêta-hémolytique du groupe

A pourra être faite initialement à partir:
A. D'une hémoculture
B. D'un frottis de gorge
C. D'une uroculture
D. D'un prélèvement cutané à l'écouvillon
E. D'une culture du liquide céphalo-rachidien

Réponse : A

3. 1. 4 ETIOLOGIES (FACTEURS DE RISQUE, TERRAIN)

S 89/3/1/ 51

L'érysipèle est dû à une infection par:

A. Staphylocoque
B. Streptocoque
C. Corynebacterium parvum
D. Bacille pyocyanique
E. Clostridium perfringens

Réponse : B

3. 1. 5 TRAITEMENTS

M 88/1/2/ 51

Le traitement d'un érysipèle de la jambe chez une femme obèse et diabétique, qui vient de faire une troisième récidive:

A. Impose la correction du déséquilibre métabolique
B. Doit comporter obligatoirement une Pénicillothérapie parentérale
C. Sera assuré avec le plus d'efficacité par une antibiothérapie à large spectre
D. Sera suivi d'une antibiothérapie au long cours à titre prophylactique
E. Impose un traitement anticoagulant au long cours par antivitamine K

Réponse : ABD

S 89/7/1/ 59

Le traitement classique de l'érysipèle de jambe chez une femme de 60 ans associe:

A. Pénicilline G et corticoïdes
B. Pénicilline G et héparine
C. Tétracycline et anti-inflammatoire non stéroïdiens
D. Tétracycline et corticoïdes
E. Tétracycline et héparine

Réponse : B

3. 1. 6
DIVERS

M 86/2/2/ 36

L'érysipèle:

A. Est dû à un streptocoque du groupe A
B. A un début brutal marqué par de la fièvre
C. Est formé par une plaque rouge vif, chaude et douloureuse
D. Est bien limité
E. Est souvent résistant à la Pénicilline

Réponse : ABCD

M 88/7/2/ 51

L'érysipèle d'un membre:

A. Révèle le plus souvent un diabète latent
B. Est favorisé par une stase lymphatique
C. Réalise un placard douloureux inflammatoire et fébrile
D. Doit faire rechercher une porte d'entrée loco-régionale
E. Est une affection hautement contagieuse

Réponse : BCD

M 90/6/1/110

Au cours d'un érysipèle aigu de jambe:

A. Un bourrelet périphérique est en règle présent
B. La température centrale est d'emblée élevée
C. L'extension du placard est centrifuge
D. L'agent responsable est le plus souvent un streptocoque du groupe D
E. Le traitement fait préférentiellement appel aux céphalosporines de 3ème génération

Réponse : BC

M 91/7/2/ 2

Concernant l'érysipèle, il est exact que:

A. Habituellement situé à proximité de la porte d'entrée du germe
B. Est dû au streptocoque bêta hémolytique A
C. Récidivant
D. Plus fréquent aux membres inférieurs qu'au visage actuellement
E. Début progressif, non douloureux

Réponse : ABCD

3. 2
FURONCLE
3. 2. 1
ETIOLOGIES
(FACTEURS DE RISQUE, TERRAIN)

M 87/3/2/ 54

Dans une furonculose chronique les gîtes habituels du staphylocoque doré sont généralement situés au niveau de 2 des 5 régions ci-dessous:

A. Narines
B. Cuir chevelu
C. Cicatrices d'anciens furoncles
D. Fesses
E. Epiderme palmo-plantaire

Réponse : AC

3. 2. 2
TRAITEMENTS

S 90/3/1/ 70

Quel traitement préconisez-vous devant un furoncle de l'avant bras?

A. Expression manuelle simple
B. Antibiothérapie par voie générale
C. Incision chirurgicale
D. Application locale d'une pommade antibiotique
E. Application locale d'une solution à la BETADINE*

Réponse : D

3. 2. 3
DIVERS

M 88/3/2/ 27

Dans une furonculose de la face:

A. Il faut chercher un déficit immunitaire
B. Un diabète latent est habituel
C. Une antibiothérapie antistaphylococcique peut être utile
D. L'antisepsie des orifices naturels est une mesure thérapeutique indispensable
E. La stérilisation d'un éventuel foyer digestif est nécessaire

Réponse : BCD

M 91/4/2/ 29

Un furoncle:

A. Débute par une induration douloureuse péripilaire
B. Siège parfois à la paume des mains
C. Aboutit à une nécrose pilo-sébacée (Bourbillon)
D. Peut se compliquer de septicémie
E. Evolue le plus souvent dans un contexte fébrile

Réponse : ACD

3. 3
IMPETIGO
3. 3. 1
CLINIQUE

M 88/2/2/ 42

Le diagnostic d'impétigo est basé sur:

A. Signes généraux d'infection
B. Prurit
C. Pustules cornées palmo plantaires
D. Adénopathies satellites
E. Aucun des signes précédents

Réponse : E

3. 3. 2
ETIOLOGIES (FACTEURS DE RISQUE, TERRAIN)

S 86/7/1/ 76

Parmi les germes suivants, quel est celui qui, comme le streptocoque A, peut être également responsable d'impétigo?

A. Neisseria méningitidis
B. Erysipelothrix rhusopathiae
C. Fusobacterium nécrophorum
D. Staphylococcus aureus
E. Pseudomonas aeruginosa

Réponse : D

M 86/7/2/ 47

Citer le ou les agents responsables de l'impétigo:

A. Staphylocoque
B. Streptocoque
C. Candida albicans
D. Virus Herpès
E. Hémophilius influenzae

Réponse : AB

M 88/4/2/ 60

Le ou les agents de l'impétigo est ou sont:

A. Staphylocoque
B. Streptocoque
C. Candida albicans
D. Virus herpès
E. Hémophilus influenzae

Réponse : AB

3. 3. 3
TRAITEMENTS

M 85/4/2/ 53

Dans l'impétigo vulgaire on peut proposer utilement:

A. Bains antiseptiques
B. Antibiothérapie locale
C. Antibiothérapie systémique
D. Antifongiques locaux
E. Eviction scolaire

Réponse : ABCE

M 89/7/2/ 27

Le traitement de l'impétigo:

A. Impose une éviction scolaire
B. Doit faire rechercher un contage
C. Utilise des topiques pour faire tomber les croûtes
D. Fait appel à l'antibiothérapie dans les lésions multiples
E. Fait appel aux anti-inflammatoires non stéroïdiens en cas d'oedème important

Réponse : ABCD

3. 3. 4
DIVERS

M 85/5/2/ 25

L'impétigo:

A. Est d'origine bactérienne
B. A pour lésion élémentaire une bulle de siège sous-corné
C. Est une maladie contagieuse
D. Peut-être à l'origine de glomérulonéphrite
E. Se traite par antibiotiques et corticoïdes locaux

Réponse : ABCD

M 88/2/2/114

L'impétigo:

A. Est contagieux
B. A une origine bactérienne
C. Sa lésion élémentaire est une bulle superficielle
D. Ne donne pas de signes généraux
E. Peut être à l'origine d'une glomérulonéphrite

Réponse : ABCDE

M 88/6/2/ 3

Parmi les propositions suivantes concernant l'impétigo, indiquer celle(s) qui est (sont) exacte(s):

A. Est d'origine bactérienne (streptococcique, staphylococcique)
B. Est une maladie contagieuse
C. Peut être à l'origine de glomérulonéphrite
D. Se traite par antibiotique par voie générale
E. Est une maladie souvent récidivante

Réponse : ABCDE

M 88/5/2/ 42

L'impétigo est caractérisé par:

A. Contagiosité
B. Origine bactérienne
C. Sa lésion élémentaire est une bulle superficielle
D. Absence de signes généraux
E. Possibilité de glomérulonéphrite

Réponse : ABCDE

M 88/7/2/ 53

L'impétigo:

A. Est une maladie contagieuse de l'enfant
B. Impose l'éviction scolaire
C. Se manifeste par des lésions croûteuses péri-orificielles
D. Est une lésion initialement bulleuse
E. Peut se compliquer de glomérulonéphrite

Réponse : ABCDE

S 89/2/1/ 11

L'impétigo a ces caractères sauf un:

A. Est de diagnostic essentiellement clinique
B. Est une dermatose bulleuse infectieuse de l'enfant
C. Est chez l'adulte une dermatose bulleuse auto-immune
D. Doit faire rechercher une dermatose sous-jacente
E. Peut prendre un aspect ulcéré (ecthyma)

Réponse : C

M 90/3/2/109

L'impétigo est:

A. Contagieux
B. Une dermatose bulleuse
C. Une dermatose laissant des cicatrices
D. D'origine staphylococcique ou streptococcique
E. Souvent secondaire à une gale chez l'adulte

Réponse : ABDE

M 90/3/2/ 54

Quelle est ou quelles sont la ou les proposition(s) exacte(s) concernant l'impétigo?

A. C'est une dermatose vésiculo-bulleuse
B. Le germe responsable peut être le staphylocoque
C. Le germe responsable peut être le streptocoque
D. Il peut se compliquer d'une glomérulonéphrite aiguë
E. Il impose l'isolement de l'enfant

Réponse : ABCD

M 94/8/2/ 39

Parmi les propositions suivantes concernant l'impétigo, indiquer celle(s) qui est (sont) exacte(s):

A. Est d'origine streptococcique
B. Est une maladie contagieuse
C. Peut être à l'origine de glomérulonéphrite
D. Peut justifier une antibiothérapie par voie générale
E. Est une dermatose bulleuse

Réponse : ABCDE

4 INFECTIONS MYCOSIQUES ET PARASITAIRES

4. 1 GALE

4. 1. 1 CLINIQE

M 85/2/2/ 42

Le diagnostic de gale repose sur:

A. La présence d'un sillon sinueux entre les doigts
B. L'apparition de folliculites du cuir chevelu
C. L'existence de nodules infiltrés des régions génitales
D. L'existence d'un érythème noueux
E. L'absence de prurit familial

Réponse : AC

M 87/1/2/ 53

Dans la gale humaine, 2 des 5 régions ci-dessous ne sont pas prurigineuses:

A. Le cuir chevelu
B. Les coudes face postérieure
C. Le dos
D. L'ombilic
E. Les poignets

Réponse : AC

M 87/5/2/ 55

Parmi les signes suivants, le(s)quel(s) peu(vent) être évocateur(s) du diagnostic de gale?

A. Prurit de l'ombilic
B. Prurit et grattage du dos
C. Folliculite du cuir chevelu
D. Papules des organes génitaux
E. Erythème noueux

Réponse : AD

S 88/1/1/ 20

Quelle est la localisation la plus précoce et la plus caractéristique de la gale chez le nourrisson?

A. Creux axillaires
B. Ombilic
C. Fesses et tendons d'Achille
D. Paumes des mains et plantes des pieds
E. Cuir chevelu

Réponse : D

S 89/3/1/ 52

Le prurit dans la gale a ces différents caractères sauf un:

A. Prédominance nocturne
B. Caractère familial
C. Atteinte fréquente du visage
D. Atteinte fréquente de la région génitale
E. Atteinte fréquente des fesses

Réponse : C

M 89/3/2/ 32

Quelles sont les 3 localisations les plus fréquentes de la gale chez l'homme adulte?

A. Derrière l'oreille
B. Talon
C. Espaces interdigitaux des mains
D. Poignet
E. Partie antérieure du creux axillaire

Réponse : CDE

M 90/2/1/111

La gale de l'adulte est caractérisée par:

A. Des lésions interdigitales
B. Le prurit
C. La contagiosité importante
D. Le caractère familial
E. L'atteinte des organes génitaux externes

Réponse : ABCDE

M 90/5/2/ 4

Les lésions suivantes sont évocatrices de la gale humaine (chez l'adulte):

A. Sillon
B. Elevures perlées
C. Urticaire
D. Comédons
E. Bulles

Réponse : AB

M 90/6/1/112

Parmi les sièges suivants, quels sont ceux qui sont très rarement atteints au cours de la gale?

A. Dos
B. Espaces interdigitaux
C. Verge
D. Cuir chevelu
E. Fesses

Réponse : AD

M 90/6/2/ 91

Les lésions évocatrices du diagnostic de gale sont localisées:

A. Au cuir chevelu
B. Au dos
C. A la face antérieure du poignet
D. Au visage
E. Sur la verge

Réponse : CE

M 91/1/2/ 75

Les éléments suivants caractérisent la gale du nourrisson:

A. Vésicules ou bulles palmo-plantaires
B. Atteinte fréquente du visage
C. Absence de contagiosité
D. Nodules axillaires
E. Epaississement des ongles

Réponse : ABD

M 91/5/2/ 30

Les signes suivants sont évocateurs d'une gale:

A. Prurit, surtout nocturne
B. Localisation à la plante des pieds chez le nourrisson
C. Présence de vésicules perlées sur la peau
D. Localisation habituelle sur le visage
E. Présence de sillons fins sur la peau

Réponse : ABCE

M 91/7/2/ 89

La gale du nourrisson est caractérisée par:

A. Des lésions interdigitales
B. Un prurit
C. L'atteinte du visage
D. L'atteinte de la plante des pieds
E. Le respect du talon

Réponse : BCD

M 91/4/2/ 14

La gale se transmet:

A. Par contacts vénériens
B. D'enfant à enfant
C. Par la literie
D. Par la piqûre d'une puce
E. Par contact avec un chien

Réponse : ABC

M 86/1/2/ 28

La gale humaine de l'adulte est caractérisée par:

A. Des lésions interdigitales
B. L'absence de prurit
C. La contagiosité importante
D. L'atteinte du visage
E. L'atteinte des organes génitaux externes

Réponse : ACE

S 86/5/1/ 23

Parmi les sièges suivants, lequel est peu fréquent au cours de la gale?

A. Face interne des poignets
B. Espaces interdigitaux
C. Verge
D. Cuir chevelu
E. Fesses

Réponse : D

4. 1. 2 TRAITEMENTS

M 86/5/2/ 45

Après traitement scabicide d'une gale, la persistance du prurit peut être:

A. D'origine psychogène
B. Liée à l'irritation par le traitement
C. Due à une réinfestation
D. Liée à une persistance de la parasitose
E. Due à l'hépatotoxicité des scabicides

Réponse : ABCD

M 87/4/1/120

Pour traiter une gale on peut utiliser:

A. DDT ou dichlorodiphényltrichloréthane (BENZOCHLORYL*)
B. HCH ou hexachlorocyclohexane (APHTIRIA*)
C. Lindane (ELENOL*)
D. Benzoate de benzyle (ASCABIOL*)
E. Nitrate d'Econazole (PEVARYL*)

Réponse : ACD

M 91/3/2/ 71

Parmi les topiques suivants le(s)quel(s) peu(ven)t être utilisé(s) dans le traitement de la gale?

A. Lindane (ELENOL*)
B. Tolnaftate (SPORILINE*)
C. Benzoate de benzyle (ASCABIOL*)
D. Kétoconazole (KETODERM*)
E. Pyrétrinoïdes (SPREGAL*)

Réponse : C

M 91/2/2/ 7

En cas de prurit persistant 3 jours après un traitement antiscabieux, quelles sont les hypothèses à évoquer?

A. Le traitement doit être repris immédiatement
B. C'est une résistance au traitement qui doit être changé
C. Le diagnostic de gale était faux
D. Le prurit est dû à une intolérance au traitement
E. C'est un prurit résiduel sans signification

Réponse : CDE

M 92/9/2/ 27

Après traitement par ASCABIOL* d'une gale, la persistance du prurit peut être:

A. Courante pendant quelques jours après le traitement
B. Liée à l'irritation par le traitement
C. Due à une réinfestation
D. Liée à une persistance de la parasitose
E. Dûe à l'hépatotoxicité des scabicides

Réponse : ABCD

4. 1. 3 DIVERS

M 85/1/2/ 35

La gale humaine chez l'adulte est caractérisée par:

A. Des lésions interdigitales
B. L'absence de prurit
C. La contagiosité importante
D. L'atteinte du visage
E. Le respect des organes génitaux externes

Réponse : AC

M 85/5/2/ 65

Sarcoptes Scabiei hominis est un acarien:

A. Hématophage
B. Parasite strict de l'homme
C. Responsable de la gale
D. Visible à l'oeil nu
E. Sensible aux antibiotiques

Réponse : BC

M 87/1/2/ 16

Sarcoptes scabiei hominis:

A. Est un insecte de petite taille à corps ovalaires grisâtres entre 220 et 330 microns
B. Est un ectoparasite dont la femelle creuse un tunnel dans la peau entre la couche cornée et la couche de Malpighi
C. Toute l'évolution du parasite depuis la ponte de l'oeuf jusqu'au stade adulte qui dure environ 4 semaines se fait à l'intérieur du sillon
D. La nutrition des différents stades se fait à partir d'un histosiphon qui permet d'aspirer la lymphe cutanée
E. Est l'agent de la gale, la contamination se fait habituellement par contact direct peau à peau

Réponse : ABDE

M 89/2/2/ 26

Parmi les données suivantes quelle(s) est (sont) celle(s) qui appartien(nen)t à la gale norvégienne?

A. Gale due au sarcopte du loup
B. Donne des lésions croûteuses très épaisses
C. Se développe chez l'immunodéprimé
D. Les sarcoptes sont difficiles à trouver car ils sont peu nombreux
E. Elle est faiblement contagieuse

Réponse : BC

S 89/3/1/ 85

Une seule des affirmations suivantes, concernant la gale est fausse. Laquelle?

A. Présence de prurit, surtout nocturne
B. Présence de sillons fins sur la peau
C. Contamination par contact direct
D. Vecteur: Pediculus capitis
E. Traitement: ASCABIOL* (Benzoate de benzyl)

Réponse : D

4. 2 PEDICULOSE

4. 2. 1 CLINIQUE

M 90/5/2/ 5

Une pédiculose du cuir chevelu doit être recherchée devant:

A. Une pyodermite du cuir chevelu
B. Des excoriations de la nuque
C. Un prurit du cuir chevelu
D. Une alopécie récente diffuse
E. Des pellicules du cuir chevelu

Réponse : ABC

4. 2. 2 FORMES CLINIQUES

M 89/3/2/ 43

Il existe plusieurs variétés de poux, dont:

A. Poux de corps
B. Poux de la gale
C. Poux du cuir chevelu
D. Poux du pubis
E. Poux des cils

Réponse : ACD

4. 2. 3 DIVERS

M 85/5/2/ 48

Parmi les propositions suivantes concernant les pédiculoses, ou phtiriases, quelle est celle ou quelles sont celles qui sont exactes?

A. Les pédiculoses sont à transmission inter-humaine
B. Les pédiculoses du cuir chevelu peuvent se surinfecter
C. Les pédiculoses pubiennes se transmettent surtout par contact sexuel
D. Le traitement des pédiculoses du cuir chevelu n'est pas efficace si les cheveux sont rasés
E. Les poux et les lentes sont visibles à l'oeil nu

Réponse : ABCE

M 87/4/2/ 91

Le pou:

A. Est un ectoparasite
B. Est hématophage
C. Est un parasite strict de l'homme
D. Est un parasite temporaire
E. Est un parasite obligatoire

Réponse : ABE

S 91/6/1/ 66

Pediculus capitis est:

A. Un arthropode
B. Un acarien
C. Un nématode
D. Un protozoaire
E. Un parasite intracellulaire

Réponse : A

4. 3 DERMATOPHYTIE

4. 3. 1 CLINIQUE

M 90/1/2/109

Une teigne tondante a les caractères suivants:

A. Cheveux cassés courts
B. Squames
C. Souvent due à microsporum canis
D. Laisse une alopécie définitive
E. Touche plus souvent l'enfant

Réponse : ABCE

S 90/7/1/ 84

On évoquera un diagnostic d'épidermomycose à trichophyton devant une seule des situations suivantes:

A. Des lésions rouges atteignant tous les plis du corps
B. Des pustules centrées par un poil
C. Une balanite
D. Une vulvo-vaginite
E. Une tache unique érythémato squameuse

Réponse : E

4. 3. 2 BIOLOGIE

M 88/7/2/ 24

L'identification d'un dermatophyte nécessite la réalisation de:

A. Test de Blastèse
B. Inoculation à l'animal
C. Examen direct du prélèvement
D. Isolement et identification sur milieu de culture
E. Auxanogramme et zymogramme

Réponse : CD

4. 3. 3 FORMES CLINIQUES

S 86/7/1/ 49

Un des dermatophytes suivants entraîne une alopécie définitive; lequel?

A. Microsporum Canis
B. Trichophyton Violaceum
C. Epidermophyton Floccosum
D. Trichophyton Schoenleini
E. Trichophyton Rubrum

Réponse : D

M 86/6/2/ 17

Quelle(s) est (sont) la(les) affirmation(s) correcte(s) concernant l'onyxis dermatophytique?

A. Absence de péri-onyxis
B. Atteint toujours un seul ongle
C. Débute habituellement par le bord libre de l'ongle
D. Peut faire discuter un psoriasis
E. Peut faire discuter un érythème polymorphe

Réponse : ACD

S 87/5/1/ 77

Une seule des affections ou manifestations suivantes n'est jamais due à un Dermatophyte. Laquelle?

A. Eczéma marginé de Hébra
B. Herpès circiné
C. Onyxis
D. Oesophagite
E. Teigne

Réponse : D

4. 3. 4 TRAITEMENTS

M 90/1/2/ 50

Le traitement d'une teigne du cuir chevelu repose sur:

A. Le kétoconazole (NIZORAL*) per os pendant au moins 6 semaines
B. La griséofulvine pommade pendant au moins 6 semaines
C. La 5 fluorocytosine (ANCOTIL*) per os pendant au moins 6 semaines
D. La griséofulvine (GRISEFULINE*) per os pendant au moins 6 semaines
E. L'amphotéricine (FUNGIZONE*) per os pendant au moins 6 semaines

Réponse : AD

M 91/1/2/ 13

Une dermatophytie de la peau glabre à microsporum canis se traite par:

A. Dermocorticoïdes en application pendant trois semaines
B. Cycline en application locale pendant trois semaines
C. Amphotéricine B (FUNGIZONE* suspension orale) pendant trois semaines
D. Griséofulvine (GRISEFULINE* pommade en application locale) matin et soir pendant trois jours
E. Isoconazole (FAZOL* crème en application) matin et soir pendant trois semaines

Réponse : E

4. 3. 5 DIVERS

M 87/1/2/ 30

Les dermatophytes:

A. Sont des champignons atteignant indifféremment épiderme, phanères et tissus profonds
B. Appartiennent aux genres: Epidermophyton, Microsporum et Trichophyton
C. Produisent des microconidies à l'exclusion d'autres types de spores (arthrospores, chlamydospores)
D. Sont kératinophiles et kératinolytiques
E. Sont exclusivement anthropophiles et anthropozoophiles car ce sont de vrais champignons parasites

Réponse : ABD

S 87/5/1/ 59

Lequel des tableaux suivants vous parait évoquer un diagnostic de teigne tondante microscopique?

A. Alopécie hippocratique
B. Pelade
C. Squames épaisses traversées par le cheveu
D. Alopécie de l'enfant avec squames
E. Alopécie diffuse de l'adulte

Réponse : C

M 88/1/2/ 29

Le genre micros-porum:

A. Présente des microconidies piriformes
B. Les macroconidies sont de grande taille à paroi mince en forme de saucisse
C. Microsporum canis est une espèce anthropozoophile fréquente, transmise le plus souvent par le chat par contact direct
D. Microsporum ferrugineum provoque une teigne du cuir chevelu, à petites plaques, nombreuses, à cheveu cassé court
E. La teigne microscoporique est caractérisée par une fluorescence intense en lumière de Wood et un cheveu entouré d'une gaine continue de petites spores

Réponse : ACE

M 88/2/1/120

Le kérion:

A. Est dû à trichophyton mentagrophytes
B. Est une teigne suppurée
C. Siège souvent au niveau de la barbe
D. Ne guérit pas spontanément
E. Est dû à un dermatophyte zoophile

Réponse : ABCE

M 88/3/2/ 15

Une teigne trichophytique est généralement caractérisée par:

A. Une grande plaque d'alopécie
B. Des petites plaques d'alopécie disséminées
C. Des squames abondantes
D. Une fluorescence verte en lumière de Wood
E. Une guérison spontanée à la puberté

Réponse : BCE

M 88/6/2/105

A propos du genre trichophyton:

A. Les macroconidies sont en fuseau à paroi épaisse, à logettes bien visibles, à surface échinulée
B. Les macroconidies sont rares ou absentes sur milieu de Sabouraud + chloramphénicol + actidione
C. Les espèces du genre Trichophyton attaquent la peau, les ongles, les poils et les cheveux
D. Trichophyton rubrum, Trichophyton interdigitale sont des espèces anthropophiles
E. Trichophyton mentagrophytes, Trichophyton ochraceum, responsables de teignes suppurées sont des espèces zoophiles

Réponse : BCDE

M 89/5/2/ 81

Le genre Epidermophyton:

A. Est caractérisé par des macroconidies à parois et cloisons minces groupées en régime de bananes
B. Présente des microconidies
C. En plus de la peau attaque les cheveux et les poils
D. Est un dermatophyte zoophile
E. La seule espèce pathogène est Epidermophyton floccosum

Réponse : AE

M 89/3/2/ 45

Une teigne tondante est caractéristique par:

A. Cheveux cassés courts
B. Squames
C. Souvent due à microsporum canis
D. Alopécie définitive résiduelle
E. Atteinte plus fréquente de l'enfant

Réponse : ABCE

M 91/5/2/ 46

Les dermatophytes sont:

A. Des champignons filamenteux
B. Des champignons levuriformes
C. Responsables de teigne
D. Kératinophiles
E. Responsables de vaginites

Réponse : ACD

M 91/7/2/ 6

Les teignes du cuir chevelu à Microsporum canis se caractérisent par:

A. Les plaques de tonsure de petite taille
B. Une fluorescence en lumière de Wood
C. Leur guérison spontanée à la puberté
D. Leur sensibilité à la griséofulvine (GRISEFULINE*)
E. Leur transmission inter-humaine

Réponse : BCD

4. 4
ECZEMA MARGINE DE HEBRA
4. 4. 1
FORMES CLINIQUES

S 91/4/1/ 61

L'eczéma marginé de Hébra peut-être dû à:

A. Candida albicans
B. Un dermatophyte
C. Cryptococcus neoformans
D. Bacille pyocyanique
E. Une allergie cutanée

Réponse : B

4. 4. 2
ETIOLOGIES (FACTEURS DE RISQUE, TERRAIN)

S 85/7/1/ 60

L'eczéma marginé de Hébra est causé par:

A. Une bactérie
B. Une levure
C. Un dermatophyte
D. Un acarien
E. Aucun des agents ci-dessus

Réponse : C

S 87/3/1/ 57

L'eczéma marginé de Hébra peut être dû à l'un des agents pathogènes suivants:

A. Candida albicans
B. Nocardia minutissima
C. Dermatophyte
D. Pyocyanique
E. Staphylocoque doré

Réponse : C

5
ECZEMA
5. 1
ECZEMA
5. 1. 1
CLINIQUE

M 85/3/2/ 56

Au cours de l'eczéma on peut observer:

A. Un suintement
B. Une desquamation
C. Un oedème
D. Une érythrodermie
E. Un prurit

Réponse : ABCDE

5. 1. 2
ANATOMOPATHOLOGIE

S 85/4/1/ 37

La structure histologique de l'eczéma se définit essentiellement par:

A. L'oedème papillaire
B. L'infiltrat péri-vasculaire
C. La spongiose épidermique
D. La vacuolisation des cellules épithéliales
E. Aucun de ces signes

Réponse : C

5. 1. 3
ETIOLOGIES (FACTEURS DE RISQUE, TERRAIN)

M 87/6/2/ 47

Un eczéma localisé aux lobules des deux oreilles et à la face dorsale du poignet gauche est évocateur d'un eczéma de contact:

A. Au chrome
B. Au nickel
C. Au caoutchouc
D. Au baume du Pérou
E. Aux parfums

Réponse : B

S 88/3/1/ 18

Parmi les allergènes suivants quel est celui qui est couramment responsable d'un eczéma péri-buccal avec chéilite?

A. Nickel
B. Caoutchouc
C. Formol
D. Baume du Pérou
E. Chrome

Réponse : D

S 86/4/1/ 56

Une jeune femme présentant un eczéma au niveau des zones de contact des boucles d'oreilles, du bracelet-montre et des attaches métalliques est probablement sensibilisée par:

A. Nickel
B. Chrome
C. Cobalt
D. Cuivre
E. Formaldéhyde

Réponse : A

5. 1. 4 EVOLUTION (PRONOSTIC, COMPLICATIONS)

S 89/2/1/110

Dans l'eczéma, l'impétignisation survient le plus souvent au cours de la phase:

A. Erythémateuse
B. Vésiculeuse
C. Suintante
D. Desquamative
E. De réparation

Réponse : C

5. 1. 5 TRAITEMENTS

M 88/7/2/ 52

Dans une dermatite atopique du nourrisson quelle(s) est (sont) les mesures thérapeutiques que vous préconisez:

A. Antiseptiques locaux
B. Désensibilisation cutanée
C. SYNACTHENE* en dehors des poussées
D. Dermo-corticoïdes pendant les poussées
E. Régime alimentaires sans nickel

Réponse : AD

M 90/4/2/ 93

Pour traiter un eczéma apparu autour d'une plaie de jambe, quel(s) traitement(s) est (sont) indiqué(s)?

A. Néomycine crème
B. Pommade antiprurigineuse (type PHENERGAN*)
C. Application d'eau micronisée
D. Corticothérapie générale
E. Application d'un dermocorticoïde

Réponse : E

5. 1. 6 DIVERS

M 85/1/2/ 49

L'eczéma se caractérise par:

A. Le polymorphisme clinique des lésions
B. Le prurit
C. Une spongiose épidermique à l'histologie
D. La sensibilité aux corticoïdes locaux
E. La guérison avec cicatrice

Réponse : ABCD

M 88/5/2/ 23

Chez un enfant de dix ans, vous retenez en faveur du diagnostic de dermatite atopique:

A. Lésions prurigineuses
B. Lichenification des creux poplités
C. Antécédents familiaux d'asthme
D. Présence de pyocyanique au prélèvement bactériologique
E. Test épicutané positif pour le caoutchouc

Réponse : ABC

S 89/2/1/ 56

Parmi ces propositions concernant l'eczéma du nourrisson, une seule est fausse, laquelle?

A. Dans la grande majorité des cas l'eczéma du nourrisson apparaît entre trois mois et deux ans
B. Les localisations initiales sont le front et les joues
C. La pustulose varioliforme de KAPOSI-JULIUSBERG est secondaire à une surinfection herpétique
D. L'eczéma du nourrisson est une contre-indication définitive à la vaccination B.C.G.
E. Le syndrome de WISKOTT-ALDRICH associe un eczéma, un déficit immunitaire et une thrombopénie

Réponse : D

M 90/2/2/ 69

L'eczéma atopique du nourrisson:

A. Débute dans le 1er mois de vie
B. Evolue par poussées
C. Commence en règle au visage
D. Provoque des lésions érythémato-vésiculeuses
E. Comporte souvent des antécédents familiaux allergiques

Réponse : BCDE

5. 2 ECZEMA CONTACT

5. 2. 1 PHYSIOPATHOLOGIE

S 88/7/1/ 48

L'eczéma de contact est lié à un mécanisme mettant en cause:

A. Une allergie à IgE de type I
B. Une maladie par dépôts d'immuns complexes circulants
C. Une action toxique directe
D. Un phénomène d'hypersensibilité de type IV
E. Un mécanisme phototoxique

Réponse : D

M 89/4/2/111

Citer, parmi les cellules suivantes, celle(s) qui participe(nt) à la dermite de contact:

A. Cellules K
B. B lymphocytes
C. T lymphocytes
D. Neutrophiles
E. Cellules de Langerhans de la peau

Réponse : CE

M 91/7/2/ 24

Une jeune femme ayant un eczéma des zones de contact des boucles d'oreilles du bracelet-montre et des attaches métalliques des vêtements est probablement sensibilisée par:

A. Chrome
B. Cobalt
C. Cuivre
D. Formaldéhyde
E. Aucun des allergènes ci-dessus

Réponse : E

5. 2. 2
CLINIQUE

S 86/1/1/ 83

Les lésions cutanées observées dans un eczéma professionnel peuvent être, selon le stade évolutif: a-parakératosiques, b-inflammatoires, c-érythémato-vésiculeuses. Dans quel ordre chronologique les observe-t-on?

A. a,b,c
B. a,c,b
C. b,a,c
D. c,a,b
E. b,c,a

Réponse : E

M 87/4/2/ 94

Quelles sont les trois localisations les plus fréquentes de l'eczéma dû au ciment?

A. Lobe des oreilles
B. Pli des coudes
C. Paupières
D. Dos des mains
E. Face palmaire des poignets

Réponse : CDE

5. 2. 3
BIOLOGIE

S 88/5/1/ 66

Le diagnostic d'un eczéma de contact allergique peut être confirmé par:

A. Le dosage des IgE sériques spécifiques
B. Le dosage des IgA sériques spécifiques
C. Le test de dégranulation des basophiles humains
D. Le test de transformation lymphoblastique
E. Les épidermoréactions lues à la 48ème heure

Réponse : E

S 89/2/1/ 96

Lequel de ces examens permet le mieux de découvrir la cause d'un eczéma de contact?

A. Les épidermotests
B. Les tests intra-dermiques
C. Le dosage des IgE
D. Le nombre d'éosinophiles sanguins
E. La vitesse de sédimentation

Réponse : A

5. 2. 4
DIAGNOSTIC DIFFÉRENTIEL

M 91/6/1/ 84

Parmi les propositions ci-dessous quelle est celle (quelles sont celles) qui caractérise(nt) les dermatoses de type irritatif?

A. Seuls certains sujets parmi les exposés sont atteints
B. La réponse aux tests épicutanés est proportionnelle à la concentration du produit testé
C. L'atteinte cutanée siège au point de contact avec le produit ainsi qu'à distance de ce point
D. Le contact avec le produit incriminé provoque en général une réaction de brûlure
E. Seul les sujets allergiques sont atteints

Réponse : BD

5. 2. 5
ETIOLOGIES
(FACTEURS DE RISQUE, TERRAIN)

S 89/4/1/ 58

Quel métal est le plus souvent responsable d'un eczéma de contact?

A. Le fer
B. L'or
C. L'argent
D. Le cuivre
E. Le nickel

Réponse : E

S 91/3/1/ 16

Le diagnostic étiologique de l'eczéma de contact repose sur la pratique:

A. Du dosage des IgE totales
B. Du dosage des IgE spécifiques
C. Des prick-tests (ou des scratch-tests)
D. Des épidermotests (ou tests épicutanés)
E. Du test de transformation lymphoblastique

Réponse : D

S 91/5/1/ 43

Parmi les substances suivantes, quelle est celle qui n'entraîne pas d'eczéma de contact?

A. Chrome
B. Fer
C. Nickel
D. Cobalt
E. Résines époxydiques

Réponse : B

5. 2. 6
BILAN ÉTIOLOGIQUE

S 86/7/1/ 29

Le meilleur moyen de recherche l'étiologie d'un eczéma de contact est de faire pratiquer:

A. Une recherche du pouvoir histaminopexique du sérum
B. Un dosage des IgE
C. Une biopsie
D. Des tests épicutanés
E. Des intra-dermo-réactions

Réponse : D

S 89/1/1/ 43

Le moyen le plus fiable de chercher l'étiologie d'un eczéma de contact est de faire pratiquer:

A. Une recherche du pouvoir histaminopexique du sérum
B. Un dosage des immunoglobulines E
C. Une biopsie
D. Des tests épicutanés
E. Des intra-dermo-réactions

Réponse : D

5. 2. 7
DIVERS

M 91/2/2/ 37

Concernant l'eczéma de contact:

A. Il survient 24 à 48 heures, après l'exposition au produit suspect
B. Il reste strictement localisé aux zones d'exposition
C. L'éradication de l'allergène n'est pas toujours possible
D. Le test épicutané permet habituellement le diagnostic étiologique
E. Il peut siéger sur les muqueuses

Réponse : ACD

6
LES GRANDES PATHOLOGIES EN DERMATOLOGIE
6. 1
DERMATITE ATOPIQUE
6. 1. 1
CLINIQUE

S 86/1/1/ 56

Une éruption chronique, prurigineuse, érythémato-vésiculeuse localisée aux plis des coudes et aux creux poplités est évocatrice de:

A. Psoriasis
B. Dermatite atopique
C. Syphilis
D. Gale
E. Epidermomycose

Réponse : B

S 86/3/1/ 92

Chez un adulte de 20 ans, il y a des lésions prurigineuses chroniques et symétriques, des plis des coudes et des creux poplités. Quel est parmi les diagnostics suivants celui qui peut être posé d'après ces seules informations?

A. Une gale acarienne
B. Une mycose trichophytique
C. Un psoriasis des plis (psoriasis inversé)
D. Une infection bactérienne chronique
E. Une dermatite atopique (eczéma constitutionnel)

Réponse : E

M 86/3/2/ 9

Parmi les localisations suivantes, indiquez celle ou celles qui est ou sont très évocatrice(s) de l'eczéma atopique?

A. Sillons sous-lobulaire du pavillon de l'oreille
B. Creux poplités
C. Paumes des mains
D. Sillons naso-géniens
E. Plis des coudes

Réponse : ABE

M 87/1/2/ 51

Quelle(s) est(sont) les 2 zones du corps le(s) plus souvent atteinte(s) dans la dermatite atopique chez un nourrisson:

A. Joues
B. Pointe du nez
C. Fesses
D. Plantes des pieds
E. Pouce sucé

Réponse : AE

M 88/5/2/ 53

Parmi les "petits" signes qui font partie du tableau de dermatite atopique, vous retenez:

A. Kératodermie palmaire
B. Fissure de l'attache du lobule de l'oreille
C. Double pli infra-orbital
D. Ongle incarné
E. Peau sèche, ichtyose

Réponse : BCE

S 89/4/1/ 59

Une de ces affections ne fait pas partie de la maladie atopique:

A. L'eczéma
B. L'asthme
C. La rhinite
D. L'otite
E. la conjonctivite

Réponse : D

M 91/3/2/ 52

La dermatite atopique est habituellement associée à:

A. Une rhinite saisonnière
B. Un asthme bronchique
C. Une ichtyose vulgaire
D. Des infections cutanées récidivantes
E. Une intolérance au gluten

Réponse : ABCD

M 91/5/1/ 97

Parmi les localisations suivantes, indiquez celle ou celles qui est ou sont très évocatrice(s) de dermatite atopique chez un enfant de 5 ans:

A. Sillons sous-lobulaire du pavillon de l'oreille
B. Creux poplités
C. Paumes des mains
D. Plis sous mammaires
E. Plis des coudes

Réponse : ABE

6. 1. 2
BIOLOGIE

S 87/1/1/ 46

Parmi les examens suivants, quel est celui qui est susceptible de contribuer à l'établissement du diagnostic d'eczéma atopique de l'enfant?

A. Patch tests
B. Dosage des IgE sériques
C. Test de transformation lymphoblastique
D. Test de dégranulation des basophiles
E. Dosage du complément total

Réponse : B

6. 1. 3
FORMES CLINIQUES

M 91/6/2/ 90

Chez un nourrisson de 8 mois, quels ont les symptômes qui vous permettront de porter le diagnostic d'eczéma constitutionnel?

A. Lésions de type érythémato-squameuses
B. Siège des lésions sur les joues
C. Séborrhée du cuir chevelu importante
D. Lésions de type érythémato-vésiculeuses
E. Evolution par poussées

Réponse : BDE

6. 1. 4 ETIOLOGIES (FACTEURS DE RISQUE, TERRAIN)

M 87/3/2/ 56

La dermatite atopique est associée non fortuitement à:

A. Hypertension artérielle
B. Rhinite allergique
C. Ichtyose vulgaire
D. Psoriasis
E. Diabète

Réponse : BC

6. 1. 5
DIVERS

M 88/5/2/ 49

La dermatite herpétiforme:

A. Est en règle associée à une entéropathie au gluten
B. Est sensible au traitement par DISULONE*
C. Comporte des dépôts granuleux d'IgA dans le derme papillaire
D. Se présente sous l'aspect de bulles de très petite taille
E. Touche préférentiellement des sujets très âgés

Réponse : ABCD

S 90/5/1/ 31

Au cours de la dermatite atopique (eczéma constitutionnel), les propositions suivantes sont exactes sauf une, laquelle?

A. Début vers l'âge de 3 mois
B. Topographie flexurale chez le grand enfant
C. Evolution chronique
D. Elévation inconstante des IgE sériques totales
E. Histologie spécifique

Réponse : E

M 90/6/1/111

L'eczéma atopique:

A. Débute en général au cours de la deuxième enfance
B. Disparaît souvent avant l'âge adulte
C. Se surinfecte rarement
D. Ne doit pas être traité par dermocorticoïdes
E. Est une contre-indication à la vaccination par BCG

Réponse : B

6. 2
PSORIASIS
6. 2. 1
CLINIQUE

S 85/3/1/ 74

Le psoriasis du cuir chevelu a toutes les caractéristiques suivantes, sauf une. Laquelle?

A. Il est parfois isolé
B. Il est érythémato-squameux
C. Il est source d'alopécie
D. Il peut siéger à n'importe quel endroit du cuir chevelu
E. Il est parfois prurigineux

Réponse : C

M 86/6/2/ 36

Au cours du psoriasis on peut observer:

A. Bulles
B. Plaques erythématosquameuses
C. Vésicules
D. Nodules
E. Pustules

Réponse : BE

S 87/2/1/ 36

Chez un adulte ayant un intertrigo siégeant dans tous les grands plis du corps, lequel des diagnostics suivants est à envisager en premier?

A. Maladie de Bowen
B. Syphilis secondaire
C. Épidermomycose à Trichophyton Rubrum
D. Psoriasis
E. Staphylococcie

Réponse : D

S 88/4/1/ 58

Les localisations cutanées habituelles du psoriasis vulgaire sont: les genoux, les coudes, la région lombo-sacrée. Quelle autre localisation est très fréquente?

A. Ongles
B. Cuir chevelu
C. Plis génitaux
D. Région palmaire
E. Muqueuse génitale

Réponse : B

S 89/2/1/ 79

La plaque de psoriasis est caractérisée par un des signes suivants:

A. Son manque de limitation
B. Sa desquamation importante
C. Sa vésiculisation
D. Son infiltration profonde
E. Sa localisation préférentielle sur le visage

Réponse : B

S 89/5/1/ 47

Dans le psoriasis pustuleux localisé, les pustules ont ces caractères sauf un:

A. Sont amicrobiennes
B. Atteignent souvent les paumes et les plantes
C. Atteignent souvent le cuir chevelu
D. Peuvent s'accompagner d'une atteinte articulaire
E. Sont sensibles aux rétinoïdes

Réponse : C

M 90/1/1/113

Chez une patiente suspecte d'un psoriasis des plis sous mammaires, quels sont les territoires où vous devez rechercher d'autres lésions psoriasiques pour conforter votre diagnostic?

A. Cuir chevelu
B. Ombilic
C. Ongles
D. Sillon interfessier
E. Paumes et plantes des pieds

Réponse : ABCDE

S 90/4/1/ 86

Au cours du psoriasis on peut observer:

A. Bulles
B. Vésicules
C. Nodules
D. Pustules
E. Aucune des lésions ci-dessus

Réponse : D

M 90/4/1/111

Parmi ces propositions concernant le psoriasis, vous retenez:

A. C'est une éruption érythémato-vésiculeuse
B. C'est une dermatose alopéciante
C. Il peut atteindre le visage
D. Les zones électives sont la saignée des coudes et les creux poplités
E. Il peut se compliquer de pustules

Réponse : CE

M 90/6/2/114

Quelles sont les localisations observées au cours du psoriasis?

A. Ongle
B. Cuir chevelu
C. Paume
D. Avant-bras
E. Lombes

Réponse : ABCDE

M 90/7/2/ 39

Dans le rhumatisme psoriasique:

A. La proportion de cas masculins est plus grande que dans la polyarthrite rhumatoïde
B. Les articulations interphalangiennes distales sont souvent concernées
C. L'atteinte du rachis est possible
D. Le facteur rhumatoïde est généralement absent
E. La gravité de l'arthrite est proportionnelle à celle de la dermatose

Réponse : ABCD

M 92/8/2/ 63

Quelles lésions peuvent être observées au cours du psoriasis?

A. Erythème
B. Squame
C. Pustule
D. Vésicule
E. Ulcération

Réponse : ABC

6. 2. 2
BIOLOGIE

S 90/6/1/ 91

Parmi ces examens complémentaires, lequel est le plus utile au diagnostic de psoriasis pustuleux?

A. Etude bactériologique du pus
B. Etude des immunoglobulines sériques
C. Histologie de la pustule
D. Groupage HL-A
E. Recherche d'une polynucléose sanguine

Réponse : C

6. 2. 3
ETIOLOGIES
(FACTEURS DE RISQUE, TERRAIN)

M 90/1/1/116

Parmi les médicaments suivants administrés per os, quels sont ceux qui sont susceptibles d'aggraver le psoriasis ou de révéler un psoriasis latent?

A. Les sels de lithium
B. Les sels d'or
C. Les bêta-bloquants
D. Les inhibiteurs calciques
E. La d-pénicillamine

Réponse : AC

6. 2. 4
EVOLUTION
(PRONOSTIC, COMPLICATIONS)

M 85/1/2/ 53

Un psoriasis peut se compliquer de:

A. Une érythrodermie
B. Survenue de pustules amicrobiennes
C. Une atteinte rénale
D. Un rhumatisme
E. Une transformation néoplasique

Réponse : ABD

M 87/7/2/ 56

Le psoriasis vulgaire peut se compliquer de:

A. Erythrodermie
B. Arthropathies
C. Atteinte cardiaque
D. Atteinte rénale
E. Transformation pustuleuse

Réponse : ABE

6. 2. 5
TRAITEMENTS

M 88/1/2/ 54

Quel(s) traitement(s) préconisez-vous pour des lésions de psoriasis limitées aux coudes et aux genoux?

A. Puvathérapie
B. Corticoïdes locaux
C. Etrétinate (TIGASON*)
D. Méthotrexate intra-musculaire
E. Vaseline salicylée

Réponse : BE

M 91/3/1/ 87

Traitement du psoriasis par les rétinoïdes: quelle(s) réponse(s) est (sont) exacte(s)?

A. Les rétinoïdes sont formellement contre-indiqués chez la femme enceinte
B. Les rétinoïdes sont contre-indiqués chez l'insuffisant hépatique
C. La posologie habituelle est de 1 mg/kg/jour
D. Les rétinoïdes sont contre-indiqués en cas de psoriasis pustuleux
E. Les rétinoïdes peuvent se prescrire en association avec la PUVA-thérapie

Réponse : ABCE

6. 2. 6
DIVERS

S 91/6/1/ 22

Psoriasis: quelle est la proposition exacte?

A. Est une dermatose érythémato-vésiculeuse
B. Respecte les muqueuses
C. L'atteinte psoriasique du cuir chevelu est responsable d'une alopécie localisée
D. Peut s'observer chez le nourrisson
E. L'exposition solaire est en général un facteur d'aggravation

Réponse : D

6. 3
ULCERE DE JAMBE
6. 3. 1
CLINIQUE

M 85/2/2/ 44

En présence d'un ulcère de jambe, quel(s) argument(s) est/sont en faveur d'une étiologie veineuse?

A. Surinfection
B. Douleurs de décubitus
C. Présence d'une dermite ocre
D. Localisation dans la région malléolaire interne
E. Fond nécrotique

Réponse : CD

M 86/2/2/ 37

En présence d'un ulcère de jambe, quel(s) argument(s) est (sont) en faveur d'une étiologie artérielle?

A. Surinfection
B. Douleurs de décubitus
C. Localisation dans la région malléolaire interne
D. Aspect nécrotique de l'ulcère
E. Présence d'une dermite ocre

Réponse : BD

S 87/1/1/ 7

Les ulcères de jambes d'origine artérielle peuvent avoir tous les caractères suivants, sauf un. Lequel?

A. Sont généralement de siège sus-malléolaire externe
B. Peuvent se surinfecter
C. Peuvent mettre à nu les tendons
D. Peuvent apparaître malgré la présence de pouls distaux bien perçus
E. S'accompagnent habituellement d'une dermite ocre

Réponse : E

M 87/3/1/102

Les ulcères de jambes d'origine veineuse pure:

A. Peuvent être associés à une dermite ocre
B. Sont souvent de siège sus-malléolaire externe
C. Sont indolores en l'absence de surinfection
D. Peuvent mettre à nu les tendons
E. Peuvent apparaître en dehors de toute thrombose veineuse profonde

Réponse : ACE

M 87/6/2/ 44

Quel est (quels sont) le(s) caractère(s) se rapportant à un ulcère cutané d'origine veineuse:

A. Hyperalgique
B. Présence de varices
C. Topographie juxta-malléolaire
D. Abolition des pouls périphériques
E. Dermite ocre

Réponse : BCE

S 89/6/1/ 4

La topographie stéréotypée de l'ulcère variqueux est:

A. La face antéro-externe de jambe
B. La face antérieure du coup de pied
C. La face externe du coup de pied
D. La face interne de jambe à sa partie inférieure
E. L'avant pied

Réponse : D

M 90/2/1/110

En présence d'un ulcère de jambe, quel(s) argument(s) est (sont) en faveur d'une étiologie artérielle?

A. Surinfection
B. Douleurs de décubitus
C. Localisation au dos du pied
D. Aspect nécrotique de l'ulcère
E. Présence d'une dermite ocre

Réponse : BCD

M 90/2/2/112

Quelles données cliniques sont évocatrices de l'ulcère de jambe d'origine veineuse?

A. Localisation au tiers supérieur de jambe
B. Douleur intense
C. Antécédent de phlébite profonde
D. Abolition des pouls distaux
E. Association d'une dermite ocre

Réponse : CE

M 91/5/2/ 86

L'ulcère par angiodermite nécrotique se caractérise par:

A. Son indolence
B. Son caractère nécrotique
C. Sa localisation suspendue
D. L'absence d'hypertension artérielle
E. Sa localisation périmalléolaire

Réponse : BC

M 94/8/2/ 15

L'ulcère variqueux classique:

A. Est souvent nécrotique
B. Est localisé à la face externe de la jambe
C. Est plus fréquent chez l'homme
D. S'accompagne souvent de dermite ocre (pigmentée et purpurique)
E. Est amélioré par la contention élastique

Réponse : DE

6. 3. 2 FORMES CLINIQUES

S 87/1/1/ 24

La présence d'une hypodermite sclérodermiforme en guêtre est fortement évocatrice de l'origine suivante d'un ulcère des membres inférieurs:

A. Origine artériolo-capillaire (angiodermite nécrotique)
B. Traumatique
C. Artérielle
D. Insuffisance veineuse
E. Aucune des propositions précédentes

Réponse : D

M 92/9/2/ 17

Devant un ulcère des membres inférieurs, l'origine veineuse peut être suspectée sur:

A. Le siège malléolaire interne
B. Le siège malléolaire externe
C. Le caractère unique de l'ulcération
D. La dermite ocre
E. L'absence de pouls distaux

Réponse : ACD

6. 3. 3
ETIOLOGIES (FACTEURS DE RISQUE, TERRAIN)

S 86/1/1/ 50

Parmi les étiologies suivantes des ulcères par angiodermite nécrotique la plus habituelle est:

A. Rectocolite hémorragique
B. Myélome
C. Insuffisance veineuse
D. Hypertension artérielle ancienne
E. Rickettsiose

Réponse : D

S 90/3/1/ 12

Quelle est l'origine habituelle d'un ulcère de jambe douloureux, d'apparition rapide siégeant sur la face externe de la jambe?

A. Séquelles de phlébite
B. Varices
C. Angiodermite nécrotique
D. Infection
E. Neuropathie

Réponse : C

6. 3. 4
EVOLUTION (PRONOSTIC, COMPLICATIONS)

M 88/7/2/ 49

Les ulcères de jambes peuvent se compliquer de:

A. Névralgie crurale
B. Tétanos
C. Erysipèle
D. Dégénérescence (épithélioma spinocellulaire)
E. Hémorragie

Réponse : BCDE

6. 3. 5
DIVERS

M 85/5/2/ 47

Les ulcères de jambes d'origine artérielle pure:

A. Sont généralement de siège sus-malléolaire externe
B. Sont indolores en l'absence de surinfection
C. Peuvent mettre à nu les tendons
D. Peuvent apparaître malgré la présence de pouls distaux bien perçus
E. S'accompagnent habituellement d'une dermite ocre

Réponse : ACD

6. 4
URTICAIRE
6. 4. 1
CLINIQUE

M 85/6/2/ 53

L'urticaire:

A. Est caractérisé par une papule oedémateuses
B. Respecte les paumes et les plantes
C. Varie d'un jour à l'autre
D. Peut être hémorragique
E. Comporte histologiquement un infiltrat cellulaire dense

Réponse : ACD

M 87/1/2/ 54

L'urticaire est caractérisée par:

A. Erythème
B. Suintement
C. Prurit
D. Bulles
E. Squames

Réponse : AC

M 87/7/2/ 59

L'urticaire est caractérisé par:

A. Le prurit
B. La fugacité des lésions
C. Le caractère migrateur des lésions
D. Le suintement
E. L'aspect papuleux

Réponse : ABCE

S 90/5/1/ 30

Un sujet jeune consulte pour des lésions papuleuses thoraciques multiples de quelques millimètres de diamètre, d'évolution récidivante et transitoire apparaissant à l'effort ou après les repas. Il s'agit:

A. D'urticaire à la chaleur
B. D'urticaire par allergie alimentaire
C. D'urticaire cholinergique
D. D'oedème de Quincke
E. D'urticaire médicamenteuse

Réponse : C

S 91/1/1/ 30

Quel est parmi les caractères sémiologiques suivants de l'urticaire celui qui est inexact?

A. Le prurit
B. La fugacité des lésions
C. Le caractère migrateur des lésions
D. Le suintement
E. L'aspect papuleux

Réponse : D

M 93/8/2/ 9

Un homme adulte consulte pour un oedème subit symétrique non fébrile de la face. En faveur du diagnostic d'urticaire aiguë, vous retenez:

A. Le prurit
B. Le suintement
C. L'extension muqueuse de l'oedème
D. L'existence d'adénopathies cervicales
E. L'érythème

Réponse : AC

6. 4. 2 ETIOLOGIES (FACTEURS DE RISQUE, TERRAIN)

S 86/5/1/ 35

Parmi les médicaments suivants, lequel est le plus susceptible d'entraîner une poussée au cours d'un urticaire chronique?

A. Corticoïdes locaux
B. Aspirine
C. Antibiothérapie générale
D. Vaccin antitétanique
E. Barbituriques

Réponse : B

6. 4. 3 TRAITEMENTS

S 91/6/1/ 30

Laquelle des molécules suivantes doit être prescrite préférentiellement lors d'une poussée d'urticaire aiguë diffuse sans angio-oedème ni trouble tensionnel?

A. Aspirine
B. Adrénaline
C. Prednisone
D. Hydroxyzine (ATARAX*)
E. Diclofénac (VOLTARENE*)

Réponse : D

6. 4. 4 DIVERS

S 86/1/1/ 25

Une seule des propositions suivantes est inexacte en ce qui concerne l'urticaire:

A. La lésion élémentaire est une papule oedémateuse
B. Les antihistaminiques H2 constituent le traitement de choix
C. L'urticaire peut être d'origine médicamenteuse
D. Elle peut atteindre les muqueuses
E. Elle peut être fébrile

Réponse : B

M 87/3/2/ 55

L'urticaire cholinergique:

A. Est déclenché par l'effort
B. Est déclenché par la chaleur
C. Se présente cliniquement sous forme de petites papules oedémateuses
D. Comporte histologiquement des signes de vascularite
E. Se traite par corticothérapie générale

Réponse : ABC

M 88/5/2/ 48

L'urticaire:

A. Est prurigineuse
B. Sa lésion élémentaire est une papule oedémateuse
C. Est due à la dégranulation des mastocytes
D. Est traitée habituellement par corticoïdes par voie générale
E. Est traitée habituellement par crèmes anti-histaminiques

Réponse : ABC

M 89/2/2/ 8

L'urticaire cholinergique:

A. Survient au froid
B. Survient à l'effort
C. Survient lors d'émotions
D. Est caractérisée par de très petites papules
E. Est sensible à l'ATARAX*

Réponse : BCDE

7 AUTRES PATHOLOGIES

7. 1 ACNE

7. 1. 1 TRAITEMENTS

S 90/5/1/ 71

Devant une acné non inflammatoire modérée chez un adolescent, quel traitement choisissez-vous?

A. Association cyprotérone acétate + oestrogènes
B. Antibiotique local
C. Trétinoïne
D. Peroxyde de benzole
E. Tétracycline générale

Réponse : C

7. 1. 2 DIVERS

S 89/4/1/102

Parmi ces informations sur l'acné, une seule est fausse:

A. L'acné est une inflammation du follicule pilo-sébacé
B. La sécrétion sébacée est sous la dépendance de la réduction de la testostérone en dihydro-testostérone
C. Entre autres propriétés, le Propionibactérium acnei hydrolyse les triglycérides en acides gras libres
D. L'acné rosacée est une acné bénigne de l'adolescente
E. Le traitement d'une acné rétentionnelle repose sur la vitamine A acide

Réponse : D

7. 2 BOURGEON CHARNU

7. 2. 1 ANATOMOPATHOLOGIE

S 86/3/1/ 57

On observe dans un bourgeon charnu tous les éléments suivants, sauf un. Lequel?

A. Dépôts fibrineux
B. Polynucléaires
C. Fibroblastes
D. Calcifications
E. Capillaires

Réponse : D

7. 3
CHELOIDE
7. 3. 1
DIVERS

M 88/1/2/ 12

Parmi les propositions suivantes laquelle (ou lesquelles) caractérise(nt) les cicatrices chéloïdes?

A. Hypertrophie
B. Caractère fréquemment racial
C. Richesse en fibres de collagène
D. Richesse en fer
E. Richesse en tissu adipeux

Réponse : ABC

M 88/4/2/ 21

Quelle(s) proposition(s) s'applique(nt) aux chéloïdes?

A. Elles favorisent la survenue de carcinomes spinocellulaires
B. Ce sont des cicatrices atrophiées
C. Elles surviennent plus fréquemment chez les sujets de race noire
D. Elles correspondent à une sclérose hyaline du derme
E. Elles s'accompagnent d'une dysplasie épidermique

Réponse : CD

7. 4
HERPES CIRCINE
7. 4. 1
DIVERS

M 85/6/2/ 52

L'herpès circiné trichophytique:

A. Est dû à un dermatophyte
B. Atteint la peau glabre
C. Est à extension centrifuge
D. Est aggravé par la corticothérapie
E. Peut être traité par Nystatine

Réponse : ABCD

M 88/7/2/101

L'herpès circiné:

A. Est dû à Candida albicans
B. Est une tache érythémato-squameuse
C. S'étend de façon centrifuge
D. Requiert un prélèvement central
E. Se traite à l'amphotéricine B par voie IV

Réponse : BC

7. 5
ERYTHRASMA
7. 5. 1
CLINIQUE

S 86/5/1/ 50

Parmi les caractères suivants, un seul est compatible avec l'érythrasma, lequel?

A. Dû à une levure
B. Limité par une bordure vésiculeuse
C. Fluorescence rouge en lumière de Wood
D. Prurit important
E. Amélioré par des dermocorticoïdes

Réponse : C

S 90/2/1/ 19

Une plaque brunâtre d'un pli inguinal, finement squameuse, bien limitée, sans bordure vésiculeuse, peu ou pas prurigineuse, dont l'examen en lumière de Wood montre une fluorescence rouge, fait évoquer avant tout le diagnostic de:

A. Erythrasma
B. Trichophytie inguinale
C. Candidose
D. Psoriasis inversé
E. Pityriasis versicolor

Réponse : A

7. 5. 2
ANATOMOPATHOLOGIE

S 88/6/1/ 51

Quel est l'intertrigo génito-crural qui peut être diagnostiqué facilement par l'examen en lumière de Wood?

A. Le psoriasis inversé
B. L'intertrigo candidosique
C. L'intertrigo dermatophytique
D. L'érythrasma
E. L'intertrigo microbien à germes banals

Réponse : D

7. 5. 3
DIVERS

M 90/4/1/112

Parmi les caractères suivants, deux sont compatibles avec l'érythrasma, lesquels?

A. Dû à une corynébactérie
B. Limité par une bordure vésiculeuse
C. Fluorescence rouge en lumière de Wood
D. Prurit important
E. Amélioré par des dermocorticoïdes

Réponse : AC

M 92/8/2/ 44

L'érythrasma:

A. Est dû à un streptocoque
B. Atteint surtout les grands plis
C. Se présente comme une plaque de couleur marron
D. Donne une fluorescence verte en lumière de Wood
E. Est habituellement traité par les bêtalactamines

Réponse : BC

7. 6
EXANTHEME SUBIT
7. 6. 1
DÉFINITION

S 89/5/1/ 81

Les propositions suivantes concernent l'exanthème subit, sauf une. Laquelle?

A. Eruption de type scarlatiniforme
B. Maladie pratiquement jamais observée après 2 ans
C. Pas de sérologie spécifique
D. Une convulsion peut s'observer à l'acmé de la fièvre
E. Pronostic toujours bénin

Réponse : A

7. 6. 2
CLINIQUE

M 86/1/2/ 91

En présence d'une éruption morbiliforme, citez le ou les élément(s) en faveur d'un exanthème subit ou roséole infantile:

A. Apparition simultanée de la fièvre et de l'éruption
B. Exagération de l'éruption au niveau des plis de flexion
C. Leucopénie
D. Plasmocytose sanguine
E. Enanthème

Réponse : C

7. 6. 3
DIVERS

M 88/1/2/120

L'exanthème subit:

A. Se voit surtout chez l'enfant à l'âge scolaire
B. Se caractérise par une éruption fugace succédant à une période d'hyperthermie de 3 jours
C. Est dû à un streptocoque sécrétant une toxine érythrogène
D. Est une cause possible de convulsions hyperthermiques
E. S'accompagne d'une neutropénie

Réponse : BDE

M 89/7/2/ 86

Un enfant de 8 mois présente un exanthème subit (6e maladie ou roséole infantile). Parmi les propositions suivantes, quelle est celle ou quelles sont celles, qui est (sont) compatible(s) avec ce diagnostic?

A. Age de l'enfant inférieur à 24 mois
B. Fièvre élevée persistante pendant 3 jours
C. Exanthème apparaissant dès le premier jour de la maladie
D. Possibilité de complications rénales
E. Possibilité de crises convulsives hyperthermiques

Réponse : ABE

7. 7
NAEVUS
7. 7. 1
CLINIQUE

S 88/3/1/101

Un jeune adulte de 20 ans voit apparaître après une exposition solaire, une petite zone dépigmentée autour d'un grain de beauté présent depuis l'enfance et par ailleurs inchangé. Quel diagnostic portez-vous?

A. Naevus pigmentaire en voie de transformation maligne
B. Naevus de Sutton (halo naevus)
C. Pityriasis versicolor débutant
D. Naevus achromique
E. Naevus dysplasique

Réponse : B

7. 7. 2
TRAITEMENTS

M 89/4/2/ 41

L'exérèse d'un naevus naevo-cellulaire doit être proposé au patient s'il est:

A. Pileux
B. Congénital
C. De couleur inhomogène
D. Localisé au visage
E. De taille récemment croissante

Réponse : BCE

Endocrinologie
Partie 5

1. ENDOCRINOLOGIE GENERALE (10)
1.1 DIVERS (3)
1.2 ENDOCRINOLOGIE - DIAGNOSTICS (3)
1.3 TRAITEMENTS EN ENDOCRINOLOGIE (4)

2. PATHOLOGIE HYPOPHYSAIRE (33)
2.1 ACROMEGALIE (11)
2.2 ADENOME HYPOPHYSAIRE (3)
2.3 HYPERPROLACTINEMIE (12)
2.4 INSUFFISANCE HYPOPHYSAIRE (2)
2.5 PANHYPOPITUITARISME (2)
2.6 SYNDROME DE SHEEHAN (3)

3. PATHOLOGIE SURRENALE (83)
3.1 INSUFFISANCE SURRENALE (9)
3.2 INSUFFISANCE SURRENALE AIGUE (14)
3.3 INSUFFISANCE SURRENALE LENTE (15)
3.4 SYNDROME DE CONN (6)
3.5 SYNDROME ET MALADIE DE CUSHING (13)
3.6 HYPERCORTICISME (5)
3.7 PHEOCHROMOCYTOME (21)

4. PATHOLOGIE THYROIDIENNE (98)
4.1 THYROIDE (3)
4.2 ADENOME THYROIDIEN (3)
4.3 NODULE THYROIDIEN (6)
4.4 GOITRE (9)
4.5 HYPERTHYROIDIE (19)
4.6 MALADIE DE BASEDOW (26)
4.7 HYPOTHYROIDIE (21)
4.8 THYROIDITE (6)
4.9 THYROIDITE D'HASHIMOTO (5)

5. PATHOLOGIE DU METABOLISME HYDRIQUE (14)
5.1 POLYURO-POLYDIPSIE (5)
5.2 DIABETE INSIPIDE (8)
5.3 SECRETION INAPPROPRIEE D'ADH (1)

6. PATHOLOGIE DU METABOLISME GLUCIDIQUE (122)
6.1 DIABETE (62)
6.2 DIABETE INSULINO DEPENDANT (17)
6.3 DIABETE NON INSULINO DEPENDANT (19)
6.4 HYPERGLYCEMIE (4)
6.5 HYPOGLYCEMIE (15)
6.6 DIABETE ET GROSSESSE (5)

7. PATHOLOGIE DU METABOLISME LIPIDIQUE (35)
7.1 DYSLIPIDEMIES (9)
7.2 HYPERCHOLESTEROLEMIE (6)
7.3 HYPERTRIGLYCERIDEMIE (4)
7.4 DYSLIPOPROTEINEMIE (3)
7.5 DYSLIPOPROTEINEMIE DE TYPE II (2)
7.6 DYSLIPOPROTEINEMIE DE TYPE IIA (5)
7.7 DYSLIPOPROTEINEMIE DE TYPE IV (6)

8. AUTRES (40)
8.1 SYNDROME DE KLINEFELTER (24)
8.2 SYNDROME DE TURNER (15)
8.3 TESTICULE FEMINISANT (1)

Les chiffres entre parenthèses indiquent le nombre de QCM.

1 ENDOCRINOLOGIE GENERALE

1. 1 DIVERS

S 88/7/1/ 14

Le syndrome de Kallman-De Morsier (insuffisance gonadique d'origine hypothalamique) est entre autres caractérisé par:

A. Une surdité
B. Une rétinite pigmentaire
C. Un retard psychomoteur
D. Une anosmie
E. Une myopie

Réponse : D

S 87/5/1/ 60

Quelle est parmi les affections suivantes, celle qui n'est habituellement pas responsable d'une gynécomastie?

A. Syndrome de Klinefelter
B. Hyperthyroïdie
C. Hyperparathyroïdie
D. Cirrhose éthylique
E. Corticosurrénalome féminisant

Réponse : C

M 94/9/2/ 38

Les affections endocriniennes qui s'accompagnent de constipation comportent:

A. La maladie de Basedow
B. L'hypothyroïdie
C. Le syndrome de Cushing
D. L'hyperparathyroïdie
E. L'insuffisance ante-hypophysaire

Réponse : BDE

1. 2 ENDOCRINOLOGIE - DIAGNOSTICS

1. 2. 1 IMAGERIE

S 94/9/1/ 16

Une scintigraphie thyroïdienne au technétium effectuée chez une patiente ayant un goitre nodulaire (nodule unique) révèle que le nodule palpé ne fixe pas le technétium, le reste de la glande thyroïde étant scintigraphiquement normal. Quel est le diagnostic qu'il est possible d'éliminer compte-tenu de ce résultat scintigraphique?

A. Adénome toxique
B. Cancer trabéculo-vésiculaire
C. Thyroïdite d'Hashimoto
D. Kyste hémorragique
E. Cancer médullaire

Réponse : A

1. 2. 2 DIVERS

S 89/2/1/ 65

Chez un patient ne présentant aucun trouble endocrinologique hypophysaire évident, un cliché de profil du crâne met en évidence une selle turcique très augmentée de volume, de contours rectangulaires et ne contenant pas de calcification. Quel est le premier diagnostic que vous évoquez?

A. Un adénome à prolactine
B. Un adénome chromophobe
C. Un craniopharyngiome
D. Une selle turcique vide
E. Un adénome corticotrope

Réponse : D

M 91/4/2/ 42

Le myxoedème pré-tibial s'observe dans:

A. La maladie de Basedow
B. L'adénome thyroïdien toxique
C. La thyroïdite subaiguë type de Quervain
D. Le cancer thyroïdien médullaire à stroma amyloïde
E. L'épithélioma papillaire thyroïdien

Réponse : A

1. 3 TRAITEMENTS EN ENDOCRINOLOGIE

1. 3. 1 EFFETS SECONDAIRES

S 85/1/1/ 25

Le Clofibrate (LIPAVLON*) peut provoquer les effets indésirables suivants sauf un: lequel?

A. Des troubles digestifs (nausées - diarrhées)
B. Une atteinte musculaire (myalgies - augmentation des CPK)
C. Une augmentation de la fréquence des lithiases biliaires
D. Une augmentation de l'uricémie
E. Une prise de poids et une augmentation de l'appétit

Réponse : D

S 88/4/1/ 53

Les progestatifs de synthèse de la classe des 19 norstéroïdes ont une autre activité endocrinienne capable de provoquer des effets secondaires; laquelle?

A. Glucocorticoïdes
B. Minéralocorticoïdes
C. Prolactinique
D. Androgénique
E. Anti-aldostérone

Réponse : D

1. 3. 2
EFFETS PHARMACOLOGIQUES

S 89/2/1/ 4

Les anti-androgènes non stéroïdiens agissent par:

A. Inhibition de la sécrétion de testostérone
B. Inhibition de la sécrétion d'hormone lutéotrope (LH) hypophysaire
C. Inhibition de la sécrétion d'androgènes surrénaliens
D. Blocage de l'action des androgènes sur les cellules cibles
E. Inhibition de la sécrétion de LH-RH

Réponse : D

M 89/2/2/ 7

L'administration continue d'un agoniste du LH-RH provoque:

A. Baisse de la LH sérique
B. Elévation transitoire initiale de la testostéronémie
C. Baisse des androgènes surrénaliens
D. Diminution du volume des testicules
E. Atrophie de l'épithélium prostatique

Réponse : ABDE

2
PATHOLOGIE HYPOPHYSAIRE
2. 1
ACROMEGALIE
2. 1. 1
CLINIQUE

S 87/6/1/ 52

Quel est le signe clinique le plus évocateur d'acromégalie:

A. Gonflement des doigts
B. Prise de poids
C. Chute des poils
D. Prognathisme de la mâchoire inférieure
E. Exophtalmie

Réponse : D

M 88/2/2/ 84

Dans l'acromégalie, il existe:

A. Un prognathisme
B. Un diabète
C. Une hypertension artérielle
D. Des vergetures pourpres
E. Des sinus frontaux géants

Réponse : ABCE

M 89/7/2/104

Dans l'acromégalie, on peut observer cliniquement:

A. Un prognathisme
B. Un trouble de l'articulé dentaire
C. Un élargissement du périmètre crânien
D. Un développement excessif des arcades sourcilières
E. Un développement excessif de la protubérance occipitale externe

Réponse : ABCDE

M 90/4/1/114

L'acromégalie peut comporter 4 des symptômes suivants:

A. Hypertension artérielle
B. Céphalées
C. Syndrome du canal carpien
D. Amaigrissement
E. Impuissance sexuelle

Réponse : ABCE

M 90/4/1/118

Chez un sujet atteint d'acromégalie, quel(s) signe(s) témoigne(nt) du caractère évolutif de la maladie?

A. Céphalées
B. Hypersudation
C. Hyperphosphorémie
D. Elargissement de la selle turcique
E. Aggravation d'un diabète

Réponse : ABCE

2. 1. 2
BIOLOGIE

M 85/5/2/ 10

Parmi les anomalies humorales suivantes rencontrées chez un acromégale, laquelle ou lesquelles peuvent être directement en relation avec l'hypersécrétion d'hormone somatotrope ?

A. Hyperphosphorémie
B. Hypoglycémie
C. Hypocalcémie
D. Hypernatrémie
E. Hyperglycémie

Réponse : AE

M 89/5/2/ 1

Dans l'acromégalie:

A. La phosphorémie est abaissée
B. Il existe souvent une diminution de tolérance au glucose
C. L'épreuve d'hyperglycémie provoquée freine la sécrétion de somathormone
D. Il existe souvent une insuffisance gonadotrope
E. Une hypersécrétion de prolactine n'est pas rare

Réponse : BDE

2. 1. 3
IMAGERIE

S 89/1/1/ 47

Parmi les signes radiologiques suivants observés chez un acromégale, quel est celui qui n'est pas directement la conséquence de l'excès d'hormone somatotrope?

A. La grande selle turcique
B. L'hypertrophie des sinus frontaux
C. Le bec acromégalique
D. L'hypertrophie des parties molles
E. L'hypertrophie de la tubérosité unguéale de la phalangette

Réponse : A

S 89/1/1/ 73

Les propositions suivantes sont exactes, sauf une. Le bilan radiologique osseux de l'acromégalie permet de constater:

A. Une augmentation du volume des sinus frontaux et maxillaires
B. Une ostéophytose majeure de siège vertébral
C. Une ostéo-condensation des vertèbres
D. Une déformation en ancres marines des phalangettes
E. Un élargissement des espaces inter-articulaires

Réponse : C

2. 1. 4 DIVERS

M 88/5/2/ 17

Dans l'acromégalie:

A. La phosphorémie est abaissée
B. Il existe assez souvent un diabète sucré
C. La concentration plasmatique de somathormone s'effondre lors de l'épreuve d'hyperglycémie provoquée par voie orale
D. Il existe parfois une hypersécrétion associée de prolactine
E. L'expression "bec acromégalique" désigne l'augmentation de volume des os propres du nez

Réponse : BD

M 90/2/2/111

Indiquez, parmi les propositions suivantes, celle(s) qui est (sont) exacte(s). En cas d'acromégalie:

A. L'hypertension artérielle est fréquente
B. Le rétrognathisme est une déformation habituellement observée
C. Une augmentation de la prolactinémie n'est pas rare
D. La survenue des coliques néphrétiques signe une hyperparathyroïdie associée
E. Un des tests pour affirmer la guérison est l'épreuve d'hypoglycémie insulinique avec dosage de la somathormone

Réponse : AC

2. 2 ADENOME HYPOPHYSAIRE

2. 2. 1 CLINIQUE

S 90/7/1/ 55

L'atteinte du chiasma optique par une tumeur hypophysaire, se traduit par un des signes suivants, lequel?

A. Hémianopsie latérale homonyme
B. Cécité monoculaire
C. Hémianopsie bitemporale
D. Hémianopsie altitudinale
E. Cécité bilatérale

Réponse : C

2. 2. 2 BIOLOGIE

M 93/9/1/ 82

Est ou sont en faveur d'un adénome à prolactine plutôt que d'une hyperprolactinémie fonctionnelle:

A. Un taux de prolactine > 200 ng/ml
B. Une prolactine non stimulable par TRH
C. L'efficacité de la bromocriptine (PARLODEL*)
D. L'abaissement de la progestérone
E. La normalité de FSH et LH

Réponse : AB

2. 2. 3 DIVERS

S 87/5/1/ 89

La bromocriptine (PARLODEL*) est un médicament:

A. Hypolipidémiant
B. Agoniste dopaminergique
C. Hyperprolactinémiant
D. Antibiotique
E. Antithyroïdien

Réponse : B

2. 3 HYPERPROLACTINEMIE

2. 3. 1 CLINIQUE

M 91/1/2/ 56

Les manifestations cliniques révélatrices de l'hyperprolactinémie tumorale chez la femme comportent:

A. Aménorrhée
B. Galactorrhée
C. Céphalées
D. Infertilité
E. Frigidité

Réponse : ABCDE

M 93/8/2/ 8

Quelles sont parmi les manifestations cliniques suivantes, celles qui peuvent relever de l'hyperprolactinémie tumorale chez la femme?

A. Aménorrhée
B. Galactorrhée
C. Goitre
D. Infertilité
E. Céphalées

Réponse : ABDE

2. 3. 2 ETIOLOGIES (FACTEURS DE RISQUE, TERRAIN)

S 85/5/1/ 69

Parmi les substances suivantes, quelle est celle qui élève la prolactine plasmatique chez une femme normale?

A. LHRH
B. TRH
C. L'acide acétylsalicylique
D. HMG
E. Insuline

Réponse : B

M 86/1/2/ 12

La sécrétion de prolactine est augmentée par:

A. Les oestrogènes de synthèse
B. La cortisone
C. La L-Dopa
D. La morphine
E. La thyroxine

Réponse : AD

S 87/3/1/ 20

Les propositions suivantes sont exactes, sauf une. Laquelle? La sécrétion de prolactine peut être augmentée par:

A. Une compression de la tige pituitaire
B. Les oestrogènes
C. La dopamine
D. La cimétidine (TAGAMET*)
E. Les antidépresseurs tricycliques

Réponse : C

S 87/4/1/ 94

Parmi les substances suivantes, quelle est celle qui élève la prolactine plasmatique chez une femme normale?

A. LHRH
B. Oestrogène
C. Acide acétylsalicylique
D. Progestérone
E. Insuline

Réponse : B

S 88/2/1/ 57

Les substances suivantes peuvent induire une hyperprolactinémie, sauf une. Laquelle?

A. Benzamides (ex: PRIMPERAN*)
B. Phénothiazines (ex: LARGACTIL*)
C. Analgésiques morphiniques
D. L-Dopa
E. Cimétidine (TAGAMET*)

Réponse : D

M 90/7/2/ 7

Une hyperprolactinémie iatrogène peut être provoquée par:

A. Les corticoïdes
B. Les antidépresseurs
C. Les oestroprogestatifs
D. L'amiodarone
E. Les bêtalactamines

Réponse : BC

M 94/9/2/ 39

La prolactine plasmatique chez une femme normale peut s'élever à la suite de la prise de:

A. Métoclopramide (PRIMPERAN*)
B. Oestrogènes
C. Acide acétylsalicylique
D. Progestérone
E. Insuline

Réponse : AB

2. 3. 3 TRAITEMENTS

M 87/7/2/ 24

La Bromocriptine est indiquée en cas de:

A. L'hyperprolactinémie non tumorale
B. Le micro-adénome à prolactine
C. L'hypersécrétion corticotrope
D. L'adénome chromophobe
E. L'insuffisance somatotrope

Réponse : AB

2. 3. 4 DIVERS

M 87/3/1/117

L'adénome à prolactine:

A. Chez l'homme est découvert plus souvent que chez la femme au stade de micro-adénome
B. Chez l'enfant, peut être associé à un retard de croissance
C. Se présente souvent sous forme d'adénome mixte à prolactine + FSH
D. Est sujet à poussée évolutive en cas de grossesse
E. Est le plus fréquent des adénomes hypophysaires

Réponse : BDE

M 91/4/2/ 89

L'hyperprolactinémie iatrogène:

A. Est une des causes les plus fréquentes d'hyperprolactinémie
B. Peut être due à la prise de neuroleptiques
C. Peut être secondaire à la prise d'inhibiteurs de l'enzyme de conversion
D. Peut s'accompagner de cycles irréguliers
E. Peut entraîner une infertilité

Réponse : ABDE

2. 4 INSUFFISANCE HYPOPHYSAIRE

2. 4. 1 BIOLOGIE

S 86/5/1/ 21

Lorsqu'on suspecte cliniquement une insuffisance anté-hypophysaire chez une femme âgée de 55 à 60 ans, quel est l'examen le plus utile au diagnostic?

A. Glycémie
B. TSH
C. ACTH
D. FSH-LH
E. Prolactine

Réponse : D

2. 4. 2 DIVERS

S 88/7/1/ 87

Dans l'insuffisance antéhypophysaire globale, l'asthénie et l'opsiurie sont la conséquence de:

A. L'insuffisance thyréotrope
B. L'insuffisance gonadotrope
C. L'insuffisance corticotrope
D. L'insuffisance somatotrope
E. L'insuffisance prolactinique

Réponse : C

2. 5 PANHYPOPITUITARISME

2. 5. 1 CLINIQUE

S 87/4/1/ 43

Chez une femme de 40 ans, porteuse d'un panhypopituitarisme idiopathique, l'un de ces cinq signes n'est jamais retrouvé:

A. Discrète infiltration du visage
B. Sécheresse, voire atrophie cutanée
C. Pigmentation diffuse
D. Dépilation axillaire et pubienne
E. Ralentissement de l'activité physique et psychique

Réponse : C

2. 5. 2 BIOLOGIE

M 86/6/2/ 56

Dans le panhypopituitarisme:

A. La cortisolémie à 8 heures est basse
B. Le synacthène peut augmenter la cortisolémie
C. La TSH est élevée
D. Le traitement de suppléance doit débuter par les hormones thyroïdiennes
E. La testostérone percutanée permet le rétablissement de la spermatogénèse

Réponse : AB

2. 6 SYNDROME DE SHEEHAN

2. 6. 1 DÉFINITION

M 87/7/2/ 60

Dans le syndrome de Sheehan, une ou plusieurs des propositions suivantes sont exactes:

A. Correspond à une nécrose hypophysaire
B. Survient généralement au début de grossesse
C. Favorisé par la survenue d'un collapsus au cours de l'accouchement
D. Volontiers annoncé par une absence de retour de couches
E. Volontiers annoncé par une absence de montée laiteuse

Réponse : ACDE

2. 6. 2 ETIOLOGIES (FACTEURS DE RISQUE, TERRAIN)

S 86/3/1/ 66

Choisissez parmi les propositions suivantes concernant le syndrome de Sheehan celle qui est exacte:

A. Secondaire à un à-coup hypertensif au cours d'une hypertension artérielle grave
B. Secondaire à une nécrose hypophysaire
C. Se caractérise par une aménorrhée avec bouffées vasomotrices
D. Se caractérise par une montée laiteuse dans le post partum
E. Ne s'accompagne pas de signe d'insuffisance thyroïdienne

Réponse : B

2. 6. 3 DIVERS

M 87/3/2/ 16

Dans le syndrome de Sheehan, une ou plusieurs des propositions suivantes sont exactes:

A. Correspond à une nécrose hypophysaire
B. Survenant généralement au début de la grossesse
C. Favorisé par la survenue d'un collapsus au cours de l'accouchement
D. Volontiers annoncé par une absence de retour de couches
E. Volontiers annoncé par une absence de montée laiteuse

Réponse : ACDE

3 PATHOLOGIE SURRENALE

3. 1 INSUFFISANCE SURRENALE

3. 1. 1 BIOLOGIE

M 87/3/2/ 59

L'insuffisance surrénale périphérique se caractérise par:

A. Cortisol bas et ACTH basse
B. Cortisol bas et ACTH normale
C. Cortisol bas et ACTH élevée
D. Aldostérone basse et rénine basse
E. Aldostérone basse et rénine élevée

Réponse : CE

M 89/7/2/ 16

Une insuffisance surrénalienne centrale s'accompagne:

A. Hyperkaliémie
B. Hypoglycémie
C. Hyperpigmentation
D. Test à la Métopirone positif
E. Test au Synacthène Retard positif

Réponse : BE

S 90/3/1/ 75

Préciser le test dynamique permettant d'apprécier la réactivité de la sécrétion du cortisol lors de la suspicion d'une insuffisance surrénale primaire:

A. Test à la régitine
B. Test à la déxaméthasone
C. Test au TRH
D. Test au Synacthène
E. Aucune de ces réponses

Réponse : D

3. 1. 2 ETIOLOGIES (FACTEURS DE RISQUE, TERRAIN)

M 86/5/1/105

Les deux causes les plus fréquentes de l'insuffisance surrénale primaire de l'adulte sont en France:

A. L'hémorragie des surrénales
B. La tuberculose
C. Les métastases surrénaliennes
D. La rétraction corticale auto-immune
E. Les états septicémiques

Réponse : BD

S 90/7/1/ 22

L'origine tuberculeuse d'une insuffisance surrénale peut être envisagée devant:

A. Le jeune âge du malade
B. Le sexe féminin
C. La positivité des anticorps antisurrénaliens
D. La prédominance de l'insuffisance gluco-corticoïde (au début de l'évolution tout au moins)
E. Aucun de ces arguments

Réponse : E

3. 1. 3 BILAN ÉTIOLOGIQUE

S 86/6/1/113

Le test permettant d'apprécier la réactivité de la sécrétion d'Aldostérone lors de la suspicion d'insuffisance surrénale est:

A. Test de la Métopirone
B. Test à la TRH
C. Test à la Régitine
D. Test à la Dexaméthasone
E. Aucune de ces réponses

Réponse : E

3. 1. 4 TRAITEMENTS

M 89/7/2/ 32

Le traitement habituel de l'insuffisance surrénale primaire, non décompensée, comporte:

A. Hydrocortisone
B. Prednisone
C. Fluorocortisone
D. Dexaméthasone
E. Régime sans sel

Réponse : AC

S 90/3/1/ 14

La dose moyenne quotidienne d'hydrocortisone permettant d'équilibrer une insuffisance surrénale primaire chez un adulte est de l'ordre de:

A. 10mg
B. 30mg
C. 60mg
D. 100mg
E. 150mg

Réponse : B

3. 1. 5 DIVERS

M 85/7/2/ 51

Parmi les thérapeutiques ci-dessous, laquelle ou lesquelles sont dangereuses en présence d'une insuffisance surrénale primitive?

A. Pénicilline
B. Hydrocortisone
C. Potassium
D. Régime sans sel
E. 9 alpha Fluorohydrocortisone

Réponse : CD

3. 2 INSUFFISANCE SURRENALE AIGUE

3. 2. 1 CLINIQUE

M 88/6/2/ 91

Parmi les signes suivants lequel (lesquels) est (sont) habituel(s) dans l'insuffisance surrénale aiguë?

A. Déshydratation
B. Hyperglycémie
C. Hypotension artérielle
D. Douleurs abdominales
E. Diarrhée

Réponse : ACDE

M 91/3/2/ 88

Quels sont les signes qui font partie du tableau classique d'insuffisance surrénale aiguë révélatrice d'une maladie d'Addison d'origine tuberculeuse?

A. Perte de poids
B. Hypokaliémie
C. Anorexie
D. Hyponatrémie
E. Calcifications surrénaliennes

Réponse : ACDE

M 91/5/2/ 50

Dans l'insuffisance surrénale aiguë périphérique, on peut observer:

A. Asthénie physique
B. Syndrome confusionnel
C. Collapsus
D. Pigmentation cutanée
E. Polyurie

Réponse : ABCD

M 93/9/2/ 37

Une insuffisance surrénale aiguë peut se manifester par:

A. Une diarrhée
B. Un syndrome douloureux abdominal aigu
C. Un tableau d'anasarque
D. Un état d'agitation
E. Des crampes musculaires

Réponse : ABDE

3. 2. 2 BIOLOGIE

M 89/3/2/ 46

L'insuffisance surrénale aiguë se caractérise par:

A. Une hypernatrémie
B. Une hyperkaliémie
C. Une hypoglycémie
D. Une diminution du taux des protides plasmatiques
E. Une élévation de l'hématocrite

Réponse : BCE

M 90/6/1/116

L'insuffisance surrénale aiguë peut entraîner le (les) désordre(s) biologique(s) suivant(s):

A. Hypokaliémie
B. Hyponatrémie
C. Hyperprotidémie
D. Hypocalcémie
E. Réserve alcaline diminuée

Réponse : BCE

M 90/7/1/ 85

Au cours de l'insuffisance cortico-surrénale aiguë, on peut constater la ou les manifestation(s) biologique(s) suivante(s):

A. Hyponatrémie
B. Insuffisance rénale fonctionnelle
C. Hyperkaliémie
D. Acidose métabolique
E. Activité rénine plasmatique effondrée

Réponse : ABCD

S 91/1/1/ 56

Les modifications ioniques constatées dans l'insuffisance surrénale aiguë sont:

A. Hyponatrémie avec natriurèse conservée
B. Hyponatrémie avec natriurèse effondrée
C. Hypernatrémie avec natriurèse augmentée
D. Hypernatrémie avec natriurèse effondrée
E. L'insuffisance surrénale aiguë ne modifie pas le métabolisme du sodium

Réponse : A

M 91/4/2/ 93

La (les) perturbation(s) biologique(s) rencontrée(s) au cours d'une poussée aiguë d'insuffisance surrénale de la maladie d'Addison est (sont):

A. Hypokaliémie
B. Hyponatrémie
C. Hyperglycémie
D. Natriurèse élevée
E. Augmentation de l'hématocrite

Réponse : BDE

M 92/8/2/ 24

Quels signes biologiques peuvent être rencontrés dans une insuffisance surrénale aiguë?

A. Hypernatrémie
B. Hyponatrémie
C. Hyperkaliémie
D. Hypoglycémie
E. Elévation de l'hématocrite

Réponse : BCDE

3. 2. 3 ETIOLOGIES (FACTEURS DE RISQUE, TERRAIN)

M 94/8/2/ 49

Parmi les circonstances suivantes, laquelle (lesquelles) peut (peuvent) entraîner une insuffisance surrénale aiguë chez un addisonien, en l'absence de traitement préventif?

A. Arrêt du traitement substitutif
B. Accouchement
C. Diarrhée prolongée
D. Régime sans sel
E. Intervention chirurgicale

Réponse : ABCDE

3. 2. 4 TRAITEMENTS

S 86/7/1/ 32

Parmi les thérapeutiques suivantes, laquelle est formellement contre-indiquée dans le traitement d'une insuffisance surrénale aiguë?

A. Chlorure de Sodium
B. Chlorure de Potassium
C. SYNCORTYL* (Désoxycortisone)
D. Glucose
E. Antibiotique

Réponse : B

M 93/8/2/ 13

Quelle(s) est (sont) la (les) modalité(s) du traitement de l'insuffisance surrénale aiguë?

A. Apport de 300 à 400 mg/24 h d'hydrocortisone per os
B. Apport de 300 à 400 mg/24 h d'hydrocortisone en intraveineux
C. 2 à 3 l/24 h de sérum glucosé et 8 g de KCl/24 h
D. 2 à 3 l/24 h de sérum glucosé et 10 à 20 g de NaCl/24 h
E. 5 à 10 mg/24 h de SYNCORTYL* (déoxycorticostérone)

Réponse : BDE

M 94/9/2/ 43

Quelle(s) est (sont) la (les) modalité(s) du traitement de l'insuffisance surrénale aiguë?

A. Apport de 100 mg/24h d'hydrocortisone en intramusculaire
B. Apport de 300 à 400 mg/24h d'hydrocortisone en intramusculaire
C. 2 à 3 l/24h de sérum glucosé et 8 g de KCl/24h
D. 2 à 3 l/24h de sérum glucosé et 10 à 20 g de NaCl/24h
E. 5 à 10 mg/24h de SYNCORTYL*

Réponse : BDE

3. 3 INSUFFISANCE SURRENALE LENTE

3. 3. 1 CLINIQUE

S 85/5/1/ 62

Tous les caractères cliniques de l'asthénie addisonienne, ci-dessous, sont exacts, sauf un. Lequel?

A. Asthénie parfois extrême
B. Asthénie parfois révélatrice de l'affection
C. Asthénie s'associant à une pigmentation
D. Asthénie à prédominance matinale
E. Asthénie pouvant s'accompagner de signes digestifs

Réponse : D

M 87/5/2/ 57

Parmi les symptômes suivants, on peut observer dans une maladie d'Addison:

A. Polydipsie
B. Impuissance
C. Contractures musculaires
D. Dégout du sel
E. Syndrome dépressif

Réponse : BE

M 89/7/2/118

La mélanodermie addisonienne:

A. Est discrète sur la paume des mains (mains mal lavées) où elle épargne cependant les plis palmaires
B. N'atteint les cicatrices que si elles sont postérieures à la maladie
C. Peut entraîner un vitiligo par surstimulation des mélanocytes
D. Peut être totalement absente, même en présence d'une décompensation patente
E. Epargne les ongles

Réponse : BD

M 90/3/1/ 99

Parmi les symptômes suivants, le(s)quel(s) est(sont) observé(s) dans la maladie d'Addison?

A. Arthralgies
B. Contractures musculaires
C. Epaississement de la peau
D. Ménométrorragies
E. Syndrome dépressif

Réponse : BE

3. 3. 2 BIOLOGIE

S 86/2/1/ 61

Quelle est la condition qui permet de porter avec certitude le diagnostic de maladie d'Addison?

A. La cortisolémie est inférieure à 5 microgrammes pour 100 ml
B. L'hypotension, l'hyponatrémie et l'hyperkaliémie sont présentes
C. Le taux de 17 OH urinaires est < à 2 mg/24 h et ne s'élève pas après stimulation par le synacthène
D. Le taux de 17 OH urinaires est < à 2 mg/24 h et ne s'élève pas après administration de métopyrone
E. Le taux d'ACTH plasmatique est normal

Réponse : C

M 94/8/1/ 80

Parmi les examens suivants, il faut demander pour porter le diagnostic d'insuffisance surrénale lente?

A. Dosage de cortisol plasmatique à 8h du matin
B. Dosage de cortisol plasmatique à 8h et à 16h
C. Dosage de la cortisolurie des 24h
D. Dosage des 17-OH corticostéroïdes des 24h
E. Dosage de cortisol plasmatique à 8h et 60mn après SYNACTHENE* immédiat

Réponse : E

3. 3. 3 ETIOLOGIES (FACTEURS DE RISQUE, TERRAIN)

S 85/4/1/ 77

Parmi les cas de découverte récente chez les français de souche, quelle est la cause la plus fréquente d'insuffisance surrénale lente?

A. Rétraction corticale
B. Métastases d'un cancer pulmonaire
C. Tuberculose
D. Déficit enzymatique
E. Accident des anticoagulants

Réponse : A

M 88/3/2/ 34

Devant une insuffisance surrénale chronique quel(s) argument(s) retenez-vous en faveur d'une étiologie tuberculeuse de la maladie?

A. Il existe des antécédents de tuberculose ostéo-articulaire
B. La radiographie de l'abdomen montre des calcifications surrénales
C. La médullosurrénale est atteinte
D. La pigmentation est plus prononcée que dans les surrénalites auto-immunes
E. L'intradermo réaction à la tuberculine est négative

Réponse : ABC

3. 3. 4 BILAN ÉTIOLOGIQUE

M 86/5/2/ 47

Vous explorez une maladie d'Addison d'origine tuberculeuse. Parmi les propositions suivantes, concernant l'exploration hypophyso-surrénale, quelle est celle ou quelles sont celles qui est (sont) exacte(s)?

A. Il existe des calcifications au niveau des cortico-surrénales
B. Le taux d'ACTH plasmatique est bas
C. Le test de stimulation par le synacthène est positif
D. L'activité rénine plasmatique (ARP) est élevée
E. Il existe une hyperkaliémie en période de décompensation

Réponse : ADE

3. 3. 5 EVOLUTION (PRONOSTIC, COMPLICATIONS)

M 89/2/2/ 60

Parmi les circonstances suivantes, laquelle (lesquelles) peut (peuvent) entraîner une insuffisance surrénale aiguë chez un addisonien, en l'absence de traitement préventif?

A. Grippe
B. Accouchement
C. Diarrhée prolongée
D. Régime sans sel
E. Intervention chirurgicale

Réponse : ABCDE

3. 3. 6 TRAITEMENTS

M 85/7/2/ 34

Parmi les thérapeutiques suivantes, on peut utiliser dans la maladie d'Addison:

A. Hydrocortisone
B. Cortancyl
C. Cortisone
D. Synacthène
E. Aucune de ces propositions

Réponse : AC

S 86/3/1/ 28

Une malade de 42 ans est traitée depuis 5 ans pour une authentique insuffisance surrénale chronique. Elle reste fatiguée et hypotendue. Une erreur importante dans la prescription de son traitement précisé ci-dessous est probablement responsable de ce mauvais résultat:

A. Hydrocortisone 10 mg: un comprimé le matin, à midi et le soir
B. Fludrocortisone 50 mcg: un comprimé le matin
C. Vitamine C 50 mg: un comprimé le matin et à midi
D. Traitement à maintenir en permanence, doses à tripler en cas d'épisode infectieux intercurrent
E. Maintient d'une alimentation très peu salée en raison de la corticothérapie

Réponse : E

S 87/1/1/ 60

La prescription diététique d'une maladie d'Addison traitée est:

A. Régime sans sel
B. Régime normosalé
C. Régime riche en potassium
D. Régime restrictif en glucides
E. Régime restrictif en protides

Réponse : B

M 88/5/2/ 46

Le traitement de l'insuffisance surrénale lente associe de l'hydrocortisone et de la 9 alpha-fluorohydrocortisone. Le régime à suivre doit être:

A. Désodé
B. Normosodé
C. Avec apports de sels de potassium
D. Sans apports de sels de potassium
E. Riche en calcium

Réponse : BD

M 89/2/2/ 59

La (les) conduite(s) suivantes est (sont) indiquée(s) pour le traitement de l'insuffisance surrénale lente (Addison)?

A. La prise de CORTANCYL* (Prednisone)
B. Le régime sans sel
C. La prise d'hydrocortisone un jour sur deux
D. La prise quotidienne de 9-alphafluorohydrocortisone
E. La prise quotidienne d'hydrocortisone

Réponse : DE

3. 4 SYNDROME DE CONN

3. 4. 1 CLINIQUE

M 86/6/2/ 92

Dans l'hyperaldostéronisme primaire (syndrome de Conn) on constate:

A. Hypertension artérielle
B. Diarrhée motrice
C. Paresthésies des membres inférieurs
D. Polyurie et polydipsie
E. Hypersudation

Réponse : ACD

S 87/4/1/ 23

Indiquez parmi les éléments cliniques suivants, celui qui n'appartient pas au syndrome de Conn:

A. Hypertension systolo-diastolique
B. Asthénie
C. Syndrome polyuro-polydipsique
D. Accès tétanique
E. Surcharge liquidienne

Réponse : E

3. 4. 2 BIOLOGIE

S 87/4/1/ 56

Indiquez, parmi les paramètres biochimiques suivants celui qui évoque l'existence d'un adénome de Conn chez un hypertendu:

A. Hypernatrémie
B. Hypokaliémie
C. Acidose métabolique
D. Hyperglycémie
E. Activité rénine normale dans les veines périphériques

Réponse : B

S 89/4/1/ 20

Le syndrome de Conn est caractérisé par les signes biologiques suivants, sauf un. Lequel?

A. Hypokaliémie
B. Hyponatrémie
C. Alcalose métabolique
D. Aldostéronurie accrue
E. Cortisol plasmatique normal

Réponse : B

M 89/6/2/ 47

Dans le syndrome de Conn, on observe:

A. Une hyponatrémie de dilution
B. Une élévation de l'activité rénine plasmatique
C. Une alcalose hypokaliémique
D. Une persistance de la natriurèse (phénomène d'échappement)
E. Une hyperkaliurie

Réponse : CDE

3. 4. 3 TRAITEMENTS

S 88/1/1/ 55

Parmi les propositions suivantes, indiquez celle qui est exacte. L'HTA d'un syndrome de Conn non opéré doit être traitée par:

A. Le furosémide
B. Les thiazidiques
C. Les bêta-bloquants
D. Les spironolactones
E. L'alpha méthyl DOPA

Réponse : D

3. 5 SYNDROME ET MALADIE DE CUSHING

3. 5. 1 DÉFINITION

M 91/2/2/ 26

Parmi toutes ces propositions caractérisant la maladie de Cushing, quelle(s) est (sont) celle(s) qui est (sont) exacte(s)?

A. La maladie de Cushing est un hypercortisolisme chronique secondaire à une sécrétion excessive d'ACTH d'origine hypophysaire
B. Dans la majorité des cas, l'ACTH plasmatique mesurée le matin est comprise dans la fourchette des valeurs observées chez les sujets normaux
C. La sécrétion d'ACTH a conservé une sensibilité au retro-contrôle négatif par de fortes doses de glucocorticoïdes
D. Lors du test à la métopirone, l'ACTH ne s'élève pas
E. L'ablation complète et sélective du micro-adénome responsable de la maladie de Cushing entraîne en général une insuffisance corticotrophe

Réponse : ABCE

3. 5. 2
CLINIQUE

M 85/4/2/ 56

La séméiologie du syndrome de Cushing comporte classiquement:

A. Amyotrophie
B. Tachycardie
C. Acné
D. Douleurs osseuses
E. Infiltration cutanéo-muqueuse

Réponse : ACD

M 85/6/2/ 24

Dans un syndrome de Cushing on peut observer:

A. Répartition prédominante des graisses à la partie supérieure du corps
B. Peau épaissie
C. Hypertrophie musculaire
D. Hypertension artérielle
E. Aménorrhée

Réponse : ADE

S 86/4/1/103

Les manifestations cliniques suivantes peuvent se voir au cours du syndrome de Cushing, sauf une. Indiquez laquelle:

A. Amyotrophie
B. Obésité facio-tronculaire
C. Ostéomalacie
D. Vergetures pourpres abdominales
E. Hypertension artérielle

Réponse : C

S 87/5/1/ 45

Dans le syndrome de Cushing, on observe habituellement:

A. Une diarrhée motrice
B. Une amyotrophie proximale
C. Une hypotension artérielle
D. Une ostéomalacie
E. Une tachycardie sinusale

Réponse : B

M 92/9/2/ 4

Quel(s) est (sont) le(s) signe(s) qui se rencontre(nt) dans le syndrome de Cushing?

A. Obésité facio-tronculaire
B. Erythrose faciale
C. Ostéoporose
D. Hypertrophie des extrémités
E. Faiblesse musculaire

Réponse : ABCE

3. 5. 3
BIOLOGIE

M 87/2/2/ 36

Dans le syndrome de Cushing, on peut observer:

A. Cortisol bas et ACTH élevée
B. Cortisol bas et ACTH basse
C. Cortisol élevé et ACTH basse
D. Cortisol libre urinaire élevé
E. Test de freination à la Dexaméthasone négatif

Réponse : CDE

S 87/6/1/ 50

Dans le syndrome de Cushing par adénome surrénalien, le taux d'ACTH plasmatique est:

A. Normal
B. Elevé
C. Abaissé
D. Variable du fait du rythme circadien
E. Fonction de l'aldostéronémie

Réponse : C

3. 5. 4
DIAGNOSTIC DIFFÉRENTIEL

S 87/1/1/ 61

Parmi les signes suivants, un seul peut être commun à la maladie de Cushing et à la maladie d'Addison:

A. Vergetures rouges
B. Mélanodermie
C. Galactorrhée
D. Hirsutisme
E. Diarrhée

Réponse : B

3. 5. 5
ETIOLOGIES
(FACTEURS DE RISQUE, TERRAIN)

M 94/9/2/ 46

Quelle(s) étiologie(s) des syndromes de Cushing s'accompagne(nt) généralement d'une hyperplasie bilatérale des surrénales?

A. Le corticosurrénalome malin
B. La maladie de Cushing
C. Le syndrome de Cushing paranéoplasique
D. Le syndrome de Cushing secondaire à un traitement par corticoïdes
E. L'adénome cortico-surrénalien

Réponse : BC

3. 5. 6 BILAN ÉTIOLOGIQUE

M 87/3/2/ 58

Devant un syndrome de Cushing, quel(s) examen(s) est (sont) utile(s) au diagnostic étiologique?

A. Dosage de l'ACTH plasmatique
B. Dosage du cortisol plasmatique
C. Dosage du cortisol libre urinaire
D. Scintigraphie au iodo-cholestérol
E. Examen tomodensitométrique

Réponse : ADE

3. 5. 7 DIVERS

M 90/4/1/115

Dans l'hypercorticisme métabolique type Cushing:

A. Une hypertension artérielle est habituelle
B. Une note de virilisation (hypertrichose, acné) est fréquente
C. Le test de freination faible est négatif
D. Un cortisol plasmatique élevé à 8 h suffit à affirmer le diagnostic
E. L'ACTH plasmatique est toujours élevé

Réponse : ABC

M 91/3/2/ 90

La maladie de Cushing:

A. Est due à un microadénome hypophysaire corticotrope le plus souvent non visible sur le scanner ou la RMN
B. S'accompagne d'un test au CRF et à la métopyrone négatifs
C. S'accompagne d'un freinage fort positif
D. S'accompagne d'une hyperplasie bilatérale des surrénales
E. S'accompagne parfois d'une mélanodermie franche

Réponse : ACDE

3. 6 HYPERCORTICISME

3. 6. 1 CLINIQUE

M 85/3/2/ 62

Parmi les symptômes suivants, lequel ou lesquels se voi(en)t dans l'hypercortisolisme?

A. L'hypertrichose
B. Les épisodes psychotiques
C. Les oedèmes malléolaires
D. L'épaississement du derme
E. Les coliques néphrétiques

Réponse : ABCE

3. 6. 2 BIOLOGIE

S 85/2/1/ 62

Les propositions suivantes sont exactes sauf une. Dans l'hypercorticisme para-néoplasique:

A. Le néoplasme broncho-pulmonaire est la cause la plus fréquente
B. L'amyotrophie est particulièrement intense
C. L'ACTH plasmatique est effondrée
D. Le bilan ionique montre une alcalose avec hypokaliémie
E. Le test de freination par le Dectancyl est négatif

Réponse : C

M 85/5/2/ 28

Concernant les hypercortisolémies:

A. Dans la maladie de Cushing le cycle nycthéméral du cortisol est conservé
B. Dans le syndrome de Cushing par adénome de la surrénale le cycle du cortisol est aboli
C. Dans la maladie de Cushing le test à la métopirone est positif (augmentation du composé S plasmatique)
D. L'hypercortisolisme accompagnant l'obésité est freinable par le test Dexaméthasone 1 mg à minuit et dosage de la cortisolémie à 8 h du matin
E. L'adénome de la surrénale est la cause la plus fréquente des hypercortisolismes spontanés

Réponse : BCD

S 87/6/1/ 51

Le taux de sécrétion normal du cortisol chez l'adulte est:

A. De l'ordre de 10 mg/jour
B. De l'ordre de 30 mg/jour
C. De l'ordre de 50 mg/jour
D. Moins important que la quantité de 17OH excrétés dans les urines de 24 heures
E. Moins important que la quantité de cortisol libre urinaire excrété dans les urines de 24 heures

Réponse : A

3. 6. 3 DIVERS

S 89/5/1/ 27

Le tableau de l'hypercorticisme minéralo-corticoïde primaire comporte tous les signes suivants sauf un; lequel?

A. Une hypokaliémie
B. Une acidose métabolique
C. Une polyurie
D. Une faiblesse musculaire
E. Une diminution de tolérance au glucose

Réponse : B

3. 7
PHEOCHROMOCYTOME
3. 7. 1
CLINIQUE

M 85/4/2/ 55

La présence d'un phéochromocytome chez un hypertendu est évoquée par deux des éléments ci-dessous; lesquels:

A. Jeune âge du patient
B. Hypotension orthostatique en dehors de tout traitement
C. Accès de faiblesse musculaire
D. Phénomènes de sudation abondante et généralisée
E. Accès de vertiges

Réponse : BD

M 85/5/2/ 30

Au cours d'une hypertension artérielle (180/120 mmHg) le diagnostic de phéochromocytome est suggéré par la constatation de:

A. Accès sudoraux
B. Crampes musculaires
C. Hypotension orthostatique
D. Souffle épigastrique
E. Taches cutanées café au lait

Réponse : ACE

M 85/7/2/ 70

L'hypertension du phéochromocytome:

A. Peut être permanente
B. S'accompagne d'un diabète biologique
C. Comporte une volémie élevée
D. Peut s'accompagner de crises d'extra-systoles
E. Peut s'accompagner de céphalées

Réponse : ABDE

M 86/4/2/ 60

Une hypertension artérielle paroxystique est d'autant plus évocatrice d'un phéochromocytome que les poussées s'accompagnent:

A. D'une sensation de malaise intense
B. De sueurs profuses
C. De troubles vasomoteurs en particulier au niveau du visage
D. D'une bradycardie
E. De céphalées

Réponse : ABCE

M 86/5/2/ 18

Parmi les signes suivants, le(s)quel(s) oriente(nt), à l'interrogatoire d'un hypertendu, vers un diagnostic de phéochromocytome?

A. Céphalées par poussées
B. Polyurie
C. Crises sudorales
D. Douleur constrictive thoracique
E. Palpitations

Réponse : ACDE

M 86/6/2/ 31

Un phéochromocytome peut être évoqué sur:

A. Des malaises associant céphalées, sueurs et palpitations
B. Un diabète sucré
C. Une hypertension artérielle paroxystique
D. Une abolition des pouls fémoraux
E. Une hypotension orthostatique

Réponse : ABCE

S 89/7/1/ 51

Parmi les symptômes suivants, quel est celui qui n'est pas commun au phéochromocytome et à l'hyperthyroïdie?

A. Transpiration excessive
B. Céphalées
C. Tremblements
D. Palpitations
E. Accélération du transit

Réponse : B

M 89/4/2/119

Lors de l'interrogatoire d'un hypertendu, quel(s) est (sont) le(s) signe(s) qui oriente(nt) vers un diagnostic de phéochromocytome?

A. Céphalées
B. Polyurie
C. Crises sudorales
D. Palpitations
E. Douleur lombaires

Réponse : ACD

M 91/1/2/ 70

En présence d'une HTA secondaire, quels signes évoquent un phéochromocytome?

A. Une HTA permanente isolée
B. Une HTA avec hypotension orthostatique
C. L'association HTA céphalées, tachycardie, sueurs
D. Des épisodes de flush avec diarrhée
E. Des malaises per-mictionnels avec poussées tensionnelles

Réponse : BCE

S 91/5/1/ 6

Les signes et symptômes suivants sont évocateurs de phéochromocytome, sauf un. Précisez lequel?

A. Sueurs
B. Céphalées
C. Prise de poids
D. Hypotension orthostatique
E. Palpitations

Réponse : C

M 91/7/2/ 83

Au cours d'HTA à 200/120 mmHg, le diagnostic de phéochromocytome est suspecté devant:

A. Accès de sueurs
B. Souffle hypogastrique
C. Taches cutanées café au lait
D. Hypotension orthostatique
E. Crampes musculaires

Réponse : ACD

S 86/7/1/ 33

Au cours d'une poussée de phéochromocytome on peut constater:

A. Une bradycardie sinusale
B. Une diarrhée motrice
C. Une vasodilatation périphérique
D. Un ralentissement psychomoteur
E. Aucun de ces signes

Réponse : E

3. 7. 2 IMAGERIE

S 89/1/1/ 45

Une seule des techniques de scintigraphie suivantes est utile pour repérer un phéochromocytome: laquelle?

A. 99m Technétium
B. Séléno-méthionine marquée
C. Iodométhylbenzylguanidine marquée
D. Gallium marqué
E. 123 iode

Réponse : C

M 90/1/1/ 5

La constatation d'une volumineuse tumeur surrénalienne hypervascularisée par urographie, scanographie ou angiographie chez un sujet hypertendu vous oriente vers quel diagnostic parmi les suivants?

A. Kyste
B. Adénome de Conn
C. Lipome
D. Hématome intraglandulaire
E. Phéochromocytome

Réponse : E

3. 7. 3 FORMES CLINIQUES

S 85/7/1/ 10

Le syndrome de Sipple est l'association d'un phéochromocytome avec:

A. Une tumeur du corpuscule carotidien
B. Un cancer médullaire de la thyroïde
C. Un insulinome pancréatique
D. Une neurofibromatose
E. Un adénome antéhypophysaire

Réponse : B

3. 7. 4 DIAGNOSTIC DIFFÉRENTIEL

S 87/4/1/ 86

En présence d'une hypertension artérielle, il faut penser à la possibilité d'un phéochromocytome dans toutes les circonstances suivantes, sauf une, laquelle?

A. Une hypertension artérielle associée à des taches cutanées "café au lait"
B. Une hypertension permanente avec paroxysmes hypertensifs
C. Une hypertension artérielle avec hypokaliémie et alcalose métabolique
D. Une hypertension artérielle avec accès de céphalées et de sueurs
E. Une hypertension artérielle avec accès d'hypotension artérielle orthostatique

Réponse : C

M 88/2/2/ 43

Les causes endocriniennes d'HTA comportent:

A. Le phéochromocytome
B. L'hyperthyroïdie
C. L'insulinome langerhansien
D. Le syndrome de Conn
E. Le syndrome de Cushing

Réponse : ADE

3. 7. 5 EVOLUTION (PRONOSTIC, COMPLICATIONS)

M 86/6/1/117

Indiquez, parmi les suivants, le(s) élément(s) permettant d'affirmer formellement la malignité d'un phéochromocytome:

A. Existence de plusieurs localisations au niveau d'organes chromaffines
B. Présence de tumeurs endocriniennes multiples
C. Hypervascularisation anarchique à l'artériographie
D. Anomalies cytonucléaires à l'histologie
E. Métastases à distance des zones chromaffines

Réponse : E

M 90/1/2/ 3

Quel(s) est (sont) le(s) critère(s) de malignité d'un phéochromocytome?

A. L'examen anatomopathologique extemporané de la surrénale
B. L'examen anatomopathologique définitif de la surrénale
C. Une deuxième localisation surrénalienne
D. Une localisation ganglionnaire
E. Une localisation hépatique

Réponse : DE

S 90/6/1/ 11

Au cours d'une hypertension artérielle paroxystique liée à un phéochromocytome le sujet se plaint des symptômes suivants, sauf un. Lequel?

A. Céphalées
B. Sudations
C. Palpitations
D. Douleurs abdominales
E. Diarrhée

Réponse : E

3. 7. 6 DIVERS

M 86/7/2/ 5

Un phéochromocytome peut être associé à:

A. Une neurofibromatose
B. Une hyperparathyroïdie primitive
C. Un cancer médullaire de la thyroïde
D. Des névromes muqueux
E. Une angiomatose rétino-cérébelleuse

Réponse : ABCDE

4
PATHOLOGIE THYROIDIENNE
4. 1
THYROIDE
4. 1. 1
CLINIQUE

M 90/1/2/117

Parmi les signes cliniques suivants, indiquer celui (ceux) qui se rapporte(nt) typiquement à l'adénome toxique:

A. Tachycardie
B. Amaigrissement
C. Goitre diffus
D. Tremblements
E. Exophtalmie

Réponse : ABD

4. 1. 2
TRAITEMENTS

M 86/6/2/ 7

Lors d'une lobectomie thyroïdienne totale ou d'une thyroïdectomie totale, il faut se souvenir que le pôle supérieur de la glande thyroïde:

A. Est au niveau du cartilage cricoïde
B. Est longé en dedans par le nerf récurrent
C. Est coiffé par la division de l'artère thyroïdienne supérieure
D. Est souvent en contact avec la parathyroïde supérieure
E. Est amarré par les ligaments de Grüber

Réponse : CD

4. 1. 3
BILAN PRÉ-THÉRAPEUTIQUE

S 92/8/1/ 8

Chez une jeune fille absorbant de façon clandestine du CYNOMEL* (LT3), on observe tous les paramètres suivants, sauf un. Lequel?

A. Taux élevé de la T3
B. Taux élevé de la T4
C. TSH effondrée
D. Thryroglubuline indosable
E. Absence d'anticorps antirécepteurs à TSH

Réponse : B

4. 2
ADENOME THYROIDIEN
4. 2. 1
CLINIQUE

M 90/6/1/114

La symptomatologie de l'adénome thyroïdien toxique comporte:

A. Un amaigrissement
B. Une diarrhée
C. Une exophtalmie
D. Une tachycardie sinusale
E. Un goitre diffus

Réponse : ABD

4. 2. 2
TRAITEMENTS

M 85/4/2/ 57

Parmi les 5 propositions suivantes quelle est celle (quelles sont celles) que vous retenez? L'adénome toxique thyroïdien a pour traitement radical:

A. Exérèse chirurgicale
B. Freination hypophysaire grâce à de la T3
C. Antithyroïdien de synthèse
D. Irradiation interstitielle (Iode 131)
E. Traitement iodé prolongé

Réponse : AD

4. 2. 3
DIVERS

M 90/2/1/114

Dans l'adénome thyroïdien toxique:

A. Il n'existe jamais d'exophtalmie
B. Les manifestations cardiaques sont fréquentes
C. Il existe un goitre diffus homogène
D. Il n'y a pas de réponse de la TSH lors du test de stimulation par TRH
E. La scintigraphie est essentielle pour le diagnostic

Réponse : ABDE

4. 3
NODULE THYROIDIEN
4. 3. 1
ANATOMOPATHOLOGIE

S 87/2/1/ 17

Quel diagnostic faut-il évoquer devant un nodule thyroïdien isolé, accompagné de diarrhée et de crises vasomotrices:

A. Un carcinome papillaire
B. Un kyste colloïde
C. Un carcinome médullaire
D. Un adénome toxique
E. Un foyer de thyroïdite

Réponse : C

S 88/4/1/ 34

Dans quel cas la ponction cytologique d'un nodule thyroïdien peut-elle exclure la malignité dans un nodule hypofixant?

A. Nodule solide, la ponction ne ramène rien (ponction blanche)
B. Nodule solide, la ponction ramène du sang
C. La ponction amène du liquide brun foncé et n'effondre pas le nodule
D. La ponction effondre totalement le nodule et ramène du liquide citrin sans cellules
E. La ponction ramène des cellules normales

Réponse : D

4. 3. 2
ETIOLOGIES (FACTEURS DE RISQUE, TERRAIN)

M 89/6/1/110

Un nodule hypofixant à la scintigraphie de la thyroïde peut être:

A. Une hématocèle
B. Un kyste
C. Un cancer thyroïdien
D. Un adénome
E. Une thyroïdite subaiguë

Réponse : ABCD

4. 3. 3
EVOLUTION (PRONOSTIC, COMPLICATIONS)

M 85/3/2/ 58

Après une lobectomie pour nodule froid isolé, quelles sont les deux complications les plus à craindre?

A. Paralysie récurrentielle
B. Hypoparathyroïdie
C. Hypothyroïdie
D. Trachéomalacie
E. Hémorragie

Réponse : AE

4. 3. 4
TRAITEMENTS

S 90/2/1/ 22

Après thyroïdectomie totale pour un nodule thyroïdien froid unique, bien encapsulé, d'épithélioma vésiculo-papillaire, sans métastase ganglionnaire (vérifié après curage homolatéral), on décide de ne pas donner d'iode radioactif. Un traitement par hormone thyroïdienne:

A. Est contre-indiqué car il stimulerait d'éventuelles métastases
B. Doit être prescrit à dose dégressive pendant un ou deux mois en tout
C. Doit être prescrit uniquement si la thyroglobuline plasmatique est élevée
D. Doit être prescrit à vie à la dose minimale suffisante pour éviter une hypothyroïdie
E. Doit être prescrit à vie à une dose qui freine bien la TSH

Réponse : E

4. 3. 5
DIVERS

S 86/1/1/ 2

Le nodule thyroïdien toxique est caractérisé par tous les signes suivants sauf un. Lequel?

A. Il entraîne l'apparition de signes cliniques d'hyperthyroïdie
B. Il fixe intensément l'isotope radioactif à la cartographie
C. Il met au repos le reste de la glande thyroïde qui ne fixe plus l'isotope en scintigraphie
D. La sécrétion du nodule peut être freinée par l'administration de T3
E. L'administration de thyréostimuline réveille la sécrétion de la thyroïde normale

Réponse : D

4. 4
GOITRE
4. 4. 1
CLINIQUE

M 91/6/2/ 18

Le goitre simple, diffus, non compliqué est caractérisé par:

A. Prédisposition familiale fréquente
B. Favorisé par la prise de produits iodés
C. Découverte souvent fortuite
D. Absence d'adénopathies cervicales
E. Absence de signes de dysthyroïdie

Réponse : ACDE

4. 4. 2
ETIOLOGIES
(FACTEURS DE RISQUE, TERRAIN)

S 88/1/1/ 53

L'association d'un goitre avec hypothyroïdie évoque:

A. Une maladie de Basedow
B. Un cancer de la thyroïde
C. Une thyroïdite auto-immune
D. Un adénome de Plummer
E. Un nodule hypofixiant

Réponse : C

S 89/1/1/ 46

L'association d'un goitre et d'une hypothyroïdie s'observe dans:

A. Maladie de Basedow
B. Goitre simple
C. Adénome toxique de Plummer
D. Thyroïdite d'Hashimoto
E. Cancer de la thyroïde

Réponse : D

M 90/4/1/119

Indiquer la (les) proposition(s) exacte(s) concernant la constatation d'une fixation thyroïdienne d'iode radioactif effondrée, chez un sujet présentant un petit goitre diffus et une symptomatologie clinique évocatrice d'hyperthyroïdie:

A. Elimine le diagnostic de thyrotoxicose
B. Peut se voir au stade initial d'une thyroïdite subaiguë
C. Affirme le diagnostic de thyrotoxicose factice
D. Evoque fortement un adénome toxique
E. Peut se voir dans une maladie de Basedow chez un patient saturé en iode

Réponse : BE

4. 4. 3
EVOLUTION
(PRONOSTIC, COMPLICATIONS)

M 85/2/2/ 2

Devant un volumineux goitre sans signes cliniques de compression, euthyroïdien, refoulant la trachée radiologiquement, hétérogène en scintigraphie, quels sont les deux risques évolutifs qui incitent à une exérèse chirugicale?

A. Troubles compressifs par goitre bénin
B. Nécrose
C. Dégénérescence maligne
D. Basedowification
E. Hémorragie intra-glandulaire

Réponse : AC

4. 4. 4
TRAITEMENTS

M 86/2/1/119

Indiquez, parmi les suivantes, la ou les affirmations exactes concernant les goitres plongeants cervico-médiastinaux:

A. Ils occupent exclusivement le médiastin antérieur
B. Ils s'accompagnent plus fréquemment que les goitres cervicaux d'une paralysie récurrentielle
C. Ils entraînent fréquemment des troubles de compression en particulier trachéaux
D. Leur traitement est uniquement chirurgical
E. Ils peuvent, le plus souvent, être enlevés par voie cervicale pure

Réponse : CDE

S 88/5/1/ 27

Le goitre hyperplasique simple et récent doit être traité par:

A. Le néomercazole
B. L'iode radioactif
C. La thyroïdectomie subtotale
D. La corticothérapie
E. L'opothérapie thyroïdienne

Réponse : E

4. 4. 5
DIVERS

M 86/7/1/108

Indiquez, parmi les suivantes, la ou les affirmations exactes concernant les goitres plongeants cervico-médiastinaux:

A. Ils peuvent migrer dans le médiastin postérieur
B. Le prolongement thoracique reste du même côté que le lobe thyroïdien dont il est issu
C. Leur vascularisation est d'origine cervicale assurée par l'artère thyroïdienne inférieure
D. Les goitres situés à droite peuvent laminer ou entourer le nerf récurrent
E. La voie d'abord de choix pour leur ablation chirurgicale est la thoracotomie latérale

Réponse : ACD

M 87/1/1/105

Indiquez, parmi les suivantes, le ou les siège(s) possible(s) de tissu thyroïdien ectopique pouvant donner lieu au développement d'un goitre:

A. Médiastin antérieur
B. Position sub-linguale
C. Médiastin postérieur
D. Espace rétro-péritonéal
E. Ovaire

Réponse : ABCE

4. 5 HYPERTHYROIDIE

4. 5. 1 PHYSIOPATHOLOGIE

M 86/2/2/ 52

La thyroglobuline:

A. Est la protéine la plus importante dans le transport plasmatique de la thyroxine
B. Est élevée dans le plasma au cours des thyréotoxicoses factices
C. Est une glycoprotéine iodée
D. Permet de surveiller l'évolution des cancers thyroïdiens différenciés après thyroïdectomie totale
E. Est indosable en cas d'agénésie thyroïdienne

Réponse : CDE

4. 5. 2 CLINIQUE

S 87/4/1/ 29

Parmi les signes suivants, un n'existe pas dans la thyrotoxicose. Lequel?

A. Amaigrissement avec appétit conservé
B. Tachycardie avec éréthisme
C. Accélération du transit digestif
D. Tremblement avec fatigue musculaire
E. Mains sèches et froides

Réponse : E

S 87/5/1/ 61

Quel est parmi ces critères hémodynamiques, celui qui est évocateur d'hyperthyroïdie?

A. Diminution du débit cardiaque
B. Débit cardiaque normal
C. Augmentation des résistances périphériques
D. Augmentation du débit cardiaque
E. Diminution des résistances périphériques

Réponse : D

M 89/6/2/ 52

Parmi les éléments cliniques suivants, le(s)quel(s) est (sont) classiquement rencontré(s) dans une hyperthyroïdie périphérique?

A. Macroglossie
B. Crampes musculaires
C. Diarrhée
D. Hirsutisme
E. Acroparesthésies

Réponse : ABE

S 90/3/1/ 83

Parmi les signes suivants, la thyrotoxicose du sujet jeune, n'entraîne pas:

A. Polydipsie
B. Tachycardie
C. Amaigrissement
D. Anorexie
E. Thermophobie

Réponse : AD

M 91/3/2/ 19

Quelle(s) est (sont) le(s) signe(s) que l'on peut retrouver chez un sujet en hyperthyroïdie sévère?

A. Arythmie complète par fibrillation auriculaire
B. Diarrhée
C. Hypercalcémie
D. Episode pseudo-maniaque
E. Hypothermie

Réponse : ABCD

4. 5. 3 IMAGERIE

M 85/3/2/ 59

Dans quel(s) type(s) d'hyperthyroïdie une absence complète de fixation isotopique est observée à la scintigraphie?

A. Maladie de Basedow
B. Adénome toxique
C. Hyperthyroïdie à l'iode
D. Thyroïdite subaiguë
E. Thyrotoxicose factice

Réponse : CDE

M 90/4/1/116

Une fixation thyroïdienne d'iode radioactif nulle ou très faible chez une patiente présentant un syndrome clinique et biologique de thyrotoxicose peut s'expliquer, selon les cas, par:

A. La dilution de l'iode radio-actif dans un stock iodé de l'organisme très élevé
B. Une fuite urinaire massive de l'iode provoquée par la thyrotoxicose
C. Une fixation ectopique de l'iode sur les ovaires après la ménopause
D. Un arrêt de la synthèse de l'hormone thyroïdienne et de la fixation d'iode du fait d'une thyroïdite
E. Une mise au repos de la thyroïde par l'ingestion à forte dose de T4 ou T3

Réponse : ADE

4. 5. 4 TRAITEMENTS

M 85/1/2/ 16

On pose une indication opératoire dans une hyperthyroïdie:

A. Après échec d'un traitement médical bien conduit
B. Parce qu'il y a rechute à l'arrêt d'un traitement médical de 2 ans
C. De principe chez tous les sujets jeunes
D. En raison de l'apparition d'une granulopénie sous traitement médical
E. En raison de difficultés à s'astreindre à un traitement médical (raisons professionnelles...)

Réponse : ABDE

S 85/5/1/ 63

L'examen indispensable pour surveiller la bonne tolérance d'un antithyroïdien de synthèse est:

A. Hémogramme
B. Glycémie
C. Calcémie
D. Uricémie
E. Créatininémie

Réponse : A

M 85/7/2/ 15

Le traitement par Carbimazole peut entraîner:

A. Une leuconeutropénie
B. Une cytolyse hépatique
C. Des arthralgies avec rash cutané
D. Une tubulopathie
E. Une aplasie médullaire

Réponse : ACE

M 86/2/2/ 2

Indiquer deux mécanismes invoqués, parmi les suivants, pour rendre compte de l'action des antithyroïdiens de synthèse:

A. Inhibition de l'action des hormones thyroïdiennes
B. Blocage de l'action de TSH sur le corps thyroïde
C. Inhibition de l'oxydation des iodures en iode
D. Blocage de la libération de TSH
E. Inhibition de l'incorporation de l'iode à la tyrosine

Réponse : CE

S 86/4/1/ 92

Parmi les médicaments suivants, lequel peut s'utiliser pour traiter une hyperthyroïdie, en association aux anti-thyroïdiens?

A. Isoprénaline (ISUPREL*)
B. Terbutaline (BRICANYL*)
C. Propranolol (AVLOCARDYL*)
D. Noradrénaline (LEVOPHED*)
E. Clomipramine (ANAFRANIL*)

Réponse : C

M 86/4/2/ 42

Dans une thyrotoxicose grave, quelles sont les trois indications thérapeutiques habituellement retenues?

A. Chirurgie d'urgence
B. Bêta-bloquants
C. Iode radio-actif
D. Antithyroïdiens de synthèse
E. Iode minéral

Réponse : BDE

S 86/7/1/ 98

Une femme de 35 ans, traitée pour une hyperthyroïdie, a des épisodes de palpitations (type Maladie de Bouveret) fréquents, prolongés et invalidants. L'un des antiarythmiques ci-dessous est contre-indiqué. Lequel?

A. Vérapamil (ISOPTINE*)
B. Disopyramide (RYTHMODAN*)
C. Amiodarone (CORDARONE*)
D. Hydroquinidine "retard" (SERECOR*)
E. Propranolol (AVLOCARDYL*)

Réponse : C

S 87/4/1/ 59

Parmi les accidents thérapeutiques cités ici, quel est celui qui peut être provoqué par l'utilisation des antithyroïdiens de synthèse:

A. L'hémolyse
B. L'insuffisance rénale
C. La polynévrite
D. L'agranulocytose
E. Les vertiges

Réponse : D

4. 5. 5 DIVERS

S 85/4/1/ 76

La concentration plasmatique de thyroxine totale et/ou la fixation thyroïdienne de l'iode 131 sont modifiées en cas de:

A. Contraception orale
B. Prise régulière d'un médicament iodé (amiodarone)
C. Une urographie intraveineuse récente
D. Un syndrome néphrotique avec protéinurie massive
E. Dans toutes ces circonstances

Réponse : E

M 86/7/1/107

La coexistence d'une hyperthyroïdie, d'une hypertrophie thyroïdienne diffuse et d'un nodule thyroïdien:

A. Permet d'affirmer qu'il s'agit d'un nodule toxique
B. Elimine formellement l'existence d'une lésion thyroïdienne maligne
C. Peut être une forme particulière de la maladie de Basedow
D. Peut être traitée par l'administration d'iode radioactif
E. Est une indication chirurgicale formelle

Réponse : CE

M 87/4/2/ 45

On observe un refus global de captation de l'iode au cours:

A. D'un cancer thyroïdien différencié nodulaire
B. D'une thyroïdite subaiguë à la phase d'état dans sa forme typique
C. D'une thyrotoxicose factice
D. D'une absorption de médicaments iodés (CORDARONE* par exemple)
E. De la prise d'antithyroïdiens de synthèse

Réponse : BCD

4. 6 MALADIE DE BASEDOW

4. 6. 1 PHYSIOPATHOLOGIE

M 90/1/2/ 2

Un facteur auto-immun intervient dans la physiopathologie de:

A. La maladie de Basedow
B. L'adénome thyroïdien toxique
C. La thyroïdite subaiguë type de Quervain
D. La thyroïdite chronique de Hashimoto
E. L'épithélioma thyroïdien papillaire

Réponse : AD

4. 6. 2 CLINIQUE

M 85/1/2/ 36

Dans les formes cliniques de la Maladie de Basedow il est possible (en dehors de toute prise médicamenteuse) d'observer:

A. Une thyrotoxicose sans goitre
B. Un goitre sans thyrotoxicose
C. Une exophtalmie sans thyrotoxicose
D. Une thyrotoxicose sans autonomie thyroïdienne, ni exophtalmie
E. Les 4 éventualités suscitées

Réponse : AC

S 86/2/1/ 50

L'exophtalmie simple de la maladie de Basedow présente habituellement tous les caractères suivants sauf un. Lequel?

A. Bilatérale
B. Symétrique
C. Axile
D. Réductible
E. Douloureuse

Réponse : E

S 86/4/1/ 8

La maladie de Basedow peut provoquer tous les signes oculaires suivants à l'exception d'un seul. Lequel?

A. Protrusion du globe oculaire
B. Rétraction de la paupière supérieure
C. Parésie de la convergence
D. Hypertrophie des fibres nerveuses cornéennes à l'examen par la lampe à fente
E. Asynergie oculo-palpébrale ou oculo-frontale

Réponse : D

S 86/4/1/108

L'un des signes suivants, peut être associé à l'exophtalmie de la maladie de Basedow:

A. Atrophie optique
B. Oedème de cornée
C. Hypertonie oculaire
D. Cataracte
E. Rétraction de la paupière supérieure

Réponse : E

S 87/7/1/ 12

L'hyperthyroïdie basedowienne peut entraîner les troubles suivants à l'exception d'un seul. Lequel?

A. Amaigrissement
B. Tachycardie
C. Hyperémotivité
D. Frilosité
E. Diarrhée

Réponse : D

M 88/3/1/114

Quel(s) signe(s) peut-on rencontrer au cours de l'ophtalmopathie basedowienne?

A. Une diplopie dans le regard vers le haut
B. Des ulcérations cornéennes
C. Une hyperhémie conjonctivale
D. Un décollement de rétine
E. Une mydriase

Réponse : ABC

M 89/3/1/105

L'exophtalmie oedémateuse maligne de la maladie de Basedow entraîne la ou les complication(s) suivante(s):

A. Ulcère de cornée
B. Glaucome par fermeture de l'angle
C. Cataracte
D. Iridocyclite
E. Décollement de rétine

Réponse : A

M 89/1/2/ 42

La maladie de Basedow se caractérise par:

A. Un goitre avec hypothyroïdie
B. Une tachycardie sinusale
C. Un amaigrissement par anorexie
D. Une exophtalmie inconstante
E. Un goitre multinodulaire

Réponse : BD

S 90/4/1/ 9

Dans la maladie de Basedow, le signe du tabouret traduit:

A. Un début de polynévrite
B. Une polymyosite associée
C. Une myasthénie générale
D. Une asthénie générale
E. Une pseudo-myopathie

Réponse : E

M 91/2/2/ 2

L'exophtalmie Basedowienne:

A. Est toujours bilatérale
B. S'accompagne souvent d'un épaississement des muscles droits inférieurs
C. Entraîne toujours une baisse d'acuité visuelle
D. Impose un traitement d'urgence en cas de forme maligne
E. Est toujours accompagnée d'un oedème papillaire

Réponse : BD

M 92/8/2/ 9

Une exophtalmie basedowienne maligne doit être évoquée lorsqu'elle comporte un ou plusieurs du (des) caractère(s) suivant(s):

A. Non axile
B. Réductible
C. Rétraction palpébrale supérieure
D. Asynergie oculopalpébrale
E. Diplopie

Réponse : E

4. 6. 3
BIOLOGIE

S 86/4/1/ 46

Parmi les signes suivants, lequel est inattendu chez une basedowienne en thyrotoxicose?

A. Cholestérolémie inférieure à 2 g/l
B. Présence d'anticorps antithyroïdiens
C. Ralentissement de la vitesse circulatoire
D. Présence d'immunoglobulines thyréostimulantes sériques
E. Absence de réponse de TSH à TRH

Réponse : C

S 89/4/1/ 8

Au cours d'une maladie de Basedow avec thyrotoxicose, une des valeurs biologiques suivantes est discordante. Laquelle?

A. Hypocholestérolémie
B. Elévation de T3 totale
C. Elévation de T4 libre
D. Baisse de la T3 libre
E. Baisse de la TSH ultrasensible

Réponse : D

M 90/3/2/116

Parmi les perturbations biologiques suivantes, l'on peut observer dans la maladie de Basedow en dehors de toute autre pathologie associée:

A. Une hypocholestérolémie
B. Une hypernatrémie
C. Une hyperkaliémie
D. Une hypercalcémie
E. Une leucopénie

Réponse : ADE

S 91/5/1/ 17

Tous les paramètres suivants sont attendus dans la maladie de Basedow avec hyperthyroïdie, sauf un. Lequel?

A. Diminution de la cholestérolémie
B. Elévation de la T4 libre
C. Elévation de la T3 libre
D. Elévation de la TSH "ultrasensible"
E. Présence d'anticorps antirécepteurs à TSH

Réponse : D

4. 6. 4
DIAGNOSTIC DIFFÉRENTIEL

S 87/2/1/ 7

En présence d'une exophtalmie, vous rejetez formellement son origine basedowienne, en raison de son caractère:

A. Unilatéral
B. Pulsatile
C. Axile
D. Douloureux
E. Réductible

Réponse : B

4. 6. 5
EVOLUTION
(PRONOSTIC, COMPLICATIONS)

M 86/4/2/ 4

Devant une exophtalmie de maladie de Basedow, quel(s) signe(s) font craindre une complication?

A. Protrusion oculaire bilatérale symétrique
B. Chémosis
C. Infiltration oedémateuse de la conjonctive
D. Non-occlusion palpébrale nocturne
E. Asynergie oculopalpébrale

Réponse : BCD

M 91/2/2/ 95

Que fait évoquer la survenue d'une hypothyroïdie primitive, 10 ans après la "guérison" d'une maladie de Basedow traitée par antithyroïdien de synthèse, comme étiologie de cette hypothyroïdie?

A. L'effet tardif de l'antithyroïdien de synthèse
B. Une thyroïdite subaiguë type de Quervain
C. Une thyroïdite chronique (maladie de Hashimoto)
D. Saturation iodée
E. Un cancer thyroïdien

Réponse : CD

4. 6. 6
TRAITEMENTS

S 86/7/1/ 31

Si l'on traite une maladie de Basedow par les seuls antithyroïdiens de synthèse, la durée de traitement généralement admise est de:

A. 1 à 3 mois
B. 3 à 6 mois
C. 6 à 9 mois
D. 9 à 12 mois
E. Plus de 12 mois

Réponse : E

M 89/1/2/ 41

La surveillance d'une maladie de Basedow traitée par antithyroïdiens de synthèse nécessite la réalisation de l'(des) examen(s) suivant(s);

A. Vitesse de sédimentation
B. Numération formule sanguine
C. Dosage de la TSH ultra sensible
D. Echographie thyroïdienne
E. Scintigraphie thyroïdienne

Réponse : BC

M 89/5/2/ 23

Sur ordonnance d'une jeune femme présentant une maladie de Basedow typique, vous prescrivez au tout début du traitement:

A. Du Néomercazole (6 à 9 comprimés par jour)
B. Des bêta-bloquants
C. De la thyroxine
D. Des sédatifs
E. Une contraception orale

Réponse : ABDE

S 90/5/1/ 7

La préparation avant intervention pour maladie de Basedow peut faire appel à tous les produits suivants sauf un qui n'a pas d'intérêt. Lequel?

A. Sédatifs
B. Bêta-bloquants
C. Gluconate de calcium
D. Solution de Lugol
E. Antithyroïdiens de synthèse

Réponse : C

S 91/7/1/ 3

Parmi les méthodes thérapeutiques de la maladie de Basedow, indiquez celle qui présente le plus grand risque d'hypothyroïdie définitive:

A. Antithyroïdiens de synthèse
B. Thyroïdectomie subtotale
C. Iode radio-actif
D. Lugol
E. Lithium

Réponse : C

4. 6. 7 DIVERS

S 91/1/1/ 39

Une des propositions suivantes est fausse. Laquelle?

A. Un goitre simple homogène peut, au fil des années, devenir "multihétéronodulaire toxique"
B. La survenue d'une maladie de Basedow chez la femme enceinte justifie l'avortement thérapeutique
C. Il y a environ 6 fois plus de basedowiennes que des basedowiens
D. La gamma GT est communément élevée dans la maladie de Basedow
E. Une hyperthyroïdie modérée mais prolongée peut être responsable d'une tachyarythmie complète

Réponse : B

M 91/3/2/ 64

La maladie de Basedow:

A. Peut s'accompagner d'une leuconeutropénie avant tout traitement médical
B. Peut être déclenchée par une surcharge iodée
C. Peut être améliorée par l'AVLOCARDYL* qui outre la correction des manifestations bêta-adrénergiques diminue la conversion de T4 en T3
D. Peut être précédée par une exophtalmie isolée sans hyperthyroïdie
E. S'accompagne généralement de présence d'anticorps antirécepteurs à la TSH

Réponse : ABCDE

4. 7 HYPOTHYROIDIE

4. 7. 1 PHYSIOPATHOLOGIE

M 89/2/2/114

A propos de l'iode et de la physiopathologie thyroïdienne, il est exact que:

A. La iodurie des 24 heures donne un meilleur reflet de l'iode de l'organisme que la mesure de l'iodémie
B. L'administration d'iode durant la grossesse a un retentissement plutôt néfaste sur la thyroïde foetale
C. Un traitement par amiodarone doit être interrompu 5 jours avant une scintigraphie thyroïdienne pour obtenir une image interprétable
D. En cas de surcharge iodée importante, la scintigraphie au technétium permet d'obtenir une cartographie
E. La carence iodée est une étiologie de goitre

Réponse : ABE

M 90/6/2/ 95

Il est exact que la thyroglobuline:

A. Est le support plasmatique de la thyroxine
B. Est élevée dans le plasma au cours des thyrotoxicoses factices
C. Est une glycoprotéine iodée
D. Est indosable dans le sang en cas d'agénésie thyroïdienne
E. Est un bon marqueur de l'évolution des épithéliomas thyroïdiens différenciés après thyroïdectomie totale

Réponse : CDE

4. 7. 2 CLINIQUE

M 87/2/2/ 37

La peau au cours du myxoedème est:

A. Erythrosique
B. Hyperpigmentée
C. Le siège de vergetures
D. Sèche
E. Dépilée

Réponse : DE

S 87/6/1/ 35

Préciser le signe qui n'appartient pas au myxoedème:

A. Asthénie
B. Anorexie
C. Amaigrissement
D. Constipation
E. Frilosité

Réponse : C

M 94/8/2/ 17

Parmi les signes suivants, quel est celui ou quels sont ceux qui entre(nt) dans le tableau classique de l'hypothyroïdie de l'adulte?

A. Exophtalmie
B. Amaigrissement
C. Frilosité
D. Asthénie
E. Paresthésies des extrémités

Réponse : CDE

4. 7. 3 BIOLOGIE

S 86/1/1/ 68

La TSH plasmatique s'élève après stimulation par la TRH en cas de:

A. Syndrome de Sheehan
B. Adénome thyroïdien "toxique"
C. Maladie de Basedow
D. Insuffisance thyroïdienne thyréoprive (périphérique)
E. Aucune de ces pathologies

Réponse : D

S 86/3/1/ 61

Parmi ces examens, quel est celui qui est le plus approprié pour le diagnostic d'une insuffisance thyroïdienne primitive?

A. Dosage de la T4 libre
B. Dosage de la T3
C. Dosage de la TSH
D. Mesure du réflexogramme achilléen
E. Dosage du cholestérol

Réponse : C

4. 7. 4
IMAGERIE

M 91/2/2/ 61

Chez un nourrisson de 2 mois qui présente un myxoedème congénital:

A. La scintigraphie à l'iode 123 peut montrer une absence de fixation thyroïdienne
B. La scintigraphie à l'iode 123 peut déceler une fixation faible en regard de la base de la langue
C. L'échographie du cou peut révéler une absence totale de corps thyroïde
D. L'échographie du cou peut déceler une hypertrophie thyroïdienne
E. La scintigraphie à l'iode 123 peut révéler une absence de fixation thyroïdienne alors que le corps thyroïde est présent à l'échographie

Réponse : ABCDE

4. 7. 5
ETIOLOGIES (FACTEURS DE RISQUE, TERRAIN)

S 85/2/1/ 61

Parmi les médications ci-après, quelle est celle susceptible d'engendrer une hypothyroïdie?

A. Lithium
B. Extraits thyroïdiens
C. Diurétiques
D. Phénobarbital
E. Delta-cortisone

Réponse : A

M 86/7/2/ 89

Parmi les médicaments suivants, le(s) quel(s) est (sont) susceptible(s) d'entraîner des troubles thyroïdiens?

A. Carbonate de Lithium (THERALITHE*)
B. Diazépam (VALIUM*)
C. Amiodarone (CORDARONE*)
D. Sulpiride (DOGMATIL*)
E. Spironolactone (ALDACTONE*)

Réponse : AC

S 90/3/1/ 16

Parmi les causes habituelles d'hypothyroïdies dépistées à la naissance, quelle est la plus fréquente?

A. Ectopie
B. Athyréose
C. Troubles de l'hormono-synthèse
D. Insuffisance anté-hypophysaire thyréotrope
E. Traitement substitutif thyroïdien chez la mère

Réponse : A

M 90/6/1/117

En présence d'une insuffisance thyroïdienne associée à un goitre l'(es) étiologie(s) possible(s) est (sont):

A. Thyroïdite chronique d'Hashimoto
B. Insuffisance anté hypophysaire
C. Trouble congénital de l'hormonogénèse
D. Hypothyroïdie iatrogène
E. Carence en iode

Réponse : ACDE

4. 7. 6
BILAN ÉTIOLOGIQUE

S 87/3/1/ 18

Parmi ces examens, quel est celui qui permet de suspecter l'origine médicamenteuse d'une hypothyroïdie périphérique?

A. Une TSH plasmatique élevée
B. La présence d'anticorps antithyroïdiens circulants
C. Un test au TRH négatif
D. Une iodurie totale élevée
E. Une élévation du cholestérol total

Réponse : D

4. 7. 7
EVOLUTION (PRONOSTIC, COMPLICATIONS)

M 87/1/2/ 57

Le coma hypothyroïdien est caractérisé par:

A. Hypothermie
B. Hypoglycémie
C. Hyponatrémie
D. Hypercapnie
E. Décès fréquent

Réponse : ACDE

M 90/7/2/ 6

On peut considérer comme une complication du myxoedème primitif idiopathique de l'adulte:

A. L'hirsutisme
B. Le myxoedème prétibial
C. La péricardite liquidienne
D. La polyurie
E. L'ulcère gastro-duodénal

Réponse : C

4. 7. 8
TRAITEMENTS

S 85/1/1/ 86

La complication la plus fréquente du traitement des hyperthyroïdies par l'Iode 131 est:

A. La survenue d'un cancer thyroïdien ultérieur
B. La crise aiguë thyréotoxique
C. Le choc à l'Iode
D. L'hypothyroïdie secondaire
E. L'hypoparathyroïdie

Réponse : D

M 86/3/2/ 16

Par rapport à la triiodothyronine (Cynomel, Trithyrone), en ce qui concerne le délai et la durée d'action, la thyroxine:

A. Est identique
B. A une durée d'action plus prolongée
C. A une durée d'action plus courte
D. A un délai d'action plus rapide
E. Ne peut être comparée pour des raisons théoriques

Réponse : B

S 89/5/1/ 19

Parmi les propositions suivantes, indiquez celle qui paraît la plus indiquée. Le traitement initial du myxoedème compliqué de coronarite fait appel initialement à:

A. Deltacortisone 20 mg par jour
B. Iode minéral (Lugol)
C. Tri-iodo-thyroxine (CYNOMEL*), 3 comprimés par jour
D. L-thyroxine 12,5 microgrammes par jour
E. Extrait thyroïdien 0,15 gramme par jour

Réponse : D

S 91/1/1/ 65

Chez un patient de 80 ans chez qui on institue un traitement par la L-Thyroxine, il faut surveiller avant tout habituellement:

A. La radio de thorax
B. La numération formule sanguine
C. L'électrocardiogramme
D. Le cholestérol
E. L'iodurie des 24 heures

Réponse : C

M 94/8/1/ 90

Quelle(s) est (sont) la (les) mesure(s) qui vous parai(ssen)t souhaitable(s) pour entreprendre la substitution thyroïdienne chez un patient de plus de 60 ans?

A. Hospitalisation pour mettre en route le traitement
B. ECG préliminaire
C. ECG répétés et systématiques avant toute modification de dose
D. Augmentation de la posologie par palier très progressif tous les 15 jours ou plus
E. Augmentation rapide de la dose d'hormone thyroïdiennes sous surveillance du bilan hormonal

Réponse : ABCD

4. 7. 9
DIVERS

M 89/5/2/ 65

La protéine de transport de l'hormone thyroïdienne (TBG) est augmentée en cas de:

A. Grossesse
B. Prise de médicaments iodés
C. Prises d'oestroprogestatifs
D. Injection d'androgènes
E. Prise de neuroleptiques

Réponse : AC

4. 8
THYROIDITE
4. 8. 1
CLINIQUE

M 89/7/2/ 80

Une thyroïdite subaiguë s'accompagne:

A. De douleur thyroïdienne
B. D'un souffle systolique de la région thyroïdienne
C. D'une élévation des hormones thyroïdiennes
D. D'un abcès de la thyroïde
E. D'un goitre

Réponse : ACE

M 94/8/2/ 53

Une femme de 25 ans est en hyperthyroïdie. Parmi les signes suivants, quels sont ceux qui sont en faveur d'une thyroïdite subaiguë?

A. Fièvre
B. Douleurs cervicales
C. Exophtalmie
D. Vitesse de sédimentation élevée
E. Présence de nodules thyroïdiens

Réponse : ABD

4. 8. 2
DIVERS

M 86/7/2/ 4

Quels sont parmi les éléments paracliniques suivants celui ou ceux qui peuvent être attribués à la thyroïdite sub-aiguë de De Quervain?

A. Augmentation de la fixation de l'iode 131
B. Accélération de la vitesse de sédimentation
C. Carte blanche scintigraphique
D. Réponse exagérée du test TRH sur la TSH en phase initiale
E. Hypothyroïdie discrète et inconstante en phase de récupération

Réponse : BCE

S 88/4/1/101

Parmi les éléments suivants, un est inattendu dans la thyroïdite subaiguë de De Quervain. Lequel?

A. Goitre sensible, voire douloureux
B. Petite thyrotoxicose initiale
C. Accélération de la VS (40 mm à la 1ère heure, par exemple)
D. Anticorps antithyroïdiens et antimicrosomiaux à taux élevé
E. Possibilité de guérison sans séquelles

Réponse : D

S 89/4/1/ 36

Toutes les propositions suivantes concernant les thyroïdites sont vraies, sauf une. Laquelle?

A. La thyroïdite d'Hashimoto est aussi appelée "thyroïdite lymphocytaire"
B. Dans la thyroïdite d'Hashimoto il n'y a pas d'évolution vers le myxoedème
C. La VS est accélérée dans la thyroïdite de De Quervain
D. Le goitre de la thyroïdite de Riedel est très ferme, ligneux et peut s'accompagner de signes de compression
E. La recherche des anticorps dans la thyroïdite de Riedel est positive de façon inconstante et modérée

Réponse : B

M 89/1/1/115

La thyroïdite subaiguë est habituellement associée à:

A. Une douleur de la glande thyroïde
B. Un abcès de la glande thyroïde
C. Une hormonémie thyroïdienne basse
D. Une fixation augmentée de l'iode radioactif par la thyroïde
E. Une élévation de la vitesse de sédimentation

Réponse : AE

4. 9
THYROIDITE D'HASHIMOTO
4. 9. 1
CLINIQUE

M 91/5/2/ 64

La thyroïdite d'Hashimoto se caractérise par:

A. Un début brutal et fébrile
B. Des douleurs thyroïdiennes vives
C. Un goitre ferme
D. Une élévation du taux de TSH
E. Un dosage d'anticorps anti DNA positif

Réponse : CD

4. 9. 2
BIOLOGIE

S 88/1/1/ 52

La présence d'anticorps antithyroïdiens à un titre élevé s'observe dans:

A. Le goitre simple
B. La thyroïdite de Hashimoto
C. Le nodule froid
D. Le nodule toxique
E. L'hyperthyroïdie iatrogène à l'iode

Réponse : B

4. 9. 3
DIVERS

S 89/3/1/ 5

Toutes les affirmations suivantes concernant la thyroïdite d'Hashimoto sont exactes à l'exception d'une seule, laquelle?

A. Il s'agit d'une maladie auto-immune
B. Histologiquement il existe une infiltration lymphocytaire diffuse de la glande
C. Il existe fréquemment dans le sang des malades des anticorps antithyroïdiens
D. L'évolution vers la fibrose supprime tout risque de développement d'un cancer
E. L'équilibre hormonal est fonction du stade évolutif de la maladie

Réponse : D

S 89/3/1/ 54

A propos de la thyroïdite lymphocytaire chronique de Hashimoto, les données suivantes sont exactes, sauf une: laquelle?

A. Fréquence plus grande chez la femme
B. Hypertrophie thyroïdienne ferme, à surface lisse, sans signe de compression
C. Hyperthyroïdie transitoire possible
D. Anticorps antithyroïdiens faiblement positifs ou nuls
E. VS et gammaglobulines augmentées

Réponse : D

M 93/9/2/ 40

Devant une hypothyroïdie, les arguments en faveur d'une maladie de Hashimoto comportent:

A. Goitre
B. Association avec une anémie de Biermer
C. VS très accélérée
D. Présence d'anticorps anti-thyroïdiens à un titre élevé
E. Signes d'inflammation aiguë de la thyroïde

Réponse : ABD

5 PATHOLOGIE DU METABOLISME HYDRIQUE

5. 1 POLYURO-POLYDIPSIE

5. 1. 1 PHYSIOPATHOLOGIE

S 88/6/1/ 57

Quel est le mécanisme du syndrome polyuro-polydipsique dans l'hyperparathyroïdie primaire?

A. Hyperglycémie
B. Hypophosphorémie
C. Carence en ADH
D. Insensibilité du tube rénal à l'ADH
E. Hypersécrétion d'ADH

Réponse : D

5. 1. 2 ETIOLOGIES (FACTEURS DE RISQUE, TERRAIN)

M 88/7/1/117

Un syndrome polyuro-polydipsique peut être causé par:

A. Maladie d'Addison
B. Hypercalcémie
C. Hypoaldostéronisme
D. Carence en HAD
E. Hyperglycémie

Réponse : BDE

M 91/3/1/ 81

Parmi les affections suivantes, quelle est ou quelles sont celle(s) pouvant être responsable(s) d'un syndrome polyuro-polydipsique?

A. Hypercalcémie
B. Hyperthyroïdie
C. Diabète insipide
D. Insuffisance surrénale
E. Acromégalie

Réponse : ABC

M 91/7/2/ 84

Le malade consulte pour un syndrome polyuro-polydipsique. Ses urines ont une densité basse. Quel(s) diagnostic(s) envisagez-vous?

A. Diabète sucré
B. Potomanie
C. Diabète insipide
D. Hypocalcémie
E. Hyperkaliémie

Réponse : BC

M 92/9/2/ 38

Quelle(s) étiologie(s) devez-vous rechercher devant un syndrome polyuro-polydipsique?

A. Diabète sucré
B. Hypercalcémie
C. Insuffisance antéhypophysaire
D. Syndrome de Schwarz-Bartter
E. Diabète insipide

Réponse : ABE

5. 2 DIABETE INSIPIDE

5. 2. 1 BIOLOGIE

S 88/2/1/ 58

Le diabète insipide par carence en ADH se caractérise par :

A. Une hyperosmolarité urinaire
B. Une hyponatrémie de dilution
C. Une polyurie freinable par la restriction des boissons
D. Une clairance de l'eau libre négative
E. Une hyperosmolarité sanguine par déshydratation en cas de restriction des boissons

Réponse : E

M 89/4/2/ 94

Tous les éléments suivants sont présents dans le diabète insipide néphrogénique, sauf un, lequel?

A. Osmolalité urinaire basse
B. Test à l'arginine vasopressine négatif
C. Natrémie basse
D. Polydipsie nocturne
E. Polyurie nocturne

Réponse : C

S 91/6/1/ 60

Dans les explorations biologiques d'un diabète insipide néphrogénique complet, quelle est la proposition exacte?

A. Osmolalité urinaire (Osmu) augmentée, supérieure à 500 mOsm/kg d'eau
B. Osmu encore accrue lors de l'épreuve de restriction hydrique
C. Clairance de l'eau libre nettement négative
D. Hormone antidiurétique augmentée dans le plasma
E. Efficacité du DDAVP (analogue de l'hormone antidiurétique) qui concentre les urines

Réponse : D

5. 2. 2 ETIOLOGIES (FACTEURS DE RISQUE, TERRAIN)

M 89/5/2/ 51

Peut (peuvent) être à l'origine d'un diabète insipide:

A. Une hypocalcémie
B. Une hyperkaliémie
C. Une glomérulopathie
D. Une sarcoïdose
E. Aucune de ces causes

Réponse : D

5. 2. 3
DIVERS

S 88/4/1/109

Dans les propositions suivantes concernant le diabète insipide vrai, toutes les propositions sont exactes, sauf une. Laquelle?

A. L'osmolalité urinaire est inférieure à l'osmolalité plasmatique
B. Les urines sont hypodenses avec une clairance de l'eau libre positive
C. L'épreuve de restriction hydrique est bien supportée
D. L'épreuve à la post-hypophyse est positive (concentration urinaire)
E. Il peut survenir après un traumatisme crânien

Réponse : C

S 89/4/1/ 38

Une seule des affirmations suivantes concernant le diabète insipide (DI) est vraie. Laquelle?

A. Le DI est fréquent après adénomectomie hypophysaire par voie nasale
B. Le DI idiopathique est très rare
C. La lésion neuro-hypothalamique tumorale primitive la plus fréquente à l'origine d'un DI est le glioblastome
D. Le DI familial central est rare: moins de 1% de l'ensemble des DI
E. Le DI est fréquent dans les tumeurs hypophysaires sans expansion supra-sellaire

Réponse : D

S 89/6/1/ 23

Un malade a une osmolarité plasmatique de 300 mOsm, une osmolarité urinaire de 1 l; quelle est la clairance de l'eau libre par jour (en l/24h)?

A. 2,2
B. 2
C. 1,5
D. 1
E. 0,5

Réponse : E

M 90/4/2/113

Le diabète insipide par déficit en ADH est caractérisé par:

A. Une glycosurie
B. Une hyponatrémie lors de la restriction hydrique
C. Une acidose métabolique
D. Une pitresso-sensibilité
E. Une étiologie tumorale probable si s'associe un retard statural

Réponse : DE

5. 3
SECRETION INAPPROPRIEE D'ADH
5. 3. 1
BIOLOGIE

M 85/2/2/ 9

Lors de la sécrétion inappropriée d'hormone anti-diurétique (syndrome de Schwartz-Bartter) on observe:

A. Une augmentation de la natrémie
B. Une augmentation de l'osmolarité
C. Une augmentation de la kaliémie
D. Une acidose métabolique
E. Une hyponatrémie

Réponse : E

6
PATHOLOGIE DU METABOLISME GLUCIDIQUE
6. 1
DIABETE
6. 1. 1
EPIDÉMIOLOGIE

S 89/1/1/ 78

Quelle est la variété la plus fréquente du diabète sucré?

A. Diabète non insulino-dépendant de l'obèse
B. Hémochromatose
C. Diabète insulino-dépendant
D. Diabète secondaire à une endocrinopathie extra-pancréatique (acromégalie, Cushing...)
E. Diabète secondaire à une pancréatite calcifiante

Réponse : A

6. 1. 2
PHYSIOPATHOLOGIE

M 90/5/2/ 7

Parmi les perturbations (hormonales, métaboliques, enzymatiques) suivantes, laquelle (lesquelles) jou(en)t un rôle dans l'hyperglycémie du diabète non encore traité?

A. Un déficit absolu ou relatif en insuline
B. Une moindre efficacité de l'insuline
C. Un déficit absolu ou relatif en acylcarnitine tranférase hépatique
D. Une augmentation de la néoglucogénèse
E. Une augmentation de la production glucosée hépatique

Réponse : ABDE

6. 1. 3
CLINIQUE

M 86/7/2/ 48

Le diabète sucré de l'enfant peut se révéler par:

A. Un amaigrissement
B. Une polyuro-polydipsie
C. Une obésité
D. Un coma
E. Une infection cutanée récidivante

Réponse : ABD

6. 1. 4 BIOLOGIE

S 86/4/1/ 33

Le dosage de l'insulinémie plasmatique ne peut être interprété valablement que si l'on possède au moins l'un des éléments suivants énoncés ci-dessous: lequel?

A. Age
B. Taille
C. Glycémie
D. Hormone de croissance plasmatique
E. Cortisolémie

Réponse : C

M 89/3/2/112

Parmi les propositions suivantes concernant l'hémoglobine glycosylée, trois formulations sont fausses: lesquelles?

A. Il n'existe pas d'hémoglobine glycosylée chez le sujet normal
B. La glycosylation de l'hémoglobine constitue un phénomène réversible
C. L'hémoglobine glycosylée correspond à la fraction Alc de l'hémoglobine
D. Il existe une proportionnalité entre l'élévation glycémique et le taux d'hémoglobine glycosylée
E. Le dosage de l'hémoglobine glycosylée renseigne sur le niveau glycémique moyen au cours des deux semaines précédant la pratique de cet examen

Réponse : ABE

6. 1. 5 ETIOLOGIES (FACTEURS DE RISQUE, TERRAIN)

S 86/6/1/106

Toutes les affections suivantes comportent fréquemment un diabète sucré, sauf une. Indiquez laquelle?

A. Acromégalie
B. Pancréatite chronique
C. Panhypopituitarisme
D. Maladie de Cushing
E. Phéochromocytome

Réponse : C

S 88/4/1/ 98

Un diabète peut être secondaire aux maladies endocriniennes suivantes, sauf une. Indiquez laquelle?

A. Acromégalie
B. Phéochromocytome
C. Syndrome de Conn
D. Syndrome de Cushing
E. Adénome chromophobe de l'hypophyse

Réponse : E

M 90/5/2/ 9

Un diabète peut être secondaire à:

A. Un phéochromocytome
B. Une hyperparathyroïdie
C. Une insuffisance surrénale
D. Une acromégalie
E. Un syndrome de Cushing

Réponse : ADE

6. 1. 6 EVOLUTION (PRONOSTIC, COMPLICATIONS)

M 85/2/2/ 53

Indiquer parmi les anomalies suivantes celle(s) que l'on peut rencontrer dans la neuropathie diabétique:

A. L'hyperalbuminorachie
B. Une réaction cellulaire importante du LCR
C. La présence de multiplets à l'électromyogramme
D. Une diminution de la vitesse de conduction motrice nerveuse
E. Une augmentation de la vitesse de conduction sensitive

Réponse : AD

M 85/6/2/ 55

Concernant les comas métaboliques du diabète:

A. Le coma céto-acidosique s'installe généralement en quelques minutes
B. Dans le coma hyperosmolaire la déshydratation est à prédominance cellulaire
C. Dans le coma céto-acidosique, la kaliémie a tendance à augmenter sous l'influence de l'insulinothérapie
D. Dans le coma céto-acidosique, la décroissance de la fréquence respiratoire est grossièrement corrélée à celle de l'acidose
E. Dans le coma hyperosmolaire, le pH sanguin est toujours normal

Réponse : BD

S 86/2/1/ 46

Parmi les signes cliniques suivants, un seul n'est pas caractéristique de neuropathie diabétique. Lequel?

A. Mal perforant plantaire
B. Aréflexie rotulienne
C. Signes d'irritation pyramidale
D. Abolition de la sensibilité profonde
E. Algies nocturnes des membres inférieurs

Réponse : C

M 86/4/2/ 41

La neuropathie diabétique peut être responsable:

A. D'une hypotension orthostatique
B. D'une impuissance sexuelle
C. D'une hémiplégie
D. De douleurs des membres inférieurs
E. D'une mauvaise évacuation de la vessie

Réponse : ABDE

S 87/3/1/ 58

Parmi les signes biologiques suivants, quel est celui qui n'appartient pas au coma hyperosmolaire du diabétique:

A. Osmolarité plasmatique = 340 mOsm/kg d'eau
B. Natrémie 150 mEq/l
C. Hyperazotémie 1 g/l (16,6 mmol/l)
D. Glycémie à 3 g/l (16,68 mmol/l)
E. PH plasmatique à 7,35

Réponse : D

M 87/3/2/ 57

En ce qui concerne le dysfonctionnement sexuel des malades diabétiques, quelle(s) proposition(s) vous paraisse(nt) correcte(s)?

A. Les dysfonctionnements sexuels sont du même type chez les hommes et chez les femmes diabétiques
B. L'impuissance chez l'homme diabétique, causée par une neuropathie, est progressive, tandis que l'impuissance psychogène survient brutalement
C. La testostérone est habituellement normale chez l'homme diabétique impuissant
D. La recherche d'érections spontanées nocturnes permet de différencier l'impuissance organique de l'impuissance psychogène
E. Plus de la moitié des diabétiques de sexe masculin, correctement traités, sont impuissants

Réponse : BCD

M 87/6/2/ 32

L'acétonurie est présente dans l'un ou plusieurs des cas suivants:

A. Au cours du jeûne prolongé
B. Chez le vomisseur chronique
C. Au cours du diabète déséquilibré
D. Chez le sujet obèse qui mange trop de graisses
E. Chez le sujet obèse qui mange trop de glucides

Réponse : AC

M 87/6/2/ 99

Une acidocétose diabétique peut être responsable de:

A. Un syndrome abdominal pseudo-chirurgical
B. Un choc hypovolémique
C. Une déshydratation globale
D. Une hypothermie
E. Aucune des propositions ci-dessus

Réponse : ABCD

S 88/6/1/ 22

Chez le diabétique, sans autre facteur de risque vasculaire que son diabète la localisation la plus fréquente de la maladie artérielle est:

A. Aortique
B. Fémorale profonde
C. Fémorale superficielle
D. Jambière
E. Coronarienne

Réponse : D

M 88/2/2/ 45

Dans le coma hyperosmolaire du diabétique:

A. La natrémie est basse
B. La réserve alcaline est effondrée
C. La déshydratation est globale
D. Il n'y a pas de cétose
E. La calcémie est élevée

Réponse : CD

S 88/3/1/ 16

Le premier signe révélateur de la glomérulopathie diabétique est:

A. La survenue d'une HTA
B. La survenue d'une protéinurie
C. La survenue d'un syndrome néphrotique
D. L'apparition d'une insuffisance rénale
E. Une poussée de pyélonéphrite aiguë

Réponse : B

M 88/3/2/ 52

Le coma hyperosmolaire du diabète sucré:

A. Survient presque exclusivement sur un terrain de diabète insulino-dépendant
B. S'installe généralement en quelques heures
C. Se traduit par une déshydratation à maximum cellulaire
D. Ne s'accompagne jamais d'acidose
E. Est de pronostic en moyenne plus favorable que le coma céto-acidosique

Réponse : C

S 88/4/1/ 24

La baisse de vision dans la rétinopathie diabétique non-proliférante est due à:

A. Des micro-anévrysmes
B. Un décollement de rétine par traction
C. Un oedème maculaire
D. Des hémorragies rétiniennes
E. Une hémorragie vitréenne

Réponse : C

S 88/4/1/ 37

Parmi les propositions suivantes concernant les complications du diabète sucré, une est fausse, laquelle?

A. La neuropathie diabétique peut être pseudo-tabétique
B. L'hypotension orthostatique est une des formes cliniques de la neuropathie diabétique
C. La cataracte endocrinienne est spécifique du diabète
D. Les artères du diabétique peuvent être le siège de calcifications (médiacalcose)
E. La maladie de Dupuytren est plus fréquente chez le diabétique

Réponse : C

M 88/6/1/ 98

A propos des complications dégénératives du diabète sucré, il est exact que:

A. Le mal perforant plantaire du diabète est très douloureux
B. La survenue d'altérations du fond d'oeil est sans rapport avec l'équilibre du diabète
C. La nécrose papillaire témoigne d'une néphropathie interstitielle très sévère
D. Les accidents cardiaques des diabétiques sont souvent coronariens
E. L'éjaculation rétrograde est une complication neurovégétative classique du diabète

Réponse : CDE

M 88/6/2/110

Parmi les propositions suivantes, quelle est (ou quelles sont) celle(s) qui peut (ou peuvent) s'appliquer aux neuropathies diabétiques?

A. Intéressent certains nerfs crâniens
B. S'accompagnent d'une diarrhée par neuropathie végétative
C. Entraînent des douleurs
D. S'accompagnent d'une hyperprotéinorachie
E. Ne compliquent que les diabètes insulino-dépendants

Réponse : ABCD

M 90/1/1/120

La neuropathie végétative du diabétique peut se traduire par:

A. Tachyarythmie
B. Paresthésie des membres inférieurs
C. Ejaculation rétrograde
D. Poussées hypertensives avec flush
E. Diarrhée chronique

Réponse : CE

M 90/1/1/119

L'hypercétonémie de l'acido-cétose diabétique est due à la conjonction de plusieurs des mécanismes suivants:

A. Un accroissement de la lipolyse
B. Une réduction de la lipogénèse
C. Un arrêt du cycle de Krebs
D. Une augmentation de la cétogénèse hépatique
E. Un arrêt de l'utilisation cellulaire des corps cétoniques

Réponse : ABD

M 90/2/2/115

Le profil biologique d'une acido-cétose d'origine diabétique est évoqué devant:

A. Une hyperglycémie > 4,00 gr/l
B. Une glycosurie à 50 g/l
C. Une cétonurie à +++
D. Un pH capillaire < 7,20
E. Une PaCO2 supérieure à 50 mmHg

Réponse : ABCD

S 90/3/1/ 15

La neuropathie diabétique peut être responsable de plusieurs troubles. Parmi ceux indiqués ci-dessous, un seul est inexacte, lequel?

A. Hypotension
B. Impuissance sexuelle
C. Hémiplégie
D. Douleurs des membres inférieurs
E. Mauvaise évacuation de la vessie

Réponse : C

S 90/5/1/ 34

Parmi les signes suivants quel est celui qui caractérise précocément l'atteinte glomérulaire chez le diabétique:

A. L'augmentation des leucocytes/minute
B. La présence de germes dans les urines
C. L'hématurie microscopique
D. La microalbuminurie
E. Une diminution de la clearance à la créatinine

Réponse : D

M 90/6/2/ 85

Quels sont, parmi les désordres biologiques suivants celui (ou ceux) que l'on observe dans le coma acidocétosique:

A. Hypernatrémie
B. Hypokaliémie
C. Hypocalcémie
D. Réserve alcaline (> 32 mmol)
E. Hémoconcentration

Réponse : E

M 90/4/2/ 43

Les propositions suivantes concernent la neuropathie diabétique. Lesquelles sont exactes?

A. Peut être sensitive pure
B. Peut intéresser la VIème nerf crânien
C. Peut s'associer à une hypotension orthostatique
D. Peut s'accompagner d'une élévation de la protéinorachie
E. Complique seulement le diabète insulino-dépendant

Réponse : ABCD

S 91/1/1/ 21

Un diabétique en acido-cétose est en cours de traitement insulinique. Il a déjà reçu du sérum bicarbonaté et chloruré isotonique et il est sous perfusion continue d'insuline. L'état de conscience s'améliore, la TA est à 11/8, le ionogramme est le suivant: Na 142 mmol/l, K 3,2 mmol/l, CO3H 17 mmol/l, glycémie 16 mmol/l. La gazométrie artérielle montre: pH 7,30-PaCO2 34 mmHg. Quel est l'état de l'équilibre acide base?

A. Acidose métabolique non compensée
B. Acidose métabolique partiellement compensée
C. Acidose métabolique totalement compensée
D. Acidose mixte
E. Acidose respiratoire

Réponse : B

M 91/6/2/ 61

Dans une néphropathie glomérulaire d'origine diabétique:

A. On peut observer, au début de l'atteinte rénale, une filtration glomérulaire supérieure à la valeur normale (120 ml/mn)
B. L'apparition d'un syndrome néphrotique fait craindre la survenue dans les trois ans qui suivent, d'une insuffisance rénale chronique majeure
C. L'apparition d'une insuffisance rénale conduit souvent à augmenter les doses d'insuline
D. Le contrôle d'une hypertension artérielle peut ralentir l'évolution vers une insuffisance rénale importante
E. Il y a pratiquement toujours une rétinopathie diabétique associée

Réponse : ABDE

S 91/3/1/ 42

La céto-acidose (CA) diabétique sévère peut comporter les signes cliniques suivants, sauf un. Lequel?

A. Polypnée ample
B. Déshydratation globale
C. Vomissements
D. Coma calme
E. Hyperréflexie ostéo-tendineuse

Réponse : E

S 91/2/1/ 8

En cas d'hypoglycémies chez un diabétique insulino-traité, il faut rechercher les situations suivantes, sauf une. Laquelle?

A. Erreurs diététiques
B. Réduction de l'activité physique
C. Lipodystrophies
D. Insuffisance rénale
E. Gastroparésie

Réponse : B

S 91/1/1/ 27

Les symptômes d'une hypoglycémie insulinique peuvent être masqués par:

A. Les glucocorticoïdes
B. Les inhibiteurs de l'enzyme de conversion
C. Les bêta-bloquants
D. Les diurétiques thiazidiques
E. Les progestatifs macro-dosés

Réponse : C

M 91/3/2/ 3

L'évolution d'une hypoglycémie chez un diabétique traité à l'insuline peut être aggravée par:

A. L'ingestion d'alcool
B. Une insuffisance hépatique associée
C. Un traitement par corticoïdes
D. Une insuffisance anté-hypophysaire associée
E. La prise de bêta-bloquants

Réponse : ABDE

S 91/6/1/ 40

Une hyperosmolalité plasmatique sans cétose chez le diabétique peut survenir à l'occasion des facteurs déclenchants suivants, sauf un. Lequel?

A. Hyperhydratation globale
B. Diarrhées
C. Vomissements
D. Prise de diurétiques
E. Corticothérapie

Réponse : A

M 91/6/2/ 24

Parmi les éléments suivants, quel(s) est (sont) le(s) facteur(s) responsable(s) de l'hyperglycémie au cours du diabète sucré, non insulino-dépendant?

A. Elévation du débit hépatique du glucose
B. Diminution de l'utilisation musculaire du glucose
C. Insulinopénie relative des cellules bêta du pancréas
D. Diminution du Glucagon
E. Insulino-résistance

Réponse : ABCE

S 91/5/1/ 38

Une hypoglycémie peut être observée chez un diabétique après une prescription isolée de glibenclamide (DAONIL* ou EUGLUCAN*) dans les circonstances suivantes, sauf une. Laquelle?

A. Insuffisance hépatique
B. Insuffisance rénale
C. Sujet âgé
D. Diabète modeste ne nécessitant qu'une diététique
E. Diabète insulino dépendant

Réponse : E

S 91/7/1/ 67

Parmi ces troubles, indiquer celui qui ne peut être imputable à une neuropathie diabétique:

A. Hypotension orthostatique
B. Gastroparésie
C. Cruralgie
D. Phénomène de Raynaud
E. Paralysie oculo-motrice

Réponse : D

M 91/4/2/ 28

Parmi les propositions suivantes, quelles sont les mesures thérapeutiques qui ont prouvé leur efficacité en présence d'une rétinopathie diabétique?

A. Le laser
B. Les facteurs vitaminiques B
C. La vitamine C
D. L'équilibre du diabète
E. Traitement d'une hypertension artérielle associée

Réponse : ADE

M 92/8/2/ 39

Parmi les propositions suivantes cliniques et biologiques concernant l'acido-cétose, quelles sont celles qui peuvent s'observer?

A. Nausées, douleurs abdominales
B. Forte polyurie et forte soif
C. Rythme respiratoire de l'ordre de 12 par minute
D. Acidose métabolique
E. Hyperkaliémie

Réponse : ABDE

M 92/8/2/ 81

Est ou sont classique(s) au cours d'une neuropathie périphérique du diabète de la maturité:

A. La paralysie radiale
B. L'atteinte du moteur oculaire commun
C. Les troubles de déglutition
D. L'impuissance sexuelle
E. L'hypotension orthostatique

Réponse : BDE

M 92/9/2/ 24

L'atteinte glomérulaire au cours du diabète:

A. S'observe aussi bien dans le diabète de type I que dans le diabète de type II
B. Peut être détectée très tôt par la recherche d'une microalbuminurie
C. Peut être aggravée par une augmentation de la pression artérielle systémique
D. S'accompagne, en début d'évolution, d'une diminution du flux plasmatique rénal
E. Contre indique, en cas d'évolution vers l'insuffisance rénale terminale, la transplantation rénale

Réponse : ABC

M 92/9/1/ 91

L'acidocétose diabétique:

A. Complique parfois le diabète non insulino-dépendant
B. Peut entraîner un coma avec signe de Babinski bilatéral
C. S'accompagne d'une déplétion potassique globale
D. Doit être traitée par perfusion de sérum bicarbonaté jusqu'à la disparition de la cétose
E. Est traitée par insuline sous cutanée toutes les 6 heures en fonction des croix de glycosurie

Réponse : AC

S 93/9/1/ 46

Une hyperosmolalité plasmatique sans cétose chez le diabétique peut survenir à l'occasion des facteurs déclenchants suivants, sauf un; lequel?

A. Hyperhydratation globale
B. Diarrhées
C. Vomissements
D. Prise de diurétiques
E. Corticothérapie

Réponse : A

M 93/8/2/ 47

Le coma hyperosmolaire du diabétique:

A. Atteint surtout le diabétique non insulino-dépendant
B. S'accompagne d'une hyperhydratation intracellulaire
C. S'accompagne d'une cétose massive
D. Doit être traité d'emblée par perfusion de soluté salé hypotonique
E. Doit être traité par insuline

Réponse : AE

M 86/4/2/ 43

Dans le coma hyperosmolaire du diabétique:

A. La natrémie est basse
B. La réserve alcaline est effondrée
C. La déshydratation est globale
D. Il n'y a pas de cétose
E. La calcémie est élevée

Réponse : CD

M 94/8/1/ 99

Chez un patient diabétique traité par l'insuline, les accidents hypoglycémiques:

A. Sont favorisés par un effort physique
B. Sont favorisés par le repos prolongé
C. Sont favorisés par la non prise d'un repas
D. Sont calmés par la prise de sucre
E. Sont plus fréquents lorsqu'on emploi une insuline humaine

Réponse : ACD

S 85/5/1/ 2

Voici 5 propositions concernant la rétinopathie diabétique. Une seule est inexacte. Laquelle?

A. Une cataracte peut être associée à une rétinopathie diabétique
B. La rétinopathie diabétique est la conséquence d'altérations des capillaires rétiniens
C. L'apparition de néovaisseaux est liée à une hypoxie rétinienne
D. L'angiographie rétinienne permet de mettre en évidence ou de confirmer l'existence de néovaisseaux
E. L'équilibration correcte du diabète permet la guérison de la rétinopathie proliférante

Réponse : E

6. 1. 8 TRAITEMENTS

S 85/7/1/ 63

Le dosage du C Peptide dans les urines permet d'apprécier:

A. L'équilibre du diabète
B. L'ancienneté du diabète
C. Le risque d'hypoglycémie
D. La sécrétion résiduelle d'insuline
E. La résistance à l'insuline

Réponse : D

S 90/2/1/ 23

Un diabète modéré et non cétosique survenant chez une femme enceinte de poids normal, peut être traité par:

A. Les sulfamides hypoglycémiants d'une durée de demi-vie courte
B. N'importe quels sulfamides hypoglycémiants
C. Les biguanides
D. L'insuline
E. Un régime à l'exception de toute thérapeutique médicamenteuse

Réponse : D

M 91/7/2/ 17

Quels sont les médicaments susceptibles de diminuer l'efficacité de l'insulinothérapie?

A. Les antagonistes calciques
B. Les glucocorticoïdes
C. Les oestroprogestatifs
D. Les diurétiques thiazidiques
E. Les sympathomimétiques bêta-2

Réponse : BCDE

M 92/9/2/ 21

Une femme diabétique de 63 ans traitée par Glibenclamide (DAONIL*) 3 fois 5 mg par jour et régime équilibré en glucides est conduite aux urgences pour confusion temporo-spatiale d'apparition rapide. L'injection IV de sérum glucosé hypertonique corrige rapidement les troubles, confirmant leur étiologie hypoglycémique. Quelle(s) situation(s) doit-on rechercher pour prévenir une récidive hypoglycémique?

A. Prise de DAONIL* sans prise alimentaire simultanée
B. Prise de DAONIL* avec prise d'alcool simultanée
C. Interruption spontanée de la prise de Daonil
D. Interruption d'un médicament inducteur hépatique
E. Amaigrissement récent important

Réponse : ABDE

M 92/9/2/ 55

Parmi les médications suivantes, quelle(s) est(sont) celle(s) susceptible(s) de potentialiser l'action de sulfamides hypoglycémiants?

A. Anticoagulants oraux (antivitamines K)
B. Indométacine (INDOCID*)
C. Dérivés du clofibrate (LIPANTHYL*, LIPAVLON*...)
D. Dérivés salicylés (ASPIRINE*...)
E. Antidépresseurs tricycliques (ANAFRANIL*...)

Réponse : ABCD

6. 1. 9 DIVERS

M 88/2/2/ 47

HTA et diabète peuvent être associés en cas de:

A. Acromégalie
B. Adénome thyroïdien toxique
C. Phéochromocytome
D. Syndrome de Turner
E. Syndrome de Cushing

Réponse : ACE

S 89/3/1/ 32

Parmi les propositions suivantes concernant le peptide C, quelle est celle qui est fausse?

A. La production insulaire de peptide C est équimoléculaire à la sécrétion insulinique
B. Le dosage de la peptidémie C peut se faire à l'état basal ou après simulation par une injection de glucagon
C. Le dosage de la peptidémie C permet d'évaluer l'insulinosécrétion endogène
D. Comme l'insuline, le peptide C se fixe sur les sites récepteurs des cellules cibles
E. Dans le diabète insulino-dépendant instable, la peptidémie C est habituellement nulle ou voisine de zéro

Réponse : D

S 91/1/1/ 1

Parmi les propositions suivantes concernant le diabète de type I, quelle est celle qui est inexacte?

A. Il existe une prédisposition génétique que l'on peut apprécier par le typage HLA
B. Lorsqu'un enfant dans une famille a un diabète type I, tous ses frères et soeurs feront le même type de diabète
C. Le diabète de type I est une maladie auto-immune
D. Le diabète de type I peut se révéler par coma diabétique
E. Le diabète de type I peut être d'installation progressive et simuler un type II

Réponse : B

M 91/3/2/100

Le diabète:

A. Peut être responsable d'une multinévrite
B. Peut être responsable d'une mononévrite du moteur oculaire commun
C. Peut être révélé par une neuropathie périphérique
D. Peut être responsable d'une polynévrite sensitive
E. Peut être associé à une neuropathie végétative

Réponse : ABCDE

S 91/7/1/ 29

A propos de la glycémie, une des propositions suivantes est inexacte. Laquelle?

A. La glycémie du nouveau-né est inférieure à celle de l'adulte
B. La glycémie augmente progressivement, légèrement, après 50 ans
C. La glycémie diminue temporairement une heure après un repas
D. La glycémie augmente lors de la prise d'un traitement corticothérapique
E. La glycémie à jeun est normalement la plus basse

Réponse : C

6. 1.10 DIVERS

S 91/5/1/ 14

Laquelle des insulines ci-dessous a en principe une durée inférieure à 8 heures?

A. Insuline NPH MONOPIC*
B. Insuline ACTRAPID MC*
C. Insuline RAPITARD MC*
D. Durasuline MONOPIC*
E. Insuline SEMI LENTE MC*

Réponse : B

6. 2 DIABETE INSULINO DEPENDANT

6. 2. 1 EPIDÉMIOLOGIE

M 89/7/2/ 29

Parmi les antigènes du groupe HLA suivants, quel(s) est (sont) celui (ceux) qui prédispose(nt) au diabète insulino-dépendant?

A. B 7
B. B 8
C. B 14
D. DR 2
E. DR 4

Réponse : BE

6. 2. 2 EVOLUTION (PRONOSTIC, COMPLICATIONS)

M 86/3/2/ 27

Un diabétique traité par insuline est hospitalisé. Il est dans le coma: sa glycémie est à 0,30 g/l (1,66mmol/l). Parmi les propositions suivantes, quelle est celle (quelles sont celles) qui appartiennent au coma hypoglycémique ou qui ont pu le favoriser?

A. Le coma est calme avec une respiration ample
B. Il existe des sudations profuses et un signe de Babinski bilatéral
C. La prise d'alcool a pu avoir une action favorisante
D. Le coma est survenu après un effort physique important
E. Le malade hypertendu était sous salidiurétiques

Réponse : BCD

M 88/3/2/ 18

Chez un diabétique traité par insulinothérapie vous évoquez une hypoglycémie devant:

A. Sueurs
B. Troubles visuels
C. Sensation de faim douloureuse
D. Erythrose à prédominance faciale et à type de flush
E. Palpitations

Réponse : ABCE

M 88/5/2/ 57

Un coma acido-cétosique chez un jeune diabétique peut être déclenché par:

A. Un excès de sucreries
B. Un exercice physique intense
C. Un surdosage en insuline
D. Une grippe
E. Des vomissements

Réponse : DE

S 89/5/1/ 74

Un malade de 30 ans est diabétique insulino-dépendant depuis5 ans. Il n'a jamais eu d'examen ophtalmologique. L'acuité visuelle est à 10/10ème aux deux yeux. Au fond d'oeil, vous ne trouvez que quelques micro-anévrysmes. Quel examen demandez-vous?

A. Echographie
B. Electrorétinogramme
C. Potentiels évoqués visuels
D. Champ visuel
E. Angiographie à la fluorescéine

Réponse : E

S 89/6/1/ 42

Une jeune femme désire une grossesse et elle est atteinte d'un diabète insulino-dépendant depuis l'enfance. Parmi les propositions suivantes, quelle est celle qui est fausse?

A. Grossesse à éviter en cas de rétinopathie proliférante
B. Education à l'autosurveillance glycémique si celle-ci n'est pas effectuée
C. L'hyperglycémie au moment de la conception n'a pas de signification péjorative
D. Il peut être utile de conseiller le port d'une pompe à insuline pendant la grossesse
E. L'équilibre pourra être surveillé par l'hémoglobine glycosylée pendant la grossesse

Réponse : C

M 90/5/1/ 84

Quels diagnostics doivent être évoqués chez un malade diabétique insulino-dépendant présentant un état comateux associé à un déficit neurologique segmentaire:

A. Un coma toxique exogène
B. Un accident artériel cérébral
C. Un coma hypoglycémique
D. Un coma acido-cétosique
E. Un coma hyperosmolaire

Réponse : BC

6. 2. 3 TRAITEMENTS

S 85/2/1/ 63

Laquelle des affirmations suivantes concernant l'insulinothérapie est inexacte?

A. L'insuline ordinaire peut être mélangée dans la même seringue avec une insuline retard cristallisée ou amorphe de même pH
B. L'insuline doit impérativement sous peine de dégradation être conservée à moins 15 degrés entre les injections
C. En pratique clinique, les insulines lentes et NPH ont une durée d'action voisine de 16 à 24 heures
D. L'insuline ordinaire injectée en sous-cutanée a son effet maximum en 2 à 3 heures
E. L'insuline a une 1/2 vie plasmatique courte (7 à 10 mn)

Réponse : B

M 85/3/2/ 85

Le régime d'un diabétique insulino-dépendant doit être:

A. Pauvre en fibres alimentaires
B. Pauvre en glucides d'assimilation rapide
C. Hypoglucidique
D. Bien réparti dans le nycthémère
E. Comporter au moins 35% de protides

Réponse : BD

S 88/3/1/ 59

Parmi les propositions suivantes, indiquez celle qui est exacte : La durée moyenne d'action de l'insuline ordinaire injectée par voie sous-cutanée est de:

A. 2 heures
B. 4 heures
C. 8 heures
D. 12 heures
E. 18 heures

Réponse : B

S 88/5/1/ 4

Chez un diabétique insulino-dépendant qui va pratiquer un exercice physique prolongé en montagne, toutes les mesures suivantes sont appropriées, sauf une. Indiquez laquelle:

A. Augmenter les glucides avant et après l'exercice
B. Prendre une collation supplémentaire au cours de l'exercice
C. Diminuer la dose d'insuline lors de l'injection qui précède l'exercice
D. Ne pas faire d'insuline le jour de l'exercice
E. Emporter des biscuits et du sucre avec lui

Réponse : D

S 88/6/1/ 55

A propos de l'alimentation qu'il faut conseiller aux diabétiques insulino-dépendants: quelle est parmi les propositions suivantes, celle qui est dangereuse?

A. Alimentation fractionnée en 5 prises
B. Prises alimentaires à horaires fixes
C. Alimentation pauvre en hydrates de carbone
D. Alimentation normocalorique
E. Suppression des sucres d'absorption rapide

Réponse : C

S 88/7/1/ 36

Un diabétique insulino dépendant traité par 2 injections sous-cutanées par jour, ne doit pas être traité par:

A. 2 injections d'insuline Monotard HM
B. 2 injections d'insuline Actrapid HM
C. 2 injections d'insuline NPH
D. 2 injections d'insuline Protaphane HM
E. 2 injections NPH porcine

Réponse : B

M 90/3/1/100

L'exercice musculaire et la pratique d'un sport, adapté aux possibilités du malade, chez un diabétique traité par insuline:

A. Est bénéfique et réduit les besoins en insuline
B. Doit faire diminuer la dose d'insuline et augmenter les apports alimentaires
C. Peut entraîner une hypoglycémie pendant l'exercice musculaire
D. Peut entraîner une hypoglycémie après la fin de l'exercice musculaire
E. Risque de provoquer une acidose lactique

Réponse : ABCD

S 90/7/1/ 23

Quelle teneur en glucides doit comporter un régime pour jeune diabétique insulino-dépendant pesant 45 kg pour 165 cm?

A. 50g
B. 100g
C. 150g
D. 200g
E. 250g

Réponse : E

6. 2. 4 DIVERS

M 91/3/2/ 98

Parmi les propositions suivantes concernant le diabète insulino-nécessitant (DIN) quelle(s) est (sont) celle(s) qui est (sont) exacte(s)?

A. Terminologie qui est synonyme du diabète insulino-prive
B. Diabète non insulino-dépendant, qui demeure hyperglycémique sous sulfamide, indépendamment de l'apport diététique
C. Diabète non insulino-dépendant qui demeure hyperglycémique, malgré une dose maximale de sulfamide + biguanide, la diététique étant idéale
D. Une insulinothérapie définitive est d'emblée conseillée dans le DIN
E. Une insulinothérapie optimisée transitoire peut permettre le retour de l'activité des antidiabétiques oraux

Réponse : CE

M 91/6/2/ 65

Dans le diabète de type I insulinoprive:

A. L'étiologie peut être virale
B. Il peut exister des anticorps anti-îlots de Langerhans
C. Le C-peptide est bas
D. Il existe des facteurs génétiques liés aux facteurs HLA
E. L'acidose lactique est fréquemment révélatrice

Réponse : ABCD

6. 3 DIABETE NON INSULINO DEPENDANT

6. 3. 1 PHYSIOPATHOLOGIE

M 90/7/2/ 5

Parmi les facteurs étio-pathogéniques susceptibles de jouer un rôle dans l'apparition d'un diabète non insulino-dépendant figurent:

A. L'obésité
B. Une prédisposition héréditaire liée au système HLA
C. Des mécanismes auto-immuns
D. Certains virus
E. Un déficit en glucose 6 phosphatase

Réponse : A

6. 3. 2 BIOLOGIE

M 91/7/1/ 90

Quelles sont les explorations, parmi les suivantes, qui sont utiles pour apprécier l'équilibre d'un diabète non insulino-dépendant?

A. Dosage de l'hémoglobine glycosylée tous les 15 jours
B. Dosage de la glycémie à jeun
C. Dosage des glycémies post-prandiales
D. Surveillance de la glycosurie
E. Dosage des triglycérides

Réponse : BCDE

6. 3. 3 EVOLUTION (PRONOSTIC, COMPLICATIONS)

M 88/6/2/ 67

Devant un patient diabétique non insulino-dépendant traité par régime, 3 comprimés de DAONIL* et 3 comprimés de GLUCOPHAGE Retard*, quel(s) est (sont) le(s) argument(s) en faveur d'un passage à l'insulinodépendance?

A. Syndrome polyuro-polydipsique
B. Amaigrissement
C. Hypoglycémies fréquentes
D. Prise de poids
E. Acétonurie

Réponse : BE

M 90/5/2/ 6

Parmi les propositions suivantes, indiquez celle(s) qui est (sont) exacte(s): Lors de la découverte d'un diabète non insulino-dépendant de la cinquantaine, on peut observer comme complication(s):

A. Une rétinopathie
B. Une insuffisance rénale
C. Une artérite des membres inférieurs
D. Une insuffisance coronaire
E. Une HTA

Réponse : ABCDE

M 90/7/2/ 4

Quel est (quels sont) le(s) facteur(s) de risque cardio-vasculaire fréquemment associé(s) au diabète non insulino-dépendant?

A. L'obésité
B. La goutte
C. Le stress
D. L'HTA
E. L'hyperlipidémie

Réponse : ADE

6. 3. 4 TRAITEMENTS

M 85/3/2/ 61

Au cours du diabète non insulino dépendant traité:

A. L'autosurveillance glycémique est indispensable
B. Le poids est un élément de surveillance capital
C. Les sulfamides hypoglycémiants sont contre-indiqués en cas d'insuffisance respiratoire
D. Les biguanides agissent surtout en faisant secréter de l'insuline par les cellules bêta
E. Les biguanides sont contre-indiqués en cas d'insuffisance hépatique

Réponse : BE

S 87/5/1/ 35

Parmi les mécanismes d'action hypoglycémiants suivants, un seul ne s'applique pas aux biguanides; lequel?

A. Augmentation de l'utilisation périphérique du glucose
B. Inhibition de la gluconéogénèse
C. Stimulation de la sécrétion pancréatique d'insuline
D. Inhibition de l'absorption intestinale du glucose
E. Potentialisation de l'action tissulaire de l'insuline

Réponse : C

M 87/5/2/ 22

Chez un diabétique traité par sulfamide hypoglycémiant, une hypoglycémie peut être provoquée par :

A. Un surdosage de sulfamide
B. Une réduction importante de l'alimentation
C. Une ingestion importante d'alcool
D. Une réaction allergique aux sulfamides
E. Le développement d'une insuffisance rénale

Réponse : ABCE

M 88/1/1/112

Parmi les mécanismes d'hypoglycémie, indiquer celui ou ceux qui sont invoqués à la base de l'action des biguanides antidiabétiques:

A. Augmentation de la glycogénèse
B. Blocage de la néoglycogénèse
C. Inhibition de la glycolyse aérobie
D. Inhibition de l'action des corticoïdes
E. Libération d'insuline

Réponse : BC

S 88/3/1/ 60

Quelle est la première mesure à adopter pour traiter un diabétique de 50 ans, ayant un excès pondéral de 15 kg, une glycémie à 3 g/l, une glycosurie à trois croix sans acétonurie, et une hypertriglycéridémie à 12 mmol/l?

A. Les sulfamides hypoglycémiants
B. L'insuline
C. Un régime hypolipidique
D. Un régime hypoglucidique
E. Les biguanides

Réponse : D

S 88/4/1/ 17

Les arylsulfonylurées possèdent les propriétés pharmacologiques suivantes, sauf une: laquelle?

A. Réduisent la résorption intestinale du glucose
B. Sensibilisent les cellules bêta des îlots de Langerhans à leur excitant physiologique, le glucose
C. Se fixent pour 90% environ sur les protéines plasmatiques
D. Sont actives par voie orale
E. Ont des demi-vies qui varient, selon les produits, de 5 à 35 heures

Réponse : A

M 88/4/2/ 48

A propos des risques d'incidents et d'accidents des sulfamides hypoglycémiants vous retenez:

A. Risques d'une action tératogène pendant la grossesse
B. Risques d'une intoxication par l'eau avec le chlorpropamide
C. Pas de risques d'utilisation chez l'insuffisant rénal
D. Accidents toxo-allergique possibles
E. Risques d'acidose lactique

Réponse : ABD

S 90/2/1/ 58

La metformine (par ex. GLUCOPHAGE*), biguanide hypoglycémiant, a pour risqueprincipal chez un diabétique atteint d'une néphropathie modérée d'entraîner, à l'occasion d'une angiographie numérisée:

A. Une insuffisance rénale
B. Une acidose lactique
C. Une hypoglycémie
D. Un effet antabuse
E. Un purpura thrombocytopénique

Réponse : B

M 91/1/2/ 65

Lors de la découverte d'un diabète sucré non insulino-dépendant chez un adulte de poids excessif, quelle(s) est (sont) la (les) prescription(s) adaptée(s)?

A. Prescription d'emblée d'un sulfamide hypoglycémiant avant toute adaptation diététique
B. Enquête alimentaire avant prescription de la diététique
C. Diététique hypocalorique
D. Restriction des glucides en laissant libre l'apport en viandes, fromages et oeufs
E. Prescription d'un biguanide si persistance d'une hyperglycémie après mesures diététiques

Réponse : BCE

M 93/8/2/ 51

Le diabète non insulino-dépendant avec obésité doit être traité en première intention par:

A. Un régime hypocalorique
B. Un sulfamide hypoglycémiant
C. De l'insuline à faible dose
D. De l'insuline à forte dose
E. Un biguanide

Réponse : A

S 86/7/1/ 96

L'action hypoglycémiante des sulfamides antidiabétiques peut être potentialisée par l'un des médicaments suivants; lequel:

A. Tétracycline
B. Pénicilline G
C. Noramidopyrine
D. Antivitamines K
E. Hormones thyroïdiennes

Réponse : D

M 94/9/1/ 99

Les contre-indications à l'emploi des biguanides dans le diabète non insulino-dépendant comportent:

A. L'insuffisance hépato-cellulaire
B. L'insuffisance respiratoire chronique
C. L'insuffisance cardiaque congestive
D. L'insuffisance rénale chronique
E. L'insuffisance gonadique

Réponse : ABCD

6. 3. 5 DIVERS

M 85/3/2/ 60

Dans le diabète sucré non insulino-dépendant pléthorique il est faux d'affirmer que:

A. La pléthore est due au diabète
B. Le diabète est souvent une conséquence de la surcharge pondérale
C. L'insulino-sécrétion est souvent augmentée en valeur absolue
D. La mise en route du traitement doit commencer par un régime hypocalorique
E. La mise en route du traitement doit commencer par les sulfamides hypoglycémiants

Réponse : AE

M 91/2/2/ 87

Le diabète non insulino dépendant:

A. Est généralement cétosique
B. Survient chez des sujets porteur des antigènes HLA DR3 et/ou DR4
C. Est favorablement influencé par la restriction glucidique
D. Est habituellement associé à un état d'insulino résistance
E. Survient sous l'influence de facteurs héréditaires

Réponse : CDE

6. 4 HYPERGLYCEMIE

6. 4. 1 BIOLOGIE

S 87/5/1/ 26

Le diagnostic d'intolérance au glucose est établi lors d'une HGPO lorsque la glycémie à la 120ème minute est au moins comprise:

A. Entre 1,10 et 1,20 g/l (6 et 6,8 mmol/l)
B. Entre 1,20 et 1,40 g/l (6,8 et 7,8 mmol/l)
C. Entre 1,40 et 2 g/l (7,8 et 11 mmol/l)
D. Entre 2 et 2,20 g/l (11 et 12,2 mmol/l)
E. Entre 2,20 et 2,50 g/l (12,2 et 13,9 mmol/l)

Réponse : C

S 88/4/1/ 42

La réalisation d'une hyperglycémie provoquée par voie orale nécessite le respect d'un certain nombre de conditions. Parmi les propositions suivantes, laquelle est exacte?

A. Dans les 48 heures précédant l'exploration, le régime alimentaire doit être hypocalorique
B. L'absorption de glucose conseillée par l'OMS est de 75 g chez l'adulte
C. Il n'est pas indispensable d'être à jeun
D. La surveillance de la glycosurie durant l'épreuve n'a aucun intérêt
E. La surveillance de la glycosurie est particulièrement utile si la glycémie à jeun est égale ou supérieure à 1,40 g

Réponse : B

6. 4. 2 ETIOLOGIES (FACTEURS DE RISQUE, TERRAIN)

M 85/5/2/ 27

Une diminution de la tolérance au glucose peut s'observer à titre de complication de:

A. L'acromégalie
B. Les syndromes de Cushing
C. L'hyperprolactinémie
D. L'hypersécrétion inappropriée d'hormone anti-diurétique
E. L'hyperaldostéronisme primaire

Réponse : ABE

6. 4. 3 DIVERS

M 86/6/2/ 34

Le seuil rénal du glucose est élevé:

A. En cas d'insuffisance rénale
B. Au cours de la grossesse
C. Dans le diabète rénal
D. Dans le diabète sucré non traité
E. Chez le sujet âgé

Réponse : AE

6. 5 HYPOGLYCEMIE

6. 5. 1 PHYSIOPATHOLOGIE

M 86/5/2/ 74

L'hypoglycémie induite par l'alcool:

A. Apparaît à l'état de jeûne
B. Est secondaire à une stimulation de la sécrétion d'insuline par l'alcool
C. Est secondaire à une inhibition de la sécrétion de glucagon
D. Est secondaire à une inhibition de la gluconéogénèse liée au catabolisme de l'alcool
E. N'est jamais rencontrée en l'absence de cirrhose ou d'insuffisance hépatique

Réponse : AD

6. 5. 2 CLINIQUE

M 85/1/2/ 55

Parmi ces manifestations, une hypoglycémie est évoquée devant:

A. Pâleur
B. Convulsions
C. Sueurs
D. Soif
E. Diplopie

Réponse : ABCE

S 86/1/1/ 69

Parmi les 5 symptômes suivants, l'un n'est pas évocateur d'hypoglycémie aiguë. Lequel?

A. Signe de Babinski
B. Coma convulsif
C. Transpirations profuses
D. Dyspnée de Küssmaul
E. Cétonurie faible (+)

Réponse : D

S 87/2/1/ 62

L'un des symptômes suivants n'est pas habituel au cours de l'hypoglycémie:

A. Diplopie
B. Céphalées
C. Tremblements
D. Hypersudation
E. Bradycardie

Réponse : E

M 88/1/2/ 56

Parmi les symptômes suivants, quel(s) est (sont) celui (ceux) qui évoque(nt) une hypoglycémie aiguë?

A. Signe de Babinski
B. Coma convulsif
C. Transpirations profuses
D. Dyspnée de Kussmaul
E. Cétonémie faible (x)

Réponse : ABC

M 88/3/2/109

Devant une perte de connaissance chez un diabétique traité, quel(s) signe(s) clinique(s) est (sont) en faveur d'une hypoglycémie?

A. Signe de Babinski fugace
B. Mydriase bilatérale
C. Crise convulsive
D. Sueurs
E. Agitation

Réponse : ACDE

M 90/5/2/ 8

Parmi ces manifestations, est (sont) évocatrice(s) d'une hypoglycémie:

A. Pâleur
B. Convulsions
C. Sueurs
D. Soif
E. Perte de poids

Réponse : ABC

M 94/8/2/ 60

Devant une perte de connaissance chez un diabétique traité, indiquez le ou les notion(s) en faveur d'une hypoglycémie?

A. Insulinothérapie
B. Mydriase bilatérale
C. Crise convulsive
D. Sueurs
E. Agitation

Réponse : ABCDE

6. 5. 3 BIOLOGIE

S 89/2/1/ 33

Parmi les explorations suivantes, quelle est celle qui doit être pratiquée en priorité devant une suspicion d'hypoglycémie organique?

A. Test au Synacthène*
B. Epreuve de jeûne de Conn
C. Test d'hypoglycémie insulinique
D. Hyperglycémie provoquée orale
E. Test à la leucine

Réponse : B

6. 5. 4 ETIOLOGIES (FACTEURS DE RISQUE, TERRAIN)

S 88/7/1/ 31

L'hypoglycémie de l'insuffisance antéhypophysaire est la conséquence de:

A. Déficits somatotrope et thyréotrope
B. Déficits somatotrope et corticotrope
C. Déficit thyréotrope
D. Déficit prolactinique
E. Déficit gonadotrope

Réponse : B

M 88/7/2/108

Quelles sont, parmi les propositions suivantes concernant le diagnostic étiologique des hypoglycémies non médicamenteuses celle(s) qui est (sont) exacte(s)?

A. Une courbe d'hyperglycémie provoquée par voie orale montant peu est indicative d'hypoglycémie fonctionnelle
B. Une glycémie descendant au-dessous de 0,40 g/l (2,2 mmol/l) à l'épreuve de jeûn est suggestive d'hypoglycémie organique
C. Une absence de montée glycémique sous glucagon est suggestive d'une hypoglycémie par glycogénopénie
D. Chez certaines personnes la consommation simultanée d'aliments sucrés et d'alcool entraîne une hypoglycémie réactionnelle
E. L'association glycémie basse-insulinémie élevée indique un possible insulinome

Réponse : BCDE

M 89/3/2/ 37

En présence d'hypoglycémies spontanées documentées, quel(s) élément(s) est (sont) évocateur(s) d'un insulinome?

A. La survenue post-prandiale précoce des malaises
B. Accentuation dans le temps de la fréquence et de la gravité des malaises
C. Un amaigrissement massif récent
D. L'amélioration des malaises sous régime pauvre en glucides
E. La survenue de malaises en fin de nuit

Réponse : BE

M 90/1/2/ 1

Chez un malade présentant des accidents hypoglycémiques, quel(s) élément(s) ci-dessous, plaide(nt) en faveur d'un hyperinsulinisme organique?

A. La gravité et l'aggravation des accidents cliniques
B. La notion d'une prise de poids progressive
C. L'existence d'une diarrhée
D. L'existence d'une hypertension artérielle
E. La survenue des troubles lors du jeûne et en particulier au réveil

Réponse : ABE

M 91/4/2/ 90

Parmi les affections suivantes, lesquelles peuvent être responsables d'une hypoglycémie?

A. Insuffisance anté-hypophysaire
B. Micro-adénome à prolactine
C. Infection systémique sévère
D. Hyperthyroïdie
E. Accès pernicieux palustre

Réponse : ACE

6. 5. 5 DIVERS

S 89/3/1/ 93

Laquelle des affirmations suivantes concernant les hypoglycémies fonctionnelles est fausse?

A. Les malaises sont habituellement mineurs
B. Les malaises surviennent essentiellement en période post-prandiale
C. A la différence des hypoglycémies organiques, l'insulinémie est toujours basse au cours du malaise
D. Une hyperglycémie provoquée orale sur 5 heures peut reproduire le malaise
E. Le traitement est essentiellement hygiéno-diététique

Réponse : C

6. 6 DIABETE ET GROSSESSE

6. 6. 1 BIOLOGIE

S 94/9/1/ 33

Quel est l'examen permettant de faire le diagnostic de certitude de diabète gestationnel après 24 semaines d'aménorrhée?

A. Glycosurie
B. Glycémie à jeun
C. Glycémie post prandiale
D. Hyperglycémie provoquée par voie orale
E. Mesure de l'hémoglobine glycosylée A1C

Réponse : D

6. 6. 2 EVOLUTION (PRONOSTIC, COMPLICATIONS)

M 93/9/2/ 68

Quelles sont parmi les suivantes, les complications qui peuvent se rencontrer lors d'une grossesse chez une femme diabétique?

A. Hydramnios
B. Toxémie gravidique
C. Souffrance foetale chronique
D. Infection urinaire
E. Macrosomie

Réponse : ABCDE

M 94/9/2/ 12

Citer les pathologies dont la fréquence est accrue chez les enfants nouveau-nés de mère diabétique:

A. Malformations cardio-vasculaires
B. Acidocétose
C. Maladie des membranes hyalines
D. Hypoglycémie
E. Choriorétinite

Réponse : ACD

6. 6. 3 DIVERS

S 91/1/1/ 66

Les mesures suivantes sont indiquées chez une femme diabétique pendant la grossesse, sauf une. Laquelle?

A. Surveillance de l'hémoglobine glycosylée 1 fois par mois
B. Poursuite des sulfamides hypoglycémiants
C. Régime comportant au moins 150 g d'hydrate de carbone
D. Interruption de grossesse vers la 37ème semaine si l'équilibre glycémique n'est pas parfait et si le foetus présente à l'échographie une macrosomie
E. Insulinothérapie par pompe sous-cutanée éventuelle en cours de grossesse

Réponse : B

M 92/9/2/ 94

Le traitement d'un diabète au cours d'une grossesse est incompatible avec la ou les propositions suivantes. Indiquez laquelle ou lesquelles:

A. Apport glucidique réduit
B. Traitement par un biguanide
C. Trois injections quotidiennes d'insuline
D. Traitement par une sulfonylurée
E. Insulinothérapie par pompe portable

Réponse : BD

7 PATHOLOGIE DU METABOLISME LIPIDIQUE

7. 1 DYSLIPIDEMIES

7. 1. 1 CLINIQUE

M 88/1/2/ 57

La confrontation clinico-biologique permet de constater:

A. Ethylisme - Hypertriglycéridémie
B. Hypercholestérolémie - Pancréatite
C. Hyperlipémie de type IIa - Coronaropathie
D. Hyperlipémie de type I - Chylomicrons
E. HDL cholestérol élevé - Risque vasculaire accentué

Réponse : ACD

S 90/3/1/ 17

Des xanthomes tendineux se voient dans:

A. L'hyperlipidémie mixte
B. L'hypertriglycéridémie endogène
C. L'hypolipidémie
D. L'hyperchylomicronémie
E. L'hypercholestérolémie essentielle

Réponse : E

7. 1. 2 BIOLOGIE

S 91/3/1/ 21

Parmi les paramètres biologiques suivants, tous sont anormalement élevés chez un malade atteint d'hyperlipidémie du type IIb de Frederickson sauf un, lequel?

A. Cholestérol total
B. Triglycérides totaux
C. Lipoprotéines de très basse densité (VLDL)
D. Apolipoprotéine B
E. Lipoprotéines de haute densité (HDL)

Réponse : E

7. 1. 3 FORMES CLINIQUES

S 91/2/1/ 14

Parmi les dyslipidémies suivantes, quelle est celle qui ne possède pas de risque athérogène?

A. Forme hétérozygote de l'hypercholestérolémie de type IIA
B. Forme homozygote de l'hypercholestérolémie de type IIA
C. Elévation familiale du cholestérol HDL
D. Hypercholestérolémie polygénique d'origine alimentaire
E. Hyperlipidémie familiale combinée (type IIB)

Réponse : C

7. 1. 4
ETIOLOGIES
(FACTEURS DE RISQUE, TERRAIN)

M 89/1/2/112

Une hyperlipidémie secondaire peut accompagner:

A. Le syndrome néphrotique
B. L'hyperthyroïdie
C. Le diabète
D. Le diabète insipide
E. La pancréatite aiguë

Réponse : ACE

7. 1. 5
TRAITEMENTS

S 91/4/1/ 12

Un patient de 40 ans a une cholestérolémie à 8,7 mmol/l (3,4g/l), une triglycéridémie à 3,6 mmol/l (3,1 g/l), un taux de HDL cholestérol à 1 mmol/l (0,4 g/ l). Il n'a pas de lipoprotéine anormale à l'électrophorèse. Parmi les mesures diététiques suivantes, laquelle n'est pas adaptée à son traitement?

A. Augmentation du rapport acides gras polyinsaturés/saturés
B. Diminution des sucres d'absorption rapide
C. Adjonction de triglycérides à chaîne moyenne
D. Consommation d'acides gras de poisson (série oméga 3)
E. Diminution de la consommation totale de lipides

Réponse : C

7. 1. 6
DIVERS

S 85/1/1/ 85

La sensibilité aux graisses alimentaires est caractéristique d'une:

A. Hyperlipidémie mixte
B. Hypertriglycéridémie endogène
C. Hypercholestérolémie essentielle
D. Hyperalphalipoprotéinémie
E. Hyperchylomicronémie

Réponse : E

M 91/7/1/ 76

Laquelle ou lesquelles des lipoprotéines suivantes est (sont) attaquée(s) dans le sang par la lipoprotéine lipase?

A. Chylomicrons
B. LDL
C. VLDL
D. HDL
E. IDL

Réponse : AC

M 94/8/2/ 55

L'hypertriglycéridémie de type IV de la classification internationale:

A. Doit faire rechercher un trouble de glycorégulation
B. Peut être dépendante de l'alcool
C. Est une hyperlipoprotéinémie fréquente chez l'obèse
D. Se complique de xanthomes tendineux
E. Est traitée avant tout par la diététicienne

Réponse : ABCE

7. 2
HYPERCHOLESTEROLEMIE
7. 2. 1
ETIOLOGIES
(FACTEURS DE RISQUE, TERRAIN)

M 86/2/2/ 25

Parmi les 5 syndromes suivants, lequel ou lesquels peuvent induire une hypercholestérolémie:

A. Diabète sucré
B. Lithiase cholédocienne
C. Syndrome néphrotique
D. Hypothyroïdie
E. Maladie d'Addison

Réponse : BCD

M 88/1/2/ 45

Parmi ces endocrinopathies la(les)quelle(s) s'accompagne(nt) d'une hypercholestérolémie?

A. L'insuffisance gonadique
B. L'hypothyroïdie
C. La maladie d'Addison
D. Le diabète insipide
E. L'hyperparathyroïdie

Réponse : B

7. 2. 2
EVOLUTION
(PRONOSTIC, COMPLICATIONS)

S 90/5/1/ 33

L'hypercholestérolémie à 3,50 g/l chez l'adulte peut entraîner:

A. Un diabète
B. Une HTA
C. Un athérome coronarien
D. Une pancréatite aiguë
E. Des xanthomes cutanés

Réponse : C

7. 2. 3
TRAITEMENTS

S 85/3/1/104

En sachant que l'hypercholestérolémie favorise la survenue de l'athérosclérose quel conseil diététique donnez-vous à un sujet présentant une cholestérolémie à 9 mmol/litre, avec triglycéridémie à 1 mmol/litre?

A. La suppression des glucides d'absorption rapide
B. La diminution des graisses saturées
C. La diminution des graisses insaturées
D. La diminution des protéines de poisson
E. Aucune de ces propositions

Réponse : B

M 87/7/2/ 92

Le régime hypocholestérolémiant doit déconseiller:

A. Le pain
B. Le chocolat
C. La confiture
D. Le beurre
E. Le lard

Réponse : BDE

M 90/3/2/ 41

La (les) modification(s) alimentaire(s) suivante(s) doit (doivent) être apportée(s) chez un enfant de 13 ans dont le poids est stable et la cholestérolémie à 3,60 g/l (9,25):

A. Diminution de la ration alimentaire énergétique totale
B. Diminution des hydrates de carbone
C. Diminution du cholestérol alimentaire
D. Suppression des blancs d'oeufs
E. Diminution des aliments apportant des graisses essentiellement sous forme d'acides gras saturés

Réponse : CE

7. 3
HYPERTRIGLYCERIDEMIE
7. 3. 1
ETIOLOGIES (FACTEURS DE RISQUE, TERRAIN)

M 87/1/2/ 58

L'hypertriglycéridémie exogène peut être due à:

A. Une carence en lipoprotéine lipase
B. Une hypercholestérolémie
C. Un abus d'alcool
D. Un régime hyperglucidique
E. Une obésité

Réponse : A

7. 3. 2
DIVERS

M 86/3/2/ 66

Une hypertriglycéridémie à 3,5 mmol/l (3 g/l):

A. Est souvent associée au diabète sucré
B. Peut se normaliser avec la cure d'une obésité
C. Doit être, de première intention, traitée par les hypolipidémiants
D. Peut être liée à la prise d'oestrogènes
E. Peut être liée à la prise d'alcool

Réponse : ABDE

M 87/1/2/ 82

Les chylomicrons:

A. Sont constitués dans la cellule intestinale
B. Contiennent de l'apoprotéine A1
C. Sont athérogènes
D. Ne s'observent pas à jeun
E. Se concentrent en un anneau crémeux après séjour du plasma 12 heures au réfrigérateur

Réponse : ABDE

M 90/6/2/ 48

Une hypertriglycéridémie à 3,5 mmol/l (3g/l):

A. Est souvent associée au diabète sucré
B. Peut se normaliser avec la cure d'une obésité
C. Doit être, en première intention, traitée par les hypolipidémiants
D. Peut être liée à la prise d'oestrogènes
E. Peut être liée à la prise d'alcool

Réponse : ABDE

7. 4
DYSLIPOPROTEINEMIE
7. 4. 1
BIOLOGIE

S 89/2/1/ 19

Parmi les hyperlipoprotéinémies suivantes, laquelle s'accompagne d'une élévation isolée des LDL à l'ultracentrifugation du sérum?

A. L'hyperchylomicronémie de type I
B. L'hypercholestérolémie de type II a
C. L'hypertriglycéridémie de type IV
D. L'hyperlipoprotéinémie mixte de type II b
E. La dyslipoprotéinémie de type III

Réponse : B

7. 4. 2
DIVERS

M 85/3/2/ 84

Les lipoprotéines de faible densité (LDL):

A. Contiennent de l'apoprotéine B
B. Transportent du cholestérol
C. Sont riches en triglycérides
D. Sont dégradées par la lipoprotéine lipase
E. En excès, sont athérogènes

Réponse : ABE

M 88/4/2/ 47

L'hyperlipoprotéinémie de type III:

A. Peut être secondaire à un myxoedème
B. Comporte une hyperchylomicronémie
C. A un pouvoir athérogène
D. A un sérum opalescent
E. Comporte une augmentation élective des LDL

Réponse : ACD

7. 5
DYSLIPOPROTEINEMIE DE TYPE II
7. 5. 1
EVOLUTION (PRONOSTIC, COMPLICATIONS)

M 90/3/2/ 37

L'hyperlipoprotéinémie familiale de type II peut entraîner l'apparition de:

A. Xanthomes tendineux
B. Arc cornéen précoce
C. Infarctus du myocarde
D. Pancréatite aiguë
E. Hépatomégalie

Réponse : ABC

7. 5. 2
DIVERS

M 86/5/2/ 73

L'hyperlipidémie de type II (selon la classification internationale):

A. Peut être liée à un myxoedème
B. Est souvent secondaire à l'ingestion aiguë d'alcool
C. N'augmente pas le risque cardio-vasculaire
D. Peut être familiale
E. Doit être traitée par un régime pauvre en glucides

Réponse : AD

7. 6
DYSLIPOPROTEINEMIE DE TYPE IIA
7. 6. 1
CLINIQUE

M 89/2/2/ 87

La (les) manifestation(s) d'une hypercholestérolémie homozygote de type IIa est (sont):

A. Des xanthomes tendineux
B. Un arc cornéen précoce
C. Des douleurs abdominales
D. Une xanthomatose éruptive
E. Un xanthélasma

Réponse : ABE

7. 6. 2
BIOLOGIE

S 86/6/1/ 57

Dans l'hyperlipoprotéinémie de type IIa, il existe une augmentation:

A. Des lipoprotéines de haute densité (HDL)
B. Des lipoprotéines de faible densité (LDL)
C. Des chylomicrons
D. Des lipoprotéines de très faible densité (VLDL)
E. Aucune des propositions précédentes

Réponse : B

7. 6. 3
TRAITEMENTS

M 86/4/2/ 69

Dans le régime d'un patient de poids normal présentant une hypercholestérolémie essentielle type IIa il convient:

A. De diminuer ou supprimer la charcuterie et les abats
B. D'éviter les aliments riches en fibres alimentaires
C. De préférer les margarines au beurre
D. D'utiliser pour la salade une huile à acides gras polyinsaturés
E. D'éviter les sucres d'assimilation rapide

Réponse : ACD

M 93/8/1/ 88

Le régime proposé dans l'hypercholestérolémie pure, chez un sujet dont le poids est normal, comprend le plus souvent:

A. Une réduction des apports lipidiques (à 30% des calories)
B. Une réduction des apports en glucides complexes (riz, pâtes...)
C. Une réduction des graisses saturées
D. Une interdiction de toute boisson alcoolisée
E. Une réduction des graisses mono-insaturées

Réponse : AC

7. 6. 4
DIVERS

S 85/5/1/ 36

Dans l'hypercholestérolémie (type IIa):

A. Le sérum est le plus souvent opalescent à jeun
B. L'augmentation des lipoprotéines porte sur les HDL
C. La survenue de crises de pancréatite aiguë est un risque évolutif important
D. L'athérome touche principalement les artères coronaires
E. La xanthomatose éruptive est la principale manifestation cutanée

Réponse : D

7. 7
DYSLIPOPROTEINEMIE DE TYPE IV

7. 7. 1
BIOLOGIE

M 89/3/2/ 33

Une hypertriglycéridémie endogène (type IV) se manifeste biologiquement par:

A. Une augmentation des VLDL
B. La présence de chylomicrons à jeun
C. Une augmentation du LDL-cholestérol lorsque l'hypertriglycéridémie devient majeure
D. Une "broad bêta" lipoprotéine à l'électrophorèse
E. Une diminution de l'activité de la lipoprotéine lipase

Réponse : A

7. 7. 2
EVOLUTION (PRONOSTIC, COMPLICATIONS)

S 89/5/1/ 33

L'hypertriglycéridémie de type IV peut se compliquer de:

A. Athérome
B. Pancréatite aiguë
C. HTA
D. Obésité
E. Goutte

Réponse : B

7. 7. 3
TRAITEMENTS

S 86/3/1/ 51

Chez un patient (172cm/90 kg) présentant une hypertriglycéridémie primitive (hyperlipoprotéinémie de type IV), la première mesure thérapeutique à envisager est:

A. L'acide nicotinique
B. Un régime hypocalorique
C. Les anorexigènes
D. Le clofibrate
E. Un régime pauvre en graisses saturées

Réponse : B

M 92/8/1/ 71

Parmi le (les) traitement(s) suivant(s) lequel (lesquels) est (sont) habituellement efficace(s) dans l'hypertriglycéridémie de type IV?

A. Huiles de poisson
B. Dérivés des fibrates
C. Cholestyramine
D. Suppression des boissons alcoolisées
E. Régime très pauvre en graisses saturées

Réponse : ABD

7. 7. 4
DIVERS

S 86/7/1/ 43

Concernant le type IV de la classification internationale, une seule proposition est fausse:

A. S'accompagne d'une élévation des triglycérides plasmatiques
B. Peut être dépendante de l'alcool
C. Est l'hyperlipidémie la plus fréquente chez l'obèse
D. Se complique de xanthomes tendineux
E. Son traitement est avant tout diététique

Réponse : D

M 90/3/2/ 98

Dans une hypertriglycéridémie de type IV, on peut observer une légère élévation du taux plasmatique du cholestérol due au fait que:

A. Son dosage est faussé du seul fait de l'hypertriglycéridémie
B. Les VLDL contiennent une certaine quantité de cholestérol
C. Les triglycérides bloquent l'estérification du cholestérol
D. Les triglycérides saturent les récepteurs hépatiques du cholestérol
E. Les triglycérides induisent une synthèse accrue du cholestérol

Réponse : B

8
AUTRES
8. 1
SYNDROME DE KLINEFELTER
8. 1. 1
CLINIQUE

S 85/3/1/ 78

Le caryotype 47,XXY correspond-il en général à:

A. Un arriéré mental profond dysmorphique
B. Un sujet masculin avec atrophie testiculaire
C. Un sujet féminin de petite taille, aménorrhéique
D. Un sujet féminin de taille normale
E. Un syndrome de féminisation testiculaire

Réponse : B

S 85/4/1/ 78

Chez un homme longiligne, de 25 ans, mesurant 1,80 m, présentant une atrophie testiculaire et une gynécomastie, on s'attend à trouver le caryotype:

A. 47,XXX
B. 47,XYY
C. 47,XY,+21
D. 45,X
E. Aucun de ces caryotypes

Réponse : E

M 85/4/2/ 59

Chez l'homme adulte, on évoque un syndrome de Klinefelter devant:

A. Ptérygium coli
B. Gynécomastie
C. Thorax en bouclier
D. Taches de Brushfield
E. Atrophie testiculaire

Réponse : BE

S 85/6/1/ 84

Parmi les signes suivants, un seul est constant dans le syndrome de Klinefelter:

A. La grande taille
B. Le visage glabre
C. L'atrophie testiculaire
D. La gynécomastie
E. L'impuissance

Réponse : C

S 87/5/1/ 32

Dans le syndrome de Klinefelter à l'âge adulte, après la puberté, un seul de ces signes est constant et indispensable au diagnostic, lequel?

A. Les sujets sont grands
B. La gynécomastie est marquée
C. La pilosité est peu développée
D. Les testicules sont petits, indolores
E. La verge est anormalement petite

Réponse : D

S 87/6/1/ 56

On retrouve constamment dans le syndrome de Klinefelter:

A. La grande taille
B. Le visage glabre
C. La gynécomastie
D. L'impuissance
E. La stérilité

Réponse : E

M 88/2/2/ 48

Cochez le (les) signe(s) clinique(s) observé(s) dans le syndrome de Klinefelter:

A. Gynécomastie
B. Stérilité
C. Hypertension artérielle
D. Infantilo-nanisme
E. Atrophie testiculaire

Réponse : ABE

M 89/2/2/ 32

Un sujet atteint d'un syndrome de Klinefelter présente habituellement:

A. Une grande taille
B. Une gynécomastie
C. Une macro-orchidie
D. Une oligozoospermie
E. Une stérilité

Réponse : ABE

M 90/3/1/106

Parmi les signes cliniques suivants, citer ceux qui ne sont habituellement pas rencontrés dans le syndrome de Klinefelter:

A. Rein en fer de cheval
B. Atrophie testiculaire
C. Hypergonadisme
D. Grande taille
E. Retard mental

Réponse : ACE

M 90/7/2/114

Cochez le ou les signes cliniques que l'on observe dans le syndrome de Klinefelter après la puberté:

A. Gynécomastie
B. Stérilité
C. Atrophie testiculaire
D. Hypertension artérielle
E. Infantilo-nanisme

Réponse : ABC

M 92/9/2/ 71

Dans le syndrome de Klinefelter, il existe habituellement:

A. Un hypogonadisme
B. Une gynécomastie
C. Une ambiguïté sexuelle
D. Une anomalie chromosomique, 47,XYY
E. Une hypergonadotrophinémie

Réponse : ABE

S 93/9/1/ 5

Dans le syndrome de Klinefelter, on observe habituellement:

A. Une azoospermie de type excrétoire
B. Un taux normal de la FSH plasmatique
C. Un caryotype: 47,XYY
D. Une petite taille
E. Une gynécomastie

Réponse : E

8. 1. 2
BIOLOGIE

S 85/1/1/ 89

Tous les caryotypes suivants sont compatibles avec le syndrome de Klinefelter sauf un, lequel?

A. 47,XXY/46,XY
B. 47,XXY
C. 47,XYY
D. 48,XXXY
E. 47,XXY/46,XY/45,X

Réponse : C

M 86/3/2/ 28

Quel est ou quels sont les signes cliniques ou biologiques caractéristiques d'un syndrome de Klinefelter?

A. Diminution du taux de la FSH
B. Diminution du volume testiculaire
C. Azoospermie
D. Chromatine sexuelle négative
E. Caryotype à 47 chromosomes par surnumération X

Réponse : BCE

M 87/3/2/ 60

Le syndrome de Klinefelter au sens large peut être associé à un ou plusieurs des caryotypes suivants:

A. 47,XXX
B. 47,XXY
C. 47,XYY
D. 49,XXXXY
E. 47,XXY/46,XY

Réponse : BDE

M 88/1/2/ 59

Dans le syndrome de Klinefelter chez l'adulte, l'exploration endocrinienne est habituellement caractérisée par:

A. Un taux d'estradiol élevé
B. Un taux de FSH élevé
C. Un taux de LH normal
D. Un taux de testostérone normal ou abaissé
E. Un taux de cortisol élevé

Réponse : BD

M 89/4/2/ 2

Chez un sujet de 25 ans, avec un phénotype évocateur du syndrome de Klinefelter, vous attendez de l'analyse biologique les résultats suivants pour confirmer votre diagnostic clinique:

A. Une chromatine sexuelle positive
B. Un caryotype 47,XXY
C. Une FSH élevée
D. Une testostéronémie basse
E. Une oligospermie

Réponse : ABCD

8. 1. 3 FORMES CLINIQUES

M 91/1/2/100

Chez un adulte, on évoque un syndrome de Klinefelter devant:

A. Retard mental
B. Gynécomastie
C. Thorax en bouclier
D. Taches de Brushfield
E. Atrophie testiculaire

Réponse : BE

8. 1. 4 DIVERS

M 88/2/2/ 44

Dans le syndrome de Klinefelter, on observe:

A. Une stérilité par oligospermie
B. Une anomalie du caryotype de type X0
C. Une gynécomastie
D. Une galactorrhée
E. Une macroskélie

Réponse : CE

M 89/3/2/ 49

Le syndrome de Klinefelter comporte l'(les) anomalie(s) suivante(s):

A. Hypogonadisme
B. Gynécomastie
C. Ambiguïté sexuelle
D. Anomalie chromosomique 47,XXY
E. FSH élevée

Réponse : ABDE

M 90/1/2/ 4

Le syndrome de Klinefelter est caractérisé par:

A. Un caryotype 47,XYY
B. Une grande taille
C. Une sclérohyalinose des tubes séminifères
D. La présence d'un corpuscule de Barr dans les noyaux des cellules muqueuses
E. La fréquence des aberrations chromosomiques dans la descendance des sujets atteints

Réponse : BCD

M 90/4/2/ 1

Le syndrome de Klinefelter comporte:

A. Un phénotype masculin
B. Une hypertrichose
C. Une hypertrophie des glandes mammaires
D. Une débilité mentale constante
E. Une atrophie testiculaire

Réponse : ACE

M 93/8/1/ 78

Concernant la maladie de Klinefelter, laquelle ou lesquelles de ces propositions est (sont) exacte(s)?

A. Le caryotype est généralement 47,XYY
B. La gynécomastie est exceptionnelle
C. Il existe une azoospermie
D. Les testicules sont en situation intra-abdominale
E. Le taux de FSH plasmatique est effondré

Réponse : C

S 94/8/1/ 67

La formule chromosomique suivante correspond à un syndrome de Klinefelter:

A. 46,XX,+21
B. 47,XX,+21
C. 45,X
D. 47,XXY
E. 45,X/46,XX/47,XXX

Réponse : D

8. 2 SYNDROME DE TURNER

8. 2. 1 CLINIQUE

M 85/4/2/ 58

Le syndrome de Turner peut comporter en période néonatale le ou les signes suivants:

A. Une hydrocéphalie
B. Un lymphoedème des mains et des pieds
C. Un ptérygium coli
D. Un écartement mamelonnaire excessif
E. Une aménorrhée primaire

Réponse : BCD

M 86/3/2/ 30

On suspecte un syndrome de Turner devant:

A. Taille définitive aux alentours de 140 cm
B. Aménorrhée primaire
C. Avortements à répétition
D. Hypertrophie clitoridienne
E. Gynécomastie

Réponse : AB

S 86/4/1/ 16

Le syndrome de Turner X0 se caractérise par les propositions suivantes, sauf une, indiquez laquelle:

A. Le nanisme
B. L'impubérisme
C. L'absence d'utérus
D. Le rein en fer à cheval
E. L'oedème du dos du pied chez le nourrisson

Réponse : C

M 86/5/2/ 49

Dans plus de 80% des syndromes de Turner sans mosaïque à formule 45,X, on retrouve:

A. Débilité mentale
B. Petite taille
C. Aménorrhée primaire
D. Cataracte
E. Sténose isthmique de l'aorte

Réponse : BC

M 86/6/2/ 58

Quel est ou quels sont les signes cliniques qui permettent d'évoquer un syndrome de Turner?

A. Retard statural
B. Aménorrhée primaire
C. Cubitus valgus
D. Retard intellectuel important
E. Signes de Kosowicz

Réponse : ABCE

S 87/1/1/ 63

Chez un sujet 45,X une malformation cardio-vasculaire est fréquemment rencontrée. Laquelle?

A. Transposition des gros vaisseaux
B. Canal artériel
C. Canal atrio-ventriculaire
D. Sténose isthmique
E. Communication inter-ventriculaire

Réponse : D

M 89/6/2/ 55

Parmi les signes suivants, le(s)quel(s) doi(ven)t faire rechercher un syndrome de Turner?

A. Lymphoedèmes des pieds et des mains du nouveau-né
B. Nanisme inexpliqué chez une fille
C. Aménorrhée primaire ou hypo-oestrogénique
D. Dépigmentation cutanée en taches
E. Brièveté cervicale avec implantation excessivement basses des cheveux

Réponse : ABCE

S 94/9/1/ 32

Dans le syndrome de Turner (caryotype 45,X) l'aspect habituel des ovaires en coelioscopie est représenté par:

A. Un kyste de l'ovaire
B. Une bandelette fibreuse
C. Une dégénérescence sclérokystique
D. Une aplasie utéro-ovarienne
E. Une ectopie ovarienne

Réponse : B

8. 2. 2
BIOLOGIE

S 85/4/1/ 79

Un des caryotypes suivants n'est pas retrouvé dans le syndrome de Turner. Lequel?

A. 45,X
B. 46,XX/45,X
C. 47,XXX
D. 46,XX/46,XisoX
E. 47,XXX/46,XX/45,X

Réponse : C

M 87/7/2/ 29

La ou les anomalies chromosomiques retrouvée(s) dans le syndrome de Turner est ou sont:

A. 46,XX/45,X
B. 46,X,i(Xq)
C. 47,XXX/46,XX/45,X
D. 47,XXX
E. 47,XXY

Réponse : ABC

8. 2. 3
EVOLUTION
(PRONOSTIC, COMPLICATIONS)

M 88/7/2/ 28

Chez une jeune fille aménorrhéique par un syndrome de Turner, l'origine d'une hypertension artérielle constatée peut être:

A. Un syndrome de Conn
B. Une malformation rénale
C. Un phéochromocytome
D. Une coarctation aortique
E. Une malformation des voies excrétrices urinaires

Réponse : BDE

8. 2. 4
DIVERS

M 87/3/2/ 62

Le syndrome de Turner se caractérise dans sa forme typique par:

A. Un nanisme
B. Un impubérisme
C. Une agénésie ovarienne
D. Un caryotype 45,X/46,XXr
E. Un taux bas de FSH à la puberté

Réponse : ABC

S 88/4/1/ 26

Parmi les propositions suivantes concernant le syndrome de Turner, quelle est la proposition inexacte?

A. Sa survenue est corrélée à un âge maternel avancé
B. Il est dû le plus souvent à une monosomie X
C. Il peut parfois être évoqué cliniquement dès la naissance
D. Il existe des syndromes de Turner dont le caryotype comporte 46 chromosomes
E. La plus grande majorité des zygotes haplo X avorte spontanément

Réponse : A

S 88/4/1/ 61

Le syndrome de Turner est caractérisé par tous les éléments suivants, excepté un; lequel?

A. Une débilité mentale
B. Une petite taille adulte
C. Une aménorrhée primaire
D. Un thorax et des épaules larges
E. Une dysgénésie gonadique

Réponse : A

M 89/3/2/ 50

Le syndrome de Turner, est caractérisé par:

A. Petite taille de 142 cm en moyenne à l'âge adulte
B. Absence d'utérus
C. Naevi cutanés nombreux
D. Pterygium coli
E. Cheveux implantés très bas dans le cou

Réponse : ACDE

8. 3 TESTICULE FEMINISANT

8. 3. 1 DIVERS

M 90/5/2/ 18

Quelles propositions sont relevées dans le testicule féminisant?

A. Aménorrhée secondaire
B. Caryotype XYY
C. Utérus rudimentaire non fonctionnel
D. Absence de développement de seins
E. Des pilosités axillaires et pubiennes peu développées

Réponse : E

Génétique

Partie 6

Les chiffres entre parenthèses indiquent le nombre de QCM.

1
GENETIQUE GENERALE
1. 1
DIVERS

S 85/4/1/ 80

La pseudo-dominance est-elle le résultat de l'union de:

A. Deux hétérozygotes composites
B. Deux hétérozygotes pour des allèles différents
C. Deux homozygotes pour des gènes différents
D. Un homozygote et un hétérozygote pour le même allèle
E. Un homozygote et un hétérozygote pour des allèles différents

Réponse : D

S 86/1/1/ 18

On appelle cousins germains ou cousins du 1er degré:

A. Les enfants 1ère génération des oncles et (ou) des tantes du proposant
B. Tous les enfants descendants du frère ou de la soeur du père du proposant sur plusieurs générations
C. Tous les enfants descendants du frère ou de la soeur de la mère du proposant sur plusieurs générations
D. Tous ces descendants
E. Aucun de ces descendants

Réponse : A

S 86/5/1/ 17

Un hétérozygote composite:

A. A sur les deux locus homologues un allèle normal et un allèle pathologique
B. A sur les deux locus homologues deux allèles pathologiques différents
C. A deux allèles pathologiques sur les locus non homologues
D. A sur les deux locus homologues les deux mêmes allèles pathologiques
E. A sur un locus deux mutations ponctuelles

Réponse : B

S 87/5/1/ 42

Les notions de pénétrance et d'expressivité s'appliquent aux manifestations variables des gènes. Parmi les propositions suivantes, laquelle est correcte?

A. Les manifestations cliniques chez les enfants atteints ne sont jamais identiques à celles des parents
B. Les frères et soeurs atteints de la même maladie peuvent avoir des formes de gravité différente
C. Toutes les maladies à transmission autosomique dominante ont une pénétrance de 100%
D. Toutes les maladies à transmission autosomique dominante ont une pénétrance de 50%
E. La notion d'expressivité ne s'applique pas aux maladies à transmission autosomique récessive

Réponse : B

S 88/1/1/ 18

Un organisme composé de deux ou plusieurs populations chromosomiques différentes bien qu'issues du même zygote est dit:

A. En mosaïque
B. Chimérique
C. Polysomique
D. Triploïde
E. Aneuploïde

Réponse : A

S 88/3/1/ 49

L'effet observé des gènes chez un individu est appelé:

A. Caryotype
B. Génotype
C. Phénotype
D. Allèles
E. Diploïdie

Réponse : C

S 88/5/1/ 12

Un double hétérozygote:

A. A sur les deux locus homologues un allèle normal et un allèle pathologique
B. A sur les deux locus homologues deux allèles pathologiques différents
C. A deux allèles pathologiques sur les locus non homologues
D. A sur les deux locus homologues les deux mêmes allèles pathologiques
E. A sur un locus deux mutations ponctuelles

Réponse : C

S 88/6/1/ 87

En génétique formelle, un gène A est dit dominant par rapport à un gène B, si:

A. L'homozygote AA a le même phénotype que l'homozygote BB
B. L'homozygote AA a le même phénotype que l'hétérozygote AB
C. L'homozygote BB a le même phénotype que l'hétérozygote AB
D. L'hétérozygote AB a le même phénotype que l'hétérozygote BA
E. Autre réponse

Réponse : BD

S 90/4/1/ 10

Le terme de pénétrance d'un gène s'applique à:

A. Mutation récessive autosomique
B. Mutation récessive liée à l'X
C. Mutation dominante autosomique
D. Maladie multigénique
E. Aucune des propositions ci-dessus

Réponse : ABCD

M 85/1/2/ 21

Parmi les remaniements de structure suivants, quel est celui ou quels sont ceux qui ne portent que sur un seul chromosome?

A. Isochromosome
B. Anneau
C. Translocation réciproque
D. Translocation Robertsonienne
E. Inversion péricentrique

Réponse : ABE

S 85/6/1/ 19

Un malade présente un syndrome de Klinefelter 47XXY, il est Xga+, sa mère est Xga- et son père Xga+ (l'allèle Xga+ est dominant sur Xga et le locus de ce gène est porté par le chromosome X). Indiquez où et comment s'est produite la non -disjonction méiotique des gonosomes:

A. Non-disjonction à la 1ère division méiotique paternelle
B. Non-disjonction à la 1ère division méiotique maternelle
C. Non-disjonction à la 2ème division méiotique paternelle
D. Non-disjonction à la 2ème division méiotique maternelle
E. Non-disjonction post-zygotique

Réponse : A

S 86/1/1/ 72

L'apparence de l'effet des gènes chez un individu est appelée:

A. Caryotype
B. Génotype
C. Phénotype
D. Allèles
E. Dominance

Réponse : C

S 86/2/1/ 21

Parmi les propositions suivantes concernant les non-disjonctions méiotiques, indiquez la proposition exacte?

A. Sont responsables d'anomalies structurales des chromosomes
B. Sont responsables d'anomalies chromosomiques en mosaïque
C. Sont responsables de triploïdies
D. N'affectent que la paire de chromosomes 21
E. Peuvent survenir tant à la première qu'à la deuxième division méiotique

Réponse : E

M 86/2/2/ 5

Un remaniement de structure portant sur un seul chromosome peut se traduire par:

A. Une inversion paracentrique
B. Une translocation robertsonienne
C. Un isochromosome
D. Une inversion péricentrique
E. Un chromosome en anneau

Réponse : ACDE

S 87/1/1/ 18

Le caryotype d'un sujet 46,XX comporte deux autosomes anormaux, l'un trop court, l'autre trop long. Définir l'anomalie responsable en tenant compte du fait que le sujet à un phénotype normal:

A. Aneuploïdie
B. Translocation réciproque équilibrée
C. Déséquilibre d'une translocation réciproque
D. Translocation Robertsonienne
E. Monosomie partielle

Réponse : B

S 88/3/1/ 39

Les termes de: pénétrance et expressivité se rapportent spécialement au mode de transmission:

A. Autosomique dominant
B. Autosomique récessif
C. Lié à l'X
D. Plurifactoriel
E. A tous les modes

Réponse : E

S 88/1/1/ 57

Quel est le nombre de chromosomes d'une cellule somatique dans une tétraploïdie dans l'espèce humaine?

A. 23
B. 46
C. 47
D. 69
E. 92

Réponse : E

M 89/1/2/ 47

Chez un sujet phénotypiquement normal, dont le caryotype est à 46 chromosomes, quelle est ou quelles sont les anomalies chromosomiques que l'on peut observer?

A. Trisomie libre
B. Inversion péricentrique
C. Trisomie par translocation robertsonienne
D. Translocation réciproque équilibrée
E. Délétion

Réponse : BDE

S 89/2/1/ 35

Les anomalies chromosomiques numériques constitutionnelles dans l'espèce humaine:

A. Résultent le plus souvent d'une non-disjonction méiotique parentale
B. Ne peuvent pas résulter d'une anomalie de la fécondation
C. Sont une cause rare d'avortements
D. Sont toujours en rapport avec l'âge maternel avancé
E. Peuvent apparaître après la naissance

Réponse : A

M 89/5/2/ 61

Indiquez parmi les formules chromosomiques suivantes celle(s) susceptible(s) de représenter une anomalie de structure:

A. 45,X/46,XX/47,XXX
B. 45,X
C. 46,XXdel(1) (q21;qter)
D. 46,X,i(Xq)
E. 47,XY,+13

Réponse : CD

M 89/5/2/ 62

L'étude des polymorphismes de restriction par des techniques de biologie moléculaire:

A. Doit être utilisée pour le diagnostic prénatal des aberrations chromosomiques
B. Permet le diagnostic anténatal des hémophilies
C. Permet le diagnostic anténatal la myopathie de Duchenne de Boulogne
D. Permet le diagnostic anténatal des défauts de fermeture du tube neural
E. Permet seulement le diagnostic anténatal des maladies récessives liées à l'X

Réponse : BC

M 89/6/2/ 54

Dans l'espèce humaine:

A. Le caryotype diploïde est 46,XY ou 46,XX
B. La tétraploïdie est létale
C. La monosomie complète d'un autosome est létale
D. La monosomie X est viable
E. La monosomie X a pour formule 46,X

Réponse : ABCD

M 90/4/1/120

Dans une famille, l'observation d'un cas unique d'une affection génétique chez un garçon peut traduire:

A. Une mutation récente de génopathie dominante autosomique
B. Une mutation récente de génopathie récessive lié à l'X
C. Une génopathie récessive liée à l'X transmise par la mère
D. Une génopathie récessive autosomique
E. Une maladie multi-factorielle

Réponse : ABCDE

M 90/3/1/103

L'observation dans une famille d'un cas unique d'une affection génétique chez un garçon peut traduire:

A. Une mutation récente de génopathie dominante autosomique
B. Une mutation récente de génopathie récessive liée à l'X
C. Une génopathie récessive liée à l'X transmise par la mère
D. Une génopathie récessive autosomique
E. Une maladie multi-factorielle

Réponse : ABCDE

S 90/7/1/ 25

Le nombre haploïde de chromosomes dans l'espèce humaine est de:

A. 22
B. 23
C. 44
D. 46
E. 48

Réponse : B

S 90/2/1/ 34

Une étude des groupes HLA est réalisée dans une fratrie (sans jumeau) afin d'effectuer une greffe de moelle à l'un des enfants qui est aplasique. Quelles sont les chances d'identité totale avec l'enfant atteint d'un enfant sain pris au hasard?

A. 0%
B. 25%
C. 50%
D. 75%
E. 100%

Réponse : B

M 91/5/1/ 80

Le dépistage des hétérozygotes par étude du polymorphisme de l'ADN:

A. Exige une étude familiale
B. Revient à faire une étude de linkage
C. Peut être faussée par une recombinaison
D. Nécessite que le polymorphisme soit situé dans le gène
E. Permet toujours de savoir si la mère d'un hémophile sporadique est conductrice

Réponse : ABC

S 91/6/1/ 21

Pierre a une cataracte congénitale familiale. En effet, sa soeur, son père, sa grand-mère paternelle sont également atteints. Quel est le risque pour les enfants de Pierre d'être porteurs de cataracte?

A. 100%
B. 75%
C. 25%
D. 10%
E. Aucune de ces réponses n'est exacte

Réponse : E

M 93/9/1/ 94

Dans une famille, on observe un garçon et son oncle maternel tous les deux atteints de la même maladie génétique. Quel(s) mode(s) d'hérédité peut (peuvent) se discuter?

A. Récessive liée à l'X
B. Récessive autosomique
C. Dominante autosomique
D. Multifactorielle
E. Anomalie chromosomique

Réponse : ABCDE

M 86/7/1/109

Parmi les remaniements de structure suivants, quel est celui ou quels sont ceux qui ne porte(nt) que sur un seul chromosome?

A. Isochromosome
B. Anneau
C. Translocation réciproque
D. Translocation Robertsonnienne
E. Inversion péricentrique

Réponse : ABE

1. 2 GENETIQUE - DIAGNOSTICS

1. 2. 1 DIVERS

S 85/1/1/ 22

Le caryotype 46,XX/47 XX,+21 correspond à:

A. Translocation 21-X
B. Triploïde
C. Monosomie 21
D. Pseudohermaphrodisme féminin
E. Fille trisomique 21 en mosaïque

Réponse : E

S 90/1/1/ 1

Quelle affection génétique faut-il évoquer en priorité devant une dissection aortique?

A. Pseudoxanthome élastique
B. Trisomie 21
C. Mucopolysaccharidoses
D. Maladie de Recklinghausen
E. Maladie de Marfan

Réponse : E

M 93/9/2/ 52

Chez un nouveau-né, de sexe féminin, qui présente une hypotonie, un épincanthus, des taches de Brushfield au niveau de l'iris, un pli palmaire transverse unique, quel est, ou quels sont, le (les) caryotype(s) compatibles avec cette description?

A. 47,XXX
B. 45,X
C. 47,XX, + 21
D. 46,XX, t(21q 21q)
E. 46,XX, t(14q 21q)

Réponse : CDE

S 85/7/1/ 64

Chez un sujet féminin de 18 ans, de petite taille, d'intelligence normale, présentant une aménorrhée primaire, on s'attend à trouver le caryotype suivant:

A. 47,XXX
B. 47,XYY
C. 47,XXY
D. 48,XXXX
E. Aucun de ces caryotypes

Réponse : E

1. 3
FREQUENCE DES MALADIES EN GENETIQUE

1. 3. 1
DIVERS

S 85/1/1/ 36

Les anomalies chromosomiques suivantes ont toutes une fréquence supérieure à 1/2 000 sauf une. Laquelle?

A. Trisomie 21
B. Syndrome de Turner
C. Syndrome de Klinefelter
D. Disomie Y
E. Trisomie X

Réponse : B

1. 4
TRANSLOCATION CHROMOSOMIQUE

1. 4. 1
DIVERS

S 86/4/1/ 61

Une translocation Robertsonienne équilibrée, t(14;21), sans mosaïque:

A. Est d'origine acquise obligatoirement
B. Détermine un caryotype à 45 chromosomes
C. S'observe chez la femme avec une fréquence fonction de l'âge
D. Comporte pour la descendance un risque de déséquilibre de 15% si elle est portée par un homme
E. Est sans risque pour la descendance du sujet porteur

Réponse : B

M 88/3/2/ 63

Un individu porteur d'une translocation réciproque équilibrée entre deux autosomes:

A. A forcément un de ses parents porteurs de la même translocation
B. Peut avoir des enfants à caryotype normal
C. Peut avoir des enfants porteurs d'anomalies chromosomiques déséquilibrées
D. Peut avoir des enfants porteurs de la translocation à l'état équilibré
E. Toutes ces réponses sont fausses

Réponse : BCD

S 88/4/1/ 59

Quel est le risque d'apparition d'une trisomie 21 dans la descendance d'un sujet porteur d'une translocation par fusion centrique (21q;21q)?

A. 100%
B. 75%
C. 50%
D. 25%
E. 0%

Réponse : A

M 88/5/2/ 71

Parmi les chromosomes suivants, une translocation robertsonienne peut concerner:

A. 1
B. 15
C. 16
D. 20
E. 22

Réponse : BE

M 89/6/2/ 56

Quel(s) caractère(s) parmi les suivants se rapporte(nt) effectivement aux translocations équilibrées?

A. Une translocation robertsonienne équilibrée intéressant des chromosomes homologues interdit toute conception d'enfant sain par le sujet porteur
B. Une même translocation peut causer soit des avortements spontanés, si elle est portée par une femme, soit une stérilité primaire si c'est un homme
C. La succession de 3 avortements spontanés sans naissance d'enfant sain traduit une fois sur deux une translocation équilibrée
D. Une femme peut être porteuse d'une translocation équilibrée et ne concevoir que des enfants sains
E. Lorsqu'une monosomie partielle d'un chromosome est observée chez un enfant le caryotype d'un des parents est toujours anormal

Réponse : ABD

M 89/7/2/ 4

La formule chromosomique d'une mère cliniquement normale dont l'enfant est porteur d'une trisomie 21 par translocation Robertsonienne entre un chromosome 14 et un chromosome 21 peut être:

A. 46,XX
B. 46,XX,t(14q 21q)
C. 45,XX,t(14q 21q)
D. 45,XX,t(14q 21q)/46 XX
E. 45,XX,t(21q 21q)

Réponse : ACD

M 89/7/2/116

Une translocation réciproque parentale:

A. Est susceptible de provoquer une anomalie dans la descendance
B. Est une indication au diagnostic chromosomique anténatal
C. Aboutit à un risque de l'ordre de 8% de voire naître un enfant chromosomiquement anormal
D. Est un phénomène dont la fréquence est de l'ordre de 1 personne sur 500
E. Est un risque plus important si la mère est porteuse de l'anomalie

Réponse : ABCD

M 90/3/2/115

Une translocation robertsonienne:

A. Peut être observée chez des sujets cliniquement normaux
B. Peut concerner n'importe quel chromosome
C. Peut être responsable de malformations dans la descendance
D. Représente 10 % des anomalies de structures chromosomique
E. Est toujours le résultat d'une translocation parentale

Réponse : AC

M 90/4/2/102

Une translocation Robertsonienne équilibrée, t(14;21), sans mosaïque:

A. Est obligatoirement acquise
B. Détermine un caryotype à 45 chromosomes
C. S'observe chez la femme avec une fréquence fonction de l'âge
D. Comporte pour la descendance un risque de déséquilibre de 15% si elle est portée par la mère
E. Est sans risque pour la descendance du sujet porteur

Réponse : BD

S 90/5/1/ 11

Le caryotype d'un sujet comporte deux autosomes anormaux, l'un trop court, l'autre trop long. Définir l'anomalie responsable en tenant compte du fait que le sujet a un phénotype normal:

A. Aneuploïdie
B. Translocation réciproque équilibrée
C. Inversion péricentrique équilibrée
D. Translocation Robertsonienne
E. Monosomie partielle

Réponse : B

M 90/7/2/ 13

Parmi les chromosomes suivants, lesquels peuvent être impliqués dans une translocation robertsonienne?

A. 13
B. 15
C. 16
D. 20
E. 22

Réponse : ABE

M 91/6/2/ 29

Concernant les translocations il est exact que:

A. Les sujets porteurs sont toujours cliniquement atteints
B. Elles peuvent s'établir entre un autosome et un gonosome
C. Elles sont toujours transmises par un parent porteur
D. Leur découverte dans les cellules amniotiques doit toujours faire conseiller une IVG
E. Elles peuvent être responsables de stérilité

Réponse : BE

1. 5 CORPUSCULE DE BARR

1. 5. 1 DIVERS

S 86/1/1/ 20

Quelle est, parmi les propositions suivantes, celle qui indique correctement le nombre de corps de Barr observé respectivement chez un garçon trisomique 21, une femme triplo X, unepatiente atteinte de syndrome de Turner, et un sujet présentant un syndrome de Klinefelter:

A. 0,1,2,1
B. 1,1,0,1
C. 0,2,0,1
D. 2,0,1,1
E. 1,1,0,2

Réponse : C

M 86/2/2/ 6

Le nombre de corps de Barr est toujours corrélé avec:

A. Le sexe gonadique du sujet
B. Le sexe gonophorique de l'individu
C. Le nombre de chromosome X
D. Le nombre de chromosome Y
E. Le stade du développement cellulaire

Réponse : C

S 88/5/1/ 22

Quelle est, parmi les propositions suivantes, celle qui indique correctement le nombre de corps de Barr observé respectivement chez un garçon trisomique 21, une femme triple X, une patiente atteinte de syndrome de Turner, et un sujet présentant un syndrome de Klinefelter:

A. 0,1,2,1
B. 1,1,0,1
C. 0,2,0,1
D. 2,0,1,1
E. 1,1,0,2

Réponse : C

M 90/6/1/119

L'examen des cellules d'un frottis endobuccal révèle l'existence d'un corpuscule de Barr; la ou les formule(s) chromosomique(s) possible(s) est (sont):

A. 45,XX,translocation 13-21
B. 46,XY
C. 47,XY,+21
D. 47,XXX
E. 48,XXX,+13

Réponse : A

M 91/2/2/ 64

Chez quel(s) sujet(s) peut-on observer un corpuscule de Barr?

A. Une femme: 45,X
B. Une femme: 46,XX
C. Une femme: 46,XX/45,X
D. Un homme: 46,XY
E. Un homme: 47,XXY

Réponse : BCE

M 94/9/2/ 35

Chez quel(s) sujet(s) observe-t-on un corpuscule de Barr?

A. Une femme: 45,X
B. Une femme: 46,XX
C. Une femme: 46,Xiso(Xq)
D. Un homme: 46,XY
E. Un homme: 47,XXY

Réponse : BE

1. 6 EMPREINTES GENETIQUES

1. 6. 1 DIVERS

M 94/8/1/ 83

Les empreintes génétiques dans le cas de tests d'identification génétique peuvent être:

A. Monolocus
B. Multilocus
C. Monolocus et multialléliques
D. Monoalléliques
E. Monolocus et monoalléliques

Réponse : B

M 94/8/2/ 76

En préalable et comme condition nécessaire, les empreintes génétiques:

A. Permettent de connaître l'origine parentale d'un chromosome si elles sont monolocus
B. Sont utilisées comme test d'identification en médecine légale
C. Sont réalisées à partir d'un caryotype somatique des deux parents
D. Sont d'autant plus performantes que les allèles observées sont rares
E. Sont le caryotype du propositus

Réponse : BE

1. 7 CONSANGUINITE

1. 7. 1 DIVERS

S 85/1/1/ 57

La consanguinité augmente le risque de:

A. Non-disjoncion méiotique
B. Trisomie 21
C. Maladie récessive autosomique
D. Maladie dominante autosomique
E. Mutation dans la descendance

Réponse : C

M 87/2/2/ 39

La consanguinité :

A. Joue un rôle important dans les affections dominantes
B. Joue un rôle qui ne dépend que faiblement de la fréquence du gène, dans le cas des maladies récessives autosomiques
C. Joue un rôle faible dans les maladies récessives liées à l'X
D. Joue un rôle important si le gène est peu fréquent, dans les maladies récessives autosomiques
E. Joue un rôle dans les maladies chromosomiques

Réponse : CD

M 87/6/2/ 49

La consanguinité augmente le risque de:

A. Maladie multifactorielle
B. Trisomie 21
C. Maladie récessive autosomique
D. Maladie dominante autosomique
E. Mutation dans la descendance

Réponse : AC

S 88/4/1/ 60

Quel est le coefficient de consanguinité d'un individu issu de cousins germains?

A. 1/12
B. 1/16
C. 1/32
D. 1/120
E. 1/500

Réponse : B

2 MODE DE TRANSMISSION

2. 1 HEREDITE MULTIFACTORIELLE

2. 1. 1 DÉFINITION

S 85/2/1/ 30

L'hérédité multifactorielle obéit aux règles suivantes sauf une:

A. Le risque pour les apparentés d'un sujet atteint décroît à mesure que s'éloigne la parenté
B. Le risque pour les apparentés augmente avec le nombre de sujets atteints dans la même famille
C. L'augmentation du risque pour les apparentés est d'autant plus grande que l'incidence de l'affection est plus forte dans la population générale
D. Le risque pour les apparentés est d'autant plus grand que la malformation est sévère
E. Le coefficient de consanguinité moyen des sujets atteints est supérieur à celui de la population générale

Réponse : C

2. 1. 2 DIVERS

M 86/6/2/ 25

Parmi les propositions suivantes concernant l'hérédité multifactorielle, quelle est ou quelles sont celle(s) qui est ou sont exacte(s)?

A. Le milieu intervient dans son expression phénotypique
B. La consanguinité n'intervient pas
C. Les sujets atteints ont un enfant sur 4 atteint
D. Il y a intervention de plusieurs gènes
E. Le risque augmente avec le nombre d'enfants atteints

Réponse : ADE

M 86/6/2/ 57

Dans le cadre des maladies multifactorielles, le conseil génétique sera basé sur:

A. L'âge de la mère
B. Le degré de parenté
C. La gravité de la maladie
D. Le nombre de sujets atteints
E. Le non-respect de la sex-ratio pour le sujet atteint

Réponse : BCDE

M 88/5/2/ 68

Parmi les propositions suivantes concernant l'hérédité multifactorielle, quelle est ou quelles sont celle(s) qui est ou sont exacte(s)?

A. Le milieu intervient dans son expression phénotypique
B. La consanguinité n'intervient pas
C. Les sujets atteints ont un enfant sur 4 atteint
D. Il y a intervention de plusieurs gènes
E. Le risque augmente avec le nombre d'enfants atteints

Réponse : ADE

2. 2
TRANSMISSION AUTOSOMIQUE RECESSIVE
2. 2. 1
DIVERS

S 85/1/1/ 28

Quel est le risque de mucoviscidose pour un enfant à naître dont l'un des frères est atteint?

A. 0
B. 0,25
C. 0,50
D. 75
E. 1

Réponse : B

S 85/2/1/ 66

Le frère sain d'un enfant phénylcétonurique a une probabilité d'être hétérozygote égale à:

A. 0
B. 1
C. 1/2
D. 1/4
E. 2/3

Réponse : E

S 85/3/1/ 80

Dans le cadre d'une union consanguine, un sujet est hétérozygote pour une affection se transmettant selon le mode autosomique récessif. Quel est le risque pour que sa cousine soit aussi hétérozygote?

A. 1/4
B. 1/8
C. 1/16
D. 1/32
E. 1/64

Réponse : B

S 85/4/1/ 15

Soit un caractère pathologique autosomique récessif pour lequel la fréquence des hétérozygotes dans la population est de 1/50, quelle est la probabilité pour un individu qui épouse sa cousine germaine d'avoir un enfant atteint?

A. 1/400
B. 1/1 600
C. 1/4 000
D. 1/8 000
E. Autre réponse

Réponse : B

S 85/5/1/ 64

L'incidence de la mucoviscidose, est de 1 sur 2 500. L'incidence des hétérozygotes est de:

A. 1 sur 1 250
B. 1 sur 625
C. 1 sur 100
D. 1 sur 25
E. 1 sur 10

Réponse : D

S 86/1/1/ 71

Monsieur et Madame Y... cousins germains, ont un enfant atteint de maladie de Hurler, affection autosomique récessive; ils ont trois autres enfants normaux. Quel est le risque pour que le cinquième enfant, attendu, soit atteint de cette maladie?

A. 1/8
B. 1/4
C. 1/3
D. 1/2
E. 2/3

Réponse : B

S 86/2/1/ 63

La plupart des maladies héréditaires du métabolisme sont dues :

A. A des gènes dominants
B. A des gènes récessifs
C. A des aberrations chromosomiques
D. A des gènes liés au sexe
E. A une hérédité polygénique

Réponse : B

M 86/2/2/ 14

Quelle est ou sont la ou les proposition(s) exacte(s) dans l'hérédité autosomique récessive?

A. Il y a 25% d'enfants atteints
B. Quand l'un des deux parents atteint et l'autre hétérozygote le mode de transmission se fait sous l'aspect d'une pseudo dominance
C. Le père et la mère sont le plus souvent hétérozygotes
D. L'effet de la consanguinité s'accentue quand le gène est rare
E. Le risque augmente avec le nombre d'enfants atteints

Réponse : ABCD

S 86/3/1/ 35

Une femme phénylcétonurique traitée épouse un homme hétérozygote pour la phénylcétonurie. Quel pourcentage d'enfants nés de cette union auront un génotype normal?

A. 0%
B. 10%
C. 25%
D. 50%
E. 100%

Réponse : A

S 86/4/1/ 18

Monsieur et Madame M..., cousins germains, ont un enfant atteint d'hyperplasie virilisante des surrénales par déficit en 21-Hydroxylase, affection récessive autosomique; ils ont deux autres enfants normaux. Quel est le risque pour que le 4ème enfant attendu, soit atteint du déficit en 21-Hydroxylase?

A. 1/5
B. 1/4
C. 1/3
D. 1/2
E. 1/1

Réponse : B

M 87/7/1/104

Un sujet atteint d'une maladie autosomique récessive:

A. Porte ce gène récessif sur ses deux chromosomes homologues
B. Est homozygote pour ce gène
C. Peut être du sexe masculin ou du sexe féminin
D. A 25% de risque d'avoir un enfant atteint de la même maladie que lui quel que soit le type d'union
E. Peut avoir un parent atteint

Réponse : ABCE

M 87/1/1/120

Vous évoquez un caractère autosomique récessif si:

A. Un des parents est lui même malade
B. Les 2 parents sont bien portants
C. Les 2 parents sont consanguins
D. La maladie ne saute aucune génération
E. Il existe des cas semblables dans la fratrie

Réponse : BCE

S 87/2/1/ 12

Deux parents sont porteurs hétérozygotes du gène de la mucoviscidose, quel est le risque d'avoir un enfant atteint si celui-ci est un garçon?

A. 0
B. 1/4
C. 1/2
D. 3/4
E. Aucune de ces réponses n'est exacte

Réponse : B

M 87/3/1/112

Dans la liste suivante, quel est ou quels sont les hétérozygotes obligatoires pour la mucoviscidose?

A. Le père d'un sujet atteint
B. La mère d'un sujet atteint
C. Les enfants d'un sujet atteint
D. Les frères ou soeurs d'un sujet atteint
E. Aucun de ces individus

Réponse : ABC

S 87/4/1/ 41

Soit deux cousins germains qui souhaitent se marier, sachant que leur famille est indemne de toute pathologie liée au gène a récessif autosomique dont la fréquence est de 1/100, le risque pour ce couple d'avoir une descendance aa est de:

A. 1/10 000
B. 1/1 000
C. 1/1 600
D. 1/3 200
E. 1/6 400

Réponse : C

S 87/4/1/ 61

Dans le cadre d'une union consanguine, une femme est hétérozygote pour une affection se transmettant selon le mode autosomique récessif. Quel est le risque pour que son cousin germain soit aussi hétérozygote?

A. 1/4
B. 1/8
C. 1/16
D. 1/32
E. 1/64

Réponse : B

S 87/5/1/ 63

En cas de transmission autosomique récessive et pour laquelle la fréquence des hétérozygotes dans la population est de 1/50, quelle est la probabilité pour l'oncle d'un sujet atteint d'avoir un enfant atteint?

A. 1/50
B. 1/100
C. 1/300
D. 1/400
E. Autre réponse

Réponse : D

S 87/7/1/ 15

Un homme atteint d'une maladie récessive autosomique épouse une femme hétérozygote pour la même maladie. Quel est le risque de voir apparaître la maladie chez leurs enfants?

A. Aucun enfant atteint
B. Tous les enfants atteints
C. 1/4 des enfants atteints
D. 1/3 des enfants atteints
E. 1/2 des enfants atteints

Réponse : E

S 88/4/1/ 23

Monsieur et Madame Y... cousins germains, ont un enfant atteint de maladie de Hurler, affection autosomique récessive; ils ont trois autres enfants normaux. Quel est le risque pour que le cinquième enfant attendu, soit atteint de cette maladie?

A. 1/8
B. 1/4
C. 1/3
D. 1/2
E. 2/3

Réponse : B

S 88/1/1/ 56

Joseph est atteint d'une maladie de Gaucher de type adulte, à transmission autosomique récessive. Il désire épouser sa cousine germaine. Quel risque a le couple d'avoir un enfant atteint de la maladie?

A. 1/2
B. 1/4
C. 1/8
D. 1/16
E. 1/32

Réponse : C

S 88/1/1/ 59

Soit une affectation récessive autosomique de fréquence 1/1 000 000. Quelle est la fréquence des hétérozygotes pour la maladie?

A. 1/100
B. 1/500
C. 1/1 000
D. 1/10 000
E. Aucune de ces réponses

Réponse : B

M 88/1/1/107

Quelle est ou sont la ou les proposition(s) exacte(s) dans l'hérédité autosomique récessive? A. Il y a 25 % d'enfants atteints

B. Quand l'un des deux parents est atteint et l'autre hétérozygote le mode de transmission se fait sous l'aspect d'une pseudo dominance
C. Le père et la mère sont le plus souvent hétérozygotes
D. L'effet de la consanguinité s'accentue quand le gène est rare
E. Le risque augmente avec le nombre d'enfants atteints

Réponse : ABCD

S 88/2/1/ 48

Pierre a un albinisme oculaire, son frère et un oncle maternel sont atteints. Le mode de transmission est récessif lié à l'X. Quel est le risque que ses enfants soient atteints de la même affection?

A. 1
B. 1/2
C. 1/4
D. 1/8
E. 0

Réponse : E

S 88/4/1/ 16

Monsieur et Madame M..., cousins germains, ont un enfant atteint d'hyperplasie virilisante des surrénales par déficit en 21-hydroxylase, affection récessive autosomique; ils ont deux autres enfants normaux. Quel est le risque pour que le 4ème enfant attendu, soit atteint du déficit en 21-hydroxylase?

A. 1/5
B. 1/4
C. 1/3
D. 1/2
E. 1/1

Réponse : B

S 88/4/1/103

Monsieur et Madame X..., cousins germains, ont un enfant atteint de maladie de Sanfilipo, affection autosomique récessive et trois autres enfants normaux. Quel est le risque pour que le cinquième enfant attendu soit atteint de cette maladie:

A. 1/1
B. 3/4
C. 2/3
D. 1/2
E. 1/4

Réponse : E

S 88/5/1/ 55

Une femme phénylcétonurique traitée épouse un homme hétérozygote pour la phénylcétonurie. Quel pourcentage d'enfants nés de cette union auront un génotype normal?

A. 0%
B. 10%
C. 25%
D. 50%
E. 100%

Réponse : A

S 88/6/1/ 78

La mucoviscidose est transmise selon le mode autosomique récessif. Un couple vient d'avoir un enfant atteint; le frère et la soeur des parents sont également mariés ensemble. Quelle probabilité pour que les enfants de ce deuxième couple soient atteints?

A. 1/4
B. 1/8
C. 1/16
D. 1/24
E. 1/48

Réponse : C

S 88/7/1/ 85

La mucoviscidose est une affection familiale génétiquement déterminée. Parmi les propositions suivantes, une seule est exacte, indiquez-la:

A. Elle touche deux garçons pour une fille
B. L'un des deux parents seulement est porteur de la mutation
C. Le risque pour la descendance ultérieure lorsqu'un 1er enfant a été atteint, est de 25%
D. Le dépistage de l'hétérozygote porteur de la mutation est indispensable au conseil génétique
E. Sur l'arbre généalogique, la transmission de l'affection apparaît verticale

Réponse : C

M 88/7/2/ 55

Dans les familles de myopathie de Duchenne: quelle(s) femme(s) peu(ven)t être considérée(s) comme conductrice(s) certaine(s) de la maladie?

A. Mère d'un enfant myopathe sans antécédents familiaux de myopathie
B. Femme dont le frère et le fils sont atteints
C. Mère de deux enfants myopathes
D. Fille de conductrice certaine
E. Aucune de ces propositions

Réponse : BC

M 89/2/2/ 62

Dans l'expression d'une maladie héréditaire autosomique récessive:

A. Les deux sexes sont également touchés
B. L'expression de la maladie peut ne frapper qu'une génération
C. On trouve parmi les ascendants des malades une proportion importante d'unions consanguines
D. Le risque de naissance d'un enfant atteint issu de l'union de deux hétérozygotes est de 1/4
E. L'hétérozygote a un phénotype clinique identique à celui del'homozygote pour le gêne normal

Réponse : ABCDE

S 89/3/1/ 42

Une jeune femme a une soeur qui souffre d'une maladie Z. Elle épouse un cousin germain. Quels sont les risques qu'elle ait un enfant atteint de cette maladie Z sachant que cette affection autosomique récessive touche un nouveau-né sur 90 000 dans la population considérée.

A. 1/4
B. 1/16
C. 1/24
D. 1/64
E. 1/960

Réponse : C

S 89/4/1/ 39

Quel est parmi les critères énoncés, celui qui caractérise l'hérédité récessive autosomique?

A. Les sujets hétérozygotes sont atteints
B. Il existe une atteinte préférentielle des filles
C. On retrouve une forte proportion de consanguinité chez les ascendants de sujets atteints
D. L'affection se transmet de génération à génération
E. Un des parents d'un sujet atteint est toujours lui même atteint

Réponse : C

S 89/5/1/ 50

Une maladie autosomique récessive touche en Europe un enfant sur 1600 recensés. La fréquence du gène dans la population utilisée pour cette enquête est de:

A. 1/20
B. 1/40
C. 1/50
D. 1/1600
E. 1/1800

Réponse : A

S 89/6/1/ 27

Un homme, atteint de phénylcétonurie dépistée en période néonatale et correctement traitée, épouse sa cousine germaine. Quel risque a le couple d'avoir un enfant atteint de phénylcétonurie?

A. 1/2
B. 1/4
C. 1/8
D. 1/16
E. 1/32

Réponse : C

S 89/6/1/ 43

Luc et Annabel viennent d'avoir un 3e enfant Marc qui présente à la naissance un iléus méconial dans le cadre d'une mucoviscidose. Leurs deux aînés Thierry et Catherine sont en bonne santé. Laurent le frère de Luc épouse Florence la sœur d'Annabel. Tous deux sont en excellente santé. Quel est le risque encouru par ce couple d'avoir également un enfant atteint de mucoviscidose ?

A. 2/3
B. 1/4
C. 1/8
D. 1/16
E. 1/24

Réponse : D

M 90/5/1/100

Dans l'hérédité autosomique récessive:

A. Le risque de récurrence est de 1/4
B. Quand l'un des deux parents est atteint et l'autre hétérozygote le mode de transmission se fait sous l'aspect d'une pseudo dominance
C. Le père et la mère sont presque toujours hétérozygotes
D. L'effet de la consanguinité s'accentue quand le gène est rare
E. Le risque augmente avec le nombre d'enfants atteints

Réponse : ABCD

S 90/1/1/ 19

Une femme phénylcétonurique traitée épouse un homme hétérozygote pour la phénylcétonurie. Quel pourcentage d'enfants nés de cette union seront eux-mêmes hétérozygotes?

A. 0%
B. 10%
C. 25%
D. 50%
E. 100%

Réponse : D

M 90/1/2/113

En l'absence de mutation de novo, 50% des enfants d'un couple de parents sains sont porteurs hétérozygotes du gène responsable d'une maladie autosomique récessive. Leurs parents peuvent être:

A. Tous les deux homozygotes pour ce gène
B. Tous les deux hétérozygotes pour ce gène
C. L'un hétérozygote pour ce gène et l'autre homozygote sain
D. L'un hétérozygote pour ce gène et l'autre homozygote pour ce gène
E. L'un homozygote sain et l'autre homozygote pour ce gène

Réponse : BC

S 90/2/1/ 24

En cas de transmission autosomique récessive et pour laquelle la fréquence des hétérozygotes dans la population est de 1/50, quelle est la probabilité pour l'oncle d'un sujet atteint d'avoir un enfant atteint:

A. 1/50
B. 1/100
C. 1/300
D. 1/400
E. Autre réponse

Réponse : D

S 90/5/1/ 16

Deux parents sont porteurs hétérozygotes du gène de la mucoviscidose, quel est le risque d'avoir un enfant atteint si celui ci est un garçon?

A. 0
B. 1/4
C. 1/2
D. 3/4
E. Aucune de ces réponses n'est exacte

Réponse : B

M 90/5/1/105

En cas de maladie génétique chez un enfant, vous évoquez un caractère autosomique récessif si:

A. Un des parents est lui même malade
B. Les 2 parents sont bien portants
C. Les 2 parents sont apparentés
D. La maladie ne saute aucune génération
E. Il existe des cas semblables dans la fratrie

Réponse : BCE

M 90/5/1/104

Un sujet atteint d'une maladie autosomique récessive:

A. Porte ce gène récessif sur ses deux chromosomes homologues
B. Est homozygote pour ce gène
C. Peut être du sexe masculin ou du sexe féminin
D. A 25% de risque d'avoir un enfant atteint de la même maladie que lui quel que soit le type de d'union
E. Peut avoir un parent atteint

Réponse : ABCE

M 90/5/1/108

Dans la liste suivante, quel est ou quels sont les hétérozygotes obligatoires pour la mucoviscidose?

A. Le père d'un sujet atteint
B. La mère d'un sujet atteint
C. Les enfants d'un sujet atteint
D. Les frères ou soeurs d'un sujet atteint
E. Aucun de ces individus

Réponse : ABC

S 90/6/1/ 74

Une femme est hétérozygote pour une affection se transmettant selon le mode autosomique récessif. Quel est le risque pour que son cousin germain soit aussi hétérozygote ?

A. 1/4
B. 1/8
C. 1/16
D. 1/32
E. 1/64

Réponse : B

S 90/7/1/ 10

Un homme atteint d'une maladie récessive autosomique épouse une femme hétérozygote pour nla même maladie. Quel est le risque de voir apparaître la maladie chez leurs enfants?

A. Nul
B. 100 %
C. 1/4 des enfants atteints
D. 1/3 des enfants atteints
E. 1/2 des enfants atteints

Réponse : E

M 90/7/1/105

Un sujet atteint d'une maladie autosomique récessive:

A. Porte ce gène récessif sur ses deux chromosomes homologues
B. Est homozygote pour ce gène
C. Peut être du sexe masculin ou du sexe féminin
D. A 25% de risque d'avoir un enfant atteint de la même maladie que lui quel que soit le type d'union
E. Peut avoir un parent atteint

Réponse : ABCE

M 91/4/2/ 47

L'hérédité récessive autosomique obéit à une ou plusieurs des régles suivantes:

A. La maladie est également répartie dans les deux sexes
B. Les parents sont apparemment bien portants
C. Sur un grand nombre de familles, un enfant sur quatre est atteint
D. Les sujets malades mariés à des sujets non apparentés ont souvent une descendance normale
E. Sur un grand nombre de familles, les parents sont plus souvent consanguins

Réponse : ABCDE

S 91/3/1/ 48

L'incidence de la mucoviscidose, est de 1 sur 2 500. L'incidence des hétérozygotes est de:

A. 1 sur 1 250
B. 1 sur 625
C. 1 sur 50
D. 1 sur 25
E. 1 sur 10

Réponse : D

2. 3 TRANSMISSION AUTOSOMIQUE DOMINANTE

2. 3. 1 DÉFINITION

M 89/5/2/ 60

Parmi les propositions suivantes quelle(s) est (sont) celle(s) qui permet(tent) de définir une maladie autosomique dominante (la pénétrance est complète et la fréquence des mutations négligeable):

A. Le gène peut s'exprimer dans le phénotype à l'état hétérozygote
B. Le gène peut s'exprimer dans le phénotype à l'état homozygote
C. Les sujets indemnes sont exclusivement des homozygotes pour l'allèle n'exprimant pas la maladie
D. Un sujet atteint a toujours un de ses parents atteints
E. Chez les femmes le risque de transmission du gène est plus élevé

Réponse : ABCD

S 89/5/1/ 52

Dans le cadre d'une maladie dont l'hérédité est autosomique et dominante l'expressivité du gène est dite variable lorsque:

A. Le phénotype de la maladie n'est pas présent à toutes les générations
B. Le phénotype est variable d'un individu à l'autre
C. Le phénotype est variable selon l'âge du sujet
D. Le phénotype disparaît en principe après plusieurs générations
E. Moins de 50% des enfants d'un sujet malade hétérozygote sont atteints

Réponse : B

2. 3. 2
DIVERS

S 85/2/1/ 64

Un sujet hétérozygote pour un gène pathologique dominant à pénétrance complète:

A. Est porteur sain de la maladie
B. Présente un génotype normal
C. Présente un phénotype normal
D. Est malade
E. Est obligatoirement de sexe masculin

Réponse : D

S 85/2/1/ 65

Dans l'étude d'un arbre généalogique, un seul des critères suivants est spécifique de l'hérédité autosomique dominante. Lequel?

A. Sujets atteints à chaque génération
B. Transmission du caractère malade du père à son fils
C. Transmission du caractère malade de la mère son fils
D. Transmission du caractère malade de la mère sa fille
E. Transmission du caractère malade du père à sa fille

Réponse : A

S 85/6/1/ 34

Pierre a une cataracte congénitale se transmettant selon le mode dominant autosomique. En effet, sa soeur, son père, sa grand-mère paternelle sont également atteints. Quel est le risque pour les enfants de Pierre d'être porteurs de cataracte?

A. 100%
B. 50%
C. 25%
D. 10%
E. 0%

Réponse : B

M 86/1/2/ 50

Parmi les maladies héréditaires dont les noms sont indiqués ci-dessous, quelle est ou quelles sont celle(s) qui a (ont) une transmission autosomique dominante?

A. Chorée de Huntington
B. Maladie de Minkowski Chauffard
C. Phényl cétonurie
D. Maladie des os de verre (maladie de Lobstein)
E. Polypose rectocolique

Réponse : ABDE

S 86/6/1/ 58

Deux achondroplases s'épousent (l'affection est dominante autosomique). Quelle est la chance théorique d'avoir un enfant normal dans ce couple?

A. 0%
B. 12,5%
C. 25%
D. 50%
E. 100%

Réponse : C

S 86/7/1/ 24

L'achondroplasie se transmet selon le mode dominant autosomique. Un couple sans antécédent a un fils et une fille; le fils est achondroplase. Quel est le risque pour la fille d'avoir un enfant atteint?

A. 100%
B. 50%
C. 25%
D. 10%
E. 0%

Réponse : E

S 87/1/1/ 23

Un sujet hétérozygote pour un gène pathologique dominant à pénétrance complète:

A. Est porteur sain de la maladie
B. Peut présenter des manifestations mineures de la maladie
C. Présente un phénotype normal
D. Présent un génotype anormal
E. Est obligatoirement de sexe masculin

Réponse : BD

S 87/4/1/ 60

Parmi les propositions suivantes, une est fausse. Laquelle ? L'hérédité dominante autosomique:

A. Peut se transmettre d'un père à son fils
B. Peut sauter une génération
C. Atteint indifféremment homme ou femme
D. Concerne la plupart des maladies enzymatiques
E. La gravité de l'affection est variable d'un sujet à l'autre dans la même famille

Réponse : D

S 87/4/1/ 62

Pour l'hérédité de type dominant, la dénomination "expressivité variable" définit:

A. Une manifestation variable du gène suivant les individus
B. Une manifestation variable au cours du temps chez un individu
C. L'absence de manifestation chez un porteur du gène
D. L'aggravation progressive de la maladie au cours des générations
E. Une différence dans l'âge d'apparition de la maladie

Réponse : A

M 87/7/2/ 61

La neuro-fibromatose de Recklinghausen est une phacomatose héréditaire à transmission autosomique dominante. Si un des deux parents est atteint le risque pour la descendance comporte:

A. Tous les enfants seront atteints
B. Un sujet sur quatre sera atteint en moyenne à la deuxième génération
C. Tous les enfants auront des signes mineurs de la maladie
D. Tous les enfants seront indemnes
E. Un enfant sur deux, en moyenne, sera atteint

Réponse : BE

S 88/2/1/ 52

Pierre a une cataracte congénitale se transmettant selon le mode dominant autosomique. La pénétrance est complète: en effet, sa soeur, son père, sa grand-mère paternelle sont également atteints. Une autre soeur Jeanne est indemne. Quel est le risque pour les enfants de Jeanne d'être porteurs de cataracte?

A. 100%
B. 50%
C. 25%
D. 10%
E. 0%

Réponse : E

S 88/1/1/ 58

Deux achondroplases s'épousent (l'affection est dominante autosomique). Quelle est la probabilité de concevoir un enfant atteint dans ce couple?

A. 0%
B. 25%
C. 50%
D. 75%
E. 100%

Réponse : D

M 88/1/2/ 58

Parmi les caractéristiques de l'hérédité autosomique dominante on trouve tout ou partie des propositions suivantes:

A. Un sujet atteint a obligatoirement l'un des parents atteints
B. Dans une fratrie 50% des sujets sont atteints
C. La maladie a toujours la même gravité dans une famille
D. Les deux sexes sont atteints
E. La consanguinité intervient

Réponse : BD

M 89/5/2/ 63

Dans le cadre d'une maladie dont la transmission est autosomique et dominante, on admet que sa pénétrance est variable seulement si:

A. Il existe des sujets n'exprimant pas le phénotype de la maladie mais transmettant la maladie
B. Il existe des sujets sains hétérozygotes
C. Tous les sujets sains sont des homozygotes sains
D. L'analyse de la transmission familiale du phénotype de la maladie montre 25% de sujets atteints
E. Le phénotype de la maladie est variable

Réponse : AB

S 89/4/1/ 9

La neuro-fibromatose de Recklinghausen se transmet selon un mode autosomique dominant. Quel est le risque pour la descendance d'une sujet atteint, le conjoint étant sain?

A. Tous les enfants seront indemnes
B. Seuls les garçons seront atteints
C. Tous les enfants seront atteints
D. Un enfant sur deux, en moyenne, sera atteint
E. Les filles sont saines mais conductrices

Réponse : D

M 89/4/2/ 43

Parmi les propositions suivantes, quelle(s) est (sont) celle(s) qui correspond(ent) à la transmission d'une maladie autosomique et dominante:

A. Les gamètes d'un sujet atteint ont tous le gène de l'affection
B. Les gamètes d'un sujet indemne ne sont en principe pas porteurs de ce gène
C. Il existe une forte proportion de consanguinité parmi les ascendants d'un sujet atteint
D. La maladie est statistiquement transmise à la moitié des enfants
E. La maladie est en principe transmise directement du père ou de la mère à son enfant

Réponse : BDE

S 90/1/1/ 17

Un sujet hétérozygote pour un gène pathologique dominant à pénétrance complète:

A. Est porteur sain de la maladie
B. Peut présenter des manifestations mineures de la maladie
C. Peut présenter un phénotype normal
D. Présente un caryotype anormal
E. Est obligatoirement de sexe masculin

Réponse : B

M 91/1/2/ 12

Dans l'hérédité dominante autosomique:

A. Les deux sexes sont également atteints
B. Un sujet atteint a une probabilité d'1/4 d'avoir un enfant atteint
C. Tous les sujets atteints naissent obligatoirement d'un parent atteint
D. Il n'y a jamais de transmission père-fils
E. L'affection a toujours la même manifestation phénotypique

Réponse : A

S 91/7/1/ 11

Dans l'hérédité monogénique, l'élément le plus déterminant pour orienter vers une transmission dominante autosomique est:

A. Une transmission verticale
B. Une transmission mère fille
C. Une transmission père fille
D. Une transmission mère fils
E. Une transmission père fils

Réponse : E

S 91/2/1/ 1

L'achondroplasie se transmet selon le mode dominant autosomique. Un couple sans antécédent a un fils et une fille; le fils est achondroplase. Le risque d'avoir un troisième enfant atteint est proche de:

A. 0%
B. 10%
C. 25%
D. 50%
E. 100%

Réponse : A

S 91/3/1/ 18

Quelle est la probabilité d'avoir un enfant sain pour deux conjoints atteints de la même maladie autosomique dominante sachant que la situation d'homozygotie est létale?

A. Nulle
B. 1/4
C. 1/3
D. 1/2
E. 2/3

Réponse : C

S 86/7/1/ 25

Pierre a une cataracte congénitale se transmettant selon le mode dominant autosomique. En effet sa soeur, son frère, sa grand-mère paternelle sont également atteints. Une autre soeur Jeanne est indemne. Quel est le risque pour les enfants de Jeanne d'être porteurs de cataracte?

A. 100%
B. 50%
C. 25%
D. 10%
E. 0%

Réponse : E

M 94/8/2/ 80

Sur un arbre généalogique, une pathologie autosomique dominante à pénétrance variable fait apparaître que:

A. Un père malade a toujours un enfant malade
B. Un père sain a toujours un enfant sain
C. Une enfant malade transmet la maladie dans plus de 50% des cas
D. Un enfant sain peut avoir une descendance malade
E. Une mère malade n'a que des garçons malades

Réponse : D

S 94/9/1/ 60

La chorée de Huntington est une maladie se transmettant selon le mode dominant autosomique et se manifestant chez l'adulte à un âge variable. Le père et la grand-mère paternelle de Jean sont atteints de cette affection. Il a lui-même 25 ans et est actuellement indemne de l'affection. Quel est le risque pour que ses enfants soient atteints?

A. 1
B. 1/2
C. 1/4
D. 1/8
E. 0

Réponse : C

2. 4
TRANSMISSION LIE AU CHROMOSOME X
2. 4. 1
EVOLUTION (PRONOSTIC, COMPLICATIONS)

S 86/3/1/ 30

Un jeune homme souhaiterait épouser une jeune fille dont le frère est atteint d'une hémophilie, il y a d'autres cas connus d'hémophilie dans cette famille. Quel risque encourent-t-ils pour leur descendance?

A. Ils ne courent aucun risque, il s'agit d'une mutation nouvelle
B. Ils courent un risque certain, mais on ne peut établir de probabilité
C. La fiancée est certainement conductrice
D. La fiancée a une chance sur deux d'être conductrice
E. Aucune de ces propositions n'est exacte

Réponse : D

2. 4. 2
DIVERS

S 85/1/1/ 32

Quelle est la probabilité pour un homme hémophile atteint d'avoir un fils hémophile?

A. 100%
B. 50%
C. 33%
D. 25%
E. 0%

Réponse : E

M 85/1/2/ 59

Un garçon est atteint d'hémophilie. Cette affection peut génétiquement se retrouver chez:

A. Frère
B. Père
C. Grand-père maternel
D. Fils d'un oncle maternel
E. Fils d'une tante paternelle

Réponse : AC

M 85/2/2/ 56

Choisissez la ou les propositions en faveur d'une pathologie héréditaire récessive liée au chromosome X:

A. 50 % des garçons sont atteints
B. Pathologie identique chez un oncle maternel
C. Pathologie identique chez l'un de deux parents
D. 25 % des filles sont transmettrices
E. Consanguinité parentale

Réponse : AB

M 85/3/2/ 63

Parmi les propositions concernant l'hérédité récessive liée à l'X, indiquer celle(s) qui est (sont) erronée(s):

A. Les femmes sont normales ou conductrices
B. Une femme conductrice transmet la maladie à tous ses garçons
C. Les garçons atteints peuvent avoir un grand-père également atteint de la même affection
D. Une turnérienne peut être atteinte cliniquement
E. La moitié des filles d'un homme atteint sont conductrices

Réponse : BE

S 85/4/1/ 24

Dans l'hémophilie A, quelle est la probabilité pour une fille d'hémophile d'avoir un sujet atteint parmi ses enfants?

A. 100%
B. 50%
C. 33%
D. 25%
E. 0%

Réponse : D

S 85/6/1/ 36

Un garçon, son oncle maternel, son grand-père maternel présentent la même affection. Sa mère, ne présente aucun signe clinique décelable de cette affection. Que peut-on évoquer pour expliquer cette généalogie?

A. Une mutation récessive liée au chromosome X
B. Une mutation dominante à pénétrance incomplète
C. Une anomalie de structure du chromosome X
D. Un syndrome de Klinefelter
E. Une mutation dominante liée au chromosome X

Réponse : A

S 85/7/1/ 16

La fille d'un hémophile envisage d'avoir des enfants. Elle vous demande quels sont les risques de transmission de la tare à ses enfants (supposons que le père des enfants sera normal). Que lui répondez-vous à propos de ses garçons ?

A. Tous les garçons seront sains
B. Tous les garçons seront hémophiles
C. Les garçons seront soit sains, soit hémophiles (1 chance sur 2)
D. Les garçons seront sains, soit porteurs sains de la tare (1 chance sur 2)
E. Les garçons seront soit hémophiles, soit porteurs sains (1 chance sur 2)

Réponse : C

S 86/4/1/ 60

Le daltonisme est une anomalie récessive liée à l'X. Quelle est la descendance d'un couple tous les deux atteints de la même forme de daltonisme?

A. Tous les garçons sont atteints et toutes les filles sont saines
B. Toutes les filles sont atteintes et tous les garçons sont sains
C. Tous les enfants sont atteints indépendamment du sexe
D. La moitié des garçons et la moitié des filles sont atteints
E. Tous les enfants sont sains

Réponse : C

S 86/5/1/ 20

La soeur d'un hémophile (premier cas dans la famille) est conductrice de la maladie avec une probabilité de:

A. 1
B. 2/3
C. 1/2
D. 0
E. Autre possibilité

Réponse : C

M 86/5/1/117

Sont hétérozygotes obligatoires pour l'hémophilie:

A. Filles d'un homme atteint
B. Femmes ayant un garçon atteint
C. Fille ayant un oncle maternel atteint
D. Femmes ayant un fils et un frère atteints
E. Filles ayant un frère et un oncle maternel atteints

Réponse : AD

S 86/6/1/ 59

Un homme hémophile se marie avec une femme non conductrice, les enfants de cette union seront:

A. Tous hémophiles
B. Tous les garçons hémophiles, toutes les filles saines
C. Toutes les filles conductrices, tous les garçons sains
D. Tous les garçons conducteurs, toutes les filles normales
E. Tous les enfants génotypiquement sains

Réponse : C

M 86/5/1/120

Quelle est (ou sont), la (ou les) proposition(s) exacte(s) concernant l'hémophilie?

A. Les gènes de l'hémophilie A et B ne sont pas allèles
B. La mère d'un hémophile n'est pas une hétérozygote obligatoire
C. Un hémophile ne peut en aucun cas avoir des garçons hémophiles
D. L'hémophilie sporadique s'explique par un défaut de pénétrance
E. Le dosage du facteur anti-hémophilique ne détecte pas toutes les hétérozygotes

Réponse : ABE

M 87/1/2/ 60

Parmi les propositions concernant l'hérédité récessive liée à l'X, indiquer celle(s) qui est (sont) erronée(s):

A. Les femmes sont normales, conductrices ou malades
B. Une femme conductrice transmet la maladie à tous ses garçons
C. Les garçons atteints peuvent avoir un grand-père également atteint de la même affection
D. Une turnérienne peut être atteinte cliniquement
E. La moitié des filles d'un homme atteint sont conductrices

Réponse : BE

M 87/2/2/ 40

Une femme a un frère et un oncle maternel atteints de myopathie de Duchenne de Boulogne (affection récessive liée à l'X), cette jeune femme est:

A. Conductrice obligatoire
B. Atteinte de la maladie
C. Exposée au risque d'avoir des enfants malades
D. Sans aucun risque pour sa descendance
E. Exposée au risque d'avoir des filles conductrices

Réponse : CE

S 87/3/1/ 16

Dans la descendance d'un couple dont le mari est atteint d'une maladie récessive liée au chromosome X et la femme non conductrice pour cette anomalie:

A. 50% des garçons sont sains
B. 50% des filles sont hétérozygotes transmettrices
C. Tous les enfants transmettent l'affection
D. 50% des garçons transmettent l'affection
E. Aucune de ces réponses n'est exacte

Réponse : E

S 87/3/1/ 60

Dans un arbre généalogique, on n'observe que des sujets masculins atteints. Désignez le seul critère généalogique qui permet d'exclure une récessivité liée à l'X:

A. On observe des sauts de génération
B. Un sujet atteint a des frères sains
C. Un père et son fils sont atteints
D. Les parents d'un sujet atteint sont consanguins
E. Aucun des critères précédents

Réponse : C

M 87/3/1/118

Dans le mode de transmission récessif lié au chromosome X (mère conductrice et père sain):

A. 50% des garçons sont sains
B. 50% des filles sont hétérozygotes
C. 75% des garçons sont porteurs sains
D. 50% des filles sont atteintes
E. La mère de la conductrice est conductrice obligatoire

Réponse : AB

M 87/3/2/ 33

Quel est ou quels sont le ou les éléments qui peuvent faire évoquer une transmission récessive liée à l'X?

A. 50% des garçons sont atteints
B. Pathologie identique chez un oncle maternel
C. Pathologie identique chez l'un des deux parents
D. 25% des filles sont transmettrices
E. Consanguinité parentale

Réponse : AB

M 88/1/2/ 65

Les conductrices obligatoires de l'hémophilie sont:

A. Les filles d'hémophiles
B. Les soeurs d'hémophiles
C. Les mères de conductrices de l'hémophilie
D. Les mères de deux enfants hémophiles
E. Les tantes d'hémophiles ou de conductrices de l'hémophilie

Réponse : AD

S 88/3/1/ 34

Un homme hémophile se marie avec une femme non conductrice, les enfants de cette union seront:

A. Tous hémophiles
B. Tous les garçons hémophiles, toutes les filles saines
C. Toutes les filles conductrices, tous les garçons sains
D. Tous les garçons conducteurs, toutes les filles normales
E. Tous les enfants génotypiquement sains

Réponse : C

M 88/4/2/ 64

Parmi les propositions suivantes concernant l'hérédité récessive liée à l'X, indiquer celle(s) qui est (sont) erronée(s):

A. Habituellement les femmes conductrices ne se différencient cliniquement des femmes normales
B. Une femme conductrice transmet la tare à tous ses garçons
C. Une Turnerienne peut être atteinte cliniquement
D. La moitié des garçons nés d'un père atteint de la tare sont touchés
E. Un homme atteint transmet la mutation à toutes ses filles

Réponse : BD

M 88/5/1/119

Quelle(s) est ou sont la ou les proposition(s) exacte(s) concernant l'hémophilie?

A. Les gènes de l'hémophilie A et B ne sont pas allèles
B. La mère d'un hémophile n'est pas une hétérozygote obligatoire
C. Un hémophile ne peut en règle avoir des garçons hémophiles
D. L'hémophilie sporadique s'explique par un défaut de pénétrance
E. Le dosage du facteur anti-hémophilique ne détecte pas toutes les hétérozygotes

Réponse : ABCE

M 88/5/1/120

Sont hétérozygotes obligatoires pour l'hémophilie:

A. Filles d'un homme atteint
B. Femmes ayant un garçon atteint
C. Filles ayant un oncle maternel atteint
D. Femmes ayant un fils et un frère atteints
E. Filles ayant un frère et un oncle maternel atteints

Réponse : AD

M 88/5/2/ 1

Parmi les explications suivantes évoquées pour rendre compte de l'apparition d'une maladie récessive liée à l'X chez un individu phénotypiquement féminin, indiquez celle(s) qui est (sont) fausse(s):

A. Inactivation préférentielle de l'X porteur du gène normal chez une conductrice
B. Union d'un homme malade et d'une femme conductrice
C. Caryotype triplo X
D. Mutation dans le gamète maternel et père atteint
E. Caryotype haplo X

Réponse : C

M 88/5/2/ 8

Une atteinte féminine dans une maladie récessive liée à l'X peut être due à:

A. Un état homozygote
B. Une translocation entre le chromosome X et un autosome
C. Une particularité de l'inactivation de l'X
D. Un génotype 45,X
E. Un génotype 46,XY

Réponse : ABCD

M 88/5/2/ 59

Dans la descendance d'un homme atteint d'hémophilie B:

A. Tous les garçons sont malades
B. La moitié des filles est conductrice
C. La moitié des filles est malade
D. Toutes les filles sont conductrices
E. Tous les garçons sont indemnes

Réponse : DE

M 88/5/2/ 72

Parmi les propositions suivantes concernant l'hémophilie, quelle(s) est (sont) la (les) proposition(s) exacte(s)?

A. Les gènes de l'hémophilie A et B sont allèles
B. L'hémophilie féminine ne s'observe que chez des homozygotes
C. Le diagnostic anténatal est possible
D. Le père d'un garçon hémophile a une chance sur deux d'être hétérozygote
E. La soeur d'un hémophile dans une famille d'hémophiles a une chance sur deux d'être hétérozygote

Réponse : CE

S 88/6/1/ 90

Pour le couple formé d'un hémophile et d'une femme non conductrice, le risque d'avoir un enfant hémophile est de:

A. 0%
B. 25%
C. 50%
D. 75%
E. 100%

Réponse : A

S 88/7/1/ 51

Un jeune homme souhaiterait épouser une jeune fille dont le frère est atteint d'une hémophilie, il y a d'autres cas connus d'hémophilie dans cette famille. Quel risque encourent-ils pour leur descendance?

A. Ils ne courent aucun risque, il s'agit d'une mutation nouvelle
B. Ils courent un risque certain, mais on ne peut établir de probabilité
C. La fiancée est certainement conductrice
D. La fiancée a une chance sur deux d'être conductrice
E. Aucune de ces propositions n'est exacte

Réponse : D

M 89/1/2/ 43

Dans l'hérédité récessive liée à l'X:

A. La descendance féminine des hommes atteints comporte 50% de conductrices
B. Une femme dont un frère et un fils sont atteints est une conductrice obligatoire
C. Une mère dont un fils est atteint peut n'avoir aucun risque de concevoir un autre fils malade
D. Tous les descendants mâles des conductrices sont atteints
E. Les hommes sont plus souvent atteints car le sexe masculin est hémizygote pour ces gènes liés à l'X

Réponse : BCE

M 89/3/2/ 52

Le phénotype clinique résultant de l'expression d'un gène récessif lié au chromosome X est:

A. Exclusivement apparent chez les femmes
B. Apparent chez les hommes et chez les femmes
C. Apparent chez les hommes seulement
D. Très exceptionnellement présent chez les femmes
E. Lié à l'expression simultanée de deux chromosomes X

Réponse : CD

M 89/7/2/111

Dans une maladie récessive liée à l'X:

A. On observe chez les femmes conductrices deux types de gamètes
B. Les hommes malades ont toutes leurs filles conductrices
C. Les filles conductrices ont tous leurs fils malades
D. Les filles saines (homozygotes) ne peuvent pas avoir de filles conductrices
E. Les filles saines peuvent avoir des fils sains

Réponse : ABE

M 89/7/2/114

Dans une maladie récessive liée à l'X:

A. Il existe 25% de transmissions directes père fille
B. Les femmes conductrices sont toujours nées de mères conductrices
C. Les femmes conductrices peuvent être nées de mères saines
D. Il n'y aura jamais de transmission de la maladie du père au fils
E. Les filles exceptionnellement malades peuvent venir de l'union malade avec une conductrice

Réponse : CDE

S 90/3/1/ 69

Une femme hémophile est homozygote. Quels sont les risques que sa fille ait un fils malade d'un père sain?

A. 0
B. 25%
C. 50%
D. 100%
E. 80%

Réponse : C

M 90/4/2/ 2

Quel est ou quels sont le ou les éléments qui peuvent faire évoquer une transmission récessive liée à l'X?

A. 50% des garçons sont atteints
B. Pathologie identique chez un oncle maternel
C. Pathologie identique chez l'un des deux parents
D. 25% des filles sont transmettrices
E. Les parents ont un ancêtre commun

Réponse : B

S 90/5/1/ 13

Dans la descendance d'un couple dont le mari est atteint d'une maladie récessive liée au chromosome X et la femme non-conductrice pour cette anomalie:

A. 50% des garçons sont sains
B. 50% des filles sont hétérozygotes transmettrices
C. Tous les enfants transmettent l'affection
D. 50% des garçons transmettent l'affection
E. Aucune de ces réponses n'est exacte

Réponse : E

M 90/5/1/ 95

Sont hétérozygotes obligatoires pour l'hémophilie:

A. Filles d'un homme atteint
B. Femmes ayant un garçon atteint
C. Filles ayant un oncle maternel atteint
D. Femmes ayant un fils et un frère atteints
E. Femmes ayant un frère et un oncle maternel atteints

Réponse : AD

M 90/5/1/ 94

L'apparition d'une maladie récessive liée à l'X chez une femme peut être liée à:

A. L'inactivation de l'X normal chez une femme porteuse d'une translocation X autosome
B. L'union d'un homme malade et d'une femme conductrice
C. Un caryotype triplo X
D. Une mutation dans le gamète maternel, le père étant atteint
E. Un caryotype 45,X

Réponse : ABDE

M 90/5/2/ 13

Dans la descendance d'un couple dont le mari est atteint d'une maladie récessive liée au chromosome X et la femme non-conductrice pour cette maladie:

A. 100% des garçons sont sains
B. 50% des filles sont conductrices
C. Aucun enfant n'est cliniquement atteint
D. Le risque pour les filles d'avoir un enfant atteint est de 1/4
E. Le risque pour un garçon d'avoir un enfant atteint est de 1/16

Réponse : ACD

S 90/6/1/ 14

Dans un arbre généalogique, on n'observe que des sujets masculins atteints. Désignez le seul critère généalogique qui permet d'exclure une récessivité liée à l'X:

A. Il existe des sauts de génération
B. Un sujet atteint a des frères sains
C. Un père et son fils sont atteints
D. Les parents d'un sujet atteint sont consanguins
E. Aucun des critères précédents

Réponse : E

M 90/7/1/108

Dans le mode de transmission récessif lié au chromosome X (mère conductrice et père sain):

A. 50% des garçons sont sains
B. 50% des filles sont hétérozygotes
C. 75% des garçons sont porteurs sains
D. 50% des filles sont atteintes
E. La mère de la conductrice est conductrice obligatoire

Réponse : AB

M 90/3/1/102

Dans l'hémophilie:

A. La mère d'un hémophile est toujours conductrice
B. L'hémophilie féminine ne s'observe que chez des homozygotes
C. Le diagnostic anténatal est possible
D. Le père d'un garçon hémophile a une chance sur deux d'être hétérozygote
E. La soeur d'un hémophile dans une famille d'hémophiles a une chance sur deux d'être hétérozygote

Réponse : CE

M 90/5/1/ 97

Quelle est ou sont la ou les proposition(s) exacte(s) concernant l'hémophilie?

A. Les gènes de l'hémophilie A et B ne sont pas allèles
B. La mère d'un hémophile n'est pas une hétérozygote obligatoire
C. En général un hémophile ne peut avoir des garçons hémophiles
D. L'hémophilie sporadique s'explique par un défaut de pénétrance
E. Le dosage du facteur anti-hémophilique ne détecte pas toutes les hétérozygotes

Réponse : ABCE

S 91/5/1/ 70

Irène est la fille d'un homme atteint d'hémophilie B. Elle est enceinte. Quel est le risque pour l'enfant d'être atteint?

A. 1
B. 1/2
C. 1/4
D. 1/8
E. 0

Réponse : C

S 91/7/1/ 41

La probabilité que le fils d'un homme atteint de myopathie de Becker soit lui-même atteint est proche de:

A. 0
B. 1
C. 0,5
D. 0,66
E. 0,75

Réponse : A

M 91/2/2/ 30

Quels sont les sujets apparentés à un garçon atteint de myopathie de Duchenne qui sont susceptible d'avoir, eux aussi, hérité du gène de la maladie?

A. Grand-père paternel
B. Frère
C. Fils d'un oncle paternel
D. Fils d'une tante paternelle
E. Oncle maternel

Réponse : BE

S 93/9/1/ 55

Quelle est la probabilité qu'une femme dont les deux frères ont la myopathie du Duchenne de Boulogne ait un enfant atteint?

A. 1
B. 1/2
C. 1/4
D. 1/8
E. 1/16

Réponse : D

S 93/8/1/ 19

Jacques et son grand-père maternel sont hémophiles. L'épouse de Jacques est la fille de la soeur de la mère de Jacques. Quelle est la probabilité qu'un futur enfant de ce couple soit hémophile?

A. 1
B. 1/4
C. 1/2
D. 3/4
E. 0

Réponse : B

M 85/7/2/ 52

Dans la descendance d'un homme atteint d'hémophilie A (déficit en facteur VIII):

A. Tous les garçons sont malades
B. La moitié des filles est conductrice
C. La moitié des filles est malade
D. Toutes les filles sont conductrices
E. Tous les garçons sont indemnes

Réponse : DE

3 TRISOMIE 21

3. 1 TRISOMIE 21

3. 1. 1 EPIDÉMIOLOGIE

S 86/1/1/ 70

La fréquence de la trisomie 21 parmi les nouveau-nés est maintenant bien connue; elle est de:

A. 1/8 000
B. 1/4 000
C. 1/2 000
D. 1/600
E. 1/80

Réponse : D

M 87/4/2/ 17

Le risque de trisomie 21 à la naissance peut être situé à:

A. 1/2500 pour une femme de moins de 30 ans
B. 1/100 pour une femme de 30 à 34 ans
C. 1/20 pour une femme de 35 à 39 ans
D. 1/10 pour une femme de 40 ans
E. 1/50 pour une femme de plus de 45 ans

Réponse : AE

S 88/2/1/ 32

L'incidence de la trisomie 21 quand la mère est âgée de 45 ans est:

A. 1 pour 1000
B. 1 pour 650
C. 1 pour 250
D. 1 pour 100
E. 1 pour 25

Réponse : E

S 88/6/1/ 25

Quel est la fréquence de la trisomie 21 chez les enfants nés de mère de 30 ans?

A. 1/100
B. 1/500
C. 1/1 000
D. 1/15 000
E. 1/10 000

Réponse : C

M 89/2/2/ 48

La fréquence de la trisomie 21 est, à la naissance, de:

A. 1/700 dans la population générale
B. 1/3 000 chez une mère de 15 ans
C. 1/2 500 chez une mère de 25 ans
D. 1/2 000 chez une mère de 35 ans
E. 1/10 chez une mère de 40 ans

Réponse : AC

S 90/6/1/ 16

Quel est le risque de récurrence de trisomie 21 pour deux parents de 25 ans dont les 2 caryotypes sont normaux et qui viennent d'avoir un enfant porteur d'une trisomie 21 libre?

A. 0
B. 1/10
C. 1/100
D. 1/650
E. 1/1000

Réponse : C

3. 1. 2 CLINIQUE

S 85/1/1/ 47

Une petite fille de 8 ans, née d'une mère primipare âgée de 37 ans, présente un quotient intellectuel à 50, un crâne sans bosse occipitale, un faciès lunaire et arrondi, un épicanthus, un palais ogival avec macro-glossie, des mains courtes à pli palmaire unique. Parmi les affections suivantes, quelle est celle qu'évoque ce cas clinique?

A. Trisomie 13-15
B. Une maladie de Gaucher
C. Une maladie de Tay-Sachs
D. Une trisomie 21
E. Un syndrome de Sanfilipo

Réponse : D

S 85/1/1/ 56

Les signes suivants se rencontrent chez l'enfant trisomique 21 sauf un:

A. Hypotonie
B. Les taches de Brushfield
C. La brachymésophalangie du cinquième doigt
D. Macrocéphalie
E. La diminution de l'angle acétabulaire

Réponse : D

M 85/2/2/ 55

Cochez la ou les anomalies malformatives souvent associées à la trisomie 21:

A. Canal atrio-ventriculaire complet
B. Coarctation de l'aorte
C. Sténose du pylore
D. Sténose duodénale
E. Imperforation anale

Réponse : ADE

S 85/3/1/ 35

Parmi les 5 signes cliniques suivants, quel est celui que l'on ne rencontre pas dans la trisomie 21:

A. Macroglossie
B. Hypotonie
C. Hypertélorisme
D. Microphtalmie
E. Constipation

Réponse : D

S 85/3/1/ 79

Parmi ces cinq caryotypes, lequel correspond au handicap mental le plus important?

A. 45,X
B. 47,XXY
C. 47,XY,+21
D. 45,XX,t(14,21)
E. 46,XX,(11q,1q)

Réponse : C

M 85/3/2/ 64

Parmi les malformations suivantes laquelle ou lesquelles est (sont) particulièrement fréquente dans la trisomie 21:

A. Une agénésie rénale
B. Un canal atrio-ventriculaire
C. Une sténose duodénale
D. Une spina-bifida
E. Un hypospadias

Réponse : BC

S 85/5/1/ 67

On observe habituellement dans la trisomie 21 toutes ces anomalies sauf une:

A. Pli palmaire transverse
B. Taches de Brushfield
C. Hypertonie
D. Malformation cardiaque
E. Obliquité des fentes palpébrales

Réponse : C

S 85/6/1/ 85

Chez un sujet porteur de caryotype 47,XY,+21, la complication oculaire la plus couramment rencontrée est:

A. Une dégénérescence tapéto-rétinienne
B. Une cataracte
C. Une rétinite pigmentaire
D. Un glaucome
E. Un rétinoblastome

Réponse : B

M 85/6/2/ 56

Parmi les signes suivants, le, ou lesquels, trouve-t-on dans la trisomie 21?

A. Microcéphalie
B. Hypotélorisme
C. Taches de Brushfield sur les iris des enfants aux yeux bleus
D. Protrusion de la langue
E. Fentes palpébrales obliques en haut et en dehors

Réponse : ACDE

M 85/6/2/ 57

Chez un nouveau-né suspect de trisomie 21, on peut retrouver:

A. Fentes palpébrales obliques en haut et en dehors
B. Pli palmaire transverse unique
C. Hypertonie
D. Retard staturo pondéral
E. Canal atrio-ventriculaire

Réponse : ABDE

S 86/4/1/ 40

Parmi les assertions suivantes concernant la trisomie 21, une seule est fausse, indiquez-la:

A. Le nourrisson atteint est hypotonique
B. Elle s'accompagne parfois de sténose duodénale
C. La cardiopathie la plus souvent rencontrée est la coarctation aortique
D. Il existe un risque accru de leucose aiguë lymphoblastique
E. Les caryotypes en mosaïques sont rares

Réponse : C

S 87/1/1/ 64

Lorsque l'on suspecte chez un nouveau-né une trisomie 21, quel est le signe neurologique qui va appuyer le diagnostic?

A. Hyper-réflectivité ostéo-tendineuse
B. Hypertonie
C. Mouvements anormaux
D. Yeux en coucher de soleil
E. Hypotonie

Réponse : E

S 87/1/1/ 65

Chez un sujet porteur de caryotype 47,XX,+21, la cardiopathie congénitale la plus fréquemment retrouvée est?

A. Un canal atrio-ventriculaire
B. Une coarctation de l'aorte
C. Une transposition des gros vaisseaux
D. Une communication inter-ventriculaire
E. Une tétralogie de Fallot

Réponse : A

S 87/1/1/ 66

Parmi ces cinq caryotypes, lequel correspond au handicap mental le plus important?

A. 45,X
B. 47,XXY
C. 47,XY,+21
D. 45,XX,t(14;21)
E. 46,XX,t(10q;21q)

Réponse : C

S 87/2/1/ 64

Chez un sujet porteur de caryotype 47,XX,+21, la complication oculaire la plus couramment rencontrée est:

A. Une dégénérescence tapéto-rétinienne
B. Une cataracte
C. Une rétinite pigmentaire
D. Un glaucome
E. Un rétinoblastome

Réponse : B

S 87/6/1/ 54

Le quotient intellectuel d'un enfant de 10 ans, trisomique 21 est généralement:

A. Inférieur à 10
B. Compris entre 10 et 20
C. Compris entre 40 et 50
D. Compris entre 80 et 90
E. Normal

Réponse : C

S 87/7/1/ 57

Quelle est la malformation digestive la plus fréquente chez un nouveau-né trisomique 21?

A. L'imperforation anale
B. La sténose duodénale
C. L'atrésie de l'oesophage
D. La présence de rates surnuméraires
E. Le mésentère commun

Réponse : B

M 87/7/2/ 6

Dans la Trisomie 21 typique, on observe:

A. Pied en piolet
B. Epicanthus
C. Hexadactylie
D. Hypotonie
E. Obliquité des fentes palpébrales en bas et en dehors

Réponse : BD

M 87/7/2/ 17

Parmi les manifestations suivantes l'une ou plusieurs d'entre elles peuvent compliquer fréquemment la Trisomie 21:

A. Asthme
B. Infections fréquentes
C. Fracture spontanée
D. Leucose aiguë
E. Cataracte

Réponse : BDE

S 89/5/1/ 51

Quelle est la malformation viscérale la plus fréquente dans la trisomie 21?

A. Sténose duodénale
B. Cataracte
C. Canal atrio-ventriculaire
D. Tétralogie de Fallot
E. Rein en fer à cheval

Réponse : C

M 89/7/2/ 97

Quel est ou sont les signes qui ne correspondent pas à une trisomie 21?

A. Hypotonie à la naissance
B. Visage rond
C. Polydactylie
D. Malformation cardiaque
E. Nuque Plate

Réponse : C

S 92/9/1/ 21

Parmi les anomalies chromosomiques entraînant une arriération mentale, quelle est la plus fréquente?

A. La maladie de Turner
B. Le syndrome de Klinefelter
C. La maladie des urines à odeur de sirop d'érable
D. La trisomie 21
E. La maladie du cri du chat

Réponse : D

3. 1. 3 ETIOLOGIES (FACTEURS DE RISQUE, TERRAIN)

S 90/2/1/ 25

Quel est pour une femme de 30 ans primigeste, sans antécédents particuliers, le risque d'avoir un enfant atteint de trisomie 21?

A. 1/2 500
B. 1/1 000
C. 1/500
D. 1/300
E. 1/100

Réponse : B

3. 1. 4 EVOLUTION (PRONOSTIC, COMPLICATIONS)

M 87/2/2/ 38

Dans laquelle ou lesquelles de ces 5 aberrations chromosomiques retrouve-t-on un excès de leucémies aiguës?

A. 45,X
B. 47,XXY
C. 47,XY,+21
D. 46,XX,t(14q;21q)
E. 45,XX,t(14;21)

Réponse : CD

3. 1. 5 DIVERS

M 86/2/2/ 55

Une trisomie 21 par translocation:

A. Ne s'observe que dans la descendance des femmes jeunes
B. Se traduit par un phénotype différent de celui de la trisomie libre
C. Est toujours secondaire à une translocation parentale
D. Peut être acquise de novo
E. Est moins fréquente qu'une trisomie libre

Réponse : DE

M 86/2/2/ 56

Parmi les assertions suivantes concernant la trisomie 21, indiquez celle(s) qui est (sont) vraie(s):

A. La plupart des enfants touchés ont 47 chromosomes
B. Il y a plus de filles atteintes que de garçons
C. Le diagnostic anté-natal est possible
D. La tâche mongolique est toujours présente
E. Le risque augmente avec l'âge

Réponse : ACE

S 86/3/1/ 63

Quelle est en moyenne la fréquence de la récurrence de la trisomie 21 pour des couples ayant déjà eu un enfant porteur d'une trisomie 21 libre et homogène?

A. 0,01%
B. 0,1%
C. 1%
D. 5%
E. 10%

Réponse : C

S 86/6/1/ 12

Parmi ces propositions concernant la possibilité de grossesse d'une fille trisomique 21 libre, une seule est exacte, laquelle?

A. Elle est nulle car elle est stérile
B. Il y a 50% d'enfants trisomiques 21
C. Tous les enfants sont normaux
D. Il y a 50% de monosomie 21
E. Tous les enfants sont trisomiques 21

Réponse : B

S 87/2/1/ 19

Parmi ces cinq femmes qui demandent une amniocentèse, laquelle présente le risque statistique le plus élevé d'avoir un enfant trisomique 21

A. Une femme dont le mari est porteur d'une translocation 13,14
B. Une femme de 25 ans ayant déjà eu un enfant trisomique 21 par trisomie libre
C. Une femme de 45 ans sans antécédent
D. Une femme qui a épousé son cousin germain
E. Une femme qui a eu 3 fausses couches spontanées

Réponse : C

M 88/5/2/ 69

Concernant la trisomie 21 il est exact que:

A. Il y a plus de filles que de garçons atteints
B. La majorité des enfants touchés ont 47 chromosomes
C. La fréquence est indépendante de l'âge maternel
D. La cardiopathie la plus fréquente est la coarctation aortique
E. La fréquence est identique dans toutes les races

Réponse : BE

S 88/7/1/ 52

Quelle est la proportion des trisomies 21 par translocation parmi les trisomies 21?

A. 95%
B. 75%
C. 50%
D. 25%
E. 5%

Réponse : E

M 88/1/1/110

Dans la trisomie 21:

A. La non-disjonction responsable se fait dans 80 % des cas au cours de la méiose
B. C'est la partie proximale du bras long du 21 qui donne le phénotype
C. Quand on trouve une translocation 21 elle est obligatoirement retrouvée chez l'un ou l'autre des parents
D. La superoxyde-dismutase est diminuée
E. Une trisomie partielle peut s'observer chez un enfant porteur du syndrome typique

Réponse : AE

S 89/1/1/ 49

Cochez le caryotype correspondant à trisomie 21 libre et homogène:

A. 47,XY+21/46,XY
B. 47,XX+21
C. 46,XY,t(14q;21q)
D. 46,XX,t(21q;21q)
E. 46,XX,t(21q;22q)

Réponse : B

M 89/1/2/ 46

Dans une trisomie 21, il est exact que:

A. Le caryotype confirme le diagnostic
B. Le caryotype est le plus souvent à 47 chromosomes
C. Le caryotype peut être à 46 chromosomes
D. Le caryotype peut révéler une translocation 14-21
E. Le caryotype peut révéler une translocation 21-22

Réponse : ABCDE

M 89/2/2/ 27

Un sujet porteur de trisomie 21 peut avoir le caryotype suivant:

A. 45,XY,t(14q21q)
B. 45,XY,t(21q21q)
C. 46,XY,t(14q21q)
D. 46,XY,21p+
E. 47,XY,+21

Réponse : CE

M 89/2/2/ 61

Indiquez celle(s) des propositions suivantes qui s'applique(nt) à la trisomie 21:

A. 96% des sujets ont une trisomie libre
B. 10% des sujets ont un parent, père ou mère, porteur d'une translocation équilibrée impliquant un chromosome 21
C. La récurrence après une trisomie 21 libre est en moyenne de 5%
D. Le plis palmaire transverse unique est un signe spécifique
E. Il existe toujours un retard de croissance intra-utérin significatif

Réponse : A

S 89/4/1/ 33

Toutes les affirmations suivantes concernant la trisomie 21 sont exactes sauf une, préciser laquelle?

A. Le risque augmente avec l'âge maternel
B. Le mécanisme chromosomique principal responsable de l'apparition d'une trisomie 21 est une non-disjonction post-zygotique
C. La sténose duodénale est une malformation digestive fréquente
D. La fréquence des leucoses est 20 fois plus élevée que dans une population normale
E. Sa fréquence est d'environ 1/700 naissances

Réponse : B

M 89/6/2/ 23

Parmi les caryotypes suivants, le(s)quel(s) est (sont) compatibles(s) avec un phénotype de trisomie 21?

A. 47,XY,+21
B. 46,XX,21q-
C. 45,XX,-21,-21,+t(21;21)
D. 46,XX,-21,+t(21;21)
E. 48,XXY,+21

Réponse : ADE

M 89/6/2/ 53

Indiquez celle(s) des propositions suivantes qui s'applique(nt) à la trisomie 21:

A. Lors d'une trisomie libre, les parents ont un caryotype normal dans plus de 95% des cas
B. Les fréquences de malformations cardiaques est de 1/10
C. Le canal atrio-ventriculaire est la malformation cardiaque la plus fréquente
D. Le risque de survenue à la naissance est supérieur à 1% chez une femme de 43 ans
E. Un hydramnios et une obstruction duodénale doit faire suspecter le diagnostic in utéro

Réponse : ACDE

M 90/1/2/ 5

Cochez le ou les caryotype(s) correspondant à une trisomie 21:

A. 47,XY,+21/46,XY
B. 47,XX,+21
C. 46,XY,t(14q;21q)
D. 46,XY,t(21q;21q)
E. 46,XY,t(21q;22q)

Réponse : ABCDE

S 90/2/1/ 26

La soeur d'un trisomique 21 a un caryotype 45,XX,t(14q21q). Les risques qu'elle a d'avoir un enfant trisomique 21 sont de:

A. 0
B. 1/20
C. 1/6
D. 1/3
E. 1/2

Réponse : C

M 90/3/1/101

Dans lequel ou lesquelles de ces 5 aberrations chromosomiques retrouve-t-on une fréquence accrue de leucémies aiguës?

A. 45,X
B. 47,XXY
C. 47,XY,+21
D. 46,XX,t(14q-21q)
E. 45,XX t (14.21)

Réponse : CD

S 91/5/1/ 20

Laquelle parmi ces cinq femmes présente le risque le plus élevé d'avoir un enfant trisomique 21?

A. Femme ayant eu deux fausses-couches spontanées précoces
B. Femme de 25 ans dont le caryotype est normal
C. Femme de 25 ans dont le conjoint est porteur d'une translocation 21;21
D. Femme ayant déjà eu un enfant porteur d'un syndrome de Klinefelter
E. Femme de 40 ans sans antécédent

Réponse : C

S 91/6/1/ 59

La fréquence de la trisomie 21 à la naissance lorsque l'âge maternel de conception est de 45 ans ou plus est de:

A. 1/2 000
B. 1/1 000
C. 1/550
D. 1/250
E. 1/50

Réponse : E

S 94/8/1/ 66

Parmi les caryotypes suivants, lequel correspond à un garçon nouveau-né de phénotype trisomique 21?

A. 45,XY,t(21q;21q)
B. 46,XY,t(14q;21q)
C. 46,XY
D. 47,XX,+21
E. 45,XY,t(21q;22q)

Réponse : B

Gastro-Entérologie

Partie 7

Les chiffres entre parenthèses indiquent le nombre de QCM.

1
GASTRO ENTEROLOGIE GENERALE
1. 1
DIVERS

M 91/5/1/ 82

Le syndrome de Koenig se caractérise:

A. Par une stéatorrhée abondante
B. Par des crises sub occlusives spontanément résolutives
C. Par un flush
D. Par des hémorragies digestives récidivantes
E. Par des arthralgies fébriles avec diarrhée chronique

Réponse : B

S 85/4/1/ 23

Si certaines de ces manifestations peuvent être observées autant dans la rectocolite hémorragique que dans la maladie de Crohn iléo-colique, l'une d'elles n'est rencontrée que dans cette dernière affection:

A. Une spondylarthrite ankylosante
B. Un érythème noueux
C. Une diarrhée sanglante
D. Une lithiase rénale oxalique
E. Un pyoderma gangrenosum

Réponse : D

M 87/2/2/ 57

Une thrombose hémorroïdaire externe peut se traduire par:

A. Douleurs intermittentes soulagées par la position assise
B. Douleurs à début progressif
C. Douleurs à début brutal
D. Rectorragies abondantes
E. Tuméfaction anale

Réponse : CD

S 88/2/1/ 10

L'ischémie chronique mésentérique est caractérisée par tous les signes suivants à l'exception d'un seul. Lequel?

A. Amaigrissement
B. Diarrhée rebelle avec stéatorrhée
C. Douleur abdominale post prandiale
D. Sédation de la douleur après un repas abondant
E. Inefficacité des analgésiques usuels

Réponse : D

M 89/1/1/ 90

Après une plaie abdominale par arme blanche, une plaie colique peut être traitée par:

A. Suture immédiate
B. Extériorisation
C. Suture avec colostomie de proche amont
D. Colostomie de proche amont
E. Dialyse péritonéale

Réponse : ABC

M 91/3/2/ 28

Le(s) traitement(s) préventif(s) non chirurgical(caux) de la récidive d'une rupture de varices oesophagiennes est (sont):

A. Sclérose endoscopique des varices oesophagiennes
B. Un traitement par antihistaminique H2
C. Traitement au long cours par AVLOCARDYL*
D. Traitement au long cours par les analogues de la vasopressine
E. Traitement au long cours par le Glucagon

Réponse : AC

M 88/2/2/ 66

Parmi les affirmations suivantes concernant les éventrations de l'abdomen, quelle(s) est (sont) celle(s) qui est (sont) exacte(s)?

A. Elles correspondent à une rupture de tous les plans de la paroi abdominale
B. Elles sont secondaires, soit à une intervention chirurgicale, soit à une plaie de l'abdomen
C. En l'absence d'un traitement chirurgical, elles peuvent se compliquer par une éviscération
D. Les éventrations du sujet âgé sont une indication opératoire formelle
E. Le risque post-opératoire majeur d'une cure d'éventration est la récidive

Réponse : BE

M 91/1/2/ 4

Le toucher rectal:

A. Permet d'explorer le cul-de-sac de Douglas
B. Permet de sentir les hémorroïdes internes
C. Ne perçoit pas certaines tumeurs rectales
D. Permet de percevoir un kyste de l'ovaire
E. Peut être rendu impossible à cause d'une douleur anale

Réponse : ACDE

S 92/9/1/ 45

Il peut exister un pneumo-péritoine dans les perforations de toutes les localisations suivantes sauf une, laquelle?

A. Estomac
B. Iléon
C. Côlon sigmoïde
D. Appendice
E. Troisième duodénum

Réponse : D

1. 2
GASTRO-ENTEROLOGIE - DIAGNOSTICS
1. 2. 1
ETIOLOGIES (FACTEURS DE RISQUE, TERRAIN)

S 89/3/1/ 27

Un nord-africain rentre de son pays d'origine en septembre: à peine arrivé en France, il présente une diarrhée intense d'apparition brutale, avec selles liquides, vite afécales, incessantes, avec vomissements, hypothermie, myalgies, asthénie. L'examen physique ne montre qu'une deshydratation globale avec collapsus et oligurie.Quel diagnostic retenez-vous?

A. Salmonellose majeure
B. Shigellose
C. Toxi-infection alimentaire à staphylocoque
D. Choléra
E. Amibiase colique

Réponse : D

1. 2. 2 DIVERS

M 85/3/2/ 2

Une femme de 62 ans présente, sans antécédent particulier, depuis 4 jours une fièvre à 38°, un ralentissement du transit intestinal et surtout une douleur de la fosse iliaque gauche; à l'examen, un empâtement de cette région. Le toucher rectal est normal; la numération-formule sanguine montre une leucocytose avec polynucléose. On doit évoquer:

A. Colite ischémique
B. Cancer du sigmoïde
C. Diverticulite
D. Maladie de Crohn chronique
E. Toutes les réponses ci-dessus

Réponse : BC

M 86/2/2/ 67

Une patiente de 55 ans a fait à 2 reprises dans les 3 semaines précédant l'hospitalisation un accès fébrile à 39,5° avec frissons, suivi pendant 3 jours d'un subictère, les examens biologiques confirmant l'existence d'une cholèstase. Parmi les affections suivantes, quelles sont les deux les plus probables?

A. Hépatite virale à rechute
B. Empierrement calculeux du cholédoque
C. Cirrhose biliaire primitive
D. Ampullome vatérien
E. Cholangite sclérosante

Réponse : BD

S 86/3/1/ 72

Chez un patient souffrant depuis plusieurs mois de douleurs épigastriques on constate l'apparition plus récente de vomissements survenant à distance des repas et contenant des débris alimentaires. Quel diagnostic devez-vous évoquer en première intention?

A. Oesophagite peptique
B. Cancer du bas-oesophage
C. Sténose du pylore
D. Diverticule du 2ème duodénum
E. Oesophage sclérodermique (trouble de la motricité)

Réponse : C

S 86/6/1/ 5

La survenue d'une douleur abdominale sous ombilicale associée à la perception d'une masse douloureuse localisée à un hémi-abdomen chez malade traité par anti-vitamines K évoque en premier:

A. Rétention aiguë d'urine
B. Hématome pariétal des droits
C. Hernie crurale étranglée
D. Un plastron appendiculaire
E. Une sigmoïdite diverticulaire

Réponse : B

M 86/6/2/ 47

Vous êtes amené à voir en urgence une jeune femme de 25 ans qui se plaint d'une douleur abdominale basse. Elle a 38,5° et elle a vomi a deux reprises. A l'examen, son ventre est plat sans cicatrice; la douleur est au maximum dans la région sus-pubienne avec une légère défense. Au toucher rectal le cul de sac de Douglas est douloureux à droite. Quel(s) diagnostic(s) peut-on évoquer?

A. Cholécystite aiguë
B. Salpingite aiguë droite
C. Appendicite aiguë
D. Rectocolite hémorragique
E. Torsion d'un kyste de l'ovaire droit

Réponse : BCE

M 87/4/2/ 2

La perception d'une boule molle dans un pli inguinal de 3 cm de diamètre réductible et impulsive à la toux peut correspondre:

A. A une hernie crurale
B. A un kyste du cordon
C. A un lipome
D. A un anévrysme artériel
E. A une adénopathie inguino-crurale

Réponse : A

S 87/6/1/ 9

Un malade présente des douleurs sus-pubiennes, une pollakiurie et dysurie. La température est à 38,2°,la leucocytose est à 12 000 avec polynucléose. A l'examen, il existe une douleur sus-pubienne avec défense à ce niveau. La fosse iliaque droite souple et indolore. Le toucher rectal est douloureuxdu côté droit. Les urines sont claires et le sédiment normal. Quel est votre diagnostic?

A. Cystite
B. Appendicite rétro-caecale
C. Appendicite pelvienne
D. Appendicite mésocoeliaque
E. Appendicite sous-hépatique

Réponse : C

S 87/7/1/ 36

Huit jours après appendicectomie, le patient se plaint de dysurie, de pollakiurie, d'un ralentissement du transit qui avait repris au 3ème jour post opératoire. On note l'apparition de glaires rectales, la température est à 38°9,la numération dénombre 20 000 GB/mm3 dont 90% de polynucléaires neutrophiles. Quel diagnostic évoquez-vous en premier lieu?

A. Abcès de la paroi
B. Fistule caecale
C. Hémopéritoine
D. Abcès du Douglas
E. Abcès méso-coeliaque

Réponse : D

S 88/5/1/ 42

Chez un malade de 75 ans, présentant successivement une douleur épigastrique, un ictère et une fièvre, et ayant à l'hémogramme une anémie microcytaire hyposidérémique, quel diagnostic envisagez-vous en premier lieu:

A. Un cancer de la tête du pancréas
B. Une lithiase du collet vésiculaire
C. Un cancer du hile
D. Un ampullome vatérien
E. Une pancréatite chronique

Réponse : D

S 89/5/1/ 4

Un traumatisme abdominal suivi d'une hémorragie gastro-intestinale, de douleur abdominale et d'un ictère, évoque en priorité:

A. Un traumatisme pancréatique avec pancréatite
B. Une perforation du premier duodénum
C. Un traumatisme du foie
D. Une rupture de la vésicule biliaire
E. Une dissection aortique traumatique

Réponse : C

M 89/7/2/ 47

Devant un ictère cholestatique sans grosse vésicule, mais avec dilatation des voies biliaires intra-hépatiques et cholédoque normal à l'échographie il faut évoquer:

A. Le diagnostic d'hépatite cholestatique
B. Le diagnostic de cancer du hile du foie
C. Le diagnostic de cirrhose biliaire primitive
D. Le diagnostic de cancer de la tête du pancréas
E. Le diagnostic de pancréatite chronique

Réponse : B

S 90/4/1/ 18

Un ictère progressif avec prurit, sans douleurs, sans fièvre, sans rémission, avec grosse vésicule chez un homme de 60 ans évoque avant tout:

A. La lithiase du cholédoque
B. Le cancer de la vésicule
C. La cirrhose du foie
D. Le cancer de la tête du pancréas
E. L'hépatite virale

Réponse : D

M 91/1/2/ 49

Une sténose permanente sur un transit baryté de l'oesophage fait discuter:

A. Une hernie hiatale
B. Une complication d'un reflux gastro-oesophagien
C. Un diverticule
D. Un cancer
E. La séquelle d'une ingestion de caustique

Réponse : BDE

S 91/2/1/ 59

Une douleur épigastrique sans irradiation, post-prandiale tardive, à type de crampe rythmée dans la journée, évoque avant tout:

A. Une douleur ulcéreuse
B. Une gastrite
C. Un reflux gastro-oesophagien
D. Une pancréatite aiguë hémorragique
E. Une colique hépatique

Réponse : A

S 91/4/1/ 67

Une dilatation des veines sus-hépatiques associée à un ictère vous évoque:

A. Un syndrome de Budd-Chiari
B. Un foie cardiaque
C. Une maladie de Caroli
D. Une cirrhose
E. Un hépatocarcinome

Réponse : B

M 91/7/2/ 35

Une masse douloureuse de la fosse iliaque gauche avec défense pariétale en regard doit, chez un adulte fébrile, faire évoquer:

A. Un anévrisme de l'aorte fissuré
B. Une pyélonéphrite aiguë
C. Une sigmoïdite diverticulaire
D. Une tumeur villeuse sigmoïdienne
E. Un volvulus du colon pelvien

Réponse : C

1. 3 TRAITEMENTS EN GASTRO-ENTEROLOGIE

1. 3. 1 DIVERS

M 89/2/2/ 94

La pirenzépine (GASTROZEPINE*):

A. Agit préférentiellement sur les récepteurs muscariniques
B. Est l'atropinique de choix chez l'ulcéreux
C. Ne donne jamais de sécheresse de la bouche
D. Est contre-indiquée en cas de glaucome
E. Est contre-indiquée chez le prostatique

Réponse : ABDE

1. 3. 2 DIVERS

M 88/7/2/ 14

La cholestyramine (QUESTRAN*):

A. Est une résine
B. Chélate les sels biliaires
C. Diminue la synthèse endogène du cholestérol
D. Diminue la cholestérolémie
E. Peut provoquer une constipation

Réponse : ABDE

1. 3. 3 EFFETS PHARMACOLOGIQUES

S 85/6/1/111

Parmi les propositions suivantes concernant le métoclopramide (PRIMPERAN*) quelle est celle qui est inexacte?

A. Est un antiémétique
B. Augmente la pression du sphincter inférieur de l'oesophage
C. Diminue les contractions antrales
D. Appartient au groupe des benzamides neuroleptiques
E. Peut être responsable de dyskinésie

Réponse : C

1. 4 TRAUMATISME DE L'ABDOMEN

1. 4. 1 CLINIQUE

S 85/2/1/ 10

Lors des traumatismes de l'abdomen, le viscère le plus souvent touché est:

A. Le foie
B. L'estomac
C. La rate
D. L'intestin
E. Le colon

Réponse : C

M 86/6/2/ 12

En cas d'hémopéritoine traumatique par rupture de rate, on observe habituellement:

A. Contracture abdominale
B. Matité des flancs
C. Douleur au toucher rectal
D. Bruits hydro-aériques à l'auscultation
E. Irradiation de la douleur à l'épaule gauche

Réponse : BCE

M 91/4/2/ 3

Chez un polytraumatisé la rupture traumatique de la rate avec hémopéritoine de la grande cavité peut se traduire par:

A. Une douleur de l'épaule gauche
B. Une contracture de l'hypochondre gauche
C. Une bradycardie
D. Des vomissements abondants
E. Une douleur au toucher rectal

Réponse : AE

1. 4. 2 BILAN ÉTIOLOGIQUE

M 85/3/2/ 31

Chez un malade qui a présenté 10 jours avant une contusion de l'abdomen, pour affirmer le diagnostic d'un hématome sous capsulaire de la rate, on peut demander:

A. Une échographie
B. Un lavement baryté
C. Une urographie intraveineuse
D. Une artériographie coeliaque
E. Un scanner

Réponse : AE

1. 4. 3 EVOLUTION (PRONOSTIC, COMPLICATIONS)

M 85/6/2/ 6

Une rupture traumatique du pancréas au niveau de l'isthme peut entraîner:

A. Une pancréatite aiguë
B. Un cholé-péritoine
C. Un hémopéritoine
D. Un hématome rétro-péritonéal
E. Une hémobilie

Réponse : ACD

M 94/8/2/ 30

Devant une contusion de l'hypochondre droit, on peut suspecter une lésion hépatique devant:

A. Un équilibre hémodynamique instable
B. Une disparition de la matité hépatique
C. Une douleur spontanée sous costale droite
D. Une élévation de la température rectale
E. Une dyspnée par limitation de l'inspiration

Réponse : AC

1. 4. 4 TRAITEMENTS

M 87/4/1/104

Chez un polytraumatisé, lors de la ponction lavage du péritoine, on décide une laparotomie exploratrice immédiate si la ponction ramène du:

A. Liquide clair
B. Liquide rosé
C. Liquide hémorragique
D. Sang pur
E. Liquide bilieux

Réponse : CDE

1. 4. 5 DIVERS

S 87/6/1/ 68

Quel est le viscère le plus fréquemment lésé au cours d'un traumatisme de l'abdomen?

A. Foie
B. Pancréas
C. Colon
D. Rein
E. Rate

Réponse : E

1. 5 ASCITE

1. 5. 1 BIOLOGIE

M 89/4/2/ 56

Un liquide d'ascite cirrhotique non compliquée contient habituellement:

A. Moins de 15 g/l de protides
B. Plus de 1 000 éléments par mm3
C. Moins de 200 éléments par mm3
D. Moins de 10% de polynucléaires neutrophiles
E. Moins de 30% de lymphocytes

Réponse : ACD

1. 5. 2
ETIOLOGIES
(FACTEURS DE RISQUE, TERRAIN)

M 85/4/2/ 20

Une ascite riche en protéine Rivalta positif évoque:

A. Un cavernome portal congénital
B. Un syndrome néphrotique aigu
C. Une tuberculose péritonéale
D. Une carcinose péritonéale
E. Une surinfection de l'ascite chez un cirrhotique

Réponse : CDE

M 89/6/2/ 68

Parmi ces maladies, quelle(s) est (sont) celle(s) à l'origine d'une ascite?

A. Cirrhose hépatique
B. Tumeur de l'ovaire
C. Tuberculose péritonéale
D. Syndrome de Budd Chiari
E. Recto colite hémorragique

Réponse : ABCD

1. 5. 3
TRAITEMENTS

M 85/3/2/ 4

Devant une ascite, rebelle au traitement médical chez un cirrhotique, la ou les solution(s) chirurgicale(s) peu(ven)t être:

A. Mise en place d'un shunt péritonéojugulaire
B. Ligature des varices oesophagiennes
C. Anastomose porto-cave latéro-latérale
D. Déconnexion azygo-portale
E. Anastomose spléno-rénale distale avec déconnexion gastrique

Réponse : AC

S 85/5/1/ 11

La première poussée d'ascite chez un cirrhotique doit être traitée par:

A. Le régime désodé et les diurétiques
B. Les corticoïdes
C. La ponction concentration réinjection d'ascite
D. Le shunt péritonéo-jugulaire
E. La dérivation porto-cave

Réponse : A

M 88/7/2/ 67

Parmi les situations suivantes, lesquelles contre-indiquent l'emploi des spironolactones pour le traitement d'une ascite cirrhotique?

A. Créatinine sérique élevée
B. Natrémie > 135 mmol/l
C. Natrémie < 130 mmol/l
D. Kaliémie < 3,5 mmol/l
E. Kaliémie > 5,5 mmol/l

Réponse : ACE

2
ORIENTATION DIAGNOSTIQUE
2. 1
CONSTIPATION
2. 1. 1
CLINIQUE

M 90/5/2/ 35

Parmi les signes physiques suivants, indiquer celui (ceux) que l'on peut trouver à l'examen clinique d'un malade atteint de syndrome du colon irritable:

A. Tuméfaction ferme de la fosse iliaque droite
B. Douleur sur la face latérale droite du rectum
C. Empâtement épigastrique
D. Cordon douloureux en bas et en dedans, au niveau du flanc et de la fosse iliaque gauche
E. Douleur provoquée de la fosse iliaque droite

Réponse : DE

2. 1. 2
IMAGERIE

S 93/9/1/ 33

L'intégrité morphologique du colon au cours d'une constipation fonctionnelle peut être affirmée sur le résultat de:

A. Coloscopie totale
B. Lavement baryté
C. Défécographie
D. Temps de transit intestinal
E. Manométrie ano-rectale

Réponse : A

2. 1. 3
ETIOLOGIES
(FACTEURS DE RISQUE, TERRAIN)

M 92/8/2/ 70

Les médicaments qui peuvent être une cause de constipation sont:

A. Le phosphate d'alumine (PHOSPHALUGEL*)
B. L'hydroxyde d'aluminium (MAALOX*)
C. La morphine et autres opiacés
D. Les pénicillines à large spectre (TOTAPEN*)
E. Les antidépresseurs tricycliques (ANAFRANIL*)

Réponse : ACE

2. 1. 4
BILAN ÉTIOLOGIQUE

M 91/1/2/ 73

En faveur du caractère organique d'une constipation, vous retenez:

A. Apparition récente chez un sujet de plus de 40 ans
B. Etat général conservé
C. Anémie associée
D. Rectorragies
E. Symptômes anciens et stables

Réponse : ACD

2. 1. 5
TRAITEMENTS

M 88/1/2/ 74

Parmi les traitements suivants, lequel (lesquels) peut (peuvent) être prescrit(s) au long cours sans risques chez un constipé?

A. Huile de ricin
B. Huile de vaseline
C. Phénolphtaléine
D. Mucilages
E. Dérivés du séné

Réponse : BD

2. 2
DYSPHAGIE
2. 2. 1
CLINIQUE

M 86/6/2/ 54

Une douleur thoracique rétrosternale d'origine oesophagienne peut:

A. Survenir de manière spontanée
B. Survenir à l'occasion des repas
C. Etre soulagée par la prise de Trinitrine
D. Augmenter à l'inspiration profonde
E. S'accompagner d'un sus décalage transitoire de 4 mm du segment ST en V3 V4 V5

Réponse : AB

2. 2. 2
ETIOLOGIES
(FACTEURS DE RISQUE, TERRAIN)

S 85/5/1/ 14

Une dysphagie peut s'observer dans les situations suivantes, sauf une, laquelle?

A. Oesophagite peptique
B. Cancer de l'oesophage
C. Varices oesophagiennes de stade 1
D. Mycose oesophagienne
E. Achalasie

Réponse : C

M 90/2/2/ 63

Parmi les localisations tumorales suivantes, quelle est celle (ou celles) qui peu(ven)t entraîner une dysphagie haute :

A. Cancer de la base de langue
B. Cancer du cavum
C. Cancer de l'hypopharynx
D. Cancer sus-glottique
E. Cancer sous-glottique

Réponse : ACD

3
DIARRHHEES
3. 1
DIARRHEE
3. 1. 1
PHYSIOPATHOLOGIE

M 87/7/2/ 34

Quelles sont parmi les bactéries suivantes responsables d'infections intestinales aiguës celle(s) qui agi(ssen)t essentiellement par un processus d'invasion de la muqueuse intestinale?

A. Staphylococcus aureus
B. Salmonella enteritidis
C. Shigella sonie
D. Vibrio cholerae
E. Campylobacter jejuni

Réponse : BCE

3. 1. 2
FORMES CLINIQUES

M 91/2/2/ 53

Est-il exact que les diarrhées à salmonelles non typhoïdiques:

A. Débutent moins de 6 heures après le repas contaminant
B. S'accompagnent d'une fièvre
C. Ont une durée brève, ne dépassant pas deux jours
D. Sont diagnostiquées par la présence de Salmonella à la coproculture
E. Sont de type "non invasif"

Réponse : BD

M 91/1/2/ 36

Parmi les bactéries faisant intervenir un processus invasif de la muqueuse digestive dans la physiopathologie des entérites aiguës qu'elles provoquent, on trouve:

A. Vibrion cholérique
B. Colibacilles enterotoxinogènes
C. Salmonella
D. Shigella
E. Yersinia

Réponse : CDE

3. 1. 3 ETIOLOGIES (FACTEURS DE RISQUE, TERRAIN)

M 85/2/2/ 40

La ou les maladies suivantes sont la cause de diarrhée fébrile:

A. Choléra
B. Toxi-infection alimentaires à Salmonella typhi murium
C. Amibiase intestinale
D. Toxi-infection alimentaire à Staphylococcus aureus
E. Shigellose

Réponse : BE

M 85/2/2/ 41

Indiquer parmi les médicaments suivants celui (ou ceux) susceptible(s) de provoquer une diarrhée:

A. 5 Fluoro-uracile
B. Médicament contenant de l'Hydroxyde de magnésium
C. Digitaline
D. Prednisolone
E. Colchicine

Réponse : ABCE

M 87/6/1/117

Une entéropathie exsudative peut être retrouvée au cours de:

A. La maladie de Crohn
B. La maladie de Ménétrier
C. Les lymphangiectasies diffuses ou maladie de Waldman
D. La cirrhose du foie
E. La diverticulose colique diffuse

Réponse : ABD

M 88/6/2/ 84

Parmi les maladies suivantes, indiquer celle(s) qui peu(ven)t être responsable(s) d'une diarrhée chronique de type moteur:

A. Diabète
B. Tumeur villeuse du rectum
C. Polype du côlon droit
D. Maladie de Crohn avec sténose de l'angle colique gauche
E. Tumeur carcinoïde iléale

Réponse : AE

M 89/2/2/ 75

Parmi les nombreuses causes de diarrhée motrice avec accélération du transit on retrouve:

A. L'hypothyroïdie
B. La tumeur carcinoïde appendiculaire non sécrétante
C. Le colon irritable
D. La maladie de Whipple
E. Le cancer du sigmoïde

Réponse : C

S 90/7/1/ 39

Quel est l'agent responsable de la colite pseudo-membraneuse due à la Clindamycine (DALACINE*)?

A. Clostridium perfringens
B. Clostridium difficile
C. Candida albicans
D. Bactéroïdes fragilis
E. Campylobacter jejuni

Réponse : B

M 90/2/2/ 70

Trouver le ou les germes pouvant être responsable(s) d'une diarrhée glairo-sanglante:

A. Rotavirus
B. Salmonelle
C. Yersinia
D. Entérovirus
E. Shigelle

Réponse : BCE

S 92/9/1/ 40

Quel est le microorganisme le plus fréquemment en cause dans la "diarrhée des voyageurs" (turista)?

A. Vibrio el tor
B. Giardia
C. Escherichia coli
D. Entamoeba histolytica
E. Yersinia enterocolitica

Réponse : C

3. 1. 4 TRAITEMENTS

M 92/8/2/ 59

Le traitement d'une diarrhée motrice peut comporter un ou plusieurs des médicaments suivants:

A. Comprimés contenant de la morphine (MOSCONTIN*)
B. Lopéramide (IMODIUM*)
C. Acide ursodésoxycholique (DELURSAN*)
D. Lactulose
E. Diphénoxylate (DIARSED*)

Réponse : BE

3. 1. 5 DIVERS

S 90/4/1/ 65

Concernant la contamination par les salmonelles ubiquitaires, on peut dire que:

A. L'homme est seul réservoir de germes
B. Les convalescents sont infectants, et les porteurs sains ne le sont pas
C. La contamination directe est le plus souvent en cause
D. Elle se fait le plus souvent en été et en automne
E. Aucune de ces propositions n'est exacte

Réponse : E

M 91/6/2/ 70

La maladie des laxatifs:

A. S'observe surtout avec la phénolphtaléine
B. Prédomine dans le sexe masculin
C. Se traduit biologiquement par une hyperkaliémie
D. Se révèle par une constipation importante
E. Est la plupart du temps consécutive à une automédication non avouée

Réponse : AE

3. 2 DIARRHEE AIGUE

3. 2. 1 PHYSIOPATHOLOGIE

M 91/6/1/ 99

Concernant la physiopathologie des diarrhées aiguës infectieuses de l'adulte, il est exact que:

A. L'acidité gastrique constitue une barrière physiologique à certains inoculums bactériens
B. L'atteinte d'un seul convive au cours d'un repas va contre une toxi-infection alimentaire
C. Les toxi-infections alimentaires peuvent être dues à des toxines préfomées dans l'aliment
D. Les anaérobies ne sont pas en cause dans les diarrhées aiguës infectieuses de l'adulte
E. La toxine cholérique est responsable d'une hypersécrétion digestive par stimulation des systèmes enzymatiques des entérocytes

Réponse : ACE

3. 2. 2 BIOLOGIE

S 92/8/1/ 21

Une coproculture en présence d'une diarrhée aiguë du nourrisson est indiquée en cas de:

A. Nourrisson de moins de 1 an
B. Présence d'un érythème fessier
C. Diarrhée fébrile
D. Diarrhée sanglante
E. Diarrhée avec perte de poids

Réponse : D

3. 2. 3 ETIOLOGIES (FACTEURS DE RISQUE, TERRAIN)

M 91/5/2/ 52

Parmi les circonstances cliniques qui favorisent la survenue d'une diarrhée aiguë infectieuse, on trouve:

A. Un traitement anti-acide gastrique
B. Un traitement par Digoxine au long cours
C. Une antibiothérapie à large spectre
D. Un âge supérieur à 50 ans
E. La prise régulière de laxatifs

Réponse : AC

3. 2. 4 DIVERS

M 91/7/2/ 18

Devant une diarrhée aiguë fébrile évoluant depuis huit jours, deux examens sont à pratiquer. Lesquels?

A. Recto-sigmoïdoscopie
B. Fibroscopie oeso-gastro-duodénale
C. Examen coproparasitologique des selles
D. Lavement baryté en double contraste
E. Echographie abdominale

Réponse : AC

M 92/9/1/ 86

Retenez la (les) proposition(s) qui s'applique(nt) aux diarrhées aiguës virales du nourrisson:

A. L'étiologie virale est la principale cause de diarrhée aiguë du nourrisson de moins de 1 an
B. Elles s'observent principalement pendant la période hivernale
C. Les virus les plus souvent en cause sont les parvovirus
D. Elles ne s'accompagnent habituellement pas de vomissements
E. Elles ne s'accompagnent habituellement pas de fièvre

Réponse : AB

3. 3 DYSENTERIE

3. 3. 1 ETIOLOGIES (FACTEURS DE RISQUE, TERRAIN)

M 85/4/2/ 32

Indiquez le ou les signes cliniques que l'on observe habituellement dans la dysenterie à Shigelles (dysenterie bacillaire):

A. Fièvre
B. Diarrhée glaireuse, sanglante
C. Douleurs abdominales
D. Eruption cutanée
E. Ulcérations de la muqueuse colique en carte de géographie

Réponse : ABCE

M 85/6/2/ 69

Le(s) agent(s) pathogène(s) suivant(s) peu(ven)t provoquer un syndrome dysentérique:

A. Vibrion cholérique
B. Salmonella typhi murium
C. Shigella
D. Entamoeba histolytica
E. Staphylococcus aureus

Réponse : BCD

M 86/4/2/ 15

Retenez la ou les étiologie(s) des syndromes dysentériformes:

A. Choléra
B. Campylobacter jejuni
C. Yersinia
D. Shigella
E. Entamoeba histolytica

Réponse : BCDE

3. 4 MALABSORPTION

3. 4. 1 PHYSIOPATHOLOGIE

M 87/4/2/ 53

Parmi les mécanismes suivants, indiquer celui ou ceux qui est (sont) principalement en cause dans les malabsorptions secondaires à une pullulation microbienne intraluminale du grêle par syndrome de l'anse stagnante:

A. Insuffisance pancréatique exocrine
B. Carence en pigments biliaires
C. Déconjugaison des sels biliaires
D. Altération de la bordure en brosse des entérocytes
E. Blocage lymphatique

Réponse : C

3. 4. 2 CLINIQUE

M 89/3/2/ 58

Quel(s) élément(s) évoque(nt) un syndrome de malabsorption au cours d'une diarrhée chronique?

A. Oedème des membres inférieurs
B. Crise de tétanie
C. Ictère
D. Phanères cassants
E. Hématomes au moindre choc

Réponse : ABDE

S 89/7/1/ 57

Parmi les signes cliniques et biologiques suivants, quel est celui qui est en faveur d'une diarrhée par malabsorption?

A. Amaigrissement important
B. Diarrhée glaireuse
C. Diarrhée sanglante
D. Poids des selles à 150 g/j
E. Stéatorrhée à 2 g/j

Réponse : A

3. 4. 3 BIOLOGIE

M 86/2/2/ 32

Au cours d'une malabsorption intestinale on peut observer:

A. Hypocalcémie
B. Elévation des phosphatases alcalines
C. Hypocholestérolémie
D. Hypoprothrombinémie
E. Anémie macrocytaire

Réponse : ABCDE

M 87/3/2/ 73

Devant un syndrome de malabsorption intestinale, parmi les propositions suivantes, laquelle ou lesquelles évoque(nt) une atteinte duodéno-jéjunale?

A. Anémie microcytaire par carence en fer
B. Anémie macrocytaire par carence en acide folique
C. Anémie macrocytaire par carence en vitamine B12
D. Test au D-Xylose perturbé
E. Test de Shilling perturbé

Réponse : ABD

M 90/5/2/ 32

L'exploration biologique des malabsorptions comporte schématiquement trois examens fondamentaux. Lesquels?

A. Le test du D-xylose
B. Le test du Schilling
C. Le dosage de la stéatorrhée
D. L'hyperglycémie provoquée
E. La coproculture

Réponse : ABC

3. 4. 4 ETIOLOGIES (FACTEURS DE RISQUE, TERRAIN)

M 91/3/2/ 77

Une stéatorrhée chez un adulte peut être due à:

A. Grêle court chirurgical
B. Maladie coeliaque
C. Pancréatite chronique
D. Colopathie fonctionnelle
E. Recto-colite hémorragique

Réponse : ABC

M 91/5/1/ 84

Parmi les affections suivantes quelles sont celles qui peuvent être responsables d'une malabsorption intestinale par pullulation bactérienne intraluminale?

A. Diverticulose du grêle
B. Gastrectomie totale
C. Rectocolite hémorragique
D. Zollinger-Ellison
E. Maladie de Crohn iléale

Réponse : ABE

3. 4. 5 BILAN ÉTIOLOGIQUE

S 85/5/1/ 32

Parmi les examens suivants, citer la seule investigation sensible pour le diagnostic de malabsorption par atteinte de l'intestin grêle proximal:

A. Test au D-xylose
B. Hyperglycémie orale provoquée au glucose
C. Tubage pancréatique
D. Test de Schilling en présence de facteur intrinsèque
E. Stéatorrhée pondérale

Réponse : A

S 87/2/1/ 71

Le diagnostic de malabsorption se fonde sur les examens biologiques suivants sauf un, lequel?

A. Dosage des graisses dans les selles de 3 jours
B. Test au D-xylose
C. Hyperglycémie provoquée par voie orale
D. Test de Schilling
E. Dosage des folates sanguins

Réponse : C

3. 4. 6
DIVERS

M 89/5/2/109

Une malabsorption intestinale peut notamment intéresser les lipides, les protéines, les glucides: indiquer, parmi les signes suivants, celui ou ceux qui est (sont) la conséquence d'une malabsorption lipidique:

A. Malabsorption des sels biliaires
B. Malabsorption de la vitamine B12
C. Malabsorption de la vitamine D
D. Malabsorption de l'acide folique
E. Diarrhée hydrique par excès de concentration luminale d'acide gras hydroxylés

Réponse : CE

S 91/1/1/ 17

Indiquer la proposition exacte concernant la malabsorption intestinale:

A. La recherche d'une stéatorrhée se fait sur un seul prélèvement de selles
B. Une atrophie villositatire totale se rencontre dans la maladie coeliaque
C. Elle peut résulter d'une colectomie totale
D. Une résection iléale courte provoque une stéatorrhée
E. La maladie de Whipple comporte une atrophie villositaire totale

Réponse : B

3. 5
MALADIE COELIAQUE
3. 5. 1
CLINIQUE

M 89/6/2/ 36

La maladie coeliaque de l'enfant comporte habituellement:

A. Début dès l'introduction des farines sans intervalle libre
B. Cassure de la courbe de poids
C. Augmentation du volume de l'abdomen
D. Atrophie et hypotonie musculaire
E. S'accompagne d'une anorexie

Réponse : BCDE

M 90/1/2/ 26

Le syndrome de malabsorption qui existe dans une maladie coeliaque typique comporte:

A. Une diarrhée aqueuse
B. Un amaigrissement
C. Une stéatorrhée
D. Une atrophie villositaire totale
E. Une amélioration rapide sous régime sans gluten

Réponse : BCDE

3. 5. 2
ANATOMOPATHOLOGIE

S 85/6/1/ 91

Dans la maladie coeliaque, la portion de l'intestin grêle qui comporte de façon précoce et constante des lésions d'atrophie villositaire est:

A. L'intestin grêle proximal
B. L'iléon
C. L'iléon terminal
D. L'iléon et le colon droit
E. Aucune des propositions précédentes n'est exacte

Réponse : A

3. 5. 3
BILAN ÉTIOLOGIQUE

S 85/3/1/ 39

Un nourrisson de 8 mois souffre, depuis l'âge de 6 mois, d'une diarrhée faite de selles molles et luisantes avec anorexie, apathie, amaigrissement. Parmi les examens complémentaires suivants, indiquez celui qui vous paraît le plus utile au diagnostic:

A. Numération et formule sanguine
B. Vitesse de sédimentation
C. Echographie abdominale
D. Transit baryté du grêle
E. Biopsie du grêle

Réponse : E

3. 5. 4
TRAITEMENTS

M 86/7/2/ 73

Quel est ou quels sont parmi les groupes d'aliments suivants ceux qui doivent être exclus chez un grand enfant traité pour intolérance à la gliadine?

A. Semoules de blé dur
B. Pommes de terre
C. Légumes secs
D. Farines de maïs et de riz
E. Farines de seigle

Réponse : AE

M 89/1/2/102

Un enfant de 2 ans traité pour intolérance à gliadine peut s'alimenter avec:

A. Riz
B. Pomme de terre
C. Pâtes
D. Maïs
E. Légumes secs

Réponse : CD

3. 5. 5
DIVERS

M 85/4/2/ 42

Indiquez la ou les réponse(s) exacte(s) au cours de la maladie coeliaque de l'adulte:

A. Les lésions sont d'intensité croissante du duodénum à l'iléon
B. Sur le transit du grêle, l'espace interpli est augmenté (4mm)
C. Le test de Schilling (avec facteur intrinsèque) est toujours perturbé
D. Le diagnostic peut être porté devant une ostéomalacie
E. Le traitement implique la suppression complète du gluten seulement jusqu'à correction des anomalies histologiques

Réponse : BD

M 85/6/2/ 66

La maladie coeliaque ou intolérance au gluten:

A. Peut donner chez l'adulte un syndrome de malabsorption dissocié (formes extra-digestives)
B. Se caractérise histologiquement par une atrophie villositaire totale
C. Réagit favorablement au régime sans gluten
D. Est amélioré par les tétracyclines
E. La survenue d'un lymphome intestinal est possible dans l'évolution à long terme

Réponse : ABCE

M 88/7/2/ 35

Parmi les données suivantes, l'association de deux est indispensable pour le diagnostic de maladie coeliaque:

A. Le début dans l'enfance
B. L'existence d'une diarrhée
C. Une atrophie villositaire totale à la biopsie du grêle
D. Une perturbation du test du D-Xylose
E. Une réponse au régime sans gluten

Réponse : CE

M 90/1/2/ 25

Chez l'adulte on peut observer au cours de la maladie coeliaque (entéropathie sensible au gluten) avant tout traitement:

A. Une anémie macrocytaire
B. Une anémie microcytaire
C. Un transit baryté du grêle normal
D. Une atrophie villositaire
E. Une ostéomalacie

Réponse : ABDE

S 90/3/1/ 27

Parmi les propositions suivantes concernant la maladie coeliaque, l'une est fausse. Laquelle?

A. La maladie coeliaque donne un tableau de malabsorption de type proximal
B. Le transit du grêle révèle souvent un signe de moulage
C. La maladie se traduit histologiquement par une atrophie villositaire
D. Le meilleur test biologique diagnostique est le test de Shilling
E. la maladie obéit au régime sans gluten

Réponse : D

M 90/6/2/ 14

Le syndrome de malabsorption qui existe dans une maladie coeliaque typique comporte:

A. Une diarrhée aqueuse
B. Un amaigrissement important
C. Une perturbation isolée du test de Schilling
D. Une atrophie villositaire totale
E. Une amélioration rapide sous régime sans gluten

Réponse : BDE

3. 6
TOXI-INFECTION ALIMENTAIRE
3. 6. 1
PHYSIOPATHOLOGIE

S 86/7/1/ 51

Les staphylocoques peuvent être à l'origine de toxi-infections alimentaires. Le mécanisme de ces intoxications est le suivant:

A. Libération d'une endotoxine pyrogène consécutive à la lyse des corps bactériens
B. Sécrétion d'une exotoxine thermolabile
C. Sécrétion d'une exotoxine thermostable
D. Production de produits toxiques dans l'aliment
E. Production d'histamine

Réponse : C

3. 6. 2
BIOLOGIE

M 88/6/2/ 70

Le diagnostic d'une toxi-infection alimentaire à Salmonella chez l'adulte peut reposer sur:

A. La recherche de la toxine dans l'aliment suspect
B. L'hémoculture
C. La coproculture
D. La recherche de la toxine dans le sang du sujet
E. Le séro-diagnostic

Réponse : C

3. 6. 3
FORMES CLINIQUES

M 86/5/2/ 90

Devant un tableau évoquant une toxi-infection alimentaire chez un groupe d'adultes, vous retenez en faveur d'une toxi-infection staphyloccocique:

A. La brièveté du délai d'apparition
B. La découverte d'un staphylocoque dans l'eau de boisson
C. La présence de nombreux staphylocoques dorés dans la coproculture
D. Le syndrome infectieux avec hyperthermie
E. La guérison habituellement rapide en quelques heures

Réponse : AE

3. 6. 4
TRAITEMENTS

S 87/1/1/ 30

Le traitement d'une toxi-infection alimentaire à staphylocoque doit faire prescrire:

A. Pénicilline G
B. Pristinamycine (PYOSTACINE*)
C. Gentamycine
D. Colimycine
E. Aucun des produits précédents

Réponse : E

3. 6. 5
DIVERS

M 90/3/2/ 22

Lors des toxi-infections alimentaires staphylococciques, il est exact que:

A. Les malades présentent une fièvre en plateau
B. Les malades peuvent présenter des vomissements
C. Les malades présentent des signes cliniques survenant 18 à 24 h après l'ingestion des aliments incriminés
D. C'est l'ingestion d'une entérotoxine thermostable préformée dans l'aliment qui est responsable de la pathologie observée
E. Il existe un seul sérotype d'entérotoxine staphylococcique

Réponse : BD

4
HEMORRAGIES
4. 1
HEMORRAGIE DIGESTIVE
4. 1. 1
ETIOLOGIES (FACTEURS DE RISQUE, TERRAIN)

M 86/5/2/ 56

Des hémorragies digestives hautes s'observent éventuellement au cours de:

A. Le syndrome de Mallory-Weiss
B. Le mégaoesophage
C. La gastrite aiguë
D. Le cavernome portal
E. Le diverticule de l'oesophage cervical

Réponse : ACD

M 88/1/2/ 78

Parmi les médicaments suivants, citer celui ou ceux pouvant favoriser une hémorragie digestive chez un malade ayant un ulcère duodénal:

A. GLAFENINE*
B. Aspirine
C. Paracétamol
D. Anti-inflammatoire non-stéroïdien
E. GARDENAL*

Réponse : BD

4. 1. 2
BILAN ÉTIOLOGIQUE

S 85/6/1/ 63

Pour le diagnostic étiologique d'une hémorragie digestive haute, quel examen vous paraît le plus performant:

A. Le transit oeso-gastro-duodénal
B. L'angiographie digitalisée
C. L'artériographie sélective coelio mésentérique
D. L'angiographie couplée à la tomodensitométrie
E. L'endoscopie

Réponse : E

S 88/6/1/ 59

Parmi les situations cliniques suivantes, indiquer celle qui contre-indique la réalisation d'une fibroscopie gastrique, devant une hémorragie digestive:

A. Thrombopénie isolée à 60 000 plaquettes par mm3
B. Infarctus du myocarde ancien de 6 mois, et stabilisé
C. Existence d'un pneumopéritoine à la radio de l'abdomen sans préparation
D. Notion d'une ingestion récente (moins de 12h) de caustique
E. Hémorragie digestive bien compensée

Réponse : C

S 91/5/1/ 37

Devant un maelena isolé, sans retentissement hémodynamique particulier, quel examen complémentaire doit être effectué en première intention pour en préciser l'étiologie?

A. Artériographie coelio-mésentérique
B. Coloscopie totale
C. Dosage de l'hémoglobine
D. Fibroscopie oeso-gastro-duodénale
E. Transit du grêle avec étude particulière de l'iléon terminal

Réponse : D

S 94/8/1/ 1

Quel est critère le plus précis pour apprécier l'importance d'une hémorragie digestive haute aiguë?

A. Hématocrite
B. Le volume de sang aspiré par la sonde gastrique
C. Le nombre d'unités de sang et de soluté perfusées pour le maintien hémodynamique
D. La baisse de la pression artérielle
E. La pression veineuse centrale initiale

Réponse : C

4. 2
HEMATEMESE
4. 2. 1
ETIOLOGIES (FACTEURS DE RISQUE, TERRAIN)

M 90/2/2/ 13

Chez un cirrhotique présentant une hématémèse, quel-le(s) origine(s) peu(ven)t être révélée(s) par la fibroscopie?

A. Oesophagite peptique
B. Ulcère gastrique
C. Ulcère duodénal
D. Rupture de varices cardiales
E. Cancer gastrique

Réponse : ABCDE

S 94/8/1/ 52

Parmi les propositions suivantes quelle est la cause la plus fréquente d'hématémèse chez le nourrisson?

A. Ulcère gastrique
B. Intolérance aux protéines du lait de vache
C. Thrombopénie
D. Oesophagite peptique
E. Diverticule de Meckel

Réponse : D

4. 2. 2 TRAITEMENTS

M 90/3/2/ 1

Devant une hématémèse quels sont les 2 meilleurs critères pour fixer l'apport sanguin correctif?

A. L'hématocrite initial
B. L'abondance de l'hématémèse
C. Les chiffres de la pression veineuse centrale
D. Les chiffres de la pression artérielle
E. La pression partielle d'oxygène dans le sang

Réponse : CD

4. 3 RECTORRAGIES

4. 3. 1 CLINIQUE

M 90/3/2/ 3

Parmi les données suivantes, indiquer celle(s) qui est (sont) exacte(s): une thrombose hémorroïdaire externe se traduit cliniquement par:

A. L'apparition brutale d'un syndrome fissuraire
B. L'apparition brutale d'un écoulement
C. Un prurit nocturne intermittent
D. Une proctalgie fugace
E. Une douleur intense, accentuée à la défécation

Réponse : E

4. 3. 2 ETIOLOGIES (FACTEURS DE RISQUE, TERRAIN)

M 85/1/2/ 84

Indiquez parmi les affections suivantes celle(s) qui peut(vent) être cause(s) d'une émission de sang par l'anus chez le nourrisson et l'enfant:

A. L'appendicite aiguë
B. Le polype recto-colique
C. Le diverticule de Meckel
D. L'invagination intestinale aiguë
E. La pancréatite aiguë

Réponse : BCD

M 89/5/2/ 14

Parmi les affections suivantes, quelle(s) est (sont) la (les) cause(s) de rectorragies:

A. Abcès péri-anal
B. Coccygodynie
C. Prolapsus hémorroïdaire
D. Proctalgie fugace
E. Fissure anale

Réponse : CE

5 PATHOLOGIE DE L'OESOPHAGE

5. 1 ACHALASIE

5. 1. 1 CLINIQUE

M 89/7/2/ 48

Laquelle (ou lesquelles) de la (des) proposition(s) suivante(s) caractérise(nt) la dysphagie de l'achalasie?

A. Elle existe pour les liquides
B. Elle est variable d'un jour à l'autre
C. Elle est soulagée par l'aspirine
D. Elle est parfois douloureuse
E. Elle est déclenchée par la déclivité du thorax

Réponse : ABD

M 89/7/2/ 89

A propos de l'achalasie de l'oesophage, il est exact que:

A. La dysphagie est généralement d'apparition progressive
B. La dysphagie est parfois douloureuse
C. La dysphagie est souvent paradoxale
D. Les hémorragies hautes sont abondantes et fréquentes
E. La sténose est irrégulière, décentrée et siège au niveau du tiers moyen

Réponse : BC

5. 1. 2 TRAITEMENTS

M 89/6/2/ 66

Citer la ou les thérapeutiques utilisées dans le traitement de l'achalasie de l'oesophage (mégaoesophage idiopathique):

A. La vagotomie tronculaire + pyloroplastie
B. La gastrectomie polaire supérieure
C. La myotomie extra-muqueuse de Heller
D. Les dilatations pneumatiques
E. Une fundoplicature de l'oesophage

Réponse : CD

5. 2
REFLUX GASTRO OESOPHAGIEN
5. 2. 1
PHYSIOPATHOLOGIE

M 88/2/2/ 67

Les mécanismes physiologiques anti-reflux gastro-oesophagien mettent en jeu:

A. Le péristaltisme oesophagien
B. Le sphincter inférieur de l'oesophage
C. La motricité gastrique
D. Le reflux duodéno-biliaire physiologique
E. La fermeture de l'angle cardio-tubérositaire

Réponse : ABE

5. 2. 2
CLINIQUE

M 86/6/2/ 67

Concernant le pyrosis dû à un reflux gastro-oesophagien, il est exact que:

A. Il peut être déclenché par une compression abdominale
B. Il peut être déclenché par le décubitus
C. Il complique toutes les hernies hiatales par glissement
D. Il peut s'accompagner de toux spasmodique nocturne
E. Il traduit toujours l'existence d'une oesophagite

Réponse : ABD

M 88/6/2/ 76

Quels sont le(les) signe(s) clinique(s) qui peut (peuvent) exister dans le syndrome de reflux gastro-oesophagien?

A. Pyrosis
B. Régurgitation
C. Signe du lacet (postural)
D. Toux nocturne de décubitus
E. Défense épigastrique

Réponse : ABCD

M 90/4/2/ 21

Quel(s) est (sont) le ou les signe(s) clinique(s) qui évoque(nt) le syndrome de reflux gastro-oesophagien?

A. Pyrosis
B. Régurgitations post-prandiales
C. Signe du lacet (postural)
D. Toux nocturne de décubitus
E. Défense épigastrique

Réponse : ABCD

5. 2. 3
BIOLOGIE

S 86/1/1/115

La pH métrie oesophagienne est l'examen adéquat pour mettre en évidence:

A. Une hyperacidité gastrique
B. Un reflux gastro-oesophagien acide
C. Une oesophagite peptique
D. Une achalasie
E. Une localisation oesophagienne de la sclérodermie

Réponse : B

5. 2. 4
ETIOLOGIES
(FACTEURS DE RISQUE, TERRAIN)

M 91/5/2/ 33

Le reflux gastro-oesophagien est favorisé par:

A. La grossesse
B. La cirrhose hépatique
C. La gastrite atrophique
D. L'aspiration oeso-gastrique par sonde
E. L'ouverture de l'angle de His

Réponse : ADE

5. 2. 5
BILAN ÉTIOLOGIQUE

S 86/4/1/ 71

La méthode la plus sensible de dépistage d'un reflux gastro-oesophagien anormal chez un malade se plaignant de pyrosis et de régurgitations est:

A. Le test de perfusion acide de Bernstein
B. La mesure de la pression basale du sphincter inférieur de l'oesophage
C. La pHmétrie prolongée 3 heures après un repas standard
D. La fibroscopie oesophagienne
E. Les clichés en procubitus Trendelenbourg compression abdominale lors d'un transit radiologique gastro-duodénal

Réponse : C

S 89/6/1/ 29

Devant une symptomatologie atypique l'existence d'un reflux gastro-oesophagien est affirmé par:

A. Transit baryté oeso-gastro-duodénal
B. Fibroscopie avec biopsie
C. Mamométrie oesophagienne
D. pHmétrie
E. La tomodensitométrie

Réponse : D

S 90/2/1/ 69

Quelle est la méthode la plus sensible pour rechercher un reflux gastro-oesophagien?

A. Le transit baryté
B. La manométrie oesophagienne
C. La pHmétrie oesophagienne
D. La fibroscopie oesophagienne
E. L'échographie oesophagienne

Réponse : C

5. 2. 6 EVOLUTION (PRONOSTIC, COMPLICATIONS)

M 86/4/2/ 48

Parmi les complications du reflux gastro-oesophagien, il y a:

A. La sténose peptique de l'oesophage
B. L'ulcère de l'oesophage
C. Certaines formes d'asthme
D. Le cancer sur endobrachyoesophage
E. L'achalasie du sphincter inférieur de l'oesophage

Réponse : ABCD

M 89/1/2/ 52

Un reflux gastro-oesophagien:

A. Peut provoquer des crises d'asthme
B. Peut entraîner des troubles du rythme cardiaque
C. Peut être cause d'anémie chronique
D. Peut être cause de cancer oesophagien
E. Est toujours associé à une hernie hiatale

Réponse : ACD

M 89/7/2/ 45

Un reflux gastro-oesophagien peut être à l'origine de:

A. Pyrosis
B. Pharyngite chronique
C. Asthme
D. Rhinite chronique
E. Dysphagie

Réponse : ABCE

M 90/5/1/ 81

Parmi les complications suivantes quelle(s) est (sont) celle(s) qui peu(ven)t être dues à un reflux gastro-oesophagien?

A. Ulcère oesophagien
B. Oesophagite peptique
C. Volvulus gastrique
D. Endobrachyoesophage
E. Mégaoesophage idiopathique

Réponse : ABD

5. 2. 7 TRAITEMENTS

M 86/1/1/116

Parmi les propositions suivantes, la (les) quelle(s) est (sont) juste(s)? Les principes essentiels du traitement chirurgical du reflux gastro-oesophagien visent à:

A. Restaurer l'efficacité du sphincter inférieur de l'oesophage
B. Recréer un segment d'oesophage abdominal
C. Former une valve anti-reflux
D. Diminuer l'acidité gastrique
E. Diminuer la pression abdominale

Réponse : ABC

M 87/3/2/ 72

Parmi les affirmations suivantes, citer celle(s) qui est (sont) un des principes du traitement chirurgical des reflux gastro-oesophagiens:

A. Réalisation d'une valve anti-reflux
B. Repositionnement du cardia en intra-abdominal
C. Section du hiatus oesophagien
D. Rapprochement des piliers du diaphragme
E. Réfection de l'angle de Hiss

Réponse : ABD

S 88/3/1/ 66

Parmi les propositions suivantes concernant le traitement du mégaoesophage idiopathique, quelle est celle qui est exacte?

A. Oesophagoplastie
B. Oesogastrectomie polaire supérieure
C. Oesophagectomie totale
D. Cardiomyotomie extra-muqueuse
E. Cardiomyotomie séreuse

Réponse : D

M 88/4/2/ 13

Le traitement du mégaoesophage idiopathique fait appel à l'intervention de Heller qui consiste en:

A. Gastrotomie avec dilatation oesophagienne per opératoire
B. Oeso-myotomie avec vagotomie tronculaire
C. Résection oeso-gastrique
D. Oeso-cardio-myotomie extra-muqueuse
E. Oeso-cardio-gastrotomie

Réponse : D

S 88/7/1/ 32

Chez un malade présentant une achalasie du cardia qui n'a pas été améliorée par un traitement par dilatation pneumatique, quel type d'intervention doit-on envisager?

A. Une résection du cardia suivie d'une anastomose oeso-gastrique
B. Une cardiomyotomie
C. Une réfection de l'angle de His avec valvuloplastie
D. Une vagotomie sélective
E. La pose d'une prothèse oesophagienne

Réponse : B

M 88/4/2/ 6

Parmi les médicaments suivants, quel est celui ou quels sont ceux qui augmentent le tonus du sphincter inférieur de l'oesophage ?

A. La DOMPERIDONE (antidopaminergique)
B. La NIFEDIPINE (inhibiteur calcique)
C. Le DINITRATE D'ISOSORBIDE (dérivé nitré retard)
D. Le METOCLOPRAMIDE (antidopaminergique et cholinergique)
E. L'ATROPINE (anticholinergique)

Réponse : AD

M 88/6/2/ 85

Quel(s) est(sont) le(s) élément(s) utile(s) au traitement du reflux gastro-oesophagien du nourrisson?

A. L'administration d'anticholinergiques
B. L'administration de métoclopramide (PRIMPERAN*)
C. Le décubitus ventral en inclinaison à 45 degrés
D. Le décubitus dorsal en inclinaison à 45 degrés
E. L'adjonction de produits épaississants dans le lait

Réponse : D

M 91/1/1/ 99

Si une intervention chirurgicale devient nécessaire pour corriger le reflux gastro-oesophagien, quelle(s) technique(s) vous parai(ssen)t appropriée(s)?

A. Myotomie extra-muqueuse de Heller
B. Intervention de Nissen
C. Gastrectomie des 2/3 avec anastomose gastro-duodénale
D. Oesogastrectomie polaire supérieure
E. Vagotomie supra-sélective

Réponse : B

M 91/7/1/ 94

Parmi les mesures thérapeutiques applicables au reflux gastro-oesophagien non compliqué, il y a les prescriptions suivantes:

A. Eviter la position antéfléchie
B. Dormir à plat (sans oreiller)
C. Les antiacides
D. Les anthistaminiques H2
E. La cure d'amaigrissement en cas de surpoids

Réponse : ACDE

5. 2. 8
DIVERS

S 89/6/1/ 21

Un reflux gastro-oesophagien:

A. Implique la migration thoracique du cardia
B. Est toujours responsable de dysphagie
C. N'existe pas dans la hernie hiatale par roulement
D. Favorise l'étranglement des hernies hiatales
E. Nécessite toujours un traitement chirurgical

Réponse : C

M 91/3/2/ 43

Le reflux gastro-oesophagien:

A. Est secondaire à des contractions oesophagiennes rétrogrades
B. Peut s'observer en l'absence de hernie hiatale
C. Est souvent marqué par un pyrosis
D. Peut évoluer sous le masque de douleurs pseudo-angineuses
E. Est lié à l'incontinence du sphincter inférieur de l'oesophage

Réponse : BCDE

5. 3
OESOPHAGITE CAUSTIQUE
5. 3. 1
DIVERS

S 87/4/1/ 44

Toutes ces propositions concernant l'oesophagite caustique sont vraies, sauf une. Laquelle?

A. Elle ne s'accompagne jamais de lésions gastriques
B. Elle fait suite à l'ingestion d'alcalins
C. Elle peut évoluer vers une sténose oesophagienne
D. Elle fait suite à l'ingestion d'acides
E. La brûlure oesophagienne détruit l'épithélium

Réponse : A

M 89/7/2/ 57

L'oesophagite caustique:

A. Est un accident grave en raison du risque de sténose oesophagienne
B. Nécessite un premier bilan endoscopique en urgence
C. Nécessite toujours une neutralisation du caustique
D. Doit toujours être traitée par dilatations préventives
E. Peut s'associer à des lésions caustiques gastriques

Réponse : ABE

5. 4
HERNIE HIATALE
5. 4. 1
CLINIQUE

S 87/7/1/ 28

Parmi les propositions suivantes, laquelle ne s'applique pas aux hernies hiatales par glissement:

A. La hernie est parfois intermittente
B. La hernie peut s'étrangler
C. Le reflux gastro-oesophagien est inconstant
D. La hernie peut être responsable d'une oesophagite
E. La hernie peut être asymptomatique et découverte à l'occasion d'un cliché thoracique

Réponse : B

5. 4. 2
TRAITEMENTS

M 88/1/2/ 76

Parmi les propositions suivantes concernant le traitement des hernies hiatales et de leurs complications, quelle(s) est(sont) celle(s) qui est (sont) exacte(s)?

A. Une hernie hiatale par glissement avec oesophagite peptique stade 1 est une indication opératoire formelle
B. Une sténose peptique oesophagienne doit toujours être traitée par une oesophagoplastie colique
C. L'ulcère peptique de l'oesophage compliquant un reflux acide est une indication opératoire
D. Il est possible de dilater les sténoses peptiques de l'oesophage
E. Les complications respiratoires des hernies hiatales par glissement doivent toujours être traitées médicalement

Réponse : CD

5. 4. 3
DIVERS

M 88/2/1/108

Le diagnostic de hernie hiatale par roulement est habituellement compatible avec une ou plusieurs des propositions suivantes. Laquelle ou lesquelles?

A. Sa fréquence moindre que celle de la hernie hiatale par glissement
B. Un cardia intra-abdominal
C. Un angle de Hiss habituellement largement ouvert
D. Un estomac porteur d'un ulcère de l'angle de la PC
E. Sa complication la plus fréquente est l'oesophagite peptique

Réponse : AB

M 85/7/2/ 58

Parmi les propositions suivantes concernant les hernies hiatales, laquelle (lesquelles) est (sont) exacte(s)?

A. Elles prédominent chez le sujet jeune
B. Elles peuvent se compliquer d'anémie microcytaire
C. Elles entraînent parfois une toux nocturne
D. Le cardia est toujours en position ectopique haute
E. Elles entraînent une hyposécrétion chlorhydropeptique

Réponse : BC

6
HERNIES INGUINO CRURALES
6. 1
HERNIE INGUINO CRURALE
6. 1. 1
PHYSIOPATHOLOGIE

S 88/4/1/ 29

Toutes les affections suivantes, sauf une, sont liées à une persistance, complète ou incomplète, du canal péritonéo-vaginal. Laquelle?

A. Hernie inguino-scrotale
B. Hernie crurale
C. Kyste du cordon
D. Hernie funiculaire
E. Hydrocèle communicante

Réponse : B

6. 1. 2
CLINIQUE

M 85/5/1/120

L'impulsion à la toux d'une tuméfaction de la région inguino-crurale s'observe en cas de:

A. Hernie inguinale non étranglée
B. Hernie crurale non étranglée
C. Thrombose veineuse de la crosse de la saphène
D. Adénopathie du ganglion de Cloquet
E. Varicocèle gauche

Réponse : ABD

6. 1. 3
FORMES CLINIQUES

M 89/5/1/112

Les formes topographiques de hernies qui peuvent être retrouvées comportent:

A. Hernie crurale
B. Hernie inguinale oblique externe avec un sac naissant à l'intérieur des vaisseaux épigastriques
C. Hernie inguinale directe avec un sac naissant à l'intérieur des vaisseaux épigastriques
D. Hernie obturatrice
E. Hernies mixtes obliques externes et directes

Réponse : ACDE

6. 1. 4 ETIOLOGIES (FACTEURS DE RISQUE, TERRAIN)

M 86/2/2/ 83

Parmi les affections suivantes du nourrisson, laquelle ou lesquelles est ou sont toujours secondaire(s) à une persistance, du canal péritonéo-vaginal?

A. La hernie inguinale oblique externe
B. Le kyste du cordon
C. L'hydrocèle
D. L'ectopie testiculaire
E. La torsion testiculaire

Réponse : ABC

6. 2 HERNIE INGUINALE

6. 2. 1 DÉFINITION

S 86/6/1/ 65

Le siège du collet d'une hernie inguinale répond à une de ces définitions:

A. Au-dessous de la ligne de Malgaigne
B. En arrière des vaisseaux fémoraux
C. En dehors des vaisseaux fémoraux
D. Au-dessus de la ligne de Malgaigne
E. Aucune de ces propositions

Réponse : D

6. 2. 2 PHYSIOPATHOLOGIE

M 85/2/2/ 21

La hernie inguinale oblique externe:

A. Possède un orifice situé en dehors des vaisseaux épigastriques
B. A un orifice superficiel situé en dehors du grand droit de l'abdomen
C. S'extériorise au-dessous de la ligne de Malgaigne
D. Peut contenir une corne vésicale
E. Peut descendre dans la grande lèvre chez la femme

Réponse : ABDE

6. 2. 3 CLINIQUE

M 89/2/2/ 15

Dans une hernie inguinale étranglée contenant de l'épiploon vue avant la 3ème heure l'examen clinique met généralement en évidence:

A. Une douleur au collet de la hernie
B. Une température à 39°
C. Une douleur au toucher rectal
D. Une contracture abdominale
E. Une disparition de la matité pré-hépatique

Réponse : A

M 89/3/1/110

Une hernie inguinale étranglée est:

A. Douloureuse
B. Non impulsive à la toux
C. Réductible si volumineuse
D. Son collet est situé au-dessus de la ligne de Malgaigne
E. Eventuellement accompagnée de dysurie

Réponse : ABDE

M 93/9/1/ 70

Lors de l'examen d'un patient présentant une hernie inguinale il est indispensable:

A. D'explorer l'autre orifice inguinal
B. D'examiner les orifices cruraux
C. D'apprécier la qualité des muscles larges de l'abdomen
D. De faire un toucher rectal
E. D'examiner le contenu des bourses

Réponse : ABCDE

6. 2. 4 FORMES CLINIQUES

M 88/5/2/106

La forme anatomique et l'étiologie de la hernie inguinale du nourrisson sont définies par:

A. Trajet direct
B. Trajet oblique externe
C. Faiblesse de la paroi musculaire
D. Persistance du canal péritonéo-vaginal
E. Elargissement de l'orifice externe du canal inguinal

Réponse : BD

M 89/5/1/117

Quel ou quels organe(s) peu(ven)t être retrouvés dans le sac d'une hernie inguinale oblique externe?

A. L'artère iliaque externe
B. L'ovaire
C. Le pancréas
D. L'appendice
E. La corne vésicale

Réponse : BDE

M 91/4/2/ 20

Dans la hernie inguinale dans sa variété oblique externe:

A. Le collet est situé au-dessus de la ligne de Malgaigne
B. Le collet est situé dans la fossette inguinale moyenne
C. Le sac est un diverticule péritonéal
D. Le sac est extra-funiculaire
E. Le trajet pariétal se fait en dedans du tendon conjoint

Réponse : AC

6. 2. 5 ETIOLOGIES (FACTEURS DE RISQUE, TERRAIN)

S 87/7/1/ 4

La hernie inguinale oblique du nourrisson est secondaire:

A. A une aplasie localisée des muscles obliques de l'abdomen
B. A un diverticule péritonéal par hyper-pression abdominale
C. A la persistance du canal péritonéo-vaginal
D. A une migration incomplète du testicule
E. Aucun de ces mécanismes n'est exact

Réponse : C

6. 2. 6 EVOLUTION (PRONOSTIC, COMPLICATIONS)

M 94/8/2/ 36

Les complications qui peuvent être directement liées à l'absence de traitement d'une hernie inguinale oblique externe intra-funiculaire comportent:

A. Nécrose d'une anse grêle
B. Irréductibilité chronique
C. Nécrose d'une frange épiploïque
D. Thrombose de l'artère iliaque homolatérale
E. Occlusion intestinale

Réponse : ACE

6. 2. 7 DIVERS

S 85/1/1/ 12

Une hernie inguinale de l'enfant:

A. Est une hernie congénitale par persistance du canal péritonéo-vaginal
B. Guérit spontanément ou mieux à l'aide de bandage dans la majorité des cas
C. Est plus fréquente dans le sexe féminin que masculin
D. Est rarement bilatérale (moins de 10% des cas)
E. Si on les traite chirurgicalement, il est presque toujours nécessaire de réaliser une herniographie avec mise en place d'un tulle de Dacron

Réponse : A

M 85/4/1/116

La hernie inguinale d'un enfant de 6 mois:

A. S'engage dans un reliquat du canal omphalo-mésentérique
B. Est oblique externe
C. Peut contenir une gonade
D. Peut communiquer avec la vaginale testiculaire
E. Est toujours bilatérale

Réponse : BCD

M 89/6/1/ 92

La hernie inguinale dans sa variété oblique externe:

A. Est une affection congénitale
B. Est due à la persistance du canal péritonéo-vaginal
C. Son trajet est extra-funiculaire
D. Présente une variété scrotale
E. N'existe pas chez la femme

Réponse : ABD

M 92/8/2/ 96

Le sac d'une hernie inguino-scrotale a des rapports avec:

A. Le testicule
B. L'artère épididymo-testiculaire
C. Le canal déférent
D. L'artère obturatrice
E. Les expansions du muscle crémaster

Réponse : ABCE

M 94/9/1/ 90

L'orifice profond d'une hernie inguinale directe a des rapports immédiats avec:

A. L'artère épigastrique
B. Le ligament de Hesselbach
C. Le tendon conjoint
D. L'arcade fémorale
E. L'aponévrose du grand oblique

Réponse : ABCD

6. 3 HERNIE CRURALE

6. 3. 1 PHYSIOPATHOLOGIE

M 85/1/2/ 63

L'anneau crural qui donne issue aux hernies crurales est situé:

A. Au-dessous de l'arcade crurale
B. Au-dessus de la bandelette ilio-pubienne
C. En dehors du ligament de Cooper
D. En dedans de la veine fémorale
E. En dehors du nerf crural

Réponse : AD

6. 3. 2
CLINIQUE

M 89/5/1/105

La hernie crurale non compliquée réalise une tuméfaction:

A. Indolore
B. Siégeant à la racine de la cuisse
C. Située au-dessus de la ligne de Malgaigne
D. Réductible
E. Impulsive à la toux

Réponse : ABDE

M 91/7/2/ 29

Dans une hernie crurale non compliquée:

A. Le collet est situé au-dessous de l'arcade crurale
B. Le collet est situé dans la loge lymphatique de l'anneau crural
C. Le sac se développe à partir du péritoine
D. Le collet est situé au-dessous de la ligne de Malgaigne
E. Le collet est situé en dehors de l'artère fémorale

Réponse : ABCD

6. 3. 3
DIVERS

M 85/2/2/ 32

La hernie crurale:

A. S'extériorise au-dessous de la ligne de Malgaigne
B. A un collet situé en dedans de la veine fémorale
C. Peut s'engager dans la bourse chez l'homme
D. Peut descendre dans la grande lèvre chez la femme
E. S'étrangle fréquemment

Réponse : ABE

M 89/1/1/ 89

La hernie crurale non compliquée:

A. Est une hernie acquise
B. Est inexistante chez l'enfant
C. Est le plus souvent associée à une hernie inguinale homolatérale
D. Peut survenir après la cure d'une hernie inguinale du même côté
E. Chez la femme, elle est la plus fréquente des hernies

Réponse : ABDE

M 91/1/2/ 16

A propos de la hernie crurale commune:

A. L'étranglement ne se rencontre que chez la femme
B. Est le type de hernie qui présente un risque d'étranglement supérieur à celui de tous les autres types de hernie
C. L'étranglement est causé par la rigidité de l'anneau herniaire
D. L'étranglement est toujours très serré
E. L'étranglement nécessite une intervention chirurgicale urgente

Réponse : BCDE

M 92/9/2/ 56

Le collet de la hernie crurale a des rapports avec:

A. Le ligament de Cooper
B. Les ganglions inguinaux
C. La veine fémorale
D. Le muscle pectiné
E. L'arcade crurale

Réponse : ABCDE

7
PATHOLOGIE ULCEREUSE
7. 1
ULCERE GASTRO DUODENAL
7. 1. 1
CLINIQUE

S 85/3/1/ 7

Indiquer parmi les éléments cliniques suivants celui qui ne caractérise pas un syndrome ulcéreux:

A. La douleur est une crampe
B. Son siège est épigastrique
C. Son irradiation est scapulaire droite
D. L'alimentation calme la douleur
E. Son horaire est post prandial immédiat

Réponse : C

M 87/6/2/ 54

La douleur d'un syndrome ulcéreux à la(les) caractéristique(s) suivante(s):

A. Siège épigastrique
B. A type de crampe
C. Survient à distance des repas
D. Aggravée par l'alimentation
E. Calmée par les antiacides

Réponse : ABCE

M 88/5/2/ 26

Parmi les propositions suivantes concernant la douleur ulcéreuse, laquelle (lesquelles) est (sont) exacte(s)?

A. Elle est le plus souvent de siège épigastrique
B. Elle est post prandiale tardive
C. Elle est à type de crampe
D. Elle est aggravée par l'alimentation
E. Elle est calmée par les antiacides

Réponse : ABCE

M 90/2/2/ 14

La douleur ulcéreuse est habituellement:

A. Une brûlure ascendante rétrosternale
B. Une douleur posturale
C. Rythmée par les repas et périodique
D. Accompagnée de vomissements
E. Une crampe épigastrique

Réponse : CE

M 90/3/2/ 2

La douleur de l'ulcère gastrique ou duodénal:

A. Est rythmée par les repas
B. Est souvent à type de crampe
C. N'est jamais nocturne
D. Survient tous les jours pendant une période donnée
E. Est déclenchée par la position penchée en avant

Réponse : ABD

7. 1. 2 FORMES CLINIQUES

M 86/6/2/ 68

Le diagnostic de syndrome de Zollinger Ellison est systématiquement évoqué:

A. Devant une maladie ulcéreuse gastrique
B. Devant une maladie ulcéreuse duodénale résistante au traitement médical strictement observé
C. Devant une maladie ulcéreuse grave et récidivante
D. Devant une maladie ulcéreuse avec une diarrhée et/ou une duodéno-jéjunite
E. Lorsque le débit acide basal gastrique est supérieur ou égal à 30 mmol/h

Réponse : BCDE

7. 1. 3 ETIOLOGIES (FACTEURS DE RISQUE, TERRAIN)

M 88/6/2/101

Parmi les données suivantes, indiquer la ou les réponse(s) exacte(s). Sont des médicaments potentiellement gastro-duodéno-toxiques:

A. La pirenzépine
B. L'acide acétylsalicylique
C. La rifampicine
D. L'acide niflumique
E. Le métoclopramide

Réponse : BD

7. 1. 4 BILAN ÉTIOLOGIQUE

M 87/4/2/ 51

L'étude de la sécrétion acide stimulée par tubage gastrique peut avoir un intérêt diagnostique dans une ou plusieurs des affections suivantes: laquelle ou lesquelles?

A. Cancer gastrique
B. Gastrite aiguë
C. Oesophagite peptique
D. Syndrome de Zollinger Ellison
E. Maladie de Biermer

Réponse : DE

7. 1. 5 EVOLUTION (PRONOSTIC, COMPLICATIONS)

M 89/5/1/110

Une perforation d'un ulcère gastro-duodénal doit être suspectée devant:

A. Le météorisme abdominal
B. La contracture abdominale
C. La douleur abdominale à la décompression
D. L'hémorragie digestive
E. La disparition de la matité pré-hépatique

Réponse : BE

S 90/1/1/ 68

Parmi les médicaments suivants, un seul ne favorise pas la complication d'un ulcère évolutif:

A. ASPIRINE* (Acide acétylsalicylique)
B. GLIFANAN* (Glafénine)
C. INDOCID* (Indométhacine)
D. BUTAZOLIDINE* (Phénylbutazone)
E. PINDIONE* (Phénindione)

Réponse : B

M 93/8/1/ 66

Un ulcère de la petite courbure gastrique peut se perforer dans:

A. L'artère coronaire stomachique
B. L'artère gastro-duodénale
C. L'arrière cavité des épiploons
D. La voie biliaire principale
E. Le côlon transverse

Réponse : AC

M 86/2/2/ 31

Une complication d'un ulcère en évolution est favorisée par l'administration thérapeutique de:

A. ASPIRINE* (acide acétylsalicylique)
B. COLCHICINE* (Colchicine)
C. BUTAZOLIDINE* (phénylbutazone)
D. PINDIONE* (Phénindione)
E. DIGOXINE* (Digitoxine)

Réponse : ACD

7. 1. 6 TRAITEMENTS

S 85/7/1/ 76

En présence d'une maladie ulcéreuse gastro-duodénale au cours d'un syndrome de Zollinger-Ellison, indiquez le traitement que vous préconisez parmi les gestes chirurgicaux suivants:

A. Vagotomie supra-sélective
B. Vagotomie tronculaire avec antrectomie
C. Gastrectomie classique des deux tiers
D. Gastrectomie totale
E. Gastrectomie polaire supérieure

Réponse : D

M 87/5/2/ 31

Parmi les mesures suivantes proposées dans le traitement de la maladie ulcéreuse duodénale, indiquer celle(s) qui est (sont) utile(s):

A. Remise au malade d'une liste des médicaments gastro-toxiques interdits
B. Régime lacté exclusif au cours des poussées
C. Régime alimentaire excluant viandes en sauce, excès de féculents et boissons gazeuses
D. Exclusion complète du tabac
E. Alimentation normale

Réponse : ADE

7. 1. 7 DIVERS

M 87/6/2/ 56

Parmi les éléments physio-pathologiques suivants de la maladie ulcéreuse duodénale commune, indiquer celui ou ceux qui est (sont) exact(s):

A. Hyposécrétion de pepsine par le fundus gastrique
B. Reflux gastro-oesophagien
C. Augmentation de la masse cellulaire pariétale gastrique
D. Reflux duodéno-gastrique
E. Hypergastrinémie

Réponse : CE

7. 2 ULCERE GASTRIQUE

7. 2. 1 PHYSIOPATHOLOGIE

S 88/7/1/ 40

Quel est parmi les facteurs suivants, celui qui est habituellement considéré comme prédominant dans le mécanisme de survenue des ulcères gastriques?

A. Une hypersécrétion acide d'origine vagale
B. Une hypersécrétion acide due à une sécrétion excessive de gastrine
C. Une diminution de la résistance de la barrière muqueuse et/ou une fragilité de la paroi
D. Une augmentation du nombre des cellules pariétales (bordantes) dans la muqueuse du fundus
E. Une atrophie gastrique

Réponse : C

7. 2. 2 ANATOMOPATHOLOGIE

S 86/5/1/ 12

La gastrine est une hormone sécrétée normalement de façon prédominante dans:

A. L'antre gastrique
B. Le fundus gastrique
C. Le duodénum
D. Les glandes de Brünner
E. Le pancréas

Réponse : A

S 87/4/1/ 45

A la description anatomopathologique suivante au niveau d'une paroi gastrique: "destruction des cryptes, des glandes, de la muscularis mucosae, de la sous muqueuse, la musculeuse étant intacte", correspond un terme anatomopathologique précis. Lequel?

A. Exulcération
B. Ulcération
C. Ulcère
D. Abrasion
E. Erosion

Réponse : B

7. 2. 3 BILAN ÉTIOLOGIQUE

S 85/6/1/ 17

Ce patient présente un tableau typique de perforation ulcéreuse gastrique. Vous pouvez avoir recours à divers examens complémentaires pour le confirmer, sauf un qui est contre-indiqué. Indiquez lequel:

A. Radiographie de l'abdomen sans préparation debout, de face
B. Radiographie de l'abdomen sans préparation couché, de profil
C. Fibroscopie oeso-gastro-duodénale
D. Transit opaque aux hydro-solubles
E. Ponction lavage de l'abdomen

Réponse : C

7. 2. 4 EVOLUTION (PRONOSTIC, COMPLICATIONS)

M 91/4/2/ 32

Quelles sont les complications possibles de l'ulcère bulbaire?

A. Hémorragie digestive haute
B. Ictère obstructif
C. Perforation
D. Adénocarcinome
E. Mélaena

Réponse : ACE

7. 2. 5 TRAITEMENTS

M 86/3/2/ 38

La vagotomie supra-sélective (ou hypersélective ou fundique):

A. Réalise l'innervation de la proportion distale de l'estomac
B. Diminue la sécrétion acido-peptique gastrique
C. Nécessite une pyloroplastie complémentaire
D. Est l'opération de choix dans l'ulcère gastrique
E. A pour séquelle une diarrhée persistante

Réponse : B

S 86/7/1/ 42

Quelle sera votre prescription pour un malade de 50 ans atteint d'un ulcère gastrique antral asymptomatique non cicatrisé après 6 mois de traitement médical?

A. Vagotomie hypersélective
B. Vagotomie tronculaire
C. Surveillance endoscopique
D. Gastrectomie des 2/3
E. Poursuite du traitement pendant 2 mois et nouveau contrôle endoscopique

Réponse : D

M 89/3/1/103

Le traitement d'une ulcération de l'angle de la petite courbure dont les biopsies confirment qu'il s'agit d'un adénocarcinome peut être:

A. Médical pour faire régresser les lésions sous surveillance
B. Chirurgical par vagotomie tronculaire et pyloroplastie
C. Chirurgical par gastrectomie des 2/3
D. Chirurgical par gastrectomie totale
E. Chirurgical par résection de l'ulcère et suture gastrique

Réponse : CD

M 89/6/2/ 77

Quel(s) conseil(s) diététique(s) donnerez-vous à un patient ayant subi une gastrectomie des 2/3 pour un ulcère gastrique?

A. Fractionnement des repas en 5 ou 6 fois
B. Eviction des boissons gazeuses
C. Alimentation riche en cellulose
D. Alimentation normocalorique hyperprotidique
E. Nécessité d'une supplémentation en vitamine B6

Réponse : ABD

7. 2. 6
DIVERS

M 87/1/2/ 68

Parmi les données suivantes concernant la maladie ulcéreuse gastrique, indiquer celle(s) qui est (sont) exacte(s):

A. Le dosage de la gastrinémie est utile au diagnostic
B. L'endoscopie est l'examen à toujours demander en première intention
C. Le dosage de l'antigène carcino-embryonnaire est utile au dépistage du cancer associé à l'ulcère
D. Le transit oeso-gastro-duodénal reste un examen essentiel au diagnostic
E. Les biopsies des berges d'un ulcère d'aspect endoscopiquement bénin ne sont pas indispensables

Réponse : B

M 91/1/1/ 87

L'ulcère bulbaire:

A. Est plus fréquent chez l'homme que chez la femme
B. A une composante héréditaire
C. Est généralement associé à une hyposécrétion acide
D. Est toujours associé à une hypergastrinémie
E. Est une maladie chronique d'évolution cyclique

Réponse : ABE

7. 2. 7
DIVERS

M 92/9/2/ 34

Parmi les propositions suivantes, laquelle(lesquelles) se rapporte(nt) aux effets de l'Oméprazole (MOPRAL*):

A. L'Oméprazole est indiqué dans le traitement de l'ulcère gastro-duodénal
B. L'Oméprazole diminue la sécrétion acide de l'estomac par inhibition de la pompe à protons
C. L'Oméprazole diminue la sécrétion acide de l'estomac par son effet anti-histamique H2
D. L'Oméprazole est en outre un anticholinergique
E. L'Oméprazole accroît la sécrétion de mucus protecteur de la muqueuse gastrique

Réponse : AB

7. 3
ULCERE DUODENAL
7. 3. 1
CLINIQUE

S 85/3/1/ 41

En présence d'une hématémèse grave par ulcère duodénal, l'importance de l'hémorragie sera au mieux appréciée par:

A. La quantité de sang rejetée
B. L'importance de la quantité de sang nécessaire pour rétablir et maintenir une TA correcte
C. L'agitation du sujet
D. La fréquence respiratoire
E. La soif

Réponse : B

S 86/4/1/ 28

Tous les caractères suivants concernant la douleur typique de l'ulcère du bulbe sont justes sauf un. Lequel?

A. A type de brûlure
B. De siège épigastrique
C. D'horaire post-prandial tardif
D. Calmée par l'alimentation
E. Périodique dans l'année

Réponse : A

M 87/1/2/ 66

Parmi les propositions suivantes, citer celle(s) qui évoque(nt) la douleur d'un ulcère duodénal:

A. Epigastrique irradiant vers l'hypochondre droit
B. Calmée par l'émission de gaz ou de selles
C. A type de crampe
D. Calmée par l'alimentation
E. Post-prandiale précoce

Réponse : ACD

M 87/7/2/ 71

Parmi les caractères suivants d'une douleur abdominale, indiquez celui ou ceux qui fait (font) évoquer le diagnostic d'ulcère du bulbe duodénal:

A. Douleur épigastrique, calmée par l'émission de gaz
B. Douleur de l'hypochondre gauche irradiant à l'épaule gauche
C. Douleur épigastrique, post-prandiale tardive
D. Douleur épigastrique calmée par la prise d'aspirine
E. Douleur épigastrique calmée par la consommation d'aliments

Réponse : CE

S 88/3/1/ 20

Chez l'adulte jeune la cause la plus fréquente de syndrome clinique de sténose du pylore est:

A. Le cancer gastrique
B. L'ulcère duodénal
C. L'hypertrophie du pylore
D. L'ulcère gastrique
E. Les compressions tumorales

Réponse : B

M 88/5/2/ 24

Le(les) caractère(s) suivant(s) s'applique(nt) à la douleur typique d'un ulcère duodénal:

A. Elle est à type de crampe
B. Elle est calmée par l'alimentation
C. Elle est déclenchée par la position penchée en avant
D. Elle est permanente pendant plusieurs jours
E. Elle irradie vers l'hypogastre

Réponse : AB

7. 3. 2 BIOLOGIE

M 88/2/2/ 65

L'étude de la sécrétion gastrique au cours de la maladie ulcéreuse duodénale commune est caractérisée par:

A. Une normochlorhydrie basale
B. Une hypochlorhydrie basale
C. Une hyperchlorhydrie après stimulation par la pentagastrine
D. Un pic de débit acide stimulé supérieur à 30 mEq/h
E. Un débit acide basal supérieur à 30 mEq/h

Réponse : ACD

7. 3. 3 FORMES CLINIQUES

S 85/6/1/ 16

Peuvent être associés à un ulcère duodénal les éléments suivants sauf un, lequel?

A. Un autre ulcère duodénal
B. Un ulcère gastrique
C. Une duodénite érosive
D. Une atrophie du fundus
E. Une antrite érosive

Réponse : D

7. 3. 4 EVOLUTION (PRONOSTIC, COMPLICATIONS)

M 85/3/2/ 7

Dans une perforation d'ulcère duodénal en péritoine libre, vue dans les 12 premières heures, on observe typiquement:

A. La contracture abdominale
B. Un collapsus cardio-vasculaire
C. La disparition de la matité pré-hépatique à la percussion
D. Une température supérieure à 38,5°
E. Une douleur au toucher rectal

Réponse : ACE

M 85/7/1/120

La récidive d'un ulcère duodénal après vagotomie supra-sélective (autrement appelée hypersélective ou fundique) peut s'expliquer par:

A. Une vagotomie techniquement imparfaite
B. L'existence d'une hyperplasie de cellules à gastrine antrales
C. L'existence d'un gastrinome
D. De mauvaises habitudes alimentaires
E. Aucune des causes précédentes

Réponse : ABC

M 86/2/1/118

Parmi les caractères suivants concernant la péritonite par perforation d'ulcère duodénal, le(s) quel(s) est (sont) exact(s)?

A. La douleur initiale est de siège sous-ombilical
B. La douleur débute brutalement
C. Il existe une fièvre élevée
D. Il existe une douleur au cul-de-sac de Douglas
E. La douleur se localise secondairement dans la fosse iliaque gauche

Réponse : BD

S 88/4/1/102

Dans les ulcères hémorragiques de la face postérieure du premier duodénum, le vaisseau le plus souvent responsable du saignement est:

A. Art. hépatique moyenne
B. Art. pylorique
C. Art. gastro-duodénale
D. Art. gastro épiploïque droite
E. Art. pancréatico-duodénale inférieure

Réponse : C

M 90/1/2/ 24

Après guérison vérifiée endoscopiquement d'une première poussée d'ulcère duodénal:

A. Une nouvelle endoscopie 3 mois plus tard n'est pas indispensable
B. La reprise du tabagisme n'a pas d'influence sur les rechutes éventuelles
C. La prise d'AINS peut être autorisée sans risques particuliers
D. La prescription d'un traitement d'entretien évite les récidives dans plus de 95% des cas (pendant la durée du traitement)
E. Seuls les sujets hypersécréteurs ont un risque de récidive

Réponse : AD

M 90/1/2/ 27

Parmi les signes suivants, indiquer celui (ceux) qui peut(vent) être révélateur(s) d'une ulcération aiguë non perforée du bulbe duodénal:

A. Mélaena
B. Syndrome de type ulcéreux
C. Douleurs sous-costales droites à irradiation scapulaire droite
D. Syndrome anémique
E. Syndrome occlusif

Réponse : ABD

M 91/3/1/ 72

Au cours de l'évolution d'un abcès sous phrénique par perforation couverte d'un ulcère duodénal, il peut y avoir:

A. De la fièvre
B. Un état sub occlusif
C. Des vomissements
D. Une défense localisée
E. Une douleur au toucher rectal

Réponse : ABCD

M 91/2/1/ 96

Un ulcère postérieur du duodénum peut se perforer:

A. Dans l'artère gastro-duodénale
B. Dans le tronc spléno-mésaraïque
C. Dans le pancréas
D. Dans le cholédoque
E. Dans le grand épiploon

Réponse : ACD

7. 3. 5 TRAITEMENTS

M 85/7/2/ 4

Ce patient est porteur d'un ulcère duodénal rebelle au traitement médical pour lequel l'indication d'une vagotomie hyper-sélective à été portée. Parmi les 5 propositions suivantes quelle est celle ou quelles sont celles qui correspond(ent) aux principes de cette intervention:

A. Elle comporte la section des branches extra-gastriques coeliaque et hépatique des pneumogastriques
B. Elle respecte les branches motrices antrales des pneumogastriques
C. Elle a pour but de sectionner les branches sécrétoires gastriques des pneumogastriques
D. Elle laisse habituellement l'ulcère en place
E. Elle nécessite une" opération de vidange associée" (pyloroplastie ou gastro-entérostomie)

Réponse : BCD

S 86/5/1/ 60

En l'état actuel des choses, l'échec du traitement médical bien conduit chez un malade présentant un ulcère du bulbe, peut mener à une chirurgie. Quelle est l'intervention qui procure le plus faible pourcentage de récidives?

A. La vagotomie tronculaire + pyloroplastie
B. La vagotomie supra-sélective
C. La gastrectomie des 2/3
D. La vagotomie + antrectomie
E. La gastro-entérostomie

Réponse : D

S 87/3/1/ 15

S'agissant d'un ulcère de la face postérieure du bulbe duodénal compliqué d'hémorragie abondante, le traitement peut être:

A. La gastrectomie totale
B. La ligature de l'artère gastro-duodénale
C. La vagotomie tronculaire avec suture de l'ulcère
D. La vagotomie hypersélective
E. La suture de l'ulcère avec pyloroplastie

Réponse : B

S 87/3/1/ 71

La principale indication de la vagotomie supra-sélective est:

A. L'ulcère de la petite courbure antrale
B. Le reflux gastro-oesophagien
C. La gastrite par reflux duodéno gastrique
D. L'ulcère duodénal
E. La pancréatite chronique

Réponse : D

M 87/4/1/110

Parmi ces méthodes de traitement chirurgical de l'ulcère duodénal, la sécrétion de gastrine est réduite par:

A. Vagotomie tronculaire + pyloroplastie
B. Vagotomie tronculaire + gastro-entéro-anastomose
C. Vagotomie tronculaire + antrectomie
D. Vagotomie supra-sélective
E. Gastrectomie des 2/3 inférieurs

Réponse : CE

M 89/4/2/ 57

Dans l'ulcère duodénal hémorragique, l'indication d'un traitement chirurgical doit être posé dans un ou plusieurs cas suivants. Le(s)quel(s)?

A. Ulcère saignant en jet
B. Collapsus mal contrôlé par le traitement médical
C. Récidive de l'hémorragie au cours du traitement médical
D. Hémorragie de moyenne abondance révélant la maladie ulcéreuse
E. Sténose pyloro-bulbaire associée

Réponse : ABCE

M 90/6/2/ 15

La vagotomie supra-sélective (ou hypersélective) est utilisée dans le traitement de l'ulcère duodénal car:

A. Elle abaisse la sécrétion antrale de gastrine
B. Elle ne modifie pas la motricité intestinale
C. Elle diminue la sécrétion acide de l'antre
D. Elle préserve la motricité antro-pylorique
E. Elle abaisse la sécrétion acide fundique

Réponse : BDE

M 90/7/2/ 26

La vagotomie hypersélective:

A. Supprime l'innervation sécrétrice du corps de l'estomac
B. Supprime l'innervation motrice de l'antre gastrique
C. Nécessite une pyloroplastie
D. Donne moins de récidives ulcéreuses que la vagotomie antrectomie
E. Donne moins de séquelles fonctionnelles que la vagotomie antrectomie

Réponse : AE

8 PATHOLOGIE PANCREATIQUE

8. 1 PANCREATITE

8. 1. 1 CLINIQUE

M 87/4/2/ 52

Parmi les propositions suivantes, citer celle(s) qui évoque(nt) l'origine pancréatique d'une douleur:

A. Epigastrique à irradiation dorsale transfixiante
B. Péri-ombilicale calmée par l'émission de selles
C. Epigastrique à irradiation rétro-sternale
D. Calmée par l'alimentation
E. Calmée par l'antéflexion

Réponse : A

8. 1. 2 BIOLOGIE

M 87/1/2/ 64

Parmi les "anomalies biologiques" suivantes, laquelle (lesquelles) indique(nt) un mauvais pronostic dans une pancréatite nécrosante?

A. Hypocalcémie
B. Hyposidérémie
C. Hyperglycémie
D. Hyperbilirubinémie
E. Hyperamylasémie

Réponse : AC

8. 1. 3 IMAGERIE

S 89/2/1/ 22

Parmi les examens morphologiques suivants, lequel permet d'apprécier la nécrose pancréatique au cours d'une pancréatite aiguë grave?

A. Cholangiographie rétrograde
B. Artériographie coelio-mésentérique
C. Echographie
D. Tomodensitométrie
E. Scintigraphie au Tc 99

Réponse : D

8. 1. 4 ANATOMOPATHOLOGIE

M 87/2/2/ 56

Parmi les affirmations suivantes concernant la nécrose pancréatique, quelle(s) est (sont) celle(s) qui est (sont) exacte(s):

A. Elle infiltre les mésos
B. Elle peut détruire la paroi des viscères creux
C. Elle peut se surinfecter
D. Elle peut se résorber
E. Elle peut s'organiser en faux kyste

Réponse : ABCDE

8. 1. 5 DIVERS

M 87/6/2/ 94

Une ou plusieurs des propositions suivantes concernant le pseudo-kyste du pancréas est ou sont exacte(s). Laquelle ou lesquelles?

A. Il peut communiquer avec le canal de Wirsung
B. Sa paroi interne présente un revêtement épithélial
C. Il peut être à l'origine d'une hypertension portale segmentaire
D. Il peut engendrer un ictère cholestatique
E. Il peut s'intégrer dans le cadre d'une maladie polykystique

Réponse : ACD

8. 2 PANCREATITE AIGUE

8. 2. 1 BIOLOGIE

M 87/2/1/ 92

Au cours d'une pancréatite aiguë nécrotico-hémorragique on peut observer:

A. Hyperamylasémie
B. Hypocalcémie
C. Hypoxie
D. Diminution des transaminases
E. Hypertriglycéridémie

Réponse : ABCE

8. 2. 2
IMAGERIE

M 89/3/1/109

L'étendue des lésions pancréatiques au cours d'une pancréatite aiguë peut être illustrée par:

A. Une radio d'abdomen sans préparation
B. L'échographie
C. L'artériographie coelio mésentérique
D. La cholangiographie rétrograde
E. La tomodensitométrie

Réponse : BE

8. 2. 3
DIAGNOSTIC DIFFÉRENTIEL

M 91/3/2/ 11

Parmi les diagnostics différentiels proposés devant une pancréatite aiguë nécrosante chez un sujet de plus de 70 ans, quel(s) est (sont) celui (ceux) qui est (sont) exact(s)?

A. Hydronéphrose
B. Crise ulcéreuse hyperalgique
C. Perforation d'ulcère
D. Infarctus mésentérique
E. Infarctus du myocarde

Réponse : BCDE

8. 2. 4
ETIOLOGIES (FACTEURS DE RISQUE, TERRAIN)

M 85/3/1/115

Devant une pancréatite aiguë chez l'adulte on doit rechercher en premier lieu deux affections parmi les suivantes; lesquelles:

A. Un alcoolisme
B. Une ascaridiose de la voie biliaire principale
C. Une distomatose hépatique
D. Un syndrome ourlien récent
E. Une lithiase biliaire à petits calculs

Réponse : AE

M 90/7/1/ 99

Parmi ces affections, quelle(s) est (sont) celle(s) qui peu(ven)t provoquer une poussée de pancréatite aiguë?

A. Hyperparathyroïdie
B. Microlithiase de la voie biliaire principale
C. Traumatisme abdominal
D. Alcoolisme aigu
E. Une hypertriglycéridémie de type I

Réponse : ABCDE

8. 2. 5
TRAITEMENTS

S 91/4/1/ 65

Parmi les mesures thérapeutiques ci-dessous quelle est celle qui est considérée aujourd'hui comme inutile et/ou inefficace dans le traitement d'urgence des pancréatites aiguës lithiasiques sévères?

A. La réhydratation et le remplissage volémique
B. La mise en place d'une sonde gastrique
C. La perfusion intraveineuse d'anti enzymes
D. L'alimentation parentérale exclusive
E. La sphinctérotomie endoscopique en urgence

Réponse : C

8. 3
PANCREATITE CHRONIQUE
8. 3. 1
CLINIQUE

M 86/1/2/ 56

Une pancréatopathie peut se traduire par:

A. Un syndrome douloureux solaire
B. Des vomissements en rapport avec une sténose duodénale
C. Un ictère rétentionnel
D. Une tuméfaction épigastrique
E. Une hémorragie digestive par rupture de varices oeso-gastriques

Réponse : ABCDE

M 88/3/2/ 65

Parmi les signes cliniques suivants, citer celui ou ceux pouvant être en relation avec une pancréatite chronique éthylique:

A. Ictère
B. Vomissements post-prandiaux
C. Ascite
D. Epanchement pleural
E. Epanchement péricardique

Réponse : ABCDE

M 90/6/2/ 89

Parmi ces signes cliniques, les deux plus fréquents au cours de la pancréatite chronique sont:

A. Douleur épigastrique
B. Ictère
C. Diarrhée avec stéatorrhée
D. Amaigrissement
E. Pâleur

Réponse : AD

8. 3. 2 IMAGERIE

M 86/1/2/ 55

Quel(s) est (sont) parmi les éléments suivants, celui (ceux) qui est (sont) décelable(s) lors de l'exploration échographique d'une pancréatite chronique:

A. Dilatation du canal de Wirsung
B. Retentissement sur le tube digestif
C. Présence de calcifications intra-canalaires
D. Dilatation de la voie biliaire principale
E. Tous les éléments précédents

Réponse : ACD

S 91/3/1/ 31

Parmi les signes suivants quel est celui considéré comme quasi-pathognomonique d'une pancréatite chronique évoluée?

A. Stéatorrhée 10 g/24 heures
B. Augmentation diffuse de la densité du parenchyme pancréatique au scanner
C. Présence de calcification dans l'aire pancréatique visible sur la radio sans préparation de l'abdomen
D. Dilatation du canal de Wirsung à l'échographie
E. Sténose courte de la voie biliaire principale lors du cathétérisme rétrograde de papille

Réponse : C

8. 3. 3 EVOLUTION (PRONOSTIC, COMPLICATIONS)

M 87/7/2/ 69

Parmi les affirmations suivantes quelle(s) est (sont) celle(s) qui est (sont) exacte(s); la sténose duodénale compliquant les pancréatites chroniques peut être traitée par:

A. La duodéno-pancréatectomie céphalique
B. La duodénectomie
C. La gastro-entérostomie
D. La splanchnicectomie
E. La splénopancréatectomie gauche

Réponse : AC

M 88/6/2/ 98

Parmi les complications suivantes, citer celle(s) qui peut(vent) être liées à une pancréatite chronique:

A. Diabète
B. Faux kyste du pancréas
C. Ascite
D. Ictère cholestatique
E. Ulcère du bulbe

Réponse : ABCD

M 91/2/2/ 89

Parmi les complications suivantes, quelle est ou quelles sont celles qui peuvent se voir au cours de la pancréatite chronique?

A. Stéatorrhée
B. Diabète
C. Faux kyste du pancréas
D. Constipation
E. Hémorragies digestives par hypertension portale segmentaire

Réponse : ABCE

M 91/6/1/ 88

Parmi les complications, quelles sont celles que l'on peut attribuer à la pancréatite chronique?

A. Faux kyste du pancréas
B. Ulcère duodénal
C. Diabète
D. Hypertension portale segmentaire
E. Dégénérescence néoplasique

Réponse : ACD

8. 3. 4 TRAITEMENTS

M 86/7/1/105

Le traitement chirurgical en cas de pancréatite chronique chez l'adulte s'impose sur la constatation de:

A. Calcifications pancréatiques nombreuses sur les radiographies sans préparation
B. Elargissement du cadre duodénal au transit gastro-duodénal
C. Atrophie pancréatique en tomodensitométrie
D. Canal de Wirsung irrégulier et rétréci à la Wirsungographie endoscopique
E. Aucun des éléments précédents

Réponse : E

S 89/3/1/ 8

Un malade présentant une pancréatite chronique calcifiante isolée, indolore sans sténose des voies biliaires ni du tube digestif, nécessite:

A. Une triple dérivation digestive: pancréatique, gastrique et biliaire
B. Une double dérivation biliaire et gastrique
C. Une cholécystectomie de principe
D. Une vagotomie pyloroplastie
E. Un traitement hygiéno-diététique

Réponse : E

M 90/2/2/ 16

En présence d'une sténose du bas cholédoque et du duodénum par pancréatite chronique, il peut être envisagé de pratiquer:

A. Wirsungo-jéjunostomie
B. Duodéno-pancréatectomie céphalique
C. Anastomose cholédoco-duodénale
D. Double dérivation: cholédoco-duodénale et gastro-jéjunostomie
E. Gastro-entérostomie

Réponse : BD

M 90/7/1/100

Le traitement chirurgical en cas de pancréatite chronique chez l'adulte est indiqué en cas de:

A. Crises douloureuses répétées et rebelles
B. Stéatorrhée importante par déficit sécrétoire externe
C. Existence d'un ictère durable
D. Existence d'une sténose duodénale
E. Apparition d'un diabète

Réponse : ACD

M 91/5/2/ 76

La pancréatite chronique est traitée chirurgicalement:

A. Par une pancréatectomie totale habituellement
B. Dans tous les cas de pseudo-kystes
C. En cas d'échec de l'obtention du sevrage
D. Par une dérivation biliodigestive en cas d'ictère
E. En cas de douleurs tenaces et intenses malgré le sevrage et les antalgiques

Réponse : DE

8. 3. 5
DIVERS

M 89/5/2/ 11

Concernant la pancréatite chronique, quelle(s) est (sont) la (les) proposition(s) exacte(s)?

A. En France, la cause la plus fréquente est l'alcoolisme chronique
B. Les douleurs peuvent être calmées par l'aspirine
C. L'amaigrissement est habituel
D. La stéatorrhée apparaît tardivement
E. Le diabète ne survient que lorsque la pancréatite chronique est évoluée

Réponse : ABCDE

M 91/4/2/ 69

Histoire naturelle de la pancréatite chronique calcifiante éthylique:

A. L'âge d'apparition des symptômes cliniques est généralement supérieur à 50 ans
B. Le sevrage alcoolique réduit la durée de la période douloureuse de la maladie
C. Hépatite alcoolique et cirrhose représentent les premières causes de décès
D. Le diabète et la stéatorrhée sont des signes de pancréatite chronique évoluée
E. La pancréatite aiguë éthylique survient presque toujours comme une complication d'une pancréatite chronique éthylique

Réponse : ABCDE

9
AUTRES PATHOLOGIES
9. 1
APPENDICITE
9. 1. 1
CLINIQUE

M 88/1/2/ 73

Parmi les propositions suivantes relatives au diagnostic des appendicites aiguës, citez celle(s) qui est (sont) exacte(s):

A. L'appendicite méso coeliaque peut simuler une salpingite aiguë
B. L'appendicite pelvienne peut être révélée par des signes urinaires
C. La défense de la fosse iliaque droite est un signe clinique essentiel
D. Le toucher rectal est toujours douloureux
E. Il existe souvent une hyperleucocytose à polynucléaires neutrophiles sur la numération formule sanguine

Réponse : BCE

M 89/6/2/ 65

Parmi les affirmations suivantes concernant l'appendicite aiguë en position habituelle citer celle(s) qui est (sont) exacte(s):

A. Le début de la symptomatologie peut être épigastrique
B. Le diagnostic d'appendicite aiguë est clinique
C. L'hyperleucocytose est peu fréquente
D. Le toucher rectal est toujours douloureux
E. La défense de la fosse iliaque droite confirme le diagnostic

Réponse : ABE

M 92/9/2/ 67

Les manifestations habituelles d'une appendicite en position pelvienne comportent:

A. Une rétention aiguë d'urines
B. Un abcès du cul-de-sac de Douglas
C. Un psoïtis
D. Une douleur précise au toucher rectal
E. Une pneumaturie

Réponse : ABD

9. 1. 2
ANATOMOPATHOLOGIE

S 91/2/1/ 22

Un appendice montre histologiquement des plages de nécrose étendue, des images de thrombose vasculaire, un infiltrat inflammatoire peu important. Il s'agit:

A. D'un appendice normal
B. D'une appendicite catarrhale
C. D'une gangrène appendiculaire
D. D'un abcès appendiculaire
E. D'une endo-appendicite subaiguë

Réponse : C

S 91/4/1/ 35

Un appendice tuméfié à sa partie distale montre une destruction de la partie interne de la paroi avec de nombreux polynucléaires altérés à l'histologie. Quel diagnostic vous convient?

A. Appendice subaiguë
B. Appendice catarrhale
C. Abcès appendiculaire
D. Appendicite chronique oblitérante
E. Gangrène appendiculaire

Réponse : C

9. 1. 3
FORMES CLINIQUES

M 89/1/1/101

Parmi les différentes formes topographiques d'appendicite, on peut retrouver:

A. Rétro-coecale
B. Sous-hépatique
C. Intra-herniaire
D. Méso-coeliaque
E. Pelvienne

Réponse : ABDE

9. 1. 4
EVOLUTION
(PRONOSTIC, COMPLICATIONS)

M 88/2/2/ 68

Parmi les complications précoces (inférieures à 6 jours) qui peuvent suivre une appendicectomie, citer celle(s) qui est(sont) exacte(s):

A. Occlusion sur bride
B. Péritonite post-opératoire
C. Iléus paralytique
D. Eventration sur la cicatrice
E. Abcès de paroi

Réponse : BCE

M 89/4/1/112

L'appendicite aiguë d'un adulte jeune, indemne d'autre pathologie, peut se révéler par:

A. Une occlusion intestinale
B. Une dysphagie intermittente
C. Une péritonite
D. Des vomissements
E. Une septicémie à Gram-

Réponse : ACDE

M 89/6/1/ 98

Une appendicite, sans préjuger de sa forme anatomo clinique, opèrée par une incision de Mac Burney, chez un adulte jeune indemne de toute autre pathologie, peut se compliquer:

A. D'un abcès de paroi
B. D'une éviscération
C. D'une éventration
D. D'une fistule caecale
E. D'une fistule du grêle

Réponse : ABCDE

M 89/7/2/ 46

Le plastron appendiculaire:

A. Est une péritonite localisée
B. Est dû à une agglutination d'anses intestinales et d'épiploon autour de l'appendice
C. Est souvent favorisé par les antibiotiques
D. Se traduit par une masse de la fosse iliaque droite
E. Nécessite une intervention chirurgicale d'urgence

Réponse : ABD

S 91/4/1/ 43

Parmi le signes suivants, indiquez celui qui est toujours absent dans la péritonite généralisée d'origine appendiculaire.

A. Les douleurs abdominales
B. La contracture
C. La fièvre
D. Un syndrome occlusif
E. Un pneumopéritoine

Réponse : E

M 91/2/2/ 86

Une péritonite appendiculaire impose:

A. Intervention chirurgicale en urgence
B. Prélèvement de pus à visée bactériologique
C. Toilette péritonéale
D. Vidange rétrograde du grêle
E. Résection iléo-caecale

Réponse : ABC

9. 2 PERITONITE

9. 2. 1 CLINIQUE

M 94/8/2/ 16

Dans la péritonite appendiculaire généralisée d'emblée par perforation:

A. L'état général est altéré
B. La température est à 38°5 ou plus
C. L'abdomen respire normalement
D. La contracture est permanente, invincible
E. Le toucher rectal est indolore

Réponse : ABD

9. 2. 2 FORMES CLINIQUES

M 94/9/1/ 72

En faveur de l'origine appendiculaire d'une péritonite, vous retenez:

A. L'âge jeune
B. L'existence d'un pyrosis
C. L'absence de pneumopéritoine
D. L'irradiation vers la base thoracique droite de la douleur
E. Le début des signes dans la FID

Réponse : ACE

9. 2. 3 ETIOLOGIES (FACTEURS DE RISQUE, TERRAIN)

M 86/4/2/102

Devant une péritonite aiguë généralisée, on retiendra en faveur de son origine appendiculaire (non ectopique):

A. Les antécédents de crise douloureuse de la fosse iliaque droite
B. Une douleur au toucher rectal
C. Existence de fièvre au début
D. Le début des signes au niveau de la fosse iliaque droite
E. L'existence d'une défense de l'hypochondre droit

Réponse : ABCD

9. 2. 4 EVOLUTION (PRONOSTIC, COMPLICATIONS)

M 89/5/1/114

Dans une péritonite aiguë, l'infection peut gagner la séreuse péritonéale:

A. Par effraction traumatique
B. Par suppuration d'un organe intra-abdominal
C. Par rupture intra-abdominale d'une suppuration
D. Par voie sanguine
E. Par voie lymphatique

Réponse : ABCDE

9. 2. 5
TRAITEMENTS

M 88/5/1/ 43

Dans le cadre d'une péritonite aiguë généralisée du sujet jeune, quelle constatation à l'examen clinique est à elle seule une indication opératoire formelle?

A. Météorisme abdominal
B. Toucher rectal sensible
C. Contracture abdominale
D. Faciès vultueux
E. Douleur provoquée de la fosse iliaque droite

Réponse : C

9. 2. 6
DIVERS

M 88/6/2/ 82

Parmi les affirmations suivantes sur les péritonites sténiques citer celle(s) qui est (sont) exacte(s):

A. Elles ont un début brutal le plus souvent
B. Elles sont souvent révélées par un choc toxi-infectieux à germe gram négatif
C. Leur diagnostic est essentiellement clinique
D. Les opacifications digestives à la baryte peuvent être utiles pour faire le diagnostic étiologique
E. Elles peuvent se révéler sous le masque d'une occlusion fébrile

Réponse : BE

M 89/7/2/ 44

Parmi les affirmations suivantes sur les péritonites aiguës généralisées, citer celle(s) qui est (sont) exacte(s):

A. Elles ont le plus souvent un début clinique brutal
B. Elles surviennent chez des sujets en mauvais état général
C. Leur diagnostic est en général basé sur l'examen clinique
D. Sur l'abdomen sans préparation il existe toujours un pneumopéritoine
E. La contracture abdominale est habituellement présente

Réponse : ACE

9. 3
OCCLUSION INTESTINALE
9. 3. 1
DÉFINITION

S 87/4/1/ 3

Une des définitions suivantes correspond à l'iléus biliaire. Laquelle?

A. Un empierrement cholédocien
B. Une péritonite par perforation vésiculaire
C. Une occlusion inflammatoire du grêle au contact d'une cholécystite aiguë
D. Une occlusion du grêle par migration d'un calcul vésiculaire
E. Aucune des propositions précédentes n'est exacte

Réponse : D

9. 3. 2
CLINIQUE

S 85/4/1/ 29

Un seul des signes suivants est caractéristique d'une occlusion par volvulus du sigmoïde. Lequel?

A. Fièvre précoce
B. Météorisme oblique
C. Sang au toucher rectal
D. Distension de l'ensemble du cadre colique à l'abdomen sans préparation
E. Niveaux liquides coliques

Réponse : B

M 85/6/2/ 5

En faveur d'un mécanisme de strangulation au cours d'une occlusion intestinale aiguë on retient:

A. Existence d'ondulations péristaltiques
B. Silence abdominal à l'auscultation
C. Début progressif
D. Présence d'une cicatrice abdominale
E. Douleur au toucher rectal

Réponse : BD

M 85/7/2/ 41

Une occlusion par strangulation du grêle sur bride se manifeste par:

A. Un début brutal
B. Des douleurs vives
C. Des vomissements tardifs
D. Des images hydro-aériques avec des plis haustraux sur les radiographies de l'abdomen sans préparation
E. Des images hydro-aériques où l'on voit le plissement du grêle

Réponse : ABE

S 86/2/1/ 71

Les occlusions aiguës du grêle par strangulation sont caractérisées par les signes suivants, sauf un, lequel?

A. Vomissements abondants
B. Douleur abdominale intense
C. Début brutal
D. Contracture abdominale
E. Absence de fièvre

Réponse : D

M 86/2/2/ 24

Un mécanisme d'obstruction dans une occlusion intestinale aiguë est évoqué devant:

A. Ondulations péristaltiques
B. Silence abdominal à l'auscultation
C. Asymétrie du météorisme
D. Vacuité de l'ampoule rectale au toucher
E. Conservation de l'état général

Réponse : AE

S 86/5/1/ 11

A l'occasion d'une occlusion intestinale aiguë quelle est, parmi les propositions suivantes celle que vous retenez?

A. Pneumopéritoine
B. Niveaux hydro-aériques plus hauts que larges
C. Volumineux météorisme abdominal
D. Contracture abdominale
E. Aucune de ces propositions

Réponse : E

M 86/5/1/103

La localisation au niveau de l'intestin grêle d'une occlusion intestinale aiguë par strangulation est évoquée devant:

A. Météorisme central péri-ombilical
B. Présence d'ondulations péristaltiques
C. Disposition asymétrique du météorisme
D. Précocité et abondance des vomissements
E. Contracture abdominale

Réponse : AD

M 86/6/2/ 11

Le météorisme du volvulus du colon pelvien:

A. A une disposition asymétrique
B. Est tympanique à la percussion
C. S'accompagne d'ondulations péristaltiques
D. S'accompagne de contracture abdominale
E. S'accompagne d'abolition des réflexes cutanés abdominaux

Réponse : AB

S 86/7/1/ 7

Au cours de l'iléus paralytique, tous les signes suivants sont fréquents sauf un, lequel?

A. Distension abdominale
B. Augmentation des bruits hydroaériques à l'auscultation
C. Douleur abdominale discrète
D. Distension radiologique du grêle et du colon
E. Peu de niveaux hydroaériques

Réponse : B

S 86/7/1/ 41

En présence d'un syndrome d'occlusion intestinale aiguë, tous les signes suivants peuvent être observés au cours d'une occlusion paralytique à l'exception d'un seul. Indiquez lequel:

A. Important ballonnement abdominal
B. Absence de fièvre
C. Rétention d'urine réflexe
D. Ondulations péristaltiques
E. Hoquet

Réponse : D

M 88/7/2/ 66

Parmi les différentes affirmations concernant le volvulus du caecum citer celle(s) qui est(sont) exacte(s):

A. Il peut être secondaire à un défaut d'accolement du caecum
B. Il a fréquemment un début clinique brutal
C. Les vomissements sont souvent hémorragiques
D. L'arrêt des matières et des gaz est net
E. Les douleurs sont souvent intenses

Réponse : ABDE

M 92/8/2/ 99

Une occlusion par sténose néoplasique de la charnière recto-sigmoïdienne:

A. A un mode de constitution habituellement rapide
B. S'accompagne de vomissements précoces
C. Comporte un silence total à l'auscultation abdominale
D. Entraîne un météorisme en cadre
E. Peut avoir été précédée de rectorragies

Réponse : DE

M 92/9/2/ 87

Dans l'occlusion intestinale aiguë du grêle, par strangulation récente, l'examen physique peut constater:

A. Un météorisme central
B. Des ondulations péristaltiques
C. Une cicatrice abdominale
D. Une contracture péri-ombilicale
E. Des bruits hydro-aériques à l'auscultation

Réponse : AC

M 92/9/2/ 84

Quels sont les signes accompagnant une occlusion par volvulus du grêle?

A. Début brutal
B. Météorisme immobile
C. Douleurs abdominales peu importantes
D. Auscultation abdominale silencieuse
E. Vomissement précoce

Réponse : ABDE

M 93/9/1/ 85

Parmi les différentes affirmations concernant le volvulus du caecum citer celle(s) qui est (sont) exacte(s):

A. Il peut être secondaire à un défaut d'accolement du caecum
B. Il a fréquemment un début clinique brutal
C. Les vomissements sont souvent hémorragiques
D. L'arrêt des matières et des gaz est net
E. Les douleurs sont souvent intenses

Réponse : ABDE

9. 3. 3 IMAGERIE

M 86/5/1/110

Quel(s) est (sont) parmi les signes radiologiques suivants, celui (ceux) qui traduit(sent) un iléus biliaire:

A. Croissant clair gazeux sous-diaphragmatique
B. Images hydroaériques de l'intestin grêle
C. Pneumobilie (aérobilie)
D. Elargissement des gouttières pariéto-coliques
E. Image de pariétographie gazeuse des anses grêles

Réponse : BC

M 86/6/2/ 1

Quel(s) est (sont) parmi les éléments radiologiques suivants celui (ceux) qui vous permet(tent) de diagnostiquer une occlusion de l'intestin grêle sur les clichés simples d'abdomen sans préparation?

A. Images hydroaériques centrales
B. Images hydroaériques plus hautes que larges
C. Présence de bosselures et d'haustrations épaissies sur les parois des anses distendues
D. Aérobilie
E. Croissant clair gazeux sous-diaphragmatique

Réponse : A

9. 3. 4 FORMES CLINIQUES

M 91/4/2/ 44

Devant une occlusion intestinale quel(s) est (sont) le (les) éléments(s) en faveur d'une occlusion du grêle par strangulation?

A. Le début progressif de la douleur
B. L'existence d'une cicatrice abdominale
C. L'absence de matières au toucher rectal
D. Le caractère permanent de la douleur
E. L'absence de niveaux hydroaériques sur la radiographie de l'abdomen san préparation

Réponse : B

M 91/6/2/ 32

Parmi les caractères suivants, quels sont ceux qui ne peuvent pas (classiquement) s'appliquer au volvulus du sigmoïde:

A. Début brutal
B. Vomissements précoces
C. Météorisme central
D. Niveaux hydro-aériques nombreux
E. Traitement endoscopique

Réponse : BD

9. 3. 5 ETIOLOGIES (FACTEURS DE RISQUE, TERRAIN)

M 87/4/2/ 54

Une occlusion fébrile peut être la forme révélatrice de:

A. L'appendicite pelvienne
B. L'appendicite méso-coeliaque
C. L'appendicite rétro-caecale
D. L'abcès appendiculaire
E. La péritonite appendiculaire

Réponse : BDE

S 87/7/1/ 1

L'iléus biliaire peut-être la conséquence d'une fistule:

A. Cholécysto-colique
B. Cholécysto-duodénale
C. Cholécysto-cholédocienne
D. Cholédoco-cholédocienne
E. Hépatico-gastrique

Réponse : B

M 88/3/2/ 67

Parmi les affections proposées comme étant responsables d'une occlusion inflammatoire, citez (celles) qui est(sont) exacte(s):

A. Iléus biliaire
B. Colique néphrétique
C. Cholécystite
D. Sigmoïdite
E. Péritonite

Réponse : CDE

M 90/2/2/101

Parmi les causes suivantes d'occlusion par strangulation proposées, quelle(s) est (sont) celle(s) nqui est (sont) exacte(s)?

A. Maladie de Crohn
B. Hernie inguinale étranglée
C. Volvulus sur bride
D. Iléus biliaire
E. Invagination intestinale aiguë

Réponse : BCE

M 91/2/2/ 84

Les occlusions intestinales par strangulation peuvent résulter de certaines des affections suivantes, lesquelles?

A. Etranglement herniaire
B. Cancer du côlon
C. Volvulus intestinal
D. Infarctus intestinal
E. Bride cicatricielle

Réponse : ACE

M 91/4/1/ 85

Quelles sont, parmi les suivantes, les deux causes les plus fréquentes d'occlusion organique colique en dehors du cancer sigmoïdien chez un adulte?

A. Le volvulus du sigmoïde
B. La colite ischémique
C. La rectocolite ulcéro-hémorragique
D. La sigmoïdite diverticulaire
E. L'invagination colo-colique

Réponse : AD

9. 3. 6 DIVERS

S 85/4/1/ 65

Parmi les caractères suivants, indiquez celui qui s'applique à l'iléus biliaire:

A. Est la conséquence de l'enclavement d'un calcul au niveau de la région cervico-cystique
B. Son évolution est dominée par le risque de suppuration intra-hépatique
C. Est toujours associé à une vésicule volumineuse, tendue, palpable
D. Est responsable d'une occlusion du grêle
E. Le calcul est toujours pur, constitué de bilirubinate de calcium

Réponse : D

M 86/2/1/112

A propos du volvulus sur bride de l'intestin grêle:

A. La ou les bride(s) peu(ven)t être d'origine congénitale
B. En cas de bride unique, celle-ci siège constamment au pied de l'anse volvulée
C. Le sens de torsion de l'anse se fait indifféremment dans le sens horaire ou anti-horaire
D. La dilatation frappe exclusivement l'intestin en amont du volvulus et respecte l'anse volvulée
E. Le maximum des lésions anatomiques siège au pied de l'anse volvulée

Réponse : ACE

M 91/2/2/ 49

Devant un syndrome occlusif, il est conseillé de:

A. Faire un toucher rectal
B. Palper les orifices herniaires
C. Faire pratiquer un abdomen sans préparation
D. Faire pratiquer un lavement aux hydrosolubles
E. Alimenter le patient

Réponse : ABD

9. 4 COLOPATHIES FONCTIONNELLES

9. 4. 1 CLINIQUE

M 85/2/2/ 29

Chez un patient consultant pour des douleurs de la fosse iliaque gauche, des ballonnements et une constipation, on retiendra en faveur d'une colopathie fonctionnelle:

A. L'apparition récente des symptômes
B. La sédation des douleurs et des ballonnements par l'émission de gaz
C. La présence d'hémorroïdes à l'examen de la marge anale
D. Le déclenchement post-prandial du ballonnement
E. La normalité de l'examen physique du patient

Réponse : BDE

S 88/4/1/107

Parmi les signes suivants, un seul n'est pas compatible avec le diagnostic de colopathie fonctionnelle isolée. Lequel?

A. Douleur abdominale
B. Amaigrissement
C. Constipation
D. Diarrhée
E. Ballonnement post-prandial

Réponse : B

9. 5 GASTRITE

9. 5. 1 DÉFINITION

S 87/3/1/ 72

La gastrite chronique est au mieux définie:

A. Radiologiquement par une hypertrophie des plis
B. Manométriquement par une gastroparésie
C. Endoscopiquement par un aspect inflammatoire de la muqueuse
D. Histologiquement par une atrophie progressive des glandes
E. Biologiquement par une hypoprotidémie

Réponse : D

9. 6 DIVERTICULOSE COLIQUE

9. 6. 1 CLINIQUE

M 90/5/2/ 36

Parmi les manifestations et complications suivantes, quel(s) est (sont) celle(s) qui peu(ven)t être observée(s) au cours des complications de la maladie diverticulaire du colon:

A. Occlusion
B. Diarrhée chronique
C. Rectorragie abondante
D. Fièvre
E. Pneumaturie

Réponse : ACDE

9. 6. 2 EVOLUTION (PRONOSTIC, COMPLICATIONS)

M 86/5/1/109

Parmi les complications suivantes, laquelle (lesquelles) peut-on observer au cours d'une diverticulose sigmoïdienne colique?

A. Hémorragie par voie basse
B. Occlusion
C. Infection diverticulaire
D. Péritonite cloisonnée
E. Fistule colo-vésicale

Réponse : ABCDE

M 87/6/2/ 55

Parmi les complications attribuées à la diverticulose colique quelle(s) est (sont) celle(s) qui est (sont) exacte(s):

A. Cancer du sigmoïde
B. Péritonite aiguë généralisée
C. Diarrhées profuses
D. Rectorragies
E. Occlusions

Réponse : BDE

M 88/4/2/ 20

Quelles sont la ou les complications évolutives possibles de la diverticulose colique?

A. Hémorragie
B. Perforation et péritonite
C. Fistulisation dans la vessie
D. Sténose inflammatoire
E. Cancérisation

Réponse : ABCD

M 90/6/2/ 19

Les complications de la diverticulose sigmoïdienne incluent:

A. Rectorragie
B. Sigmoïdite
C. Cancer du sigmoïde
D. Abcès périsigmoïdien
E. Sténose inflammatoire du sigmoïde

Réponse : ABDE

M 91/2/2/ 79

La gravité des diverticules du sigmoïde et liée au fait qu'ils peuvent se compliquer:

A. De cancérisation
B. De péritonite par perforation
C. D'occlusion par sténose colique
D. De diarrhée chronique
E. D'infection loco-régionale

Réponse : BCE

M 93/8/1/100

Une perforation d'une sigmoïdite diverticulaire peut se faire:

A. En péritoine libre
B. Dans la vessie
C. Dans une anse grêle
D. Dans le cul-de-sac postérieur du vagin
E. Dans le bassinet droit

Réponse : ABCD

9. 6. 3 TRAITEMENTS

M 86/2/1/111

La résection du côlon sigmoïde pour diverticulose est indiquée en cas:

A. De complication hémorragique diverticulaire
B. De péritonite par perforation diverticulaire
C. D'association à une colopathie fonctionnelle
D. D'occlusion par sténose sigmoïdienne
E. D'association à un cancer du sigmoïde

Réponse : ABDE

M 89/3/2/ 59

Parmi les conseils diététiques suivants, quel(s) est(sont) celui (ceux) qui s'applique(nt) à la diverticulose colique?

A. Réduction de l'apport alimentaire de cellulose, hémi-cellulose et pectines
B. Augmentation de l'apport en fibres alimentaires
C. Réduction de l'apport en calcium
D. Suppression des viandes grillées
E. Suppression du pain

Réponse : B

M 91/1/2/ 33

Le diagnostic de diverticulose sigmoïdienne chez une femme de 70 ans:

A. Impose la réalisation d'une colectomie segmentaire sigmoïdienne préventive
B. Nécessite la mise en oeuvre d'un traitement antibiotique au long cours
C. Ne justifie aucune autre prescription que le traitement de la constipation si elle existe
D. Contre-indique formellement la réalisation d'une coloscopie
E. Impose la recherche d'une autre étiologie en cas de rectorragie

Réponse : CE

9. 6. 4 DIVERS

M 90/1/2/ 28

Les diverticules sigmoïdiens:

A. Se caractérisent radiologiquement par des images de nodules endoluminaux
B. Interdisent la réalisation du lavement baryté en double contraste
C. Peuvent être à l'origine d'hémorragies digestives basses à type de rectorragies
D. Sont un facteur favorisant le développement du cancer colique
E. Lorsqu'ils sont nombreux, rendent souvent délicate la mise en évidence de formation polypeuses coexistentes

Réponse : CE

S 93/9/1/ 17

Parmi les avis médicaux suivants, quel est celui qui s'applique à la diverticulose colique:

A. Réduction de l'apport alimentaire de cellulose, hémi-cellulose
B. Prescription de mucilages
C. Réduction de l'apport en calcium
D. Suppression des viandes grillées
E. Suppression du pain

Réponse : B

9. 7 POLYPE COLO RECTAL

9. 7. 1 CLINIQUE

M 87/7/2/ 70

Parmi les signes suivants, indiquer celui ou ceux qui peu(ven)t être attribué(s) à un polype adénomateux du côlon gauche:

A. Syndrome de rectite
B. Perforation sigmoïdienne
C. Hémorragie rectale abondante
D. Occlusion aiguë
E. Syndrome du colon irritable

Réponse : C

M 88/6/2/ 62

Parmi les propositions suivantes, indiquer celle(s) que fait (font) évoquer le diagnostic de tumeur villeuse de l'ampoule rectale:

A. Des émissions rectales fréquentes, d'aspect blanc d'oeuf
B. Une image d'addition, régulière, vue sur le rectum au lavement baryté
C. Une prolifération dure, bourgeonnante et ulcérée vue en rectoscopie
D. Une diarrhée fécale chronique, avec, au test au rouge carmin, un temps d'apparition inférieur à 2 h
E. Une masse molle perçue au toucher rectal

Réponse : ABE

9. 7. 2 ANATOMOPATHOLOGIE

S 91/5/1/ 15

Parmi les formes histologiques suivantes de polypes intestinaux, quelle est celle susceptible de dégénérer?

A. Hyperplasique
B. Hamartome
C. Juvénile
D. Adénomateux (adénome tubulaire)
E. Inflammatoire

Réponse : D

9. 7. 3 FORMES CLINIQUES

M 91/3/2/ 58

L'adénome villeux colorectal présente un ou plusieurs des caractères suivants avec une plus grande fréquence que l'adénome tubuleux:

A. Disposition en nappe
B. Taille inférieure à 1 centimètre
C. Topographie distale
D. Hypersécrétion de mucus
E. Transformation carcinomateuse

Réponse : ACDE

9. 7. 4 EVOLUTION (PRONOSTIC, COMPLICATIONS)

M 87/6/1/110

Parmi les polypes colorectaux suivants le(s) quel(s) est(sont) susceptible(s) de dégénérer?

A. Polypes adénomateux
B. Tumeurs villeuses
C. Polypes hyperplasiques
D. Polype juvénile
E. Aucun des précédents

Réponse : AB

S 87/1/1/ 38

Parmi les polypes intestinaux, l'un d'entre eux ne se transforme jamais en cancer:

A. Polype adénomateux
B. Polype villeux
C. Polype juvénile
D. Polype de Peutz-Jeghers
E. Polype de la polypose recto-colique familiale

Réponse : C

M 91/7/2/ 91

Les carcinomes observés dans l'évolution d'une polypose adénomateuse familiale diffèrent des carcinomes habituels par un ou plusieurs des caractères suivants:

A. Apparition à un âge moins avancé
B. Siège
C. Type histologique
D. Aspect macroscopique
E. Modalités évolutives locales

Réponse : A

9. 7. 5 DIVERS

M 86/3/2/ 37

La polypose recto-colique diffuse familiale:

A. Est une maladie héréditaire liée au sexe
B. Sa transmission est autosomique récessive
C. Chez l'enfant peut s'accompagner de retard de croissance
D. Son évolution spontanée se fait vers la cancérisation
E. Doit être traitée chirurgicalement

Réponse : CDE

S 88/7/1/ 59

Parmi les lésions suivantes, indiquer celle qui est grevée du plus haut risque de dégénérescence maligne :

A. Polype hyperplasique du côlon
B. Polypose juvénile recto-colique
C. Pseudo-polype de la RCUH
D. Polype adénomateux du côlon
E. Polypose hamartomateuse de Peutz-Jeghers-Touraine

Réponse : D

S 92/9/1/ 30

Lorsqu'un polype adénomateux bénin du colon a été retiré endoscopiquement, le problème est le dépistage d'une récidive. Celle-ci se recherche par un examen systématique un an après la polypectomie. Quel examen choisissez-vous?

A. Recherche de sang dans les selles
B. Anuscopie + rectoscopie
C. Lavement baryté
D. Lavement baryté en double contraste
E. Coloscopie totale

Réponse : E

9. 8 FISSURE ANALE

9. 8. 1 CLINIQUE

M 86/7/2/ 12

Le syndrome fissuraire (fissure anale) est caractérisé par:

A. Une incontinence anale
B. Une contracture sphinctérienne
C. Une ulcération muqueuse
D. L'émission de glaires
E. Une douleur prolongée après la selle

Réponse : BCE

M 88/5/2/ 14

Parmi les données cliniques suivantes, indiquer celle(s) qui est(sont) généralement présente(s) en cas de fissure anale:

A. Syndrome dysentérique fébrile
B. Contracture du sphincter anal
C. Douleur anale déclenchée par la défécation
D. Douleur anale indépendante de la défécation
E. Ulcération en queue de raquette, au déplissement de l'anus

Réponse : BCE

M 89/1/2/ 54

La fissure anale se traduit par:

A. Une douleur déclenchée par la défécation
B. Une constipation réflexe
C. Une incontinence
D. Une tuméfaction douloureuse de l'anus empêchant la position assise
E. Une contracture sphinctérienne

Réponse : ABE

M 89/2/2/ 74

Parmi les propositions suivantes quelle(s) est (sont) celle(s) qui se rapporte(nt) à la fissure anale?

A. Douleur anale apparaissant lors de la défécation
B. Contracture anale douloureuse
C. Présence d'une adénopathie satellite
D. Constipation réflexe
E. Fièvre à 38°5

Réponse : ABD

9. 9 MALADIE DE HIRSCHSPRUNG

9. 9. 1 DÉFINITION

S 88/6/1/ 76

La maladie de Hirschsprung:

A. Est une forme particulière de volvulus du côlon
B. Est une occlusion par sténose du grêle
C. Est une occlusion par atrésie du côlon
D. Est une occlusion par anomalie des plexus nerveux intra-pariétaux
E. Est une occlusion fonctionnelle par trouble enzymatique

Réponse : D

9. 9. 2
IMAGERIE

M 91/5/2/ 70

Chez un nourrisson de 6 mois, souffrant d'une maladie de Hirschsprung dont l'aganglionnos affecte le rectum et la moitié distale du sigmoïde, le lavement opaque avec produit iodé hydrosoluble montre habituellement:

A. Un cadre colique dilaté
B. Une ampoule rectale de petit calibre
C. Un fécalome intra-rectal moulé par le produit opaque
D. Un bon collapsus du cadre colique après évacuation du produit opaque
E. Une absence de réflexe recto-anal inhibiteur

Réponse : AB

9. 9. 3
ANATOMOPATHOLOGIE

S 86/1/1/ 96

Parmi les propositions suivantes caractérisant l'aspect histologique de la maladie de Hirschsprung, indiquez celle qui est correcte:

A. Hyperganglionnose et plexus schwanniens normaux
B. Hyperganglionnose et hyperplasie des plexus schwanniens
C. Aganglionnose et plexus schwanniens normaux
D. Aganglionnose et plexus schwanniens hyperplasiques
E. Aganglionnose et disparition des plexus schwanniens

Réponse : D

9. 9. 4
BILAN ÉTIOLOGIQUE

M 86/1/2/ 93

Vous suspectez une maladie de Hirschprung. Quel est (ou quels sont) le(s) signe(s) qui perme(ten)t le diagnostic?

A. Manométrie
B. Lavement opaque
C. Biopsie rectale
D. Rectoscopie
E. Electromyogramme

Réponse : ABC

Hépatologie
Partie 8

1. HEPATOLOGIE GENERALE (4)
1.1 DIVERS (4)

2. PATHOLOGIE DE LA VESICULE ET VOIE BILIAIRE (52)
2.1 LITHIASE BILIAIRE (31)
2.2 CHOLECYSTITE (10)
2.3 ANGIOCHOLITE (5)
2.4 COLIQUE HEPATIQUE (6}

3. PATHOLOGIE HEPATIQUE (99)
3.1 ICTERE (15)
3.2 CHOLESTASE (2)
3.3 INSUFFISANCE HEPATO-CELLULAIRE (5)
3.4 HYPERTENSION PORTALE (4)
3.5 GAMMA GT (6)
3.6 MALADIE DE GILBERT (3)
3.7 ENCEPHALOPATHIE HEPATIQUE (3)
3.8 CIRRHOSE (24)
3.9 HEPATITE (8)
3.10 HEPATITE VIRALE (29)

Les chiffres entre parenthèses indiquent le nombre de QCM.

1
HEPATOLOGIE GENERALE
1. 1
DIVERS

M 85/7/1/106

Une augmentation des phosphatases acides peut se voir dans:

A. Un cancer de la prostate
B. Myélome multiple
C. Hémolyse
D. Séminome pur du testicule
E. Ictère par rétention

Réponse : AC

S 93/8/1/ 13

Une hépatomégalie dure avec une circulation collatérale abdominale est le plus souvent due à:

A. Un cancer primitif du foie
B. Un cancer secondaire du foie
C. Une cirrhose
D. Une stéatose alcoolique
E. Un kyste hydatique du foie

Réponse : C

M 91/4/2/ 81

A propos du bilan hépatique:

A. Le fer sérique peut être augmenté au cours d'une cytolyse
B. Au cours de l'insuffisance hépato-cellulaire le facteur V est diminué
C. La bilirubine produite par un processus hémolytique est une bilirubine indirecte ou non conjuguée
D. Les Gamma GT sont des enzymes spécifiques de l'alcoolisme chronique
E. Les phosphatases alcalines peuvent être augmentées au cours de certaines affections osseuses

Réponse : ABCE

M 91/4/2/ 99

Chez un cirrhotique connu, quel(s) examen(s) permet(tent) la recherche de signes d'hypertension portale?

A. Fibroscopie oeso-gastro-duodénale
B. Fond d'oeil
C. Echographie abdominale
D. Mesure de la pression sus-hépatique bloquée
E. Radiographie pulmonaire

Réponse : ACD

2
PATHOLOGIE DE LA VESICULE ET VOIE BILIAIRE
2. 1
LITHIASE BILIAIRE
2. 1. 1
CLINIQUE

M 87/1/1/ 97

Une grosse vésicule peut être palpée lors:

A. D'un cancer du pancréas
B. D'un cancer localisé au hile hépatique
C. D'un ampullome vatérien
D. D'une cholécystite chronique lithiasique scléro-atrophique
E. D'un enclavement calculeux dans le collet vésiculaire

Réponse : ACE

M 89/4/2/ 70

La lithiase vésicale chez l'homme peut entraîner:

A. Des signes de cystite
B. Une anurie réflexe
C. Une hématurie initiale
D. Une hématurie terminale
E. Des mictions en 2 temps

Réponse : ABDE

S 93/8/1/ 24

Parmi les signes cliniques suivants, quel est le seul permettant au cours d'une cholécystite aiguë de suspecter une lithiase de la voie biliaire principale?

A. Grosse vésicule
B. Fièvre
C. Ictère
D. Douleur provoquée de l'hypochondre droit
E. Douleur à irradiation scapulaire

Réponse : C

2. 1. 2
IMAGERIE

S 91/2/1/ 6

L'image de "vésicule porcelaine" diagnostiquée sur le cliché d'abdomen sans préparation correspond à:

A. Une micro-lithiase diffuse
B. Une calcification pariétale de la vésicule
C. La présence de tumeurs bénignes multiples de la paroi vésiculaire
D. Un cancer vésiculaire
E. Une fistule biliodigestive

Réponse : B

2. 1. 3
ETIOLOGIES
(FACTEURS DE RISQUE, TERRAIN)

M 89/3/2/ 60

Parmi les propositions suivantes, citer celle(s) qui peu(ven)t favoriser la survenue d'une lithiase vésiculaire?

A. L'hérédité
B. La stase vésiculaire
C. La nutrition parentérale totale
D. L'hémolyse chronique
E. La résection jéjunale

Réponse : ABCD

2. 1. 4 BILAN ÉTIOLOGIQUE

S 87/4/1/ 5

Parmi les examens complémentaires ci-dessous, quel est celui qui permet le diagnostic d'hémobilie et d'en préciser l'origine?

A. Endoscopie gastro-duodénale
B. Transit gastro-duodénal
C. Cholangiographie intra-veineuse
D. Artériographie coelio-mésentérique
E. Lavement baryté

Réponse : D

2. 1. 5 EVOLUTION (PRONOSTIC, COMPLICATIONS)

M 85/6/2/ 67

On peut observer une aérobilie:

A. Dans le kyste hydatique du foie rompu dans les voies biliaires
B. En cas d'abcès amibien du foie
C. Lors d'un iléus biliaire
D. Après anastomose bilio-digestive
E. Après sphinctérotomie Oddienne

Réponse : CDE

S 87/4/1/ 9

Quelle est la complication la plus fréquente de la lithiase vésiculaire?

A. Cholécystite aiguë
B. Lithiase de la voie biliaire principale
C. Angiocholite
D. Calculo-cancer de la vésicule
E. Iléus biliaire

Réponse : A

M 90/6/2/ 17

Quel(s) est (sont) le(s) risque(s) évolutif(s) de la lithiase vésiculaire?

A. La lithiase du cholédoque
B. Le cancer de la vésicule
C. Le cancer du pancréas
D. L'iléus biliaire
E. La pancréatite aiguë

Réponse : ABDE

M 94/9/2/ 8

Quel(s) est (sont) le(s) risque(s) évolutif(s) de la lithiase vésiculaire?

A. Lithiase du cholédoque
B. Cancer de la vésicule
C. Cancer du pancréas
D. Hémorragie digestive
E. Pancréatite aiguë

Réponse : ABE

2. 1. 6 TRAITEMENTS

M 85/4/2/ 24

La sphinctérotomie oddienne endoscopique:

A. Est une technique actuellement abandonnée
B. S'applique à toutes les lithiases biliaires
C. S'applique à la lithiase cholédocienne résiduelle après cholécystectomie
D. Peut être tentée comme premier geste dans les angiocholites urémigènes
E. Est une technique utilisable dans la lithiase cholédocienne des sujets âgés ou présentant une ou plusieurs tares médicales

Réponse : CDE

M 86/1/2/ 1

Le traitement chirurgical de la lithiase du cholédoque doit comporter:

A. Une sphinctérectomie chirurgicale de principe
B. Une cholécystectomie
C. Une cholécystostomie
D. Une désobstruction de l'hépato-cholédoque
E. Un contrôle radiologique per opératoire de la voie biliaire principale

Réponse : BDE

M 86/3/2/ 86

Quelle(s) est(sont) parmi les éléments suivants celui (ceux) qui contre-indique(nt) le traitement

d'une lithiase vésiculaire par URSOLVAN*?

A. La vésicule est exclue radiologiquement
B. Lithiase au cours d'une maladie de Minkowski Chauffard
C. Grossesse
D. Lithiase calcifiée
E. Taille du calcul supérieur à 30mm

Réponse : ABCDE

S 86/5/1/ 61

L'une des données suivantes constitue une contre-indication pour la prescription d'acide ursodésoxycholique. Laquelle?

A. Il s'agit d'un patient de sexe féminin
B. Les calculs sont radiotransparents
C. La vésicule n'est pas opacifiée radiologiquement
D. Le patient a 75 ans
E. Les calculs ont 5 mm de diamètre

Réponse : C

M 86/7/2/ 15

En chirurgie biliaire le drain de Kehr est placé:

A. Dans le lit vésiculaire après cholécystectomie
B. Dans le canal cystique après cholécystectomie
C. Dans la vésicule
D. Dans le cholédoque à travers la paroi abdominale
E. Dans le cholédoque vers le duodénum à travers la papille

Réponse : D

S 87/6/1/ 94

Au cours d'une cholécystectomie on découvre un calcul du cholédoque enclavé dans l'ampoule de Vater. Le cholédoque est de petit diamètre. Quel traitement opératoire proposeriez-vous?

A. Anastomose cholédoco-duodénale
B. Anastomose cholédoco-jéjunale
C. Sphinctérotomie chirurgicale
D. Mise en place d'un drain de Kehr uniquement
E. Aucune de ces réponses n'est exacte

Réponse : C

S 87/7/1/ 7

En chirurgie biliaire, le drain de Kehr est placé:

A. Dans le lit vésiculaire après cholécystectomie
B. Dans le canal cystique après cholécystectomie
C. Dans la vésicule
D. Dans le cholédoque ressortant à travers la paroi abdominale
E. Dans le cholédoque vers le duodénum à travers la papille

Réponse : D

S 88/1/1/ 8

Chez une patiente de 35 ans, en bon état général, jamais opérée et présentant deux calculs dans la VBP, totalement asymptomatiques, quelle est la meilleure attitude à adopter:

A. Abstention et surveillance
B. Traitement dissolvant par acide ursodésoxycholique
C. Cholécystectomie; extraction des calculs de la VBP par cholédocotomie
D. Sphinctérotomie endoscopique
E. Cholédocotomie avec extraction des calculs

Réponse : C

S 88/4/1/ 48

A l'occasion d' un syndrome douloureux de l'hypochondre droit chez une femme de 30 ans en excellent état général, vous découvrez une lithiase biliaire vésiculaire à l'échographie. En cholécystographie, la vésicule est perméable, les calculs font entre 5 et 8 mm. Que pensez-vous devoir proposer?

A. Rien
B. Un traitement cholérétique
C. Un traitement dissolvant par l'acide ursodésoxycholique
D. Une cholécystectomie
E. Un régime hypocholestérolémiant

Réponse : D

M 88/5/1/118

La cholécystectomie pour lithiase vésiculaire non compliquée:

A. Est efficace sur les crises de colique hépatique
B. Est d'effet variable sur les troubles dyspeptiques
C. Supprime le risque de calculo-cancer
D. Est efficace sur les migraines
E. Présente un risque opératoire minime

Réponse : ABCE

S 89/6/1/ 5

Quelle est l'intervention sur les voies biliaires qui provoque volontairement une fistule biliaire cutanée?

A. Cholécystectomie
B. Sphinctérotomie endoscopique
C. Cholécystendèse
D. Cholécystostomie
E. Cholédochotomie "idéale" pour lithiase cholédocienne

Réponse : D

M 89/6/1/ 90

La lithotritie extra corporelle à visée biliaire peut être indiquée dans le cas:

A. D'une lithiase intra hépatique
B. D'une lithiase cholédocienne
C. D'une lithiase vésiculaire sur vésicule exclue
D. D'une cholécystite aiguë
E. D'une lithiase vésiculaire isolée symptomatique

Réponse : ABE

S 91/1/1/ 20

Le traitement chirurgical d'une lithiase cholédocienne ayant migré à partir de la vésicule en dehors d'épisodes infectieux aigus (angiocholite, cholécystite aiguë) ne peut être réalisée que sur une seule des interventions suivantes:

A. Cholécystectomie
B. Cholédochotomie avec ablation du calcul et fermeture du cholédoque
C. Cholécystostomie
D. Cholécystectomie + cholédochotomie avec ablation du calcul et fermeture du cholédoque sur drain de Kehr
E. Anastomose cholédocho-duodénale seule

Réponse : D

M 91/3/2/ 82

Le traitement de la lithiase vésiculaire par l'acide ursodésoxycholique est contre-indiqué en cas de:

A. Calculs pigmentaires
B. Calculs cholestéroliques
C. Calculs radio-opaques
D. Vésicule non fonctionnelle
E. Cholécystite aiguë

Réponse : ACDE

S 91/2/1/ 37

Une femme de 56 ans, sans antécédents notables, présente des crises de colique hépatique, qui se répètent de façon rapprochée. Un cliché de l'abdomen sans préparation montre trois images radio-opaques dont l'échographie confirme qu'il s'agit de calculs mobiles de la vésicule biliaire.

A. Vous conseillez une cholécystectomie
B. Vous prescrivez une cure d'acide ursodésoxycholique
C. Vous proposez une sphinctérotomie endoscopique
D. Vous prescrivez une antibiothérapie et un régime
E. Vous conseillez l'abstention de toute thérapeutique

Réponse : A

S 91/4/1/ 30

Un patient de 75 ans a subi une cholécystectomie il y a un an. On découvre maintenant un calcul cholédocien résiduel de 7 mm. Quel est le traitement que vous proposeriez parmi les propositions suivantes?

A. Réintervention pour cholédocotomie et extraction du calcul
B. Sphinctérotomie endoscopique
C. Lithotritie extra-corporelle
D. Traitement médical par URSOLVAN*
E. Pas de traitement

Réponse : B

2. 1. 7 DIVERS

M 88/1/1/ 94

Quelles sont les deux propositions exactes?

A. La présence d'une lithiase cholédocienne entraîne toujours un ictère
B. L'angiocholite aiguë s'accompagne souvent d'hémocultures positives à gram négatif
C. La lithiase cholédocienne risque d'entraîner un iléus biliaire
D. L'angiocholite aiguë peut se manifester par une insuffisance rénale
E. La lithiase cholédocienne ne peut s'expliquer que par la migration d'un calcul vésiculaire

Réponse : BD

M 88/7/1/106

A propos de la pathologie des voies biliaires (VB) il est exact que:

A. Une lithiase vésiculaire est le plus souvent symptomatique
B. L'hydrocholécyste est une indication opératoire formelle
C. Le risque de survenue d'un cancer justifie la cholécystectomie systématique de toute vésicule lithiasique
D. L'échographie visualise plus aisément une lithiase de la VBP qu'une lithiase vésiculaire
E. La cholangiographie per-opératoire n'est indiquée au cours de la cholécystectomie, qu'encas de suspicion de lithiase cholédocienne

Réponse : B

M 89/6/1/ 89

Une microlithiase vésiculaire symptomatique peut:

A. Etre sensible au traitement dissolvant médicamenteux
B. Etre une indication chirurgicale
C. Etre une cause de pancréatite aiguë
D. Etre d'origine hémolytique
E. Etre parfois méconnue à l'échographie

Réponse : ABCDE

M 90/7/2/ 25

Voici une série d'affirmations concernant la lithiase du cholédoque, indiquez celle(s) qui est (sont) exacte(s):

A. Elle s'accompagne toujours d'une dilatation des voies biliaires
B. Elle provient le plus souvent de la migration de calculs vésiculaires
C. Elle s'accompagne toujours de symptômes d'angiocholite
D. Sa première manifestation peut être une pancréatite aiguë
E. Elle peut être responsable à long terme d'une "cirrhose" cholestatique

Réponse : BDE

2. 1. 8 CONTRE INDICATIONS (ABSOLUES, RELATIVES)

M 90/2/2/ 15

Parmi les éléments suivants les quelles sont une contre-indication à un traitement dissolvant d'une lithiase biliaire:

A. Age supérieur à 70 ans
B. Calculs radio-opaques
C. Absence de crise de colique hépatique
D. Vésicule non opacifiée à la cholécystographie
E. Cholécystite aiguë lithiasique

Réponse : BD

2. 2 CHOLÉCYSTITE

2. 2. 1 PHYSIOPATHOLOGIE

S 88/1/1/ 12

La cholécystite aiguë, sur le plan pathogénique, est habituellement en rapport avec:

A. Un reflux duodéno-biliaire
B. Une infection par voie hématogène
C. Le blocage d'un calcul dans le siphon vésiculaire
D. Un calcul cholédocien
E. Une dyskinésie vésiculaire

Réponse : C

2. 2. 2 CLINIQUE

M 86/6/2/ 40

Dans la cholécystite aiguë lithiasique non perforée, évoluant depuis 24 heures, on rencontre habituellement:

A. Une douleur de l'hypochondre droit
B. Un ictère flamboyant
C. Une fièvre élevée
D. Une défense sous-costale droite
E. Un toucher rectal douloureux

Réponse : ACD

S 89/1/1/ 1

Parmi les signes cliniques suivants, quel est le seul permettant au cours d'une cholécystite aiguë de suspecter une lithiase de la voie biliaire principale?

A. Grosse vésicule
B. Fièvre
C. Ictère
D. Douleur provoquée de l'hypochondre droit
E. Douleur à irradiation scapulaire

Réponse : C

M 90/1/2/ 29

Parmi les signes cliniques suivants, quel(s) est (sont) celui (ceux) qui doi(ven)t faire évoquer une cholécystite aiguë?

A. Température à 38°5
B. Défense de l'hypocondre droit
C. Irradiation en hémiceinture à droite de la douleur
D. Inhibition douloureuse à l'inspiration profonde
E. Selles décolorées

Réponse : ABCD

2. 2. 3 FORMES CLINIQUES

M 89/3/1/111

Une cholécystite aiguë lithiasique peut s'accompagner:

A. D'une lithiase cholédocienne
B. De la palpation transpariétale d'une grosse vésicule
C. D'une occlusion intestinale fonctionnelle
D. D'un épanchement liquidien péri-vésiculaire
E. D'une occlusion colique par migration d'un volumineux calcul

Réponse : ABCD

2. 2. 4 EVOLUTION (PRONOSTIC, COMPLICATIONS)

M 87/6/2/ 98

L'évolution spontanée d'une cholécystite aiguë lithiasique peut se faire vers:

A. Un iléus biliaire
B. Une rétrocession
C. Une péritonite biliaire
D. Un abcès sous-phrénique
E. Une septicémie

Réponse : ABCDE

M 94/9/2/ 31

L'évolution spontanée d'une cholécystite aiguë lithiasique peut se faire vers:

A. Un iléus biliaire
B. Une pancréatite biliaire
C. Une péritonite biliaire
D. Un abcès sous-phrénique
E. Une cirrhose biliaire secondaire

Réponse : ACD

2. 2. 5 TRAITEMENTS

S 90/7/1/ 38

Parmi les propositions de traitement d'une cholécystite aiguë chez un adulte jeune sans tare viscérale, quelle est celle qui est exacte?

A. Antibiothérapie + cholécystectomie
B. Cholédocotomie
C. Cholécystotomie
D. Anastomose cholédoco-duodénale
E. Ponction de la vésicule sous échographie

Réponse : A

2. 2. 6 DIVERS

M 88/6/1/ 99

Parmi les propositions suivantes qui ont trait à la cholécystite aiguë lithiasique, citer celle(s) qui est(sont) exacte(s):

A. Peut être liée à l'enclavement d'un calcul au niveau de l'infundibulum vésiculaire
B. Doit être opérée après un minimum de 8 jours d'antibiothérapie
C. Peut être associée à une lithiase cholédocienne
D. Survient préférentiellement chez la femme
E. Se manifeste par un signe de Murphy qui correspond à une grosse vésicule palpable

Réponse : ACD

M 89/7/2/110

La cholécystite aiguë:

A. Impose une intervention d'urgence
B. Est traitée par cathétérisme rétrograde de la papille
C. Est la cause de toutes les douleurs biliaires
D. Est généralement d'origine lithiasique
E. Provoque une défense de l'hypochondre droit

Réponse : ADE

2. 3 ANGIOCHOLITE

2. 3. 1 DÉFINITION

S 85/2/1/ 14

Une angiocholite se définit comme:

A. Une lithiase cholédocienne
B. Une infection de la voie biliaire principale
C. Une thrombose de l'artère cystique
D. Une suppuration vésiculaire
E. Une colite infectieuse

Réponse : B

2. 3. 2 CLINIQUE

M 85/4/2/ 62

Chez un malade présentant un ictère à bilirubine conjuguée une angiocholite d'origine lithiasique doit être évoquée sur la constatation de:

A. Prurit précédant l'ictère
B. Douleur de l'hypochondre droit précédant l'ictère
C. Intolérance gastrique absolue
D. Une douleur au toucher rectal
E. Fièvre à 39 degré avec frissons

Réponse : BE

2. 3. 3 ETIOLOGIES (FACTEURS DE RISQUE, TERRAIN)

S 88/5/1/ 7

Parmi les germes suivants, quel est celui qui est le plus fréquemment en cause lors des angiocholites aiguës lithiasiques:

A. B. perfringens
B. Colibacille
C. Staphylocoque doré
D. Proteus mirabilis
E. B. pyocyanique

Réponse : B

2. 3. 4 EVOLUTION (PRONOSTIC, COMPLICATIONS)

M 91/3/1/100

L'angiocholite aiguë:

A. Est une infection du canal cystique et de la vésicule biliaire
B. Se manifeste en général par une douleur suivie de fièvre puis ictère
C. Est une cause de septicémie
D. Est traitée par les anti-inflammatoires
E. Est traitée par le drainage de la voie biliaire principale

Réponse : BCE

2. 3. 5 DIVERS

S 85/3/1/ 3

Toutes les affirmations suivantes concernant l'angiocholite sont justes, sauf une; laquelle?

A. Les voies biliaires ne sont pas obligatoirement dilatées à l'échographie
B. Les hémocultures sont souvent positives
C. Une insuffisance rénale est une complication possible
D. L'ictère peut aboutir rapidement à une insuffisance hépatocellulaire aiguë
E. L'ictère peut être retardé par rapport aux autres signes

Réponse : D

2. 4 COLIQUE HEPATIQUE

2. 4. 1 CLINIQUE

S 85/1/1/ 4

Parmi les propositions suivantes concernant la crise de colique hépatique. Une est inexacte, laquelle?

A. La douleur peut siéger dans l'hypochondre gauche
B. La douleur peut être soulagée par la pression profonde du creux épigastrique
C. L'irradiation de la douleur à l'épaule droite est fréquente
D. La douleur est liée à la mise en tension brutale des voies biliaires
E. Une douleur épigastrique de survenue brutale sans défense péritonéale doit faire évoquer en premier lieu une colique hépatique

Réponse : B

M 85/5/2/ 21

Parmi les caractères cliniques suivants, indiquer les 2 qui sont très souvent notés dans la douleur de la colique hépatique:

A. Siège au creux épigastrique
B. Irradiation rétrosternale ascendante
C. Sédation par la flexion du tronc en avant
D. Inhibition respiratoire
E. Irradiation lombaire droite

Réponse : AD

M 88/1/2/ 77

Au cours d'une crise de colique hépatique:

A. La douleur spontanée inhibe la respiration profonde
B. La douleur à la palpation de la région vésiculaire reproduit la douleur spontanée
C. La douleur irradie de façon caractéristique en AR vers l'épaule gauche
D. Le sub-ictère est constant
E. Les transaminases sont élevées (> 10 fois à la normale)

Réponse : AB

M 90/3/2/117

La douleur dans la colique hépatique:

A. Siège dans l'hypogastre
B. Est de survenue brutale, volontiers nocturne
C. Dure quelques secondes
D. Est une brûlure
E. Bloque l'inspiration profonde qui accroit la douleur

Réponse : BE

M 91/7/2/ 23

La douleur de colique hépatique dans sa forme typique:

A. Siège dans l'hypocondre droit ou l'épigastre
B. A un début brutal
C. A des irradiations descendantes
D. Inhibe l'inspiration profonde
E. Est souvent associée à des nausées ou vomissements

Réponse : ABDE

2. 4. 2 TRAITEMENTS

S 85/1/1/ 73

Le traitement habituel de la crise de colique hépatique non compliquée est représenté par la prescription de:

A. L'acide urso- ou chénodésoxycholique
B. Un antibiotique
C. Un antispasmodique
D. Une sphinctérotomie endoscopique
E. Une cholécystectomie

Réponse : C

3 PATHOLOGIE HEPATIQUE

3. 1 ICTERE

3. 1. 1 BIOLOGIE

M 88/3/2/ 68

Le syndrome biologique de cholestase prolongée comporte, en l'absence d'insuffisancehépato-cellulaire:

A. Une élévation de la bilirubine libre
B. Une élévation des phosphatases alcalines
C. Une élévation des 5' nucléotidases
D. Une baisse de l'activité prothrombinique
E. Un facteur V normal

Réponse : BCDE

M 88/7/2/100

Le prurit au cours d'une cholestase est en liaison avec:

A. Une élévation des phosphatases alcalines
B. Une malabsorption des vitamines liposolubles
C. Une élévation des transaminases
D. Un dépôt sous cutané des sels biliaires
E. L'hyperbilirubinémie

Réponse : D

M 89/3/2/118

En présence d'un ictère, quels sont parmi les signes biologiques suivants, les trois qui orientent vers une origine cholestatique?

A. Elévation du taux sérique de la phosphatase alcaline
B. Elévation du taux sérique de la gamma-GT
C. Elévation des gamma-globulines à l'électrophorèse des protéines sanguines
D. Présence de bilirubine dans les urines
E. Augmentation de l'urobiline dans les urines

Réponse : ABD

3. 1. 2 IMAGERIE

S 94/8/1/ 60

L'échographie porte le diagnostic d'obstacle extra-hépatique cause d'ictère si:

A. les voies biliaires extra-hépatiques sont normales
B. Il existe des calculs dans la vésicule
C. Le foie est hyperbrillant mais homogène
D. Les voies biliaires intra-hépatiques sont dilatées
E. Il existe une ascite

Réponse : D

3. 1. 3 ETIOLOGIES (FACTEURS DE RISQUE, TERRAIN)

M 85/5/2/ 38

La bilirubine conjuguée est prédominante au cours des ictères provoqués par:

A. Le cancer pancréatique
B. La cirrhose biliaire primitive
C. L'hépatite virale A
D. La maladie de Minkowski-Chauffard
E. La lithiase cholédocienne

Réponse : ABCE

M 85/7/1/109

Chez un malade ictérique, la palpation d'une grosse vésicule évoque:

A. Une cirrhose avec ictère
B. Un cancer du hile du foie
C. Une lithiase du cholédoque
D. Une pancréatite chronique sténosant la voie biliaire principale
E. Un cancer de la tête du pancréas

Réponse : DE

M 87/7/2/ 35

Un ictère à bilirubine conjuguée peut être lié à:

A. Lithiase du cholédoque
B. Maladie de Dubin Johnson
C. Hépatite virale commune
D. Hépatite médicamenteuse
E. Lithiase vésiculaire non compliquée

Réponse : ABCD

M 90/5/2/ 34

Devant un ictère cholestatique sans grosse vésicule mais avec dilatation des voies biliaires intra-hépatiques à l'échographie, il faut évoquer:

A. Le diagnostic d'hépatite cholestatique
B. Le diagnostic de cancer du hile du foie
C. Le diagnostic de cirrhose biliaire primitive
D. Le diagnostic de cancer de la tête du pancréas
E. Le diagnostic de pancréatite chronique

Réponse : B

M 90/6/2/ 90

Parmi les infections respiratoires suivantes, indiquez celle(s) pouvant comporter une "note" hépatique (ictère ou anomalies biologiques):

A. Pneumonie à pneumocoque
B. Pneumopathie grippale
C. Fièvre Q
D. Pneumopathie à Klebsiella
E. Legionella pneumophila

Réponse : ACE

M 91/2/2/ 19

Parmi les maladies suivantes, quelles sont celles qui sont responsables d'une hyperbilirubinémie à prédominance conjuguée?

A. Incompatibilité foeto-maternelle dans le système ABO
B. Hypothyroïdie
C. Intolérance au galactose (galactosémie)
D. Ictère au lait de femme
E. Atrésie des voies biliaires

Réponse : CE

M 91/6/2/ 67

Parmi les affections suivantes, quelle(s) est (sont) celle(s) qui est (sont) susceptible(s) de donner un ictère à bilirubine conjuguée:

A. Lithiase du cholédoque
B. Maladie de Gilbert
C. Hépatite virale commune
D. Hépatite médicamenteuse
E. Lithiase vésiculaire non compliquée

Réponse : ACD

3. 1. 4 BILAN ÉTIOLOGIQUE

S 88/1/1/ 13

Devant un ictère douloureux et fébrile quel est l'examen que vous demandez en priorité?

A. Cholangiographie IV
B. Echographie hépato biliaire et pancréatique
C. Cholangiographie rétrograde par cathétérisme de la papille
D. Scanner
E. Cholangiographie transhépatique

Réponse : B

3. 1. 5
DIVERS

M 89/3/2/ 57

Un ictère à bilirubine conjuguée:

A. Peut s'accompagner d'une hypertransaminasémie
B. Peut être lié à une cholestase intra-hépatique
C. Est toujours lié à un obstacle en cas de dilatation des voies biliaires à l'échographie
D. Peut être dû à un cancer du foie
E. Est caractérisé par une dilatation constante des voies biliaires intra-hépatiques, en cas de lithiase du cholédoque

Réponse : ABCD

M 90/5/2/ 37

Au cours d'un ictère:

A. La dilatation des voies biliaires à l'échographie signe un obstacle sur la voie biliaire principale
B. L'absence de dilatation des voies biliaires signe la cholestase intra hépatique
C. La vésicule est tendue en échographie
D. Le foie devient dur à bord inférieur tranchant
E. Les urines sont foncées et les selles décolorées

Réponse : ABE

M 90/3/1/120

Un ictère à bilirubine non conjuguée:

A. Evoque la maladie de Gilbert
B. Est synonyme d'obstacle sur les voies biliaires
C. S'observe en cas de cholestase prolongée
D. Peut être du à une hémolyse
E. Impose l'injection de vitamine K1

Réponse : AD

3. 2
CHOLESTASE
3. 2. 1
BIOLOGIE

M 89/3/2/109

Parmi les enzymes suivantes laquelle ou lesquelles est (sont) augmentée(s) dans le plasma au cours des cholestases?

A. Phosphatase alcaline
B. Gamma-GT
C. 5'-nucléotidase
D. Ornithine carbamyl-transférase
E. Lactico-deshydrogénase

Réponse : ABC

M 90/2/2/105

Indiquer parmi les signes biologiques suivants celui (ceux) qui peut (peuvent) appartenir au syndrome de cholestase:

A. Hyperphosphatasémie alcaline
B. Hyperbilirubinémie non conjuguée
C. Hypergamma GT
D. Augmentation de la 5' nucléotidase sérique
E. Augmentation du taux plasmatique des acides biliaires

Réponse : ACDE

3. 3
INSUFFISANCE HEPATO-CELLULAIRE
3. 3. 1
CLINIQUE

M 85/3/2/ 71

Les angiomes stellaires:

A. Sont pathognomoniques de la cirrhose alcoolique
B. Peuvent être observés au cours de la grossesse
C. Ne peuvent pas être observés au cours d'une hépatite aiguë
D. Peuvent être congénitaux
E. Sont observés dans toutes les maladies comportant une hypertension portale

Réponse : BD

M 91/5/1/ 81

Une insuffisance hépatocellulaire peut se traduire cliniquement par:

A. Angiomes stellaires
B. Hypertrophie parotidienne
C. Flapping tremor
D. Erythrose palmaire
E. Maladie de Dupuytren

Réponse : ACD

3. 3. 2
BIOLOGIE

M 88/4/2/112

Parmi ces anomalies biologiques, laquelle(lesquelles) peu(ven)t caractériser une insuffisance hépato-cellulaire?

A. Elévation du taux des transaminases sériques
B. Elévation de la phosphatase alcaline sérique
C. Hypercholestérolémie
D. Hypoalbuminémie
E. Abaissement du taux de prothrombine, sans abaissement du taux du facteur V

Réponse : D

M 88/7/2/ 13

Le syndrome biologique d'insuffisance hépato-cellulaire comporte:

A. Elévation des ALAT
B. Hypoalbuminémie
C. Chute du facteur V
D. Hypergammaglobulinémie
E. Elévation des phosphatases alcalines

Réponse : BC

M 89/5/2/ 5

Indiquer parmi les signes biologiques suivants celui (ceux) qui peut (peuvent) appartenir au syndrome d'insuffisance hépato-cellulaire:

A. Hypoalbuminémie
B. Hypertransaminasémie
C. Hypergamma GT
D. Chute du taux de prothrombine corrigée par l'administration de vitamine K parentérale
E. Chute du taux de facteur V

Réponse : AE

3. 4
HYPERTENSION PORTALE
3. 4. 1
CLINIQUE

S 87/5/1/ 36

Parmi les propositions suivantes, citer celle qui ne fait pas partie du syndrome d'hypertension portale:

A. Circulation veineuse collatérale abdominale
B. Splénomégalie
C. Ascite
D. Erythrose palmaire
E. Varices oesophagiennes à l'endoscopie

Réponse : D

S 87/6/1/ 66

Parmi les signes suivants, indiquer celui qui ne fait pas partie du syndrome d'hypertension portale:

A. Circulation veineuse collatérale sous-cutanée abdominale
B. Ascite
C. Ictère
D. Splénomégalie
E. Varices oesophagiennes

Réponse : C

M 90/7/2/ 28

Une hypertension portale est évoquée par:

A. Circulation veineuse collatérale abdominale
B. Splénomégalie
C. Erythrose palmaire
D. Angiomes stellaires
E. Hémorroïdes prolabées

Réponse : AB

3. 4. 2
BIOLOGIE

M 89/6/2/ 64

Chez un sujet ayant une hépatopathie alcoolique, quel(s) est (sont) parmi les signes suivants celui (ceux) qui tradui(sen)t une hypertension portale?

A. Bloc bêta-gamma à l'électrophorèse des protéines
B. Présence d'une encéphalopathie hépatique
C. Temps de Quick à 30%
D. Circulation veineuse collatérale abdominale
E. Varices oesophagiennes

Réponse : DE

3. 5
GAMMA GT
3. 5. 1
ETIOLOGIES (FACTEURS DE RISQUE, TERRAIN)

S 85/1/1/ 77

Une élévation du taux sérique de la gamma GT peut s'observer dans les situations suivantes, sauf une, laquelle?

A. Au cours des cancers du foie
B. Au cours de la maladie de Gilbert
C. Au cours de l'acoolisme
D. Au cours d'un cancer de la tête du pancréas
E. Au cours d'un traitement au phénobarbital

Réponse : B

M 88/3/2/ 91

Une augmentation de la gamma glutamyl transpeptidase sérique peut s'observer:

A. Au cours de la phase aiguë d'une hépatite virale
B. Au cours des cancers secondaires du foie
C. Après prise d'un médicament inducteur enzymatique comme le phénobarbital
D. Au cours de l'insuffisance rénale chronique
E. Dans les carences en folates

Réponse : ABC

M 88/4/2/ 44

Dans quelle(s) circonstance(s) peut-on voir une augmentation des gamma GT?

A. Ulcère gastro-duodénal
B. Cancer du foie
C. Lithiase du bas fond vésiculaire
D. Alcoolisme chronique
E. Prise de médicament inducteur enzymatique

Réponse : BCDE

M 91/3/2/ 40

Chez un sujet non alcoolique les gamma GT élevés peuvent être en rapport avec:

A. La prise de certains médicaments
B. Un cancer du foie
C. Un foie de cholestase
D. Une insuffisance surrénale
E. Une insuffisance thyroïdienne

Réponse : ABC

3. 5. 2
DIVERS

M 89/3/1/ 63

Pour le médecin du travail, le résultat élevé de plusieurs dosages de la Gamma glutamyl transférase chez un salarié:

A. Permet d'affirmer un alcoolisme chronique
B. Permet de déterminer la dose d'alcool ingérée dans les 24 heures précédant chaque examen
C. Peut relever d'autres causes que l'intoxication alcoolique
D. Permet de déclarer le salarié inapte à un poste de travail de sécurité
E. Impose la contre-indication à la conduite automobile

Réponse : C

M 90/2/2/ 90

La gamma glutamyl transférase:

A. Est normale chez les non-buveurs
B. Est élevée uniquement en cas d'alcoolisation chronique
C. Est pathognomonique d'une alcoolisation aiguë quand elle est supérieure à 10 fois la normale
D. Peut être augmentée en cas d'induction enzymatique
E. Peut être normale quand le VGM est augmenté

Réponse : DE

3. 6 MALADIE DE GILBERT

3. 6. 1 CLINIQUE

S 86/1/1/ 49

Dans la maladie de Gilbert, les propositions suivantes sont exactes sauf une, laquelle?

A. L'ictère est à bilirubine non conjuguée
B. Il n'y a pas d'hépatomégalie
C. Le taux des phosphatases alcalines est normal
D. L'épreuve du jeûne augmente la bilirubine non conjuguée
E. Le test au Phénobarbital augmente la bilirubine non conjuguée

Réponse : E

3. 6. 2 BIOLOGIE

S 85/6/1/ 44

Dans la maladie de Gilbert il existe:

A. Une élévation des transaminases
B. Une hyperbilirubinémie non conjuguée
C. Une hyper alpha-2 globulinémie
D. Une élévation des phosphatases alcalines
E. Une élevation des gamma-GT

Réponse : B

3. 6. 3 DIVERS

M 89/4/2/ 52

Parmi les propositions suivantes, citer celle(s) relative(s) à la maladie de Gilbert:

A. Epreuve à la BSP normale
B. Ictère à bilirubine conjuguée
C. Déficit hépatique en UDP glucuronyl transférase
D. Ictère aggravé par le jeûne
E. Ictère aggravé par le phénobarbital

Réponse : ACD

3. 7 ENCEPHALOPATHIE HEPATIQUE

3. 7. 1 CLINIQUE

M 91/7/2/ 8

Devant un état d'obnubilation, sont compatibles avec une encéphalopathie hépatique:

A. Existence d'un astérixis
B. Existence d'un signe de Babinski bilatéral
C. EEG normal
D. Hyperprotéinorachie inférieure à 1 g/l
E. Fluctuation rapide de l'état de vigilance

Réponse : ABE

3. 7. 2 TRAITEMENTS

S 91/7/1/ 19

Le traitement de l'encéphalopathie hépatique avec hyper-ammoniémie a fait la preuve de son efficacité en utilisant:

A. Les perfusions d'acide glutamique
B. Les perfusions d'acides aminés ramifiés
C. La prescription de L Dopa
D. Les séances d'hémodialyse
E. Aucune des propositions précédentes

Réponse : E

3. 7. 3 DIVERS

M 91/2/2/ 41

A propos du coma hépatique:

A. Une hémorragie digestive peut entraîner l'apparition d'une encéphalopathie hépatique chez le cirrhotique
B. L'inversion du rythme du sommeil est caractéristique du stade III
C. Un syndrome infectieux peut déclencher une encéphalopathie chez un cirrhotique connu
D. Le flapping tremor n'apparait qu'au stade III
E. Le lactulose peut être utilisé comme thérapeutique

Réponse : ACE

3. 8
CIRRHOSE
3. 8. 1
CLINIQUE

M 89/4/2/ 53

Un foie de cirrhose non compliquée présente à l'examen, habituellement:

A. Une hypertrophie
B. Une surface marronnée
C. Une consistance dure
D. Une palpation douloureuse
E. Un bord inférieur tranchant

Réponse : ACE

M 90/3/2/ 5

A propos de l'ascite cirrhotique, il est exact que:

A. L'ascite cirrhotique est souvent associée à des oedèmes des membres inférieurs
B. Une ascite de 300ml peut passer cliniquement inaperçue
C. L'échographie abdominale peut détecter des ascites de petit volume
D. Le signe du glaçon se rencontre dans les ascites cloisonnées
E. La ponction d'ascite s'effectue dans la fosse iliaque droite

Réponse : ABC

M 91/1/1/ 85

Devant une hépatomégalie, quel(s) signe(s) oriente(nt) vers une cirrhose du foie?

A. Bord inférieur tranchant
B. Reflux hépato-jugulaire
C. Souffle hépatique
D. Turgescence des jugulaires
E. Consistance dure

Réponse : ABE

3. 8. 2
BIOLOGIE

M 85/2/2/ 34

Au cours d'une cirrhose, l'insuffisance hépato cellulaire se manifeste par:

A. Baisse du facteur V
B. Augmentation de l'activité rénine plasmatique
C. Elévation du cholestérol total
D. Elévation de la bilirubine
E. Baisse du fer sérique

Réponse : AD

S 87/7/1/ 88

Chez un malade qui présente une cirrhose alcoolique avec insuffisance hépato cellulaire sévère, quel est le bilan de coagulation le plus vraisemblable?

A. Fibrinogène: 3g/l; II: 90% ; VII+X: 100% ; V: 90% ; IX: 100%
B. Fibrinogène: 3g/l; II: 30% ; VII+X: 20% ; V: 100% ; IX: 20%
C. Fibrinogène: 0,80g/l; II: 50% ; VII+X: 100% ; V: 20% ; IX: 100%
D. Fibrinogène: 4g/l; II: 100% ; VII+X: 100% ; V: 100% ; IX: 1%
E. Fibrinogène: 1g/l; II: 30% ; VII+X: 20% ; V: 40% ; IX: 25%

Réponse : E

3. 8. 3
ANATOMOPATHOLOGIE

M 93/8/1/ 73

Une ponction-biopsie hépatique est faite chez un éthylique. Le diagnostic de cirrhose sera porté sur:

A. L'existence d'une dégénérescence cellulaire
B. La présence de vacuoles de stéatose occupant plus de 50 % des hépatocytes
C. Une sclérose cicatricielle centro-lobulaire
D. Une sclérose portale et septale
E. La présence de corps de Mallory

Réponse : D

3. 8. 4
ETIOLOGIES
(FACTEURS DE RISQUE, TERRAIN)

M 85/4/2/ 17

Une décompensation ictéro-ascitique d'une cirrhose éthylique peut relever de plusieurs étiologies. Une ou plusieurs dans la liste ci-dessous est/sont exacte(s):

A. Hémorragie digestive
B. Encéphalopathie hépatique
C. Adéno-cancer
D. Infection entéro-péritonéale
E. Insuffisance rénale fonctionnelle

Réponse : ACD

S 89/1/1/ 52

En France, sur l'ensemble des cirrhoses, quelle est la fréquence de l'étiologie alcoolique chez l'homme?

A. 30%
B. 50%
C. 60%
D. 75%
E. 90%

Réponse : E

S 91/2/1/ 57

Une seule des maladies suivantes ne se complique pas de cirrhose:

A. L'hépatite auto-immune
B. L'hépatite virale B
C. L'hépatite virale A
D. L'hépatite virale C
E. L'hépatite médicamenteuse

Réponse : C

3. 8. 5
EVOLUTION (PRONOSTIC, COMPLICATIONS)

S 85/3/1/ 59

Toutes les manifestations suivantes peuvent s'observer au cours d'un coma hépatique au stade 3 compliquant une cirrhose alcoolique, sauf une. Indiquez laquelle:

A. Astérixis
B. Ictère cutanéo-muqueux
C. Angiomes stellaires
D. Crises convulsives
E. Hyperventilation

Réponse : A

M 86/4/2/ 13

L'apparition d'une fièvre chez un cirrhotique fait envisager plusieurs étiologies. Laquelle ou lesquelles parmi les suivantes?

A. Pylephlébite
B. Hépato-carcinome
C. Septicémie à germes gram -
D. Hépatite alcoolique
E. Une insuffisance rénale fonctionnelle

Réponse : ABCD

S 87/2/1/ 72

Les signes cliniques de l'encéphalopathie hépatique peuvent comporter toutes ces manifestations sauf une:

A. Des déficits moteurs variables
B. Des crises convulsives
C. Un foetor hépaticus
D. Un astérixis
E. Une hypertonie oppositionnelle

Réponse : A

M 88/4/2/ 38

Parmi les causes suivantes susceptibles de déclencher une encéphalopathie porto-cave chez un cirrhotique, quelle est celle qui est inexacte?

A. Une augmentation de l'urée sanguine au dessus de 1 g/l
B. Hémorragie digestive haute
C. Dérivation porto-cave
D. Prise d'hypnotique
E. Hépatite alcoolique aiguë

Réponse : A

M 88/6/2/ 86

Le traitement de l'encéphalopathie des cirrhoses comprend:

A. La restriction protidique
B. La prescription d'antibiotiques (NEOMYCINE*)
C. La prescription de lactulose
D. La perfusion d'acides aminés aromatiques
E. La correction des troubles électrolytiques

Réponse : ABCE

S 89/3/1/ 37

L'apparition d'une fièvre chez un cirrhotique fait envisager plusieurs causes sauf une. Laquelle?

A. Septicémie à bacille gram négatif
B. Carcinome hépato-cellulaire
C. Syndrome hépato-rénal
D. Tuberculose
E. Thrombose portale

Réponse : C

S 89/3/1/ 41

La découverte d'une anémie microcytaire chez un patient atteint de cirrhose hépatique doit faire rechercher en priorité:

A. Une carence en folates
B. Un hypersplénisme
C. Un saignement gastrique ou oesophagien chronique
D. Une carence martiale par déséquilibre alimentaire
E. Une carence en vitamine B12

Réponse : C

S 90/4/1/ 19

Le traitement de l'encéphalopathie des cirrhoses comprend: quelle est la proposition fausse?

A. La restriction protidique
B. La prescription d'antibiotiques (NEOMYCINE*)
C. La prescription de lactulose
D. La perfusion d'acide aminé aromatique
E. La correction des troubles électrolytiques

Réponse : D

M 90/4/2/ 18

Une fièvre chez un cirrhotique doit faire rechercher:

A. Une ascite réfractaire
B. Une surinfection du liquide d'ascite
C. Un cancer du foie sur cirrhose
D. Une septicémie à germe gram négatif
E. Une hémorragie digestive occulte

Réponse : BCD

M 90/4/2/ 20

Une encéphalopathie hépatique chez un cirrhotique peut être déclenchée par:

A. Une hémorragie digestive
B. Une septicémie à germe gram négatif
C. La prescription de VALIUM*
D. Un régime hyperprotidique
E. La prescription de diurétiques hypokaliémiants

Réponse : ABCDE

M 94/8/2/ 22

Une fièvre chez un cirrhotique doit faire rechercher:

A. Une pneumopathie bactérienne
B. Une surinfection du liquide d'ascite
C. Une infection urinaire
D. Une septicémie à germe gram négatif
E. Une hémorragie digestive occulte

Réponse : ABCD

3. 8. 6
TRAITEMENTS

S 87/3/1/ 70

La dérivation porto-cave chez le cirrhotique peut avoir des effets secondaires. Quelle est la complication la plus fréquemment observée?

A. Diabète
B. Pancréatite chronique
C. Ulcère de l'estomac
D. Encéphalopathie hépatique
E. Troubles de l'hémostase

Réponse : D

M 91/6/2/ 93

Parmi les propositions suivantes, citer celle(s) qui contre-indique(nt) l'utilisation des diurétiques chez le cirrhotique ascitique:

A. Natrémie à 138 mmol/l
B. Kaliémie à 3,8 mmol/l
C. Créatinine à 100 micromol/l
D. Natrémie à 118 mmol/l
E. Aucune de ces propositions

Réponse : D

3. 8. 7
DIVERS

M 86/2/2/ 66

La cirrhose hépatique alcoolique:

A. Est la cause la plus fréquente d'hypertension portale en France
B. Se complique dans 30% des cas d'une angiocholite
C. Prédispose à la survenue d'un carcinome hépatocellulaire
D. Est toujours mortelle en moins de 5 ans
E. Peut guérir après arrêt total des boissons alcoolisées pendant trois ans

Réponse : AC

M 89/5/2/112

Quelle(s) est (sont) la (les) proposition(s) exacte(s) concernant l'hypertension portale de la cirrhose hépatique?

A. La sclérose des varices oesophagiennes (VO) par voie endoscopique permet le plus souvent d'obtenir l'arrêt de l'hémorragie par rupture des VO
B. L'AVLOCARDYL* permet la prévention de la récidive des ruptures des VO
C. La sclérose des VO par voie endoscopique permet souvent d'obtenir l'éradication de celles-ci
D. L'encéphalopathie porto-cave est une complication de l'anastomose porto-cave
E. Plus de 50% des patients ayant présenté une hémorragie par rupture de VO meurent dans l'année qui suit

Réponse : ABCDE

3. 9
HEPATITE
3. 9. 1
CLINIQUE

M 88/5/2/ 40

Indiquer parmi les propositions suivantes celle(s) qui s'applique(nt) à l'hépatite alcoolique aiguë:

A. Elle peut être responsable d'une fièvre
B. Elle peut entraîner une altération importante de l'état général
C. Une hyperleucocytose peut y être observée
D. Elle peut être responsable de l'apparition d'une ascite
E. Elle se marque, au plan histopathologique hépatique, en particulier par la présence de corps de Mallory

Réponse : ABCDE

3. 9. 2
BIOLOGIE

S 87/5/1/ 29

Chez un patient présentant une hépatite alcoolique aiguë, on peut rencontrer toutes les anomalies suivantes, sauf une. Laquelle?

A. Baisse précoce de l'IgA sérique
B. Elévation de la gamma glutamyl transpeptidase
C. Elévation plus importante des ASAT que des ALAT
D. Macrocytose
E. Elévation du fer sérique

Réponse : A

S 90/4/1/ 90

Parmi les signes biologiques suivants, quel est celui qui est très évocateur d'une hépatite alcoolique aiguë chez un malade porteur d'une cirrhose connue:

A. Macrocytose sanguine
B. Augmentation préférentielle des Alanine-amino-transférases (SGPT) (ALAT)
C. Augmentation préférentielle des Aspartate-amino-transférases (SGOT) (ASAT)
D. Bloc Bêta-Gamma à l'électrophorèse des protides
E. Polynucléose neutrophile

Réponse : C

3. 9. 3
ANATOMOPATHOLOGIE

S 85/1/1/ 42

L'hépatite alcoolique aiguë s'observe:

A. Au stade de stéatose
B. Au stade de fibrose
C. Au stade de cirrhose
D. A tous les stades de l'hépatopathie alcoolique
E. Aucune des réponses précédentes n'est exacte

Réponse : D

3. 9. 4
FORMES CLINIQUES

M 90/3/2/ 4

Au cours d'une hépatite aiguë, on doit redouter une forme grave fulminante devant:

A. Ictère intense
B. Prurit
C. Temps de Quick inférieur à 20%
D. Syndrome confusionnel
E. Flapping tremor

Réponse : CDE

3. 9. 5 EVOLUTION (PRONOSTIC, COMPLICATIONS)

S 85/5/1/ 73

Parmi les résultats biologiques suivants, l'un d'eux fait redouter, au cours d'une hépatite aiguë, une évolution fulminante:

A. Les transaminases ont un taux qui dépasse 2 000 UI/l
B. Les gammaglobulines ont un taux qui dépasse 20 g/l
C. La bilirubine totale a un taux qui dépasse 80 mol/l
D. Le taux de prothrombine est inférieur à 10%
E. Les gamma GT ont un taux égal au triple de la normale

Réponse : D

3. 9. 6 DIVERS

M 89/3/2/106

L'hépatite alcoolique sur foie sain:

A. Peut être symptomatique
B. Peut être confondue avec une cholécystite aiguë
C. Est caractérisée par des SGPT (ou ALAT) supérieures aux SGOT (ou ASAT)
D. Requiert un diagnostic de certitude histologique
E. Est parfois mortelle

Réponse : ABDE

M 89/3/2/110

Indiquez les trois propositions exactes concernant les hépatites aiguës cytolytiques d'origine médicamenteuse:

A. Elles sont toujours ictériques
B. Il existe un risque d'hépatite fulminante
C. Elles peuvent évoluer vers une forme chronique
D. Elles s'accompagnent d'une augmentation du taux sérique des transaminases
E. A l'histologie, la nécrose hépatocytaire prédomine dans la région centro-lobulaire

Réponse : BCDE

3.10 HEPATITE VIRALE

3.10. 1 EPIDÉMIOLOGIE

M 86/3/2/ 1

Quelle est (ou quelles sont) parmi les propositions suivantes concernant l'hépatite virale, celle (ou celles) qui sont exacte(s)?

A. Il existe des porteurs chroniques de virus A
B. Il existe des porteurs chroniques de virus B
C. La vaccination contre l'hépatite B est possible
D. L'hépatite A se transmet par contamination féco-orale
E. Les hépatites chroniques actives sont liées dans 30% des cas à une infection par le virus A

Réponse : BCD

3.10. 2 CLINIQUE

M 89/5/2/111

L'élément (les éléments) de gravité d'une hépatite aiguë virale B ictérigène est (sont):

A. L'intensité des arthralgies
B. L'augmentation du volume du foie
C. La fièvre
D. Les gingivorragies
E. Les troubles neuropsychiques

Réponse : DE

3.10. 3 BIOLOGIE

S 85/7/1/ 75

Pour établir le diagnostic positif d'hépatite A, l'argument décisif est apporté par:

A. Le caractère épidémique de l'hépatite
B. L'élévation modérée des transaminases
C. La découverte du virus dans les selles
D. L'élévation des anticorps anti-HA-IgG
E. L'élévation des anticorps anti-HA-IgM

Réponse : E

S 88/2/1/ 91

Parmi les protéines et déterminants antigéniques suivants identifiés dans le virus de l'hépatite B, lequel est mis en évidence dans le noyau des hépatocytes mais n'est pas détecté dans le sérum?

A. HBs
B. HBc
C. HBe
D. ADN polymérase
E. Aucune des propositions précédentes

Réponse : B

S 88/5/1/ 57

Parmi les marqueurs de l'infection par le virus de l'hépatite B, lequel est le meilleur témoin de

la contagiosité?
A. Antigène HBs
B. Anti-HBs
C. Antigène HBc
D. Anti-HBc
E. Antigène e

Réponse : E

M 91/2/2/ 72

A la phase initiale d'une hépatite virale aiguë, les éléments de gravité sont:

A. Transaminases à 3 500 UI/l
B. Bilirubine totale à 60 µmol/l
C. Taux de prothrombine à 15%
D. Glycémie à 2,1 mmol/l
E. Antigène Hbe positif

Réponse : CD

3.10. 4 FORMES CLINIQUES

M 88/1/2/ 72

Indiquer parmi les propositions suivantes celle(s) qui s'applique(nt) au virus Delta:

A. Il s'agit d'un virus à ARN
B. Il peut exister en l'absence de l'Ag HBs sérique
C. Il peut infecter l'organisme en même temps que le virus B
D. Il est habituellement responsable d'une évolution défavorable de l'hépatite B
E. L'infection à virus Delta est prévenue par la vaccination anti-virale B

Réponse : ACDE

M 91/5/2/ 11

Quel(s) est (sont) parmi les suivants les virus éventuellement responsables d'hépatite?

A. Epstein Barr
B. Grippe
C. Cytomégalovirus
D. Herpès
E. Virus non A non B

Réponse : ACDE

3.10. 5 DIAGNOSTIC DIFFÉRENTIEL

M 91/4/2/ 21

Caractère(s) de l'hépatite auto-immune de type I permettant de la différencier de l'hépatite à virus B:

A. Existence d'une cytolyse hépatique
B. Association à HLA A1, B8, DR3
C. Présence d'anticorps sériques anti-vimentine
D. Hypergammaglobulinémie très importante
E. Efficacité des immunosuppresseurs

Réponse : BDE

3.10. 6 ETIOLOGIES (FACTEURS DE RISQUE, TERRAIN)

M 85/1/2/ 64

Une hépatite chronique active peut être due au:

A. Virus A
B. Virus B
C. "Virus"non A non B
D. Cytomégalovirus
E. Virus d'Epstein-Barr

Réponse : BC

M 94/9/2/ 21

Parmi les virus suivants lesquels peuvent provoquer une hépatite chronique:

A. Virus de l'hépatite B
B. Virus d'Epstein-Barr
C. Virus de l'hépatite non A-non B (ou virus C)
D. Virus de l'hépatite A
E. Virus de l'hépatite épidémique

Réponse : AC

3.10. 7 TRAITEMENTS

S 85/2/1/116

Le vaccin Hévac B utilisé dans le cadre de la vaccination contre l'hépatite à virus B:

A. Est un vaccin viral vivant atténué
B. Est un vaccin viral inactivé
C. Est un vaccin constitué de l'antigène de surface du virus HB
D. Est une fraction glucido-lipido-polypeptidique extraite de la nucléocapside
E. Est une anatoxine extraite du virion complet

Réponse : C

M 86/5/2/ 58

Le vaccin contre l'hépatite B:

A. Est préparé à partir de virus mutants dépourvus de pouvoir pathogène
B. Est constitué d'antigène de surface du virus
C. S'administre par injection intramusculaire ou sous-cutanée
D. Est constitué d'anticorps contre l'antigène de surface
E. Toutes ces propositions sont fausses

Réponse : BC

M 87/1/2/ 38

La vaccination HÉVAC B*:

A. Est souvent mal tolérée
B. Est contre indiquée, chez les hémodialysés
C. Ne nécessite pas d'injection de rappel
D. Est efficace dans plus de 90% des cas
E. Est obligatoire pour le personnel hospitalier

Réponse : D

M 87/5/2/ 20

Parmi les mesures thérapeutiques suivantes, quelle(s) est (sont) celle(s) qu'il est utile de prescrire chez un sujet jeune ayant une hépatite virale A:

A. Corticoïdes
B. Gammaglobulines spécifiques
C. Gammaglobulines non spécifiques
D. Séro-vaccination
E. Aucune des ces propositions

Réponse : E

M 89/2/2/ 76

L'utilisation des corticoïdes au cours des hépatites virales aiguës:

A. Peut être autorisée à faibles doses (0,5 mg/kg) en cas d'asthénie importante
B. Empêche la défense immunitaire
C. Diminue la réplication virale
D. Favorise le passage à la chronicité
E. A des avantages supérieurs aux inconvénients

Réponse : BD

M 89/5/2/ 32

Parmi les propositions thérapeutiques suivantes, citer celle(s) qui doit (doivent) être effectuée(s) à la naissance chez le nouveau-né de mère antigène HBs positif:

A. Gammaglobulines non spécifiques
B. Gammaglobulines spécifiques du virus B
C. Vaccin seul
D. Séro-vaccination
E. Vidarabine à petites doses

Réponse : D

M 91/3/2/ 20

Cochez la ou les proposition(s) exacte(s) concernant la vaccination contre l'hépatite B:

A. Le vaccin contre l'hépatite B est constitué par du virus vivant atténué
B. Le vaccin est contre-indiqué chez la femme enceinte
C. Un séjour professionnel de plus de 6 mois en Afrique Noire est une bonne indication de vaccination
D. Un contrôle sérologique est indispensable chez l'immunodéprimé pour contrôler son efficacité
E. Dans une certaine mesure il protège contre l'hépatite A

Réponse : CD

M 91/3/2/ 46

La prophylaxie de l'hépatite due au virus B repose sur:

A. L'injection de gammaglobuline standard
B. L'injection de gammaglobuline spécifique anti-HBs
C. La vaccination par injection d'Ag HBs très purifié
D. L'administration d'antibiotiques
E. L'éviction des donneurs de sang porteurs de l'Ag HBs circulant

Réponse : BCE

S 92/8/1/ 63

Quelle recommandation préconisez-vous à un nouveau-né de mère Ag HBs et Ag HBe positifs?

A. Aucun traitement
B. Immunoglobulines polyvalentes
C. Vaccination seule
D. Immunoglobulines spécifiques seules
E. Séro-vaccination

Réponse : E

3.10. 8 DIVERS

M 86/1/2/ 54

L'hépatite aiguë à virus A:

A. Se traduit par une augmentation du taux sérique des ac anti-Ha de type IgM
B. Survient fréquemment après transfusion sanguine
C. Confère une immunité solide pour le virus A
D. Peut se compliquer d'une hépatite chronique persistante
E. Est due à un virus à ARN

Réponse : ACE

S 86/3/1/ 27

Parmi les sujets suivants, en contact avec un homme hétéro-sexuel strict atteint d'hépatite aiguë virale B, indiquez celui qui est le plus exposé à une éventuelle contamination:

A. L'épouse du patient
B. La fille du patient
C. La mère du patient
D. Le frère du patient
E. Un collègue de bureau

Réponse : A

M 88/4/2/ 43

L'hépatite post-transfusionnelle:

A. Peut être due au virus B
B. Est due dans la majorité des cas au virus non A non B
C. Peut être prévenue par l'injection de gammaglobuline
D. Est fréquente après transfusion de facteur VIII et de facteur IX
E. Guérit après un traitement par gammaglobulines spécifiques

Réponse : ABD

M 88/6/2/100

Parmi les propositions suivantes relatives à la sérologie du virus B, citer celle(s) suggérant la poursuite de la réplication virale:

A. Ac HBe positif
B. Ac HBs positif
C. Ag HBs positif
D. Ag HBe positif
E. Ac HBc de type IgG positif

Réponse : D

M 88/5/2/ 38

Indiquer la (les) proposition(s) qui s'applique(nt) au virus B:

A. Origine volontiers alimentaire
B. Virus à ADN
C. Fréquence de survenue plus grande en Afrique qu'en Europe
D. Association privilégiée à l'alcoolisme chronique
E. Rôle privilégié dans le développement du carcinome hépato-cellulaire

Réponse : BCE

S 90/7/1/ 76

Parmi les propositions suivantes, une seule est fausse. Laquelle? L'hépatite virale A:

A. Peut être fulminante
B. Survient après une incubation de 2 à 4 semaines
C. A un diagnostic sérologique
D. Peut passer à la chronicité
E. Peut avoir une évolution à rechutes

Réponse : D

M 91/1/2/ 26

A propos de l'hépatite virale A:

A. Il existe un risque d'hépatite fulminante
B. Le risque cirrhogène domine le pronostic
C. La virémie dure plusieurs mois
D. La forme anictérique est plus fréquente que les formes ictériques
E. La voie hydrique représente le mode de contamination le plus fréquent

Réponse : ADE

M 91/7/1/ 87

A propos de l'hépatite A:

A. Le virus de l'hépatite A a les caractères d'un entérovirus
B. La contamination de l'hépatite A est essentiellement fécale-orale
C. Le pronostic de l'hépatite A est meilleur que celui de l'hépatite B
D. Il n'y a pas de porteurs chroniques du virus de l'hépatite A
E. L'administration de gammaglobulines peut prévenir l'hépatite A

Réponse : ABCDE

M 93/8/1/ 64

L'hépatite C:

A. Représente la majorité des hépatites post-transfusionnelles
B. A une immunité croisée avec l'hépatite A
C. Réalise rarement un tableau ictérique
D. Evolue exceptionnellement vers la chronicité
E. Peut être prévenue par le vaccin HÉVAC B

Réponse : AC

Gynécologie
Partie 9

1. GYNECOLOGIE GENERALE (21)
1.1 DIVERS (2)
1.2 GYNECOLOGIE - DIAGNOSTICS (12)
1.3 TRAITEMENTS EN GYNECOLOGIE (1)
1.4 CYCLE MENSTRUEL (6)

2. ORIENTATION DIAGNOSTIQUE (41)
2.1 AMENORRHEE (24)
2.2 MENORRAGIES (5)
2.3 METRORRAGIES (12)

3. CONTRACEPTION (31)
3.1 CONTRACEPTION (3)
3.2 CONTRACEPTION ORALE (22)
3.3 CONTRACEPTION PAR DISPOSITIF INTRA UTERIN (6)

4. INFECTIONS EN GYNECOLOGIE (16)
4.1 LEUCORRHEE (6)
4.2 ENDOMETRITE (1)
4.3 SALPINGITE (9)

5. MENOPAUSE ET AUTRES PATHOLOGIES EN GYNECOLOGIE (45)
5.1 MENOPAUSE (16)
5.2 ENDOMETRIOSE (2)
5.3 FIBROME UTERIN (17)
5.4 KYSTE DE L'OVAIRE (5)
5.5 KYSTE DU SEIN (1)
5.6 NODULE DU SEIN (1)
5.7 PROLAPSUS (3)

Les chiffres entre parenthèses indiquent le nombre de QCM.

1
GYNECOLOGIE GENERALE
1. 1
DIVERS

S 92/9/1/ 28

On appelle ménorragies:

A. Une hémorragie pendant la grossesse
B. Une hémorragie en dehors des règles normales
C. Une hémorragie avant la puberté
D. Une hémorragie après la ménopause
E. Des règles hémorragiques

Réponse : E

M 86/1/2/ 44

A l'origine d'un syndrome aménorrhée-galactorrhée on peut retrouver:

A. Microadénome à prolactine
B. Volumineux adénome somatotrope avec acromégalie
C. Hypothyroïdie d'origine périphérique
D. Traitement par le Sulpiride (DOGMATIL*)
E. Syndrome de Sheehan du post-partum après plusieurs mois d'évolution

Réponse : ABCD

1. 2
GYNECOLOGIE - DIAGNOSTICS
1. 2. 1
CLINIQUE

S 91/2/1/ 70

Une deuxième geste, césarisée lors de la première grossesse (hystérectomie-segmento-corporéale) est adressée en urgence, à 34 semaines d'aménorrhée pour état de choc avec hémorragie peu abondante, noirâtre. L'examen retrouve une TA élevée à 160/110, une contracture utérine et une souffrance foetale aiguë. Le diagnostic le plus probable est:

A. Un syndrome du sinus marginal
B. Une rupture utérine
C. Un décollement prématuré du placenta normalement inséré
D. Un décollement prématuré du placenta bas inséré
E. Un infarctus myométrial

Réponse : C

1. 2. 2
DIVERS

S 85/5/1/ 70

Quelle hypothèse parmi les suivantes fait évoquer une hauteur utérine à 26 cm à 34 semaines d'aménorrhée chez une femme dont le terme est connu avec précision?

A. Une grossesse gémellaire
B. Une hypotrophie foetale
C. Une hypertrophie du placenta
D. Une grossesse normale
E. Un hydramnios

Réponse : B

M 85/6/2/ 59

La constatation chez une femme de 21 ans d'une glaire cervicale filante, claire, cristallisant en feuille de fougère à la dessiccation lente donne un certain nombre de renseignements. Une telle constatation permet d'affirmer:

A. Il n'y a pas de grossesse
B. Il n'y a pas d'infection génitale haute
C. La sécrétion oestrogénique est satisfaisante
D. Il existe une imprégnation progestéronique
E. L'ovulation n'a pas encore eu lieu

Réponse : ABCE

M 86/2/2/ 59

Vers la 16ème semaine d'aménorrhée, l'examen obstétrical note un col long et fermé, une hauteur utérine à 24cm, des bruits du coeur foetal bien perçus. Quelle(s) conclusion(s) peu(ven)t être compatible(s) avec ces constatations?

A. Grossesse normale
B. Grossesse gémellaire
C. Grossesse molaire
D. Erreur de terme
E. Grossesse et fibrome

Réponse : BDE

M 86/5/1/107

Un frottis vaginal présentant un aspect caractérisé par un index acidophile élevé, un index pycnotique élevé, des cellules isolées les unes des autres, peu de leucocytes, peut être interprété comme étant:

A. Un frottis ovulatoire
B. Un frottis en phase lutéale
C. Un frottis hyperoestrogénique
D. Un frottis au cours de la grossesse
E. Un frottis au début de la phase folliculaire

Réponse : AC

S 87/2/1/ 68

Mme B. d'origine Nord-africaine, 6ème pare, enceinte de 32 semaines, étant un peu pâle, vous avez demandé une NFS/VS dont voici le résultat: Hématies : 3 700 000/mm3 ; Hémoglobine: 11 g/100 ml ; Hématocrite: 35% ; Leucocytes: 12 000/mm3 ; VS : 44/90 mm. Vous en déduisez que :

A. C'est une numération VS normale chez une femme enceinte
B. C'est une anémie qu'il faut explorer, les autres paramètres sont normaux
C. Il n'y a pas d'anémie, mais une hyperleucocytose qui témoigne d'une infection à rechercher
D. La numération est normale, seule la vitesse de sédimentation est pathologique car très élevée
E. Etant donné qu'il s'agit d'une Nord-africaine, c'est très en faveur d'une thalassémie

Réponse : A

M 88/7/2/ 59

Madame R., 22 ans, vous consulte pour une lésion vulvaire douloureuse. Vous constatez des vésicules en bouquet sur la grande lèvre, certaines sont rompues, et des adénopathies inguinales homolatérales sensibles. Elle a 38,5°. Quel(s) diagnostic(s) devez-vous soulever?

A. Une syphilis
B. Des condylomes vulvaires
C. Un herpès génital
D. Un cancer
E. Une mycose vulvaire

Réponse : C

S 90/6/1/ 94

Une jeune femme, porteuse d'un DIU (Dispositif Intra Utérin), consulte en urgence en raison de douleurs pelviennes, de troubles du transit et de leucorrhées fétides. L'examen gynécologique, très douloureux, révèle des érosions diffuses sur le col utérin, le vagin, la vulve. Quel diagnostic semble le plus probable?

A. Endométrite à colibacilles
B. Vulvo-vaginite herpétique de primo-infection
C. Salpingite à chlamydiae
D. Pelvi-péritonite gonococcique
E. Vaginite et endométrite à Gardnerella

Réponse : B

S 90/5/1/ 38

Devant une patiente stérile de 35 ans qui présente un FSH à 25 mUI/ml et une LH à 18 mUI/ml, quel est le premier diagnostic auquel vous devez penser?

A. Une tumeur de l'ovaire
B. Une tumeur hypophysaire
C. Une ménopause précoce
D. Un adénome à prolactine
E. Une dysovulation

Réponse : C

M 91/5/2/ 65

Devant des métrorragies survenant chez une femme porteuse d'un DIU, indiquez le (les) diagnostic(s) envisageable(s):

A. GEU
B. Avortement spontané
C. Salpingite
D. Fibrome sous-séreux
E. Endométrite

Réponse : ABCE

S 91/7/1/ 61

Une jeune fille de 22 ans se plaint d'une dyspareunie intense depuis 48 heures, avec sensation de brûlures vaginales et prurit. A l'examen la muqueuse vaginale est rouge vif, les leucorrhées sont d'aspect verdâtre, très liquide et bulleux, le TV est normal non douloureux, quel est le diagnostic le plus probable?

A. Salpingite aiguë
B. Vaginite à candida
C. Gonococcie
D. Vaginite à trichomonas
E. Infection à Chlamydia

Réponse : D

M 92/9/2/ 77

Quels sont les deux premiers diagnostics à évoquer chez une femme de 35 ans porteuse d'un DIU en place depuis 18 mois, se plaignant de douleurs pelviennes et de métrorragies?

A. Expulsion du DIU
B. Perforation utérine
C. GEU
D. Infection génitale haute
E. Actinomycose génitale

Réponse : CD

1. 3 TRAITEMENTS EN GYNECOLOGIE

1. 3. 1 INDICATIONS

M 89/4/2/107

Le métronidazole (FLAGYL*) est un médicament actif dans:

A. Les infections à Trichomonas
B. Les formes tissulaires de l'amibiase
C. Les infections à Bactéroïdes fragilis
D. Les infections à Mycoplasma pneumoniae
E. La lambliase

Réponse : ABCE

1. 4 CYCLE MENSTRUEL

1. 4. 1 BIOLOGIE

M 86/2/2/ 57

Quel est ou quels sont parmi ces stéroïdes celui ou ceux sécrétés(s) par des ovaires normaux?

A. L'estradiol
B. L'estrone
C. L'estriol
D. La progestérone
E. La testostérone

Réponse : ABDE

S 86/6/1/ 31

Le pic ovulatoire de LH a pour origine:

A. Le pic de FSH
B. L'augmentation de la progestérone
C. L'augmentation de la 17 OH progestérone
D. Le pic d'oestradiol
E. Le pic de la progestérone

Réponse : D

S 89/6/1/ 47

Le taux de 17 bêta estradiol plasmatique chez la femme normale sans contraception est le plus bas lors de:

A. Phase folliculaire
B. Phase pré-ovulaire
C. Ovulation
D. Phase lutéale
E. Menstruations

Réponse : E

1. 4. 2 DIVERS

S 85/1/1/ 91

Au cours du cycle menstruel, le pic de LH provoque:

A. La fin des règles
B. La croissance du follicule
C. L'ovulation
D. Le début des règles
E. La sécrétion d'oestradiol

Réponse : C

S 85/2/1/ 70

A quelle période du cycle menstruel la sécrétion de la glaire cervicale est-elle maximale chez une femme ayant des cycles réguliers de 28 jours?

A. 5ème jour
B. 8ème jour
C. 13ème jour
D. 23ème jour
E. 28ème jour

Réponse : C

M 87/7/2/ 63

Le corps jaune secrète:

A. Les HCG
B. L'HPL
C. La 17 Bêta-oestradiol (E2)
D. La progestérone
E. La LH

Réponse : CD

2 ORIENTATION DIAGNOSTIQUE

2. 1 AMENORRHEE

2. 1. 1 DÉFINITION

S 90/3/1/ 21

Une aménorrhée est l'absence de règles depuis au moins:

A. 2 mois
B. 3 mois
C. 6 mois
D. 9 mois
E. 12 mois

Réponse : B

2. 1. 2 ETIOLOGIES (FACTEURS DE RISQUE, TERRAIN)

S 85/3/1/ 77

Les propositions suivantes sont fausses, sauf une. Le bilan d'une aménorrhée secondaire chez une femme de 35 ans montre une selle turcique normale, un taux élevé de FSH et de LH plasmatiques, un taux normal de prolan et de testostérone, un test de grossesse négatif, un CD taux bas de progestérone, un examen gynécologique normal. Le diagnostic s'oriente vers:

A. Une dysgénésie gonadique
B. Un syndrome de Stein et Leventhal
C. Une tumeur hypophysaire
D. Une ménopause précoce
E. Une aménorrhée psychogène

Réponse : D

S 85/7/1/ 90

Une jeune fille de 13 ans dont les seins sont développés, consulte pour absence de règles: il s'agit vraisemblablement:

A. D'une aménorrhée primaire
B. D'un retard pubertaire hypogonadotrophique
C. D'un retard pubertaire hypergonadotrophique
D. D'une anorexie mentale
E. D'un état normal

Réponse : E

S 86/2/1/ 65

Chez une femme de taille normale, ayant des caractères sexuels secondaires normaux, âgée de plus de 18 ans, une aménorrhée primaire peut être due à:

A. Une dysgénésie gonadique
B. Une malformation utéro-vaginale
C. Un impubérisme
D. Une ménopause précoce
E. Une cause iatrogène

Réponse : B

M 86/3/1/102

Une jeune fille de 16 ans présente une aménorrhée caractérisée par une augmentation très nette des gonadotrophines. Au niveau de quel ou de quels organe(s) peut siéger l'étiologie?

A. L'hypothalamus
B. L'hypophyse
C. Les ovaires
D. Les surrénales
E. La thyroïde

Réponse : C

S 87/7/1/ 6

Une aménorrhée primaire, après 18 ans, avec taille normale et caractères sexuels normaux peut être due à:

A. Un syndrome de Turner
B. Une malformation utéro-vaginale
C. Un impubérisme
D. Une ménopause précoce
E. Un hypoplasie surrénalienne congénitale

Réponse : B

M 87/6/1/100

Une aménorrhée secondaire peut être due à:

A. Un traitement par Dogmatil - **Sulpiride**
B. Une hyperprolactinémie
C. Une hyperandrogénie
D. Une grossesse
E. Un syndrome de Turner

Réponse : ABCD

M 87/6/2/ 51

Une aménorrhée secondaire peut être causée par:

A. Grossesse
B. Ovaire micro polykystique
C. Hyperprolactinémies iatrogènes
D. Syndrome du testicule féminisant
E. Causes psychogènes

Réponse : ABCE

M 87/7/2/ 10

Le SOPK est caractérisé par :

A. Hypersécrétion de prolactine
B. Hyper-réponse à LHRH
C. Gros ovaires à coque épaisse
D. Oestrone de base supérieure à la normale
E. D4 Androsténedione augmenté

Réponse : BCDE

S 88/4/1/ 93

Les affections endocriniennes suivantes peuvent entraîner une aménorrhée, sauf une: laquelle?

A. Hypothyroïdie
B. Hyperthyroïdie
C. Hyperparathyroïdie
D. Hypercorticisme
E. Hypocorticisme

Réponse : C

S 88/4/1/ 28

Le syndrome d'Asherman responsable d'une aménorrhée complète correspond à:

A. Une absence congénitale de vagin
B. Un retard pubertaire simple
C. Une hypotrophie ovarienne majeure
D. Une tuberculose utérine
E. Une synéchie utérine après curetage

Réponse : E

M 89/2/2/ 65

Quel(s) type(s) d'anomalie devez-vous évoquer chez une jeune fille de 18 ans non réglée?

A. Tuberculose génitale
B. Utérus unicorne
C. Utérus bicorne bicervical avec hémi-vagin borgne
D. Syndrome de Rokitansky
E. Syndrome de Turner

Réponse : ADE

M 89/3/2/101

Parmi les causes des aménorrhées primaires on note:

A. La ménopause précoce
B. Le syndrome de Turner
C. Le syndrome de Rokitansky
D. Les synéchies totales traumatiques
E. Le syndrome de Sheehan

Réponse : BC

M 89/3/2/116

Dans l'exploration d'une aménorrhée, une LH à 16 ng/ml (normale: 2,5 à 5 ng/ml) peut correspondre à:

A. Une grossesse
B. Une aménorrhée psychogène
C. **SOPK**
D. Une aménorrhée utérine
E. Des dosages effectués en phase ovulatoire

Réponse : ACE

M 91/2/2/ 8

L'enquête d'une aménorrhée secondaire avec hyperprolactinémie doit faire rechercher:

A. Un traitement prolongé par les progestatifs
B. Une hypothyroïdie périphérique
C. Un adénome antéhypophysaire
D. Un traitement neuroleptique
E. Un traitement dopaminergique

Réponse : BCD

M 91/6/2/ 79

Parmi les situations suivantes, quelle est ou quelles sont celle(s) susceptible(s) d'entraîner une aménorrhée?

A. L'adénome à prolactine
B. L'acromégalie
C. L'hypothyroïdie primaire
D. La prise de neuroleptiques
E. L'hypercalcémie

Réponse : ABCD

M 91/6/1/ 82

Parmi les étiologies des aménorrhées secondaires, on note:

A. La grossesse
B. La ménopause précoce
C. Le syndrome de Turner
D. Les synéchies totales traumatiques
E. L'adénome à prolactine

Réponse : ABDE

M 93/8/1/ 89

Une aménorrhée secondaire peut être causée par:

A. Grossesse
B. SOPK
C. Hyperprolactinémies iatrogènes
D. Syndrome du testicule féminisant
E. Causes psychogènes

Réponse : ABCE

S 85/6/1/ 86

Une aménorrhée primaire, après 18 ans, avec taille normale et caractères sexuels normaux peut être due à:

A. Une dysgénésie gonadique
B. Une malformation utéro-vaginale
C. Un impubérisme
D. Une ménopause précoce
E. Une cause iatrogène

Réponse : B

2. 1. 3 BILAN ÉTIOLOGIQUE

M 89/4/2/ 46

Une consultation pour une aménorrhée avec retard pubertaire à 17 ans chez une fille justifie:

A. La prescription d'une association oestro-progestative biphasique
B. La réalisation d'une radiographie de poignet
C. Le caryotype
D. Un scanner crânien
E. Le recours aux analogues du LH-RH

Réponse : B

S 90/1/1/ 73

Parmi les hormones suivantes, indiquez celle qu'il faut toujours doser devant une aménorrhée secondaire post-pilule?

A. FSH
B. LH
C. 17 bêta-oestradiol
D. Prolactine
E. Progestérone

Réponse : D

M 90/6/2/ 2

Une femme de 30 ans habituellement normalement réglée présente une aménorrhée secondaire après l'arrêt d'un contraceptif oral. L'examen clinique ne révèle rien d'anormal. Quels sont les deux examens que vous demanderez en priorité?

A. FSH plasmatique
B. Prolactinémie
C. Delta 4 androsténédione plasmatique
D. Bêta-HCG plasmatique
E. Estradiol plasmatique

Réponse : BD

S 90/7/1/ 30

L'apparition des règles après l'administration de progestérone, chez une femme aménorrhéique permet d'affirmer que:

A. L'imprégnation oestrogénique est présente
B. Le rétro-contrôle positif de LH aux hormones sexuelles est intact
C. L'endomètre est atrophique
D. La FSH est normale
E. Le taux de prolactine est normal

Réponse : A

2. 1. 4 DIVERS

M 90/5/2/ 20

Une aménorrhée post-pilule:

A. Est due à une persistance de l'atrophie de l'endomètre
B. Doit faire rechercher des synéchies utérines
C. Doit faire rechercher une grossesse
D. Impose une contraception par stérilet pendant le temps des examens
E. S'accompagne toujours d'une galactorrhée

Réponse : AC

2. 2 MENORRAGIES

2. 2. 1 CLINIQUE

M 91/3/2/ 96

Une patiente de 37 ans vous consulte pour ménorragies douloureuses habituelles. Quel(s) diagnostic(s) recherchez-vous?

A. Fibrome sous séreux pédiculé
B. Adénomyose
C. Atrophie endométriale
D. Endométrite
E. Myome intra-cavitaire

Réponse : BE

2. 2. 2 ETIOLOGIES (FACTEURS DE RISQUE, TERRAIN)

M 89/4/2/ 49

Des ménorragies peuvent être causées par:

A. Fibromyome utérin
B. Polypose utérine
C. Adénomyose
D. Stérilet
E. Cancer du corps de l'utérus

Réponse : ABCD

S 90/7/1/ 31

L'apparition de ménorragies chez une femme en période d'activité génitale doit faire évoquer d'abord:

A. Un cancer du col
B. Un fibrome utérin
C. Un cancer de l'endomètre
D. Une malformation utérine
E. Une synéchie

Réponse : B

2. 3 METRORRAGIES

2. 3. 1 DÉFINITION

M 86/6/2/105

Des métrorragies sont:

A. Une augmentation des règles en durée
B. Une augmentation des règles en abondance
C. Un raccourcissement des cycles
D. Un saignement entre les règles
E. Aucun des cas précédents

Réponse : D

2. 3. 2 ETIOLOGIES (FACTEURS DE RISQUE, TERRAIN)

M 85/6/2/ 3

Devant des métrorragies survenant chez une femme porteuse d'un stérilet, indiquez parmi les suivants, le(s) diagnostic(s) envisageable(s):

A. Une grossesse extra-utérine
B. Une salpingite
C. Un fibrome sous-muqueux
D. Un avortement spontané
E. Un cancer du col de l'utérus

Réponse : ABCDE

M 85/7/2/ 54

Devant des métrorragies en période péri-ménopausique, indiquez, parmi les suivants, le(s) diagnostique(s) envisageable(s):

A. Un cancer de l'endomètre
B. Des métrorragies fonctionnelles
C. Une tumeur de l'ovaire
D. Une grossesse compliquée
E. Une hyperplasie de l'endomètre

Réponse : ABCDE

M 87/5/1/112

Devant des métrorragies en période post-ménopausique, indiquez, parmi les suivants, le(s) diagnostic(s) envisageables(s):

A. Une atrophie endométriale
B. Des métrorragies fonctionnelles
C. Une tumeur de l'ovaire
D. Une adénomyose
E. Une hyperplasie de l'endomètre

Réponse : ACE

M 87/7/1/102

Devant des métrorragies survenant chez une femme porteuse d'un stérilet, indiquez parmi les suivants, le(s) diagnostic(s) envisageable(s):

A. Une migration du stérilet
B. Une salpingite
C. Un fibrome sous muqueux
D. Un avortement spontané
E. Un condylome plan cervical

Réponse : ABCD

M 87/6/1/113

Parmi les affections suivantes, indiquez celle(s) qui peut(peuvent) être responsables de métrorragies:

A. Une tumeur sécrétante de la granulosa
B. Un cancer de l'endomètre
C. Une salpingite
D. Une adénomyose
E. Une tumeur vaginale

Réponse : ABCD

S 88/2/1/ 60

Une femme de 65 ans nulligeste consulte pour métrorragies post-ménopausiques. Elle est obèse, hypertendue et diabétique. L'examen constate seulement un écoulement de sang assez peu abondant par le col utérin. Quel est le diagnostic le plus probable?

A. Carcinome de l'ovaire
B. Myome utérin sous-muqueux
C. Adénocarcinome de l'endomètre
D. Polype endocervical
E. Carcinome du col utérin

Réponse : C

S 88/3/1/ 42

Quelle est la cause la plus fréquente d'hémorragie génitale de la femme en période pubertaire?

A. Hémopathie bénigne
B. Corps étranger vaginal
C. Adénocarcinome vaginal
D. Insuffisance lutéale
E. Endométriose

Réponse : D

S 90/5/1/ 37

Les métrorragies provoquées sont caractéristiques:

A. Du fibrome utérin
B. Du cancer du col
C. Du cancer de l'endomètre
D. Des tumeurs de l'ovaire
E. Des métrorragies fonctionnelles

Réponse : B

M 91/4/2/ 1

Parmi les diagnostics suivants, quel(s) est (sont) celui (ceux) pouvant se rapporter à une métrorragie post-ménopausique?

A. Hyperplasie adénomateuse atypique
B. Thécome ovarien
C. Atrophie endométriale
D. Adénocarcinome tubaire
E. Prise d'OVESTIN* (Estriol) pour sécheresse vaginale

Réponse : ABCD

2. 3. 3 BILAN ÉTIOLOGIQUE

S 89/7/1/ 35

Une femme de 68 ans, obèse, hypertendue, présente depuis plusieurs semaines des métrorragies intermittentes. Un examen gynécologique met en évidence un utérus augmenté de volume, sans anomalie du col. Quel examen proposez-vous pour établir le diagnostic?

A. Hystéroscopie
B. Biopsie de l'exocol
C. Frottis cervico-vaginal
D. Curetage biopsique étagé sous AG
E. Biopsie endo-utérine à la seringue de Novak

Réponse : D

2. 3. 4
TRAITEMENTS

S 85/2/1/ 67

Une femme de 55 ans sous oestrogéno-thérapie présente des métrorragies. Le bilan est le suivant: Examen clinique normal; Cytologie cervicale normale; Hystérosalpingographie; muqueuse épaisse; Biopsie à la canule de Novak: Endomètre hyperplasique. Vous devez:

A. Rassurer la malade et poursuivre l'oestrogénothérapie
B. Rassurer la malade et arrêter l'oestrogénothérapie
C. Rassurer la malade et prescrire des progestatifs
D. Compléter le bilan par un curetage de la cavité utérine
E. Compléter le bilan par une échographie

Réponse : D

3
CONTRACEPTION
3. 1
CONTRACEPTION
3. 1. 1
DIVERS

M 87/1/2/ 61

Certaines méthodes de contraception sont considérées comme très fiables avec un indice de Pearl théorique inférieur à 2%; citer cette ou ces méthodes, parmi les suivantes:

A. Le coït interrompu
B. Le stérilet au cuivre
C. La méthode du calendrier
D. La pilule classique normodosée
E. Les spermicides

Réponse : BD

M 87/7/2/ 83

Chez une femme hypertendue qui vient de subir une césarienne au 7ème mois, quelle(s) mesure(s) de contraception vous semble(nt) pouvoir être appliquée(s) dans les 6 premiers mois?

A. Pilule classique avec oestrogène et progestatif
B. Pilule à progestatif seul
C. Pose d'un stérilet
D. Injection de progestérone retard
E. Contraception locale (diaphragme + spermicide)

Réponse : BE

3. 2
CONTRACEPTION ORALE
3. 2. 1
EPIDÉMIOLOGIE

M 90/3/2/ 88

Pour mieux étudier s'il y a une relation entre la contraception par voie orale (oestro-progestatifs) et le cancer du col utérin, un groupe de 15 000 femmes de 18 à 58 ans, indemnes de cancer du col, a été suivi de décembre 1976 à janvier 1980. La surveillance a constaté essentiellement en un frottis annuel; parallèlement la prise de contraceptif était recherchée par questionnaire. Il s'agit d'une enquête:

A. Rétrospective
B. Prospective
C. De cohorte
D. De prévalence
E. Cas témoin

Réponse : BC

3. 2. 2
IMAGERIE

S 91/7/1/ 20

Les oestro-progestatifs sont utilisés en contraception:

A. Du 5ème au 25ème jour du cycle normal
B. Du 10ème au 25ème jour du cycle normal
C. Pendant 28 jours à partir du 3ème jour des règles précédentes
D. Par périodes de 21 jours entrecoupées d'arrêt de 7 jours
E. En continu, y compris pendant les règles

Réponse : D

3. 2. 3
TRAITEMENTS

S 90/7/1/ 28

Madame Anne-Marie B. 30 ans sans antécédent, mère de 2 enfants est sous STEDIRIL*. Au 10ème jour de son cycle elle vous téléphone à 10 heures du matin, car elle a oublié de prendre sa pilule la veille. Que lui conseillez-vous?

A. De prendre maintenant le comprimé oublié et le soir le comprimé prévu
B. D'attendre le soir pour prendre le comprimé prévu et de jeter celui qui a été oublié
C. De prendre 2 comprimés le soir (celui qui a été oublié + celui prévu)
D. D'arrêter la plaquette là où elle en est, d'attendre l'hémorragie de privation et de recommencer une plaquette neuve
E. De ne pas avoir de rapport sexuel pendant le reste du cycle

Réponse : A

3. 2. 4
DIVERS

S 88/5/1/ 56

Parmi les propositions suivantes, indiquez celle qui est inexacte:

A. Un traitement barbiturique diminue l'efficacité de la contraception orale
B. Une aménorrhée pendant 1 an après la prise d'oestroprogestatif, peut être due à l'effet atrophiant prolongé de la pilule sur l'endomètre
C. Le tabagisme augmente le risque vasculaire des oestroprogestatifs
D. Un antécédent de thrombophlébite contre-indique formellement la prescription d'oestroprogestatifs
E. L'adénome hépatique est une complication possible des oestroprogestatifs

Réponse : B

3. 2. 5
CONTRE INDICATIONS (ABSOLUES, RELATIVES)

M 85/2/2/ 82

Quel(s) conseil(s) donnez-vous à une femme mariée de 25 ans prenant une pilule contraceptive oestro-progestative minidosée et devant recevoir une triple antibiothérapie antituberculeuse? (INH, Rifampicine, Ethambutol)

A. Exclusion INH
B. Exclusion Rifampicine
C. Arrêt de toute contraception
D. Autre méthode contraceptive après avis spécialisé
E. Diminution des doses de pilule oestro-progestative

Réponse : D

S 85/7/1/ 70

Parmi les circonstances suivantes laquelle est une contre-indication à la contraception oestro-progestative:

A. Antécédent de kyste lutéinique
B. Fibrome utérin
C. Endométriose
D. Hyperplasie de l'endomètre
E. Toutes ces propositions sont vraies

Réponse : B

M 86/1/2/ 46

La contraception orale par oestroprogestatifs est contre-indiquée quand existe:

A. Une intolérance aux hydrates de carbone
B. Une HTA
C. Une sarcoïdose
D. Une hyperlipémie
E. Un antécédent de cancer mammaire

Réponse : ABDE

M 86/5/2/ 51

La prescription d'une pilule normodosée présente des contre-indications; citer parmi les propositions suivantes celle ou celles qui constituent une contre-indication absolue ou relative:

A. L'hypertension artérielle
B. La béance cervico-isthmique
C. Les antécédents de phlébite
D. L'utérus cicatriciel
E. Le tabagisme après 40 ans

Réponse : ACE

M 87/2/2/ 34

Les oestroprogestatifs sont contre-indiqués en cas de:

A. Diabète non insulino-dépendant
B. Goitre
C. Hyperthyroïdie
D. Hypercholestérolémie
E. Hypertriglycéridémie

Réponse : ADE

S 87/2/1/ 4

La contraception orale par oestroprogestatifs est contre-indiquée de manière absolue ou relative dans les cas suivants sauf un; lequel?

A. Multiparité
B. Hypertension artérielle
C. Phlébite profonde
D. Hépatite choléstatique
E. Fibrome utérin

Réponse : A

S 87/2/1/ 66

Parmi les affections suivantes, une seule n'est pas une contre-indication formelle des oestro-progestatifs. Laquelle?

A. Tumeurs malignes du sein et de l'utérus
B. Accidents thrombo-emboliques
C. Fibrome utérin
D. Hépatite choléstatique
E. Adénome hypophysaire

Réponse : C

M 87/7/2/ 32

L'administration d'un contraceptif oestroprogestatif est déconseillée chez les femmes qui:

A. Ont une intolérance aux hydrates de carbone
B. Ont eu des enfants d'un poids supérieur à 4 kg à la naissance
C. Ont une dyslipémie
D. Fument plus d'un paquet de cigarettes par jour
E. Ont un traitement anticomitial

Réponse : ABCDE

M 88/2/2/ 52

La prescription d'une pilule oestroprogestative à 50 microgrammes d'éthinyl-oestradiol chez une femme de 30 ans présente des contre-indications. Indiquez parmi les propositions ci-dessous celle(s) qui constitue(nt) une contre-indication absolue:

A. Tension artérielle à 160/100
B. Une triglycéridémie à 0,90 g/l
C. Prise de TRANXENE* le soir
D. Antécédents de salpingite
E. Antécédents de phlébite

Réponse : AE

S 89/1/1/ 32

La prise de contraceptifs oestro-progestatifs est contre-indiquée par:

A. Un taux de protéine C égal à 110%
B. Un taux de fibrinogène égal à 4 grammes par litre
C. Un nombre de plaquettes égal à 350 Giga par litre
D. Un taux d'antithrombine III inférieur à 70%
E. Un temps de céphaline kaolin plus court que celui du témoin

Réponse : D

3. 2. 6
EFFETS SECONDAIRES

M 88/3/2/ 30

La prescription d'une pilule normodosée mais avec un climat trop oestrogénique peut entraîner certains troubles d'adaptation et même certains états pathologiques ; lequel (lesquels) parmi les suivants:

A. Acné
B. Métrorragie de 2ème partie du cycle
C. Etat dépressif
D. Mastose
E. Jambes lourdes

Réponse : BCDE

3. 2. 7
DIVERS

S 85/4/1/106

Parmi les propositions suivantes qui concernent la "pilule", indiquez la réponse inexacte:

A. Elle peut être prescrite pour 3 mois avec une ordonnance renouvelable pour un an
B. Elle peut être distribuée gratuitement par les centres de planification et d'éducation familiale familiale
C. Sa prescription et sa délivrance aux mineurs nécessitent l'autorisation parentale
D. Elle nécessite une prescription médicale
E. Elle représente actuellement la méthode contraceptive la plus utilisée

Réponse : C

M 86/6/2/ 62

Citer parmi les propositions suivantes concernant la pilule minidosée, celle ou celles qui sont exactes:

A. Le dosage des oestrogènes est généralement de 50 microgrammes
B. Elle agit à trois niveaux (hypothalamo-hypophysaire, utérin, cervical)
C. Elle se prescrit tous les jours du cycle
D. Le risque de grossesse n'est réellement important qu'après un oubli de 48 heures
E. Elle induit peu d'effets métaboliques mais assez souvent des troubles des règles

Réponse : BE

S 87/6/1/ 84

La composition d'un oestroprogestatif est la suivante : Les 7 premiers comprimés contiennent 30 mcg d'Ethinyl-Oestradiol; Les 14 autres comprimés 40 mcg d'Ethinyl-Oestradiol; La dose du progestatif reste constante. S'agit-il:

A. D'une pilule classique combinée
B. D'une pilule minidosée combinée
C. D'une pilule séquentielle
D. D'une pilule combinée minidosée biphasique
E. D'une micropilule

Réponse : D

M 88/6/1/115

Dans la contraception par oestro-progestatifs combinés:

A. Il existe une simulation du cycle physiologique
B. L'oestrogène agit seul au niveau du col
C. L'oestrogène et le progestatif agissent au niveau de l'ovulation
D. La glaire cervicale est de mauvaise qualité
E. La stimulation de l'endomètre est de mauvaise qualité

Réponse : CDE

M 88/7/2/ 58

Dans la contraception par oestro-progestatifs séquentiels:

A. L'oestrogène est dosé à 35 gamma d'éthinyl oestradiol
B. Seule la deuxième partie du cycle comprend oestrogènes et progestatifs
C. L'oestrogène agit au niveau de la glaire cervicale
D. Elle peut être conseillée après une IVG
E. Elle présente un risque d'échec de 0,2% année-femme

Réponse : BCD

S 91/6/1/ 42

Une plaquette oestro progestative contient 21 pilules identiques associant 30 microgrammes d'éthinyl oestradiol et un progestatif. Il s'agit:

A. D'une pilule classique
B. D'une minidosée combinée
C. D'une minidosée biphasique
D. D'une séquentielle
E. D'une micropilule

Réponse : B

3. 2. 8
EFFETS PHARMACOLOGIQUES

M 93/8/1/ 97

La contraception par oestroprogestatifs est souhaitable en raison de son effet thérapeutique associé sur:

A. Les mastodynies
B. L'endométriose
C. L'hyperandrogénie d'origine ovarienne
D. La nécrobiose des fibromes
E. L'hyperprolactinémie

Réponse : BC

3. 3
CONTRACEPTION PAR DISPOSITIF INTRA UTERIN
3. 3. 1
DIVERS

M 86/7/2/ 95

Quel(s) jour(s) du cycle recommande-t-on habituellement de poser un stérilet?

A. Le premier jour des règles
B. Le dernier jour des règles
C. Le jour de l'ovulation
D. Sept jours après l'ovulation
E. Deux jours avant les règles

Réponse : B

M 88/1/2/ 39

La mise en place d'un stérilet:

A. Doit toujours être faite par un médecin-gynécologue
B. Peut être faite par un médecin généraliste
C. Peut être réalisée dans un cabinet médical
D. Peut être faite au domicile de la patiente
E. Nécessite l'obtention de l'entente préalable de la Caisse de Sécurité Sociale

Réponse : BC

M 90/1/2/ 11

Parmi les affirmations suivantes concernant les stérilets, laquelle (ou lesquelles) est (sont) vraie(s)?

A. Il faut éviter de le poser chez les nullipares
B. Il faut éviter de le poser chez les tuberculeuses
C. Il faut éviter de le poser juste après l'accouchement
D. Il faut éviter de le poser après une hépatite
E. C'est la contraception de choix de la femme de 35 ans qui a réalisé son désir de maternité

Réponse : CE

3. 3. 2 CONTRE INDICATIONS (ABSOLUES, RELATIVES)

M 87/6/2/ 50

Parmi les propositions suivantes, citer celle(s) qui constitue(nt) une contre-indication absolue ou relative à la pose d'un stérilet:

A. Utérus bicorne
B. Salpingite
C. Comitialité
D. Hypertension artérielle
E. Nulliparité

Réponse : AB

M 89/6/2/ 57

Certaines contre-indications à la mise d'un stérilet sont classiques. Parmi les propositions suivantes laquelle(lesquelles) retenez-vous?

A. Antécédents psychiatriques
B. Cervicite à chlamydiae
C. Valvulopathie aortique
D. Utérus cloisonné
E. Obésité

Réponse : BD

S 91/4/1/ 55

L'utilisation d'un dispositif intra-utérin est contre-indiqué:

A. En cas de dyspareunie sévère
B. Devant un antécédent de vaginite à trichomonas
C. En cas de rétroversion utérine
D. Après une endométrite du post-partum
E. En cas de dysovulation

Réponse : D

4 INFECTIONS EN GYNECOLOGIE

4. 1 LEUCORRHEE

4. 1. 1 CLINIQUE

M 86/2/2/ 60

Les leucorrhées en relation avec une vaginite à trichomonas sont:

A. Favorisées par un pH acide
B. Abondantes
C. Epaisses
D. Spumeuses
E. Accompagnées volontiers de lésions périnéales correspondant à une propagation du microbe lui-même

Réponse : BD

M 86/6/2/ 60

Les leucorrhées en relation avec une vaginite à gonocoques sont caractérisées par:

A. L'association rare à des signes urinaires
B. Leur aspect spumeux
C. La fragilité du microbe lorsqu'on ne dispose pas d'un milieu de transport approprié
D. Le risque accentué de stérilité par propagation ascendante canalicuIaire
E. L'efficacité habituelle du métronizadole (FLAGYL*)

Réponse : CD

M 87/3/2/ 14

Les leucorrhées physiologiques en relation avec une desquamation vaginale sont caractérisées par:

A. Leur survenue en période post-menstruelle immédiate
B. Leur aspect lactescent
C. Leur abondance modérée
D. L'association fréquente à un prurit vulvaire
E. L'inutilité habituelle de toute thérapeutique

Réponse : BCE

4. 1. 2 ETIOLOGIES (FACTEURS DE RISQUE, TERRAIN)

S 85/7/1/ 66

Des leucorrhées prurigineuses, d'aspect blanchâtre et grumeleux, d'apparition récente, évoquent d'emblée une des pathologies suivantes; laquelle?

A. Infection à trichomonas vaginalis
B. Infection à gonocoque
C. Infection mycosique à Candida
D. Infection herpétique par virus de type II
E. Oxyurose

Réponse : C

M 89/3/2/ 16

Quel(s) germe(s) est (sont) responsable(s) de leucorrhées malodorantes?

A. Gardnerella Vaginalis
B. Trichomonas
C. Tréponèmes
D. Candida albicans
E. Strepto B

Réponse : AB

S 91/3/1/ 61

Des leucorrhées abondantes (profuses), verdâtres, spumeuses, mal odorantes, évoquent une infection:

A. Par Candida Albicans
B. Par Mycoplasma
C. Par le Bacille de Doderlein
D. Par Klebsiella
E. Par Trichomonas Vaginalis

Réponse : E

4. 2 ENDOMETRITE

4. 2. 1 ANATOMOPATHOLOGIE

M 86/1/2/ 42

Une biopsie endométriale faite dans un cas d'endométrite suppurée montre un grand nombre de:

A. Plasmocytes
B. Polynucléaires à noyaux pycnotiques
C. Cellules glandulaires altérées
D. Histiocytes épithélioïdes
E. Mastocytes

Réponse : BC

4. 3 SALPINGITE

4. 3. 1 CLINIQUE

M 92/8/2/ 80

Parmi les signes cliniques suivants, lequel (lesquels) vous évoque(nt) le diagnostic d'une salpingite aiguë?

A. Douleur prémenstruelle
B. Etat général très altéré
C. Leucorrhées abondantes
D. Métrorragies
E. Absence de douleur à la mobilisation utérine

Réponse : CD

4. 3. 2 ETIOLOGIES (FACTEURS DE RISQUE, TERRAIN)

S 86/7/1/ 16

Toutes les propositions suivantes concernant les facteurs de risques d'une infection génitale haute sont exactes sauf une:

A. Maximum de fréquence avant 30 ans
B. Risque accru par la prise d'un microprogestatif
C. Risque accru chez la nullipare
D. Le DIU est un facteur de risque
E. Protection partielle par l'utilisation de contraceptifs locaux

Réponse : B

4. 3. 3 BILAN ÉTIOLOGIQUE

M 90/2/2/ 1

Devant un tableau clinique évocateur, parmi les examens suivants quel est celui ou ceux permettant de faire le diagnostic d'infection utéro-annexielle?

A. Echographie pelvienne
B. Hystérographie
C. Prélèvement bactériologique d'endocol
D. Coelioscopie
E. Frottis endométrial

Réponse : CD

4. 3. 4 EVOLUTION (PRONOSTIC, COMPLICATIONS)

M 87/2/1/ 96

Une salpingite aiguë peut avoir pour séquelle(s):

A. Une stérilité tubaire
B. Une grossesse extra-utérine
C. Une infection urinaire chronique
D. Une dyspareunie
E. Des douleurs abdominales

Réponse : ABDE

M 90/3/1/ 97

L'infection génitale à Chlamydia peut entraîner:

A. Un cancer du col utérin
B. Une pyélonéphrite
C. Une stérilité
D. Une péri hépatite
E. Une pelvi-péritonite

Réponse : CDE

S 91/4/1/ 66

A propos du syndrome de Fitz-Hugh-Curtis une des propositions suivantes est fausse; laquelle?

A. Douleur hypochondre droit
B. Antécédents récents d'infection génitale
C. Germe responsable à rechercher: chlamydia
D. Perturbations des tests biologiques hépatiques
E. Hyperleucocytose et augmentation de la VS

Réponse : D

4. 3. 5 DIVERS

M 91/2/2/ 71

Parmi les propositions suivantes concernant les salpingites aiguës, laquelle ou lesquelles retenez-vous?

A. Elles constituent un facteur de risque de grossesse extra-utérine
B. Elles justifient pour beaucoup la pratique d'une coelioscopie
C. Une hystérosalpingographie doit être pratiquée dans les cas difficiles pour affirmer le diagnostic
D. Elles contribuent à l'apparition d'algies pelviennes chroniques
E. L'apparition d'une masse pelvienne doit faire évoquer le diagnostic de pyosalpinx

Réponse : ABDE

M 92/9/2/ 69

Quel(s) examen(s) est (sont) utile(s) en cas d'infection utéro-annexielle aiguë?

A. Echographie pelvienne
B. Hystérosalpingographie
C. Coelioscopie
D. Prélèvements bactériologiques cervico-vaginaux
E. Hystéroscopie

Réponse : ACD

M 92/8/1/ 87

Un abcès du cul de sac de Douglas peut:

A. Etre dû à une appendicite pelvienne
B. Donner une pollakiurie
C. Se manifester par une occlusion fébrile
D. Etre dû à un pyosalpinx
E. Donner des glaires émises par l'anus

Réponse : ABCDE

5 MENOPAUSE ET AUTRES PATHOLOGIES EN GYNECOLOGIE

5. 1 MENOPAUSE

5. 1. 1 CLINIQUE

M 87/5/2/ 60

Indiquez le ou les symptôme(s) clinique(s) pouvant accompagner la phase de pré-ménopause:

A. Mastodynie
B. Troubles du rythme menstruel
C. Syndrome prémenstruel
D. Atrophie vulvaire
E. Ménorragies

Réponse : ABCE

S 89/1/1/ 51

Quelle manifestation ne fait pas habituellement partie de la ménopause?

A. Paresthésie des extrémités
B. Insomnies
C. Sécheresse vaginale
D. Tension des seins
E. Sudation

Réponse : D

5. 1. 2 BIOLOGIE

S 85/7/1/ 69

Sur le plan hormonal, la ménopause se caractérise par:

A. Un taux de FSH normal et d'oestradiol bas
B. Un taux de FSH abaissé et d'oestradiol élevé
C. Un taux de FSH élevé et d'oestradiol bas
D. Un taux de FSH normal et d'oestradiol normal
E. Un taux de FSH augmenté et d'oestradiol normal

Réponse : C

M 87/4/2/ 93

Le profil hormonal 1 an après castration chez une femme obèse sans traitement substitutif comporte:

A. Taux élevé de FSH
B. Taux normal de LH
C. Absence totale d'oestradiol
D. Absence totale de progestérone
E. Taux normal de prolactine

Réponse : ADE

S 89/7/1/ 76

Dans la ménopause confirmée:

A. Le taux de FSH est plus élevé que le taux de LH
B. Il persiste une faible sécrétion de progestérone par transformation périphérique des androgènes
C. L'administration de progestatifs provoque une hémorragie de privation
D. Il existe un taux important d'estriol
E. Il existe une hyperprolactinémie d'entraînement

Réponse : A

M 91/7/2/ 49

Parmi les propositions suivantes, quelles sont celles qui caractérisent la période post-ménopausique?

A. Atrophie de l'endomètre
B. Augmentation de la FSH plasmatique
C. Hyperoestrogénie relative
D. Hyperprolactinémie
E. Involution adipeuse du sein

Réponse : ABE

S 92/8/1/ 5

En cas de ménopause précoce, les dosages plasmatiques mettent en évidence l'anomalie ci-après:

A. FSH bas - LH élevé
B. FSH élevé - 17 Bêta oestradiol élevé
C. FSH bas - 17 Bêta oestradiol bas
D. FSH élevé - 17 Bêta oestradiol bas
E. FSH élevé - Progestérone élevée

Réponse : D

5. 1. 3 IMAGERIE

S 91/3/1/ 62

L'examen complémentaire utile à faire systématiquement chez la femme ménopausée est:

A. Le dosage de FSH
B. Le dosage des oestrogènes
C. Une radiographie du rachis lombaire face et profil pour déterminer la densité osseuse
D. Une mammographie
E. Une hystérographie

Réponse : D

5. 1. 4 EVOLUTION (PRONOSTIC, COMPLICATIONS)

M 85/5/2/ 54

Parmi les complications que peut entraîner la carence oestrogénique de la ménopause, laquelle ou lesquelles retenez-vous:

A. Atrophie vaginale
B. Hyperplasie de l'endomètre
C. Involution mammaire
D. Hyper-sécrétion de la glaire cervicale
E. Dysplasie du col utérin

Réponse : AC

M 90/2/1/118

Parmi les signes cliniques suivants, indiquez celui (ceux) qui est (sont) une (des) conséquence(s) possible(s) de la ménopause:

A. Hypotension artérielle
B. Ostéoporose
C. Augmentation du risque cardio-vasculaire par athérosclérose
D. Epaississement de la peau
E. Sécheresse vaginale

Réponse : BCE

M 91/1/2/ 54

Parmi les complications que peut entraîner la carence estrogénique de la ménopause, laquelle ou lesquelles retenez-vous?

A. Ostéoporose
B. Hyperplasie de l'endomètre
C. Galactorrhée
D. Hypersécrétion de la glaire cervicale
E. Dysplasie du col utérin

Réponse : A

5. 1. 5 TRAITEMENTS

M 89/3/2/111

Le traitement non hormonal de la ménopause est capable d'améliorer:

A. Prurit vulvaire
B. Sécheresse vaginale
C. Bouffées de chaleur
D. Crises sudorales
E. Douleurs ostéo-articulaires

Réponse : CD

M 90/1/2/ 8

Parmi les signes suivants et les examens complémentaires suivants, sur lesquels peut-on se baser pour adapter la posologie d'un traitement hormonal substitutif post-ménopausique?

A. Bouffées de chaleur
B. Tension des seins
C. Sécheresse vaginale
D. La concentration minérale osseuse
E. Glycémie et triglycérides

Réponse : ABC

M 94/9/2/ 5

Une femme de 53 ans sans antécédent chirurgical désire une hormonothérapie substitutive de la ménopause. Il n'y a pas de contre indication. Laquelle (ou les quelles) vous paraît (paraissent) la (les) mieux adaptée(s)?

A. Ethynil-oestradiol: les 15 premiers jours du mois suivies d'un progestatif norstéroïde les 15 autres jours du mois
B. 17 Bêta-oestradiol per os du 1er au 25ème jour du mois
C. 17 Bêta-oestradiol per os du 1er au 25ème jour du mois associé à la progestérone naturelle per-cutanée du 15ème au 25ème jour du mois
D. 17 Bêta-oestradiol percutané du 1er au 25ème jour du mois associé à un progestatif per os du 12ème au 25ème jour du mois
E. 17 Bêta-oestradiol per os du 1er au 25ème jour du mois associé à un progestatif per os du 12ème au 25ème jour du mois

Réponse : D

5. 1. 6 DIVERS

M 86/1/2/ 51

La constatation d'une imprégnation oestrogénique chez une femme ménopausée depuis 10 ans est anormale. Parmi les causes suivantes, quelle(s) est (sont) celle(s) qui peut (peuvent) être à l'origine de cette anomalie?

A. Existence d'une tumeur sécrétante de l'ovaire
B. Sécrétion résiduelle d'oestrogènes par l'ovaire ménopausique
C. Apport exogène d'oestrogènes, à titre thérapeutique
D. Aromatisation des androgènes dans le tissu graisseux
E. Cancer de l'endomètre

Réponse : ACD

M 90/5/2/ 16

Dans la ménopause confirmée:

A. FSH est plus élevée que LH
B. Une faible sécrétion de progestérone persiste par transformation des androgènes
C. L'administration de progestatifs ne provoque pas d'hémorragie de privation
D. Il existe une sécrétion importante d'oestriol
E. Il existe une hyperprolactinémie d'entraînement

Réponse : AC

5. 2 ENDOMETRIOSE

5. 2. 1 CLINIQUE

M 91/5/1/ 96

Une endométriose externe peut être évoquée devant:

A. Métrorragie
B. Dyspareunie orificielle
C. Dyspareunie profonde
D. Dysménorrhée
E. Syndrome prémenstruel

Réponse : CD

5. 2. 2 TRAITEMENTS

M 88/3/2/ 44

Une endométriose génitale peut être traitée efficacement par:

A. Bêta-mimétique
B. Estrogène pur
C. Progestatif pur
D. Danazol (DANATROL*)
E. Castration

Réponse : CDE

5. 3 FIBROME UTERIN

5. 3. 1 IMAGERIE

S 91/7/1/ 22

Quel examen paraclinique permet d'apprécier au mieux les caractères anatomiques des fibromes sous-muqueux?

A. Hystéroscopie
B. RMN
C. Biopsie de la cavité utérine
D. Hystérographie
E. Echographie utérine

Réponse : A

5. 3. 2 EVOLUTION (PRONOSTIC, COMPLICATIONS)

S 85/6/1/ 8

La complication la plus fréquente du fibrome sous-muqueux est:

A. La torsion
B. L'infection
C. Les métrorragies
D. La transformation en cancer
E. La nécrobiose aseptique

Réponse : C

M 85/6/2/ 26

La présence d'un fibrome utérin et d'une grossesse implique la connaissance de certains risques et attitude thérapeutiques parmi lesquelles vous retenez:

A. Indication de cerclage systématique en raison du risque d'avortement tardif
B. Administration de progestatifs durant le premier trimestre de la grossesse
C. Césarienne systématique à terme
D. Risque d'accouchement prématuré
E. Surveillance accrue de la délivrance (risque d'hémorragie par inertie utérine)

Réponse : DE

S 91/3/1/ 36

Une des complications suivantes ne s'observe jamais dans l'évolution des fibromes utérins:

A. Nécrose
B. Torsion
C. Hémorragies
D. Hydronéphrose
E. Dégénérescence épithéliomateuse

Réponse : E

S 91/4/1/ 28

Parmi les complications possibles des fibromes sous séreux, indiquer celle qui est la plus fréquente pendant la grossesse?

A. Torsion
B. Nécrobiose septique
C. Nécrobiose aseptique
D. Compression urétérale
E. Métrorragies

Réponse : C

M 91/5/2/ 80

Mme L...38 ans, est porteuse d'un myome sous séreux de 5 cm de diamètre découvert à un examen systématique, il y a trois ans. Elle est admise en urgence; le diagnostic de nécrobiose du myome est porté: sur quel(s) signe(s)?

A. Douleurs pelviennes
B. Dysménorrhée habituelle
C. Température à 38°
D. Métrorragies
E. Anémie hypochrome

Réponse : AC

S 92/8/1/ 20

La plus fréquente des complications d'un fibrome au cours de la grossesse est:

A. Dégénérescence oedémateuse
B. Dégénérescence sarcomateuse
C. Nécrobiose aseptique
D. Nécrobiose septique
E. Calcification

Réponse : C

M 93/8/2/ 1

Quelles sont les complications possibles des fibromes utérins?

A. Anémie ferriprive
B. Nécrobiose aseptique
C. Torsion d'un fibrome pédiculé
D. Compression urétérale
E. Dégénérescence sarcomateuse

Réponse : ABCD

5. 3. 3 TRAITEMENTS

S 85/1/1/ 92

Le traitement non chirurgical du fibrome utérin comporte en général:

A. L'administration d'oestrogènes
B. L'administration d'androgènes
C. L'administration de progestatifs
D. Un traitement radiothérapique
E. Une association de plusieurs de ces thérapeutiques

Réponse : C

S 85/2/1/ 51

Quelle indication thérapeutique parmi les suivantes vous parait la plus logique chez une femme de 50 ans présentant un gros utérus fibromateux avec ménométrorragie et déformation de la cavité utérine à l'hystérographie?

A. Myomectomie
B. Progestatifs
C. Oestrogènes
D. Hystérectomie totale sans conservation des ovaires
E. Hystérectomie subtotale avec conservation des ovaires

Réponse : D

S 86/2/1/ 7

On prescrit souvent des progestatifs en cas de ménorragies d'importance moyenne en relation avec un fibrome utérin, à quelle époque du cycle les prescrit-on généralement?

A. Pendant les règles
B. Du 5ème au 14ème jour du cycle
C. Du 10ème au 20ème jour du cycle
D. Du 16ème au 25ème jour du cycle
E. En continu

Réponse : D

S 86/3/1/ 19

Quel est le fibrome utérin pour lequel le traitement chirurgical est le plus souvent nécessaire?

A. Fibrome sous-séreux pédiculé
B. Fibrome fibreux intra-cavitaire
C. Fibrome de l'isthme
D. Fibrome intra-mural
E. Fibrome du col

Réponse : B

5. 3. 4 DIVERS

S 85/1/1/ 37

Parmi ces propositions concernant le fibrome et la grossesse, laquelle est fausse?

A. Le fibrome peut gêner le diagnostic de grossesse jeune
B. Si on constate qu'il existe un fibrome au 3ème trimestre d'une grossesse, il faut faire une myomectomie
C. La nécrobiose aseptique est la plus fréquente
D. On observe plus souvent des présentations anormales
E. Le fibrome peut constituer un obstacle à l'accouchement

Réponse : B

M 87/6/1/101

Parmi les propositions suivantes, indiquez celle(s) qui s'applique(nt) aux fibromes intra cavitaires?

A. Ils peuvent coexister avec un utérus de volume normal
B. Ils s'associent fréquemment à des ménorragies
C. Ils résistent au traitement progestatif
D. Ils donnent une ballonnisation de l'utérus à l'hystérosalpingographie
E. Leur traitement est chirurgical

Réponse : ABCDE

M 90/2/2/ 2

Parmi les propositions suivantes concernant les fibromes utérins quelles sont celles qui sont fausses?

A. Dégénérescence maligne dans 10% des cas après la ménopause
B. Incontinence urinaire à l'effort
C. Clivage chirurgical possible
D. Cause de stérilité
E. Augmentation de volume sous l'effet des oestrogènes

Réponse : ABD

S 91/6/1/ 72

Parmi les propositions suivantes concernant les fibromes (myome) utérins, laquelle retenez-vous?

A. Les fibromes sous séreux peuvent être directement cause d'avortement spontané
B. L'apparition et l'augmentation de volume rapide d'un "fibrome" utérin doit faire évoquer le diagnostic de sarcome
C. La nécrobiose septique constitue une complication exceptionnelle des fibromes pédiculés
D. Tout fibrome utérin doit bénéficier d'une intervention chirurgicale
E. A toute hystérectomie pour fibrome doit être associée une annexectomie

Réponse : B

M 93/9/2/ 38

Parmi les propositions suivantes, laquelle (lesquelles) caractérise(nt) un fibrome utérin?

A. Se manifeste le plus souvent par des dysménorrhées
B. Est souvent associé à une dysménorrhée tardive
C. Est parfois visible sur l'ASP
D. A un risque de dégénérescence quasi nul
E. Nécessite toujours une hystérectomie

Réponse : CD

5. 4 KYSTE DE L'OVAIRE

5. 4. 1 ANATOMOPATHOLOGIE

S 87/7/1/ 59

Parmi les formations ovariennes kystiques suivantes, quelle est celle qui est douée du plus haut potentiel de malignité?

A. Kyste dermoïde
B. Cystadénome séreux
C. Kyste du corps jaune
D. Kyste accompagnant la môle hydatiforme
E. Kyste mucoïde

Réponse : B

5. 4. 2 FORMES CLINIQUES

M 91/3/2/ 9

Une femme de 25 ans présente un kyste de l'ovaire unilatéral mesurant 6 à 7 cm de diamètre. A l'échographie il est anéchogène. Cela peut correspondre à une ou plusieurs propositions suivantes:

A. Kyste dermoïde
B. Kyste endométrioïde
C. Kyste fonctionnel
D. Kyste mucoïde
E. Kyste séreux

Réponse : CDE

5. 4. 3 EVOLUTION (PRONOSTIC, COMPLICATIONS)

S 85/4/1/ 30

Parmi ces propositions concernant l'évolution spontanée habituelle des kystes fonctionnels de l'ovaire, laquelle vous parait la plus constamment exacte?

A. Evolution vers un kyste organique
B. Dégénérescence maligne possible
C. Hypersécrétion hormonale responsable d'une hyperplasie de l'endomètre
D. Augmentation de volume considérable avec distension abdominale
E. Régression spontanée

Réponse : E

5. 4. 4 DIVERS

M 93/9/1/ 78

Parmi les propositions suivantes, laquelle (lesquelles) se rapporte(nt) aux kystes dermoïdes de l'ovaire?

A. Ils sont hétérogènes à l'examen échographique
B. Ils sont toujours unilatéraux
C. Ils se tordent volontiers, car ils sont lourds
D. Ils sont parfois radiovisibles
E. Leur rupture est fréquente

Réponse : ACD

5. 4. 5 SURVEILLANCE

S 92/8/1/ 46

Parmi les propositions suivantes concernant les kystes de l'ovaire, laquelle est vraie?

A. La persistance d'un kyste de l'ovaire de 3 cm après traitement par micropilule progestative est en faveur de sa nature organique
B. La bilatéralité permet d'éliminer le diagnostic de kyste fonctionnel
C. La rupture intra-péritonéale concerne essentiellement les kystes organiques
D. Tout kyste de l'ovaire inférieur à 5 cm et purement liquidien à l'échographie doit être considéré comme organique
E. La présence de calcifications sur un cliché d'abdomen sans préparation est en faveur d'un kyste dermoïde (tératome bénin mature)

Réponse : E

5. 5
KYSTE DU SEIN
5. 5. 1
ETIOLOGIES
(FACTEURS DE RISQUE, TERRAIN)

S 87/3/1/ 8

Une femme de 20 ans présente un nodule mammaire de 2 cm de diamètre, d'apparence clinique bénigne. Quel est le diagnostic le plus probable?

A. Cancer
B. Kyste
C. Fibro-adénome
D. Lipome
E. Tuberculose

Réponse : C

5. 6
NODULE DU SEIN
5. 6. 1
BILAN ÉTIOLOGIQUE

S 88/1/1/ 60

Une femme présente un nodule mammaire isolé du quadrant supéro externe. Une mammographie est pratiquée. Un autre examen para-clinique est indispensable. Lequel?

A. Echographie
B. Cyto-ponction
C. Galactographie
D. Thermographie
E. Xérographie

Réponse : B

5. 7
PROLAPSUS
5. 7. 1
DÉFINITION

S 94/8/1/ 37

Une élytrocèle est un prolapsus:

A. Du col utérin
B. Du corps utérin
C. De la vessie
D. Du rectum
E. Du cul de sac de Douglas

Réponse : E

5. 7. 2
ETIOLOGIES
(FACTEURS DE RISQUE, TERRAIN)

M 92/9/2/ 64

Le ou lesquels de ces facteurs favorisent la survenue de prolapsus génitaux?

A. Nulliparité
B. Accouchement par voie basse d'enfant de poids > ou = 4000 g
C. Antécédent de césarienne
D. Accouchement par forceps
E. Episiotomie lors de chaque accouchement

Réponse : BD

5. 7. 3
DIVERS

S 92/8/1/ 50

Chez une patiente de 50 ans, présentant une cystocèle avec des troubles urinaires à types d'impériosité mictionnelle, quel examen est indispensable pour la conduite à tenir thérapeutique?

A. Cystoscopie
B. Urographie intra-veineuse
C. Colpocystogramme
D. Epreuves uro-dynamiques
E. Echographie pelvienne

Réponse : D

Obstétrique

Partie 10

Les chiffres entre parenthèses indiquent le nombre de QCM.

1
OBSTETRIQUE GENERALE
1. 1
DIVERS

S 91/5/1/ 3

Quel est le germe le plus fréquemment isolé dans l'infection mammaire des nourrices?

A. Streptocoque
B. Entérocoque
C. Staphylocoque
D. Colibacille
E. Protéus

Réponse : C

M 91/5/1/ 98

Parmi les éléments suivants, quel(s) est (sont) celui (ceux) qui favorise(nt) l'inhalation de liquide amniotique méconial?

A. La prématurité
B. La postmaturité
C. L'hyperoxygénation foetale
D. Le diabète maternel
E. La souffrance foetale anoxique

Réponse : BE

M 92/8/1/ 75

La galactophorite présuppurative:

A. Implique la suspension de l'allaitement
B. Se caractérise par un placard érythémateux le plus souvent du quadrant supéro-externe
C. Est liée le plus souvent au staphylocoque
D. Est traitée par l'association antibiothérapie et corticothérapie
E. Est contemporaine de la montée laiteuse

Réponse : AC

M 90/4/2/ 66

La méthyl-ergométrine (METHERGIN*):

A. Augmente les trois paramètres de la contractilité utérine
B. Est utilisée pour déclencher le travail et l'accouchement
C. Est utilisée comme hémostatique utérin
D. Stimule les récepteurs bêta 2 utérins
E. Stimule les récepteurs alpha-adrénergiques du myomètre

Réponse : ACE

1. 2
OBSTETRIQUE - DIAGNOSTICS
1. 2. 1
DIVERS

S 91/6/1/ 37

L'apparition de crises à type comitial chez une gestante au 9ème mois, hypertendue, évoque surtout:

A. Un état comitial ancien
B. Une hémorragie cérébrale
C. Un ramollissement cérébral
D. Une éclampsie
E. Une thrombose veineuse cérébrale

Réponse : D

S 94/8/1/ 41

Une primigeste est adressée en urgence, à 34 semaines d'aménorrhée pour état de choc avec hémorragie peu abondante, noirâtre. L'examen retrouve une TA élevée à 16/10 cmHg, une contracture utérine et une souffrance foetale aiguë. Le diagnostic le plus probable est:

A. Une rupture de sinus marginal
B. Un placenta praevia
C. Un décollement prématuré du placenta normalement inséré
D. Un décollement prématuré du placenta bas inséré
E. Un infarctus myométrial

Réponse : C

M 94/8/1/ 94

Quel(s) est (sont) le(s) diagnostic(s) à évoquer devant une femme de 25 ans enceinte, à 12 semaines d'aménorrhée, chez qui la hauteur utérine est mesurée à 17 cm?

A. Retard de croissance intra-utérin
B. Grossesse môlaire
C. Grossesse gémellaire
D. Fibromyomatose utérine
E. Erreur de terme

Réponse : BCDE

M 94/8/2/ 69

Quels sont les deux premiers diagnostics à évoquer chez une femme de 35 ans porteuse d'un DIU en place depuis 18 mois, se plaignant de douleurs pelviennes et de métrorragies?

A. Expulsion du DIU
B. Perforation utérine
C. GEU
D. Infection génitale haute
E. Actinomycose génitale

Réponse : CD

1. 3
GROSSESSE ET MEDICAMENTS
1. 3. 1
DIVERS

S 88/4/1/ 81

Parmi les médicaments suivants, quel est celui qui ne traverse pas la barrière placentaire?

A. Ampicilline
B. Insuline
C. Aspirine
D. Digoxine
E. Théophylline

Réponse : B

S 91/5/1/ 57

Quel est le médicament psychotrope qui prescrit pendant la grossesse, expose le plus à une malformation foetale de manière indiscutable?

A. Barbiturique
B. IMAO
C. Halopéridol
D. Antidépresseur tricyclique
E. Lithium

Réponse : E

1. 3. 2
CONTRE INDICATIONS (ABSOLUES, RELATIVES)

M 86/6/2/ 70

Chez la femme enceinte il est contre-indiqué de prescrire:

A. Chloramphénicol
B. Pénicilline G
C. Céphalosporines
D. Tétracyclines
E. Macrolides

Réponse : AD

M 88/7/2/ 91

Parmi les médicaments suivants quel(s) est (sont) celui (ceux) qui est (sont) contre-indiqué(s) chez la femme enceinte durant le 1er trimestre?

A. Méthotrexate
B. Antivitamines K
C. Paracétamol
D. Salbutamol (VENTOLINE*)
E. Ampicilline (TOTAPEN*, PENICLINE*, etc...)

Réponse : AB

1. 3. 3
EFFETS SECONDAIRES

S 88/1/1/ 28

Parmi les médicaments suivants, un seul peut avoir des effets tératogènes avec une action rémanente se prolongeant jusqu'à un an après l'arrêt des prises; lequel?

A. Ampicilline
B. Bêta-méthasone (BETNESOL*, CELESTENE*)
C. Salbutamol
D. Etrétinate (TIGASON*)
E. Héparine

Réponse : D

1. 3. 4
DIVERS

S 88/4/1/ 32

Un seul des antiseptiques ou antibiotiques suivants peut être utilisé à n'importe quelle période de la grossesse, lequel?

A. Acide nalidixique
B. Cotrimoxazole
C. Ampicilline
D. Sulfamides
E. Tétracyclines

Réponse : C

M 89/2/2/ 95

Le passage foetoplacentaire d'un médicament:

A. Augmente avec sa liposolubilité
B. S'effectue essentiellement par diffusion passive
C. Augmente avec l'âge de la grossesse
D. Concerne la fraction libre plasmatique
E. Augmente quand le débit cardiaque est accru

Réponse : ABCDE

M 89/3/2/ 34

La prise de barbituriques au cours de la grossesse:

A. Augmente le risque malformatif
B. Augmente le risque de détresse respiratoire
C. Augmente le risque de postmaturité
D. Expose à un syndrome de sevrage chez le nouveau-né
E. Expose le nouveau-né à des troubles hémorragiques

Réponse : BDE

M 90/1/1/ 93

Parmi les anticoagulants cités, quel est celui (quels sont ceux) qui est (sont) contre-indiqué(s) chez la femme enceinte en raison du passage de la barrière foetoplacentaire?

A. Phénindione (PINDIONE*)
B. Héparine
C. Warfarine (COUMADINE*)
D. Biscoumacétate d'éthyle (TROMEXANE*)
E. Acénocoumarol (SINTROM*)

Réponse : ACDE

1. 4
SUBSTANCES TERATOGENES
1. 4. 1
ETIOLOGIES (FACTEURS DE RISQUE, TERRAIN)

M 86/3/2/ 84

Parmi les antibiotiques suivants, quel(s) est(sont) celui(ceux) contre-indiqués(s) les 3 derniers mois de la grossesse?

A. Tétracylines
B. Ampicilline
C. Aminosides
D. Chloramphénicol
E. Macrolides

Réponse : ACD

M 86/4/2/ 58

Quels sont les virus dans la liste ci-dessous qui ont un pouvoir tératogène reconnu?

A. Poliovirus
B. Virus de la rubéole
C. Virus de la rage
D. Virus de l'hépatite A
E. Virus des inclusions cytomégaliques

Réponse : BE

M 88/1/2/ 61

Parmi ces antibiotiques, il est possible d'utiliser sans risque foetal au cours de la grossesse:

A. CEFALOTINE*
B. VIBRAMYCINE*
C. ERYTHROMYCINE*
D. CLAFORAN*
E. CHLORAMPHENICOL*

Réponse : ACD

M 88/2/2/ 54

La grossesse ne contre indique pas la prise de:

A. Tétracyclines
B. Pénicilline
C. Amoxicilline
D. Rovamycine
E. Chloramphénicol

Réponse : BCD

1. 4. 2 DIVERS

M 85/1/2/ 85

Un médicament tératogène, administré du 28ème au 35ème jour de la grossesse peut entraîner une atteinte:

A. De l'oeil
B. Du système nerveux central
C. Du coeur
D. Des membres
E. Des organes génitaux externes

Réponse : ABCD

2 INFECTIONS AU COURS DE LA GROSSESSE

2. 1 GROSSESSE ET INFECTION URINAIRE

2. 1. 1 PHYSIOPATHOLOGIE

S 85/4/1/ 39

Certaines modifications physiologiques chez la femme enceinte favorisent spécifiquement l'apparition d'infections urinaires. Parmi les suivantes, vous retenez en premier lieu:

A. Contamination des urines par voie ascendante à partir de germes périnéo-vulvaires
B. Absence de résidu post-mictionnels
C. Hyperactivité de la musculeuse vésicale d'origine oestrogénique
D. Etirement de la portion intra-murale des urètres favorisant le reflux vésico-urétéral
E. Elévation sous l'effet de la progestérone du tonus sphinctérien urètro-vésical

Réponse : D

2. 1. 2 EVOLUTION (PRONOSTIC, COMPLICATIONS)

S 85/1/1/ 51

La découverte d'une bactériurie significative à protéus totalement asymptomatique chez une femme sans antécédents au 3ème mois de la grossesse:

A. Doit faire pratiquer une urographie et une cystographie rapidement
B. Doit être traitée par anti-infectieux adaptés
C. Impose le port d'une sonde à demeure
D. Peut être négligée
E. Impose le repos au lit trois semaines

Réponse : B

S 86/4/1/ 82

Une infection urinaire en cours de grossesse comporte les risques évolutifs suivants, sauf un. Lequel?

A. Mort in-utéro en cas de pyélonéphrite aiguë
B. Risque de prématurité ou de retard pondéral
C. Risque important (30%) de pyélonéphrite aiguë
D. Constitution de lésions interstitielles rénales de pyélonéphrite chronique
E. Risque de stérilité secondaire

Réponse : E

S 87/4/1/ 36

L'une des conséquences suivantes de la pyélite aiguë de la femme enceinte est fausse. Laquelle?

A. Néphrite interstitielle
B. Anémie macrocytaire
C. Bactériémie maternelle
D. Menace d'accouchement prématuré
E. Mort foetale in utéro

Réponse : B

S 88/7/1/ 54

La complication foetale la plus fréquente des infections urinaires au cours de la grossesse est:

A. L'infection ovulaire
B. La prématurité
C. L'hématome rétro-placentaire
D. La macrosomie foetale
E. La mort du foetus in utéro

Réponse : B

M 90/1/2/ 10

Pendant la grossesse une bactériurie asymptomatique peut se compliquer de:

A. Une pyélonéphrite
B. Une métrorragie
C. Une menace d'accouchement prématuré
D. Une mort foetale in utéro
E. Une septicémie néo-natale

Réponse : ACDE

2. 1. 3 DIVERS

M 93/9/2/ 60

Les pyélonéphrites aiguës au cours de la grossesse:

A. Sont toujours en rapport avec une infection vaginale
B. Sont le plus souvent droites
C. Sont un facteur d'éclampsie
D. Sont un facteur d'accouchement prématuré
E. Peuvent se compliquer d'hépatite infectieuse

Réponse : BDE

2. 2 GROSSESSE ET MALADIES INFECTIEUSES

2. 2. 1 CLINIQUE

S 91/6/1/ 36

Un accouchement prématuré fébrile avec tableau pseudo-grippal doit faire suspecter avant tout une des maladies suivantes: laquelle?

A. La toxoplasmose
B. La rubéole
C. La listériose
D. L'herpès
E. La mononucléose infectieuse

Réponse : C

2. 2. 2 BIOLOGIE

S 91/2/1/ 43

Le diagnostic biologique d'une listériose chez une femme enceinte de 8 mois repose sur:

A. Recherche de germes dans les urines
B. Recherche de germes dans les selles
C. Prélèvement de germes sur le col utérin
D. Hémoculture
E. Sérodiagnostic

Réponse : D

2. 2. 3 ETIOLOGIES (FACTEURS DE RISQUE, TERRAIN)

M 87/6/2/ 16

Parmi les infections suivantes, laquelle (ou lesquelles) est (sont) susceptible(s) de donner une embryo-foetopathie

A. Listériose
B. Syphilis
C. Rubéole
D. Cytomégalovirus
E. Hépatite épidémique de type A

Réponse : BCD

2. 2. 4 BILAN ÉTIOLOGIQUE

M 88/3/2/ 56

Madame L. 3ème geste, 3ème pare est enceinte de 38 semaines. Elle vous appelle car elle a une température à 39° évoquant un syndrome grippal. L'examen clinique et obstétrical est normal. Quelle conduite immédiate proposez-vous?

A. Vous prescrivez du paracétamol et vous surveillez l'évolution
B. Vous demandez un examen cytobactériologique des urines
C. Vous demandez un Paul et Bunnell
D. Vous demandez une hémoculture
E. Vous prescrivez de l'Ampicilline 3 g/jour

Réponse : BDE

2. 2. 5 EVOLUTION (PRONOSTIC, COMPLICATIONS)

M 87/3/2/ 76

Parmi les 5 infections ci-dessous, indiquer celle(s) qui fait (font) courir un danger pour la grossesse ou le foetus:

A. Herpès génital
B. Cytomégalovirus
C. Toxoplasmose
D. Virus de l'hépatite B
E. Listéria

Réponse : ABCDE

M 89/7/2/ 7

L'herpès génital maternel est dangereux pour le foetus. Quelle(s) est (sont) la (les) proposition(s) exacte(s)?

A. HSV1 est moins dangereux qu'HSV2
B. Il peut être responsable d'encéphalite néonatale
C. L'infection maternelle est surveillée par une variation des IgM spécifiques
D. L'infection maternelle est surveillée par une variation des IgG spécifiques
E. Le traitement par l'Acyclovir est contre-indiqué chez l'enfant avant l'âge de un an

Réponse : B

M 90/2/2/106

Chez une femme enceinte, au troisième trimestre de la grossesse, qui se plaint de fièvre apparemment isolée à 40° avec frissons, quels sont les deux diagnostics à évoquer en priorité?

A. Listériose
B. Pneumonie atypique
C. Grippe
D. Infection des voies urinaires
E. Infection par le cytomégalovirus

Réponse : AD

M 90/6/2/ 5

Une femme enceinte au terme de 34 semaines est hospitalisée en urgence, pour une fièvre à 40 degrés. Elle accouche 3 heures plus tard d'un enfant de 2,100 g en état de souffrance aiguë. Quel(s) diagnostic(s) évoquez-vous?

A. Toxoplasmose aiguë
B. Tuberculose
C. Syphilis
D. Listériose aiguë
E. Herpès

Réponse : D

2. 2. 6 TRAITEMENTS

S 89/2/1/ 42

Quel traitement préventif préconisez-vous à un nouveau-né de mère Ag HBs et Ag HBe positifs?

A. Aucun traitement
B. Immunoglobulines polyvalentes
C. Vaccination seule
D. Immunoglobulines spécifiques seules
E. Sérovaccination

Réponse : E

M 91/1/2/ 32

Une femme enceinte de 7 mois et demi présente une cervicite. Le prélèvement effectué à ce niveau montre un Chlamydia trachomatis. Quelle(s) est (sont) la (les) décision(s) à prendre?

A. Eviter l'accouchement par voies naturelles
B. Traiter par Doxycycline 200 milligrammes par jour pendant 15 jours
C. Effectuer un traitement local uniquement au moment de l'accouchement
D. Traiter par une bêta-lactamine pendant 10 jours
E. Traiter la patiente par macrolide pendant 10 jours

Réponse : E

2. 2. 7 DIVERS

M 89/4/2/ 20

Retenez la (les) proposition(s) exacte(s) concernant l'infection par le VIH durant la grossesse:

A. La contamination materno-foetale est rare, inférieure à 20% des cas
B. La contamination materno-foetale peut se faire à l'occasion d'une virémie ou lors de la traversée de la filière génitale
C. L'administration d'AZT durant le 3ème trimestre de la grossesse réduit le risque de transmission
D. La séropositivité du nouveau-né n'est pas toujours synonyme de son infestation par le virus
E. L'isolement du VIH dans les sécrétions vaginales recueillies au moment de l'accouchement signe la transmission materno-foetale

Réponse : BD

M 91/7/2/ 70

Indiquez la ou les réponses exactes concernant l'herpès du nouveau-né:

A. Il est plus souvent consécutif à une infection herpétique génitale de la mère
B. La cause la plus fréquente en est une primo-infection génitale maternelle apparente contractée durant le mois précédent l'accouchement
C. Il est le plus souvent sans manifestations cliniques
D. Il a pour manifestation clinique la plus fréquente des malformations congénitales
E. Le taux de mortalité peut en être réduit par chimiothérapie antivirale

Réponse : AE

S 91/4/1/ 75

Concernant la transmission du virus de l'hépatite B (HBV) de la mère à l'enfant, on considère qu'il existe un risque majeur si la femme enceinte:

A. A présenté une hépatite B un an avt la grossesse, avec des anticorps anti-HBc et anti-HBs
B. Présente un portage chronique d'antigène HBs avec présence dans le sang d'anticorps HBe
C. Présente dans le sang l'anticorps anti HBs sans antigène HBs
D. Présente dans le sang l'antigène HBs et l'antigène HBe, sans anticorps HBs ni anticorps HBe
E. Présente uniquement l'anti HBc IgG

Réponse : D

M 92/9/2/ 1

Parmi les 5 propositions suivantes, quelle est celle (quelles sont celles) que vous retenez concernant l'herpès néonatal?

A. Il est plus souvent d'origine maternelle
B. La majorité des formes sont inaparentes
C. Une primo-infection génitale maternelle durant le dernier mois de grossesse est un important facteur de risque
D. L'accouchement par césarienne est indiqué lorsqu'une femme présente à terme des lésions actives d'herpès génital
E. Aucune chimiothérapie anti-virale n'est active

Réponse : ACD

2. 3 GROSSESSE ET RUBEOLE

2. 3. 1 CLINIQUE

M 87/5/2/ 40

Parmi les caractères suivants, relevez celui (ceux) qui peu(ven)t être observé(s) chez un nourrisson de 4 mois atteint de rubéole congénitale:

A. Purpura thrombopénique
B. Surdité
C. Persistance du canal artériel
D. Présence de virus dans les sécrétions naso-pharyngées
E. Périostite

Réponse : ABCD

M 90/5/2/ 38

Devant un exanthème congestif, maculeux, généralisé, chez une femme enceinte de 2 mois, quelle(s) circonstance(s) vous dispense(nt) de pratiquer l'examen sérologique permettant le diagnostic de rubéole?

A. L'absence d'adénophathies palpables
B. Des antécédents d'éruption d'aspect rubéoliforme typique
C. La présence d'un prurit
D. L'aspect morbilliforme de l'exanthème
E. Aucune des circonstances ci-dessus

Réponse : E

2. 3. 2 BIOLOGIE

S 85/1/1/ 90

Une femme enceinte au terme de 2 mois à eu un contact avec un enfant. Il apparaît chez celui-ci une éruption rubéoliforme 4 jours plus tard. Le sérodiagnostic est pratiqué deux jours après l'apparition de l'éruption de l'enfant. Le titre est de 1/60. Quelle est votre interprétation?

A. C'est une immunité ancienne. Vous rassurez la patiente
B. Vous demandez un contrôle sérologique à 15 jours d'intervalle
C. Vous demandez un fractionnement avec recherche d'IgM
D. Vous estimez nécessaire de faire pratiquer une injection de gamma-globulines spécifiques
E. Vous concluez à une rubéole de primo-infection et demandez un avortement

Réponse : A

S 87/1/1/ 68

Une femme enceinte de 8 semaines, reste au contact 3 jours (J0 à J3) auprès d'un enfant atteint d'une éruption rubéolique. On ignore si elle est immunisée. Un sérodiagnostic de rubéole à J7 retrouve un taux d'anticorps en inhibition de l'hémagglutination positive au 1/128ème:

A. Il s'agit d'une immunité acquise antérieurement
B. Il s'agit d'une immunité d'apparition récente
C. Il s'agit d'un résultat ininterprétable
D. Ce résultat sera interprétable seulement avec la comparaison avec un examen de contrôle réalisé 15 jours au plus tard
E. Il faut réaliser l'injection de gamma-globuline spécifiques anti-rubéolique à la mère

Réponse : A

2. 3. 3 EVOLUTION (PRONOSTIC, COMPLICATIONS)

M 89/7/2/ 9

La rubéole congénitale:

A. Atteint les voies biliaires
B. Est responsable d'une infiltration monocytaire du cordon à la naissance
C. Est responsable d'une cataracte
D. Peut entraîner une phocomélie
E. Est une des causes principales de fentes labio-palatines

Réponse : C

2. 3. 4 TRAITEMENTS

M 89/3/2/113

Une femme enceinte de deux mois présente un contage rubéolique le 5 mai. Le 8 mai, la sérologie de la rubéole demandée en urgence (dosage de IgG) revient positive à 1/128. Il faut théoriquement:

A. Proposer une interruption de grossesse
B. Faire une ponction de cordon à 20 semaines d'aménorrhée
C. Rassurer la patiente: son enfant ne risque rien
D. Faire d'urgence des gamma-globulines spécifiques
E. Refaire dans 3 semaines un dosage des IgG associé à un dosage des IgM

Réponse : C

S 90/3/1/ 20

Mme D. est enceinte de 8 semaines, elle garde pour la première fois un enfant de 2 ans chez qui apparaît ce jour une éruption qui évoque pour vous une rubéole certaine. Mme D. ignore son immunité rubéolique et vous lui faites un prélèvement sanguin immédiat pour connaître son immunité. Lorsqu'elle vous apporte le résultat du laboratoire, elle est très inquiète car le taux d'IgG est à 1/1280. Que lui dites vous?

A. Il s'agit d'une rubéole, comme vous êtes enceinte de 8 semaines, il faut avorter, en raison du risque de malformation foetale
B. Il faut faire un deuxième prélèvement dans 15 jours, si le taux augmente de 2 dilutions cela voudra dire qu'il y a rubéole et qu'il faut avorter
C. Il faut faire un deuxième prélèvement pour doser les IgG et les IgM, si les IgG sont seules élevées, il s'agit d'une immunité ancienne, aucune crainte
D. Le prélèvement ayant été fait le jour de l'apparition de l'éruption chez l'enfant, il s'agit d'une immunité ancienne avec taux d'anticorps élevés
E. Il faut à 20 semaines de grossesse faire un prélèvement sanguin au cordon sous échographie pour savoir si l'enfant a fait ou non une rubéole

Réponse : D

2. 3. 5 DIVERS

S 89/7/1/ 90

La période de contagiosité d'un nouveau-né atteint de rubéole congénitale peut être au maximum de:

A. 15 jours
B. 1 mois
C. 3 mois
D. 6 mois
E. 15 mois

Réponse : E

2. 4
GROSSESSE ET TOXOPLASMOSE
2. 4. 1
PHYSIOPATHOLOGIE

M 89/6/2/ 72

Dans la toxoplasmose congénitale, la contamination du foetus se fait par:

A. Le kyste de Toxoplasma gondii
B. L'oocyste
C. Le trophozoïte (forme végétative)
D. Le sporozoïte
E. Le schizonte

Réponse : C

2. 4. 2
CLINIQUE

M 85/5/2/ 42

Parmi les malformations suivantes, indiquez celle(s) qui peu(ven)t être due(s) à une infection de l'embryon par le toxoplasme:

A. Persistance du canal artériel
B. Hydrocéphalie
C. Microphtalmie
D. Phocomélie
E. Atrésie de l'oesophage

Réponse : BC

M 91/3/2/ 68

Quelle(s) manifestation(s) pathologique(s) parmi les suivantes est ou sont observée(s) dans la toxoplasmose congénitale?

A. Hydrocéphalie
B. Malformations cardiaques
C. Choriorétinite
D. Calcifications intracrâniennes
E. Microphtalmie

Réponse : ACDE

2. 4. 3
BIOLOGIE

M 85/7/2/ 12

Un enfant dont la mère a fait une séroconversion toxoplasmique au cours de la grossesse est né cliniquement sain. Indiquer le ou les examen(s) clinique(s) ou para-clinique(s) qui sont couramment mis en oeuvre pour le surveiller?

A. Examen neurologique et du fond d'oeil
B. Radiographie du crâne
C. Sérodiagnostic spécifique
D. Myélogramme
E. Electromyographie

Réponse : AC

M 90/4/2/ 23

Une première analyse de sérologie toxoplasmique chez une femme enceinte de 2 mois donne comme résultat: IgG inférieure à 8 UI/ml, IgM absentes. Que concluez-vous?

A. Il s'agit d'une patiente protégée dont la surveillance ultérieure est inutile
B. Il s'agit d'une personne non protégée, à surveiller
C. Il faut faire une chimioprophylaxie par la Spiramycine
D. Il faut donner des conseils d'ordre hygiénodiététique
E. Il faut vacciner la patiente contre cette parasitose

Réponse : BD

2. 4. 4
ETIOLOGIES
(FACTEURS DE RISQUE, TERRAIN)

M 94/9/2/ 64

Une séroconversion toxoplasmique peut survenir chez la femme enceinte à la suite de:

A. L'ingestion de viande de mouton consommée insuffisamment cuite
B. L'ingestion de poisson insuffisamment cuit
C. La présence d'un chat dans l'entourage immédiat
D. La présence d'un chien dans l'entourage immédiat
E. L'ingestion de viande de boeuf conservé longtemps au congélateur

Réponse : AC

2. 4. 5
EVOLUTION
(PRONOSTIC, COMPLICATIONS)

M 91/1/2/ 83

Une toxoplasmose survenant chez une femme enceinte de 6-8 semaines comporte:

A. Un risque d'avortement spontané
B. Un risque d'atteinte néonatale de 40%
C. Un risque de malformation des membres
D. La présence d'IgM dans le sang foetal dès la 15ème semaine
E. La présence d'IgM et d'IgG dans le liquide amniotique dès la 17ème semaine

Réponse : A

2. 4. 6
TRAITEMENTS

S 88/1/1/ 27

Une femme de 30 ans présente à la 32ème semaine d'aménorrhée, une séroconversion de toxoplasmose. Quelle attitude avez-vous?

A. Ne rien faire: à cette date le risque de contamination est nul
B. Proposer une interruption de grossesse "à visée thérapeutique"
C. Traiter la femme par le pyriméthamine-sulfadoxine (FANSIDAR*) 1cp, 10jours/mois jusqu'à la fin de la grossesse
D. Traiter la femme par spiramycine (ROVAMYCINE*): 3g/jour jusqu'au terme
E. Extraction de l'enfant vu le risque encouru

Réponse : D

2. 4. 7 DIVERS

S 89/7/1/ 82

Dans la toxoplasmose congénitale, les formes qui traversent le placenta maternel pour contaminer l'enfant sont des:

A. Oocytes
B. Tachyzoïtes
C. Bradyzoïtes
D. Sporozoïdes
E. Mitozoïdes

Réponse : B

M 90/2/2/ 38

Chez une femme enceinte dont la sérologie de la toxoplasmose est négative vous devez conseiller de:

A. Faire une sérologie de la toxoplasmose, une fois par mois jusqu'à l'accouchement
B. Bien cuire la viande
C. Bien cuire les poissons
D. Bien laver les fruits et les légumes
E. Eviter la proximité des chats

Réponse : ABDE

S 91/7/1/ 68

Parmi les propositions suivantes concernant la toxoplasmose congénitale, quelle est la fausse?

A. Elle est responsable d'hydrocéphalie
B. Elle est responsable de microcéphalie
C. Les calcifications intracrâniennes ont une topographie linéaire péri-ventriculaire
D. Dans le liquide céphalo-rachidien, on observe une réponse cellulaire (pleiocytose)
E. Les signes de choriorétinite peuvent survenir tardivement

Réponse : D

M 94/8/2/ 93

Parmi les affirmations concernant la toxoplasmose congénitale, retenir celles qui sont exactes:

A. Elle est plus fréquente au cours du 3ème trimestre de la grossesse
B. Les lésions sont plus graves en début de grossesse
C. Le traitement de la femme enceinte fait toujours appel a un sulfamide
D. La choriorétinite du nouveau-né peut se présenter sous forme de cicatrice
E. Elle peut survenir chez une femme immunodéprimée malgré une immunisation antérieure

Réponse : ABD

2. 5 GROSSESSE ET LISTERIOSE

2. 5. 1 CLINIQUE

M 89/6/2/ 35

Certains sujets présentent un risque listérien particulier. Parmi eux, on relève:

A. Nouveau-né
B. Cirrhotique
C. Porteur d'un réticulo sarcome
D. Hypogammaglobulinémie congénitale
E. Femme enceinte

Réponse : ABCE

S 92/9/1/ 19

L'examen macroscopique du placenta permet dès la naissance le diagnostic d'une des cinq infections néonatales suivantes, laquelle?

A. Infection à Pneumocoque
B. Infection à Streptocoque B
C. Listériose
D. Infection à Escherichia coli
E. Mononucléose

Réponse : C

2. 5. 2 DIVERS

M 89/7/2/ 98

La listériose au cours de la grossesse:

A. Peut se traduire chez la mère par un syndrome pseudo-grippal
B. Peut entraîner une mort in utéro
C. Est diagnostiquée toujours par prélèvement vaginal
D. Contamine en général le foetus par voie ascendante vaginale
E. Le germe causal est sensible à l'ampicilline

Réponse : ABE

3 DIAGNOSTIC ANTE ET NEONATAL

3. 1 AMNIOCENTESE

3. 1. 1 DIVERS

S 85/1/1/ 62

A combien de semaines d'aménorrhée doit-on fixer l'amniocentèse en vue d'un diagnostic prénatal chromosomique?

A. 3 semaines
B. 5 semaines
C. 10 semaines
D. 18 semaines
E. 30 semaines

Réponse : D

M 85/6/2/ 58

L'amniocentèse précoce:

A. Permet le dépistage des aberrations chromosomiques
B. Est réalisée à la 18ème semaine de grossesse
C. Permet d'apprécier la croissance foetale
D. Permet le diagnostic de certaines anomalies ouvertes du système nerveux central
E. Peut se compliquer d'une iso-immunisation Rhésus par passage d'hématies maternelles dans la circulation foetale

Réponse : ABD

S 87/3/1/ 23

Une amniocentèse est décidée chez une jeune femme enceinte, compte tenu d'un antécédent d'un enfant précédent trisomique 21 libre, pour savoir si l'enfant est ou non atteint de trisomie. Cette amniocentèse doit être faite:

A. Avant la 15ème semaine d'aménorrhée gravidique
B. Entre la 17 et la 20ème semaine d'aménorrhée gravidique
C. Entre la 22 et la 25ème semaine d'aménorrhée gravidique
D. Après la 25ème semaine d'aménorrhée gravidique
E. Aucune des propositions ci-dessus

Réponse : B

M 89/7/1/119

Le prélèvement du liquide amniotique par amniocentèse précoce:

A. Permet la réalisation d'études biochimiques
B. Permet la réalisation d'étude hormonale
C. Permet la réalisation d'un caryotype foetal
D. Permet la culture des cellules foetales desquamées
E. Est limité au diagnostic des foetopathies

Réponse : ABCD

M 90/1/1/ 3

L'amniocentèse précoce destinée à dépister une aberration chromosomique se fait généralement:

A. Avant 5 semaines d'aménorrhée
B. Entre 5 et 10 semaines d'aménorrhée
C. Entre 10 et 15 semaines d'aménorrhée
D. Entre 15 et 18 semaines d'aménorrhée
E. Après 20 semaines d'aménorrhée

Réponse : D

3. 2 BIOPSIE TROPHOBLASTIQUE

3. 2. 1 DIVERS

S 85/4/1/ 21

A quelle semaine d'aménorrhée doit se faire la biopsie du trophoblaste pour diagnostic anténatal?

A. 3
B. 6
C. 10
D. 13
E. 16

Réponse : C

M 94/9/2/ 80

Le prélèvement de villosités choriales ou biopsie du trophoblaste:

A. Se réalise idéalement vers 11 semaines d'aménorrhée
B. Nécessite un contrôle échographique pendant sa réalisation
C. Est suivi d'un taux brut de fausses couches de 3 à 4%
D. Permet la réalisation d'un caryotype foetal en 5 jours
E. Se réalise sous anesthésie générale

Réponse : ABCD

3. 3 INDICATION DE LA DEMANDE D'UN CARYOTYPE

3. 3. 1 BILAN ÉTIOLOGIQUE

S 87/2/1/ 65

Il faut demander un caryotype chez des parents:

A. D'un enfant phénylcétonurique
B. D'un enfant atteint d'anencéphalie
C. D'un mort-né malformé sans diagnostic précis
D. De deux sourds-muets
E. Cousins germains

Réponse : C

3. 3. 2 DIVERS

M 85/1/2/ 56

Il faut proposer une amniocentèse précoce pour le diagnostic d'une anomalie chromosomique:

A. Chez toute femme enceinte qui en fait la demande
B. Chez une femme enceinte qui a plus de 38 ans
C. Chez une femme enceinte qui a eu un enfant porteur d'une anomalie chromosomique
D. Chez une femme enceinte dont le mari est porteur d'une translocation
E. Uniquement chez les femmes enceintes de plus de 40 ans

Réponse : CD

M 85/2/2/ 57

Quel est ou quels sont les indications correctes du caryotype chez les personnes suivantes:

A. Enfant débile mental
B. Sujet mucoviscidosique
C. Jeune femme ayant présenté des avortements précoces à répétition
D. Enfant atteint d'une ambiguïté sexuelle
E. Enfant mort-né

Réponse : ACDE

M 85/3/2/ 13

Parmi les propositions suivantes quelle est (quelles sont) celle(s) qui doi(ven)t conduire à prescrire un caryotype sanguin chez un couple:

A. Mariage consanguin
B. Avortements spontanés à répétition
C. Enfant mort-né polymalformé n'ayant pas eu de caryotype
D. Enfant hémophile décédé
E. Enfant trisomique 21 décédé à la naissance sans caryotype

Réponse : BCE

M 85/5/2/ 53

Un caryotype sanguin est indiqué dans:

A. Retard statural inexpliqué chez une fillette
B. Retard mental et dysmorphie crânio-faciale
C. Azoospermie inexpliquée
D. Malformation cardiaque isolée
E. Aménorrhée

Réponse : ABC

M 85/7/2/ 1

Parmi les situations suivantes, indiquer celle(s) qui nécessite(nt) un caryotype:

A. Chorée familiale
B. Garçon débile profond et présentant une macro-orchidie et des oreilles décollées
C. Nouveau-né issu d'un mariage entre cousins germains
D. Lymphoedème des pieds chez un nouveau-né de sexe féminin
E. Atrophie testiculaire bilatérale et gynécomastie chez un jeune homme

Réponse : BDE

S 87/7/1/ 58

Toutes les propositions suivantes sont exactes, sauf une, laquelle? Un diagnostic prénatal chromosomique doit être proposé à toute femme enceinte:

A. De plus de 36 ans
B. Porteuse d'une anomalie chromosomique équilibrée
C. Ayant déjà mis au monde un enfant présentant une Trisomie 21 libre
D. Dont le conjoint porte une anomalie chromosomique équilibrée
E. Porteuse d'une translocation 14/21

Réponse : A

M 88/7/2/ 56

Parmi les situations suivantes, quelle(s) est (sont) celle(s) qui ne justifie(nt) pas un caryotype?

A. Enfant présentant un tableau clinique typique de la Trisomie 21
B. Mucoviscidose
C. Aménorrhée primaire
D. Hémophilie A
E. Couple stérile

Réponse : BD

M 89/3/2/ 47

L'établissement du caryotype est indiqué chez les parents d'un enfant:

A. Atteint d'hémophilie
B. Trisomique 21 libre
C. Atteint de la maladie du "cri du chat"
D. Atteint de mucoviscidose
E. Porteur d'une fente labiale

Réponse : BC

M 90/2/1/116

L'étude du caryotype est indiquée dans:

A. Une aménorrhée primaire avec petite taille
B. Une stérilité primaire avec azoospermie
C. La répétition d'avortements spontanés répétés du 1er trimestre
D. Une hernie gonadique d'une grande lèvre chez une fillette
E. Un avortement spontané unique; dont l'étiologie chromosomique a été présumée par l'étude histologique

Réponse : ABCD

3. 4 CARYOTYPE - NOTIONS TECHNIQUES

3. 4. 1 DIVERS

M 86/5/2/ 48

Le caryotype peut être établi à partir du (des) prélèvement(s) suivant(s)?

A. Frottis buccal
B. Sang prélevé sur héparine
C. Biopsie de peau
D. Liquide amniotique
E. Biopsie de trophoblaste

Réponse : BCDE

3. 5 DEPISTAGE ANTENATAL

3. 5. 1 DIVERS

S 86/1/1/ 74

Les anomalies suivantes peuvent être diagnostiquées in-utéro par l'échographie, sauf une: laquelle?

A. Spina-bifida
B. Placenta praevia
C. Troubles du rythme cardiaque
D. Hydronéphrose foetale
E. Trisomie 21

Réponse : E

M 86/4/2/ 44

Quelle est ou quelles sont les maladies dont le diagnostic anténatal est possible?

A. Mucoviscidose
B. Hypothyroïdie
C. Syndrome du cri du chat
D. Trisomie 21
E. Hémophilie

Réponse : ACDE

M 87/5/2/ 46

Un taux élevé d'alpha foetoprotéine amniotique doit faire craindre que la femme attende un enfant atteint d'une ou plusieurs de ces affections:

A. Trisomie 21
B. Mucoviscidose
C. Spina bifida
D. Phénylcétonurie
E. Omphalocèle

Réponse : CE

S 88/1/1/ 25

Vous désirez faire pratiquer une amniocentèse pour diagnostic anténatal de la trisomie 21, chez une femme enceinte, âgée de 45 ans. Quelle est, parmi les raisons ci-dessous énumérées, celle qui oriente vers l'amniocentèse à 17-18 semaines d'aménorrhée plutôt que vers la biopsie villositaire:

A. Est moins dangereuse pour un foetus normal
B. Est plus facile d'exécution pour l'obstétricien
C. La qualité des images chromosomiques est meilleure
D. Offre plus de facilités pour réaliser l'interruption volontaire de grossesse, si le foetus est anormal
E. Est, psychologiquement, mieux acceptée par la femme

Réponse : A

M 89/1/2/ 45

Un diagnostic anténatal peut nécessiter de recourir à:

A. Dosages biochimiques dans le liquide amniotique
B. Analyse du polymorphisme de restriction de l'ADN du placenta
C. Culture des amniocytes
D. Echographie
E. Biopsie du trophoblaste

Réponse : ABCDE

3. 6
DEPISTAGE NEONATAL
3. 6. 1
DIVERS

M 85/5/2/ 51

Indiquer la ou les maladies qui sont réglementairement en France l'objet d'un dépistage systématique à la naissance:

A. Mucoviscidose
B. Phénylcétonurie
C. Hypothyroïdie
D. Fructosémie
E. Galactosémie

Réponse : ABC

M 86/4/2/ 83

Un dépistage biologique dès la naissance est organisé, en France, pour:

A. L'herpès néonatal
B. La rubéole congénitale
C. L'hypothyroïdie congénitale
D. La phénylcétonurie
E. La tuberculose congénitale

Réponse : CD

M 86/5/2/ 50

Le dépistage systématique néonatal est organisé dans toute la France pour:

A. La myopathie
B. L'hypothyroïdie
C. L'hyperplasie virilisante des surrénales
D. La phénylcétonurie
E. La mucoviscidose

Réponse : BCDE

M 90/5/2/ 11

La mise en place d'un dépistage néo-natal systématique est justifiée si:

A. La fréquence de l'affection est élevée
B. Le traitement prescrit sur signes d'appel cliniques est imparfaitement efficace, laissant des séquelles résiduelles
C. Le traitement prescrit préventivement est plus efficace à long terme que le traitement prescrit sur signes d'appel
D. La technique de dépistage est de réalisation aisée
E. Le test de dépistage néo-natal disponible est de faible sensibilité mais de spécificité élevée

Réponse : ABCD

4
INTERRUPTION DE GROSSESSE
4. 1
INTERRUPTION VOLONTAIRE DE GROSSESSE
4. 1. 1
DIVERS

M 88/3/2/ 80

Le délai durant lequel une IVG peut être pratiquée, court à partir:

A. Du premier jour des dernières règles
B. Du dernier jour des dernières règles
C. Du jour présumé de la conception
D. Du jour de la confirmation clinique de la grossesse
E. Du jour de la confirmation échographique de la grossesse

Réponse : C

S 88/5/1/ 16

La pression qui témoigne directement de la précharge du ventricule gauche est:

A. Pression protodiastolique ventriculaire gauche
B. Pression d'éjection systolique ventriculaire gauche
C. Pression moyenne oreillette gauche
D. Pression maximum systolique ventricule gauche
E. Pression télédiastolique ventricule gauche

Réponse : E

S 88/5/1/ 63

Une interruption volontaire de grossesse peut être pratiquée par:

A. Uniquement par un médecin inscrit sur la liste des experts
B. Uniquement par un médecin spécialement agréé par la DASS
C. Uniquement par un médecin spécialiste en gynécologie
D. Uniquement par un médecin hospitalier
E. Tout docteur en médecine

Réponse : E

M 90/7/1/117

Les cardiopathies suivantes comportent une surcharge volumétrique du ventricule gauche:

A. Rétrécissement valvulaire aortique
B. Insuffisance aortique
C. Insuffisance mitrale
D. Communication inter-ventriculaire
E. Communication inter-auriculaire

Réponse : BCD

4. 2
INTERRUPTION THERAPEUTIQUE DE GROSSESSE
4. 2. 1
DIVERS

S 86/2/1/ 78

Quel est le délai légal de réalisation d'une interruption volontaire de grossesse pour motif thérapeutique?

A. Pas de délai légal (à toute époque)
B. 12 semaines d'aménorrhée
C. 14 semaines d'aménorrhée
D. 20 semaines d'aménorrhée
E. 24 semaines d'aménorrhée

Réponse : A

M 86/4/2/ 34

Citer la ou les condition(s) légale(s) nécessaire(s) pour l'interruption de grossesse pour motif thérapeutique:

A. Péril grave pour la santé de la mère
B. Affection grave ou incurable de l'enfant à naître reconnue au moment du diagnostic de grossesse
C. Grossesse inférieure à 22 semaines
D. Autorisation du père
E. Avis de deux médecins dont un expert judiciaire après examen et discussion

Réponse : ABE

M 87/1/2/ 74

Pour pratiquer un avortement thérapeutique, il faut l'accord:

A. Du Préfet ou de son représentant
B. Du médecin traitant
C. D'un médecin exerçant son activité dans un hôpital public ou privé agréé
D. D'un médecin inscrit sur la liste des experts près de la Cour d'Appel
E. De la patiente

Réponse : CDE

M 88/1/2/ 81

L'interruption de grossesse pour motif thérapeutique:

A. Ne peut avoir lieu qu'après examen par deux médecins
B. Peut-être effectuée à tout moment de la grossesse
C. Peut-être refusée par la patiente
D. Peut-être demandée par le conjoint
E. Doit avoir lieu avant la 10ème semaine de grossesse

Réponse : ABC

M 88/6/2/ 12

Une jeune mineure, réfugiée politique, doit subir une interruption thérapeutique de grossesse. Celle-ci peut être pratiquée:

A. Jusqu'à la 10ème semaine de grossesse
B. Jusqu'à la 12ème semaine d'aménorrhée
C. Sans limites de temps
D. Uniquement dans un service hospitalier public
E. Uniquement si la femme possède une couverture sociale (aide médicale ou autre)

Réponse : C

M 90/3/2/120

Le certificat médical établi dans le cadre de l'interruption de grossesse pour motif thérapeutique:

A. N'est signé que par le médecin opérateur et la femme qui va subir l'interruption
B. Indique le motif de la décision
C. Est adressé au service compétent de la caisse primaire de sécurité sociale
D. Un exemplaire est remis à la femme
E. Doit être établi par deux médecins

Réponse : BDE

4. 3 FAUSSE COUCHE SPONTANEE

4. 3. 1 ETIOLOGIES (FACTEURS DE RISQUE, TERRAIN)

S 85/4/1/ 81

Parmi les causes d'avortements tardifs énumérées ci-dessous, l'une est fausse. Laquelle? (On désigne par avortement tardif, un avortement survenant au deuxième trimestre de la grossesse)

A. Malformation du corps utérin
B. Placenta extra-chorialis
C. Béance cervico-isthmique
D. Aberration chromosomique
E. Infection du pôle inférieur de l'oeuf

Réponse : D

S 86/6/1/ 19

Quelle est la cause la plus fréquente des avortements spontanés du 1er trimestre de la grossesse?

A. Causes hormonales
B. Malformations utérines
C. Fibromes
D. Béance de l'isthme
E. Anomalies chromosomiques de l'oeuf

Réponse : E

S 88/4/1/ 9

Quelle est la malformation utérine qui expose le plus aux avortements spontanés précoces?

A. Utérus bicorne
B. Utérus unicorne vrai
C. Utérus pseudo-unicorne
D. Utérus cloisonné
E. Béance cervico-isthmique

Réponse : D

M 90/1/2/ 7

Un avortement avant 10 semaines d'aménorrhée peut être dû à:

A. Une anomalie chromosomique
B. Une hyperactivité maternelle
C. Une insuffisance hormonale
D. Une béance cervico-isthmique
E. Une allo-immunisation rhésus

Réponse : AC

M 92/8/2/ 71

Parmi les affections utérines, laquelle (lesquelles) peu(ven)t être en cause dans des avortements à répétition ?

A. Fibrome utérin
B. Synéchies utérines
C. Endométrite chronique
D. Utérus cloisonné
E. Cancer du col utérin in situ

Réponse : ABCD

4. 3. 2 BILAN ÉTIOLOGIQUE

S 85/5/1/ 33

L'examen complémentaire le plus important pour établir le diagnostic d'un arrêt spontané d'évolution de la grossesse entre 8 et 15 semaines d'aménorrhée est:

A. Le dosage des prolans urinaires
B. Le dosage des HCG plasmatiques
C. Le dosage urinaire de prégnandiol et oestrogènes
D. L'échographie
E. L'enregistrement du rythme cardiaque foetal

Réponse : D

4. 4
GROSSESSE EXTRA-UTERINE (GEU)
4. 4. 1
PHYSIOPATHOLOGIE

S 86/2/1/ 10

Au cours des grossesses extra-utérines, le site d'implantation ectopique le plus fréquent est:

A. Le pavillon tubaire
B. L'ovaire
C. La portion isthmique de la trompe
D. L'ampoule tubaire
E. La portion interstitielle de la trompe

Réponse : D

4. 4. 2
ETIOLOGIES (FACTEURS DE RISQUE, TERRAIN)

M 85/1/2/ 57

La grossesse extra utérine a une fréquence accrue dans la ou les circonstance(s) suivante(s):

A. Antécédent de stérilité
B. Antécédent de salpingite
C. Antécédent d'avortement spontané du deuxième trimestre
D. Contraception par oestroprogestatif normodosé
E. Contraception par stérilet

Réponse : ABE

M 87/4/1/ 97

Indiquez, parmi les conditions suivantes, celle(s) qui peu(ven)t être cause(s) de grossesse extra-utérine:

A. Salpingite
B. Stérilet
C. Malformation tubaire
D. Progestatifs microdosés
E. Antécédents de plastie tubaire

Réponse : ABCDE

M 88/7/2/ 61

Les facteurs de risques de grossesse extra-utérine comportent:

A. Les antécédents de salpingite aiguë
B. Les micro-progestatifs
C. Le stérilet
D. Les antécédents d'appendicectomie
E. L'âge supérieur à 40 ans

Réponse : ABC

M 91/5/1/ 87

Parmi les causes de GEU donnez les propositions exactes:

A. Séquelles de salpingite
B. Endométriose tubaire
C. Endométriose ovarienne
D. Sténose tubaire unilatérale
E. Migration prolongée de l'oeuf

Réponse : ABDE

M 91/3/1/ 95

Parmi les propositions suivantes, citez les facteurs de risque de grossesse extra-utérine:

A. Pilule microprogestative
B. Antécédent de salpingite
C. Antécédent de chirurgie pelvienne
D. Kyste de l'ovaire
E. Dispositif intra-utérin

Réponse : ABCE

4. 4. 3
BILAN ÉTIOLOGIQUE

S 94/9/1/ 44

L'examen de certitude en matière de grossesse extra-utérine avant rupture est:

A. L'échographie
B. La coelioscopie
C. L'hystéroscopie
D. La colposcopie
E. La radiographie

Réponse : B

4. 4. 4
EVOLUTION (PRONOSTIC, COMPLICATIONS)

S 89/3/1/ 86

Parmi les signes cliniques ci-dessous, quel est celui qui ne fait pas partie du tableau de l'inondation par rupture cataclysmique de grossesse ectopique?

A. Douleurs scapulaires
B. Douleur hypogastrique brutale
C. Tachycardie
D. Contracture abdominale
E. Douleur du cul de sac de Douglas

Réponse : D

4. 4. 5
TRAITEMENTS

S 85/1/1/ 58

Lorsque l'examen clinique semble normal, lors d'une suspicion de grossesse extra-utérine, que faut-il faire:

A. Reconvoquer la patiente quinze jours plus tard pour nouvel examen
B. Faire une coelioscopie
C. Demander un dosage de bêta-HCG et une échographie
D. L'opérer immédiatement
E. Aucune de ces propositions n'est correcte

Réponse : C

S 90/7/1/ 26

Vous suspectez une GEU (Grossesse Extra Utérine) chez une patiente. Votre examen clinique est normal. Vous devez:

A. Revoir la patiente cliniquement 4 à 5 jours plus tard
B. Faire une coelioscopie
C. Faire une hystéroscopie
D. Faire un dosage de HCG et une échographie
E. Faire un dosage de progestérone

Réponse : D

4. 4. 6 DIVERS

S 92/9/1/ 33

Parmi les propositions suivantes concernant la grossesse extra-utérine, laquelle est fausse?

A. Elle survient plus souvent chez une femme traitée pour stérilité tubaire
B. Elle est favorisée par la prise de pilules contraceptives oestroprogestatives
C. Une échographie pelvienne normale ne suffit pas à éliminer le diagnostic
D. Un taux plasmatique d'HCG bêta inférieur à 5 UI est suffisant pour éliminer le diagnostic de grossesse extra-utérine évolutive
E. Ce sont les grossesses tubaires isthmiques exposent le plus au risque de rupture cataclysmique

Réponse : BD

5 HTA ET GROSSESSE

5. 1 TOXEMIE GRAVIDIQUE

5. 1. 1 CLINIQUE

M 86/2/2/ 58

Parmi les éléments suivants, le(s) quel(s) observe-t-on habituellement dans la toxémie gravidique?

A. Un amaigrissement
B. Abaissement de l'uricémie
C. La protéinurie
D. Une hypertension artérielle
E. La primiparité

Réponse : CDE

M 88/3/2/ 85

La présence d'oedèmes des chevilles chez une femme enceinte avec une créatininémie à 60 micromoles par litre:

A. Justifie un traitement diurétique
B. Est un signe spécifique de la néphropathie gravidique
C. Ne s'accompagne pas d'un risque d'insuffisance cardiaque
D. Doit faire réduire l'apport calorique
E. Est le signe d'un apport allmentaire excessif de sodium

Réponse : DE

M 93/8/2/ 16

La toxémie gravidique peut s'accompagner de:

A. Un retard de croissance intra-utérin
B. Une accélération de la maturation foetale
C. Une anasarque foetoplacentaire
D. Une souffrance foetale chronique
E. Des ictères néonataux graves

Réponse : ABD

5. 1. 2 BIOLOGIE

S 87/4/1/ 8

Quel est l'examen biologique le plus fiable pour évaluer le pronostic d'une toxémie gravidique?

A. Glycémie
B. Créatininémie
C. Triglycéridémie
D. Uricémie
E. Natrémie

Réponse : D

M 90/5/2/ 19

Est (sont) typiquement augmenté(s) dans les toxémies:

A. L'albuminémie
B. La fibrinémie
C. Le taux de plaquettes
D. La créatininémie
E. L'uricémie

Réponse : E

5. 1. 3 TRAITEMENTS

M 87/4/2/ 59

Chez une femme enceinte de 7 mois, vous constatez l'apparition d'un oedème déclive, d'une protéinurie et d'une élévation tensionnelle. Votre prescription comportera:

A. Régime normosodé
B. Diurétique
C. Repos
D. ALDOMET* (alphaméthyldopa)
E. Inhibiteur de l'enzyme de conversion

Réponse : ACD

M 87/6/2/ 65

Une femme enceinte de 7 mois et demi a une pression artérielle de 16/10 cm de Hg, des oedèmes malléolaires, une uricémie élevée, une protéinurie à 2g/24h. L'auscultation cardio- pulmonaire est normale. Parmi les traitements suivants lequel (ou lesquels) vous paraissent devoir être envisagé(s)?

A. ALDOMET*
B. ZYLORIC* (Allopurinol)
C. LASILIX*
D. Repos
E. Césarienne

Réponse : AD

S 89/7/1/ 4

Parmi les principaux traitements proposés chez une femme enceinte présentant une toxémie gravidique lequel est déconseillé?

A. Régime normosodé
B. Antihypertenseurs périphériques
C. Antihypertenseurs centraux
D. Diurétiques
E. Bêta-bloquants

Réponse : DE

M 90/6/2/ 1

Madame C.., primigeste de 25 ans, sans pathologie à la déclaration de grossesse, présente au 5ème mois une TA à 14,5/8 cmHg à 2 reprises lors de votre consultation. Parmi les attitudes suivantes, lesquelles préconisez-vous?

A. Arrêt de travail immédiat
B. Surveillance tensionnelle régulière en ambulatoire
C. Hospitalisation immédiate
D. Bilan cardio-vasculaire en service spécialisé
E. Exploration rénale

Réponse : AB

M 91/7/2/ 66

Parmi les principaux traitements de l'hypertension artérielle, lesquels sont utilisables en cours de grossesse?

A. Inhibiteur de l'enzyme de conversion
B. Inhibiteurs calciques
C. Antihypertenseurs centraux
D. Diurétiques
E. Bêta-bloquants

Réponse : BC

5. 1. 4
DIVERS

M 87/5/2/ 54

A propos de "grossesse et pression artérielle", choisir la (les) proposition(s) exacte(s):

A. Le volume plasmatique s'accroit au cours de la grossesse normale
B. La pression artérielle s'élève au cours de la grossesse normale
C. Les résistances périphériques s'abaissent au cours de la grossesse normale
D. Il existe une liaison statistique entre hypertension artérielle de la grossesse et trouble de la croissance du foetus
E. Le régime sans sel est la base du traitement de l'HTA de la grossesse

Réponse : ACD

M 89/4/2/ 48

La pré-éclampsie (toxémie) chez une primigeste est:

A. Plus à craindre en cas de diabète
B. Liée à une ischémie placentaire
C. Source de retard de croissance in utéro
D. Associée à une hypovolémie
E. Responsable d'une baisse de la clearance de l'acide urique

Réponse : ABCDE

S 91/2/1/ 76

A propos des liens entre grossesse et pression artérielle, quelle est la proposition fausse?

A. Le volume plasmatique s'accroît au cours de la grossesse normale
B. La pression artérielle s'élève au cours de la grossesse normale
C. Les résistances périphériques s'abaissent au cours de la grossesse normale
D. Il y a une relation statistique entre HTA au cours de la grossesse et trouble de la croissance foetale
E. Le régime sans sel n'est pas indiqué dans l'HTA gravidique

Réponse : B

M 91/4/2/ 92

La constatation d'une hypertension artérielle gravidique impose les mesures suivantes:

A. Recherche au moins mensuelle de la protéinurie
B. Dosage au moins mensuel de l'uricémie
C. Prescription d'un diurétique thiazidique
D. Prescription d'un inhibiteur de l'enzyme de conversion
E. Interruption de toute activité physique importante

Réponse : ABE

5. 2
ECLAMPSIE
5. 2. 1
CLINIQUE

S 85/1/1/ 44

L'état pré-éclamptique d'une néphropathie gravidique typique comporte les symptômes suivants sauf un, lequel?

A. Une protéinurie souvent importante
B. Une uricémie souvent élevée
C. Une hypertension artérielle
D. Des oedèmes
E. Une bactériurie importante

Réponse : E

5. 2. 2
EVOLUTION
(PRONOSTIC, COMPLICATIONS)

S 91/3/1/ 59

Quelle est la complication la plus fréquente de la crise d'éclampsie?

A. L'OAP
B. L'accident vasculaire cérébral
C. L'insuffisance rénale
D. L'insuffisance hépatique
E. La rupture utérine

Réponse : C

6
PREMATURITE
6. 1
MENACE D'ACCOUCHEMENT PREMATURE
6. 1. 1
CLINIQUE

M 89/6/2/ 58

Une menace d'accouchement prématuré peut se traduire par:

A. Contractions utérines douloureuses
B. Métrorragies
C. Douleurs ligamentaires
D. Modification du col
E. Hypertension artérielle

Réponse : AD

6. 1. 2 ETIOLOGIES (FACTEURS DE RISQUE, TERRAIN)

S 87/5/1/ 67

Quelle est la circonstance qui ne constitue pas un risque de menace d'accouchement prématuré?

A. Placenta praevia
B. Grossesse gémellaire
C. Infection urinaire
D. Anencéphalie sans hydramnios
E. Diabète

Réponse : D

M 88/1/2/ 63

Madame L...employée de bureau âgée de 25 ans est enceinte pour la 3ème fois. Elle a déjà accouché à la 2ème grossesse à 33 semaines. Sa nouvelle grossesse est normale, mis à part des métrorragies au 3ème trimestre. Vous retenez en faveur d'un risque d'accouchement prématuré:

A. Employée de bureau
B. 25 ans
C. Antécédent d'accouchement prématuré
D. Métrorragies au troisième trimestre
E. Grossesse unique

Réponse : CD

M 93/8/2/ 19

Parmi les cinq items suivants, quels sont les deux facteurs de risque les plus importants d'accouchement prématuré?

A. Milieu défavorisé
B. Nulliparité
C. Grossesse multiple
D. Antécédent de deux enfants nés prématurément
E. Age maternel entre 35 et 40 ans

Réponse : CD

6. 1. 3 EVOLUTION (PRONOSTIC, COMPLICATIONS)

S 90/1/1/ 21

La menace d'accouchement prématuré cesse à:

A. 34 semaines d'aménorrhées révolues
B. 35 semaines d'aménorrhées révolues
C. 36 semaines d'aménorrhées révolues
D. 37 semaines d'aménorrhées révolues
E. 38 semaines d'aménorrhées révolues

Réponse : C

6. 1. 4 TRAITEMENTS

S 87/6/1/ 40

Une femme enceinte de 7 semaines présente une menace d'avortement. Quelle attitude recommandez-vous?

A. Bêta-mimétiques
B. Abstention thérapeutique
C. Progestatifs norstéroïdiens
D. Oestrogènes
E. Cerclage

Réponse : B

M 89/3/2/ 2

Les bêta-mimétiques utilisés dans la menace d'accouchement sont contre-indiqués en cas de:

A. Hydramnios chronique
B. Myopie
C. Hyperuricémie
D. Asthme
E. Troubles du rythme cardiaque

Réponse : E

6. 2 PREMATURITE

6. 2. 1 DÉFINITION

M 85/6/2/ 22

La prématurité se définit par:

A. Un poids de naissance inférieur à 2 500 kg
B. Un âge gestationnel inférieur à la 37ème semaine
C. Un poids de naissance inférieur au 10ème percentile
D. Un âge gestationnel inférieur à 38 semaines
E. Un âge gestationnel inférieur à 32 semaines révolues

Réponse : B

6. 2. 2 CLINIQUE

M 94/9/1/ 80

L'évaluation de l'âge gestationnel peut être établie à partir de:

A. L'extension des stries plantaires
B. La maturation des cartilages de l'oreille
C. Le développement des organes génitaux externes
D. Le développement des mamelons
E. Le poids

Réponse : ABCD

6. 2. 3
ETIOLOGIES (FACTEURS DE RISQUE, TERRAIN)

M 86/4/2/ 87

L'augmentation éventuelle du risque de prématurité est liée auquel (ou auxquels) des facteurs de risque suivants?

A. Antécédent d'accouchement prématuré
B. Béance cervico-isthmique
C. Grossesse gémellaire
D. Traitement par l'ampicilline durant la grossesse
E. Antécédent d'avortement spontané

Réponse : ABCE

M 90/3/2/108

Sont cause de prématurité:

A. Les utérus malformés
B. Les utérus cicatriciels
C. Les échographies trop répétées
D. Une hémodilution trop importante
E. L'absence d'oedèmes

Réponse : A

6. 2. 4
DIVERS

M 90/7/2/101

En France, le taux de prématurité est:

A. D'environ 1%
B. D'environ 3%
C. D'environ 6%
D. Croissant
E. Décroissant

Réponse : CD

7
GROSSESSE
7. 1
GROSSESSE
7. 1. 1
PHYSIOPATHOLOGIE

S 86/1/1/ 75

Quel est le lieu habituel et classique de la fécondation?

A. Fond utérin
B. Pavillon de la trompe
C. Tiers externe de la trompe
D. Tiers interne de la trompe
E. Cul-de-sac de Douglas

Réponse : C

7. 1. 2
CLINIQUE

S 87/6/1/ 45

Parmi les schémas évolutifs suivants, lequel correspond à l'évolution habituelle de la tension artérielle chez la femme au cours d'une grossesse?

A. Abaissement tensionnel pendant la première moitié de la grossesse puis retour à la normale sur la fin
B. Elévation tensionnelle progressive pendant toute la grossesse
C. Elévation tensionnelle pendant les 2 premiers trimestres
D. Abaissement au 3ème trimestre
E. Aucune variation tensionnelle au cours de la grossesse

Réponse : A

S 91/1/1/ 2

La hauteur utérine au terme de 28 semaines d'aménorrhée gravidique est normalement de:

A. 20 cm
B. 24 cm
C. 28 cm
D. 33 cm
E. 35 cm

Réponse : B

7. 1. 3
BIOLOGIE

S 85/3/1/ 83

Le dosage de l'HCG plasmatique est utile dans toutes ces circonstances sauf une, laquelle?

A. Diagnostic précoce de la grossesse chez la femme stérile
B. Pronostic d'évolution d'une grossesse échographiquement évolutive
C. Diagnostic de la grossesse extra-utérine
D. Surveillance de la guérison de môles hydatiformes
E. Surveillance de certains cancers ovariens traités

Réponse : B

S 87/5/1/ 7

Au cours d'une grossesse normale débutante le taux plasmatique de l'HCG:

A. Double en 12 heures
B. Double en 2 jours
C. Double en 5 jours
D. Double en 8 jours
E. Aucune de ces propositions n'est exacte

Réponse : B

M 88/1/2/ 64

Madame R. est enceinte pour la deuxième fois. La première grossesse s'est déroulée normalement, vous avez noté sur son dossier son groupe sanguin O Rh+, sérologie rubéole 1/20,sérologie toxoplasmose négative. Vous devez obligatoirement prescrire pour la déclaration de sa deuxième grossesse:

A. Sérologie rubéole
B. Sérologie toxoplasmose
C. Sérologie syphilitique
D. Agglutinines irrégulières
E. Sucre et albumine dans les urines

Réponse : BCDE

M 88/3/2/ 55

L'hormone lactogénique placentaire (HPL) ou hormone chorionique somato-mammotrophique (HCS):

A. Est une hormone protéique synthétisée par le synctitio-trophoblaste
B. Est une hormone protéique synthétisée par la surrénale foetale
C. A un taux plasmatique qui baisse après la 35ème semaine jusqu'au terme
D. A un taux plasmatique proportionnel à la masse placentaire
E. Est surtout utile en cas de diabète ou d'iso-immunisation

Réponse : ACD

S 88/4/1/ 36

Au cours d'une grossesse normale, tous les phénomènes biologiques suivants sont habituels, sauf un. Lequel?

A. Diminution du taux d'hémoglobine
B. Diminution de la masse globulaire
C. Diminution des réserves de fer
D. Augmentation de la vitesse de sédimentation
E. Stabilité du chiffre des plaquettes

Réponse : B

S 88/4/1/ 52

Parmi ces propositions concernant l'interprétation du dosage de créatinémie pendant la grossesse, une réponse est exacte, laquelle?

A. La créatinémie est inchangée pendant la grossesse normale
B. La limite supérieure de la norme est élevée en raison d'une diminution de la filtration glomérulaire
C. La limite supérieure de la norme est abaissée en raison d'une augmentation de la filtration glomérulaire
D. La limite supérieure de la norme est élevée en raison d'une augmentation des catabolismes
E. La limite supérieure de la norme est abaissée en raison d'une diminution des catabolismes

Réponse : C

M 89/5/2/ 66

La grossesse normale entraîne la (les) modification(s) biologique(s) suivante(s) chez la femme enceinte:

A. Diminution de la vitesse de sédimentation
B. Hypovolémie
C. Hyperleucocytose
D. Hyperuricémie
E. Hypercholestérolémie

Réponse : CE

M 90/2/1/120

Parmi les éléments biologiques suivants, le(s)quel(s) est (sont) augmenté(s) physiologiquement au cours de la grossesse normale?

A. Hématocrite
B. Fibrinogène
C. Facteur Willebrand (VIII Ag ou VIII WF)
D. Uricémie
E. Glycémie à jeun

Réponse : BC

S 90/4/1/ 36

Toutes les propositions suivantes sont exactes sauf une. Indiquez laquelle? Au cours d'une grossesse normale on observe:

A. Une augmentation du pool sodique
B. Une augmentation minime de la TA
C. Une baisse de la créatininémie
D. Une baisse de l'uricémie
E. Une augmentation de la quantité de glucose filtré

Réponse : B

S 93/8/1/ 20

Un test immunologique dépistant des quantités de bêta-HCG de l'ordre de la milli unité-internationale par ml de sang permet le diagnostic de grossesse au plus tôt:

A. Après un seul jour de retard des règles
B. Au 10ème jour du cycle
C. Dès la fécondation
D. Au 12ème jour post-ovulatoire
E. Après 8 jours de retard de règles

Réponse : D

7. 1. 4 IMAGERIE

S 86/5/1/ 55

Le meilleur paramètre échographique permettant d'apprécier l'âge d'une grossesse dont la date de début est imprécise est:

A. La mesure bi-pariétal à partir de la 13ème semaine d'aménorrhée
B. La mesure du sac gestationnel à 7 semaines d'aménorrhée
C. La mesure de la longueur fémorale à 24 semaines d'aménorrhée
D. La mesure de la longueur crânio-caudale de l'embryon à 8 semaines
E. La mesure du diamètre abdominal transverse à 24 semaines d'aménorrhée

Réponse : D

M 88/1/2/ 60

La surveillance échographique de la croissance foetale repose sur la mesure à intervalles réguliers:

A. Du diamètre bi-pariétal
B. De la longueur du fémur
C. Du diamètre abdominal transverse (diamètre ombilical)
D. Du rapport L/S
E. Du nombre de points d'ossification du membre inférieur

Réponse : ABC

M 90/2/2/ 3

Un cliché de pelvimétrie:

A. Mesure des diamètres pelviens lorsqu'on suspecte une dystocie foeto-maternelle
B. Mesure de la tête foetale
C. Mesure les diamètres du détroit supérieur
D. Est réalisé de façon systématique chez toutes les femmes ayant eu un traumatisme grave du bassin
E. Est réalisé de façon systématique chez toutes les femmes primipares

Réponse : ACD

S 90/3/1/ 19

A quel terme de la grossesse, en semaines d'aménorrhée, commence-t-on à observer en échographie une activité cardiaque foetale?

A. 4
B. 7
C. 10
D. 13
E. 15

Réponse : B

S 91/7/1/ 12

En échographie ultra-sonore, l'estimation de l'âge gestationnel entre 7 et 9 semaines d'aménorrhée est la meilleure avec:

A. Le bi-pariétal
B. La longueur fémorale
C. La distance crânio-caudale
D. Le périmètre crânien
E. Le périmètre abdominal

Réponse : C

7. 1. 5 ANATOMOPATHOLOGIE

S 86/3/1/ 64

Au moment de l'implantation, le produit de conception est au stade de:

A. Blastomère
B. Blastocyste
C. Gamète
D. Embryon
E. Morula

Réponse : B

7. 1. 6 BILAN ÉTIOLOGIQUE

M 85/3/2/ 65

Parmi les examens complémentaires demandés lors de la déclaration de grossesse lequel (ou lesquels) est (sont) obligatoires(s)?

A. Groupe sanguin
B. Protéinurie
C. Glycémie
D. Recherche de la sérologie de la syphilis
E. Radio pulmonaire

Réponse : ABD

S 86/1/1/ 76

Quel est en pratique le premier examen à demander pour affirmer le diagnostic de grossesse devant un retard de règles de 10 jours?

A. Test immunologique de grossesse
B. Dosage oestradiol plasmatique
C. Dosage progestérone plasmatique
D. Dosage d'oestriol urinaire
E. Echographie

Réponse : A

S 85/3/1/ 84

Quel est le dosage réalisé dans le liquide amniotique qui donne le meilleur reflet de la maturité pulmonaire fóetale?

A. Créatinine
B. Bilirubine
C. Alpha-foeto-protéine
D. Lécithine/Sphingomyéline
E. Glucide et acide urique

Réponse : D

7. 1. 7 EVOLUTION (PRONOSTIC, COMPLICATIONS)

S 86/6/1/ 30

Quel est l'examen le plus fiable pour diagnostiquer une souffrance foetale in utéro au 3ème trimestre de la grossesse?

A. Dosage de l'oestriol
B. Dosage de HPL (hormone lactogène placentaire)
C. Amnioscopie
D. Enregistrement du rythme cardiaque foetal
E. Echographie

Réponse : D

S 87/6/1/ 16

Parmi les 5 propositions suivantes, toutes sont exactes, sauf une: laquelle ? Une grossesse comportant un risque vasculo-rénal est surveillée sur:

A. La créatininémie
B. L'urémie
C. L'uricémie
D. La protéinurie des 24 heures
E. La prise de tension artérielle

Réponse : B

M 94/9/2/ 11

La transfusion sanguine antérieure à la grossesse chez la femme jeune peut entraîner des complications gravidiques qu'il faut rechercher; quelles sont les complications?

A. Une immunisation dans les sous-groupes rhésus, même chez la femme du groupe D
B. Une immunisation dans un barème rare de groupe sanguin
C. Une infection par le (VIH) virus de l'immunodéficience humaine
D. Une infestation du foetus par trichomonas
E. Une infection par le virus de l'hépatite C

Réponse : ABCE

7. 1. 8 TRAITEMENTS

S 86/7/1/ 4

Si une grossesse survient chez une femme qui porte un stérilet et qui est dans l'incertitude sur la poursuite de la grossesse, quelle est la conduite à tenir?

A. Avortement thérapeutique
B. IVG
C. Ablation du stérilet
D. Section des fils du stérilet
E. Abstention et surveillance échographique

Réponse : C

M 90/6/2/ 4

Quel(s) est (sont) le(s) risque(s) des inductions de l'ovulation?

A. Des hémorragies génitales
B. Des hyperstimulations ovariennes
C. Les cancers génitaux
D. Les grossesses multiples
E. Les cancers du sein

Réponse : BD

7. 1. 9 DIVERS

S 85/1/1/ 15

Le moyen le plus précoce pour diagnostiquer une grossesse est:

A. L'examen clinique
B. La courbe thermique
C. La réaction immunologique de grossesse dans les urines
D. Le dosage de bêta-HCG plasmatique
E. L'échographie

Réponse : D

S 87/4/1/ 24

Dans le monitorage du rythme cardiaque foetal au cours de la grossesse quel est l'élément de bon pronostic?

A. Rythme plat
B. Rythme sinusoïdal
C. Episodes d'accélération lors des mouvements foetaux
D. Tachycardie permanente, même en l'absence de mouvements foetaux
E. Bonne récupération après un ralentissement induit par une contraction utérine

Réponse : C

S 87/7/1/ 3

Chez une femme habituellement réglée tous les 32 jours, le calcul du terme à partir de l'ovulation doit tenir compte d'une phase pré-ovulatoire de:

A. 14 jours
B. 16 jours
C. 18 jours
D. Variable entre 14 et 18 jours
E. Supérieure à 18 jours

Réponse : C

S 88/1/1/ 1

Une patiente, habituellement bien réglée, est vue pour la première fois en milieu de grossesse. Quel est le meilleur moyen pour préciser le terme de cette grossesse ?

A. L'échographie
B. Les dosages sanguins répétés de l'HPL (hormone lacto-placentaire)
C. Le calcul à partir de la date des dernières règles
D. La hauteur utérine
E. Les dosages urinaires répétés d'HCG (hormone gonado-chroriorionique)

Réponse : A

S 89/7/1/ 38

Le terme de la grossesse peut être déterminé avec une précision de plus ou moins 2 jours par:

A. Le dosage de HCG urinaire
B. La détermination de la longueur crânio-caudale
C. Le dosage de l'HPL plasmatique
D. La mesure du diamètre bipariétal
E. L'étude de la courbe monothermique

Réponse : B

S 89/5/1/ 90

La grossesse contre-indique:

A. Les injections d'immunoglobulines humaines
B. La vaccination antirabique
C. La vaccination antigrippale
D. La vaccination antirubéolique
E. La vaccination antipoliomyélitique par voie parentérale

Réponse : D

S 90/6/1/ 18

Au cours de la grossesse, chez la mère:

A. Le débit cardiaque augmente de 65%
B. La fréquence cardiaque diminue de 65%
C. Le volume d'éjection systolique est stable
D. Un souffle diastolique est fréquent
E. Le débit cardiaque reste élevé dans l'heure qui suit l'expulsion

Réponse : E

M 90/4/2/107

La sous-unité alpha de HCG est commune à:

A. LH
B. FSH
C. TSH
D. Prolactine
E. A aucun élément car elle est spécifique

Réponse : ABC

S 91/2/1/ 48

Au troisième trimestre de la grossesse l'âge gestationnel peut être donné avec une précision de plus ou moins une semaine par:

A. Le rapport L/S dans le liquide amniotique
B. Le taux de bilirubine dans le liquide amniotique
C. La radiographie du contenu utérin
D. L'échographie
E. Aucune des propositions ci-dessus

Réponse : D

7. 2 GROSSESSE - PREMIER TRIMESTRE

7. 2. 1 BIOLOGIE

S 89/3/1/ 20

Un test immunologique dépistant des quantités de bêta-HCG de l'ordre de la milliunité-internationale par ml de sang permet le diagnostic de grossesse au plus tôt:

A. Après un seul jour de retard des règles
B. Au 10ème jour du cycle
C. Dès la fécondation
D. Au 12ème jour post-ovulatoire
E. Après 8 jours de retard de règles

Réponse : D

7. 2. 2
IMAGERIE

S 86/4/1/ 22

Une échographie est faite à 9 semaines d'aménorrhée. Quel est l'élément qu'elle ne permet pas d'apprécier:

A. L'activité cardiaque
B. La longueur crânio-caudale de l'embryon
C. La localisation du placenta
D. L'existence des mouvements de l'embryon
E. Les dimensions du sac gestationnel

Réponse : C

S 88/4/1/ 38

Une échographie est faite à 12 semaines d'aménorrhée. Quel est l'élément qu'elle ne permet pas d'apprécier?

A. L'existence d'une malformation cardiaque
B. La longueur crânio-caudale de l'embryon
C. Une anencéphalie
D. L'existence des mouvements de l'embryon
E. Les dimensions du sac gestationnel

Réponse : A

S 89/2/1/ 38

En échographie ultra-sonore, l'estimation de l'âge gestationnel entre 9 et 13 semaines d'aménorrhée est la meilleure avec:

A. Le bipariétal
B. La longueur fémorale
C. La distance crânio-caudale
D. Le périmètre crânien
E. Le périmètre abdominal

Réponse : C

7. 2. 3
BILAN ÉTIOLOGIQUE

S 85/2/1/ 69

Madame X. est enceinte et présente une aménorrhée de dix semaines. Elle a des hémorragies génitales modérées. Parmi les examens ci-dessous, lequel permet d'affirmer la vitalité de l'oeuf?

A. Les dosages d'HCG urinaire
B. Les dosages d'oestrogènes et de pregnandiol urinaires
C. L'échographie utérine
D. Le dosage de HPL
E. Aucun de ces examens

Réponse : C

S 86/4/1/ 52

Madame X présente après une aménorrhée de 2 mois et demi des métrorragies d'abondance modérée. Parmi les examens ci-dessous, quel est celui qui permet d'affirmer l'évolutivité de la grossesse?

A. Le dosage de l'HCG urinaire
B. Le dosage de l'HCG bêta plasmatique
C. Le dosage de la progestérone plasmatique
D. Le diagnostic immunologique de grossesse
E. L'échographie

Réponse : E

7. 2. 4
EVOLUTION
(PRONOSTIC, COMPLICATIONS)

M 85/7/1/112

Dans les dix premières semaines de grossesse, des métrorragies peuvent être causées par:

A. Grossesse molaire
B. Menace d'avortement spontané
C. Insertion basse du placenta
D. Hématome rétro placentaire
E. Grossesse extra-utérine

Réponse : ABE

M 87/7/1/103

Dans les dix premières semaines de la grossesse, des métrorragies peuvent être causées par:

A. Grossesse molaire
B. Menace d'avortement spontané
C. Insertion basse du placenta
D. Décollement prématuré du placenta normalement inséré
E. Prise d'aspirine

Réponse : AB

7. 2. 5
DIVERS

M 90/7/2/ 52

Au 3ème mois d'une grossesse non compliquée chez une femme dont la fonction rénale était normale antérieurement à la grossesse, il est habituel de constater:

A. Une baisse des chiffres de pression artérielle
B. Une baisse du taux d'urée sanguine
C. Une baisse du taux de créatinine plasmatique
D. Une baisse de l'uricémie
E. Une protéinurie à 0,80g/24h

Réponse : ABCD

7. 3
GROSSESSE - TROISIEME TRIMESTRE
7. 3. 1
CLINIQUE

M 88/3/2/ 57

Madame R. 1er geste de 28 ans sans antécédent vous consulte pour sa visite du 8ème mois. Vous mesurez la hauteur utérine, elle est à 25 cm. Qu'en déduisez-vous?

A. C'est normal pour le terme
B. C'est trop important pour le terme, il faut rechercher une erreur de terme
C. C'est trop petit pour le terme, il faut rechercher une erreur de terme
D. C'est trop petit pour le terme, il faut rechercher un retard de croissance intra utérin
E. C'est trop gros pour le terme, il faut rechercher un gros enfant ou des jumeaux

Réponse : CD

7. 3. 2
BIOLOGIE

M 87/2/2/ 5

Au 7ème mois d'une grossesse normale, on s'attend à trouver:

A. Une créatinine sérique à 120 micromoles/litre
B. Une uricémie à 200 micromoles/litre
C. Une protéinurie de 0,60 g/24 h
D. Une pression artérielle à 145/90 mmHg
E. Une bactériurie de 10 exp 4 germes/ml

Réponse : B

M 88/4/2/116

Chez une femme au huitième mois de grossesse, indiquez le ou les résultats qui vous semblent anormaux:

A. Vitesse de sédimentation globulaire = 30 mm à la première heure
B. Leucocytes = 11 000/mm3
C. Taux d'hémoglobine = 9 g/dl
D. Réticulocytes = 200 000/mm3
E. Plaquettes = 600 000/mm3

Réponse : CDE

S 90/4/1/ 15

Chez une femme au 8ème mois de sa grossesse quel est le résultat anormal?

A. Taux d'hémoglobine: 10,5 g/dl
B. Fer sérique: 90 microg/dl (16 micromol/l)
C. Leucocytes: 12.10exp9/l (12 000/mm3)
D. Fibrinogène: 4g/l
E. aucun des examens ci-dessus

Réponse : E

7. 3. 3
IMAGERIE

M 90/4/2/ 6

Une échographie obstétricale à 34 SA (Semaines d'Aménorrhée) peut:

A. Permettre le diagnostic d'ascite foetale
B. Permettre le diagnostic d'anencéphalie
C. Permettre le diagnostic de placenta praevia
D. Permettre le diagnostic de retard de croissance
E. Préciser le terme exact

Réponse : ABCDE

7. 3. 4
BILAN ÉTIOLOGIQUE

M 89/3/2/ 7

Mme C..., 4ème geste, 3ème pare. A négatif, consulte à la 33ème semaine d'aménorrhée pour la visite du 8ème mois. La hauteur utérine est de 29 cm. Quel(s) est (sont) parmi les examens suivants celui (ceux) que vous devez prescrire en fonction de cette consultation?

A. Amniocentèse
B. Recherche d'agglutinines
C. Glycémie à jeun et post prandiale
D. Uricémie
E. Protéinurie

Réponse : BE

7. 3. 5
EVOLUTION
(PRONOSTIC, COMPLICATIONS)

S 87/4/1/ 16

Toutes ces étiologies peuvent donner une hémorragie génitale externe en fin de grossesse sauf une, laquelle?

A. Insertion basse du placenta
B. Hématome rétro-placentaire
C. Polype endocervical individualisé
D. Nécrose d'un fibrome pédiculé sous séreux
E. Rupture d'un utérus cicatriciel

Réponse : D

S 85/6/1/ 87

Une jeune femme primigeste de 28 ans, en 39ème semaine d'aménorrhée, consulte pour céphalées et sensations de "mouches volantes". Il existe une albuminurie(+++); des oedèmes des membres inférieurs et supérieurs; une prise de poids de 21 kg depuis le début de la grossesse. La TA est à 150/105. Le tracé cardiaque foetal est parfait. Le col utérin est long de 2cm, ouvert à 1 cm sur toute sa longueur.

A. Vous prescrivez un traitement antihypertenseur à cette patiente en lui précisant de revenir consulter dans une semaine, si elle n'a pas accouché
B. Vous prescrivez un bilan d'hypertension artérielle à faire en ambulatoire: créatinine, urée, acide urique, clearance, avant tout traitement antihypertenseur
C. Vous demandez une UIV pour apprécier la fonction sécrétoire du rein
D. Vous hospitalisez cette patiente immédiatement pour bilan et surveillance
E. Vous interrompez la grossesse dans le plus bref délai

Réponse : E

7. 3. 6
TRAITEMENTS

M 90/2/2/ 43

Une femme enceinte de 7 mois et demi a une pression artérielle de 16/10 cm de Hg, des oedèmes malléolaires, une uricémie élevée, une protéinurie à 2g/24 h. L'auscultation cardio-pulmonaire est normale. Parmi les traitements suivants, lequel (ou lesquels) vous paraissent devoir être envisagés?

A. ALDOMET*
B. ZYLORIC* (Allopurinol)
C. LASILIX*
D. Repos
E. Césarienne

Réponse : ADE

7. 4
ACCOUCHEMENT
7. 4. 1
DÉFINITION

S 92/9/1/ 6

On dit qu'une présentation est engagée lorsque son plus grand diamètre:

A. Est au-dessus du détroit supérieur
B. A franchi le détroit supérieur
C. A franchi le détroit moyen
D. A franchi le détroit inférieur
E. A franchi la vulve

Réponse : B

7. 4. 2
PHYSIOPATHOLOGIE

S 86/2/1/ 64

Quelle est la dimension moyenne du diamètre promonto-rétro-pubien du détroit supérieur?

A. 15cm
B. 12,5cm
C. 10,5cm
D. 13,5cm
E. 9,5cm

Réponse : C

S 89/6/1/ 46

L'engagement de la tête foetale en présentation du sommet se définit comme:

A. Le franchissement du détroit inférieur par le bregma
B. La prise de contact du pourtour céphalique avec le détroit supérieur
C. Le franchissement de l'excavation par la tête foetale
D. Le franchissement de l'aire du détroit supérieur par le diamètre sous occipito-bregmatique
E. Aucune des définitions ci-dessus n'est satisfaisante

Réponse : D

7. 4. 3
CLINIQUE

M 88/7/2/ 57

Dans la présentation du sommet dos à gauche:

A. Le foyer d'auscultation des bruits du coeur est à gauche et au-dessus de l'ombilic
B. Le siège est au fond de l'utérus plus gros et mou que la tête
C. Le toucher vaginal sent bien le siège du foetus
D. Le front est perceptible au-dessous de la symphyse
E. La pression sur le fond utérin fait saillir le plan du dos que l'on sent bien dur à gauche

Réponse : ABE

S 89/6/1/ 45

La variété de dégagement d'une présentation céphalique la plus fréquente est:

A. L'occipito-sacrée
B. L'occipito-pubienne
C. L'oblique iliaque gauche antérieure
D. L'oblique iliaque droite postérieure
E. L'oblique iliaque gauche postérieure

Réponse : B

S 90/2/1/ 29

Dans le monitorage du rythme cardiaque foetal au cours de la grossesse, quel est l'élément de bon pronostic?

A. Rythme plat
B. Rythme sinusoïdal
C. Episodes d'accélération lors des mouvements foetaux
D. Tachycardie
E. Bradycardie

Réponse : C

M 90/4/2/ 4

Les critères obstétricaux qui permettent de dire qu'une femme à terme est en début de travail, comportent:

A. Perte du bouchon muqueux
B. Présence de contractions utérines régulières et devenant douloureuses
C. Rupture des membranes
D. Modification du col utérin
E. Engagement de la tête

Réponse : BD

7. 4. 4
BILAN ÉTIOLOGIQUE

M 90/4/2/ 8

Au cours du 3ème trimestre de la grossesse chez une patiente diabétique insulinée, quels sont les éléments qu'il faudra faire intervenir dans la décision obstétricale (choix du moment et choix du mode d'accouchement)?

A. Parité
B. Echographie
C. Rythme cardiaque foetal
D. Equilibre diabétique
E. Notion d'utérus cicatriciel

Réponse : ABCDE

7. 4. 5 EVOLUTION (PRONOSTIC, COMPLICATIONS)

M 85/4/2/ 60

La (les) conséquences(s) de la rupture prématurée des membranes peu(ven)t être:

A. La prématurité
B. Placenta praevia
C. La présentation de la face
D. La procidence du cordon
E. la dysgravidie

Réponse : AD

M 86/4/2/ 45

Au 6 et 7ème jour du post-partum, le fond utérin:

A. Est au-dessus de l'ombilic
B. Atteint l'ombilic
C. Est à mi-chemin entre ombilic et symphyse
D. N'est plus perçu au-dessus de la symphyse
E. Correspond à un utérus après les règles

Réponse : C

S 89/3/1/ 83

Une lymphangite du sein lors de l'allaitement maternel est responsable de tous les signes suivants, sauf un, lequel?

A. Température à 40°
B. Rougeur localisée ou traînée rouge
C. Ganglions axillaires sensibles
D. Existence de pus dans le lait
E. Seins tendus très douloureux

Réponse : D

M 89/7/2/ 20

Au 6ème jour du post-partum, des métrorragies modérées et une température à 38° peuvent être en rapport avec:

A. Une endométrite
B. Un petit retour des couches
C. Une hyperprolactinémie par doses insuffisantes de Bromocriptine
D. Une thrombophlébite surale
E. Une rétention placentaire

Réponse : AE

M 90/1/2/ 9

Une fièvre, au 3ème jour des suites de couches, peut être due à:

A. Un abcès du sein
B. Une infection urinaire asymptomatique par ailleurs
C. Une rétention de membranes
D. Une complication thrombo-embolique
E. Une épisiotomie non compliquée

Réponse : BCD

S 90/4/1/ 68

Un accouchement prématuré fébrile avec tableau pseudo-grippal doit faire suspecter avant tout une des maladies suivantes: laquelle?

A. La toxoplasmose
B. La rubéole
C. La listériose
D. L'herpès
E. La mononucléose infectieuse

Réponse : C

M 90/5/2/ 17

Dans les suites de couches, une aménorrhée du 90ème jour peut être due à:

A. L'allaitement
B. Une nouvelle grossesse
C. Des synéchies après curetage utérin dans le post-partum
D. La prise trop prolongée de PARLODEL*
E. Un syndrome de Sheehan

Réponse : ABCE

M 92/8/2/ 3

Parmi les propositions suivantes, quelles sont les étiologies possibles de l'hémorragie de la délivrance?

A. Atonie utérine
B. Rétention placentaire
C. Déchirure vaginale
D. Insertion fundique du placenta
E. Toxémie gravidique

Réponse : AB

7. 4. 6 DIVERS

M 92/8/2/ 5

Parmi les propositions suivantes concernant la délivrance, laquelle (lesquelles) est (sont) exacte(s)?

A. La délivrance naturelle doit se faire au maximum dans les 15 minutes après l'expulsion du foetus
B. La révision utérine est contre-indiquée chez une femme qui a déjà eu une césarienne
C. La découverte d'un placenta découronné à l'examen impose une révision utérine
D. En l'absence de décollement placentaire dans un délai normal après l'expulsion du foetus, il faut faire une traction sur le cordon
E. Il n'y a jamais de contraction utérine lors de la délivrance

Réponse : C

M 93/8/2/ 17

Au septième jour du post-partum:

A. L'utérus est à l'ombilic
B. L'utérus est à mi-distance ombilic-pubis
C. Le col est toujours fermé
D. Un diastasis des grands droits est pathologique
E. Il existe une hypercoagulabilité

Réponse : BE

8
COMPLICATIONS DE LA GROSSESSE
8. 1
PLACENTA PRAEVIA
8. 1. 1
DIVERS

M 87/4/2/ 1

Dans l'insertion basse du placenta:

A. Le placenta est toujours inséré sur le segment inférieur
B. Il y a toujours des hémorragies soit pendant la grossesse soit pendant l'accouchement
C. Quand il y a des hémorragies au cours du travail, la rupture de la poche des eaux peut les arrêter
D. L'hémorragie liée à l'insertion basse du placenta peut entraîner une anémie foetale sévère
E. L'échographie peut faire le diagnostic à 35 semaines

Réponse : ACDE

M 90/4/2/ 3

Le placenta praevia:

A. Est un facteur de rupture prématurée des membranes
B. Peut ne se manifester qu'à l'accouchement
C. Favorise les présentations dystociques
D. Nécessite toujours une césarienne
E. Peut entraîner une contracture utérine

Réponse : ABC

8. 2
HEMATOME RETRO-PLACENTAIRE
8. 2. 1
CLINIQUE

M 85/7/2/ 53

Dans l'hémorragie rétroplacentaire typique, on observe en association avec les métrorragies:

A. Une contracture utérine
B. Une douleur abdominale violente
C. Un état de choc
D. Une diminution de la hauteur utérine
E. Une souffrance foetale

Réponse : ABCE

M 90/4/2/ 7

Chez une femme enceinte de 36 semaines d'aménorrhée, amenée aux urgences pour hémorragie utérine, vous évoquez un hématome rétro-placentaire. Quel(s) signe(s) oriente(nt) vers ce diagnostic?

A. Contracture utérine
B. Fièvre à 38°5
C. Absence de douleurs
D. Disparition de bruits du coeur foetal
E. Impression de gros enfant

Réponse : AD

M 91/3/2/ 10

Chez une femme à terme, amenée aux urgences pour hémorragies utérines, vous évoquez un hématome rétro-placentaire. Parmi les signes suivants lequel ou lesquels retenez-vous en faveur de cette hypothèse:

A. Contracture utérine
B. Disparition des bruits du coeur
C. Douleur scapulaire
D. Albuminurie
E. Fièvre

Réponse : ABD

8. 3
INCOMPATIBILITE FOETO-MATERNELLE
8. 3. 1
PHYSIOPATHOLOGIE

S 85/4/1/ 62

Le mécanisme physiopathologique d'immunisation foeto-maternelle dans le système rhésus est lié à:

A. Au passage de leucocytes foetaux dans la circulation maternelle
B. Au passage d'hématies maternelles dans la circulation foetale
C. Au passage d'hématies foetales dans la circulation maternelle
D. Au passage d'anticorps maternels dans la circulation foetale
E. Au passage de bilirubine dans la circulation maternelle

Réponse : C

M 86/2/2/ 54

Un passage d'hématies foetales dans la circulation maternelle est possible lors:

A. D'un accouchement
B. D'une interruption volontaire de grossesse
C. D'une fausse-couche spontanée précoce
D. D'une amniocentèse
E. D'une échographie

Réponse : ABCD

8. 3. 2
CLINIQUE

S 86/3/1/ 50

Dans un ictère néo-natal par incompatibilité érythrocytaire foeto maternelle, toutes les perturbations biologiques suivantes peuvent se voir sauf une:

A. Anémie
B. Thrombopénie
C. Elévation de la bilirubine conjuguée
D. Elévation des transaminases
E. Erythoblastose

Réponse : D

8. 3. 3 BIOLOGIE

S 85/4/1/ 82

Le test de Kleihauer est utilisé pour:

A. Apprécier la maturité pulmonaire du foetus
B. Diagnostiquer une immunisation foeto-maternelle
C. Rechercher la présence d'hématies foetales dans le sang maternel
D. Titrer les agglutinines immunes
E. Préciser le sexe foetal sur cultures de cellules amniotiques

Réponse : C

S 86/5/1/ 53

On effectue le dépistage des allo-immunisations au facteur D chez la femme enceinte Rhésus négatif par:

A. L'échographie
B. La recherche des anticorps irréguliers anti-érythrocytaires
C. Le dosage de bilirubine amniotique
D. La recherche d'érythroblastes
E. Le test de Kleihauer

Réponse : B

8. 3. 4 BILAN ÉTIOLOGIQUE

M 86/4/2/ 46

Parmi les examens de laboratoire suivants, quel est celui ou quels sont ceux qui, pratiqué(s) sur le sang du nouveau-né permettent d'étayer le diagnostic d'incompatibilité foeto maternelle?

A. Test de Kleihauer
B. Test de Coombs direct
C. Test de falciformation
D. Taux de bilirubine
E. Recherche d'hémoglobine F

Réponse : BD

8. 3. 5 TRAITEMENTS

M 85/5/2/ 35

Quelle(s) est (sont), parmi ces circonstances cliniques, celle(s) où une femme rhésus négatif doit recevoir des immunoglobulines anti-D:

A. Après une erreur transfusionnelle avec un sang Rhésus positif
B. Après amniocentèse précoce
C. Dans les 72 heures qui suivent une injection d'Ig anti-D si le contrôle montre la persistance d'hématies foetales dans le sang maternel
D. Après tout avortement d'une femme Rhésus négatif
E. Rapidement après la certitude d'une mort foetale

Réponse : ABCDE

M 85/6/2/ 11

lorsqu'une femme Rh négatif a accouché d'un enfant Rh positif avec Test de Coombs positif, il faut très rapidement:

A. Faire en urgence une exsanguino-transfusion chez l'enfant
B. Faire des gamma-globulines anti-D à la mère
C. Faire un dosage de bilirubine dans le sang de l'enfant
D. Prévenir la mère qu'elle devra attendre 2 ans avant une nouvelle grossesse
E. Demander un test de Kleihauer

Réponse : C

S 86/3/1/ 9

Dans quelle association faut-il faire une prévention de la maladie hémolytique périnatale par injection d'immunoglobuline anti-D à l'accouchée?

A. Mère groupe O rhésus négatif - test de Coombs indirect négatif - enfant groupe A rhésus négatif
B. Mère groupe O rhésus négatif - test de Coombs indirect positif - enfant groupe O rhésus positif
C. Mère groupe O rhésus négatif - test de Coombs indirect négatif - enfant groupe O rhésus positif
D. Mère groupe B rhésus positif - test de Coombs indirect négatif - enfant groupe A rhésus négatif
E. Mère groupe O rhésus négatif - test de Coombs indirect négatif - enfant groupe O rhésus négatif

Réponse : C

8. 3. 6 DIVERS

M 89/3/2/100

L'immunisation rhésus:

A. Est dépistée par le dosage des agglutinines chez les femmes rhésus négatif
B. Est une cause d'excès de hauteur utérine
C. Est responsable d'anémie foetale
D. Est déclenchée par le passage des hématies foetales dans le sang maternel
E. Ne survient jamais lors d'une première grossesse

Réponse : ABCD

M 91/4/2/ 76

Une mère O Rh négatif épouse un sujet A Rh positif. Leur premier enfant est O Rh négatif. Quelle(s) est (sont) les affirmations exactes?

A. Ce groupe est possible
B. Il ne présentera pas d'ictère par immunisation anti D
C. Il peut présenter un ictère par immunisation anti A
D. La mère doit recevoir à l'accouchement des immunoglobulines anti D
E. Il n'existe pas de prophylaxie de l'immunisation dans le système ABO

Réponse : ABE

M 92/8/2/ 29

Quelles sont parmi les propositions suivantes relatives à l'immunisation sanguine materno-foetale, les propositions exactes?

A. Une détermination du groupe sanguin, du phénotype rhésus complet, du groupe Kell est obligatoire chez toute femme en début de grossesse
B. Une incompatibilité Kell est aussi grave que l'incompatibilité rhésus
C. L'immunisation par grossesse est la cause la plus fréquente des incompatibilités groupe Kell
D. Les incompatibilités ABO peuvent être responsables de mort foetale in utéro
E. Une exsanguino-transfusion est systématique en cas d'incompatibilité de groupe ABO

Réponse : AB

M 92/9/1/ 81

Dans l'iso-immunisation rhésus foeto-maternelle, il est exact:

A. La valeur "seuil de gravité" du dosage pondéral des anticorps est de l'ordre de 10 ng/ml
B. L'échographie montre dans les formes graves une augmentation de l'épaisseur placentaire
C. Le diagnostic de l'atteinte foetale fait appel à l'amniocentèse
D. Le principal mécanisme physiopathologique du retentissement foetal de l'iso-immunisation rhésus est lié à une anémie à hémolyse
E. Les premiers signes échographiques d'un anasarque sont un oligo-amnios associé à un retard de croissance

Réponse : BCD

M 92/9/2/ 61

L'ictère néonatal par incompatibilité Rhésus foeto-maternelle anti-D:

A. Survient si la mère est rhésus positif et l'enfant rhésus négatif
B. Est un ictère présent dès la naissance
C. Est un ictère insensible à la photothérapie
D. Peut avoir une anémie associée qui fait la gravité du pronostic immédiat
E. Est un ictère à bilirubine libre

Réponse : BDE

M 94/8/2/ 48

Une injection de globulines anti-D chez une femme rhésus négatif est indiquée:

A. En cas de traumatisme abdominal lors d'un accident de la voie publique
B. En cas d'avortement de moins de 12 semaines d'aménorrhée
C. En cas de GEU
D. A la naissance si l'enfant est de groupe Rh+
E. En cas de version par manoeuvre externe

Réponse : ABCDE

9 DIVERS

9. 1 PROCREATION MEDICALEMENT ASSISTEE

9. 1. 1 DIVERS

M 94/8/1/ 81

Combien de tentatives de Fécondations In Vitro sont prises en charge par la Sécurité Sociale en France pour un couple donné?

A. 2
B. 4
C. 5
D. 6
E. Aucune des propositions citées

Réponse : B

M 94/8/2/ 29

Quelles sont parmi les propositions suivantes, les techniques appartenant à la Procréation Médicalement Assistée?

A. Fécondation In Vitro
B. Transfert intra-tubaire de gamètes
C. Insémination intra-utérine du sperme du conjoint
D. Transfert intra-tubaire de zygotes
E. Insémination intra-cervicale d'un sperme de donneur

Réponse : ABCDE

9. 2 CEPHALHEMATOME

9. 2. 1 DÉFINITION

S 86/6/1/111

Un céphalhématome est un épanchement sanguin situé:

A. Dans le tissu cellulaire sous-cutané du scalp
B. Sous le périoste
C. Dans l'espace extra-dural
D. Dans l'espace sous-dural
E. Dans le diploé

Réponse : B

9. 2. 2 CLINIQUE

S 89/1/1/ 10

Lequel des caractères suivants est incompatible avec le diagnostic de céphalhématome?

A. Siège pariétal ou occipital
B. Volume d'une orange
C. Consistance élastique
D. Peau sus-jacente ecchymotique
E. A cheval sur la suture sagittale

Réponse : E

9. 3 HYPOTROPHIE FOETALE

9. 3. 1 ETIOLOGIES (FACTEURS DE RISQUE, TERRAIN)

M 90/3/2/ 57

Quelles sont, des 5 situations gestationnelles suivantes, les deux qui sont le plus fréquemment responsables d'hypotrophie foetale?

A. Le diabète insulinoprive
B. Le tabagisme
C. L'hypertension artérielle
D. La primo-infection toxoplasmique
E. L'infection urinaire

Réponse : BC

M 92/9/1/ 97

Parmi les causes d'hypotrophie foetale on retrouve:

A. Le tabagisme
B. La toxémie gravidique
C. La prématurité
D. La rubéole congénitale
E. Une anomalie chromosomique

Réponse : ABDE

Hématologie
Partie 11

1. HEMATOLOGIE GENERALE (43)
1.1 DIVERS (8)
1.2 HEMATOLOGIE - DIAGNOSTICS (26)
1.3 TRANSFUSION SANGUINE (9)

2. ORIENTATION DIAGNOSTIQUE (31)
2.1 ADENOPATHIES (7)
2.2 PURPURA (14)
2.3 SPLENOMEGALIE (8)
2.4 SPLENECTOMIE (2)

3. ANEMIES (65)
3.1 ANEMIE (19)
3.2 ANEMIE PAR CARENCE EN FER (17)
3.3 ANEMIE PAR CARENCE EN FOLATES (4)
3.4 ANEMIE PAR CARENCE EN VITAMINE B12 (3)
3.5 ANEMIE DE BIERMER (5)
3.6 ANEMIE INFLAMMATOIRE (1)
3.7 ANEMIE HEMOLYTIQUE (2)
3.8 ANEMIE HEMOLYTIQUE AUTO-IMMUNE (12)
3.9 THALASSEMIE (2)

4. COAGULATION (70)
4.1 COAGULATION (17)
4.2 ANTIVITAMINES K (AVK) (12)
4.3 HYPOVITAMINOSE K (3)
4.4 HEPARINE (4)
4.5 TEMPS DE PROTHROMBINE (5)
4.6 TEMPS DE CEPHALINE ACTIVEE (5)
4.7 TEMPS DE SAIGNEMENT (2)
4.8 HEMOPHILIE (3)
4.9 MALADIE DE WILLEBRAND (3)
4.10 COAGULATION INTRAVASCULAIRE DISSEMINEE (6)

5. HEMOPATHIES MALIGNES (92)
5.1 LEUCEMIES (2)
5.2 LEUCEMIE AIGUE (4)
5.3 LEUCEMIE AIGUE LYMPHOIDE (2)
5.4 LEUCEMIE AIGUE MYELOIDE (4)
5.5 LEUCEMIE LYMPHOIDE CHRONIQUE (7)
5.6 LEUCEMIE MYELOIDE CHRONIQUE (10)
5.7 GAMMAPATHIE MONOCLONALE (9)
5.8 MYELOME (22)
5.9 MALADIE DE WALDENSTROM (2)
5.10 LYMPHOME (3)
5.11 LYMPHOME MALIN NON HODGKINIEN (8)
5.12 MALADIE DE HODGKIN (12)
5.13 MALADIE DE VAQUEZ (7)

6. ANOMALIES DE L'HEMOGRAMME (56)
6.1 GRANULOCYTES (2)
6.2 AGRANULOCYTOSE (4)
6.3 LEUCOPENIE (1)
6.4 NEUTROPENIE (1)
6.5 PLAQUETTES (15)
6.6 MACROCYTOSE (4)
6.7 PANCYTOPENIE (4)
6.8 POLYGLOBULIE (5)
6.9 POLYNUCLEAIRES NEUTROPHILES (6)
6.10 VITESSE DE SEDIMENTATION (5)
6.11 MYELEMIE (4)
6.12 APLASIE MEDULLAIRE (2)
6.13 SYNDROME MONONUCLEOSIQUE (3)

Les chiffres entre parenthèses indiquent le nombre de QCM.

1
HEMATOLOGIE GENERALE
1. 1
DIVERS

S 86/6/1/ 7

Une de ces propositions est fausse. Laquelle ? La maladie chronique des agglutinines froides peut comporter:

A. Des troubles vasomoteurs des extrémités
B. Des crises d'hémolyse aiguë
C. Des auto-anticorps de classe IgM anti I
D. Une lymphocytose médullaire
E. Un excès de myéloblastes dans la moelle

Réponse : E

M 89/4/2/ 54

Indiquer parmi les propositions suivantes celle(s) qui peut (peuvent) expliquer une hypersidérémie:

A. Choléstase
B. Cytolyse
C. Hémolyse
D. Inflammation
E. Transfusions

Réponse : BCE

M 86/1/1/120

Quelle(s) est (sont) la (les) complication(s) rétiniennes des hémopathies malignes?

A. Décollement de rétine
B. Oblitérations vasculaires
C. Hémorragies rétiniennes
D. Exsudats
E. Altérations de l'épithélium pigmenté

Réponse : BCD

M 91/5/2/ 21

Quelle(s) est (sont) la (les) complication(s) rétiniennes des hémopathies malignes?

A. Décollement de rétine
B. Oblitérations vasculaires
C. Hémorragies rétiniennes
D. Exsudats
E. Hémorragies rétiniennes à centre blanc

Réponse : BCDE

M 87/1/2/ 47

Les affections malignes des tissus hématopoïétiques comprennent:

A. Les syndromes lymphoprolifératifs
B. Les tumeurs mélaniques
C. Les leucoses aiguës
D. Les ostéosarcomes
E. Les lymphangiomes

Réponse : AC

S 87/6/1/ 18

Dans quelle affection les plasmaphérèses s'avèrent-elles le plus souvent utiles?

A. Maladie de Kahler
B. Leucémie lymphoïde chronique
C. Maladie de Waldenström
D. Syndrome de Sézary
E. Mycosis fongoïde

Réponse : C

S 88/4/1/ 43

Quelle est la situation où la réalisation d'un myélogramme constitue le temps essentiel de la démarche diagnostique:

A. Syndrome mononucléosique
B. Hyperéosinophilie sanguine
C. Polynucléose neutrophile
D. Anémie microcytaire hyposidérémique
E. Aucune de ces propositions

Réponse : E

M 89/4/2/112

Dans la maladie des chaînes lourdes, l'immunoglobuline pathologique est caractérisée par:

A. Une chaîne lourde tronquée
B. L'absence de chaînes légères
C. L'absence de fragment Fc
D. L'absence de deux chaînes lourdes
E. L'absence de chaînes légères et de chaînes lourdes

Réponse : AB

1. 2
HEMATOLOGIE - DIAGNOSTICS
1. 2. 1
ETIOLOGIES (FACTEURS DE RISQUE, TERRAIN)

S 86/3/1/ 42

Chez un homme la découverte sur un hémogramme systématique des résultats suivants: GR= 6 500 000/mm3; HB= 13g/100ml; HT= 43% évoque:

A. Une polyglobulie vraie
B. Une hémoconcentration
C. Une erreur de laboratoire
D. Une carence en fer
E. Une thalassémie

Réponse : E

M 86/4/2/ 27

Une anémie profonde normochrome normocytaire accompagnée d'une leucopénie et d'une thrombopénie sévère doit faire évoquer:

A. Une leucémie myéloïde chronique
B. Une leucémie aiguë
C. Une carence martiale sévère
D. Une aplasie médullaire
E. Une maladie de Hodgkin IIB

Réponse : BC

S 87/1/1/ 25

Un hémogramme montre: Hémoglobine: 140 g/l - Volume globulaire moyen: 90 fl - Globules blancs: 15x10exp9/l dont: polynucléaires neutrophiles: 35% - monocytes: 4 % - polynucléaires éosinophiles: 1% - lymphocytes: 35% - lymphocytes d'aspect stimulé et hyperbasophile: 25%- plaquettes: 175x10exp9/l. C et hémogramme suggère:

A. Leucémie aiguë myéloïde
B. Leucémie aiguë lymphoïde
C. Leucémie myéloïde chronique
D. Leucémie lymphoïde chronique
E. Mononucléose infectieuse

Réponse : E

S 87/1/1/ 70

La découverte sur un hémogramme systématique d'une augmentation du nombre des hématies, avec un VGM à 65 fl et un taux d'hémoglobine à 12 g/dl évoque en premier:

A. Une polyglobulie vraie
B. Une hémoconcentration
C. Une erreur de laboratoire
D. Une maladie de Minkowski-Chauffard
E. Une thalassémie

Réponse : E

M 87/2/2/ 45

L'association d'une splénomégalie et d'une myélémie doit faire discuter:

A. Une septicémie
B. Une aplasie médullaire toxique
C. Une leucémie myéloïde chronique
D. Une splénomégalie myéloïde
E. Une maladie de Biermer (non traitée)

Réponse : ACD

M 87/2/2/ 47

L'hémogramme d'un homme de 30 ans montre(bilan d'embauche): hématies: 6,8x10exp12/l; hémoglobine: 133 g/l; hématocrite: 48% ; volume globulaire moyen: 70 fl; leucocytes: 7x10exp9/l; plaquettes: 270x10exp9/l; fer sérique: 17 micromol/l (normale 10 à 30 micromol/l). Il peut correspondre à:

A. Une hémoconcentration
B. Une hémodilution
C. Une thalassémie hétérozygote
D. Une polyglobulie d'origine rénale
E. Une polyglobulie d'insuffisance respiratoire chronique

Réponse : C

S 87/3/1/ 65

Quel est le diagnostic le plus probable chez un homme de 65 ans traité par diurétique pour insuffisance cardiaque? Hémogramme: GR: 6,2T/l; Hémoglobine: 190g/l; VGM: 88 fl; Hématocrite: 54,5% ; GB et plaquettes normaux. Volume sanguin total= 48ml/kg; érythrocytaire= 30ml/kg; plasmatique= 23ml/kg:

A. Erreur du laboratoire sur l'hémogramme
B. Diminution du volume plasmatique
C. Polyglobulie d'origine cardiaque
D. Maladie de Vaquez
E. Polyglobulie d'origine rénale

Réponse : B

S 87/4/1/ 19

Soit la NFS suivante: GR: 4,7x10exp12/l(4,7T/l); Hématocrite: 42% ;Hémoglobine: 13,5g/dl; Réticulocytes: 45x10exp9/l; GB: 0,8x10exp9/l avec: Polynucléaires neutrophiles: 2% ; Lymphocytes: 96% ; Monocytes: 2% ; Plaquettes: 330x10exp9/l. Quel est le diagnostic le plus probable?

A. Une aplasie médullaire
B. Une leucémie lymphoïde chronique
C. Une agranulocytose toxique
D. Une leucémie aiguë
E. Un hyposplénisme

Réponse : C

S 87/6/1/ 87

L'association de pétéchies, d'ecchymoses, de bulles hémorragiques buccales, est évocatrice de:

A. Purpura rhumatoïde
B. Thrombocytopénie
C. Déficit en vitamine K
D. Hémophilie
E. Maladie de Willebrand

Réponse : B

S 90/7/1/ 78

Une malade présente brutalement fièvre à 38°5 et angine. L' état général se dégrade rapidement, la fièvre persiste, l'hémogramme montre une hémoglobine à 12 g/dl, des plaquettes à 440 000/mm3, 2300/mm3 leucocytes avec 80% de lymphocytes et 5% de polynucléaires. Devant ce tableau, vous évoquez un diagnostic. Lequel?

A. Leucémie aiguë
B. Aplasie médullaire
C. Agranulocytose toxique
D. Leucémie lymphoïde chronique
E. Autre proposition

Réponse : C

S 94/8/1/ 5

Chez un sujet porteur d'une splénomégalie, la constatation d'une myélémie avec érythroblastose est évocatrice d'une des affections suivantes:

A. Une microsphérocytose congénitale
B. Une maladie de Vaquez
C. Une hypertension portale
D. Une métastase ostéomédullaire
E. Une splénomégalie myéloïde primitive

Réponse : E

1. 2. 2 DIVERS

S 87/6/1/ 62

Soit le bilan d'hémostase suivant: Temps de saignement Ivy: 3 min; Temps de Quick: 12s/12s; Temps de céphaline Kaolin: 150s/45s; Temps de thrombine: 18s/18s; Plaquettes: 200 000 /mm3. A laquelle des situations ou maladies ci-dessous correspond-il le plus probablement?

A. Insuffisance hépatique
B. Hémophilie
C. Maladie de Willebrand
D. Traitement à l'héparine
E. Traitement par anti-vitamines K

Réponse : B

S 91/7/1/ 7

Le bilan d'hémostase suivant a été réalisé chez un malade qui présente un syndrome de malabsorption: TQ: 35%; TCA: 62s (témoin 40s); V: 85%; VII+X: 25% ; II: 30%; I: 3,5 g/l; VIII: 150%; Plaquettes: 165 000/mm3. Quel est le diagnostic le plus probable?

A. Une insuffisance hépatocellulaire sévère
B. Une carence en vitamine K
C. Une hémophilie B
D. Une coagulopathie de consommation typique
E. Un anticoagulant circulant

Réponse : B

S 91/1/1/ 16

Un malade de 30 ans consulte pour une pesanteur de l'hypochondre gauche. Vous découvrez une volumineuse splénomégalie. L'hémogramme montre une hyperleucocytose à 350 000 /mm3 avec myélémie, sans anémie. Le taux des plaquettes est à 550 000/mm3. La VS est à 5 mm à la première heure. Quel est votre diagnostic?

A. Une leucémie aiguë
B. Une leucémie myéloïde chronique
C. Une splénomégalie myéloïde chronique
D. Une leucémie lymphoïde chronique
E. Une thrombocytémie essentielle

Réponse : B

S 91/5/1/ 59

Chez une femme enceinte de 8 mois avec les résultats de numération suivants: hémoglobine 10 g/dl, VGM 92 fl, réticulocytes 90 000/mm3, sidérémie 14mmol/l, saturation de sidérophilie 30%, quel diagnostic envisagez-vous en premier?

A. Carence martiale
B. Carence en acide folique
C. Carence en vitamine B12
D. Hémodilution
E. Hémolyse congénitale décompensée par la grossesse

Réponse : D

M 91/5/1/ 79

Dans quelle ou quelles circonstance(s), peut-on observer une macrocytose en l'absence d'hyper-réticulocytose?

A. Ethylisme
B. Nouveau-né
C. Biermer
D. Maladie coeliaque
E. Traitement par hydroxyurée (HYDREA*)

Réponse : ABCDE

M 91/5/2/ 8

L'association splénomégalie-myélémie doit faire discuter:

A. Leucémie lymphoïde chronique
B. Une splénomégalie myéloïde
C. Un purpura thrombopénique idiopathique
D. Une leucémie myéloïde chronique
E. Une maladie de Biermer

Réponse : BD

S 91/6/1/ 51

Une malade de 40 ans consulte pour fièvre à 38°. L'état général s'est rapidement dégradé. L'examen clinique montre une angine érythémato-pultacée et un muguet lingual. Il existe par ailleurs une discrète splénomégalie. L'hémogramme montre une anémie à 8g/dl, un chiffe de globules blancs à 3800/mm3 dont 10% de polynucléaires. Les plaquettes sont à 38 000 /mm3. Vous évoquez en premier lieu:

A. Une leucémie aiguë
B. Une agranulocytose toxique
C. Une splénomégalie myéloïde chronique
D. Une aplasie médullaire
E. Une néoplasie profonde

Réponse : A

S 91/7/1/ 53

Une anémie macrocytaire non régénérative avec paresthésies et troubles de la sensibilité profonde des membres inférieurs évoque: A. Une dysmyélopoïèse

B. Une carence en vitamine B12
C. Une carence en acide folique
D. Un éthylisme chronique
E. Une carence en Vitamine B6

Réponse : B

S 91/7/1/ 25

Chez un homme la découverte sur un hémogramme systématique des résultats suivants: GR= 6 500 000/mm3; Hb= 13g/100 ml; Hte= 43%; évoque:

A. Une polyglobulie vraie
B. Une hémoconcentration
C. Une erreur de laboratoire
D. Une carence en fer
E. Une thalassémie

Réponse : E

S 91/7/1/ 44

Dans une famille du sud de la France, on relève la pathologie suivante: - la fille est atteinte d'un ictère néo-natal intense, - sa mère a subi une splénectomie à 15 ans (elle en ignore la raison) - la tante maternelle et le grand-père maternel ont subi une cholécystectomie à 20 et 25 ans. Quel est le diagnostic le plus probable de maladie constitutionnelle rendant compte de tous les cas pathologiques:

A. Bêta Thalassémie
B. Alpha Thalassémie
C. Déficit en G6PD érythrocytaire
D. Maladie de Gilbert
E. Sphérocytose héréditaire

Réponse : E

M 92/9/1/ 96

L'association splénomégalie-adénopathies cervicales peut être rencontrée dans:

A. Une aplasie médullaire
B. Une maladie de Hodgkin
C. Une leucémie aiguë
D. Une mononucléose infectieuse
E. Une maladie de Biermer

Réponse : BCD

S 93/9/1/ 47

Une femme de 70 ans présente une volumineuse splénomégalie sans altération de l'état général. L'hémogramme montre une hyperleucocytose à 22 000/mm3, une discrète myélémie; une érythroblastose sanguine et une granulocytose; hémoglobine à 11 g/dl, plaquettes à 450 000 /mm3. Vous évoquez en prioritairement:

A. Une splénomégalie myéloïde
B. Une leucémie myéloïde chronique
C. Une leucémie aiguë
D. Un lymphome
E. Une leucémie lymphoïde chronique

Réponse : A

S 93/8/1/ 11

Un malade présente brutalement fièvre à 38,5°C et angine. L'état général se dégrade rapidement, la fièvre persiste, l'hémogramme montre une hémoglobine à 12 g/dl, des plaquettes à 400 000 /mm3, 2300/mm3 leucocytes avec 80% de lymphocytes et 5% de polynucléaires. Devant ce tableau vous évoquez un diagnostic; lequel?

A. Leucémie aiguë
B. Aplasie médullaire
C. Agranulocytose toxique
D. Leucémie lymphoïde chronique
E. Autre proposition

Réponse : C

S 94/8/1/ 20

Dans le cadre de la médecine du travail, on trouve les résultats suivants chez une femme de 35 ans: Hématies: 6x10exp12/l; Hb: 133 g/l; Hte: 48%; VGM: 70 mu3; Leucocytes: 10x10exp9/l; plaquettes: 240x10exp9/l; Fer sérique: 21 micromol/l. Il peut s'agir de:

A. Une hémoconcentration
B. Une polyglobulie d'origine rénale
C. Une thalassémie hétérozygote
D. Une hémodilution
E. Une polyglobulie d'insuffisance respiratoire chronique

Réponse : C

M 94/8/2/ 71

L'association d'une splénomégalie et d'une myélémie fait discuter les affections suivantes:

A. Septicémie
B. Leucémie myéloïde chronique
C. Splénomégalie myéloïde
D. Maladie de Biermer
E. Aplasie médullaire

Réponse : ABC

1. 3 TRANSFUSION SANGUINE

1. 3. 1 BIOLOGIE

M 88/5/2/ 74

Un sujet présente une hémolyse intravasculaire par incompatibilité transfusionnelle. Quel ou quels symptôme(s) pouvez-vous observer dans les premières heures?

A. Hémoglobinémie
B. Hémoglobinurie
C. Augmentation des réticulocytes
D. Augmentation de la bilirubine non conjuguée
E. Diminution de l'haptoglobine

Réponse : ABE

M 89/7/2/ 34

Un sujet sans allo immunisation antérieure présente une hémolyse intravasculaire aiguë par incompatibilité transfusionnelle de type ABO. Six heures après l'accident, quel(s) est (sont) les propositions qui vous paraissent exactes?

A. Augmentation de l'hémoglobine plasmatique
B. Augmentation de la bilirubine indirecte
C. Augmentation des réticulocytes sanguins
D. Chute de l'haptoglobine
E. Test de Coombs direct IgG positif

Réponse : AD

S 91/7/1/ 5

Quel moyen vise à éviter la survenue d'une allo-immunisation transfusionnelle vis-à-vis des antigènes érythrocytaires?

A. Recherche d'anticorps irréguliers avant transfusion
B. Epreuve de compatibilité pour chaque flacon à transfuser
C. Transfusion de sang Rhésus négatif
D. Transfusion de sang phénotypé
E. Contrôle pré-transfusionnel ultime

Réponse : D

1. 3. 2 EVOLUTION (PRONOSTIC, COMPLICATIONS)

M 90/4/2/ 9

Chez un malade transfusé sous anesthésie générale, quels sont le ou les symptômes d'alerte qui doivent faire arrêter immédiatement la transfusion en cours, en raison de la suspicion d'un e hémolyse intravasculaire par incompatibilité de groupe sanguin?

A. Chute tensionnelle
B. Hypothermie
C. Hyperthermie
D. Hémorragies en nappe
E. Agitation

Réponse : AD

M 91/1/1/ 98

Un homme de 35 ans, jusque là jamais transfusé, nécessite des transfusions massives (plus d'une masse sanguine). Il n'y a aucun problème de disponibilité du sang adapté. Quelle (quelles) complication(s) rapide(s) peut (peuvent) survenir?

A. Thrombopénie
B. Hypercalcémie
C. Hyperkaliémie
D. Insuffisance hépatique aiguë
E. Hypothermie

Réponse : ACE

1. 3. 3 DIVERS

S 86/1/1/ 80

Normalement, un sujet de groupe AB présente:

A. Des anticorps naturels réguliers anti-A
B. Des anticorps naturels réguliers anti-B
C. Des anticorps naturels réguliers anti-H
D. Des anticorps naturels réguliers anti A+B
E. Aucun anticorps naturel régulier

Réponse : E

M 86/7/2/ 87

Si un sujet de groupe O, D, cc, EE, est transfusé avec des hématies O, Cc, dd, Ee, il peut développer des anticorps:

A. Anti-d
B. Anti-C
C. Anti-c
D. Anti-E
E. Anti-e

Réponse : BE

1. 3. 4 EFFETS SECONDAIRES

S 90/7/1/ 5

Une transfusion de sang massive et rapide peut être à l'origine des manifestations suivantes, sauf une, laquelle?

A. Hyperkaliémie
B. Hyponatrémie
C. Hypocalcémie
D. Hypothermie
E. Oedème pulmonaire

Réponse : B

1. 3. 5 DIVERS

S 90/6/2/ 92

La transfusion de plaquettes:

A. Peut être réalisée à partir d'un seul donneur après cytaphérèse
B. Est dépourvue du risque de transmettre une infection par le virus de l'immunodéficience humaine
C. Peut provoquer l'apparition d'anticorps anti-HLA
D. Est utile lors du traitement des coagulations intravasculaires disséminées
E. Est utile lors du traitement du purpura thrombopénique idiopathique

Réponse : ACD

2 ORIENTATION DIAGNOSTIQUE

2. 1 ADENOPATHIES

2. 1. 1 ETIOLOGIES (FACTEURS DE RISQUE, TERRAIN)

M 86/4/2/ 39

Indiquez dans laquelle ou lesquelles des maladies suivantes on n'observe pas d'adénopathies?

A. Chancre mou
B. Urétrite gonococcique aiguë
C. Chancre syphilitique
D. Urétrite subaiguë à chlamydia
E. Aphte génital

Réponse : BDE

S 86/3/1/ 99

Un malade de 60 ans, par ailleurs asymptomatique, présente une polyadénopathie touchant l'ensemble des aires ganglionnaires superficielles et faite de ganglions symétriques, indolores,mobiles, dépourvus de signes inflammatoires et de taille modérée. Quel diagnostic envisageriez-vous en premier lieu?

A. Adénopathies tuberculeuses
B. Adénopathies métastatique d'un épithélioma
C. Maladie de Hodgkin
D. Leucose lymphoïde chronique
E. Amygdalite

Réponse : D

M 86/5/2/ 53

Une adénopathie sus-claviculaire gauche ferme de 2 cm, présente depuis 3 mois, sans autre anomalie à l'examen clinique chez un homme de 20 ans évoque avec probabilité:

A. Une mononucléose infectieuse
B. Une tuberculose ganglionnaire
C. Une maladie de Hodgkin
D. Un lymphome non-Hodgkinien
E. Une toxoplasmose

Réponse : BCD

M 87/2/2/ 46

Les adénopathies médiastinales sont fréquentes dans la ou les maladie(s) suivante(s):

A. Maladie de Vaquez
B. Maladie de Hodgkin
C. Myélome osseux multiple
D. Leucémie myéloïde chronique
E. Leucémie aiguë lymphoblastique

Réponse : BE

M 89/6/2/ 59

Chez une femme de 60 ans, une polyadénopathie associée à une hyperlymphocytose sanguine à 15000/ml doit faire rechercher:

A. Une leucémie myéloïde chronique
B. Une leucémie lymphoïde chronique
C. Une maladie de Hodgkin
D. Une maladie de Kahler
E. Une maladie de Biermer

Réponse : B

M 90/4/2/ 10

Chez un malade de 50 ans présentant une polyadénopathie axillaire et inguinale bilatérale, quels sont les diagnostics pouvant être envisagés?

A. Leucémie aiguë
B. Cancer de la prostate
C. Infection à virus HIV
D. Leucémie lymphoïde chronique
E. Lymphome malin non hodgkinien

Réponse : ACDE

2. 1. 2 DIVERS

S 88/1/1/ 30

Chez un sujet de 50 ans, éthylo-tabagique, présentant une adénopathie latéro-cervicale suspecte de malignité, quel est le geste à proscrire formellement?

A. La ponction cytologique
B. La biopsie ganglionnaire
C. La cervicotomie exploratrice avec examen histologique extemporané
D. L'examen ORL
E. La biopsie d'une zone suspecte de la base de la langue

Réponse : B

2. 2 PURPURA

2. 2. 1 CLINIQUE

M 88/2/2/ 58

Un purpura pétéchial et ecchymotique, cutanéo-muqueux, diffus et hémorragique, doit faire discuter:

A. Une thrombopénie
B. Une hémophilie
C. Un déficit en vitamine K
D. Un déficit en facteur V
E. Un déficit en facteur de Willebrand

Réponse : A

2. 2. 2 ETIOLOGIES (FACTEURS DE RISQUE, TERRAIN)

M 85/1/2/ 42

La présence d'un purpura vasculaire se rencontre habituellement au cours d'un(e):

A. Septicémie à méningocoque
B. Aplasie médullaire
C. Endocardite lente d'Osler
D. Hémophilie
E. Purpura rhumatoïde

Réponse : ACE

M 85/7/2/ 55

Parmi les affections suivantes, quelle(s) est (sont) celle(s) qui peu(ven)t être la cause d'un purpura pétéchial:

A. Syndrome de Moschcowitz
B. Cryoglobulinémie mixte
C. Hémophilie B
D. Maladie de Rendu Osler
E. Avitaminose k

Réponse : AB

M 86/4/2/ 97

Un purpura pétéchial peut être observé dans:

A. Une hémophilie
B. Une maladie de Willebrand typique
C. Une thrombopénie
D. Une fragilité capillaire
E. Une cryoglobulinémie mixte

Réponse : CDE

M 90/1/2/ 13

Un enfant de 7 ans, présente des épistaxis et un purpura ecchymotique. Parmi les propositions suivantes, laquelle, (lesquelles), devez-vous évoquer?

A. Une hémophilie B sévère
B. Une thrombopénie
C. Une carence majeure en vitamine K
D. Une thrombopathie congénitale
E. Un déficit en facteur Hageman (facteur XII)

Réponse : BD

M 90/6/2/ 9

Dans quelle(s) situation(s) peut-on observer habituellement un purpura pétéchial?

A. Scorbut
B. Thrombopénie inférieure à 50 000 mm3
C. Maladie de Moschcowitz
D. Maladie de Willebrand
E. Surdosage en Héparine

Réponse : ABC

S 93/8/1/ 30

Un purpura des membres inférieurs chez un enfant avec fébricule et bon état général évoque en premier:

A. Leucémie aiguë
B. Macroglobulinémie de Waldenström
C. Piqûres de puce
D. Angine à monocytes
E. Purpura rhumatoïde

Réponse : E

M 94/9/1/ 77

Un purpura vasculaire peut être lié à:

A. Septicémie à méningocoques
B. Aplasie médullaire
C. Hémophilie
D. Cryoglobulinémie
E. Purpura rhumatoïde

Réponse : ADE

2. 2. 3 BILAN ÉTIOLOGIQUE

M 90/6/1/113

Devant un purpura les arguments en faveur d'une vascularite allergique sont:

A. Le caractère palpable
B. La localisation aux membres inférieurs
C. La survenue après une corticothérapie prolongée
D. L'association à une augmentation du temps de saignement
E. L'existence de gingivorragies

Réponse : AB

S 92/9/1/ 17

En présence d'un purpura pétéchial d'apparition récente chez une jeune fille de 18 ans, vous demandez en première intention dans un but diagnostique:

A. Un taux de prothrombine
B. Une numération de plaquettes
C. Un bilan de coagulation intravasculaire disséminée
D. Un dosage de facteur Willebrand
E. Une sérologie de la mononucléose infectieuse

Réponse : B

2. 2. 4 DIVERS

S 85/3/1/ 85

Parmi les critères suivants, indiquez lequel ne fait pas partie du tableau habituel du purpura thrombopénique idiopathique:

A. La thrombopénie est la seule anomalie de l'hémogramme
B. Présence d'une splénomégalie
C. Augmentation du nombre des mégacaryocytes médullaires
D. Diminution de la durée de vie des plaquettes marquées par le radiochrome
E. Présence d'un taux augmenté d'IgG à la surface des plaquettes

Réponse : B

M 86/3/2/ 98

Au cours d'un purpura thrombopénique, quels sont les 2 gestes à effectuer en priorité?

A. Transfuser les plaquettes
B. Faire un fond d'oeil
C. Instituer une corticothérapie
D. Faire un myélogramme
E. Rechercher des anticorps antiplaquettes

Réponse : BD

S 89/2/1/ 71

Un purpura vasculaire a ces caractéristiques sauf une:

A. Il est surtout pétéchial
B. Il est le plus souvent infiltré
C. Il s'accompagne d'hémorragies muqueuses
D. Il peut être en rapport avec une prise médicamenteuse
E. Il peut être révélateur d'une collagénose

Réponse : C

M 91/1/2/ 66

Dans un purpura thrombopénique idiopathique:

A. La moelle est riche en mégacaryocytes
B. Les adénopathies sont un signe fréquent de la maladie
C. Les femmes sont plus souvent atteintes que les hommes
D. On a signalé la survenue de lupus érythémateux à distance de la première poussée
E. Le risque hémorragique contre indique la prescription de corticoïdes per os

Réponse : ACD

2. 3 SPLENOMEGALIE

2. 3. 1 BIOLOGIE

M 90/4/2/115

Une splénomégalie peut être directement responsable:

A. D'une thrombopénie
B. D'une hypervolémie plasmatique
C. D'une hémolyse intravasculaire
D. D'une anémie microcytaire
E. D'une neutropénie

Réponse : ABE

2. 3. 2
ETIOLOGIES
(FACTEURS DE RISQUE, TERRAIN)

M 85/2/2/ 58

Indiquez la ou les affections s'accompagnant d'ordinaire d'une splénomégalie:

A. Agranulocytose médicamenteuse
B. Anémie de Biermer
C. Maladie de Vaquez
D. Purpura thrombopénique idiopathique
E. Maladie de Minkowski-Chauffard

Réponse : CE

M 86/5/2/ 32

Une splénomégalie est habituelle au cours des états pathologiques suivants:

A. Leucémie myéloïde chronique
B. Kala-Azar
C. Purpura thrombopénique idiopathique
D. Hypertension portale
E. Mononucléose infectieuse

Réponse : ABDE

S 90/6/1/ 21

Vous découvrez de façon fortuite chez une malade de 70 ans, une splénomégalie isolée. L'hémogramme montre une discrète anémie à 10.5 g/dl, une hyperleucocytose à 14 000 /m3 avec érythro-myélémie. Les plaquettes sont à 450 000/m3. Vous évoquez en premier lieu:

A. Une leucémie aiguë
B. Une leucémie myéloïde chronique
C. Une splénomégalie myéloïde chronique
D. Une leucémie lymphoïde chronique
E. Une néoplasie profonde

Réponse : C

M 91/4/2/ 88

Dans quelle(s) maladie(s) ne retrouve-t-on pas de grosse rate?

A. Leucémie à tricholeucocytes
B. Leucémie aiguë lymphoblastique
C. Aplasie médullaire
D. Maladie de Waldenström
E. Lupus érythémateux aigu

Réponse : C

S 91/5/1/ 2

Une splénomégalie est habituelle dans les affections suivantes, sauf une. Laquelle?

A. Mononucléose infectieuse
B. Purpura thrombopénique auto-immun
C. Endocardite d'Osler
D. Maladie de Vaquez
E. Maladie de Minkowski-Chauffard (sphérocytose héréditaire)

Réponse : B

M 94/9/2/ 81

Cause(s) de splénomégalie:

A. Cirrhose du foie
B. Fièvre Q
C. Thrombose de la veine cave
D. Mononucléose infectieuse
E. Maladie de Gaucher

Réponse : ABCDE

2. 4
SPLENECTOMIE
2. 4. 1
EVOLUTION
(PRONOSTIC, COMPLICATIONS)

S 91/3/1/ 69

Les splénectomisés sont exposés à des septicémies bactériennes gravissimes. Parmi les bactéries suivantes, quelle espèce menace particulièrement ces sujets?

A. Staphylocoque doré
B. Colibacille
C. Salmonelle
D. Pneumocoque
E. Listéria

Réponse : D

2. 4. 2
DIVERS

M 88/1/2/ 20

Après splénectomie, on observe:

A. Des corps de Howell-Jolly dans les globules rouges
B. Un risque accru de septicémie à pneumocoques
C. Une mégaloblastose médullaire
D. Une hyperleucocytose
E. Une hypoplaquettose

Réponse : ABD

3
ANEMIES
3. 1
ANEMIE
3. 1. 1
PHYSIOPATHOLOGIE

S 88/3/1/ 98

Une diminution du volume globulaire moyen des hématies traduit constamment:

A. Une carence en fer
B. Une fragmentation des hématies
C. Une diminution de l'hémoglobino-synthèse
D. Un défaut de synthèse de l'ADN
E. Une anomalie de la membrane des hématies avec fuite extra-cellulaire de sodium

Réponse : C

3. 1. 2 CLINIQUE

M 90/5/2/ 23

Une ou plusieurs des propositions suivantes concernant les anémies chroniques sévères sont exactes:

A. Augmentation du débit cardiaque même au repos
B. Angor d'effort possible même en l'absence de lésions coronariennes associées
C. Souffle systolique
D. Dyspnée de type asthmatiforme et non provoquée par l'effort
E. Tachycardie de repos

Réponse : ABCE

3. 1. 3 BIOLOGIE

S 85/4/1/ 83

Un homme de 56 ans consulte pour anémie. Les premiers résultats hématologiques sont les suivants: Hématies: 2 M/mm3; Hématocrite: 24%; Hémoglobine: 8 g/100 ml. Il existe une anémie:

A. Normochrome normocytaire
B. Normochrome microcytaire
C. Hypochrome microcytaire
D. Normochrome macrocytaire
E. Aucune de ces propositions n'est exacte

Réponse : D

S 86/5/1/ 32

L'hémogramme d'un homme de 45 ans comporte les résultats suivants : Hématies: 1,8x10exp12/l; Hémoglobine: 7,7g/dl; Hématocrite: 23% ; Réticulocytes: 35x10exp9/l. Il s'agit d'une anémie:

A. Normochrome, macrocytaire, régénérative
B. Normochrome, normocytaire, arégénérative
C. Hypochrome, microcytaire, arégénérative
D. Normochrome, macrocytaire, arégénérative
E. Hypochrome, macrocytaire, régénérative

Réponse : D

S 86/7/1/ 37

Indiquer, parmi les caractères suivants, celui qui est commun à toutes les anémies arégénératives:

A. Taux d'hémoglobine inférieur à 8 g/dl
B. Macrocytose
C. Réticulocytopénie
D. Sidérémie normale
E. Myélogramme de densité appauvrie

Réponse : C

S 87/1/1/ 39

L'anémie rencontrée au cours de l'insuffisance rénale chronique est le plus fréquemment du type:

A. Macrocytaire, normochrome, régénérative
B. Normochrome, normocytaire, régénérative
C. Hypochrome, microcytaire, hyposidérémique
D. Hypochrome, microcytaire, hypersidérémique
E. Normochrome, normocytaire, arégénérative

Réponse : E

S 88/4/1/ 25

Le caractère mégaloblastique d'une anémie repose sur l'interprétation du résultat de l'une des analyses suivantes. Laquelle?

A. Détermination du volume globulaire moyen
B. Examen microscopique des frottis sanguins
C. Examen microscopique des frottis médullaires
D. Coloration de Perls appliquée aux frottis médullaires
E. Dosage de la vitamine B12 et des folates sériques

Réponse : C

3. 1. 4 FORMES CLINIQUES

M 92/9/2/ 63

L'anémie de l'insuffisance rénale chronique est:

A. Normochrome (concentration corpusculaire moyenne en hémoglobine normale) B. En rapport avec un déficit de l'absorption intestinale du fer
C. Parfaitement corrigée simplement par les hémodialyses itératives
D. Bien corrigée chez les malades qui reçoivent de l'érythropoïétine
E. D'autant plus importante que l'insuffisance rénale est plus importante

Réponse : ADE

3. 1. 5 DIAGNOSTIC DIFFÉRENTIEL

M 93/8/2/ 33

Dans quelle(s) situation(s) peut-on rencontrer une fausse anémie par hémodilution?

A. Grossesse au cours des trois derniers mois
B. Maladie de Waldenström
C. Traitement diurétique
D. Splénomégalie volumineuse par hypertension portale
E. Myélome multiple des os, à chaînes légères

Réponse : ABD

3. 1. 6 ETIOLOGIES (FACTEURS DE RISQUE, TERRAIN)

M 86/4/2/ 20

Une anémie normochrome normocytaire régénérative peut être d'origine:

A. Inflammatoire
B. Hypoplasique
C. Hémorragique
D. Endocrinienne
E. Hémolytique

Réponse : CE

M 86/7/2/ 66

Parmi les situations suivantes, indiquez celle ou celles où l'on peut rencontrer une élévation du volume globulaire moyen (VGM) à 105 µ3 (105 fl):

A. Anémie inflammatoire
B. Carence en folates
C. Insuffisance rénale chronique
D. Intoxication tabagique
E. Ethylisme chronique

Réponse : BE

M 87/7/1/110

5 causes d'anémie non traitées sont proposées ci-dessous. Une réticulocytose élevée s'observe habituellement dans:

A. Méno-métrorragies de longue date
B. Sphérocytose héréditaire
C. Leucémie aiguë
D. Maladie de Biermer
E. Insuffisance rénale chronique

Réponse : B

S 88/6/1/ 18

Parmi les affections ou états suivants, quel est celui qui ne provoque pas d'anémie macrocytaire?

A. Gastrectomie
B. Ankylostomiase
C. Anse borgne jéjunale
D. Maladie coeliaque
E. Myélodysplasie

Réponse : E

M 89/3/2/ 55

Une fausse anémie par hémodilution peut provenir de:

A. Grossesse à partir du second trimestre
B. Déficit en fer
C. Maladie de Waldenström
D. Maladie de Kahler
E. Volumineuse splénomégalie

Réponse : ACDE

S 89/7/1/ 53

Une anémie microcytaire avec fer sérique normal ou augmenté se rencontre dans:

A. La sphérocytose héréditaire
B. La maladie de Biermer
C. La thalassémie
D. Les anémies hémolytiques auto-immunes
E. Les leucémies aiguës

Réponse : C

S 90/3/1/ 23

Toutes les situations cliniques suivantes sauf une sont capables de conduire à une anémie macrocytaire:

A. Malnutrition chronique
B. Anémie hémolytique régénérative
C. Myxoedème
D. Hernie hiatale
E. Traitement anti comitial

Réponse : D

S 92/8/1/ 53

Une anémie par dysérythropoïèse (érythropoïèse inefficace) s'observe au cours des affections suivantes, sauf une. Laquelle?

A. Anémie réfractaire sidéroblastique
B. Anémie réfractaire simple non sidéroblastique
C. Aplasie médullaire globale
D. Carence en vitamine B12
E. Carence en folates

Réponse : C

3. 1. 7 BILAN ÉTIOLOGIQUE

S 87/1/1/ 71

La découverte d'une anémie à 3 g/dl, macrocytaire (112 fl), non régénérative, chez un adulte non éthylique, doit conduire en premier lieu à:

A. Un test thérapeutique par vitamine B12
B. Un test thérapeutique par l'acide folique
C. Un examen de la moelle osseuse
D. Un test de Coombs direct
E. Transfuser des hématies

Réponse : C

3. 1. 8 TRAITEMENTS

S 87/7/1/ 44

Indiquez parmi les propositions suivantes, le délai où pourra être sûrement retrouvée la crise réticulocytaire qui apparaît après l'administration adéquate du facteur vitaminique manquant dans une anémie mégaloblastique:

A. 6 heures
B. 24 heures
C. 48 heures
D. 8 jours
E. 20 jours

Réponse : D

3. 2 ANEMIE PAR CARENCE EN FER

3. 2. 1 DÉFINITION

S 88/3/1/ 43

Le caractère ferriprive (carence en fer) d'une anémie est défini par un des critères suivants:

A. Microcytose
B. Hypochromie
C. Hyposidérémie
D. Hyposidérémie et augmentation de la capacité totale de transferrine
E. Hyposidérémie et diminution de la capacité totale de transferrine

Réponse : D

3. 2. 2
BIOLOGIE

S 85/5/1/ 72

Au cours d'une anémie microcytaire par saignement dont la cause est traitée et qui reçoit un traitement martial, quelle est l'anomalie témoin de la carence qui persiste le plus longtemps?

A. Diminution du nombre de globules rouges par mm3
B. Diminution de l'hématocrite
C. Diminution de la concentration de l'hémoglobine
D. Diminution de la concentration du fer sérique
E. Augmentation de la sidérophiline

Réponse : E

M 86/3/1/110

Parmi les éléments suivants, lequel (lesquels) témoigne(nt) d'une carence martiale?

A. Une pâleur des téguments
B. Un syndrome hémorragique
C. Un volume globulaire moyen à 90 fl
D. Une sidérémie à 100 microgrammes/100 ml
E. Une saturation de la sidérophyline inférieure à 15%

Réponse : E

M 86/6/2/ 48

Lors d'une anémie par saignement chronique, quel est (quels sont) la(les) proposition(s) vraie(s)?

A. Fer sérique diminué
B. Volume globulaire moyen diminué
C. Transferrine sérique diminuée
D. Ferritine sérique diminuée
E. Vitamine B12 sérique diminuée

Réponse : ABD

S 87/5/1/ 68

En cas de carence martiale, quel est le signe le plus précoce?

A. Baisse du taux d'hémoglobine
B. Baisse du nombre de globules rouges
C. Baisse du taux de fer sérique
D. Baisse de la CCHM (concentration hémoglobinique moyenne)
E. Baisse du volume globulaire moyen

Réponse : C

M 88/2/2/ 56

Une carence en fer engendre habituellement:

A. Une anémie microcytaire hypochrome avec un chiffre de réticulocytes élevé
B. Une anémie microcytaire hypochome avec un chiffre de réticulocytes faible
C. Un excès de sidéroblastes médullaires
D. Une élévation du chiffre des plaquettes
E. Une hyperleucocytose à polynucléaires neutrophiles

Réponse : BD

S 89/4/1/ 78

Parmi les examens complémentaires suivants quel est celui qui permet de dépister le plus précocement une carence martiale?

A. Diminution de la ferritinémie
B. Abaissement du taux d'hémoglobine
C. Augmentation des réticulocytes
D. Diminution du volume globulaire moyen
E. Diminution de la teneur globulaire moyenne en hémoglobine

Réponse : A

M 90/1/2/ 14

Lors d'une anémie par saignement chronique, on observe une diminution:

A. Du fer sérique
B. Du volume globulaire moyen
C. De la transferrine sérique
D. De la ferritine sérique
E. Du nombre des plaquettes

Réponse : ABD

3. 2. 3
ETIOLOGIES
(FACTEURS DE RISQUE, TERRAIN)

S 87/4/1/ 39

L'étiologie la plus fréquente des anémies ferriprives de l'adulte en France est:

A. Un régime alimentaire carencé en fer
B. Un trouble de l'absorption du fer
C. Une hémolyse
D. Un saignement chronique
E. Une inflammation

Réponse : D

S 88/6/1/ 37

Les états ou phénomènes suivants peuvent être responsables d'une carence martiale, sauf un. Lequel?

A. Grossesse
B. Gastrectomie
C. Maladie coeliaque
D. Hématurie microscopique
E. Hémorroïdes

Réponse : D

S 89/7/1/101

Toutes les situations suivantes sont responsables d'anémie par carence martiale par le biais de ménorragies qu'elles déclenchent, sauf une. Indiquez laquelle:

A. Fibrome
B. Grossesse extra-utérine
C. Dispositif intra-utérin anticonceptionnel
D. Thrombopénie chronique
E. Maladie de Willebrand

Réponse : B

M 93/8/2/ 44

Une malade présente une anémie microcytaire par carence martiale. Il faut rechercher:

A. Ménométrorragies favorisées par un stérilet
B. Grossesses répétées et rapprochées
C. Hématurie microscopique
D. Ulcère gastro-duodénal
E. Cancer colique

Réponse : ABDE

3. 2. 4
TRAITEMENTS

S 87/3/1/ 49

Le traitement d'une anémie par carence en fer due à un saignement chronique chez l'adulte repose, outre le traitement de la cause, sur:

A. Un sel de fer per os à la dose de 150 mg de fer métal par jour
B. Un sel de fer per os à la dose de 60 mg de fer métal par jour
C. Le fer injectable (100 mg x 10 IM)
D. Un régime alimentaire riche en fer
E. Un traitement combiné per os par sel de fer, et acide folique

Réponse : A

S 87/4/1/ 63

Dans une carence martiale due à des hémorragies chroniques et où on a pu supprimer la cause de ces dernières, pendant combien de temps le traitement par le fer per os doit-il être poursuivi?

A. Pendant 15 jours
B. Pendant 1 mois
C. Jusqu'à normalisation du taux d'hémoglobine
D. Jusqu'à normalisation du taux de fer sérique
E. Jusqu'à normalisation du taux de sidérophiline

Réponse : E

S 89/6/1/ 24

Une femme de 30 ans est atteinte d'anémie ferriprive (hémoglobine 7 g/dl) par ménorragies; un traitement hormonal réduit les pertes génitales. Quel schéma thérapeutique doit être préféré pour guérir l'anémie et éviter sa récidive?

A. Transfusion (2 concentrés érythrocytaires)
B. Transfusion (2 concentrés érythrocytaires) puis fer intramusculaire (10 ampoules de 100 mg sur cinq semaines)
C. Fer intramusculaire (10 ampoules de 100 mg sur cinq semaines)
D. Fer oral, 200 mg Fe^{2+} par jour, pendant 4 mois
E. Fer oral, 200 mg Fe^{2+} pendant un mois

Réponse : D

M 89/7/2/ 10

La prescription de 105 mg de fer per os par jour dans une anémie par saignement chronique peut entraîner:

A. Des selles noires
B. Des urines sombres
C. Une diarrhée
D. Des nausées
E. Une gastrite hémorragique

Réponse : ACD

3. 2. 5
DIVERS

M 87/2/2/ 44

Parmi les caractères suivants indiquez celui (ceux) qui s'applique(nt) aux anémies gravidiques par carence martiale:

A. Elles sont plus fréquentes que les anémies mégaloblastiques
B. Elles sont liées en grande partie au transport de fer de la mère vers le foetus et le placenta
C. Elles s'accompagnent en général d'une microcytose
D. Elles nécessitent une transfusion sanguine lorsque le taux d'hémoglobine est inférieur à 8 g/100ml
E. Le traitement est l'acide folique

Réponse : ABCD

3. 3
ANEMIE PAR CARENCE EN FOLATES

3. 3. 1
PHYSIOPATHOLOGIE

S 87/2/1/ 70

Le lieu principal d'absorption active de l'acide folique est:

A. L'estomac
B. Le duodénum
C. Le jéjunum haut
D. L'iléon intermédiaire
E. L'iléon terminal

Réponse : C

3. 3. 2
ETIOLOGIES
(FACTEURS DE RISQUE, TERRAIN)

S 91/5/1/ 62

Indiquer parmi les circonstances suivantes la seule qui soit capable d'induire une carence en acide folique:

A. Petites hémorragies répétées
B. Syndrome inflammatoire
C. Erythroblastopénie
D. Grossesses répétées
E. Maladie de l'iléon terminal

Réponse : D

3. 3. 3
DIVERS

M 90/4/2/ 12

Une ou plusieurs des propositions concernant l'acide folique est (sont) exacte(s):

A. L'acide folique est contenu dans les légumes verts
B. Une carence en acide folique est habituellement observée après iléostomie
C. Dans les carences en acide folique, le VGM peut être aux environs de 115 microns-cube
D. Dans les carences en acide folique, le myélogramme peut montrer une mégaloblastose
E. L'origine iatrogène des carences en acide folique est possible

Réponse : ACDE

3. 4 ANEMIE PAR CARENCE EN VITAMINE B12

3. 4. 1 ETIOLOGIES (FACTEURS DE RISQUE, TERRAIN)

S 85/4/1/ 19

Devant une carence en vitamine B12, indiquez la seule anomalie qui ne soit jamais en cause:

A. Absence de sécrétion de facteur intrinsèque par gastrite atrophique
B. Infestation par le bothriocéphale
C. Maladie de l'iléon
D. Insuffisance hépatique
E. Gastrectomie totale

Réponse : D

M 85/7/1/118

La ou lesquelles des causes suivantes peu(ven)t être la cause d'un défaut d'absorption de la vitamine B12:

A. Ictère par lithiase cholédocienne
B. Résection d'un mètre de grêle (iléon terminal)
C. Gastrectomie totale
D. Colectomie gauche
E. Infestation par taenia saginata

Réponse : BC

3. 4. 2 DIVERS

S 86/3/1/ 46

Les réserves normales de vitamines B12 couvrent les besoins pendant:

A. 4 ans
B. 6 mois
C. 12 mois
D. 15 jours
E. 3 jours

Réponse : A

3. 5 ANEMIE DE BIERMER

3. 5. 1 CLINIQUE

S 91/1/1/ 70

Les manifestations neurologiques de l'anémie de Biermer sont les suivantes, sauf une:

A. Déficit moteur avec réflexe cutané plantaire en extension
B. Chute en position debout à l'occlusion des yeux
C. Aréflexie achilléenne
D. Dissociation thermo-algésique
E. Troubles psychiques

Réponse : D

3. 5. 2 BIOLOGIE

M 88/5/2/ 39

L'hémogramme d'une anémie de Biermer typique et non traitée peut associer:

A. Une thrombopénie
B. Un VGM (Volume Globulaire Moyen) élevé
C. Une hyperleucocytose avec myélémie
D. Des réticulocytes bas
E. Une hypersegmentation des polynucléaires neutrophiles

Réponse : ABDE

S 91/4/1/ 19

Au bout de trois mois de traitement par la vitamine B12 pour une anémie de Biermer, tous ces signes disparaissent sauf un, lequel?

A. Macrocytose
B. Elévation des LDH
C. Présence de métamyélocytes géants
D. Mégaloblastose médullaire
E. Achlorhydrie gastrique

Réponse : E

3. 5. 3 TRAITEMENTS

M 91/1/2/ 42

L'administration de vitamine B12 dans la maladie de Biermer:

A. Fait disparaître la gastrite atrophique
B. Peut se faire par voie buccale
C. Doit être prévue pour toute la vie du malade
D. Provoque une crise réticulocytaire au 3ème jour d'administration
E. Fait disparaître en 24 heures les mégaloblastes dans la moelle osseuse

Réponse : CE

S 93/8/1/ 38

Dans une maladie de Biermer, après correction de l'anémie par la vitamine B 12, le traitement:

A. Doit être interrompu pour éviter une surcharge en vitamine B 12
B. Doit être poursuivi par voie orale (10 microgrammes par jour) jusqu'à normalisation du taux de vitamine B 12 du sérum
C. Doit être poursuivi par voie parentérale (1000 microgrammes par mois) jusqu'à normalisation du taux de vitamine B 12 du sérum
D. Doit être poursuivi par voie orale (10 microgrammes par jour) à vie
E. Doit être poursuivi par voie parentérale (1000 microgrammes par mois) à vie

Réponse : E

3. 6
ANEMIE INFLAMMATOIRE
3. 6. 1
BIOLOGIE

S 86/7/1/ 36

Parmi les propositions suivantes, laquelle est la plus compatible avec le diagnostic d'anémie inflammatoire?

A. Hémoglobine: 6 g/dl; Volume globulaire moyen: 60 fl; réticulocytes: 20x10exp9/l
B. Hémoglobine: 9 g/dl; Volume globulaire moyen: 110 fl; réticulocytes: 20x10exp9/l
C. Hémoglobine: 9 g/dl; Volume globulaire moyen: 80 fl; réticulocytes: 20x10exp9/l
D. Hémoglobine: 9 g/dl; Volume globulaire moyen: 95 fl; réticulocytes: 200x10exp9/l
E. Hémoglobine: 9 g/dl; Volume globulaire moyen: 110 fl; réticulocytes: 200x10exp9/l

Réponse : C

3. 7
ANEMIE HEMOLYTIQUE
3. 7. 1
ETIOLOGIES
(FACTEURS DE RISQUE, TERRAIN)

M 88/3/2/ 36

Une patiente traitée depuis 6 mois par l'alpha-méthyldopa (ALDOMET*) pour une hypertension artérielle présente une anémie hémolytique. Parmi les propositions suivantes, laquelle ou lesquelles est ou sont exacte(s)?

A. Il s'agit d'une coïncidence sans relation de cause à effet
B. Le test de Coombs direct est positif chez 15 % des sujets traités par l'alpha-méthyldopa
C. Le test de Coombs direct est positif et de type IgG
D. L'anticorps en cause est dirigé contre le médicament
E. L'hémolyse disparaît après l'arrêt du médicament

Réponse : BCE

3. 7. 2
DIVERS

M 89/5/2/ 16

Les anémies hémolytiques médicamenteuses:

A. Sont toujours d'origine immunologique
B. Sont parfois dues à la présence d'anticorps anti-médicaments
C. Sont parfois dues à la présence d'anticorps anti-Rhésus
D. Peuvent apparaître lors d'un traitement par l'alpha-méthyl-dopa (ALDOMET*)
E. Peuvent apparaître lors d'un traitement par la pénicilline

Réponse : BCDE

3. 8
ANEMIE HEMOLYTIQUE AUTO-IMMUNE
3. 8. 1
PHYSIOPATHOLOGIE

S 87/6/1/ 85

Quel est le principal site d'élimination des hématies chez un malade présentant une anémie hémolytique auto-immune causée par des anticorps IgG?

A. La rate
B. Le foie
C. Les vaisseaux sanguins (lyse intravasculaire)
D. La moelle osseuse
E. Les ganglions lymphatiques

Réponse : A

3. 8. 2
BIOLOGIE

M 85/3/2/ 46

Parmi le(s) caractère(s) suivant(s), quel(s) est (sont) celui (ceux) rencontré(s) au cours d'une anémie hémolytique auto-immune?

A. Microcytose
B. Test de Coombs positif
C. Diminution de fer sérique
D. Augmentation du nombre des réticulocytes
E. Bilirubine libre augmentée

Réponse : BDE

S 91/6/1/ 29

La spécificité des autoanticorps d'une anémie hémolytique auto-immune à test de Coombs de type IgG est:

A. Une spécificité du type ABH
B. Une spécificité de type rhésus
C. Une spécificité de type P
D. Une spécificité de type Ii
E. Une spécificité de type MN

Réponse : B

3. 8. 3
ETIOLOGIES
(FACTEURS DE RISQUE, TERRAIN)

M 87/1/2/ 63

Une anémie hémolytique à auto-anticorps froids de classe IgM:

A. Peut s'observer au cours d'un lymphome
B. Peut s'observer au cours d'une mononucléose infectieuse
C. Peut s'observer au cours d'une infection à mycoplasmes
D. Peut être due à une immunoglobuline monoclonale
E. S'accompagne d'un test de Coombs direct positif de type complément

Réponse : ABCDE

M 87/7/2/ 65

Parmi les propositions suivantes qui concernent l'étiologie des anémies hémolytiques auto-immunes de type IgG, laquelle ou lesquelles est ou sont correcte(s)?

A. Elles peuvent être secondaires à un traitement par l'ALDOMET*
B. Elles peuvent compliquer une pneumonie atypique à mycoplasma pneumoniae
C. Elles sont idiopathiques dans environ 50% des cas
D. Elles peuvent être secondaires à un syndrome lymphoprolifératif
E. Elles peuvent être secondaires à une maladie lupique

Réponse : ACDE

M 88/2/2/ 57

La découverte d'une anémie hémolytique avec test de Coombs direct positif doit faire rechercher:

A. Une leucémie lymphoïde chronique
B. Un cancer de l'estomac
C. Un lupus érythémateux disséminé
D. Une prise médicamenteuse d'ALDOMET* (Alpha Méthyl Dopa)
E. Une leucémie myéloïde chronique

Réponse : ACD

S 89/4/1/ 19

Parmi les maladies suivantes, quelle est celle au cours de laquelle on rencontre fréquemment une anémie hémolytique auto-immune?

A. Leucémie aiguë myéloblastique
B. Maladie de Kahler
C. Leucémie myéloïde chronique
D. Hémochromatose primitive
E. Maladie lupique

Réponse : E

M 91/5/2/ 90

Devant une anémie hémolytique auto-immune à anticorps IgG chez une femme de 44 ans, l'enquête étiologique devra comporter la recherche:

A. D'une prise médicamenteuse
B. D'un lymphome
C. D'un lupus érythémateux disséminé
D. D'un épithélioma digestif
E. D'un fibrome utérin

Réponse : ABC

3. 8. 4 BILAN ÉTIOLOGIQUE

S 88/6/1/ 33

Quel examen peut être demandé pour étayer un diagnostic d'anémie hémolytique auto-immune à partir d'un échantillon de sérum?

A. Test de Coombs direct
B. Test de Coombs indirect
C. Immuno-fluorescence directe
D. Néphélométrie
E. Réaction d'Ouchterlony

Réponse : B

3. 8. 5 TRAITEMENTS

S 87/7/1/ 31

Le traitement d'attaque habituel d'une anémie hémolytique auto-immune à test de Coombs positif de type IgG est chez une femme de 40 ans:

A. La corticothérapie: 0,5mg/kg/jour
B. La corticothérapie: 1,5mg/kg/jour
C. La splénectomie
D. L'azathioprine (IMUREL*)
E. La cyclosporine

Réponse : B

3. 8. 6 DIVERS

S 87/3/1/ 32

Parmi les propositions thérapeutiques suivantes, laquelle s'applique à une anémie hémolytique auto-immune de type IgG?

A. La corticothérapie à la dose initiale de 1,5 mg de Prednisone par kg de poids et par jour est généralement efficace
B. La corticothérapie peut être interrompue après 1 mois si l'hémolyse a disparu
C. La splénectomie est généralement inefficace après échec de la corticothérapie
D. Les transfusions sont systématiques si l'hémoglobine est inférieure à 100 g/l
E. Les plasmaphérèses représentent le meilleur traitement de relais après échec de la corticothérapie

Réponse : A

S 88/7/1/ 56

Parmi les propositions suivantes se rapportant aux anémies hémolytiques auto-immunes aux anticorps chauds, une seule est fausse. Laquelle?

A. Le test de Coombs direct est positif
B. L'hémolyse est habituellement intratissulaire
C. Les anticorps sont dirigés contre les antigènes ABO
D. Les anticorps sont de type IgG
E. La corticothérapie est le traitement de choix

Réponse : C

3. 9
THALASSEMIE
3. 9. 1
BIOLOGIE

M 89/1/1/107

La polyglobulie microcytaire liée à un trait thalassémique Bêta peut comporte :

A. Une hématocrite à 55%
B. Une hémoglobine à 130 g/l
C. Une microcytose à 68 fl
D. Un chiffre de GR à 6 T/l
E. Un volume globulaire total à 45 ml/Kg

Réponse : BCD

M 90/5/2/ 24

Parmi les signes suivants, indiquez celui ou ceux qui sont compatibles avec le diagnostic de Bêta-thalassémie hétérozygote:

A. Anémie modérée
B. Microcytose importante (VGM < 70 fl)
C. Diminution de la résistance globulaire à l'hypotonie
D. Hyposidérémie franche (fer sérique < 0,5 mg/l)
E. Augmentation de l'Hb A2 à l'électrophorèse de l'hémoglobine

Réponse : BE

4
COAGULATION
4. 1
COAGULATION
4. 1. 1
PHYSIOPATHOLOGIE

M 91/3/1/ 66

Les résultats biologiques suivants sont obtenus chez une femme âgée de 50 ans: temps de céphaline koalin: 63 secondes (témoin 41 sec), temps de Quick: 45 secondes (témoin 12 sec). Quelle est, parmi les propositions qui suivent, celle qui ne peut pas expliquer à elle seule cette situation?

A. Déficit en facteur VII
B. Traitement par les anti-vitamines k
C. Ictère choléstatique prolongé
D. Déficit en facteur V
E. Déficit en facteur X

Réponse : A

4. 1. 2
DIAGNOSTIC DIFFÉRENTIEL

S 94/8/1/ 62

L'hémophilie A et la maladie de Willebrand n'ont en commun qu'une seule des anomalies suivantes:

A. Allongement du temps de saignement
B. Défaut d'agrégation plaquettaire à la ristocétine
C. Diminution d'activité coagulante du facteur VIII (VIIIc)
D. Diminution de l'antigène lié au facteur VIII (VIII R Ag)
E. Allongement du temps de thrombine

Réponse : C

4. 1. 3
ETIOLOGIES
(FACTEURS DE RISQUE, TERRAIN)

M 87/3/2/ 65

Chez un malade qui présente un syndrome hémorragique diffus, on observe le bilan d'hémostase suivant: Taux de prothrombine: 20% ; Temps de céphaline activée: 60 sec (témoin: 35sec); V: 20% ; VII+X: 40% ; II: 35% ; fibrinogène: 0,90 g/l; plaquettes : 40 000 /mm3. Ces résultats peuvent orienter vers:

A. Une fibrinolyse aiguë primitive
B. Une coagulopathie de consommation
C. Une cirrhose décompensée
D. Un surdosage en antivitamines K
E. Un anticoagulant circulant type lupus

Réponse : BC

M 87/3/2/ 67

Un allongement du temps de Quick associé à un allongement du temps de céphaline activé peut avoir pour cause:

A. Un déficit constitutionnel en proconvertine (VII)
B. Une hypovitaminose K
C. Une insuffisance hépatique
D. Une hémophilie A ou B
E. Une maladie de Willebrand

Réponse : BC

M 90/6/2/ 87

Un allongement isolé du Temps de Céphaline + Activateur dans un bilan de coagulation peut révéler:

A. Une hémophilie A
B. Une insuffisance hépatique modérée
C. Une maladie de Willebrand
D. Un inhibiteur pathologique de la coagulation
E. Une hypofibrinémie marquée

Réponse : ACD

4. 1. 4 EVOLUTION (PRONOSTIC, COMPLICATIONS)

M 89/1/1/109

Un inhibiteur acquis de type anti-prothrombinase expose le patient à un risque:

A. D'hémorragie
B. De thrombose
C. D'avortement s'il s'agit d'une femme enceinte
D. D'infection
E. De purpura vasculaire

Réponse : BC

4. 1. 5 TRAITEMENTS

M 89/2/2/ 50

Chez un patient traité par héparinate de calcium à dose anticoagulante sur quel(s) élément(s) biologique(s) devra porter la surveillance?

A. Temps de céphaline kaolin
B. Taux de prothrombine
C. Calcémie
D. Numération des plaquettes
E. Dosage de l'antithrombine III

Réponse : AD

S 91/4/1/ 79

Chez un homme de 60 ans, devant être opéré 3 jours plus tard d'une lithiase cholédocienne et ne consommant aucun médicament, on trouve: TP: 30% - Fibrinogène: 3 g/l - TCK: 50 sec/30 sec. - TT: 20 sec/20sec. - facteurs: V: 95% - VII+X: 20% - II: 30% - plaquettes: 250 000/mm3. Aucun syndrome hémorragique. Quel traitement adopter pour corriger son hémostase?

A. Transfusion de sang frais
B. Transfusion de plasma frais congelé
C. Transfusion de PPSB
D. Injection IV de vitamine K
E. Injection IV de cryoprécipité

Réponse : D

4. 1. 6 DIVERS

S 85/1/1/ 27

Un des cinq facteurs suivants de coagulation n'est pas vitamino K-dépendant. Lequel?

A. Prothrombine (II)
B. Proconvertine (VII)
C. Proaccélérine (V)
D. Globuline antihémophilique B (IX)
E. Facteur Stuart (X)

Réponse : C

M 85/5/2/ 13

Parmi les facteurs de la coagulation dont la synthèse dépend de la vitamine K, vous retenez:

A. Le fibrinogène
B. La prothrombine
C. La proaccélérine
D. La proconvertine
E. Le facteur anti-hémophilique A

Réponse : BD

M 89/7/2/ 37

Parmi les propositions suivantes, laquelle (lesquelles) s'applique(nt) à l'hémostase au cours d'une grossesse normale?

A. Aucune modification de l'hémostase primaire
B. Augmentation du facteur de Willebrand
C. Déficit acquis en facteur X
D. Diminution de l'activité fibrinolytique
E. Allongement du temps de saignement (TS)

Réponse : BD

M 89/2/2/ 69

Parmi les facteurs plasmatiques suivants, lequel (lesquels) est (sont) consommé(s) durant la coagulation?

A. I (fibrinogène)
B. XII (facteur Hageman)
C. II (prothrombine)
D. V (proaccélérine)
E. VIII (facteur anti-hémophilique A)

Réponse : ACDE

S 90/7/1/ 74

Toutes ces propositions concernent la maladie de Rendu-Osler, sauf une. Laquelle?

A. C'est une cause d'épistaxis
B. Existence d'angiomes au niveau des doigts
C. Existence d'angiomes au niveau des lèvres
D. Maladie autosomique dominante
E. Spontanément résolutive

Réponse : E

S 91/2/1/ 18

Parmi les activités coagulantes suivantes, laquelle permet de différencier une atteinte parenchymateuse hépatique d'une carence en vitamine K?

A. Facteur antihémophilique A (F VIII c)
B. Facteur Stuart (F X)
C. Prothrombine (F II)
D. Proaccélérine (F V)
E. Facteur antihémophilique B

Réponse : D

S 91/4/1/ 73

Tous les déficits constitutionnels (congénitaux) en protéine de la coagulation, sont responsables de manifestations hémorragiques dans leurs formes majeures sauf un; lequel?

A. Déficit en facteur I
B. Déficit en facteur V
C. Déficit en facteur VII
D. Déficit en facteur XI
E. Déficit en facteur XII

Réponse : E

M 91/3/1/ 86

La vitamine K est nécessaire à la synthèse de:

A. L'antithrombine III
B. Le facteur antihémophilique B (IX)
C. Le fibrinogène (I)
D. La proaccélérine (V)
E. La prothrombine (II)

Réponse : BE

4. 1. 7 DIVERS

S 86/2/1/ 29

Toutes les propositions suivantes concernant le traitement anticoagulant sont exactes, sauf une. Indiquez laquelle?

A. Le délai d'action du SINTROM* est plus long que celui du TROMEXANE*
B. Le taux de prothrombine d'un patient sous héparine doit être maintenu entre 20 et 35%
C. La protamine est l'antidote de l'héparine
D. Toutes les prothèses valvulaires mécaniques nécessitent un traitement anticoagulant permanent
E. Un rétrécissement mitral en fibrillation auriculaire doit être anticoagulé

Réponse : B

4. 2 ANTIVITAMINES K (AVK)

4. 2. 1 EVOLUTION (PRONOSTIC, COMPLICATIONS)

S 86/5/1/ 57

A l'occasion d'un accident hémorragique dramatique survenant au cours d'un traitement par les anti vitamines K, indiquez la mesure immédiate qui vous parait la plus appropriée:

A. Suspendre simplement l'administration de l'anticoagulant
B. Administrer du PPSB à doses appropriées
C. Administrer 25mg de vitamine K par voie intra musculaire
D. Administrer 25mg de vitamine K per os
E. Injection de sulfate de protamine à doses appropriées

Réponse : B

4. 2. 2 DIVERS

M 89/6/2/ 12

L'action anticoagulante des antivitamines K:

A. Est attribuée à une action antithrombine directe
B. Est une action rapide mais brève
C. Peut être diminuée du fait de l'interaction de substances qui sont des inducteurs enzymatiques tels les barbituriques
D. Peut être augmentée du fait d'un déplacement du médicament de ses sites de liaison sur les protéines plasmatiques par certains médicaments (AINS)
E. Est utilisée en première intention dans les traitements d'urgence des affections thrombo-emboliques

Réponse : CD

M 90/2/2/ 74

Parmi les médicaments suivants, lesquels ne doivent pas être associés aux anticoagulants antivitamine K?

A. Miconazole (DAKTARIN*)
B. Colifibrate (LIPAVLON*)
C. Salbutamol (VENTOLINE*)
D. Amoxicilline (CLAMOXYL*)
E. Phénylbutazone

Réponse : ABE

S 90/5/1/ 59

Les effets des antivitamines K sont potentialisés par tous les médicaments suivants, sauf un, lequel?

A. Acide acétylsalicylique (ASPIRINE*)
B. Ticlopidine (TICLID*)
C. Tétracyclines
D. Phénobarbital (GARDENAL*)
E. Phénylbutazone (BUTAZOLIDINE*)

Réponse : D

M 90/1/1/ 80

Parmi les médicaments (ou classes médicamenteuses) suivants, quel est (sont) celui (ceux) qui augmente(nt) l'effet des anticoagulants oraux?

A. Barbituriques
B. Anti-inflammatoires non stéroïdiens
C. Bloquants bêta-adrénergiques
D. Pansements digestifs
E. Chloramphénicol

Réponse : BE

S 91/4/1/ 5

Parmi les mécanismes d'interaction suivants, quel est celui qui intervient lors d'une association anti-inflammatoire non stéroïdien-antivitamine K?

A. Diminution de la synthèse endogène de vitamine K
B. Déplacement des antivitamines K de l'albumine qui les transporte
C. Diminution du catabolisme des antivitamines K
D. Augmentation du catabolisme des antivitamines K
E. Diminution du taux plasmatique de vitamine K

Réponse : B

M 91/6/1/ 92

Quelles propositions concernant les antivitamines K sont exactes?

A. Ils possèdent une action anticoagulante immédiate
B. Leur effet anticoagulant est potentialisé par le clofibrate (LIPAVLON®)
C. Leur effet anticoagulant est majoré par la cimétidine (TAGAMET®)
D. La vitamine K antagonise leur effet anticoagulant instantanément
E. Ils exposent au risque de thrombopénie

Réponse : BC

M 94/8/2/ 12

Les antagonistes spécifiques de l'action des antivitamines K sont:

A. La protamine
B. La vitamine K
C. Les antifibrinolytiques
D. Les thrombolytiques
E. La fraction PPSB

Réponse : BE

4. 2. 3
EFFETS PHARMACOLOGIQUES

S 85/4/1/ 50

L'une des propositions suivantes concernant l'activité anti-coagulante des antivitamines K est fausse; laquelle?

A. Ils agissent in vivo, mais non in vitro
B. L'hypocoagulabilité est due à une baisse du complexe prothrombinique
C. Ils agissent avec retard car il n'y a pas d'action sur les réserves de facteurs existants
D. Leurs effets se prolongent plusieurs jours après l'arrêt du traitement
E. Le mécanisme d'action est un antagonisme compétitif pour la résorption digestive de la vitamine K, en raison d'une analogie structurale

Réponse : E

4. 3
HYPOVITAMINOSE K
4. 3. 1
BIOLOGIE

M 89/3/2/ 54

Au cours d'un syndrome hémorragique dû à une hypovitaminose K isolée quel(s) test(s) est (sont) perturbé(s)?

A. Temps de thrombine
B. Numération plaquettaire
C. Temps de céphaline + activateur
D. Dosage du facteur V (proaccélérine)
E. Temps de Quick

Réponse : CE

4. 3. 2
ETIOLOGIES (FACTEURS DE RISQUE, TERRAIN)

M 88/5/2/ 34

Une hypovitaminose K peut être consécutive à:

A. Une résection intestinale étendue
B. Une destruction de la flore intestinale par les antibiotiques
C. Un syndrome de malabsorption
D. Un ictère par rétention
E. Une insuffisance hépatique sévère

Réponse : ABCD

4. 4
HEPARINE
4. 4. 1
TRAITEMENTS

M 88/2/2/ 27

Parmi les propositions suivantes, laquelle ou lesquelles s'applique(nt) à une thrombocytopénie aiguë sévère survenue au cours d'un traitement héparinique?

A. Peut se compliquer de thromboses veineuses et artérielles
B. Peut se compliquer des signes de coagulation intravasculaire disséminée
C. Nécessite des transfusions de concentrés plaquettaires
D. Impose l'arrêt immédiat de l'héparine
E. Nécessite la mise en route d'une corticothérapie à forte dose

Réponse : ABD

4. 4. 2
EFFETS SECONDAIRES

M 88/7/2/ 93

L'héparine peut provoquer:

A. Des hémorragies digestives
B. Une thrombopénie immuno-allergique
C. Une insuffisance rénale aiguë
D. Une agranulocytose
E. Un hématome au point d'injection

Réponse : ABE

S 91/3/1/ 22

Tous les accidents suivants peuvent être secondaires à une héparinothérapie sauf un, lequel?

A. Une thrombopénie
B. Une allergie cutanée
C. Une nécrose cutanée
D. Une hémorragie foetale in utro
E. Une thrombose vasculaire

Réponse : D

4. 4. 3
SURVEILLANCE

M 90/7/1/ 86

La surveillance d'un traitement par héparinate de sodium à doses efficaces d'une thrombose veineuse des membres inférieurs au delà du 7ème jour de traitement nécessite de demander:

A. Taux de prothrombine
B. Temps de Céphaline Kaolin
C. Numération des plaquettes
D. Temps de saignement
E. Thrombo-élastogramme

Réponse : BC

4. 4. 4
ADMINISTRATION (POSOLOGIE, MODES)

M 89/6/2/ 20

Parmi les propositions suivantes, laquelle (lesquelles) s'applique(nt) à un relais héparine-antivitamines K (AVK) convenablement effectué?

A. Premier jour, AVK + héparine à posologie diminuée de moitié
B. Premier jour, AVK double dose + héparine à posologie inchangée
C. Premier jour, AVK double dose + héparine à posologie diminuée de moitié
D. Premier jour, AVK + héparine à posologie inchangée
E. Premier jour, arrêt de l'héparine, suivi immédiatement de la 1ère prise d'AVK

Réponse : D

4. 4. 5
DIVERS

M 85/7/2/ 37

L'héparine est un médicament:

A. Efficace par voie orale
B. Qui traverse le placenta
C. Qui provoque des thrombopénies
D. Formellement contre-indiqué chez le sujet âgé
E. Clarifiant plasmatique

Réponse : CE

S 87/2/1/ 24

La durée moyenne d'action de la Calciparine SC chez l'homme est de l'ordre de:

A. 30 minutes
B. 1 heure
C. 8 heures
D. 24 heures
E. 48 heures

Réponse : C

M 88/7/2/ 63

L'héparine:

A. Active une lipoprotéine lipase
B. Exerce une action anti-inflammatoire
C. Inhibe l'antithrombine III
D. Active un cofacteur plasmatique
E. Exerce une action anti-coagulante

Réponse : ABDE

M 89/4/2/103

L'effet anticoagulant de l'héparine:

A. Est quasi immédiat
B. Implique la liaison avec l'antithrombine III
C. S'exerce exclusivement in vivo
D. Peut être évalué par la mesure du temps de saignement
E. Peut être évalué par la mesure du temps de céphaline avec activateur

Réponse : ABE

M 92/9/1/ 82

L'héparine:

A. Agit par inhibition compétitive de la vitamine K
B. N'a pas d'effet anticoagulant in vitro
C. Ne franchit pas la barrière placentaire
D. Peut s'administrer par voie orale
E. Voit son action anticoagulante annulée par le sulfate de protamine

Réponse : CE

4. 5 TEMPS DE PROTHROMBINE

4. 5. 1 DÉFINITION

S 85/1/1/ 93

Le temps de Quick explore l'activité de plusieurs facteurs de l'hémostase. Parmi les séries suivantes de facteurs, indiquez laquelle correspond au temps de Quick:

A. II - VII - XI - X
B. I - II - V - VIII - Plaquettes
C. VIII - XI - XI - XII
D. I - II - V - VII - X
E. VII - IX - XI -XII

Réponse : D

4. 5. 2 PHYSIOPATHOLOGIE

M 94/9/2/ 13

Le temps de Quick est habituellement normal dans:

A. Les traitements par antivitamines K
B. La maladie de Willebrand
C. Les afibrinogénémies
D. Les déficits en facteur Hageman (XII)
E. Les thrombopénies

Réponse : BD

4. 5. 3 ETIOLOGIES (FACTEURS DE RISQUE, TERRAIN)

S 90/2/1/ 33

Le déficit isolé en l'un des facteurs suivants se traduit par un allongement du temps de Quick, alors que le temps de céphaline active reste normal. Indiquez ce facteur:

A. Prothrombine (II)
B. Proaccélérine (V)
C. Proconvertine (VII)
D. Facteur antithémophilique A (VIII)
E. Facteur antithémophilique B (IX)

Réponse : C

M 90/4/2/110

Dans quelle(s) affection(s) observe-t-on un allongement du temps de Quick avec abaissement du facteur V?

A. Insuffisance hépatocellulaire
B. Maladie de Willebrand
C. Intoxication aux anti-vitamines K
D. Coagulation intravasculaire disséminée
E. Afibrinogénémie congénitale

Réponse : AD

4. 5. 4 TRAITEMENTS

M 88/4/2/ 24

L'administration parentérale de vitamine K peut normaliser le temps de Quick quand l'allongement en est dû à:

A. Hépatite virale
B. Ictère par obstruction de la voie biliaire principale
C. Déficit constitutionnel en facteur VII
D. Cirrhose du foie
E. Intoxication par la COUMADINE*

Réponse : BE

4. 6
TEMPS DE CEPHALINE ACTIVEE
4. 6. 1
ETIOLOGIES
(FACTEURS DE RISQUE, TERRAIN)

M 85/5/2/ 34

Un allongement du temps de céphaline avec activateur est observé lors:

A. De la présence d'un anti-coagulant circulant anti-facteur VIII
B. D'une hémophilie B
C. D'une maladie de Willebrand
D. D'une thrombocytopénie sévère
E. D'un traitement héparinique à dose hypocoagulante

Réponse : ABCE

S 86/6/1/ 60

Parmi les facteurs plasmatiques de coagulation suivants, quel est celui dont le déficit isolé majeur s'accompagne d'un allongement important du temps de céphaline avec activateur, alors que le temps de Quick reste normal?

A. Prothrombine (II)
B. Pro accélérine (V)
C. Pro convertine (VII)
D. Facteur anti-hémophilique B (IX)
E. Facteur Stuart

Réponse : D

M 89/4/2/ 21

Le temps de céphaline kaolin est allongé dans:

A. Déficit en Facteur V
B. Purpura thrombocytopénique idiopathique
C. Déficit en Facteur IX
D. Déficit en Facteur XII (F. Hageman)
E. Déficit en Facteur VII

Réponse : ACD

M 89/5/2/ 69

Parmi les propositions suivantes, laquelle (lesquelles) correspond(en)t à un allongement du temps de céphaline + activateur et à un temps de Quick normal?

A. Déficit en fibrinogène
B. Déficit en facteur antihémophilique A (facteur VIIIc)
C. Déficit en proaccélérine (facteur V)
D. Déficit en facteur Hageman (facteur XII)
E. Traitement aux anti-vitamines K au long cours

Réponse : BD

4. 6. 2
DIVERS

M 87/4/2/ 47

Le temps de Céphaline Kaolin:

A. Explore la voie exogène de la coagulation
B. Est allongé dans l'hémophilie B
C. Est allongé chez les sujets présentant un déficit en facteur VII (proconvertine)
D. Est allongé dans l'insuffisance hépato-cellulaire
E. N'est pas influencé par le chiffre des plaquettes

Réponse : BDE

4. 7
TEMPS DE SAIGNEMENT
4. 7. 1
ETIOLOGIES
(FACTEURS DE RISQUE, TERRAIN)

S 88/6/1/ 34

Le temps de saignement est allongé au cours de tous les états suivants, sauf un. Lequel?

A. Thromboasthénie de Glanzmann
B. Prise récente d'aspirine, 2 g
C. Purpura rhumatoïde
D. Purpura thrombocytopénique
E. Maladie de Willebrand

Réponse : C

M 88/6/2/ 57

Un allongement du temps de saignement doit évoquer:

A. Un déficit congénital en facteur VIII (hémophilie A)
B. Une thrombopénie
C. Un déficit en protéine C
D. Une thrombopathie
E. Un déficit congénital en facteur IX (hémophilie B)

Réponse : BD

4. 8
HEMOPHILIE
4. 8. 1
BIOLOGIE

M 85/7/2/ 26

Chez un hémophile A, le bilan d'hémostase montre typiquement :

A. Un temps de saignement très allongé
B. Un déficit de l'agrégation des plaquettes
C. Un temps de Quick normal
D. Un temps de thrombine allongé
E. Un temps de céphaline activée allongé

Réponse : CE

M 91/6/2/ 99

L'hémophile B présente:

A. Un temps de saignement normal
B. Un taux de prothrombine diminué
C. Un TCA allongé
D. Un temps de thrombine normal
E. Un taux de facteur IX normal

Réponse : ACD

4. 8. 2
DIVERS

M 88/7/2/ 54

Le gène du facteur antihémophilique A et le gène du facteur antihémophilique B sont:

A. Situés sur deux chromosomes différents
B. Situés sur le même chromosome
C. Allèles
D. Accessibles sous forme de sondes moléculaires
E. Toujours transmis ensemble à la méiose

Réponse : BD

4. 9
MALADIE DE WILLEBRAND
4. 9. 1
BIOLOGIE

S 85/7/1/ 33

Au cours d'une maladie de Willebrand, existe un trouble de l'agrégation plaquettaire qui se manifeste vis-à-vis d'un inducteur :

A. L'ADP
B. La thrombine
C. L'acide arachidonique
D. La ristocétine
E. Le collagène

Réponse : D

M 91/3/2/ 85

Dans une maladie de Willebrand sévère:

A. Le temps de saignement (IVY) est normal
B. Le temps de céphaline activé est allongé
C. Le temps de Quick est allongé
D. Il existe un défaut d'agrégation des plaquettes à l'ADP
E. Le taux de facteur VIII est diminué

Réponse : BE

M 91/5/2/ 96

Dans la maladie de Willebrand typique et classique (type I):

A. Les manifestations hémorragiques concernent les hommes et les femmes
B. Le temps de saignement est allongé
C. Le temps de Quick est normal
D. Le facteur Willebrand immunologique est abaissé
E. Le cofacteur de la ristocétine est abaissé

Réponse : ABCDE

4.10
COAGULATION INTRAVASCULAIRE DISSEMINEE
4.10. 1
BIOLOGIE

M 85/3/2/ 67

Dans une forme typique de coagulation intravasculaire disséminée, on observe:

A. Thrombopénie
B. Abaissement du facteur VII (proconvertine)
C. Abaissement du facteur X (facteur Stuart)
D. Diminution du facteur I (fibrinogène)
E. Augmentation des produits de dégradation de la fibrine

Réponse : ADE

S 88/7/1/ 20

Quelle est la cause probable des résultats biologiques suivants: Plaquettes: 50 000/mm3; - Facteur II: 60% ; - Facteur VII et X: 50% - TP: 25% - Facteur V: 25% - Fibrinogène: 0,40g/l -Produits de dégradation du fibrinogène élevés; test à l'éthanol positif:

A. Surdosage aux antivitamines K
B. Insuffisance hépatocellulaire sévère
C. Coagulation intravasculaire disséminée
D. Hypovitaminose K
E. Fibrinolyse

Réponse : C

M 88/7/2/ 98

Au cours des syndromes de coagulation intravasculaire disséminée confirmé(s) existe(nt):

A. Une thrombopénie
B. Un allongement du temps de thrombine
C. Un allongement du temps de Quick
D. Une diminution du taux des PDF
E. Une augmentation du temps de lyse des euglobulines

Réponse : ABC

4.10. 2
DIAGNOSTIC DIFFÉRENTIEL

M 89/6/2/113

Parmi les éléments suivants, lequel (lesquels) permet(tent) de différencier une CIVD d'une fibrinolyse aiguë primitive?

A. Temps de céphaline + activateur (TCK ou TCA)
B. Temps de Quick
C. Dosage du fibrinogène
D. Numération des plaquettes
E. Mise en évidence des complexes solubles

Réponse : DE

4.10. 3
ETIOLOGIES
(FACTEURS DE RISQUE, TERRAIN)

S 88/6/1/ 23

Dans laquelle des affections suivantes une coagulation intravasculaire disséminée doit-elle être recherchée systématiquement:

A. Leucose myéloïde chronique en phase chronique
B. Leucose aiguë à promyélocytes
C. Leucose lymphoïde chronique
D. Leucose de type T aiguë lymphoblastique
E. Leucémie à tricholeucocytes

Réponse : B

M 89/7/2/ 95

Indiquez parmi les situations suivantes celle(s) où l'on peut craindre l'apparition d'une coagulation intravasculaire disséminée:

A. Polytraumatisme après accident de la route
B. Chirurgie réglée de la hanche
C. Accident transfusionnel par incompatibilité ABO
D. Leucémie aiguë à promyélocytes
E. Cancer de la prostate avec métastases osseuses

Réponse : ACDE

5
HEMOPATHIES MALIGNES
5. 1
LEUCEMIES
5. 1. 1
ETIOLOGIES
(FACTEURS DE RISQUE, TERRAIN)

S 88/4/1/ 20

Parmi les substances chimiques suivantes, quelle est celle susceptible de provoquer une leucémie?

A. Plomb
B. Benzène
C. Arsenic
D. Chlorure de vinyl
E. Toluène

Réponse : B

S 91/6/1/ 74

Virus jouant un rôle dans la pathogénèse des leucémies T de l'adulte:

A. EBV
B. HIV
C. HTLV-1
D. Papovavirus
E. Herpès

Réponse : C

5. 2
LEUCEMIE AIGUE
5. 2. 1
BIOLOGIE

S 86/1/1/ 35

Le diagnostic positif de leucémie aiguë est basé sur:

A. La lymphographie
B. La scintigraphie médullaire
C. Splénomégalie
D. Le myélogramme
E. L'étude cytogénétique

Réponse : D

S 86/2/1/ 42

Parmi les éléments suivants, lequel est constamment présent lors du diagnostic de leucémie aiguë?

A. Blastes dans le sang
B. Splénomégalie
C. Blastes dans la moelle
D. Hyperleucocytose
E. Hyperuricémie

Réponse : C

5. 2. 2
FORMES CLINIQUES

S 88/7/1/ 15

Parmi les leucémies aiguës, quel est le type le plus fréquent chez l'adulte à 60 ans?

A. Myéloblastique
B. Lymphoblastique
C. Monoblastique
D. Promyélocytaire
E. Erythroleucémie

Réponse : A

S 88/7/1/ 90

Parmi les leucémies aiguës, quel est le type le plus fréquent chez l'enfant?

A. Myéloblastique
B. Lymphoblastique
C. Monoblastique
D. Promyélocytaire
E. Erythroleucémie

Réponse : B

5. 3 LEUCEMIE AIGUE LYMPHOIDE

5. 3. 1 FORMES CLINIQUES

M 89/5/2/ 68

La leucémie aiguë lymphoblastique entraîne avec prédilection l'infiltration de:

A. Thyroïde
B. Testicule
C. Myocarde
D. Surrénales
E. Méninges

Réponse : BE

5. 3. 2 TRAITEMENTS

S 89/5/1/ 54

Après la mise en rémission complète au cours d'une leucémie aiguë lymphoblastique chez un sujet de 58 ans, le traitement ultérieur qui lui sera le plus utile est:

A. Une surveillance simple
B. Une allogreffe de moelle
C. Une chimiothérapie d'entretien avec réinductions
D. Un traitement immunosuppresseur
E. Un traitement par interféron

Réponse : C

5. 4 LEUCEMIE AIGUE MYELOIDE

5. 4. 1 CLINIQUE

S 90/4/1/ 79

L'élément le plus caractéristique du fond d'oeil au cours d'une poussée blastique de leucémie myéloïde est:

A. L'oedème papillaire
B. Les hémorragies à centre blanc
C. Les hémorragies en flammèches
D. Les hémorragies pré-rétiniennes
E. Les hémorragies choroïdiennes

Réponse : B

5. 4. 2 ANATOMOPATHOLOGIE

S 85/6/1/ 41

De quelle hémopathie parmi les suivantes la présence de bâtonnets d'Auer dans le cytoplasme de cellules qui envahissent la moelle est-elle caractéristique?

A. Leucémie à tricholeucocytes
B. Leucémie aiguë lymphoblastique
C. Leucémie à plasmocytes
D. Leucémie lymphoïde chronique
E. Leucémie aiguë myéloïde

Réponse : E

5. 4. 3 DIVERS

S 85/2/1/ 73

Une des propositions suivantes concernant les leucémies aiguës myéloblastiques est exacte:

A. L'étude cytogénétique met souvent en évidence une trisomie 21
B. Les atteintes méningées et testiculaires sont les deux localisations extra-hématopoïétiques les plus fréquentes
C. Elles peuvent être induites par des chimiothérapies de type alkylants
D. Il n'y a jamais de bâtonnets d'Auer dans cette forme cytologique
E. Aucune de ces propositions n'est exacte

Réponse : C

M 85/4/2/ 29

Indiquez la ou les proposition(s) exacte(s) à propos des leucémies aiguës myéloblastiques:

A. Elles se rencontrent préférentiellement avant 15 ans
B. Elles peuvent s'accompagner d'un chiffre de leucocytes normal
C. Elles sont rarement tumorales sur le plan clinique
D. Certaines cellules blastiques peuvent comporter des corps d'Auer dans leur cytoplasme
E. La coloration cytochimique des myélopéroxidases est habituellement positive dans les cellules blastiques

Réponse : BCDE

5. 5 LEUCEMIE LYMPHOIDE CHRONIQUE

5. 5. 1 PHYSIOPATHOLOGIE

M 92/8/2/ 16

Au cours d'une leucémie lymphoïde chronique une thrombopénie peut être due à:

A. Un hypersplénisme
B. Un mécanisme auto-immun
C. Un surdosage médicamenteux
D. Une CIVD
E. Une infiltration lymphocytaire médullaire

Réponse : ABCE

5. 5. 2 CLINIQUE

S 91/2/1/ 16

Un seul des signes suivants est constant dans la leucémie lymphoïde chronique. Lequel?

A. Anémie
B. Hyperlymphocytose médullaire
C. Thrombopénie
D. Adénopathies
E. Hypogammaglobulinémie

Réponse : B

5. 5. 3 BIOLOGIE

M 91/4/2/ 43

Les éléments suivants sont habituels au cours d'une leucémie lymphoïde chronique:

A. Hyperlymphocytose sanguine
B. Hyperplasmocytose sanguine
C. Myélémie
D. Hypogammaglobulinémie
E. Hyperlymphocytose médullaire

Réponse : ADE

5. 5. 4 EVOLUTION (PRONOSTIC, COMPLICATIONS)

S 89/3/1/ 23

Parmi les données suivantes, lors du diagnostic d'une leucose lymphoïde chronique, quel est le facteur de pronostic le plus péjoratif?

A. Age supérieur à 70 ans
B. Leucocytose supérieure à 30 x 10exp9/l
C. Présence d'une anémie
D. Lymphocytose médullaire supérieure à 15%
E. Diminution des IgM sériques

Réponse : C

S 91/3/1/ 47

Toutes ces complications sont fréquentes dans la leucémie lymphoïde chronique, sauf une, laquelle?

A. Méningite leucémique
B. Complications infectieuses pulmonaires
C. Anémie hémolytique à auto anticorps
D. Hypogammaglobulinémie
E. Anémie par insuffisance médullaire

Réponse : A

5. 5. 5 DIVERS

S 85/7/1/ 71

Tous les caractères suivants sauf un peuvent caractériser une leucémie lymphoïde chronique:

A. Atteinte préférentielle en dessous de l'âge de 25 ans
B. Adénopathies superficielles dans de multiples territoires
C. Infiltration lymphocytaire pathologique de la moelle osseuse
D. Fréquence des complications infectieuses
E. Symétrie des adénopathies superficielles

Réponse : A

M 88/1/2/ 26

A propos de la leucémie lymphoïde chronique, il est exact que:

A. L'étude des marqueurs de membrane des lymphocytes permet d'en affirmer le caractère monoclonal
B. Il s'agit dans 90 % des cas d'une prolifération de lymphocytes T
C. Elle peut se compliquer d'une anémie hémolytique auto-immune
D. Elle entraîne un déficit immunitaire humoral
E. Elle se transforme en leucémie aiguë lymphoblastique dans environ 10 % des cas

Réponse : ACD

5. 6 LEUCEMIE MYELOIDE CHRONIQUE

5. 6. 1 CLINIQUE

M 91/4/2/ 7

Le(s) signe(s) clinique(s) souvent rencontré(s) dans une LMC en phase aiguë est (sont):

A. Douleurs osseuses
B. Amaigrissement
C. Grosse rate
D. Fièvre
E. Purpura des membres inférieurs

Réponse : ABCDE

5. 6. 2 BIOLOGIE

M 87/5/2/ 62

Dans une leucémie myéloïde chronique traitée, quels sont, parmi les signes biologiques suivants, les deux qui ne se voient pas en phase chronique et qui doivent faire suspecter une transformation aiguë:

A. Un chiffre plaquettaire à 30 x 10exp9/l
B. La présence du chromosome de Philadelphie dans les cellules du sang périphérique
C. 25% de myélocytes sur la formule leucocytaire
D. 15% de blastes sur la formule leucocytaire
E. Un chiffre leucocytaire à 150 x 10exp9/l avec 52% de polynucléaires neutrophiles

Réponse : AD

M 89/7/2/ 36

Les examens biologiques au cours de la leucémie myéloïde chronique non traitée, à sa phase chronique, montrent:

A. Une myélémie
B. Une augmentation des phosphatases alcalines leucocytaires
C. Une hyperuricémie
D. Une augmentation de la vitesse de sédimentation des hématies
E. Une anémie avec déformations érythrocytaires

Réponse : AC

5. 6. 3 EVOLUTION (PRONOSTIC, COMPLICATIONS)

S 85/1/1/ 94

Quelle est la fréquence de survenue d'une transformation aiguë dans la leucémie myéloïde chronique?

A. 5%
B. 15%
C. 35%
D. 50%
E. 80%

Réponse : E

M 86/1/2/ 25

Au cours d'une leucémie myéloïde chronique, lequel ou lesquels de ces symptômes sont évocateurs d'une transformation aiguë?

A. Prurit
B. Douleurs osseuses
C. Adénopathies superficielles
D. Diarrhées
E. Tachycardie

Réponse : ABC

M 86/2/2/ 62

Au cours de l'évolution d'une leucémie myéloïde chronique traitée par chimiothérapie, le ou les signe(s) qui fait (font) craindre une transformation est (sont):

A. L'apparition d'adénopathies
B. L'augmentation progressive du taux d'acide urique
C. Une fièvre durable
D. Une augmentation du taux des myélocytes sanguins
E. La survenue d'une thrombose

Réponse : AC

M 86/3/2/ 33

La ou lesquelles de ces complications peuvent survenir dans l'évolution d'une leucémie myéloïde chronique?

A. Infarctus splénique
B. Priapisme
C. Crise de colique néphrétique
D. Compression médiastinale par adénopathie
E. Lithiase vésiculaire pigmentaire

Réponse : ABC

S 86/4/1/ 27

L'argument qui peut faire craindre la transformation aiguë d'une leucémie myéloïde chronique est:

A. Hyperleucocytose 100 000/mm3
B. Splénomégalie
C. Thrombopénie
D. Translocation 9-22 chromosome Philadelphie au caryotype médullaire
E. Hémoglobine= 12g/100ml

Réponse : C

S 89/3/1/ 55

Au cours de l'évolution de la leucémie myéloïde chronique, tous ces symptômes sont de mauvais pronostic, sauf un, lequel?

A. Elévation des polynucléaires basophiles sanguins
B. Résistance au traitement
C. Persistance du chromosome Philadelphie
D. Myélémie avec blastes sanguins > 10%
E. Thrombopénie non liée au traitement

Réponse : C

5. 6. 4 TRAITEMENTS

S 88/1/1/ 21

Quel est le traitement qui permet d'espérer une guérison de la leucémie myéloïde chronique?

A. MISULBAN*
B. Polychimiothérapie
C. Autogreffe de moelle osseuse
D. Allogreffe de moelle osseuse
E. Hydroxy-urée (HYDREA*)

Réponse : D

5. 6. 5
DIVERS

M 85/6/2/ 61

La leucémie myéloïde chronique classique comporte:

A. La présence d'un chromosome Philadelphie
B. Une splénomégalie
C. Une anisopoïkylocytose importante des hématies
D. Une myélémie
E. Un acide urique souvent élevé

Réponse : ABDE

5. 7
GAMMAPATHIE MONOCLONALE

5. 7. 1
BIOLOGIE

M 91/4/1/ 98

Le nombre de lignes de précipitation observées lors de l'étude en double diffusion en gélose d'une IgG monoclonale de type kappa purifiée est, selon l'antisérum utilisé:

A. 1 avec anticorps anti-gamma
B. 2 avec anticorps anti-kappa
C. 0 avec anticorps anti-lambda
D. 1 avec mélange d'anticorps anti-gamma, alpha, kappa et lambda
E. 1 avec anticorps anti-alpha

Réponse : ACD

5. 7. 2
ETIOLOGIES
(FACTEURS DE RISQUE, TERRAIN)

M 85/1/2/ 61

Quelle(s) est(sont) parmi les affections suivantes celle(s) où on observe avec une fréquence supérieure à la moyenne de la population du même âge la présence d'une immunoglobuline monoclonale sérique?

A. Leucémie lymphoïde chronique
B. Infection urinaire aiguë
C. Déficit immunitaire humoral primitif
D. Myélome non excrétant
E. Rhume des foins

Réponse : A

S 86/2/1/ 70

Pour des raisons de fréquence, la découverte fortuite d'une immunoglobuline monoclonale sérique chez un enfant de 8 ans doit faire évoquer a priori un diagnostic. Lequel?

A. Myélome
B. Macroglobulinémie de Waldenström
C. Leucémie lymphoïde chronique B
D. Leucémie myélomonocytaire
E. Déficit immunitaire primitif

Réponse : E

5. 7. 3
EVOLUTION
(PRONOSTIC, COMPLICATIONS)

M 89/7/2/ 42

Vous retenez en faveur du caractère bénin d'une gammapathie monoclonale:

A. La diminution simultanée des immunoglobulines polyclonales
B. La stabilité du pic à des examens répétés
C. L'appartenance de l'immunoglobuline monoclonale à la classe des IgM
D. Une plasmocytose médullaire inférieure à 10%
E. La nature kappa des chaînes légères de l'immunoglobuline monoclonale

Réponse : BD

5. 7. 4
TRAITEMENTS

S 89/5/1/ 24

Quel traitement d'urgence peut être indiqué en cas de syndrome d'hyperviscosité dû à la présence d'une immunoglobuline monoclonale sérique:

A. Corticothérapie
B. Corticothérapie et chimiothérapie
C. Lymphaphérèses
D. Perfusion de soluté hypotonique
E. Echange plasmatique

Réponse : E

5. 7. 5
DIVERS

M 85/5/2/ 24

Les protéines de Bence Jones sont définies comme:

A. Des protéines urinaires qui précipitent à 56° et se redissolvent à 100°
B. Des molécules d'immunoglobulines de structure anormale
C. Des chaînes lourdes d'immunoglobulines libres d'un seul type, sériques ou urinaires
D. Des protéines dont le taux sérique est augmenté dans les états inflammatoires
E. Un constituant des antigènes d'histocompatibilité de type I

Réponse : A

M 89/2/2/ 25

Dans le cas d'une gammapathie monoclonale bénigne il est exact que:

A. Il s'agit le plus souvent d'un sujet jeune
B. La radio de crâne est normale
C. Un pic IgG Kappa doit être inférieur à 8 g/l (taux sérique)
D. Elle peut se compliquer d'amylose
E. La calcémie est normale

Réponse : BCDE

M 90/3/1/116

Les caractéristiques suivantes sont habituelles lors des gammapathies monoclonales dites bénignes:

A. Douleurs osseuses
B. Vitesse de sédimentation peu augmentée
C. Taux pondéral inférieur à 20 g/l s'il s'agit d'IgG
D. Hyperlymphocytose au myélogramme
E. Biopsie osseuse normale

Réponse : BCE

M 94/8/1/ 97

A propos des immunoglobulines monoclonales :

A. Elles sont dépourvues d'activité anticorps
B. Elles peuvent avoir une spécificité contre des auto-antigènes
C. Certaines sont responsables d'anémie hémolytique auto-immune
D. Certaines sont responsables de néphropathie glomérulaire
E. Elles sont dépourvues de déterminants idiotypiques

Réponse : BCD

M 94/9/2/ 89

Caractère(s) des immunoglobulines monoclonales:

A. Habituellement pas d'anomalie de structure
B. Possibilité de sécrétion de molécules de structure anormale
C. Certaines ont une activité anticorps de type facteur rhumatoïde
D. Présence de déterminants antigéniques individuels (idiotypiques)
E. Homogénéité de charge électrique

Réponse : ABCE

5. 8
MYELOME
5. 8. 1
CLINIQUE

M 92/8/2/ 64

Les deux manifestations cliniques les plus fréquentes d'un myélome multiple sont:

A. Des douleurs osseuses diffuses
B. Une lombo-sciatalgie chronique
C. Des manifestations articulaires fluxionnaires
D. Une fracture pathologique
E. Des cervico-brachialgies

Réponse : AD

5. 8. 2
BIOLOGIE

S 85/5/1/ 71

Tous les éléments suivants sont utilisés pour apprécier la masse tumorale d'un myélome sauf un; lequel?

A. Concentration du composant monoclonal
B. Présence ou non de lésions osseuses
C. Vitesse de sédimentation
D. Dosage d'hémoglobine
E. Dosage de la calcémie

Réponse : C

M 85/5/2/ 31

En présence d'une déminéralisation diffuse, lequel ou lesquels parmi les éléments suivants, oriente(nt) vers une maladie de Kahler?

A. Vitesse de sédimentation globulaire élevée
B. Hypercalcémie
C. Phosphorémie normale
D. Protéinurie
E. Hydroxyprolinurie normale

Réponse : ABD

M 85/6/2/ 30

Dans quel(s) type de myélome la vitesse de sédimentation peut-elle être normale?

A. Myélome non excrétant
B. Myélome à chaîne légère lambda
C. Myélome à chaîne légère Kappa
D. Myélome avec cryoglobuline
E. Myélome à IgG sans lyse osseuse

Réponse : ABCD

S 86/2/1/ 22

Quel est parmi les syndromes suivants celui où le syndrome d'hyperviscosité s'observe avec la plus grande fréquence?

A. Myélome IgG1
B. Myélome à Bence Jones
C. Macroglobulinémie de Waldenström
D. Cryoglobuline mixte
E. Maladies des chaînes lourdes

Réponse : C

M 86/7/2/ 22

Quel(s) aspect(s) électrophorétique(s) incite(nt) à rechercher un myélome?

A. Une augmentation des gammaglobulines en dôme
B. Une diminution des gammaglobulines
C. Un pic étroit dans les gammaglobulines
D. Un pic étroit dans les bêta-globulines
E. Une diminution de l'albumine

Réponse : BCD

S 88/5/1/ 30

Parmi les anomalies suivantes laquelle est la plus spécifique du diagnostic de myélome multiple?

A. Géodes "à l'emporte pièce" sur les radiographies du crâne
B. Dysglobulinémie monoclonale à l'immuno-électrophorèse du sérum
C. Présence de nombreux plasmocytes atypiques au myélogramme
D. Protéinurie de Bence Jones
E. Accélération de la vitesse de sédimentation cellulaire

Réponse : C

M 89/1/2/ 30

Pour évaluer la masse cellulaire du myélome on peut utiliser:

A. Créatinine sanguine
B. Quantité d'immunoglobuline monoclonale
C. Calcémie
D. Taux d'hémoglobine
E. Quantité des immunoglobulines normales

Réponse : BCD

M 90/4/2/ 11

Dans la forme typique, du myélome ou maladie de Kahler, on observe dans le sang:

A. Une plasmocytose
B. Une éosinophilie
C. Une hyperlymphocytose
D. Une polynucléose neutrophile
E. Aucune des propositions précédentes n'est exacte

Réponse : E

S 91/4/1/ 77

Un patient suivi pour myélome multiple des os présente brutalement un syndrome confusionnel. Parmi les examens suivants, quel est celui qui doit être pratiqué en urgence?

A. Radiographie du crâne F + P
B. VS
C. Calcémie
D. Dosage de la Bêta-2-microglobuline sérique
E. Dosage pondéral des immunoglobulines

Réponse : C

M 93/8/2/ 70

Les protéines de Bence-Jones:

A. Sont monoclonales
B. Peuvent être présentes dans le sérum
C. N'ont pas de conséquence pathologique
D. Fixent le complément par la voie classique
E. Peuvent précipiter entre 50° et 60°C puis se redissoudre à 100°C

Réponse : ABE

5. 8. 3 IMAGERIE

S 85/7/1/ 43

Dans la maladie de Kahler, les géodes sont:

A. Réparties préférentiellement sur les os des membres
B. Entourées d'une zone condensée
C. De contour irrégulier
D. Vides d'éléments cellulaires à la ponction
E. Aucune des ces propriétés n'est exacte

Réponse : E

M 89/7/2/ 87

Les images osseuses de la maladie de Kahler peuvent être:

A. Des images de déminéralisation diffuse
B. Des lacunes à l'emporte pièce au niveau des os longs et du crâne
C. Des images d'ostéolyse avec pourtour ostéocondensant
D. Une vertèbre borgne
E. Des tassements fracturaires vertébraux étagés

Réponse : ABE

5. 8. 4 BILAN ÉTIOLOGIQUE

S 85/6/1/ 90

Un homme de 63 ans présente des douleurs lombaires, une altération de l'état général, une anémie et des lésions ostéolytiques. Le myélogramme révèle 45% de plasmocytes dystrophiques. L'étude immunochimique du sérum montre une hypogammaglobulinémie sans immunoglobuline monoclonale. La recherche de cryoglobuline est négative. Quelle exploration envisagez-vous en premier dans un but diagnostique?

A. Dosage des immunoglobulines sériques
B. Etude des plasmocytes médullaires en immuno-fluorescence
C. Dosage des phosphatases alcalines
D. Etude immunochimique des protéines urinaires
E. Numération formule sanguine

Réponse : D

5. 8. 5 EVOLUTION (PRONOSTIC, COMPLICATIONS)

M 88/6/2/ 69

Le myélome peut être à l'origine:

A. D'une insuffisance hépatique
B. D'une amylose
C. D'une hypercalcémie
D. D'une hyperglycémie
E. D'une hyperéosinophilie

Réponse : BC

M 90/1/2/ 16

Un malade porteur d'un myélome connu, insuffisant rénal, en traitement polychimio-thérapique discontinu, présente 10 jours après sa dernière cure, une fièvre à 39° avec frissons. L'hémogramme montre une leucopénie à 2200 dont 10% de polynucléaires. Vous pensez que:

A. Fièvre et leucopénie sont probablement liées
B. La leucopénie est probablement secondaire au traitement
C. La leucopénie est probablement en rapport avec une poussée de la maladie
D. La fièvre impose la réalisation d'hémocultures
E. Le malade doit être hospitalisé en secteur stérile

Réponse : ABD

M 91/1/2/ 20

Un myélome sans atteinte rénale peut se compliquer:

A. D'amylose
B. D'anasarque par hypoalbuminémie
C. D'infection à pneumocoque
D. De microanévrysmes des artères mésentériques
E. D'hypercalcémie

Réponse : ACE

S 91/2/1/ 86

Complication du myélome la plus fréquente en cas de protéinurie de Bence-Jones importante:

A. Compression médullaire
B. Infection respiratoire
C. Rein myélomateux
D. Hypervolémie plasmatique
E. Hyperviscosité

Réponse : C

M 91/6/2/ 50

Dans un myélome multiple, certaines complications sont fréquentes et attendues. Lesquelles?

A. Fracture pathologique
B. Localisation cérébrale
C. Péricardite
D. Amylose
E. Infections bactériennes

Réponse : ADE

M 93/9/1/ 95

Parmi les complications suivantes du myélome, laquelle ou lesquelles est (sont) dépendante(s) de l'immunoglobuline monoclonale?

A. Allongement du temps de thrombine
B. Insuffisance rénale
C. Ostéolyse
D. Hypercalcémie
E. Amylose

Réponse : ABE

5. 8. 6 DIVERS

M 88/3/2/116

Le myélome plasmocytaire:

A. Est une tumeur ostéolytique
B. Est une tumeur encéphaloïde grise à rouge
C. Présente une forte périostose
D. Donne très souvent de volumineuses métastases viscérales du type cave
E. Donne des métastases surtout dans le squelette et le système lymphoïde

Réponse : ABE

S 90/4/1/ 97

Le myélome multiple comporte habituellement:

A. Un important déficit de l'immunité humorale
B. Un important déficit de l'immunité cellulaire
C. Une néphropathie glomérulaire dite rein myélomateux
D. L'excrétion urinaire de chaînes lourdes isolées
E. Des lésions osseuses ostéocondensantes

Réponse : A

5. 9 MALADIE DE WALDENSTROM

5. 9. 1 DIAGNOSTIC DIFFÉRENTIEL

M 90/7/2/ 37

Parmi les éléments suivants, quels sont ceux qui contribuent au diagnostic, entre myélome et maladie de Waldenström?

A. Vitesse de sédimentation
B. Hémogramme
C. Myélogramme
D. Electrophorèse
E. Immunoelectrophorèse

Réponse : CE

5. 9. 2 DIVERS

M 89/5/2/ 70

La maladie de Waldenström:

A. Survient préférentiellement chez le sujet jeune avant 30 ans
B. Comporte fréquemment des lésions osseuses ostéologiques au niveau des os plats
C. Comporte une anémie souvent majorée par une composante d'hémodilution imputable au taux élevé de l'IgM monoclonale sérique
D. S'accompagne d'une hypercalcémie dans 25% des cas
E. Comporte des manifestations hémorragiques en dehors de toute thrombopénie

Réponse : CE

5.10 LYMPHOME

5.10. 1 IMAGERIE

S 91/2/1/ 10

Les localisations sus-diaphragmatiques de lymphomes se traduisent le plus souvent sur un cliché de thorax de face par des adénopathies médiastinales:

A. Bilatérales et symétriques
B. Bilatérales et asymétriques
C. Unilatérales
D. A projection hilaire
E. Calcifiées

Réponse : B

5.10. 2 FORMES CLINIQUES

M 91/4/2/ 12

Quelles sont les localisations anatomiques où il est classique de rencontrer des lymphomes?

A. Amygdale
B. Base de langue
C. Corde vocale
D. Sinus piriforme
E. Cavum

Réponse : ABE

M 91/6/2/ 43

Un stade III de lymphome correspond à une ou plusieurs des situations suivantes:

A. Adénopathies cervicales et splénomégalie
B. Adénopathies cervicales et fièvre
C. Adénopathies cervicales, axillaires, médiastinales
D. Adénopathies cervicales, lombo-aortiques et inguinales
E. Adénopathies inguinales, iliaques et splénomégalie

Réponse : AD

5.11 LYMPHOME MALIN NON HODGKINIEN

5.11. 1 EPIDÉMIOLOGIE

M 86/5/2/ 54

Parmi ces 5 localisations extra-ganglionnaires de lymphome malin non Hodgkinien, quelles sont les deux les plus fréquentes en Europe?

A. Cerveau
B. Sphère ORL
C. Poumon
D. Tube digestif
E. Rein

Réponse : BD

5.11. 2 CLINIQUE

M 87/7/2/ 39

Les lymphomes malins non Hodgkiniens ont des manifestations souvent proches de celles de la maladie de Hodgkin. Quelle(s) est (sont) la (les) manifestation(s) qui lui (leur) est (sont) propre(s)?

A. Propagation leucémique
B. Méningite spécifique
C. Splénomégalie
D. Pleurésie spécifique
E. Adénopathie médiastinale

Réponse : AB

M 90/3/1/112

Quel est ou quels sont les risques évolutifs immédiats que l'on doit redouter chez un enfant de 10 ans qui présente un lymphome malin non hodgkinien de localisation médiastinale?

A. Compression médiastinale
B. Troubles métaboliques
C. Leucémie aiguë lymphoblastique
D. Atteinte neuro-méningée
E. Insuffisance hépato-cellulaire

Réponse : ABCD

5.11. 3 ANATOMOPATHOLOGIE

M 89/6/2/ 39

Si vous désirez que l'anatomie pathologique définisse précisément la variété histopathologique d'un lymphome non hodgkinien, il est indispensable de prévoir:

A. Un acheminement immédiat au laboratoire du ganglion non fixé
B. Une biopsie ganglionnaire dans l'azote liquide accompagnée d'une empreinte cytologique
C. Une biopsie ganglionnaire dans de l'alcool-éther
D. Une biopsie ganglionnaire dans du formol à 10 %
E. Une ponction-biopsie dans du fixateur de Bouin

Réponse : AB

5.11. 4
FORMES CLINIQUES

S 85/2/1/ 72

Parmi les 5 localisations primitives suivantes des lymphomes malins non hodgkiniens, quelle est la plus fréquente:

A. Amygdales
B. Parenchyme pulmonaire
C. Cortex cérébral
D. Rein
E. Testicule

Réponse : A

S 89/6/1/ 49

Quelle est la plus fréquente des localisations des lymphomes malins non hodgkiniens primitifs?

A. Rein
B. Thyroïde
C. Estomac
D. Testicule
E. Cerveau

Réponse : C

5.11. 5
ETIOLOGIES (FACTEURS DE RISQUE, TERRAIN)

M 89/7/2/103

Parmi les circonstances qui favorisent l'apparition de lymphome malin non Hodgkinien, vous retenez:

A. Infection par le virus de l'immunodéficience humaine (HIV)
B. Malade africain infecté par l'Epstein Barr Virus (EBV)
C. Immunodépression (greffe rénale)
D. Tuberculose traitée
E. Corticothérapie au long cours

Réponse : ABC

5.11. 6
EVOLUTION (PRONOSTIC, COMPLICATIONS)

S 90/7/1/ 34

Dans les lymphomes malins non hodgkiniens, quel facteur vous paraît indiquer le mieux la modalité évolutive et le pronostic?

A. L'âge
B. L'extension ganglionnaire
C. L'atteinte de la moelle osseuse
D. Le type histocytologique
E. L'atteinte splénique

Réponse : D

5.12
MALADIE DE HODGKIN

5.12. 1
CLINIQUE

M 91/2/2/ 47

Les signes généraux de la maladie de Hodgkin actuellement retenus pour la classification en B sont:

A. Fièvre supérieure à 38° pendant au moins une semaine
B. Amaigrissement d'au moins 10% du poids au cours des 6 derniers mois
C. Sueurs nocturnes profuses, répétées
D. Un prurit tenace sans cause allergique évidente
E. Des douleurs au niveau des adénopathies à l'ingestion d'alcool au moins à 2 reprises

Réponse : ABC

5.12. 2
BIOLOGIE

M 87/4/2/ 15

La biopsie ganglionnaire est indispensable au diagnostic de:

A. Syphilis secondaire
B. Maladie de Hodgkin
C. Leucémie lymphoïde chronique
D. Toxoplasmose
E. Leucémie aiguë lymphoblastique

Réponse : B

5.12. 3
IMAGERIE

M 88/5/2/ 50

Parmi les éléments suivants, citer celui (ceux) qui correspond(ent) aux adénopathies médiastinales de la maladie de Hodgkin:

A. Latéro-trachéales
B. Non compressives
C. Calcifiées en "coquilles d'oeuf"
D. Bilatérales
E. Associées à un syndrome interstitiel parenchymateux

Réponse : AD

5.12. 4
ANATOMOPATHOLOGIE

S 85/3/1/ 63

L'observation des cellules de Sternberg est indispensable au diagnostic de:

A. La maladie de Kahler
B. La maladie de Hodgkin
C. Le lymphome de Burkitt
D. La leucémie à tricholeucocytes
E. La leucémie myéloblastique

Réponse : B

5.12. 5
FORMES CLINIQUES

S 86/1/1/ 36

Parmi les propositions suivantes, quelle est celle qui correspond au stade III anatomique de la maladie de Hodgkin?

A. Atteinte de 2 groupes ganglionnaires contigus d'un même côté du diaphragme
B. Atteinte de la rate et de ganglions sous-diaphragmatiques
C. Atteinte de ganglions sus et sous-diaphragmatiques
D. Atteinte viscérale à distance d'une atteinte ganglionnaire
E. Atteinte viscérale avec signes généraux

Réponse : C

S 89/7/1/ 96

Quel est le stade évolutif d'une maladie de Hodgkin dont le tableau clinique est le suivant : sueurs nocturnes, température à 38°2 le soir, ganglions cervico-médiastinaux, grosse rate, poids stable (les autres explorations sont normales).

A. IV B
B. III B
C. II A¬
D. III A
E. IV A

Réponse : B

S 91/3/1/ 37

Un malade porteur d'une maladie de Hodgkin, présente une adénopathie sus-claviculaire gauche, une adénopathie axillaire gauche et une splénomégalie, avec fièvre élevée, prolongée. De quel stade au moins s'agit-il?

A. II A
B. II B
C. III A
D. III B
E. IV B

Réponse : D

S 86/2/1/ 45

Comment classer l'extension anatomo-clinique d'une maladie de Hodgkin avec un ganglion sus-claviculaire gauche pathologique, splénomégalie, lymphographie pathologique, sans atteinte hépatique, ni thoracique (y compris tomographie), ni osseuse et biopsie de moelle osseuse normale:

A. Stade I
B. Stade II
C. Stade III
D. Stade IV
E. Stade II E

Réponse : C

5.12. 6
EVOLUTION
(PRONOSTIC, COMPLICATIONS)

S 86/1/1/ 41

Toutes ces complications sont observées dans la maladie de Hodgkin, sauf une. Laquelle?

A. Paraplégie par compression médullaire
B. Zona
C. Coagulation intravasculaire disséminée
D. Pleurésie
E. Anémie inflammatoire

Réponse : C

M 89/3/2/ 76

Une maladie de Hodgkin peut être compliquée :

A. D'une infiltration lymphomateuse rénale
B. D'une anurie par obstruction urétérale par des masses ganglionnaires
C. D'un syndrome néphrotique à lésions glomérulaires minimes
D. D'une glomérulopathie à dépôts mésangiaux d'IgA
E. D'une glomérulonéphrite extracapillaire

Réponse : ABC

5.12. 7
DIVERS

S 90/6/1/ 87

Parmi les viscères suivants, quel est celui dont l'atteinte n'implique pas le classement de la maladie de Hodgkin dans le stade IV?

A. Le foie
B. Le parenchyme pulmonaire
C. Le cerveau
D. La rate
E. La peau

Réponse : D

M 90/7/2/ 15

Le classement d'une maladie de Hodgkin B dépend des signes cliniques d'évolutivité suivants:

A. Douleurs osseuses
B. Intolérance à l'alcool
C. Amaigrissement supérieur à 10 % du poids du corps
D. Lésions de grattage
E. Fièvre sans cause d'une durée supérieure à 8 jours

Réponse : CE

5.13
MALADIE DE VAQUEZ

5.13. 1
CLINIQUE

M 85/1/2/ 58

Parmi les conséquences d'une polyglobulie primitive (ou maladie de Vaquez) on retrouve:

A. Insuffisance respiratoire
B. Céphalées
C. Adénopathies superficielles
D. Hémorragies
E. Thrombose vasculaire

Réponse : BDE

M 88/1/2/ 66

Le tableau clinique de la maladie de Vaquez non traitée comporte:

A. Une érythrose
B. Une cyanose avec hippocratisme de doigts
C. Un prurit au contact de l'eau
D. Une splénomégalie
E. Des accidents de thrombose

Réponse : ACDE

S 93/8/1/ 48

Tous ces symptômes sont ceux d'une maladie de Vaquez sauf un; lequel?

A. Splénomégalie
B. Augmentation du volume globulaire total
C. Plaquettes pouvant être supérieures à 400 giga/l
D. Vitesse de sédimentation basse, inférieure à 10 mm
E. Saturation oxygénée du sang artériel inférieure à 92%

Réponse : E

5.13. 2
BIOLOGIE

S 86/2/1/ 66

Tous ces symptômes sont compatibles avec la maladie de Vaquez, sauf un. Lequel?

A. Splénomégalie
B. Augmentation du volume globulaire total
C. Plaquettes pouvant être supérieure à 400 giga/l
D. Vitesse de sédimentation basse, inférieure à 10 mm
E. Saturation oxygénée du sang artériel inférieure à 92%

Réponse : E

5.13. 3
EVOLUTION (PRONOSTIC, COMPLICATIONS)

S 86/1/1/ 32

Toutes ces complications directes de la maladie de Vaquez sont possibles sauf une. Laquelle?

A. Transformation en leucémie aiguë
B. Myélofibrose avec anémie
C. Transformation en leucémie lymphoïde chronique
D. Infarctus du myocarde
E. Ischémie des membres inférieurs

Réponse : C

M 90/3/1/113

Indiquez laquelle ou lesquelles de ces situations induisent un risque accru d'occlusion artérielle:

A. Polyglobulie de Vaquez
B. Drépanocytose homozygote
C. Lymphome lymphocytique
D. Anticoagulant circulant anti-prothrombinase
E. Gammapathie monoclonale bénigne

Réponse : ABD

5.13. 4
TRAITEMENTS

S 90/3/1/ 24

Le P32 proposé pour le traitement de la polyglobulie de Vaquez:

A. A une durée d'action inférieure à 6 mois
B. Est contre-indiqué chez une femme
C. Favorise la transformation en myélosclérose
D. Peut être leucémigène
E. Touche électivement la lignée érythrocytaire

Réponse : D

5.13. 5
DIVERS

M 85/5/2/ 20

Chez un sujet polyglobulique (mesure isotopique), quel(s) est (sont) parmi les signes suivants, celui (ceux) à retenir en faveur de diagnostic de la maladie de Vaquez:

A. Erythrose du visage
B. Céphalées fréquentes
C. Splénomégalie
D. Hématocrite à 57%
E. Hyperplaquettose

Réponse : CE

M 88/3/2/ 58

Quel(s) signe(s) clinique(s) ou biologique(s) suivant(s), observé(s) au cours d'une polyglobulie vraie, est (sont) évocateurs d'une maladie de Vaquez:

A. Polyadénopathie
B. Splénomégalie
C. Polynucléose neutrophile
D. Thrombocytose
E. Erythrose faciale importante

Réponse : BCD

6
ANOMALIES DE L'HEMOGRAMME
6. 1
GRANULOCYTES
6. 1. 1
ETIOLOGIES (FACTEURS DE RISQUE, TERRAIN)

S 90/4/1/ 89

Le taux des granulocytes dans le sang est augmenté:

A. Après un exercice physique intense
B. Chez les sujets de race noire
C. Durant les périodes menstruelles
D. Au-delà de 60 ans
E. Entre 5 et 10 ans

Réponse : A

6. 2
AGRANULOCYTOSE
6. 2. 1
ETIOLOGIES (FACTEURS DE RISQUE, TERRAIN)

M 91/1/2/ 30

Une agranulocytose peut être liée aux médicaments suivants:

A. Phénylbutazone (antiinflammatoire non stéroïdien)
B. Prednisone (corticoïde)
C. Noramidopyrine
D. Héparine
E. Cimétidine (antiulcéreux)

Réponse : ACE

M 91/7/2/ 57

Parmi les médicaments suivants, quels sont ceux pour lesquels une agranulocytose est un effet indésirable notoire?

A. Le propylthiouracile (BASDENE*)
B. Le carbimazole (NEOMERCAZOLE*)
C. Le propranolol (AVLOCARDYL*)
D. L'hydrocortisone
E. La solution de LUGOL*

Réponse : AB

6. 2. 2
EVOLUTION (PRONOSTIC, COMPLICATIONS)

S 86/6/1/ 42

Quelle est la complication la plus fréquente à redouter chez un malade ayant une agranulocytose aiguë médicamenteuse?

A. Une septicémie
B. Une hémorragie
C. Une transformation en leucémie aiguë
D. Une évolution vers une aplasie médullaire
E. Le passage à la chronicité

Réponse : A

6. 2. 3
TRAITEMENTS

M 90/5/2/ 26

En présence d'une agranulocytose aiguë fébrile, la prise en charge initiale comporte:

A. Prescrire une corticothérapie
B. Effectuer des prélèvements bactériologiques
C. Administrer une antibiothérapie per os en attendant les résultats de l'hémoculture
D. Administrer d'emblée une association d'antibiotiques par voie parentérale
E. Effectuer une transfusion immédiate de concentrés leucocytaires

Réponse : BD

6. 3 LEUCOPENIE

6. 3. 1 ETIOLOGIES (FACTEURS DE RISQUE, TERRAIN)

M 85/5/2/ 58

La ou les maladies suivantes sont la cause de fièvre avec leucopénie:

A. Fièvre typhoïde
B. Hépatite virale
C. Leishmaniose viscérale
D. Brucellose aiguë
E. Erysipèle

Réponse : ABCD

6. 4 NEUTROPENIE

6. 4. 1 ETIOLOGIES (FACTEURS DE RISQUE, TERRAIN)

M 89/5/2/117

Une neutropénie peut être induite par la prise de:

A. Héparine
B. Phénylbutazone
C. Vitamine B12
D. Noramidopyrine
E. Anti-thyroïdien de synthèse

Réponse : BDE

6. 5 PLAQUETTES

6. 5. 1 BIOLOGIE

S 88/6/1/ 92

Quel type d'hémorragie est inhabituel au cours d'une thrombocytopénie dite idiopathique?

A. Pétéchies
B. Ecchymoses
C. Hémorragies du fond de l'oeil
D. Bulles hémorragiques buccales
E. Hémarthroses

Réponse : E

M 94/8/2/ 43

En présence d'une hyperplaquettose, chez un patient ne prenant aucun médicament le diagnostic est orienté vers un syndrome myéloprolifératif:

A. S'il existe une thrombopathie
B. S'il existe une augmentation de la vitesse de sédimentation
C. S'il existe une splénomégalie
D. En présence d'une hyperlymphocytose sanguine
E. S'il existe une myélémie

Réponse : ACE

6. 5. 2 ETIOLOGIES (FACTEURS DE RISQUE, TERRAIN)

M 85/6/2/ 39

Dans laquelle (lesquelles) de ces affections observe-t-on une thrombopénie?

A. Coagulation intravasculaire
B. Maladie de Willebrand typique (type I)
C. Déficit en antithrombine III
D. Purpura Rhumatoïde
E. Maladie de Biermer

Réponse : AE

M 85/6/2/ 60

Quelle(s) est (sont) parmi les circonstances suivantes, celle ou celles qui peu(ven)t expliquer une thrombocytose à 850 000/mm3?

A. Splénectomie récente
B. Artérite des membres inférieurs
C. Inflammation
D. Hémorragie aiguë
E. Accident vasculaire cérébral

Réponse : ACD

M 86/4/2/ 94

Indiquez, parmi les circonstances suivantes, celle ou celles pouvant s'accompagner d'une thrombocytose:

A. Suites de splénectomie
B. Leucémie myéloïde chronique
C. Grossesse (à partir du 4ème mois)
D. Cirrhose éthylique
E. Mononucléose infectieuse

Réponse : AB

M 87/7/2/ 12

Quelles sont parmi les causes suivantes, celle (ou celles) qui peu(ven)t entraîner une thrombopénie?

A. Carence en vitamine B12
B. Syndrome de Moschcowitz
C. Hypersplénisme
D. Leucémie lymphoïde chronique
E. Septicémie aiguë à gram négatif

Réponse : ABCDE

M 88/5/2/ 18

Une hyperplaquettose peut s'observer au cours de:

A. Maladie de Vaquez
B. Gammapathie monoclonale bénigne
C. Anémie ferriprive
D. Cancers viscéraux
E. Splénectomie

Réponse : ACDE

S 88/7/1/ 55

Une thrombocytose à 800x10exp9/l peut s'observer dans toutes ces situations, sauf une. Laquelle?

A. Thrombocytémie essentielle débutante
B. Maladie de Hodgkin stade II B b
C. Microangiopathie thrombotique
D. Polyarthrite rhumatoïde en poussée évolutive
E. Cancer bronchopulmonaire

Réponse : C

M 89/4/2/ 50

Parmi ces diverses affections, certaines ne s'accompagnent habituellement pas de thrombopénie. Indiquer laquelle (lesquelles)?

A. Leucémie aiguë myéloblastique
B. Maladie de Willebrand typique
C. Thrombasthénie de Glanzmann
D. Syndrome hémolytique et urémique
E. Purpura rhumatoïde

Réponse : BCE

S 89/4/1/ 29

Parmi les médicaments suivants indiquer celui qui risque le plus de provoquer l'apparition d'une thrombopénie immuno allergique:

A. Extraits hépatiques
B. Acide acétyl salicylique
C. Quinidine
D. Cortisone
E. Pyramidon

Réponse : C

M 90/1/2/ 12

Une thrombocytopénie à 60x10exp9/l au cours d'une cirrhose éthylique peut être expliquée par:

A. Un hypersplénisme
B. Une CIVD
C. Une carence en folates
D. Une action toxique de l'alcool
E. Un saignement chronique

Réponse : ABCD

M 91/1/2/ 69

Une hyperplaquettose à 800 000/mm3 peut se voir au cours:

A. D'une leucémie myéloïde chronique
B. D'un syndrome inflammatoire
C. D'une thrombocytémie essentielle
D. D'une polyglobulie par cardiopathie congénitale chronique
E. D'une carence martiale

Réponse : ABCE

6. 5. 3 BILAN ÉTIOLOGIQUE

M 88/2/2/ 55

Parmi les examens suivants, lequel (lesquels) doit-on demander en première intention pour orienter le diagnostic d'une thrombopénie isolée à 20 g/l (GR et leucocytes normaux)?

A. Myélogramme
B. Echographie splénique
C. Etude de la coagulation
D. Test d'agrégation plaquettaire
E. Biopsie médullaire

Réponse : A

S 90/1/1/ 22

Un hémogramme systématique chez une adulte révèle une thrombocytopénie isolée à 80x10exp9/l sans complication hémorragique. Que décidez-vous de faire en premier lieu?

A. Une étude isotopique de la durée de vie plaquettaire
B. Une étude de la coagulation
C. Un myélogramme
D. Un contrôle sur lame de la thrombocytopénie
E. Une recherche d'auto-anticorps anti-plaquettaires

Réponse : D

M 91/5/2/ 1

Vous venez de découvrir une thrombocytopénie sévère, quels sont les 2 gestes à effectuer en priorité?

A. Faire un temps de saignement
B. Faire un fond d'oeil
C. Faire une biopsie médullaire
D. Faire un myélogramme
E. Rechercher des anticorps antiplaquettes

Réponse : BD

6. 6 MACROCYTOSE

6. 6. 1 ETIOLOGIES (FACTEURS DE RISQUE, TERRAIN)

M 86/7/2/ 68

Une macrocytose des hématies est habituelle au cours des maladies suivantes: Quelle(s) est (sont) la (ou les) proposition(s) exacte(s)?

A. Anémie par carence martiale
B. Anémie inflammatoire
C. Maladie de Biermer
D. Ethylisme chronique
E. Maladie de Vaquez

Réponse : CD

M 91/3/2/ 21

Parmi les médicaments suivants, quel est celui (quels sont ceux) qui peu(ven)t provoquer une macrocytose?

A. Triméthoprime-Sulfaméthoxazole (BACTRIM*, EUSAPRIM*)
B. Améthoptérine (METHOTREXATE*)
C. Hydroxyurée (HYDREA*)
D. Acide folinique
E. Aminosides

Réponse : ABC

6. 6. 2 TRAITEMENTS

S 86/3/1/ 97

Une macrocytose modérée (VGM à 106 fl) sans anémie chez un éthylique chronique doit conduire à:

A. Faire un dosage des folates sériques
B. Faire un dosage du fer sérique
C. Faire un dosage de la vitamine B12 sérique
D. Faire un myélogramme
E. Aucune des attitudes précédentes

Réponse : E

6. 6. 3 DIVERS

M 88/5/2/ 98

L'augmentation de volume des globules rouges (macrocytose):

A. Est un stigmate biologique souvent observé au cours de l'alcoolisation chronique
B. Est toujours associée à une anémie
C. Est habituellement rapportée, au cours de l'alcoolisme chronique, à une carence en folates
D. Peut s'observer dans les suites éloignées d'une gastrectomie totale
E. Est un bon test de sevrage chez l'alcoolique chronique

Réponse : ACD

6. 7 PANCYTOPENIE

6. 7. 1 ETIOLOGIES (FACTEURS DE RISQUE, TERRAIN)

S 86/2/1/ 67

Une pancytopénie peut être due à toutes ces causes, sauf une. Laquelle?

A. Leucémie aiguë
B. Maladie de Biermer
C. Métastase médullaire de cancer
D. Syndrome myélodysplasique (anémie réfractaire)
E. Maladie de Minkowski Chauffard

Réponse : E

M 89/1/2/ 24

Devant une pancytopénie, laquelle ou lesquelles de ces maladies est(sont) compatible(s) avec une moelle riche en cellules:

A. Myélodysplasie primitive
B. Aplasie médullaire
C. Maladie de Biermer
D. Ostéomyélofibrose primitive stade III
E. Leucémie aiguë

Réponse : ACE

S 90/3/1/ 53

L'association d'un pancytopénie sévère et d'une splénomégalie peut correspondre à l'un de ces diagnostics. Lequel?

A. Aplasie médullaire idiopathique
B. Anémie réfractaire simple
C. Leucémie aiguë
D. Leucémie lymphoïde chronique au Stade A
E. Myélome multiple

Réponse : C

6. 7. 2 BILAN ÉTIOLOGIQUE

S 89/6/1/ 48

Devant une pancytopénie isolée sur le plan clinique, quel examen permet d'affirmer l'existence d'une aplasie médullaire ?

A. Myélogramme
B. Biopsie médullaire
C. Etude cinétique isotopique au fer 59
D. Scintigraphie médullaire à l'iridium
E. Dosage de l'érythropoïétine

Réponse : B

6. 8 POLYGLOBULIE

6. 8. 1 DÉFINITION

S 86/5/1/ 36

Chez l'homme, une polyglobulie vraie est définie par:

A. Un nombre d'hématies supérieur à 6x10exp12/l
B. Un taux d'hémoglobine supérieur à 18g/dl
C. Un hématocrite supérieur à 54%
D. Un volume globulaire moyen supérieur à 105 fl
E. Un volume globulaire total isotopique supérieur à 36ml/kg

Réponse : E

6. 8. 2 BIOLOGIE

S 91/2/1/ 23

Chez un homme tabagique et bronchitique chronique, tous ces symptômes sont compatibles avec une polyglobulie d'origine respiratoire, sauf un; lequel?

A. Augmentation du volume globulaire total à 40 ml/kg
B. Augmentation des PN neutrophiles
C. Diminution de la saturation artérielle en O2
D. Augmentation des plaquettes à 450g/l
E. Splénomégalie

Réponse : E

6. 8. 3
ETIOLOGIES
(FACTEURS DE RISQUE, TERRAIN)

M 89/5/2/ 36

Une polyglobulie vraie peut être consécutive à:

A. Une silicose
B. Une insuffisance mitrale
C. Un cancer du rein à petites cellules
D. Un cancer du pancréas
E. Un hémangioblastome cérébelleux

Réponse : ACE

6. 8. 4
TRAITEMENTS

S 86/6/1/ 38

Dans le traitement de la polyglobulie de l'insuffisance respiratoire chronique, la thérapeutique de choix est:

A. Oxygénothérapie
B. Bronchodilatateurs
C. Re-entraînement à l'effort
D. Hydroxyurée
E. Saignées

Réponse : A

S 91/4/1/ 29

Un homme de 60 ans est hospitalisé pour céphalées et épistaxis. L'hémogramme montre: - Hémoglobine: 21g/100ml - Hématocrite: 69% - Globules rouges: 7 5000 000mm3 - Globules blancs: 18 000/mm3 - Plaquettes: 600 000mm3. Quelle attitude thérapeutique conseillez-vous en urgence?

A. Chloraminophène: 6 comprimés/jour
B. Misulban: 4 comprimés/jour
C. Plasmaphérèses
D. Saignées
E. Injection de phosphore 32

Réponse : D

6. 9
POLYNUCLEAIRES NEUTROPHILES
6. 9. 1
ETIOLOGIES
(FACTEURS DE RISQUE, TERRAIN)

M 88/5/2/ 73

Parmi les entités suivantes, quelle est celle ou quelles sont celles qui s'accompagne(nt) volontiers d'une polynucléose neutrophile?

A. Polyarthrite rhumatoïde
B. Lupus érythémateux
C. Tabagisme
D. Hémolyse aiguë
E. Coqueluche

Réponse : ACD

M 88/6/2/ 55

Parmi les maladies ou situations suivantes, quelle(s) est(sont) celle(s) qui peu(ven)t s'accompagner d'une hyperleucocytose à polynucléaires neutrophiles?

A. Corticothérapie au long cours
B. Hypersplénisme
C. Leucémie aiguë myéloblastique
D. Polyglobulie primitive
E. Infection virale

Réponse : AD

M 91/6/2/ 82

Une hyperleucocytose à polynucléaires neutrophiles peut être constatée en cas de:

A. Corticothérapie en général
B. Hypersplénisme
C. Leucémie aiguë myéloblastique
D. Intoxication tabagique
E. Traitement par lithium

Réponse : ADE

M 92/9/2/ 25

Parmi les facteurs suivants, quel est celui (quels sont ceux) qui entraîne(nt) de façon significative une élévation du taux de polynucléaires neutrophiles dans le sang:

A. Le sommeil
B. Le tabac
C. Un traitement par les corticoïdes
D. L'effort physique
E. Un traitement digitalique

Réponse : BCD

6. 9. 2
DIVERS

S 89/4/1/ 27

Toutes les propositions suivantes concernant la diapédèse des polynucléaires sont exactes, sauf une:

A. C'est la migration des polynucléaires hors des capillaires et des veinules
B. Elle nécessite la margination des polynucléaires
C. Elle se fait lors de la phase vasculosanguine de l'inflammation
D. Elle implique l'intervention des plaquettes
E. Elle est suivie d'un groupement des polynucléaires en manchon péri-capillaire ou péri-vésiculaire

Réponse : D

M 93/9/2/ 17

Parmi les propositions suivantes concernant les polynucléaires, lesquelles sont vraies?

A. Ils peuvent se multiplier dans les tissus
B. Ils synthétisent des immunoglobulines de surface
C. Ils sont responsables de sécrétion de prostaglandines
D. Ils élaborent l'histamine
E. Ils ont un rôle phagocytaire

Réponse : DE

6.10
VITESSE DE SEDIMENTATION
6.10. 1
PHYSIOPATHOLOGIE

M 87/5/1/103

Parmi les facteurs suivants quels sont les trois qui influencent directement la vitesse de sédimentation?

A. La diminution du nombre de globules blancs
B. La diminution du nombre de globules rouges
C. L'augmentation du nombre de globules rouges
D. L'augmentation des globulines plasmatiques
E. La diminution du nombre des plaquettes

Réponse : BCD

6.10. 2
ETIOLOGIES
(FACTEURS DE RISQUE, TERRAIN)

M 87/7/2/ 14

La vitesse de sédimentation est communément augmentée dans:

A. Polyglobulie
B. Suppuration profonde
C. Immunoglobine monoclonale IgG Kappa
D. Grossesse normale
E. Hyperfibrinogénémie

Réponse : BCDE

S 88/4/1/104

La vitesse de sédimentation globulaire est augmentée au cours des phases évolutives des maladies suivantes, sauf une. Laquelle?

A. Maladie de Hodgkin
B. Polyarthrite rhumatoïde
C. Maladie de Horton
D. Maladie de Vaquez
E. Maladie de Waldenström

Réponse : D

6.10. 3
DIVERS

M 87/1/2/ 19

Une vitesse de sédimentation augmentée à plus de 50 mm à la 1ère heure peut s'observer au cours de:

A. La maladie de Horton
B. Le myélome osseux multiple
C. La maladie de Vaquez
D. La cervicathrose
E. La maladie de Hodgkin Aa

Réponse : ABE

M 91/4/2/100

La VS est accélérée:

A. Dans une anémie sévère
B. Dans une coxarthrose
C. Lors de la survenue d'une péricardite virale
D. Dans un Kala-Azar avec grosse rate
E. Dans un cancer du rein

Réponse : ACDE

6.11
MYELEMIE
6.11. 1
ETIOLOGIES
(FACTEURS DE RISQUE, TERRAIN)

M 85/6/2/ 23

Dans laquelle ou lesquelles des circonstances suivantes une myélémie peut-elle se rencontrer?

A. Leucémie myéloïde chronique
B. Splénomégalie myéloïde
C. Envahissement de la moelle métastatique
D. Maladie de Hodgkin stade III A
E. Tabagisme

Réponse : ABC

M 86/3/2/ 6

Une myélémie peut être observée au cours:

A. D'une carence martiale
B. D'une pneumopathie aiguë bactérienne
C. D'une splénomégalie myéloïde
D. D'une métastase médullaire d'un cancer viscéral
E. D'une aplasie médullaire

Réponse : BCD

M 89/6/2/ 24

Une myélémie peut se rencontrer:

A. Après chimiothérapie antimitotique, lors de la phase de réparation
B. Dans les métastases osseuses des cancers
C. Dans les anémies régénératives
D. Dans les anémies inflammatoires
E. Dans les anémies mégaloblastiques

Réponse : ABC

6.11. 2
DIVERS

S 91/3/1/ 43

Indiquez la proposition inexacte en matière de myélémie:

A. Elle se définit par la présence dans le sang de myéloblastes et de promyélocytes
B. Elle peut s'observer à la phase de réparation d'une agranulocytose aiguë médicamenteuse
C. Elle peut s'observer au décours d'une hémorragie abondante et brutale
D. Elle peut s'observer au décours d'une crise d'hyperhémolyse
E. Elle est constante à la phase d'état d'une leucémie myéloïde chronique

Réponse : A

6.12
APLASIE MEDULLAIRE
6.12. 1
CLINIQUE

M 92/8/2/ 30

Dans une aplasie médullaire existe(nt):

A. Une grosse rate
B. Une anémie régénérative
C. Une neutropénie
D. Une myélémie
E. Une lymphocytose

Réponse : C

6.12. 2
ETIOLOGIES
(FACTEURS DE RISQUE, TERRAIN)

M 85/2/2/ 59

On reconnait comme cause(s) d'aplasie médullaire?

A. Traitement par le Chloramphénicol
B. Exposition professionnelle au risque benzénique
C. Insuffisance rénale chronique
D. Cancer métastatique à la moelle
E. Hépatite virale

Réponse : ABE

6.13
SYNDROME MONONUCLEOSIQUE
6.13. 1
ETIOLOGIES
(FACTEURS DE RISQUE, TERRAIN)

S 88/3/1/ 33

Quel est, parmi les agents infectieux suivants, celui qui ne provoque pas de syndrome mononucléosique ou de réaction mononucléosique?

A. Le cytomégalovirus
B. Le virus de l'immunodéficience humaine
C. Le virus de l'hépatite A
D. Le bacille de la coqueluche
E. Le virus d'Epstein-Barr

Réponse : D

M 89/4/2/ 95

Indiquer la (les) infection(s) pouvant s'accompagner d'un syndrome mononucléosique:

A. Infections à cytomégalovirus
B. Infections à VIH
C. Toxoplasmose acquise
D. Infection à Pneumocystis carinii
E. Rougeole

Réponse : ABCE

6.13. 2
DIVERS

M 86/6/2/ 49

Parmi les propositions suivantes, quelle est celle (quelles sont celles) qui caractérise(nt) un syndrome mononucléosique?

A. Le sang contient un excès de monocytes
B. La basophilie des thrombocytes est accentuée
C. Certains lymphocytes sont grands et hyperbasophiles
D. Les polynucléaires neutrophiles sont dégranulés
E. L'augmentation du nombre des monocytes

Réponse : C

Maladies Infectieuses

Partie 12

Les chiffres entre parenthèses indiquent le nombre de QCM.

1
MALADIES INFECTIEUSES GENERALES
1. 1
DIVERS

M 89/6/2/ 4

Noter la (les) proposition(s) qui caractérise(nt) la chaîne épidémiologique de la fièvre jaune:

A. Agent pathogène bactérien
B. Transmission par un vecteur animal
C. Réservoir animal d'agent pathogène
D. Transmission manu portée
E. Modification possible du terrain par un vaccin

Réponse : BCE

S 89/2/1/ 36

Le papillomavirus est responsable des lésions suivantes, sauf une, laquelle?

A. Végétations vénériennes ou crêtes de coq
B. Condylome plan cervical
C. Condylomatose avec néoplasie cervicale intra-épithéliale
D. Papillomatose laryngée chez le nouveau né
E. Salpingite

Réponse : E

M 93/9/2/ 69

Les maladies suivantes donnent des lésions tuberculoïdes:

A. Sarcoïdose
B. Lèpre
C. Yersiniose
D. Maladie de Crohn
E. Réaction à corps étranger

Réponse : ABCD

M 86/6/2/ 95

Un voyageur part en Thaïlande pour 15 jours. Quel ou quels gestes sont inutiles?

A. Prise régulière de Nivaquine
B. Vaccination anti-amarile (fièvre jaune)
C. Prise régulière de Nifuroxazide (ERCEFURYL*)
D. Injection intramusculaire de Lomidine (antitrypanosome)
E. Usage d'Hydroclonazone dans l'eau de boisson

Réponse : BCD

M 85/1/2/ 71

Indiquez la ou les propositions exactes concernant la mise en évidence d'une élévation significative des anticorps viraux spécifiques témoins d'une infection actuelle:

A. Elle exige le prélèvement de 2 sérums, l'un précoce, l'autre tardif
B. Elle apparaît le plus nettement quand le prélèvement du premier sérum est différé trois à cinq jours après le début des signes cliniques
C. Il suffit d'une variation de titre du simple au double
D. C'est la façon la plus commode de confirmer le diagnostic d'herpès récurrent
E. C'est la méthode la plus sensible pour porter le diagnostic d'infection à rotavirus

Réponse : A

M 85/3/2/ 72

Une griffure de chat peut être responsable:

A. De rougeole
B. D'ornithose
C. De toxi-infection salmonellienne
D. De pasteurellose
E. De tétanos

Réponse : DE

S 85/6/1/ 55

Parmi les infections suivantes observées au retour des Tropiques, indiquer celle qui ne comporte pas de diarrhée:

A. Paludisme de primo-invasion
B. Typhoïde
C. Lambliase
D. Arbovirose méningée
E. Trichinose

Réponse : D

S 85/7/1/ 45

Une seule des affections ci-dessous correspond à la chaîne épidémiologique suivante: - infection ouverte - agent pathogène bactérien - source d'infection humaine - transmission aérogène - réceptivité de l'hôte modifiée parfois par une vaccination non obligatoire en France. Laquelle?

A. Variole
B. Tuberculeuse
C. Méningite à méningocoques
D. Diphtérie
E. Rubéole

Réponse : BC

S 86/4/1/ 66

L'immunité à médiation cellulaire joue un rôle important dans le contrôle des infections par les germes suivants sauf un: Lequel?

A. Candida Albicans
B. Le pneumocoque
C. Le virus de la rougeole
D. Listeria monocytogène
E. Mycobactérium tuberculosis

Réponse : B

M 86/1/2/ 18

Par l'étude du frottis sanguin on peut mettre en évidence:

A. Toxocara canis
B. Larve rhabditoïde d'anguillule
C. Plasmodium vivax
D. Microfilaire de loa-loa
E. Entérobius vermicularis

Réponse : CD

S 86/2/1/ 83

Parmi les germes suivants, quel est celui qui élabore une exotoxine protéique:

A. Staphylococcus épidermidis
B. Salmonella typhi
C. Proteus vulgaris
D. Corynebacterium diphteriae
E. Hemophilus influenzae

Réponse : D

M 86/5/2/ 67

Parmi les virus suivants, indiquez celui ou ceux qui possède(nt) une hémagglutinine et offre(nt) ainsi la possibilité d'examens sérologiques en inhibition de l'hémagglutination:

A. Virus de la grippe
B. Virus de la rougeole
C. Poliovirus
D. Virus de la varicelle
E. Virus de la rubéole

Réponse : ABE

S 86/6/1/ 75

L'une des propositions suivantes est fausse. Laquelle? La viande de porc peut transmettre:

A. Le taenia saginata
B. La trichinose
C. Une salmonellose
D. La toxoplasmose
E. Le botulisme

Réponse : A

M 87/6/2/ 13

Une ou plusieurs des maladies infectieuses suivantes est ou sont d'origine virale: laquelle ou lesquelles?

A. Rougeole
B. Mononucléose infectieuse
C. Rubéole
D. Toxoplasmose
E. Scarlatine

Réponse : ABC

S 87/2/1/ 77

Dans quelle partie du corps humain les bactéries Gram- peuvent-elles échanger leur plasmides avec le plus de facilité?

A. Peau
B. Gorge
C. Intestin
D. Sang
E. Appareil génital

Réponse : C

M 87/3/2/ 9

Le prélèvement sanguin est un des prélèvements à effectuer pour isoler le virus pendant la période aiguë de la maladie en cas de:

A. Grippe
B. Arboviroses
C. Poliomyélite
D. Rage
E. Pneumonie à cytomégalovirus chez un immunodéprimé

Réponse : BCE

M 87/6/2/ 1

L'examen des selles peut permettre de mettre en évidence:

A. Virus Echo
B. Adénovirus
C. Myxovirus influenza
D. Virus de la fièvre jaune
E. Virus hépatite HA

Réponse : ABE

M 87/6/2/ 91

Parmi les agents infectieux ci-dessous, quel ou quels est (sont) celui (ceux) qui peu(ven)t survivre ou se multiplier à l'intérieur des macrophages?

A. Toxoplasme
B. Pneumocoque
C. Leishmanie
D. Bacille de Koch
E. Streptocoque hémolytique

Réponse : ACD

M 88/2/2/118

Les adénovirus causent des:

A. Conjonctivites
B. Kératites
C. Pneumopathies
D. Hépatites
E. Pharyngites

Réponse : ABCE

S 88/2/1/101

Parmi les infections suivantes, quelle est celle qui n'est pas une zoonose?

A. Fièvre typhoïde
B. Brucellose
C. Tularémie
D. Listériose
E. Leptospirose

Réponse : A

M 88/2/2/117

La durée d'incubation proposée en regard de chacune des maladies suivantes est exacte pour:

A. Scarlatine: 3 à 5 jours
B. Rubéole: 2 à 3 jours
C. Varicelle: 14 jours
D. Rougeole: 10 jours
E. Mononucléose infectieuse: 7 jours

Réponse : ACD

S 88/2/1/ 92

Dans la liste suivante, indiquez la bactérie qui ne fait pas partie de la flore intestinale normale:

A. Clostridium perfringens
B. Staphylococcus aureus
C. Streptococcus faecium
D. Shigella sonnei
E. Proteus mirabilis

Réponse : D

M 88/2/2/116

La mise en évidence du virus dans le sang est essentielle au diagnostic virologique des infections à:

A. Virus de la fièvre jaune
B. Cytomégalovirus
C. Virus de la grippe
D. Virus de l'hépatite A
E. Virus respiratoire syncytial

Réponse : AB

S 88/4/1/ 66

Parmi les toxines produites par les bactéries suivantes, laquelle est une endotoxine libérée par la lyse bactérienne?

A. Salmonella typhi
B. Corynebacterium diphteriae
C. Streptocoque A responsable de la scarlatine
D. Clostridium perfringens
E. Plectridium tetani

Réponse : A

M 88/5/2/ 75

Parmi les toxines produites par les bactéries suivantes, vous considérez comme exotoxine protéique neurotrope?

A. Salmonella typhi
B. Corynebacterium diphteriae
C. Streptocoque A responsable de la scarlatine
D. Clostridium perfringens
E. Clostridium tetani

Réponse : BE

S 88/6/1/ 58

Parmi les germes suivants, lequel ne se multiplie pas à l'intérieur des macrophages?

A. Listeria monocytogènes
B. Streptococcus pneumoniae
C. Chlamydia trachomatis
D. Brucella melitensis
E. Leishmania donovani

Réponse : B

S 89/7/1/ 3

Les phlébotomes:

A. Sont nombreux dans le Sud-Est de la France
B. Ont un vol silencieux
C. Ont une piqûre douloureuse
D. Ont une larve aquatique
E. Aucune des propositions précédentes n'est exacte

Réponse : A

M 89/7/2/ 63

La piqûre d'anophèle peut transmettre:

A. Le paludisme
B. Les filarioses lymphatiques
C. Les trypanosomoses
D. La leishmaniose
E. La trichomonose urogénitale

Réponse : AB

S 89/1/1/ 72

Citez, parmi les maladies suivantes, celle qui entraîne habituellement une immunité définitive:

A. Tétanos
B. Botulisme
C. Fièvre typhoïde
D. Septicémie à Staphylocoques
E. Oreillons

Réponse : E

M 89/1/2/110

Dans quelle(s) circonstance(s) la pratique de l'hémoculture doit-elle être systématique et répétée?

A. Episode fébrile inexpliqué chez une femme enceinte
B. Etat de choc infectieux
C. Purpura nécrotique d'évolution aiguë
D. Cystite
E. Diarrhée aqueuse cholériforme

Réponse : ABC

M 89/2/2/ 38

La sérologie est habituellement l'outil diagnostique principal pour:

A. Infection à T. Vaginalis
B. Trichinose
C. Amibiase hépatique
D. Toxoplasmose
E. Téniasis à Taenia Saginata

Réponse : BCD

S 90/2/1/ 75

Des polyadénopathies superficielles se rencontrent dans toutes les affections suivantes sauf une, laquelle?

A. Infection par le VIH
B. Mononucléose infectieuse
C. Rubéole
D. Tularémie
E. Syphilis secondaire

Réponse : D

S 90/5/1/ 44

De nombreux agents sont responsables de syndromes grippaux. Parmi les suivants, lequel n'est jamais en cause dans ce type de pathologie?

A. Adénovirus
B. Virus Echo
C. Coxiella burnetti
D. Rotavirus
E. Leptospiroses

Réponse : D

S 90/2/1/ 2

Parmi les bactéries suivantes, quelle est celle qui élabore une exotoxine protéique?

A. Staphylococcus aureus
B. Salmonella typhi
C. Proteus vulgaris
D. Streptococcus pneumoniae
E. Hémophilus influenzae

Réponse : A

M 90/4/2/ 35

L'ingestion de viande saignante contaminée peut transmettre:

A. La trichinose
B. L'hydatidose
C. La bothriocéphalose
D. La toxoplasmose
E. Le téniasis à Taenia saginata

Réponse : ADE

S 90/7/1/ 77

Chez un sujet atteint d'un déficit de l'immunité cellulaire, le risque infectieux est surtout marqué vis-à-vis:

A. Du staphylocoque doré
B. Du pneumocoque
C. Des virus du groupe herpès
D. Du pyocyanique
E. D'aucun des agents précédents

Réponse : C

M 90/3/2/ 74

On recommande une chimioprophylaxie pour protéger les sujets exposés à:

A. Coqueluche
B. Fièvre jaune
C. Méningite à méningocoque type B
D. Paludisme
E. Poliomyélite

Réponse : ACD

S 91/4/1/ 83

Dans laquelle de ces infections l'immunité spécifique à médiation humorale joue-t-elle un rôle protecteur essentiel?

A. Syphilis
B. Coqueluche
C. Diphtérie
D. Tuberculose pulmonaire
E. Urétrite à Chlamydia trachomatis

Réponse : C

M 91/3/2/ 44

Parmi les infections dues à un contact avec des déjections animales et sévissant en France, on trouve:

A. Leptospirose
B. Toxoplasmose
C. Typhoïde
D. SIDA
E. Echinococcose multiloculaire

Réponse : ABE

M 91/4/1/ 89

Un coma fébrile chez un patient revenu d'Afrique depuis 10 jours doit faire évoquer obligatoirement:

A. Méningite purulente
B. Amibiase disséminée
C. Bilharziose
D. Paludisme
E. Leishmaniose viscérale

Réponse : AD

S 92/9/1/ 49

L'eau est le chaînon épidémiologique qui réunit directement le malade à l'homme réceptif, sans hôte intermédiaire, pour toutes les maladies suivantes, sauf une, laquelle?

A. Le paludisme
B. Le choléra
C. L'hépatite A
D. Les salmonelloses
E. La dysenterie amibienne

Réponse : A

1. 2 MALADIES INFECTIEUSES - DIAGNOSTICS

1. 2. 1 CLINIQUE

S 88/3/1/ 27

Un enfant de 4 ans a une fièvre de 39,5° depuis deux jours et refuse toute alimentation en raison d'une stomatite vésiculo-pustuleuse très douloureuse localisée aux lèvres, aux joues et à la langue. On palpe des adénopathies sous-maxillaires sensibles. Le reste de l'examen est normal. Le diagnostic le plus vraisemblable est:

A. Une aphtose buccale surinfectée
B. Une herpangine
C. Une infection à virus coxsackie
D. Une primo-infection herpétique
E. Une candidose buccale

Réponse : D

1. 2. 2 DIVERS

M 89/1/2/ 49

Madame Z. 39 ans, vous consulte pour un petit bouton à la vulve apparu, depuis 8 jours. A l'examen, on retrouve une ulcération de 1 cm de diamètre, recouverte d'une sérosité, à peine indurée, la palpation est indolore. Il existe quelques ganglions perçus indolores au triangle de scarpa. Quel(s) diagnostic(s) soulevez vous?

A. Un herpès génital
B. Un condylome
C. Une syphilis
D. Une donovanose
E. Un cancer de la vulve

Réponse : C

S 89/2/1/103

Un syndrome nommé "toxic shock syndrome" est observé chez la femme après port de tampons vaginaux qui favorisent la pullulation d'une espèce bactérienne et la sécrétion de ses toxines. Parmi les espèces bactériennes suivantes, laquelle est responsable?

A. Escherichia coli
B. Shigella dysenteriae
C. Staphylococcus aureus
D. Staphylococcus albus
E. Streptococcus du groupe B

Réponse : C

S 90/1/1/ 56

Un enfant de 8 ans est adressé pour des douleurs abdominales avec fièvre à 40°, apparues depuis la veille avec toux sèche et des céphalées. L'examen clinique retrouve un faciès vultueux, une discrète raideur de la nuque. La radiographie du thorax montre une opacité paracardiaque bien limitée. Quel est le premier diagnostic à évoquer?

A. Myocardite aiguë virale
B. Pneumonie à pneumocoque
C. Méningite virale
D. Abcès du poumon
E. Staphylococcie pleuro-pulmonaire

Réponse : B

S 94/8/1/ 11

Un nord-africain rentre de son pays d'origine en septembre. A peine arrivé en France, il présente une diarrhée intense d'apparition brutale, avec selles liquides, afécales, incessantes, avec vomissements, hypothermie, myalgies, asthénie. L'examen physique ne montre qu'une déshydratation globale avec collapsus et oligurie. Quel diagnostic retenez-vous?

A. Fièvre typhoïde
B. Shigellose
C. Toxi-infection alimentaire à staphylocoque
D. Choléra
E. Amibiase colique

Réponse : D

S 94/9/1/ 63

Devant un sujet présentant une fièvre à 39°, une dysphagie, une gêne à l'ouverture buccale, et à l'examen une asymétrie du voile avec tuméfaction unilatérale, vous évoquez avant tout:

A. Une angine de Vincent
B. Un phlegmon péri-amygdalien
C. Une mononucléose infectieuse
D. Une amygdalite bactérienne
E. Un chancre syphilitique

Réponse : B

1. 3 L'EAU VECTRICE DE MALADIES INFECTIEUSES

1. 3. 1 CLINIQUE

M 87/3/2/ 8

Quelle(s) est (sont) parmi les manifestations cliniques suivantes celle(s) qui peu(ven)t être rapportée(s) à une pollution de l'eau?

A. Fluorose dentaire
B. Méthémoglobinémie du nourrisson
C. Saturnisme chronique
D. Choléra
E. Hépatite virale B

Réponse : ABCD

1. 3. 2 DIVERS

M 87/3/2/ 22

Parmi les affections quel est (ou quels sont) celle (ou celles) d'origine hydrique?

A. Leptospirose
B. Botulisme
C. Choléra
D. Lambliase
E. Brucellose

Réponse : AC

M 89/5/2/102

La consommation d'une eau de boisson souillée par pollution microbiologique fécale peut entraîner des épidémies de:

A. Hépatite A
B. Taeniase
C. Poliomyélite
D. Botulisme
E. Leptospirose

Réponse : AC

M 91/6/2/ 94

Parmi les maladies infectieuses suivantes lesquelles peuvent être consécutives à une contamination hydrique (eau souillée par des matières fécales)?

A. Hépatite A
B. Brucellose
C. Typhoïde
D. Fièvre boutonneuse méditerranéenne
E. Poliomyélite

Réponse : ACE

M 91/4/2/ 2

La propagation à distance par les eaux polluées peut intervenir pour les infections à:

A. Poliovirus
B. Entérovirus
C. Virus de la grippe
D. Virus de l'hépatite A
E. Herpes simplex virus

Réponse : ABD

1. 4 MICROBIOLOGIE

1. 4. 1 DIVERS

M 87/4/2/ 11

Concernant les transposons, indiquer la ou les réponses exactes:

A. Un transposon est un ensemble de gènes
B. Un transposon code uniquement la résistance aux antibiotiques
C. Les transposons se rencontrent uniquement dans les Staphylocoques
D. Un transposon est un fragment d'ADN
E. Les transposons sont localisés uniquement dans les plasmides

Réponse : AD

S 89/4/1/ 40

Indiquer la réponse exacte concernant les transposons:

A. Les transposons sont de nature glucido-lipido-polypeptidique
B. Les transposons sont uniquement responsables de la résistance aux antibiotiques
C. Les transposons sont des protéines de transport
D. Les transposons sont des ensembles capables de s'insérer dans les plasmides
E. Les transposons sont localisés dans la paroi bactérienne

Réponse : D

1. 5 VACCINS

1. 5. 1 TRAITEMENTS

M 90/1/2/ 22

Vaccination(s) pour laquelle (lesquelles), il n'existe pas de contre-indication légale:

A. Anti-poliomyélitique buccale
B. Anti-coqueluche
C. Anti-tétanique
D. Anti-typhoïdique
E. Anti-diphtérique

Réponse : CE

1. 5. 2 DIVERS

M 85/4/2/ 34

Parmi les 5 vaccins suivants, citez celui ou ceux que l'on peut prescrire sans arrière pensée pendant la grossesse:

A. BCG
B. Vaccin antipoliomyélitique buvable
C. Vaccin antirubéolique
D. Vaccin antigrippal
E. Vaccin antihépatite B

Réponse : DE

S 85/4/1/ 38

En matière de sérothérapie antitétanique, il est préférable d'utiliser des immunoglobulines humaines provenant de sujets hyper-immunisés plutôt que les immunoglobulines provenant d'animaux hyper-immunisés pour la raison suivante:

A. Les immunoglobulines humaines ont un titre d'anticorps plus élevé
B. Les immunoglobulines animales sont sous forme de fragments Fab, ce qui les empêche de fixer le complément ou d'agglutiner les micro-organismes
C. Les immunoglobulines animales risquent de provoquer une maladie sérique
D. Les immunoglobulines humaines sont monoclonales
E. Aucune des propositions précédentes ne donne la raison valable de cette préférence

Réponse : C

M 85/6/2/ 88

Parmi les vaccinations suivantes, quelle(s) est (sont) celle(s) qui en France est (sont) obligatoire(s)? Vaccination contre:

A. Tétanos
B. Rougeole
C. Grippe
D. Oreillons
E. Poliomyélite

Réponse : AE

M 85/7/2/ 84

Quelles sont parmi les maladies infectieuses et parasitaires suivantes celle(s) qui ne peu(ven)t pas à l'heure actuelle être prévenue(s) par vaccination?

A. Oreillons
B. Paludisme
C. Fièvre jaune
D. Hépatite A
E. Pneumococcies

Réponse : B

S 85/3/1/107

Un nourrisson de 5 mois que vous suivez pour mucoviscidose vous est présenté pour être vacciné contre la rougeole, car un petit voisin a aujourd'hui une éruption de rougeole et il avait tenu l'enfant sur ses genoux il y a 2 jours. Que faites-vous pour le nourrisson?

A. Vous vaccinez contre la rougeole
B. Vous faites une injection de gammaglobulines standard
C. Vous faites une injection de gammaglobulines spécifiques
D. Vous vaccinez et vous faites une injection de gammaglobulines
E. Vous ne faites rien de particulier

Réponse : B

S 85/5/1/ 23

Des parents vous amènent leur petit garçon de 4 mois pour la vaccination DTCP (diphtérie, tétanos, coqueluche, poliomyélitique). Le père a eu des crises d'asthme jusqu'à l'âge de 15 ans et le frère aîné est diabétique. Que faites-vous?

A. Vous demandez un dosage des IgE sériques
B. Vous attendez l'âge de un an pour vacciner
C. Vous explorez l'allergie cutanée
D. Vous faites le vaccin quadruple sollicité
E. Vous contre-indiquez les anatoxines

Réponse : D

M 86/7/2/ 65

L'injection prophylactique de gammaglobulines spécifiques humaines peut être indiquée dans la (ou les) situation(s) suivante(s):

A. La rougeole
B. La scarlatine
C. L'hépatite virale B
D. Les infections respiratoires à répétition
E. L'herpès

Réponse : C

M 87/5/2/104

Quelles sont parmi les maladies infectieuses et parasitaires suivantes celle(s) qui peu(ven)t à l'heure actuelle être prévenue(s) par vaccination?

A. Oreillons
B. Paludisme
C. Fièvre jaune
D. Hépatite A
E. Pneumococcies

Réponse : ACDE

M 87/3/2/108

Parmi les vaccins suivants, indiquer celui ou ceux qui ne sont pas préparés à partir de micro-organismes vivants atténués:

A. Vaccin anti-poliomyélitique injectable
B. Vaccin antitétanique
C. Vaccin antirougeoleux
D. Vaccin anticoquelucheux
E. BCG

Réponse : ABD

M 87/6/2/ 83

Parmi les vaccins suivants, le(s)quel(s) est (sont) préparé(s) à partir de micro-organismes vivants atténués:

A. Antipolio sabin oral
B. Antigrippal
C. Antidiphtérique
D. Anti-coqueluche
E. BCG

Réponse : E

M 87/1/2/ 32

Quel(s) vaccin(s) contienne(nt) des micro-organismes vivants?

A. Antipoliomyélitique oral
B. Anti-grippal
C. BCG
D. Anti-méningococcique
E. Anti-rougeoleux

Réponse : CE

S 87/2/1/ 78

Indiquez la maladie qui ne peut pas bénéficier d'une prophylaxie par vaccination:

A. Poliomyélite
B. Variole
C. Rougeole
D. Herpès
E. Grippe

Réponse : D

S 87/6/1/ 17

Quatre des vaccins suivants sont constitués par des suspensions virales virulentes: le virus vaccin se multiplie dans l'organisme de l'individu vacciné; un seul est un vaccin à virus inactivé: lequel?

A. Vaccin antipoliomyélitique type sabin
B. Vaccin contre la rougeole
C. Vaccin contre la grippe
D. Vaccin contre la fièvre jaune
E. Vaccin contre la rubéole

Réponse : C

S 87/2/1/ 29

Quel est parmi les états pathologiques suivants, celui qui contre-indique chez l'enfant un vaccin vivant?

A. Asthme
B. Déficit immunitaire
C. Diabète
D. Protéinurie
E. Comitialité

Réponse : B

S 87/6/1/ 95

Quelle vaccination est en règle générale inefficace lorsqu'elle est entreprise avant le neuvième mois?

A. Vaccination anti-tuberculeuse
B. Vaccination anti-rougeoleuse
C. Vaccination anti-coquelucheuse
D. Vaccination anti-tétanique
E. Aucune des réponses ci-dessus n'est exacte

Réponse : B

M 87/1/2/103

Parmi les vaccinations suivantes, quelle(s) est (sont) celle(s) qui, en France est (sont) obligatoire(s) chez l'enfant?

A. Tétanos
B. Rougeole
C. Coqueluche
D. Oreillons
E. Poliomyélite

Réponse : AE

S 88/5/1/ 67

Chez un malade atteint de déficit de l'immunité cellulaire, certains vaccins anti-bactériens sont formellement contre-indiqués. Parmi les cinq vaccins suivants, indiquer celui à ne pas utiliser chez un tel malade:

A. Anatoxine tétanique
B. BCG
C. Vaccin antipneumococcique
D. Vaccin antiméningococcique
E. Anatoxine diphtérique

Réponse : B

M 88/5/2/ 88

Parmi les vaccinations suivantes, laquelle (lesquelles) est (sont) réalisée(s) au moyen d'une anatoxine:

A. Antidiphtérique
B. Anticoquelucheuse
C. Antiméningococcique
D. Antityphoparatyphoïdique
E. Antitétanique

Réponse : AE

M 88/6/2/ 16

Indiquer parmi les infections suivantes, celle(s) dont la prévention relève d'une vaccination par vaccin polyosidique:

A. Diphtérie
B. Infections pneumococciques
C. Tétanos
D. Coqueluche
E. Infections méningococciques

Réponse : BE

S 88/1/1/ 35

Après l'âge de 1 an, quelle est l'attitude qui assure la prévention de la rougeole la plus efficace dans les 48 heures suivant le contage?

A. L'injection de gamma-globulines
B. L'injection d'un vaccin tué
C. L'injection d'un vaccin atténué vivant
D. L'injection d'un sérum anti-rougeoleux
E. La prescription d'acyclovir (ZOVIRAX*)

Réponse : C

M 88/2/2/110

La vaccination contre la rougeole:

A. Est obligatoire en France avant l'âge de 2 ans
B. Utilise un virus inactivé
C. Peut être associée à la vaccination contre la rubéole
D. Doit être pratiquée de préférence avant l'âge de un an
E. Provoque une réaction fébrile dans 10 à 15% des cas

Réponse : CE

S 89/3/1/ 31

Parmi la liste des vaccins suivants, l'un d'entre eux est un vaccin vivant. Lequel?

A. Anti-méningococcique
B. Anti-rabique
C. Anti-coqueluche
D. BCG
E. Anti-tétanos

Réponse : D

M 89/2/2/ 91

Quelle(s) est (sont) la ou les proposition(s) exacte(s) concernant les vaccinations?

A. Le BCG est le seul vaccin bactérien vivant couramment administré à l'enfant
B. La vaccination associée quadruple DT-coq-polio est obligatoire en France
C. La vaccination antirougeoleuse est recommandée à partir de 12 mois
D. Toute vaccination interrompue doit être recommencée depuis le début
E. La vaccination antirubéolique est obligatoire pour les filles avant la puberté

Réponse : AC

M 89/2/2/110

Parmi les vaccins suivants, quel(s) est (sont) ceux qui appartien(nen)t au groupe des vaccins dits tués ou inactivés?

A. Vaccin anti-grippal
B. Vaccin anti-tétanique
C. BCG
D. Vaccin anti-coquelucheux
E. Vaccin anti-diphtérique

Réponse : AD

S 89/2/1/ 16

Parmi les vaccinations suivantes, laquelle ne doit pas être pratiquée pendant la 1ère année de la vie, parce qu'elle risque d'être inefficace?

A. Antipoliomyélitique
B. B.C.G.
C. Antimorbilleuse
D. Anticoquelucheuse
E. Antitétanique

Réponse : C

M 90/2/2/ 92

Indiquez le ou les vaccin(s) qui utilise(nt) une anatoxine:

A. Rubéole
B. Coqueluche
C. Tétanos
D. Diphtérie
E. Polyomyélite

Réponse : CD

M 90/1/2/118

Parmi les vaccins suivants, lesquels ne nécessitent qu'une seule injection pour être immunisant?

A. Vaccin anti-pneumococcique
B. Vaccin anti-poliomyélitique
C. Vaccin anti-amarile (fièvre jaune)
D. Vaccin anti-tétanique
E. Vaccin anti-diphtérique

Réponse : C

S 90/4/1/ 59

Un enfant de deux ans a une communication inter-ventriculaire bien tolérée. Est-il indiqué de le vacciner dès maintenant contre la rougeole?

A. Non, car il est trop âgé
B. Pas maintenant, seulement après l'intervention réparatrice
C. Oui, car la rougeole risquerait d'être grave chez lui
D. Non, car le vaccin est contre indiqué en cas de malformation cardiaque
E. Non, sauf s'il doit séjourner en crèche

Réponse : C

M 90/2/2/100

Parmi les immunisations suivantes, indiquer celle(s) qui est (sont) prévue(s) dans le calendrier des vaccinations pour une fille âgée de 16 ans:

A. Tétanos
B. Poliomyélite
C. Rubéole, si non vaccinée
D. Diphtérie
E. BCG si l'épreuve tuberculinique est négative

Réponse : ABCDE

M 90/5/2/113

Parmi les vaccinations suivantes, la ou lesquelles est (sont) dans l'état actuel de la législation, obligatoires pour l'ensemble de la population?

A. Vaccination anti-variolique
B. Vaccination anti-diphtérique
C. Vaccination antipoliomyélitique
D. Vaccination anti-coquelucheuse
E. Vaccination anti-rubéolique

Réponse : BC

S 91/6/1/ 6

En vol pour Bombay venant de Dakar, une de ces propositions vous met en contravention avec le règlement sanitaire international?

A. Vous avez été vacciné contre le tétanos il y a 12 ans
B. Vous avez été vacciné contre la poliomyélite par une seule prise de vaccin oral il y a 8 jours
C. Vous avez refusé la vaccination contre le choléra
D. Votre dernier rappel de vaccin contre la fièvre jaune date de 11 ans
E. Vous n'êtes pas vacciné contre la diphtérie

Réponse : D

M 92/9/2/ 70

Indiquer parmi les infections suivantes, celle(s) dont la prévention relève d'une vaccination par vaccin polyosidique:

A. Diphtérie
B. Infections penumococciques
C. Tétanos
D. Coqueluche
E. Infections méningococciques

Réponse : BE

M 94/9/2/ 85

Parmi les caractéristiques suivantes, la ou lesquelles concernent le vaccin anti-grippal?

A. C'est un vaccin inactivé
B. Il est administrable par voie sous-cutanée
C. Il est contre-indiqué chez la femme enceinte
D. Il contient des protéines d'œuf
E. Trois injections sont nécessaires pour acquérir l'immunité

Réponse : ABD

M 85/1/2/ 83

Parmi les vaccins suivants, indiquer celui ou ceux qui ne sont pas préparés à partir de micro-organismes vivants atténués:

A. Vaccin anti-variolique
B. Vaccin anti-tétanique
C. Vaccin anti-rougeoleux
D. Vaccin anti-coquelucheux
E. BCG

Réponse : BD

M 85/3/2/ 77

A propos du vaccin contre la grippe:

A. C'est en France un vaccin inactivé (tué)
B. Il suscite une bonne protection locale au niveau de l'arbre respiratoire
C. La survenue d'une cassure antigénique oblige toujours à en modifier la composition
D. Il comporte actuellement 2 souches de virus grippal A et une souche de virus grippal B
E. Les insuffisants cardiaques ou respiratoires et les vieillards font partie des sujets à qui l'on conseille la vaccination

Réponse : ACDE

M 85/5/2/ 19

Parmi les vaccins suivants, le(s)quel(s) est (sont) préparé(s) à partir de micro-organismes vivants atténués:

A. Antipolio sabin oral
B. Antigrippal
C. Antidiphtérique
D. Anti-amaril
E. BCG

Réponse : DE

M 85/5/2/ 78

Quel(s) vaccin(s) contien(nen)t des micro-organismes vivants?

A. Antipoliomyélitique oral
B. Anti-grippal
C. BCG
D. Anti-tétanique
E. Anti-rougeoleux

Réponse : CE

M 85/6/2/ 10

L'immunité engendrée chez l'homme par l'antitoxine tétanique est:

A. D'effet immédiat
B. A support humoral
C. A support cellulaire
D. Durable
E. Utilisable en vaccination préventive

Réponse : AB

1. 5. 3 CONTRE INDICATIONS (ABSOLUES, RELATIVES)

M 94/8/2/ 79

La grossesse contre-indique:

A. Le vaccin antitétanique
B. La vaccination antirabique
C. La vaccination antirubéoleuse
D. La vaccination antigrippale
E. La vaccination antiméningococcique

Réponse : C

1. 5. 4 BILAN PRÉ-THÉRAPEUTIQUE

M 90/3/2/ 75

Actuellement, en France, avant de pratiquer une vaccination DT Coq Polio, il faut:

A. Rechercher sucre et albumine dans les urines
B. Rechercher une allergie tuberculinique
C. Rechercher un déficit de l'immunité cellulaire
D. Rechercher le taux d'anticorps antitétaniques
E. Aucune précaution particulière n'est utile

Réponse : E

1. 5. 5 EFFETS SECONDAIRES

M 90/6/2/ 97

Parmi les manifestations suivantes, quelle est (quelle sont) celle(s) qui peut (peuvent) être secondaire(s) à l'injection du vaccin, rougeole-oreillons-rubéole (ROR)?

A. Eruption
B. Paralysie périphérique
C. Fièvre
D. Parotidite
E. Syndrome de Lyell

Réponse : ACD

1. 5. 6 INDICATIONS

M 90/1/2/ 91

Parmi les vaccins suivants, le(s)quel(s) est (sont) prévu(s) dans le calendrier vaccinal pour les sujets âgés de plus de 60 ans?

A. Grippe
B. Rubéole si femme non vaccinée
C. BCG si épreuve tuberculinique négative
D. Diphtérie
E. Tétanos

Réponse : ADE

1. 5. 7
ADMINISTRATION (POSOLOGIE, MODES)

S 93/8/1/ 4

Pour des raisons d'efficacité le vaccin DT-coq-polio doit être injecté dans:

A. La fosse sus-épineuse en sous-cutané
B. La fesse en intramusculaire profonde
C. Le deltoïde chez le petit enfant
D. La face externe de la cuisse
E. N'importe quel site en intramusculaire ou sous-cutané

Réponse : E

1. 5. 8
DIVERS

S 91/1/1/ 57

Pour lutter contre la tuberculose, on emploie le BCG. Celui-ci est:

A. Un vaccin inactivé
B. Un vaccin vivant atténué
C. Une anatoxine
D. Un sérum thérapeutique
E. Une substance désensibilisante

Réponse : B

1. 6
FIEVRE
1. 6. 1
CLINIQUE

M 88/6/2/117

Parmi les éléments suivants, le ou lesquels vous permettent d'apprécier la tolérance d'une fièvre aiguë récente présumée infectieuse:

A. Etat de conscience
B. Fréquence cardiaque
C. Pression artérielle
D. Fréquence respiratoire
E. Etat d'hydratation

Réponse : ABCDE

1. 6. 2
IMAGERIE

M 88/6/2/ 90

Parmi les examens complémentaires suivants, le ou lesquels vous paraissent indispensables dans l'examen initial d'une fièvre évoluant depuis 15 jours?

A. Numération sanguine formule leucocytaire
B. Urographie intra-veineuse
C. Radiographie du thorax
D. Echographie abdominale
E. Tomodensitométrie abdominale

Réponse : AC

1. 6. 3
ETIOLOGIES (FACTEURS DE RISQUE, TERRAIN)

M 88/4/2/ 71

Une fièvre comportant des clochers à 40° avec retour à 37° dans l'intervalle peut être observée au cours de certaines affections dont:

A. Un paludisme
B. Une fièvre biliaire
C. Une fièvre urinaire
D. Une fièvre récurrente
E. Une septicémie d'origine thrombophlébitique

Réponse : ABCE

S 85/7/1/ 77

Parmi les situations suivantes, indiquez celle où la fièvre ne prend pas le type palustre:

A. Infection urinaire
B. Méningococcémie de l'adulte
C. Brucellose aiguë de primo-invasion
D. Septicémie porto-cave chez un cirrhotique
E. Rhinopharyngite du nourrisson

Réponse : E

1. 6. 4
DIVERS

S 86/5/1/ 63

Une femme de 28 ans présente une fièvre intermittente réalisant des clochers fébriles à 39°5 entre lesquels la température est normale. Ce type de courbe thermique peut s'observer au cours des affections suivantes, sauf une. Laquelle?

A. Accès palustre
B. Septicémie à germes anaérobies
C. Fièvre typhoïde non compliquée
D. Septicémie à staphylocoques dorés
E. Septicémie à colibacilles

Réponse : C

M 94/9/2/ 73

Une fièvre comportant des clochers à 40° avec retour à 37° dans l'intervalle (48 à 72) oriente vers:

A. Un paludisme de réminiscence
B. Une fièvre d'origine biliaire
C. Une fièvre d'origine urinaire
D. Une hémopathie
E. Un état septicémique

Réponse : A

1. 7 PUSTULOSE VARIOLIFORME DE KAPOSI JULIUSBERG

1. 7. 1 CLINIQUE

M 90/4/1/110

L'aspect clinique du Kaposi-Juliusberg comporte:

A. Fièvre à 40 degrés
B. Lésions érythémato-squameuses
C. Lésions érythémateuses
D. Lésions vésiculo-pustuleuses parfois hémorragiques
E. Début brutal

Réponse : ADE

1. 7. 2 ETIOLOGIES (FACTEURS DE RISQUE, TERRAIN)

S 90/5/1/ 32

Un enfant de 9 mois a une éruption du visage évoquant une pustulose varioliforme de Kaposi-Juliusberg. Quelle est la cause de cette infection?

A. Virus varicelle - zona
B. Virus de la rougeole
C. Herpès virus
D. Staphylocoque
E. Inconnue

Réponse : C

2 INFECTIONS BACTERIENNES

2. 1 BACTERIOLOGIE GENERALE

2. 1. 1 DIVERS

S 85/4/1/ 93

Parmi les propositions suivantes, indiquer celle qui s'applique aux plasmides:

A. Ils sont transférés d'une cellule bactérienne à l'autre par conjugaison
B. Ce sont des fragments d'ARN cytoplasmiques
C. Ils sont uniquement des médiateurs de la résistance aux antibiotiques
D. Ils sont spécifiques des seules Entérobactéries
E. Aucune de ces propositions

Réponse : A

S 85/6/1/ 27

Quelle est, concernant le transfert génétique par conjugaison chez les bactéries la seule proposition exacte:

A. Nécessite l'intervention d'un bactériophage
B. Nécessite qu'une des deux bactéries héberge un plasmide
C. Ne nécessite pas qu'il y ait contact entre les bactéries
D. Consiste en un transfert d'ARN d'une bactérie à une autre
E. Ne concerne que les caractères de résistance aux antibiotiques

Réponse : B

S 86/3/1/ 49

La conjugaison est le transfert de matériel génétique après contact entre deux bactéries. Donnez la proposition exacte:

A. Ce transfert ne peut se faire qu'entre bactéries d'une même espèce
B. Seul l'ADN extrachromosomique peut être transféré
C. Ce phénomène est rare chez les entérobactéries
D. Ce phénomène n'a aucune incidence en bactériologie médicale
E. Aucune des propositions précédentes n'est exacte

Réponse : E

S 86/4/1/ 80

Les transferts génétiques par conjugaison:

A. Concernent toutes les bactéries
B. Concernent les cocci à Gram positif
C. Concernent les bacilles à Gram positif
D. Concernent les cocci et les bacilles à Gram positif
E. Concernent les bacilles à Gram négatif

Réponse : E

M 86/5/2/ 68

Les mutations bactériennes sont provoquées naturellement par:

A. Les antibiotiques
B. Les antiseptiques
C. Certaines conditions de croissance rencontrées chez l'hôte
D. Les plasmides de résistance aux antibiotiques
E. Aucune des quatre propositions précédentes

Réponse : E

S 86/7/1/ 50

Quelle est, concernant les mutations bactériennes, la seule proposition exacte:

A. Nécessitent pour se produire l'addition aux cultures de substances appelées mutagènes
B. Sont induites par l'utilisation d'antibiotiques quand elles concernent la résistance à ceux-ci
C. Résultent d'un changement dans la séquence de bases de l'ADN
D. Sont réversibles quand elles résultent d'une délétion
E. Sont toujours exprimées par un changement au niveau du phénotype

Réponse : C

M 87/4/2/ 9

Concernant les transferts génétiques d'une bactérie donatrice à une bactérie réceptrice, indiquer la ou les propositions exactes:

A. Certains plasmides possèdent les gènes leur permettant de se transférer lors d'un contact inter-bactérien
B. Certains plasmides peuvent être transférés par l'intermédiaire d'un bactériophage
C. Il est possible de transférer des caractères génétiques en utilisant de l'ADN purifié
D. Quelque soit la technique de transfert utilisée les gènes transférés ne peuvent s'exprimer que s'ils sont intégrés dans le chromosome bactérien
E. Une fois transféré, un plasmide s'intègre dans le chromosome pour pouvoir être répliqué

Réponse : ABC

M 87/5/2/ 30

Dans la liste suivante, indiquer le ou les caractère(s) qui s'applique(nt) aux mutations génotypiques chez les bactéries:

A. Stabilité
B. Indépendance
C. Rareté
D. Spontanéité
E. Transmission héréditaire

Réponse : ABCDE

S 87/7/1/ 16

Quelle est, concernant le transfert génétique par conjugaison chez les bactéries, la seule proposition exacte?

A. Nécessite l'intervention d'un bactériophage
B. Nécessite qu'une des deux bactéries héberge un plasmide
C. Ne nécessite pas qu'il y ait contact entre les bactéries
D. Consiste en un transfert d'ARN d'une bactérie à une autre
E. Concerne les bactéries à gram positif et à gram négatif

Réponse : B

S 89/5/1/ 62

Indiquez la réponse exacte concernant les transferts de plasmide d'une bactérie à une bactérie réceptrice:

A. Aucun plasmide conjugatif ne possède des gènes de résistance aux antibiotiques
B. Les plasmides de résistance ne peuvent pas être mobilisés par un plasmide conjugatif
C. Il n'est pas possible de transférer un plasmide en utilisant l'ADN purifié correspondant
D. Les gènes des plasmides transférés peuvent s'exprimer même s'ils ne sont pas intégrés dans le chromosome bactérien
E. Une fois transféré, un plasmide s'intègre dans le chromosome pour pouvoir être répliqué

Réponse : D

S 91/1/1/ 14

Parmi les propositions suivantes, indiquer celle qui s'applique aux plasmides:

A. Ils sont transférés d'une cellule bactérienne à l'autre par conjugaison
B. Ce sont des fragments d'ARN cytoplasmiques
C. Ils sont uniquement des médiateurs de la résistance aux antibiotiques
D. Ils sont spécifiques des seules bactéries à gram négatif
E. Ils sont toujours à un exemplaire unique dans une bactérie donnée

Réponse : A

2. 2 ANAEROBIE

2. 2. 1 CLINIQUE

S 91/4/1/ 62

Devant un tableau de phlegmon péri-mandibulaire d'origine dentaire, quel signe parmi les suivants est un facteur de particulière gravité:

A. Douleur continue
B. Trismus
C. Dysphagie
D. Crépitation neigeuse sous-cutanée
E. Température supérieure à 38°

Réponse : D

2. 2. 2 DIVERS

S 88/5/1/ 59

Parmi les prélèvements de pus suivants, quel est celui où la présence de bactéries anaérobies n'a pas de significations pathologiques?

A. Abcès sous-phrénique
B. Escarre sacrée
C. Pyosalpinx
D. Ostéite chronique
E. Abcès de la marge anale

Réponse : B

2. 3 STAPHYLOCOQUES

2. 3. 1 PHYSIOPATHOLOGIE

S 89/6/1/ 52

Quelle est la toxine de staphylococcus aureus responsable des lésions cutanées bulleuses?

A. Staphylolysine
B. Fibrinolysine
C. Exfoliatine
D. Leucocidine
E. Entérotoxine

Réponse : C

2. 3. 2 CLINIQUE

M 88/4/2/ 72

Une toxi-infection à staphylocoques se caractérise par un ou plusieurs des signes suivants:

A. Incubation de 3 à 5 jours
B. Fièvre élevée
C. Début brutal
D. Présence de staphylocoque dans l'hémoculture
E. Évolution traînante en l'absence de traitement antibiotique

Réponse : C

2. 3. 3 FORMES CLINIQUES

S 89/7/1/ 65

Parmi les manifestations pathologiques suivantes, indiquer celle qui évoque en première intention une origine staphylococcique:

A. Angine à fausses membranes
B. Méningite à liquide céphalo-rachidien clair
C. Infection urinaire chez la femme enceinte
D. Anthrax
E. Chancre génital

Réponse : D

M 90/7/2/111

Parmi les 5 infections suivantes, indiquer celle(s) qui est (sont) habituellement d'origine staphylococcique:

A. Erythème noueux
B. Erysipèle
C. Furoncle
D. Anthrax
E. Folliculite

Réponse : CDE

M 86/6/2/ 5

Parmi les infections superficielles suivantes du nouveau-né, indiquez celle(s) qui peu(ven)t être due(s) au staphylocoque:

A. Folliculite
B. Pemphigus de l'abdomen et des cuisses
C. Périonyxis
D. Mammite suppurée
E. Omphalite

Réponse : ABCDE

2. 3. 4 ETIOLOGIES (FACTEURS DE RISQUE, TERRAIN)

S 91/6/1/ 5

Toutes les lésions cutanées suivantes peuvent être dues à un effet direct du staphylocoque, sauf une. Laquelle?

A. Furoncle
B. Erythème noueux
C. Impétigo
D. Hidrosadénite
E. Panaris

Réponse : B

2. 3. 5 TRAITEMENTS

M 85/1/2/ 69

Parmi les antibiotiques suivants, quel(s) est (sont) le(s) bon(s) antistaphylococcique(s):

A. Pristinamycine (PYOSTACINE*)
B. Oxacilline (BRISTOPEN*)
C. Colistine (COLIMYCINE*)
D. Acide Fucidique (FUCIDINE*)
E. Méticilline (FLABELLINE* - PENISTAPH*)

Réponse : ABDE

M 85/7/2/ 59

Parmi les antibiotiques suivants, indiquez celui ou ceux qui sont doués d'une bonne activité antistaphylococcique:

A. Ampicilline
B. Céphalosporine de 1ère génération
C. Colistine (COLIMYCINE*)
D. Pristinamycine (PYOSTACINE*)
E. Acide fusidique (FUCIDINE*)

Réponse : BDE

M 86/7/2/ 92

Parmi les antibiotiques suivants, lequel ou lesquels est ou sont habituellement actif(s) sur le staphylocoque doré?

A. Pénicilline G
B. Méthicilline
C. Colimycine
D. Ampicilline
E. Pristinamycine

Réponse : BE

M 89/2/2/112

Parmi les antibiotiques suivants, lequel (lesquels) est (sont) inactivé(s) par la pénicillinase du staphylocoque:

A. Pénicilline G
B. Oxacilline
C. Amoxicilline
D. Carbenicilline
E. Méthicilline

Réponse : ACD

S 90/3/1/ 29

Les antibiotiques suivants sont a priori actifs dans le traitement des infections staphylococciques à l'exception d'un seul: lequel?

A. Oxacilline
B. Amoxicilline
C. Débékacine
D. Pristinamycine
E. Vancomycine

Réponse : B

S 92/8/1/ 54

Tous les antibiotiques suivants sont généralement actifs sur Staphylococcus aureus, sauf un, lequel?

A. Acide fusidique
B. Lincomycine
C. Ofloxacine
D. Pristinamycine
E. Acide nalidixique

Réponse : E

M 94/9/2/ 16

Parmi les antibiotiques suivants, le(s)quel(s) peut-on utiliser pour traiter une infection staphylococcique de la main à Staphylococcus aureus producteur de pénicillinase?

A. Méthicilline (FLABELLINE*)
B. Oxacilline (BRISTOPEN*)
C. Pénicilline V (OSPEN*)
D. Ampicilline (TOTAPEN*)
E. Pristinamycine (PYOSTACINE*)

Réponse : ABE

2. 3. 6 DIVERS

M 85/3/2/ 33

Parmi les lésions cutanées suivantes, indiquez celle(s) qui contien(nen)t du staphylocoque:

A. Furoncle
B. Erythème noueux
C. Exanthème scarlatin
D. Panaris
E. Erythème polymorphe

Réponse : AD

M 85/2/2/ 71

Quelle(s) est (sont) la (ou les) proposition(s) exacte(s) concernant Staphylococcus aureus:

A. Il peut élaborer une exotoxine protéique
B. Est en cause dans l'ostéomyélite aiguë
C. Toutes les souches élaborent un pigment doré
D. Il résiste à l'action de toutes les bêta-lactamines
E. Il est constamment pathogène pour l'homme

Réponse : AB

M 86/2/2/ 50

Quels sont les deux gîtes habituels du staphylocoque doré?

A. Cicatrices d'anciens furoncles
B. Cuir chevelu
C. Narines
D. Epiderme palmo-plantaire
E. Lésion d'acné

Réponse : AC

M 86/3/2/ 56

Dans la liste suivante, quelles sont la ou les enzymes qui peuvent être élaborées par Staphylococcus aureus:

A. Hyaluronidase
B. Exfoliatine
C. ADNase
D. Fibrinolysine
E. Coagulase

Réponse : ABCDE

M 87/5/2/ 76

Parmi les toxines suivantes, indiquer la ou les toxine(s) qui peu(ven)t être élaborée(s) par Staphylococcus aureus:

A. Entérotoxine
B. Toxine érythrogène
C. Exfoliatine
D. Leucocidine
E. Hémolysine

Réponse : ACDE

S 89/1/1/ 23

Lequel de ces effecteurs immunologiques est le plus efficace pour éliminer des staphylocoques dorés?

A. Lymphocytes T cytotoxiques
B. Macrophages activés, seuls
C. Anticorps et complément
D. Macrophages et IgE
E. Lymphocytes Natural Killer

Réponse : C

M 89/2/2/105

Une ou plusieurs de ces affections n'est (ne sont) pas habituellement d'origine staphylococcique: laquelle ou lesquelles?

A. Impétigo
B. Erysipèle
C. Anthrax
D. Glomérulonéphrite aiguë
E. Rhumatisme articulaire aigu

Réponse : BDE

M 89/4/2/117

Parmi les propositions suivantes concernant les substances élaborées par les staphylococcus aureus, indiquer celle ou celles qui est ou sont exacte(s):

A. La staphylolysine alpha induit la production d'anticorps spécifiques qui peuvent être recherchés par une réaction sérologique
B. La leucocidine est toxique pour les granulocytes
C. Les exfoliatines existent chez les staphylococcus aureus
D. Les entérotoxines peuvent être à l'origine d'intoxications d'origine alimentaire
E. La coagulase libre est impliquée dans l'origine de thrombophlébites suppurées

Réponse : ABCDE

M 89/7/1/109

Staphylococcus aureus est une bactérie:

A. Le plus souvent sensible à la Pénicilline
B. Secrétant parfois une entérotoxine
C. Produisant une coagulase
D. Produisant parfois une toxine erythrogène
E. Produisant parfois une toxine exfoliatrice (ou épidermolysine)

Réponse : BCE

M 90/1/1/117

Quels sont les trois gîtes habituels du staphylocoque doré?

A. Cicatrices d'anciens furoncles
B. Cuir chevelu
C. Narines
D. Epiderme palmo-plantaire
E. Région périnéale

Réponse : ACE

S 90/6/1/ 26

Parmi les affirmations suivantes, concernant la staphylococcie maligne de la face, laquelle est inexacte?

A. Elle est souvent consécutive à la manipulation d'un furoncle de la face
B. Elle s'accompagne de signes généraux sévères
C. Il existe un placard indolent chaud limité par un bourrelet
D. La bactériémie est constante
E. Une atteinte du système nerveux central par contiguïté est une évolution redoutable

Réponse : C

M 90/3/2/106

La résistance hétérogène des Staphylococcus aureus vis-à-vi s des pénicillines M présente un certain nombre de propriétés. Parmi les cinq propriétés, cocher celles qui sont justes.

A. Est croisé entre oxacilline et méthicilline
B. Est croisé entre oxacilline et céfalotine
C. Est croisé entre oxacilline et céfotaxime
D. Est croisé entre oxacilline et vancomycine
E. Est due à une sécrétion de bêta-lactamase

Réponse : ABC

S 90/3/1/ 40

Les staphylococcus aureus résistants à la méticilline:

A. Représentent 80% des staphylococcus aureus
B. Sont résistants aux céphalosporines de 3ème génération
C. Sont sensibles à l'imipénème
D. Sont généralement sensibles aux aminosides
E. Leur résistance est de nature enzymatique

Réponse : B

2. 4 STREPTOCOQUES

2. 4. 1 FORMES CLINIQUES

S 89/6/1/ 41

Le streptocoque peut être responsable des dermatoses suivantes sauf une:

A. Erythème noueux
B. Furonculose
C. Erysipèle
D. Scarlatine
E. Impétigo

Réponse : B

2. 4. 2 TRAITEMENTS

S 89/2/1/ 17

Un des antibiotiques ou familles d'antibiotiques suivants est particulièrement indiqué au cours du traitement de l'infection par le streptocoque A. Lequel?

A. Doxycycline (VIBRAMYCINE*)
B. Céphalosporines
C. Rifampicine
D. Carbénicilline
E. Pénicilline G

Réponse : E

2. 4. 3 DIVERS

S 85/1/1/100

Streptococcus faecalis (groupe D de Lancefield) n'est jamais responsable d'une des infections suivantes; laquelle?

A. Endocardite
B. Prostatite aiguë
C. Cholécystite aiguë
D. Méningite purulente
E. Erysipèle de la face

Réponse : E

M 85/7/2/ 69

Parmi les caractères suivants indiquer celui ou ceux qui s'appliquent aux Streptocoques:

A. Ce sont des cocci
B. Ils sont gram négatif
C. Ils sont aérobies stricts
D. Ils se présentent en chaînettes
E. Ils possèdent une oxydose

Réponse : AD

S 86/7/1/ 84

Toutes les affirmations suivantes concernant Streptococcus pneumoniae sont vraies sauf une; laquelle?

A. Ce sont des cocci gram positifs en diplocoques
B. Ils sont souvent responsables de pneumopathies aiguës graves
C. Qui peuvent être prévenues par une vaccination
D. Ils peuvent être totalement résistants à l'érythromycine dans plus de 5% des cas
E. Ils peuvent être totalement résistants à la Pénicilline G dans plus de 5% des cas

Réponse : E

S 89/6/1/ 53

On doit rechercher les anti-corps, anti-streptocoques type A dans ces maladies sauf une:

A. Rhumatisme articulaire aigu
B. Chorée de Sydenham
C. Endocardite Subaiguë
D. Glomérulonéphrite aiguë
E. Erythème noueux

Réponse : C

2. 5 PNEUMOCOQUES

2. 5. 1 ETIOLOGIES (FACTEURS DE RISQUE, TERRAIN)

M 90/1/1/ 95

Des infections à pneumocoques ont une fréquence et une gravité accrues dans l'un ou plusieurs des cas suivants:

A. Déficit en immunoglobulines
B. Splénectomie
C. Thymectomie
D. Myélome
E. Diabète

Réponse : ABDE

2. 5. 2 TRAITEMENTS

S 89/7/1/102

La vaccin antipneumococcique actuellement utilisé est constitué par:

A. Des protéines R purifiées
B. Des polyosides capsulaires purifiés
C. Des souches vivantes atténuées
D. Des corps bactériens tués
E. Une anatoxine

Réponse : B

2. 5. 3
DIVERS

S 86/6/1/ 79

Les caractères suivants s'appliquent au pneumocoque, sauf un. Lequel?

A. C'est un diplocoque Gram positif
B. Il est capsulé
C. Il est responsable de méningites purulentes
D. Il est généralement résistant à la pénicilline G
E. C'est une bactérie très fragile

Réponse : D

M 87/2/2/ 23

Le pneumocoque:

A. Est un cocci Gram positif
B. Est un commensal du rhino-pharynx
C. Est très sensible aux aminosides
D. En cas d'infection pneumococcique, un antigène capsulaire peut être décelé dans les urines
E. Est habituellement sensible à la pénicilline G

Réponse : ABDE

M 88/4/2/ 12

Le pneumocoque:

A. Se cultive facilement sur milieu ordinaire
B. Est un hôte habituel des voies respiratoires
C. Est éliminé dans les selles
D. Peut être recherché sous forme d'antigène soluble dans des liquides biologiques
E. Ne peut pas être isolé dans une hémoculture

Réponse : BD

S 93/9/1/ 54

Le Streptococcus pneumoniae a toutes les caractéristiques suivantes sauf une; laquelle?

A. Commensal de l'oropharynx
B. Résistant aux aminosides
C. Habituellement sensible à la pénicilline G
D. Diplocoque gram négatif
E. Responsable de la pneumonie franche lobaire aiguë

Réponse : D

2. 6
MENINGOCOQUES
2. 6. 1
EPIDÉMIOLOGIE

S 89/6/1/ 50

Le méningocoque est transmissible d'un sujet à l'autre:

A. Par les selles
B. Par les animaux familiers
C. Par les sécrétions rhinopharyngées
D. Par les aliments souillés
E. Par l'eau de boisson

Réponse : C

2. 6. 2
BIOLOGIE

M 88/6/2/ 20

Dans quel(s) type(s) d'échantillon biologiques peut-on isoler le méningocoque?

A. Liquide céphalo-rachidien
B. Sang
C. Urines
D. Prélèvement naso-pharyngé
E. Liquide pleural

Réponse : ABD

2. 6. 3
DIVERS

M 88/4/2/ 16

Neisseria meningitidis:

A. Possède un antigène capsulaire qui détermine le groupe
B. En France, le sérotype B est le plus fréquemment isolé
C. Ne peut être isolé que chez l'homme
D. La mise en évidence d'antigènes spécifiques dans le LCR, est un bon moyen diagnostique des méningites
E. Toutes les propositions ci-dessus sont fausses

Réponse : ABCD

M 88/7/2/ 71

Les méningocoques:

A. Sont des diplocoques à Gram négatif
B. Présentent plusieurs types antigéniques distincts
C. Peuvent être en situation intra cellulaire
D. Sont sensibles aux bêta-lactamines
E. Survivent dans l'échantillon de LCR transporté sans précautions particulières

Réponse : ABCD

S 89/2/1/ 89

Parmi ces affirmations concernant Neisseria Meningitidis laquelle est fausse?

A. Cette bactérie est responsable de la méningite cérébro-spinal
B. C'est la seule Neisseria pathogène
C. C'est un germe fragile
D. C'est un coque à Gram négatif
E. Cette espèce comprend plusieurs sérogroupes

Réponse : B

M 89/3/2/ 27

Quelle(s) est (sont) les propositions exactes concernant les méningocoques?

A. Sont des diplocoques à Gram (-)
B. Peuvent exister à l'état de portage sain
C. Se rencontrent chez l'homme et les animaux
D. Sont sensibles aux variations de température
E. Ne présentent qu'un seul sérogroupe capsulaire

Réponse : ABD

S 90/5/1/ 52

Neisseria meningitidis a toutes les caractéristiques, sauf une; laquelle?

A. Possède un antigène capsulaire responsable du sérogroupe
B. Le sérogroupe B est le plus fréquent en France
C. Est généralement sensible à la Pénicilline G
D. Est un diplocoque Gram-
E. La mise en évidence d'antigène soluble dans le LCR est un bon moyen de diagnostic pour le sérogroupe B

Réponse : E

2. 7 GONOCOQUES

2. 7. 1 BIOLOGIE

S 87/3/1/ 35

Chez la femme, pour le diagnostic bactériologique d'une infection génitale que l'on pense d'origine gonococcique, laquelle de ces propositions choisirez-vous?

A. Examen microscopique et culture des sécrétions vaginales
B. Examen microscopique d'un frottis des sécrétions de l'endocol
C. Sérodiagnostic sur deux échantillons successifs de sérum
D. Culture des sécrétions de l'endocol
E. Examen microscopique et culture des sécrétions de l'endocol

Réponse : E

S 89/5/1/ 63

Parmi les propositions suivantes concernant le diagnostic bactériologique d'une infection à gonocoque, indiquez celle qui est exacte:

A. Les gonocoques sont des diplocoques à Gram positif, intra ou extra cellulaires
B. Dans les formes chroniques et chez la femme, les germes sont très nombreux et faciles à mettre en évidence
C. La culture n'est pas nécessaire au diagnostic des formes chroniques
D. L'extrême fragilité du germe nécessite son ensemencement immédiat ou l'emploi de milieux de transport
E. Le diagnostic sérologique par réaction de fixation du complément est sensible et spécifique

Réponse : D

M 91/6/2/ 17

La (les) prélèvement(s) à la recherche d'une infection gonococcique de la femme s'effectuent:

A. Au col utérin
B. Au méat urétral
C. A l'anus
D. Dans le pharynx
E. Dans le cul de sac postérieur du vagin

Réponse : ABCDE

2. 7. 2 ÉVOLUTION (PRONOSTIC, COMPLICATIONS)

M 90/1/2/119

Parmi les complications de l'infection à gonocoques on peut citer:

A. La stérilité
B. Le syndrome de Fiessinger-Leroy-Reiter
C. Une salpingite
D. Une conjonctivite
E. Des arthrites

Réponse : ACDE

2. 7. 3 DIVERS

M 85/2/2/ 27

Parmi les caractères suivants, lequel (lesquels) concerne(nt) le gonocoque:

A. Sa culture est facile sur milieux ordinaires
B. Il peut sécréter une bêta-lactamase
C. Il est souvent intraleucocytaire à l'examen microscopique
D. Sa culture ne nécessite pas de CO2
E. C'est un pathogène de l'homme, jamais rencontré chez l'animal

Réponse : BCE

M 87/4/2/ 5

Le gonocoque:

A. Est un parasite exclusif de l'espèce humaine
B. Ne résiste que très peu de temps dans le milieu extérieur
C. Occasionne des arthrites aiguës
D. Est un diplocoque Gram positif
E. Peut être isolé par écouvillonnage rectal

Réponse : ABCE

M 87/2/2/ 9

Parmi les caractères suivants, lequel (lesquels) concerne(nt) le gonocoque:

A. Sa culture est facile sur milieux ordinaires
B. Il peut secréter une bêta-lactamase
C. Il est souvent intraleucocytaire à l'examen microscopique
D. Confère une immunité protectrice
E. C'est un pathogène de l'homme, jamais rencontré chez l'animal

Réponse : BCE

S 89/4/1/ 92

Parmi les propositions suivantes concernant le gonocoque, indiquer celle qui est exacte:

A. Il s'agit d'un bacille Gram négatif
B. Le réservoir de germe est l'homme
C. Les infections à gonocoque sont immunisantes
D. Tous les écoulements urétraux sont d'origine gonococcique
E. Le gonocoque est transmis par voie alimentaire

Réponse : B

M 90/7/2/ 49

Le gonocoque (Neisseria gonorrheae) est:

A. Un cocci gram - en grains de café
B. Oxydase +
C. Fragile et exigeant pour sa culture
D. Toujours sensible à la pénicilline G
E. A l'origine d'une immunité définitive

Réponse : ABC

2. 8 HAEMOPHILUS

2. 8. 1 DIVERS

M 90/2/2/ 21

La résistance aux bêtalactamines d'Haemophilus influenzae:

A. Concerne actuellement 30% des souches isolées à partir du LCR
B. Est liée à la sécrétion d'une bêtalactamase inactivant les ampicillines, et les uréidopénicillines
C. Peut être détectée directement à partir d'une colonie sur boîte de Pétri
D. Peut être associé à une résistance au chloramphénicol
E. Le céfotaxime ou la ceftriaxone demeurent toujours efficaces sur la méningite à H. influenzae

Réponse : ABCDE

S 90/4/1/ 69

Haemophilus influenzae a toutes les caractéristiques sauf une: laquelle?

A. Est commensal de l'oropharynx
B. Est responsable de méningite de l'enfant
C. Est un cocci gram +
D. Peut être résistant à l'ampicilline par production de bêta lactamase
E. Le céfotaxime est toujours efficace sur lui

Réponse : C

2. 9 PYOCYANIQUE

2. 9. 1 TRAITEMENTS

S 88/2/1/ 85

Parmi les antibiotiques cités ci-dessous, il en est un qui n'est jamais actif sur le bacille pyocyanique. Lequel?

A. Colistine (COLIMYCINE*)
B. Polymyxine B
C. Carbénicilline
D. Céfotaxime
E. Ampicilline

Réponse : E

2. 9. 2 DIVERS

S 88/2/1/ 98

Parmi les bactéries suivantes, laquelle correspond au bacille pyocyanique?

A. Pseudomonas fluorescens
B. Pseudomonas aeruginosa
C. Pseudomonas maltophilia
D. Pseudomonas putida
E. Pseudomonas multivorans

Réponse : B

2.10 CLOSTRIDIUM

2.10. 1 BIOLOGIE

M 87/3/2/ 27

Pour le diagnostic bactériologique d'une infection à Clostridium perfringens:

A. Les prélèvements doivent être mis en anaérobiose
B. La présence de bacilles à gram positif à l'examen microscopique est évocatrice
C. Une demande de diagnostic sérologique est utile
D. Ce germe produit des enzymes toxiques
E. Toutes ces réponses sont exactes

Réponse : ABD

M 88/2/2/ 3

Une infection humaine à Clostridium perfringens peut bénéficier du (des) procédé(s) de diagnostic suivant(s):

A. Prélèvement au siège même de l'infection
B. Sérodiagnostic
C. Ensemencement en atmosphère anaérobie stricte
D. Hémoculture
E. Intradermoréaction

Réponse : ACD

2.10. 2 ETIOLOGIES (FACTEURS DE RISQUE, TERRAIN)

M 90/1/2/ 47

Clostridium perfringens, est isolé chez un malade à partir de plusieurs hémocultures. Parmi les cinq portes d'entrée proposées, cocher les deux qui peuvent être reconnue:

A. Endophtalmie
B. Avortement septique
C. Pyélonéphrite
D. Bartholinite
E. Perforation digestive

Réponse : BD

2.10. 3
DIVERS

M 87/6/2/ 30

Clostridium perfringens:

A. Est présent à l'état normal dans le tube digestif
B. Peut être présent à l'état normal dans la flore vaginale
C. Est une bactérie aéro-anaérobie
D. Est un bacille tellurique
E. Peut être à l'origine d'intoxications alimentaires

Réponse : ADE

2.11
CHLAMYDIA
2.11. 1
FORMES CLINIQUES

S 89/2/1/ 37

Le chlamydiae trachomatis est responsable de tous les signes suivants, sauf un, lequel?

A. Rectite
B. Cystalgie
C. Cervicite
D. Endométrite
E. Salpingite

Réponse : A

2.11. 2
DIVERS

M 88/2/2/ 11

Les Chlamydiae peuvent être responsables d'une ou plusieurs des affections suivantes:

A. Conjonctivite néo-natale
B. Stérilité féminine
C. Mastite
D. Prostatite
E. Orchi-épididymite

Réponse : ABDE

M 89/2/2/ 64

Le chlamydia trachomatis est responsable de:

A. Stérilité tubaire
B. Abcès ovarien
C. Leucorrhées malodorantes
D. Périhépatite
E. Dysplasie du col utérin

Réponse : AD

M 89/7/2/ 99

Parmi ces affirmations sur les infections à Chlamydiae, vous retenez:

A. Le chlamydia trachomatis est un agent intracellulaire obligatoire
B. 20 à 50% des sujets sont porteurs d'anticorps antichlamydiae
C. Le chlamydia peut infecter toutes les muqueuses
D. Les salpingites aiguës sont toujours bruyantes
E. Le chlamydia a une résistance totale aux tétracyclines

Réponse : ABC

M 91/7/2/ 9

Parmi les propositions suivantes, laquelle (ou lesquelles) est (sont) exacte(s) en ce qui concerne le chlamydia?

A. Germe intracellulaire
B. Germe saprophyte
C. Germe sexuellement transmissible
D. Examen direct dans le vagin de grande valeur diagnostique
E. Germe sensible aux ampicillines

Réponse : AC

M 93/9/1/ 74

Parmi ces affirmations sur les infections à Chlamydiae, vous retenez:

A. Chlamydia trachomatis est un agent intracellulaire obligatoire
B. 20 à 50% des sujets sont porteurs d'anticorps antichlamydiae
C. Chlamydia peut infecter toutes les muqueuses
D. Les salpingites aiguës sont toujours bruyantes
E. Chlamydia est résistant aux tétracyclines

Réponse : ABC

2.12
MYCOPLASMES
2.12. 1
TRAITEMENTS

M 90/6/2/110

Parmi ces antibiotiques, le(s)quel(s) est (sont) actif(s) sur Mycoplasma pneumoniae?

A. Pénicilline G
B. Cyclines
C. Céphalosporines 3ème génération
D. Macrolides
E. Aminosides

Réponse : BD

M 91/7/2/ 28

Quelle(s) est (sont) la (les) molécule(s) ayant démontré leur efficacité in vivo vis-à-vis de Mycoplasma pneumoniae?

A. Pénicilline A
B. Aminosides
C. Tétracyclines
D. Macrolides
E. Céphalosporines de 2ème génération

Réponse : CD

2.13 TETANOS

2.13. 1 PHYSIOPATHOLOGIE

S 86/7/1/ 75

La symptomatologie du tétanos est causée par:

A. La diffusion d'un germe dans le sang
B. La fixation d'une toxine sur le système nerveux
C. La localisation d'un microbe sur l'encéphale
D. Un trouble métabolique
E. Aucune de ces propositions

Réponse : B

2.13. 2 CLINIQUE

S 85/4/1/ 61

Retenez la proposition exacte concernant le signe habituel de début du tétanos:

A. Fièvre
B. Trismus
C. Dyspnée
D. Opisthotonos
E. Diarrhée

Réponse : B

M 88/4/1/120

Quel(s) élément(s) en face d'un trismus oriente(nt) vers le diagnostic de tétanos?

A. Incubation silencieuse de deux à dix jours après une blessure
B. D'abord simple gène, à peine douloureuse à la mastication et à l'ouverture de la bouche
C. Puis contracture permanente, douloureuse, bilatérale
D. La vaccination anti-tétanique ancienne ou inexistante
E. Les examens ORL et stomatologiques ne retrouvent pas de cause locale

Réponse : ABCDE

S 88/6/1/ 60

Habituellement le tétanos se traduit par:

A. Trismus + fièvre
B. Trismus cédant aux antiparkinsoniens injectables
C. Trismus unilatéral intermittent
D. Trismus + dysphagie
E. Trismus + diarrhée

Réponse : D

M 91/6/2/ 10

Quel(s) élément(s) en face d'un trismus oriente(nt) vers le diagnostic de tétanos?

A. Sujet jeune
B. D'abord simple gène, à peine douloureuse à la mastication et à l'ouverture de la bouche
C. Puis contracture permanente, douloureuse, bilatérale
D. La vaccination anti-tétanique est à jour
E. Les examens ORL et Stomatologique ne retrouvent pas de cause locale

Réponse : BCE

2.13. 3 TRAITEMENTS

S 86/4/1/ 67

La vaccination anti-tétanique:

A. Utilise des germes tués
B. N'est pas contre-indiquée par la grossesse
C. Pour rester efficace, doit faire l'objet de rappel tous les ans
D. Est immédiatement efficace, quelque soit l'état vaccinal antérieur
E. Ne doit jamais être associée à la vaccination contre la coqueluche

Réponse : B

S 86/1/1/ 84

Les propositions suivantes sont exactes, sauf une. Laquelle?

A. L'injection d'anatoxine tétanique confère une immunité active
B. L'administration d'une seule injection de sérum antitétanique donne une immunité passive immédiate
C. La vaccination antitétanique est obligatoire en France
D. Le vaccin antitétanique doit être injecté à l'homme dans des conditions strictes d'anaérobiose
E. Après primo-vaccination un rappel doit être effectué au bout de 5 ans pour maintenir l'état d'immunité

Réponse : D

S 86/6/1/ 78

Comment vaccine-t-on contre le tétanos?

A. Avec une culture de germes atténués par la chaleur
B. Avec une suspension de spores tétaniques tuées
C. Avec des gammaglobulines humaines antitétaniques
D. Avec le sérum d'un animal protégé
E. Avec la toxine tétanique modifiée par formol, chaleur et vieillissement

Réponse : E

M 88/1/2/ 15

Une contre-indication à la vaccination anti-tétanique peut résulter de:

A. Albuminurie
B. Eczéma
C. Diabète
D. Anémie
E. Aucune des propositions ci-dessus

Réponse : E

S 88/4/1/113

Chez un sujet blessé dont on ignore le statut vaccinal, quel est le meilleur moyen de prévenir le tétanos?

A. Sérothérapie isolée
B. Sérothérapie associée à la réalisation de la vaccination
C. Parage chirurgical de la plaie
D. Antibioprophylaxie
E. Désinfection de la plaie à l'eau oxygénée

Réponse : B

M 88/4/2/ 5

Devant une plaie, la prophylaxie antitétanique chez un sujet vacciné depuis moins de 5 ans (certificats fournis) comporte obligatoirement:

A. L'injection de globulines antitétaniques d'origine humaine
B. L'injection d'anatoxine spécifique
C. L'injection de globulines antitétaniques d'origine équine
D. L'injection de globulines antitétaniques d'origine humaine et d'anatoxine spécifique
E. Aucune des mesures citées ci-dessus

Réponse : E

S 89/2/1/ 98

Le vaccin antitétanique est à base de:

A. D'anatoxine tétanique
B. D'antitoxine tétanique
C. De bacilles tétaniques tués
D. De bacilles tétaniques à virulence atténuée
E. D'antigènes pariétaux de Clostridium Tetani

Réponse : A

M 90/6/2/116

Concernant l'anatoxine et l'antitoxine tétaniques il est exacte que:

A. L'anatoxine tétanique a un pouvoir toxique identique à celui de la toxine tétanique
B. L'anatoxine tétanique induit l'apparition d'antitoxine tétanique
C. L'anatoxine tétanique est beaucoup plus instable que la toxine tétanique
D. La prévention à long terme du tétanos repose sur la vaccination par l'anatoxine tétanique
E. La protection contre le tétanos repose sur la présence dans l'organisme d'antitoxine tétanique à un taux suffisant

Réponse : BDE

S 90/1/1/ 72

Un vacancier de 50 ans qui n'a aucun souvenir de ses vaccinations antérieures contre le tétanos, s'est blessé le pied avec une fourche, quelle prophylaxie spécifique doit être adoptée?

A. Vaccination seule
B. Séroprophylaxie seule
C. Chimioprophylaxie seule
D. Séroprophylaxie et vaccination
E. Chimioprophylaxie et vaccination

Réponse : D

S 90/3/1/ 66

Un agriculteur de 45 ans a une plaie minime de la main. Il a été correctement vacciné contre le tétanos au service militaire, à l'âge de 19 ans avec un rappel à 20 ans. Que faites-vous pour prévenir le tétanos?

A. Rien
B. Un rappel d'anatoxine
C. Un rappel d'anatoxine et une injection d'immunoglobulines humaines antitétaniques
D. Deux injections d'anatoxine à un mois d'intervalle
E. Une injection d'immunoglobulines humaines antitétaniques

Réponse : B

S 90/5/1/ 43

Le vaccin antitétanique est composé:

A. De bactéries tuées
B. De bactéries atténuées
C. De particules virales
D. De virus vivants
E. De toxine traitée par le formol

Réponse : E

M 90/6/2/ 79

Parmi les catégories sociales suivantes, laquelle est (sont) la (les) plus exposée(s) au tétanos et qu'il faudra vacciner et revacciner en priorité?

A. Les agriculteurs
B. Les jeunes ayant terminé leur service militaire
C. Les retraités vivant à la campagne
D. Les porteurs d'ulcères variqueux chroniques
E. Les personnes âgées

Réponse : ACDE

M 90/3/2/ 24

L'antitoxine tétanique:

A. Est la toxine détoxifiée par le formol
B. Confère une immunité de longue durée
C. Est vaccinante
D. S'utilise à titre préventif
E. Peut-être utilisée en cas de plaie tétanigène

Réponse : DE

M 91/2/2/ 55

L'anatoxine tétanique doit être prescrite pour:

A. La vaccination préventive des sujets sains
B. La protection immédiate d'un blessé non vacciné
C. Le traitement curatif d'un sujet atteint de tétanos
D. L'identification du tétanos chez un sujet suspect
E. La protection d'un blessé antérieurement vacciné depuis 3 ans

Réponse : AB

S 91/5/1/ 29

Pour protéger contre le tétanos un enfant de 7 ans vacciné correctement et qui s'est écorché le genou dans une cour de ferme, quelle prophylaxie spécifique doit être adoptée?

A. Vaccination seule
B. Séroprophylaxie seule
C. Chimioprophylaxie seule
D. Séroprophylaxie et vaccination
E. Autre conduite à tenir

Réponse : E

M 94/8/2/ 96

Parmi les propositions suivantes concernant la prévention du tétanos, citer celle(s) qui est (sont) exacte(s):

A. L'injection d'anatoxine tétanique confère une immunité active
B. L'administration d'une seule injection de sérum antitétanique donne une immunité passive immédiate
C. La vaccination antitétanique est obligatoire en France
D. Le vaccin antitétanique doit être injecté en intra-dermique
E. Après la primo-invasion un rappel doit être effectué tous les 10 ans

Réponse : ABC

2.13. 5 DIVERS

S 85/2/1/ 84

La toxine tétanique a les propriétés suivantes, sauf une. Laquelle?

A. Pyrogène
B. Antigénique
C. Protéique
D. Neurotrope
E. Thermolabile

Réponse : A

M 85/7/2/ 18

La toxine tétanique est une des toxines protéiques; ces toxines protéiques:

A. Ont une action pyrogène
B. Sont thermostables
C. Sont détoxifiables
D. Sont antigéniques
E. Font élaborer des anticorps protecteurs

Réponse : CDE

M 86/4/2/ 23

A propos du tétanos:

A. Le trismus est un signe tardif
B. Un accès paroxystique de contracture peut être déclenché par un acte thérapeutique douloureux
C. Le pronostic est meilleur si le temps d'invasion est court
D. Le vaccin antitétanique absorbé donne une immunité définitive
E. Le sérum antitétanique peut provoquer une maladie sérique

Réponse : BE

S 86/1/1/ 24

Le tétanos chez l'homme:

A. Est dû à la sécrétion par le germe d'une hémolysine
B. Est dû à la diffusion par voie sanguine d'une exotoxine
C. L'hémoculture y est positive dans 60% des cas environ
D. Les produits provenant de la destruction des cellules par le germe au niveau de la plaie sont très toxiques
E. La lyse des germes microbiens amène une intoxication générale de l'organisme

Réponse : B

M 86/2/2/ 73

Concernant l'anatoxine et l'antitoxine tétanique:

A. L'anatoxine tétanique a un pouvoir toxique identique à celui de la toxine tétanique
B. L'anatoxine tétanique induit l'apparition d'antitoxine tétanique
C. L'anatoxine tétanique est beaucoup plus instable que la toxine tétanique
D. La prévention à long terme du tétanos repose sur la vaccination par l'anatoxine tétanique
E. La protection contre le tétanos repose sur la présence dans l'organisme d'antitoxine tétanique à un taux suffisant

Réponse : BDE

M 87/4/2/ 14

Retenez la ou les proposition(s) exacte(s) concernant le tétanos:

A. Toxi-infection
B. Maladie immunisante
C. Trachéotomie systématique
D. Une fois le cap des paroxysmes passé, le risque de décès est nul
E. Vaccination contre-indiquée chez la femme enceinte

Réponse : A

M 87/6/2/ 22

La toxine tétanique:

A. Est toxique à faible dose
B. N'est toxique que chez les sujets non immunisés
C. Agit sur la transmission acétylcholinergique de l'influx nerveux
D. Est titrable dans le sang des sujets atteints de tétanos
E. Provoque une immunisation solide chez les sujets atteints de tétanos

Réponse : ABC

S 88/2/1/ 19

Parmi les propositions suivantes concernant le bacille du tétanos (Plectridium tetani), laquelle est exacte?

A. Bacille gram(+) anaérobie, capable de sporuler, présent dans le sol et les excrétions des animaux
B. Secrète des exotoxines protéiques dont la tétanospasmine tétanisante qui se lie aux gangliosides des membranes synaptiques et altère l'inhibition
C. La bactérie pénètre à l'occasion d'une effraction du revêtement cutané et muqueux et dissémine par voie sanguine
D. La prophylaxie du tétanos repose sur la vaccination par l'anatoxine diphtérique
E. La protection contre le tétanos est assurée essentiellement par la présence d'antitoxine dans le sérum à titre suffisant

Réponse : CE

M 88/2/2/106

Dans le tétanos généralisé on note:

A. Un trismus
B. L'absence de vaccination correcte
C. Des réflexes tendineux vifs
D. Un signe de Babinski bilatéral
E. Une fièvre élevée d'emblée

Réponse : ABC

M 88/3/2/117

La toxine tétanique est:

A. Dermonécrotique
B. Antigénique
C. Protéique
D. Neurotrope
E. Thermolabile

Réponse : BCDE

M 89/7/2/ 62

L'anatoxine tétanique est:

A. Une toxine hypertoxique
B. Une toxine non antigénique
C. Le vaccin antitétanique
D. Une toxine détoxifiée et antigénique
E. Une toxine anabolisante

Réponse : CD

S 90/6/1/ 36

Les propositions suivantes sont exactes, sauf une. Laquelle?

A. L'injection d'anatoxine tétanique confère une immunité active
B. L'administration d'une seule injection de sérum antitétanique donne une immunité passive immédiate
C. La vaccination antitétanique est obligatoire en France
D. Le vaccin antitétanique doit être injecté à l'homme dans des conditions strictes d'anaérobiose.
E. Après une primo-vaccination un rappel doit être effectué au bout de 5 ans pour maintenir l'état d'immunité

Réponse : D

S 90/7/1/ 70

La vaccination contre le tétanos fait appel aux injections de:

A. Antitoxine
B. Anatoxine
C. Une toxine modifiée ayant perdu son caractère antigénique
D. Exotoxine
E. Une suspension de bacilles tués

Réponse : B

S 92/9/1/ 13

A propos du tétanos, il est exact que:

A. Clostridium tetani peut être isolé par hémoculture
B. Le symptôme le plus précoce est le trismus
C. Le dosage des anticorps antitétaniques permet d'affirmer le diagnostic
D. La fièvre est présente d'emblée
E. Il existe un risque de transmission lors des soins infirmiers

Réponse : B

2.14 TUBERCULOSE

2.14. 1 CLINIQUE

M 86/1/2/ 79

Une primo-infection tuberculeuse doit être évoquée chez un enfant devant lequel ou lesquels des signes suivants:

A. Un érythème noueux
B. Une diarrhée
C. Une fébricule prolongé avec altération de l'état général
D. Une angine avec hyperlymphocytose
E. Une dyspnée sibilante

Réponse : AC

M 89/5/2/ 93

Devant une adénopathie cervicale, les critères évoquant fortement une tuberculose ganglionnaire comportent:

A. Intradermo-réaction fortement positive
B. Localisation spinale haute
C. Présence d'adénopathies médiastinales
D. Présence de calcifications sur les radiographies cervicales
E. Association avec une lésion ulcéreuse du sinus piriforme homolatéral

Réponse : ABCD

M 90/2/2/ 79

Font évoquer une primo-infection tuberculeuse chez un enfant:

A. Un érythème noueux
B. Une diarrhée
C. Un fébricule prolongée
D. Une arthrite aiguë
E. Une conjonctivite phlycténulaire

Réponse : ACE

M 91/5/2/ 48

Une contamination par le BK peut avoir pour origine(s):

A. Le sol des étables
B. L'eau de boisson
C. Le lait de vache
D. L'expectoration d'un tuberculeux pulmonaire
E. Les urines d'un tuberculeux pulmonaire

Réponse : CD

2.14. 2 BIOLOGIE

M 85/7/2/ 68

La recherche du bacille de Koch à l'examen microscopique d'une expectoration chez un sujet suspect de tuberculose pulmonaire se fait:

A. Par immunofluorescence directe
B. Par immunofluorescence indirecte
C. Par coloration de Ziehl-Nielsen
D. Par coloration fluorescente à l'auramine
E. Par coloration de Gram

Réponse : CD

M 85/6/2/ 82

Une intradermo-réaction à la tuberculine à 10 unités est dite positive si:

A. Il existe une induration au lieu de l'injection
B. Il existe une papule palpable de plus de 6 mm chez un sujet vacciné
C. Il existe une papule palpable de plus de 8 mm chez un sujet non vacciné
D. La papule palpable est de au minimum 6 mm de plus qu'au dernier contrôle
E. S'il existe un érythème de 7 mm

Réponse : BC

S. 86/2/1/ 69

Quel est le paramètre clinique essentiel permettant d'apprécier l'intensité d'une réaction d'hypersensibilité retardée, après intradermo-réaction à la tuberculine?

A. Oedème
B. Erythème
C. Induration
D. Nécrose
E. Fièvre

Réponse : C

S 86/5/1/ 71

La mise en évidence de bacilles acido-alcoolo-résistants dans l'expectoration d'un sujet signe la tuberculose:

A. Dans tous les cas
B. Si les bacilles acido-alcoolo-résistants sont présents à la culture de l'expectoration
C. S'il y a des signes radio-cliniques de suspicion de tuberculose
D. Si le bacille acido-alcoolo-résistant est identifié à M.tuberculosis
E. Si le bacille acido-alcoolo-résistant est visible à l'examen microscopique

Réponse : D

M 89/2/2/100

La recherche de BK peut se faire sur:

A. L'expectoration
B. Le produit de tubage gastrique
C. Le produit d'aspiration bronchique
D. Le prélèvement biopsique de plèvre
E. Le prélèvement biopsique pulmonaire

Réponse : ABCDE

M 90/1/2/ 72

Parmi les propositions suivants concernant l'interprétation des réaction tuberculiniques, quelle est celle ou celles qui est ou sont exacte(s)?

A. Le délai correct de lecture de l'IDR à la tuberculine est de 24 heures
B. La positivité des réactions tuberculiniques peut être due à une infection par des mycobactéries atypiques
C. La négativité des réactions tuberculiniques peut être due à une infection virale intercurrente
D. Chez un enfant antérieurement vacciné, l'augmentation franche de la positivité des réactions tuberculiniques traduit une surinfection exogène
E. Un enfant de 6 mois en contact avec un tuberculeux contagieux doit recevoir un traitement antibacillaire même si l'IDR est positive

Réponse : BCDE

S 90/5/1/ 53

Dans une tuberculose pulmonaire, quel prélèvement n'a aucun intérêt pour le diagnostic bactériologique?

A. Tubage gastrique
B. Frottis de gorge
C. Expectoration spontanée
D. Expectoration sous fibroscopie
E. Lavage bronchique

Réponse : B

2.14. 3 IMAGERIE

S 86/2/1/102

Sur une radiographie pulmonaire standard, quel est l'aspect qui évoque avant tout la possibilité d'une tuberculose évolutive?

A. Atélectasie du lobe inférieur gauche
B. Image claire finement cerclée du segment apical du lobe inférieur droit
C. Opacités linéaires para-hilaires
D. Infiltrats excavés bi-apicaux
E. Aspect réticulé des deux champs pulmonaires

Réponse : D

M 87/7/2/ 99

Une tuberculose pulmonaire évolutive est évoquée à la radiographie sur:

A. Des infiltrats bilatéraux siègeant aux sommets
B. Une opacité hilaire unilatérale
C. Une opacité apicale, dense homogène, avec lyse de la 1ère côte
D. Une cavité unique avec niveau liquide de la base gauche
E. Des cavités multiples au sein d'infiltrats bilatéraux

Réponse : AE

M 91/1/2/ 21

Chez un enfant de 3 ans a été porté un diagnostic de primo-infection tuberculeuse récente. Sa radiographie de face des poumons peut montrer:

A. Une image normale
B. Une image d'adénopathie hilaire
C. Une petite opacité alvéolaire
D. Une opacité excavée d'un sommet
E. Une atélectasie lobaire

Réponse : ABCE

2.14. 4 ANATOMOPATHOLOGIE

S 85/5/1/ 37

Un malade est porteur de lésions de tuberculose pulmonaire nécrotique. Quelle est la nature de la nécrose?

A. Fibrinoïde
B. Ischémique
C. Caséeuse
D. Purulente
E. Hyaline

Réponse : C

S 86/2/1/ 49

On peut observer dans une inflammation tuberculeuse toutes les lésions suivantes, sauf une. Laquelle?

A. Afflux de polynucléaires
B. Congestion
C. Nécrose suppurée
D. Présence de cellules épithélioïdes
E. Sclérose

Réponse : C

S 86/6/1/ 50

Dans l'inflammation tuberculeuse, la nécrose caséeuse peut évoluer vers toutes les situations ci-dessous, sauf une. Laquelle?

A. Ramollissement
B. Calcification
C. Evacuation par un conduit naturel
D. Sclérose d'enkystement
E. Résorption spontanée

Réponse : E

M 86/6/2/ 82

Le nodule tuberculeux est caractérisé par la présence:

A. D'une nécrose caséeuse
B. D'une couronne de lymphocytes
C. De polynucléaires éosinophiles
D. De cellules géantes
E. De mastocytes

Réponse : ABD

M 86/6/2/ 99

Parmi les différentes propositions ci-dessous, quelle(s) est (sont) celle(s) qui caractérise(nt) l'évolution de la nécrose caséeuse?

A. La formation d'abcès chaud
B. La fistulation
C. La calcification
D. La liquéfaction
E. La fibrose

Réponse : BCDE

S 87/1/1/ 55

Parmi les lésions suivantes laquelle est la plus évocatrice de l'inflammation tuberculeuse?

A. Exsudat
B. Sclérose
C. Granulome épithélioïde et gigantocellulaire
D. Nécrose caséeuse
E. Calcifications

Réponse : D

M 87/6/2/ 88

Le granulome tuberculoïde se caractérise par une ou plusieurs des lésions élémentaires suivantes:

A. Nécrose centrale obligatoire
B. Présence exclusive des cellules épithélioïdes
C. Possibilité d'abcédation
D. Association possible d'une vascularite
E. Infiltrat lympho plasmocytaire périphérique

Réponse : CDE

M 88/5/2/ 27

Parmi les propositions suivantes, concernant l'évolution du caséum indiquez celle(s) qui est (sont) exacte(s):

A. Résorption sous l'effet des antituberculeux
B. Evacuation avec formation d'une caverne
C. Enkystement
D. Calcifications
E. Ramollissement lors d'une poussée exsudative

Réponse : BCDE

S 88/2/1/ 24

Au cours de la tuberculose quelle est la variété de lésion histologique ne refermant qu'exceptionnellement des BK?

A. Exsudative non spécifique
B. Purement caséeuse
C. Purement folliculaire
D. Caséo-folliculaire
E. Caséo-fibreuse

Réponse : C

S 89/5/1/ 38

Tous ces éléments sont en faveur d'un diagnostic histologique de tuberculose, sauf un, lequel?

A. Présence de cellules géantes type Langhans
B. Présence de nombreux polynucléaires
C. Présence de nécrose caséeuse
D. Présence de cellules épithélioïdes
E. Présence de lymphocytes

Réponse : B

M 91/7/2/ 73

Les lésions de la tuberculose ganglionnaire peuvent être:

A. Caséeuses
B. Folliculaires
C. Suppurées
D. Calcifiées
E. Fibreuses

Réponse : ABDE

M 91/5/2/ 37

Parmi les cellules suivantes, quelles sont celles qui entrent dans la constitution du follicule tuberculeux?

A. Lymphocyte
B. Polynucléaire éosinophile
C. Cellule épithélioïde
D. Plasmocyte
E. Cellule de Langhans

Réponse : ACE

S 94/9/1/ 55

Les cellules géantes des lésions tuberculeuses dérivent de l'une des lignées ci-dessous, laquelle?

A. Lymphocytes T helper
B. Monocytes-macrophages
C. Lymphocytes B
D. Mastocytes
E. Lymphocytes T cytotoxiques

Réponse : B

2.14. 5 FORMES CLINIQUES

M 85/5/2/ 23

En faveur d'une pleurésie d'origine tuberculeuse, on retient:

A. Fièvre à 38° depuis plusieurs jours
B. Liquide sérofibrineux pauvre en albumine
C. Présence de 80% de lymphocytes dans le liquide pleural
D. Altération récente de l'état général
E. Notion d'un virage récent des réactions cutanées à la tuberculine

Réponse : ACDE

2.14. 6 DIAGNOSTIC DIFFÉRENTIEL

M 91/1/2/ 67

On peut observer sur une biopsie ganglionnaire une image histologique proche de celle de la tuberculose dans:

A. La sarcoïdose
B. La maladie des griffes du chat
C. Une réaction histiocytaire dans des ganglions drainant un cancer
D. La maladie de Hodgkin stade II
E. La toxoplasmose

Réponse : ABC

2.14. 7 ÉVOLUTION (PRONOSTIC, COMPLICATIONS)

M 86/4/2/ 80

On doit craindre la fistulation dans la bronche au cours d'une infection tuberculeuse ganglionnaire médiastinale devant:

A. BK dans l'expectoration
B. Caverne ganglionnaire sur la radiographie
C. Caséum dans la bronche à la fibroscopie
D. Survenue d'une hémoptysie
E. Hyperthermie brutale avec toux et dyspnée

Réponse : ABCDE

M 87/6/2/ 78

Chez un malade sans domicile fixe, âgé de 27 ans, alcoolo-tabagique, ayant fait une tuberculose deux ans auparavant, dont il garde des séquelles radiologiques, la survenue d'une hémoptysie de sang rouge doit faire rechercher:

A. Une récidive de tuberculose
B. Une fibrose interstitielle
C. Un aspergillome
D. Un emphysème
E. Une dilatation des bronches

Réponse : ACE

S 88/2/1/ 77

Quelle est la complication la plus fréquente à redouter en présence de crachats hémoptoïques chez un ancien tuberculeux qui présente une opacité au sein d'une séquelle fibrocavitaire?

A. Cancer bronchique
B. Aspergillome
C. Abcès
D. Corps étrangers
E. Kyste hydatique

Réponse : A

S 90/4/1/ 2

Parmi les évolutions suivantes, quelle est celle qui ne peut pas s'appliquer à la nécrose caséeuse?

A. Evacuation
B. Dessiccation
C. Résorption
D. Calcification
E. Enkystement

Réponse : C

M 90/4/2/ 72

Au cours d'une primo infection tuberculeuse, la fistulation ganglio-bronchique peut se traduire par:

A. La présence de BK dans l'expectoration
B. L'apparition d'une atélectasie
C. La présence de caséum dans la bronche à la fibroscopie
D. La survenue d'une hémoptysie
E. L'apparition d'une pleurésie

Réponse : ABCD

M 91/2/2/ 9

Chez un homme de 44 ans, ancien tuberculeux, la survenue d'une hémoptysie de sang rouge doit faire évoquer:

A. Un cancer bronchique
B. Une récidive de la tuberculose pulmonaire
C. Une dilatation des bronches para cicatricielle
D. Un aspergillome sur séquelles de tuberculose
E. Une candidose bronchique

Réponse : ABCD

2.14. 8 TRAITEMENTS

S 85/3/1/ 95

Le vaccin BCG correspond à:

A. Une souche de Mycobactérium tuberculosis hominis atténuée
B. Des extraits de bacilles tuberculeux chauffés
C. Une souche tuée de Mycobactérium bovis
D. Une souche de Mycobactérium bovis vivante mais atténuée
E. Un mélange de Myobactérium bovis et de Myobactérium tuberculosis

Réponse : D

S 85/6/1/101

Parmi les caractères suivants, indiquez celui qui ne s'applique qu'au vaccin BCG:

A. Souche de Myobactérium tuberculosis atténuée
B. Extraits de bacilles de Koch chauffés
C. Souche tuée de Myobactérium bovis
D. Souches de Myobactérium bovis vivante mais atténuée
E. Extraits protéiques de M.tuberculosis provenant de tuberculines purifiées

Réponse : D

M 85/1/2/ 39

Chez un tuberculeux traité par une association Rifampicine - INH - Ethambutol apparait un ictère, il faut:

A. Diminuer les doses d'INH
B. Diminuer les doses de Rifampicine
C. Supprimer l'INH
D. Supprimer la Rifampicine
E. Supprimer l'Ethambutol

Réponse : C

M 85/2/2/ 83

La Pyrazinamide:

A. A une activité bactéricide à l'égard du bacille de Koch
B. Est actif sur les germes Gram Positif
C. Peut avoir une toxicité hépatique
D. N'a pas d'action sur les mycobactéries intra-cellulaires
E. Peut être utilisé en cas de rechute de tuberculose

Réponse : ACE

S 86/2/1/ 43

L'injection de BCG a pour effet de:

A. Prévenir la contamination par le bacille de Koch
B. Empêcher la contagion des malades
C. Conférer une totale immunité de surinfection
D. Protéger contre la méningite tuberculeuse
E. D'induire des anticorps protéiques protecteurs

Réponse : D

S 86/1/1/103

Parmi les médicaments suivants, lequel n'a aucun intérêt dans le traitement d'une tuberculose pulmonaire?

A. Isoniazide
B. Ethambutol
C. Pyazinamide
D. Chloramphénicol
E. Rifampicine

Réponse : D

S 86/2/1/103

Toutes les propositions suivantes concernant la Rifampicine sont exactes sauf une. Laquelle?

A. Le mode d'administration le plus fréquent est la voie orale
B. Elle diffuse bien dans tout l'organisme
C. Elle n'est active que sur les BK intracellulaires
D. La posologie habituelle chez l'adulte est de 10 mg/kg/jour
E. L'association Isoniazide Rifampicine peut être hépatotoxique

Réponse : C

M 87/1/2/ 94

L'administration simultanée de plusieurs antibiotiques dans le traitement de la tuberculose pulmonaire excavée est nécessaire pour:

A. Améliorer la pharmacocinétique de l'isoniazide
B. Augmenter le spectre d'activité antibactérienne
C. Diminuer les risques de toxicité
D. Prévenir la sélection de mutants résistants aux antibiotiques
E. Assurer la diffusion d'au moins un antibiotique dans les foyers caséeux

Réponse : BCD

S 87/5/1/ 92

Un enfant de 7 ans présente une primo-infection récente, avec érythème noueux, complexe primaire radiologique et bacilloscopie positive; dès lors vous proposez:

A. Un traitement à l'isoniazide seul pendant 6 mois
B. Un isolement de 1 mois
C. Un traitement anti-tuberculeux standard
D. Une surveillance simple
E. Une vaccination par le BCG

Réponse : C

M 87/1/2/ 95

L'isoniazide:

A. Est habituellement administré per os
B. Est administré à une dose de 5 mg/kg/j
C. Est métabolisé par les hépatocytes
D. Est contre indiqué en association avec le DIHYDAN*
E. Est un inducteur enzymatique

Réponse : ABC

M 87/5/2/ 14

Quelle(s) complication(s) peut-on attribuer à l'isoniazide au cours d'un traitement antituberculeux?

A. Dyschromatopsie
B. Troubles cochléo-vestibulaires
C. Polynévrite des membres inférieurs
D. Inefficacité d'une pilule contraceptive minidosée
E. Hépatite avec augmentation des transaminases

Réponse : CE

M 87/5/2/ 38

Le Pyrazinamide:

A. Peut avoir une toxicité hépatique
B. A une toxicité neurologique
C. A une activité bactéricide à l'égard du bacille de Koch
D. A une action sur les mycobactéries intra-cellulaires
E. Est responsable d'une hyperuricémie

Réponse : ACDE

M 87/6/2/ 77

La Rifampicine:

A. Entre en compétition avec la bilirubine pour son élimination biliaire
B. Est désacétylée au niveau du foie
C. Est un inducteur enzymatique hépatique
D. Diminue l'élimination urinaire de l'Isoniazide
E. Accélère le catabolisme des oestrogènes

Réponse : BCE

M 88/1/2/ 30

Le BCG:

A. Est un stimulant de l'immunité
B. Dérive de mycobacterium bovis
C. Est un vaccin tué
D. Est un vaccin injectable
E. Est un vaccin administrable per os

Réponse : ABD

S 88/2/1/ 80

Un des antibiotiques ou familles d'antibiotiques suivants est particulièrement indiqué au cours du traitement de l'infection par le bacille de Koch. Lequel?

A. Doxycycline (VIBRAMYCINE*)
B. Céphalosporines
C. Rifampicine
D. Carbénicilline
E. Pénicilline G

Réponse : C

S 89/4/1/ 88

Parmi les effets secondaires suivants, quel est celui qui relève de l'utilisation de l'éthambutol?

A. Troubles labyrinthiques
B. Surdité
C. Insuffisance rénale
D. Névrite optique
E. Anémie hémolytique

Réponse : D

M 89/4/2/ 26

Parmi les propositions suivantes concernant le BCG, indiquer la ou les proposition(s) exacte(s):

A. Mutant d'une souche de Mycobacterium hominis
B. Souche de Mycobacterium bovis obtenue après de nombreux repiquages sur milieu bilié
C. Voie d'administration essentiellement intraveineuse
D. Entraîne une immunité de type humoral
E. Est un vaccin vivant atténué

Réponse : BE

S 89/6/1/ 54

Le BCG:

A. A été obtenu à partir d'une souche de Mycobacterium Bovis
B. Est un bacille qui a perdu son acido-alcoolorésistance
C. Est pathogène pour la poule
D. Est une souche vaccinale inactivée par la bêta-propiolactone
E. A été obtenu à partir d'une souche de Mycobacterium avium

Réponse : A

M 90/1/2/104

Parmi les médicaments suivants, lesquels peuvent être prescrits dans la tuberculose pulmonaire?

A. Isoniazide
B. Ethambutol
C. Pyrazinamide
D. Péfloxacine (quinolone)
E. Rifampicine

Réponse : ABCE

M 90/2/2/ 87

Parmi les propositions suivantes concernant la vaccination par le BCG, laquelle ou lesquelles est ou sont exacte(s)?

A. Recommandée dans le premier mois de la vie dans tous les cas
B. Obligatoire avant l'âge de 6 ans
C. Contre-indiquée chez le malade ayant un déficit immunitaire
D. Contre-indiquée chez la femme enceinte
E. Contre-indiquée chez l'atopique en cas d'eczéma en poussée

Réponse : CDE

S 90/3/1/ 60

Pour protéger contre la tuberculose un enfant de 2 ans, non vacciné par le BCG ayant été en contact avec un tuberculeux bacillifère, quelle prophylaxie spécifique doit être adoptée?

A. Vaccination seule
B. Séroprophylaxie seule
C. Chimioprophylaxie seule
D. Séroprophylaxie et vaccination
E. Chimioprophylaxie et vaccination

Réponse : C

S 91/7/1/ 64

La posologie de la Rifampicine dans le traitement d'une tuberculose pulmonaire de l'adulte est de:

A. 5 mg/kg/24 heures
B. 10 mg/kg/24 heures
C. 20 mg/kg/24 heures
D. 10 mg/24 heures
E. 20 mg/24 heures

Réponse : B

S 91/2/1/ 72

Lors d'un traitement par l'isoniazide, on peut observer:

A. Hépatite cytolytique
B. Polynévrite des membres inférieurs
C. Troubles psychiques
D. Syndrome lupique
E. Toutes ces complications

Réponse : E

M 91/3/1/ 91

Parmi les médicaments anti-tuberculeux suivants, quels sont ceux qui sont recommandés en France dans le traitement initial d'une tuberculose pulmonaire?

A. Streptomycine
B. Rifampicine
C. Kanamycine
D. Pyrazinamide
E. Isoniazide

Réponse : BDE

M 91/4/2/ 6

La Rifampicine:

A. Se prescrit à la dose habituelle de 10 mg/kg/jour
B. Inactive les contraceptifs oraux
C. Est active sur les BK intracellulaires et extracellulaires
D. Est responsable d'accidents immuno-allergiques
E. Est responsable de névrite optique rétrobulbaire

Réponse : ABCD

M 92/9/2/ 50

Dans une famille, le grand-père, est hospitalisé pour une tuberculose pulmonaire bacillifère. Toute la famille subit une intradermoréaction à 10 unités: La petite fille âgée de 3 ans, qui avait été vaccinée par le BCG à la naissance, et qui avait eu à un an un contrôle tuberculinique négatif, a cette fois une réaction cutanée phlycténulaire. Quelle est votre attitude vis-à-vis d'elle?

A. Vous refaites un contrôle des tests cutanés dans 3 mois
B. Vous ne faites rien car elle a été vaccinée par le BCG
C. Vous entreprenez une chimiothérapie antituberculeuse
D. Vous pratiquez un examen clinique et une radiographie du thorax
E. Vous faites désinfecter le logement par les services sanitaires

Réponse : CD

S 93/9/1/ 58

Quel antituberculeux peut induire une carence en vitamine B6?

A. Rifampicine
B. Streptomycine
C. Isoniazide
D. Ethambutol
E. Ethionamide

Réponse : C

M 94/8/1/ 95

Parmi les affirmations suivantes concernant le traitement par l'Ethambutol, la ou lesquelles sont exacte(s)?

A. Il faut diminuer la posologie en cas d'insuffisance rénale
B. On observe parfois une atteint de la VIII paire crânienne
C. Une névrite optique rétro-bulbaire est parfois observée
D. Ce médicament est responsable d'une hyperuricémie
E. Nécessite la recherche d'une dyschromatopsie avant d'être prescrit

Réponse : ACDE

2.14. 9 DIVERS

S 85/3/1/ 40

Quelle est la voie de pénétration habituelle du bacille de Koch chez l'homme?

A. Voie digestive
B. Voie cutanée
C. Voie respiratoire
D. Voie génitale
E. Voie oculaire

Réponse : C

S 85/4/1/ 46

Indiquez la proposition inexacte. Les adénites tuberculeuses:

A. Intéressent préférentiellement la partie haute des chaînes jugulo-carotidiennes
B. S'accompagnent rarement de lésions tuberculeuses pulmonaires
C. S'accompagnent rarement d'une positivité des réactions cutanées tuberculiniques
D. Doivent être ponctionnées à l'opposé du point déclive
E. Donnent lieu en cas de fistulisation à des cicatrices inesthétiques

Réponse : C

S 86/6/1/ 77

Mycobactérium tuberculosis:

A. Est une bactérie anaérobie
B. Donne des colonies visibles en 48 heures sur milieu de Loewenstein
C. Est mis en évidence par la coloration de Ziehl Nielsen
D. Est un parasite cellulaire obligatoire
E. Cultive sur gélose au sang frais

Réponse : C

S 86/4/1/ 79

Pour lutter contre la tuberculose, on emploie la BCG. Celui-ci est:

A. Un vaccin inactivé
B. Un vaccin vivant atténué
C. Une anatoxine
D. Un sérum thérapeutique
E. Une substance désensibilisante

Réponse : B

M 87/4/2/ 20

A propos de Mycobacterium tuberculosis:

A. Ce bacille pousse en 48 heures à 3 jours sur des milieux spéciaux
B. La multiplication du bacille tuberculeux dans un organisme neuf entraîne l'apparition d'une hypersensibilité retardée
C. La multiplication du bacille tuberculeux entraîne aussi l'apparition d'une immunité anti-tuberculeuse partielle et imparfaite
D. Le support de l'immunité anti-tuberculeuse n'est pas humoral, mais cellulaire
E. Une réaction négative après intra-dermo-réaction à la tuberculine élimine formellement une tuberculose actuelle

Réponse : BCD

M 87/4/2/ 21

Le BCG:

A. Est un bacille tuberculeux vivant atténué
B. Est pathogène pour les bovidés
C. Peut occasionner chez l'homme des suppurations spontanément curables
D. Résiste à l'action de tous les antibiotiques antituberculeux
E. Induit des anticorps sériques protecteurs

Réponse : AC

S 87/6/1/ 29

En présence de bacilles acido-alcoolo-résistants dans une expectoration, il s'agit:

A. De Mycobacterium tuberculosis
B. De n'importe quelle mycobactérie
C. De mycoplasme
D. Obligatoirement d'une mycobactérie pathogène
E. De Rickettsie

Réponse : B

S 88/2/1/ 84

Mycobacterium tuberculosis est caractérisé par toutes les propositions suivantes, sauf une: laquelle?

A. Une bactérie aérobie stricte très résistante
B. Un bacille acido-alcoolo-résistant mis en évidence par coloration de Ziehl-Nielsen
C. Un parasite intracellulaire obligatoire
D. Une bactérie qui cultive sur milieu de Lowenstein en trois semaines à trois mois
E. Une bactérie pathogène pour le cobaye

Réponse : C

M 88/4/2/ 33

Concernant le bacille tuberculeux:

A. Sa multiplication dans un organisme neuf peut entraîner l'apparition d'une hypersensibilité retardée
B. C'est une bactérie anaérobie stricte
C. Les lipides de la paroi sont responsables en partie de l'acido-alcoolo-résistance
D. Les anticorps IgM induits par l'infection sont recherchés pour poser le diagnostic étiologique
E. Le bacille tuberculeux pousse en 48 heures environ

Réponse : AC

M 88/3/2/ 29

La tuberculose:

A. Est une affection plus fréquente dans les groupes sociaux défavorisés
B. Est presque toujours guérissable par le traitement médicamenteux
C. Nécessite la mise au repos du malade durant la totalité du traitement
D. Peut avoir une évolution chronique en absence de traitement
E. Est une maladie contagieuse

Réponse : ABDE

M 89/6/2/ 70

Mycobacterium tuberculosis présente un ou plusieurs des caractères suivants; le(s)quel(s)?

A. Anaérobie
B. Temps de division de 20 minutes
C. Mis en évidence à l'examen direct par la coloration de Gram
D. Pousse en 7 jours sur milieu de Loewenstein
E. Aucun de ces caractères

Réponse : E

S 90/7/1/ 50

Laquelle des cinq propositions est exacte. Le vaccin contre la tuberculose (BCG) est:

A. Une souche de mycobactéries atypiques tuées par la chaleur
B. Une souche vivante atténuée de Mycobacterium bovis
C. Une souche mutante avirulente de bacilles tuberculeux humains
D. Un mélange de bacilles tuberculeux humains et bovins vivants atténués
E. Un filtrat amicrobien à partir d'une culture de Mycobacterium bovis

Réponse : B

M 91/2/1/ 99

Parmi les lésions tuberculeuses ganglionnaires suivantes, indiquez celle(s) où les bacilles de Koch sont nombreux:

A. Lésions folliculaires
B. Lésions exsudatives
C. Caséum sec
D. Caséum ramolli
E. Lésions scléreuses

Réponse : BD

M 91/4/2/ 35

Parmi les affirmation suivantes concernant la tuberculose pulmonaire commune laquelle ou lesquelles est (sont) exacte(s)?

A. La maladie est plus fréquente chez les sujets immigrés
B. Les crachats contiennent toujours des bacilles, à l'examen direct
C. La guérison spontanée pouvait s'observer avant l'utilisation des antituberculeux
D. Les images radiologiques prédominent dans la région apicale
E. Une IDR tuberculinique négative exclut le diagnostic

Réponse : ACD

2.15 SYPHILIS

2.15. 1 CLINIQUE

M 85/1/2/ 50

La roséole syphilitique:

A. Survient en règle 45 jours après le chancre
B. Est prurigineuse
C. Est faite de macules roses claires
D. Prédomine sur les extrémités
E. S'accompagne d'un TPHA positif dans 50% des cas

Réponse : AC

S 86/1/1/112

Parmi les caractères cliniques suivants, indiquez celui qui ne se rattache pas habituellement au chancre de la syphilis primaire:

A. Induration
B. Prurit marqué
C. Tendance spontanée à la guérison
D. Absence de réaction inflammatoire
E. Présence d'un adénopathie satellite

Réponse : B

M 86/1/2/ 26

L'adénopathie syphilitique primaire est caractérisée par:

A. Survenue dans le territoire lymphatique correspondant au chancre
B. Polyadénopathie
C. Un des ganglions est plus gros
D. Aspect inflammatoire
E. Fistulisation

Réponse : ABC

S 86/4/1/ 58

Devant une ulcération, on évoque le diagnostic de chancre syphilitique. Parmi les éléments suivants, un seul est discordant, lequel?

A. Topographie génitale
B. Adénopathies inguinales associées
C. Présence de tréponèmes
D. Test de Nelson à 100%
E. Base indurée

Réponse : D

S 86/6/1/ 55

Un homme de 22 ans consulte pour une ulcération génitale apparue 8 jours auparavant. Cette ulcération siège dans le sillon balano-préputial, mesure 8 mm de diamètre, sa surface est rosée. Elle est indurée. Quel est le diagnostic le plus probable?

A. Herpès
B. Syphilis
C. Chancre mou
D. Donovanose
E. Epithélioma spinocellulaire

Réponse : B

M 86/7/2/ 86

Parmi les signes cliniques suivants, quel est celui ou quels sont ceux qui sont évocateurs du diagnostic de chancre syphilitique?

A. Ulcération purulente
B. Chancre unique
C. Induration à la palpation
D. Douleurs
E. Altération de l'état général

Réponse : BC

M 86/4/2/ 38

Les syphilides papuleuses sont:

A. Observées au cours de la syphilis secondaire
B. D'aspect cuivré ou rouge sombre
C. Entourées d'une collerette desquamative
D. Siègent volontiers sur les paumes et les plantes
E. Sont prurigineuses

Réponse : ABCD

M 87/2/2/ 26

Le chancre d'inoculation de la syphilis:

A. Apparaît 21 jours après le contact sexuel contaminant
B. Fourmille de tréponèmes
C. Est indolore
D. Est contemporain d'autres lésions cutanéo-muqueuses syphilitiques
E. Repose sur une base indurée

Réponse : ABCE

M 87/4/2/ 44

La roséole syphilitique:

A. Survient 45 jours après le chancre
B. Est infiltrée
C. Est très prurigineuse
D. Est peu visible
E. S'accompagne d'un TPHA+ dans 50% des cas

Réponse : AD

M 88/7/2/ 50

Les syphilides papuleuses:

A. Apparaissent habituellement 30 jours après le contage
B. Peuvent être squameuses
C. Touchent électivement les régions palmo-plantaires
D. Sont prurigineuses
E. S'accompagnent d'une sérologie de la syphilis toujours positive

Réponse : BCE

S 88/6/1/ 74

Devant une ulcération amygdalienne unilatérale de l'adulte jeune, il faut évoquer:

A. Un chancre syphilitique
B. Une herpangine
C. Un phlegmon péri-amygdalien
D. Une diphtérie
E. Une angine à streptocoque du groupe A

Réponse : A

S 89/1/1/ 42

Le chancre syphilitique typique a un seul de ces caractères:

A. Son incubation est de 10 jours en moyenne
B. Il est douloureux
C. Il repose sur une base souple
D. Il a un fond propre
E. Il s'accompagne d'adénopathies fistulisées

Réponse : D

M 90/1/1/ 14

L'adénopathie satellite du chancre syphilitique:

A. Précède la lésion muqueuse
B. Est douloureuse
C. Evolue vers la suppuration
D. Est unique
E. Aucune de ces propositions n'est exacte

Réponse : E

M 90/7/2/118

En ce qui concerne la syphilis primaire, il faut retenir:

A. La période d'incubation dure 21 jours
B. Le chancre débute par une érosion
C. Le chancre n'est pas prurigineux
D. L'adénopathie satellite est indolore
E. La réaction de VDRL se positive en règle au 5e jour d'évolution du chancre

Réponse : ABCD

S 91/1/1/ 52

Les lésions papulo-squameuses de la syphilis secondaire, se localisent électivement à toutes les zones suivantes, sauf une, laquelle?

A. Dans les plis de flexion des paumes et de plantes
B. Dans les commissures labiales
C. Dans les sillons naso-géniens
D. A la surface du cuir chevelu
E. Aux organes génitaux externes

Réponse : D

S 91/5/1/ 52

Parmi les caractères cliniques suivants, indiquez celui qui ne se rattache pas habituellement au chancre de la syphilis primaire:

A. Induration
B. Prurit
C. Tendance spontanée à la guérison
D. Absence de réaction inflammatoire
E. Présence d'une adénopathie satellite

Réponse : B

S 92/8/1/ 16

Au cours de la syphilis primaire, les propositions suivantes sont exactes sauf une, laquelle?

A. Le chancre est typiquement un érosion
B. Le chancre s'accompagne d'une adénopathie non inflammatoire
C. L'examen au microscope à fond noir permet d'affirmer le diagnostic
D. Le VDRL est le premier test à se positiver
E. La spectinomycine (TROBICINE*) est inefficace

Réponse : D

2.15. 2 BIOLOGIE

M 85/2/2/ 49

Quels sont le ou les examens paracliniques les plus fiables pour confirmer le diagnostic en cas de roséole syphilitique?

A. La biopsie cutanée avec examen anatomopathologique de routine
B. L'étude en immunofluorescence directe de la lésion
C. Le test VDRL
D. La recherche de tréponèmes sur les lésions
E. La réaction de TPHA

Réponse : CE

M 86/1/2/ 67

Lors du diagnostic sérologique de la syphilis, Treponema pallidum est utilisé comme antigène au cours d'une ou plusieurs des réactions sérologiques suivantes:

A. TPHA
B. Kline
C. VDRL
D. FTA
E. Test de Nelson

Réponse : ADE

S 86/5/1/ 72

La réaction de TPHA (Treponema pallidum hemagglutination):

A. Met en jeu le même antigène anticorps que la réaction de Kline ou VDRL
B. Donne des résultats comparables à ceux de la réaction de Nelson (immobilisation)
C. Met en jeu un antigène non spécifique du tréponème pâle (on le retrouve sur les leptospires)
D. Permet de distinguer la syphilis du Pian
E. Aucune de ces propositions n'est valable

Réponse : E

M 86/7/2/ 2

Quelle est ou quelles sont la (les) réponse(s) exacte(s) concernant la réaction du VDRL:

A. C'est une réaction de micro-agglutination
B. Elle utilise l'antigène protéique
C. Elle se positive 12 à 15 jours après le début du chancre
D. Elle détecte les réagines
E. Elle peut se négativer spontanément avec le temps

Réponse : ACDE

M 87/2/2/ 71

A la phase primaire d'une syphilis, le diagnostic biologique de la maladie peut être affirmé:

A. Une semaine après le contage
B. Par la mise en évidence de tréponèmes pâles dans la sérosité obtenue par grattage du chancre
C. Par la positivité du test de Nelson, 3 semaines après contage
D. Une semaine environ après l'apparition du chancre par la positivité du TPHA
E. Par culture du tréponème sur milieu spécifique

Réponse : BD

M 87/4/2/ 40

La sérologie syphilitique suivante: VDRL négatif; TPHA positif; FTA positif au 1/50ème peut être interprétée comme:

A. Une syphilis tertiaire
B. Une cicatrice sérologique d'une syphilis traitée
C. Une syphilis débutante
D. Une syphilis secondaire
E. Une fausse sérologie syphilitique

Réponse : ABC

M 87/4/2/ 41

Parmi ces propositions concernant la sérologie syphilitique il faut retenir:

A. Le test de Kline est une réaction tréponémique
B. Le FTA est le test le plus précocément positif
C. Le TPHA est une réaction non tréponémique
D. Le test de Nelson détecte des anticorps immobilisants
E. Tous ces tests sont positifs au cours de la syphilis secondaire

Réponse : BDE

S 87/5/1/ 56

Parmi les réactions sérologiques de la syphilis laquelle est la plus utilisée pour rendre compte de l'évolutivité de la maladie?

A. La réaction de Nelson
B. La réaction du VDRL
C. Le TPHA
D. L'immunofluorescence (FTA)
E. La réaction de Nelson dans le LCR

Réponse : B

S 88/6/1/ 61

Parmi les réactions sérologiques suivantes utilisées pour le diagnostic de la syphilis, laquelle donne la réponse positive la plus précoce après la survenue du chancre?

A. Kline (floculation)
B. VDRL (agglutination)
C. FTA-ABS (fluorescence)
D. TPHA (hémagglutination passive)
E. Test de Nelson (immobilisation)

Réponse : C

M 88/7/2/ 9

Parmi ces réactions sérologiques de la syphilis deux sont d'une extrême précocité, lesquelles?

A. Nelson
B. TPHA
C. FTA
D. VDRL
E. Kline

Réponse : BC

S 88/5/1/ 68

Parmi les prélèvements suivants, quel est celui où l'on peut mettre en évidence le tréponème au stade primaire de l'infection syphilitique:

A. Sang
B. Liquide céphalo-rachidien
C. Plaques muqueuses
D. Chancre
E. Eruption cutanée

Réponse : D

M 90/7/2/ 47

Parmi les propositions suivantes concernant le diagnostic sérologique de la syphilis, indiquez celle(s) qui est (sont) exacte(s):

A. L'antigène cardiolipidique existe non seulement chez les tréponèmes, mais aussi dans les tissus des cellules animales
B. La positivité de la réaction de Nelson (immobilisation des tréponèmes) apparaît au début de la période secondaire, en moyenne 2 mois après le contage
C. En général, un traitement bien conduit par la Pénicilline pendant la période du chancre empêche les réactions sérologiques de se positiver
D. La réaction d'hémagglutination passive (TPHA) est l'une des premières à devenir positive après le contage
E. L'anticorps anticardiolipidique est décelé après ceux détectés par la réaction TPHA

Réponse : ABCDE

S 90/2/1/ 17

Pour le diagnostic d'un chancre syphilitique, un seul de ces examens est inutile, lequel?

A. L'examen à l'ultra-microscope
B. Le VDRL
C. Le TPHA
D. L'immunofluorescence
E. Le test de Nelson

Réponse : E

S 90/4/1/ 73

Dans la syphilis traitée très précocément et correctement, quelle réaction est normalement positive 6 mois après la fin du traitement?

A. Kline
B. TPHA
C. Nelson
D. Hamolsky
E. Aucune

Réponse : E

S 90/4/1/ 81

Cette réponse sérologie VDRL +++ FTA abs négatif TPHA négatif indique:

A. Une syphilis primaire
B. Une syphilis secondaire
C. Une tréponématose non syphilitique
D. Une urétrite non gonococcique
E. Un faux positif

Réponse : E

M 91/3/2/ 26

Au cours de quelle(s) phase(s) clinique(s) de la syphilis, la recherche directe Treponema pallidum est-elle possible dans les lésions?

A. Syphilis primaire
B. Syphilis secondaire
C. Syphilis latente
D. Syphilis tertiaire
E. Syphilis congénitale

Réponse : ABE

2.15. 3
DIAGNOSTIC DIFFÉRENTIEL

M 86/3/1/116

Parmi les affections ou états suivants lequel (lesquels) peu(ven)t entraîner de fausses réactions sérologiques de la syphilis:

A. Goutte
B. Rhumatisme articulaire aigu
C. Lupus érythémateux aigu disséminé
D. Atopie
E. Grossesse

Réponse : CE

2.15. 4
ETIOLOGIES
(FACTEURS DE RISQUE, TERRAIN)

M 87/1/2/ 26

La syphilis peut se développer sans qu'il y ait eu de chancre d'inoculation:

A. Après une transfusion sanguine
B. Chez un sujet traité par cycline pour une autre pathologie concomitante
C. Chez une infirmière traitant un syphilitique
D. Chez un nouveau-né de mère syphilitique
E. Chez un employé de WC publics

Réponse : ABD

2.15. 5
DIVERS

M 85/6/2/ 32

Devant une ulcération génitale chez un sujet sans antécédents de maladie vénérienne, vous évoquez un chancre syphilitique devant:

A. La notion d'un rapport sexuel 2 à 6 jours auparavant
B. Le caractère indolore de la lésion
C. La présence d'adénopathies satellites
D. La présence de cellules ballonisantes au cytodiagnostic
E. La disparition rapide de la lésion après une injection de streptomycine

Réponse : BC

M 86/3/2/ 26

Parmi ces propositions concernant la législation de la syphilis, il faut retenir:

A. La sérologie doit obligatoirement comprendre deux test tréponémiques
B. Est obligatoire au cours de la visite prénuptiale
C. Est obligatoire au cours de toute hospitalisation
D. Est obligatoire au cours du 3ème mois de la grossesse
E. La déclaration nominale est obligatoire

Réponse : D

M 89/7/2/ 28

La syphilis secondaire:

A. Survient 6 à 8 semaines après le chancre
B. Atteint la peau et les muqueuses
C. Ne touche pas le cuir chevelu
D. Comporte des adénopathies superficielles diffuses
E. Est très contagieuse

Réponse : ABDE

2.16
LEPTOSPIROSE
2.16. 1
CLINIQUE

M 88/4/2/ 70

Dès le premier jour d'une fièvre survenant en été, l'éventualité d'une leptospirose est suggérée par:

A. Myalgies
B. Injection conjonctivale
C. Vasodilatation cutanée
D. Ictère franc
E. Diurèse conservée

Réponse : ABC

2.16. 2 BIOLOGIE

S 88/6/1/ 27

Parmi les états suivants de la lignée blanche, lequel trouve-t-on classiquement dans la leptospirose ictéro hémorragique?

A. Hyperlymphocytose
B. Syndrome mononucléosique
C. Leucopénie
D. Hyperleucocytose à polynucléaire
E. Normale

Réponse : D

2.17 COQUELUCHE

2.17. 1 CLINIQUE

M 87/4/2/ 19

Choisissez la ou les proposition(s) correcte(s) concernant la coqueluche de l'enfant:

A. La quinte est souvent précédée de prodromes
B. Après plusieurs secousses de toux il existe une brève apnée et une reprise inspiratoire bruyante
C. L'auscultation pulmonaire en dehors des épisodes de quintes est normale ou retrouve des ronchus
D. Pendant la période des quintes la température est de l'ordre de 39,5°
E. L'existence d'hémorragies sous conjonctivales est un élément en faveur du diagnostic

Réponse : ABCE

2.17. 2 BIOLOGIE

S 88/2/1/ 87

Au cours de la coqueluche, l'hémogramme montre:

A. Une anémie inflammatoire
B. Une hyperleucocytose à polynucléaires neutrophiles
C. Une hyperlymphocytose
D. Une lymphopénie
E. Une hyperéosinophilie

Réponse : C

2.17. 3 ÉVOLUTION (PRONOSTIC, COMPLICATIONS)

S 90/6/1/ 59

Quel est l'élément pronostique le plus important à considérer dans la coqueluche?

A. Le nombre de quintes
B. L'âge de l'enfant
C. La lymphocytose
D. Les vomissements
E. Les images radiologiques pulmonaires

Réponse : B

2.17. 4 TRAITEMENTS

M 86/3/1/109

Un nourrisson de 3 mois est hospitalisé pour coqueluche. Vous prescrivez:

A. Une sérothérapie anti-coquelucheuse
B. Une oxygénothérapie au moment des quintes
C. Une aspiration des secrétions au moment des quintes
D. Un bronchodilatateur
E. Une antibiothérapie pour raccourcir l'évolution

Réponse : B

S 88/5/1/ 31

La vaccination contre la coqueluche est légalement contre-indiquée dans le cas suivant:

A. Grossesse
B. Encéphalopathie évolutive
C. Diabète
D. Déficit immunitaire
E. Insuffisance respiratoire chronique

Réponse : B

2.17. 5
DIVERS

M 88/1/2/112

Retenez la (les) proposition(s) exacte(s) concernant la coqueluche chez un enfant de 2 mois:

A. Traitement par les immunoglobulines spécifiques dès le début de la maladie
B. Ne se voit pas à cet âge en raison de la transmission transplacentaire de l'immunité maternelle
C. Maladie grave susceptible d'entraîner le décès
D. Quintes particulièrement caractéristiques
E. Aucune des propositions précédentes

Réponse : C

M 89/6/2/ 6

Retenez la (les) proposition(s) exacte(s) concernant la coqueluche du nourrisson:

A. Doit être traitée d'urgence par immunoglobulines spécifiques
B. A cet âge les quintes sont particulièrement typiques
C. Comporte un risque vital non négligeable
D. A cet âge la preuve bactériologique est facile à apporter
E. Peut être traitée par ampicilline

Réponse : C

M 89/6/2/ 27

Retenez la (les) proposition(s) exacte(s) concernant la coqueluche:

A. Peut survenir à tout âge
B. Les hémocultures sont positives au début
C. L'immunité de la mère est transmissible à l'enfant
D. Un même sujet peut faire deux coqueluches dans sa vie
E. Leucopénie à l'hémogramme

Réponse : AD

2.18
SCARLATINE
2.18. 1
PHYSIOPATHOLOGIE

S 87/1/1/ 79

Quel est le mécanisme physiopathologique de l'éruption cutanéo-muqueuse au cours de la scarlatine?

A. Multiplication du streptocoque dans les lésions
B. Dépôts d'immuns-complexes au niveau de la peau et des muqueuses
C. Dissémination hématogène d'une toxine érythrogène
D. Réaction allergique cutanéo-muqueuse aux protéines du Streptocoque
E. Aucun de ces mécanismes

Réponse : C

2.18. 2
CLINIQUE

M 86/3/2/ 20

Parmi les signes suivants, indiquez celui ou ceux qui sont caractéristiques de la scarlatine:

A. Aspect souffleté du visage
B. Eruption maculopapuleuse avec intervalle de peau saine
C. Réaction ganglionnaire cervicale
D. Langue framboisée
E. Angine érythémateuse

Réponse : ACDE

S 87/6/1/ 69

Les propositions suivantes concernant l'exanthème de la scarlatine sont exactes, sauf une. Laquelle?

A. Il réalise une nappe sans intervalles de peau saine
B. Il est grenu à la palpation
C. La peau au niveau de l'éruption est chaude
D. Il débute derrière les oreilles
E. Il est suivi d'une desquamation importante

Réponse : D

S 89/1/1/ 18

Parmi les maladies suivantes, laquelle comporte une éruption pouvant se renforcer au niveau des plis de flexion?

A. Rougeole
B. Scarlatine
C. Exanthème subit du nourrisson
D. Fièvre boutonneuse méditerranéenne
E. Exanthème à écho virus

Réponse : B

S 91/5/1/ 5

L'éruption de la scarlatine a toutes les caractéristiques suivantes, sauf une. Laquelle?

A. Elle débute aux plis de flexion
B. Elle s'étend aux membres et au tronc
C. Elle est érythémateuse et diffuse
D. Elle peut prendre un caractère purpurique
E. Elle s'efface progressivement sans desquamation

Réponse : E

2.18. 3
BIOLOGIE

S 88/2/1/ 99

Parmi les affections suivantes, laquelle détermine une hyperleucocytose avec polynucléose neutrophile et discrète éosinophilie?

A. Rubéole
B. Scarlatine
C. Septicémie à staphylocoques
D. Pneumonie à pneumocoques
E. Méningite à méningocoques

Réponse : B

2.18. 4 DIVERS

S 88/6/1/ 65

Parmi les caractères suivants concernant la scarlatine, indiquez celui qui est inexact:

A. Maladie provoquée par certaines souches de Streptocoques hémolytiques
B. La toxine érythrogène est très fortement antigénique
C. La toxine n'est secrétée que si la bactérie est lysogénéisée par un phage spécifique
D. La réaction de Dick est positive chez les sujets réceptifs
E. L'anatoxine correspondante est utilisée comme vaccin

Réponse : E

M 89/1/2/115

Parmi les propositions suivantes, laquelle (lesquelles) s'applique(nt) à la scarlatine?

A. Le germe responsable est le staphylocoque doré
B. La penicilline G ou V est la base du traitement
C. La durée du traitement est de 10 jours
D. Les complications les plus fréquentes sont rénales et/ou rhumatismales
E. La desquamation survient au delà du 8ème jour après le début de l'éruption

Réponse : DE

2.19 LEGIONNELLOSE

2.19. 1 CLINIQUE

S 90/6/1/ 73

La maladie des légionnaires est une infection ayant toutes les caractéristiques suivantes, sauf une, laquelle ?

A. Elle évolue fréquemment sur un mode épidémique
B. Elle est due à un bacille gram négatif hydrotellurique
C. Le tableau est celui d'une pneumopathie aiguë sévère
D. Elle est accompagnée de signes digestifs et neurologiques
E. Elle est curable par les céphalosporines de 3e génération

Réponse : E

2.19. 2 BIOLOGIE

M 85/4/2/ 83

Le diagnostic biologique de légionnellose est recherché par:

A. Coloration de Gram dans les sécrétions bronchiques
B. Etude des anticorps spécifiques par immunofluorescence indirecte
C. Immunofluorescence directe dans les sécrétions bronchiques
D. Hémocultures
E. Recherche des antigènes solubles dans le sérum du malade

Réponse : BCD

2.19. 3 TRAITEMENTS

S 85/5/1/103

Parmi les antibiotiques suivants, quel est celui qui, à posologie adaptée et en administration par voie parentérale, est régulièrement efficace dans les pneumopathies à légionella pneumophila?

A. Pénicilline G
B. Gentamycine
C. Chloramphénicol
D. Erythromycine
E. Ampicilline

Réponse : D

M 88/6/2/ 46

Légionella pneumophila est sensible à:

A. Pénicilline G
B. Erythromycine
C. Rifampicine
D. Gentamycine
E. Streptomycine

Réponse : BC

S 90/4/1/ 23

Indiquez l'antibiotique actif sur Legionella pneumophila:

A. Céphalotine
B. Pénicilline G
C. Gentamycine
D. Erythromycine
E. Acide nalidixique

Réponse : D

S 91/2/1/ 5

Parmi les antibiotiques suivants, un seul est particulièrement efficace in vivo sur Legionella Pneumophila. Lequel?

A. Pénicilline G
B. Gentamycine
C. Tétracycline
D. Erythromycine
E. Association triméthroprime-Sulfaméthoxazole

Réponse : D

2.19. 4
DIVERS

M 90/7/2/ 31

Parmi les éléments cliniques et paracliniques suivants, le ou lesquels doi(ven)t faire, devant une pneumopathie sévère, évoquer le diagnostic de légionnellose?

A. Existence de troubles de la conscience
B. Présence d'une diarrhée aqueuse
C. Antécédent de tabagisme
D. Efficacité de la Pénicilline G
E. Constatation d'une hyponatrémie

Réponse : ABCE

2.20
FIEVRE BOUTONNEUSE MEDITERRANEENNE

2.20. 1
DÉFINITION

S 91/5/1/ 47

La fièvre boutonneuse méditerranéenne est due à:

A. Rickettsia quintana
B. Rickettsia typhi
C. Rickettsia rickettsii
D. Rickettsia conorii
E. Rickettsia prowazekii

Réponse : D

2.20. 2
CLINIQUE

M 88/6/1/116

Dans la fièvre Boutonneuse Méditerranéenne, l'escarre d'inoculation présente certains caractères parmi lesquels on relève:

A. Croûte noire unique parfois multiple
B. Douloureuse
C. Adhérente
D. Entourée d'un liseré congestif
E. Respect de l'extrémité céphalique

Réponse : ACD

2.20. 3
TRAITEMENTS

M 91/2/2/ 94

Parmi les antibiotiques suivants, on peut prescrire pour traiter une fièvre boutonneuse méditerranéenne:

A. Fluoro quinolone
B. Macrolide
C. Aminoside
D. Céphalosporine de 2ème et 3ème génération
E. Cycline de 2ème génération

Réponse : E

M 92/9/2/ 96

Parmi les antibiotiques suivants, le ou lesquels peuvent être utilisés pour le traitement d'une fièvre boutonneuse méditerranéenne?

A. Pénicilline G
B. Gentamycine
C. Ofloxacine
D. Tétracycline
E. Rifampicine

Réponse : D

2.21
FIEVRE THYPHOIDE

2.21. 1
PHYSIOPATHOLOGIE

M 86/7/2/ 18

Si la fièvre typhoïde est une maladie à transmission directe possible, la transmission indirecte est plus fréquente. Parmi les modalités suivantes, citer celle(s) qui peut (peuvent) être en cause au cours de cette maladie:

A. Consommation de crudités
B. Contact avec les animaux domestiques (chat, chien)
C. Consommation de coquillages
D. Injections médicamenteuses
E. Eau de boisson

Réponse : ACE

M 94/8/2/ 94

Au cours d'une fièvre typhoïde, quels sont les signes ou complications qui relèvent de l'inondation endotoxines de l'organisme?

A. Bradycardie
B. Perforation digestive
C. Tuphos
D. Splénomégalie
E. Collapsus cardio-vasculaire

Réponse : ABCE

2.21. 2 CLINIQUE

M 88/1/2/ 24

La transmission de la fièvre typhoïde peut se faire selon une ou plusieurs des modalités suivantes:

A. Transmission manu porte
B. Injection parentérale septique
C. Transmission par agents vecteurs inertes
D. Contamination de plaie cutanée
E. Transmission hydrique

Réponse : ACE

M 88/7/2/120

Parmi les éléments suivants, indiquez celui ou ceux qui vous parait (paraissent) évocateur(s) d'une typhoïde, bien qu'il(s) n'en soi(en)t pas spécifique(s):

A. Température en plateau
B. Eruption vésiculeuse
C. Dysphagie
D. Douleurs articulaires
E. Splénomégalie

Réponse : AE

S 89/1/1/ 29

Au cours du premier septénaire de la typhoïde:

A. Il existe toujours une diarrhée
B. Il existe un purpura dans 10% des cas
C. L'hémogramme montre une éosinophilie supérieure à 500 éléments/mm^3
D. Il existe un ictère dans 10% des cas
E. Le sujet peut être insomniaque

Réponse : E

2.21. 3 BIOLOGIE

S 86/6/1/ 68

Le meilleur examen pour faire le diagnostic de fièvre typhoïde au début est:

A. La numération formule sanguine
B. L'électrocardiogramme
C. Le sérodiagnostic de Widal
D. Le prélèvement de gorge
E. Aucune des réponses précédentes n'est exacte

Réponse : E

S 86/6/1/ 69

Dans la première semaine de l'évolution d'une fièvre typhoïde, un des moyens suivants doit être mis en oeuvre de façon systématique et prioritaire. Lequel?

A. Coproculture
B. Hémoculture
C. Uroculture
D. Séro-diagnostic
E. Aucun des précédents n'est vrai

Réponse : B

M 90/4/2/ 90

Parmi les propositions suivantes concernant le diagnostic d'une fièvre typhoïde, indiquez celles qui sont exactes:

A. Hémoculture positive avant la mise en route de l'antibiothérapie
B. Leucocytose avec polynucléose
C. Isolement du germe à la coproculture
D. Thrombopénie
E. Sérodiagnostic de Félix et Widal positif au 1/200ème pour l'antigène TO

Réponse : CE

M 91/4/2/ 53

Parmi les examens complémentaires suivants, le ou lesquels permettent de poser avec certitude le diagnostic de fièvre typhoïde?

A. Hémoculture
B. Recherche d'antigène soluble circulant
C. Coproculture
D. Hémogramme
E. Intra-dermo réaction avec l'antigène spécifique

Réponse : AC

2.21. 4 ÉVOLUTION (PRONOSTIC, COMPLICATIONS)

S 88/1/1/ 22

Après traitement correct d'une fièvre typhoïde, un sujet reste porteur de Salmonelle. Que doit-on rechercher?

A. Un abcès splénique
B. Une lithiase biliaire
C. Un ulcère de l'estomac
D. Un diverticule de Meckel
E. Un abcès appendiculaire

Réponse : B

2.21. 5 TRAITEMENTS

S 91/1/1/ 15

Parmi les mesures concernant la fièvre typhoïde et actuellement en vigueur en France, on trouve:

A. Isolement du malade (thermomètre, bassin, vaisselle individuelle)
B. Désinfection en cours de maladie (excrets, linge) désinfection terminale
C. Déclaration obligatoire
D. Coprocultures de contrôle à la convalescence
E. Eviction scolaire jusqu'à l'obtention de deux coprocultures négatives

Réponse : ACE

2.22
DIPHTERIE

2.22. 1
CLINIQUE

M 92/8/2/ 95

Au cours d'une angine diphtérique commune, il est habituel de constater un ou plusieurs des symptômes suivants. Lequel ou lesquels?

A. Pétéchies du voile du palais
B. Fausses membranes
C. Eruption cutanée
D. Adénopathies cervicales
E. Splénomégalie

Réponse : BD

2.22. 2
BIOLOGIE

M 85/1/2/ 70

A propos du diagnostic bactériologique d'une angine diphtérique:

A. Devant une angine suspecte de diphtérie, le prélèvement de gorge se fait par écouvillonnage à la périphérie des fausses membranes
B. Au cours d'une diphtérie, le bacille diphtérique est isolé dans les hémocultures
C. Les souches de bacille diphtérique responsable de la maladie produisent une toxine
D. La mise en route du traitement d'une angine suspecte de diphtérie peut attendre la confirmation du laboratoire de bactériologie
E. La mise en culture d'un prélèvement de gorge à la recherche du bacille peut se faire sur sérum de boeuf coagulé (milieu de Loeffler)

Réponse : AC

S 85/4/1/ 51

Concernant le diagnostic bactériologique d'une angine diphtérique:

A. Le germe responsable peut être mis en évidence dans les fausses membranes
B. La recherche du germe dans le sang (hémoculture) est indispensable
C. Le germe responsable est un bacille à Gram négatif
D. Le laboratoire peut affirmer le diagnostic de bacille diphtérique dès l'examen direct après coloration de Gram
E. Il est possible de poser un diagnostic rapide par la recherche d'anticorps anti-bacille diphtérique

Réponse : A

2.22. 3
TRAITEMENTS

M 89/6/2/ 21

Le vaccin antidiphtérique:

A. Est une anatoxine
B. Est obligatoire en France
C. Peut être réalisé chez n'importe qui
D. Evite toujours l'angine diphtérique
E. Peut être associé à tout autre vaccin injectable

Réponse : ABCE

S 91/7/1/ 45

Quels sont les facteurs immunitaires principaux responsables de la protection contre la diphtérie après vaccination?

A. Anticorps antitoxines
B. Anticorps opsonisants
C. Anticorps cytolytiques
D. Anticorps induisant l'ADCC
E. Effecteurs de l'immunité cellulaire

Réponse : A

2.22. 4
DIVERS

S 87/2/1/ 22

La protection d'un sujet lors d'une infection à Corynebacterium diphteriae est assurée efficacement par:

A. Anticorps opsonisant
B. Anticorps agglutinant
C. Anticorps antitoxiques
D. Interféron
E. Lymphokines

Réponse : C

M 87/2/2/ 70

Le bacille diphtérique présente un ou plusieurs des caractères suivants, lequel (ou lesquels)?

A. Est un bacille à Gram positif
B. Est toxinogène lorsqu'il porte un prophage spécifique
C. Sa toxine agit en bloquant les synthèses cellulaires
D. Doit être recherché dans la gorge
E. Donne fréquemment une bactériémie

Réponse : ABCD

2.23 CHOLERA

2.23. 1 CLINIQUE

M 87/4/2/ 23

Concernant la symptomatologie habituelle du choléra de l'adulte jeune, retenez les faits exacts:

A. Incubation courte de quelques jours
B. Syndrome dysentériforme
C. Hyperthermie
D. Déshydratation sévère
E. Polyurie

Réponse : AD

2.23. 2 DIVERS

S 89/6/1/ 76

L'incubation du choléra est de:

A. Inférieure ou égale à 4j
B. 8 à 9j
C. 10 à 14j
D. 15 à 19j
E. Supérieure ou égale à 20j

Réponse : A

2.24 BOTULISME

2.24. 1 PHYSIOPATHOLOGIE

M 91/7/2/ 77

Indiquer le(s) caractère(s) de Clostridium botulinum, agent du botulisme:

A. Germe aérobie-anaérobie-anaérobie facultatif
B. Se protège sous une forme sporulée détruite par un chauffage à 60°
C. Produit une entérotoxine
D. Produit une exotoxine détruite par le pH gastrique
E. Produit une exotoxine thermolabile

Réponse : E

S 93/9/1/ 12

Le botulisme, sous la forme de toxi-infection alimentaire, peut être transmis par l'un des aliments suivants:

A. Jambon
B. Fruits non épluchés consommés crus
C. Confitures
D. Coquillages consommés crus
E. Oeufs frais

Réponse : A

2.25 BRUCELLOSE

2.25. 1 CLINIQUE

S 85/3/1/ 31

Parmi les signes cliniques et paracliniques suivants, indiquez celui qui régulièrement va à l'encontre du diagnostic de brucellose:

A. Fièvre
B. Splénomégalie
C. Sciatalgies
D. Leucocytose avec polynucléose neutrophile
E. Orchite

Réponse : D

M 91/6/2/ 44

La brucellose peut comporter:

A. Une fièvre au long cours
B. Des sueurs profuses
C. Une arthrite sacro-iliaque
D. Une atteinte rénale avec importante albuminurie
E. Une splénomégalie modérée

Réponse : BCE

2.25. 2 BIOLOGIE

M 86/4/2/ 25

Retenez le ou les examen(s) permettant, au 7ème jour d'une Brucellose aiguë, d'affirmer sans ambiguïté le diagnostic:

A. Sérodiagnostic de Wright
B. Recherche de brucelles dans les urines
C. Hémocultures
D. Sérologie brucellienne par recherche d'anticorps fluorescents
E. Hémogramme

Réponse : C

2.26 GANGRENE GAZEUSE

2.26. 1 ETIOLOGIES (FACTEURS DE RISQUE, TERRAIN)

M 88/4/2/119

Indiquez la ou les chirurgie(s) qui est (sont) à l'origine de gangrènes gazeuse et de cellulites gangreneuses

A. Chirurgie colique
B. Chirurgie rectale
C. Chirurgie gynécologique
D. Chirurgie oto-rhino-laryngologique
E. Amputation sur artérite

Réponse : ABCDE

2.26. 2
ÉVOLUTION
(PRONOSTIC, COMPLICATIONS)

S 87/4/1/ 78

En présence d'une cellulite aiguë diffusée cervico-faciale, le plus souvent d'origine dentaire, l'argument essentiel devant faire craindre la nature gangreneuse de la cellulite est:

A. La diffusion rapide de la cellulite
B. La fistulisation cutanée de la cellulite
C. Le terrain préexistant: diabète, misère physiologique
D. La crépitation neigeuse sous-cutanée
E. Le retard apporté à la mise en route d'une antibiothérapie adaptée

Réponse : D

2.26. 3
TRAITEMENTS

M 88/4/1/118

Le traitement de la gangrène gazeuse:

A. Exige l'excision large des tissus nécrosés
B. Comporte des injections intra-musculaires d'un aminoglycoside
C. Requiert des perfusions intra-veineuses de Pénicilline G
D. Implique l'abstention de tout geste chirurgical au niveau de la plaie infectée
E. Peut justifier une oxygénothérapie hyperbare

Réponse : ACE

S 90/5/1/ 60

Quel est l'antibiotique actif sur les germes responsables d'une gangrène gazeuse?

A. Gentamycine
B. Colistine
C. Pénicilline G
D. Cotrimoxazole
E. Acide nalidixique

Réponse : C

2.27
MALADIE DES GRIFFES DU CHAT
2.27. 1
CLINIQUE

M 94/8/1/ 76

Parmi les caractéristiques sémiologiques suivantes d'une adénopathie axillaire palpée chez un patient de 25 ans, la ou lesquelles sont en faveur du diagnostic clinique de maladie des griffes du chat?

A. Début sur un mode très inflammatoire
B. Adénopathie indolente d'évolution subaiguë
C. Fièvre supérieure à 38°5
D. Lésions cicatricielles du dos de la main
E. Altération franche de l'état général

Réponse : AD

2.27. 2
ANATOMOPATHOLOGIE

M 87/6/2/ 18

Les affections ci-dessous comportent un granulome tuberculoïde. Quelle est celle ou quelles sont celles où ce granulome évolue vers l'abcédation?

A. Lèpre tuberculoïde
B. Maladie de Crohn
C. Sarcoïdose
D. Granulome spermatique
E. Maladie des griffes du chat

Réponse : E

2.27. 3
DIVERS

S 88/3/1/ 67

Un enfant de 3 ans présente quelques heures après une griffure de chat, au niveau de la griffure, un oedème rouge chaud et douloureux s'accompagnant d'une traînée de lymphangite. Vous soupçonnez une complication infectieuse. Quel germe est a priori tenu pour causal?

A. Francisella tularensis
B. Pasteurella multocida
C. Clostridium tetani
D. Staphylococcus aureus
E. Rothiadendricosa

Réponse : B

M 88/6/2/ 1

Une griffure de chat peut être responsable:

A. De leptospirose à L. pomona
B. D'ornithose
C. De Toxi-infection salmonellienne
D. De pasteurellose
E. De tétanos

Réponse : DE

3
INFECTIONS VIRALES
3. 1
VIROLOGIE GENERALE
3. 1. 1
PHYSIOPATHOLOGIE

M 90/1/2/105

Concernant la transformation cellulaire induite par les virus, il est exacte que:

A. Elle s'observe uniquement dans les cellules non permissives
B. Elle aboutit à des modifications morphologiques, biochimiques et antigéniques des cellules
C. Les cellules transformées sont capables de se diviser indéfiniment
D. Elle peut être la conséquence de l'activation d'un oncogène cellulaire
E. Dans tous les cas, les cellules transformées in vitro provoquent une tumeur lorsqu'elles sont injectées à un animal histocompatible

Réponse : BCD

3. 1. 2
BIOLOGIE

M 88/2/2/ 10

Indiquez la ou les propositions exactes concernant la mise en évidence d'une élévation significative des anticorps viraux spécifiques témoin d'une infection actuelle:

A. Elle exige un prélèvement de 2 sérums, l'un précoce, l'autre tardif
B. Elle apparaît le plus nettement quand le prélèvement du premier sérum est différé trois à cinq jours après le début des signes cliniques
C. Il suffit d'une variation de titre du simple au quadruple
D. C'est la façon la plus commode de confirmer le diagnostic d'herpès récurrent
E. C'est la méthode la plus sensible pour porter le diagnostic d'infection à rotavirus

Réponse : AC

3. 1. 3
DIVERS

M 85/1/2/ 74

Les cellules transformées par un virus:

A. Peuvent se diviser un nombre illimité de fois in vitro
B. Obéissent à l'inhibition de contact
C. Ont un cytosquelette désorganisé
D. N'ont plus 2N chromosomes
E. Expriment souvent à leur surface des antigènes nouveaux

Réponse : ACDE

S 85/5/1/ 82

Parmi les différents facteurs de défense, indiquer celui qui est mis en jeu par la cellule dans les heures qui suivent son infection par un virus:

A. Interféron
B. Anticorps
C. Macrophages
D. Complément
E. Immunoglobulines A sécrétoires

Réponse : A

M 85/7/1/119

Chez l'homme une infection virale latente peut être provoquée par:

A. Myxovirus influenzae
B. Herpes simplex virus
C. Virus rabique
D. Virus de la varicelle
E. Poliovirus

Réponse : BD

3. 2
INFECTIONS HERPES SIMPLEX
3. 2. 1
PHYSIOPATHOLOGIE

M 90/6/2/ 40

La transmission d'un virus herpès peut se faire:

A. Par la salive
B. Par les secrétions vaginales
C. Par les selles d'un excréteur asymptomatique
D. Par des lésions cutanées herpétiques
E. Par les eaux de baignade

Réponse : ABD

S 91/1/1/ 5

L'infection latente qui succède à la primo-infection à Herpès simplex virus (ou Herpès virus hominis) a pour site:

A. Les polynucléaires du sang circulant
B. Les neurones moteurs périphériques du territoire de la primo-infection
C. Les neurones du ganglion sensitif du territoire de la primo-infection
D. Les lymphocytes B du sang circulant
E. Les macrophages du sang circulant

Réponse : C

3. 2. 2
CLINIQUE

M 85/7/2/ 50

La primo-infection herpétique génitale de la femme:

A. Est le plus souvent à virus HSV 1
B. Est hyperalgique
C. S'accompagne d'un frisson inaugural
D. Est habituellement secondaire à un contage vénérien
E. Est souvent associée à une infection à cytomégalovirus

Réponse : BD

M 86/3/2/ 14

L'éruption due au virus simplex hominis type 1:

A. Siège le plus souvent "à cheval" sur la jonction cutanéo-muqueuse
B. Est constitué de fines vésicules, claires au début
C. Est regroupée en "bouquet"
D. Est souvent associée à une adénopathie satellite
E. Ne peut pas être l'objet d'une surinfection bactérienne

Réponse : ABCD

M 86/3/2/ 24

L'herpès récurrent présente le ou les caractère(s) sémiologique(s) suivant(s):

A. Métamérique
B. Vésiculeux
C. En bouquet
D. Nodulaire
E. Récidivant in situ

Réponse : BCE

S 87/4/1/ 80

Quelle est la lésion élémentaire d'une stomatite herpétique?

A. Papule
B. Erythème
C. Kératose
D. Bulle
E. Vésicule

Réponse : E

M 90/4/1/113

La primo-infection herpétique:

A. Est fréquemment asymptomatique
B. Peut se traduire par une gingivostomatite aiguë
C. Peut se traduire par une septicémie herpétique néo-natale
D. Peut se traduire par une pustulose de Kaposi-Juliusberg chez l'atopique
E. Peut déterminer une atteinte neuro-méningée

Réponse : ABCDE

M 86/3/2/ 55

Parmi les manifestations suivantes, quelle(s) est (sont) celle(s) habituellement provoquée(s) par Herpès simplex virus type II?

A. Herpès labial
B. Kératite herpétique
C. Herpès vaginal
D. Herpès généralisé néo-natal
E. Méningo-encéphalite herpétique de l'adulte

Réponse : CD

3. 2. 3 BIOLOGIE

M 88/4/2/ 59

Devant une infection herpétique génitale, vous retenez en faveur d'une primo-infection herpétique?

A. L'isolement du virus herpétique à partir des lésions
B. La démonstration d'un effet cytopathogène viral (cellules ballonisantes d'Unna) à l'examen cytologique de la lésion muqueuse
C. L'ascension du taux sérique des anticorps IgG
D. L'apparition d'anticorps IgM
E. L'apparition d'anticorps IgA

Réponse : D

M 94/9/2/ 29

Devant un herpès génital, vous retenez en faveur d'une primo-infection herpétique?

A. L'isolement du virus herpétique à partir des lésions
B. La démonstration d'un effet cytopathogène viral à l'examen cytologique d'un frottis
C. L'ascension des taux sériques des anticorps IgG anti-HSV (herpès simplex virus)
D. L'apparition d'anticorps IgM anti-HSV
E. La séroconversion IgM est suivie de la séroconversion IgG

Réponse : DE

3. 2. 4 FORMES CLINIQUES

M 85/2/2/ 15

L'infection herpétique latente qui soutend l'herpès récurrent a un ou plusieurs des caractères suivants:

A. Elle a pour siège principal les ganglions lymphatiques du territoire de la primo-infection
B. Elle peut durer toute la vie
C. Elle est sujette à des réactivations qui aboutissent à une excrétion du virus
D. Elle peut être éliminée par les antiviraux de type Acyclovir
E. Elle peut être éliminée par les immunostimulants de type Isoprinosine

Réponse : BC

M 86/1/2/ 66

On isole plus souvent le type 1 de l'herpès simplex virus que le type 2 au cours de:

A. La kératite herpétique
B. L'encéphalite aiguë nécrosante de l'adulte
C. L'herpès du nouveau-né
D. L'herpès labial
E. L'herpès génital

Réponse : ABD

S 89/5/1/ 98

Les propositions suivantes concernant l'encéphalite herpétique sont exactes à l'exception d'une seule, laquelle?

A. Survient surtout chez l'enfant
B. Peut se manifester par des hallucinations
C. Est mortelle, en l'absence de traitement dans plus du tiers des cas
D. Entraîne une élévation initiale du taux d'interféron dans le LCR
E. Le traitement par Acyclovir (ZOVIRAX*) est le plus efficace

Réponse : A

M 89/6/2/ 69

Concernant la méningo-encéphalite herpétique de l'adulte:

A. Elle s'accompagne de lésions dans les régions temporo-frontales visibles au scanner
B. Le risque de séquelles est exceptionnel
C. Elle s'associe habituellement à une éruption vésiculeuse cutanéo-muqueuse
D. Elle est améliorée par l'Acyclovir (ZOVIRAX*) par la voie veineuse
E. Elle est due essentiellement à Herpès simplex type 1

Réponse : ADE

M 91/7/1/ 75

La pustulose de Kaposi Juliusberg à Herpès virus:

A. Peut survenir quand un adulte de l'entourage souffrant d'herpès labial embrasse un nourrisson eczémateux
B. Est parfois confondue au début avec une banale poussée de l'eczéma
C. Expose à une évolution mortelle
D. Justifie un diagnostic virologique rapide
E. Exige un traitement d'urgence par antiviral antiherpétique

Réponse : ABCDE

3. 2. 5
TRAITEMENTS

S 87/3/1/ 29

Parmi les antiviraux suivants utilisés pour la thérapeutique anti-herpétique, quel est celui qui inhibe spécifiquement la synthèse de l'ADN viral dans les cellules infectées par un herpès virus simplex?

A. La 5-Iodo-2-désoxyuridine
B. L'acycloguanosine (acyclovir)
C. L'arabinoside adénine
D. La trifluorothymidine
E. La 5-Iodo-2-désoxycytidine

Réponse : B

M 87/4/2/100

La primo-infection herpétique de type I:

A. Entraîne toujours des manifestations cliniques
B. S'exprime souvent par une gingivo-stomatite
C. Peut atteindre la cornée
D. Survient rarement avant 5 ans
E. Est prédominante dans les classes aisées

Réponse : BC

3. 2. 6
DIVERS

S 86/2/1/ 58

Les affirmations suivantes concernant la primo-infection herpétique sont justes, sauf une, laquelle? La primo-infection herpétique:

A. Est fréquemment asymptomatique
B. Peut se traduire par une gingivostomatite aiguë
C. Peut se traduire par une septicémie herpétique néo-natale
D. Peut être à l'origine d'algies résiduelles
E. Peut déterminer une atteinte neuro-méningée

Réponse : D

M 86/2/2/ 40

Indiquez la ou les propositions exactes concernant l'herpès génital récurrent:

A. Est sous tendu par une infection latente des ganglions sacrés
B. Est dû plus souvent à l'herpès simples virus de type 2 qu'au type 1
C. Peut-être temporairement suspendu par un traitement continu à l'acycloguanosine (acyclovir ou ZOVIRAX*)
D. Peut se manifester sous forme d'ulcérations chroniques extensives chez les sujets immunodéprimés
E. Ne s'observe que chez des sujets présentant à des degrés divers un état d'immunodépression caractérisé

Réponse : ABCD

M 86/1/2/ 63

Indiquez la ou les réponses exactes concernant l'herpès du nouveau-né:

A. Il est plus souvent consécutif à une infection herpétique génitale de la mère
B. La cause la plus fréquente en est une primo-infection génitale maternelle apparente contractée durant le mois précédant l'accouchement
C. Il est le plus souvent sans manifestations cliniques
D. Il a pour manifestation clinique la plus fréquente des malformations congénitales
E. Le taux de mortalité peut en être réduit par chimiothérapie antivirale

Réponse : ABE

M 87/5/2/ 4

L'infection herpétique latente qui soutend l'herpès récurrent a un ou plusieurs des caractères suivants:

A. Elle a pour siège principal les ganglions lymphatiques du territoire de la primo-infection
B. Elle peut durer toute la vie
C. Elle peut être réactivée par un traitement immunodépresseur
D. Elle peut être éliminée par les antiviraux de type acyclovir
E. Elle peut être éliminée par les immunostimulants de type isoprinosine

Réponse : BC

M 89/2/2/ 13

Les récurrences herpétiques:

A. Sont souvent plus limitées et plus bénignes que la primo-infection
B. Récidivent habituellement dans la même région
C. Leur nature virale est attestée par la présence de cellules ballonisantes au cytodiagnostic
D. Leur diagnostic est affirmé, en cas de doute, par la sérologie spécifique
E. Ne sont pas inéluctables après une primo-infection

Réponse : ABCE

M 89/7/2/ 61

Le virus herpétique peut provoquer:

A. Des encéphalites
B. Des kérato-conjonctivites
C. Des ostéomyélites
D. Des phlegmons crépitants
E. Des prostatites

Réponse : AB

M 90/7/2/ 2

La gingivostomatite herpétique :

A. Est habituellement due à HSV1
B. Est plus fréquente chez l'adulte
C. Est fébrile
D. L'incubation dure généralement moins de 10 jours
E. L'évolution est spontanément favorable

Réponse : ACDE

S 91/7/1/ 23

Au cours des récurrences herpétiques cutanéo-labiales, les propositions suivantes sont exactes sauf une, laquelle?

A. L'exposition solaire a un rôle favorisant
B. Chaque récurrence peut s'accompagner d'érythème polymorphe
C. Le grattage du plancher d'une vésicule récente montre des cellules géantes multinucléées
D. Le cytodiagnostic n'est pas spécifique de l'herpès virus hominis
E. Chaque récurrence s'accompagne d'une montée significative du taux des anticorps anti-herpétiques

Réponse : E

3. 3
MONONUCLEOSE INFECTIEUSE
3. 3. 1
CLINIQUE

M 86/7/2/ 88

Au cours de la mononucléose infectieuse on peut observer:

A. Une angine érythémateuse
B. Une angine érythématopultacée
C. Une angine ulcéronécrotique unilatérale
D. Une angine à fausse membrane
E. Absence d'angine

Réponse : ABCD

3. 3. 2
BIOLOGIE

S 90/2/1/ 36

Parmi les définitions cytologiques suivantes, quelle est celle qui s'applique à la mononucléose infectieuse?

A. Syndrome myéloprolifératif
B. Syndrome lymphoprolifératif auto-limité de la lignée B
C. Prolifération anarchique de promyéloblastes
D. Prolifération anarchique de thymocytes
E. Prolifération anarchique de lymphocytes hyperbasophiles

Réponse : B

S 91/2/1/ 25

Quelle est la plus exacte définition des cellules hyperbasophiles de la MNI?

A. Des lymphocytes
B. Des lymphocytes B stimulés par le virus EB
C. Des monocytes qui ont phagocyté le virus d'Epstein-Barr
D. Des lymphocytes T "activés"
E. Des polynucléaires à grains basophiles

Réponse : D

3. 3. 3
ETIOLOGIES (FACTEURS DE RISQUE, TERRAIN)

S 94/9/1/ 20

Quel est, parmi les agents infectieux suivants, celui qui ne provoque pas de syndrome mononucléosique ou de réaction mononucléosique?

A. Le cytomégalovirus
B. Le virus de l'immunodéficience humaine
C. Le virus de l'hépatite A
D. Le bacille de la coqueluche
E. Le virus d'Epstein-Barr

Réponse : D

3. 3. 4
TRAITEMENTS

S 87/2/1/ 28

Chez un malade présentant une mononucléose infectieuse, désigner l'anti-infectieux qu'il ne faut pas utiliser si l'on doit traiter une affection bactérienne concomitante:

A. La gentamycine (GENTALINE*)
B. L'érythromycine (ERYTHROCINE*)
C. L'ampicilline (PÉNICILLINE*, TOTAPEN*)
D. Les céphalosporines
E. Les sulfamides

Réponse : C

3. 3. 5
DIVERS

S 85/2/1/ 76

Une seule de ces affirmations concernant la mononucléose infectieuse est vraie. Laquelle?

A. Il n'y a jamais d'atteinte de la lignée érythrocytaire
B. La splénomégalie est un signe constant
C. Elle peut être constatée chez un enfant de 4 ans
D. L'angine est toujours présente dès le premier jour de la maladie
E. Le virus d'Epstein-Barr disparaît toujours de l'organisme après une mononucléose infectieuse

Réponse : C

M 86/2/2/ 39

Au cours de la mononucléose infectieuse quelle(s) proposition(s) est (sont) exacte(s)?

A. La découverte d'adénopathies cervicales postérieures élimine le diagnostic
B. Une élévation modérée des transaminases peut s'observer au cours de la maladie
C. Le MNI-test n'est positif que dans un quart des cas
D. L'antibiothérapie est superflue
E. L'angine peut être retardée

Réponse : BDE

M 86/3/2/100

Parmi les propositions suivantes concernant la mononucléose infectieuse laquelle (ou lesquelles) est (sont) exacte(s)?

A. Elle est la conséquence d'une infection par le cytomégalovirus
B. Elle ne s'observe pas en dessous de l'âge de 10 ans
C. Les cellules anormales trouvées dans le sang périphérique sont d'origine monocytaire
D. Elle s'accompagne habituellement d'une hypogammaglobulinémie
E. Elle guérit le plus souvent sans traitement

Réponse : E

M 91/7/2/ 10

Dans la mononucléose infectieuse, indiquez la ou les propositions(s) exacte(s):

A. La polyadénopathie superficielle est à prédominance cervicale
B. L'angine peut être pseudo-membraneuse
C. Une thrombopénie est fréquente
D. L'élévation des transaminases est fréquente
E. L'antibiothérapie peut provoquer des complications

Réponse : ABCDE

3. 4
VARICELLE
3. 4. 1
EPIDÉMIOLOGIE

M 89/1/2/113

Parmi les propositions suivantes, laquelle ou lesquelles ne s'applique(nt) pas à l'épidémiologie de la varicelle?

A. Infection habituelle de l'enfance
B. Transmission placentaire possible
C. Contamination indirecte par des objets souillés
D. Survient plus précocément en milieu urbain
E. Contamination directe au contact d'un porteur

Réponse : C

3. 4. 2 CLINIQUE

S 89/1/1/ 14

La durée approximative de l'incubation de la varicelle est de:

A. 3 à 5 jours
B. 8 à 10 jours
C. 14 à 16 jours
D. 20 à 25 jours
E. 1 mois

Réponse : C

S 90/7/1/ 20

Une seule des 5 affections suivantes est une éruption vésiculeuse et prurigineuse généralisée:

A. Zona
B. Varicelle
C. Pédiculose
D. Lichénification
E. Trichophytie

Réponse : B

M 91/3/2/ 37

L'éruption de la varicelle:

A. Débute aux extrémités de membres
B. S'accompagne d'une fièvre à 39°
C. Comporte plusieurs poussées
D. Associe dans le même territoire cutané des éléments d'âge différent
E. Peut laisser des cicatrices indélébiles

Réponse : CDE

S 91/4/1/ 51

La contagiosité précède l'apparition de l'éruption de la varicelle de:

A. 15 jours
B. 10 jours
C. 7 jours
D. 2 jours
E. 21 jours

Réponse : D

M 92/8/1/100

Indiquez la(les) circonstance(s) nécessitant l'hospitalisation immédiate d'un sujet adulte présentant une varicelle:

A. Toux quinteuse avec dyspnée et polypnée
B. Température à 38°
C. Prurit généralisé
D. Eruption vésiculeuse intense sur le tronc et les membres
E. Adénopathies cervico-occipitales

Réponse : A

3. 4. 3 ÉVOLUTION (PRONOSTIC, COMPLICATIONS)

S 88/2/1/ 83

La complication neurologique la plus fréquente de la varicelle est:

A. Une paralysie de la VIIème paire
B. Une polyradiculonévrite
C. Une myélite
D. Une ataxie cérébelleuse
E. Une polioencéphalite

Réponse : D

3. 4. 4 DIVERS

M 91/2/2/ 81

La varicelle:

A. Est une éruption vésiculeuse
B. Respecte le cuir chevelu
C. Evolue en plusieurs poussées successives
D. Peut atteindre la muqueuse buccale
E. Est grave chez l'immunodéprimé

Réponse : ACDE

3. 5 ZONA

3. 5. 1 CLINIQUE

M 90/1/2/ 31

Les douleurs du zona inter costal:

A. Sont bilatérales et symétriques
B. Ont une topographie radiculaire
C. Précèdent l'éruption
D. Cèdent spontanément à la fin de l'éruption
E. Sont à type de brûlure

Réponse : BCE

3. 5. 2
ETIOLOGIES
(FACTEURS DE RISQUE, TERRAIN)

S 85/4/1/ 28

Le zona est une récurrence ou une forme clinique de:

A. L'herpès récurrent
B. La varicelle
C. L'impétigo de Bockhart
D. La pemphigoïde bulleuse
E. Aucune de ces affections

Réponse : B

3. 5. 3
DIVERS

M 86/3/1/105

Parmi ces 5 propositions concernant le zona ophtalmique, laquelle (lesquelles) est (sont) exacte(s)?

A. La maladie confère l'immunité
B. Les kératites secondaires sont de mauvais pronostic, surtout si elles s'accompagnent d'anesthésie cornéenne
C. Le zona est une neuro-ectodermose virale
D. L'atteinte uvéale est typiquement une uvéite antérieure
E. Des paralysies oculo-motrices peuvent compliquer un zona ophtalmique

Réponse : BCDE

M 89/1/2/ 40

Le zona:

A. Réalise une éruption métamérique douloureuse
B. Est de diagnostic essentiellement clinique
C. Est une maladie habituellement bénigne
D. S'accompagne d'une adénopathie satellite
E. Ses douleurs post-éruptives sont prévenues par l'acyclovir (ZOVIRAX*)

Réponse : ABCD

S 90/4/1/ 22

Le siège anatomique du virus au cours d'un zona est:

A. La corne antérieure de la moelle épinière
B. La racine antérieure de la moelle épinière
C. Le ganglion de la racine sensitive postérieure de la moelle épinière
D. Les ganglions lymphatiques
E. Les nerfs périphériques

Réponse : C

3. 6
ROUGEOLE
3. 6. 1
CLINIQUE

S 85/7/1/ 52

Les manifestations cliniques rencontrées au cours de la rougeole comportent les faits suivants sauf un, lequel?

A. Dissociation du pouls et de la température
B. Conjonctivite avec photophobie
C. Fièvre régressant 2 à 3 jours après le début de l'éruption
D. Rougeur ou pétéchies du voile du palais
E. Coryza et toux

Réponse : A

M 86/3/2/ 96

Parmi les caractères suivants, lequel(s) est(sont) évocateur(s) de l'exanthème de la rougeole:

A. Début derrière les oreilles
B. Prédominance aux plis de flexion
C. Atteinte des paumes des mains et des plantes des pieds
D. Évolution en plusieurs poussées
E. Macules et papules avec intervalles de peau saine

Réponse : AE

M 86/4/2/ 29

Parmi les propositions suivantes concernant l'exanthème de la rougeole, indiquez celle(s) qui vous paraisse(nt) exacte(s):

A. Apparait 21 jours après le contage
B. Est précédé par un énanthème
C. Débute au tronc et à la racine des cuisses
D. Evolue en une seule poussée
E. Provoque une desquamation importante, bien visible chez le blanc

Réponse : BD

S 86/6/1/ 14

A quelle période de la rougeole apparaît le classique signe de Koplick?

A. Incubation
B. Etat (éruption)
C. Convalescence
D. Invasion
E. Complications

Réponse : D

M 90/6/2/ 24

Concernant la rougeole, il est exact que:

A. La maladie atteint surtout l'enfant jeune
B. L'éruption apparait 14 jours après le contage
C. L'éruption débute à la racine des cheveux et derrière les oreilles
D. L'éruption est accompagnée d'un catarrhe oculo-nasal et trachéal caractéristique
E. L'éruption est diffuse, homogène, faite d'un érythème

Réponse : ABCD

M 91/5/2/ 66

Parmi les 5 propositions suivantes concernant le signe de Koplick, indiquer celle(s) qui est(sont) exacte(s):

A. Est quasi pathognomonique de la rougeole
B. Apparaît au 2ème jour de l'éruption
C. Persiste jusqu'à la fin de l'exanthème
D. Se situe à la face interne des joues en regard des prémolaires
E. Est un semis de petites papules blanc-bleuâtre

Réponse : ADE

3. 6. 2 ÉVOLUTION (PRONOSTIC, COMPLICATIONS)

M 87/7/2/107

La rougeole peut se compliquer de:

A. Otite moyenne de surinfection bactérienne
B. Laryngite striduleuse
C. Pneumopathie interstitielle diffuse
D. Cystite hématurique
E. Encéphalite

Réponse : ABCE

3. 6. 3 TRAITEMENTS

M 85/4/2/ 63

Le vaccin contre la rougeole:

A. En France est un vaccin administré par voie buccale
B. Est un vaccin à virus vivant atténué
C. Peut être associé au vaccin contre la rubéole
D. Nécessite toujours un rappel 1 an après
E. Est administré à partir de l'âge de 12 mois

Réponse : BCE

M 89/1/1/103

Le traitement curatif d'une rougeole banale non compliquée, survenant chez un enfant de 2 ans, nécessite l'une ou plusieurs des prescriptions suivantes. La ou lesquelles?

A. Aspirine
B. Administration de gentamycine (GENTALLINE*)
C. Administration de gamma globulines anti-morbilleuses
D. Hospitalisation en raison du risque d'encéphalite
E. Aucune des mesures précédentes

Réponse : A

M 90/1/2/ 90

La vaccination contre la rougeole:

A. Est actuellement recommandée chez l'enfant d'un an
B. Est contre indiquée en cas d'antécédents neurologiques
C. Evite que la maladie se déclare si elle est pratiquée dans les 48 heures qui suivent le contage
D. Présente un risque d'accidents encéphalitiques comparable à celui de la rougeole
E. Est obligatoire pour l'entrée à l'école

Réponse : AC

S 92/9/1/ 51

Chez un enfant non vacciné, ayant été en contact avec un rougeoleux il y a 24 heures, quelle attitude conseillez-vous?

A. Rien de particulier
B. Prescription d'un macrolide
C. Injection de gammaglobulines
D. Sérologies antirougeoleuses à 15 jours d'intervalle
E. Vaccination antirougeoleuse

Réponse : E

3. 7 OREILLONS

3. 7. 1 CLINIQUE

S 88/7/1/ 89

Les faits suivants peuvent être retrouvés dans les oreillons sauf un, lequel?

A. Une stérilité peut survenir après une orchite bilatérale
B. La parotidite bilatérale est fréquente
C. La surdité est une complication peu fréquente
D. Un exanthème transitoire peut être observé
E. Des arthrites fluxionnaires peuvent survenir

Réponse : D

S 89/3/1/ 21

Indiquez la durée d'incubation des oreillons:

A. 48 heures
B. 10 jours
C. 15 jours
D. 3 semaines
E. 40 jours

Réponse : D

3. 7. 2 FORMES CLINIQUES

M 86/7/2/ 20

Parmi les localisation suivantes, quelle(s) est (sont) celle(s) que l'on peut observer au cours des oreillons chez l'enfant?

A. Parotidite
B. Urétrite
C. Cystite
D. Phlébite
E. Méningite lymphocytaire

Réponse : AE

3. 7. 3 TRAITEMENTS

M 88/1/2/ 68

La vaccination contre les oreillons est légalement contre-indiquée dans la ou les situations suivantes:

A. Insuffisance respiratoire chronique
B. Maladie maligne évolutive
C. Grossesse
D. Allergie aux protéines de l'oeuf
E. Antécédent de crise comitiale

Réponse : BCD

3. 8
RUBEOLE
3. 8. 1
CLINIQUE

M 88/2/2/ 25

Parmi les éléments suivants, quel est celui ou quels sont ceux dont la constatation fait présumer d'une rubéole congénitale?

A. Surdité
B. Microphtalmie
C. Cardiopathie congénitale
D. Hydrocéphalie
E. Bandes claires métaphysaire

Réponse : ABCE

S 88/3/1/ 22

La découverte d'un cataracte chez un nouveau-né porteur d'un souffle systolique est évocatrice :

A. D'une trisomie 21
B. D'une embryopathie rubéolique
C. D'une maladie des inclusions cytomégaliques
D. D'une infection à herpès-virus
E. D'une toxoplasmose congénitale

Réponse : B

3. 8. 2
BIOLOGIE

S 87/3/1/ 17

Au cours d'une réinfection rubéolique, on constate la présence:

A. Seulement d'IgM rubéoliques
B. Seulement d'IgG rubéoliques
C. Simultanément d'IgG et d'IgM rubéoliques
D. D'abord d'IgM puis 1 mois après d'IgG rubéoliques
E. D'IgE rubéoliques

Réponse : B

3. 8. 3
TRAITEMENTS

M 88/6/2/ 87

Dans la liste suivante, quelle(s) caractéristique(s) peu(ven)t s'appliquer au vaccin contre la rubéole?

A. Vaccin vivant atténué
B. N'est efficace qu'après la puberté
C. Des injections de rappel sont souhaitables tous les 5 ans
D. Contre-indiqué chez la femme enceinte
E. Entraîne une séroconversion dans 75% des cas

Réponse : ADE

3. 8. 4
DIVERS

M 87/5/2/ 24

Parmi les propositions suivantes concernant la rubéole acquise, indiquer celle(s) qui est (sont) exacte(s):

A. La contagiosité de la rubéole débute une semaine avant l'apparition de l'éruption
B. La contagiosité de la rubéole peut persister alors que l'éruption a disparu
C. La durée moyenne de l'incubation de la rubéole est de 14 jours
D. Les anticorps décelés par inhibition de l'hémagglutination apparaissent au moment de l'éruption
E. Seules les rubéoles cliniquement apparentes sont contagieuses

Réponse : ABCD

M 88/7/2/ 36

Chez un adulte jeune, la rubéole se traduit généralement par:

A. Adénopathies à prédominance cervicale antérieure
B. Pointillé rouge du voile du palais
C. Catarrhe oculo nasal
D. Douleurs articulaires
E. Leucopénie avec plasmocytose

Réponse : BDE

3. 9
POLIOMYELITE
3. 9. 1
TRAITEMENTS

S 88/5/1/ 96

La vaccination anti-poliomyélitique par vaccin inactivé injectable:

A. Est contre indiquée chez le diabétique
B. Est contre indiquée chez la femme enceinte
C. Peut être responsable d'accidents graves à type de paralysies
D. Peut être associée à la vaccination antitétanique
E. Ne donne qu'une protection médiocre contre la maladie

Réponse : D

3.10
VIRUS RESPIRATOIRE SYNCYTIAL
3.10. 1
CLINIQUE

S 88/2/1/ 20

Parmi les syndromes cliniques suivants, lequel est lié à l'infection par le virus respiratoire syncytial?

A. Herpangine
B. Panencéphalite sclérosante subaiguë (PESS) de Von Bogaert
C. Diarrhée aiguë hivernale du nourrisson
D. Molluscum contagiosum
E. Bronchiolite aiguë du nourrisson

Réponse : E

3.11 GRIPPE

3.11. 1 EPIDÉMIOLOGIE

M 89/7/1/107

L'épidémiologie de la grippe est caractérisée par:

A. Une potentialité épidémique
B. Une létalité faible et une morbidité élevée
C. Une protection efficace par la vaccination
D. Une potentialité pandémique
E. La fréquence des mutations du virus

Réponse : ABCDE

3.11. 2 CLINIQUE

M 85/4/2/ 27

La grippe commune est une maladie virale de l'arbre respiratoire qui pendant les deux premiers jours d'évolution peut se manifester par:

A. Température élevée
B. Un coryza intense
C. De la toux
D. Des algies diverses
E. Des opacités pulmonaires importantes

Réponse : ABCD

M 91/7/1/ 86

Parmi les arguments compatibles avec le diagnostic de grippe commune, on trouve:

A. La toux
B. Les courbatures
C. La fièvre
D. Le catarrhe des voies aériennes supérieures
E. La guérison habituellement en 3 à 5 jours

Réponse : ABCDE

3.11. 3 BIOLOGIE

S 88/4/1/ 69

Parmi les prélèvements suivants, citez celui qui permet en pratique l'isolement d'un virus grippal:

A. Selles
B. Urines
C. Secrétions rhinopharyngées
D. Liquide céphalo-rachidien
E. Lymphocytes T

Réponse : C

3.11. 4 TRAITEMENTS

M 85/7/2/ 16

Le vaccin antigrippal utilisé en France:

A. Est préparé sur oeuf
B. Est polyvalent grippes A et B
C. Sa composition est adaptée aux souches les plus actuelles
D. Est administré par voie sous-cutanée
E. Nécessite un rappel tous les 5 ans

Réponse : ABCD

M 86/3/2/ 81

La vaccination anti-grippale est contre-indiquée:

A. Chez un sujet présentant une maladie infectieuse évolutive
B. Chez la femme enceinte
C. Chez un sujet allergique aux protéines de l'oeuf
D. Chez le sujet âgé
E. Chez les diabétiques

Réponse : AC

M 87/4/2/102

Le vaccin antigrippal:

A. Est administrable chez un insuffisant cardiaque
B. Est un vaccin à virus vivant
C. Est administrable chez la femme enceinte
D. Est toujours bien supporté
E. Est contre-indiqué chez le diabétique

Réponse : AC

3.11. 5 DIVERS

M 85/7/2/ 66

Concernant les Myxovirus influenzae de type A: quelle(s) est ou sont la (ou les) proposition(s) exacte(s)?

A. Ont un ARN segmenté
B. Peuvent présenter des mutations de leurs antigènes d'enveloppe
C. Ont un antigène interne commun avec les Myxovirus influenzae B
D. Entrent dans la composition des vaccins grippaux
E. Toutes ces propositions sont justes

Réponse : ABD

M 89/5/1/118

Les variations antigéniques des Virus grippaux A isolés chez l'homme:

A. Peuvent être dues à une modification antigénique de la seule nucléocapside
B. Peuvent être dues à une modification antigénique de la seule hémagglutinine
C. Peuvent être dues à une modification antigénique de la seule neuraminidase
D. Peuvent être dues à une modification antigénique de l'hémagglutinine et de la neuraminidase
E. Peuvent être dues à une modification antigénique de la nucléocapside, de l'hémagglutinine et de la neuraminidase

Réponse : BCD

S 91/5/1/ 36

Laquelle de ces propositions est fausse? Le virus de la grippe de type A:

A. Appartient à la famille des ortho-myxoviridae
B. Est un virus à DNA
C. Possède une enveloppe
D. Est hérissé à sa surface de spicules hémagglutinants
E. Peut subir des variations antigéniques

Réponse : B

3.12
RAGE
3.12. 1
PHYSIOPATHOLOGIE

M 91/1/2/ 3

Un animal enragé peut transmettre le virus rabique à l'homme:

A. Par léchage ou morsure
B. Par contact urinaire
C. Dans les 5 à 8 jours qui précèdent sa mort
D. Par ses excréments
E. Par projection et inhalation de particules virales

Réponse : ACE

3.12. 2
DIVERS

M 86/4/2/ 7

En cas de morsure grave par un animal suspect de rage:

A. Il faut suturer rapidement les plaies de morsure
B. Il faut tuer aussitôt l'animal mordeur
C. Le médecin traitant commencera immédiatement la vaccination anti-rabique
D. Il faut préférer le vaccin anti-rabique inactivé préparé sur culture de cellules diploïdes humaines
E. On peut infiltrer la plaie de sérum anti-rabique

Réponse : DE

M 91/5/2/ 29

Dans la rage:

A. La contamination est en règle directe, par morsure animale
B. Le renard est le principal réservoir du virus en France
C. La rage humaine, une fois déclarée, peut être traitée efficacement par des perfusions intraveineuses d'immunoglobulines antirabiques
D. Toutes les espèces animales à sang chaud sont réceptives au virus rabique
E. L'incubation de la rage humaine est longue, toujours supérieure à 15 jours

Réponse : ABDE

3.13
SIDA
3.13. 1
PHYSIOPATHOLOGIE

S 91/4/1/ 36

La structure par laquelle le virus VIH lie son récepteur cellulaire est:

A. Gp 20
B. Gp 40
C. Gp 60
D. Gp 100
E. Gp 120

Réponse : E

3.13. 2
CLINIQUE

S 91/1/1/ 54

Manifestation de la phase de primo-infection par le virus VIH:

A. Pneumopathie atypique
B. Hépatite ictérique
C. Glomérulonéphrite aiguë
D. Syndrome de Guillain-Barré
E. Syndrome mononucléasique

Réponse : E

3.13. 3
BIOLOGIE

M 89/4/2/ 4

Retenez la (les) proposition(s) exacte(s) concernant les signes biologiques rencontrés au cours du SIDA:

A. Lymphopénie habituellement inférieure à 1000/mm3
B. Possibilité d'une thrombopénie
C. Diminution en valeur absolue des lymphocytes CD4
D. Augmentation de la bêta 2 microglobulinémie
E. Augmentation des immunoglobulines G

Réponse : ABCDE

3.13. 4
TRAITEMENTS

M 89/4/2/ 22

Retenez le(s) médicament(s) utilisable(s) au cours d'une pneumonie à Pneumocystis carinii:

A. Ceftriaxone (ROCEPHINE*)
B. Triméthoprime-Sulfaméthoxazole (BACTRIM*)
C. Interféron alpha (ROFERON*)
D. Pentamidine (LOMIDINE*)
E. Acyclovir (ZOVIRAX*)

Réponse : BD

3.13. 5
DIVERS

S 91/6/1/ 71

Le SIDA:

A. Est causé par un virus à ADN
B. Ne s'observe que dans certains groupes "à risque" définis
C. Est couramment transmis par la salive
D. A une période d'incubation de 18 mois, en moyenne
E. Peut comporter des lymphomes en particulier de type Burkitt

Réponse : E

M 94/8/2/ 66

L'infection par le VIH:

A. Est plus fréquente au Maghreb qu'en Afrique noire
B. Peut se transmettre par piqûre de moustiques
C. Atteint majoritairement la tranche d'âge 20-40 ans
D. Peut être prévenue par injection d'immunoglobulines polyvalentes
E. Peut être transmise accidentellement au personnel soignant

Réponse : CE

4
INFECTIONS FONGIQUES
4. 1
CANDIDOSES
4. 1. 1
CLINIQUE

M 87/2/2/ 13

Candida albicans peut être responsable d'une (ou de plusieurs) des affections suivantes:

A. Vulvo-vaginite
B. Perlèche
C. Balanite
D. Stomatite
E. Septicémie

Réponse : ABCDE

4. 1. 2
ETIOLOGIES (FACTEURS DE RISQUE, TERRAIN)

M 89/6/2/ 5

Certaines causes favorisent le développement des candidoses. Parmi elles, on relève:

A. Des causes hormonales
B. Des thérapeutiques (Antibiotiques)
C. Une atteinte de l'état général
D. Un manque d'hygiène, des facteurs locaux
E. L'infection par le virus VIH

Réponse : ABCDE

4. 1. 3
DIVERS

M 91/5/1/ 94

La candidose génitale:

A. Est toujours asymptomatique chez l'homme
B. Se traduit le plus souvent, chez la femme, par des leucorrhées verdâtres
C. Provoque un prurit vulvaire souvent intense
D. Est favorisée par la grossesse
E. S'accompagne parfois d'une dysurie

Réponse : CDE

4. 2
MYCOSES
4. 2. 1
ETIOLOGIES (FACTEURS DE RISQUE, TERRAIN)

M 85/2/2/ 43

La survenue d'une mycose profonde à champignon opportuniste peut s'observer lors de:

A. Une corticothérapie au long cours
B. Une antibiothérapie
C. La pose d'une valve cardiaque
D. La mise en place d'un cathéter veineux
E. Une greffe rénale

Réponse : ABCDE

4. 3
TRICHOMONAS
4. 3. 1
CLINIQUE

M 89/6/2/ 71

Chez la femme, les trichomonases génitales cliniques se caractérisent par:

A. Vulvo-vaginite aiguë
B. Leucorrhées spumeuses aérées continuelles
C. Prurit vulvaire tardif résistant le plus souvent au traitement
D. Un examen au spéculum montrant une muqueuse vaginale inflammatoire avec piquetés hémorragiques
E. Une diminution des troubles pendant la grossesse et à la ménopause

Réponse : ABD

4. 3. 2
DIVERS

M 85/2/2/ 70

Indiquez la (ou les) réponse(s) exacte(s); Trichomonas Vaginalis:

A. Est un parasite des voies génito-urinaires de la femme
B. N'est jamais rencontré chez l'homme
C. Peut provoquer chez la femme une leucorrhée abondante
D. Est diagnostiqué par mise en évidence du parasite ou de son kyste dans l'exsudat génital
E. Le traitement par Métronidazole (FLAGYL*) est efficace

Réponse : ACE

S 86/3/1/ 21

La trichomonase génitale de la femme: désignez dans la liste suivante la proposition inexacte:

A. Est une maladie vénérienne
B. Se diagnostique aisément sur des frottis effectués au niveau du col de l'utérus
C. Répond bien à un traitement par le FLAGYL* par voies orale et locale
D. Nécessite de traiter simultanément le partenaire
E. Peut être associée à une candidose vaginale

Réponse : B

M 90/3/2/ 25

Trichomonas vaginalis est un parasite:

A. Du tractus urogénital
B. A transmission vénérienne
C. Eventuel de l'utérus et des trompes
D. A transmission transplacentaire
E. Retrouvé dans les urines

Réponse : ABE

5
INFECTIONS PARASITAIRES
5. 1
PARASITOLOGIE GENERALE
5. 1. 1
CLINIQUE

M 90/4/2/ 36

Parmi les parasitoses suivantes, certaines s'accompagnent habituellement d'adénopathies. Lesquelles?

A. Toxoplasmose
B. Trypanosomose
C. Bilharzioses
D. Amibiase
E. Echinococcoses

Réponse : AB

M 91/7/1/ 99

Dans l'hydatidose humaine, le mode de contamination se fait:

A. Lors de contacts avec un chien porteur de taenia
B. Lors de l'abattage de bovins ou ovins parasités
C. Par l'ingestion d'aliments souillés par les déjections d'un chien parasité
D. Par l'ingestion de membrane hydatique ou de scolex dans une viande parasitée
E. En dépeçant un renard mort

Réponse : AC

5. 1. 2
BIOLOGIE

M 93/9/2/ 94

Quelles sont, parmi les manifestations biologiques suivantes détectables dans le sang, celle(s) qui traduisent une réponse à une infestation tissulaire par les larves d'helminthes ?

A. Augmentation des basophiles
B. Augmentation des plasmocytes
C. Augmentation des éosinophiles
D. Augmentation des IgE
E. Augmentation des IgM

Réponse : CD

5. 1. 3
ETIOLOGIES
(FACTEURS DE RISQUE, TERRAIN)

S 91/2/1/ 65

Une hyperéosinophilie sanguine peut être rattachée à toutes ces causes, sauf une, laquelle?

A. Une distomatose
B. Une maladie de Hodgkin
C. Une périartérite noueuse
D. Un eczéma
E. Une agranulocytose immuno-allergique

Réponse : E

5. 1. 4
DIVERS

M 85/5/2/ 66

Parmi les parasitoses suivantes, laquelle ou lesquelles sont secondaires à une porte d'entrée cutanée dans l'organisme humain?

A. Amibiase
B. Ascaridiose
C. Giardiase
D. Paludisme
E. Ankylostomose

Réponse : DE

M 87/5/2/ 75

Dans quelle(s) parasitose(s) un hôte intermédiaire est indispensable pour assurer le cycle naturel de transmission de la maladie à l'homme?

A. Amibiase
B. Pédiculose
C. Paludisme
D. Taeniasis
E. Gale sarcoptique

Réponse : CD

S 89/7/1/ 84

Parmi les parasitoses suivantes, une seule fait appel à un vecteur pour sa transmission:

A. Amibiase
B. Toxoplasmose
C. Leishmanioses
D. Giardiase
E. Pneumocystose

Réponse : C

M 90/3/2/ 23

La phase d'invasion des helminthiases à migration larvaire intratissulaire obligatoire peut s'accompagner de certains des signes cliniques ou biologiques. Lesquels?

A. Urticaire
B. Prurit
C. Infiltrat pulmonaire labile
D. Hyperéosinophilie sanguine croissante
E. Elévation des IgE totales

Réponse : ABCDE

M 91/4/2/ 83

Giardia intestinalis:

A. Est cosmopolite
B. Est un protozoaire hématozoaire
C. Peut-être éliminé sous forme de kystes dans les selles
D. N'est pathogène que chez le sujet immunodéprimé
E. Est sensible au métronidazole

Réponse : ACE

M 91/2/2/ 39

Parmi les agents cités ci-dessous, quels sont ceux à parasitisme intracellulaire obligatoire?

A. Plasmodium falciparum
B. Leishmanies
C. Chlamydiae
D. Rickettsies
E. Cytomégalovirus

Réponse : ABCDE

M 94/8/2/ 77

Chez un sujet n'ayant jamais quitté la France métropolitaine, les principales étiologies parasitaires d'une hyperéosinophilie franche (supérieure à 1000/mm3) sont:

A. La distomatose
B. L'ascaridiose
C. La toxoplasmose
D. La toxocarose
E. Le taeniasis

Réponse : ABD

5. 2
BILHARZIOSE
5. 2. 1
EPIDÉMIOLOGIE

M 86/7/2/ 32

La bilharziose urinaire se rencontre:

A. Au Maghreb
B. En Afrique inter-tropicale
C. A Madagascar
D. Aux Antilles
E. En Guyanne Française

Réponse : ABC

5. 2. 2
DIVERS

M 94/9/2/ 99

La bilharziose urinaire (Schistosoma haematobium) sévit à l'état endémique en:

A. Grèce
B. Egypte
C. Mali
D. Inde
E. Chine

Réponse : BC

5. 3
KYSTE HYDATIQUE
5. 3. 1
IMAGERIE

M 92/8/2/ 22

Devant une opacité ronde solitaire intra-pulmonaire vous retenez en faveur du diagnostic de kyste hydatique:

A. Séjour prolongé en pays endémique
B. Opacité pulmonaire dont la densité est renforcée par l'injection de contraste en tomodensitométrie
C. Association d'une formation liquidienne hépatique avec renforcement de sa paroi en échographie
D. Présence de calcifications au sein de l'opacité intra-pulmonaire en tomodensitométrie
E. Une image en grelot en tomodensitométrie thoracique

Réponse : AC

5. 4 PALUDISME

5. 4. 1 CLINIQUE

S 88/6/1/ 64

Les signes cliniques suivants sont évocateurs d'un paludisme de primo-invasion sauf un: lequel?

A. Céphalées
B. Diarrhée
C. Hématurie
D. Fièvre
E. Vomissements

Réponse : C

5. 4. 2 BIOLOGIE

M 85/6/2/ 73

Lors d'un accès fébrile faisant craindre un accès pernicieux à Plasmodium falciparum, quel est ou quels sont, le ou les examens à prescrire d'urgence pour un diagnostic de certitude?

A. Sérologie du paludisme
B. Frottis sanguin
C. Hémoculture
D. Coproculture
E. Numération globulaire

Réponse : B

S 88/3/1/ 30

Parmi les signes suivantes, indiquer le signe biologique le plus courant en faveur d'un paludisme évoluant depuis longtemps (le malade ne présentant aucune autre pathologie):

A. Eosinophilie normale
B. Transaminase élevée
C. Hyperleucocytose à polynucléaires neutrophiles
D. Hyperplaquettose
E. Leuconeutropénie

Réponse : E

5. 4. 3 FORMES CLINIQUES

S 89/1/1/ 71

Parmi les 5 espèces plasmodiales suivantes, quelle est celle susceptible de provoquer un neuro-paludisme:

A. P. vivax
B. P. falciparum
C. P. ovale
D. P. malariae
E. P. berghei

Réponse : B

5. 4. 4 TRAITEMENTS

S 91/3/1/ 58

Le danger des antimalariques de synthèse est leur accumulation au niveau de:

A. Cristallin
B. Cornée
C. Conjonctive
D. Rétine
E. Iris

Réponse : D

M 92/9/2/ 91

L'hydroxychloroquine (PLAQUENIL*) est un anti-paludéen de synthèse exposant aux complications oculaires suivantes :

A. Dépôts cornéens
B. Sclérite
C. Rétinopathie
D. Cataracte
E. Uvéite postérieure

Réponse : AC

5. 4. 5 DIVERS

M 86/1/2/ 64

Les agents du paludisme:

A. Sont présents dans les hépatocytes obligatoirement au début de l'infestation
B. Peuvent rester vivants dans les hépatocytes pendant plusieurs mois
C. Peuvent rester vivants dans les hépatocytes pendant plusieurs années
D. Se multiplient dans l'hépatocyte
E. Font éclater l'hépatocyte

Réponse : ABCDE

S 86/2/1/ 82

Les phlébotomes possèdent les caractères communs suivants, sauf un:

A. Les femelles sont hématophages
B. Leur piqûre est douloureuse
C. Ils transmettent les leishmanioses
D. Les adultes ont une activité surtout nocturne
E. Les larves sont aquatiques

Réponse : E

S 86/6/1/ 76

Parmi les vecteurs suivants, un est responsable de la transmission du Paludisme. Lequel?

A. Phlébotome
B. Glossine
C. Anophèle
D. Chrysops
E. Cyclops

Réponse : C

S 87/7/1/ 68

L'hématozoaire du paludisme est inoculé à l'homme par l'anophèle femelle sous l'une des formes suivantes. Laquelle?

A. Gamétocyte
B. Schizonte
C. Sporozoïte
D. Mérozoïte
E. Trophozoïte

Réponse : C

S 90/4/1/ 34

L'anophèle femelle, vecteur du paludisme, pique de préférence l'homme:

A. A l'aube
B. En pleine chaleur
C. Après un orage
D. Après le coucher du soleil
E. A n'importe quel moment de la journée

Réponse : D

S 92/8/1/ 37

A propos du paludisme de primo-invasion à Plasmodium Falciparum :

A. Il survient au plus tard dans les 3 mois suivant le retour de zone d'endémie
B. La fièvre y est d'emblée rythmée et périodique
C. La thrombopénie n'est pas un critère de gravité
D. La NIVAQUINE* est son traitement de choix
E. En Europe, l'évolution vers l'accès pernicieux est exceptionnelle

Réponse : A

5. 5 TOXOPLASMOSE

5. 5. 1 CLINIQUE

M 91/1/2/ 89

Indiquer la ou les diverses façons pour l'homme d'être contaminé par Toxoplasma gondii:

A. Consommation de viande de mouton peu cuite
B. Transmission placentaire
C. Consommation de crudités souillées par la terre
D. Griffure de chat
E. Consommation de poisson cru

Réponse : ABC

5. 5. 2 BIOLOGIE

S 89/1/1/ 22

Le diagnostic de toxoplasmose se fait le plus souvent sur:

A. Une recherche directe du parasite dans le sang
B. Une recherche directe du parasite à partir d'une ponction ganglionnaire
C. Une recherche directe du parasite à partir d'une ponction splénique
D. Une recherche directe du parasite dans le LCR
E. Les résultats d'un examen sérologique

Réponse : E

S 94/8/1/ 53

Le sérum d'une jeune femme contient des anticorps anti-toxoplasme. Quel est l'élément le plus en faveur d'une infection récente et que l'on peut tirer de l'étude des anticorps présents chez cette femme?

A. Classe IgG des anticorps
B. Classe IgA des anticorps
C. Classe IgM des anticorps
D. Elévation du taux des anticorps à deux examens à un mois d'intervalle
E. Diminution du taux des anticorps à deux examens à un mois d'intervalle

Réponse : C

M 90/3/2/ 97

Parmi les malformations suivantes, indiquez celle(s) qui peuv(en)t être du(es) à une infection de l'embryon par le toxoplasme:

A. Persistance du canal artériel
B. Hydrocéphalie
C. Microphtalmie
D. Calcifications intra-crâniennes
E. Choriorétinite

Réponse : BCDE

5. 5.3 DIVERS

S 85/4/1/ 27

Parmi les affirmations concernant la toxoplasmose congénitale, retenez celle qui est exacte:

A. Elle est plus fréquente au cours du troisième trimestre de la grossesse
B. Elle est exceptionnelle au cours du premier trimestre de la grossesse
C. Elle est plus grave si la contamination se fait lors du 3ème trimestre de la grossesse
D. La toxoplasmose de la femme enceinte doit être traitée par Pyriméthamine
E. La lésion oculaire caractéristique chez le nouveau-né est la fibroplasie rétro-lentale

Réponse : A

M 86/3/2/ 54

Chez une femme enceinte dont la sérologie de la toxoplasmose est négative vous devez conseillez de:

A. Faire une sérologie de la toxoplasmose, une fois par mois jusqu'à l'accouchement
B. Bien cuire la viande
C. Bien cuire les poissons
D. Bien laver les fruits et les légumes
E. Eviter les chats

Réponse : ABDE

M 88/3/2/ 41

Au cours d'une toxoplasmose acquise chez une femme enceinte non immunisée:

A. Le plus grand risque de contamination foetale se rencontre au cours du dernier trimestre de la grossesse
B. La prescription de Spiramycine (ROVAMYCINE*) diminue le risque de contamination foetale
C. C'est au cours du premier trimestre de la grossesse que le foetus peut contracter la forme grave (méningo-encéphalo-myélite) de la maladie
D. Les immunoglobulines IgM anti-toxoplasmiques de la mère passent habituellement la barrière placentaire
E. Au cours du dernier trimestre de la grossesse le foetus peut être atteint de toxoplasmose congénitale infraclinique dans près de 50% des cas

Réponse : ABCE

S 89/3/1/ 17

Chez une femme enceinte et non prémunie contre la toxoplasmose, indiquer le rythme de surveillance sérologique toxoplasmique dans le cadre de la prévention de la toxoplasmose congénitale:

A. Surveillance hebdomadaire
B. Surveillance inutile
C. Surveillance trimestrielle
D. Sérologie à l'accouchement
E. Surveillance mensuelle

Réponse : E

S 90/5/1/ 66

Quelle est la période de la grossesse où le risque de contamination foetale est le plus élevé en cas de primo-infection toxoplasmique?

A. Le premier mois
B. Les trois premiers mois
C. Du 4ème au 6ème mois
D. Les trois derniers mois
E. Le risque est identique tout au long de la grossesse

Réponse : D

5. 6 TAENIA

5. 6. 1 EPIDÉMIOLOGIE

S 88/1/1/ 66

Dans la chaîne épidémiologique du taeniasis à Taenia saginata, indiquez son hôte définitif:

A. Crustacés d'eau douce
B. Porcins
C. Bovins
D. Poissons
E. Homme

Réponse : E

5. 6. 2 CLINIQUE

S 85/3/1/ 97

Taenia saginata se contracte:

A. Par ingestion d'aliments souillés
B. Par marche dans la boue
C. Par ingestion de viande peu cuite ou crue
D. Par les mains sales
E. Par inhalation de poussières

Réponse : C

S 89/1/1/ 77

Le diagnostic de Taenia Saginata se fait le plus souvent sur:

A. La présence d'oeufs du parasite dans les selles
B. La présence d'oeufs du parasite sur un scotch test
C. La présence d'anneaux trouvés dans les selles
D. La présence d'anneaux éliminés par le malade en dehors des selles
E. La vue du scolex du ténia

Réponse : D

5. 6. 3 DIVERS

S 87/3/1/ 40

L'une des affirmations suivantes est fausse. Laquelle?

A. Au cours d'un parasitisme par Taenia saginata, les anneaux mûrs sont éliminés de façon active
B. Taenia saginata est cosmopolite
C. Taenia saginata vit généralement seul dans l'intestin grêle
D. Le diagnostic d'un Taeniasis à Taenia saginata peut s'effectuer par scotch test anal
E. Les hôtes intermédiaires de Taenia saginata sont les porcins

Réponse : E

S 89/2/1/ 7

Quel est le mode d'infestation du téniasis Taenia Saginata?

A. Ingestion d'oeufs embryonnés
B. Ingestion de larve de cysticerque
C. Pénétration transcutannée de la forme larvaire
D. Transmission par piqûre d'insecte hématophage
E. Contact avec un sujet parasité

Réponse : B

6 LES SYNDROMES

6. 1 MENINGITE

6. 1. 1 CLINIQUE

S 86/4/1/ 37

Une méningite suppurée du nourrisson s'accompagne en règle des éléments suivants sauf un: lequel?

A. Un état fébrile
B. Une tension excessive de la fontanelle
C. Un ballonnement abdominal
D. Un plafonnement intermittent du regard
E. Une hypotonie de la nuque

Réponse : C

6. 1. 2 BIOLOGIE

M 85/4/2/ 26

Concernant le diagnostic biologique d'une méningite à méningocoque:

A. Le liquide céphalo-rachidien peut être légèrement trouble
B. L'étude cytologique de ce liquide biologique met en évidence une réaction lymphocytaire
C. Les méningocoques sont des cocci à Gram négatif, en grains de café, groupés par 2
D. Plusieurs séro-groupes de méningocoques peuvent être responsables de méningite
E. La recherche du germe dans le sang (hémoculture) peut être positive

Réponse : ACDE

M 85/5/2/ 67

Parmi les propositions suivantes concernant l'examen du liquide céphalorachidien (LCR) pratiqué en urgence chez un enfant présentant un syndrome méningé, indiquez celle(s) qui plaiderait(nt) en faveur d'une méningite à méningocoque:

A. Présence de diplocoques à Gram négatif à l'examen direct du LCR
B. Une réaction inflammatoire dans le LCR inférieure à 200 cellules/mm3
C. La présence d'antigènes solubles détectés dans le LCR
D. Une glycorrachie normale
E. Une protéinorachie supérieure à 2 g/l

Réponse : ACE

M 86/1/2/ 15

En raison d'une sinusite, une jeune femme reçoit un traitement d'Oracilline (3 millions U/jour). Au 3ème jour de traitement apparaît brutalement un syndrome méningé aigu. La ponction lombaire montre un LCR clair comportant 100éléments/mm3 dont 55% de polynucléaires 45% de lymphocytes et où les recherches bactériologiques sont négatives. Parmi les autres perturbations, lesquelles évoquent une origine bactérienne?

A. Protéinorachie à 1,10g/l
B. Chlorurachie normale
C. Elévation du taux d'acide lactique dans le LCR
D. Hémogramme comportant 12 000 leucocytes/mm3 dont 75% de polynucléaires
E. Glycorachie égale à 3,20 mmol/l (glycémie=6 mmol/l)

Réponse : ACD

M 86/6/2/ 30

Devant un liquide céphalo-rachidien purulent, vous retenez en faveur d'une méningite à méningocoques:

A. Notion d'une épidémie
B. Association à une atteinte des nerfs crâniens
C. Oto-Mastoïdite récente
D. Antécédent de traumatisme crânien avec fracture de la base du crâne
E. Association à un purpura pétéchial

Réponse : AE

M 88/6/2/114

Une ponction lombaire a été pratiquée chez un sujet présentant un syndrome méningé. Parmi les anomalies du liquide céphalorachidien, quelle(s) est(sont) celle(s) qui oriente(nt) vers l'étiologie bactérienne?

A. Liquide hypertendu
B. Hypoglycorachie
C. Protéinorachie normale
D. Formule leucocytaire faite de polynucléaires en amas
E. Présence d'hématies

Réponse : BD

S 89/2/1/ 88

Quelques jours après une parotidite ourlienne, un enfant de 6 ans présente un syndrome méningé. En ce qui concerne le liquide céphalo-rachidien, les propositions suivantes sont exactes, sauf une. Laquelle?

A. Liquide clair
B. Nombreux lymphocytes
C. Protéinorachie augmentée au-delà de 1,5 g/l
D. Glycorachie normale
E. Chlorurachie normale

Réponse : C

M 90/3/2/119

Les deux causes bactériennes les plus fréquentes des méningites néonatales sont:

A. Streptocoque B
B. Méningocoque
C. Pneumocoque
D. Eschérichia coli
E. Staphylococcus épidermidis

Réponse : AD

S 91/3/1/ 46

Au cours d'une méningite à pneumocoque à la phase d'état, le LCR a habituellement tous les caractères suivants sauf un, lequel?

A. Aspect trouble
B. Présence de diplocoques à Gram +
C. Réaction cellulaire lymphocytaire
D. Hyperprotéinorachie
E. Présence d'antigènes capsulaires solubles

Réponse : C

S 92/9/1/ 16

Une patiente de 30 ans a un syndrome méningé et une fièvre (39,5°). Le LCR est clair, hypertendu et comprend 250 éléments par mm3 dont 95% de lymphocytes, sans anomalie de la glycorachie et de la chlorurorachie, et avec une protéinorachie à 0,60 g/l. Quel est le diagnostic le plus plausible?

A. Méningite virale
B. Méningite bactérienne décapitée
C. Méningite tuberculeuse
D. Méningite mycosique
E. Hémorragie méningée

Réponse : A

6. 1. 3 FORMES CLINIQUES

S 88/2/1/ 45

Quel est dans la liste suivante le virus (ou la catégorie de virus) le plus souvent à l'origine de méningites lymphocytaires de l'enfant?

A. Echovirus
B. Herpès
C. Adénovirus
D. Virus de la grippe
E. Virus de la rougeole

Réponse : A

S 90/1/1/ 24

L'examen cytobactériologique d'un liquide rachidien, prélevé chez un adolescent, montre: 2000 éléments/mm3 avec 90% de polynucléaires et 10% de lymphocytes; présence de rares diplocoques à Gram négatif. La bactérie la plus probablement en cause est:

A. Pneumocoque
B. Haemophilus influenzae
C. Méningocoque
D. Eschérichia coli
E. Listeria monocytogènes

Réponse : C

M 93/9/2/ 22

Les arguments en faveur du diagnostic de méningite tuberculeuse comportent:

A. Liquide céphalorachidien hémorragique
B. Hypoglycorachie
C. Sujet transplanté
D. Atteinte de l'état général
E. Atteinte des paires crâniennes

Réponse : BCDE

6. 1. 4
ETIOLOGIES
(FACTEURS DE RISQUE, TERRAIN)

M 85/6/2/ 38

Chez un nouveau-né de 8 jours, les germes responsables d'une méningite purulente sont:

A. Entérobactéries
B. Streptocoques A
C. Listéria monocytogènes
D. Méningocoques B
E. Streptocoques B

Réponse : ACE

S 87/3/1/ 89

Quel est parmi ces germes celui qui est fréquemment rencontré dans une méningite purulente d'origine ORL (otogène ou rhinogène) chez un adulte?

A. Staphylocoque
B. Entérobacter
C. Hémophilus influenzae
D. Pseudomonas aéruginosa
E. Pneumocoque

Réponse : E

M 91/3/1/ 76

Une méningoencéphalite à liquide clair peut s'observer dans:

A. Oreillons
B. Leptospirose
C. Tétanos
D. Rougeole
E. Tuberculose

Réponse : ABDE

6. 1. 5
BILAN ÉTIOLOGIQUE

S 86/1/1/109

Un enfant est hospitalisé en raison d'une méningite lymphocytaire de type viral, alors qu'il existe une épidémie d'oreillons dans son école. Parmi les examens biologiques suivants, lequel vous permet d'affirmer immédiatement l'étiologie ourlienne de cette méningite?

A. Hémogramme
B. Dosage des amylases sanguines et urinaires
C. Glycémie
D. Isolement du virus ourlien dans le liquide céphalo-rachidien
E. Aucun des examens précédents

Réponse : E

6. 1. 6
ÉVOLUTION
(PRONOSTIC, COMPLICATIONS)

M 88/3/2/107

Parmi les séquelles des méningites à pneumocoque du nourrisson les plus à craindre, vous retenez:

A. Cécité
B. Strabisme
C. Surdité
D. Hydrocéphalie
E. Toutes les réponses sont exactes

Réponse : BCD

6. 1. 7
TRAITEMENTS

M 86/1/2/ 84

L'apparition d'un cas de méningite cérébro-spinale type B dans une école, rend nécessaire, en France:

A. Fermeture de l'établissement
B. Désinfection terminale
C. Vaccination des enfants de la classe
D. Chimioprophylaxie de tous les enfants de l'école
E. Chimioprophylaxie des proches

Réponse : E

S 87/7/1/ 27

Quel est le traitement d'une méningite purulente d'un enfant de plus de 6 mois en l'absence de toute orientation concernant l'identité du germe, et en l'absence de purpura?

A. Céphalosporine de 3ème génération (par exemple Céfotaxime)
B. Ampicilline parentérale
C. Céphalosporine de 3ème génération avec aminoside
D. Ampicilline parentérale avec aminoside
E. Chloramphénicol

Réponse : A

S 89/7/1/ 61

Le traitement d'une méningite purulente d'un enfant de plus de 6 mois en l'absence de toute orientation concernant l'identité du germe est:

A. Céphalosporine de 3ème génération
B. Ampicilline parentérale
C. Céphalosporine de 3ème génération avec aminoside
D. Ampicilline parentérale avec aminoside
E. Tétracyclines

Réponse : A

S 90/3/1/ 30

Que préconisez-vous à l'entourage d'un enfant souffrant d'une méningite lymphocytaire aiguë présumée virale?

A. Pas de mesure particulière
B. Rovamycine: 2 grammes par jour pendant 5 jours
C. Isolement
D. Isoprinosine: 5 comprimés par jour pendant 5 jours
E. Acyclovir: 10 mg/kg et par jour pendant 5 jours

Réponse : A

M 90/5/2/114

Un lycéen présente une méningite à méningocoque de sérogroupe B. Quelle(s) mesure(s) prendre?

A. Prescrire un vaccin antiméningococcique à tous les élèves de la classe
B. Prescrire une chimioprophylaxie avec une ampicilline 2g/jour aux sujets contacts proches
C. Prélèvement rhinopharyngé chez tous les élèves de la classe pour rechercher le méningocoque
D. Déclarer la maladie
E. Prescrire une chimioprophylaxie par rifampicine pendant 2 jours

Réponse : DE

S 91/7/1/ 14

Un enfant de 6 ans est hospitalisé avec une méningite cérébro-spinale à méningocoques de sérogroupe B. Les parents vous demandent conseil pour un éventuel traitement prophylactique de la fratrie (un frère de 4 ans, une soeur de 8 ans). Que faites-vous?

A. Prescription de gargarisme avec une solution antiseptique
B. Prescription de rifampicine pendant 2jours
C. Injection de gammaglobulines spécifiques
D. Vaccination anti-méningococcique
E. Aucun traitement n'est utile

Réponse : B

6. 1. 8 DIVERS

M 91/2/2/ 11

La listériose neuroméningée:

A. Est due à un bacille à gram négatif
B. Peut entraîner une méningite purulente
C. Peut entraîner une méningite à liquide clair
D. Peut être traitée par un céphalosporine de 3ème génération
E. Provient d'une porte d'entrée digestive

Réponse : BCE

M 92/8/2/ 14

La méningite à Listéria:

A. Peut être à liquide clair
B. Est surtout fréquente chez l'adolescent
C. Doit être évoquée si l'on voit un bacille gram positif à l'examen direct du LCR
D. Réalise plutôt une méningo-encéphalite
E. Se traite par les céphalosporines de troisième génération injectables

Réponse : ACD

6. 2 PNEUMOPATHIES INFECTIEUSES

6. 2. 1 BIOLOGIE

M 87/2/1/ 31

Un homme de 32 ans consulte pour toux, fièvre et amaigrissement. Des lésions herpétiques chroniques et une homosexualité à partenaires multiples font rechercher une infection par le HIV. La sérologie HIV en ELISA est positive et se trouve confirmée en Western-Blot. La radio met en évidence une pneumonie interstitielle. Quel est l'examen prioritaire pour le diagnostic étiologique?

A. Une sérologie des virus à tropisme respiratoire
B. Une recherche de microorganismes pathogènes dans le produit de lavage broncho-alvéolaire
C. Une biopsie pulmonaire
D. Une recherche de virémie
E. Une scintigraphie pulmonaire

Réponse : B

S 87/3/1/ 90

L'examen bactériologique de l'expectoration a peu de valeur en dehors de la tuberculose pour identifier l'agent bactérien responsable d'une pneumopathie sauf pour un des germes suivants. Lequel?

A. Staphylococcus aureus
B. Escherichia coli
C. Legionella pneumophila
D. Klebsiella pneumoniae
E. Mycoplasma pneumoniae

Réponse : C

6. 2. 2 IMAGERIE

M 86/7/2/ 81

Parmi les signes radiologiques suivants, la nature bactérienne d'une pneumopathie aiguë est évoquée sur:

A. La présence d'adénopathies hilaires
B. Une opacité systématisée homogène
C. Un épanchement pleural bilatéral
D. Une opacité excavée
E. Une image bilatérale en aile de papillon

Réponse : BD

M 89/1/2/ 86

Au cours d'une infection bactérienne pulmonaire, quel(s) est (sont) le(s) aspect(s) radiologique(s) qui est (sont) évocateur(s) d'une origine staphylococcique:

A. Opacité arrondie d'un lobe supérieur
B. Atélectasie
C. Opacités multiples disséminées avec microcavités
D. Aspect d'hydropneumothorax
E. Association d'opacités et de volumineuses cavités à bords fin disséminées ayant tendance à augmenter de volume de jour en jour

Réponse : CDE

S 89/7/1/ 72

Une pneumopathie bactérienne à pneumocoques se traduit classiquement sur la radiographie pulmonaire par:

A. Une opacité systématisée rétractile
B. Une opacité diffuse inhomogène bilatérale
C. Une opacité systématisée non rétractile
D. Une opacité nodulaires dans les deux champs pulmonaires
E. Une opacité systématisée excavée

Réponse : C

M 91/5/1/ 85

Chez un enfant, au cours de l'évolution d'une pneumonie aiguë à pneumocoques, la radiographie pulmonaire de face peut montrer:

A. Une opacité alvéolaire systématisée
B. Des opacités micro-nodulaires disséminées des deux poumons
C. Une hypervascularisation pulmonaire du côté pathologique
D. Une disparition totale des images pathologiques pulmonaires au lendemain de la chute thermique sous traitement antibiotique
E. Une opacité liquidienne bordante pleurale

Réponse : AE

6. 2. 3
FORMES CLINIQUES

M 86/4/2/ 93

Une excavation peut apparaître rapidement au cours d'une pneumopathie bactérienne liée à 3 des germes suivants:

A. Staphylococcus aureus
B. Streptococcus pneumoniae
C. Germes anaérobies
D. Klebsiella pneumoniae
E. Legionnella pneumophila

Réponse : ACD

M 88/6/2/ 44

Un homme de 45 ans sans antécédents particuliers, présente à son domicile une pneumopathie aiguë de début brutal, avec fièvre à 40°, frissons et petite expectoration purulente. La radiographie pulmonaire montre une opacité alvéolaire du lobe moyen. Quel(s) germe(s) vous semble(nt) le plus probablement en cause?

A. Anaérobies
B. Pneumocoques
C. Staphylocoques
D. Haemophilus
E. Klebsielles

Réponse : B

M 90/6/2/ 68

Face à une pneumopathie systématisée, une étiologie à Mycoplasma pneumoniae est suspectée devant:

A. Toux non productive
B. Fièvre à 40,5°
C. Présence d'une anémie à la numération
D. Présence d'un bronchogramme aérique au sein de la condensation
E. Expectoration purulente verdâtre et nauséabonde

Réponse : AC

6. 2. 4
ETIOLOGIES
(FACTEURS DE RISQUE, TERRAIN)

M 88/1/2/ 99

Chez un adulte antérieurement sain, quel(s) germe(s) est (sont) à l'origine de pneumopathies aiguës non suppurées?

A. Mycoplasme
B. Staphylocoque
C. Anaérobies
D. Myxovirus
E. Pneumocoque

Réponse : AE

M 94/8/1/ 91

Quels sont les deux agents infectieux le plus souvent à l'origine des pneumopathies aiguës bactériennes primitives de l'adulte sain en France?

A. Legionnella pneumophila
B. Haemophilus para-influenzae
C. Mycoplasma pneumoniae
D. Klebsiella pneumoniae
E. Streptococcus pneumoniae

Réponse : CE

6. 2. 5
ÉVOLUTION
(PRONOSTIC, COMPLICATIONS)

S 88/3/1/ 17

Au cours d'un broncho-pneumopathie virale, que faut-il redouter en premier lieu chez le nourrisson?

A. Surinfection bactérienne
B. Adiastolie
C. Pneumothorax
D. Insuffisance respiratoire aiguë
E. Emphysème interstitiel

Réponse : D

S 89/5/1/ 87

Parmi les propositions suivantes, l'une ne s'applique pas à l'oedème aigu lésionnel:

A. Liquide d'oedème riche en protéines
B. Altération anatomique de la membrane alvéolo-capillaire
C. Pression capillaire normale
D. Complication évolutive des cardiopathies droites
E. Etiologie virale probable

Réponse : D

6. 2. 6
TRAITEMENTS

M 85/4/2/ 23

Mycoplasma pneumoniae, responsable des pneumopathies "atypiques", est sensible habituellement aux:

A. Macrolides
B. Aminosides
C. Céphalosporines
D. Cyclines
E. Bêta-lactamines

Réponse : AD

S 85/5/1/104

Quel est l'antibiotique de choix dans le traitement d'une pneumonie à pneumocoques?

A. Aminoside type GENTALLINE*
B. Pénicilline G
C. Céphalosporine de 2ème génération
D. Tétracycline
E. Cotrimoxazole (BACTRIM*)

Réponse : B

S 87/3/1/ 6

Parmi les antibiotiques suivants lequel proposez-vous pour le traitement d'une pneumopathie à Coxiella burnetti?

A. Pénicilline G
B. Ampicilline
C. Doxycycline
D. Gentamycine
E. Acide Nalidixique

Réponse : C

M 87/7/2/ 96

Un homme de 45 ans alcoolo-tabagique est atteint d'une pneumopathie avec fièvre à 40°. Après 3 jours de traitement par une ampicilline le malade reste très fébrile. Cette évolution s'explique par:

A. La pneumopathie se complique d'épanchement pleural
B. Il s'agit d'une pneumopathie à légionella pneumophila
C. Il est encore trop tôt pour connaître la réponse au traitement
D. La diminution des défenses locales par l'alcoolisme et le tabac expliquent cette évolution
E. Il s'agit d'une fièvre aux antibiotiques

Réponse : AB

S 89/5/1/ 28

Indiquez la durée habituelle du traitement antibiotique d'une pneumonie aiguë non compliquée chez un adulte antérieurement sain:

A. 5 jours
B. 10 jours
C. 15 jours
D. 3 semaines
E. 1 mois

Réponse : B

S 90/4/1/ 21

Un homme de 30 ans présente une pneumopathie non systématisée d'installation progressive avec fièvre modérée à 38,5°, pouls dissocié, état général relativement conservé. Vous évoquez la possibilité d'une pneumopathie à germe intra-cellulaire. Quel antibiotique prescrivez-vous?

A. Pénicilline G
B. Cotrimoxazole (BACTRIM*)
C. Acide Nalidixique (NEGRAM*)
D. Erythromycine
E. Gentamycine

Réponse : D

M 91/3/2/ 5

L'érythromycine est active dans plus de 90% des pneumopathies à:

A. Mycoplasma pneumoniae
B. Haemophilus influenzae
C. Germes anaérobies
D. Légionella pneumophila
E. Staphyloccocus aureus

Réponse : AD

6. 2. 7
DIVERS

M 86/5/2/ 85

Parmi les propositions suivantes concernant les pneumopathies virales, indiquez quelle est (quelles sont) celle(s) qui est exacte (sont exactes):

A. Les pneumopathies virales ont toujours un début brutal avec ascension thermique à 40°
B. Les myalgies accompagnent volontiers ce type de pneumopathie
C. Le diagnostic étiologique s'obtient par la recherche d'anticorps spécifiques dans un seul prélèvement sanguin
D. L'oedème pulmonaire lésionnel peut être une complication rare mais grave
E. Une hyper-réactivité bronchique avec asthme peut apparaître au décours de ces pneumopathies

Réponse : BDE

S 87/2/1/ 35

Parmi les propositions suivantes concernant les pneumopathies aiguës à Mycoplasma pneumoniae, laquelle est exacte?

A. Il s'agit de la cause la plus fréquente des pneumonies aiguës "atypiques"
B. Elles surviennent surtout chez le nourrisson
C. Elles évoluent souvent vers l'abcédation
D. Leur diagnostic de routine repose sur l'isolement bactériologique de l'agent causal
E. Leur traitement repose sur la prescription d'aminosides

Réponse : A

M 87/2/2/ 97

Parmi les bactéries suivantes potentiellement responsables de pneumopathies, peuvent être présentes dans la flore buccale normale:

A. Hémophilus influenzae
B. Germes anaérobies
C. Bacilles de Koch
D. Klebsiella pneumoniae
E. Streptococcus pneumoniae

Réponse : ABE

M 88/4/2/117

Retenez la ou les proposition(s) exacte(s) concernant la pneumopathie à Mycoplasma pneumoniae:

A. Appartient au groupe des pneumonies alvéolaires
B. Peut s'accompagner de troubles encéphaliques
C. Touche préférentiellement les sujets de moins de 40 ans
D. Peut s'accompagner d'un érythème polymorphe
E. Antibiothérapie de 1ère intention par Amoxicilline

Réponse : BCD

M 89/7/2/ 49

La pneumonie à pneumocoque:

A. Est souvent associée à une bactériémie
B. Peut être traitée avec efficacité par la gentamycine
C. Peut être inaugurée par un délirium tremens chez l'alcoolique
D. Est due dans un tiers des cas, à un pneumocoque résistant à la Pénicilline G
E. Peut se compliquer de pleurésie

Réponse : ACE

M 90/4/2/ 70

Les pneumopathies à Mycoplasmes:

A. Guérissent plus vite sous amoxicilline
B. S'accompagnent de signes infectieux des voies aériennes supérieures
C. Peuvent être associées à une anémie hémolytique
D. S'accompagnent d'une toux pénible
E. Evoluent fréquemment vers l'abcédation

Réponse : BCD

M 94/9/2/ 49

Concernant les pneumonies à Mycoplasma pneumoniae:

A. Il s'agit de la première cause en fréquence des pneumonies atypiques
B. Elles surviennent surtout chez le nourrisson
C. Elles évoluent vers l'abcédation
D. Le diagnostic repose sur l'isolement bactériologique de l'agent causal
E. Le traitement repose sur la prescription de macrolides ou de cyclines

Réponse : AE

6. 2. 8
INDICATIONS

M 85/1/2/ 38

Les bêta-lactamines sont sans effet dans le traitement d'une pneumonie à Mycoplasma pneumoniae:

A. Parce qu'il s'agit d'un virus
B. Parce que ces antibiotiques n'ont pas d'effets bactéricides
C. Parce que le Mycoplasma pneumoniae n'a pas de paroi
D. Parce que la CMI est en moyenne de 16 mcg/ml
E. Parce que dans ce type d'infection, les bêta-lactamines n'ont pas de concentration pulmonaire suffisante

Réponse : C

6. 2. 9
EFFETS PHARMACOLOGIQUES

M 86/2/2/ 84

Dans plus de 90% des cas l'Erythromycine est active sur:

A. L'infection pulmonaire à Mycoplasma pneumoniae
B. La pneumonie à Haemophilus influenzae
C. L'infection pulmonaire à germe anaérobie
D. La pneumonie à légionnelle
E. La bronchite virale due à un adéno-virus

Réponse : AD

6. 3
INFECTION URINAIRE
6. 3. 1
PHYSIOPATHOLOGIE

S 86/2/1/ 87

La voie habituelle de l'infection urinaire est représentée par:

A. La voie lymphatique
B. La voie sanguine
C. L'infection iatrogène
D. Le cycle entéro-rénal
E. La voie ascendante

Réponse : E

M 91/2/2/ 27

Parmi les causes d'infection urinaire chez l'enfant, l'échographie vésicale peut reconnaître:

A. Un méga-uretère primitif
B. Une urétérocèle
C. Un calcul vésical
D. Une mégavessie
E. Un diverticule vésical

Réponse : ABCDE

6. 3. 2
BIOLOGIE

M 90/3/2/ 28

Vous recevez le résultat d'un examen cytobactériologique des urines d'une malade non traitée: Cytologie < 10 exp 4 leucocytes/ml, Numération bactérienne > 10exp5/ml, Examen direct présence de cocci gram +. Donnez la ou les interprétation(s) possible(s) :

A. Infection débutante
B. Contamination lors du prélèvement avec mise en culture tardive
C. Résultat d'examen normal
D. Infection sur terrain immunodéprimé
E. Résultat bactériologique typique d'une infection urinaire haute

Réponse : ABD

6. 3. 3
TRAITEMENTS

S 90/1/1/ 10

Un examen cytobactériologique des urines effectué chez une femme qui présente une douleur sus-pubienne et des brûlures mictionnelles fournit les renseignements suivants (par mm3): leucocytes:5; hémaites:3; à l'examen direct: staphylocoques et entérocoques: 105/mm3. Quelle attitude convient-il d'observer?

A. Traiter l'infection par un antibiotique auquel les deux germes sont sensibles
B. Faire pratiquer une urographie intra-veineuse
C. Faire une recherche de BK dans les urines
D. Refaire l'examen des urines un mois après
E. Faire une cystoscopie

Réponse : AD

6. 3. 4 DIVERS

S 85/1/1/ 53

Parmi les 5 propositions suivantes, choisissez la seule proposition vraie:

A. La pyélonéphrite aiguë est un syndrome propre au sexe masculin
B. La cystite aiguë s'accompagne habituellement de fièvre
C. La prostatite est une affection de l'homme âgé
D. La présence d'urines troubles est indispensable au diagnostic d'infection urinaire
E. Une infection urinaire peut ne s'accompagner d'aucun symptôme clinique

Réponse : E

M 88/5/2/ 41

Parmi les bactéries suivantes, laquelle (lesquelles) peut (peuvent) être responsable(s) d'infection du tractus urinaire?

A. Brucella abortus
B. Staphylococcus saprophyticus
C. Proteus mirabilis
D. Listeria monocytogènes
E. Escherichia coli

Réponse : BCE

M 89/2/2/111

Concernant les infections bactériennes des voies urinaires:

A. Celles-ci peuvent être asymptomatiques
B. Lorsqu'elles surviennent chez un homme jeune, il faut rechercher une malformation de l'appareil urinaire
C. Elles sont surtout dues à des bactéries Gram +
D. L'hématurie est un symptôme fréquent de la cystite
E. Les urines contiennent au moins 10exp7 bactéries par ml

Réponse : ABD

M 90/6/2/ 44

Chez une patiente qui a eu de nombreux épisodes d'infection du haut appareil urinaire, la présence d'une protéinurie permanente à 0,6 g/24 heures avec créatinémie normale, une fois traitée la bactériurie avec efficacité:

A. Est en faveur d'une pyélonéphrite chronique
B. Est due à un effet toxique des anti infectieux
C. Impose une urographie intra veineuse
D. Est liée au type bactériologique de l'infection
E. Justifie un nouveau traitement anti bactérien

Réponse : A

6. 4 PYELONEPHRITE AIGUE

6. 4. 1 CLINIQUE

M 86/5/2/ 72

Chez une femme atteinte d'infections urinaires récidivantes, vous soupçonnez une infection haute devant:

A. De la fièvre
B. Des douleurs à la pression d'une fosse lombaire
C. La présence d'anticorps antibactériens dans le sang
D. La positivité de l'immunofluorescence sur les bactéries urinaires
E. La présence de cylindres leucocytaires au culot de centrifugation urinaire

Réponse : ABCDE

M 87/2/2/ 19

Une pyélonéphrite aiguë:

A. Peut être unilatérale
B. Peut s'accompagner de douleurs lombaires
C. Peut s'accompagner d'hémocultures positives
D. Peut être la cause d'une néphropathie interstitielle chronique
E. Peut compliquer un sondage vésical

Réponse : ABCDE

M 87/6/1/116

On observe couramment au cours de la pyelonéphrite aiguë:

A. Douleur lombaire
B. Pyurie
C. Diarrhée
D. Brûlures à la miction
E. Clochers fébriles

Réponse : ABDE

6. 4. 2 ETIOLOGIES (FACTEURS DE RISQUE, TERRAIN)

M 90/1/1/ 81

Une femme de 32 ans présente une symptomalogie de cystite. Parmi les éléments suivants, quel(s) est (sont) celui (ceux) qui favorise(nt) la survenue d'une pyélonéphrite aiguë?

A. Reflux vésico-urétéral
B. Diabète ancien
C. Le germe en cause est un Escherichia Coli
D. Le germe en cause est un streptocoque faecalis
E. Il existe une grossesse au 4ème mois

Réponse : ABE

6. 4. 3
DIVERS

M 85/3/2/ 80

Une pyélonéphrite aiguë:

A. Peut s'accompagner de signes septicémiques
B. Risque chez une femme enceinte d'entraîner la mort du foetus
C. Peut faire suite à un sondage vésical chez un prostatique à urines stériles
D. Est rare en l'absence de lithiase rénale
E. Est souvent consécutive à une infection à staphylococcus aureus

Réponse : ABC

6. 5
SEPTICEMIE
6. 5. 1
BIOLOGIE

S 85/5/1/ 84

Le diagnostic d'une septicémie à Clostridium perfringens s'effectue:

A. Par recherche du germe par hémocultures
B. Par recherche du germe dans une coproculture
C. Par recherche de toxine dans les aliments du repas précédant la maladie
D. Par recherche de spores bactériennes à l'examen direct des selles
E. Par recherche de toxines dans le sang

Réponse : AB

6. 5. 2
FORMES CLINIQUES

S 87/6/1/ 12

Chez un sujet fébrile et porteur d'un cathéter intraveineux plusieurs hémocultures sont fertiles; parmi les réponses provisoires que le laboratoire téléphone, indiquer celle qui est la plus attendue, compte-tenu de la situation clinique:

A. Cocci Gram négatif en diplocoque
B. Cocci Gram positif
C. Cocci Gram positif encapsulé
D. Bacille Gram positif
E. Bacille Gram négatif anaérobie strict

Réponse : B

6. 5. 3
ETIOLOGIES
(FACTEURS DE RISQUE, TERRAIN)

M 88/6/2/ 81

Chez un sujet héroïnomane, admis pour un état infectieux septicémique, quels sont les deux agents infectieux que vous envisagez par priorité?

A. Staphylococcus aureus
B. Bactéroïdes fragilis
C. Candida albicans
D. Escherichia coli
E. Pseudomonas aeruginosa

Réponse : AC

6. 5. 4
EVOLUTION
(PRONOSTIC, COMPLICATIONS)

M 90/7/2/ 30

Parmi les signes suivants, celui (ceux) qui doit (doivent) faire redouter l'installation d'un choc chez un adulte septicémique sont:

A. Fièvre supérieure à 39° 5
B. Marbrures des genoux
C. Splénomégalie
D. Diurèse inférieure à 30 ml/heure
E. Leucocytose sanguine inférieure à 5 000/mm3

Réponse : BD

6. 5. 5
TRAITEMENTS

M 87/4/2/ 3

Les pénicillines naturelles (péni G) sont actives sur une septicémie à:

A. Pasteurelles
B. Pneumocoques
C. Méningocoques
D. Agents de la gangrène gazeuse (Clostridiae)
E. Anaérobies gram négatif du genre Bactéroïdes

Réponse : BCD

6. 5. 6 DIVERS

M 86/3/2/ 92

Parmi les portes d'entrée suivantes d'une septicémie, indiquez les deux qui sont le plus souvent à l'origine d'une septicémie à staphylocoques dorés:

A. Cutanée
B. Dentaire
C. Utérine
D. Digestive
E. Cathéter veineux

Réponse : AE

M 88/2/2/ 9

Une septicémie à gonocoques:

A. S'accompagne souvent de signes articulaires
B. S'accompagne souvent de signes digestifs
C. Est surtout fréquente chez l'homme
D. A une évolution subaiguë
E. Répond habituellement à la Pénicilline

Réponse : ADE

M 85/6/2/ 54

La septicémie à gonocoque:

A. S'accompagne souvent de signes articulaires
B. S'accompagne souvent de signes digestifs
C. A une évolution le plus souvent sub-aiguë
D. S'associe volontiers à un purpura
E. Répond facilement de façon spectaculaire à la Pénicilline

Réponse : ACDE

6. 6 MALADIES SEXUELLEMENT TRANSMISSIBLES (MST)

6. 6. 1 CLINIQUE

S 89/2/1/118

Le chancre mou:

A. Fait suite à une incubation de 3 semaines en moyenne
B. Est douloureux
C. Repose sur une base indurée
D. A un fond propre
E. S'accompagne d'adénopathies dures, sans péri-adénite

Réponse : B

6. 6. 2 ETIOLOGIES (FACTEURS DE RISQUE, TERRAIN)

M 87/6/2/ 45

Parmi les états suivants, le(s)quel(s) peu(ven)t favoriser une candidose vaginale?

A. Contraception orale
B. Traitement par bêta-bloquants
C. Antibiothérapie générale
D. Diabète
E. Grossesse

Réponse : ACDE

6. 6. 3 BILAN ÉTIOLOGIQUE

M 89/1/2/ 50

Quel(s) examen(s) est(sont) utile(s) en cas d'infection utéro-annexielle aiguë:

A. NFS - VS
B. Hystérosalpingographie
C. Coelioscopie
D. Prélèvements bactériologiques cervico-vaginaux
E. Hystéroscopie

Réponse : ACD

6. 6. 4 TRAITEMENTS

M 87/5/2/ 59

Les vaginites à trichomonas peuvent être traitées efficacement par:

A. L'amphotéricine B (FUNGYZONE*)
B. L'éconazole (GYNOPEVARYL 150*)
C. Le nimorazole (NAXOGYN 1000*)
D. Le métronidazole (FLAGYL*)
E. La Nystatine (MYCOSTATINE*)

Réponse : CD

S 89/2/1/ 39

Auquel de ces produits le Gardnella Vaginalis est-il sensible?

A. Miconazole
B. Kétonazole
C. Streptomycine
D. Metronidazole
E. Thiophénicol

Réponse : D

6. 6. 5 DIVERS

M 91/4/2/ 60

Quelle est ou quelles sont les propositions exactes concernant le chancre mou?

A. Il est provoqué par une Klebsiella
B. Son incubation est de 10 à 15 jours
C. Le chancre est auto-inoculable
D. L'ulcération est souvent douloureuse
E. L'érythromycine est l'un des traitements efficaces

Réponse : CDE

Orthopédie
Partie 13

1. ORTHOPEDIE GENERALE (42)
1.1 DIVERS (10)
1.2 FRACTURES (2)
1.3 SYNDROME DE VOLKMANN (4)
1.4 ALGODYSTROPHIE (3)
1.5 BRULURES (6)
1.6 POLYTRAUMATISME (4)
1.7 PLAIE DE LA MAIN (5)
1.8 PHLEGMONS DE LA MAIN (1)
1.9 PANARIS (2)
1.10 PLAIE D'UNE ARTERE (2)
1.11 TRAUMATISME D'UN NERF (3)

2. MEMBRE SUPERIEUR (17)
2.1 FRACTURE DE LA CLAVICULE (2)
2.2 FRACTURE DE L'EXTREMITE SUPERIEURE DE L'HUMERUS (4)
2.3 FRACTURE DE LA DIAPHYSE HUMERALE (1)
2.4 FRACTURE DE L'EXTREMITE INFERIEURE DE L'HUMERUS (2)
2.5 FRACTURE DE L'EXTREMITE SUPERIEURE DU RADIUS (1)
2.6 FRACTURE DU RADIUS (2)
2.7 FRACTURE DE L'EXTREMITE INFERIEURE DU RADIUS (2)
2.8 FRACTURE DE POUTEAU COLLES (3)

3. MEMBRE INFERIEUR (49)
3.1 FRACTURE DU BASSIN (3)
3.2 FRACTURE DU COL FEMORAL (12)
3.3 FRACTURE DE LA ROTULE (2)
3.4 FRACTURE DE L'EXTREMITE SUPERIEURE DU TIBIA (2)
3.5 FRACTURE DES OS DE LA JAMBE (4)
3.6 FRACTURE DE LA CHEVILLE (7)
3.7 FRACTURE DU CALCANEUM (1)
3.8 ENTORSE DU GENOU (11)
3.9 ENTORSE DE LA CHEVILLE (4)
3.10 TRAUMATISME DU GENOU (3)

4. RACHIS (6)
4.1 FRACTURE DU RACHIS (1)
4.2 RADIOGRAPHIE DU RACHIS (1)
4.3 TRAUMATISME DU RACHIS (1)
4.4 SCOLIOSE (3)

5. LUXATIONS (23)
5.1 LUXATION DU RACHIS (2)
5.2 LUXATION DE L'EPAULE (21)

Les chiffres entre parenthèses indiquent le nombre de QCM.

1
ORTHOPEDIE GENERALE
1. 1
DIVERS

M 86/2/2/ 68

L'examen clinique d'une épaule douloureuse par tendinite simple du sus épineux montre:

A. Une limitation de l'abduction active
B. Une limitation de l'abduction passive
C. Une limitation de l'abduction active et passive
D. Une douleur à l'abduction contrariée
E. Une douleur en antépulsion et rotation interne

Réponse : DE

M 93/8/2/ 66

Parmi les signes suivants lequel ou lesquels s'observe(nt) dans un syndrome fémoro-rotulien:

A. Douleur à la descente des escaliers
B. Tiroir antérieur
C. Signe de rabot
D. Douleur à la station assise prolongée
E. Blocages élastiques du genou en demi-flexion

Réponse : ACD

S 88/1/1/ 10

Parmi les cals vicieux suivants, quel est le déplacement qui ne se corrigera pas partiellement ou totalement avec la croissance de l'enfant?

A. Chevauchement
B. Angulation
C. Décalage
D. Poussée de croissance pendant la consolidation
E. Aucune de ces propositions n'est valable

Réponse : C

M 89/1/1/ 94

La luxation postérieure de la hanche avec fracture du cotyle peut-être responsable:

A. D'une paralysie crurale
B. D'une rupture de la vessie
C. D'une lésion de l'artère fémorale
D. D'une nécrose de la tête fémorale
E. D'une coxarthrose

Réponse : DE

S 91/5/1/ 72

La tendinite du sus épineux peut se compliquer:

A. D'une rupture de la coiffe des rotateurs
B. D'une capsulite hypertrophiante
C. D'une ostéonécrose de la tête humérale
D. D'une luxation acromio-claviculaire
E. D'une ostéolyse de la tête humérale

Réponse : A

S 85/6/1/ 61

La lésion anatomique responsable de l'épaule pseudo-paralytique est:

A. Une rétraction capsulaire
B. Une inflammation de la bourse séreuse sous acromiale
C. Une calcification tendineuse
D. Une tendinite simple du tendon du sus-épineux
E. Une rupture de la coiffe des rotateurs

Réponse : E

S 91/6/1/ 45

Le moyen le plus utile pour dépister un descellement d'une prothèse totale de hanche après coxarthrose est:

A. L'IRM
B. Scintigraphie osseuse
C. La radiographie standard
D. L'examen tomodensitométrique
E. L'échotomographie

Réponse : C

M 92/8/2/ 1

Quelle est ou quelles sont l' (ou les) artère(s) dont la rupture associée à un foyer de fracture crée(nt) un risque ischémique majeur?

A. L'artère iliaque externe
B. L'artère fémorale commune
C. L'artère fémorale superficielle
D. L'artère poplitée
E. L'artère axillaire basse

Réponse : ABDE

M 93/8/2/ 91

Un déplacement d'un foyer de fracture sous plâtre doit être particulièrement recherché dans la ou les circonstance(s) suivante(s):

A. Console de stabilité transversale
B. Comminution corticale asymétrique
C. Obésité
D. Oedème post-fracturaire immédiat
E. Foyer diaphysaire plutôt qu'épiphysaire

Réponse : BCD

S 94/9/1/ 4

Chez un blessé atteint de fracture de jambe et porteur d'un plâtre cruro-pédieux placé sous anesthésie, la constatation au réveil d'une douleur de la face externe et antero-externe de la jambe et de troubles paresthésiques des orteils doit évoquer:

A. Un syndrome ischémique aigu
B. Un syndrome de loge antérieure de jambe
C. Une compression du sciatique poplité externe au niveau du col du péroné
D. Une thrombose veineuse profonde
E. Un déplacement du foyer de fracture

Réponse : C

1. 2
FRACTURES
1. 2. 1
EVOLUTION (PRONOSTIC, COMPLICATIONS)

M 94/8/2/ 18

Le pronostic d'une fracture articulaire d'un membre dépend:

A. De l'ouverture du foyer
B. Du volume de l'hémarthrose initiale
C. De la possibilité de rééducation précoce
D. De la régularité des surfaces articulaires obtenue en fin de traitement
E. De l'importance de la comminition métaphysaire

Réponse : ACD

1. 2. 2 DIVERS

M 93/8/2/ 85

Comment suspecter une lésion artérielle lors de l'examen d'une fracture d'un membre:

A. Par la constatation d'une cyanose distale précoce du membre
B. Par la perception d'un pouls au doppler auditif et non au doigt
C. Par l'importance de l'hémorragie locale de la plaie
D. Par la prescription systématiquement d'une artériographie devant une fracture stade III
E. Par la présence précoce d'une paralysie globale de l'extrémité du membre

Réponse : BCE

1. 3 SYNDROME DE VOLKMANN

1. 3. 1 EVOLUTION (PRONOSTIC, COMPLICATIONS)

M 89/6/1/ 94

Le syndrome de Volkmann, à sa phase séquellaire, entraîné une attitude vicieuse avec:

A. Extension du poignet
B. Flexion des métacarpo-phalangiennes
C. Réduction partielle en hyperflexion du poignet
D. Flexion des inter-phalangiennes
E. Extension des inter-phalangiennes

Réponse : CD

1. 3. 2 TRAITEMENTS

M 91/3/2/ 32

La prévention du syndrome de Volkmann lors de l'immobilisation plâtrée du membre supérieur comporte:

A. Le coude ne doit pas être fléchi à plus de 90°
B. Le premier plâtre doit être fendu
C. Tout plâtré traumatologique doit être contrôlé le lendemain
D. La main doit être surélevée
E. Toute douleur anormale doit faire enlever le plâtre

Réponse : ABCDE

1. 3. 3 DIVERS

S 88/6/1/ 26

L'un des signes suivants n'est jamais constaté à la période d'alarme du syndrome de Volkmann. Lequel?

A. Abolition du pouls radial
B. Impotence douloureuse des doigts
C. Oedème distal
D. Rétraction irréductible des fléchisseurs
E. Paralysie du nerf médian

Réponse : D

M 91/6/2/ 73

Parmi les propositions suivantes, quelle(s) est (sont) celle(s) qui s'applique(nt) au syndrome de Volkmann?

A. Il est d'origine ischémique
B. Il atteint surtout les muscles extenseurs de l'avant bras
C. Il peut compliquer une fracture supra condylienne de l'humérus de l'enfant
D. Il peut se traduire seulement par une douleur à l'extension des doigts
E. Il doit être traité d'extrême urgence

Réponse : ACDE

1. 4 ALGODYSTROPHIE

1. 4. 1 CLINIQUE

M 85/5/2/ 4

Le ou les signes faisant craindre l'apparition d'une algodystrophie au niveau de la main est ou sont:

A. Douleur
B. Oedème
C. Perte de sensibilité superficielle
D. Abolition des pouls
E. Hypersudation

Réponse : ABE

S 91/1/1/ 64

Un homme de 45 ans souffre brutalement de sa cheville gauche qui est tuméfiée, rouge et chaude. L'élément qui va contre le diagnostic d'algodystrophie est:

A. VS à 52 mm/1ère heure
B. Radiographies de la cheville normales
C. Mobilisation douloureuse de la tibio-tarsienne
D. Température à 37,2°
E. Aspect rouge et oedématié de la cheville et du dos du pied

Réponse : A

1. 4. 2
ETIOLOGIES
(FACTEURS DE RISQUE, TERRAIN)

M 85/4/1/120

Indiquez, parmi les suivantes, la ou les proposition(s) exacte(s). L'algodystrophie post-traumatique se rencontre:

A. Le plus souvent après une fracture ouverte
B. Le plus souvent chez le diabétique insulino-dépendant
C. Même après un traumatisme minime
D. Exclusivement après une intervention chirurgicale
E. Fréquemment chez les sujets anxieux

Réponse : CE

1. 5
BRULURES
1. 5. 1
PHYSIOPATHOLOGIE

M 85/1/2/ 15

Les conditions physiopathologiques des premières 24 heures d'une brûlure étendue récente sont caractérisées par:

A. Diminution du débit cardiaque
B. Déficit du volume sanguin
C. Colonisation bactérienne
D. Augmentation des résistances vasculaires
E. Augmentation de la perméabilité capillaire

Réponse : ABDE

1. 5. 2
BIOLOGIE

M 88/2/1/116

48 H après une brûlure de plus de 20% de la surface corporelle, la biologie peut noter:

A. Hypoprotidémie
B. Hyponatrémie
C. Hyperglycémie
D. Acidose
E. Baisse de l'hématocrite

Réponse : ABDE

1. 5. 3
ETIOLOGIES
(FACTEURS DE RISQUE, TERRAIN)

S 86/1/1/ 26

Parmi les différentes étiologies des brûlures de l'enfant, quelle est celle qui est de loin la plus fréquente?

A. Flamme
B. Contact avec solide chaud
C. Brûlure électrique
D. Aspersion avec liquide chaud
E. Brûlure chimique

Réponse : D

1. 5. 4
EVOLUTION
(PRONOSTIC, COMPLICATIONS)

M 88/2/1/117

Les séquelles de brûlure comportent:

A. Prurit
B. Chéloïdes
C. Mélanose
D. Palmure cutanée
E. Epithélioma cutané

Réponse : ABDE

1. 5. 5
TRAITEMENTS

S 90/3/1/ 67

A partir de quel pourcentage de surface corporelle brûlée doit-on hospitaliser un jeune enfant?

A. 10%
B. 20%
C. 30%
D. 40%
E. 50%

Réponse : A

1. 5. 6
DIVERS

M 88/7/1/109

Il est exact que:

A. Une brûlure superficielle guérit par cicatrisation spontanée
B. La cicatrisation des brûlures profondes se fait en trois étapes (détersion, bourgeonnement, épithélialisation)
C. Dans les brûlures intermédiaires, il persiste des enclaves épidermiques au niveau du derme
D. L'infection est la complication majeure après 48 heures des brûlures graves
E. Le traitement des brûlures superficielles de la main nécessitent souvent un pansement au tulle gras

Réponse : ABCDE

1. 6
POLYTRAUMATISME
1. 6. 1
IMAGERIE

M 90/2/2/102

L'analyse d'une radiographie de face et de profil du rachis lombaire chez un traumatisé nécessite la connaissance d'une ou de plusieurs des propositions suivantes. Laquelle ou lesquelles est (sont) exacte(s)?

A. La hauteur des disques inter-vertébraux augmente de L1 à L5
B. La moelle s'arrête au bord supérieur de L3
C. Les racines rachidiennes lombo-sacrées portent le numéro de la vertèbre sus-jacente
D. Le segment vertébral moyen, facteur de stabilité, comprend le mur postérieur, les pédicules et les massifs articulaires
E. Les apophyses transverses, perforées, laissent passer l'artère ilio-lombaire

Réponse : ACD

1. 6. 2
TRAITEMENTS

S 88/6/1/ 10

Parmi les lésions suivantes associées chez un même blessé, l'une doit être opérée la première. Laquelle?

A. Plaie de l'estomac
B. Fracture ouverte de jambe
C. Hématome extra-dural
D. Rupture de l'urètre
E. Fracture du cotyle

Réponse : C

1. 6. 3
DIVERS

M 85/6/2/ 7

Chez un polytraumatisé comateux adulte, sans hémorragie extériorisée importante, une hypotension artérielle en dessous de 7 avec une tachycardie au-dessus de 120 peut être due à:

A. Un hématome extra dural
B. Un volet costal
C. Un hémopéritoine
D. Une fracture du fémur
E. Un choc vagal

Réponse : CD

M 93/8/2/ 43

Comment allez-vous transporter idéalement un polytraumatisé qui a un traumatisme crânien avec coma et un volet thoracique gauche:

A. En décubitus dorsal 1/2 assis
B. En position latérale de sécurité gauche
C. Avec alignement axial tête-cou-tronc
D. En assistance respiratoire
E. Tête basse, jambes surélevées et bandées pour lutter contre l'hypotension

Réponse : CD

1. 7
PLAIE DE LA MAIN
1. 7. 1
CLINIQUE

M 89/6/1/ 96

Au cours de l'examen d'une main traumatique on propose de tester les mobilités à partir des bases suivantes: laquelle ou lesquelles est (sont) exacte(s)?

A. Le fléchisseur profond des doigts fléchit P2 sur P1
B. Le fléchisseur superficiel du pouce fléchit P2 sur P1
C. Les interosseux et les lombricaux fléchissent les métacarpo-phalangiennes et étendent les interphalangiennes
D. Un signe d'atteinte des interosseux est l'impossibilité d'écarter ou de rapprocher les doigts
E. Les tendons extenseurs et fléchisseurs coulissent dans des gaines synoviales surtout développées sur la face dorsale des doigts

Réponse : CD

S 91/1/1/ 44

On teste la fonction du fléchisseur commun superficiel lors d'une plaie de la main:

A. En demandant au sujet de fermer le poing
B. En immobilisant la paume fortement et en demandant de fléchir P1
C. En immobilisant P2 fortement et en demandant de fléchir P3
D. En immobilisant en extension les doigts voisins et en demandant la flexion du doigt lésé
E. Aucune de ces propositions n'est exacte

Réponse : D

M 93/9/2/ 86

A la suite d'une plaie isolée par coup de couteau à la base de l'éminence thénar, vous pouvez constater à l'examen clinique:

A. Une perte de la flexion de P2 sur P1 du pouce par atteinte du long fléchisseur propre du pouce
B. Une perte de l'opposition du pouce par section du rameau thénarien du médian
C. Une perte de l'adduction du pouce par atteinte de la branche profonde du nerf cubital
D. Un déficit de l'extension de la métacarpo-phalangienne du pouce par atteinte du long extenseur propre
E. Une insensibilité de la face interne du pouce et de la face externe de l'index par atteinte du premier nerf interosseux

Réponse : ABE

M 94/8/2/ 2

Devant une plaie contuse et isolée par écrasement de la face antéro-latérale de P3 de l'index, quel est ou quels sont le (les) geste(s) qu'il est utile d'effectuer?

A. Vérifier l'intégrité du fléchisseur superficiel
B. Piquer la pulpe à la recherche d'une anesthésie
C. Enlever rapidement l'ongle s'il y a un hématome sous jacent
D. Confirmer l'intégrité ostéo-articulaire par une radio
E. Explorer systématiquement la plaie sous anesthésie locorégionale

Réponse : BD

1. 7. 2
DIVERS

M 93/8/2/ 76

A propos d'une section d'un fléchisseur profond des doigts laquelle ou lesquelles de ces propositions est (sont) exacte(s)?

A. Cette section supprime la flexion essentielle de P2 sur P1
B. La cicatrisation après suture est acquise en moyenne à 6 semaines
C. La principale séquelle d'une suture est une adhérence cicatricielle à la gaine tendineuse
D. Après la suture, toute mobilisation du doigt est interdite jusqu'à cicatrisation complète
E. Lorsque la section est due à une plaie antéro-latérale, la recherche d'une atteinte du nerf collatéral doit être systématique

Réponse : BCE

1. 8
PHLEGMONS DE LA MAIN
1. 8. 1
CLINIQUE

S 87/5/1/ 5

Indiquez, parmi les suivants, le signe le plus caractéristique du phlegmon de la gaine des fléchisseurs du médius à un stade de début:

A. Douleur du dessus du poignet
B. Anesthésie du médius
C. Douleurs dans le pli palmaire distal
D. Crochet irréductible
E. Cyanose du médius

Réponse : C

1. 9
PANARIS
1. 9. 1
EVOLUTION (PRONOSTIC, COMPLICATIONS)

S 86/3/1/ 26

Un panaris de la pulpe du pouce va diffuser préférentiellement:

A. Dans la loge palmaire moyenne
B. Dans la loge thénarienne
C. Dans la gaine radiale des fléchisseurs
D. Dans la gaine cubitale
E. Dans la loge dorsale de la main

Réponse : C

M 89/6/1/ 88

Les panaris sous-dermiques d'une phalange distale, traités insuffisamment ou tardivement, peuvent se compliquer:

A. D'ostéite
B. D'arthrite
C. De l'atteinte de la gaine synoviale des fléchisseurs
D. De phlegmon commissural
E. D'aucune de ces propositions

Réponse : ABC

1.10
PLAIE D'UNE ARTERE
1.10. 1
DIVERS

M 87/6/2/ 89

Chez un homme en bonne santé, victime 30 minutes plus tôt, d'une plaie artérielle, l'appréciation de la gravité de l'hémorragie se fonde sur:

A. L'estimation directe de la quantité de sang perdue
B. La mesure de la pression artérielle
C. Le dosage de l'hémoglobine
D. La mesure de l'hématocrite
E. La numération des globules rouges

Réponse : AB

M 86/4/2/ 36

Chez un blessé qui est conduit à l'hôpital, en état de choc, une demi heure après la survenued'une plaie de l'artère fémorale ayant entraîné la perte par hémorragie du tiers de sa masse sanguine:

A. La position déclive tête basse dans laquelle les secouristes l'ont placé est dangereuse
B. Le traitement de l'hypovolémie doit primer celui de l'anémie
C. Le taux d'hémoglobine peut être dans les limites de la normale
D. Le taux des leucocytes peut être augmenté
E. La perte de fer due à l'hémorragie a été de l'ordre de 1g par litre de sang perdu

Réponse : BCD

1.11 TRAUMATISME D'UN NERF

1.11. 1 DÉFINITION

S 85/6/1/ 10

En pathologie traumatique des nerfs, la neurapraxie a une signification très précise. Laquelle?

A. Section complète du nerf
B. Perte de substance nerveuse
C. Sidération nerveuse
D. Section partielle du nerf
E. Section nerveuse avec conservation de la péri-nèvre

Réponse : C

1.11. 2 CLINIQUE

S 87/6/1/ 4

Lors d'une plaie du poignet, sur quel signe affirmez-vous que le nerf médian est lésé?

A. Difficulté d'abduction du pouce
B. Perte de la pronation
C. Insensibilité de la pulpe du médius
D. Impossibilité de l'écartement des doigts
E. Signe de Froment

Réponse : C

1.11. 3 DIVERS

S 88/7/1/ 5

Parmi les termes suivants, lequel correspond à une section totale d'un nerf?

A. Axonotmesis
B. Neurotmesis
C. Neurapraxie
D. Neurolyse
E. Epineurectomie

Réponse : B

2 MEMBRE SUPERIEUR

2. 1 FRACTURE DE LA CLAVICULE

2. 1. 1 EVOLUTION (PRONOSTIC, COMPLICATIONS)

S 86/5/1/ 22

L'évolution d'une fracture de la clavicule vers la pseudarthrose:

A. Ne se voit jamais
B. Se voit surtout après traitement chirurgical
C. Ne se voit jamais après traitement orthopédique
D. Se voit surtout en l'absence de traitement
E. N'a pas de conséquence fonctionnelle

Réponse : B

M 88/6/1/107

Une fracture du 1/3 moyen de la clavicule:

A. Entraîne souvent des lésions de la veine sous-clavière
B. Consolide en moyenne en 90 jours
C. Laisse dans la règle un cal en baïonnette exubérant
D. Relève d'une réduction anatomique avec une contention interne solide
E. Est traitée par un bandage coude au corps

Réponse : C

2. 2 FRACTURE DE L'EXTREMITE SUPERIEURE DE L'HUMERUS

2. 2. 1 EVOLUTION (PRONOSTIC, COMPLICATIONS)

M 88/3/1/113

La fracture du col chirurgical de l'humérus:

A. Entraîne peu de nécrose de la tête humérale
B. Sa pseudarthrose est fréquente
C. Sa principale complication est une paralysie du nerf radial
D. Son mécanisme lésionnel fait qu'elle est très souvent une fracture ouverte
E. Une ostéosynthèse est indiquée chez le vieillard

Réponse : A

M 88/7/1/104

La fracture du col chirurgical de l'humérus:
A. Entraîne peu de nécrose de la tête humérale
B. Se complique souvent de pseudarthrose
C. Se complique fréquemment d'une paralysie du nerf radial
D. Est très souvent une fracture ouverte
E. Nécessite un simple coude au corps chez le vieillard

Réponse : AE

S 90/6/1/ 95

Le risque de nécrose avasculaire de la tête humérale est particulièrement important:

A. Dans les luxations antéro-internes de l'épaule
B. Dans les luxations postérieures de l'épaule
C. Dans les fractures déplacées du col chirurgical de l'humérus
D. Dans les fractures à 4 fragments de l'extrémité supérieure de l'humérus
E. Dans les fractures déplacées du trochiter

Réponse : D

2. 2. 2
DIVERS

M 93/9/2/ 25

La fracture engrenée, peu déplacée du col chirurgical de l'humérus chez le vieillard:

A. Est la conséquence habituelle d'une chute sur le moignon de l'épaule
B. Nécessite un traitement chirurgical par ostéosynthèse
C. Nécessite une immobilisation de 45 jours
D. Est habituellement de bon pronostic
E. Est souvent compliquée de nécrose de la tête humérale

Réponse : AD

2. 3
FRACTURE DE LA DIAPHYSE HUMERALE
2. 3. 1
EVOLUTION (PRONOSTIC, COMPLICATIONS)

M 89/3/1/115

Les complications des fractures de la diaphyse humérale comportent:

A. L'ouverture du foyer
B. La paralysie du nerf circonflexe
C. La luxation de l'épaule
D. La paralysie du nerf radial
E. La pseudarthrose

Réponse : DE

2. 4
FRACTURE DE L'EXTREMITE INFERIEURE DE L'HUMERUS
2. 4. 1
CLINIQUE

M 92/9/1/ 63

La fracture déplacée du condyle externe de l'humérus de l'enfant peut entraîner:

A. Une déviation en valgus
B. Une pseudarthrose
C. Une paralysie cubitale
D. Un cubitus varus
E. Une ankylose temporaire de l'articulation du coude

Réponse : ABCDE

2. 4. 2
TRAITEMENTS

M 92/8/1/ 68

Lors de la prise en charge et la surveillance du traitement d'un enfant porteur d'une fracture supra-condylienne du coude vous avez à craindre:

A. Un problème vasculaire périphérique
B. Un déficit neurologique radial et cubital
C. Un déplacement sous plâtre
D. Un cal vicieux
E. Une pseudarthrose

Réponse : ABCD

2. 5
FRACTURE DE L'EXTREMITE SUPERIEURE DU RADIUS
2. 5. 1
DIVERS

S 87/3/1/ 13

Indiquez, parmi les suivantes, la proposition exacte concernant les fractures de l'extrémité supérieure du radius de l'enfant:

A. Elles représentent la lésion la plus fréquente des traumatismes du coude de l'enfant
B. Ce sont plus souvent des fractures de la tête que des fractures du col
C. Elles s'accompagnent souvent d'une paralysie de la branche postérieure du nerf radial
D. Elles peuvent accompagner une luxation du coude
E. Elles requièrent un traitement chirurgical

Réponse : D

2. 6
FRACTURE DU RADIUS
2. 6. 1
TRAITEMENTS

M 92/9/2/ 48

L'instabilité des fractures de l'extrémité inférieure du radius est fréquente et la surveillance radiographique doit être stricte après réduction. Quels éléments doivent être vérifiés systématiquement sur les clichés de contrôle?

A. L'orientation de la glène radiale sur le profil
B. Les rapports scapho-lunariens
C. Le rétablissement de l'obliquité de la ligne bi-styloïdienne sur la tête
D. La position du pyramidal
E. Les rapports de l'articulation radio-cubitale inférieure

Réponse : ACE

2. 6. 2
DIVERS

M 91/6/2/ 75

Une fracture de l'extrémité inférieure du radius:

A. Résulte plus souvent d'une chute en hyper-flexion qu'en hyper-extension du poignet
B. Se complique fréquemment d'une paralysie par compression du nerf médian
C. Entraîne, dans sa forme typique, un déplacement postérieur et externe de l'épiphyse radiale
D. Donne souvent des pseudarthroses
E. Peut évoluer vers l'algodystrophie

Réponse : CE

2. 7
FRACTURE DE L'EXTREMITE INFERIEURE DU RADIUS
2. 7. 1
IMAGERIE

M 89/5/1/103

Sur une radio de face du poignet:

A. La styloïde radiale est plus distale que la styloïde cubitale
B. La surface articulaire inférieure du radius regarde vers en bas, en avant et en dedans
C. La surface articulaire inférieure du radius s'articule avec le scaphoïde et le pyramidal
D. L'index radio-cubital permet de situer la position relative de la tête cubitale par rapport à l'extrémité inférieure du radius
E. Le ligament triangulaire complète en dedans la surface articulaire proximale radio-carpienne

Réponse : ABDE

2. 7. 2
EVOLUTION (PRONOSTIC, COMPLICATIONS)

M 85/5/2/ 36

La fracture de l'extrémité inférieure du radius chez l'adulte:

A. N'est instable après réduction que si elle est articulaire
B. Se déplace en général vers l'arrière
C. Risque de pseudarthroser si le traitement n'est pas correct
D. Consolide souvent vicieusement
E. Est surtout stable si on l'immobilise en extension

Réponse : BD

2. 8
FRACTURE DE POUTEAU COLLES
2. 8. 1
PHYSIOPATHOLOGIE

S 86/4/1/ 10

Classiquement la fracture de Pouteau-Colles succède à un traumatisme:

A. En pronation forcée
B. En flexion-adduction de la main
C. De type "coup de poing"
D. Direct sur la face antérieure de l'avant-bras
E. En hyper-extension du poignet

Réponse : E

2. 8. 2
CLINIQUE

M 87/3/2/ 79

La fracture de Pouteau-Colles est caractérisée habituellement par un ou plusieurs des signes suivants. Indiquez le(s) quel(s):

A. Déformation du poignet "en dos de fourchette"
B. Ascension de la styloïde radiale
C. Saillie interne de la styloïde cubitale
D. Point douloureux dorsal sus-articulaire
E. Paresthésies dans le territoire du nerf médian

Réponse : ABDE

2. 8. 3
EVOLUTION (PRONOSTIC, COMPLICATIONS)

S 86/3/1/ 74

Laquelle de ces complications n'est pratiquement jamais rencontrée après une fracture de Pouteau-Colles?

A. Rupture tardive du tendon du long extenseur du pouce
B. Algo-dystrophie sévère
C. Pseudarthrose
D. Syndrome du canal-carpien
E. Pronosupination limitée et douloureuse

Réponse : C

3
MEMBRE INFERIEUR
3. 1
FRACTURE DU BASSIN
3. 1. 1
EVOLUTION
(PRONOSTIC, COMPLICATIONS)

S 89/6/1/ 86

Dans les fractures du bassin, quelles sont celles qui entraînent les complications urinaires les plus fréquentes?

A. Fractures des épines iliaques
B. Fractures du cotyle
C. Fractures de l'aile iliaque
D. Fractures du cadre obturateur
E. Aucune des fractures précédentes

Réponse : D

M 89/1/1/ 92

Parmi les complications des fractures de la paroi postérieure du cotyle, il peut y avoir:

A. Une irréductibilité de la luxation postérieure lorsqu'elle existe
B. Une fracture du col du fémur
C. Une paralysie sciatique
D. Une coxarthrose post-traumatique
E. Des ossifications péri-articulaires

Réponse : ABCDE

S 90/2/1/ 3

Devant une disjonction traumatique de la symphyse pubienne vue en urgence, indiquez la complication que vous devez particulièrement redouter:

A. Luxation sacro-iliaque
B. Paralysie obturatrice
C. Hémorragie intrapéritonéale
D. Embolie graisseuse
E. Déchirure de l'urètre

Réponse : E

3. 2
FRACTURE DU COL FEMORAL
3. 2. 1
CLINIQUE

M 86/1/1/118

Un ou plusieurs des éléments cliniques suivants est (ou sont) compatible(s) avec le diagnostic de fracture du col du fémur:

A. Attitude vicieuse en rotation externe du membre inférieur
B. Attitude vicieuse en adduction du membre inférieur
C. Raccourcissement du membre inférieur
D. Aucune déformation apparente
E. Attitude en flexion de la cuisse sur le bassin

Réponse : ABCD

3. 2. 2
IMAGERIE

S 89/1/1/ 3

Une fracture du col fémoral Pauwels nx 1 Garden nx 1:

A. Est une fracture dont le trait est horizontal, la tête se déplaçant en coxa valga
B. Est une fracture dont le trait est vertical, la tête se déplaçant en coxa vara
C. Est une fracture dont le trait est vertical sans déplacement de la tête
D. Est une fracture de trait est vertical, la tête n'ayant plus de rapport avec le moignon cervical
E. Est une fracture dont le trait se poursuit sur la diaphyse fémorale, la tête étant en rotation externe

Réponse : A

M 89/1/1/ 97

Dans les fractures du col fémoral Garden III, les radiographies pourront mettre en évidence:

A. Une rupture du cintre cervico-obturateur
B. Une fermeture de l'angle cervico-céphalique de face
C. Une visualisation plus nette du petit trochanter sur le cliché de face
D. Des travées osseuses (de la tête) déviées en valgus
E. Des travées osseuses (de la tête) dans le prolongement de celles du cotyle

Réponse : ABCD

3. 2. 3 EVOLUTION (PRONOSTIC, COMPLICATIONS)

S 85/4/1/ 4

La nécrose de la tête fémorale après fracture cervicale vraie du fémur est due à:

A. Une mauvaise immobilisation
B. Une pseudarthrose
C. Une ischémie par lésion des branches de l'artère circonflexe postérieure
D. Une infection post-opératoire
E. Le siège intra ou extra capsulaire du trait de fracture

Réponse : C

S 86/7/1/ 15

Les fractures pertrochantériennes de l'extrémité supérieure du fémur sont plus exposées dans leur évolutions que les fractures transcervicales, au risque de:

A. Pseudarthrose
B. Cal vicieux
C. Complications de décubitus
D. Nécrose ischémique de la tête fémorale
E. Raideur secondaire de la hanche

Réponse : B

M 88/6/1/100

Un cal vicieux du fémur peut se définir par l'un ou les éléments suivants:

A. Une consolidation avec hypertrophie du cal
B. Une absence de consolidation
C. Une consolidation avec raccourcissement de 3 cm
D. Une consolidation avec angulation en valgus de 10°
E. Une consolidation avec un décalage de 30° en rotation interne

Réponse : CDE

M 89/4/1/109

La pseudarthrose après fracture du col du fémur:

A. Est favorisée par un trait de fracture vertical
B. Est plus fréquente après fracture de la région trochantérienne qu'après fracture cervicale
C. Peut s'accompagner de nécrose de la tête fémorale
D. Est habituellement traitée par mise en place d'une prothèse
E. Est de plus en plus fréquente avec le vieillissement

Réponse : ACE

M 90/1/2/ 35

Devant une prothèse totale de hanche scellée, implantée depuis plusieurs années et qui devient douloureuse, il faut évoquer:

A. Un sepsis
B. Un descellement
C. Un syndrome d'adaptation de l'os aux contraintes
D. Une subluxation récidivante de la prothèse
E. Des ossifications péri-articulaires

Réponse : AB

3. 2. 4 DIVERS

M 89/6/1/ 95

Une fracture de la diaphyse fémorale au tiers moyen avant tout traitement:

A. Se présente avec une déformation en crosse de la cuisse
B. Se présente avec une rotation externe du membre inférieur
C. Peut entraîner par elle-même un choc hémorragique
D. Entraînera souvent une paralysie sciatique
E. Peut se compliquer d'embolie graisseuse

Réponse : ABCE

M 90/7/1/102

Une fracture transcervicale du fémur chez le vieillard type Garden IV:

A. Consolide généralement en trois mois
B. Crée souvent des cals vicieux
C. Nécessite rarement une arthroplastie céphalique
D. Entraîne en moyenne un pourcentage de décès de 20% dans les trois mois
E. Est très thrombogène

Réponse : DE

M 90/4/2/ 98

Une fracture du fémur per-trochantérienne:

A. Entraîné 50% de nécroses et pseudarthroses de la tête fémorale
B. Se traduit cliniquement par la position du membre inférieur en abduction et rotation interne
C. Se traite par une ostéosynthèse
D. Entraîné à 3 mois, chez le vieillard, une mortalité moyenne de 15 à 20%
E. Est opérée en extrême urgence

Réponse : CD

M 94/8/2/ 5

A propos des fractures de l'extrémité supérieure du fémur, quelle est ou quelles sont la ou les propositions(s) exacte(s)?

A. Les fractures per trochantériennes consolident bien
B. Les fractures transcervicales consolident avec des cals vicieux fréquents
C. La fracture transcervicale du vieillard est traitée par la mise en place d'une prothèse cervico-céphalique
D. La vis-plaque est un des meilleurs traitements des fractures per trochantériennes
E. On situe entre 10 et 20% le taux de mortalité à 3 mois post-opératoires des fractures de l'extrémité supérieure du fémur chez le vieillard

Réponse : ACDE

3. 3
FRACTURE DE LA ROTULE
3. 3. 1
EVOLUTION (PRONOSTIC, COMPLICATIONS)

S 85/1/1/ 7

Quelle complication ne survient jamais après une fracture de la rotule?

A. Arthrose fémoro-patellaire
B. Algo-dystrophie du membre inférieur
C. Raideur du genou avec flexion réduite à 10 degrés
D. Pseudarthrose rendant la marche impossible par défaut de verrouillage du genou
E. Recurvatum sévère du genou

Réponse : E

3. 3. 2
DIVERS

M 85/4/2/ 2

Indiquez parmi les suivantes, la ou les affirmation(s) vraie(s) concernant les fractures de la rotule:

A. Une image radiologique de fracture de rotule peut simuler une affection non traumatique
B. Ce sont toujours des fractures articulaires
C. Elles succèdent toujours à un traumatisme direct
D. Elles surviennent plus souvent sur des genoux porteurs d'une dysplasie fémoro-patellaire
E. Elles s'accompagnent souvent de lésions cutanées

Réponse : AE

3. 4
FRACTURE DE L'EXTREMITE SUPERIEURE DU TIBIA
3. 4. 1
EVOLUTION (PRONOSTIC, COMPLICATIONS)

M 89/6/1/ 97

Le pronostic d'une fracture articulaire du genou au niveau des compartiments fémoro-tibiaux dépend:

A. De l'ouverture du foyer
B. Du volume de l'hémarthrose initiale
C. De la possibilité de rééducation précoce du genou
D. De la régularité des surfaces articulaires obtenue en fin de traitement
E. De l'importance de la comminution métaphysaire

Réponse : ACDE

3. 4. 2
DIVERS

M 87/1/1/ 98

Une fracture du plateau tibial externe:

A. Comporte souvent un enfoncement
B. Peut entraîner une désaxation en varus du genou
C. Se manifeste souvent par une hémarthrose
D. Est souvent associée à une luxation postérieure de hanche (syndrome du tableau de bord)
E. Peut s'accompagner d'une paralysie du nerf sciatique poplité externe

Réponse : ACE

3. 5
FRACTURE DES OS DE LA JAMBE
3. 5. 1
EVOLUTION (PRONOSTIC, COMPLICATIONS)

M 93/9/2/ 58

Une femme de 50 ans est traitée par réduction et plâtre cruro-pédieux pour une fracture diaphysaire fermée des deux os de la jambe. Quelles sont au dixième jour après la réduction les deux complications les plus fréquentes?

A. Epanchement intra-articulaire du genou
B. Phlébite sous plâtre
C. Suppuration du foyer de fracture
D. Ouverture secondaire du foyer de fracture
E. Déplacement secondaire sous plâtre

Réponse : BE

3. 5. 2
TRAITEMENTS

S 91/4/1/ 71

Un jeune homme de 20 ans après accident de motocyclette présente une fracture plurifragmentaire des deux os de la jambe, ouverte de type 3, sans lésion vasculo-nerveuse des axes jambiers. Quel traitement local est justifié?

A. Ostéosynthèse par plaque vissée
B. Parage et fixateur externe
C. Plâtre fermé cruro-pédieux
D. Enclouage verrouillé
E. Traction continue

Réponse : B

M 91/6/2/ 71

Une fracture ouverte de jambe:

A. Exige un parage des parties molles
B. Peut demander la mise en place d'un fixateur externe
C. Consolide moins vite qu'une fracture équivalente fermée
D. Nécessite souvent la pose immédiate d'une plaque vissée
E. Peut conduire à l'amputation

Réponse : ABCE

M 93/9/2/ 83

Par rapport au traitement orthopédique, le traitement chirurgical d'une fracture de jambe à foyer ouvert a les inconvénients suivants:

A. Nécessité de contrôles radiographiques répétés
B. Consolidation retardée
C. Risque de raideur
D. Risque infectieux
E. Risque thrombo-embolique

Réponse : BD

3. 6
FRACTURE DE LA CHEVILLE
3. 6. 1
EVOLUTION (PRONOSTIC, COMPLICATIONS)

S 87/5/1/ 14

Toutes les complications suivantes peuvent-être observées à la suite d'une fracture bi-malléolaire sous ligamentaire par adduction, excepté une seule. Laquelle?

A. Cal vicieux du cou de pied
B. Arthrose tibio-tarsienne
C. Algo-dystrophie
D. Diastasis tibio-péronier
E. Raideur de la cheville

Réponse : D

S 94/8/1/ 54

Quelle est la complication spécifique des fractures de la cheville de l'enfant?

A. Pseudarthrose
B. Epiphysiodèse
C. Cal vicieux
D. Inégalité de longueur
E. Cal douloureux

Réponse : B

S 94/9/1/ 27

La complication principale des fractures malléolaires est:

A. La consolidation vicieuse
B. La pseudarthrose
C. La raideur
D. L'ouverture du foyer de fracture
E. La compression de l'artère tibiale postérieure

Réponse : C

3. 6. 2
TRAITEMENTS

S 91/5/1/ 45

Quelle thérapeutique proposez-vous à un blessé de 35 ans présentant une cheville douloureuse sans arthrose à la suite d'une fracture bi-malléolaire consolidée en position vicieuse ?

A. Arthrodèse
B. Arthrolyse
C. Correction du cal vicieux
D. Ostéotomie du pilon tibial
E. Arthroplastie

Réponse : C

3. 6. 3
DIVERS

M 92/9/2/ 97

Après une chute sur le pied en pronation, quel est ou quels sont le ou les signe(s) compatible(s) avec ce mécanisme que l'on peut retrouver à l'examen clinique et radiologique?

A. De face le pied est décalé en dehors
B. Il y a une douleur à l'insertion péronière du faisceau antérieur du ligament latéral externe
C. Sur la radiographie de face, le péroné est fracturé transversalement au-dessus de la malléole externe
D. Sur la radiographie de face, la malléole interne est fracturée transversalement à sa base
E. Le blessé est incapable de relever les orteils

Réponse : ACD

M 93/9/2/ 85

Quelle est ou quelles sont la (les) proposition(s) exacte(s) concernant une fracture bi-malléolaire par pronation-abduction?

A. Le péroné présente un trait spiroïde intra ligamentaire
B. Le diastasis tibio-péronier est important
C. La malléole interne présente un trait vertical
D. Une réduction orthopédique a plus de chances d'être efficace que pour une fracture par pronation pure
E. La consolidation s'effectue en moyenne en trois mois

Réponse : ADE

M 93/8/2/ 60

Une cheville demeurée douloureuse et enraidie après un traumatisme doit faire rechercher la ou les complication(s) suivante(s):

A. Un cal vicieux
B. Un diastasis tibio-péronier
C. Une atteinte chondrale du dôme astragalien
D. Une algodystrophie
E. Une arthrose

Réponse : ABCDE

3. 7
FRACTURE DU CALCANEUM
3. 7. 1
IMAGERIE

M 86/7/1/104

Indiquez, parmi les suivantes, la ou les incidences radiographiques qui permet(tent) le bilan anatomique précis d'une fracture du calcanéum:

A. Cheville
B. Pied de face
C. Pied de profil
D. Incidence rétro-tibiale
E. Tomographie du tarse postérieur

Réponse : CDE

3. 8
ENTORSE DU GENOU
3. 8. 1
PHYSIOPATHOLOGIE

M 90/7/1/ 97

La lésion du ménisque interne est provoquée par:

A. Une rotation externe forcée
B. Une hyperflexion
C. Un choc direct sur le genou
D. Une rotation interne forcée
E. Une lésion du ligament interne

Réponse : AB

3. 8. 2
CLINIQUE

M 86/4/2/ 51

Devant un traumatisé récent du genou, indiquez le ou les signe(s) clinique(s) qui fait (font) suspecter une lésion isolée du ligament croisé antérieur:

A. Une ecchymose antérieure
B. Un épanchement articulaire de constitution rapide
C. Un recul de la tubérosité tibiale antérieure, genou fléchi
D. Une laxité à la fois interne et externe en demi-flexion
E. Un tiroir antérieur recherché le fémur fléchi à 10 degrés

Réponse : BE

M 87/6/2/ 62

Chez un traumatisé du genou, l'entorse grave du plan ligamentaire externe est suspectée devant la constatation:

A. D'une latéralité en valgus flexion rotation externe
B. D'une douleur à l'insertion des muscles de la patte d'oie
C. D'un tiroir antérieur rotatoire externe
D. D'une latéralité en varus flexion rotation interne
E. D'un arrachement de la tête du péroné avec déplacement

Réponse : DE

M 87/7/1/ 92

Parmi les signes d'examen suivants, indiquez celui ou ceux qui traduit (traduisent) une lésion du ligament croisé antérieur:

A. Signe du ressaut rotatoire
B. Laxité en valgus
C. Tiroir antérieur à 90 degré de flexion
D. Tiroir antérieur en extension
E. Recurvatum

Réponse : AD

S 88/3/1/ 70

Quel est le signe nettement évocateur d'une lésion méniscale?

A. Douleur diffuse après un match de football
B. Gonflement du genou après l'effort
C. Sensation de dérobement lors de l'appui unipodal pour un shoot
D. Impossibilité momentanée d'extension complète avec froissement douloureux
E. Douleur postéro-interne en position "à genoux"

Réponse : D

S 89/1/1/ 7

Le signe de Lachman indique une lésion:

A. De l'appareil extenseur du genou
B. Du ligament croisé antérieur
C. Du ligament latéral interne
D. De l'aileron rotulien externe
E. Du ménisque interne

Réponse : B

S 90/4/1/ 25

Le blocage méniscal:

A. Survient toujours immédiatement après une entorse du genou
B. Débute progressivement et finit brutalement
C. Limite la flexion et permet l'extension normale
D. Limite l'extension et cesse brutalement
E. Débute brutalement et limite la flexion

Réponse : D

S 92/8/1/ 44

Immédiatement après une entorse du genou, lequel de ces signes témoigne le mieux de la gravité de l'entorse:

A. Douleur
B. Impotence fonctionnelle
C. Existence d'un tiroir
D. Choc rotulien
E. Ecchymose locale

Réponse : C

3. 8. 3
FORMES CLINIQUES

S 86/2/1/ 75

Parmi ces lésions ligamentaires du genou, quelle est celle qui se caractérise par un Jerk-test positif(signe du ressaut):

A. Lésion du ligament latéral interne
B. Lésion du ligament croisé postéro-interne
C. Lésion du ligament croisé antéro-externe
D. Lésion du ligament latéral externe
E. Lésion du point d'angle postéro-interne

Réponse : C

3. 8. 4
EVOLUTION
(PRONOSTIC, COMPLICATIONS)

M 87/1/1/109

Indiquez parmi les suivantes la ou les proposition(s) exacte(s). Une entorse grave du rachis cervical inférieur peut entraîner:

A. Une compression médullaire
B. Une névralgie cervico-brachiale
C. Un glissement progressif d'une vertèbre sur la vertèbre sous-jacente
D. Une subluxation des apophyses articulaires
E. Des troubles bulbaires

Réponse : ABCD

3. 8. 5 DIVERS

M 93/9/2/ 84

Dans l'entorse grave du genou, quels sont les éléments anatomiques les plus fréquemment atteints, avec le ligament croisé antérieur?

A. Ménisque interne
B. Ménisque externe
C. Ligament latéral interne
D. Ligament croisé postérieur
E. Ligament latéral externe

Réponse : AC

3. 9 ENTORSE DE LA CHEVILLE

3. 9. 1 PHYSIOPATHOLOGIE

S 87/3/1/ 4

Le mécanisme habituellement décrit ou mimé par les patients qui ont été victimes d'une entorse du ligament latéral externe de la cheville est:

A. Une éversion forcée du pied
B. Une abduction forcée de l'arrière pied
C. Un équin forcé
D. Une inversion forcée du pied
E. Un talus forcé de la cheville

Réponse : D

3. 9. 2 CLINIQUE

S 85/1/1/ 6

Toutes les propositions concernant la douleur de l'entorse de cheville sont exactes excepté une seule. Indiquez laquelle:

A. Elle est vive et syncopale
B. Elle diminue spontanément permettant parfois la poursuite de l'effort
C. Elle est d'autant plus intense que l'entorse est grave
D. Elle réapparaît secondairement entraînant l'impotence
E. Elle est soulagée par les applications de froid local

Réponse : C

3. 9. 3 TRAITEMENTS

S 85/1/1/ 10

Quelle est la durée d'immobilisation optima de l'entorse grave isolée de la cheville chez l'adulte?

A. Moins de 15 jours
B. 3 à 6 semaines
C. Plus de 6 semaines
D. Aucune immobilisation
E. Aucune de ces propositions

Réponse : B

3. 9. 4 DIVERS

M 94/9/2/ 63

Une entorse de cheville:

A. Est essentiellement produite par un mouvement forcé en pronation
B. Atteint de préférence le ligament latéral externe
C. Entraîne une douleur proportionnelle à la gravité de l'atteinte ligamentaire
D. Doit faire prescrire une radiographie face et profil de la cheville
E. Doit faire prescrire une radiographie dynamique et comparative des 2 chevilles

Réponse : BD

3.10 TRAUMATISME DU GENOU

3.10. 1 CLINIQUE

M 91/2/2/ 24

L'existence d'une hydarthrose chronique du genou est compatible avec un ou plusieurs diagnostics suivants:

A. Nécrose du condyle interne
B. Lésion méniscale
C. Patella bipartita
D. Chondromalacie rotulienne
E. Ostéochondrite dissèquante

Réponse : ABDE

3.10.2
BIOLOGIE

M 94/9/1/100

Après un traumatisme du genou, on constate par ponction l'existence d'une hémarthrose de sang pur; il peut s'agir:

A. D'une rupture du ligament croisé antérieur
B. D'une luxation de rotule
C. D'une fracture articulaire
D. D'une anse de seau méniscale
E. D'une ostéochondrite disséquante stade III

Réponse : ABC

3.10.3
DIVERS

M 91/6/2/ 55

Les lésions traumatiques du ligament croisé antérieur du genou:

A. Peuvent être isolées
B. Peuvent être partielles et ne porter que sur un faisceau du ligament
C. Entraînent toujours une instabilité du genou
D. Peuvent être associées à une lésion du ménisque interne
E. Peuvent porter sur l'insertion condylienne du ligament

Réponse : ABDE

4
RACHIS
4.1
FRACTURE DU RACHIS
4.1.1
EVOLUTION (PRONOSTIC, COMPLICATIONS)

M 92/9/2/ 11

Comme complication d'une fracture grave de L4, on peut observer:

A. Une atteinte du cône terminal avec troubles vésicaux
B. Une hématomyélie
C. Une abolition d'un réflexe rotulien
D. Une atteinte radiculaire type L5
E. Un syndrome de la queue de cheval

Réponse : DE

4.2
RADIOGRAPHIE DU RACHIS
4.2.1
IMAGERIE

S 94/8/1/ 58

Sur quelle incidence radiologique explore-t-on préférentiellement l'isthme d'une vertèbre lombaire?

A. Radiographie standard de face
B. Radiographie standard de profil
C. Radiographie standard de 3/4
D. Tomographies de profil
E. Tomographies de face

Réponse : C

4.3
TRAUMATISME DU RACHIS
4.3.1
EVOLUTION (PRONOSTIC, COMPLICATIONS)

M 91/6/2/ 40

On doit rechercher de parti pris une lésion du rachis cervical en présence:

A. D'un polytraumatisme
B. D'une fracture du massif facial
C. D'un traumatisme crânien
D. D'un coma post traumatique
E. D'une détresse respiratoire post traumatique

Réponse : ABCDE

4.4
SCOLIOSE
4.4.1
CLINIQUE

S 87/2/1/ 3

En présence d'une déviation rachidienne chez une fille de 13 ans, indiquez, parmi les suivants, le symptôme clinique qui permet d'affirmer le diagnostic de scoliose:

A. Déséquilibre du bassin
B. Inégalité de longueur des membres inférieurs
C. Raideur rachidienne
D. Décollement scapulaire
E. Gibbosité

Réponse : E

4. 4. 2
IMAGERIE

M 89/3/2/ 12

Pour mesurer l'angle d'une courbure scoliotique sur la radiographie, vous prenez deux des repères suivants:

A. Le bord supérieur de la vertèbre sommet
B. Le bord supérieur de la vertèbre neutre supérieure
C. Le bord inférieur de la vertèbre sommet
D. le bord inférieur de la vertèbre neutre inférieure
E. La tangente à l'épineuse la plus proche

Réponse : BD

4. 4. 3
DIVERS

M 91/6/2/ 51

La scoliose idiopathique de l'enfant:

A. Est la plus fréquente des scolioses de l'enfant
B. Prédomine chez les garçons
C. S'améliore au moment de la puberté
D. Comporte une gibbosité lorsque l'enfant se penche en avant
E. Se caractérise par une douleur à la percussion des épineuses vertébrales

Réponse : AD

5
LUXATIONS
5. 1
LUXATION DU RACHIS
5. 1. 1
DIVERS

M 88/6/1/111

Une luxation du rachis cervical C6-C7:

A. Peut entraîner une tétraplégie totale
B. S'accompagne toujours d'une paralysie phrénique
C. Peut créer une irritation bulbaire avec troubles du rythme cardiaque
D. Est souvent irréductible du fait d'un accrochage des apophyses articulaires
E. Nécessite toujours une fixation chirurgicale

Réponse : DE

M 90/2/2/ 27

Une luxation du rachis cervical C7 D1:

A. Peut entraîner une tétraplégie totale
B. S'accompagne toujours d'une paralysie phrénique
C. Peut créer une irritation bulbaire avec troubles du rythme cardiaque
D. Risque de ne pas être vue par des clichés standards
E. Nécessite toujours une fixation chirurgicale

Réponse : DE

5. 2
LUXATION DE L'EPAULE
5. 2. 1
PHYSIOPATHOLOGIE

S 85/4/1/ 10

La luxation acromio-claviculaire à grand déplacement entraîne une rupture de toutes les formations suivantes, sauf une, indiquez laquelle:

A. Le ligament trapézoïde
B. Le ligament acromio-coracoïdien
C. Le ligament acromio-claviculaire
D. Le ligament conoïde
E. Le ménisque de l'articulation acromio-claviculaire

Réponse : B

M 85/5/1/112

Une luxation acromio-claviculaire de stade III s'accompagne d'une ou plusieurs des lésions suivantes:

A. Une atteinte des ligaments acromio-claviculaires
B. Une atteinte du ligament conoïde
C. Une atteinte du ligament trapézoïde
D. Une atteinte du ligament coraco-claviculaire interne
E. Une atteinte de la sangle musculaire trapézo-deltoïdienne

Réponse : ABCDE

S 87/3/1/ 9

Quel est l'élément anatomique dont la lésion (désinsertion ou rupture) est le plus souvent retrouvée dans la luxation récidivante de l'épaule:

A. Longue portion du biceps
B. Courte portion du biceps
C. Bourrelet glénoïdien
D. Tendon du sus-épineux
E. Tendon du sous-scapulaire

Réponse : C

M 89/1/1/ 98

Une luxation acromio-claviculaire de stade 3 se définit par:

A. Une lésion des ligaments conoïdes et trapézoïdes
B. Une lésion de la chape musculaire delto-trapézienne
C. Une lésion du ligament acromio-coracoïdien
D. Une lésion des moyens d'union intrinsèque de l'articulation acromio-claviculaire
E. Une atteinte des insertions claviculaires des petit et grand pectoral

Réponse : ABD

M 89/6/1/ 91

Une luxation acromico-claviculaire est grave s'il existe une rupture de:

A. Ligament acromio-claviculaire
B. Ligament acromio-coracoïdien
C. Ligaments coraco-claviculaires
D. Ligament coraco-huméral
E. Ligament gléno-huméral supérieur

Réponse : AC

5. 2. 2 CLINIQUE

S 85/4/1/ 88

Les paralysies du plexus brachial après luxation antéro-interne de l'épaule atteignent le plus souvent:

A. Les 5ème et 6ème racines cervicales
B. Les 7ème, 8ème racines cervicales et 1ère dorsale
C. La 8ème cervicale et la 1ère dorsale
D. Les troncs secondaires du plexus brachial
E. Les racines C5, C6, C8, D1

Réponse : D

M 89/1/1/100

La luxation antéro-interne de l'épaule entraîné:

A. Une adduction irréductible
B. Un coup de hache externe
C. Un déficit de l'élévation du bras
D. Un comblement du sillon delto-pectoral
E. Un vide sous acromial antérieur

Réponse : BDE

S 90/4/1/ 91

Parmi les signes cliniques suivants quel est celui en faveur d'une luxation postérieure de l'épaule:

A. L'abduction irréductible du bras
B. La rotation interne fixée du bras
C. Le signe de l'épaulette
D. Le coup de hanche externe
E. L'ecchymose brachio-thoracique

Réponse : B

M 91/3/2/ 69

Une luxation antéro-interne de l'épaule:

A. Crée un vide sous-acromial externe
B. Bloque le bras en rotation interne
C. Entraîne une abduction irréductible du bras
D. Comprime souvent le nerf radial
E. Se voit surtout chez le vieillard

Réponse : AC

5. 2. 3 IMAGERIE

S 88/7/1/ 4

Les lésions suivantes s'observent souvent dans les luxations récidivantes de l'épaule sauf une, laquelle?

A. Désinsertion du bourrelet glénoïdien
B. Décollement pré-glénoïdien sous-capsulo-périosté
C. Eculement du bord antérieur de la glène
D. Encoche postérieure de la tête humérale
E. Pseudarthrose de l'apophyse coracoïde

Réponse : E

5. 2. 4 FORMES CLINIQUES

S 88/1/1/ 7

La luxation de l'épaule est le plus souvent:

A. Antéro-interne sous-claviculaire
B. Inférieure sous glénoïdienne
C. Antéro-interne sous-coracoïdienne
D. Postérieure
E. Supérieure

Réponse : C

S 89/5/1/ 1

La luxation erecta de l'épaule est une luxation:

A. Supérieure
B. Inférieure
C. Postérieure
D. Antéro interne sous coracoïdienne
E. Antéro interne coracoïdienne

Réponse : B

5. 2. 5 ETIOLOGIES (FACTEURS DE RISQUE, TERRAIN)

S 88/1/1/ 3

Quel est l'organe dont la lésion (désinsertion ou rupture) est le plus souvent associée à une luxation récidivante de l'épaule?

A. Longue portion du biceps
B. Courte portion du biceps
C. Bourrelet glénoïdien
D. Tendon du sus-épineux
E. Tendon du sous-scapulaire

Réponse : C

5. 2. 6 EVOLUTION (PRONOSTIC, COMPLICATIONS)

S 87/3/1/ 11

Parmi les éventualités suivantes, une seule est exceptionnelle dans les suites tardives d'une luxation antéro-interne de l'épaule. Laquelle?

A. La fracture du bord inférieur de la glène
B. La rétraction capsulaire
C. La rupture de la coiffe des rotateurs
D. Le syndrome du bourrelet
E. La nécrose de la tête humérale

Réponse : E

M 87/3/1/110

Une lésion du nerf circonflexe lors d'une luxation de l'épaule sera suspectée, lors de l'examen initial, par la recherche d'un ou plusieurs des signes suivants. Indiquez le(s)quel(s):

A. La position erecta du membre supérieur
B. L'impossibilité d'abduction active
C. L'abduction irréductible
D. Le déficit de la rotation externe active
E. L'anesthésie du moignon de l'épaule

Réponse : E

M 87/5/1/114

Quelles sont les deux complications les plus fréquentes des luxations antéro-internes de l'épaule?

A. Fracture du trochiter
B. Fracture du col de l'humérus
C. Fracture parcellaire de la tête humérale
D. Paralysie du nerf circonflexe
E. Paralysie radiale

Réponse : AB

S 88/6/1/ 11

La complication la plus fréquente de la luxation de l'épaule touche:

A. Le nerf radial
B. Le nerf musculo-cutané
C. Le plexus brachial
D. Le nerf circonflexe
E. Le nerf cubital

Réponse : D

M 88/6/1/103

La récidive de la luxation antéro-interne de l'épaule est favorisée par:

A. La disproportion anatomique entre tête humérale et glène
B. L'existence d'une déformation de la tête humérale
C. La dysplasie ou l'usure de la glène
D. Une fracture de l'apophyse coracoïde
E. La désinsertion capsulo-périostée scapulo-humérale antérieure

Réponse : BCE

S 90/5/1/ 3

Une lésion du nerf circonflexe au cours d'une luxation de l'épaule se recherche en urgence:

A. En explorant la flexion active du coude
B. En explorant la sensibilité superficielle de l'aisselle
C. En explorant la sensibilité de la convexité de l'épaule
D. Par l'examen électrique
E. Par aucune des méthodes ci-dessus

Réponse : C

5. 2. 7 TRAITEMENTS

S 86/4/1/ 4

Quelle est la durée d'immobilisation d'une première luxation, isolée de l'épaule chez un adulte sans aucun antécédent?

A. Moins de 15 jours
B. Entre trois et quatre semaines
C. Entre quatre et six semaines
D. Plus de 6 semaines
E. Plus de 2 mois

Réponse : B

5. 2. 8 DIVERS

S 88/7/1/ 3

Une luxation postérieure de l'épaule se voit plus spécialement chez:

A. Un sportif
B. Un alcoolique
C. Un ostéoporotique
D. Un comitial
E. Un motocycliste

Réponse : D

Rhumatologie

Partie 14

1. RHUMATOLOGIE GENERALE (61)
1.1 DIVERS (26)
1.2 RHUMATOLOGIE - DIAGNOSTICS (32)

2. MEDECINE INTERNE (50)
2.1 MALADIE DE HORTON (15)
2.2 LUPUS (19)
2.3 PERIARTERITE NOUEUSE (3)
2.4 SARCOIDOSE (4)
2.5 SYNDROME DE LOEFGREN (2)
2.6 SYNDROME DE FIESSINGER-LEROY-REITER (2)
2.7 VASCULARITES (5)

3. DOULEURS EN RHUMATOLOGIE (18)
3.1 LOMBALGIES (5)
3.2 DOULEUR DU GENOU (8)
3.3 DOULEURS DE LA HANCHE (5)

4. INFECTIONS (10)
4.1 SPONDYLODISCITE (9)
4.2 MAL DE POTT (1)

5. PATHOLOGIES OSSEUSES (62)
5.1 HYPERCALCEMIE (22)
5.2 HYPOCALCEMIE (1)
5.3 HYPERPARATHYROIDIE (4)
5.4 OSTEOMALACIE (14)
5.5 OSTEOPOROSE (6)
5.6 RACHITISME (11)
5.7 VITAMINE D (4)

6. PATHOLOGIES ARTICULAIRES (139)
6.1 ARTHRITE (19)
6. 2 ARTHROSE (3)
6.3 COXARTHROSE (19)
6.4 GOUTTE (32)
6.5 POLYARTHRITE RHUMATOIDE (31)
6.6 PSEUDO-POLYARTHRITE RHIZOMYELIQUE (5)
6.7 SPONDYLARTHRITE ANKYLOSANTE (26)
6.8 PERI-ARTHRITE SCAPULO-HUMERALE (4)

7. NEVRALGIES (31)
7.1 SCIATIQUE (25)
7.2 NEVRALGIE CERVICO BRACHIALE (6)

8. CANAL CARPIEN (21)
8.1 SYNDROME DU CANAL CARPIEN (21)

Les chiffres entre parenthèses indiquent le nombre ce QCM.

1
RHUMATOLOGIE GENERALE
1. 1
DIVERS

S 85/7/1/ 9

L'attitude des deux derniers doigts dans la griffe cubitale est:

A. La flexion des premières phalanges
B. L'hyperextension de la première phalange avec flexion des deux autres
C. La flexion de la première phalange et l'extension des deux autres
D. L'extension de la première phalange et l'extension des deux autres
E. La flexion de toutes les phalanges

Réponse : B

M 91/5/2/100

On retient comme manifestation(s) extra-articulaire(s) des spondylarthropathies:

A. Psoriasis
B. Entérocolopathie inflammatoire
C. Septicémie à staphylocoques
D. Choriorétinite
E. Urétrite non gonococcique

Réponse : ABE

S 89/1/1/ 55

Dans le résultat suivant de l'analyse d'un liquide synovial, un résultat est discordant. Lequel?

A. Aspect trouble
B. Faible viscosité
C. Présence de staphylocoques
D. Présence de polynucléaires altérés
E. Présence de 300 cellules par mm3

Réponse : E

M 89/7/2/ 55

Parmi les paramètres biologiques suivants, lequel (lesquels) reflète(nt) l'activité ostéoblastique de l'os?

A. La calcémie
B. La phosphatasémie alcaline
C. L'hydroxyprolinurie totale
D. La phosphorémie
E. L'ostéocalcine sérique

Réponse : BE

M 91/2/2/ 57

Dans l'ostéonécrose de la tête fémorale au début, l'image radiographique standard peut comporter:

A. Une densification osseuse sous-chondrale
B. Un interligne articulaire normal
C. Une déminéralisation osseuse de la tête fémorale
D. L'absence d'anomalie radiologique
E. Une déminéralisation du toit du cotyle

Réponse : ABCD

M 92/8/2/ 12

L'épanchement articulaire de type inflammatoire est caractérisé par:

A. Viscosité accrue
B. Leucocytose supériure à 2 000 cellules au mm3
C. Augmentation du taux du glucose synovial
D. Augmentation du taux d'albumine
E. Présence de sang

Réponse : BD

M 94/8/1/ 75

Lors de l'analyse d'un liquide synovial, quels éléments sont indispensables pour l'enquête étiologique?

A. Comptage cellulaire
B. Viscosité
C. Examen bactériologique
D. Taux de glucides
E. Recherche de microcristaux

Réponse : ACE

S 85/5/1/ 76

Parmi les cinq signes radiologiques suivants, l'un ne s'applique pas aux rhumatismes inflammatoires. Lequel?

A. Pincement localisé de l'interligne
B. Déminéralisation sous-chondrale
C. Pincement total de l'interligne
D. Tuméfaction des parties molles péri-articulaires
E. Encoches péri-chondrales

Réponse : A

M 88/1/2/ 79

L'examen tomodensitométrique du rachis a, par rapport à l'opacification par produit de contraste, plusieurs avantages. Lequel ou lesquels?

A. Il n'est pas traumatisant
B. Il ne comporte pas de risque d'allergie ou de sepsis
C. Il permet une mensuration précise du canal lombaire
D. Il permet une exploration plus étendue en hauteur
E. Aucune des propositions ci-dessus est exacte

Réponse : ABC

M 88/6/2/113

L'examen tomodensitométrique du rachis a par rapport à la radiographie conventionnelle plusieurs avantages. Lequel ou lesquels parmi les suivants?

A. Meilleure définition des contours
B. Meilleure définition de la densité
C. Rapidité de l'examen
D. Possibilité de mensuration précise
E. Possibilité de réaliser toutes les incidences désirées (frontale, sagittale, horizontale par rapport à l'axe du corps)

Réponse : ABD

M 89/3/2/ 14

Quelle(s) est (sont) parmi les affections suivantes, celle(s) dont le diagnostic peut être affirmé par un simple cliché radiographique de l'articulation douloureuse lors d'une crise fluxionnaire aiguë?

A. Chondrocalcinose articulaire
B. Crise aiguë de goutte
C. Rhumatisme à hydroxyapatite
D. Arthrite réactionnelle
E. Rhumatisme articulaire aigu

Réponse : AC

S 91/5/1/ 60

Un aspect radiologique de vertèbre borgne traduit l'ostéolyse:

A. D'une épineuse
B. D'une lame
C. D'une transverse
D. D'un pédicule
E. D'un isthme

Réponse : D

S 87/6/1/ 8

Toutes les affections articulaires suivantes entraînent des douleurs à la mobilisation sauf une. Indiquez laquelle?

A. L'arthropathie diabétique
B. L'accès de goutte
C. L'arthrose
D. La polyarthrite rhumatoïde
E. L'accès de pseudo-goutte

Réponse : A

M 88/1/2/ 9

Le spondylolisthésis vrai:

A. Est lié à une arthrose interapophysaire postérieure
B. Favorise la dégénérescence discale
C. Ne s'observe que chez la femme
D. Finit généralement par provoquer une sciatique chronique bilatérale
E. Finit généralement par nécessiter une intervention chirurgicale

Réponse : B

M 89/5/2/ 71

Une épaule douloureuse aiguë fébrile peut correspondre à:

A. Une arthrite infectieuse
B. Une crise de chondrocalcinose
C. Une périarthrite scapulo-humérale calcifiante
D. Une rétraction capsulaire algodystrophique
E. Une rupture de coiffe des rotateurs

Réponse : ABC

S 86/1/1/ 81

Classiquement, on peut trouver le facteur rhumatoïde dans toutes les affections suivantes sauf une; indiquez laquelle?

A. Lupus érythémateux disséminé
B. Polyarthrite rhumatoïde
C. Sclérodermie
D. Syndrome de Gougerot-Sjögren
E. Spondylarthrite ankylosante

Réponse : E

M 86/3/2/ 35

Les facteurs rhumatoïdes reconnaissent comme propriété(s):

A. Autoanticorps
B. Trouvés uniquement chez les malades atteints de polyarthrite rhumatoïde
C. Se lient aux chaînes lourdes gamma
D. Augmentent dans toutes les réactions inflammatoires
E. Habituellement de classe IgM, parfois IgG ou IgA

Réponse : ACE

M 86/6/2/ 65

Les anticorps anti-nucléaires:

A. Sont toujours associés à des manifest... ns pathologiques
B. Sont couramment détectés par des techniques d'agglutination
C. Sont présents chez plus de 95% des malades atteints de lupus érythémateux
D. Peuvent être retrouvés dans des complexes immuns circulants
E. Traduisent l'existence d'anticorps anti-ADN natif chez les malades chez lesquels ils sont détectés

Réponse : CD

M 88/3/2/ 75

Le test au latex peut être positif, en dehors de la polyarthrite rhumatoïde:

A. Dans la goutte
B. Dans la cirrhose hépatique
C. Dans l'endocardite d'Osler
D. Dans l'arthrose de la hanche
E. Dans la maladie de Horton

Réponse : BC

M 88/3/2/ 24

Le canal lombaire étroit:

A. Se manifeste souvent par un syndrome de claudication intermittente
B. Est plus fréquent chez le sujet âgé
C. S'accompagne presque toujours de troubles sphinctériens
D. Est souvent d'origine post-traumatique
E. Peut se traiter par nucléolyse étagée

Réponse : A

M 89/2/2/ 71

Les anticorps antinucléaires:

A. Se recherchent habituellement par immuno-fluorescence indirecte
B. Ne s'observent qu'en pathologie
C. Sont présents dans environ 98% des sérums lupiques
D. Peuvent être induits par certains médicaments
E. Ne se recherchent pratiquement plus car dépourvus d'intérêt clinique

Réponse : ACD

M 89/3/2/ 56

Les anticorps anti-DNA natifs:

A. Sont constamment présents dans le lupus érythémateux disséminé (LED) en poussée
B. Ne s'observent que dans le LED
C. Représentent un critère diagnostique important de LED
D. Se recherchent habituellement par double diffusion en gélose
E. Réagissent avec l'ADN double brin

Réponse : CE

M 90/7/2/ 22

Le test de Waaler-Rose:

A. Est un test radio-immunologies
B. Est un test d'hémagglutination passive
C. Est un test d'immuno-précipitation
D. Est utilisé pour rechercher et titrer les facteurs rhumatoïdes
E. Est utilisé pour doser les anticorps anti-ADN

Réponse : BD

S 91/5/1/ 50

A propos de la masse osseuse:

A. La masse osseuse de l'adulte est majorable par l'alimentation au cours de l'adolescence
B. Le mode de vie (pas d'alcool ni de tabac, le sport, et une bonne santé), améliore la masse osseuse de l'adulte
C. La masse osseuse est fixée génétiquement
D. Les asiatiques ont une masse osseuse particulièrement élevée
E. La masse osseuse des femmes diminue dès l'apparition des signes de pré-ménopause

Réponse : C

M 91/1/2/ 99

Un retard global de maturation osseuse peut reconnaître comme cause:

A. Un myxoedème congénital
B. Un corticosurrénalome
C. Un déficit en hormone somatotrope hypophysaire
D. Une cardiopathie congénitale cyanogène
E. Une maladie coeliaque méconnue

Réponse : ACDE

M 93/8/2/ 46

Dans quelle(s) maladie(s) observe-t-on une augmentation de fréquence significative de l'antigène HLA B 27, en dehors de la spondylarthrite ankylosante primitive?

A. Syndrome de Gougerot-Sjögren
B. Rhumatisme psoriasique
C. Pseudopolyarthrite rhizomélique
D. Arthrite réactionnelle à Chlamydia trachomatis
E. Uvéite antérieure aiguë

Réponse : BDE

1. 2
RHUMATOLOGIE - DIAGNOSTICS
1. 2. 1
CLINIQUE

S 89/3/1/ 1

Une claudication intermittente bilatérale des membres inférieurs avec conservation de tous les pouls et sans souffle sur les trajets artériels fait évoquer en priorité:

A. Un anévrysme de l'aorte abdominale
B. Une maladie post-phlébitique
C. Une coxarthrose
D. Un canal lombaire étroit
E. Une neuropathie diabétique

Réponse : D

M 94/8/2/ 4

Un gros genou fébrile d'apparition brutale chez un homme de 70 ans doit faire rechercher une:

A. Gonarthrose
B. Chondrocalcinose
C. Arthrite septique
D. Algodystrophie
E. Goutte

Réponse : BCE

1. 2. 2
BIOLOGIE

M 86/3/2/ 47

L'étude cytologique d'un liquide articulaire de genou donne les résultats suivants: éléments par mm3: 450; polynucléaires: 5%; cellules mononucléées: 95%. Parmi les affections suivantes quel-le(s) est(sont) celle(s) qui sont compatibles avec ce résultat?

A. Hydarthrose par lésion du ménisque interne
B. Arthrose fémoropatellaire
C. Algo-neurodystrophie
D. Accès de goutte aiguë
E. Lupus érythémateux aigu

Réponse : ABC

S 87/5/1/ 72

Une femme se plaint de douleurs osseuses diffuses; le bilan biologique révèle: Calcémie = 2,00 micromoles (80mg/l); Phosphorémie = 0,60micromoles (18mg/l); phosphatases alcalines = 5 fois le taux normal. Le diagnostic probable est:

A. Ostéoporose
B. Ostéomalacie
C. Maladie osseuse de Paget
D. Cancer secondaire des os
E. Myélome multiple des os

Réponse : B

M 88/3/2/ 74

La ponction d'un genou douloureux ramène un liquide trouble et non visqueux, contenant 15 000 cellules/mm3, sans cristaux. Parmi les diagnostics suivants, le(s)quel(s) est(sont) à envisager?

A. Arthrose
B. Arthrite staphylococcique
C. Arthrite tuberculeuse
D. Arthrite rhumatismale
E. Goutte

Réponse : BCD

1. 2. 3
IMAGERIE

S 86/6/1/ 36

Une radiographie du bassin chez un homme de 54 ans, à l'occasion d'un traumatisme bénin sans antécédents pathologiques découvre des opacités arrondies bien limitées en taches de bougie. L'hypothèse à évoquer d'emblée est:

A. Maladie de Paget
B. Métastase d'un cancer de la prostate
C. Myélome
D. Ostéose fluorée
E. Ostéo-dystrophie rénale

Réponse : B

S 87/5/1/ 73

L'aspect de vertèbre "borgne" peut s'observer dans:

A. Ostéoporose
B. Ostéomalacie
C. Métastase osseuse d'un cancer du sein
D. Maladie de Paget
E. Pelvi-spondylodiscite rhumatismale

Réponse : C

M 89/4/2/ 58

Une ostéocondensation radiologique localisée peut se voir en cas de:

A. Maladie de Paget
B. Métastase d'un cancer de la prostate
C. Métastase d'un cancer du sein
D. Certaines formes rares de myélome
E. Aucune des propositions ci-dessus

Réponse : ABCD

1. 2. 4
BILAN ÉTIOLOGIQUE

S 86/6/1/ 45

Un homme de 23 ans a des talalgies bilatérales depuis 3 mois, des arthrites des métatarso-phalangiennes. Il a des antécédents d'uvéite antérieure et de sciatalgies bilatérales. Quel examen vous paraît le mieux adapté pour proposer un diagnostic?

A. Radiographie des mains
B. Radiographie des sacro-iliaques
C. Test de Schirmer
D. Réaction de Waaler Rose
E. Recherche du phénotype HLA DR4

Réponse : B

1. 2. 5
TRAITEMENTS

M 87/5/2/ 66

Vous êtes en présence d'une femme de 25 ans présentant depuis une semaine un tableau de polyarthrite aiguë des mains, coudes, épaules, genoux, cliniquement isolée. Notez 2 éléments de la thérapeutique que vous pouvez conseiller lors de cette consultation, dans l'attente des résultats complémentaires:

A. D. Pénicillamine
B. Antipaludéen de synthèse
C. Indométacine
D. Paracétamol
E. Immobilisation plâtrée des genoux

Réponse : CD

1. 2. 6
DIVERS

S 85/1/1/103

L'analyse d'un liquide synovial montre: leucocytes 15000/mm3; 95% de polynucléaires. La recherche de phagocytes est positive; présence de microcristaux de pyrophosphate de calcium; examen bactériologique négatif. Quel est le diagnostic le plus probable?

A. Poussée d'arthrose
B. Arthrite septique
C. Crise de goutte
D. Crise de chondrocalcinose
E. Polyarthrite rhumatoïde

Réponse : D

M 85/4/2/ 66

Un homme âgé de 53 ans se plaint d'une douleur inguino-crurale antérieure, évoluant depuis un mois. Cette topographie douloureuse est compatible avec:

A. Névralgie crurale
B. Névralgie sciatique
C. Sacro-iliite
D. Coxarthrose
E. Coxite

Réponse : ADE

S 85/7/1/ 80

Une douleur de l'épaule déclenchée par l'abduction du bras et réveillée par la pression localisée sur un point sous-acromial, sans aucun signe clinique associé, sans signe radiologique, ni biologique, évoque en premier lieu:

A. Une tendinite simple
B. Une bursite sous-deltoïdienne
C. Une capsulite rétractile
D. Une arthrose gléno-humérale
E. Une rupture de la coiffe des rotateurs

Réponse : A

M 86/1/2/ 21

Chez un malade présentant une douleur du pli de l'aine irradiant à la face antérieure de la cuisse et ne dépassant pas le genou, on peut évoquer:

A. Une cruralgie
B. Une coxarthrose
C. Une lésion osseuse d'une branche pubienne
D. Une méralgie paresthésique
E. Une tendinite du moyen fessier

Réponse : ABC

S 86/2/1/ 30

Les affections suivantes présentent une incidence particulièrement élevée chez les porteurs de l'antigène HLA B27, sauf une. Laquelle?

A. Syndrome de Fiessinger-Leroy-Reiter
B. Polyarthrite rhumatoïde
C. Rhumatisme axial des entéro-colopathies
D. Rhumatisme psoriasique axial
E. Arthrite réactionnelle à Yersinia

Réponse : B

S 86/4/1/ 73

Un homme de 50 ans a présenté à la suite d'une longue marche une arthrite d'un genou, qui a débuté brutalement, et a guéri en 3 jours sans séquelles grâce à la seule prescription d'un anti-inflammatoire non stéroïdien. Quelle est parmi les maladies suivantes celle qui séméiologiquement correspond le mieux à cette description?

A. Rhumatisme articulaire aigu
B. Arthrite rhumatoïde
C. Arthrite septique
D. Accès aigu de goutte
E. Pseudo polyarthrite rhizomélique

Réponse : D

S 86/5/1/ 42

Les résultats des examens phosphocalciques d'un sujet de 70 ans sont les suivants: Calcémie: 76 mg(1,9 mmol); Calciurie: 36 mg(0,9 mmol/24h); Phosphorémie: 25 mg(0,8 mmol); Phosphaturie: 248 mg(8 mmol/24h). Lequel des diagnostics suivants retenez-vous?

A. Acromégalie
B. Maladie osseuse de Paget
C. Ostéomalacie d'apport
D. Ostéoporose
E. Hyperparathyroïdie

Réponse : C

M 86/6/2/ 43

Une élévation de la vitesse de sédimentation globulaire à plus de 50 mm/heure est habituelle au cours de:

A. Myélome multiple
B. Maladie de Horton (artérite temporale)
C. Maladie de Vaquez
D. Cryoglobulinémie
E. Maladie de Waldenström

Réponse : ABE

S 87/3/1/ 27

L'absence d'un pédicule sur une radiographie de vertèbre de face (vertèbre borgne) fait évoquer:

A. Une métastase osseuse
B. Une séquelle de traumatisme
C. Une spina bifida
D. Une maladie de Paget
E. Une ostéoporose

Réponse : A

M 88/4/2/ 37

Un homme de 40 ans se plaint depuis 15 jours d'une douleur de hanche, irradiant à la face antérieure de la cuisse. La mobilité de la hanche est limitée, l'appui monopodal est douloureux. Quel(s) diagnostic(s) envisagez-vous?

A. Algodystrophie de hanche
B. Coxite infectieuse
C. Nécrose de la tête fémorale
D. Névralgie crurale
E. Coxarthrose

Réponse : ABCE

S 88/7/1/ 77

Quel est le premier diagnostic à évoquer chez un adolescent qui présente brutalement, en dehors de tout traumatisme et de tout contexte infectieux, le tableau clinique suivant: douleur aiguë de la hanche, impotence fonctionnelle, abduction et rotation externe du membre inférieur homolatéral:

A. Ostéomyélite de l'extrémité supérieure du fémur
B. Epiphysiolyse de hanche
C. Fracture du col fémoral
D. Ostéochondrite de hanche
E. Rhumatisme articulaire aigu

Réponse : B

S 89/5/1/ 37

Les examens biologiques d'une malade atteinte d'une déminéralisation vertébro-pelvienne diffuse avec tassements vertébraux ont fourni les résultats suivants: VS: 10mm à la première heure; calcémie: 1,9 mmol/l(76 mg/l); phosphorémie: 0,8 mmol/l(25 mg/l); phosphatases alcalines: 250 UI/l(normale 120 UI/l); calciurie: 0,9 mmol/l(36 mg/24h). Parmi les diagnostics suivants, lequel est le plus probable?

A. Ostéomalacie par carence vitamino-calcique
B. Ostéoporose commune post ménopausique
C. Hyperparathyroïdie primitive
D. Myélome multiple
E. Cancer secondaire des os

Réponse : A

S, 89/2/1/ 84

Une jeune femme de 25 ans présente un syndrome polyuro-polydipsique avec constipation et douleurs abdominales. Un ASP montre plusieurs opacités radio-opaques dans les aires rénales. Sa créatinine est à 90 micromoles/l. Le diagnostic à évoquer est:

A. Maladie de Cacchi et Ricci
B. Sarcoïdose
C. Hyperthyroïdie
D. Carcinomatose
E. Hyperparathyroïdie

Réponse : E

M 89/1/2/ 55

Une douleur de l'aine à la marche, exacerbée par la pression locale et s'accompagnant d'une limitation importante des mouvements actifs et passifs de la coxo-fémorale peut être due à:

A. Une tendinite du moyen fessier
B. Une coxarthrose
C. Une cruralgie
D. Une coxite tuberculeuse
E. Une coxite rhumatismale

Réponse : BDE

S 89/6/1/ 19

Une femme de 50 ans vient consulter pour douleur de l'aine droite, la radiographie de l'articulation coxo-fémorale révèle un pincement discret de l'interligne, un angle cervico diaphysaire de 160° et une tête fémorale insuffisamment couverte par le cotyle.Quel diagnostic évoquez-vous?

A. Ostéonécrose de la tête fémorale droite
B. Chondro-calcinose
C. Coxarthrose postérieure
D. Coxarthrose sur dysplasie subluxante
E. Algodystrophie

Réponse : D

M 89/6/2/ 8

Chez une femme de 62 ans, l'apparition de douleurs inflammatoires progressives des épaules, avec enraidissement douloureux, associées à des radiographies normales, doit faire évoquer deux diagnostics parmi les suivants, le(s)quel(s)?

A. Une goutte
B. Une SPA
C. Une tendinopathie
D. Une PR
E. Une pseudo-polyarthrite rhizomélique

Réponse : DE

S 90/5/1/ 2

Chez un sujet de 30 ans, éthylique invétéré, gros fumeur, sont apparues des douleurs de la hanche droite, 2 ans auparavant assez brutalement, en l'absence de contexte traumatique. Le bilan radio montre des contours cotyloïdiens sensiblement normaux, une tête fémorale ayant perdu sa sphéricité, avec un aspect hétérogène de sa moitié supérieure. En regard l'interligne est pincé. VS et hémogramme normaux. Diagnostic?

A. Un infarctus osseux centro-céphalique du fémur
B. Une coxarthrose primitive
C. Une coxarthrose secondaire à une nécrose céphalique
D. Une coxite rhumatismale
E. Une arthrite chronique de hanche

Réponse : C

M 90/2/2/ 26

Une raréfaction osseuse hétérogène vertébro-pelvienne doit faire discuter:

A. Une arthrose
B. Un cancer secondaire des os
C. Une hyperparathyroïdie
D. Une ostéoporose
E. Un myélome

Réponse : BCE

M 91/6/2/ 63

La découverte, sur une radiographie standard de face du rachis dorsal chez une femme d'une cinquantaine d'années, d'une vertèbre "ivoire" unique doit faire rechercher l'une ou plusieurs des affections suivantes:

A. Maladie de Hodgkin
B. Ostéomalacie
C. Cancer du sein
D. Séquelle de maladie de Scheuermann
E. Rhumatisme psoriasique

Réponse : AC

S 91/7/1/ 51

Une femme de 50 ans consulte pour un "engourdissement douloureux" nocturne des deux mains intéressant le pouce, la face palmaire de l'index, du majeur et de la moitié de l'annulaire. Quelle affection évoquez-vous?

A. Une acrodynie
B. Un syndrome du canal carpien
C. Une maladie de Raynaud
D. Un syndrome des scalènes
E. Une compression des nerfs cubitaux au coude

Réponse : B

M 92/9/2/ 16

Un homme de 32 ans a depuis 4 mois une lombalgie diurne et nocturne qui l'oblige à se lever souvent dans la seconde partie de la nuit. Son rachis lombaire est très raide; le reste de l'examen clinique est normal. Les radiographies du rachis lombaire faite il y a un mois sont normales. Quel(s) diagnostic(s) doit-on évoquer préférentiellement?

A. Hernie discale
B. Neurinome intra rachidien
C. Spondylodiscite microbienne
D. Spondylarthrite ankylosante
E. Polyarthrite rhumatoïde

Réponse : BD

S 92/8/1/ 9

Chez une jeune femme de 25 ans, polyarthralgique et fébrile, la découverte d'une protéinurie à 4 g/24 h avec hématurie microscopique et créatinine à 180 micromol/l, 3 mois après un accouchement normal, fait évoquer surtout:

A. Une glomérulonéphrite virale
B. Une maladie périodique familiale
C. Une pyélonéphrite
D. Les suites d'une toxémie gravidique
E. Une glomérulonéphrite lupique

Réponse : E

2 MEDECINE INTERNE

2. 1 MALADIE DE HORTON

2. 1. 1 DÉFINITION

M 87/7/1/ 95

La maladie de Horton:

A. Est une artérite inflammatoire giganto-cellulaire
B. Ne frappe que les branches de la carotide externe
C. Frappe dans plus de 90% des cas le sexe féminin
D. A pour principale complication la cécité
E. Réagit très bien à un traitement corticoïde à haute dose

Réponse : ADE

2. 1. 2 CLINIQUE

S 85/7/1/ 56

Parmi ces affirmations concernant l'examen clinique des artères dans la maladie de Horton, une est fausse; laquelle?

A. On examine les artères temporales superficielles
B. On examine aussi les autres artères crâniennes superficielles
C. On fait un examen oculaire
D. On ausculte les troncs vasculaires des membres et du cou
E. On cherche des signes d'artérite pulmonaire

Réponse : E

M 87/2/2/ 63

Dans un rhumatisme inflammatoire des ceintures quel(s) signe(s) doit (doivent) faire évoquer une maladie de Horton?

A. Des céphalées temporales
B. Une claudication intermittente des mâchoires
C. Une baisse brutale de l'acuité visuelle
D. Une uvéite
E. Un syndrome du canal carpien

Réponse : ABC

2. 1. 3 ANATOMOPATHOLOGIE

M 91/4/2/ 68

La lésion de la maladie de Horton:

A. Est un exemple de lésion immuno-allergique
B. Touche les artères de type musculaire
C. S'accompagne d'une lésion de la limitante élastique interne
D. Comprend un granulome polymorphe
E. Intéresse préférentiellement l'adventice du vaisseau

Réponse : BCD

2. 1. 4 BILAN ÉTIOLOGIQUE

S 88/7/1/ 70

Choisissez l'examen susceptible d'étayer le diagnostic d'artérite de Horton chez un sujet qui présente une baisse brutale d'acuité visuelle:

A. Hémogramme
B. Recherche du sucre dans les urines
C. Vitesse de sédimentation
D. Glycémie
E. Exploration de la crase sanguine

Réponse : C

2. 1. 5 EVOLUTION (PRONOSTIC, COMPLICATIONS)

S 89/1/1/ 54

La complication oculaire de la maladie de Horton intéresse:

A. La cornée
B. Le cristallin
C. La pupille
D. La rétine
E. Les glandes lacrymales

Réponse : D

2. 1. 6
TRAITEMENTS

S 85/4/1/ 86

Une femme de 65 ans a des douleurs inflammatoires des ceintures scapulaire et pelvienne, une baisse brutale de l'acuité visuelle de l'oeil droit, une vitesse de sédimentation à 100mm à la 1ère heure. Quel traitement prescrivez-vous?

A. Indométacine 150 mg/jour
B. Prednisone 7 mg/jour
C. Prednisone 40 mg/jour
D. Allochrysine 0,10 G/semaine
E. Injection sous conjonctivale de corticoïde

Réponse : C

S 86/7/1/ 10

En présence d'une maladie de Horton, indiquez parmi les thérapeutiques médicales suivantes, celle qui est le traitement de choix:

A. Anti-inflammatoires non stéroïdiens
B. Héparinothérapie
C. Antivitamines K
D. Corticothérapie
E. Anti-agrégants plaquettaires

Réponse : D

S 86/7/1/ 46

Dans la maladie de Horton, la corticothérapie générale a pour objectif principal de:

A. Calmer les douleurs
B. Restaurer l'état général
C. Prévenir les arthrites possibles
D. Prévenir la cécité
E. Prévenir la thrombose de l'artère temporale

Réponse : D

2. 1. 7
DIVERS

M 89/3/2/ 31

La maladie de Horton:

A. Est plus fréquente avant la ménopause
B. Peut se manifester par une claudication intermittente de la mâchoire
C. S'accompagne souvent de douleurs scapulaires
D. S'accompagne le plus souvent d'une élévation de la vitesse de sédimentation au-dessus de 50 mm à la première heure
E. Peut se traduire par une fièvre et une altération de l'état général en apparence isolées

Réponse : BCDE

M 89/6/2/ 22

Au cours de la maladie de Horton, laquelle (lesquelles) parmi les propositions suivantes est (sont) celle(s) exacte(s)?

A. Association fréquente à une symptomatologie de pseudo-polyarthrite rhizomélique
B. Risque de cécité
C. Possibilité de nécrose du scalp
D. Possibilité de biopsie d'artère temporale négative
E. Indication de corticothérapie générale à dose de 4 mg/kg/j

Réponse : ABCD

M 91/3/2/ 80

Dans la maladie de Horton:

A. Le granulome inflammatoire peut comprendre des cellules géantes plurinucléées
B. L'évolution peut se faire vers une maladie générale
C. La lésion siège exclusivement sur l'artère temporale
D. Les myalgies sont habituelles
E. La média du vaisseau est amincie

Réponse : ABD

M 91/6/1/ 91

Dans la maladie de Horton:

A. La nécrose de la paroi du vaisseau est prédominante
B. Les artères coronaires sont également lésées
C. La paroi des veines est altérée
D. La lésion est segmentaire
E. Les corticoïdes sont actifs

Réponse : DE

S 91/5/1/ 76

Dans la maladie de Horton:

A. La négativité de la biopsie de l'artère temporale permet d'éliminer le diagnostic
B. La lésion se situe dans environ 50% des cas sur l'artère centrale de la rétine
C. La thrombose artérielle est possible
D. Le vaisseau est généralement athéromateux
E. On observe souvent des embols intravasculaires

Réponse : C

M 93/9/2/ 90

La maladie de Horton:

A. Est une maladie de l'adulte jeune
B. Est caractérisée par la présence de cellules géantes dans la média artérielle
C. Peut atteindre d'autres artères que les artères céphaliques
D. N'est pas une artérite inflammatoire
E. Peut entraîner des lésions de nécrose ischémique

Réponse : BCE

2. 2
LUPUS
2. 2. 1
PHYSIOPATHOLOGIE

S 85/4/1/ 53

L'atteinte rénale du lupus érythémateux disséminé est principalement imputable à:

A. Des anticorps anti membrane basale glomérulaire
B. Une réaction d'hypersensibilité retardée
C. La présence de complexes immuns dans les glomérules
D. L'hypergammaglobulinémie habituelle dans la maladie
E. Un dépôt de chaînes légères d'immunoglobulines

Réponse : C

2. 2. 2
CLINIQUE

M 89/7/2/ 38

Les atteintes articulaires du Lupus Erythémateux Disséminé (LED):

A. S'observent le plus souvent dans le sexe masculin
B. Peuvent précéder les signes cutanés
C. Sont présentes dans la plupart des cas de LED
D. Intéressent volontiers les sacro-iliaques
E. Comportent habituellement à la longue d'importantes destructions

Réponse : BC

M 93/8/1/ 69

Un diagnostic de lupus est évoqué chez une malade. Quels sont les éléments que vous retenez pour confirmer le diagnostic?

A. Femme jeune
B. Comitialité
C. Epanchement pleural
D. Terrain atopique
E. Hyperleucocytose

Réponse : ABC

2. 2. 3
BIOLOGIE

S 85/2/1/ 36

Lequel de ces anticorps est le plus caractéristique du lupus érythémateux disséminé?

A. Anticorps anti-nucléaire avec marquage nucléolaire en immuno-fluorescence
B. Facteur de Hazerick
C. Anti-coagulant circulant
D. Anticorps anti ADN à chaîne simple
E. Anticorps anti ADN à double chaîne

Réponse : E

M 85/2/2/ 62

Au cours du lupus érythémateux disséminé, la biopsie cutanée a un intérêt diagnostique tout particulier si elle est effectuée:

A. En peau saine
B. Au niveau d'une lésion érythèmateuse
C. Au niveau d'une lésion discoïde
D. Au niveau d'une lésion purpurique
E. Au niveau d'une région non exposée au soleil

Réponse : AE

S 85/5/1/ 39

Parmi les autoanticorps dirigés contre les antigènes nucléaires suivants, il en est un qui présente un intérêt tout particulier pour le diagnostic du lupus érythémateux disséminé. Il s'agit des anticorps anti-:

A. Sm
B. RNP
C. Désoxyribonucléoprotéines
D. ADN dénaturé
E. Histone

Réponse : A

M 85/6/2/ 65

Parmi les anticorps suivants, quel est celui (quels sont ceux) dont la découverte vous fait évoquer le diagnostic de lupus érythémateux disséminé?

A. Anti-muscle lisse
B. Anti DNA natif
C. Anti-mitochondrie
D. Anti-Sm
E. Anti-microsome

Réponse : BD

S 85/7/1/ 79

En présence d'une polyarthrite, lequel des résultats biologiques suivants rend improbable une étiologie lupique?

A. Réaction de Bordet Wasserman positive
B. Hyperleucocytose
C. Réaction de Waaler Rose positive
D. Diminution du complément sérique
E. Hypergammaglobulinémie polyclonale

Réponse : B

S 86/3/2/ 34

A quel(s) anticorps, faut-il accorder la plus grande valeur pour le diagnostic de lupus érythémateux disséminé spontané?

A. Anti ADN natif
B. Facteur rhumatoïde
C. Anticorps anti globules rouges donnant un test de Coombs direct positif
D. Anticoagulant anti-prothrombinase
E. Anti ribo nucléoprotéines

Réponse : A

S 87/4/1/ 30

L'évolutivité d'une maladie lupique avec atteinte rénale peut être appréciée grâce à la surveillance:

A. Des anticorps anti-ribonucléoprotéines (RNP)
B. Des anticorps anti-Sm
C. Du taux de complément sérique
D. Du test de Coombs direct
E. De la réaction de Waaler-Rose

Réponse : C

S 88/3/1/ 65

Les propositions suivantes concernant le lupus érythémateux disséminé sont exactes, sauf une, laquelle?

A. La présence de cryoglobulines contenant ADN et anticorps anti-ADN est corrélée à l'atteinte rénale
B. Il existe de l'ADN circulant
C. On a pu éluer de l'ADN à partir de rein lésé
D. On a pu éluer des anticorps anti-ADN à partir de rein lésé
E. Il n'y a pas de rapport entre anticorps anti-ADN et atteinte rénale

Réponse : A

S 89/4/1/ 30

La survenue d'une phlébite du membre inférieur doit faire rechercher une anomalie biologique dans le lupus érythémateux disséminé:

A. La présence d'une agglutinine froide
B. Des complexes immuns circulants
C. Une hypergammaglobulinémie
D. Un autoanticorps anti-prothrombinase
E. Un test de Coombs positif

Réponse : D

S 92/9/1/ 39

Parmi les examens biologiques suivants, lequel est le plus évocateur du lupus érythémateux aigu disséminé?

A. Hypergammaglobulinémie
B. Baisse du complément
C. Présence d'anticorps anti-nucléaires
D. Présence d'anticorps anti-Sm
E. Présence d'un anticoagulant circulant

Réponse : D.

M 93/9/2/ 43

Quel(s) est (sont) l'(es) examen(s) utile(s) pour suivre l'évolution d'un malade atteint de lupus érythémateux disséminé:

A. Dosage du complément sérique
B. Dosage des anticorps anti-ADN natif
C. Dosage de la protéinurie des 24 heures
D. Titrage des anticorps anti-muscles lisses
E. Titrage des anticorps anti-centromère

Réponse : ABC

2. 2. 4
FORMES CLINIQUES

M 92/8/2/ 6

La survenue de thromboses veineuses récidivantes et de fausses-couches spontanées chez une jeune femme doit faire évoquer une forme particulière de maladie auto-immune. Quelles anomalies biologiques accompagnent ce syndrome clinique?

A. Cryoglobulinémie
B. Allongement du temps de céphaline activée
C. VDRL positif
D. Anticorps antifacteur VIII
E. Anticorps anti-cardiolipine

Réponse : BCE

2. 2. 5
EVOLUTION
(PRONOSTIC, COMPLICATIONS)

M 86/7/2/ 11

Parmi les examens suivants, indiquez celui (ceux) qui vous parai(ssen)t utile(s) pour suivre l'évolution d'un malade atteint de lupus érythémateux disséminé?

A. Mesure du complément sérique CH50
B. Dosage d'anti-ADN natif
C. Test de Coombs direct
D. Recherche d'anti-muscles lisses
E. Recherche d'anti-microsomes

Réponse : AB

2. 2. 6
DIVERS

M 90/1/2/ 19

Parmi les propositions suivantes concernant le lupus érythémateux disséminé, indiquez celle(s) qui est (sont) exacte(s):

A. Survient préférentiellement chez la femme jeune
B. Est une contre indication formelle à la grossesse
C. Débute toujours par une photosensibilité cutanée
D. La présence d'anticorps antinucléaires au 1/20 en immuno-fluorescence indirecte permet d'en affirmer le diagnostic
E. La présence d'anticorps anti Sm est un signe biologique caractéristique

Réponse : AE

M 90/6/2/ 11

L'apparition d'un lupus érythémateux disséminé peut être favorisée par:

A. Un traitement par l'isoniazide (RIMIFON*)
B. Un traitement par alphaméthyl-dopa (ALDOMET*)
C. La ménopause
D. Une exposition solaire prolongée
E. Une grossesse

Réponse : ABDE

2. 3
PERIARTERITE NOUEUSE
2. 3. 1
CLINIQUE

M 89/3/2/ 17

La périartérite noueuse peut comporter dans sa forme "classique":

A. Une kératoconjonctivite
B. Une hypertension artérielle sévère ou maligne
C. Une multinévrite
D. Des lacunes osseuses
E. Des douleurs musculaires et/ou articulaires

Réponse : BCE

2. 3. 2
BILAN ÉTIOLOGIQUE

M 90/7/2/ 19

Quel(s) examen(s) pour porter le diagnostic d'une périartérite noueuse est (sont) déterminant(s):

A. Anticorps antinucléaires
B. Facteurs rhumatoïdes
C. Anticorps anti-vaisseaux
D. Anticorps anti-muscles lisses
E. Aucun de ces examens

Réponse : E

2. 3. 3
DIVERS

S 87/6/1/ 23

Quel agent infectieux est le plus souvent impliqué dans la périartérite noueuse?

A. Bacille de Koch
B. Virus de l'hépatite B
C. Streptocoque
D. Tréponème pâle
E. Staphylocoque doré

Réponse : B

2. 4
SARCOIDOSE
2. 4. 1
BIOLOGIE

S 93/9/1/ 50

Vous découvrez chez un de vos patients les résultats biologiques suivants: créatinine 70 micromol/l; calcémie 2,90 mmol/l; phosphorémie 1, 30 mmol/l; protidémie 73 g/l; phosphatases alcalines 80 UI (N=30-100). A quelle affection le tableau biologique peut-il correspondre?

A. Ostéomalacie
B. Ostéoporose
C. Insuffisance rénale
D. Sarcoïdose
E. Hypoparathyroïdie

Réponse : D

2. 4. 2 IMAGERIE

S 93/9/1/ 57

En cas de sarcoïdose ganglionnaire intrathoracique, les adénopathies:

A. Sont unilatérales
B. Sont bilatérales mais asymétriques
C. Siègent dans le médiastin antérieur
D. Sont compressives
E. Sont bilatérales et symétriques

Réponse : E

2. 4. 3 ANATOMOPATHOLOGIE

S 86/6/1/ 48

Parmi les caractères suivants un seul n'est jamais observé dans la sarcoïdose, lequel?

A. La fibrose
B. Les cellules géantes
C. Des lymphocytes
D. Une nécrose caséeuse
E. Des cellules épithélioïdes

Réponse : D

2. 4. 4 FORMES CLINIQUES

M 94/8/1/ 98

La sarcoïdose est une maladie granulomateuse qui peut donner des atteintes:

A. Pulmonaires
B. Cutanées
C. Articulaires
D. Neurologiques
E. Hépatiques

Réponse : ABCDE

2. 5 SYNDROME DE LOEFGREN

2. 5. 1 DIVERS

M 87/2/2/ 16

En présence d'un érythème noueux, vous évoquez un syndrome de Löfgren devant:

A. Adénopathies médiastinales
B. Histologie sarcoïdosique des nodules
C. Négativité de l'IDR à la tuberculine
D. Localisation de l'éruption aux jambes
E. Absence de fièvre

Réponse : AC

S 93/8/1/ 41

Tous les éléments suivants sauf un font partie du syndrome de Löfgren: lequel?

A. Erythème noueux
B. Arthralgies
C. Adénopathies hilaires intrathoraciques bilatérales
D. Hippocratisme digital
E. Anergie tuberculinique

Réponse : D

2. 6 SYNDROME DE FIESSINGER-LEROY-REITER

2. 6. 1 DIVERS

S 86/6/1/ 15

Le syndrome de Fiessinger Leroy Reiter associe:

A. Conjonctivite, acné rosacée, troubles veineux
B. Conjonctivite, hypopion, troubles veineux
C. Kératite, polyarthrite, atteinte lacrymale
D. Conjonctivite, adénopathie, kératite
E. Urétrite, polyarthrite, conjonctivite

Réponse : E

M 90/6/2/ 26

L'atteinte articulaire du syndrome de Fiessinger-Leroy-Reiter:

A. Siège de préférence aux membres inférieurs
B. Est le plus souvent asymétrique
C. Donne parfois un aspect inflammatoire des orteils
D. Evolue rarement vers une polyarthrite destructrice
E. Est parfois responsable de douleurs fessières

Réponse : ABCDE

2. 7
VASCULARITES
2. 7. 1
PHYSIOPATHOLOGIE

S 88/6/1/ 31

Quel est le mécanisme pathogénique le plus fréquemment attribué aux vascularites allergiques:

A. Fixation d'IgE sur les polynucléaires basophiles
B. Infiltration des parois vasculaires par des lymphocytes T cytotoxiques
C. Lyse des endothéliums vasculaires par des anticorps anti-membrane basale
D. Dépôt de complexes Ag-Ac dans les endothéliums vasculaires
E. Déficit de l'activité des cellules NK

Réponse : D

2. 7. 2
CLINIQUE

S 91/2/1/ 71

Parmi les critères suivants, quel est celui qui ne s'applique pas à la maladie de Buerger?

A. Les oblitérations artérielles distales
B. Les anévrysmes des gros troncs
C. Le jeune âge
D. L'évolution par poussées
E. Le tabagisme

Réponse : B

2. 7. 3
ANATOMOPATHOLOGIE

S 87/4/1/ 83

Une angéite nécrosante se caractérise par:

A. Une atteinte exclusivement veinulaire
B. Un granulome dans la paroi vasculaire
C. Un infiltrat à cellules géantes de Langerhans
D. Des polynucléaires au noyau pycnotique dans la paroi vasculaire
E. Un infiltrat à éosinophiles

Réponse : D

2. 7. 4
DIVERS

S 89/6/1/ 10

Dans quelle vascularite parmi les suivantes a-t-on retrouvé fréquemment des dépôts de complexes immuns comportant des antigènes associés au virus de l'hépatite B?

A. Maladie de Horton
B. Maladie de Takayashu
C. Périartérite Noueuse
D. Maladie de Churg et Strauss
E. Maladie de Wegener

Réponse : C

S 91/1/1/ 75

La recherche de cryoglobuline:

A. Se fait à 37°
B. Nécessite que le prélèvement soit transporté dans la glace
C. Peut nécessiter que le prélèvement soit effectué dans une pièce portée à 37°
D. N'utilise que des prélèvements décomplémentés
E. Nécessite un prélèvement sur anti-coagulant

Réponse : C

3
DOULEURS EN RHUMATOLOGIE
3. 1
LOMBALGIES
3. 1. 1
CLINIQUE

M 94/9/2/ 79

Parmi les caractères cliniques suivants, lequel (lesquelles) va (vont) contre le diagnostic de dorsalgies essentielles?

A. Douleur de rythme mécanique
B. Présence d'une irradiation intercostale
C. Raideur rachidienne globale
D. Impulsion à la toux
E. Asthénie

Réponse : BD

3. 1. 2
ETIOLOGIES (FACTEURS DE RISQUE, TERRAIN)

S 88/4/1/115

L'une des affections suivantes ne peut pas être cause de dorsalgies. Laquelle?

A. Polyarthrite rhumatoïde
B. Spondylodiscite
C. Métastase osseuse
D. Tumeur intra-rachidienne
E. Spondylarthrite ankylosante

Réponse : A

M 88/6/2/ 6

Parmi les causes suivantes de dorsalgies, indiquez celle(s) qui peu(ven)t concerner un adolescent?

A. Scoliose
B. Ostéoporose
C. Epiphysite de croissance
D. Maladie de Kahler
E. Douleur psychogène

Réponse : ACE

M 91/4/1/100

Parmi les affections suivantes, laquelle ou lesquelles peuvent être responsable(s) de dorsalgies?

A. Spondylarthrite ankylosante
B. Infarctus du myocarde
C. Ulcère gastrique
D. Neurinome
E. Dissection aortique

Réponse : ABCDE

3. 1. 3 DIVERS

S 89/7/1/ 62

Laquelle des définitions suivantes du spondylolisthésis lombaire est fausse?

A. Il est le plus fréquent en L5-S1
B. C'est une instabilité rachidienne
C. Il existe dès la naissance
D. Il est plus fréquent au Japon qu'en Europe
E. Il peut se compliquer de radiculalgie sciatique

Réponse : C

3. 2 DOULEUR DU GENOU

3. 2. 1 CLINIQUE

M 85/3/2/ 32

Parmi les signes suivants lequel ou lesquels s'observe(nt) dans un syndrome fémoro-rotulien:

A. Douleur à la descente des escaliers
B. Tiroir antérieur
C. Signe de rabot
D. Douleur à la station assise prolongée
E. Blocage du genou en demi-flexion

Réponse : ACD

S 86/1/1/ 54

Les gonalgies accentuées par la montée ou la descente des escaliers, et réveillées par une position assise prolongée font évoquer une pathologie: indiquez celle de ces affirmations qui est exacte:

A. Des ménisques
B. De l'articulation fémoro-patellaire
C. Des ligaments latéraux du genou
D. Des articulations fémoro-tibiales
E. Des ligaments croisés

Réponse : B

M 89/3/2/ 65

Au genou, un épanchement intra-articulaire abondant entraîne:

A. Un signe du rabot
B. Un signe de Smillie
C. Un choc rotulien
D. Un effacement des méplats latéro-rotuliens
E. Une perte de la flexion complète

Réponse : CDE

3. 2. 2 BIOLOGIE

M 89/4/1/119

L'épanchement articulaire de type inflammatoire est caractérisé par:

A. Viscosité accrue
B. Leucocytose supérieure à 1000 cellules/mm3
C. Augmentation du taux du glucose synovial
D. Pourcentage de polynucléaires supérieur à 50%
E. Présence de sang

Réponse : D

3. 2. 3 ETIOLOGIES (FACTEURS DE RISQUE, TERRAIN)

M 88/6/1/105

Les blocages du genou sont symptomatiques d'une ou plusieurs des lésions suivantes; indiquer laquelle ou lesquelles:

A. D'une distension ligamentaire
B. D'une lésion méniscale
C. D'un épanchement intra-articulaire
D. D'un corps étranger intra-articulaire
E. D'une inégalité de longueur des membres inférieurs

Réponse : BD

M 90/2/1/ 77

Après un traumatisme du genou, on constate par ponction, l'existence d'une hémarthrose de sang pur; il peut s'agir:

A. D'une rupture du ligament croisé antérieur
B. D'une luxation de rotule
C. D'une fracture articulaire
D. D'une anse de seau méniscale
E. D'une ostéochondrite disséquante stade III

Réponse : ABC

3. 2. 4 BILAN ÉTIOLOGIQUE

S 86/2/1/ 74

Un homme de 50 ans a une douleur isolée mécanique du genou droit. L'examen clinique du genou est normal de même que les radiographies du genou. Quel est l'examen complémentaire à proposer en premier?

A. Scintigraphie osseuse
B. Biopsie synoviale
C. Radiographie du bassin
D. Tomodensitométrie du genou
E. Ponction articulaire

Réponse : C

3. 2. 5
TRAITEMENTS

M 89/6/2/105

Dans l'arthrose fémoro-tibiale, le traitement fait appel:

A. Réduction d'un excès pondéral
B. Tonification musculaire (muscles stabilisateurs du genou)
C. Physiothérapie sédative
D. Prescription d'AINS lors des poussées
E. Infiltration intra-articulaire au rythme de trois par mois

Réponse : ABCD

3. 3
DOULEURS DE LA HANCHE
3. 3. 1
ETIOLOGIES
(FACTEURS DE RISQUE, TERRAIN)

S 89/4/1/ 2

Toutes les propositions suivantes concernant l'épiphysiolyse de hanche sont exactes sauf une. Indiquez laquelle:

A. La coxite laminaire est une complication grave de l'épiphysiolyse
B. La nécrose de la tête fémorale ne complique jamais l'épiphysiolyse
C. L'épiphysiolyse évolue volontiers à long terme vers la coxarthrose
D. L'épiphysiolyse progressive est plus fréquente que l'épiphysiolyse aiguë
E. L'épiphysiolyse survient volontiers entre 11 et 16 ans

Réponse : B

S 90/1/1/ 30

Un greffé rénal de 28 ans, corticothérapé au long cours, vient consulter pour une douleur mécanique de hanche, unilatérale et d'installation progressive. Quel diagnostic doit être envisagé en premier lieu?

A. Chondrocalcinose
B. Désinsertion du bourrelet cotyloïdien
C. Ostéonécrose aseptique de la tête fémorale
D. Coxarthrose primitive
E. Spondylarthrite ankylosante

Réponse : C

M 90/2/2/ 29

Une douleur de hanche avec radiographie strictement normale et hyperfixation scintigraphique peut correspondre à:

A. Une ostéonécrose de la tête fémorale
B. Une algodystrophie de hanche
C. Une coxarthrose débutante sur dysplasie
D. Une maladie de Paget
E. Une coxite débutante au cours de la polyarthrite rhumatoïde

Réponse : ABE

3. 3. 2
EVOLUTION
(PRONOSTIC, COMPLICATIONS)

M 89/2/2/ 45

Parmi les affections suivantes, la(les)quelle(s) est (sont) responsable(s) d'ostéonécrose de la tête fémorale:

A. L'insuffisance rénale chronique avant greffe rénale
B. La corticothérapie par voie générale
C. La maladie de Gaucher
D. La drépanocytose
E. Les barotraumatismes

Réponse : BCDE

S 89/4/1/ 5

L'ankylose se définit par:

A. La sensation de manque de souplesse matinale
B. La fusion osseuse entre deux surfaces articulaires
C. La diminution d'amplitude des mouvements au niveau d'une articulation
D. La disparition de tout mouvement d'une articulation donnée
E. L'existence d'une raideur en fin de journée

Réponse : B

4
INFECTIONS
4. 1
SPONDYLODISCITE
4. 1. 1
CLINIQUE

M 87/7/2/ 72

Une spondylodiscite bactérienne du rachis lombaire inférieur peut s'accompagner à son début:

A. De fièvre
B. De sciatalgie
C. De raideur rachidienne
D. D'une image radiographique normale
E. D'un foyer d'hyperfixation à la scintigraphie

Réponse : ABCDE

M 91/6/2/ 64

Une spondylodiscite à staphylocoques peut être diagnostiquée devant trois des signes suivants:

A. Douleur vertébrale traînante permanente
B. Fébricule
C. Destruction vertébrale étendue
D. Pincement discal
E. Abcès froid

Réponse : ABD

4. 1. 2 IMAGERIE

M 85/7/2/ 61

Devant un pincement discal isolé, on retient en faveur d'une spondylodiscite infectieuse:

A. Un flou des plateaux vertébraux adjacents
B. Un fuseau para vertébral
C. Une géode intra-corporéale
D. Une calcification discale
E. Une syndesmophytose

Réponse : ABC

M 89/3/2/103

Dans la spondylodiscite microbienne lombaire, la radiographie montre:

A. Une ostéolyse des plateaux vertébraux
B. Des géodes intraspongieuses
C. Une diminution de la hauteur du disque
D. Un pincement des articulaires apophysaires postérieures sur les radiographies de 3/4
E. Un fuseau paravertébral

Réponse : ABCE

M 90/3/2/ 14

Parmi les examens suivants d'imagerie médicale, citez celui ou ceux permettant de faire en même temps que le diagnostic positif de spondylodiscite infectieuse le diagnostic d'abcès intrarachidien:

A. Radiographie simple
B. Tomographies
C. Scintigraphie osseuse
D. Tomodensitométrie
E. IRM

Réponse : DE

4. 1. 3 BILAN ÉTIOLOGIQUE

S 85/1/1/104

Devant une suspicion de spondylodiscite d'allure subaiguë, alors que les hémocultures sont négatives et que le début des symptômes cliniques semble remonter approximativement à quatre semaines, quelle est la démarche la plus utile à entreprendre?

A. Refaire des hémocultures
B. Demander un examen scanographique
C. Faire une ponction vertébrale prenant compte de l'information fournie par les clichés tomographiques
D. Mettre en oeuvre une antibiothérapie à large spectre sous couvert d'une immobilisation plâtrée
E. Faire faire une scintigraphie osseuse

Réponse : C

S 89/6/1/ 84

Un sujet de 60 ans se plaint d'une lombalgie basse d'allure inflammatoire, alors qu'il est traité depuis 15 jours pour une endocardite aortique à staphylocoque coagulase positive. Vous suspectez une spondylodiscite mais les clichés standards et tomographiques du rachis sont normaux. Quel examen demander pour tenter de confirmer la spondylodiscite?

A. Hémoculture
B. Cytobactériologie des urines
C. Scintigraphie osseuse
D. Amipaque lombaire
E. Ponction lombaire

Réponse : C

4. 1. 4 DIVERS

M 89/6/2/ 29

Chez un dorsalgique, présentant une destruction radiographique des corps vertébraux de D9 et D10, indiquez parmi les propositions suivantes, celle(s) qui est (sont) plus en faveur d'une spondylodiscite infectieuse que d'un cancer secondaire des os:

A. Caractère inflammatoire des douleurs
B. Augmentation de la VS
C. Hypercalcémie
D. Pincement discal
E. Hyperfixation D9-D10 à la scintigraphie osseuse au technétium

Réponse : D

M 91/3/1/ 82

Parmi les propositions suivantes laquelle ou lesquelles sont, devant une spondylodiscite, en faveur d'une origine brucellienne?

A. L'absence de polynucléose neutrophile
B. La notion, dans les mois précédents de fièvre avec sueurs nocturnes profuses, myalgies, arthralgies, restées non étiquetées
C. La consommation régulière de fromage frais de vache
D. La notion d'intertrigo interfessier il y a 1 semaine lors d'un séjour au Portugal
E. Une vitesse de sédimentation à 90

Réponse : ABC

4. 2
MAL DE POTT
4. 2. 1
IMAGERIE

S 89/1/1/ 33

Devant une radiographie de spondylodiscite dorsale, quel est l'élément le plus en faveur d'un mal de Pott parmi les suivants?

A. Erosion marginale antérieure du corps vertébral
B. Ostéocondensation des plateaux
C. Fuseau paravertébral
D. Ostéophytose
E. Pincement discal

Réponse : C

5
PATHOLOGIES OSSEUSES
5. 1
HYPERCALCEMIE
5. 1. 1
PHYSIOPATHOLOGIE

S 85/4/1/ 87

La calcitonine chez l'homme:

A. Provoque une hypercalcémie
B. Provoque une hyperphosphorémie
C. Agit essentiellement en stimulant la formation osseuse ostéoblastique
D. Bloque la résorption osseuse ostéoclastique
E. Constitue un traitement efficace des hypocalcémies

Réponse : D

5. 1. 2
CLINIQUE

M 85/4/2/ 39

Un syndrome d'hypercalcémie peut s'accompagner d'un ou de plusieurs signes suivants:

A. Polydypsie
B. Prurit
C. Diarrhée
D. Anorexie
E. Troubles psychiques

Réponse : ADE

M 88/7/2/ 73

La (les) manifestation(s) suivante(s) se rencontre(nt) dans les hypercalcémies aiguës:

A. Confusion mentale
B. Hypertension artérielle
C. Polyurie
D. Tachycardie
E. Asthénie

Réponse : ABCDE

M 89/4/2/ 99

Une hypercalcémie aiguë d'origine néoplasique à 3 mmol/l peut s'accompagner d'un (plusieurs) des signes suivants:

A. Polydipsie
B. Prurit
C. Diarrhée
D. Anorexie
E. Tachycardie

Réponse : ADE

M 90/4/2/ 94

L'hypercalcémie chronique doit être recherchée devant un ou plusieurs des signes suivants:

A. Soif
B. Polyphagie
C. Tachycardie
D. Constipation
E. Asthénie

Réponse : ACDE

M 91/6/1/ 80

Sont compatibles avec une hypercalcémie:

A. Crise de tétanie
B. Vomissements
C. Polyurie
D. Soif
E. Troubles du sommeil

Réponse : BCDE

5. 1. 3
ETIOLOGIES
(FACTEURS DE RISQUE, TERRAIN)

S 85/1/1/ 34

L'existence d'une hypophosphorémie nette associée à une hypercalcémie évoque surtout:

A. Un rapport excessif alimentaire en laitages
B. Une intoxication à la vitamine D
C. Un cancer à métastases osseuses ostéolytiques
D. Un myélome osseux
E. Une hyperparathyroïdie primaire

Réponse : E

S 85/6/1/ 26

Parmi les causes suivantes d'hypercalcémie, laquelle est la plus compatible avec une phosphorémie à 0,7 mmol/l? (21 mg/l)

A. Sarcoïdose
B. Hyperparathyroïdie
C. Myélome multiple
D. Intoxication par vitamine D
E. Métastase osseuse d'un cancer

Réponse : B

S 85/7/1/ 53

A l'origine d'une hypercalcémie égale ou supérieure à 3 mmoles/l, les cancers occupent:

A. La première place
B. La deuxième place
C. La troisième place
D. La quatrième place
E. La cinquième place

Réponse : A

S 85/6/1/ 35

Parmi les médicaments suivants, citez celui qui est susceptible de diminuer la calciurie:

A. Hydralazine
B. Furosémide
C. Thiazidique
D. Spironolactone
E. Mannitol

Réponse : C

M 86/7/2/ 67

Parmi les cinq maladies suivantes, laquelle (lesquelles) peu(ven)t être à l'origine d'une hypercalcémie:

A. La sarcoïdose
B. Le cancer bronchopulmonaire
C. L'intoxication par la vitamine A
D. Le myélome multiple
E. L'ostéomalacie

Réponse : ABCD

S 88/2/1/ 66

L'association hypercalcémie-hypophosphorémie est caractéristique:

A. De l'hyperparathyroïdie primitive
B. De l'hyperparathyroïdie secondaire
C. Du myélome multiple
D. Du cancer secondaire osseux d'origine mammaire
E. De la sarcoïdose

Réponse : A

M 88/5/2/ 10

Certaine(s) situation(s) clinique(s) peu(ven)t s'accompagner d'une hyperkaliémie:

A. Alcalose métabolique
B. Ischémie aiguë d'un membre
C. Hémolyse aiguë
D. Insuffisance rénale
E. Coma diabétique avec cétose

Réponse : BCDE

M 90/4/2/ 96

Parmi les causes suivantes d'hypercalcémie, quelle est ou quelles sont celle(s) comportant une hyperabsorption digestive du calcium?

A. Hyperparathyroïdie primitive
B. Cancer osseux métastatique
C. Hypervitaminose D
D. Immobilisation
E. Sarcoïdose

Réponse : ACE

M 91/3/2/ 60

Retenez parmi les propositions suivantes, la ou les causes possibles d'hypercalcémie:

A. Sarcoïdose
B. Hyperparathyroïdisme para néoplasique
C. Myélome
D. Cancer secondaire des os
E. Ostéomalacie

Réponse : ABCD

S 91/2/1/ 78

Vous découvrez chez un de vos patients, porteur d'une lithiase rénale qui récidive depuis trois ans, une calcémie à 2,85mmol. Quelle doit être votre première hypothèse diagnostique?

A. Myélome
B. Cancer secondaire des os
C. Hyperparathyroïdie primaire
D. Sarcoïdose
E. Maladie de Paget

Réponse : C

M 91/4/2/ 40

Une hypercalcémie peut être secondaire à:

A. Un syndrome néphrotique
B. Une hyperparathyroïdie
C. Une immobilisation prolongée
D. Une intoxication par la vitamine D
E. Un traitement par la Calcitonine

Réponse : BCD

M 91/7/2/100

Une hypercalcémie peut être causée par:

A. Maladie de Kahler
B. Maladie de Hodgkin
C. Sarcoïdose
D. Hémochromatose
E. Pseudo hypoparathyroïdie

Réponse : AC

5. 1. 4
EVOLUTION
(PRONOSTIC, COMPLICATIONS)

M 88/7/2/ 69

L'hypercalcémie de l'enfant peut être due:

A. A l'intoxication par la vitamine D
B. A l'insuffisance rénale chronique
C. A l'immobilisation prolongée
D. Au myxoedème
E. A l'hypercorticisme

Réponse : AC

5. 1. 5
TRAITEMENTS

M 91/2/2/ 5

La calciurie est abaissée par:

A. L'hypercalcémie
B. L'acidose métabolique
C. Le traitement par le furosémide
D. Le régime désodé
E. Le traitement prolongé par les diurétiques thiazidiques

Réponse : DE

5. 1. 6
DIVERS

S 88/1/1/ 26

Le calcium lié à l'albumine plasmatique représente par rapport au calcium plasmatique le pourcentage suivant:

A. Proche de 10%
B. Proche de 20%
C. Proche de 40%
D. Proche de 80%
E. 100%

Réponse : C

M 89/7/2/119

L'hyperkaliémie de l'adulte:

A. Relève plus souvent d'une affection digestive que rénale
B. Entraîne des modifications électrocardiographiques
C. Est souvent associée à une alcalose métabolique
D. Provoque un élargissement de QRS qui prédomine sur la partie terminale (S)
E. Peut être réversible après injection intraveineuse de bicarbonate molaire de sodium

Réponse : BDE

5. 2
HYPOCALCEMIE
5. 2. 1
ETIOLOGIES
(FACTEURS DE RISQUE, TERRAIN)

S 89/5/1/ 21

Le bilan biologique phosphocalcique d'une femme de 70 ans met en évidence une hypocalcémie avec hypocalciurie. Quel diagnostic évoquez-vous?

A. Hyperparathyroïdie
B. Ostéoporose
C. Ostéomalacie carentielle
D. Maladie de Paget
E. Ostéolyse cancéreuse

Réponse : C

5. 3
HYPERPARATHYROIDIE
5. 3. 1
CLINIQUE

M 92/9/2/ 6

Parmi les circonstances suivantes, laquelle ou lesquelles peuvent révéler une hyperparathyroïdie primitive?

A. Lithiase rénale
B. Hypercalcémie de découverte fortuite
C. Fracture osseuse
D. Hypertension artérielle
E. Chondrocalcinose articulaire

Réponse : ABCDE

5. 3. 2
BIOLOGIE

M 89/1/2/ 65

En présence d'une hypercalcémie, les éléments en faveur d'un hyperparathyroïdisme comportent:

A. Hypophosphorémie
B. Acidose métabolique
C. Hypocalciurie
D. Hyperactivité ostéoclasique
E. Signes de résorption sous périostée

Réponse : ABDE

M 91/5/2/ 93

Dans l'hyperparathyroïdie primaire par adénome parathyroïdien, avec fonction rénale normale, le profil biologique typique associe le(s) élément(s) suivant(s):

A. La phosphorémie est abaissée
B. La calciurie est augmentée
C. Le taux de réabsorption tubulaire du calcium est augmenté
D. Le taux de réabsorption tubulaire du phosphore est abaissé
E. L'AMP cyclique néphrogénique urinaire est bas

Réponse : ABCD

5. 3. 3 ETIOLOGIES (FACTEURS DE RISQUE, TERRAIN)

S 90/4/1/ 24

La lésion le plus souvent trouvée à l'origine de l'hyperparathyroïdie primaire est:

A. Un cancer parathyroïdien
B. Un adénome bénin
C. Une polyadénomatose endocrinienne
D. Une hyperplasie des parathyroïdes
E. Une tumeur hypophysaire bénigne

Réponse : B

5. 4 OSTEOMALACIE

5. 4. 1 CLINIQUE

S 89/3/1/ 80

L'ostéomalacie entraîne les signes suivants, sauf un. Lequel?

A. Des douleurs osseuses
B. Des difficultés à la marche
C. Une élévation des phosphatases alcalines
D. Une calcémie basse
E. Une diminution du tissu ostéoïde sur la biopsie osseuse

Réponse : E

5. 4. 2 BIOLOGIE

M 89/4/2/ 59

Dans l'ostéomalacie pure, existe(nt) habituellement:

A. Une hypocalcémie
B. Une hypophosphatémie
C. Une hyperphosphaturie
D. Une hypercalciurie
E. Une diminution de la sécrétion de parathormone

Réponse : ABC

M 91/6/2/ 20

Une ostéomalacie sévère par carence en vitamine D peut s'accompagner:

A. D'une hypocalcémie
B. D'une hyperphosphorémie
C. D'une hypercalciurie
D. D'une élévation du taux des phosphatases alcalines sériques
E. D'une diminution du taux sérique de 25 hydroxycholécalciférol

Réponse : ADE

M 91/5/2/ 10

L'ostéomalacie carentielle du sujet âgé est caractérisée par:

A. Une hypocalcémie souvent modérée
B. Une hyperphosphorémie
C. Une baisse du taux sérique de 25 hydroxycholécalciférol
D. L'absence d'amélioration sous calcium
E. La possibilité d'un traitement préventif par petites doses de vitamine D

Réponse : ACE

5. 4. 3 IMAGERIE

M 90/3/2/ 11

Les stries de Looser-Milkman observées au cours de l'ostéomalacie:

A. Sont des fractures incomplètes
B. Ne s'observent jamais sur les côtes
C. Sont généralement parallèles au grand axe de l'os
D. Peuvent être responsable de douleurs
E. Ne donnent pas d'hyperfixation en scintigraphie osseuse

Réponse : AD

S 90/5/1/ 46

L'expression radiologique de l'ostéomalacie comporte tous les signes suivants sauf un, lequel?

A. Déminéralisation diffuse
B. Stries de Looser-Milkman
C. Déformation du thorax en cloche
D. Coxa valga
E. Cyphose

Réponse : D

M 91/1/2/ 68

Les fissures de Looser-Milkman font évoquer une ostéomalacie; elles doivent être recherchées sur:

A. Crâne
B. Trou obturateur
C. Côtes
D. Fémurs
E. Omoplates

Réponse : BCDE

M 93/8/2/ 61

Parmi les signes radiologiques suivants, le(s)quel(s) se voie(nt) au cours de l'ostéomalacie commune?

A. Hypertransparence osseuse d'aspect flou
B. Hypertrophie des corticales
C. Fracture d'une branche ilio-pelvienne
D. Résorption des houpes des phalanges
E. Effacement de la lamina dura

Réponse : AC

5. 4. 4
EVOLUTION
(PRONOSTIC, COMPLICATIONS)

S 88/5/1/ 20

L'administration de Vitamine D dans une ostéomalacie vitamino-sensible provoque une correction précoce d'une anomalie biologique avant toutes les autres, laquelle?

A. Hypocalcémie
B. Hypocalciurie
C. Hypophosphorémie
D. Hyperphosphatasémie alcaline
E. Hyperparathormonémie

Réponse : C

5. 4. 5
TRAITEMENTS

S 86/3/1/ 89

Une femme de 65 ans est traitée depuis 2 mois pour une ostéomalacie, par du Calcium per os et des injections répétés de vitamine D (au total 12 injections de 600 000 UI d'ergocalciferol). Les derniers examens biologiques indiquent: calciurie des 24h= 623mg (15,5 mmol); calcémie = 115mg/l (2,87mmol/l). Indiquez l'attitude qui vous parait correcte dans l'immédiat:

A. Poursuivre le même traitement
B. Interrompre l'administration de Calcium et de Vitamine D
C. Associer du Phosphore au Calcium et supprimer la Vitamine D
D. Prescrire des anabolisants protidiques
E. Doser l'hydroxyprolinurie

Réponse : B

M 87/6/2/ 38

Le(s) médicament(s) utilisé(s) dans le traitement de l'ostéomalacie est (sont):

A. Vitamine D
B. Fluorure de sodium
C. Calcitonine
D. Anabolisants
E. Diphosphonates

Réponse : A

5. 4. 6
DIVERS

S 86/4/1/ 23

Une seule de ces propositions est fausse: l'ostéomalacie:

A. Peut entraîner des troubles de la déambulation
B. Peut se compliquer d'un retentissement sur l'état général
C. S'accompagne parfois de stries de Looser-Milkman
D. Est le plus souvent secondaire à une carence en vitamine D
E. Se traduit histologiquement par une hyperostéoïdose sans modification de la vitesse de minéralisation du tissu pré-osseux

Réponse : E

M 90/6/2/105

L'ostéomalacie:

A. Correspond à la même définition histologique que celle de l'ostéoporose
B. Est souvent liée à une carence en vitamine E
C. Peut être responsable de fractures du col fémoral
D. Induit des fissures osseuses d'aspect radiologique caractéristique
E. Est révélée le plus souvent par une crise de tétanie

Réponse : CD

S 91/3/1/ 32

Une seule de ces propositions est fausse: L'ostéomalacie:

A. Peut entraîner des troubles de la déambulation
B. Peut se compliquer d'un retentissement sur l'état général
C. S'accompagne parfois de fissures de Looser-Milkman
D. Est le plus souvent secondaire à une hypovitaminose D
E. S'associe à une hypertrophie des corticales des os longs

Réponse : E

5. 5
OSTEOPOROSE
5. 5. 1
IMAGERIE

S 87/7/1/ 66

Dans l'ostéoporose commune, on peut observer:

A. Des fissures de Milkman
B. Des tassements vertébraux
C. Une vertèbre borgne
D. Une vertèbre en cadre
E. Un pincement discal

Réponse : B

M 89/5/2/118

Quel est ou quels sont les signes radiologiques qu'on ne rencontre pas dans l'ostéoporose?

A. Tassements vertébraux
B. Lyse d'une épineuse
C. Raréfaction osseuse diffuse
D. Déformation en cupule des plateaux vertébraux
E. Pincement discal

Réponse : BE

5. 5. 2 ETIOLOGIES (FACTEURS DE RISQUE, TERRAIN)

M 87/4/1/102

Une déminéralisation osseuse avec plusieurs tassements vertébraux peut-être due à:

A. Un traitement par les corticoïdes
B. Une hyperparathyroïdie
C. Une maladie hyperostosante
D. Une chondrocalcinose
E. Une scoliose rachidienne

Réponse : AB

M 88/2/2/ 72

L'ostéoporose peut être favorisée par:

A. L'alcoolisme
B. Une insolation insuffisante
C. L'ovariectomie en période d'activité génitale
D. La corticothérapie
E. Un traitement prolongé par les pansements gastriques à base d'hydroxyde d'alumine

Réponse : ACD

5. 5. 3 TRAITEMENTS

M 86/1/2/ 39

Une femme de 60 ans ostéoporotique présente depuis 8 jours un nouveau tassement vertébral au niveau de L1. Pour traiter cet épisode douloureux vous prescrivez:

A. Des corticoïdes
B. De la colchicine
C. Une radiothérapie anti-inflammatoire
D. L'immobilisation au lit
E. Des antalgiques simples

Réponse : DE

5. 5. 4 DIVERS

S 88/5/1/ 26

L'ostéoporose post-ménopausique est caractérisée par les données suivantes sauf une. Laquelle?

A. Elle réduit la masse osseuse trabéculaire
B. Sa survenue est favorisée par le tabac et l'alcool
C. Elle ne s'accompagne jamais d'une dépression ostéoblastique
D. Elle peut s'accompagner de signes d'hyper remodelage
E. La consolidation de la fracture vertébrale s'effectue dans des délais normaux

Réponse : C

5. 6 RACHITISME

5. 6. 1 PHYSIOPATHOLOGIE

M 93/9/1/ 76

Parmi les propositions suivantes quelles sont celles qui font partie de la physiopathologie du rachitisme carentiel?

A. Défaut d'absorption intestinale du calcium
B. Fuite urinaire de calcium
C. Insuffisance de synthèse cutanée de vitamine D
D. Hyperparathyroïdie secondaire
E. Défaut de minéralisation touchant exclusivement les cartilages de croissance

Réponse : ACD

5. 6. 2 CLINIQUE

S 89/1/1/ 20

Chez un nourrisson porteur d'une carence en vitamine D, l'un des troubles suivants ne peut pas être attribué à cette carence, lequel?

A. Des spasmes du sanglot
B. Une hypotonie
C. Un retard de fermeture des fontanelles
D. Des nouures épiphysaires
E. Une crise convulsive hypocalcémique

Réponse : A

M 90/1/2/102

Le rachitisme commun carentiel du jeune nourrisson se manifeste par:

A. Craniotabès
B. Retard de fermeture de la fontanelle antérieure
C. Hypotonie musculaire
D. Nouures épiphysaires
E. Chapelet costal

Réponse : ABCDE

M 94/8/2/ 68

Lequel (ou lesquels) des signes cliniques suivants est (sont) une manifestation du rachitisme carentiel?

A. Macrocéphalie
B. Craniotabès
C. Glissements épiphysaires
D. Chapelet costal
E. Hypertonie axiale

Réponse : BD

5. 6. 3 BIOLOGIE

M 89/5/1/119

Parmi les signes biologiques suivants lequel (lesquels) est (sont) compatible(s) avec un rachitisme carentiel:

A. Hypophosphorémie
B. Hypophosphatasémie alcaline
C. Normocalcémie
D. Alcalose hypochlorémique
E. Hypo-amino-acidurie

Réponse : AC

5. 6. 4
IMAGERIE

S 85/7/1/ 36

Parmi les signes radiologiques suivants, un seul ne fait pas partie des signes radiologiques du rachitisme commun. Indiquez-le:

A. Elargissement de l'extrémité antérieure des côtes
B. Retard d'apparition des points d'ossification
C. Aspect élargi et bordure floue des épiphyses radiales
D. Déminéralisation diffuse
E. Epaississement périosté

Réponse : E

M 87/7/2/ 22

Radiologiquement, le rachitisme commun peut se traduire par:

A. Elargissement de l'extrémité antérieure des côtes
B. Retard d'apparition des points d'ossification
C. Aspect élargi et bordure floue des épiphyses radiales
D. Déminéralisation diffuse
E. Une coxa-valga

Réponse : ABCD

M 90/1/2/ 71

Le rachitisme carentiel commun évolutif non traité du jeune nourrisson se manifeste sur une radio du poignet par:

A. Elargissement transversal de la métaphyse
B. Incurvation en cupule de la ligne métaphysaire
C. Images en toit de pagode
D. Aspect condensé de la ligne métaphysaire
E. Aspect flou du squelette

Réponse : ABCE

M 91/6/2/ 41

Sur une radiographie de face du poignet d'un nourrisson de 12 mois, quel(s) argument(s) retenez-vous en faveur d'un rachitisme?

A. Aspect flou et dentelé des lignes d'ossification métaphysaires
B. Elargissement des métaphyses radiale et cubitale
C. Corticales osseuses nettes mais amincies
D. Densité osseuse augmentée
E. Absence de point d'ossification du grand os et de l'os crochu

Réponse : ABE

5. 6. 5
TRAITEMENTS

M 89/5/2/119

Concernant la prévention du rachistisme carentiel par administration quotidienne de vitamine D, indiquez la ou les proposition(s) exacte(s):

A. Doit être entreprise à partir de l'âge de 2 mois
B. Inutile en cas d'allaitement maternel
C. Posologie moyenne de 2000 UI/24 heures
D. Poursuite jusqu'à l'âge de 18 mois au moins
E. Utilise le 1-25 (OH2) D3

Réponse : D

S 93/8/1/ 31

La prévention du rachitisme carentiel:

A. Utilise indifféremment la vitamine D et le 25 hydroxycholécalciférol
B. Doit débuter à l'âge de 2 mois
C. Est nécessaire chez l'enfant nourri au sein
D. Nécessite une dose recommandée de 3000 unités par jour
E. Peut être interrompue lorsque l'enfant a acquis la marche

Réponse : C

5. 7
VITAMINE D
5. 7. 1
PHYSIOPATHOLOGIE

M 94/9/2/ 74

Parmi les propositions suivantes concernant la vitamine D3, la(les)quelle(s) est (sont) exacte(s)?

A. Est liposoluble
B. Est absorbée avec les acides biliaires
C. Est transformée dans le rein en 25 OH D3
D. Est transformée dans le foie en 1,25 (OH)2 D3
E. Est synthétisée au niveau de la peau lors de l'exposition

Réponse : ABE

5. 7. 2
EVOLUTION
(PRONOSTIC, COMPLICATIONS)

S 87/4/1/ 64

Une carence en vitamine D entraîne:

A. Une diminution de l'absorption intestinale du calcium
B. Une hypercalcémie
C. Une insuffisance rénale
D. Une diminution du volume osseux trabéculaire
E. Une diminution des surfaces osseuses ostéoïdes

Réponse : A

5. 7. 3
EFFETS SECONDAIRES

S 88/4/1/ 82

Le surdosage en vitamine D peut provoquer de nombreux effets indésirables sauf un, lequel?

A. Nausées-vomissements
B. Soif intense
C. Hypercalcémie
D. Oligurie
E. Calcifications métastatiques

Réponse : D

5. 7. 4 INDICATIONS

S 92/9/1/ 57

Quel est l'apport quotidien en vitamine D recommandé en France chez le nourrisson de race blanche vivant dans les conditions normales?

A. 100 UI/j
B. 1000 UI/j
C. 2000 UI/j
D. 4000 UI/j
E. 6000 UI/j

Réponse : B

6 PATHOLOGIES ARTICULAIRES

6. 1 ARTHRITE

6. 1. 1 CLINIQUE

M 88/4/2/ 74

En faveur du diagnostic d'arthrite du genou, vous retenez:

A. Des douleurs permanentes et nocturnes
B. Une instabilité et des craquements articulaires
C. Un genou enflé et chaud
D. Un signe du rabot
E. Des blocages articulaires

Réponse : AC

M 91/1/2/ 91

Les signes de début d'une arthrite aiguë staphylococcique du genou chez l'adulte comportent:

A. Douleur vive
B. Fièvre
C. Tuméfaction articulaire
D. Elévation du taux de la protéine C réactive
E. Pincement de l'interligne à la radiographie

Réponse : ABCD

6. 1. 2 BIOLOGIE

S 88/3/1/ 72

Lequel de ces résultats d'examens paracliniques est difficilement compatible avec un diagnostic d'arthrite septique à staphylocoques:

A. La vitesse de sédimentation: 30 min à la 1ère heure
B. Les hémocultures négatives
C. La numération globulaire du sang: 6 000 polynucléaires/mm3
D. La numération globulaire du liquide synovial: 700 polynucléaires/mm3
E. Les taux d'antistaphylolysines: 8 unités/l

Réponse : D

6. 1. 3 IMAGERIE

S 86/7/1/ 44

Les signes radiologiques suivants appartiennent à l'arthrite septique sauf un. Indiquez lequel:

A. Ostéophytes
B. Pincement articulaire
C. Géodes en miroir
D. Déminéralisation sous-chondrale
E. Epaississement des parties molles

Réponse : A

6. 1. 4 FORMES CLINIQUES

S 88/2/1/ 5

Indiquer, parmi les germes suivants, celui qui est le plus fréquemment rencontré dans les arthrites septiques à germes banals de l'adulte:

A. Pseudomonas
B. Staphylocoque
C. Escherichia coli
D. Streptocoque A
E. Entérocoque

Réponse : B

6. 1. 5 ETIOLOGIES (FACTEURS DE RISQUE, TERRAIN)

S 85/3/1/ 91

En pratique métropolitaine, indiquez la cause la plus fréquente d'arthrite septique de l'adulte:

A. La fixation d'un germe lors d'une bactériémie
B. L'inoculation iatrogène
C. La propagation d'une ostéomyélite de voisinage
D. Une plaie articulaire
E. Une étiologie non retrouvée

Réponse : B

M 87/3/2/ 10

Certaines pathologies favorisent l'éclosion d'une arthrite infectieuse. Laquelle (lesquelles)?

A. Diabète
B. Myélome
C. Maladie de Paget
D. Usage de l'héroïne
E. Drépanocytose

Réponse : ABDE

M 88/1/2/ 1

Une arthrite du genou évoluant depuis 6 mois sans aucune lésion radiologique doit faire évoquer:

A. Une tuberculose
B. Une monoarthrite rhumatoïde
C. Une poussée congestive d'arthrose
D. Une arthropathie tabétique
E. Aucune des propositions précédentes

Réponse : AB

M 90/5/2/ 45

Parmi les propositions suivantes concernant les arthrites tuberculeuses, citez celle(s) qui est (sont) en faveur du diagnostic:

A. Notion de transplantation géographique récente
B. Syndrome fébrile > ou = à 39°
C. Caractère aigu hyperalgique très inflammatoire de l'articulation touchée
D. Rapidité d'apparition des lésions ostéoarticulaires sur les clichés radiographiques
E. Présence d'un trajet fistuleux ou d'un abcès froid

Réponse : AE

M 94/8/2/ 44

Une oligoarthrite peut révéler:

A. Goutte
B. Endocardite bactérienne
C. Maladie de Crohn
D. Polyarthrite rhumatoïde
E. Chondrocalcinose

Réponse : ABCDE

6. 1. 6 BILAN ÉTIOLOGIQUE

S 89/6/1/ 74

Chez un sujet suspect d'arthrite septique du genou dans les suites d'une infiltration de corticoïdes, quel est le premier geste à visée diagnostique que l'on doit réaliser:

A. Faire une NFS, VS
B. Faire des radiographies et en particulier des tomographies
C. Evacuer l'articulation par ponction pour vérifier l'aspect puriforme du liquide d'épanchement
D. Faire une scintigraphie osseuse
E. Faire une ponction articulaire et demander un examen cytobactériologique du liquide d'épanchement

Réponse : E

M 90/1/2/ 36

Devant un malade présentant une arthrite certaine d'une cheville, vous estimez utile pour le

diagnostic étiologique:
A. D'examiner les oreilles
B. De rechercher un psoriasis
C. De rechercher une urétrite initiale
D. De rechercher une raideur lombaire
E. De rechercher une cataracte bilatérale

Réponse : ABCD

S 94/8/1/ 26

Un genou est suspect d'arthrite tuberculeuse. Quel est, de ces 5 examens complémentaires, celui qui peut donner le plus rapidement le diagnostic?

A. Radiographie
B. Culture du liquide articulaire
C. Biopsie synoviale
D. Intra-dermo réaction à la tuberculine
E. Scintigraphie

Réponse : C

S 94/8/1/ 59

Devant un tableau de polyarthrite récente, isolée chez une femme de 27 ans, les explorations suivantes sont toutes justifiées d'emblée sauf une; laquelle?

A. Radiographies articulaires
B. Recherche du facteur rhumatoïde
C. Radiographie du thorax
D. Tomodensitométrie des sacro-iliaques
E. Recherche d'anticorps anti-nucléaires

Réponse : D

6. 1. 7 TRAITEMENTS

S 86/5/1/ 4

Un des actes thérapeutiques suivants n'a pas sa place dans le traitement des arthrites septiques; indiquez lequel:

A. Immobilisation plâtrée
B. Lavage articulaire opératoire
C. Synoviorthèse isotopique
D. Arthrodèse
E. Synovectomie

Réponse : C

6. 1. 8 DIVERS

M 88/6/2/ 8

Devant une polyarthrite aiguë chez un adulte jeune, quel(s) est(sont) le(s) élément(s) en faveur d'une origine gonococcique?

A. Maculo-pustules sur le tronc
B. Présence de ténosynovites
C. Asymétrie des arthrites
D. Efficacité rapide de la Pénicilline G
E. Taux d'antistreptolysines à 200 unités

Réponse : ABCD

M 88/7/1/ 97

Les arthrites à pyogènes du genou:

A. Sont souvent la complication d'injections intra-articulaires de corticoïdes
B. Leur diagnostic nécessite le recours à la ponction pour étude bactériologique du liquide articulaire
C. Le traitement initial comporte le plus souvent des ponctions évacuatrices répétées
D. L'antibiothérapie doit être commencée dès que le germe responsable est connu
E. L'immobilisation du genou doit être poursuivie tant que les signes inflammatoires locaux persistent

Réponse : ABCE

M 90/4/2/ 27

Les arthrites réactionnelles:

A. S'observent plutôt chez l'adulte jeune
B. Sont plus fréquentes chez les patients HLA B5
C. S'accompagnent parfois de conjonctivite
D. Peuvent évoluer vers une spondylarthrite ankylosante
E. Guérissent habituellement grâce à une antibiothérapie adaptée

Réponse : ACD

M 85/5/2/ 61

Donnez le ou les caractère(s) exact(s) de l'arthrite gonococcique:

A. Elle atteint le genou dans 80% des cas
B. Elle est plus fréquente chez l'homme que chez la femme
C. Elle guérit facilement par une antibiothérapie adaptée
D. Elle s'accompagne souvent d'une atteinte uni ou bilatérale des sacro-iliaques
E. Le germe est toujours retrouvé dans l'articulation

Réponse : AC

6. 2 ARTHROSE

6. 2. 1 IMAGERIE

M 90/2/2/ 28

Parmi les éléments anatomiques suivants, lesquels caractérisent la cervicarthrose?

A. Dégénérescence discale
B. Ostéolyse des lames postérieures
C. Condensation des apophyses articulaires postérieures
D. Altération des articulations unco-vertébrales
E. Syndesmophytose antérieure

Réponse : ACD

6. 2. 2 ETIOLOGIES (FACTEURS DE RISQUE, TERRAIN)

S 88/1/1/ 2

La déformation tibiale la plus fréquemment en cause dans la genèse d'une gonarthrose douloureuse est:

A. En valgus
B. En varus
C. En flessum
D. En recurvatum
E. En torsion interne

Réponse : B

6. 2. 3 BILAN ÉTIOLOGIQUE

S 89/1/1/ 84

Une gonarthrose sur genu varum chez un homme de la quarantaine avec pincement débutant de l'interligne interne justifie:

A. Une arthroscopie avec lavage articulaire
B. Une arthrosplastie unic-ompartimentaire
C. Une ostéotomie fémorale de valgisation
D. Une ostéotomie de valgisation
E. Un traitement médical d'attente et une arthroplastie le plus tard possible

Réponse : D

6. 3 COXARTHROSE

6. 3. 1 CLINIQUE

M 85/2/1/ 77

La boiterie de l'épaule:

A. Se définit comme une bascule du tronc du côté du pas portant
B. Diminue les contraintes supportées par la hanche lors de l'appui
C. Autorise une diminution de la puissance de contraction du moyen fessier
D. Se définit comme une bascule du tronc du côté opposé au pas portant
E. Est plus fréquente dans la coxarthrose que dans les coxopathies d'origine inflammatoire

Réponse : ABC

S 86/6/1/ 70

Une coxarthrose secondaire à une dysplasie cotyloïdienne est caractérisée par:

A. Angle de couverture externe de la tête fémorale supérieur à 25 degrés
B. Angle d'obliquité du toit supérieur à 10 degrés
C. Angle cervico-diaphysaire inférieur ou égal à 135 degrés
D. Angle de couverture antérieure supérieur à 25 degrés
E. Aucune des réponses précédentes n'est exacte

Réponse : B

M 88/4/1/116

La douleur liée à une coxopathie mécanique chronique comporte:

A. La boiterie qui l'accompagne est toujours tardive
B. La douleur peut être ressentie uniquement au genou
C. La douleur cède classiquement au repos
D. La douleur est impulsive à la toux
E. La douleur peut, à long terme, empêcher totalement la marche

Réponse : BCE

S 88/6/1/ 62

Quel est le siège le plus évocateur de l'origine coxofémorale d'une douleur?

A. Le milieu du pli de l'aine
B. Le genou, à sa face antérieure
C. La partie supéro-externe de la fesse
D. La région trochantérienne
E. La face interne de la cuisse

Réponse : A

6. 3. 2
IMAGERIE

S 85/5/1/ 9

Parmi les signes radiologiques suivants, un seul n'est pas un signe de coxarthrose:

A. Pincement de l'interligne coxo-fémoral
B. Présence d'ostéophytes
C. Présence de géodes
D. Existence d'une déminéralisation sous-chondrale
E. Excentration de la tête fémorale

Réponse : D

M 86/4/2/ 50

Une coxarthrose débutante compliquant une dysplasie de hanche peut comporter:

A. Une exagération de l'obliquité du toit du cotyle
B. Une insuffisance de couverture externe de la tête fémorale
C. Une insuffisance de couverture antérieure de la tête fémorale
D. Une coxa valga
E. Une antéversion exagérée du col du fémur

Réponse : ABCDE

M 86/6/2/ 38

Quel(s) signe(s) radiologique(s) est (sont) inhabituel(s) dans une coxarthrose?

A. Pincement supéro-externe de l'interligne coxofémoral
B. Déminéralisation sous chondrale
C. Image en coquille d'oeuf
D. Ostéophytose
E. Normalité des clichés standards

Réponse : BCE

M 87/3/2/ 19

Indiquez la ou les anomalie(s) radiologique(s) rencontrée(s) dans une hanche arthrosique:

A. Les ostéophytes
B. La décalcification sous-chondrale
C. Le pincement articulaire
D. Les géodes osseuses
E. La condensation de l'os sous-chondral

Réponse : ACDE

S 89/3/1/ 92

Parmi les signes radiologiques suivants, un n'appartient pas à la coxarthrose, lequel?

A. Pincement de l'interligne articulaire
B. Ostéophytose céphalique
C. Géodes de la tête fémorale
D. Décalcification diffuse de la tête fémorale
E. Ostéosclérose de part et d'autre du pincement articulaire

Réponse : D

M 89/5/2/ 72

L'interligne de la hanche est pincé au cours de:

A. La nécrose de la tête fémorale
B. La coxite rhumatoïde
C. L'algodystrophie de hanche
D. La coxarthrose
E. La coxalgie

Réponse : BDE

M 91/1/1/ 80

La dysplasie de hanche génératrice de coxarthrose secondaire polaire supérieure se caractérise par:

A. Une obliquité exagérée du toit du cotyle
B. Un excès de couverture de la tête par le toit du cotyle
C. Une coxa vara
D. Une rupture du cintre cervico-obturateur
E. Une coxa valga

Réponse : ADE

6. 3. 3
ETIOLOGIES
(FACTEURS DE RISQUE, TERRAIN)

M 86/4/2/ 99

Parmi ces maladies, citez celle(s) qui peu(ven)t donner classiquement une coxarthrose secondaire:

A. Coxa-plana ou maladie de Legg Perthes Calve
B. Coxa-retorsa
C. Fracture du cotyle
D. Algodystrophie de hanche
E. Ostéonécrose de la tête fémorale

Réponse : ABCE

M 89/7/2/113

Parmi les causes classiques de la coxarthrose, figurent:

A. La dysplasie luxante de la hanche
B. L'ostéonécrose de la tête fémorale
C. L'algodystrophie de la hanche
D. Le genu varum
E. La protusion acétabulaire

Réponse : ABE

M 91/2/2/ 18

Parmi les affections suivantes, laquelle ou lesquelles peuvent se compliquer d'une coxarthrose secondaire?

A. Algodystrophie de hanche
B. Ostéonécrose de la tête fémorale
C. Fracture de cotyle
D. Coxite infectieuse
E. Ostéome ostéoïde du col fémoral

Réponse : BCD

6. 3. 4
EVOLUTION
(PRONOSTIC, COMPLICATIONS)

S 89/5/1/ 94

L'intérêt de préciser qu'une coxarthrose est secondaire réside:

A. Dans le fait qu'elle évolue plus lentement qu'une coxarthrose primitive
B. Dans sa meilleure tolérance fonctionnelle
C. Dans son habituelle unilatéralité
D. Dans son association à des vices architecturaux (dysplasies) atteignant d'autres articulations qu'il faudra rechercher
E. Dans sa curabilité par une chirurgie précoce

Réponse : E

6. 3. 5 TRAITEMENTS

M 89/1/1/102

Une coxarthrose primitive débutante chez un homme de 50 ans se traite par:

A. Ostéotomie de valgisation
B. Une prothèse totale
C. Une rééducation fonctionnelle adaptée
D. La réduction pondérale éventuelle
E. La Calcitonine

Réponse : CD

S 89/4/1/ 64

Devant une coxarthrose unilatérale droite d'allure primitive commençant à devenir invalidante, quelle est la mesure d'hygiène articulaire visant à alléger les contraintes sur la hanche malade que vous choisirez parmi les propositions suivantes?

A. Réhausser par une talonnette le côté sain pour faciliter le passage du pas du côté malade
B. Utiliser une canne ordinaire tenue par la main gauche
C. Prescrire un repos au lit strict pendant 4 semaines
D. Utiliser une orthèse du membre inférieur gauche avec appui ischiatique
E. Utiliser une canne béquille tenue par la main droite

Réponse : B

M 91/5/2/ 36

Vous pouvez conseiller à un malade coxarthrosique traité médicalement:

A. Le port d'une canne
B. La suppression des longues marches
C. La poursuite du vélo sur terrain plat
D. La réduction de la surcharge pondérale
E. Les manipulations de la hanche

Réponse : ABCD

M 91/4/2/ 36

Une femme de 50 ans vient consulter pour douleur de l'aine droite; la radiographie de l'articulation coxo-fémorale révèle un pincement discret de l'interligne, un angle cervico diaphysaire de 160° et une tête fémorale insuffisamment couverte par le cotyle; il faut envisager:

A. Ostéotomie de valgisation
B. Cupule céphalique
C. Prothèse totale
D. Intervention pour mise en place d'une butée cotyloïdienne
E. Ostéotomie de varisation

Réponse : DE

6. 4 GOUTTE

6. 4. 1 PHYSIOPATHOLOGIE

S 88/1/1/ 64

L'hyperuricémie peut être due à tous les mécanismes suivants sauf un; lequel?

A. Excès d'apport alimentaire des purines
B. Excès de catabolisme cellulaire
C. Excès de synthèse des purines
D. Défaut d'élimination rénale de l'acide urique
E. Défaut d'élimination intestinale de l'acide urique

Réponse : E

M 91/3/2/ 2

La goutte peut résulter sur le plan physiopathologique de:

A. Déficit en urate-oxydase
B. Synthèse excessive d'acide urique
C. Catabolisme excessif des acides nucléiques
D. Déficit en xanthine-oxydase
E. Défaut d'élimination rénale de l'acide urique

Réponse : BCE

6. 4. 2 CLINIQUE

M 88/6/2/ 4

Le tophus goutteux:

A. Siège électivement au lobe de l'oreille
B. Est ferme à la palpation
C. Est indolore
D. Est violacé
E. Dure quelques jours

Réponse : BC

M 91/3/2/ 62

En cas d'intoxication à la colchicine, on peut observer le ou les phénomènes suivants:

A. Aplasie médullaire
B. Insuffisance circulatoire
C. Trouble de l'hémostase
D. Diarrhée
E. Vomissements

Réponse : ABCDE

6. 4. 3
BIOLOGIE

S 88/7/1/ 63

L'uricémie chez l'homme est normalement inférieure à:

A. 18 micromol/l
B. 36 micromol/l
C. 180 micromol/l
D. 360 micromol/l
E. 1800 micromol/l

Réponse : D

M 89/2/2/ 79

Des microcristaux intra-cellulaires peuvent être observés à l'examen du liquide synovial dans:

A. La polyarthrite rhumatoïde
B. Les arthrites septiques
C. La goutte
D. La chondrocalcinose
E. L'arthrose

Réponse : CD

M 89/7/2/ 54

Quel(s) est(sont) le ou les élément(s) pathognomonique(s) du diagnostic de goutte aiguë devant une monoarthrite isolée du genou?

A. Hyperuricémie
B. Absence d'élévation de la VS
C. Disparition rapide de l'inflammation sous colchinine
D. Présence de cristaux d'urate de sodium dans le liquide synovial
E. Aspect radiologique normal

Réponse : D

M 90/2/2/117

Parmi les exemples suivants d'analyse du liquide synovial, indiquez le ou les résultats qui peuvent correspondre à un liquide articulaire prélevé au cours d'une crise aiguë de goutte:

A. Liquide trouble avec 5 000 cellules par mm3
B. Liquide clair avec 100 cellules par mm3
C. Liquide trouble avec 20 000 cellules par mm3 et des microcristaux à bouts pointus
D. Liquide trouble avec 10 000 cellules par mm3 et des microcristaux très biréfringents en lumière polarisée
E. Aspect puriforme du liquide avec 50 000 cellules par mm3

Réponse : ACDE

6. 4. 4
DIAGNOSTIC DIFFÉRENTIEL

M 87/3/2/ 34

Chez une patiente de 55 ans, vous retenez en faveur d'une chondrocalcinose plutôt que d'une goutte devant une atteinte inflammatoire d'un genou:

A. Femme ménopausée
B. Hyperparathyroïdie connue
C. Uricémie normale
D. Liquide de ponction contenant 3500 éléments/mm3
E. Fer sérique élevé à 350 gamma dans le sang

Réponse : ABE

6. 4. 5
ETIOLOGIES
(FACTEURS DE RISQUE, TERRAIN)

S 88/7/1/ 64

Une goutte secondaire peut se voir au cours de:

A. La cirrhose alcoolique
B. La pancréatite chronique
C. Une cardiopathie cyanogène
D. La sclérose en plaques
E. L'ostéomalacie

Réponse : A

M 90/7/2/ 85

Le (les) médicament(s) suivant(s) peut (peuvent) être à l'origine d'une hyperuricémie secondaire:

A. Furosémide (LASILIX*)
B. Indométacine (INDOCID*)
C. Prednisone (CORTANCYL*)
D. Acide Tiénilique (DIFLUREX*)
E. Pyrazinamine (PIRILENE*)

Réponse : AE

M 93/9/2/ 91

Une hyperuricémie peut être associée à:

A. Obésité
B. Prise de diurétiques
C. Pré-éclampsie
D. Insuffisance rénale
E. Cirrhose

Réponse : ABCD

6. 4. 6
EVOLUTION
(PRONOSTIC, COMPLICATIONS)

S 86/1/1/ 82

Une seule des ces propositions est fausse: l'arthrite aiguë du genou d'origine goutteuse:

A. Est une localisation éventuelle de cette affection
B. S'observe plus souvent dans la goutte féminine que masculine
C. Peut représenter la localisation inaugurale de l'affection
D. Peut être soulagée par la prise de Colchicine
E. S'observe dans la goutte primitive et dans la goutte secondaire

Réponse : B

S 88/2/1/ 67

En présence d'une monoarthrite du genou, parmi les éléments suivants, lequel est le plus spécifique de son origine goutteuse?

A. Sujet de sexe masculin, obèse
B. Hyperuricémie à 480 micromol/l (81 mg/l)
C. Présence de cristaux intra-cellulaires d'urate de sodium dans le liquide de ponction du genou
D. Antécédents connus d'accès aigus goutteux
E. Sensibilité à la Colchicine

Réponse : C

6. 4. 7 TRAITEMENTS

M 85/6/2/ 28

On peut traiter un accès de goutte par administration de:

A. Ketoprofène (PROFENID*)
B. Allopurinol (ZYLORIC*)
C. Colchicine
D. Benziodarone (AMPLIVIX*)
E. Urate oxydase (URICOZYME*)

Réponse : AC

S 86/2/1/ 73

Un goutteux connu, mais non traité, aux antécédents de colique néphrétique, souffre d'une crise aiguë de la cheville. Appelé d'urgence auprès de lui, quel traitement choisiriez vous parmi les suivants?

A. Colchicine
B. Allopurinol (ZYLORIC*)
C. Benziodarone (AMPLIVIX*)
D. Prednisone (CORTANCYL*)
E. Furosémide (LASILIX*)

Réponse : A

S 86/4/1/ 6

Pour une crise de goutte aiguë, chez un insuffisant rénal chronique, le traitement à instituer d'emblée est:

A. L'Aspirine
B. La Phénylbutazone
C. La Colchicine
D. Le Benzbromarone (ou DESURIC*)
E. L'Allopurinol (ou ZYLORIC*)

Réponse : C

M 86/4/2/104

Des différentes drogues suivantes, laquelle ou lesquelles n'ont pas leur place dans le traitement de l'accès de goutte aiguë?

A. COLCHICINE*
B. CORTANCYL*
C. AMPLIVIX*
D. INDOCID*
E. ZYLORIC*

Réponse : BCE

M 86/5/2/ 61

Cocher parmi les médicaments suivants, le ou les médicaments qui sont uricosuriques:

A. Allopurinol (ZYLORIC*)
B. Benziodarone (AMPLIVIX*)
C. Colchicine
D. Benzbromarone (DESURIC*)
E. Phénylbutazone (BUTAZOLIDINE*)

Réponse : BDE

S 86/6/1/ 13

Un homme de 45 ans ayant des antécédents de coliques néphrétiques fait une crise de goutte typique du gros orteil. L'uricémie est à 90 mg/l (535,5 micromol). Quel traitement prescrivez-vous le premier jour?

A. Benziodarone (AMPLIVIX*) 100 mg/jour
B. INDOCID* 150 mg/jour
C. Allopurinol (ZYLORIC*) 100 mg/jour
D. COLCHICINE* 3 g /jour
E. Allopurinol (ZYLORIC*) 300 mg/jour

Réponse : B

S 86/7/1/ 81

Parmi les activités de la Phénylbutazone (BUTAZOLIDINE*), l'une est inexacte:

A. Antipyrétique
B. Anti-inflammatoire
C. Uricosurique
D. Diminution de la captation thyroïdienne de l'iode
E. Natriurétique

Réponse : E

S 87/7/1/ 48

Parmi les médicaments antigoutteux suivants, lequel agit par inhibition de la synthèse d'acide urique?

A. Allopurinol (ZYLORIC*)
B. Colchicine
C. Uricase (URICOZYME*)
D. Benzbromarone (DESURIC*)
E. Benzodiarone (AMPLIVIX*)

Réponse : A

M 91/2/2/ 1

L'allopurinol utilisé dans le traitement de la goutte:

A. Est un inhibiteur de la xanthine-oxydase
B. Se prescrit uniquement par voie orale
C. Doit être initialement associé à la Colchicine
D. Peut être à l'origine d'une intolérance cutanée
E. Est contre-indiqué en cas d'insuffisance rénale

Réponse : ABCD

M 91/1/2/ 59

Parmi les pathologies suivantes, lesquelles sont des contre-indications de l'utilisation des médicaments uricosuriques?

A. Insuffisance rénale
B. Porphyrie
C. Hyperuraturie
D. Antécédents de lithiase urique
E. Lupus érythémateux disséminé

Réponse : ACD

S 91/3/1/ 51

Lors d'une crise de goutte, quelle est l'action de la COLCHICINE*?

A. Bloque la mitose des polynucléaires neutrophiles
B. Provoque la dissolution des cristaux d'acide urique au sein de l'articulation
C. Favorise la phagocytose des cristaux d'acide urique par les polynucléaires
D. Abaisse le pH du liquide synovial
E. Diminue l'uricémie

Réponse : A

M 91/4/2/ 62

Parmi les précautions d'emploi d'un médicament uricosurique au cours de la maladie goutteuse figurent:

A. Association à la Colchicine en début de traitement
B. Augmentation progressive de la posologie
C. Alcalinisation des urines
D. Diurèse quotidienne supérieure à 2 l/jour
E. Réduction de la posologie en cas de prise concomitante d'un diurétique

Réponse : AD

S 91/7/1/ 62

Quel est parmi les suivants le traitement curatif le plus efficace d'un accès de goutte?

A. Aspirine
B. Urate oxydase (URICOZYME*)
C. Benzbromarone (DESURIC*)
D. Indométacine (INDOCID*)
E. Allopurinol (ZYLORIC*)

Réponse : D

M 91/2/2/ 67

Parmi les anti-inflammatoires non stéroïdiens suivants, indiquer celui (ou ceux) qui est (sont) susceptible(s) d'être uricosurique(s):

A. Acide acétylsalicylique (ASPIRINE*) à forte dose > à 4 g/l
B. Phénylbutazone (BUTAZOLIDINE*)
C. Indométacine (INDOCID*)
D. Kétoprofène (PROFENID*)
E. Acide niflumique (NIFLURIL*)

Réponse : AB

6. 4. 8
DIVERS

M 85/2/2/ 63

A une crise de goutte aiguë s'appliquent une ou plusieurs des propositions suivantes:

A. Est parfois précédée de coliques néphrétiques
B. Est toujours localisée au gros orteil
C. Réagit favorablement à la colchicine à des doses suffisantes
D. Peut s'accompagner d'une uricémie normale
E. Peut être déclenchée par l'absorption de diurétiques

Réponse : ACDE

M 88/2/2/ 71

Une crise de goutte aiguë:

A. Est toujours localisée au gros orteil
B. Réagit favorablement au ZYLORIC* à doses suffisantes
C. Peut être déclenchée par l'absorption de diurétiques thiazi-diques
D. Est parfois précédée de coliques néphrétiques
E. S'accompagne d'une uricémie élevée qui diminue après la crise

Réponse : CD

S 88/3/1/ 69

Parmi les organes suivants, quel est celui qui est électivement le siège de tophus goutteux?

A. Thymus
B. Foie
C. Rate
D. Ganglion
E. Rein

Réponse : E

M 91/5/2/ 94

Une crise de goutte:

A. Peut survenir chez l'homme jeune
B. Peut être déclenchée par la prise de LASILIX*
C. Nécessite une corticothérapie
D. Se localise volontiers à la hanche
E. Peut atteindre simultanément plusieurs articulations

Réponse : ABE

6. 5
POLYARTHRITE RHUMATOIDE

6. 5. 1
DÉFINITION

M 89/2/2/119

Le syndrome de Felty comporte:

A. La polyarthrite rhumatoïde
B. Une protéinurie
C. Une splénomégalie
D. Une hépatomégalie
E. Une neutropénie

Réponse : ACE

6. 5. 2
EPIDÉMIOLOGIE

S 85/2/2/ 36

En France, l'incidence de la polyarthrite rhumatoïde est de l'ordre de:

A. 1 pour 1/10 000
B. 1 pour 1/1 000
C. 2 pour 1/ 1 000
D. 5 pour 1/1 000
E. 2 pour 1/100

Réponse : D

6. 5. 3
PHYSIOPATHOLOGIE

M 87/7/2/ 73

La polyarthrite rhumatoïde touche fréquemment:

A. Les poignets
B. Les interphalangiennes proximales des mains
C. Les interphalangiennes distales des mains
D. Le rachis lombaire
E. Les métatarso-phalangiennes

Réponse : ABE

6. 5. 4
CLINIQUE

S 86/5/1/ 66

Une femme de 35 ans présente depuis 4 mois une polyarthrite diffuse intéressant les épaules, les coudes, les genoux, les articulations interphalangiennes distales des mains et les sacro-iliaques. Parmi les suivants, quel signe d'examen a un intérêt d'orientation étiologique?

A. Splénomégalie
B. Staphylococcie cutanée
C. Souffle cardiaque valvulaire
D. Psoriasis cutané
E. Angine

Réponse : D

M 86/7/2/ 21

Les manifestations extra-articulaires de la polyarthrite rhumatoïde sont variées et peuvent comporter:

A. Une adéno-splénomégalie
B. Une multinévrite
C. Un syndrome de la queue de cheval
D. Une pleurésie séro-fibrineuse
E. Un syndrome de Gougerot-Sjögren

Réponse : ABDE

M 87/6/2/ 3

Quel(s) signe(s) est (sont) inhabituel(s) dans la polyarthrite rhumatoïde?

A. Nodosité d'Heberden
B. Arthrite symétrique des articulations interphalangiennes distales
C. Cervicalgie inflammatoire
D. Lombalgie inflammatoire
E. Kyste poplité

Réponse : ABD

M 91/1/1/ 83

Quelles sont les propositions exactes, en ce qui concerne la polyarthrite rhumatoïde:

A. L'atteinte des interphalangiennes distales des mains est habituelle
B. Le gonflement en fuseau de plusieurs doigts est un mode de début
C. L'atteinte des métatarsophalangiennes est fréquente et souvent précoce
D. Les articulations atteintes sont chaudes à la palpation
E. Le Waaler Rose est toujours positif au bout d'un an d'évolution

Réponse : BCD

6. 5. 5 BIOLOGIE

S 85/3/1/ 49

Au cours de la polyarthrite rhumatoïde, le facteur rhumatoïde peut être mis en évidence par la réaction de Waaler-Rose et le test du latex:

A. Chez tous les malades après 3 ans d'évolution
B. Chez 25% des malades au bout d'un an
C. Chez 75% des malades au bout d'un an
D. Chez tous les sujets HLA B27+
E. Dans toutes les formes graves de la maladie seulement

Réponse : C

S 85/3/1/ 55

Dans le liquide de ponction d'une arthrite rhumatoïde on trouve par rapport au liquide de ponction d'une articulation normale la perturbation suivante:

A. Augmentation du taux des protides totaux
B. Augmentation du taux du complément
C. Diminution du nombre des leucocytes
D. Présence de cellules géantes
E. Présence de micro-cristaux de mono-urate de sodium

Réponse : A

M 86/3/2/ 46

Quel(s) résultat(s) biologique(s) perme(ten)t pratiquement d'éliminer une polyarthrite rhumatoïde?

A. Négativité des sérologies rhumatoïdes
B. Présence d'anticorps antinucléaires
C. Présence d'anti Sm
D. Présence d'anti DNA natifs
E. Présence du phénotype HLA B27

Réponse : CD

S 86/7/1/ 45

Au point de vue immunologique, quels sont les facteurs rhumatoïdes responsables des réactions de Waaler Rose et du latex?

A. Des IgA anti IgM
B. Des IgG anti IgA
C. Des IgM anti IgG
D. Des IgA anti IgG
E. Des IgM anti IgM

Réponse : C

S 87/7/1/ 67

Les facteurs rhumatoïdes sont des auto-anticorps:

A. Anti-IgG
B. Anti-IgM
C. Anti-IgA
D. Antinucléaires
E. D'une autre spécificité

Réponse : A

S 88/7/1/ 94

On trouve généralement au cours de la polyarthrite rhumatoïde les signes suivants, sauf un. Lequel?

A. Une anémie
B. Une augmentation de la vitesse de sédimentation
C. La positivité de la réaction de Waaler-Rose
D. Une baisse du complément dans le liquide synovial
E. Une baisse du complément sérique

Réponse : E

M 90/3/2/ 12

La présence de facteur rhumatoïde dans le sang est observée:

A. Parfois chez le sujet sain
B. Parfois au cours du Lupus Erythémateux Disséminé
C. Dans la plupart des Polyarthrites Rhumatoïdes de l'adulte
D. Dans la plupart des arthrites chroniques juvéniles
E. Dans la plupart des rhumatismes psoriasiques

Réponse : ABC

M 90/4/2/ 28

Parmi les propositions suivantes concernant la réaction de Waaler-Rose, lesquelles sont exactes?

A. Elle est moins sensible que le test au Latex
B. Elle est plus spécifique que le test au Latex
C. Elle se positive en règle dans les 2 premiers mois d'évolution de la polyarthrite rhumatoïde
D. Sa négativité après 6 mois d'évolution ne doit pas faire exclure le diagnostic de polyarthrite rhumatoïde
E. Sa positivité est un argument contre le diagnostic d'arthrite réactionnelle

Réponse : ABDE

S 91/4/1/ 78

Dans la polyarthrite rhumatoïde, la lésion initiale est:

A. Cartilagineuse
B. Osseuse
C. Capsulaire
D. Synoviale
E. Tendineuse

Réponse : D

6. 5. 6
IMAGERIE

M 85/2/2/ 38

Parmi les signes radiographiques suivants, dites celui ou ceux que l'on rencontre dans la polyarthrite rhumatoïde:

A. Erosion des extrémités osseuses articulaires
B. Epaississement des corticales
C. Géodes sous chondrales
D. Pincement global de l'interligne
E. Déminéralisation en bande des mains

Réponse : ACDE

6. 5. 7
FORMES CLINIQUES

S 88/3/1/ 31

Une polyarthrite rhumatoïde séro-positive peut être associée à une affection pulmonaire. Quelle association n'est pas fortuite?

A. Une bronchite chronique
B. Une tuberculose apicale
C. Une silicose
D. Un cancer bronchique à petites cellules
E. Une sarcoïdose

Réponse : C

M 89/1/2/ 57

La polyarthrite rhumatoïde épargne généralement:

A. Rachis cervical
B. Epaule
C. Rachis dorsal
D. Coxofémorale
E. Sacro-iliaque

Réponse : CE

6. 5. 8
DIAGNOSTIC DIFFÉRENTIEL

M 86/2/2/ 69

Parmi les maladies ci-dessous laquelle ou lesquelles peu(ven)t s'accompagner de signes articulaires pouvant simuler une polyarthrite rhumatoïde débutante?

A. Hépatite virale
B. Maladie de Basedow
C. Dilatation des bronches
D. Maladie de Biermer
E. Rubéole

Réponse : AE

S 87/5/1/ 71

La complication qui n'est pas commune à la polyarthrite rhumatoïde et à la pelvispondylite est:

A. Fibrose pulmonaire
B. Amylose
C. Vascularite cutanée
D. Coxite
E. Cardiopathies

Réponse : C

M 90/1/2/ 37

En dehors de la polyarthrite rhumatoïde, dans quelle(s) circonstance(s) peut être découverte, dans le sérum, la présence de facteurs rhumatoïdes?

A. Sujet normal
B. Chondrocalcinose
C. Lupus érythémateux disséminé
D. Arthrite réactionnelle
E. Syndrome de Gougerot Sjögren

Réponse : ACE

6. 5. 9
EVOLUTION
(PRONOSTIC, COMPLICATIONS)

M 88/2/2/ 73

Il vous paraît juste de dire que la polyarthrite rhumatoïde est une affection:

A. En règle bénigne et peu invalidante
B. Généralement mortelle, par la survenue tardive mais constante de manifestations viscérales
C. Parfois mortelle du fait d'une atteinte cardiaque
D. Conduisant généralement à une infirmité importante
E. Pouvant se compliquer d'amylose

Réponse : CDE

M 88/7/2/ 25

La polyarthrite rhumatoïde peut être responsable:

A. D'épanchements synoviaux multiples
B. D'une rupture de la synoviale du genou
C. D'une compression médullaire
D. D'un syndrome de Raynaud
E. D'une vascularite

Réponse : ABCDE

M 90/1/1/ 89

Parmi ces complications, quelles sont celles qui s'observent dans le purpura rhumatoïde?

A. Invagination intestinale
B. Syndrome hémolytique et urémique
C. Crise convulsive généralisée
D. Torsion du testicule
E. Syndrome néphrotique

Réponse : ACE

M 91/7/2/ 16

Les polyarthrites rhumatoïdes peuvent se compliquer de:

A. Ankylose dorso-lombaire
B. Diastasis C1-C2
C. Kératodermie plantaire
D. Rupture de tendons extenseurs des doigts de la main
E. Artérite temporale

Réponse : BD

6. 5.10 TRAITEMENTS

S 85/5/1/ 75

On peut observer dans la polyarthrite rhumatoïde une instabilité atloïdo axoïdienne latente cliniquement en la recherchant systématiquement sur un cliché du cou en flexion antérieure prudente. Quelle sera votre prescription parmi les suivantes?

A. Repos total au lit, coussin sous la nuque jusqu'à réduction
B. Minerve plâtrée prenant appui sur les épaules et l'occiput
C. Intervention stabilisatrice d'urgence
D. Radiothérapie anti-inflammatoire
E. Collier de Schanz

Réponse : E

M 85/5/2/ 37

Parmi les affections suivantes, quelle est ou quelles sont celle(s) où les anti-malariques de synthèse sont susceptibles d'être efficaces?

A. Polyarthrite rhumatoïde
B. Spondylarthrite ankylosante
C. Lupus erythémateux aigu disséminé
D. Goutte
E. Arthrose

Réponse : AC

S 87/4/1/ 65

La chirurgie est indiquée dans le traitement de certaines polyarthrites rhumatoïdes. Parmi les interventions suivantes, laquelle est erronée?

A. Remplacement prothétique d'une hanche
B. Synovectomie tendineuse
C. Greffe cervico-occipitale
D. Alignement des têtes métatarsiennes
E. Décompression médullaire par laminectomie

Réponse : E

M 89/7/2/102

Une arthrite rhumatoïde évoluée du genou stade IV de Steinbrocker avec un genu valgum de 15° chez une patiente en bon état général justifie:

A. Une synoviorthèse
B. Une arthroplastie totale tri-compartimentaire
C. Une ostéotomie fémorale de varisation
D. Une arthoplastie uni-compartimentaire externe
E. Une arthroscopie avec lavage articulaire

Réponse : B

M 91/5/2/ 20

Parmi les moyens thérapeutiques utilisés dans la polyarthrite rhumatoïde, figurent:

A. Synovectomie chirurgicale, notamment du poignet
B. Atelles de repos de la main et du poignet, sur mesure, en matériau plastique thermo-formable
C. Orthèses plantaires
D. Ergothérapie et apprentissage des mesures d'épargne articulaire
E. Eradication des positions vicieuses, en particulier lors des poussées(prévention de l'équin, du flexum des genoux...)

Réponse : ABCDE

6. 6 PSEUDO-POLYARTHRITE RHIZOMYELIQUE

6. 6. 1 CLINIQUE

M 89/5/2/ 28

La douleur, dans la pseudopolyarthrite rhizomélique, siège habituellement:

A. Aux épaules
B. Au rachis cervical
C. Aux métatarsophalangiennes des premiers orteils
D. Aux sacro-iliaques
E. Aux hanches

Réponse : ABE

6. 6. 2 BIOLOGIE

M 86/6/2/ 93

Quel(s) signe(s) paraclinique(s) est(sont) inhabituel(s) dans une pseudo-polyarthrite rhizomélique:

A. Vitesse de sédimentation supérieure à 80 mm à la 1ère heure
B. Positivité de la sérologie rhumatoïde
C. Augmentation des enzymes musculaires
D. Infiltrat inflammatoire interstitiel sur la biopsie musculaire
E. Pincement de l'interligne gléno-huméral

Réponse : BCDE

6. 6. 3 DIVERS

M 86/3/2/ 45

Parmi les propositions suivantes concernant la pseudo-polyarthrite rhizomélique, indiquez celle ou celles qui sont exactes:

A. Touche les sujets âgés
B. Se manifeste par des douleurs inflammatoires des racines
C. Comporte une altération importante de l'état général
D. Entraîne une déminéralisation à la radiographie
E. Comporte un risque de cécité brutale irréversible

Réponse : ABCE

M 88/6/2/ 5

La pseudo-polyarthrite-rhizomélique:

A. S'observe le plus souvent avant l'âge de 50 ans
B. S'accompagne d'une altération de l'état général souvent marquée
C. Est souvent associée à une artérite temporale
D. Entraîne des douleurs de rythme inflammatoire prédominant aux ceintures scapulaire et pelvienne
E. **Guérit en quelques semaines avec un traitement corticoïde qui peut être alors interrompu**

Réponse : BCD

S 91/2/1/ 60

Les propositions suivantes sont exactes, sauf une. Laquelle? La pseudopolyarthrite rhizomélique:

A. A une incidence maximale durant la 5ème décennie
B. A une légère prédominance féminine
C. Ne comporte pas de signe humoral spécifique
D. Ne comporte pas de signe radiologique ostéo-articulaire
E. Peut entraîner un amaigrissement important

Réponse : A

6. 7 SPONDYLARTHRITE ANKYLOSANTE

6. 7. 1 EPIDÉMIOLOGIE

S 88/7/1/ 39

Une des corrélations les plus significatives entre HLA et maladies a été constatée entre spondylarthrite ankylosante et HLA:

A. B7
B. Dw2
C. DRw2
D. B27
E. Bw17

Réponse : D

M 89/3/2/102

Dans quelle(s) maladie(s) observe-t-on une augmentation de fréquence significative de l'antigène HLA B27, en dehors de la spondylarthrite ankylosante primitive?

A. Syndrome de Gougerot-Sjögren
B. Rhumatisme psoriasique
C. Pseudopolyarthrite rhizomélique
D. Arthrite réactionnelle à chlamydia trachomatis
E. Uvéite antérieure

Réponse : BDE

M 90/6/2/ 25

La fréquence du groupe HLA B27 est significativement augmentée dans:

A. La polyarthrite rhumatoïde
B. Le lupus érythémateux
C. La spondylarthrite ankylosante
D. Le syndrome de Fiessinger-Leroy-Reiter
E. La maladie de Horton

Réponse : CD

6. 7. 2 CLINIQUE

M 87/1/2/ 71

L'atteinte des sacroiliaques dans la pelvispondylite rhumatismale (ou spondylarthrite ankylosante) peut s'exprimer par:

A. Dorsolombalgies nocturnes
B. Douleur fessière à l'écartement des ailes iliaques
C. Sciatalgie très sensible aux antiinflammatoires non stéroïdiens
D. Déminéralisation et géodes sacrées et iliaques autour d'une des articulations sacroiliaques
E. Elargissement du pied d'une des sacroiliaques et condensation des pièces osseuses en regard

Réponse : ABC

M 87/6/2/ 61

La pelvispondylite rhumatismale (spondylarthrite ankylosante) peut comporter des atteintes extra-articulaires. Parmi la liste suivante, quelles sont les trois manifestations qui sont rattachées à cette maladie, sans discussion?

A. Uvéite antérieure
B. Amylose
C. Phlébites récidivantes
D. Insuffisance aortique
E. Néphropathie à IgA

Réponse : ABD

S 88/3/1/ 71

Dans la spondylarthrite ankylosante, la douleur:

A. Prédomine le matin après un réveil d'horaire normal
B. Dure toute la journée et se calme la nuit
C. Prédomine le soir à la fatigue
D. Réveille le malade en début de nuit
E. Réveille le malade en fin de nuit

Réponse : E

M 88/6/2/ 7

La spondylarthrite ankylosante:

A. Entraîne un enraidissement du rachis
B. Entraîne une hyperlordose lombaire
C. Entraîne parfois une coxite
D. Touche habituellement les poignets
E. Peut se compliquer d'iritis

Réponse : ACE

M 89/2/2/ 44

Au cours de la spondylarthrite ankylosante:

A. L'atteinte périphérique peut être constituée de polyenthésopathies isolées
B. L'absence de l'antigène HLA B27 élimine formellement le diagnostic
C. L'atteinte pseudo goutteuse d'un orteil peut être inaugurale
D. La kératite ponctuée est la lésion opthalmologique la plus habituelle
E. L'insuffisance aortique est observée dans 5% des cas

Réponse : ACE

M 89/6/2/110

Devant un rhumatisme inflammatoire, rassembler le(s) élément(s) en faveur d'une spondylarthrite ankylosante:

A. Antécédents de toxoplasmose
B. Talalgies invalidantes dans l'adolescence
C. Uvéite antérieure
D. Syndrome du canal carpien
E. Syndrome de Raynaud

Réponse : BC

S 90/1/1/ 28

Parmi ces manifestations viscérales associées à la spondylarthrite ankylosante quelle est la plus fréquente?

A. L'aortite
B. L'uvéite
C. La pneumopathie des sommets
D. La néphropathie à IgA
E. L'amylose

Réponse : B

M 91/7/2/ 48

Dans la spondylarthrite ankylosante on observe:

A. Une association possible de psoriasis
B. Une association fortement significative à l'antigène HLA-B 27
C. La survenue possible d'une uvéite antérieure
D. Un début après 35 ans dans la majorité des cas
E. Parfois une syndesmophytose isolée

Réponse : ABCE

6. 7. 3 IMAGERIE

M 88/2/2/ 74

Le syndesmophyte peut s'observer:

A. Dans la spondylarthrite ankylosante
B. Dans l'arthrose dorso-lombaire
C. Dans le rhumatisme psoriasique
D. Dans les séquelles d'épiphysite
E. Dans la maladie de Paget

Réponse : AC

M 88/5/2/ 78

Sur les radiographies du rachis lombo-sacré d'un homme jeune, souffrant de lombalgies, on retiendra en faveur d'une spondylarthrite ankylosante débutante:

A. Un pincement discal
B. La présence d'ostéophytes
C. L'existence d'un pseudo-élargissement des articulations sacro-iliaques
D. L'épaississement des corticales
E. Aucun des signes précédents

Réponse : C

M 89/6/1/112

Parmi les signes radiographiques suivants, lequel (lesquels) rencontre-t-on au cours de la spondylarthrite ankylosante?

A. Syndesmophytose
B. Ossification des ligaments jaunes
C. Arthrite inter-apophysaire postérieure
D. Calcanéite postérieure
E. Vertèbre borgne

Réponse : ABCD

M 90/3/2/ 10

Parmi les signes radiologiques suivants, lequel (lesquels) est (sont) habituellement retrouvé(s) dans la pelvispondylite?

A. Rectitude des bords antérieurs des corps vertébraux de profil
B. Epiphyse libre sur les clichés de profil
C. Ossification des articulations interapophysaires postérieures
D. Hernie rétromarginale antérieure
E. Vertèbre condensée en cadre sur les clichés de face

Réponse : AC

S 90/7/1/ 40

Le signe radiologique le plus fidèle pour le diagnostic précoce de la spondylarthrite est:

A. La présence d'ostéophytes de la charnière dorso-lombaire
B. La présence de géodes du sacrum
C. Le pincement de plusieurs interlignes discaux lombaires
D. L'altération bilatérale des interlignes sacro-iliaques
E. Un bloc vertébral

Réponse : D

6. 7. 4 ETIOLOGIES (FACTEURS DE RISQUE, TERRAIN)

M 87/6/2/ 20

Quelle(s) affection(s) rechercher dans le bilan étiologique d'une Pelvispondylite rhumatismale?

A. Un psoriasis
B. Une maladie de Horton
C. Une infection à Chlamydia
D. Un cancer bronchique
E. Une rectocolite hémorragique

Réponse : ACE

6. 7. 5 BILAN ÉTIOLOGIQUE

S 87/3/1/ 75

Quel examen est utile pour la surveillance d'une spondylarthrite ankylosante?

A. Vitesse de sédimentation
B. Dosage des facteurs rhumatoïdes
C. Typage HLA B27
D. Dosage du complément
E. Recherche d'immun-complexes

Réponse : A

S 88/1/1/ 90

Chez un jeune homme souffrant de lombalgie on peut faire le diagnostic de spondylarthrite ankylosante sur un de ces éléments. Lequel?

A. Elévation de la VS
B. Antigène HLA B27 positif
C. Arthrite sacro-iliaque bilatérale
D. Facteur rhumatoïde positif
E. Calcification des ménisques

Réponse : C

6. 7. 6 EVOLUTION (PRONOSTIC, COMPLICATIONS)

S 85/1/1/105

Le cours de la pelvispondylite rhumatismale (spondylarthrite ankylosante) est émaillé assez fréquemment (5 à 10% des cas) par une manifestation extra-articulaire. De quelle atteinte, parmi les 5 suivantes, s'agit-il?

A. Pleurésie sérofibrineuse
B. Péricardite aiguë
C. Nodosités sous-cutanées
D. Iritis
E. Troubles de la conduction auriculo-ventriculaire

Réponse : D

M 86/6/2/ 23

Quelles sont les 2 principales complications à rechercher dans la spondylarthrite ankylosante?

A. Uvéite antérieure
B. Rétinite pigmentaire
C. Syndrome du canal carpien
D. Insuffisance aortique
E. Syndrome néphrotique

Réponse : AD

S 90/4/1/ 42

Quelle est la complication oculaire habituelle de la spondylarthrite ankylosante?

A. Glaucome
B. Cataracte
C. Iridocyclite
D. Névrite optique
E. Choroïdite

Réponse : C

6. 7. 7
TRAITEMENTS

S 85/6/1/ 56

Quel traitement proposer à un homme de 33 ans pour une pelvispondylite rhumatismale à manifestations rachidiennes prédominantes?

A. Anti-inflammatoire non stéroïdien
B. Prednisone 7 mg/jour
C. Prednisone 40 mg/jour
D. D Pénicillamine
E. Allochrysine

Réponse : A

6. 7. 8
DIVERS

M 89/7/2/ 52

Devant une sciatique, indiquer le ou les éléments faisant évoquer une spondylarthrite ankylosante:

A. Sciatique tronquée s'arrêtant au genou, survenant surtout dans la 2ème partie de la nuit
B. Flou des sacro-iliaques à la radio
C. Lyse d'un pédicule vertébral à la charnière dorso-lombaire
D. Antigène HLA B 37 positif
E. Syndesmophytes

Réponse : ABE

M 89/7/2/ 53

Concernant la spondylarthrite ankylosante, il est exact que:

A. La recherche du HLA B27 est constamment nécessaire pour affirmer le diagnostic
B. Cette maladie donne droit à une prise en charge totale par la Sécurité Sociale pour tous les soins et examens médicaux qu'elle nécessite
C. Les ossifications sous ligamentaires unissant des corps vertébraux s'appellent des syndesmophytes
D. Des fractures traumatiques frappant un rachis ankylosé par la maladie sont possibles mais n'entraînent jamais de complications neurologiques
E. Les modifications sacroiliaques constituent un signe radiologique majeur

Réponse : BCE

M 89/7/2/101

Il est exact que:

A. La spondylarthrite ankylosante peut se compliquer d'insuffisance rénale et/ou hépatique
B. La sacro-iliite de la spondylarthrite devient habituellement bilatérale
C. 90% des spondylarthrites ankylosantes sont porteuses du groupage HLA B 27
D. Le syndesmophyte est un signe radiologique majeur de l'atteinte vertébrale des spondylarthritiques
E. La rééducation et les anti-inflammatoires non stéroïdiens sont les bases du traitement de la spondylarthrite ankylosante

Réponse : BCDE

6. 8
PERI-ARTHRITE SCAPULO-HUMERALE
6. 8. 1
IMAGERIE

M 89/6/1/116

Dans la rupture ancienne de la coiffe des rotateurs de l'épaule, les radiographies montrent typiquement:

A. Diminution ou disparition de l'espace inter-acromio-trochantérien
B. Calcification tendineuse constante
C. Diastasis gléno-huméral inférieur
D. Abrasion du trochiter
E. A l'arthrographie, une diffusion du produit de contraste à la bourse séreuse sous-acromio-deltoïdienne

Réponse : ACDE

6. 8. 2 ETIOLOGIES (FACTEURS DE RISQUE, TERRAIN)

M 91/4/2/ 77

Laquelle (lesquelles) de ces classes de médicaments peut (peuvent) être à l'origine d'une périarthrite scapulo-humérale par rétraction capsulaire:

A. Les anti-mitotiques
B. Les digitaliques
C. Les barbituriques
D. Les diurétiques
E. L'isoniazide

Réponse : CE

6. 8. 3 EVOLUTION (PRONOSTIC, COMPLICATIONS)

M 90/5/2/ 43

Dans la capsulite rétractile isolée de l'épaule quelle est ou quelles sont les propositions exactes?

A. La douleur est modérée lorsque l'épaule est raide
B. Les mouvements actifs sont très limités
C. La mobilité passive est normale
D. L'amyotrophie deltoïdienne est très rapide
E. L'interligne articulaire gléno-huméral est pincé

Réponse : AB

6. 8. 4 DIVERS

M 90/6/2/111

Le diagnostic de tendinite du muscle sus-épineux doit être plus particulièrement évoqué devant un ou plusieurs des signes suivants:

A. Douleur à l'abduction contrariée
B. Douleur à la pression de la face antérieure de la tête humérale
C. Accrochage douloureux dans l'abduction active vers 45°
D. Tuméfaction de la face antérieure de l'articulation scapulo-humérale
E. Limitation de la rotation interne passive de l'épaule

Réponse : AC

7 NEVRALGIES

7. 1 SCIATIQUE

7. 1. 1 PHYSIOPATHOLOGIE

M 89/5/1/115

L'analyse sémiologique d'une atteinte du nerf sciatique doit tenir compte d'une ou de plusieurs des affirmations suivantes: quelle est ou quelles sont celle (celles) qui est (sont) exacte(s)?

A. Le nerf sciatique poplité externe contourne le col du péroné et se divise en nerf tibial antérieur et nerf musculo-cutané
B. Le nerf saphène interne naît du sciatique poplité externe et rejoint la veine saphène interne au genou
C. Le muscle jambier postérieur est innervé à partir de la racine L5
D. Le nerf saphène externe est sous-cutané dans le 1/3 inférieur de la face postérieur de la jambe
E. L'arc réflexe achilléen comprend des fibres nerveuses du sciatique poplité interne

Réponse : ACDE

7. 1. 2 CLINIQUE

M 85/6/2/ 36

Quel(s) signe(s) est (sont) inhabituel(s) dans une sciatique L5:

A. Abolition du réflexe achilléen
B. Abolition du réflexe rotulien
C. Paresthésies du dos du pied
D. Diminution de force de la dorsiflexion du gros orteil
E. Hypoesthésie de la plante du pied

Réponse : ABE

M 86/4/2/ 52

Devant une radiculagie S1, on peut trouver le ou les signes suivants:

A. Aréflexie achilléenne
B. Dysesthésie à la face externe de la cuisse
C. Déficit du jambier postérieur
D. Hypoesthésie du dos du pied
E. Déficit du psoas

Réponse : AC

M 86/5/2/ 30

Devant les éléments suivants, indiquez celui ou ceux qui sont évocateurs d'une sciatique de topographie L5:

A. Douleur de la face postéro-externe de la cuisse, postérieure de la jambe, en arrière de la malléole externe
B. Hypoesthésie du dos du pied
C. Abolition du réflexe rotulien
D. Marche sur les talons impossible
E. Diminution de la force de l'extenseur propre du gros orteil

Réponse : BDE

M 86/3/2/ 48

En faveur de la topographie L5 d'une radiculalgie sciatique, il faut retenir:

A. L'abolition du réflexe rotulien
B. La diminution de la force de flexion dorsale du pied
C. Des dysesthésies du gros orteil
D. Une amyotrophie quadricipitale
E. Une hypoesthésie tactile du mollet

Réponse : BC

M 87/3/2/ 15

Un malade présentant une sciatique paralysante L5:

A. Souffre sur la face externe de la jambe
B. Ne peut marcher sur la pointe du pied
C. A un réflexe achilléen aboli
D. Signale des paresthésies sur la face dorsale du gros orteil
E. Présente une zone d'anesthésie sur le bord externe du pied et sur le cinquième orteil

Réponse : AD

M 87/4/2/ 55

Parmi les symptômes suivants, quel(s) est (sont) celui (ceux) qui vous oriente(nt) vers le diagnostic de neurinome chez un malade atteint d'une sciatique L5 traînante?

A. Topographie de la douleur
B. Signe de la sonnette
C. Douleurs nocturnes
D. Importante raideur vertébrale
E. Signe de Lassègue à 15 degrés d'élévation

Réponse : CD

S 88/3/1/ 29

Un de ces signes n'est pas typique d'une sciatique S1 par hernie discale:

A. Douleur impulsive à la toux
B. Douleur calmée par le décubitus
C. Abolition du réflexe achilléen
D. Douleur parfois hyperalgique
E. Douleur à prédominance nocturne et réveillant le malade

Réponse : E

M 88/5/2/ 95

Le signe de la sonnette:

A. Est le signe le plus précoce d'un syndrome de la queue de cheval
B. Est un signe de douleur radiculaire
C. Témoigne d'un conflit disco-radiculaire
D. Témoigne d'une sciatique tronculaire
E. Représente un trouble de la sensibilité profonde

Réponse : B

M 88/7/2/ 79

Dans une paralysie du nerf sciatique poplité externe on peut retrouver:

A. Un steppage à la marche
B. Une atrophie de la loge musculaire antéro-externe de la jambe
C. Une aréflexie achilléenne
D. Une diminution de la force des muscles du mollet
E. Une hypoesthésie cutanée du dos du pied

Réponse : ABE

M 89/6/2/ 9

Dans la névralgie sciatique de type S1, on ne retrouve pas:

A. Aréflexie rotulienne
B. Aréflexie achilléenne
C. Hypotonie du mollet
D. Hypoesthésie du bord externe du pied
E. Difficulté à se tenir sur le talon

Réponse : AE

M 89/6/2/ 17

En faveur de la topographie L5 d'une radiculalgie sciatique, on peut retenir:

A. L'abolition du réflexe achilléen
B. L'abolition du réflexe rotulien
C. Des dysesthésies du gros orteil
D. Un déficit de la flexion dorsale du pied
E. Un déficit du quadriceps

Réponse : CD

M 89/4/1/118

La séméiologie neurologique d'une sciatique à topographie S1, comporte:

A. Abolition du réflexe achilléen
B. Paralysie des releveurs du pied
C. Hypo-esthésie du gros orteil
D. Topographie de la douleur rétro-malléolaire externe à la cheville
E. Amyotrophie de la loge antéro-externe de jambe

Réponse : AD

M 89/7/2/ 68

Dans une atteinte de la racine L5 d'origine discale, on observe:

A. Abolition du réflexe rotulien
B. Abolition du réflexe achilléen
C. Hypoesthésie en chaussettes
D. Déficit homolatéral de l'extension des orteils
E. Signe de Lassègue

Réponse : DE

M 90/7/2/ 35

Parmi les éléments suivants, indiquez celui (ceux) qui est (sont) évocateur(s) d'une sciatique de topographie S1:

A. Douleur de la face postéro-externe de la cuisse, postérieure de la jambe, en arrière de la malléole externe
B. Hypoesthésie du dos du pied
C. Abolition du réflexe achilléen
D. Marche sur les talons impossible
E. Diminution de la force des muscles péroniers latéraux

Réponse : AC

S 91/2/1/ 17

Dans une lombosciatique discale de topographie S1:

A. L'hypoesthésie se prolonge à la face dorsale du gros orteil
B. Le réflexe achilléen peut être diminué ou aboli
C. Le malade ne peut marcher sur les talons
D. Il existe toujours un pincement radiologique du disque L5-S1
E. L'électromyogramme est constamment perturbé

Réponse : B

M 91/7/1/ 84

Parmi les signes cliniques suivants, quels sont ceux qui se rapportent à une sciatique S1?

A. Radiculalgies irradiant à face postérieure de la cuisse
B. Abolition du réflexe achilléen
C. Signe de Lassègue
D. Abolition du réflexe rotulien
E. Déficit de l'extension du gros orteil

Réponse : ABC

7. 1. 3 ETIOLOGIES (FACTEURS DE RISQUE, TERRAIN)

M 89/5/2/ 84

Une sciatalgie peut être due à:

A. Une injection intramusculaire fessière
B. Un méningiome sur une racine de la queue de cheval
C. Un hématome de la gaine du psoas
D. Une hernie discale
E. Une métastase sacrée

Réponse : ABDE

S 91/4/1/ 42

Quelle est parmi les 5 suivantes, l'étiologie la plus fréquente d'une sciatique S1 chez un homme de 40 ans?

A. Post-traumatique
B. Spondylodiscite
C. Hernie discale
D. Tumeur maligne (cancer secondaire)
E. Spondylarthrite ankylosante

Réponse : C

7. 1. 4 BILAN ÉTIOLOGIQUE

M 91/5/2/ 62

Parmi les caractéristiques suivantes, indiquer celle(s) évoquant le caractère discal d'une sciatique:

A. Survenue après un effort de soulèvement
B. Attitude antalgique nette
C. Déficit moteur
D. Impulsivité à la toux ou à la défécation
E. Possibilité de conserver la position assise dans le lit, membres inférieurs en extension

Réponse : ABD

7. 1. 5 TRAITEMENTS

M 87/4/2/ 69

L'apparition d'un déficit moteur dans l'histoire d'une lombosciatique commune, parallèlement à la sédation incomplète des douleurs sciatiques entraîne:

A. L'arrêt des anti-inflammatoires
B. La prescription d'une rééducation active
C. La prescription d'ACTH de synthèse
D. Une sanction chirurgicale d'urgence
E. La pose d'un lombostat

Réponse : D

M 87/7/2/ 89

Devant une lombosciatique radiculaire L5 commune d'origine discale, l'indication opératoire se pose de façon formelle devant:

A. L'apparition d'un steppage
B. Un signe de Lassègue à 30 degrés
C. La survenue d'un épisode hyperalgique
D. Une image de protrusion discale au scanner
E. L'abolition du réflexe achilléen

Réponse : AC

M 91/6/2/ 52

Le traitement de la crise de sciatique commune peut faire appel à:

A. Repos au lit
B. Antalgiques
C. AINS
D. Laminectomie large
E. Infiltration péridurale d'un dérivé corticoïde

Réponse : BCE

7. 1. 6
DIVERS

M 90/2/2/ 49

Une sciatalgie d'origine discale L4-L5:

A. Peut être la conséquence de la migration sous ligamentaire du disque L4-L5
B. Peut être améliorée par une infiltration du premier trou sacré
C. Engendre des troubles sensitifs sur la face interne du tibia
D. N'altère aucun réflexe ostéo-tendineux
E. Peut s'accompagner d'un déficit moteur des releveurs du pied

Réponse : ADE

M 90/5/2/ 69

Parmi les 5 propositions suivantes, quelle est (quelles sont) celle(s) que vous retenez?

A. En cas d'atteinte de la racine C5, le déficit moteur porte sur l'abduction du bras
B. En cas d'atteinte de la racine C5, le réflexe tricipital est aboli
C. Dans une sciatique L5, le réflexe rotulien peut être aboli
D. Dans une sciatique L5, le déficit moteur peut porter sur les releveurs du pied
E. Dans une sciatique L5, il peut y avoir des troubles sensitifs de la plante du pied

Réponse : AD

7. 2
NEVRALGIE CERVICO BRACHIALE
7. 2. 1
CLINIQUE

S 86/3/1/ 88

La douleur d'une névralgie cervico-brachiale C6 affecte la zone cutanée suivante:

A. La face postérieure de l'avant-bras
B. Le cinquième doigt
C. Le pouce
D. Le bord interne de l'avant-bras
E. Le médius

Réponse : C

M 90/2/2/ 47

Une névralgie cervicobrachiale de C7 peut être responsable de:

A. Abolition du réflexe tricipital
B. Hypoesthésie du moignon de l'épaule
C. Atteinte motrice du deltoïde
D. Hypoesthésie du dos de la main et des 3ème et 4ème doigts
E. Hypoesthésie du pouce et de l'index

Réponse : AD

7. 2. 2
IMAGERIE

S 87/5/1/ 80

Chez un malade souffrant de névralgies cervico-brachiale, les clichés de trois quart du rachis cervical peuvent mettre en évidence toutes les anomalies suivantes sauf une; laquelle?

A. Visualisation d'une sténose d'un canal de conjugaison par l'uncarthrose
B. Visualisation d'une lyse pédiculaire par une métastase rachidienne
C. Visualisation d'un élargissement pédiculaire par une métastase rachidienne
D. Visualisation d'une hernie discale cervicale
E. Visualisation d'une sténose d'un canal de conjugaison par une arthroseinter-apophysaire postérieure

Réponse : D

7. 2. 3
DIVERS

M 88/6/2/ 78

La névralgie cervico-brachiale par conflit disco-radiculaire:

A. Ne survient que s'il existe une importante unco-discarthrose
B. Est souvent bilatérale
C. Comporte volontiers une amyotrophie et une abolition des réflexes du membre supérieur
D. Se traite par une infiltration avec un anesthésique local
E. Aucune des propositions précédentes n'est exacte

Réponse : E

8
CANAL CARPIEN
8. 1
SYNDROME DU CANAL CARPIEN
8. 1. 1
DÉFINITION

M 86/5/2/ 62

Un syndrome du canal carpien:

A. N'apparaît qu'après 60 ans
B. Peut être bilatéral
C. Correspond à une compression du nerf cubital au canal de Guyon
D. Correspond à un spasme des artères digitales
E. Se rencontre dans la polyarthrite rhumatoïde

Réponse : BE

8. 1. 2 CLINIQUE

M 85/2/2/ 73

Un syndrome de souffrance du nerf médian au canal carpien (CC) se traduit par une:

A. Atrophie du 1er espace interosseux
B. Dysesthésie dans les 3 premiers doigts de la main lors de la percussion du CC
C. Douleur de la paume de la main remontant dans la face antérieure de l'avant-bras
D. Hypoesthésie du IV et V doigt de la main
E. Paralysie de l'extension des doigts

Réponse : BC

M 85/4/2/ 65

Quel(s) signe(s) est (sont) inhabituel(s) dans un syndrome du canal carpien?

A. Signe de Tinel
B. Abolition du réflexe styloradial
C. Amyotrophie de l'éminence hypothénar
D. Diminution de la force d'opposition du pouce
E. Hypoesthésie de la pulpe de l'index

Réponse : BC

S 86/3/1/ 3

Un syndrome du canal carpien peut comporter:

A. Une paralysie de l'adduction du pouce
B. Une paralysie de la flexion du pouce
C. Une paralysie de l'opposition du pouce
D. Une paralysie des interosseux
E. Jamais de paralysie

Réponse : C

M 86/4/2/ 2

Parmi les troubles suivants, indiquez celui ou ceux qui peut (peuvent) faire partie du syndrome du canal carpien:

A. Des dysesthésies douloureuses respectant le 5ème doigt
B. Une pâleur de la moitié externe de la main
C. Une faiblesse des muscles inter-osseux
D. Une atrophie de l'éminence hypothénar
E. Un déficit de l'opposition du pouce

Réponse : AE

S 88/2/1/ 7

Quelques six mois après une fracture de Pouteau Colles dont la réduction ne fut pas parfaite, une femme de 65 ans, vous consulte pour des paresthésies à recrudescence nocturne, intéressant les trois doigts externes avec amyotrophie de l'éminence thénar et perte de la force d'opposition du pouce. Quel es le diagnostic le plus probable?

A. Un syndrome de compression du nerf cubital dans le canal de Guyon
B. Un syndrome algo neuro dystrophique
C. Un syndrome de compression du nerf médian dans le canal carpien
D. Un début de syndrome de Volkmann
E. Une compression du nerf médian dans la gouttière épitrochéo-olécrânienne

Réponse : C

M 88/1/2/ 44

Concernant le syndrome du canal carpien:

A. Les paresthésies peuvent être provoquées par la percussion de la face antérieure du poignet
B. Les paresthésies siègent au niveau des 3 premiers doigts
C. Le réflexe bicipital est aboli
D. L'éminence thénar peut être atrophiée
E. Il existe des troubles vasomoteurs à la main

Réponse : ABDE

M 89/1/2/ 56

Le syndrome du canal carpien peut comprendre:

A. Paresthésie des 3 premiers doigts
B. Griffe des 4ème et 5ème doigts
C. Faiblesse des muscles interosseux
D. Atrophie de l'éminence hypothénar
E. Déficit de l'opposition du pouce

Réponse : AE

M 91/6/2/ 34

Parmi les manifestations suivantes, laquelle ou lesquelles peut ou peuvent être observée(s) lors d'un syndrome du canal carpien?

A. Brûlures de la face palmaire de l'index
B. Paresthésies nocturnes
C. Déficit du court abducteur du pouce
D. Atrophie des muscles inter-osseux dorsaux de la main
E. Amyotrophie de l'éminence hypothénar

Réponse : ABC

M 93/8/2/ 77

Au cours d'un syndrome du canal carpien, vous pouvez découvrir un déficit de la force musculaire d'un ou plusieurs muscles suivants. Lequel ou lesquels?

A. Court abducteur du pouce
B. Opposant du pouce
C. Adducteur du pouce
D. Chef profond du court fléchisseur du pouce
E. Palmaire cutané

Réponse : AB

8. 1. 3 IMAGERIE

M 91/3/2/ 15

Quels sont parmi les résultats des examens complémentaires suivants ceux qui sont compatibles avec le diagnostic d'un syndrome du canal carpien droit post-ménopausique chez une femme de 55 ans?

A. Un aspect normal des radiographies du poignet
B. Des images d'arthrose sur les radiographies du rachis cervical
C. Une latence de reprise du nerf médian en aval du canal carpien supérieur à 6 millisecondes
D. Des fibrillations à l'électromyogramme des muscles interosseux du côté droit
E. Des fibrillations à l'électromyogramme dans le court abducteur du pouce droit

Réponse : ABCE

8. 1. 4
ETIOLOGIES
(FACTEURS DE RISQUE, TERRAIN)

S 89/4/1/ 63

La cause habituelle du syndrome du canal carpien chez la femme en période ménopausique est:

A. Tumeur de la synoviale
B. Luxation du semi-lunaire
C. Séquelle de fracture de l'extrémité inférieure du radius
D. Tophus goutteux
E. Ténosynovite aspécifique des fléchisseurs

Réponse : E

S 89/7/1/ 10

Le syndrome du canal carpien peut résulter des causes suivantes, sauf une, laquelle?

A. Polyarthrite rhumatoïde
B. Ténosynovite infectieuse des fléchisseurs des doigts
C. Traumatisme du carpe
D. Amylose
E. Maladie de Raynaud

Réponse : E

S 91/5/1/ 53

Quelle est l'étiologie la plus fréquemment rencontrée dans le syndrome du canal carpien?

A. La goutte
B. La polyarthrite rhumatoïde
C. La luxation du semi-lunaire
D. Le canal carpien idiopathique
E. La fracture de l'extrémité inférieure du radius

Réponse : D

8. 1. 5
TRAITEMENTS

S 92/8/1/ 34

Une patiente de 55 ans présente un syndrome du canal carpien essentiel associant une atrophie des muscles thénariens externes et des troubles objectifs de la sensibilité de la pulpe du pouce, de l'index et du médius. La proposition thérapeutique doit être:

A. Repos par orthèse
B. Corticoïdes locaux
C. Traitement chirurgical
D. Anti-inflammatoire non stéroïdien par voie générale
E. Physiothérapie

Réponse : C

8. 1. 6
DIVERS

S 85/3/1/ 92

Parmi les maladies suivantes, indiquez celle qui possède une association significative avec le syndrome du canal carpien:

A. Amylose
B. Hémochromatose
C. Alcoolisme chronique
D. Sarcoïdose
E. Brucellose

Réponse : A

M 91/2/2/ 93

Parmi les propositions suivantes certaine(s) s'applique(nt) au syndrome du canal carpien:

A. Fréquence des paresthésies nocturnes
B. Prédominance dans le sexe masculin
C. Amélioration de quelques semaines par une infiltration locale de corticoïdes
D. Apparition au cours de l'évolution d'une amyotrophie des thénariens externes
E. Peut nécessiter une libération chirurgicale du nerf

Réponse : ACDE

Urologie
Partie 15

1. UROLOGIE GENERALE (48)
1.1 DIVERS (6)
1.2 UROLOGIE - DIAGNOSTICS (14)
1.3 SYNDROME DE LA JONCTION PYELO-URETERALE (3)
1.4 COLIQUE NEPHRETIQUE (14)
1.5 IMPUISSANCE (2)
1.6 TORSION DU TESTICULE (9)

2. SYMPTOMES URINAIRES (62)
2.1 FUITE URINAIRE (5)
2.2 GLOBE VESICAL (1)
2.3 HEMATURIE (29)
2.4 INCONTINENCE URINAIRE (6)
2.5 POLYURIE (4)
2.6 RETENTION D'URINES (5)
2.7 TROUBLES DE LA MICTION (7)
2.8 ANURIE (5)

3. INFECTIONS (22)
3.1 CYSTITE (2)
3.2 URETRITE (11)
3.3 BACTERIURIE (3)
3.4 LEUCOCYTURIE (3)
3.5 EPIDIDYMITE (3)

4. PROSTATE (35)
4.1 PROSTATE (4)
4.2 PROSTATITE (6)
4.3 ADENOME PROSTATIQUE (25)

Les chiffres entre parenthèses indiquent le nombre de QCM.

1
UROLOGIE GENERALE
1. 1
DIVERS

S 87/6/1/ 76

Parmi les caractères suivants, lequel s'applique au saignement de l'uréthrorragie?

A. Déclenché par la miction
B. Mélangé aux urines
C. Se manifeste en dehors de mictions
D. Douloureux
E. Arrêté par la contraction volontaire du sphincter

Réponse : C

S 85/2/1/ 19

La découverte d'un hypospade en période néonatale doit conduire au traitement immédiat d'une malformation éventuellement associée:

A. La coudure de verge
B. La sténose du méat urétral
C. La torsion de la verge
D. L'enlisement de la verge
E. Aucune des propositions précédentes n'est exacte

Réponse : B

S 89/2/1/ 70

Un priapisme doit conduire à:

A. Mettre le patient sous anti-coagulant
B. Mettre le patient sous anti-inflammatoires et antalgiques
C. Faire une ponction des corps caverneux
D. Faire une endoscopie vésicale
E. Une simple mise en observation de 24 heures

Réponse : C

M 91/2/2/ 90

Certaines affirmations suivantes concernant le dosage de PSA (antigène prostatique spécifique) sont fausses, lesquelles?

A. Un taux normal élimine le cancer de prostate
B. Un taux supérieur à 100ng/ml affirme le cancer de prostate
C. Le taux peut être supérieur à la normale en cas de d'adénome prostatique
D. Le taux peut être supérieur à la normale en cas de prostatite
E. Le taux de PSA n'est pas modifié après un toucher rectal

Réponse : AE

M 91/1/1/ 95

L'examen cytobactériologique des urines (ECBU) avec antibiogramme doit être pratiqué:

A. Devant une hématurie terminale
B. Avant un changement de sonde à demeure
C. Avant une résection d'adénome prostatique
D. Devant une fièvre prolongée inexpliquée
E. Au troisième jour de traitement d'une pyélonéphrite aiguë

Réponse : ACD

M 91/7/1/ 88

Dans le bilan radiologique d'un gros rein, quels sont les examens radiologiques qui peuvent nécessiter une injection intravasculaire de produit de contraste iodé?

A. Imagerie par résonance magnétique
B. Urographie intraveineuse
C. Tomodensitométrie
D. Angiographie rénale
E. Urétéro-pyélographie par voie rétrograde

Réponse : BCD

1. 2
UROLOGIE - DIAGNOSTICS
1. 2. 1
IMAGERIE

M 86/1/2/ 2

Un cliché précoce de face de cystographie objective une lacune vésicale. Elle peut correspondre à:

A. Un lobe médian prostatique
B. Une tumeur vésicale
C. Une lithiase radiotransparente
D. Une urétérocèle
E. Un caillot intravésical

Réponse : ABCDE

1. 2. 2
ETIOLOGIES (FACTEURS DE RISQUE, TERRAIN)

S 90/7/1/ 1

La présence de pus dans les urines invite à rechercher toutes les causes suivantes sauf une, indiquez laquelle:

A. La lithiase rénale
B. Un reflux vésico-rénal
C. Une glomérulonéphrite
D. Une rétention vésicale
E. Une cystite

Réponse : C

1. 2. 3
DIVERS

S 86/1/1/ 15

Une femme de 22 ans, originaire de Guadeloupe, a depuis 48 heures, des brûlures vésicales et urétrales et une pollakiurie. Chaque miction depuis la veille au soir est hématurique. La réaction de grossesse est positive. Vous évoquez prioritairement:

A. Néphropathie gravidique
B. Thrombose veineuse rénale
C. Cystite aiguë
D. Tumeur vésicale papillomateuse
E. Bilharziose vésicale

Réponse : C

S 86/1/1/ 86

Un homme de 25 ans consulte pour grosse bourse gauche indolore, ne s'accompagnant d'aucun signe inflammatoire ou infectieux. La bourse est opaque à la transillumination. Indiquez le diagnostic qu'il faut évoquer en premier lieu?

A. Orchi-épididymite
B. Kyste du cordon
C. Tumeur du testicule
D. Torsion du testicule
E. Hydrocèle vaginale

Réponse : C

S 87/5/1/ 1

Un homme de 25 ans, sans ATCD urologique, présente une fièvre à 40 , des brûlures mictionnelles, une dysurie, une pollakiurie et une pyurie. Ce tableau doit faire évoquer:

A. Une pyélonéphrite aiguë
B. Une tuberculose rénale
C. Une urétrite aiguë
D. Un cancer du rein
E. Une prostatite aiguë

Réponse : E

S 89/2/1/107

L'association d'une hématurie totale et d'un rein palpable unilatéral chez un homme de 60 ans, sans antécédent urologique évoque en premier lieu:

A. Polykystose rénale
B. Cancer du rein
C. Tuberculose rénale
D. Syndrome de jonction pyélo-urétérale
E. Aucune de ces étiologies

Réponse : B

M 89/1/2/ 64

Une leucocyturie de 300/mm3 et une bactériurie inférieure à 10exp3/ml sont compatibles avec:

A. Une infection urinaire par le BK
B. Une infection urinaire mycosique
C. Une infection urinaire sous traitement à son début
D. Une infection génitale
E. Une lithiase rénale

Réponse : ABCDE

S 90/5/1/ 75

L'association chez un homme jeune d'une dysurie et d'une fièvre à 40° évoque un des diagnostics suivants. Indiquez lequel?

A. Abcès du rein
B. Bilharziose urinaire
C. Prostatite chronique
D. Epididymite chronique
E. Prostatite aiguë

Réponse : E

M 91/5/2/ 79

En présence d'une glande prostatique dure et nodulaire chez un homme de 50 ans il faut envisager:

A. Tuberculose
B. Adénome
C. Cancer
D. Lithiase prostatique
E. Prostatite chronique

Réponse : ACDE

S 91/6/1/ 38

Un garçon de 11 ans présente depuis une heure des douleurs abdominales et des douleurs vives d'un testicule. Le scrotum est rouge. Le palper du testicule est pratiquement impossible tant la douleur est vive. Il n'y a pas de fièvre. Devant ce tableau, vous adresserez l'enfant:

A. Immédiatement au chirurgien
B. Immédiatement au radiologue pour échographie testiculaire
C. Immédiatement au radiologue pour examen Doppler du cordon spermatique
D. Immédiatement au radiologue pour échographie du pancréas
E. Immédiatement au radiologue pour artériographie spermatique

Réponse : A

S 91/7/1/ 52

Une dilatation urétéro-pyélo-calicielle unilatérale peut être en rapport avec tous ces diagnostics, sauf un, lequel?

A. Tumeur maligne de vessie
B. Adénome de prostate
C. Cancer de prostate
D. Bilharziose
E. Tuberculose

Réponse : B

M 92/8/2/ 47

Les fuites involontaires d'urines, à besoin normal et à mictions conservées, peuvent chez une jeune fille de 16 ans être en rapport avec:

A. Une incontinence urinaire d'effort
B. Une malformation portant sur l'urètre
C. Une vessie neurologique
D. Un abouchement ectopique d'un uretère
E. Un syndrome de la jonction pyélo-urétérale

Réponse : D

S 92/9/1/ 34

Quel est le diagnostic le plus probable devant la survenue d'une douleur testiculaire unilatérale brutale chez un garçon en période pré-pubertaire?

A. Orchi-épididymite aiguë
B. Hernie inguinale étranglée
C. Torsion du testicule
D. Tuberculose du testicule
E. Kyste du cordon

Réponse : C

M 94/8/2/ 34

Un homme de 25 ans, sans antécédent urologique, présente une fièvre à 40° associée à desbrûlures mictionnelles, une dysurie, une pollakiurie et une pyurie. Ce tableau doit faire évoquer:

A. Une pyélonéphrite aiguë
B. Une tuberculose rénale
C. Une urétrite aiguë
D. Un cancer du rein
E. Une prostatite aiguë

Réponse : ACE

1. 3 SYNDROME DE LA JONCTION PYELO-URETERAL

1. 3. 1 BIOLOGIE

M 88/5/1/105

Pour porter le diagnostic d'hydronéphrose par maladie de jonction pyélo-urétérale, il est indispensable de constater:

A. Diminution de l'index parenchymateux
B. Dilatation pyélique ou pyélo-calicielle
C. Retard à la visualisation de l'uretère
D. Diminution de la valeur fonctionnelle du rein
E. Rein muet

Réponse : BC

1. 3. 2
IMAGERIE

M 93/8/2/ 35

Parmi les signes radiologiques suivants, lesquels doivent orienter vers une hydronéphrose par maladie de la jonction pyélo-urétérale?

A. Retard d'excrétion du côté atteint
B. Dilatation isolée des tiges calicielles
C. Distension pyélo-calicielle avec bassinet à bord inférieur convexe
D. Bassinet franchement distendu après injection de LASILIX*
E. Image d'un trop bel uretère

Réponse : ACD

1. 3. 3
DIVERS

M 91/7/2/ 74

Le diagnostic du syndrome de la jonction pyélo-urétérale:

A. Peut-être porté tardivement chez un enfant dont l'appareil urinaire était normal à l'échographie anté-natale
B. Est basé sur la mise en évidence d'une urétero-hydronéphrose à l'UIV
C. Pose un problème de diagnostic différentiel avec une polykystose rénale à l'échographie anté-natale
D. Peut bénéficier d'un test au LASILIX* en cours d'UIV
E. Peut être discuté en présence d'une lithiase pyélique unilatérale

Réponse : ADE

1. 4
COLIQUE NEPHRETIQUE
1. 4. 1 CLINIQUE

M 87/4/1/106

Une colique néphrétique peut s'associer à un ou plusieurs des signes suivants. Indiquez le(s) quel(s):

A. Douleur de l'hypochondre à irradiation ascendante
B. Hématurie
C. Augmentation de la taille du rein douloureux
D. Extravasation du produit de contraste sur l'urographie
E. Pollakiurie

Réponse : BCDE

M 87/5/2/ 44

La douleur de la colique néphrétique dans sa forme typique a des caractères particuliers. Citer le (ou les) caractère(s) exact(s) dans la liste ci-dessous:

A. Irradiation ascendante vers le thorax
B. S'accompagne d'une agitation du malade
C. S'accompagne de fièvre
D. S'accompagne de météorisme abdominal
E. S'accompagne de brûlures mictionnelles

Réponse : BD

M 90/6/2/ 45

Devant une crise de colique néphrétique, quelles sont les situations qui nécessitent une hospitalisation rapide?

A. Anurie
B. Hématurie minime
C. Fièvre à 39°C
D. Doute sur le diagnostic
E. Expulsion du calcul

Réponse : ACD

1. 4. 2
IMAGERIE

S 91/3/1/ 30

Un enfant de 10 ans présente un tableau clinique qui fait hésiter entre une colique néphrétique et un syndrome sub-occlusif. L'examen d'imagerie qui vous permettra le plus simplement de porter un diagnostic de colique néphrétique est:

A. La radiographie simple de l'abdomen de face en décubitus
B. Le cliché d'urographie intra-veineuse 15 mn après l'injection de produit iodé
C. L'examen radiologique de l'intestin grêle après repas opaque
D. L'échographie rénale
E. L'urétéro-pyélographie rétrograde

Réponse : D

1. 4. 3
FORMES CLINIQUES

M 90/5/1/ 86

Parmi les formes de colique néphrétique suivantes, laquelle ou lesquelles constituent uneurgence chirurgicale:

A. Colique néphrétique récidivante
B. Colique néphrétique avec anurie
C. Colique néphrétique avec hématurie
D. Colique néphrétique fébrile
E. Colique néphrétique hyperalgique

Réponse : BD

1. 4. 4
ETIOLOGIES
(FACTEURS DE RISQUE, TERRAIN)

M 87/5/1/115

En présence d'une colique néphrétique sans calcul radio-opaque avec des cavités pyélo- calicielles dilatées, indiquez parmi les dignostics suivants lequel ou lesquels sont possibles:

A. Calcul urétéral d'acide urique
B. Kyste du rein à développement supérieur
C. Hydronéphrose aiguë
D. Thrombose de la veine rénale
E. Tumeur de la voie excrétrice

Réponse : ACE

1. 4. 5
TRAITEMENTS

S 85/5/1/ 8

Chez un homme de 40 ans obèse, hospitalisé d'urgence pour crises de coliques néphrétiques gauche, les clichés tardifs de 'UIV objectivent une lithiase radio-transparente de l'uretère lombaire gauche. Vous posez une indication opératoire d 'urgence pour une des raisons suivantes:

A. Les douleurs sont très vives
B. Le calcul a plus de 1 cm de diamètre
C. Il existe depuis 48 heures une fièvre à 40°
D. Il s'agit d'une lithiase urique
E. Le calcul est de siège lombaire

Réponse : C

M 86/3/1/118

Un homme obèse a présenté une crise de colique néphrétique dont l'exploration biologique et radiologique a montré qu'il s'agissait d'une lithiase urique. Le traitement médical pour éviter la récidive comporte:

A. Alcalinisation urinaire
B. Urico éliminateur
C. Inhibiteurs de la xanthine-oxydase
D. Cure de diurèse
E. Colchicine

Réponse : ACD

M 89/6/2/112

Un goutteux a fait une colique néphrétique ave émission d'un calcul d'urates. Le bilan montre une hyperuricémie à 490 micromoles/litre. On commencera chez lui par prescrire:

A. Uricosuriques
B. Uricofreinateurs
C. Régime adapté hypopurinique
D. Diurèse abondante alcaline
E. Colchicine à faible dose

Réponse : BCDE

M 91/6/2/ 91

Quel(s) traitement(s) peut-on envisager pour soulager une crise de colique néphrétique?

A. Hyperdiurèse
B. Restriction hydrique
C. Anti-inflammatoires non stéroïdiens
D. Parasymphaticomimétiques
E. Morphine

Réponse : BCE

M 93/8/2/ 36

Devant une crise de colique néphrétique, il est logique de contre-indiquer:

A. Acidification des urines
B. Utilisation d'antalgiques
C. Utilisation d'anti-inflammatoires non stéroïdiens
D. Restriction hydrique
E. Utilisation d'antispasmodiques

Réponse : A

1. 4. 6
DIVERS

M 92/8/2/ 97

Devant une crise de colique néphrétique, quelles sont les situations qui nécessitent une hospitalisation rapide?

A. Anurie
B. Hématurie minime
C. Fièvre à 39°C
D. Météorisme abdominal
E. Expulsion du calcul

Réponse : AC

1. 5
IMPUISSANCE
1. 5. 1
CLINIQUE

M 90/5/1/ 83

Les signes cliniques qui permettent d'évoquer une impuissance sexuelle d'origine vasculaire chez un homme jeune comportent:

A. Anéjaculation
B. Instabilité de l'érection
C. Ejaculation précoce
D. Disparition de la libido
E. Abolition des pouls fémoraux

Réponse : BE

1. 5. 2
DIVERS

S 91/6/1/ 31

Le centre réflexe de l'érection est situé au niveau de:

A. L'hypothalamus
B. Le lobe temporal
C. La moelle thoracique
D. La moelle lombaire
E. La moelle sacrée

Réponse : E

1. 6
TORSION DU TESTICULE
1. 6. 1
CLINIQUE

M 86/2/1/114

Un jeune adulte vous appelle en urgence pour une grosse bourse douloureuse apparue de façon aiguë. Quel(s) argument(s) en faveur d'une torsion du testicule retenez-vous?

A. Température à 39°
B. Urines claires
C. Ecoulement urétral
D. Testicule rétracté à l'anneau inguinal
E. Gros nodule coiffant le testicule

Réponse : BD

M 87/4/1/111

Parmi les signes suivants, quel est celui (ou ceux) qui est (ou sont) habituellement retrouvé(s) en cas de torsion du testicule:

A. Aspect inflammatoire de la bourse
B. Adénopathie inguinale
C. Oedème de la bourse
D. Rétraction du testicule à la partie haute de la bourse
E. Dysurie

Réponse : ACD

M 89/6/2/ 32

La torsion du cordon spermatique est caractérisée par:

A. Souvent déclenchée par un traumatisme des bourses
B. Peut s'accompagner de nausées, de vomissements
C. Antécédents de crises identiques spontanément résolutives souvent retrouvées à l'interrogatoire
D. Bilatéralité fréquente
E. Intervention chirurgicale urgente

Réponse : BCE

S 89/6/1/ 16

Devant une grosse bourse chez un nouveau-né, quel est le signe spécifique d'une torsion du testicule?

A. Contenu scrotal dur à la palpation
B. Perception d'une tuméfaction sus-testiculaire alors que le testicule est normal
C. Diffusion de la lumière à la transillumination
D. Douleurs intenses se traduisant par des cris permanents
E. Refus alimentaire

Réponse : A

M 91/1/2/ 90

Une torsion aiguë du testicule:

A. Se voit le plus souvent chez l'enfant
B. S'accompagne d'une douleur lombaire
C. S'accompagne d'une hématurie microscopique
D. S'accompagne d'une réaction thermique
E. S'accompagne de vomissements

Réponse : AE

1. 6. 2
ETIOLOGIES
(FACTEURS DE RISQUE, TERRAIN)

S 86/5/1/ 29

Chez un patient atteint de cryptorchidie isolée uni ou bilatérale, dont on peut palper les testicules, l'évolution à long terme peut être compliquée par tous les faits suivants sauf un, lequel?

A. Retard pubertaire
B. Stérilité
C. Torsion du testicule cryptorchide
D. Traumatisme du testicule cryptorchide
E. Cancer testiculaire

Réponse : A

1. 6. 3
TRAITEMENTS

S 87/2/1/ 54

Une torsion du testicule doit conduire à proposer:

A. Simple mise en observation de 24 heures
B. Des anti-inflammatoires et antibiotiques
C. Des antalgiques et un suspensoir
D. L'exploration chirurgicale urgente de la bourse
E. Une sympathectomie lombaire

Réponse : D

M 88/3/1/117

La suspicion de torsion du cordon spermatique impose de réaliser en urgence:

A. Un Doppler de l'artère hypogastrique
B. Une exploration chirurgicale
C. Une échographie scrotale
D. Phlébographie spermatique
E. Une biopsie testiculaire

Réponse : B

1. 6. 4
DIVERS

S 89/3/1/104

A propos de la torsion du cordon spermatique, une proposition est inexacte: laquelle?

A. Peut survenir in utero
B. Peut simuler une orchi-épididymite
C. Ne survient jamais après 25 ans
D. Peut être bilatérale
E. Peut céder spontanément

Réponse : C

2
SYMPTOMES URINAIRES
2. 1
FUITE URINAIRE
2. 1. 1
PHYSIOPATHOLOGIE

S 90/3/1/ 42

Le mécanisme principal des fuites d'urine au cours de l'évolution d'un adénome non opéré est:

A. L'insuffisance du sphincter strié
B. L'existence d'une distension vésicale chronique
C. Une surinfection
D. Une destruction du col vésical par l'adénome
E. Une diminution de la pression urétral

Réponse : B

2. 1. 2
ETIOLOGIES
(FACTEURS DE RISQUE, TERRAIN)

S 85/6/1/102

Une fillette urine normalement et sans douleur, mais entre les mictions, il existe une perte continue et peu abondante d'urine. Quel est le diagnostic à envisager dans la liste suivante?

A. Cystite
B. Lithiase vésicale
C. Duplicité des voies excrétrices, avec abouchement ectopique
D. Vessie neurologique
E. Vessie instable

Réponse : C

S 86/5/1/ 10

Madame C. âgée de 70 ans mère de 5 enfants a un prolapsus discret. Elle se plaint de fuites urinaires, elle se lève 4 fois par nuit, elle a du mal à se retenir d'uriner sur elle, quand elle met les mains dans l'eau. Ce tableau vous évoque:

A. Une incontinence urinaire d'effort
B. Une cystite
C. Des mictions impérieuses
D. Une fistule urinaire associée au prolapsus
E. Une fuite urinaire liée à un problème neurologique de l'âge

Réponse : C

M 88/1/1/106

Les fuites involontaires d'urines, à besoin normal et à miction conservée de nuit comme de jour, peuvent chez la jeune fille de 16 ans être en rapport avec:

A. Une incontinence urinaire d'effort
B. Une malformation portant sur l'urètre
C. Une vessie neurologique
D. Un abouchement anormal d'un uretère
E. Un syndrome de la jonction pyélo-urétérale

Réponse : D

2. 1. 3
BILAN ÉTIOLOGIQUE

S 85/6/1/ 5

Devant une fuite d'urines chez une femme de 50 ans, précisez l'indication de choix de la cystomanométrie:

A. Fuites uniquement à l'effort
B. Fuites permanentes avec mictions normales conservées
C. Fuites permanentes diurnes et nocturnes avec perte totale du besoin d'uriner
D. Fuites lors des rapports sexuels
E. Fuites accompagnées de besoins impérieux d'uriner

Réponse : E

2. 2
GLOBE VESICAL
2. 2. 1
ETIOLOGIES
(FACTEURS DE RISQUE, TERRAIN)

M 87/1/2/ 80

On trouve régulièrement un globe vésical:

A. Dans l'incontinence d'urine d'effort
B. Dans l'énurésie
C. Dans l'incontinence par regorgement
D. Dans les fistules vésico-vaginales
E. Dans les traumatismes vésicaux

Réponse : C

2. 3
HEMATURIE
2. 3. 1
CLINIQUE,

S 87/1/1/ 50

L'origine rénale d'une hématurie macroscopique peut-être affirmée si:

A. Elle est totale
B. Elle comporte des caillots
C. On trouve des cylindres hématiques
D. Elle a un caractère récidivant
E. Elle est accompagnée de fièvre

Réponse : C

2. 3. 2
BIOLOGIE

M 90/4/2/ 65

Parmi les éléments suivants, quels sont ceux qui argumentent le caractère glomérulaire d'une hématurie?

A. Association à la présence de leucocytes altérés
B. Association à une protéinurie supérieure à 1 g/24 h
C. Elévation de la bêta 2 microglobuline urinaire
D. Caractère terminal de l'hématurie
E. Présence de cylindres hématiques

Réponse : BE

M 90/7/1/106

La présence de cylindres hématiques:

A. Est la règle en cas d'hématurie abondante
B. Témoigne d'une hématurie d'origine glomérulaire
C. Peut s'observer dans le syndrome néphrotique pur
D. Peut s'observer dans la maladie de Berger
E. Peut s'observer en cas d'hémolyse intra-vasculaire

Réponse : BD

2. 3. 3
ETIOLOGIES
(FACTEURS DE RISQUE, TERRAIN)

S 85/6/1/ 1

Indiquez, parmi les suivants, le signe qui permet d'affirmer l'origine rénale d'une hématurie:

A. Hématurie terminale
B. Hématurie totale à l'épreuve des trois verres
C. Association de douleurs lombaires bilatérales basses
D. Présence d'un rein unique
E. Ejaculation urétérale sanglante à la cystoscopie

Réponse : E

S 85/7/1/ 12

Quelle origine topographique attribuez-vous de prime abord à une hématurie terminale?

A. Haut appareil
B. Vessie
C. Urètre
D. Organes génitaux
E. Aucune des origines ci-dessus

Réponse : B

S 85/7/1/ 54

Une hématurie terminale évoque une origine:

A. Rénale
B. Urétérale
C. Vésicale
D. Prostatique
E. Urétrale

Réponse : C

S 86/1/1/ 38

Une hématurie macroscopique est un mode de révélation fréquent de:

A. Une amylose rénale
B. Une tubulopathie
C. Un diabète rénal
D. Une glomérulonéphrite mésangiale à dépôts d'IgA
E. Une glomérulopathie de diabète

Réponse : D

S 86/1/1/ 43

Un sujet de 43 ans a présenté à trois reprises une hématurie macroscopique importante. La dernière a duré trois jours avec des douleurs modérées lombaires gauches. Il n'y a pas de protéinurie. Une urographie intraveineuse, faite il y a deux ans, est normale. L'échographie montre un gros pôle inférieur sans cône d'ombre. Vous évoquez prioritairement:

A. Glomérulonéphrite subaiguë
B. Néphrite tubulaire toxique
C. Cancer du rein
D. Lithiase pyélique
E. Bilharziose vésicale

Réponse : C

M 86/1/2/ 35

Notez le ou les élément(s) suivant(s) qui oriente(nt) vers une origine glomérulaire de l'hématurie:

A. Présence de cylindres hématiques
B. Présence d'une protéinurie constante à 1 g/l
C. Hématurie macroscopique terminale
D. Douleurs rénales unilatérales
E. Bactériurie significative

Réponse : AB

S 86/4/1/ 81

Un sujet de 26 ans présente depuis un an une hématurie microscopique. Il a fait à trois reprises depuis un mois une hématurie strictement terminale indolore. Il s'agit d'un coopérant revenant du Niger. Vous évoquez prioritairement:

A. Glomérulonéphrite subaiguë
B. Néphrite tubulaire toxique
C. Cancer du rein
D. Lithiase pyélique
E. Bilharziose vésicale

Réponse : E

M 87/5/2/ 78

Une hématurie macroscopique peut être un des symptômes de révélation fréquent de:

A. Une tuberculose urinaire
B. Une pyélonéphrite chronique
C. Une bilharziose
D. Un diverticule caliciel
E. Une fibrose rétro-péritonéale

Réponse : AC

M 87/6/2/ 31

La découverte d'une hématurie chez un enfant européen ayant toujours vécu en France fait soupçonner à son origine une ou plusieurs des propositions suivantes:

A. Une glomérulonéphrite
B. Une maladie de Berger
C. Une lithiase urinaire
D. Une néphronophtise
E. Des valves de l'urètre postérieur

Réponse : ABC

S 87/7/1/ 21

Chez un sujet de 68 ans, la présence d'une hématurie de 500.000 hématies par minute fait soupçonner en premier:

A. Une amylose rénale
B. Un myélome
C. Une tubulopathie toxique
D. Un lupus érythémateux disséminé
E. Une tumeur maligne vésicale

Réponse : E

S 88/1/1/ 33

Avant tout examen complémentaire radiologique, on peut suspecter l'origine glomérulaire d'une hématurie macroscopique sur:

A. Présence de caillots
B. Leucocyturie 50 000 éléments par minute
C. Protéinurie 3gr/24 heures
D. Scintigraphie rénale isotopique
E. Le caractère normal du cliché de l'appareil urinaire sans préparation

Réponse : C

M 88/3/2/ 82

Une hématurie totale peut être consécutive à:

A. Un cancer du rein
B. Un cancer de la vessie
C. Un adénome de la prostate
D. Un calcul pyélique
E. Une lithiase vésicale

Réponse : ABDE

S 88/4/1/ 5

Un sujet de 53 ans présente des hématuries macroscopiques répétées depuis 3 semaines avec douleurs lombo-urétérales droites. Abdomen sans préparation normal. Urographie: dilatation pyélo-calicielle et urétérale jusqu'à la portion iliaque. Vous évoquez prioritairement:

A. Glomérulonéphrite subaiguë
B. Néphrite tubulaire toxique
C. Cancer du rein
D. Lithiase urétérale
E. Bilharziose vésicale

Réponse : D

M 88/4/2/ 78

Une hématurie microscopique, détectée à la bandelette, peut orienter vers:

A. Une lithiase des voies urinaires
B. Une infection des voies urinaires
C. Une maladie glomérulaire
D. Une tumeur de la vessie
E. Une consommation excessive de sang d'origine animale (viande, boudin, etc..)

Réponse : ABCD

S 88/6/1/ 19

Une hématurie macroscopique est habituellement retrouvée dans toutes les éventualités suivantes, sauf une. Laquelle ?

A. Lithiase
B. Néphropathie du purpura rhumatoïde
C. Néphrose lipoïdique
D. Maladie de Berger
E. Glomérulonéphrite aiguë post-streptococcique

Réponse : C

S 89/5/1/ 30

Un sujet de 28 ans présente après une angine une hématurie macroscopique. Le diagnostic le plus probable est?

A. Syndrome néphrotique par hyalinose segmentaire et focale
B. Glomérulonéphrite à dépôts d'IgA de type maladie de Berger
C. Myélome à chaînes légères
D. Protéinurie orthostatique fonctionnelle
E. Tubulopathie congénitale

Réponse : B

S 90/2/1/ 48

Devant l'apparition d'une hématurie totale, indolore, chez un homme de 50 ans alors que l'urographie a mis en évidence un syndrome de masse polaire supérieure gauche. Quel est le premier examen à demander?

A. Lymphographie
B. Echographie du rein et de la veine cave
C. Artériographie
D. Cystographie
E. Cavographie

Réponse : B

M 90/2/1/ 78

Parmi les lésions traumatiques suivantes, quelle(s) est (sont) celle(s) qui ne s'accompagne(nt) d'aucune hématurie?

A. Fracture du rein sans ouverture capsulaire
B. Fracture du rein avec ouverture capsulaire
C. Rupture de l'uretère
D. Rupture du pédicule rénal
E. Contusion rénale

Réponse : CD

S 91/2/1/ 81

Chez un sujet de 70 ans, la présence d'une hématurie microscopique a toutes les chances de traduire par argument de fréquence:

A. Une amylose rénale
B. Une tubulopathie chronique
C. Une tumeur bénigne ou maligne de l'appareil urinaire
D. Un lupus érythémateux disséminé
E. Un myélome

Réponse : C

M 85/6/2/ 27

Parmi les 5 propositions suivantes, quelle(s) est (sont) celle(s) que vous retenez? La découverte d'une hématurie chez un enfant Européen ayant toujours vécu en France fait soupçonner à son origine:

A. Une glomérulonéphrite
B. Une bilharziose
C. Une lithiase urinaire
D. Une néphronophtise
E. Des valves de l'urètre postérieur

Réponse : AC

M 90/7/1/ 96

Notez le ou les élément(s) suivant(s) qui oriente(nt) vers une origine vésicale de l'hématurie:

A. Présence de cylindres hématiques
B. Présence d'une protéinurie constante à 0,5 gr
C. Hématurie macroscopique terminale
D. Douleurs rénales unilatérales
E. Dilatation urétérale

Réponse : C

2. 3. 4 BILAN ÉTIOLOGIQUE

S 85/7/1/ 14

Un homme de 50 ans a eu une hématurie totale isolée et une hématurie terminale clinique. L'échographie rénale et l'urographie intraveineuse sont normales. Indiquez l'examen qu'il convient de réaliser en premier lieu:

A. Une biopsie rénale
B. Une artériographie rénale
C. Une urétro-cystographie rétrograde
D. Une cystoscopie
E. Un néphrogramme isotopique

Réponse : D

S 86/2/1/ 1

Un homme de 65 ans consulte pour une hématurie terminale. L'urographie montre un calcul radio-opaque dans le calice inférieur gauche et aucune autre anomalie. Les urines sont stériles.Quel examen demandez-vous en priorité?

A. Une cystoscopie
B. Une tomographie rénale
C. Un bilan phospho-calcique
D. Une uréthrographie rétrograde des urines
E. Une numération des hématies-leucocytes minutes

Réponse : A

2. 3. 5
DIVERS

S 85/3/1/ 23

On note en faveur de l'origine rénale ou même glomérulaire d'une hématurie, les éléments suivants, sauf un; lequel?

A. L'existence de cylindres hématiques
B. L'association à une protéinurie
C. Le déclenchement par un épisode infectieux focal
D. Le caractère terminal de l'hématurie
E. L'absence de signe de cystite

Réponse : D

M 86/4/2/ 6

Une hématurie d'origine vésicale peut-être:

A. Totale
B. Terminale
C. Initiale
D. Isolée
E. Associée à des troubles mictionnels

Réponse : ABDE

S 89/4/1/ 22

Une hématurie d'origine rénale est totale car:

A. Elle est toujours de grande abondance
B. L'urine sanglante se dilue dans l'urine vésicale
C. Il s'agit d'une hématurie distillante
D. Il s'agit d'une hématurie répétitive
E. Il s'agit de sang incoagulable

Réponse : B

2. 4
INCONTINENCE URINAIRE
2. 4. 1
PHYSIOPATHOLOGIE

S 88/7/1/ 65

Chez la femme atteinte d'incontinence urinaire d'effort, la toux déclenche une pression intra-abdominale qui:

A. S'exerce également sur la vessie et l'urètre proximal
B. S'exerce plus sur la vessie que sur l'urètre proximal
C. Entraîne une contraction réflexe du détrusor
D. Entraîne une contraction réflexe du sphincter
E. S'exerce surtout sur l'urètre proximal

Réponse : B

2. 4. 2
CLINIQUE

M 85/3/2/ 43

On retient en faveur de l'étiologie organique d'une incontinence urinaire?

A. Caractère uniquement nocturne
B. Caractère autant diurne que nocturne
C. Signes d'infection urinaire
D. Incontinence anale associée
E. Débilité mentale associée

Réponse : BCD

2. 4. 3
ETIOLOGIES
(FACTEURS DE RISQUE, TERRAIN)

S 85/7/1/ 83

Chez une malade porteuse d'une fistule urétéro-vaginale après chirurgie du petit bassin, indiquez parmi les tableaux cliniques suivants, celui qui est le plus caractéristique de cette lésion:

A. Incontinence totale et permanente des urines
B. Incontinence d'urines à l'effort
C. Incontinence d'urines à mictions conservées
D. Métrorragies
E. Hématuries terminales

Réponse : C

S 91/7/1/ 54

Une femme de 35 ans, porteuse d'une SEP présente une pollakiurie intense avec des mictions impérieuses et des fuites. Un cathétérisme vésical ramène 800cc de résidu. On la met sous autosondage. 3 mois plus tard elle se plaint d'une incontinence récurrente associée à une poussée évolutive de sa SEP qui nécessite un traitement stéroïdien. A quoi est due plus précisément cette incontinence?

A. Manque de compliance du fait des sondages
B. Une dys-synergie vésico-sphinctérienne
C. Une incontinence par regorgement
D. Un dysfonctionnement neuropathique urétral
E. Une dysfonction vésicale par hyperréflexie

Réponse : E

2. 4. 4
DIVERS

M 85/1/2/ 75

Concernant l'incontinence d'urines orthostatique et d'effort de la femme:

A. Elle est due à une atteinte intrinsèque de la musculature du col vésical
B. Elle est liée à la sortie de l'enceinte des pressions abdominales du col de la vessie
C. Elle est améliorée par les alpha-bloquants
D. Elle peut s'accompagner de mictions impérieuses
E. Elle coexiste avec des mictions normales

Réponse : BDE

S 85/5/1/ 46

L'incontinence urinaire d'effort de la femme:

A. Correspond à une miction par regorgement
B. Correspond à une anomalie congénitale
C. Est la conséquence d'une rectocèle
D. Peut-être le résultat d'une duplicité urétérale
E. Ne correspond à aucun des caractères précédents

Réponse : E

2. 5 POLYURIE

2. 5. 1 ETIOLOGIES (FACTEURS DE RISQUE, TERRAIN)

M 87/7/2/ 38

Un syndrome polyuro-polydipsique peut être causé par:

A. Maladie d'Addison
B. Hypercalcémie
C. Hypoaldostéronisme
D. Diabète insipide
E. Diabète sucré

Réponse : BDE

M 88/2/2/ 46

Un malade consulte pour syndrome polyuro-polydipsique, ses urines ont une densité basse. Quel(s) diagnostic(s) envisagez-vous?

A. Diabète sucré
B. Potomanie
C. Diabète insipide
D. Hypercalcémie
E. Hyperkaliémie

Réponse : BCD

2. 5. 2 DIVERS

M 86/2/2/ 7

Devant une polyurie, indiquez la ou les situation(s) où l'injection d'ADH sera insuffisamment efficace:

A. Diabète insipide d'origine neuro-hypophysaire
B. Intoxication par le Lithium
C. Traumatisme crânien
D. Néphropathie interstitielle chronique avec insuffisance rénale
E. Potomanie

Réponse : BD

S 86/6/1/ 40

Dans la liste des causes suivantes de polyurie, quelle est celle qui, pour un même volume d'urines perdues, entraîne la déshydratation intra-cellulaire la plus importante?

A. Polyurie diabétique
B. Diabète insipide
C. Reprise de diurèse après obstacle des voies urinaires
D. Reprise de diurèse après anurie
E. Insuffisance rénale chronique (clairance de la créatinine = 15 ml/mn)

Réponse : B

2. 6 RETENTION D'URINES

2. 6. 1 ETIOLOGIES (FACTEURS DE RISQUE, TERRAIN)

M 85/4/1/113

Une rétention aiguë d'urine peut résulter:

A. D'une rupture de l'urètre membraneux
B. D'une rupture de vessie
C. D'une fracture de la colonne vertébrale
D. D'une prostatite aiguë
E. D'une tumeur du trigone vésical

Réponse : ACDE

S 85/6/1/ 3

La cause habituelle d'une rétention aiguë d'urine chez un adulte jeune est:

A. Le cancer de la prostate
B. La prostatite chronique
C. L'hypertrophie bénigne de la prostate
D. La sténose urétrale
E. L'abcès de la prostate

Réponse : E

S 86/2/1/ 9

La cause habituelle d'une rétention complète d'urine chez un adulte de la soixantaine est:

A. Le cancer de prostate
B. La prostatite chronique
C. L'hypertrophie bénigne de la prostate
D. La sténose urétrale
E. L'abcès de la prostate

Réponse : C

2. 6. 2 BILAN ÉTIOLOGIQUE

M 88/7/2/ 76

Un homme de 75 ans est en rétention aiguë douloureuse d'urines avec un globe vésical évident. Quel(s) est (sont) le(s) geste(s) immédiat(s) et possible(s) dans un service hospitalier non spécialisé ?

A. UIV en urgence pour confirmer l'obstacle
B. Pose d'une sonde urinaire
C. Drainage sus-pubien
D. Avafortan IM pour calmer la douleur
E. Aucun geste dans le service, confier le malade à un urologue

Réponse : BC

2. 6. 3
TRAITEMENTS

S 85/6/1/ 11

Un homme de la soixantaine sans antécédents urologique présente une rétention complète des urines à début brutal. Il existe un globe vésical douloureux. Le TR ne permet pas d'apprécier les caractères exacts de la prostate. Indiquez le geste est à exécuter en urgence:

A. Donner des antalgiques
B. Faire une urographie intra-veineuse
C. Faire une uréthrographie rétrograde
D. Evacuer la vessie
E. Faire une uréthrocystoscopie

Réponse : D

2. 7
TROUBLES DE LA MICTION
2. 7. 1
ETIOLOGIES
(FACTEURS DE RISQUE, TERRAIN)

S 85/4/1/ 1

En présence d'une glande prostatique nodulaire, dure et irrégulière, chez un homme de 60 ans, sans antécédent urologique, atteint de pollakiurie:

A. L'affection la plus probablement en cause est la prostatite chronique
B. Le premier examen qu'il convient de demander est l'examen cytobactériologique des urines avec antibiogramme
C. On doit mesurer le résidu par un cathétérisme post-mictionnel
D. La biopsie prostatique est indispensable
E. Le dosage des phosphatases acides n'est pas indiqué

Réponse : D

M 85/4/2/ 18

La pollakiurie peut être en rapport avec:

A. Diminution de la capacité vésicale
B. Hypertrophie du détrusor
C. Sclérose vésicale
D. Rétention vésicale chronique incomplète sans distension
E. Résidu post-mictionnel

Réponse : ABCDE

S 88/5/1/101

L'oligurie parfois observée dans la période post-opératoire en chirurgie digestive peut être due à:

A. Hyperaldostéronisme secondaire
B. Insuffisance rénale médicamenteuse d'origine anesthésique
C. Hypersécrétion d'hormone antidiurétique
D. Déshydratation per-opératoire
E. Hypotension per-opératoire

Réponse : ACDE

M 88/6/2/ 23

La pollakiurie d'un homme de 70 ans peut être en rapport avec:

A. Un adénome prostatique
B. Un cancer prostatique
C. Un cancer de la vessie
D. Un calcul du bassinet
E. Un calcul de l'uretère pelvien

Réponse : ABCE

M 91/3/2/ 35

Une dysurie peut être due à:

A. Un cancer vésical
B. Un cancer prostatique
C. Une prostatite chronique
D. Une sténose urétrale
E. Un adénome de prostate

Réponse : ABCDE

2. 7. 2
EVOLUTION
(PRONOSTIC, COMPLICATIONS)

M 86/2/2/ 29

Les mictions par regorgement se rencontrent chez les malades ayant:

A. Un faible résidu post-mictionnel et des fuites d'urines
B. Un résidu post-mictionnel important et pas de fuites d'urines
C. Un résidu post-mictionnel important et des fuites d'urines
D. Pas de résidu post-mictionnel et des fuites d'urines
E. Un faible résidu post-mictionnel et pas de fuites d'urines

Réponse : C

2. 7. 3
DIVERS

S 91/6/1/ 28

Au sujet des anomalies de la miction chez l'enfant, cochez la proposition juste:

A. Une pollakiurie et des pertes urinaires, d'apparition subite, peuvent traduire une infection urinaire
B. Une dysurie chronique fait redouter principalement chez la fillette un rétrécissement de l'urètre postérieur
C. Un syndrome d'immaturité vésicale persistant à l'âge de 5 ans nécessite une cystographie per-mictionelle
D. Des impériositées avec pertes d'urines, associées à une énurésie sont évocateurs d'une atteinte organique du bas appareil
E. Dysurie et mictions par regorgement sont les signes principaux du syndrome d'immaturité vésicale

Réponse : A

2. 8 ANURIE

2. 8. 1 ETIOLOGIES (FACTEURS DE RISQUE, TERRAIN)

M 90/4/2/ 42

Une anurie de constitution rapide (48 heures) peut s'observer dans:

A. Une néphropathie glomérulaire aiguë
B. Une néphropathie vasculaire aiguë
C. Une néphropathie interstitielle aiguë
D. Une dissection aortique
E. Un obstacle prostatique

Réponse : ABCD

2. 8. 2 EVOLUTION (PRONOSTIC, COMPLICATIONS)

M 87/3/2/ 87

Après une anurie de 30 heures par blocage de la voie excrétrice chez un sujet aux fonctions rénales antérieurement normales, on redoute après une intervention de libération réussie:

A. Une hyperhydratation
B. Une hyperkaliémie
C. Une déplétion volémique
D. Une hypercalcémie aiguë
E. Une perte sodée importante

Réponse : CE

M 88/6/2/ 22

Un anurique risque de mourir:

A. D'hyperkaliémie
B. D'hypoglycémie
C. D'oedème pulmonaire
D. D'alcalose métabolique
E. D'oedème cérébral

Réponse : ACE

2. 8. 3 TRAITEMENTS

M 90/5/1/ 80

Chez un patient en anurie par calcul radio-opaque de 12 mm de diamètre bloqué à la jonction pyélo-urétérale sur un rein unique, en bon état général sans déséquilibre biologique important, et sans fièvre, indiquez les attitudes thérapeutiques possibles:

A. Faire une pyélo-lithotomie (ou chirurgie percutanée)
B. Monter une sonde urétérale de drainage
C. Prescrire des anti-inflammatoires
D. Mettre en diurèse forcée pour expulser le calcul
E. Faire une lithotritie extracorporelle

Réponse : ABE

2. 8. 4 DIVERS

S 87/3/1/ 82

Un sujet anurique qui reçoit une perfusion de soluté glucosé isotonique (5%) 3 l/24 h va présenter:

A. Une hyperhydratation extra-cellulaire isolée
B. Une déshydratation intra-cellulaire isolée
C. Une hyperhydratation globale
D. Une hyperhydratation extra-cellulaire avec déshydratation intra-cellulaire
E. Aucune proposition exacte

Réponse : C

3 INFECTIONS

3. 1 CYSTITE

3. 1. 1 ETIOLOGIES (FACTEURS DE RISQUE, TERRAIN)

S 88/5/1/ 72

A quoi correspond le plus souvent chez la femme un tableau de cystite accompagné d'une fièvre supérieure à 39°?

A. Cystite ayant atteint l'adventice vésicale
B. Cystite compliquée d'une salpingite
C. Pyélonéphrite aiguë
D. Appendicite à forme pelvienne
E. Cystite plus vaginite

Réponse : C

S 90/7/1/ 4

Une jeune femme marocaine, en France depuis 4 ans. Elle tousse, amaigri, la température matinale est de 38°.Elle a une symptomatologie de cystite avec hématurie microscopique. L'uroculture est stérile avec une leucocyturie importante. Vous évoquez prioritairement:

A. Glomérulonéphrite subaiguë
B. Thrombose veineuse rénale
C. Cancer du rein
D. Tumeur vésicale papillomateuse
E. Tuberculose urinaire

Réponse : E

3. 2
URETRITE
3. 2. 1
FORMES CLINIQUES

M 91/5/2/ 88

Parmi tous ces agents, lesquels(lequel) peuvent(peut) provoquer une urétrite sexuellement transmissible, chez l'homme?

A. Gonocoques
B. Tréponèmes
C. Dermatophytes
D. Chlamydia
E. Mycoplasma

Réponse : ADE

3. 2. 2
ETIOLOGIES (FACTEURS DE RISQUE, TERRAIN)

S 89/6/1/ 40

Une urétrite peut être provoquée par ces agents infectieux sauf un:

A. Mycoplasme
B. Candida albicans
C. Trichomonas
D. Chlamydia
E. Dermatophyte

Réponse : E

M 89/5/2/ 7

Devant une urétrite, quel(s) élément(s) oriente(nt) vers l'étiologie gonoccique?

A. Adénopathie inguinale
B. Dysurie et douleur très vive
C. Début brutal
D. Période d'incubation inférieure à 5 jours
E. Ecoulement purulent

Réponse : BCDE

M - 90/3/1/ 98

Parmi tous ces agents, lequel ou lesquels ne sont jamais responsables d'urétrites sexuellement transmises?

A. Gonocoques
B. Trichomonas
C. Chlamydia
D. Dermatophytes
E. Mycoplasmes

Réponse : D

3. 2. 3
BILAN ÉTIOLOGIQUE

S 94/8/1/ 18

Devant une urétrite aiguë, quel est l'examen complémentaire que vous demandez pour confirmer l'étiologie gonococcique?

A. Réaction de fixation du complément
B. Gonoréaction
C. Examen direct de l'écoulement avec coloration Gram
D. Inoculation à l'animal
E. Intradermo réaction avec l'antigène spécifique

Réponse : C

3. 2. 4
EVOLUTION (PRONOSTIC, COMPLICATIONS)

M 88/2/2/ 30

Une urétrite aiguë à gonocoques, peut se compliquer de:

A. Arthrite aiguë
B. Glomérulonéphrite
C. Epididymite
D. Ostéite
E. Stérilité

Réponse : ACE

M 90/5/1/ 76

Les complications des urétrites gonococciques comportent:

A. Arthrites septiques
B. Péri-hépatite
C. Sténose urétrale
D. Maculo-papules cutanées
E. Polyarthrites aiguës

Réponse : ACDE

3. 2. 5
TRAITEMENTS

S 91/2/1/ 53

Quel est le traitement de choix de l'urétrite non gonococcique?

A. Doxycycline
B. Céfazoline
C. Colistine
D. Rifampicine
E. Ampicilline

Réponse : A

3. 2. 6
DIVERS

S 89/2/1/104

L'urétrite gonococcique a ces caractéristiques sauf une:

A. Son incubation est dans la règle de 3 semaines
B. Chez l'homme, l'écoulement urétral est épais, jaune verdâtre
C. Chez la femme, elle est souvent asymptomatique
D. Non traitée, elle peut se compliquer d'une orchi-épididymite ou d'une salpingite
E. Son diagnostic repose sur l'examen bactériologique

Réponse : A

S 89/5/1/ 64

Les urétrites à chlamydiae:

A. Ne donnent pas de brûlures à la miction
B. Se développent après exploration endoscopique
C. N'ont pas de contamination vénérienne
D. Sont sensibles aux cyclines
E. Ne récidivent jamais

Réponse : D

M 89/7/2/ 26

L'urétrite à Chlamydia trachomatis :

A. A une incubation de durée indéterminée
B. Donne un écoulement non ou peu purulent
C. Se complique parfois d'arthrite et de conjonctivite
D. Est d'observation exceptionnelle
E. Se traite par bêta-lactamines

Réponse : ABC

3. 3
BACTERIURIE

3. 3. 1
EVOLUTION (PRONOSTIC, COMPLICATIONS)

M 87/6/2/ 66

Un diabétique traité à l'insuline depuis 25 ans est porteur d'une rétinopathie diabétique. Il n'y a pas de protéinurie. On trouve une hypertrophie prostatique avec un résidu de 100 ml. Il existe une bactériurie importante à E Coli. Parmi les affirmations suivantes, cochez celle(s) qui est (sont) exacte(s):

A. Le risque de pyélonéphrite aiguë est important
B. L'infection urinaire est facilitée par les troubles de vidange vésicale
C. Les troubles de tonicité vésicale liés au diabète peuvent favoriser l'infection ascendante
D. En cas de pyélonéphrite aiguë, le risque de nécrose papillaire est important
E. Une poussée d'infection urinaire aiguë peut décompenser le diabète

Réponse : ABCDE

3. 3. 2
TRAITEMENTS

M 86/2/2/ 74

La découverte lors d'un examen d'une bactériurie significative, totalement asymptomatique, à Streptocoque Faecalis, nécessite un traitement systématique par des antibiotiques:

A. En cours de grossesse
B. En cas de reflux vésico-urétéral
C. Si une bactériurie du même type avait été constatée 2 années auparavant
D. En cas de diabète
E. Chez un malade ayant une sonde à demeure

Réponse : A

3. 3. 3
DIVERS

M 90/1/1/ 92

Une bactériurie asymptomatique:

A. Se complique de pyélonéphrite aiguë dans 20% des cas au cours de la grossesse
B. Est plus fréquente chez la femme de 40 ans que chez la fillette
C. Est plus fréquente en cas de diabète ancien
D. Est plus fréquente chez le garçon que chez la fillette
E. Est le plus souvent à Pseudomonas aeruginosa

Réponse : ABC

3. 4
LEUCOCYTURIE

3. 4. 1
DÉFINITION

M 86/4/2/ 61

Une leucocyturie aseptique:

A. Est définie par l'association d'une leucocyturie supérieure à 10exp6 leucocytes/ml et d'une bactériurie inférieure à 10exp3 germes/ml
B. Est évocatrice d'une tuberculose
C. Peut accompagner une infection urinaire traitée
D. Est caractéristique des cystites à proteus
E. Peut s'observer dans une néphropathie interstitielle chronique

Réponse : BCE

3. 4. 2
BIOLOGIE

M 90/3/2/ 52

La ou les valeurs de leucocyturie par mm3 suivante(s) est ou sont pathologique(s) :

A. 160 leucocytes/mm3
B. 32 leucocytes/mm3
C. 15 leucocytes/mm3
D. 7 leucocytes/mm3
E. 3 leucocytes/mm3

Réponse : ABC

3. 4. 3
ETIOLOGIES
(FACTEURS DE RISQUE, TERRAIN)

M 91/4/2/ 97

La leucocyturie aseptique peut être le témoin:

A. D'une cystalgie à urines claires
B. D'une urétrite à Chlamydiae
C. D'une infection urinaire décapitée
D. D'une infection tuberculeuse
E. D'une prostatite chronique

Réponse : BCDE

3. 5
EPIDIDYMITE
3. 5. 1
CLINIQUE

S 89/6/1/ 55

Devant une douleur de la bourse, l'argument qui n'est pas en faveur d'une orchi-épididymite est:

A. Un contage vénérien
B. La fièvre
C. Un début rapidement progressif
D. La notion de testicule oscillant
E. Des brûlures mictionnelles

Réponse : D

3. 5. 2
DIAGNOSTIC DIFFÉRENTIEL

S 89/1/1/ 17

Quel est le diagnostic différentiel le plus fréquent d'une épididymite aiguë:

A. Tumeur du testicule
B. Torsion du cordon testiculaire
C. Abcès testiculaire
D. Infarctus testiculaire
E. Hydrocèle aiguë

Réponse : B

3. 5. 3
DIVERS

M 85/5/2/ 69

L'épididymite aiguë unilatérale du sujet porteur de deux testicules normaux:

A. Peut compliquer les oreillons
B. Provoque la rétraction de la bourse vers l'anneau inguinal
C. Est une source d'infertilité
D. S'accompagne d'une diminution des battements artériels au Doppler scrotal
E. Peut-être due à une infection à Chlamydiae

Réponse : E

4
PROSTATE
4. 1
PROSTATE
4. 1. 1
BIOLOGIE

S 89/1/1/ 59

Parmi les propositions suivantes concernant l'antigène prostatique spécifique (APS) une seule est vraie, laquelle?

A. Le taux sanguin de l'APS est chez la femme compris entre 3 et 5 ng/ml
B. L'adénome prostatique n'augmente pas le taux sanguin de l'APS
C. La concentration de l'APS est plus élevée dans les sécrétions prostatiques que dans le sang périphérique
D. L'APS est un marqueur spécifique du cancer de la prostate
E. Les prostatites aiguës diminuent le taux de l'APS sanguin

Réponse : C

4. 1. 2 IMAGERIE

S 86/7/1/ 11

Quelle méthode d'imagerie parmi les suivantes vous paraît la plus utile pour estimer le volume de la prostate, en complément du toucher rectal?

A. Uréthro-cystographie rétrograde
B. UIV avec cystographie per-mictionnelle
C. Scanographie pelvienne
D. Echographie
E. Cliché sans préparation centré sur la région pelvienne

Réponse : D

4. 1. 3 EVOLUTION (PRONOSTIC, COMPLICATIONS)

M 90/3/2/ 26

L'adénomectomie prostatique par taille vésicale peut être compliquée par:

A. Sténose de l'urètre prostatique
B. Sténose de l'urètre antérieur
C. Incontinence d'urines
D. Impuissance
E. Ejaculation rétrograde

Réponse : ABCDE

4. 1. 4 TRAITEMENTS

M 94/9/2/ 61

Quels sont les deux attitudes à proposer en face d'un épithélioma de la prostate stade B1 chez un homme de 62 ans?

A. Radiothérapie
B. Hormonothérapie
C. Prostatectomie totale
D. Résection trans-urétrale plus hormonothérapie
E. Chimiothérapie plus hormonothérapie

Réponse : AC

4. 2 PROSTATITE

4. 2. 1 PHYSIOPATHOLOGIE

M 85/3/1/114

Une prostatite aiguë peut reconnaître, comme étiologie(s):

A. Une urétrite
B. Une épididymite
C. Une orchite
D. Un foyer d'infection ORL
E. Une manoeuvre instrumentale endo-urétrale

Réponse : ADE

4. 2. 2 CLINIQUE

M 86/5/2/ 69

La prostatite aiguë peut-être responsable de:

A. Fièvre
B. Brûlures à la miction
C. Dysurie
D. Infection urinaire
E. Rétention vésicale complète

Réponse : ABCDE

S 89/2/1/106

Les propositions suivantes concernent la prostatite aiguë, sauf une, laquelle?

A. Une prostate douloureuse
B. Une rétention aiguë d'urine
C. Brûlures mictionnelles
D. Une prostate dure et pierreuse
E. Une fièvre élevée

Réponse : D

M 86/3/1/107

Un homme de 30 ans qui a fait une urétrite aiguë mal soignée est adressé avec le diagnostic de prostatite aiguë. En faveur de ce diagnostic on retiendra:

A. Brûlures mictionnelles
B. Prostate très douloureuse au toucher rectal
C. Présence de ténesme rectal
D. Grosse bourse transilluminante
E. Fièvre élevée

Réponse : ABCE

4. 2. 3 TRAITEMENTS

S 85/4/1/ 5

Toutes les propositions suivantes sont exactes concernant le traitement d'une prostatite aiguë, sauf une:

A. Prescription d'antibiotiques
B. Bains de siège
C. Repos au lit
D. Cathétérisme de l'urètre si rétention d'urine
E. Incision en cas d'abcès

Réponse : D

S 85/5/1/ 5

Parmi les caractères suivants d'un antibiotique, lequel est particulièrement propice pour le traitement des infections prostatiques:

A. Activité en milieu acide
B. Activité en milieu alcalin
C. Forte liaison aux protéines plasmatiques
D. Liposolubilité
E. Excrétion sous forme active dans les urines

Réponse : D

4. 3 ADENOME PROSTATIQUE

4. 3. 1 PHYSIOPATHOLOGIE

M 91/2/2/ 44

L'adénome prostatique:

A. Est développé à partir des glandes péri-urétrales, sus-montanales
B. Est une tumeur bénigne qui dégénère parfois
C. Est rare après 70 ans
D. Est apprécié par le toucher rectal
E. Se manifeste souvent par une incontinence d'urine

Réponse : AD

4. 3. 2 CLINIQUE

S 89/2/1/102

Le toucher rectal pratiqué chez un homme porteur d'un adénome de prostate typique permet de sentir:

A. Une tumeur dure et irrégulière
B. Une tumeur douloureuse
C. Une tumeur dure avec respect du sillon médian
D. Une tumeur lisse et homogène
E. Une tumeur fixée aux parois pelviennes

Réponse : D

S 89/7/1/ 69

La constatation des signes suivants doit faire penser à un adénome prostatique sauf un, lequel?

A. Une pollakiurie
B. Des impériosités mictionnelles
C. Une hématurie terminale
D. Un jet faible
E. Une dysurie initiale

Réponse : C

M 89/6/1/109

Un adénome prostatique peut se révéler par:

A. Infection urinaire
B. Dysurie
C. Hématurie
D. Rétention aiguë d'urines
E. Incontinence

Réponse : ABCDE

S 91/4/1/ 46

Chez l'homme porteur d'une hyperplasie bénigne de la prostate, les signes de syndrome obstructif sont la dysurie et:

A. Les gouttes retardataires
B. La nycturie
C. La pollakiurie
D. Les brûlures mictionnelles
E. La diminution de la force du jet

Réponse : E

4. 3. 3 IMAGERIE

M 91/6/2/ 42

Les examens complémentaires indispensables à l'exploration d'un adénome de la prostate sont:

A. L'étude du résidu post-mictionnel
B. L'ECBU
C. L'échographie prostatique
D. L'échographie rénale
E. Le dosage de la créatininémie

Réponse : ABCDE

4. 3. 4 BILAN ÉTIOLOGIQUE

M 89/7/2/ 64

Quel(s) examen(s) feriez-vous pratiquer chez un homme de 60 ans consultant pour dysurie et qui présente à l'examen clinique une hypertrophie prostatique de type adénomateux?

A. Urographie intraveineuse
B. Cystoscopie
C. Urétéro pyélographie rétrograde (UPR)
D. Echographie prostatique
E. Artériographie hypogastrique

Réponse : D

S 90/7/1/ 2

En présence d'un malade de 65 ans, porteur d'un adénome prostatique, dont la créatinémie est à 400 micromoles/l, indiquez l'examen à pratiquer en urgence:

A. Biopsie rénale
B. Artériographie rénale
C. Echographie rénale
D. Scintigraphie
E. Uréthro-cystographie rétrograde

Réponse : C

4. 3. 5 EVOLUTION (PRONOSTIC, COMPLICATIONS)

S 85/6/1/ 13

La réapparition des troubles mictionnels chez un homme opéré 5 ans auparavant d'un adénome prostatique par taille doit faire craindre en premier lieu:

A. Une sclérose du col vésical
B. Un rétrécissement de l'urètre bulbaire
C. Une récidive de l'adénome prostatique
D. Un cancer de la coque prostatique restante
E. L'apparition secondaire d'une perte de capacité vésicale

Réponse : D

M 86/6/2/ 32

Un patient opéré d'un adénome prostatique il y a 3 mois revient parce qu'il est à nouveau dysurique. La ou les causes à évoquer en priorité dans la récidive de la dysurie est ou sont:

A. La sténose de l'urètre au bec de la prostate
B. La récidive de l'adénome
C. La sténose rétro-méatique
D. Le cancer de la coque restante
E. La sclérose du col vésical

Réponse : ACE

M 89/6/2/ 13

Un adénome prostatique peut se compliquer de:

A. Rétention vésicale complète
B. Insuffisance rénale
C. Incontinence par regorgement
D. Lithiase urétérale
E. Lithiase prostatique

Réponse : ABC

M 89/6/2/ 16

Les complications précoces possibles de la résection endoscopique de l'adénome prostatique incluent:

A. Hématurie massive
B. Sténose du col vésical
C. Incontinence d'urine
D. Fistule recto-urétrale
E. Infection

Réponse : ACDE

S 85/1/1/113

Quel est le trouble sexuel habituellement rencontré après adénomectomie de la prostate?

A. Perte de la libido
B. Anérection
C. Anéjaculation
D. Ejaculation rétrograde
E. Ejaculation précoce

Réponse : D

4. 3. 6 TRAITEMENTS

S 85/7/1/ 84

Un homme de 76 ans a subi la résection trans-urétrale d'un adénome prostatique cliniquement bénin. L'examen anatomopathologique montre qu'au sein d'un adénome bénin existe, sur un seul des copeaux de résection, un foyer d'adénocarcinome bien différencié. La recherche de métastases est négative. La conduite à conseiller est:

A. Le DISTILBENE* per os à la dose de 1 mg/jour
B. L'orchidectomie bilatérale
C. La radiothérapie prostatique
D. La surveillance régulière
E. Le DISTILBENE* per os à la dose de 5 mg/jour

Réponse : D

M 87/1/1/ 99

La résection endoscopique de l'adénome de prostate:

A. Supprime le sphincter strié
B. Emporte la totalité de la prostate
C. Réalise idéalement une exérèse semblable à l'énucléation par voie haute
D. Emporte la prostate caudale
E. Entraîne une éjaculation rétrograde

Réponse : CE

S 89/5/1/ 65

Une de ces thérapeutiques est efficace en cas d'insuffisance rénale obstructive par adénome prostatique:

A. La radiothérapie à haute énergie
B. La castration
C. L'adénomectomie prostatique
D. Un traitement médical à base d'alpha bloqueurs
E. Les diurétiques thiazidiques

Réponse : C

S 89/7/1/ 67

Parmi les complications suivantes, l'une d'entre elles ne peut être rattachée systématiquement au traitement chirurgical de l'adénome, laquelle?

A. Hémorragie
B. Impuissance
C. Rétrécissement urétral
D. Incontinence
E. Embolie pulmonaire

Réponse : B

S 89/7/1/ 68

L'indication d'exérèse de l'adénome prostatique est formelle dans l'un des cas suivants:

A. Pollakiurie
B. Pyurie
C. Résidu post-mictionnel inférieur à 100ml
D. Hématurie macroscopique
E. Dilatation du haut appareil

Réponse : E

S 90/5/1/ 54

Ces traitements sont proposés en cas d'adénome de prostate sauf un, lequel?

A. Traitement médical par alpha-bloquants
B. Sonde à demeure
C. Adénomectomie trans-vésicale
D. Prostatectomie radicale
E. Résection trans-urétrale de l'adénome

Réponse : D

M 91/1/2/ 60

Un adénome prostatique devient une indication opératoire quand:

A. Il est très volumineux
B. Il existe une dysurie franche
C. Il existe une impuissance
D. Le sujet n'est pas insuffisant rénal
E. Il existe une hématurie

Réponse : B

M 92/9/2/ 14

Une indication opératoire dans l'adénome prostatique est formelle quand:

A. Débit mictionnel maximum contrôlé < à 8 ml/seconde malgré un traitement alpha-bloquant
B. Infection urinaire récidivante
C. Résidu post-mictionnel supérieur à 100 ml
D. Dilatation urétéro-pyélo-calicielle
E. Volume prostatique supérieur à 50 gr

Réponse : ABCD

M 93/9/2/ 20

Quels éléments poussent à une décision chirurgicale chez un patient porteur d'un adénome prostatique?

A. L'intensité de la dysurie et de la pollakiurie
B. Le volume de l'adénome
C. L'existence de calcifications prostatiques à l'échographie
D. L'existence de lithiases vésicales
E. La persistance d'un résidu post-mictionnel avec dilatation du haut appareil

Réponse : ADE

4. 3. 7
DIVERS

S 89/4/1/ 70

La rétention vésicale complète aiguë d'urine au cours de l'évolution d'un adénome de prostate:

A. Est une indication obligatoire du traitement chirurgical de l'adénome
B. Est précédée d'hématurie
C. Entraîne une contracture hypogastrique
D. Est toujours provoquée par un épisode infectieux
E. Est un épisode parfois transitoire dans l'évolution de l'adénome

Réponse : E

S 90/4/1/ 75

Un homme de 65 ans a une dysurie avec pollakiurie en rapport avec un adénome prostatique. Lequel de ces anti-arythmiques devez-vous éviter de prescrire?

A. Quinidine "retard"
B. Flecaïnide (FLECAINE*)
C. Disopyramide (RYTHMODAN*)
D. Propafénone (RYTHMOL*)
E. Amiodarone (CORDARONE*)

Réponse : C

M 91/3/2/ 48

L'adénome de prostate:

A. Se développe aux dépens de la prostate caudale
B. Est une hypertrophie bénigne de la prostate
C. Est un état pré-cancéreux
D. Doit être opéré dès qu'il est volumineux
E. Entraîne parfois une insuffisance rénale

Réponse : BE

Néphrologie

Partie 16

Les chiffres entre parenthèses indiquent le nombre de QCM.

1
NEPHROLOGIE GENERALE
1. 1
DIVERS

M 87/6/1/114

Parmi les lésions rénales suivantes, indiquez celle(s) qui se tradui(sen)t par une image anéchogène à l'échotomographie:

A. Kyste solitaire du rein
B. Cancer avec nécrose centrotumorale
C. Lithiase urique
D. Hydronéphrose
E. Lithiase cystinique

Réponse : AD

S 88/6/1/ 6

Devant un rein non fonctionnel en urographie, indiquez l'exploration qui vous paraît devoir être demandée en tout premier lieu dans la hiérarchie des examens proposés pour parvenir à un diagnostic:

A. L'urétéropyélographie rétrograde
B. Le scanner abdominal
C. L'échographie rénale
D. La scintigraphie au DMSA
E. L'artériographie rénale

Réponse : C

S 91/5/1/ 35

Les anticorps anti-membrane basale glomérulaire jouent un rôle pathogène dans:

A. Glomérulonéphrite extra-membraneuse
B. Glomérulonéphrite membrano-proliférative
C. Maladie de Berger
D. Syndrome de Goodpasture
E. Rein myélomateux

Réponse : D

M 87/6/2/ 64

En dehors de toute atteinte rénale organique, on peut observer une augmentation de l'urémie à l'occasion de:

A. Déshydratation extra-cellulaire
B. Diabète sucré
C. Prise de Tétracycline
D. Acidose métabolique
E. Rachitisme

Réponse : AC

S 87/2/1/ 14

En charge hydrique maximale et avec un rein sain, l'osmolalité urinaire minimale est:

A. 250 mmol/l
B. 200 mmol/l
C. 150 mmol/l
D. 100 mmol/l
E. 60 mmol/l

Réponse : E

S 89/4/1/ 87

La quantité de sodium éliminé par les urines par 24 H:

A. Dépend du volume urinaire
B. Dépend de la natrémie
C. Dépend de l'apport sodé
D. Est modifiée par l'hormone antidiurétique
E. Dépend du pH sanguin

Réponse : C

S 91/5/1/ 51

Sous quelles formes l'azote est-il éliminé principalement dans les urines d'un sujet normal?

A. Acides aminés libres
B. Créatinine
C. Acide urique
D. Ammoniaque
E. Aucune de ces propositions

Réponse : E

S 91/3/1/ 26

L'azote est éliminé de l'organisme par différentes voies et sous différentes formes. Laquelle dépend le plus des apports alimentaires?

A. L'élimination azotée fécale
B. L'urée urinaire
C. La créatininurie
D. L'uraturie
E. L'élimination de NH3 urinaire

Réponse : B

1. 2
NEPHROLOGIE - DIAGNOSTICS
1. 2. 1
BIOLOGIE

S 88/5/1/ 34

Une hyponatrémie avec natriurèse conservée s'observe dans:

A. L'insuffisance surrénale
B. Le diabète insipide
C. L'hyperaldostéronisme primaire
D. Le régime sans sel
E. La restriction hydrique

Réponse : A

1. 2. 2
ETIOLOGIES
(FACTEURS DE RISQUE, TERRAIN)

M 86/2/2/ 17

Une hyponatrémie à 125 mmol/l associée à une hypochlorémie à 70 mmol/l et une alcalose métabolique fait suspecter chez un malade déshydraté:

A. L'abus de diurétiques et/ou de laxatifs
B. Une cirrhose alcoolique
C. Une insuffisance cardiaque
D. Une sténose pylorique
E. Une insuffisance rénale organique

Réponse : AD

S 87/4/1/ 67

Un sujet de 58 ans ne présente aucun antécédent, pression artérielle à 155/98 mmHg. A un dosage pondéral de protéinurie, la réponse est 3 g/24 heures. La recherche à la bandelette est négative, le taux de protéines sanguines est à 82 g/l et la calcémie à 2,65 mmol/l. Quelle hypothèse diagnostique choisissez-vous pour orienter les investigations ?

A. Polykystose rénale
B. Lupus polyviscéral
C. Purpura rhumatoïde
D. Reflux vésico-urétéral
E. Myélome

Réponse : E

S 89/4/1/ 26

Indiquer, parmi les situations suivantes, celle qui peut entraîner une déshydratation avec alcalose et hypokaliémie:

A. Gastro-entérite aiguë sévère
B. Syndrome de Debré-Fibiger
C. Sténose hypertrophique du pylore
D. Coup de chaleur
E. Diabète du nourrisson

Réponse : C

1. 2. 3 BILAN ÉTIOLOGIQUE

S 92/9/1/ 7

Indiquez parmi les investigations ci-dessous, la plus appropriée chez un patient de 30 ans chez lequel ont été découvert une protéinurie à 2g/24h et une hématurie microscopique. La PA est à 130/80 mmHg, la clairance de la créatinine à 1,7 ml/sec (100 mlle/mn). Il n'y a pas d'anomalie morphologique des reins et des excrétrices urinaires à l'UIV?

A. Echographie
B. Scintigraphie rénale
C. Biopsie rénale
D. Urétéro-pyélographie rétrograde
E. Aucune des investigations ci-dessus

Réponse : C

S 94/8/1/ 13

Chez une fillette vous découvrez à l'occasion d'infections urinaires récidivantes, une hypertension artérielle modérée; l'urographie intraveineuse montre que certains calices affleurent la périphérie des deux reins, aux deux pôles supérieurs. Parmi les examens suivants,indiquez celui qui est indispensable pour le diagnostic étiologique:

A. Un échotomographie rénale
B. Une artériographie rénale
C. Une cystographie rétrograde
D. Une biopsie rénale
E. Une scintigraphie rénale

Réponse : C

1. 2. 4 TRAITEMENTS

S 85/4/1/ 17

Un patient a la prescription suivante pour un syndrome oedémateux: boissons selon la soif, régime à 2g de NaCl/jour; diurétique thiazidique (1cp/jour). Après 8 jours de traitement pendant lesquels la diurèse moyenne est de 1600ml/24h et la natriurie de 150 mmol/24h, le poids et natrémie sont inchangés. Vous concluez que:

A. La diurétique n'est pas pris
B. La diurétique n'est pas efficace
C. Le régime désodé n'est pas observé
D. Les boissons sont trop abondantes
E. Aucune proposition n'est exacte

Réponse : C

1. 2. 5 DIVERS

S 85/3/1/100

Que vous évoque en premier l'association hématurie totale + gros rein unilatéral chez un homme de plus de 60 ans, sans antécédents?

A. Une polykystose rénale
B. Un cancer du rein
C. Une tuberculose rénale
D. Une anomalie de la jonction pyélo-urétérale
E. Aucune de ces étiologies

Réponse : B

S 85/5/1/ 86

48 heures après la cure d'une occlusion intestinale aiguë par volvulus du sigmoïde, une femme de 60 ans est oligurique. Son urée sanguine est de 17 mM/l, sa créatininémie de 160 mM /l et son urée urinaire de 210 mM/l. Parmi la liste suivante, indiquez l'affection pathologique dont souffre cette malade:

A. Nécrose corticale
B. Insuffisance rénale organique
C. Hypercatabolisme azoté
D. Insuffisance rénale fonctionnelle
E. Thrombose de la veine rénale

Réponse : D

S 86/2/1/ 84

Chez une jeune femme de 32 ans, chez qui a été découverte une association protéinurie / hématurie, les éléments cliniques suivants sont notés: état sub-fébrile de 37 à 38°C, syndrome polyarticulaire migrateur. On note une leucopénie à 3500 globules blancs. Parmi les diagnostics proposés, quel est celui, qui a priori, est le plus vraisemblable?

A. Amylose
B. Lupus érythémateux disséminé
C. Intoxication au plomb
D. Pyélonéphrite aiguë
E. Automédication à l'aspirine

Réponse : B

S 86/5/1/ 74

Un sujet de 28 ans présente le lendemain du début d'une sinusite fébrile, une hématurie macroscopique avec protéinurie à 1 g/24h ; un épisode identique un an et trois ans auparavant après une angine. La protéinurie avait disparu en 48 heures. La tension artérielle et le taux plasmatique de la créatinine sont normaux. Le diagnostic le plus probable est:

A. Syndrome néphrotique par hyalinose segmentaire et focale
B. Glomérulonéphrite à dépôts d'IgA de type maladie de Berger
C. Myélome à chaînes légères
D. Protéinurie orthostatique fonctionnelle
E. Tubulopathie congénitale

Réponse : B

S 86/5/1/ 75

Un homme de 58 ans, commerçant, rapatrié de Thio, présente une hématurie microscopique et macroscopique à 3 reprises. La créatininémie est à 198 micromoles/l. La pression artérielle est élevée, il y a des oedèmes et une protéinurie à ++++. Il y a un an, bilan de santé normal. Vous évoquez prioritairement:

A. Glomérulonéphrite
B. Thrombose veineuse rénale
C. Cancer du rein
D. Tumeur vésicale papillomateuse
E. Tuberculose vésicale

Réponse : A

S 86/6/1/ 3

Une femme de 67 ans, ancienne directrice d'école, sédentaire, tabagique, a présenté 3 mois auparavant une phlébite traitée par des antivitamines K. Ceux-ci ont entraîné une hématurie macroscopique qui s'est reproduite à deux fois malgré l'arrêt du traitement. Elle est légèrement fébrile depuis quelques semaines. La numération formule a révélé une polyglobulie. Vous évoquez prioritairement:

A. Glomérulonéphrite subaiguë
B. Thrombose veineuse rénale
C. Cancer du rein
D. Tumeur vésicale papillomateuse
E. Bilharziose vésicale

Réponse : C

M 86/2/2/ 51

Parmi les situations suivantes citez la ou les situations où la réabsorption rénale du glucose est susceptible d'être altérée:

A. Le diabète rénal
B. L'insuffisance rénale chronique
C. La grossesse
D. L'insuffisance hépatocellulaire
E. Aucune des réponses n'est valable

Réponse : ABC

S 93/9/1/ 52

Un sujet de 17 ans, sujet aux amygdalites, se présente à la consultation avec un visage bouffi et un léger oedème malléolaire. L'examen clinique montre une PA à 155/105 mmHg. Dans le sang, les antistreptolysines sont à 600 unités, la créatinine à 220 micromol/l. A la cytologie urinaire une hématurie abondante d'origine glomérulaire avec nombreux cylindres. La protéinurie est à 2g/24h. Il s'agit de:

A. Syndrome néphrotique pur
B. Syndrome néphrotique impur
C. Hépatite aiguë
D. Glomérulonéphrite post-streptococcique
E. Glomérulonéphrite hématurique avec dépôts d'IgA mésangiaux

Réponse : D

S 86/1/1/ 47

Un sujet de 43 ans a présenté à trois reprises une hématurie macroscopique importante. La dernière a duré trois jours avec des douleurs modérées lombaires gauches. Il n'y a pas de protéinurie. Une urographie intraveineuse, faite il y a deux ans, est normale. L'échographie montre un gros pôle inférieur du rein gauche sans cône d'ombre. Vous évoquez prioritairement:

A. Glomérulonéphrite subaiguë
B. Néphrite tubulaire toxique
C. Cancer du rein
D. Lithiase pyélique
E. Bilharziose vésicale

Réponse : C

S 94/8/1/ 65

Un jeune homme de 18 ans présente en même temps qu'une douleur pharyngée et une température à 38°, une hématurie macroscopique sans autre manifestation. Il s'agit d'un deuxième épisode. Le diagnostic le plus probable est:

A. Infection urinaire
B. Lithiase vésicale
C. Reflux vésico-urétéral
D. Glomérulonéphrite aiguë post-streptococcique
E. Glomérulonéphrite mésangiale à dépôts d'IgA

Réponse : E

M 94/8/2/ 8

Une hyponatrémie à 125 mmol/l associée à une hypochlorémie à 70 mmol/l et à une hypokaliémie (2,8 mmol/l) fait suspecter chez un malade déshydraté en extra-cellulaire:

A. Un excès de diurétiques
B. Une cirrhose alcoolique
C. Une insuffisance cardiaque congestive
D. Une insuffisance surrénale aiguë
E. Une sténose pylorique

Réponse : AD

S 94/9/1/ 2

Un sujet de 25 ans a été opéré dans l'enfance d'un reflux vésico-urétéral bilatéral laissant des séquelles d'hypoplasie visibles à l'échographie rénale. Alors que la protéinurie n'était jamais supérieure à 0,20 g/l, elle atteint brusquement 2g, puis 3g/24 h. Cette protéinurie traduit:

A. Une aggravation des lésions inflammatoires de néphrite interstitielle
B. La constitution d'une sclérose du tissu interstitiel
C. Une dégénérescence tubulaire
D. Une intolérance aux anti-infectieux urinaires
E. Une atteinte glomérulaire de type hyalinose passive

Réponse : E

1. 3 UROGRAPHIE INTRAVEINEUSE (UIV)

1. 3. 1 DIVERS

M 86/3/2/ 10

L'urographie intra-veineuse nécessite des précautions particulières en cas de:

A. Diabète
B. Hématurie microscopique
C. Myélome
D. Déshydratation extracellulaire
E. Protéinurie à 4g/24 heures

Réponse : ACD

M 87/4/2/ 60

L'urographie intra-veineuse:

A. Est formellement contre-indiquée en cas d'allergie à la pénicilline
B. Peut aggraver la fonction rénale des insuffisants rénaux
C. Est réalisée de préférence en 2ème partie de cycle chez la femme
D. Peut être utile en cas d'hématurie terminale
E. Peut mettre en évidence des lithiases radio transparentes

Réponse : BDE

S 91/1/1/ 68

Au cours d'une urographie intraveineuse, plusieurs manifestations cliniques peuvent survenir. Parmi les signes suivants un seul ne traduit pas une intolérance à l'iode, lequel?

A. Un urticaire
B. Un oedème de Quincke
C. Un flush
D. Un collapsus cardio-vasculaire
E. Des éternuements

Réponse : C

1. 3. 2 CONTRE INDICATIONS (ABSOLUES, RELATIVES)

S 88/4/1/ 6

La contre-indication absolue de l'urographie intra-veineuse est:

A. L'insuffisance rénale
B. L'insuffisance cardiaque
C. L'asthme
D. L'eczéma généralisé
E. Aucune de ces conditions

Réponse : E

1. 4 SYNDROME NEPHROTIQUE

1. 4. 1 PHYSIOPATHOLOGIE

M 90/2/2/ 42

La formation des oedèmes au cours du syndrome néphrotique dépend de:

A. Rétention rénale de sodium
B. Protéinurie massive
C. Augmentation du catabolisme de l'albumine
D. Hypoalbuminémie
E. Hyperaldostéronisme

Réponse : ABCDE

1. 4. 2 CLINIQUE

S 91/2/1/ 74

Le syndrome néphrotique d'une néphropathie à lésions glomérulaires minimes (néphrose lipoïdique) est le plus souvent associé à:

A. Une hématurie macroscopique récidivante
B. Une hypertension artérielle sévère
C. Une insuffisance rénale majeure
D. Une protéinurie globale (c'est-à-dire non sélective)
E. Des oedèmes déclives bilatéraux

Réponse : E

1. 4. 3 BIOLOGIE

M 87/1/2/ 78

Dans un syndrome néphrotique il y a toujours:

A. Une hypoalbuminémie inférieure à 30 g/l
B. Une augmentation du cholestérol plasmatique
C. Une augmentation des gammaglobulines sériques
D. Une concentration basse du sodium urinaire
E. Un risque de thrombose des vaisseaux

Réponse : ADE

S 87/5/1/ 88

Parmi les éléments biologiques suivants, lequel définit le syndrome néphrotique:

A. Protéinurie supérieure à 5 cg/kg/j
B. Hématurie supérieure à 20 globules rouges/mm3
C. Protidémie inférieure à 50 g/l
D. Cholestérolémie supérieure à 6 mmoles/l
E. Gamma-globulines plasmatiques supérieures à 20%

Réponse : A

M 88/1/2/ 34

Le syndrome néphrotique à lésions glomérulaires minimes est le plus souvent pur et corticosensible. Parmi les affirmations suivantes, laquelle ou lesquelles sont inexactes:

A. Un syndrome néphrotique pur ne comporte pas d'hématurie microscopique
B. Un syndrome néphrotique pur ne comporte pas d'hypertension
C. Un syndrome néphrotique pur ne comporte pas d'augmentation des lipides dans le sang
D. Un syndrome néphrotique pur ne comporte pas d'insuffisance rénale prolongée
E. La protéinurie rencontrée est faite d'albumine, de sidérophyline et de globuline de fort poids moléculaire

Réponse : CE

M 88/5/2/ 5

Un syndrome néphrotique dit pur est caractérisé par toutes les propositions suivantes sauf une; laquelle ?

A. Un tracé d'immunoélectrophorèse "sélectif" de la protéinurie
B. L'absence d'hypertension artérielle
C. L'absence de lésions glomérulaires visibles en microscopie optique
D. L'absence de dépôts glomérulaires d'immunoglobulines
E. Un taux d'albumine plasmatique supérieur à 30 g/litre

Réponse : E

M 88/5/2/ 90

Parmi les éléments suivants lequel (lesquels) est (sont) observés dans le syndrome néphrotique pur ?

A. Protéinurie supérieure à 3 g/24 h
B. Hématurie microscopique
C. Hypoalbuminémie
D. Hypergammaglobulinémie
E. Insuffisance rénale fonctionnelle

Réponse : ACE

M 88/6/2/ 34

Parmi les affirmations suivantes, laquelle (ou lesquelles) est (sont) exacte(s) ?

A. Un syndrome néphrotique pur ne comporte pas d'hématurie microscopique
B. Un syndrome néphrotique pur ne comporte pas d'augmentation des lipides dans le sang
C. Un syndrome néphrotique pur ne comporte pas d'hypertension artérielle
D. La protéinurie du syndrome néphrotique pur est faite d'albumine, de sidérophiline et de globulines de fort poids moléculaire
E. Un syndrome néphrotique pur comporte une chute du complément

Réponse : AC

M 88/6/2/109

Le syndrome néphrotique entraîne généralement:

A. Une hypoalbuminémie à moins de 30 g/l
B. Une augmentation du cholestérol plasmatique
C. Une augmentation des gammaglobulines sériques
D. Une concentration basse du sodium urinaire
E. Un risque de thrombose des vaisseaux

Réponse : ABDE

M 90/1/2/ 51

Le syndrome néphrotique comporte:

A. Protéinurie supérieure à 40 mg/kg/24 h
B. Hypo-albuminémie inférieure à 30g/l
C. Oedèmes
D. Leucocyturie
E. Prise de poids

Réponse : ABCE

M 90/5/2/ 63

Il existe habituellement des anomalies de la coagulation au cours du syndrome néphrotique. Parmi les propositions suivantes, lesquelles sont exactes?

A. Augmentation des cofacteurs V et VIII
B. Augmentation du fibrinogène
C. Augmentation de l'agrégation plaquettaire
D. Réduction de l'anti-thrombine III
E. Augmentation de l'adhésivité plaquettaire

Réponse : ABCDE

M 91/1/2/ 51

Dans un syndrome néphrotique idiopathique, on observe habituellement:

A. Une augmentation des gamma-globulines plasmatiques
B. Une augmentation des alpha-2-globulines plasmatiques
C. Une baisse du complément sérique total
D. Une hypercalcémie
E. Une vitesse de sédimentation globulaire élevée

Réponse : BE

M 92/8/2/ 73

Le syndrome néphrotique comporte généralement:

A. Une hypoalbuminémie à moins de 30 g/l
B. Une augmentation du cholestérol plasmatique
C. Une augmentation des gammaglobulines sériques
D. Une concentration basse du sodium urinaire
E. Un risque de thrombose veineuse

Réponse : ABDE

1. 4. 4 IMAGERIE

S 85/2/1/ 31

Chez un adolescent présentant un syndrome néphrotique pur mais cortico-résistant, la lésion histologique rénale la plus vraisemblable est:

A. Glomérulonéphrite proliférative extra-capillaire
B. Glomérulonéphrite à dépôts mésangiaux d'IgA
C. Hyalinose segmentaire et focale des glomérules
D. Glomérulonéphrite proliférative endocapillaire
E. Glomérulonéphrite membrano-proliférative

Réponse : C

1. 4. 5 ETIOLOGIES (FACTEURS DE RISQUE, TERRAIN)

S 86/7/1/ 54

Dans un syndrome néphrotique, vous constatez une élévation des gammaglobulines plasmatiques: parmi les diagnostics suivants, lequel est le plus en accord avec cette constatation?

A. Diabète
B. Lupus érythémateux disséminé
C. Glomérulonéphrite chronique
D. Intoxication aux sels d'or
E. Thrombose des veines rénales

Réponse : B

S 88/6/1/ 68

Les maladies suivantes sauf une peuvent être associées à un syndrome néphrotique:

A. Amylose
B. Paludisme
C. Lupus érythémateux disséminé
D. Maladie polykystique des reins
E. Purpura rhumatoïde

Réponse : D

S 90/2/1/ 46

Un syndrome néphrotique pur peut révéler toutes les néphropathies suivantes sauf une:

A. Une néphrose lipoïdique
B. Une amylose rénale
C. Une glomérulonéphrite extra-membraneuse
D. Une glomérulonéphrite proliférative extra-capillaire
E. Une hyalinose segmentaire et focale

Réponse : D

S 91/7/1/ 32

Un syndrome néphrotique est le témoin, le plus souvent:

A. D'une néphropathie interstielle chronique
B. D'une nécrose tubulaire aiguë
C. D'une sténose bilatérale des artères rénales
D. D'une atteinte glomérulaire
E. D'une polykystose rénale

Réponse : D

M 94/8/2/ 59

Un syndrome néphrotique peut être associé avec:

A. Amylose
B. Diabète
C. Lupus érythémateux disséminé
D. Néphropathie interstitielle toxique au début
E. Purpura rhumatoïde

Réponse : ABCE

1. 4. 6 EVOLUTION (PRONOSTIC, COMPLICATIONS)

S 89/2/1/ 73

Les syndromes néphrotiques persistants, en l'absence de tout traitement peuvent provoquer des complications suivantes, sauf une, laquelle?

A. Thromboses veineuses périphériques
B. Infections ORL et pulmonaires
C. Crise de goutte
D. Thromboses des veines rénales
E. Crises abdominales aiguës pseudo-appendiculaires

Réponse : C

S 89/4/1/ 17

Le syndrome néphrotique peut entraîner toutes les complications suivantes sauf une:

A. Hypocalcémie
B. Augmentation des lipoprotéines plasmatiques
C. Syndrome hémorragique
D. Rétention hydrosodée
E. Insuffisance rénale fonctionnelle

Réponse : C

1. 4. 7 TRAITEMENTS

M 88/3/2/ 19

La conduite thérapeutique dans le syndrome néphrotique pur comporte:

A. La prednisone à 2 mg/kg/jour
B. L'aspirine à 100 mg/kg/jour
C. La pénicilline par voie orale
D. Un régime limité en sodium
E. Un supplément en vitamine D

Réponse : ADE

M 91/4/2/ 39

Les mesures diététiques suivantes sont justifiées chez tout sujet atteint de syndrome néphrotique pur:

A. Apport protidique supérieur à 1 g/kg/jour
B. Limitation de l'apport en calcium
C. Restriction des aliments riches en potassium
D. Restriction de l'apport hydrosodé
E. Apport de bicarbonate de soude (Eau de Vichy)

Réponse : AD

1. 4. 8 DIVERS

M 88/3/2/ 83

Des critères suivants, lequel (ou lesquels) n'appartient (ou n'appartiennent) pas au "syndrome néphrotique pur":

A. Protéinurie supérieure à 3 g/24 heures
B. Protéines totales du sérum inférieures à 60 g/l
C. Oedèmes des membres inférieurs
D. Hypertension artérielle permanente
E. 10 000 - 50 000 GR/mn dans l'urine

Réponse : DE

S 91/3/1/ 3

Le syndrome néphrotique d'une néphropathie à lésions glomérulaires minimes chez l'enfant (néphrose lipoïdique):

A. Evolue toujours vers la guérison après une seule poussée
B. Evolue souvent vers l'insuffisance rénale à long terme
C. Evolue le plus souvent vers la guérison après une, deux ou trois rechutes
D. Ne rechute presque jamais
E. Est souvent secondaire à un diabète

Réponse : C

M 91/5/2/ 95

Le syndrome néphrotique pur:

A. Comporte toujours une albuminémie inférieure à 30 g/l
B. Comporte toujours des oedèmes sous-cutanés
C. Est parfois compliqué d'oedèmes viscéraux
D. Est parfois compliqué d'une hypertension artérielle
E. Peut être responsable de thromboses veineuses

Réponse : ACE

M 93/9/2/ 65

Le syndrome néphrotique chez l'enfant:

A. Est le plus fréquemment cortico-sensible
B. Le plus souvent ne rechute pas
C. Nécessite une ponction-biopsie rénale avant toute corticothérapie
D. Evolue fréquemment vers l'insuffisance rénale chronique
E. Nécessite un régime limité en sodium en dehors des poussées pour limiter les rechutes

Réponse : A

1. 5
SYNDROME NEPHRITIQUE
1. 5. 1
CLINIQUE

S 89/4/1/ 44

Le syndrome néphritique aigu est caractérisé par tous les éléments sémiologiques suivants, sauf un:

A. HTA modérée
B. Hypoprotidémie < 60 g par litre
C. Hématurie avec cylindrurie
D. Oedèmes des membres inférieurs
E. Protéinurie permanente

Réponse : B

M 90/4/2/ 38

Le syndrome néphritique aigu comporte:

A. Rétention hydrosodée
B. Hypercholestérolémie
C. Hypertension artérielle
D. Réduction du débit de la filtration glomérulaire
E. Hypogammaglobulinémie

Réponse : ACD

1. 5. 2
BIOLOGIE

M 88/1/1/113

Le syndrome néphritique aigu comporte:

A. Une prise de poids
B. Une natriurèse faible
C. Une réduction de la filtration glomérulaire
D. Une hypovolémie
E. Une hématurie

Réponse : ABCE

1. 5. 3
ETIOLOGIES
(FACTEURS DE RISQUE, TERRAIN)

S 90/6/1/ 40

Un homme de 25 ans présente une diminution de l'acuité auditive que l'audiogramme a caractérisé comme prépondérante dans les aigus. On relève d'autres cas, dans la famille, de

surdité et de "néphrite". S'agit-il à votre avis:

A. D'une hydronéphrose
B. D'une pyélonéphrite chronique
C. D'une polykystose rénale
D. D'une maladie de Berger (glomérulonéphrite à dépôts d'IgA)
E. D'une glomérulonéphrite de type Alport

Réponse : E

1. 5. 4
EVOLUTION
(PRONOSTIC, COMPLICATIONS)

S 86/3/1/ 37

Deux mois après un syndrome néphritique aigu post-infectieux, un garçon de 17 ans est revu en consultation. L'examen clinique est normal, la TA est à 100/60 mm Hg. Parmi les examens suivants, quel est celui qui a une signification péjorative ?

A. Protéinurie = 0,50 g/24 h
B. CH50 = 20 U (N = 50 + ou - 10)
C. Hématurie ++
D. ASLO = 1 200 U (N < 400)
E. Azotémie = 0,45 g/l (7 mmol/l)

Réponse : B

1. 6
PROTEINURIE
1. 6. 1
CLINIQUE

M 86/2/2/ 10

La survenue d'oedèmes diffus au cours d'une néphropathie signe:

A. Le début d'une insuffisance rénale
B. L'importance de la protéinurie
C. Une origine streptococcique de la néphropathie
D. Une origine métabolique de la néphropathie
E. L'existence d'une thrombose veineuse saphène latente

Réponse : B

1. 6. 2
BIOLOGIE

S 85/4/1/ 20

Une protéinurie est dite glomérulaire sélective lorsque l'électrophorèse des protéines urinaires permet de mettre en évidence dans les urines des protéines de poids moléculaires compris entre:

A. 5 et 50 000
B. 50 000 et 90 000
C. 90 000 et 200 000
D. 200 000 et 300 000
E. Supérieur à 300 000

Réponse : B

1. 6. 3
DIAGNOSTIC DIFFÉRENTIEL

M 87/4/2/ 62

Une protéinurie à 0,15 g/24 heures rend peu probable le(s) diagnostic(s) de:

A. Néphrose lipoïdique
B. Glomérulonéphrite post streptococcique en période aiguë
C. Néphropathie toxique des analgésiques
D. Polykystose rénale
E. Glomérulonéphrite chronique

Réponse : ABE

1. 6. 4
ETIOLOGIES (FACTEURS DE RISQUE, TERRAIN)

S 86/1/1/ 22

Un sujet de 17 ans présente une protéinurie permanente avec cytologie urinaire normale. Le dosage pondéral est de 7,3 g/24 heures. Le diagnostic le plus probable est:

A. Syndrome néphrotique
B. Glomérulonéphrite subaiguë
C. Protéinurie de Bence-Jones
D. Protéinurie orthostatique fonctionnelle
E. Tubulopathie congénitale

Réponse : A

S 87/6/1/ 75

Un adulte de 60 ans présente une protéinurie qui n'est pas détectée à la bandelette, elle apparait à la chaleur, puis disparaît à l'ébullition. Le diagnostic le plus probable est:

A. Syndrome néphrotique
B. Glomérulonéphrite subaiguë
C. Protéinurie de Bence-Jones
D. Protéinurie orthostatique fonctionnelle
E. Tubulopathie congénitale

Réponse : C

S 89/7/1/ 22

On découvre lors d'un examen systématique d'urine chez une fillette de 12 ans en bonne santé apparente, une protéinurie modérée de l'ordre de 0,60 g/l, l'examen cytologique urinaire montre la présence de 50 hématies et de 9 leucocytes/mm3. Quelle est la proposition fausse?

A. Une protéinurie orthostatique
B. Une forme fruste de glomérulonéphrite aiguë
C. Une néphropathie hématurique familiale
D. Une glomérulonéphrite chronique idiopathique
E. Une néphropathie lupique

Réponse : A

S 90/3/1/ 43

Un sujet de 58 ans ne présente aucun antécédent, pression artérielle à 155/95 mmHg. La protéinurie est à 3 g/24 h. La recherche à la bandelette est négative, le taux de protéines sériques est à 82 g/l et la calcémie à 2,65 mmol/l. Quelle hypothèse diagnostique choisir?

A. Polykystose rénale
B. Lupus polyviscéral
C. Purpura rhumatoïde
D. Reflux vésico-urétéral
E. Myélome

Réponse : E

1. 6. 5
BILAN ÉTIOLOGIQUE

S 85/6/1/ 71

Chez un enfant de 4 ans, à l'occasion d'une visite systématique, on découvre une protéinurie à 0,20 g/24h. L'examen cytobactériologique des urines pratiqué donne les résultats suivants: leucocytes 20 000/ml; E.Coli 10 exp 6. Après traitement toutes les anomalies urinaires disparaissent. Quelle prescription faites-vous?

A. Doser la protéinurie, 2 mois après
B. Faire une clairance de la créatinine
C. Rechercher l'hématurie
D. Faire une urographie intra-veineuse
E. Aucun examen à prescrire

Réponse : D

S 90/1/1/ 40

Un sujet de 58 ans ne présente aucun antécédent, la pression artérielle à 155/95 mmHg. La protéinurie est de 3 gr/24h. La recherche à la bandelette est négative, le taux de protéines plasmatiques est à 82 g/l et la calcémie à 2,65 mmol/l. Compte tenu de l'orientation diagnostique choisie, quel examen pratiquez-vous en priorité?

A. Artériographie rénale
B. Scanner
C. Biopsie rénale sous échographie
D. Myélogramme
E. Urographie intraveineuse avec triple dose et clichés d'urétrocystographie

Réponse : D

1. 6. 6
DIVERS

M 90/5/1/110

Parmi ces différentes propositions concernant les protéinuries, quelle(s) est ou sont celle(s) qui vous parai(ssen)t exacte(s)?

A. L'orthostatique renforce toutes les protéinuries
B. La protéine de Bence-Jones est méconnue par la technique des bandelettes
C. La protéinurie orthostatique s'accompagne d'une hématurie microscopique
D. La protéine de Tamm-Horsfall est un des constituants de la protéinurie physiologique
E. L'existence d'une protéinurie implique la prescription d'un régime hyperprotidique

Réponse : ABD

M 92/9/2/ 32

Concernant les protéinuries, quelle(s) affirmation(s) est (sont) exacte(s)?

A. Toutes les protéinuries signent une lésion glomérulaire
B. La protéinurie de Bence-Jones n'est pas détectée par les bandelettes
C. La protéinurie de Bence-Jones n'est détectée que par l'acide sulfosalicylique
D. La protéinurie tubulaire est caractérisée par la présence d'IgG
E. :La microalbuminurie se définit par un taux inférieur à 300 mg/24 heures

Réponse : BCE

1. 7
PROTEINURIE ORTHOSTATIQUE
1. 7. 1
CLINIQUE

M 89/5/2/ 25

La protéinurie orthostatique de l'enfant est caractérisée par:

A. L'âge de détection est habituellement antérieur à 5 ans
B. Elle est une manifestation mineure d'une maladie rénale chronique
C. Elle est majorée en position verticale
D. Elle disparaît en position verticale
E. Elle s'accompagne d'une hématurie microscopique

Réponse : C

1. 7. 2
TRAITEMENTS

M 87/5/2/ 25

En présence d'une protéinurie orthostatique isolée chez un garçon de 11 ans, il faut:

A. Prescrire une restriction sodée entre 30 et 50 mmol/jour
B. Autoriser la revaccination anti-tétanique
C. Prescrire une corticothérapie
D. Interdire la natation
E. Faire doser la créatininémie tous les 3 mois

Réponse : B

1. 7. 3
DIVERS

S 85/4/1/ 60

Une protéinurie orthostatique chez une fille de 12 ans:

A. A toutes les chances d'être bénigne
B. Indique une maladie rénale sérieuse
C. Est un signe habituel d'une glomérulonéphrite
D. Dépasse 10g par jour
E. Est associée à une hyperazotémie

Réponse : A

M 88/3/2/ 84

A propos de la protéinurie orthostatique, il est exact que:

A. Elle débute dans la première année de la vie
B. Elle n'est jamais présente après une position de clinostatisme prolongé (position couchée)
C. Elle apparaît en orthostatique
D. Elle ne doit pas empêcher de pratiquer les vaccinations utiles
E. L'immunoélectrophorèse indique une richesse en pré-albumine et en bêta 2 microglobuline

Réponse : BCD

M 88/6/2/ 35

La protéinurie orthostatique est caractérisée par le(s) fait(s) suivant(s):

A. L'âge de détection usuel est la 2ème décennie de la vie
B. C'est habituellement une manifestation mineure de la maladie rénale chronique
C. Il y a majoration de la protéinurie quand le patient est en position verticale
D. Il y a disparition de la protéinurie en décubitus
E. La protéinurie de 24 h n'excède que rarement 1 g

Réponse : ACDE

M 88/7/2/ 77

La protéinurie orthostatique:

A. Apparaît dès la naissance et persiste toute la vie
B. Entraîne un syndrome néphrotique
C. Est le premier signe d'une maladie glomérulaire de mauvais pronostic
D. Nécessite la pratique d'une biopsie rénale
E. Est de bon pronostic

Réponse : E

M 89/3/2/ 75

La protéinurie orthostatique:

A. Se rencontre surtout chez les jeunes entre 12 et 16 ans
B. Entraîne parfois un syndrome néphrotique
C. Est sans gravité
D. Nécessite une dispense d'activité sportive
E. S'accompagne souvent d'une hématurie macroscopique

Réponse : AC

1. 8 TRAUMATISME DU REIN

1. 8. 1 CLINIQUE

M 87/4/2/ 63

Dans les traumatismes du rein, l'hématurie est un signe:

A. De gravité particulière
B. D'atteinte de la voie excrétrice
C. De fracture parenchymateuse
D. Constant si le parenchyme est fracturé
E. Qui contre-indique l'UIV en urgence

Réponse : B

M 90/5/1/ 88

Une hématurie survenant dans les suites d'un traumatisme du rein isolé:

A. Contre-indique l'urographie intraveineuse
B. Est un signe de gravité
C. Est une indication opératoire capsulaire
D. Affirme une rupture capsulaire
E. Affirme une effraction des voies excrétrices

Réponse : E

M 90/7/1/101

Dans les traumatismes du rein, l'hématurie est un signe:

A. De gravité particulière
B. D'atteinte de la voie excrétrice
C. De fracture parenchymateuse
D. Constant si le parenchyme est fracturé
E. Qui contre indique l'UIV en urgence

Réponse : B

1. 8. 2 IMAGERIE

M 90/2/1/ 10

Après un traumatisme du rein chez un jeune sportif, l'urographie révèle l'absence de néphrographie du côté gauche. Quel est l'examen absolument indispensable à faire en urgence:

A. Lymphographie
B. Tomodensitométrie
C. Echographie
D. Artériographie
E. Cystographie

Réponse : D

S 92/8/1/ 38

Un homme de 24 ans a subi un traumatisme: contusion abdominale appuyée durant un match de rugby. L'urographie intraveineuse révèle un rein muet à gauche. Un seul de ces examens est indispensable en urgence et avant d'envisager une thérapeutique:

A. Echographie rénale bilatérale
B. Tomodensitométrie (scanner)
C. Artériographie rénale
D. Urétéropyélographie rétrograde
E. Phlébographie rénale

Réponse : C

1. 8. 3 BILAN ÉTIOLOGIQUE

S 85/2/1/ 18

Chez un enfant de 10 ans, accidenté, non choqué, présentant des douleurs lombaires, une hématurie et une mutité rénale gauche à l'urographie, indiquez parmi les suivants, l'examen à demander en urgence:

A. Scintigraphie rénale
B. Angiographie numérisée
C. Etude tomodensitométrique abdominale
D. Cystoscopie
E. Uréthrocystographie rétrograde

Réponse : B

S 86/5/1/ 6

Devant l'absence de néphrogramme droit sur une UIV pratiquée en urgence dans les suites d'une contusion lombaire droite avec hématurie totale, l'examen à demander en urgence est:

A. Scintigraphie rénale
B. Artériographie rénale
C. Scanner abdominal
D. Cystoscopie
E. Cystographie rétrograde

Réponse : B

S 87/1/1/ 4

En présence d'une contusion rénale entraînant une hématurie, quel est le premier examen complémentaire à demander?

A. Une échographie
B. Une urographie intraveineuse
C. Une cystoscopie
D. Une artériographie
E. Un examen scanographique

Réponse : B

S 87/3/1/ 83

Après un traumatisme du rein chez un jeune sportif, l'urographie révèle un rein muet du côté gauche. Quel est l'examen absolument indispensable en urgence?

A. Lymphographie
B. Scanner
C. Echographie
D. Artériographie
E. Cystographie

Réponse : D

S 89/6/1/ 1

Un homme de 24 ans a subi un traumatisme: contusion abdominale appuyée durant un match de rugby. L'UIV révèle un rein muet à gauche. Un seul des examens suivants est indispensable en urgence et avant d'envisager une thérapeutique, par la réalisation de:

A. L'échographie rénale bilatérale
B. La tomodensitométrie (scanner)
C. L'artériographie rénale
D. L'urétéropyélographie rétrograde
E. La phlébographie rénale

Réponse : C

1. 8. 4
TRAITEMENTS

S 85/4/1/ 11

Un traumatisme fermé du rein avec extravasation d'une petite quantité de produit de contraste objectivée par l'UIV doit conduire dans l'immédiat à:

A. La prescription d'une antibiothérapie parentérale
B. La simple mise en observation en milieu chirurgical
C. L'exploration chirurgicale
D. La néphrectomie
E. La transfusion sanguine

Réponse : B

1. 8. 5
DIVERS

S 94/9/1/ 68

Une hématurie survenant dans les suites d'un traumatisme du rein isolé:

A. Contre-indique l'urographie intraveineuse
B. Est un signe de gravité
C. Est une indication opératoire capsulaire
D. Affirme une rupture capsulaire
E. Affirme une effraction des voies excrétrices

Réponse : E

1. 9
NEPHROSE LIPOIDIQUE
1. 9. 1
BIOLOGIE

M 88/1/1/120

La ou les anomalies plasmatiques habituellement rencontrées au cours du syndrome néphrotique pur à glomérules optiquement normaux ou néphrose lipoïdique, est ou sont:

A. Hypocalcémie
B. Hématurie microscopique
C. Rénine élevée
D. Hypergammaglobulinémie
E. Hypercholestérolémie

Réponse : ACE

1. 9. 2
EVOLUTION
(PRONOSTIC, COMPLICATIONS)

S 94/8/1/ 30

Un enfant de 5 ans a eu une néphrose lipoïdique dont le traitement par les corticoïdes a entraîné la disparition de la totalité des anomalies cliniques et biologiques. Parmi les évolutions susceptibles de survenir ultérieurement, laquelle est suffisamment fréquente pour qu'on en avertisse les parents?

A. Apparition d'une insuffisance rénale chronique
B. Rechute du syndrome néphrotique
C. Apparition d'une hématurie microscopique
D. Apparition d'une hypertension artérielle
E. Survenue de troubles de la croissance

Réponse : B

1. 9. 3
TRAITEMENTS

S 85/6/1/ 40

Dans la néphrose lipoïdique de l'adulte le traitement de première intention est:

A. Les corticoïdes
B. Les antibiotiques
C. Les immunosuppresseurs
D. Les anti-inflammatoires non stéroïdiens
E. Les antipaludéens de synthèse

Réponse : A

S 86/6/1/ 28

Dans la néphrose lipoïdique de l'adulte, la durée du traitement d'attaque est:

A. 7 jours
B. 10 à 12 jours
C. 4 à 6 semaines
D. 3 mois
E. 12 mois

Réponse : C

S 86/6/1/103

Le traitement initial de la néphrose lipoïdique comporte:

A. Prednisone à 0,50 mg/kg/j
B. Prednisone à 2 mg/kg/j
C. Prednisone à 5 mg/kg/j
D. Cyclophosphamide à 2 mg/kg/j
E. Indométacine à 3 mg/kg/j

Réponse : B

1. 9. 4 DIVERS

M 89/7/1/116

La néphrose lipoïdique de l'enfant:

A. Concerne principalement l'adolescent
B. Se définit par un syndrome néphrotique pur, primitif
C. Peut être accompagnée d'ascite en phase de rémission
D. Expose aux risques d'infections pneumococciques
E. Evolue vers l'insuffisance rénale quand elle est cortico-dépendante

Réponse : BD

1.10 KYSTE RENAL

1.10. 1 IMAGERIE

M 88/1/2/ 25

Le kyste simple du rein de plus de cinq centimètres de diamètre se manifeste par:

A. La présence d'une hématurie totale
B. Un syndrome tumoral lors de l'urographie intra-veineuse
C. Une image anéchogène lors de l'échographie
D. Un renforcement postérieur des échos
E. Une hypertension artérielle

Réponse : BCD

1.10. 2 TRAITEMENTS

S 92/8/1/ 56

Le traitement de tout kyste rénal confirmé après les examens complémentaires est:

A. Néphrectomie simple
B. Néphrectomie élargie
C. Enucléation
D. Résection du dôme
E. Simple surveillance sans geste chirugical

Réponse : E

1.11 LITHIASE RENALE

1.11. 1 EPIDÉMIOLOGIE

S 89/3/1/ 66

Parmi les compositions chimiques des lithiases urinaires chez l'homme, quelle est celle dont la fréquence est la plus élevée?

A. Oxalate de calcium
B. Acide urique
C. Cystine
D. Médicamenteuse
E. Phospho-amoniaco-magnésienne

Réponse : A

1.11. 2 BIOLOGIE

S 87/6/1/ 7

Un homme de 59 ans est porteur d'une lithiase pyélique droite radio-transparente non obstructive, l'uricémie est à 400 micromol/l, l'uricosurie de 4200 micromol/24 h, le pH urinaire varie entre 5 et 5.5 et les urines sont stériles. Indiquez la nature de la lithiase:

A. Oxalate de calcium
B. Acide urique
C. Phosphate ammoniaco-magnésien
D. Cystine
E. Phosphate de calcium

Réponse : B

1.11. 3 IMAGERIE

M 85/4/1/118

Indiquez parmi les suivantes la ou les causes d'image urographique lacunaire intra-pyélique:

A. Reflux vésico-rénal
B. Sténose congénitale de la jonction pyélo-urétérale
C. Caillot sanguin
D. Calcul radio-transparent
E. Bilharziose urinaire

Réponse : CD

M 88/5/1/106

Quel(s) est(sont) la(les) forme(s) de lithiase urinaire radio-transparente(s) parmi les suivantes:

A. Phosphates ammoniaco-magnésiens
B. Urique
C. Phosphates de calcium
D. Xanthique
E. Oxalique

Réponse : BD

S 89/5/1/ 67

L'aspect radiologique habituel d'un calcul d'oxalate de calcium dihydraté (weddellite) est:

A. Peu opaque au centre avec un liseré périphérique très opaque
B. En oursin, peu opaque et hétérogène
C. Radiotransparent
D. Opaque, parfaitement sphérique et régulier
E. Centre radiotransparent avec fine opacité périphérique

Réponse : B

M 91/5/2/ 18

Un calcul phosphocalcique situé dans les cavités pyélocalicielles:

A. Est habituellement visible sur la radiographie simple, sans préparation, de l'abdomen
B. Peut ne pas être visible après opacification des cavités rénales par urographie intra-veineuse
C. Peut déterminer, à l'urographie intra-veineuse, une dilatation pyélocalicielle
D. Peut déterminer, à l'urographie intra-veineuse, un retard d'élimination rénale du produit opaque
E. Peut être associé à des calcifications intra-parenchymateuses rénales visibles sur la radiographie

Réponse : ABCDE

1.11. 4 FORMES CLINIQUES

S 91/4/1/ 49

Le germe microbien habituellement rencontré en association avec une lithiase phospho-ammoniaco-magnésienne est:

A. L'escherichia coli
B. L'entérocoque
C. Proteus mirabilis
D. Staphylococcus aureus
E. Klebsiella pneumoniae

Réponse : C

1.11. 5 ETIOLOGIES (FACTEURS DE RISQUE, TERRAIN)

S 85/5/1/ 12

Les lithiases rénales phospho-amoniaco-magnésiennes traduisent:

A. Une hyperphosphorémie
B. Une hypophosphorémie
C. Une infection à germes uréasiques
D. Une hypercalciurie
E. Une hyperuraturie

Réponse : C

M 85/6/2/ 4

Indiquez parmi les médicaments suivants, celui ou ceux qui sont uricosurique(s) et risque(nt) de créer une lithiase urique:

A. Allopurinol
B. Thiopurinol
C. Benziodarone (AMPLIVIX*)
D. Acide orotique
E. Urate oxydase

Réponse : C

1.11. 6 EVOLUTION (PRONOSTIC, COMPLICATIONS)

M 85/5/2/ 68

Indiquez parmi les complications suivantes des calculs réno-urétéraux celle(s) qui appelle(nt) une intervention d'urgence:

A. Pyélonéphrite obstructive
B. Lombalgies persistantes
C. Anurie calculeuse
D. Cystalgies
E. Pyurie isolée

Réponse : AC

M 91/7/2/ 80

Un calcul coralliforme peut se manifester par:

A. Des infections urinaires récidivantes
B. Des coliques néphrétiques
C. Une hématurie terminale
D. Un rein muet à l'UIV
E. Une insuffisance rénale chronique

Réponse : DE

1.11. 7 TRAITEMENTS

S 86/1/1/ 30

Parmi les moyens suivants un est parfaitement adapté au traitement de la lithiase urique, lequel?

A. Diurèse inférieure à 1,5 l/24 h
B. Diurétiques thiazidiques
C. Alcalinisation urinaire
D. Acidification des urines
E. Imurel (AZATHIPRINE*)

Réponse : C

M 89/6/2/ 78

Un patient de 40 ans présente des coliques néphrétiques récidivantes. La calciurie est mesurée à 450 mg/24heures, l'analyse du calcul est en faveur d'une lithiase d'oxalate de calcium. Quelle(s) mesure(s) diététique(s) conseillez-vous à ce patient?

A. Consommation régulière de 2 litres d'eau par jour
B. Diminution de la ration calcique à moins de 600 mg/24 h
C. Eviter de boire de l'eau "Volvic"
D. Le chocolat sera évité
E. L'alcalinisation des urines par consommation d'eau de Vichy

Réponse : ABD

S 90/5/1/ 4

Parmi les propositions suivantes indiquez celle qui est exacte: Un homme de 60 ans, goutteux, porteur de nombreux tophi, présentant biologiquement une hyperuricémie et une hyperuricurie, a une lithiase urique. Outre la cure de diurèse et l'alcalisation des urines, on prescrit de l'Allopurinol:

A. Dans ces conditions, il n'a pas lieu de prescrire de Colchicine
B. De la Colchicine doit être également prescrite à la dose de 1mg/jour pendant 1 mois
C. De la Colchicine doit être prescrite à la dose de 3mg/jour en traitement prolongé
D. De la Colchicine doit être prescrite à la dose de 10mg/jour pendant 3 jours puis 1 mg/jour ensuite
E. De la Colchicine doit être prescrite à la dose de 10mg/jour pendant 3 jours puis 3 mg/jour ensuite

Réponse : B

S 91/3/1/ 12

La dissolution d'un calcul d'acide urique nécessite:

A. Un pH urinaire acide
B. Un pH urinaire alcalin
C. Un pH urinaire neutre
D. Une densité urinaire élevée
E. Une concentration urinaire élevée

Réponse : B

M 91/4/2/ 5

Quels sont les éléments de traitement de la lithiase urique non compliquée avec uricémie à 450 micromol/l?

A. Alcalinisation des urines
B. Les uricosuriques
C. Augmentation de la diurèse
D. Les hypouricémiants
E. Le KAYEXALATE*

Réponse : ACD

S 93/8/1/ 23

Un homme de 50 ans, obèse, connu pour avoir des poussées d'arthrite goutteuse, s'est plaint récemment d'une crise douloureuse du flanc droit. Sa fonction rénale est normale, l'échographie met en évidence un calcul de 1,5 cm du rein gauche sans distension pyélocalicielle. L'ASP ne montre aucune calcification. Quel traitement faut-il envisager?

A. Lithotritie extra-corporelle
B. Néphrolithotomie percutanée
C. Montée d'une sonde dans le rein pour réaliser une irrigation par bicarbonate
D. Cure de diurèse par boissons alcalines
E. Cure de ZYLORIC*

Réponse : D

1.11. 8 DIVERS

M 85/1/2/ 14

Les calculs d'acide urique:

A. Nécessitent des urines acides pour se développer
B. Peuvent se dissoudre par alcalinisation des urines
C. Peuvent parfois exister sous forme coralliforme
D. Font toujours suite à des crises de goutte dans les antécédents
E. Sont formés par précipitation de l'urate de sodium

Réponse : ABC

M 87/5/2/ 13

Les calculs d'acide urique sont:

A. Toujours bilatéraux
B. Solubles à pH acide
C. Radiotransparents
D. Habituellement coralliformes
E. Uniquement vésicaux

Réponse : C

M 94/9/2/ 82

Cocher parmi les médicaments suivants, le ou les médicaments qui sont contre-indiqués en cas de lithiase urique urinaire:

A. Allopurinol (ZYLORIC*)
B. Benziodarone (AMPLIVIX*)
C. Colchicine
D. Benzbromarone (DESURIC*)
E. Indométacine (INDOCID*)

Réponse : BD

1.12 GLOMERULOPATHIES

1.12. 1 CLINIQUE

M 86/5/1/ 7

L'existence d'oedèmes diffus importants associés à une élévation tensionnelle au début d'une glomérulonéphrite aiguë chez un enfant:

A. Accompagne d'une prise de poids importante
B. Traduit une origine streptococcique
C. Comporte un risque d'insuffisance cardiaque
D. Comporte un risque d'oedème cérébral
E. Justifie un régime désodé et/ou diurétique

Réponse : ACDE

S 86/6/1/108

Le tableau du syndrome glomérulaire aigu comporte les propositions suivantes sauf une - Indiquez laquelle:

A. Hypertension artérielle
B. Oligurie
C. Hématurie
D. Oedème de la face
E. Etat fébrile (température à 40 degrés)

Réponse : E

M 87/7/2/ 85

Sans antécédent clinique évocateur, quel(s) est(sont) le(s) signe(s) qui, pour vous, évoque(nt) plutôt une glomérulonéphrite chronique devant un tableau de protéinurie isolée?

A. Présence en abondance de bêta 2 microglobuline
B. Tous les paramètres d'exploration rénale sont normaux sauf l'épreuve d'acidification
C. La protéinurie est toujours supérieure à 2,5 g/24 heures
D. A l'urographie intraveineuse, il existe des signes focaux de rétraction et de nécrose papillaire
E. La patiente a fait pendant la période d'observation une hématurie terminale

Réponse : CD

1.12. 2
BIOLOGIE

S 85/4/1/ 22

Parmi les modifications biologiques ou résultats bactériologiques suivants lequel est observé de façon spécifique et a une bonne valeur diagnostique dans la glomérulonéphrite aiguë post-infectieuse à la deuxième semaine d'évolution:

A. Elévation du titre des antistreptolysines O
B. Prélèvement de gorge positif pour le streptocoque B hémolytique
C. Apparition d'anticorps contre l'antigène M de streptocoque
D. Accélération de la vitesse de sédimentation
E. Diminution du complément

Réponse : E

1.12. 3
ANATOMOPATHOLOGIE

S 87/1/1/ 31

Parmi des définitions histologiques suivantes, quelle est celle qui correspond au tableau classique de glomérulonéphrite aiguë post-infectieuse à évolution favorable:

A. Prolifération extra-capillaire généralisée diffuse
B. Glomérulopathie extra-membraneuse
C. Augmentation de la substance mésangiale avec dépôts d'immunoglobulines A en immuno-fluorescence
D. Prolifération endocapillaire généralisée diffuse exsudative
E. Hyalinose segmentaire et focale

Réponse : D

1.12. 4
ETIOLOGIES
(FACTEURS DE RISQUE, TERRAIN)

M 86/1/2/ 68

La glomérulonéphrite rapidement progressive est une entité clinique qui peut se rencontrer dans une ou plusieurs des circonstances suivantes:

A. Glomérulonéphrite post-streptococcique aiguë diffuse
B. Syndrome de Goodpasture
C. Purpura rhumatoïde
D. Lupus érythémateux
E. Maladie de Wegener

Réponse : ABCDE

S 89/2/1/ 80

La découverte chez un adulte de 50 ans d'une glomérulopathie extramembraneuse doit faire rechercher toutes les causes possibles, sauf une, laquelle?

A. Un cancer profond caché
B. Une hépatite virale B
C. Une infection par le HIV
D. Une parasitose chronique
E. Un effet médicamenteux indésirable

Réponse : C

1.12. 5
EVOLUTION
(PRONOSTIC, COMPLICATIONS)

S 88/2/1/ 26

L'évolution la plus habituelle de la glomérulonéphrite aiguë, dans au moins 80 % des cas chez l'enfant, se fait vers:

A. La guérison simple sans séquelle clinique à deux ans
B. La persistance d'une protéinurie rénale définitive
C. L'évolution vers l'insuffisance rénale chronique
D. L'insuffisance rénale rapidement progressive
E. Le développement d'une hypertension artérielle permanente

Réponse : A

1.12. 6
TRAITEMENTS

M 90/5/2/ 93

Les éléments habituels du traitement d'une glomérulonéphrite aiguë post-streptococcique comportent:

A. Corticothérapie
B. Réduction des boissons adaptée à la diurèse
C. Restriction sodée stricte
D. Traitement antibiotique par Pénicilline ou macrolides
E. Prophylaxie ultérieure des infections streptococciques par extencilline pendant 5 ans

Réponse : BCD

1.12. 7
DIVERS

S 87/3/1/ 81

Le taux de complément sérique au cours d'une glomérulonéphrite aiguë post-streptococcique de l'adolescent est abaissé:

A. Tout au long de l'évolution
B. A aucun moment de l'évolution
C. Du premier au trentième jour
D. Du premier jour au sixième mois
E. Du vingtième jour au sixième mois

Réponse : C

M 89/2/2/109

La glomérulonéphrite aiguë post streptococcique:

A. Se manifeste le plus souvent par un syndrome néphritique aigu
B. Est associé à une baisse du C3
C. Nécessite la prescription d'un régime dans sel
D. Est diagnostiquée sur le résultat de la biopsie rénale
E. Rend nécessaire un traitement anti infectieux au long cours

Réponse : ABC

S 93/8/1/ 10

Sans antécédent clinique évocateur, quel signe évoque plutôt une glomérulonéphrite chronique devant un tableau de protéinurie isolée?

A. Présence en abondance de bêta-2-microglobuline
B. Tous les paramètres d'exploration fonctionnelle rénale sont normaux sauf l'épreuve d'acidification
C. La protéinurie est toujours supérieure à 2,5 g/24 heures
D. A l'urographie intra-veineuse, il existe des signes focaux de rétraction et de nécrose papillaire
E. La patiente a fait pendant la période d'observation une hématurie terminale

Réponse : C

1.13 SYNDROME D'ALPORT

1.13. 1 DIVERS

M 86/6/2/ 87

Parmi les 5 propositions suivantes quelle est celle (quelles sont celles) que vous retenez ? Devant une hématurie macroscopique récidivante, vous retenez en faveur du diagnostic de syndrome d'Alport:

A. Antécédents familiaux
B. Hypoacousie
C. Elévement des Ig A sériques
D. Anomalies rétiniennes
E. Baisse du taux du complément sérique

Réponse : ABD

S 88/3/1/ 6

Le syndrome d'Alport associe à une surdité de perception héréditaire une atteinte:

A. Cardiaque
B. Oculaire
C. Rénale
D. Métabolique (erreur du métabolisme de la Tyrosine)
E. Polymalformative

Réponse : C

1.14 HYPERALDOSTERONISME

1.14. 1 BIOLOGIE

M 86/7/2/ 77

Dans l'hyperaldostéronisme primaire:

A. Une diminution de la tolérance au glucose est fréquente
B. L'activité rénine plasmatique est élevée
C. La kaliémie est basse
D. Il existe une tendance à l'acidose
E. L'acide glycirrhizinique est le traitement médical de choix

Réponse : AC

S 87/2/1/ 34

Parmi les éléments suivants, un seul permet le diagnostic formel d'hyperaldostéronisme primaire?

A. Hypokaliémie
B. Hyperkaliémie
C. Hypernatrémie
D. Aldostéronémie élevée freinable par charge en sel avec rénine haute
E. Aldostéronémie haute non freinable avec rénine basse

Réponse : E

S 94/9/1/ 47

Parmi les paramètres plasmatiques cités ci-dessous, quel est celui qui est caractéristique de l'hyperaldostéronisme primaire?

A. Potassium 4-5 mmol/l
B. Bicarbonates 22 mmol/l
C. Cortisolémie élevée
D. Activité rénine effondrée
E. Sodium 130-135 mmol/l

Réponse : D

1.14. 2 ETIOLOGIES (FACTEURS DE RISQUE, TERRAIN)

S 92/8/1/ 61

Devant un hyperaldostéronisme, pour savoir s'il est primaire ou secondaire, il suffit de faire un dosage plasmatique:

A. De l'aldostérone
B. De l'activité rénine
C. Du potassium
D. Du sodium
E. Des bicarbonates

Réponse : B

2 TROUBLES DE L'HYDRATATION

2. 1 DESHYDRATATION

2. 1. 1 CLINIQUE

M 91/3/2/ 72

Un déficit hydrique pur peut entraîner les signes cliniques suivants:

A. Vomissements
B. Agitation
C. Hyperthermie
D. Hallucinations
E. Polyurie

Réponse : BCD

S 91/6/1/ 41

La déshydratation globale s'accompagne des signes cliniques suivants, sauf un. Lequel?

A. Soif
B. Amaigrissement
C. Hypothermie
D. Signe du pli cutané
E. Oligurie

Réponse : C

2. 2 DESHYDRATATION EXTRACELLULAIRE

2. 2. 1 CLINIQUE

S 86/1/1/ 97

Parmi les signes cliniques de déshydratation suivants, un seul n'est pas évocateur d'une déshydratation extra-cellulaire, lequel?

A. Oligurie
B. Pli cutané
C. Cernes oculaires
D. Sécheresse des muqueuses
E. Dépression de la fontanelle

Réponse : D

M 86/5/2/ 71

Le tableau clinique de l'hyperhydratation cellulaire avec déshydratation extracellulaire comporte:

A. Troubles digestifs (nausées-vomissements)
B. Soif
C. Tachycardie
D. Hypertension artérielle
E. Oligurie

Réponse : ACE

M 90/3/2/ 27

Les signes de déshydratation extra-cellulaire pure comportent :

A. Pli cutané
B. Hypotonie des globes oculaires
C. Fièvre
D. Troubles psychiques à type d'hallucination
E. Hypotension artérielle

Réponse : ABE

M 90/2/2/ 68

Une déshydratation extra-cellulaire aiguë du nourrisson se manifeste typiquement par:

A. Une hypotension artérielle
B. Une soif vive
C. Une persistance du pli cutané abdominal
D. Une sécheresse du sillon gingivo-jugal
E. Des cernes sous-oculaires marqués

Réponse : ACE

S 91/7/1/ 46

La déshydratation extra-cellulaire isolée (DEC) comporte un des signes suivants:

A. Prise de poids
B. Tachycardie
C. Polyurie
D. Urée sanguine abaissée
E. Fonction rénale normale

Réponse : B

2. 2. 2 ETIOLOGIES (FACTEURS DE RISQUE, TERRAIN)

M 87/2/1/109

Un tableau de déshydratation à prédominance extra-cellulaire, peut se constituer en cas de:

A. Diarrhée aiguë
B. Fistule biliaire
C. Occlusion aiguë du grêle
D. Levée d'obstacle après anurie
E. Diabète insipide

Réponse : ABCD

2. 2. 3 DIVERS

M 94/8/1/ 92

Quelles sont les propositions exactes concernant le diagnostic de déshydratation extra-cellulaire pure?

A. La natrémie est normale
B. Le stock sodé est diminué
C. L'osmolalité plasmatique est abaissée
D. La natriurèse est abaissée
E. Il existe un hyperaldostéronisme secondaire

Réponse : ABDE

2. 3 DESHYDRATATION INTRACELLULAIRE

2. 3. 1 CLINIQUE

S 85/2/1/103

Parmi les signes énumérés, l'un fait partie du tableau classique de la déshydratation aiguë du secteur intracellulaire:

A. Dépression de la fontanelle
B. Hypotonie des globes oculaires
C. Persistance du pli cutané au pincement
D. Sécheresse de la langue
E. Signes de collapsus

Réponse : D

M 85/3/2/ 25

Parmi ces signes de déshydratation aiguë du nourrisson, quel(s) est (ou sont) celui (ou ceux) qui évoquent une déshydratation intra-cellulaire?

A. Pli cutané
B. Hypotension artérielle
C. Fièvre
D. Dépression de la fontanelle
E. Sécheresse des muqueuses

Réponse : CE

M 86/5/2/ 3

Au cours d'une déshydratation intracellulaire sévère, on peut constater:

A. Une sensation de soif
B. Des nausées et vomissements
C. Une sécheresse des muqueuses buccales
D. Un hématome sous dural
E. Une hypotonie des globes oculaires

Réponse : ACD

M 87/1/2/ 3

Dans une déshydratation intra-cellulaire isolée, on observe habituellement:

A. Un pli cutané persistant
B. Une sécheresse des muqueuses buccales
C. Une hyperprotidémie
D. Une hypernatrémie
E. Une soif

Réponse : BDE

M 87/3/2/ 32

Parmi ces signes de déshydratation aiguë du nourrisson, quel(s) est (ou sont) celui (ou ceux) qui évoquent une déshydratation intra-cellulaire?

A. Pli cutané
B. Yeux enfoncés et cernés
C. Fièvre
D. Soif
E. Sécheresse des muqueuses

Réponse : CDE

M 88/1/1/114

Au cours d'une déshydratation intracellulaire sévère, on peut constater:

A. Une sensation de soif
B. Des nausées et vomissements
C. Une sécheresse des muqueuses buccales
D. Un hématome sous dural
E. Des troubles de la conscience

Réponse : ACDE

M 90/5/1/109

Une déshydratation intra-cellulaire isolée, se traduit par:

A. Un pli cutané persistant
B. Une soif
C. Une hyperprotidémie
D. Une hypernatrémie
E. Une acidose métabolique

Réponse : BD

M 93/8/1/ 81

Parmi ces signes de déshydratation aiguë du nourrisson, quel(s) est (sont) celui (ceux) qui évoque(nt) une déshydratation intracellulaire?

A. Pli cutané
B. Yeux enfoncés et cernés
C. Fièvre
D. Soif
E. Sécheresse des muqueuses

Réponse : CDE

2. 3. 2 BIOLOGIE

S 85/5/1/ 16

L'état d'hydratation intra-cellulaire est reflété par:

A. La kaliémie
B. L'osmolalité extra-cellulaire
C. La clairance rénale de l'eau libre
D. pH sanguin
E. La natriurie

Réponse : B

2. 3. 3 ETIOLOGIES (FACTEURS DE RISQUE, TERRAIN)

S 88/6/1/ 14

Dans la liste des causes suivantes de polyurie quelle est celle qui, pour un même volume d'urines perdues, entraîne la déshydratation intra-cellulaire la plus importante:

A. Polyurie diabétique
B. Diabète insipide
C. Reprise de diurèse après obstacle des voies urinaires
D. Reprise de diurèse après néphropathie tubulo-interstitielle aiguë
E. Insuffisance rénale chronique (clairance de la créatinine = 15 ml/mn)

Réponse : B

2. 3. 4
DIVERS

M 89/4/2/ 17

Dans une hypernatrémie avec déshydratation intra-cellulaire pure, le capital sodé est:

A. Elevé
B. Bas
C. Normal
D. Fonction de la natriurèse
E. Aucune propositions n'est exacte

Réponse : C

2. 4
EQUILIBRE HYDRO ELECTROLYTIQUE

2. 4. 1
CLINIQUE3

M 92/8/2/ 28

L'augmentation de l'eau totale de l'organisme peut se manifester par:

A. Des oedèmes des membres inférieurs
B. Des oedèmes lombaires (patient alité)
C. Un épanchement pleural
D. Une perte de poids
E. Des troubles de conscience

Réponse : ABCE

2. 4. 2
BIOLOGIE

S 85/6/1/ 21

Un sujet (initialement normohydraté), a une hypertension artérielle traitée par diurétique. Avec ce traitement son poids s'abaisse de 4 kg, sa natrémie de 140 à 110 mmol/l. Son nouvel état d'hydratation est:

A. Une déshydratation extra-cellulaire pure
B. Une déshydratation intra-cellulaire pure
C. Une déshydratation extra-cellulaire associée à une déshydratation intra-cellulaire
D. Une déshydratation intra-cellulaire associé à une hyperhydratation extra-cellulaire
E. Une hyperhydratation intra-cellulaire associée à une déshydratation extra-cellulaire

Réponse : E

S 85/7/1/ 27

Une hémodilution se traduit et s'accompagne le plus souvent de tous les éléments suivants sauf un; lequel?

A. Une hypoprotéinémie
B. Une baisse de l'hématocrite
C. Une hypernatrémie
D. Une hyperhydratation cellulaire
E. De signe d'oedème pulmonaire

Réponse : C

S 88/5/1/ 18

L'état d'hydratation intra-cellulaire est déterminé par:

A. La kaliémie
B. L'osmolalité extra-cellulaire
C. La protidémie
D. pH sanguin
E. La natriurie

Réponse : B

2. 4. 3
ETIOLOGIES
(FACTEURS DE RISQUE, TERRAIN)

S 94/8/1/ 43

Il faut exclure en cas d'hyponatrémie avec dilution plasmatique:

A. Les diurétiques thiazidiques
B. Le Furosémide
C. Le LASILIX* à 40mg
D. Le Mannitol à 20%
E. Le Bumétanide (BURINEX*)

Réponse : D

2. 4. 4
DIVERS

S 85/1/1/111

Parmi ces différentes affirmations concernant les hyponatrémies, quelle est celle que vous retenez?

A. L'hyponatrémie est due à un hyperaldostéronisme
B. L'hyponatrémie est liée uniquement à une diminution du capital sodé de l'organisme
C. L'hyponatrémie entraîne une hyperhydratation cellulaire
D. Quelqu'en soit le mécanisme, l'hyponatrémie se corrige par des apports sodés
E. La baisse de la natrémie stimule la sécrétion d'ADH

Réponse : C

M 89/5/2/ 47

L'hyponatrémie:

A. Signifie diminution du pool sodé
B. Signifie oedème cellulaire
C. S'accompagne d'une soif intense
D. Se rencontre dans un tableau d'hyperhydratation globale
E. Peut provoquer des nausées

Réponse : BDE

S 93/9/1/ 21

Un sujet anurique qui reçoit une perfusion du soluté glucosé isotonique (5%) 3 l/24 h va présenter:

A. Une hyperhydratation extracellulaire isolée
B. Une déshydratation intracellulaire isolée
C. Une hyperhydratation globale
D. Une hyperhydratation extracellulaire avec déshydratation intracellulaire
E. Aucune des propositions ci-dessus

Réponse : C

M 93/8/2/ 31

Un malade en insuffisance cardiaque globale a des oedèmes des membres inférieurs. Sa natrémie est à 128 mmol/l. Indiquez la (les) réponse(s) exacte(s):

A. Il existe une hyperhydratation extracellulaire et intracellulaire
B. Il existe une hyperhydratation extracellulaire et une déshydratation intracellulaire
C. Le traitement doit comporter une restriction sodée avec apports liquidiens libres
D. Le traitement doit comporter une restriction hydrique associée à un régime normosodé
E. Le traitement doit comporter une restriction hydrique et sodée

Réponse : AE

2. 5 HYPERHYDRATATION

2. 5. 1 CLINIQUE

M 85/3/2/ 15

L'hyperhydratation globale s'accompagne sur le plan clinique de:

A. Oligurie
B. Céphalées
C. Soif
D. Perte de poids
E. Oedèmes déclives

Réponse : BE

M 87/3/2/ 88

Parmi les signes cliniques suivants, le(s) quel(s) peu(ven)t être en rapport avec une hyperhydratation intracellulaire?

A. Oedèmes sous-cutanés
B. Hypertension artérielle
C. Nausées et vomissements
D. Pli cutané
E. Troubles de la conscience

Réponse : CE

M 87/7/1/113

Parmi les propositions suivantes, la ou lesquelles correspondent au tableau clinique de l'hyperhydratation cellulaire?

A. Soif
B. Nausées + vomissements
C. Céphalées
D. Crises convulsives généralisées
E. Crises convulsives localisées

Réponse : BCD

S 88/5/1/ 14

L'hyperhydratation globale s'accompagne sur le plan clinique de:

A. Polyurie
B. Céphalées
C. Soif
D. Perte de poids
E. Hypotension orthostatique

Réponse : B

2. 5. 2 DIVERS

S 87/2/1/ 51

Indiquez le signe majeur qui permet d'affirmer une hyperhydratation intracellulaire chez un malade dont la diurèse est inférieure depuis 3 jours à 300 ml/24 h et dont le poids pendant cette période s'est élevé de trois kilogrammes:

A. Ascension de la pression artérielle de 120/80 mmHg à 160/100 mmHg
B. Apparition d'oedèmes des membres inférieurs
C. Taux du sodium plasmatique: 120 mmol/l
D. Chute du taux d'hématocrite de 40 à 34%
E. Rapport du sodium/potassium urinaire < 1

Réponse : C

2. 6 HYPERHYDRATATION INTRACELLULAIRE

2. 6. 1 CLINIQUE

M 91/1/2/ 98

Les signes d'accompagnement d'un oedème cellulaire comportent:

A. Nausées
B. Céphalées
C. Somnolence
D. Soif
E. Hyponatrémie

Réponse : ABCE

2. 6. 2 DIVERS

M 91/7/2/ 69

L'hyperhydratation cellulaire:

A. Provoque une hypokaliémie
B. Peut être observée dans les déficits en vasopressine
C. Peut s'accompagner de troubles visuels et de céphalées
D. S'accompagne d'une augmentation de l'osmolarité plasmatique
E. S'accompagne d'une hyponatrémie

Réponse : CE

3
INSUFFISANCE RENALE
3. 1
INSUFFISANCE RENALE
3. 1. 1
BIOLOGIE

S 91/2/1/ 7

Le meilleur indicateur plasmatique de la fonction rénale est:

A. Le sodium
B. Le potassium
C. La créatine
D. La créatinine
E. L'urée

Réponse : D

3. 1. 2
TRAITEMENTS

S 85/5/1/ 22

Un sujet de 47 ans, porteur d'une polykystose et d'une hypertension artérielle moyenne a une insuffisance rénale importante, créatininémie à 678 micromoles/litre. La natrémie est à 138 mmol/l. La kaliémie est à 5,2 mmol/litre. La décision d'un traitement diurétique a été prise. Quelle médication doit être choisie?

A. Hydrochlorothiazide (ESIDREX*)
B. Association thiazide-modamine (MODURETIC*)
C. Antialdostérone (ALDACTONE*)
D. Furosémide (LASILIX*)
E. Tériam (TERIAM*)

Réponse : D

M 86/4/2/ 98

Chez un patient, en insuffisance rénale, présentant un signe du pli cutané, une hypotension artérielle, un collapsus veineux périphérique, et une natrémie à 120 mEq/l, quelle vous parait être la thérapeutique adaptée?

A. Restriction hydrique et sodée
B. Furosémide à fortes doses
C. Hémodialyse en urgence
D. Sérum salé
E. Sérum glucosé

Réponse : D

S 87/1/1/ 80

Parmi ces différents diurétiques quel est celui qui est indiqué au cours de l'insuffisance rénale (clairance de la créatinine = 15 ml/mn):

A. Thiazidiques
B. Diurétiques osmotiques
C. Spironolactones
D. Furosémide
E. Inhibiteurs de l'anhydrase carbonique

Réponse : D

3. 2
INSUFFISANCE RENALE AIGUE
3. 2. 1
BIOLOGIE

S 85/3/1/ 24

Tous les propositions sont exactes sauf une: Dans l'insuffisance rénale aiguë fonctionnelle, les urines ont toutes les caractéristiques suivantes sauf une: laquelle?

A. Na+ inférieur à 15 mmol/l
B. Rapport Na+/K+ inférieur à 1
C. Rapport U/P osmolaire supérieur à 1
D. Urée urinaire supérieure à 15g/l (250 mmol/l)
E. Densité égale à 1008

Réponse : E

S 86/4/1/ 96

Au cours de l'insuffisance rénale aiguë par nécrose tubulaire aiguë, non traitée par les diurétiques: indiquez la proposition juste.

A. L'uricémie reste en permanence normale
B. La diurèse est parfois conservée
C. La concentration du Na urinaire est effondrée
D. La protéinurie dépasse le plus souvent 3g/24h
E. La taille des reins est diminuée

Réponse : B

M 87/4/1/114

Un malade présente une oligurie dans les suites d'une intervention chirurgicale (cholécystectomie). On est amené à penser qu'il s'agit d'une insuffisance rénale aiguë fonctionnelle secondaire à une hydratation insuffisante si on constate:

A. Urée urinaire élevée
B. Natriurèse basse
C. Tension artérielle basse
D. Pression veineuse centrale basse
E. Une osmolalité urinaire égale à 600 mmol/litre

Réponse : ABCDE

M 88/2/2/ 18

Dans une insuffisance rénale aiguë organique:

A. Le débit urinaire des 24 heures peut être supérieur à 1,500 litre
B. Le chiffre d'urée sanguine n'est que proportionnel au déficit fonctionnel rénal
C. Le rythme d'élévation de la créatinémie est proportionnel au degré du catabolisme azoté
D. L'ionogramme sanguin montre souvent un trou anionique
E. Il arrive que la kaliémie sanguine dépasse 7 mmol/l

Réponse : ADE

S 89/2/1/ 68

Lors d'une insuffisance rénale aiguë le risque vital immédiat est lié à l'un des facteurs suivants:

A. L'hyperuricémie
B. L'hyperkaliémie
C. L'élévation de l'urée
D. La rétention hydrique
E. L'hypotension artérielle

Réponse : B

M 90/2/2/ 45

Au cours de l'insuffisance rénale aiguë fonctionnelle:

A. Il existe une oligurie
B. Le sodium urinaire est effondré, souvent < 20 mmol/l
C. Le rapport u/p de la créatinine est élevé
D. La cause est souvent cliniquement décelable
E. Le pronostic est bon si le dépistage est précoce

Réponse : ABCDE

3. 2. 2
ETIOLOGIES
(FACTEURS DE RISQUE, TERRAIN)

M 85/2/2/ 30

Une insuffisance rénale aiguë oligo-anurique:

A. Peut s'observer dans une glomérulonéphrite aiguë
B. Peut être consécutive à une transfusion compatible dans le système ABO
C. Peut être consécutive à un coma éthylique négligé
D. Peut faire suite à une septicémie à colibacilles
E. Peut compliquer une cholécystographie orale

Réponse : ACDE

S 85/7/1/ 46

Parmi ces différents antibiotiques, quel est celui qui peut provoquer une insuffisance rénale aiguë par un mécanisme immuno-allergique pur:

A. Gentamicine
B. Chloramphénicol
C. Amphotéricine B
D. Doxycycline
E. Rifampicine

Réponse : E

M 86/7/2/ 85

Le décès d'un malade atteint d'une insuffisance rénale aiguë anurique vu au 5ème jour peut être consécutif à:

A. L'hyperkaliémie
B. L'hypercatabolisme azoté
C. Un oedème pulmonaire
D. Une acidose grave
E. L'affection ayant entraîné l'anurie

Réponse : ACDE

M 87/5/2/ 80

On peut observer une insuffisance rénale aiguë anurique après:

A. Une transfusion où la compatibilité dans le système ABO a été vérifiée
B. Une pancréatite aiguë
C. Un coma éthylique négligé
D. Une overdose d'héroïne non hospitalisée
E. Une urographie intraveineuse

Réponse : ABCDE

M 87/7/2/ 82

Une insuffisance rénale aiguë peut être consécutive à:

A. Une septicémie à bacilles Gram négatif
B. Un glomérulonéphrite
C. Un traitement par la Gentamycine
D. Une hépatite HBs +
E. Une urographie intraveineuse

Réponse : ABCE

M 88/2/2/ 2

Une insuffisance rénale aiguë oligo-anurique:

A. Peut s'observer dans une glomérulonéphrite aiguë
B. Peut être consécutive à une transfusion incompatible dans le système ABO
C. Peut être consécutive à un coma éthylique négligé
D. Peut faire suite à une septicémie à colibacilles
E. Peut compliquer un examen artériographique

Réponse : ABCDE

S 88/5/1/ 71

Une femme de 35 ans sans antécédent pathologique, a eu une septicémie post-abortum, compliquée d'une insuffisance rénale aiguë anurique justifiant le recours à des hémodialyses répétées. Six semaines plus tard, la diurèse n'a pas toujours pas repris. Parmi les causes suivantes, quelle est celle qui vous paraît expliquer le plus vraisemblablement la persistance de l'insuffisance rénale ?

A. Néphrocalcinose
B. Thrombose des veines rénales
C. Nécrose corticale bilatérale
D. Obstacle sur les voies urinaires
E. Aucune des propositions n'est correcte

Réponse : C

M 89/5/1/100

L'apparition d'une insuffisance rénale aiguë anurique est fréquente après intervention réparatrice vasculaire effectuée tardivement dans les ischémies aiguës des membres. Indiquez, parmi les suivants, le(s) facteur(s) responsable(s) de l'apparition de cette insuffisance rénale:

A. Myoglobinémie
B. Choc septique
C. Hypovolémie
D. Hémolyse
E. Facteurs thromboplastiques circulants

Réponse : AC

S 91/1/1/ 51

Les médicaments suivants sont renommés susceptibles de déclencher des insuffisances rénales aiguës dans certaines conditions, sauf un, lequel?

A. Amphotéricine B
B. Aminosides
C. Glafénine
D. Produits iodés
E. Insuline

Réponse : E

M 91/5/2/ 43

Il est possible d'observer une insuffisance rénale aiguë fonctionnelle (c'est-à-dire sans lésion du parenchyme rénal) d'origine hémodynamique avec:

A. Les produits de contraste iodés
B. Les diurétiques
C. Les anti-inflammatoires non stéroïdiens
D. Les antalgiques contenant de la phénacétine
E. Les antibiotiques du groupe aminoside (GENTAMYCINE*...)

Réponse : BC

M 92/9/2/ 60

Les médicaments ou produits suivants peuvent être responsables d'une insuffisance rénale aiguë:

A. Les antibiotiques du type aminoside
B. Les produits de contraste iodés
C. Les anti-inflammatoires non stéroïdiens
D. Les antalgiques contenant de la noramidopyrine
E. Le soluté salé physiologique

Réponse : ABCD

3. 2. 3
BILAN ÉTIOLOGIQUE

S 94/8/1/ 33

Chez l'homme de 50 ans, qui présente une insuffisance rénale aiguë, quel est l'examen de choix dans le contexte de l'urgence, pour rechercher un obstacle des voies excrétrices?

A. Radiographie sans préparation des aires rénales
B. Tomodensitométrie
C. Urétéro-pyélographie rétrograde
D. Urographie intra-veineuse
E. Echographie rénale

Réponse : E

3. 2. 4
EVOLUTION
(PRONOSTIC, COMPLICATIONS)

M 89/4/2/ 30

Parmi les éléments suivants, donnez celui (ceux) qui ne qui ne représente(nt) pas une circonstance favorisante à l'apparition d'une hyperkaliémie dans l'insuffisance rénale aiguë:

A. Hémolyse
B. Rhabdomyolyse
C. Hémorragie digestive
D. Hyperhydratation
E. Acidose

Réponse : D

S 91/7/1/ 17

Dans une insuffisance rénale aiguë avec oligurie, dans les premiers jours, la vie du malade peut être avant tout menacée par:

A. Une hyperkaliémie
B. Une alcalose métabolique
C. Une hyperphosphorémie
D. Une hypocalcémie
E. Une hyperuricémie

Réponse : A

3. 2. 5
TRAITEMENTS

M 91/2/2/ 91

Au cours de l'insuffisance rénale aiguë, une épuration extra rénale doit être réalisée si le malade:

A. N'a pas uriné depuis plus de 12 heures
B. Présente une azotémie à 30 mmol/l
C. A une kaliémie supérieure à 7 mmol/l
D. A une insuffisance rénale fonctionnelle anurique
E. A un oedème pulmonaire par surcharge hydrique

Réponse : CE

3. 2. 6
DIVERS

M 86/2/2/ 38

Dans une insuffisance rénale aiguë par nécrose tubulaire:

A. Il existe une dyspnée proportionnelle à l'élévation de l'urée sanguine
B. La récupération de la fonction antérieure est la règle
C. L'hyperhydratation cellulaire peut entraîner des crises convulsives
D. Il existe une tendance hémorragique lorsque la rétention azotée est importante
E. Une hyperleucocytose peut exister en l'absence de foyer infectieux

Réponse : BCDE

M 88/5/2/ 4

L'insuffisance rénale aiguë fonctionnelle:

A. Fait souvent suite à une déshydratation extra-cellulaire
B. S'accompagne d'un rapport U/P des concentrations de l'urée inférieur à 4
C. S'accompagne, en l'absence de traitement, d'une concentration urinaire de sodium élevée
D. Peut s'observer dans une cirrhose ascitique
E. Peut s'observer au cours du syndrome néphrotique pur

Réponse : ADE

S 89/3/1/ 25

Après 48 heures de traitement médical correct d'une poussée d'insuffisance respiratoire chez un bronchitique obstructif vous jugez que votre traitement est un échec et doit faire discuter une assistance ventilatoire. Parmi les éléments suivants, votre décision sera motivée par:

A. La persistance des oedèmes des membres inférieurs
B. La persistance d'une fébricule
C. La persistance d'un galop droit
D. La persistance d'une somnolence
E. L'âge > 75 ans

Réponse : D

M 90/7/1/ 91

Un malade devient oligurique dans les suites d'une intervention chirurgicale (cholécystectomie). On est amené à penser qu'il s'agit d'une insuffisance rénale aiguë fonctionnelle secondaire à une déshydratation extracellulaire si l'on constate :

A. Urée urinaire élevée
B. Natriurèse basse
C. Tension artérielle basse
D. Pression veineuse centrale basse
E. Une soif vive

Réponse : ABCD

3. 3
INSUFFISANCE RENALE CHRONIQUE
3. 3. 1
CLINIQUE

M 89/1/2/ 66

L'insuffisance rénale chronique non traitée s'accompagne presque toujours de:

A. Une anémie
B. Des oedèmes
C. Une hypocalcémie
D. Une hypophosphorémie
E. Une acidose métabolique

Réponse : ACE

M 90/3/2/ 29

Quel(s) symptôme(s) clinique(s) en rapport avec une insuffisance rénale chronique peut-on observer ?

A. Prurit
B. Exophtalmie
C. Pâleur
D. Frottement péricardique
E. Splénomégalie

Réponse : ACE

3. 3. 2 BIOLOGIE

S 85/1/1/ 35

Une insuffisance rénale chronique avec une créatininémie de 820 micromoles par litre s'accompagne habituellement de:

A. Une hypokaliémie
B. Une fuite excessive de calcium urinaire
C. Une polyglobulie
D. Une hyperphosphorémie
E. Une augmentation de la vitesse de conduction nerveuse

Réponse : D

S 85/7/1/ 41

Dans une insuffisance rénale chronique, on observe habituellement:

A. Une hypocalcémie
B. Une hypophosphorémie
C. Une polyglobulie
D. Une alcalose métabolique
E. Une hypo-uricémie

Réponse : A

S 86/6/1/ 21

Un patient en insuffisance rénale chronique (clairance de la créatinine égale à 15 ml/mn) bien hydraté a une osmolalité urinaire à:

A. 900 mmol/l
B. 600 mmol/l
C. 300 mmol/l
D. 150 mmol/l
E. 50 mmol/l

Réponse : C

S 86/6/1/115

Au cours de l'insuffisance rénale chronique à un stade avancé, les anomalies biologiques suivantes sont habituelles à l'exception de l'une d'entre d'elles. Laquelle?

A. Hémoglobine à 7,8 g/l
B. Bicarbonates plasmatiques: 20 mmol/l (20 mEq/l)
C. Phosphorémie: 0,20 mmol/l (6 mg/l)
D. Azotémie: 42 mmol/l (2,46 g/l)
E. Uricémie 550 micromol/l (92 mg/l)

Réponse : C

S 88/7/1/ 38

Chez un malade atteint d'insuffisance rénale chronique, on observe souvent une tendance hémorragique anormale. Parmi les examens suivants, lequel est habituellement perturbé?

A. Numération des plaquettes
B. Fibrinogénémie
C. Temps de saignement
D. Temps de Quick
E. Temps de céphaline activé

Réponse : C

S 89/4/1/106

L'anémie de l'insuffisance rénale chronique présente les caractéristiques suivantes sauf une:

A. Liée à un déficit en érythropoïétine
B. Normochrome
C. Peu régénérative
D. Parfaitement corrigée par l'épuration extra-rénale
E. Demi-vie des hématies diminuée

Réponse : D

M 90/3/2/ 87

Au cours d'une insuffisance rénale chronique avec filtration glomérulaire à 15 ml/mn, il est habituel de rencontrer:

A. Une anémie normochrome
B. Une hypocalcémie
C. Une hypophosphorémie
D. Une hypobicarbonatémie
E. Une augmentation des gamma globulines

Réponse : ABD

M 91/3/2/ 50

Au cours de l'ostéodystrophie rénale, on observe habituellement:

A. Hypocalcémie
B. Hypocalciurie
C. Hypophosphorémie
D. Hypophosphaturie
E. Hypophosphatasie

Réponse : ABD

M 94/9/1/ 76

Une anémie avec un taux d'Hb à 8 g/dl chez un insuffisant rénal chronique est en général:

A. Exceptionnelle
B. Liée au déficit en érythropoïétine
C. Hyper-réticulocytaire en cas d'hémolyse
D. Bien tolérée
E. Microcytaire en cas de carence martiale

Réponse : BCDE

3. 3. 3 IMAGERIE

M 91/7/1/ 91

Chez un patient insuffisant rénal chronique, dialysé depuis plusieurs années, quels signes radiologiques peuvent être mis en évidence?

A. Des calcifications artérielles
B. Une résorption des houppes phalangiennes
C. Un foie spontanément hyperdense en tomodensitométrie
D. Des signes de résorption sous-périostée
E. Des signes de résorption endostée

Réponse : ABCDE

3. 3. 4
ETIOLOGIES
(FACTEURS DE RISQUE, TERRAIN)

M 89/6/2/109

Parmi les facteurs suivants, quel est ou quels sont ceux qui peut (peuvent) aggraver une insuffisance rénale chronique?

A. Les pénicillines
B. Une déshydratation extra-cellulaire
C. Un obstacle sur les voies urinaires
D. L'injection de produits iodés
E. Des infections urinaires à répétition

Réponse : BCDE

3. 3. 5
EVOLUTION
(PRONOSTIC, COMPLICATIONS)

S 85/4/1/ 14

Chez un insuffisant rénal chronique, on observe fréquemment les troubles suivants sauf un:

A. Diminution des réactions immunitaires
B. Ostéodystrophie
C. Hypoparathyroïde
D. Anémie normochrome
E. Retard de conduction nerveuse

Réponse : C

M 86/3/2/ 4

L'accumulation d'un aminoside chez l'insuffisant rénal entraîne un risque de:

A. Néphrotoxicité
B. Neuropathie périphérique
C. Ototoxicité
D. Troubles oculaires
E. Neutropénie

Réponse : AC

M 89/4/2/ 91

Les facteurs pouvant décompenser une insuffisance rénale chronique comportent:

A. Déplétion sodée
B. Traitement diurétique
C. Restriction hydrique
D. Obstacle sur la voie excrétrice
E. Toxicité médicamenteuse

Réponse : ABCDE

3. 3. 6
TRAITEMENTS

S 85/2/1/ 87

Un homme de 30 ans, pesant 70 kg, diabétique insulino-dépendant, avec un syndrome oedémateux et une insuffisance rénale chronique (clairance de la créatinine égale à 18 ml/mn). Les prescriptions diététiques suivantes sont toutes exactes, sauf une. Laquelle?

A. Régime à 200g de glucides
B. Apports de 2g de ClNa/jour
C. Apports protidiques: 10g/jour
D. Boissons en fonction de la soif
E. Suppression des aliments riches en potassium

Réponse : C

S 86/4/1/ 38

Pour traiter une insuffisance cardiaque chez un insuffisant rénal chronique (clairance de la créatinine = 20 ml/mn), quel diurétique devez vous utiliser?

A. Hydrochlorothiazide
B. Spironolactone
C. Furosémide
D. Triamterène
E. Mannitol

Réponse : C

S 86/6/1/ 37

Un patient en insuffisance rénale chronique (clairance de la créatinine égale à 15 ml/mn) et en insuffisance cardiaque avec syndrome oedémateux, sera traité par:

A. LASILIX* 20 mg/jour
B. LASILIX* 250 mg/jour
C. ALDACTONE* 50 mg/jour
D. DIURILIX* 500 mg/jour
E. Aucune proposition exacte

Réponse : B

S 86/6/1/ 44

Toutes les propositions suivantes sont exactes, sauf une; indiquez laquelle? Une femme de 50 ans, pesant 60 kg, hypertendue en insuffisance rénale chronique (clairance de la créatinine = 6 ml/mn) a une diurèse moyenne de 1000 l/24h. On prescrit pour 3 semaines, en attendant le début de la dialyse périodique:

A. Apport protéique quotidien : 50 g
B. Augmentation des aliments glucidiques
C. Suppression des aliments riches en potassium
D. Restriction sodée à moins de 4 g/jour de ClNa
E. Boisson : 3,5 l d'eau par jour

Réponse : E

S 86/7/1/ 52

Un sujet adulte en insuffisance rénale chronique, non hypertendu, avec une diurèse de 2 litres par 24 heures, a le bilan sanguin suivant: pH =7,28; CO3H =15 mmol/l; Cl= 99 mmol/l; NA =125 mmol/l; K =5 mmol/l; créatininémie=220 micromol/l. Le traitement est?

A. Soluté glucosé isotonique
B. Soluté bicarbonaté hypertonique (30 pour mille)
C. Epuration extra-rénale
D. Soluté isotonique (ClNa 9 pour mille)
E. Kayexalate (Résine exchangeuse d'ions): 50 g

Réponse : B

M 86/7/2/ 71

Chez l'insuffisant rénal chronique:

A. La prescription d'un diurétique "épargneur de potassium" est justifiée pour permettre de conserver une kaliémie normale
B. Un apport alimentaire important de sodium peut entraîner une positivation du bilan sodé
C. Les bicarbonates plasmatiques restent normaux même pour des réductions extrêmes de la filtration glomérulaire
D. Une restriction sodique peut rapidement conduire à la déshydratation extracellulaire
E. Un apport quotidien important de calcium est souhaitable

Réponse : BDE

M 87/5/2/ 81

Un patient traité par hémodialyses itératives doit suivre un régime:

A. Strictement sans sodium
B. N'apportant que 200 ml de liquide par 24 heures
C. N'apportant pas plus de 0,5 g de protéines par kg et par jour
D. Restreint en potassium
E. Restreint en calcium

Réponse : D

S 89/7/1/ 66

La quantité minimum de protéine nécessaire pour maintenir une balance azotée chez les malades en insuffisance rénale chronique est:

A. 0,5 g/kg de poids
B. 1 g/kg de poids
C. 2,25 g/kg de poids
D. 3 g/kg de poids
E. 4,15 g/kg de poids

Réponse : A

S 91/3/1/ 40

Chez un malade adulte insuffisant rénal chronique (avec une créatinémie à 500 micromoles/l) et hypertendu, il est formellement contre-indiqué de donner:

A. Du furosémide
B. Un inhibiteur calcique
C. Un inhibiteur de l'enzyme de conversion
D. De la spironolactone
E. Un bêta-bloquant

Réponse : D

3. 3. 7
DIVERS

S 85/1/1/ 8

Parmi les précautions suivantes permettant d'atténuer les risques d'une urographie intraveineuse chez un sujet atteint d'insuffisance rénale, indiquez la plus importante:

A. Injecter une faible dose de produit de contraste
B. Eviter la déshydratation
C. Prescrire une restriction alimentaire
D. Injecter un sel de sodium à la place d'un sel de méthylglucamine
E. Eviter l'injection rapide du produit de contraste

Réponse : B

3. 4
INSUFFISANCE RENALE FONCTIONNELLE
3. 4. 1
BIOLOGIE

S 88/5/1/ 73

Quel est le paramètre qui ne correspond pas au tableau biologique d'une insuffisance rénale fonctionnelle?

A. Augmentation de l'urée sanguine
B. Augmentation de la créatininémie
C. Diminution de la natriurèse
D. Diminution de la concentration uréique urinaire
E. Hématocrite augmenté

Réponse : D

M 92/8/1/ 85

Après quelques jours de vomissements et de diarrhée, un homme de 60 ans, dont on sait que la fonction rénale était antérieurement normale, a une insuffisance rénale fonctionnelle. Vous vous attendez donc à retrouver:

A. Diurèse de 100 ml/24heures
B. Urée plasmatique de 33 mmol/l
C. Créatinine plasmatique de 260 micromol/l
D. Urée urinaire de 500 mmol/l
E. Natriurèse de 80 mmol/l

Réponse : ABCD

3. 4. 2
DIVERS

M 91/6/2/ 86

Un malade a une oligurie dans les suites d'une cholécystectomie. Quels sont les éléments qui permettent de penser qu'il s'agit d'une insuffisance rénale aiguë fonctionnelle secondaire à une hydratation insuffisante?

A. Sa concentration uréique urinaire est basse (U/P urée = 4)
B. Sa concentration sodée urinaire est basse (< 20 mmol/l)
C. Il a une hypotension artérielle orthostatique
D. Il a un pli cutané
E. Il a une hypoprotidémie

Réponse : BCD

3. 5
POLYKYSTOSE RENALE
3. 5. 1 CLINIQUE

M 89/2/2/120

La polykystose rénale de l'adulte peut se manifester:

A. Par une douleur des flancs
B. Par une HTA
C. Par une hématurie
D. Par une polyglobulie
E. Par une insuffisance rénale chronique

Réponse : ABCDE

3. 5. 2
IMAGERIE

M 91/1/2/ 81

Parmi les cinq propositions suivantes concernant les images obtenues par urographie intraveineuse au cours de la polykystose rénale, vous retenez:

A. Les reins peuvent être très gros
B. Une image d'hydronéphrose est habituelle
C. Les cavités calicielles sont étirées, désorganisées
D. L'opacification complète d'un kyste traduit un cancer du rein associé
E. Les images simulent une tuberculose rénale

Réponse : AC

3. 5. 3
DIVERS

M 87/5/2/ 79

La polykystose rénale:

A. Peut s'accompagner d'une polykystose hépatique
B. Nécessite pour son diagnostic une urétéropyélographie rétrograde
C. Atteint le plus souvent le sexe masculin
D. Peut s'accompagner d'anévrysmes du polygone de Willis
E. Peut conduire à l'insuffisance rénale

Réponse : ADE

4
TROUBLES DE L'EQUILIBRE ACIDO BASIQUE
4. 1
EQUILIBRE ACIDO BASIQUE
4. 1. 1
CLINIQUE

M 91/7/2/ 52

Une acidose métabolique peut entraîner:

A. Une hyperpnée
B. Une dépression respiratoire
C. Un arrêt cardiaque
D. Allongement de QT à l'ECG
E. Une oligurie

Réponse : ACD

4. 1. 2
BIOLOGIE

S 85/1/1/112

Les données cliniques et biologiques suivantes, à l'exception d'une d'entre elles, sont caractéristiques de l'acidose métabolique compensée:

A. Polypnée
B. Bicarbonates plasmatiques 12 mmol/l
C. Pa CO2 inférieur ou égale à 15 mmHg
D. pH 7,15
E. pH 7,40

Réponse : D

S 90/6/1/ 39

Un patient de 50 ans doit être opéré d'une hernie hiatale. Lors d'un bilan préopératoire, un prélèvement de sang artériel est effectué. Il apporte les résultats suivants: pH: 7,42;PaCO2: 38 mmHg(5,1 KPa); CO3H: 26 mmol/l; PaO2: 88 mmHg (11,6KPa). Préciser l'état de l'équilibre acide-base:

A. Acidose gazeuse
B. Alcalose gazeuse
C. Acidose métabolique
D. Alcalose métabolique
E. Normal

Réponse : E

4. 1. 3
ETIOLOGIES
(FACTEURS DE RISQUE, TERRAIN)

S 85/1/1/ 23

Toutes les propositions suivantes sont exactes, sauf une, laquelle? Les situations pathologiques qui exposent au risque d'acidose métabolique sont:

A. Diarrhée aiguë récente
B. Vomissements
C. Insuffisance rénale chronique
D. Dérivation sigmoïdienne des urines
E. Etat de choc

Réponse : B

S 85/1/1/ 33

L'acidose métabolique avec hyperkaliémie s'observe dans:

A. Les vomissements abondants
B. L'insuffisance rénale chronique (clairance de la créatinine =10 ml/mn)
C. Les diarrhées
D. La dérivation sigmoïdienne des urines
E. Le traitement diurétique

Réponse : B

M 88/1/1/119

Les situations pathologiques qui exposent au risque d'acidose métabolique comprennent:

A. Diarrhée chronique
B. Vomissements
C. Insuffisance rénale chronique
D. Dérivation sigmoïdienne des urines
E. Etat de choc

Réponse : ACDE

M 91/2/2/ 42

Parmi les situations suivantes, quelle(s) est (sont) celle(s) qui provoque(nt) une acidose métabolique en augmentant le trou anionique?

A. Etat de choc septique
B. Diarrhée sans collapsus
C. Intoxication par éthylène glycol
D. Intoxication par méthanol
E. Acidose tubulaire rénale (congénitale ou acquise)

Réponse : ACD

M 92/8/2/100

Une alcalose métabolique peut être due à:

A. Administration de spironolactones
B. Vomissements
C. Diarrhée toxi-infectieuse
D. Ventilation d'un insuffisant respiratoire chronique décompensé
E. Administration de furosémide

Réponse : BDE

4. 1. 4 DIVERS

M 86/2/2/ 12

Parmi les cas d'acidose métabolique cités ci-dessous, quel est celui (quel sont ceux) qui peut (peuvent) s'accompagner généralement d'un trou anionique?

A. Acidose lactique
B. Acido-cétose diabétique
C. Acidose tubulaire proximale
D. Acidose tubulaire distale
E. Acidose par intoxication aux salicylés

Réponse : ABE

S 86/2/1/ 85

Un homme de 65 ans, asthmatique depuis l'âge de 12 ans, souffre depuis plusieurs années d'une gène respiratoire continue. Il tousse et crache. Lors d'une consultation, on effectue un prélèvement de sang pour la mesure des gaz du sang. Les résultats sont: pH: 7,39; PaCO2: 53mmHg (71 KPa); PaO2: 70mmHg (9,4 KPa); Bicarbonates: 34 mmol/l. Préciser l'état de l'équilibre acide-base:

A. Acidose gazeuse
B. Alcalose gazeuse
C. Acidose métabolique
D. Alcalose métabolique
E. Normal

Réponse : A

S 87/5/1/ 15

Les résultats d'une mesure des gaz du sang artériel sont les suivants: PaCO2 : 51 mmHg(6,93 KPa); Réserve alcaline : 35 mEq/l; pH : 7,40. En terme d'équilibre acido-basique, il s'agit de:

A. Acidose métabolique compensée
B. Alcalose ventilatoire non compensée
C. Acidose ventilatoire compensée
D. Alcalose ventilatoire compensée
E. Alcalose métabolique non compensée

Réponse : C

S 89/4/1/ 82

Un patient, insuffisant respiratoire chronique, entre aux urgences pour dyspnée. Sa gazométri artérielle montre: PaO2: 6,7 KPa (49mmHg) - PaCO2: 7,4 kPa (54 mmHg) - pH: 7,33 - RA: 32 mEq/l. Il s'agit:

A. Acidose respiratoire décompensée
B. Alcalose respiratoire décompensée
C. Acidose respiratoire compensée
D. Alcalose respiratoire compensée
E. Acidose mixte

Réponse : A

M 91/6/1/ 97

Une acidose métabolique peut être la conséquence de:

A. Perfusion de chlorydrate d'arginine
B. Administration d'acétazolamide
C. Vomissements de liquide gastrique
D. Diarrhée
E. Insuffisance hépatique aiguë

Réponse : ABDE

5 DYSKALIEMIE

5. 1 HYPERKALIEMIE

5. 1. 1 CLINIQUE

M 91/6/2/ 96

Quand il existe une hyperkaliémie on peut observer sur un électro-cardiogramme:

A. Un raccourcissement de l'intervalle QT
B. Un affaissement du segment ST
C. Un élargissement des complexes QRS
D. Une augmentation de l'amplitude des ondes T
E. L'apparition d'ondes U

Réponse : CD

5. 1. 2
ETIOLOGIES
(FACTEURS DE RISQUE, TERRAIN)

M 88/5/2/ 52

Parmi ces 5 diurétiques, le(s)quel(s) est (sont) susceptible(s) d'augmenter la kaliémie?

A. Canrénone (PHANURANE*)
B. Amiloride (MODAMIDE*)
C. Hydrochlorothiazide (DIURILIX*)
D. Furosémide (LASILIX*)
E. Spironolactone (ALDACTONE*)

Réponse : ABE

M 91/1/2/ 37

Quelles sont les causes possibles d'hyperkaliémie?

A. Insuffisance rénale aiguë
B. Syndrome de Conn
C. Acidose métabolique
D. Vomissement d'origine gastrique
E. Prise de carbonate de chaux

Réponse : AC

M 91/3/2/ 97

L'hyperkaliémie observée chez un polytraumatisé en état de choc peut être due:

A. A une acidose lactique
B. A une alcalose respiratoire
C. A une insuffisance rénale aiguë
D. A une rhabdomyolyse
E. A l'administration d'isoprénaline (ISUPREL*)

Réponse : ACD

M 91/5/2/ 25

Une hyperkaliémie peut être provoquée par:

A. Insuffisance surrénale aiguë
B. Insuffisance rénale aiguë anurique
C. Corticothérapie prolongée
D. Ischémie aiguë d'un membre
E. Alcalose respiratoire

Réponse : ABD

M 93/8/2/ 20

Quelles sont parmi les situations suivantes, celles qui peuvent être à l'origine d'une hyperkaliémie?

A. Hémolyse
B. Intoxication digitalique
C. Coup de chaleur
D. Perfusion d'insuline
E. Perfusion de salbutamol

Réponse : ABC

M 94/8/2/ 64

Une hyperkaliémie peut être causée par:

A. Perfusion d'insuline
B. Perfusion de sérum bicarbonaté
C. Accident hémolytique
D. Résorption massive d'hématomes
E. Administration d'inhibiteurs de l'enzyme de conversion

Réponse : CE

5. 1. 3
TRAITEMENTS

M 85/7/1/115

Dans le traitement d'une hyperkaliémie, on peut utiliser:

A. Perfusion de chlorhydrate d'arginine
B. Perfusion de bicarbonate
C. Perfusion de sérum glucosé avec insuline
D. Administration per os et en lavement de KAYEXALATE*
E. Administration per os de gel d'alumine

Réponse : BCD

M 91/4/1/ 94

Pour traiter une hyperkaliémie on peut envisager selon les circonstances:

A. Une séance d'hémodialyse
B. La perfusion intraveineuse de Bicarbonate de sodium
C. La perfusion intraveineuse de soluté glucosé avec de l'insuline
D. La prise per os d'ALDACTONE* (anti-aldostérone)
E. La prise per os de KAYEXALATE* (Sulfonate de polystyrène sodique)

Réponse : ABCE

5. 1. 4
DIVERS

M 90/5/1/102

Parmi ces différentes propositions concernant le potassium, on peut considérer comme exact que:

A. 50% du potassium est intracellulaire
B. L'alcalose majore la kaliémie
C. L'hypokaliémie majore la toxicité de la digitaline
D. L'hypo comme l'hyperkaliémie entraînent des troubles de la conduction neuro-musculaire
E. La cause des hypokaliémies est toujours liée à une perte urinaire

Réponse : CD

S 91/2/1/ 27

Une hyperkaliémie peut:

A. Survenir au décours d'un écrasement des membres inférieurs
B. Etre aggravée par l'administration de sels de calcium intraveineux
C. Etre aggravée par la prescription de sérum bicarbonaté intraveineux
D. Provoquer un état subocclusif
E. Provoquer un déficit en facteur V (Proaccélérine)

Réponse : A

5. 2
HYPOKALIEMIE
5. 2. 1
CLINIQUE

M 91/4/1/ 95

Parmi les signes suivants quels sont ceux qui peuvent être en rapport avec une hypokaliémie:

A. Retard du transit intestinal
B. Crise de tétanie
C. Extrasystoles ventriculaires
D. Bloc auriculo-ventriculaire complet
E. Polyurie

Réponse : ABCE

M 91/7/2/ 46

Une hypokaliémie peut avoir les conséquences suivantes:

A. Syncope
B. Rhabdomyolyse
C. Trouble de la fonction de concentration des urines
D. Diarrhée
E. Crampes musculaires

Réponse : ABCE

5. 2. 2
ETIOLOGIES
(FACTEURS DE RISQUE, TERRAIN)

M 86/1/2/ 45

Parmi les endocrinopathies suivantes, laquelle (lesquelles) peu(ven)t s'accompagner d'une hypokaliémie?

A. Corticosurrénalome malin sécrétant
B. Hyperplasie surrénale congénitale
C. Adénome de Conn
D. Syndrome de Cushing paranéoplasique
E. Insuffisance surrénale aiguë

Réponse : ACD

M 87/4/2/ 64

Une hypokaliémie avec une réninémie élevée peut être due à:

A. Un adénome de Conn (adénome secrétant de l'hormone cortico-surrénalienne)
B. Un goût immodéré pour la réglisse
C. La prise de diurétiques
D. Une sténose d'une artère rénale
E. Un traitement par les bêta-bloqueurs

Réponse : CD

M 87/7/2/ 84

Une hypokaliémie par pertes rénales de potassium est rencontrée dans:

A. Hyperaldostéronisme secondaire
B. Traitement par Aldactone
C. Intoxications par la réglisse (glycérrhizine)
D. Hyperaldostéronisme primaire (syndrome de Conn)
E. Traitement par corticoïdes

Réponse : ACDE

M 91/5/2/ 69

Un diabétique en acido-cétose est en cours de traitement insulinique. Il a déjà reçu du sérum bicarbonaté et chloruré isotonique et il est sous perfusion continue d'insuline. L'état de conscience s'améliore, la TA est à 11/8, le ionogramme montre: Na: 142 mmol/l, K: 3,2 mmol/l, CO3H2: 17 mmol, glycémie: 16 mmol/l. La gazométrie artérielle montre: pH: 7,30 -aCO2: 34 mmHg. Cause(s) de l'hypokaliémie?

A. Trouble de l'équilibre acido-basique
B. Action de l'insuline
C. Déplétion pré-existante
D. Hyperosmolarité plasmatique présente
E. Hyperglycémie actuelle

Réponse : BC

S 91/5/1/ 33

Une alcalose hypokaliémique évoque principalement l'une des affections suivantes:

A. Hyperaldostéronisme primaire
B. Acromégalie
C. Panhypopituitarisme
D. Maladie de Basedow
E. Hypothyroïdie

Réponse : A

M 91/1/1/ 96

Une hypokaliémie s'observe dans:

A. L'hyperparathyroïdie
B. L'insuffisance surrénale
C. L'hypothyroïdie
D. L'hyperaldostéronisme primaire
E. La diarrhée chronique par malabsorption

Réponse : DE

M 91/3/2/ 59

Une hypokaliémie peut résulter de:

A. Perfusion d'insuline
B. Administration de corticoïdes
C. Administration de bêta-bloquants
D. Administration de noradrénaline
E. Administration de furosémide

Réponse : ABE

M 91/7/2/ 38

Une hypokaliémie s'observe constamment:

A. Au cours de la maladie des laxatifs
B. Au cours des traitements au long cours par la spironolactone (ALDACTONE*)
C. Au cours des insuffisances rénales aiguës anuriques
D. Au cours des hypertensions artérielles malignes sans insuffisance rénale
E. Au cours d'absorptions excessives de gel d'aluminium

Réponse : AD

M 92/9/1/ 89

L'hypertension artérielle associée à un hypokaliémie doit faire rechercher:

A. Un hyperaldostéronisme primaire
B. Une sténose de l'artère rénale
C. Une intoxication par la réglisse
D. La prise d'un diurétique thiazidique
E. Un phéochromocytome

Réponse : ABCD

M 92/9/2/ 89

Un sujet hypertendu traité asymptomatique présente à un contrôle biologique une hypokaliémie à 3,3 mmol/l. Ce chiffre évoque:

A. Un traitement par les antialdostérones
B. Un traitement par les diurétiques thiazidiques
C. Un traitement par les inhibiteurs de l'enzyme de conversion de l'angiotensine
D. La prise concomitante de laxatifs
E. La prise de bêta-bloqueurs

Réponse : BD

5. 2. 3 TRAITEMENTS

S 91/6/1/ 75

Quand un malade a une hypokaliémie (K < 3 mmol/l) il est possible de lui prescrire:

A. Une perfusion de sel de calcium
B. Une perfusion de bicarbonate de sodium
C. Des digitaliques
D. Du furosémide (LASILIX*)
E. De l'ALDACTONE* (anti-aldostérone)

Réponse : E

5. 2. 4 DIVERS

M 88/5/2/ 36

Quel(s) signe(s) électrocardiographique(s) peu(ven)t orienter vers une hypokaliémie?

A. Elargissement de QRS supérieur à 0,12 secondes
B. Inversion de l'onde T
C. Ondes T amples, positives et pointues
D. Ondes U
E. Apparition d'une onde Q

Réponse : BD

Neurologie

Partie 17

Les chiffres entre parenthèses indiquent le nombre de QCM.

1
NEUROLOGIE GENERALE
1. 1
DIVERS

S 85/1/1/ 70

Une difficulté et une lenteur dans la décontraction musculaire est une:

A. Myokymie
B. Myoclonie
C. Myotonie
D. Amyotrophie
E. Myasthénie

Réponse : C

M 86/3/2/ 61

Le syndrome d'Argyll-Robertson:

A. Ne s'observe que dans la syphilis nerveuse
B. Comporte une inégalité avec irrégularité pupillaire
C. Comporte une mydriase
D. Comporte une abolition du réflexe photo-moteur
E. Comporte une abolition du réflexe à l'accommodation-convergence

Réponse : BD

S 92/9/1/ 14

Qu'appelle-t-on une épistaxis méningée?

A. Une inondation ventriculaire
B. Une hémorragie méningée avec à coup hypertensif entraînant un saignement par le nez
C. Une hémorragie méningée survenant chez un sujet sous-anti-coagulant
D. Une hémorragie méningée avec signes "a minima"
E. Une hémorragie méningée cataclysmique

Réponse : D

M 85/6/2/ 76

Le syndrome pseudo-bulbaire correspond à:

A. Une atteinte des nerfs périphériques d'origine bulbaire
B. Une atteinte des noyaux moteurs des nerfs bulbaires
C. Une atteinte unilatérale du faisceau géniculé
D. Une atteinte bilatérale du faisceau géniculé
E. Une atteinte bilatérale du locus niger

Réponse : D

M 85/7/2/ 23

Une tumeur limitée à l'angle ponto-cérébelleux se traduit habituellement par:

A. Paralysie du voile du palais
B. Hypoesthésie de l'hémiface
C. Surdité de perception endocochléaire
D. Signe de Charles Bell
E. Signe de Romberg latéralisé avec nystagmus horizontal

Réponse : BDE

M 86/2/2/ 75

Le syndrome cordonal postérieur comporte:

A. Des signes pyramidaux
B. Un déficit des sensibilités lemniscales
C. Un déficit des sensibilités thermo-algiques
D. Des paresthésies
E. Une paralysie faciale centrale

Réponse : BD

S 86/3/1/ 79

Des cinq propositions suivantes, l'une est fausse pour caractériser le mouvement choréïque:

A. Mouvements brusques, explosifs de durée brève
B. De siège sans cesse changeant
C. D'amplitude variable
D. Disparaît lors du mouvement
E. Pouvant intéresser tous les muscles de la motricité volontaire

Réponse : D

M 86/6/2/ 6

La compression de la racine C6 par une hernie discale peut entraîner:

A. Une douleur au niveau du pouce
B. Une abolition du réflexe tricipital
C. Un signe de Claude Bernard Horner
D. Une atrophie du biceps brachial
E. Une parésie diaphragmatique

Réponse : AD

M 86/7/2/ 41

Le syndrome d'atteinte chronique de la corne antérieure de la moelle comporte:

A. Une paralysie flasque de certains groupes musculaires
B. Une amyotrophie des mêmes muscles
C. Une anesthésie thermo-algique
D. Des fasciculations
E. Des troubles sensitifs profonds

Réponse : ABD

M 90/7/2/ 56

L'atteinte d'une racine rachidienne peut se traduire par un ou plusieurs des signes suivants dans le territoire correspondant: lequel ou lesquels?

A. Douleur impulsive à la toux
B. Hyperréflectivité ostéo-tendineuse
C. Amyotrophie
D. Fasciculations musculaires
E. Hypoesthésie "en bande"

Réponse : ACDE

M 90/3/2/ 34

Parmi les propositions suivantes, retenir les trois caractéristiques d'une lésion centro-médullaire:

A. Un trouble de la sensibilité profonde
B. Un trouble "suspendu" de la sensibilité thermique
C. Un trouble "suspendu" de la sensibilité algique
D. Un respect de la sensibilité tactile
E. Une atteinte du faisceau pyramidal

Réponse : BCD

S 90/6/1/ 42

Quel est parmi ces signes le plus évocateur d'une tumeur de la région pinéale?

A. Crises comitiales temporales
B. Céphalées frontales
C. Syndrome de Parinaud
D. Troubles du comportement
E. Incontinence d'urine

Réponse : C

M 90/1/2/ 58

Le syndrome frontal peut comporter:

A. Une aphasie de Wernicke
B. Un trouble de l'humeur à tendance joviale
C. Une réduction générale de l'activité
D. Une hémianopsie latérale homonyme vraie
E. Des crises comitiales avec hallucinations auditives

Réponse : BC

M 87/2/2/ 78

La tomodensitométrie cérébrale peut être normale au cours de:

A. La migraine pendant un accès
B. L'épilepsie à pointes rolandiques de l'enfant
C. L'hémorragie cérébrale au cours des 6 premières heures
D. La maladie de Parkinson débutante
E. Infarctus cérébral

Réponse : ABCDE

M 88/5/1/114

Sur une coupe d'un nerf périphérique:

A. L'épinèvre est situé à l'intérieur du fascicule
B. Le périnèvre entoure le fascicule
C. Les fibres nerveuses sont situées à l'intérieur du fascicule
D. L'endonèvre est situé entre les fibres nerveuses
E. L'épinèvre sépare les différents fascicules

Réponse : BCDE

M 85/3/2/ 81

Une hypertonie s'observe:

A. Dans le syndrome déficitaire musculaire périphérique
B. Dans le syndrome moteur déficitaire d'origine centrale
C. Dans le syndrome de la jonction neuromusculaire
D. Dans le syndrome cérébelleux
E. Dans le syndrome parkinsonien

Réponse : BE

M 85/3/2/ 82

Une hypotonie peut être observée:

A. Au cours des syndromes choréïques
B. Au cours des atteintes de la voie lemniscale
C. Au cours de l'atteinte des voies spinothalamiques
D. Au cours de l'atteinte du motoneurone périphérique
E. Au cours de l'atteinte déficitaire myogène

Réponse : ABDE

S 85/6/1/ 82

La névralgie crurale est une complication particulièrement fréquente dans:

A. L'acromégalie
B. La tétanie
C. Le diabète sucré
D. Le diabète insipide
E. L'hypothyroïdie

Réponse : C

S 85/7/1/ 85

Quelle est la localisation des lésions susceptibles de donner une perte des sensibilités thermique et algésique dans un territoire suspendu en ceinture D3-D5:

A. Faisceaux médullaires spinothalamiques
B. Faisceaux médullaires postérieurs
C. Noyaux ventraux postéro-latéral
D. Décussation centro-médullaire extra-lemniscale
E. Lésions radiculo-cordonales postérieures

Réponse : D

M 90/7/2/ 58

Un déficit moteur d'origine périphérique:

A. Traduit toujours une atteinte du motoneurone périphérique
B. Provoque un déficit moteur toujours limité à un groupe musculaire
C. S'accompagne toujours d'un trouble sensitif
D. Provoque l'abolition d'un ou plusieurs réflexes ostéo-tendineux
E. S'accompagne d'un signe de Babinski

Réponse : AD

S 90/5/1/ 62

Comment désigne-t-on le trouble de mémoire caractérisé par une perte élective du souvenir des faits les plus récents au plan chronologique?

A. Hypermnésie
B. Hypomnésie
C. Amnésie antérograde
D. Amnésie rétrograde
E. Ecmnésie

Réponse : C

S 91/1/1/ 19

Un trouble de la statique et de la marche majoré dans l'obscurité (et par la fermeture des yeux) est dû à:

A. Un syndrome pyramidal
B. Un syndrome cérébelleux
C. Un syndrome cordonnal postérieur
D. Une maladie de Ménière
E. Aucune de ces causes

Réponse : C

M 93/8/1/ 94

Des troubles de l'équilibre peuvent être générés par des lésions intéressant:

A. Les voies de la sensibilité profonde
B. Les hémisphères cérébelleux
C. Le vermis cérébelleux
D. L'oreille interne
E. Les voies spinothalamiques de la sensibilité

Réponse : ACD

M 89/6/2/ 15

La neuropathie végétative peut entraîner:

A. Des hypotensions orthostatiques
B. Des sudations
C. Des troubles du rythme cardiaque
D. Des douleurs des membres inférieurs
E. Des troubles génitaux et vésicaux

Réponse : ABCE

M 87/1/2/ 31

Parmi les propositions concernant les polymyosites, cochez celle(s) qui est (sont) exacte(s):

A. Elles sont de transmission autosomique dominante
B. Les myalgies sont habituellement présentes
C. Le déficit musculaire est constant
D. Elles sont parfois associées à des signes cutanés
E. Elles peuvent évoluer dans un contexte de tumeur maligne

Réponse : BCDE

S 88/2/1/ 68

Sur le plan électromyographique, un syndrome myogène se caractérise par:

A. Un tracé pauvre à fréquences élevées
B. Un ralentissement des vitesses de conduction nerveuse motrices
C. Une réduction de l'amplitude des potentiels sensitifs
D. Un tracé trop riche pour l'effort
E. Un décrément supérieur à 30% lors de stimulations répétitives

Réponse : D

M 88/2/2/ 81

La myélopathie cervicarthrosique:

A. S'accompagne parfois d'amyotrophie des membres supérieurs
B. Peut comporter des troubles sphinctériens
C. S'accompagne d'un nystagmus dans le regard latéral
D. Peut comporter une abolition des réflexes aux membres inférieurs
E. Peut s'accompagner d'un signe de Romberg

Réponse : ABE

M 88/3/2/112

Le méningiome intra-crânien:

A. Est plus fréquent chez l'homme
B. Ne récidive jamais après traitement chirurgical
C. Peut envahir les structures osseuses de voisinage
D. Est vascularisé par des branches de la carotide externe
E. Prend fortement le contraste au scanner

Réponse : CDE

M 89/5/1/108

Lors de l'examen d'un blessé présentant une paralysie du plexus brachial, on propose de tester l'atteinte nerveuse à partir des bases suivantes; laquelle ou lesquelles est ou (son t) exacte(s)?

A. Le plexus brachial est formé par la réunion des racines C5 C6 C7 C8 D1
B. Les racines C5 et C6 constituent le tronc primaire supérieur et permettent notamment l'innervation du deltoïde et du biceps
C. La constatation d'une paralysie radiale doit faire rechercher une atteinte de la racine C7
D. La constatation d'une paralysie des muscles fléchisseurs des doigts doit faire rechercher une vatteinte des racines C8 D1
E. Si l'index est insensible à la piqûre, c'est qu'il y a une atteinte de la racine C7

Réponse : ABCDE

S 91/2/1/ 20

En cas d'impossibilité d'occlusion de la paupière, le nerf touché est:
A. Le nerf facial
B. Le nerf moteur oculaire commun
C. Le nerf moteur oculaire externe
D. Le sympathique
E. Le nerf ophtalmique

Réponse : A

M 91/4/1/ 99

L'épreuve de Romberg permet d'explorer:

A. La fonction vestibulaire
B. La fonction cérébelleuse
C. La fonction sensitive proprioceptive
D. La fonction pyramidale
E. La fonction cochléaire

Réponse : ABC

M 91/4/2/ 54

Cocher parmi le propositions suivantes celle (ou celles) qui décrit (ou décrivent) une séméiologie pouvant être expliquée par une neuropathie végétative:

A. Hypotension orthostatique
B. Abolition de la sensibilité vibratoire
C. Impuissance
D. Troubles digestifs
E. Anomalies du réflexe photomoteur

Réponse : ACDE

S 92/9/1/ 46

L'innervation motrice de la corde vocale est originaire d'un des nerfs crâniens suivants. Lequel?

A. Glosso-pharyngien
B. Pneumo-gastrique (ou nerf vague)
C. Spinal
D. Grand hypoglosse (ou nerf hypoglosse)
E. Branche motrice du trijumeau

Réponse : B

S 94/9/1/ 7

L'inversion du flux dans l'artère ophtalmique à l'examen Doppler lors du bilan d'un accident ischémique transitoire témoigne d'une lésion artérielle de:

A. La carotide interne cervicale
B. La cérébrale antérieure
C. La sylvienne
D. La sous-clavière en amont de la vertébrale
E. La vertébrale

Réponse : A

1. 2 NEUROLOGIE - DIAGNOSTICS

1. 2. 1 CLINIQUE

M 86/2/2/ 81

Des troubles de la déglutition peuvent être secondaires à une atteinte:

A. Du XII
B. Du IX
C. Du X
D. Du XI
E. Du VIII

Réponse : BCD

M 87/2/2/ 75

La sclérose latérale amyotrophique, à la période d'état, comporte dans sa forme typique:

A. Une atrophie musculaire bilatérale, surtout distale
B. Une aréflexie ostéo-tendineuse des membres supérieurs
C. Des fasciculations linguales
D. Des troubles génito-sphinctériens
E. Une détérioration intellectuelle

Réponse : AC

1. 2. 2
IMAGERIE

S 87/2/1/ 5

En tomodensitométrie crânienne, la découverte lors de l'exploration d'un syndrome déficitaire hémisphérique d'installation progressive, d'une prise de contraste en couronne:

A. Est spécifique d'une tumeur primitive
B. Est spécifique d'une lésion abcédée
C. Est spécifique d'un accident vasculaire
D. Est spécifique d'une métastase
E. N'est pas spécifique et peut se rencontrer dans de nombreuses étiologies

Réponse : E

M 88/3/2/ 20

Quelle(s) est (sont) les lésions qui sont spontanément hyperdenses au scanner?

A. Kyste arachnoïdien
B. Méningiome calcifié
C. Tumeur ayant saigné récemment
D. Astrocytome kystique
E. Anévrisme géant

Réponse : BCE

1. 2. 3
ETIOLOGIES
(FACTEURS DE RISQUE, TERRAIN)

S 88/4/1/ 73

Quelle est la localisation des lésions susceptibles de donner une perte des sensibilités thermique et algésique dans un territoire suspendu en ceinture D3-D5:

A. Cordons médullaires antéro-latéraux
B. Cordons médullaires postérieurs
C. Thalamus
D. Centro-médullaires
E. Radiculo-cordonale postérieure

Réponse : D

S 90/2/1/ 49

Un paraplégique a une hypoesthésie à tous les modes remontant à l'ombilic. Le niveau lésionnel vertébral (et non médullaire) se situe:

A. D4
B. D8
C. D10
D. D12
E. L1

Réponse : B

1. 2. 4
DIVERS

S 85/2/1/ 89

Un patient dans le coma présente une hyperventilation neurogène centrale à 25c/minute, un signe de Babinski bilatéral, des pupilles larges, non réactives, une paralysie de la verticalité du regard. A quel niveau se situe la lésion:

A. Cortex frontal bilatéral
B. Mésencéphale
C. Protubérance
D. Bulbe
E. Glande Pinéale

Réponse : B

S 85/3/1/ 48

En présence d'une hémicrânie d'apparition rapide, précédée de troubles visuels, accompagnée de nausées, d'un oeil rouge et d'une mydriase, vous évoquez en premier lieu:

A. Une migraine ophtalmique
B. Une paralysie du nerf moteur oculaire commun
C. Un glaucome aigu
D. Une névralgie du trijumeau
E. Un zona ophtalmique

Réponse : C

M 85/4/2/ 35

Chez un patient gravement hypertendu, présentant brutalement une hémiplégie droite avec coma, la présence l'examen tomodensitométrique du cerveau (pratiqué le 2ème jour), d'une image hypodense fronto-pariéto-temporale gauche est compatible avec le (les) diagnostic(s) suivant(s):

A. Hématome hémisphérique gauche
B. Ramollissement sylvien gauche
C. Thrombose du tronc basilaire
D. Thrombose de la carotide interne gauche
E. Thrombose de l'artère sylvienne gauche

Réponse : BDE

S 85/5/1/ 88

Une jeune élève infirmière, le premier jour de son premier stage hospitalier, a fait un malaise à 10 h du matin, alors qu'elle assistait à une ponction lombaire. Elle était très pâle, a ressenti une impression d'éloignement du décor, des bruits, de jambes en coton, n'a eu que le temps de s'allonger et a perdu conscience pendant trois minutes environ. Vous évoquez en premier lieu:

A. Une crise d'épilepsie de type grand mal
B. Une syncope
C. Une crise de spasmophilie
D. Une drop-attack
E. Une crise névropathique

Réponse : B

S 85/6/1/104

Une femme de 30 ans se plaint depuis quelques jours de fourmillements des mains et des pieds, et depuis 24 heures de difficultés à marcher. Il existe une aréflexie tendineuse généralisée. De quelle affection s'agit-il?

A. Multinévrite
B. Polyradiculonévrite aiguë
C. Myopathie
D. Compression médullaire au début
E. Aucun des diagnostics précédents

Réponse : B

S 85/6/1/110

Une femme de la cinquantaine vient vous consulter pour une douleur faciale unilatérale évoluant par crises très intenses. Quel est votre diagnostic le plus probable?

A. Névralgie faciale essentielle
B. Abcès dentaire
C. Sinusite maxillaire
D. Dysfonctionnement temporo-mandibulaire
E. Arthrose cervicale

Réponse : A

S 85/7/1/ 89

Une femme de 50 ans présente des douleurs de l'hémiface, survenant de façon paroxystique, déclenchées par la mastication. Quel diagnostic évoquez-vous?

A. Otite aiguë
B. Sinusite maxillaire aiguë
C. Névralgie faciale
D. Glaucome
E. Aucun des diagnostics précédents

Réponse : C

S 86/6/1/ 80

Une patiente âgée de 76 ans, présente des troubles d'allure démentielle, d'installation progressive depuis 6 mois, accompagnés d'un syndrome pyramidal diffus, d'une instabilité à la marche avec chutes fréquentes, d'une ncontinence urinaire. Quel diagnostic évoquer en première intention?

A. Maladie de Pick
B. Maladie d'Alzheimer
C. Maladie de Gayet Wernicke
D. Hydrocéphalie à pression normale
E. Démence sénile

Réponse : D

S 86/6/1/ 98

Un adulte jeune présente après un épisode grippal et en quelques jours de paresthésies des membres et une paraplégie flasque. Parmi les éventualités suivantes, laquelle est la plus vraisemblable?

A. Hypokaliémie
B. Poliomyélite antérieure aiguë
C. Polynévrite
D. Guillain et Barré
E. Syndrome para-néoplasique

Réponse : D

M 86/6/2/ 90

Un steppage à la marche peut traduire:

A. Une hémiplégie
B. Une paralysie du sciatique poplité externe
C. Une paralysie du sciatique poplité interne
D. Une paralysie radiculaire S1
E. Une paralysie radiculaire L5

Réponse : BE

S 86/7/1/ 56

Un sujet de 30 ans se plaint depuis quelques jours d'une difficulté à parler, à manger et à siffler. A l'examen, vous observer une parésie bilatérale dans le territoire du facial, un signe de Charles Bell bilatéral et une aréflexie des 4 membres sans trouble moteur, ni sensitif. Quel est la diagnostic le plus probable?

A. Neurosyphilis
B. Polyradiculonévrite de Guillain Barré
C. Périartérite noueuse
D. Rhombencéphalite virale
E. Sclérose en plaques

Réponse : B

S 86/6/1/ 4

Une femme de 60 ans présente, au niveau d'une hémiface, des douleurs très violentes, toujours déclenchées par le même contact cutané au niveau de la joue. Quel diagnostic évoquez-vous?

A. Une sinusite aiguë
B. Une affection dentaire
C. Une tumeur maligne de la cavité buccale
D. Une névralgie faciale
E. Une tumeur parotidienne

Réponse : D

M 87/1/2/ 28

Le signe de Lhermitte s'observe:

A. Au cours du syndrome de Guillain Barré
B. Au cours de la maladie de Parkinson
C. Au cours de la sclérose en plaques
D. Au cours de la myélopathie cervicathrosique
E. Au cours de la sclérose latérale amyotrophique

Réponse : CD

M 88/1/2/ 87

L'atteinte du VII droit, portant de façon identique sur le territoire du facial supérieur et du facial inférieur, combiné à un syndrome pyramidal gauche révèle une lésion qui peut être située au niveau:

A. Du thalamus
B. Du pied de F3 droit
C. Du pédoncule droit
D. De la protubérance à droite
E. Du bulbe à droite

Réponse : D

M 88/4/2/111

Un syndrome d'atteinte médullaire installé en 24 heures aveć troubles sensitifs superficiels et profonds remontant jusq u'en D2, syndrome pyramidal bilatéral avec paraparésie, doit faire penser à:

A. SEP
B. Thrombose de l'artère spinale antérieure
C. Epidurite staphylococcique
D. Hématome épidural au cours d'un traitement anticoagulant
E. Compression médullaire par méningiome

Réponse : ACD

S 88/5/1/ 74

Un signe de Lhermitte évoque:

A. Un syndrome thalamique
B. Un syndrome cérébelleux
C. Un syndrome cordonal postérieur
D. Une insuffisance vertébro-basilaire
E. Un syndrome pyramidal

Réponse : C

S 88/7/1/ 42

Chez un sujet droitier on peut évoquer une ischémie du territoire de l'artère cérébrale antérieure gauche devant:

A. Une aphasie de Wernicke
B. Réflexe de préhension de la main gauche
C. Hémianopsie latérale homonyme droite
D. Hémiplégie droite à prédominance crurale
E. Hémiplégie droite à prédominance brachio-faciale

Réponse : D

S 90/2/1/ 14

Un malade est atteint de myasthénie et de plus est porteur d'une masse médiastinale visible à la radiographie. Quel est le diagnostic de tumeur le plus probable?

A. Tumeur carcinoïde
B. Mésothéliome
C. Maladie de Hodgkin
D. Thymome médiastinal
E. Lymphome malin non hodgkinien

Réponse : D

S 90/3/1/ 44

Parmi les lésions traumatiques suivantes, citez celle qui, traitée de façon optimale, a le meilleur pronostic:

A. Hématome sous-dural aigu
B. Contusion du tronc cérébral
C. Contusion hémorragique bi-frontale
D. Hématome extra-dural pariétal
E. Oedème hémisphérique traumatique

Réponse : D

M 90/3/2/ 36

L'impossibilité de se tenir debout sur la pointe d'un pied traduit:

A. Un déficit moteur dans le territoire de S1
B. Un déficit moteur dans le territoire de L5
C. Une paralysie du sciatique poplité interne
D. Une paralysie du sciatique poplité externe
E. Un déficit sensitif de L4

Réponse : AC

S 91/7/1/ 33

Une femme de 50 ans est amenée aux urgences à la suite d'une PC qui aurait durée 10 min d'après son mari; 6 mois avant un malaise analogue a comporté au début une rotation de la tête et des yeux vers la gauche, avant la PC. Clinique: joviale, agitée, sans trouble de mémoire ou de l'orientation temporo spatiale, ROT exagérés à gauche et Babinski gauche. La localisation du processus pathologique est probablement:

A. Temporale droite
B. Frontale gauche
C. Pariétale droite
D. Frontale droite
E. Thalamo-pédonculaire droite

Réponse : D

S 91/3/1/ 52

Un sujet de 30 ans a présenté des dysesthésies progressives de l'hémicorps droit avec maladresse du bras droit et scintillements dans l'hémichamp visuel droit. L'ensemble a régressé en une demi-heure tandis qu'apparaissait une céphalée hémicrânienne gauche. L'examen clinique est normal. Quel est le diagnostic le plus probable?

A. Crise de spasmophilie
B. Hémorragie méningée
C. Accident ischémique transitoire
D. Epilepsie partielle sensitive
E. Migraine accompagnée

Réponse : E

S 91/2/1/ 26

Un coma avec hémiplégie constitué rapidement 6 heures après un choc temporal chez un adulte fait évoquer:

A. Hémorragie cérébro-méningée
B. Une migraine post-traumatique
C. Un hématome extra-dural
D. Une attrition temporale
E. Un infarctus cérébral

Réponse : C

S 91/6/1/ 62

Une jeune femme de 30 ans est hospitalisée pour un grand syndrome vertigineux avec nystagmus spontané horizontal rotatoire battant à droite, déviation des index vers la gauche. Les épreuves vestibulaires caloriques objectivent, après quelques jours, une aréflexie vestibulaire gauche. L'audition est normale. Quel diagnostic évoquez-vous?

A. Vertige de Ménière
B. Sclérose en plaques
C. Névrite vestibulaire
D. Insuffisance vertébro-basilaire
E. Vertige paroxystique positionnel bénin

Réponse : C

M 91/6/2/ 88

Chez un malade dans le coma, la présence d'une mydriase droite avec décérébration de l'hémicorps gauche aux stimuli douloureux signifie:

A. La paralysie du VI droit
B. La paralysie du III droit
C. La complication d'une néoformation de l'hémisphère droit
D. L'existence d'un engagement des amygdales cérébelleuses
E. L'existence d'un engagement du lobe temporal droit

Réponse : BCE

S 92/8/1/ 47

Une hémiplégie associée à une paralysie faciale globale controlatérale avec signe de Charles Bell:

A. Correspond à une lésion localisée de la capsule interne
B. Correspond à une lésion localisée pédonculaire
C. Correspond à une lésion localisée protubérantielle
D. Correspond à une lésion localisée bulbaire
E. Correspond à une lésion frontale

Réponse : C

S 92/9/1/ 42

Un syndrome d'hypertension intra-crânienne intense associé à un syndrome cérébelleux statique isolé chez un enfant de 3 ans évoque d'abord:

A. Un gliome du chiasma
B. Une hydrocéphalie
C. Une tumeur de l'hémisphère cérébelleux
D. Une tumeur du vermis
E. Une tumeur du tronc cérébral

Réponse : D

M 94/8/2/ 82

Une hémiplégie gauche associée à une baisse de l'acuité visuelle de l'oeil droit évoque:

A. Un mécanisme hémorragique
B. Une tumeur occipitale
C. Une lésion de l'artère sylvienne
D. Une lésion de l'artère carotide interne droite
E. Un syndrome alterne par lésion du tronc cérébral

Réponse : D

S 94/9/1/ 26

Un syndrome d'hémorragie méningée avec ptosis et mydriase unilatéraux, chez un malade conscient doit faire évoquer:

A. Un engagement temporal
B. Un hématome pédonculaire
C. Un anévrysme de la carotide interne intra-crânienne
D. Un anévrysme de l'artère communicante antérieure
E. Un anévrysme de l'artère sylvienne

Réponse : C

M 85/1/2/ 43

Depuis quelques mois la malade qui vous consulte se brûle fréquemment les doigts en faisant la cuisine et ne perçoit pas la douleur au moment de la brûlure. L'examen retrouve un syndrome pyramidal des deux membres inférieurs associé à une anesthésie thermoalgique étendue de C4 à D1. On doit évoquer:

A. Une tumeur du tronc cérébral
B. Une sclérose latérale amyotrophique
C. Un syndrome syringomyélique
D. Une sclérose en plaques
E. Une séquelle de traumatisme dorsal

Réponse : C

1. 3 TRAITEMENTS EN NEUROLOGIE

1. 3. 1 ADMINISTRATION (POSOLOGIE, MODES)

M 85/5/2/ 9

La phénytoïne (DIHYDAN*, DILANTIN*) développe une ou plusieurs des activités suivantes: laquelle ou lesquelles?

A. Thymoanaleptique
B. Anxiolytique
C. Antiparkinsonienne
D. Antihistaminique
E. Antiépileptique

Réponse : E

1. 3. 2
DIVERS

M 88/5/2/ 44

Parmi les médicaments suivants le(s)quel(s) sont actifs après traversée de la barrière hémato-encéphalique:

A. Dopamine
B. L-Dopa
C. Clonidine (CATAPRESSAN*)
D. Alpha-méthyldopa (ALDOMET*)
E. Bromocriptine (PARLODEL*)

Réponse : BCDE

M 94/8/1/ 84

Le diazépam (VALIUM*):

A. Est un agoniste dopaminergique central
B. Est une substance analgésique
C. Déprime les capacités mnésiques
D. Possède des effets myorelaxants
E. Possède des effets anticonvulsivants

Réponse : CDE

1. 4
TRAUMATISME CRANIEN
1. 4. 1
EVOLUTION (PRONOSTIC, COMPLICATIONS)

S 91/2/1/ 77

Les affirmations suivantes, concernant le syndrome post-commotionnel des traumatisés crâniens sont toutes exactes, sauf une.

A. Il comporte des céphalées
B. Son intensité est proportionnelle à la gravité du traumatisme
C. Il comporte des troubles de la mémoire et de l'attention
D. Il dépend beaucoup de la personnalité antérieure du blessé
E. Il comporte des sensations vertigineuses

Réponse : B

M 86/1/2/ 59

Un collapsus chez un polytraumatisé crânien comateux peut être dû à:

A. Une contusion cérébrale sévère
B. Un hémopéritoine
C. Un hématome extra-dural
D. Un hémothorax
E. Un hypercapnie

Réponse : BD

S 86/2/1/ 88

Les fistules carotido caverneuses secondaires à un traumatisme crânien s'accompagnent habituellement dans signes suivants sauf un. Lequel?

A. Exophtalmie pulsatile
B. Douleurs dans le territoire du nerf trijumeau
C. Crises d'épilepsie temporale
D. Atteinte des nerfs oculo-moteurs
E. Perception d'un souffle intra crânien

Réponse : C

1. 4. 2
TRAITEMENTS

M 91/1/2/ 85

Parmi les complications tardives des traumatismes crâniens, deux justifient un traitement chirurgical:

A. Une démence par atrophie cérébrale
B. Un hématome sous-dural
C. Une hydrocéphalie à pression normale
D. Une épilepsie
E. Un syndrome subjectif

Réponse : BC

1. 5
COMA
1. 5. 1
CLINIQUE

M 88/3/2/108

Dans les comas dépassés:

A. Il n'y a plus de respiration spontanée
B. Il y a un arrêt circulatoire à l'angiographie carotidienne
C. Il n'y a plus de réflexe cornéen
D. On observe une hypertonie de décérébration
E. L'EEG est toujours plat

Réponse : ABCE

M 91/2/2/ 34

La constatation d'un myosis bilatéral chez un malade dans le coma doit faire évoquer:

A. Une intoxication par les barbituriques
B. Un hématome intra-cérébral profond
C. Une intoxication par les atropiniques
D. Une intoxication par les opiacés
E. Une dissection carotidienne

Réponse : BD

M 91/4/2/ 30

Un coma léger, sans signes neurologiques focaux, se caractérise par:

A. L'ouverture des yeux à la stimulation sonore
B. Une attitude en pronation forcée des membres supérieurs
C. Une mydriase bilatérale aréactive
D. Un signe de Babinski bilatéral
E. Une réaction adaptée au pincement

Réponse : AE

M 92/8/2/ 48

A propos de l'état végétatif:

A. Il est synonyme de mort cérébrale
B. Les réflexes cornéens et photomoteurs sont généralement conservés
C. Il existe une réaction appropriée aux stimulations douloureuses
D. Les grandes fonctions végétatives sont conservées
E. C'est un des aspects évolutifs des comas

Réponse : BDE

1. 5. 2
FORMES CLINIQUES

S 93/8/1/ 53

Lors d'un coma l'existence de sueurs profuses et d'un cutané plantaire en extension des deux côtés doit faire évoquer un des diagnostics suivants:

A. Un coma acidocétosique
B. Un coma éthylique
C. Un coma endocrinien
D. Un coma hypoglycémique
E. Un coma barbiturique

Réponse : D

1. 5. 3
ETIOLOGIES
(FACTEURS DE RISQUE, TERRAIN)

M 94/9/2/ 20

Un coma avec myosis bilatéral doit faire penser à:

A. Une intoxication atropinique
B. Une intoxication opiacée
C. Une hémorragie hémisphérique gauche
D. Un coma hypoglycémique
E. Un coma acidocétosique

Réponse : B

1. 5. 4
DIVERS

Un sujet en coma dépassé:

A. Garde une survie des fonctions cérébrales

B. Est un sujet mort

C. Peut avoir une réponse réflexe aux stimuli très violents

D. Peut repasser en coma prolongé
E. Peut être l'objet de prélèvements d'organes à but scientifique

Réponse : BE

S 92/9/1/ 25

Concernant le coma, quelle est la proposition exacte?

A. Est secondaire à un dysfonctionnement de la formation réticulaire activatrice descendante
B. Une réaction motrice de type "décérébration" est un signe d'engagement amygdalien
C. Les lésions isolées du tégmentum mésencéphaliques s'accompagnent d'une abolition du réflexe photomoteur
D. Un score de Glasgow à 15 signe un coma profond
E. En cas d'intoxication grave aux antidépresseurs tricycliques, il existe un myosis aréactif

Réponse : C

1. 6
HYPERTENSION INTRA CRANIENNE
1. 6. 1
CLINIQUE

M 85/6/1/ 46

Une hypertension intra-crânienne par tumeur volumineuse de la fosse postérieure, survenue chez un enfant de 3 ans, entraîne généralement:

A. Des céphalées
B. Une attitude guindée de la tête
C. Des vomissements quotidiens le matin à jeun
D. Des crises épileptiques
E. Un syndrome polyuro-polydipsique

Réponse : ABC

M 90/3/2/ 86

Parmi les symptômes suivants, lesquels sont liés directement à l'hypertension intracrânienne?

A. Obnubilation
B. Céphalées
C. Hallucinations visuelles
D. Paralysie du IIIème nerf crânien
E. Hémianopsie bi-temporale

Réponse : AB

1. 6. 2
IMAGERIE

M 91/7/2/ 99

Chez un enfant de 5 ans dont le tableau clinique évoque une hypertension intra-crânienne, on retient en faveur de ce diagnostic sur la radiographie simple du crâne de profil:

A. Une disjonction des sutures
B. Un épaississement de la voûte crânienne
C. Une déminéralisation du dos de la selle turcique
D. Une table interne de la voûte crânienne lisse et sans relief
E. Une dilatation du trou occipital

Réponse : AC

1. 7
HYDROCEPHALIE A PRESSION NORMALE
1. 7. 1
CLINIQUE

M 88/6/2/ 27

L'hydrocéphalie à pression normale se caractérise cliniquement par:

A. Incontinence d'urine
B. Céphalées
C. Troubles de la marche
D. Troubles des fonctions supérieures
E. Troubles de la déglutition

Réponse : ACD

M 90/7/2/ 59

Dans l'hydrocéphalie à pression normale, on peut trouver le ou les signes suivants:

A. Trouble de la marche
B. Désorientation temporo-spatiale
C. Aphasie
D. Flou papillaire
E. Troubles sphinctériens

Réponse : ABE

M 94/9/2/ 94

Une hydrocéphalie à pression normale est souvent révélée par un trouble de l'équilibre. Ce syndrome associe souvent:

A. Un nystagmus vertical
B. Une abolition des réflexes tendineux
C. Des troubles de la miction
D. Un syndrome cérébelleux
E. Une détérioration intellectuelle

Réponse : CE

1. 7. 2 FORMES CLINIQUES

M 91/4/2/ 72

Devant un syndrome démentiel, les éléments en faveur du diagnostic d'hydrocéphalie à pression normale sont:

A. Le début insidieux
B. L'apraxie à la marche
C. La conservation de la façade sociale
D. L'existence d'affabulation
E. Les troubles sphinctériens

Réponse : BE

1. 7. 3 ETIOLOGIES (FACTEURS DE RISQUE, TERRAIN)

M 89/2/2/ 90

Une hydrocéphalie peut être consécutive à:

A. Une hémorragie méningée
B. Un anévrisme de la veine de Gallen
C. Un état de mal épileptique
D. Une anomalie de la charnière cervico-occipitale
E. Une sténose de l'aqueduc de Sylvius

Réponse : ABDE

1. 8 MYOPATHIE

1. 8. 1 CLINIQUE

M 93/8/1/ 63

Quelle(s) est (sont) la (les) bonne(s) réponse(s) concernant la dystrophie musculaire de Duchenne de Boulogne?

A. C'est une myopathie de transmission autosomique dominante
B. L'hypotrophie des mollets est un signe de grande valeur
C. L'atteinte cardiaque y est fréquente
D. Elle réduit l'espérance de vie
E. Il existe une myotonie

Réponse : CD

M 94/8/2/ 13

Certaines formes de myopathies:

A. Peuvent comporter une hypertrophie musculaire
B. Peuvent avoir une amyotrophie à prédominance distale
C. Peuvent s'accompagner de spasticité
D. Peuvent comporter une abolition des réflexes idiomusculaires
E. Peuvent comporter une difficulté de la décontraction musculaire

Réponse : ABDE

M 94/9/2/ 92

L'atteinte musculaire liée à une myopathie:

A. A volontiers une topographie unilatérale
B. Prédomine le plus souvent à la racine des membres
C. Préserve volontiers les réflexes tendineux
D. Peut atteindre la face
E. Est très variable en fonction de l'effort

Réponse : BCD

1. 8. 2 BILAN ÉTIOLOGIQUE

M 88/6/1/119

Le diagnostic prénatal de la myopathie de Duchenne:

A. Fait appel aux techniques de la biologie moléculaire
B. Nécessite une étude familiale préalable
C. Est possible dès la 10ème semaine de grossesse
D. Repose sur le dosage des créatine-kinases dans le sang du cordon
E. N'est proposé qu'aux femmes dont la créatine-kinase sérique est élevée

Réponse : ABC

1. 8. 3
DIVERS

M 87/7/2/ 88

Parmi les propositions concernant la myopathie de Duchenne, cochez la (les) proposition(s) exacte(s):

A. C'est une myopathie à transmission autosomale dominante
B. Le début se situe vers l'âge de 15 ans
C. Les complications cardiaques sont classiquement associées
D. L'augmentation de volume des mollets est fréquemment présente
E. Les enzymes musculaires sont habituellement élevés

Réponse : CDE

1. 9
MYASTHENIE
1. 9. 1
CLINIQUE

M 85/1/2/ 29

Le syndrome myasthénique:

A. Comporte toujours une amyotrophie
B. Est variable au cours de la journée
C. Comporte une aggravation par l'effort musculaire en dehors du territoire intéressé
D. Comporte une aggravation par l'effort uniquement dans le territoire intéressé
E. Peut frapper les muscles masticateurs

Réponse : BCE

M 85/2/2/ 72

La myasthénie se manifeste par:

A. Des troubles de la déglutition
B. Un ptosis
C. Une diplopie
D. Une mydriase
E. Des troubles sphinctériens

Réponse : ABC

S 85/5/1/ 89

Toutes les propositions suivantes s'appliquent à la myasthénie sauf une. Laquelle?

A. Concerne la jonction myo-neurale
B. Résulte d'un désordre immunitaire
C. S'accompagne toujours d'une tumeur thymique
D. Provoque une fatigabilité anormale à l'effort
E. Frappe avec prédilection l'oculomotricité

Réponse : C

M 87/2/2/ 74

Parmi les signes oculomoteurs suivants, le (les) quel(s) peu(ven)t se voir au cours d'une myasthénie?

A. Myosis
B. Enophtalmie
C. Ptosis
D. Diplopie
E. Paralysie de la latéralité du regard

Réponse : CDE

1. 9. 2
EVOLUTION (PRONOSTIC, COMPLICATIONS)

M 85/4/2/ 75

Chez un myasthénique une détresse respiratoire peut être entraînée par:

A. La prise de phénobarbital
B. La prise d'atropiniques
C. Une anesthésie avec usage de curarisant
D. Une surinfection respiratoire
E. Un excès en anticholinestérasiques

Réponse : ACDE

M 89/2/2/ 86

Une myasthénie peut être responsable de:

A. Ptosis
B. Myosis
C. Mydriase
D. Diplopie
E. Scotome central

Réponse : AD

M 90/6/2/113

Parmi les affections suivantes, quelle est celle (ou quelles sont celles) qui peut (peuvent) entraîner des troubles respiratoires nécessitant une intubation trachéale?

A. Poliomyélite antérieure aiguë
B. Contusion de la moelle cervicale
C. Syndrome de Guillain et Barré
D. Myasthénie
E. Maladie de Charcot-Marie

Réponse : ABCD

1. 9. 3
DIVERS

M 85/1/2/ 44

La myasthénie:

A. Entraîne une atteinte de l'oculomotricité intrinsèque
B. Epargne toujours la face
C. Est liée à un trouble de la jonction neuro-musculaire
D. Peut s'accompagner d'une augmentation du taux de certains auto-anticorps
E. Peut être aggravée par les benzodiazépines

Réponse : CDE

M 87/4/2/ 65

A propos de la myasthénie:

A. La diminution de la force à la phase initiale du testing musculaire est le signe majeur
B. La diplopie est exceptionnelle
C. Une dysarthrie, après un certain temps d'élocution, se voit dans les formes hautes
D. Les anti-cholinestérasiques font régresser la fatigabilité
E. La mesure des vitesses de conduction motrice est l'examen qui confirme le diagnostic

Réponse : CD

M 91/6/2/ 38

A propos de la myasthénie:

A. Il s'agit d'une affection qui touche surtout la femme
B. L'atteinte des muscles oculaires est souvent révélatrice
C. On retrouve un thymome dans certains cas
D. L'association à une hypothyroïdie est possible
E. Les échanges plasmatiques constituent un des traitements symptomatiques

Réponse : ABCDE

1.10 SCLEROSE EN PLAQUE

1.10. 1 CLINIQUE

M 85/7/2/ 32

A propos de la sclérose en plaques:

A. La protéinorachie est en règle supérieure à 1 g/l
B. La névrite optique rétro-bulbaire est habituellement symétrique
C. La névralgie du trijumeau est rare
D. L'euphorie est un signe tardif
E. La diplopie peut être révélatrice

Réponse : CDE

M 86/4/2/ 65

Au cours de la sclérose en plaques, quel(s) symptôme(s) est (sont) très rarement observé(s):

A. Troubles de la sensibilité profonde
B. Hémianopsie latérale homonyme
C. Syndrome cérébelleux
D. Surdité unilatérale
E. Diplopie

Réponse : BD

M 87/3/2/ 41

Parmi les symptômes suivants, quels sont les trois qui par leur fréquence ont une valeur pour le diagnostic de sclérose en plaques?

A. Paraparésie spasmodique
B. Hypoacousie unilatérale
C. Hypertonie extra-pyramidale
D. Névrite optique rétro-bulbaire
E. Ophtalmoplégie internucléaire

Réponse : ADE

M 88/2/2/ 85

Dans la sclérose en plaques:

A. Une hémianopsie latérale homonyme est souvent constatée
B. L'augmentation des gamma-globulines dans le LCR s'accompagne d'une distribution oligoclonale
C. Il peut exister des troubles sphinctériens
D. Le traitement repose sur les corticoïdes au long cours
E. La vitesse de sédimentation globulaire est habituellement augmentée

Réponse : BC

M 89/2/2/ 42

Au cours d'une sclérose en plaques on peut retrouver:

A. Signe de Lhermitte
B. Ophtalmoplégie internucléaire
C. Paresthésies constrictives
D. Impuissance
E. Syndrome du canal carpien

Réponse : ABCD

S 91/6/1/ 11

Les signes suivants sont couramment observés lors des poussées initiales de scléroses en plaques, sauf un:

A. Crise épileptique partielle
B. Syndrome vestibulaire central
C. Paresthésies des membres inférieurs
D. Névrite optique
E. Syndrome cérébelleux

Réponse : A

M 91/4/2/ 82

Le ou les symptôme(s) suivant(s) fait ou font partie du tableau clinique initial de sclérose en plaques:

A. Tremblement extra-pyramidal
B. Baisse d'acuité visuelle d'un oeil
C. Sensation de peau cartonnée
D. Hémiplégie
E. Abolition des réflexes ostéo-tendineux rotuliens

Réponse : BCD

M 91/7/1/ 95

Une souffrance de la moelle cervicale chez un malade suspect de sclérose en plaques peut se manifester par:

A. Une claudication intermittente médullaire
B. Une aréflexie des membres inférieurs
C. Un signe de Lhermitte
D. Un signe de Babinski bilatéral
E. Un nystagmus rotatoire

Réponse : ACD

1.10. 2 BIOLOGIE

M 87/6/2/ 17

Le liquide céphalorachidien d'un sujet atteint de sclérose en plaques comporte typiquement:

A. Une hypercytose lymphocytaire discrète
B. Une hyperprotéinorachie supérieure à 1 g/l
C. Une polynucléose
D. Une distribution oligo-clonale du profil électrophorétique des protéines
E. Une hypoglycorachie

Réponse : AD

M 89/4/2/ 76

Parmi les formules de liquide céphalorachidien ci-dessous, deux sont compatibles avec le diagnostic de sclérose en plaques; lesquelles?

A. Protéines 0,30 g/l, cytologie nulle
B. Protéines 1,80 g/l, cytologie nulle
C. Protéines 0,30 g/l, 15 lymphocytes/mm3
D. Protéines 0,80 g/l, 500 lymphocytes/mm3
E. Protéines 0,60 g/l, 90 polynucléaires/mm3

Réponse : AC

M 91/3/2/ 83

Les données suivantes concernant le liquide céphalorachidien dans la sclérose en plaques. Quelle(s) proposition(s) est (ou sont) compatible(s) avec le diagnostic?

A. Protéinorachie normale
B. Protéinorachie à 1,80 g/l
C. Protéinorachie à 0,60 g/l, 20% de gamma-globulinorachie
D. Cytologie normale
E. 20 lymphocytes/mm3

Réponse : ACDE

1.10. 3 IMAGERIE

M 91/5/2/ 17

Dans la sclérose en plaques, les plaques siègent:

A. Au niveau des cordons postérieurs de la moelle
B. Au niveau des cellules de la corne antérieure
C. Au niveau des nerfs optiques
D. A la périphérie des petites veines de la substance blanche
E. Au niveau des nerfs auditifs

Réponse : ACD

1.10. 4 DIAGNOSTIC DIFFÉRENTIEL

S 86/7/1/ 57

Chez un jeune patient suspect de sclérose en plaques, l'examen montre un syndrome pyramidal des quatre membres, un syndrome cérébelleux, un nystagmus et une diplopie. Ce tableau permet d'éliminer un des diagnostics différentiels suivants de la SEP, lequel?

A. Tumeur de la fosse postérieure
B. Malformation angiomateuse du tronc cérébral
C. Compression de la moelle cervicale
D. Malformation de la charnière occipito-vertébrale
E. Hérédodégénération spinocérébelleuse

Réponse : C

1.10. 5 BILAN ÉTIOLOGIQUE

M 85/5/2/ 70

Choisissez le ou les examens complémentaires dont les résultats peuvent donner des arguments positifs pour le diagnostic de sclérose en plaques:

A. Ponction lombaire
B. Doppler cervical
C. Radiographie du crâne
D. Potentiels évoqués visuels
E. Examen du champ visuel

Réponse : ADE

1.10. 6 TRAITEMENTS

M 86/6/2/ 74

Le traitement corticoïde de la sclérose en plaques:

A. Doit être continué en permanence
B. Doit être réservé aux poussées
C. Ne doit jamais être mis en oeuvre
D. Est capable de prévenir les récidives
E. Peut comporter des doses massives de manière transitoire

Réponse : BE

1.10. 7 DIVERS

M 85/7/2/ 71

A propos de la sclérose en plaques il est généralement admis que:

A. La maladie est rare dans les zones sub-tropicales
B. Il existe une corrélation entre l'incidence de la maladie et les antigènes du système d'histo-compatibilité
C. Une lymphocytose modérée sans élévation de la protéinorachie est évocatrice
D. La première poussée ne survient habituellement pas après l'âge de 50 ans
E. Les troubles de l'oculo-motricité sont exceptionnels

Réponse : ABCD

M 87/3/2/ 91

Au cours de la Sclérose en Plaques, les potentiels évoqués visuels:

A. Permettent d'ajuster la thérapeutique
B. Peuvent être anormaux en l'absence de tout phénomène visuel clinique
C. Sont symétriques
D. Leur altération traduit essentiellement l'existence de plaques péri-ventriculaires postérieures
E. Apportent un argument pronostique

Réponse : B

M 89/4/2/ 73

La sclérose en plaques est caractérisée par:

A. Une hyper-gamma-globulinorachie oligoclonale
B. La normalité habituelle de l'IRM (imagerie par résonance magnétique)
C. La visualisation quasi-constante des plaques récentes au scanner X après injection de produit de contraste
D. Une augmentation de l'amplitude des potentiels évoqués visuels
E. Une majoration des symptômes par la chaleur

Réponse : AE

M 89/6/2/ 25

Au cours de la sclérose en plaques:

A. Les anomalies des potentiels évoqués visuels sont habituelles
B. Il existe souvent une sécrétion intra-thécale d'immunoglobulines
C. La protéinorachie est en règle supérieure à 1 g/l
D. Il existe une lymphocytose du LCR en règle supérieure à 100 éléments par mm3
E. L'imagerie en résonance magnétique du cerveau est souvent anormale

Réponse : ABE

S 85/2/1/ 91

Une femme de 30 ans consulte pour des dysesthésies apparues il y a un mois au niveau de l'hémicorps droit. A l'examen vous retrouvez des troubles de la sensibilité lemniscale hémicorporels droits et un syndrome quadripyramidal. La SEP est un diagnostic possible. Toutes les propositions suivantes sont compatibles avec cette hypothèse sauf une. Laquelle?

A. Aucun antécédent neurologique
B. Existence de troubles sphinctériens
C. Les potentiels évoqués visuels sont normaux
D. Protéinorachie à 1,20 g/l
E. Hypodensité péri-ventriculaire prenant le contraste, à l'examen tomodensitométrique cérébral

Réponse : D

1.11 COMPRESSION MEDULLAIRE

1.11. 1 CLINIQUE

M 91/3/2/ 87

Parmi les signes suivants, quel(s) est (sont) celui ou ceux qui caractérise(nt) un méningiome compressif de la moelle dorsale moyenne à la phase d'état?

A. Une dysurie
B. Une névralgie cervico-brachiale
C. Un signe de Babinski bilatéral
D. Une paraplégie avec hypotonie musculaire et aréflexie ostéo-tendineuse
E. Un automatisme médullaire avec réaction de triple retrait lors du pincement du dos du pied

Réponse : ACE

1.11. 2 BIOLOGIE

S 87/3/1/ 26

Parmi les cinq formules de liquide céphalorachidien suivantes, quelle est la plus évocatrice d'une compression médullaire?

A. Protéines 0,30 g/l; cytologie: nulle
B. Protéines 0,30 g/l; cytologie: 400 lymphocytes/mm3
C. Protéines 0,40 g/l; cytologie: 22 lymphocytes/mm3
D. Protéines 1,80 g/l; cytologie: nulle
E. Protéines 0,30 g/l; cytologie: 100 polynucléaires/mm3

Réponse : D

1.11. 3 ETIOLOGIES (FACTEURS DE RISQUE, TERRAIN)

S 88/3/1/ 35

Quelle est la cause la plus fréquente des compressions médullaires non traumatiques chez un sujet de plus de 50 ans?

A. Neurinome
B. Méningiome
C. Hernie discale
D. Métastase ostéoépidurale
E. Autre réponse

Réponse : D

2 ORIENTATION DIAGNOSTIQUE

2. 1 TREMBLEMENTS

2. 1. 1 CLINIQUE

M 85/1/2/ 33

Le tremblement essentiel:

A. Est régulier et rythmique
B. Est favorisé par l'activité musculaire dans le territoire intéressé
C. S'accompagne d'une abolition de réflexes dans le territoire intéressé
D. S'accompagne d'une hypotonie
E. Peut être familial

Réponse : ABE

M 86/4/2/ 66

Le tremblement d'attitude est caractérisé par:

A. Caractère familial possible
B. Rythme rapide (7-10 cycles/seconde)
C. Hypotonie associée
D. Respect de l'extrémité céphalique
E. Constant dans les syndromes cérébelleux

Réponse : AB

M 87/5/2/ 83

Le tremblement d'attitude essentiel possède la (ou les) caractéristique(s) suivante(s):

A. On le met le mieux en évidence par l'épreuve "doigt-nez"
B. Il peut avoir un caractère familial
C. Il est souvent amélioré par la prise de café
D. Il est souvent amélioré par les médicaments bêta-bloqueurs adrénergiques
E. Il est souvent amélioré par la prise d'alcool

Réponse : BDE

2. 1. 2 DIAGNOSTIC DIFFÉRENTIEL

M 90/5/2/ 71

Dans leurs aspects typiques:

A. Le tremblement parkinsonien survient au repos
B. Le tremblement essentiel survient au repos
C. Le tremblement sénile est maximum lors du maintien de l'attitude
D. Le tremblement cérébelleux disparaît lors des mouvements
E. Le tremblement essentiel est amélioré par le Propranolol

Réponse : ACE

2. 1. 3 ETIOLOGIES (FACTEURS DE RISQUE, TERRAIN)

M 94/8/1/ 86

Un tremblement peut-être l'effet indésirable de l'un ou de plusieurs des médicaments suivants:

A. Acide valproïque (DEPAKINE*)
B. Sels de Lithium
C. Anti-dépresseurs tricycliques
D. Benzodiazépines
E. Dihydroergotoxine (HYDERGINE*)

Réponse : AB

2. 1. 4 DIVERS

M 89/6/2/ 75

Le tremblement d'attitude:

A. A une fréquence de 3 c/sec
B. Prédomine au repos
C. Est amélioré par le propranolol (AVLOCARDYL*)
D. Est typiquement associé à une hypertonie
E. Est sensible à la L DOPA

Réponse : C

2. 2 VERTIGE

2. 2. 1 CLINIQUE

M 85/6/2/ 29

Devant une crise vertigineuse, le(s) signe(s) caractéristique(s) d'une maladie de Ménière est (sont) le(s) suivant(s):

A. Vomissements
B. Surdité
C. Bourdonnements
D. Céphalées
E. Hypertension artérielle

Réponse : BC

M 86/5/1/108

Dans un vertige d'origine labyrinthique, on peut observer l'un ou plusieurs des symptômes ou signes suivants:

A. Un nystagmus spontané
B. Une perte de connaissance
C. Des vomissements
D. Un déséquilibre à la marche
E. Une dysmétrie des mouvements

Réponse : ACD

M 88/6/2/ 31

Un malade de 60 ans, hypertendu, est hospitalisé pour une crise vertigineuse rotatoire franche avec nausées, une diplopie et des troubles de la déglutition. Quel(s) signe(s) faut-il rechercher pour orienter le diagnostic?

A. Surdité unilatérale
B. Déviation des index
C. Signes cérébelleux
D. Paralysie vélo-pharyngo-laryngée
E. Signe de Claude-Bernard-Horner

Réponse : BCDE

M 92/8/2/ 67

Un vertige peut s'accompagner:

A. De vomissements
B. De troubles de l'équilibre
C. De perte de connaissance
D. De nystagmus
E. De diplopie

Réponse : ABD

2. 2. 2 ETIOLOGIES (FACTEURS DE RISQUE, TERRAIN)

M 85/2/2/ 77

Parmi ces affections, laquelle (ou lesquelles) peu(ven)t entraîner une grande crise giratoire?

A. Maladie de Ménière
B. Tumeur du lobe frontal
C. Tumeur du rocher
D. Traumatisme sonore
E. Fracture du rocher

Réponse : ACE

M 85/3/1/120

Parmi les affections suivantes, quelle est (ou quelles sont) celle(s) qui comprend (ou comprennent) dans sa (ou leur) symptomatologie un grand vertige rotatoire?

A. Maladie de Ménière
B. Traumatisme sonore chronique
C. Otospongiose
D. Accident vasculaire latérobulbaire
E. Ototoxicité par les aminosides

Réponse : AD

S 91/5/1/ 63

Toutes ces maladies peuvent entraîner un vertige périphérique sauf une. Laquelle?

A. Fracture du rocher
B. Maladie de Ménière
C. Neurinome du VIII
D. Sclérose en plaques
E. Névrite vestibulaire

Réponse : D

2. 2. 3 DIVERS

M 85/3/2/ 48

Un vertige:

A. Est une illusion de mouvement
B. Est toujours associé à des troubles auditifs
C. S'accompagne souvent d'une perte de connaissance
D. Est d'origine vestibulaire
E. Peut révéler un neurinome de l'acoustique

Réponse : AE

M 87/3/2/ 28

Laquelle ou lesquelles des propositions suivantes concernant les vertiges est (sont) exacte(s)?

A. Le vertige est une illusion de déplacement des objets environnants
B. Une atteinte vestibulaire peut donner une impression d'ébriété à la marche, une impression de chute ou de déviation
C. Le vertige peut se terminer par une perte de connaissance
D. L'ataxie est une forme particulière de vertige
E. Un vertige rotatoire est toujours d'origine centrale

Réponse : AB

2. 3 HEMIPLEGIE

2. 3. 1 CLINIQUE

S 85/3/1/101

Quel est parmi les termes suivants celui qui s'applique le mieux aux troubles de la marche présentés par un sujet hémiplégique:

A. Marche dandinante
B. Démarche en sautillant
C. Marche en fauchant
D. Steppage
E. Apraxie de la marche

Réponse : C

S 93/8/1/ 52

Devant une hémiplégie massive, proportionnelle et pure, à quelle topographie lésionnelle pensez-vous?

A. Cortex cérébral
B. Capsule interne
C. Pédoncule cérébral
D. Protubérance
E. Bulbe

Réponse : B

2. 3. 2 ETIOLOGIES (FACTEURS DE RISQUE, TERRAIN)

S 93/9/1/ 6

Une hémiplégie avec déviation de la tête et des yeux du côté opposé:

A. Est due à une lésion frontale
B. Est due à une lésion pariéto-occipitale
C. Est due à une lésion de la protubérance basse
D. Est toujours associée à des troubles de la conscience
E. Est toujours associée à une hémianopsie latérale homonyme

Réponse : A

M 86/1/2/ 34

Une hémiplégie motrice pure globale et proportionnelle correspond à une atteinte:

A. De la région rolandique
B. De la capsule interne
C. De la moelle cervicale
D. De la protubérance
E. Du bulbe

Réponse : B

2. 3. 3
BILAN ÉTIOLOGIQUE

M 91/5/2/ 40

Devant une hémiplégie, un mécanisme hémorragique est évoqué devant:

A. Un souffle cervical
B. Des troubles de conscience immédiats
C. Une régression en moins de 24 h
D. Des vomissements immédiats
E. Une raideur de la nuque

Réponse : BDE

2. 3. 4
DIVERS

M 88/4/2/113

La survenue d'une hémiplégie chez un patient sous AVK pour une fibrillation auriculaire nécessite impérativement:

A. L'injection de sulfate de Protamine
B. La pratique d'un EEG
C. Le dosage du taux de Prothrombine
D. La pratique d'un scanner sans injection
E. La pratique d'un scanner avec injection

Réponse : CD

2. 4
DEFICIT MOTEUR
2. 4. 1
CLINIQUE

S 88/6/1/ 69

L'impossibilité de se tenir sur la pointe des pieds traduit:

A. Un déficit moteur S1
B. Un déficit moteur L5
C. Une attitude antalgique
D. Une paralysie du SPE
E. Un déficit sensitif L4

Réponse : A

2. 4. 2
ETIOLOGIES (FACTEURS DE RISQUE, TERRAIN)

M 86/3/2/ 58

Un déficit moteur peut être en rapport avec des lésions:

A. Du faisceau pyramidal
B. Du motoneurone périphérique
C. Des cordons postérieurs de la moelle
D. Du cervelet
E. Du locus niger

Réponse : AB

M 89/7/2/ 8

Un déficit moteur proximal est plus volontiers prédominant au cours de deux de ces affections:

A. Polymyosite
B. Maladie de Steinert
C. Myopathie de Duchenne
D. Polynévrite éthylique
E. Neuropathie diabétique

Réponse : AC

3
SYNDROMES NEUROLOGIQUES
3. 1
SYNDROME CEREBELLEUX
3. 1. 1
CLINIQUE

S 85/2/1/ 90

Un syndrome cérébelleux peut déterminer tous les signes cliniques suivants, sauf un. Indiquez lequel:

A. Dysmétrie
B. Adiadococinésie
C. "Tremblement" d'action
D. Hypotonie musculaire
E. Signe de Romberg

Réponse : E

M 86/5/2/ 34

Parmi les signes suivants, quel est celui ou quels sont ceux qui peut ou peuvent témoigner d'un syndrome cérébelleux kinétique unilatéral:

A. Dysmétrie du côté atteint
B. Hypotonie du côté atteint
C. Réflexe rotulien pendulaire du côté atteint
D. Hypertonie spastique du côté atteint
E. Paresthésies du côté atteint

Réponse : ABC

M 87/5/2/ 19

L'ataxie cérébelleuse est caractérisée par:

A. Un élargissement du polygone de sustentation
B. Un steppage
C. Une danse des jambiers antérieurs
D. Un signe de Romberg
E. Une démarche "talonnante"

Réponse : AC

M 88/3/2/ 5

L'épreuve de Romberg explore:

A. La fonction vestibulaire
B. La fonction cérébelleuse
C. La fonction sensitive proprioceptive
D. La fonction pyramidale
E. La statique vertébrale

Réponse : ABC

S 89/4/1/ 71

En cas de lésion de l'hémisphère cérébelleux droit, on peut observer:

A. Dysmétrie de la main droite
B. Adiadococinésie de la main gauche
C. Surdité droite
D. Vertige rotatoire
E. Hypertonie

Réponse : A

S 90/4/1/ 40

Dans le syndrome cérébelleux pur on peut rencontrer les signes suivants sauf un, lequel?

A. Hypotonie
B. Dysarthrie
C. Signe de Babinski
D. Tremblement
E. Ataxie

Réponse : C

M 90/6/2/ 88

Le syndrome cérébelleux comporte les signes suivants sauf deux, lesquels?

A. Elargissement du polygone de sustentation
B. Rétropulsion
C. Danse des tendons des jambiers antérieurs
D. Majoration des troubles à la fermeture des yeux
E. Ataxie avec absence de latéralisation préférentielle lors de la marche

Réponse : BD

M 92/8/2/ 57

L'ataxie cérébelleuse est caractérisée par:

A. Un élargissement du polygone de sustentation
B. Un steppage
C. Une danse des jambier antérieurs
D. Un signe de Romberg
E. Une démarche "talonnante"

Réponse : AC

M 94/9/2/ 62

Le tremblement du syndrome cérébelleux:

A. Survient au repos
B. S'amplifie en fin de mouvement
C. S'accompagne d'une hypotonie
D. Est surtout lié aux lésions vermiennes
E. Est amélioré par les médicaments anti-cholinergiques

Réponse : BC

M 94/8/2/ 54

Le syndrome cérébelleux comporte les signes suivants:

A. Elargissement du polygone de sustentation
B. Rétropulsion
C. Hypotonie
D. Majoration des troubles à la fermeture des yeux
E. Déviation latérale lors de la marche

Réponse : AC

3. 1. 2 ETIOLOGIES (FACTEURS DE RISQUE, TERRAIN)

M 85/5/2/ 72

Au cours du syndrome cérébelleux, le tremblement est particulièrement intense au cours de l'atteinte:

A. Vermienne
B. Hémisphérique
C. Du pédoncule cérébelleux moyen
D. Du pédoncule cérébelleux supérieur
E. Du pédoncule cérébelleux inférieur

Réponse : D

3. 1. 3 DIVERS

M 88/3/2/114

Une tumeur d'un hémisphère cérébelleux peut provoquer:

A. Un syndrome cérébelleux cinétique
B. Une hypotonie homolatérale
C. Des vertiges
D. Des vomissements
E. Un tremblement de repos

Réponse : ABCD

3. 2 SYNDROME CONFUSIONNEL

3. 2. 1 CLINIQUE

S 85/2/1/111

Tous les signes suivants caractérisent le syndrome confusionnel, sauf un; indiquez lequel:

A. Désorientation temporo-spatiale
B. Narcolepsie
C. Perplexité anxieuse
D. Délire onirique
E. Obnubilation de la conscience

Réponse : B

S 87/4/1/ 74

Tous les groupements symptomatiques suivants sont constitutifs du syndrome confusionnel par sevrage éthylique sauf un. Indiquez lequel?

A. Baisse de la vigilance
B. Idées obsédantes
C. Désorientation temporo-spatiale
D. Hallucinations visuelles
E. Troubles de l'équilibre hydro électrolytique

Réponse : B

S 87/3/1/ 37

Tous les symptômes suivants font partie d'un état confusionnel, sauf un. Lequel?

A. Perplexité anxieuse
B. Amnésie sélective
C. Troubles de la vigilance
D. Fabulation compensatrice
E. Fausses reconnaissances

Réponse : B

M 87/3/2/ 20

Quelle(s) affirmation(s) retenez-vous pour caractériser un syndrome confusionnel?

A. L'onirisme est constamment retrouvé
B. Les troubles de la mémoire sont constants
C. L'étiologie la plus fréquente est organique
D. La perplexité anxieuse est un des symptômes caractéristiques
E. Le contact verbal est impossible

Réponse : BCD

S 89/4/1/ 77

Au cours des syndromes confusionnels, on rencontre les symptômes suivants, sauf un, lequel?

A. Troubles de la vigilance
B. Troubles de l'idéation
C. Recrudescence matinale
D. Agitation anxieuse alternant avec des phases de perplexité
E. Onirisme

Réponse : C

M 90/6/2/ 72

Le syndrome confusionnel comporte:

A. Un état toxi infectieux
B. Un onirisme
C. Une désorientation temporo spatiale
D. Une perplexité anxieuse
E. Une exaltation euphorique de l'humeur

Réponse : ABCD

M 91/1/2/ 97

Un syndrome confusionnel associe sur le plan séméiologique:

A. Une désorientation temporelle et spatiale
B. Une fluctuation des symptômes au cours du nycthémère, avec aggravation le soir
C. Un onirisme où prédominent les hallucinations auditives
D. Une obnubilation de la conscience, de degré variable
E. Une hypermnésie de l'épisode pathologique, après sa résolution

Réponse : ABD

S 91/6/1/ 4

Parmi les désordres suivants, quel est celui que l'on ne rencontre pas dans un état confusionnel?

A. Hallucinations visuelles
B. Hallucinations auditives
C. Etat dissociatif
D. Interprétation pathologique
E. Illusion sensorielle

Réponse : C

3. 2. 2 ETIOLOGIES (FACTEURS DE RISQUE, TERRAIN)

M 88/5/2/ 92

L'apparition progressive d'une confusion 3 mois après un traumatisme crânien avec confusion cérébrale doit faire évoquer le ou les diagnostic(s) suivant(s):

A. Un hématome extradural
B. Une dissection carotidienne
C. Une hydrocéphalie à pression normale
D. Un hématome sous dural chronique
E. Un hématome intracérébral

Réponse : CD

M 88/4/2/102

Parmi les propositions suivantes, laquelle (lesquelles) est (sont) une (des) cause(s) possible(s) de syndrome confusionnel?

A. Sevrage brutal chez un alcoolique chronique
B. Etat dépressif
C. Intoxication médicamenteuse par les antidépresseurs tricycliques
D. Traumatisme crânien
E. Accès d'angoisse

Réponse : ACD

M 91/4/2/ 33

La survenue d'un syndrome confusionnel, chez un éthylique, en l'absence d'antécédents traumatiques connus, peut faire évoquer:

A. Une intoxication aiguë par l'alcool
B. Un accident de sevrage
C. Un hématome sous-dural chronique
D. Une complication métabolique de l'éthylisme
E. Une encéphalopathie carentielle

Réponse : ABCDE

M 92/9/2/ 76

Parmi les médicaments suivants, quels sont ceux qui peuvent induire un état confusionnel?

A. Corticoïdes
B. Antiparkinsoniens
C. Sels de lithium
D. Antidépresseurs tricycliques
E. Aminosides

Réponse : ABCD

3. 2. 3 DIVERS

M 90/5/2/112

Les confusions mentales:

A. Sont le plus souvent d'origine toxique
B. Evoluent toujours vers un état démentiel
C. Ont comme symptomatologie principale des troubles de l'humeur
D. S'accompagnent dans les formes aiguës d'une hyperthermie
E. Peuvent mettre en jeu le pronostic vital

Réponse : ADE

M 93/9/1/ 69

Quelles sont les propositions vraies concernant la confusion mentale?

A. C'est un trouble du cours de la pensée
B. C'est un trouble de la vigilance
C. Elle affecte l'orientation temporo-spatiale
D. Elle s'accompagne d'hallucinations visuelles
E. On y observe un état de perplexité anxieuse

Réponse : BCDE

3. 3 SYNDROME MENINGE

3. 3. 1 CLINIQUE

M 87/3/2/ 75

Au cours d'un syndrome méningé, la raideur rachidienne:

A. Traduit la contracture des muscles du plan postérieur du corps
B. Est invincible
C. Est ressentie comme une décharge électrique au niveau du rachis
D. S'accentue avec la répétition des manoeuvres de recherche
E. S'accompagne d'une hyperextension antalgique des membres inférieurs

Réponse : ABD

S 89/3/1/ 82

Parmi les signes suivants, quel est celui qui n'appartient pas au syndrome méningé:

A. Signe de Babinski
B. Céphalées précoces
C. Vomissements précoces
D. Raideur de la nuque
E. Troubles vasomoteurs cutanés

Réponse : A

3. 4 SYNDROME VESTIBULAIRE

3. 4. 1 CLINIQUE

M 86/7/2/ 39

En faveur d'un syndrome vestibulaire périphérique, on retiendra:

A. Une sensation isolée d'instabilité à la marche
B. Des crises vertigineuses rotatoires paroxystiques
C. Un signe de Romberg latéralisé
D. Un talonnement à la marche
E. Une démarche festonnante

Réponse : BC

M 86/5/2/ 20

Au cours d'un syndrome vestibulaire périphérique, peut ou peuvent être observés:

A. De grands vertiges rotatoires avec vomissements
B. Un nystagmus vertical
C. Un nystagmus horizontal rotatoire
D. Un nystagmus rotatoire pur
E. Une déviation des index

Réponse : ACE

M 86/2/2/ 82

Parmi les cinq propositions suivantes, quelle est celle (ou quelles sont celles) que vous retenez: le syndrome vestibulaire périphérique comporte habituellement:

A. Des crises vertigineuses rotatoires intenses
B. L'association à des troubles de l'audition
C. Des troubles de l'équilibre importants entre les crises vertigineuses
D. La présence d'un nystagmus horizontal rotatoire pendant la crise
E. Des signes spontanés réalisant un syndrome harmonieux

Réponse : ABDE

M 89/5/2/ 49

Quel(s) élément(s) suivant(s) retrouve(nt) au cours d'un syndrome vestibulaire pur?

A. Vertige rotatoire
B. Nystagmus
C. Nausées et/ou vomissements
D. Hypoacousie
E. Déviation du corps à l'occlusion des yeux

Réponse : ABCE

M 90/6/2/ 47

Parmi les propositions suivantes quelles sont celles qui caractérisent une névrite vestibulaire?

A. C'est une atteinte virale d'un labyrinthe
B. Elle engendre un grand vertige aigu avec nausées et vomissements
C. Le nystagmus est droit lorsque la lésion est gauche
D. Les vertiges s'atténuent progressivement dans le courant du 1er mois
E. Les explorations instrumentales montrent l'absence de réponse du labyrinthe lésé

Réponse : ABCDE

M 94/8/2/ 47

Parmi les signes cliniques suivants, quel(s) est (sont) celui (ceux) qui peut (peuvent) être observé(s) au cours d'un syndrome vestibulaire périphérique?

A. Grands vertiges rotatoires avec vomissements
B. Nystagmus rotatoire
C. Nystagmus horizonto-rotatoire
D. Majoration de l'ataxie à la fermeture des yeux
E. Déviation des index

Réponse : ACDE

3. 5 SYNDROME DE WALLENBERG

3. 5. 1 DÉFINITION

M 86/4/2/ 24

Le syndrome de Wallenberg:

A. Est habituellement dû à un ramollissement bulbaire
B. Débute par un syndrome vestibulaire brutal et intense
C. Est caractérisé par une paralysie faciale controlatérale
D. Est caractérisé par une hémiplégie controlatérale à la lésion
E. Son évolution est très souvent mortelle

Réponse : AB

3. 5. 2
CLINIQUE

S 86/6/1/114

Tous les signes suivants sauf un entrent dans la description du syndrome latéro-bulbaire gauche de type Wallenberg:

A. Syndrome de Claude Bernard Horner gauche
B. Hémisyndrome cérébelleux gauche
C. Hémiplégie motrice droite
D. Nystagmus rotatoire
E. Hémianesthésie thermo-algique droite respectant la face

Réponse : C

M 86/7/2/ 40

Le syndrome de Wallenberg:

A. Débute par un vertige de type périphérique
B. S'accompagne d'une hypoacousie
C. Comporte un syndrome cérébelleux du côté de la lésion
D. Comporte une atteinte périphérique du nerf facial homolatéral à la lésion
E. Comporte une dissociation thermoalgésique hémicorporelle controlatérale à la lésion

Réponse : ACE

3. 5. 3
ETIOLOGIES
(FACTEURS DE RISQUE, TERRAIN)

M 87/1/2/ 17

Une lésion sténosante de l'origine de la carotide interne est évoquée devant:

A. Cécité monoculaire et hémiplégie controlatérale
B. Hémiplégie et syndrome cérébelleux controlatéral
C. Souffle sous-angulo-maxillaire systolique
D. Un syndrome de Wallenberg
E. Accidents transitoires répétitifs associant une aphasie et une hémiplégie brachio-faciale

Réponse : ACE

3. 6
SYNDROME ET MALADIE DE PARKINSON
3. 6. 1
PHYSIOPATHOLOGIE

M 85/2/2/ 16

Anatomiquement et bio-cliniquement la maladie de Parkinson idiopathique est caractérisée par:

A. Dégénérescence du locus niger
B. Dégénérescence du striatum
C. Baisse des concentrations de dopamine dans le locus niger
D. Baisse des concentrations de dopamine dans le striatum
E. Dégénérescence du cortex occipital

Réponse : ACD

S 86/3/1/ 78

Les lésions responsables de la maladie de Parkinson siègent au niveau de:

A. La moelle
B. Les olives bulbaires
C. La substance noire des pédoncules cérébraux
D. Le cervelet
E. Le cortex cérébral

Réponse : C

3. 6. 2
CLINIQUE

S 85/3/1/ 50

Parmi les 5 propositions suivantes concernant la maladie de Parkinson laquelle est inexacte:

A. Il n'existe pas de détérioration mentale nette
B. La force musculaire et les réflexes sont normaux
C. L'écriture est souvent modifiée très tôt
D. La marche est très longtemps normale
E. Il existe une hypertonie plastique

Réponse : D

S 85/6/1/ 47

Quelle partie du corps n'est pratiquement jamais intéressée par le tremblement de repos chez le Parkinsonien?

A. Le pied
B. La main
C. La tête
D. Les lèvres
E. L'avant-bras

Réponse : C

M 86/4/2/ 62

Le tremblement parkinsonien:

A. Disparaît au repos
B. Peut être uni ou bilatéral
C. Peut persister dans l'attitude
D. Peut s'accompagner d'une hypertonie extra-pyramidale
E. Peut entraîner une dysmétrie

Réponse : BCD

M 86/6/2/ 75

L'hypertonie du syndrome parkinsonien:

A. Augmente à l'activité musculaire dans un autre territoire
B. Est élastique
C. Est plastique
D. Cède par à-coups
E. S'accompagne d'une hyperréflectivité ostéo-tendineuse

Réponse : ACD

M 87/5/2/ 82

Le syndrome Parkinsonien peut comporter:

A. Un tremblement
B. Une hypertonie spastique
C. Des kinésies paradoxales
D. Un piétinement
E. Une voie scandée et explosive

Réponse : ACD

M 87/7/2/ 21

Le tremblement parkinsonien est:

A. Un tremblement d'attitude
B. De repos
C. D'intention et d'action
D. Accentué par l'occlusion des yeux
E. Accentué par l'émotion

Réponse : BE

M 88/1/2/ 16

Le syndrome parkinsonien des neuroleptiques:

A. Est prévenu par les médicaments anticholinergiques
B. Peut durer plusieurs semaines après l'arrêt du traitement neuroleptique
C. Donne plus volontiers une séméiologie akinéto-hypertonique que tremblante
D. Est dû à un blocage des récepteurs cholinergiques
E. A pour traitement curatif la L Dopa

Réponse : AC

M 89/2/2/ 22

Dans le cadre sémiologique de l'akinésie parkinsonienne, on retrouve:

A. Une exagération des réflexes de posture
B. La rareté du clignement des paupières
C. Une exploration du champ de vision par les seuls mouvements des globes oculaires sans bouger la tête
D. La réduction du balancement d'un ou des 2 bras à la marche
E. Une difficulté à exécuter de façon rapide les mouvements alternatifs

Réponse : BCDE

M 89/2/2/ 33

Le diagnostic de maladie de Parkinson est compatible avec la constatation de:

A. Signe de Babinski bilatéral
B. Hypertonie plastique
C. Tremblement d'attitude isolé
D. Aphasie
E. Festination

Réponse : BE

M 89/2/2/ 85

Le syndrome parkinsonien comporte:

A. Un ralentissement des gestes alternés rapides
B. Un tremblement de la tête
C. Une hypertonie plastique
D. Une micrographie
E. Une voix scandée et explosive

Réponse : ACD

M 90/1/2/ 56

Le syndrome parkinsonien peut comporter le ou les signes suivants:

A. Akinésie
B. Micrographie
C. Réflexe naso-palpébral inépuisable
D. Phénomènes de piétinements (enrayages cinétiques)
E. Spasticité

Réponse : ABCD

M 90/7/2/ 55

Le syndrome parkinsonien:

A. Comporte une perte du balancement du bras à la marche
B. S'accompagne de rire et de pleurer spasmodique
C. S'accompagne d'une exagération du réflexe naso-palpébral
D. S'accompagne d'une augmentation du réflexe mentonnier
E. S'accompagne d'un faciès figé

Réponse : ACE

M 91/3/2/ 81

Le ou les signe(s) clinique(s) suivant(s) appartien(nen)t à la séméiologie parkinsonienne:

A. Réflexes ostéo-tendineux pendulaires
B. Tremblement de repos péri-buccal
C. Hypertonie en extension des membres inférieurs
D. Difficulté à réaliser des mouvements répétitifs
E. Rareté du clignement des yeux

Réponse : BDE

M 91/7/1/ 79

Le tremblement parkinsonien possède une ou plusieurs des caractéristiques suivantes:

A. Tremblement d'attitude
B. Parfois unilatéral
C. Régulier
D. Exagéré par l'émotion
E. Diminué au cours du geste

Réponse : BCDE

3. 6. 3 ETIOLOGIES (FACTEURS DE RISQUE, TERRAIN)

M 86/6/2/ 41

Un syndrome Parkinsonien peut être provoqué par l'usage thérapeutique de:

A. Benzodiazépines
B. Antiépileptiques
C. Neuroleptiques
D. Bêta-bloquants
E. Antibiotiques

Réponse : C

M 88/1/2/ 21

Un syndrome parkinsonien peut être consécutif à une prise de :

A. Diazépam (VALIUM*)
B. Imipramine (TOFRANIL*)
C. Halopéridol (HALDOL*)
D. Chlorpromazine (LARGACTIL*)
E. Morphine

Réponse : CD

3. 6. 4 EVOLUTION (PRONOSTIC, COMPLICATIONS)

M 89/4/2/ 75

Les mouvements anormaux involontaires induits par la L-Dopa dans la maladie de Parkinson:

A. S'observent surtout dans les formes tremblantes de la maladie
B. Sont améliorés par l'augmentation de la posologie de L-Dopa
C. Peuvent affecter le segment céphalique
D. S'accompagnent d'une hypotonie
E. Surviennent surtout lors des premières années de la maladie

Réponse : CD

3. 6. 5 TRAITEMENTS

M 85/5/2/ 17

L'association à la L. Dopa d'un inhibiteur de la Décarboxylase périphérique facilite le traitement de la maladie de Parkinson parce que:

A. Elle permet de diminuer la dose de L. Dopa administrée
B. Elle permet de réduire la fréquence des prises de L. Dopa
C. Elle supprime le risque d'accidents par hypotension artérielle orthostatique
D. Elle réduit le risque d'accidents digestifs
E. Elle augmente l'efficacité de L. DOPA sur le tremblement

Réponse : ACD

M 85/6/2/ 75

Le traitement par la L-Dopa est susceptible de faire apparaître:

A. Une hypersialorrhée
B. Une hypotension orthostatique
C. Une hypertonie
D. Des dyskinésies bucco-faciales
E. Une dysurie

Réponse : BD

M 85/7/2/ 3

Indiquer deux produits parmi les suivants utilisés comme antiparkinsoniens:

A. Clomipramine (ANAFRANIL*)
B. Trihexyphénidyle (ARTANE*)
C. Lévomépromazine (NOZINAN*)
D. Lévodopa (LARODOPA*)
E. Sulpiride (DOGMATIL*)

Réponse : BD

S 86/4/1/ 83

La maladie de Parkinson entraîne de façon progressive un handicap moteur. Les symptômes peuvent être améliorés par:

A. Les benzodiazépines
B. Les phénothiazines
C. La L-Dopa
D. Le phénobarbital
E. Aucun des médicaments précédents

Réponse : C

S 86/6/1/ 29

Identifiez, parmi les médicaments suivants, celui dont l'association à la lévodopa est illogique parce qu'il contrarie son action:

A. Bêta-bloquants (bloqueurs bêta-adrénergiques)
B. Neuroleptiques
C. Bromocriptine (PARLODEL*)
D. Inhibiteurs de la DOPA décarboxylase périphérique
E. Antiparkinsoniens atropiniques

Réponse : B

S 87/1/2/ 22

Les mouvements anormaux involontaires induits par le L-Dopa dans la maladie de Parkinson:

A. Sont habituellement de type choréique
B. Ne s'observent que dans les formes tremblantes de la maladie
C. Surviennent en général lors de la première année de traitement
D. Sont en général améliorés par l'augmentation de la posologie de L-Dopa
E. Peuvent persister jusqu'à une semaine après l'arrêt de la Dopathérapie

Réponse : A

S 88/6/1/ 30

Pour traiter la maladie de Parkinson, l'utilisation d'un inhibiteur de la décarboxylase associé à

la L-Dopa permet:
A. De réduire le risque d'accidents psychiques
B. De réduire le risque de survenue de mouvements anormaux
C. De réduire le nombre de prises quotidiennes de L-Dopa
D. D'associer un anticholinergique
E. De limiter les effets secondaires digestifs

Réponse : E

M 88/6/2/ 64

Les anticholinergiques prescrits dans la maladie de Parkinson sont:

A. Actifs sur le tremblement
B. Peu actifs sur l'akinésie
C. Efficace pour corriger les syndromes induits par les neuroleptiques
D. Responsables de syndromes confusionnels chez les sujets âgés
E. Contre-indiqués en cas d'insuffisance coronarienne

Réponse : ABCDE

S 88/1/1/ 37

Parmi les effets secondaires de la lévodopa (LARODOPA*) utilisée dans la maladie de Parkinson, quel est celui qui peut également être provoqué par le trihexyphénidyle (ARTANE*)?

A. Phénomène "on-off" ou fluctuations cliniques rapides
B. Hypotension orthostatique
C. Etat confuso-onirique
D. Vomissements
E. Mouvements anormaux involontaires

Réponse : C

M 88/3/2/120

La dopathérapie peut entraîner:

A. Une hypertension artérielle
B. Des vomissements
C. Un syndrome confusionnel
D. Une impuissance
E. Des dyskinésies

Réponse : BCE

M 88/6/1/117

Chez un malade parkinsonien, l'ARTANE*:

A. Facilite la libération de la Dopamine
B. Agit sur les récepteurs de la Dopamine
C. Agit sur les systèmes cholinergiques
D. Peut induire ou aggraver des troubles cognitifs
E. Provoque un myosis

Réponse : CD

M 89/5/2/ 29

Pour le traitement de la maladie de Parkinson, on peut utiliser:

A. Un agoniste direct dopaminergique
B. Un agoniste direct cholinergique
C. Un antagoniste sérotoninergique
D. Un précurseur de la dopamine
E. La dopamine

Réponse : AD

M 90/1/2/ 57

Dans les médicaments de la maladie de Parkinson on trouve:

A. Des anticholinergiques
B. Des neuroleptiques
C. Des précurseurs du gaba
D. Des agonistes dopaminergiques directs
E. Un précurseur de la dopamine

Réponse : ADE

S 90/7/1/ 56

Un parkinsonien traité depuis plusieurs années par L-DOPA présente après une amélioration de ses troubles des mouvements anormaux. Parmi les propositions suivantes, quelle en est la cause plausible?

A. Insuffisance du traitement
B. Troubles intestinaux
C. Epuisement thérapeutique
D. Surdosage
E. Sans rapport avec la prescription de L-DOPA

Réponse : D

M 91/4/2/ 19

Parmi les manifestations suivantes quelle est celle ou quelles sont celles qui peuvent être entraînées par la prise de Trihéxyphénidyle (ARTANE*)?

A. Hypotension orthostatique
B. Confusion mentale
C. Sécheresse de la bouche
D. Rétention d'urine
E. Crises d'épilepsie

Réponse : BCD

M 91/4/2/ 26

Parmi les effets indésirables suivants, lequel (lesquels) peut (peuvent) être attribué(s) à l'association L. DOPA + inhibiteur de la DOPA-décarboxylase périphérique?

A. Troubles psychiques
B. Troubles de rythme cardiaque
C. Mouvements anormaux involontaires
D. Hypertension artérielle
E. Diminution de la diurèse

Réponse : AC

M 92/8/2/ 68

Parmi les manifestations neurologiques suivantes, quelles sont celles qui peuvent être observées en cas de surdosage en L Dopa?

A. Confusion mentale
B. Mouvements anormaux
C. Nystagmus pluridirectionnel
D. Incontinence urinaire
E. Mydriase bilatérale

Réponse : AB

3. 6. 6
DIVERS

M 88/1/2/119

Le syndrome parkinsonien secondaire aux neuroleptiques:

A. Est dû à un blocage de la sécrétion de Dopamine
B. Est dû à une inhibition de la recapture de la Dopamine
C. Est dû à un blocage des récepteurs post synaptiques dopaminergiques
D. Est prévenu par les traitements anticholinestérasiques
E. Est prévenu par les traitements anticholinergiques

Réponse : CE

M 89/4/2/ 71

La maladie de Parkinson:

A. Est d'étiologie vasculaire
B. Peut rester longtemps cliniquement unilatérale
C. Peut entraîner des chutes
D. Est due à un manque de dopamine au niveau du striatum
E. Peut se traiter en donnant de la dopamine injectable

Réponse : BCD

3. 7
SYNDROME PYRAMIDAL
3. 7. 1
CLINIQUE

M 91/5/2/ 54

Le syndrome pyramidal s'accompagne:

A. D'une exagération des réflexes cutanés abdominaux
B. De réflexes tendineux pendulaires
C. De réflexes tendineux polycinétiques
D. D'une hypertonie élastique
E. D'une atrophie musculaire

Réponse : CD

M 91/7/2/ 34

Le déficit moteur de l'atteinte pyramidale:

A. Prédomine sur les muscles fléchisseurs des membres supérieurs
B. Prédomine sur les muscles fléchisseurs racourcisseurs aux membres inférieurs
C. Prédomine au niveau des muscles des racines des membres
D. Prédomine sur les mouvements fins
E. S'aggrave au cours de l'effort

Réponse : BDE

3. 8 SYNDROME EXTRA PYRAMIDAL

3. 8. 1 ETIOLOGIES (FACTEURS DE RISQUE, TERRAIN)

M 89/7/2/ 67

Un syndrome extrapyramidal peut être consécutif à une lésion:

A. De la moelle épinière cervicale
B. Des noyaux gris centraux
C. Des pédoncules cérébelleux supérieurs
D. Du locus niger
E. Du cortex cérébral rolandique

Réponse : BD

M 90/5/2/ 66

Parmi les médicaments suivants, lesquels peuvent entraîner un syndrome extrapyramidal?

A. Halopéridol (HALDOL*)
B. Carbamazépine (TEGRETOL*)
C. Trihexyphénidyle (ARTANE*)
D. Levomépronazine (NOZINAN*)
E. Amitriptyline (LAROXYL*)

Réponse : AD

3. 9 SYNDROME DE BROWN SEQUARD

3. 9. 1 CLINIQUE

M 85/7/2/ 72

Le syndrome de Brown Sequard (atteinte de l'hémimoelle) comporte:

A. Un syndrome pyramidal homolatéral à la lésion
B. Des troubles de la sensibilité profonde bilatéraux
C. Des troubles de la sensibilité profonde homolatéraux au syndrome pyramidal
D. Une dissociation thermo-analgésique suspendue
E. Une abolition de réflexes homolatéraux à la lésion

Réponse : AC

S 86/5/1/ 41

Un malade présente un syndrome pyramidal du membre inférieur droit, une anesthésie thermo-algique du membre inférieur gauche remontant jusqu'à l'ombilic. Il s'agit vraisemblablement:

A. D'un syndrome de Brown-Séquard
B. D'un syndrome cordonal postérieur
C. D'un syndrome syringomyélique
D. D'un syndrome de la corne antérieure de la moelle
E. D'un syndrome de la queue de cheval

Réponse : A

S 88/5/1/ 75

Un syndrome de Brown-Séquard associe les troubles suivants, par rapport au siège de la lésion:

A. Un déficit moteur homolatéral et une diminution de la sensibilité profonde contro-latérale
B. Un déficit sensitif douloureux homolatéral et un déficit sensitif thermique contro-latéral
C. Un syndrome pyramidal des deux membres supérieurs
D. Un déficit moteur homolatéral et une anesthésie thermique et douloureuse contro-latérale
E. Autre réponse

Réponse : D

3. 9. 2 ETIOLOGIES (FACTEURS DE RISQUE, TERRAIN)

M 88/6/1/120

L'existence chez un adulte d'un syndrome de Brown-Séquard peut évoquer:

A. Une sclérose en plaques
B. Une dégénérescence spinocérébelleuse
C. Une polyradiculonévrite
D. Une compression médullaire lente
E. Une multinévrite

Réponse : AD

3.10 SYNDROME DE LA QUEUE DE CHEVAL

3.10. 1 CLINIQUE

M 89/7/2/ 11

Dans un syndrome de la queue de cheval on peut voir:

A. Un déficit moteur des membres inférieurs
B. Un signe de Babinski
C. Des mictions impérieuses
D. Une anesthésie en selle
E. Une abolition des réflexes achilléens

Réponse : ADE

S 91/4/1/ 72

Au cours de l'évolution d'un syndrome de la queue de cheval, quel est le signe clinique que l'on ne rencontre jamais?

A. Une anesthésie en selle
B. Des réflexes cutanés plantaires qui se font en extension lente
C. L'abolition des réflexes ostéo-tendineux des membres inférieurs
D. Une dysurie
E. Une impuissance

Réponse : B

3.10. 2
ETIOLOGIES (FACTEURS DE RISB1
QUE, TERRAIN)

M 91/5/2/ 60

Un syndrome de la queue de cheval peut être consécutif à:

A. Une hernie discale L3-L4
B. Une hernie discale L4-L5
C. Un infarctus du cône terminal de la moelle
D. Un neurinome de L5
E. Un tassement métastatique de D10

Réponse : ABD

S 94/9/1/ 69

Quelle est la cause la plus fréquente des syndromes de la queue de cheval?

A. Tumeur intra médullaire
B. Tumeur du sacrum
C. Hématome épidural lombaire
D. Hernie discale L4-L5 ou L5-S1
E. Tumeur de la queue de cheval

Réponse : D

3.11
SIGNE DE CLAUDE BERNARD HORNER
3.11. 1
CLINIQUE

M 85/7/2/ 9

Le ou les signes suivants appartiennent au syndrome de Claude-Bernard-Horner:

A. Myosis
B. Diplopie
C. Ptosis
D. Enophtalmie
E. Oedème papillaire

Réponse : ACD

S 87/5/1/ 79

Quelle est l'atteinte radiculaire la plus souvent associée à un syndrome de Claude-Bernard-Horner:

A. C4
B. C5
C. C6
D. C7
E. D1

Réponse : E

M 88/3/2/ 92

Parmi les signes suivants, le(s) quel(s) fait (font) partie du syndrome de paralysie sympathique de Claude-Bernard-Horner?

A. Myosis
B. Paralysie de l'accommodation
C. Exophtalmie
D. Enophtalmie
E. Rétraction de la paupière supérieure

Réponse : AD

4
PATHOLOGIES VASCULAIRES
4. 1
ACCIDENTS ISCHEMIQUES TRANSITOIRES (AIT)
4. 1. 1
PHYSIOPATHOLOGIE

S 85/3/1/102

L'inversion du flux dans l'artère ophtalmique à l'examen Doppler lors du bilan d'un accident ischémique transitoire témoigne d'une lésion artérielle de:

A. La carotide interne cervicale
B. La cérébrale antérieure
C. La sylvienne
D. La sous-clavière en amont de la vertébrale
E. Le tronc basilaire

Réponse : A

4. 1. 2
CLINIQUE

M 92/8/2/ 86

Un accident ischémique transitoire carotidien peut se manifester par:

A. Une hémiplégie brachiofaciale
B. Une aphasie de Wernicke
C. Une cécité mono-oculaire
D. Un trouble de la déglutition avec signe du rideau
E. Un vertige rotatoire

Réponse : ABC

S 92/9/1/ 43

Parmi les signes suivants quel est celui qui ne permet pas d'affirmer l'origine vertébro-basilaire d'un accident vasculaire transitoire ischémique?

A. Hémianopsie latérale homonyme
B. Hémianopsie altitudinale
C. Troubles sensitifs et/ou moteurs bilatéraux
D. Vertige isolé
E. Cécité corticale

Réponse : D

4. 1. 3
ETIOLOGIES
(FACTEURS DE RISQUE, TERRAIN)

M 90/6/2/ 46

La cécité monoculaire transitoire est en rapport avec une ou plusieurs des éventualités suivantes, laquelle ou lesquelles?

A. Ischémie occipitale controlatérale
B. Plaque athéromateuse ulcérée de la carotide interne
C. Sténose serrée de l'artère carotide interne homolatérale
D. Ischémie transitoire du nerf optique au cours d'une maladie de Horton
E. Névrite optique toxique alcoolo-tabagique

Réponse : BCD

4. 1. 4
BILAN ÉTIOLOGIQUE

S 91/3/1/ 20

Des accidents ischémiques transitoires répétitifs rattachés par l'échographie de la bifurcation une sténose ulcérée de la carotide interne impliquent en priorité l'un des examens suivants:

A. EEG
B. Un fond d'oeil
C. Une échographie cardiaque
D. Un holter cardiaque
E. Un scanner cérébral

Réponse : E

4. 2
ACCIDENT VASCULAIRE CEREBRALE (AVC)
4. 2. 1
DÉFINITION

M 90/1/1/ 11

La lésion cérébrale secondaire à une thrombose d'une branche de l'artère sylvienne est:

A. Un infarctus rouge
B. Un infarcissement hémorragique
C. Un ramollissement cérébral
D. Un abcès
E. Une lacune

Réponse : C

4. 2. 2
PHYSIOPATHOLOGIE

S 85/4/1/ 96

Quel est le siège d'un infarctus cérébral annoncé par un grand vertige et s'exprimant par une paralysie unilatérale du voile du palais et du pharynx et une anesthésie de l'hémiface homolatérale?

A. Cortex rolandique
B. Capsule interne
C. Pédoncule cérébral
D. Protubérance
E. Bulbe

Réponse : E

M 87/4/2/ 67

Les deux voies essentielles de suppléance d'une obstruction carotidienne sont:

A. L'artère occipitale
B. L'artère ophtalmique
C. La communicante antérieure
D. La méningée moyenne
E. La cérébelleuse supérieure

Réponse : BC

4. 2. 3
CLINIQUE

S 85/3/1/ 61

Parmi les éléments suivants, citer celui qui évoque plutôt une origine ischémique qu'hémorragique d'un accident vasculaire cérébral:

A. Survenue en pleine activité
B. Existence de signes méningés
C. Antécédents d'accidents vasculaires transitoires
D. Céphalées brutales
E. Antécédents d'hypertension artérielle

Réponse : C

M 86/6/2/ 29

Chez un sujet droitier, on évoque une ischémie du territoire de l'artère sylvienne superficielle gauche devant:

A. Hémianopsie latérale homonyme droite
B. Troubles sphinctériens
C. Hémiplégie à prédominance crurale
D. Anosognosie et hémiasomatognosie
E. Hémiplégie à prédominance brachio-faciale

Réponse : AE

M 88/2/2/ 83

Une thrombose de la carotide gauche peut de manifester par:

A. Une hémiplégie facio-brachiale avec aphasie
B. Une amaurose droite
C. Une perte de connaissance brève
D. Un déviation de la langue vers la droite
E. L'absence de symptomatologie clinique

Réponse : AE

M 88/3/2/ 23

Les malformations artério-veineuses cérébrales se manifestent habituellement par:

A. Des céphalées
B. Une baisse de l'acuité visuelle
C. Un syndrome d'hémorragie méningée ou cérébrale
D. Une comitialité
E. Une insuffisance cardiaque

Réponse : CD

M 88/6/2/ 59

Les accidents transitoires de l'ischémie carotidienne comportent volontiers:

A. Des accidents aphasiques pour l'artère carotide gauche
B. Des troubles visuels unilatéraux
C. Des troubles visuels unilatéraux droits associés à des troubles aphasiques
D. Des troubles visuels unilatéraux gauches associés avec des troubles moteurs déficitaires droits
E. Des troubles de mémoire transitoires

Réponse : ABD

M 89/3/2/ 81

En faveur d'un ramollissement sylvien superficiel gauche chez un droitier, on retient:

A. La topographie brachio-faciale du déficit droit
B. L'association du déficit à des troubles de la sensibilité de l'hémicorps droit
C. Une hémi-asomato-anosognosie
D. Une hémianopsie latérale homonyme gauche
E. Un signe de Babinski droit

Réponse : ABE

M 90/2/2/ 48

Quels sont chez un sujet droitier, les signes rencontrés au cours d'une ischémie du territoire superficiel de l'artère sylvienne gauche?

A. Hémianopsie latérale homonyme droite
B. Troubles sphinctériens
C. Aphasie de Broca
D. Asomatognosie
E. Hémiplégie droite à prédominance brachio-faciale

Réponse : ACE

M 90/4/2/ 91

Au cours d'un infarctus sylvien superficiel gauche on constate typiquement:

A. Hémianopsie latérale homonyme gauche
B. Hémiplégie droite brachio-faciale
C. Aphasie
D. Diplopie
E. Déficit moteur distal droit

Réponse : BC

M 91/6/1/ 77

Une sténose carotidienne peut être à l'origine:

A. D'une cécité monoculaire ipsilatérale transitoire
B. D'une diplopie
C. D'un souffle cervical
D. D'une hémiplégie controlatérale
E. D'un trouble sensitif controlatéral

Réponse : ACDE

4. 2. 4 IMAGERIE

M 88/5/2/ 93

Lorsqu'un scanner montre un hématome intra-cérébral, quand faut-il poursuivre le bilan par une artériographie?

A. Hématome dû aux anticoagulants
B. Hématome de la capsule interne
C. Sujet jeune
D. Hématome de la vallée sylvienne
E. Hématome interhémisphérique frontal

Réponse : CDE

4. 2. 5 FORMES CLINIQUES

M 93/9/1/ 93

Une lésion sténosante de l'origine de la carotide interne est évoquée devant:

A. Cécité monoculaire et hémiplégie controlatérale
B. Hémiplégie et syndrome cérébelleux controlatéral
C. Souffle sous-angulo-maxillaire systolique
D. Un syndrome de Wallenberg
E. Accidents transitoires répétitifs associant une aphasie et une hémiplégie brachio-faciale

Réponse : CE

4. 2. 6 ETIOLOGIES (FACTEURS DE RISQUE, TERRAIN)

M 85/6/2/ 50

Une embolie cérébrale peut être consécutive à:

A. Une thrombose de la veine jugulaire
B. Un infarctus du poumon
C. Un infarctus du myocarde
D. Une thrombose de l'aorte descendante
E. Une endocardite mitrale

Réponse : CE

M 89/1/2/ 68

Un infarctus cérébral peut être la conséquence d':

A. Une artérite inflammatoire
B. Une obstruction vasculaire extra-crânienne
C. Une embolie
D. Un spasme après rupture d'anévrysme
E. Un abcès cérébral

Réponse : ABCD

M 89/7/2/ 69

Parmi les processus pathologiques suivants, lequel ou lesquels peu(ven)t être incriminé(s) à l'origine d'une hémorragie intracérébrale spontanée?

A. Hypertension artérielle
B. Athérome
C. Malformation vasculaire
D. Angiopathie amyloïde
E. Tumeur cérébrale

Réponse : ACDE

S 90/7/1/ 68

Parmi ces facteurs de risque, quel est celui dont le risque relatif est le plus élevé pour les accidents vasculaires cérébraux?

A. Tabagisme
B. Hypercholestérolémie
C. Diabète
D. Hypertension artérielle
E. Obésité

Réponse : D

M 91/3/1/ 98

Peut ou peuvent se compliquer d'infarctus cérébraux:

A. Les migraines
B. La polyglobulie
C. Le syndrome de coagulation intravasculaire disséminé
D. Le rétrécissement mitral
E. La prescription d'aspirine au long cours

Réponse : ABCD

M 91/4/2/ 85

Un anévrysme artériel intracrânien:

A. Est une malformation le plus souvent congénitale
B. Siège essentiellement sur les vaisseaux du polygone de Willis
C. Correspond à une lésion de l'intima
D. Se rencontre surtout chez les sujets athéromateux
E. Donne lieu à l'audition d'un souffle intracrânien

Réponse : AB

M 93/9/2/ 4

Parmi les faits suivants, lequel (lesquels) oriente(nt) vers le diagnostic de dissection carotidienne, chez un patient atteint d'une hémiplégie?

A. Survenue après un traumatisme cervical
B. Présence de douleurs latéro-cervicales
C. Age supérieur à 60 ans
D. Présence d'un signe de Claude-Bernard-Horner
E. Présence d'une fibrillation auriculaire

Réponse : ABD

4. 2. 7 BILAN ÉTIOLOGIQUE

S 85/5/1/ 87

Parmi les examens complémentaires suivants, indiquer celui qui doit permettre d'affirmer une hémorragie cérébrale:

A. Electroencéphalogramme
B. Angiographie des vaisseaux cervicaux
C. Angioscintigraphie cérébrale
D. Scannographie
E. Encéphalographie gazeuse

Réponse : D

4. 2. 8 EVOLUTION (PRONOSTIC, COMPLICATIONS)

M 90/4/2/ 44

Un malade affecté d'une sténose carotidienne peut présenter du fait de celle-ci:

A. Une amaurose transitoire
B. Une aphasie transitoire
C. Une diplopie transitoire
D. Une hémiparésie transitoire
E. Une hémianesthésie transitoire

Réponse : ABDE

4. 2. 9 TRAITEMENTS

M 89/6/2/ 74

Le traitement des infarctus cérébraux constitués par occlusion athéromateuse de la carotide interne doit comporter:

A. Des vasodilatateurs cérébraux
B. Des corticoïdes
C. Des anticoagulants
D. Une rééducation précoce
E. Un nursing spécifique

Réponse : DE

4. 2.10 DIVERS

M 88/4/2/ 8

L'anévrysme artériel intra-crânien:

A. Siège plus volontiers à la périphérie des territoires artériels
B. Est parfois vu sur la radiographie simple du fait de sa calcification
C. Peut être multiple
D. Est une malformation congénitale héréditaire
E. Est plus fréquent dans le territoire carotidien que vertébro-basilaire

Réponse : ABCDE

M 91/7/2/ 3

Un infarctus sylvien:

A. Peut être secondaire à une obstruction carotidienne
B. Peut être secondaire à une obstruction de l'artère cérébrale antérieure
C. Entraîne en tomodensitométrie une hypodensité du pôle occipital
D. Peut être dû à une embolie d'origine cardiaque
E. Ne se complique jamais d'un oedème cérébral

Réponse : AD

4. 3 HEMATOME EXTRA-DURAL

4. 3. 1 CLINIQUE

S 91/3/1/ 41

Dans la surveillance d'une fracture de la voûte crânienne, avec perte de connaissance brève, certains éléments font particulièrement penser à un hématome extradural, sauf un:

A. Aggravation de l'état de conscience après la 4ème heure
B. Notion d'un trait de fracture temporal
C. Coma grave d'emblée
D. Mydriase unilatérale
E. Hémiplégie d'installation retardée

Réponse : C

M 93/8/1/ 85

Quelles sont les séquences cliniques classiques compatibles avec le diagnostic d'hématome extra-dural post traumatique?

A. Perte de connaissance brève lors du traumatisme, puis 3 heures plus tard céphalées, hémiplégie et coma
B. Coma d'emblée, durable
C. Obnubilation depuis le traumatisme puis quelques heures plus tard aggravation de l'étatde conscience et hémiplégie
D. Rien au moment du traumatisme puis troubles de la conscience 2 heures plus tard
E. Rien au moment du traumatisme puis crise BJ droite 4 heures plus tard

Réponse : ACD

4. 3. 2
ETIOLOGIES (FACTEURS DE RISQUE, TERRAIN)

M 88/2/2/ 82

L'hématome extra-dural peut être dû à:

A. Une rupture de l'artère méningée moyenne
B. Une rupture de la carotide interne intra-crânienne
C. Une simple fracture de l'écaille du temporal
D. Une plaie de la paroi d'un sinus veineux
E. La complication d'une intervention neurochirurgicale

Réponse : ACDE

4. 4
HEMATOME SOUS-DURAL
4. 4. 1
CLINIQUE

M 88/4/2/ 18

Une hématome sous dural chronique hémisphérique droit peut se manifester par:

A. Des troubles confusionnels
B. Une obnubilation
C. Un déficit controlatéral
D. Une hémianopsie latérale homonyme droite
E. Des céphalées

Réponse : ABCE

4. 4. 2
ETIOLOGIES (FACTEURS DE RISQUE, TERRAIN)

M 86/2/2/ 41

L'hématome sous-dural post-traumatique se rencontre avec une fréquence particulière en cas de:

A. Ethylisme chronique
B. Traitement par anticoagulants
C. Traitement par le dipyridamole
D. Diabète
E. Age avancé

Réponse : ABE

4. 4. 3
DIVERS

M 87/6/2/101

L'hématome sous dural chronique de l'adulte:

A. Se traduit par une hyperdensité spontanée sur la scannographie
B. Est plus fréquent chez l'adulte âgé
C. Est favorisé par l'éthylisme chronique
D. Peut provoquer une confusion mentale
E. Se résorbe habituellement spontanément en quelques semaines

Réponse : BCD

M 88/4/2/ 83

L'hématome sous-dural chronique:

A. Survient souvent chez le vieillard
B. Se résorbe habituellement spontanément
C. Nécessite le plus souvent un traumatisme crânien violent
D. Peut récidiver après cure chirurgicale
E. Peut être bilatéral

Réponse : ADE

M 89/6/2/117

L'hématome sous dural chronique de l'adulte:

A. Est plus fréquent chez le sujet âgé
B. Peut provoquer une hémiplégie
C. Peut provoquer une confusion mentale
D. Est favorisé par l'éthylisme chronique
E. Est dû à la rupture d'une artère au cours d'un traumatisme crânien

Réponse : ABCD

4. 5
HEMORRAGIE MENINGEE
4. 5. 1
CLINIQUE

S 92/8/1/ 29

Quelle est la caractéristique principale de la céphalée d'une hémorragie méningée?

A. Situation occipitale
B. Installation progressive
C. Répétitive
D. Installation très brutale
E. Accompagnée de vomissements

Réponse : D

4. 5. 2
BIOLOGIE

M 91/7/2/ 94

En présence d'un liquide céphalo-rachidien sanglant quels sont les éléments qui plaident en faveur d'une hémorragie méningée véritable non liée au traumatisme de la ponction lombaire?

A. 3ème tube plus clair que le premier
B. Coagulation du sang dans le tube
C. Liquide xanthochromique
D. Présence de macrophages à l'examen cytologique
E. Présence de pigments sanguins

Réponse : CDE

4. 5. 3
ETIOLOGIES (FACTEURS DE RISQUE, TERRAIN)

S 88/3/1/110

L'hémorragie méningée survient préférentiellement:

A. A l'occasion d'un effort
B. Lors de changements de pression atmosphérique
C. Lors d'une exposition prolongée au soleil
D. Pendant le sommeil
E. Le matin au réveil

Réponse : A

S 89/3/1/ 33

Une hémorragie méningée accompagnée d'une paralysie du III évoque:

A. Un angiome thalamique
B. Un anévrisme de la bifurcation sylvienne
C. Un anévrisme supra-clinoïdien de la carotide interne
D. Un anévrisme de l'artère communicante antérieure
E. Un anévrisme de l'artère vertébrale dans sa portion intra-crânienne

Réponse : C

4. 5. 4
BILAN ÉTIOLOGIQUE

M 93/8/2/ 24

En dehors de contre-indications dues à l'âge, l'état clinique ou le terrain, le bilan étiologique devant une hémorragie méningée doit comporter:

A. Electroencéphalogramme
B. Scanner sans injection
C. Artériographie des 4 axes artériels
D. Doppler des vaisseaux du cou
E. Bilan de la coagulation sanguine

Réponse : BC

4. 5. 5
EVOLUTION (PRONOSTIC, COMPLICATIONS)

M 89/5/2/ 85

Une hémorragie méningée d'étiologie anévrismale expose précocement au(x) risque(s) majeur(s) de:

A. Resaignement massif
B. Epilepsie
C. Infarctus cérébral par spasme
D. Inondation ventriculaire
E. Cécité

Réponse : AC

4. 6
LACUNES CEREBRALES
4. 6. 1
CLINIQUE

M 88/4/2/ 82

Vous êtes amené à examiner un patient venant de présenter un accident vasculaire cérébral. Parmi les propositions suivantes, laquelle ou lesquelles plaide(nt) pour le diagnostic de lacune cérébrale?

A. Sujet hypertendu
B. Déficit précédé par des accidents ischémiques transitoires
C. Constatation d'une aphasie à l'examen clinique
D. Déficit sensitif isolé de l'hémicorps droit
E. Important foyer de souffrance temporal à l'EEG

Réponse : AD

4. 6. 2
FORMES CLINIQUES

M 89/7/2/106

Quelles sont les localisations les plus habituelles d'une lacune cérébrale?

A. Centre ovale
B. Pied de la protubérance
C. Substance blanche d'un hémisphère cérébelleux
D. Capsule interne
E. Cortex

Réponse : BD

4. 6. 3
ETIOLOGIES (FACTEURS DE RISQUE, TERRAIN)

S 86/6/1/ 43

L'un des états pathologiques suivants constitue la cause principale des lacunes cérébrales. Indiquez lequel:

A. Dysplasie fibro-musculaire
B. Hypertension artérielle
C. Rétrécissement mitral
D. Sténose de la carotide interne
E. Sténose de l'artère vertébrale

Réponse : B

4. 6. 4
DIVERS

M 87/6/2/ 5

Les lacunes cérébrales:

A. Peuvent provoquer des troubles de la marche
B. Sont favorisées par l'hypertension artérielle
C. Sont courantes au cours de la maladie d'Alzheimer
D. Sont localisées préférentiellement au niveau du cortex cérébral
E. Peuvent provoquer une évolution vers la démence

Réponse : ABE

M 91/1/2/ 64

Les lacunes cérébrales:

A. Sont secondaires à des lésions des artères de petit calibre
B. Sont surtout le fait de l'hypertension artérielle
C. Peuvent aboutir à un état pseudobulbaire
D. Se manifestent le plus souvent par une hémiplégie à prédominance brachiofaciale
E. Nécessitent un traitement anticoagulant à dose efficace

Réponse : ABC

5
SEMEIOLOGIE DES NERFS
5. 1
NERFS CRANIENS
5. 1. 1
PHYSIOPATHOLOGIE

M 86/7/2/ 43

La section physiologique d'un nerf optique se traduit cliniquement par:

A. Un myosis homolatéral
B. L'abolition du réflexe photomoteur direct
C. L'abolition du réflexe photomoteur consensuel lors de l'éclairage
D. L'abolition du réflexe photomoteur consensuel lors de l'éclairage du côté atteint
E. La conservation du réflexe pupillaire à l'accommodation convergence

Réponse : BDE

5. 1. 2
CLINIQUE

M 85/5/2/ 71

Une atteinte motrice du V comporte:

A. Un déficit du masséter
B. Une déviation à l'ouverture de la bouche du côté lésé
C. Une atteinte de la langue
D. Une atteinte du voile du palais
E. Un trouble de la déglutition

Réponse : AB

M 86/3/2/ 62

L'atteinte du nerf grand hypoglosse d'un côté comporte:

A. Une déviation de la langue du côté atteint, lors de la protraction
B. Une voix bitonale
C. Un trouble de la déglutition
D. Une agueusie
E. Une hémiatrophie linguale du côté atteint

Réponse : AE

M 86/1/2/ 92

L'atteinte du III peut comporter:

A. Une diplopie horizontale
B. Une mydriase ne réagissant pas à la lumière par stimulation homolatérale
C. Une mydriase réagissant à la lumière par stimulation controlatérale
D. Un ptosis
E. Une atteinte de l'abduction

Réponse : ABD

M 87/1/2/ 44

L'atteinte de la sixième paire crânienne comporte:

A. Une paralysie de l'abduction
B. Une mydriase
C. Une paralysie de l'adduction
D. Une diplopie verticale
E. Une baisse de l'acuité visuelle

Réponse : A

S 88/5/1/ 82

Dans quelle direction l'oeil est-il dévié dans une paralysie du III:

A. En haut
B. En bas
C. En dehors
D. En dedans
E. En haut et en dehors

Réponse : C

M 90/7/2/ 66

La paralysie complète du nerf moteur oculaire commun droit se traduit par:

A. Une mydriase droite avec abolition du réflexe photo-moteur direct droit et conservation du réflexe photo-moteur consensuel à l'éclairement de l'oeil
B. Un ptosis droit
C. Une abolition des mouvements oculaires droits de verticalité
D. Un strabisme divergent
E. Une abolition du réflexe photo-moteur consensuel à l'éclairement de l'oeil droit

Réponse : ABC

M 90/3/2/ 44

L'atteinte du III peut comporter:

A. Une atteinte de l'abduction
B. Un ptosis
C. Une mydriase réagissant à la lumière par stimulation controlatérale
D. Une mydriase ne réagissant pas à la lumière par stimulation homolatérale
E. Une diplopie horizontale

Réponse : BDE

M 90/5/2/ 84

Une atteinte du nerf optique peut comporter:

A. Une baisse de l'acuité visuelle
B. Une hémianopsie latérale homonyme
C. Un scotome central
D. Une mydriase
E. Une abolition du réflexe à la lumière par stimulation de l'oeil opposé

Réponse : ACD

5. 1. 3 DIVERS

S 89/3/1/ 18

L'innervation motrice de la corde vocale est originaire d'un des nerfs crâniens suivants. Lequel?

A. Glosso-pharyngien
B. Pneumo-gastrique (ou nerf vague)
C. Spinal
D. Grand hypoglosse (ou nerf hypoglosse)
E. Branche motrice du trijumeau

Réponse : B

5. 2 NERF CIRCONFLEXE

5. 2. 1 DIVERS

S 92/9/1/ 47

Une lésion du nerf circonflexe au cours d'une luxation de l'épaule se recherche en urgence:

A. En explorant la flexion active du coude
B. En explorant la sensibilité superficielle de l'aisselle
C. En explorant la sensibilité de la convexité de l'épaule
D. Par l'examen électrique
E. Par aucune des méthodes ci-dessus

Réponse : C

5. 3 NERF CRURAL

5. 3. 1 PHYSIOPATHOLOGIE

M 89/4/1/108

Devant une paralysie du nerf crural la recherche de son siège et de sa nature est facilitée par la connaissance d'une ou de plusieurs des affirmations suivantes:

A. Les racines d'origine du nerf crural sont L2 L3 L4
B. Le nerf crural passe sous l'arcade crurale en dedans de la veine fémorale
C. Le nerf crural se divise dans le triangle de Scarpa en 4 branches
D. L'arc réflexe rotulien met en jeu des fibres du nerf crural
E. Un hématome du muscle psoas entraîne souvent une paralysie du nerf crural

Réponse : ACDE

5. 4 NERF CUBITAL

5. 4. 1 PHYSIOPATHOLOGIE

S 89/3/1/ 67

Devant un déficit d'une main, le signe de Froment permet d'affirmer une paralysie cubitale. Ce signe traduit la paralysie:

A. Du long fléchisseur du pouce
B. De l'abducteur du pouce
C. De l'opposant du pouce
D. Du court fléchisseur du pouce
E. De l'adducteur du pouce

Réponse : E

5. 4. 2
CLINIQUE

M 85/7/2/ 11

Au cours d'une compression du nerf cubital dans la gouttière épitrochléo-olécranienne on retrouve:

A. Une atrophie de l'éminence hypothénar
B. Une paralysie de l'abduction du Vème doigt
C. Une impossibilité de flexion du poignet
D. Une atrophie du premier espace interosseux
E. Une impossibilité d'abduction palmaire du pouce

Réponse : ABD

M 86/1/2/ 98

Au cours d'une atteinte du nerf cubital, il y a:

A. Un trouble de la sensibilité du bord externe de la main
B. Un trouble de la sensibilité du bord interne de la main
C. Une amyotrophie du premier espace interosseux
D. Une amyotrophie de l'éminence hypothénar
E. Une atteinte du court fléchisseur du pouce

Réponse : BCD

5. 4. 3
DIVERS

M 86/1/2/ 16

Dans le cadre des syndromes canalaires par microtraumatismes, le nerf cubital est préférentiellement atteint au niveau de:

A. L'aisselle
B. Le bras
C. Le coude
D. L'avant-bras
E. Le poignet

Réponse : B

5. 5
NERF MEDIAN
5. 5. 1
CLINIQUE

M 86/3/2/ 60

Parmi les signes suivants quel est celui ou quels sont ceux qui sont évocateurs d'une atteinte du nerf médian?

A. Les paresthésies des 3 premiers doigts
B. L'amyotrophie du premier espace interosseux
C. La griffe des 4ème et 5ème doigts
D. L'amyotrophie du versant externe de l'éminence thénar
E. L'amyotrophie du versant interne de l'éminence thénar

Réponse : AD

M 91/4/2/ 57

Quels sont les signes qui peuvent s'observer lors d'une compression du nerf médian au poignet?

A. Une amyotrophie de l'éminence thénar
B. Une parésie de l'opposition du pouce
C. Une hypoesthésie de la pulpe de l'index
D. Des paresthésies de la pulpe de l'index et du médius
E. Une paralysie des interosseux palmaires

Réponse : ABCD

M 91/4/2/ 74

Parmi les signes suivants, lesquels sont évocateurs d'une plaie du nerf médian à la main?

A. Paralysie de l'opposition du pouce
B. Un signe de Froment
C. Un signe de Phalen (hyperflexion palmaire du poignet)
D. Une anesthésie au niveau de la pulpe de l'index
E. Une griffe des 2 derniers doigts

Réponse : AD

M 92/9/2/ 31

Un syndrome de souffrance du nerf médian au canal carpien se traduit par une:

A. Atrophie du 1er espace interosseux
B. Dysesthésie dans les 3 premiers doigts de la main lors de la percussion du canal carpien
C. Douleur de la paume de la main remontant sur la face antérieure de l'avant-bras
D. Hypoesthésie du 4e et 5ème doigt de la main au froid
E. Paralysie de l'extension des doigts

Réponse : BC

S 94/8/1/ 24

Lors d'une plaie de la main, sur quel signe affirmez-vous que le nerf médian est lésé?

A. Difficulté d'abduction du pouce
B. Perte de la pronation
C. Insensibilité de la pulpe du médius
D. Impossibilité de l'écartement des doigts
E. Signe de Froment

Réponse : C

5. 6
NERF RADIAL
5. 6. 1
CLINIQUE

M 91/6/2/ 80

L'atteinte du nerf radial au cours d'une fracture de la palette humérale de l'enfant, entraîne:

A. Aucun déficit de la flexion du coude
B. Une paralysie de l'extension du poignet
C. Une paralysie de l'extension de la 1ère phalange des doigts
D. Une paralysie de l'extension de la 3ème phalange des doigts
E. Un déficit du long abducteur du pouce

Réponse : ABCE

5. 7
NERF RECURRENT
5. 7. 1
CLINIQUE

M 90/7/1/ 95

La paralysie post-opératoire du nerf récurrent après lobectomie thyroïdienne totale:

A. Est une séquelle invalidante et fréquente
B. N'existe qu'en cas de section du nerf
C. Peut être cliniquement latente
D. Peut entraîner des phénomènes de fausse route laryngée
E. N'est jamais spontanément régressive

Réponse : C

5. 8
RADICULALGIES
5. 8. 1
CLINIQUE

S 85/4/1/ 97

Un sujet se plaint d'une douleur intéressant le bord radial de l'avant bras et l'ensemble du pouce. Cette douleur peut être due à l'atteinte d'un des éléments suivants:

A. Du nerf radial
B. De C8
C. De C6
D. Du nerf médian
E. De C7

Réponse : C

S 88/4/1/114

Parmi les signes suivants, lequel traduit une souffrance de la cinquième racine lombaire?

A. Abolition du réflexe achilléen
B. Déficit de l'extension du gros orteil
C. Hypoesthésie plantaire
D. Douleur du bord externe du pied
E. Aucun des signes ci-dessus

Réponse : B

M 88/4/2/ 27

Une atteinte radiculaire S1 peut se manifester par:

A. Un déficit des péroniers latéraux
B. Une hypoesthésie de la face dorsale du gros orteil
C. Une diminution du réflexe achilléen
D. Un déficit du triceps sural
E. Une hypoesthésie du bord externe du pied

Réponse : CDE

5. 9
NEURINOME
5. 9. 1
DIVERS

M 89/3/2/114

Dans un neurinome de la 6ème racine cervicale:

A. Il peut y avoir un élargissement du trou de conjugaison sur les radios de colonne standard
B. Le réflexe stylo-radial est habituellement aboli ou diminué
C. L'arrêt est irrégulier à la myélographie
D. Il peut y avoir un syndrome pyramidal des membres inférieurs
E. Il peut y avoir une maladie de Recklinghausen associée

Réponse : ABDE

M 93/9/2/ 87

Parmi les signes suivants quel(s) est (sont) celui (ceux) qui vous oriente(nt) vers le diagnostic de neurinome chez un patient atteint d'une sciatique L5 traînante?

A. Topographie de la douleur
B. Signe de la sonnette
C. Douleurs à recrudescence nocturne
D. Elargissement du trou de conjugaison
E. Signe de Lassègue à 30°

Réponse : CD

5.10
NEURINOME DU VIII
5.10. 1
CLINIQUE

S 85/2/1/ 55

Les caractéristiques audiométriques suivantes constituent un faisceau d'arguments en faveur d'un neurinome du nerf auditif. Indiquez la proposition qui n'est pas évocatrice du neurinome du VIII:

A. Surdité de perception unilatérale
B. Pas de recrutement
C. Fatigabilité
D. Vocale médiocre par rapport à la tonale
E. Conduction osseuse meilleure que la conduction aérienne

Réponse : E

M 90/5/2/ 86

Parmi les éléments suivants, quels signes sont évocateurs d'un neurinome de l'acoustique?

A. Surdité de perception unilatérale progressive
B. Otorragie unilatérale
C. Taches "café au lait" sur le corps
D. Anomalies à l'enregistrement des potentiels évoqués auditifs
E. Troubles de l'équilibre aggravés par l'occlusion des yeux

Réponse : ACDE

S 90/6/1/ 75

Un neurinome de l'acoustique peut entraîner les signes suivants sauf un, lequel?

A. Vertiges
B. Surdité
C. Hypoesthésie faciale
D. Ptosis de la paupière
E. Paralysie faciale périphérique

Réponse : D

M 86/4/2/ 74

Le neurinome de l'acoustique doit être évoqué devant:

A. Une surdité de transmission unilatérale
B. Des sensations d'instabilité à la marche
C. La présence de "taches café au lait" cutanées
D. Une hypo-réflectivité vestibulaire calorique unilatérale
E. Une otorrhée fétide

Réponse : BCD

5.10. 2
DIVERS

M 88/5/2/ 51

Parmi les propositions suivantes, relatives à un neurinome intracanalaire du nerf cochléo-vestibulaire, indiquez celle(s) qui est (sont) exacte(s):

A. Il s'accompagne d'une surdité de perception
B. Il s'accompagne d'une surdité de transmission
C. Il existe une modification des potentiels évoqués auditifs
D. Il existe une hypoesthésie faciale
E. Il existe une hypoesthésie cornéenne

Réponse : AC

6
ALGIES
6. 1
CEPHALEES
6. 1. 1
ETIOLOGIES (FACTEURS DE RISQUE, TERRAIN)

S 85/4/1/ 95

Un sujet de 30 ans accuse brutalement une céphalée fronto-orbitaire droite tandis que s'installe en 24 heures une paralysie du nerf moteur oculaire commun droit. L'examen neurologique est par ailleurs normal. Quelle étiologie focale devez-vous évoquer?

A. Gliome du tronc cérébral
B. Neurinome de l'acoustique
C. Méningiome rétro-orbitaire
D. Anévrysme du siphon carotidien
E. Tumeur de la pointe du rocher

Réponse : D

S 86/7/1/ 77

Vous êtes amené à voir en garde une femme de 70 ans pour des céphalées sus-orbitaires violentes, s'accompagnant de vomissements et d'un état de choc modéré. La patiente se plaint de ne plus voir d'un oeil, brutalement depuis quelques heures. A l'examen cet oeil est rouge de façon diffuse. Ces seuls signes orientent vers:

A. Une occlusion intestinale
B. Une méningite bactérienne
C. Une crise de glaucome aigu
D. Une névralgie faciale
E. Aucune des propositions précédentes

Réponse : C

6. 1. 2
TRAITEMENTS

M 91/7/2/ 76

Le propranolol (AVLOCARDYL*) peut être indiqué dans les céphalées:

A. De la névralgie du trijumeau
B. De la migraine
C. De la maladie de Horton
D. Des algies vaso-motrices du visage
E. De certaines états dépressifs

Réponse : BD

6. 2
MIGRAINES
6. 2. 1
CLINIQUE

M 87/3/2/ 93

Une crise migraineuse peut se manifester par:

A. Des nausées
B. Un scotome scintillant
C. Des paresthésies d'un hémicorps
D. Une aphasie
E. Un oedème papillaire avec exsudats et hémorragies rétiniennes

Réponse : ABCD

M 88/1/2/ 7

Au cours de la migraine accompagnée:

A. La survenue d'une hémiplégie est fréquente
B. Les phénomènes d'accompagnement durent pendant toute la durée de l'accès de mal de tête
C. S'il existe paresthésies, elles prédominent au niveau de la bouche et de la main et sont unilatérales
D. Il peut exister des phénomènes aphasiques temporaires
E. L'EEG en cours de crise peut être perturbé

Réponse : CDE

M 89/1/2/ 16

Une crise de migraine accompagnée:

A. Peut comporter des troubles aphasiques lors de la phase déficitaire
B. Comporte successivement un déficit neurologique puis une céphalée
C. Révèle habituellement une malformation artério-veineuse cérébrale
D. Peut poser un problème de diagnostic différentiel avec un accident ischémique transitoire
E. Peut comporter des manifestations déficitaires du territoire vertébro-basilaire

Réponse : ABDE

M 89/5/2/ 87

Chez un sujet migraineux, les accès de céphalées:

A. Peuvent s'accompagner de troubles visuels
B. Durent habituellement moins d'une heure
C. Intéressent toujours le même côté du crâne
D. Sont parfois accompagnés de vomissements
E. Peuvent s'accompagner de modifications de l'humeur

Réponse : ADE

M 90/3/2/ 33

La migraine ophtalmique se caractérise par une ou plusieurs des éventualités suivantes:

A. Scotomes scintillants précédent la céphalée
B. Scotomes hémianopsiques précédant la céphalée
C. Diplopie par paralysie du III suivant la céphalée
D. Diplopie par la paralysie du VI suivant la céphalée
E. Cécité binoculaire transitoire

Réponse : AB

6. 2. 2 TRAITEMENTS

S 87/4/1/ 68

Chez un patient de 30 ans, présentant des accès de migraine commune, à la fréquence de 2 par semaine en moyenne, et certains suffisamment intenses pour entraîner un arrêt de travail de 24 heures, lequel de ces éventuels traitements per os n'est pas adapté pour une prescription au long cours?

A. Dihydroergotamine 9 mg/j (3 comprimés ou 90 gouttes/j)
B. Tartrate d'Ergotamine 3 mg/j (GYNERGENE CAFEINE* 3 comprimés/j)
C. Amitriptyline 75 mg/j (LAROXYL* 25, 3 comprimés/j)
D. Propranolol 120 mg/j (AVLOCARDYL* 3 comprimés/j)
E. Pizotifène 150 mg/j (SANMIGRAN* 3 comprimés/j)

Réponse : B

M 88/6/2/ 60

Le traitement de la crise de migraine fait habituellement appel :

A. A l'AVLOCARDYL* (Propranolol)
B. Au GYNERGENE CAFEINE* (Tartrate d'Ergotamine)
C. Au DESERNIL* (Méthysergide)
D. Au SANMIGRAN* (Pizotifène)
E. A l'ANAFRANIL* (Clorimipramine)

Réponse : B

M 89/1/2/ 28

Parmi les médicaments suivants, lequel ou lesquels est (ou sont) adapté(s) au traitement de fond de la migraine?

A. Pizotifene (SANMIGRAN*)
B. Méthysergide (DESERNIL*)
C. Oxetorone (NOCERTONE*)
D. Tartrate d'ergotamine (MIGWELL*)
E. Propanolol (AVLOCARDYL*)

Réponse : ABCE

M 90/1/2/ 55

Parmi les médicaments suivants, quels sont ceux utilisé dans le traitement de fond d'une migraine?

A. Méthysergide (DESERNIL*)
B. Propranolol (AVLOCARDYL*)
C. Carbamazépine (TEGRETOL*)
D. Pizotifen (SANMIGRAN*)
E. Phénobarbital (GARDENAL*)

Réponse : ABD

S 90/4/1/ 38

Tous les médicaments suivants sont utilisés dans le traitement de fond de la maladie migraineuse, sauf un, lequel?

A. TEGRETOL* (Carbamazépine)
B. DESERNIL* (Methysergide)
C. AVLOCARDYL* (Propranolol)
D. SANMIGRAN* (Pizotifène)
E. DIHYDROERGOTAMINE* (DHE)

Réponse : A

6. 2. 3 DIVERS

M 92/8/2/ 43

Dans la migraine accompagnée:

A. Les céphalées peuvent précéder des troubles neurologiques déficitaires
B. Les céphalées ne sont jamais alternantes
C. Il peut exister un trouble aphasique
D. Il existe fréquemment des troubles sensitifs hémicorporels
E. Il existe fréquemment une hémiplégie

Réponse : CD

M 89/5/2/ 96

La dihydroergotamine:

A. Est un bloquant alpha 1-adrénergique
B. Est un bloquant alpha 2-adrénergique
C. Est un stimulant alpha 1-adrénergique
D. Est un stimulant alpha 2-adrénergique
E. Est un bloquant bêta-adrénergique

Réponse : CD

M 90/5/2/ 97

La dihydroergotamine:

A. Appartient à la classe des bloquant Alpha adrénergiques
B. Possède un effet agoniste Alpha partiel
C. Est un agoniste Alpha adrénergique total
D. Est plus constrictrice sur les veines (vaisseaux de capacitance) que sur les artères
E. Est utilisée dans le traitement de l'hypotension orthostatique

Réponse : ABDE

6. 3
ALGIE VASCULAIRE DE LA FACE
6. 3. 1
CLINIQUE

M 85/4/2/ 36

L'algie vasculaire de la face est marquée par:

A. Une douleur péri orbitaire
B. Une douleur pulsatile
C. Une douleur strictement unilatérale
D. Une hydrorrhée nasale unilatérale
E. Une vasodilatation des vaisseaux au fond d'oeil

Réponse : ABCD

M 86/1/2/ 30

Une algie vasculaire de la face:

A. Comporte des signes vasomoteurs
B. Est de siège bilatéral
C. Est toujours soulagée par le TEGRETOL*
D. Comporte un fond douloureux continu
E. Réalise des douleurs durant de 15 à 60 minutes

Réponse : A

M 87/2/2/ 77

Une algie vasculaire de la face peut comporter:

A. Des signes vasomoteurs
B. Des douleurs fulgurantes provoquées par le contact
C. Une hypoesthésie cornéenne
D. Un fond douloureux continu
E. Des douleurs bilatérales

Réponse : A

M 87/5/2/ 88

Une algie neurovasculaire de la face:

A. S'observe essentiellement chez la femme âgée
B. Est bilatérale
C. Peut s'accompagner de phénomènes vasomoteurs faciaux
D. Survient typiquement à horaire fixe
E. Est provoquée par la stimulation d'une zone gâchette

Réponse : CD

M 88/1/1/ 96

Vous pouvez évoquer une algie vasculaire devant:

A. Topographie péri-orbitaire
B. Crise de durée inférieure à 5 minutes
C. Larmoiement unilatéral
D. Evolution cyclique
E. Hypoesthésie faciale

Réponse : ACD

S 88/2/1/ 75

Une algie neurovasculaire de la face:

A. S'observe essentiellement chez la femme âgée
B. Est bilatérale
C. Peut s'accompagner de phénomènes vasomoteurs faciaux
D. Peut s'accompagner d'une hypoesthésie faciale
E. Est provoquée par la stimulation d'une zone gâchette

Réponse : C

M 89/1/2/ 31

En faveur du diagnostic d'algie vasculaire de la face, on retient:

A. Des signes vasomoteurs unilatéraux
B. L'amélioration par le TEGRETOL*
C. L'existence d'une "trigger-zone"
D. L'existence d'un signe de Claude Bernard-Horner
E. L'hypoesthésie cornéenne

Réponse : AD

M 91/3/2/ 53

Quelle(s) est (sont) l'(les) affirmations(s) juste(s) à propos de l'algie vasculaire de la face?

A. L'homme est plus fréquemment atteint que la femme
B. Le début en est typiquement précoce, avant 20 ans
C. La douleur est fréquemment situé dans la région orbitaire
D. La douleur est améliorée par la Carbamazépine (TEGRETOL*)
E. Un larmoiement oculaire unilatéral en est un signe évocateur

Réponse : ACE

S 91/5/1/ 64

Les propositions suivantes concernant l'algie vasculaire de la face typique sont toutes vraies sauf une, laquelle?

A. L'évolution se fait sur un mode périodique
B. On observe un larmoiement unilatéral pendant la crise
C. On observe une rougeur de l'hémiface pendant la crise
D. Il existe une hypoesthésie cornéenne permanente du côté de la douleur
E. Le propranolol (AVLOCARDYL*) est habituellement efficace

Réponse : D

6. 3. 2
TRAITEMENTS

M 89/7/1/105

Parmi ces médicaments, les 2 médications les plus efficaces des algies vasculaires de la face en tant que traitement de fond sont:

A. Acide acétyl salicylique (ASPIRINE*)
B. Méthysergide (DESERNIL*)
C. Carbamazépine (TEGRETOL*)
D. Propanolol (AVLOCARDYL*)
E. Diazépam (VALIUM*)

Réponse : B

6. 4
NEVRALGIE DU NERF FACIAL
6. 4. 1
CLINIQUE

S 85/3/1/ 28

Parmi les éléments suivants, lequel impose la remise en question du diagnostic de névralgie faciale essentielle?

A. Abolition du reflexe cornéen
B. Douleur déclenchée par une zone gachette (trigger-zone)
C. Douleur soulagée par la carbamazépine
D. Douleur systématisée à une branche du nerf trijumeau
E. Caractère paroxystique de la douleur

Réponse : A

M 86/3/2/ 59

Parmi les propositions suivantes, quelle est celle (ou quelles sont celles) qui peut (ou peuvent) s'appliquer à la névralgie faciale essentielle:

A. La douleur ne déborde jamais le territoire du trijumeau
B. Le réflexe cornéen peut être aboli
C. Il peut exister un signe de Charles Bell
D. L'affection intéresse plus souvent l'enfant que le sujet âgé
E. Les douleurs peuvent être contrôlées par la carbamazépine (TEGRETOL*)

Réponse : AE

M 90/4/2/ 46

Au cours de la névralgie faciale essentielle (Maladie de Trousseau):

A. La douleur peut n'intéresser que le territoire d'une branche du trijumeau
B. La douleur peut déborder le territoire du trijumeau
C. Le cornéen peut être diminué ou aboli
D. On peut observer un signe de Charles Bell
E. Il existe habituellement une zone gâchette ("trigger-zone")

Réponse : AE

6. 4. 2 TRAITEMENTS

S 88/4/1/ 79

Une femme de 72 ans présente une névralgie faciale essentielle. Parmi ces traitements, quel est le meilleur choix thérapeutique?

A. Glafénine
B. Acide acétyl salicylique
C. Carbamazépine
D. Paracétamol
E. Diazépam

Réponse : C

M 88/6/2/ 24

Le traitement de la névralgie faciale essentielle peut faire appel à:

A. Thermocoagulation
B. Antalgiques du tableau B
C. Paracétamol
D. TEGRETOL*
E. Aspirine

Réponse : AD

M 89/7/2/ 81

Un traitement adapté d'une névralgie faciale essentielle, peut faire appel à:

A. Aspirine (acide salicylique)
B. Bêta-bloquants
C. Anxiolytique
D. Thermo-coagulation du ganglion de Gasser
E. TEGRETOL* (Carbamazépine)

Réponse : DE

6. 4. 3 DIVERS

M 89/4/2/ 72

La névralgie faciale dite essentielle:

A. Atteint d'emblée les 3 branches du V
B. Est continue, diurne et nocturne
C. S'accompagne d'une anesthésie du V
D. S'accompagne d'une atteinte du nerf facial
E. Est traitée par la Carbamazépine (TEGRETOL*)

Réponse : E

6. 5 NEVRALGIE DU TRIJUMEAU

6. 5. 1 CLINIQUE

M 86/1/2/ 36

La névralgie du trijumeau dite essentielle:

A. Comporte des douleurs en éclair
B. Comporte des douleurs diffusant d'emblée aux trois branches du trijumeau
C. Débute très souvent par l'atteinte du territoire ophtalmique
D. Entraîne un écoulement nasal et lacrymal
E. Est déclenchée par des stimuli faciaux minimes

Réponse : AE

M 86/1/2/ 73

Parmi les éléments suivants, quel est celui (quels sont ceux) qui caractérise(nt) la névralgie essentielle du trijumeau?

A. Evolution par crises sur fond douloureux
B. Violente douleur unilatérale
C. La douleur est déclenchée par l'excitation d'une "zone gachette"
D. Hypoesthésie dans le territoire du V
E. Caractère stéréotypé de la crise

Réponse : BCE

M 87/5/2/ 92

Une névralgie essentielle du trijumeau:

A. A un fond douloureux continu
B. S'accompagne d'un déficit sensitif facial
C. Est provoquée par la stimulation d'une zone gâchette
D. Est paroxystique
E. S'installe brusquemment

Réponse : CDE

M 87/7/2/ 87

La névralgie faciale essentielle:

A. Se caractérise par une douleur unilatérale
B. Touche préférentiellement la branche ophtalmique du trijumeau
C. Evolue par salves de durée brève
D. Laisse une hypoesthésie entre les accès
E. Peut être déclenchée par un contact cutané ou muqueux précis

Réponse : ACE

M 88/1/2/ 6

Devant une douleur paroxystique de l'hémiface droite, quels sont parmi les éléments suivants, celui ou ceux qui est ou sont compatibles avec le diagnostic de névralgie essentielle du trijumeau:

A. Douleur limitée à une seule branche du V droit
B. Douleur déclenchée par la mastication
C. Examen neurologique normal
D. Abolition du réflexe cornéen droit
E. Manifestations motrices sous forme de tics douloureux de la face

Réponse : ABCE

S 89/3/1/ 11

Le seul élément caractéristique d'une névralgie essentielle du trijumeau est:

A. Le début brusque de la crise
B. La terminaison brusque de la crise
C. Le fond douloureux permanent
D. La sensibilité normale de la face
E. La zone gâchette de déclenchement

Réponse : E

M 90/1/2/ 59

Parmi les propositions suivantes concernant la névralgie essentielle du trijumeau, quelle(s) est (ou sont) celle(s) qui est (sont) vraie(s)?

A. L'examen neurologique est normal
B. La douleur ne concerne habituellement qu'une branche du trijumeau
C. Il n'y a pas de fond douloureux permanent
D. La douleur survient en salves très brèves
E. Il n'y a jamais de zone-gachette

Réponse : ABCD

M 90/2/2/ 62

Les caractères d'une névralgie faciale permettent souvent d'orienter le diagnostic vers une névralgie essentielle ou une névralgie symptomatique. Parmi les caractères suivants, quel est celui ou quels sont ceux, qui est (sont) typique(s)d'une névralgie faciale essentielle en début d'évolution?

A. Douleur provoquée
B. Douleur paroxystique
C. Douleur à début très brusque
D. Déficit sensitif dans le domaine du V
E. Déficit moteur dans le domaine du V

Réponse : AC

M 91/3/2/ 41

Parmi les propositions suivantes concernant la névralgie essentielle du trijumeau, quelles sont celles qui sont vraies?

A. Il existe parfois une anesthésie cornéenne
B. La douleur survient en salves très brèves
C. La douleur concerne toujours les trois branches du trijumeau
D. Les accès apparaissent souvent lors de l'adolescence
E. Il existe une zone gachette

Réponse : BE

M 91/6/2/ 92

Le diagnostic de la névralgie essentielle du trijumeeau repose sur:

A. Violente crise douloureuse unilatérale de topographie trigéminée, durant quelques secondes et répétitive
B. Hypo-esthésie cutanée concomitante
C. Déclenchement par l'excitation d'une trigger-zone
D. Troubles digestifs neuro-végétatifs fréquemment associés
E. Hémispasme facial

Réponse : AC

M 91/4/2/ 67

Au cours de la névralgie essentielle du trijumeau, la douleur:

A. Est paroxystique
B. Se localise préférentiellement dans le territoire du V2
C. Répond au TEGRETOL*
D. S'accompagne d'une hypoesthésie dans le même territoire
E. Se bilatéralise rapidement

Réponse : ABC

S 94/9/1/ 25

Le signe essentiel d'une névralgie symptomatique du V est:

A. Décharge paroxystique
B. Zone gachette
C. Atteinte sensitive déficitaire dans le territoire correspondant
D. Douleur continue
E. Abolition du réflexe fronto-palpébral

Réponse : D

6. 5. 2 ETIOLOGIES (FACTEURS DE RISQUE, TERRAIN)

M 91/1/1/ 93

Parmi les étiologies suivantes laquelle (lesquelles) donne(nt) habituellement des douleurs trigéminées?

A. Glaucome aigu
B. Iridocyclite
C. Erosion cornéenne
D. Episclérite
E. Conjonctivite

Réponse : ABCD

M 93/8/1/ 62

Une névralgie symptomatique du trijumeau peut être déterminée par:

A. Un anévrisme carotidien dans le sinus caverneux
B. Une tumeur pariétale
C. Une ischémie dans le territoire de la cérébrale postérieure
D. Une neurinome du VIII
E. Une sclérose en plaques

Réponse : ADE

6. 5. 3 DIVERS

M 89/1/1/119

La névralgie essentielle du trijumeau:

A. Réalise des crises douloureuses en décharges
B. Peut être déclenchée par l'attouchement d'une "zone gachette"
C. Comporte un examen neurologique normal
D. N'est pas soulagée par le TEGRETOL*
E. Comporte un fond douloureux entre les crises

Réponse : ABC

M 90/5/2/ 68

La névralgie du trijumeau:

A. Survient plus volontiers après 50 ans
B. S'accompagne constamment d'une hypoesthésie cornéenne
C. Peut être secondaire à une sclérose en plaques
D. Se traite par les morphiniques
E. Est souvent améliorée par la carbamazépine (TEGRETOL*)

Réponse : ACE

M 91/2/2/ 97

La névralgie essentielle du trijumeau:

A. S'exprime par des paroxysmes fulgurants lors des crises
B. Comporte une hypoesthésie dans le territoire du V du côté de la douleur
C. Est électivement soulagée par le TEGRETOL* (Carbamazépine)
D. Peut être déclenchée par l'attouchement d'une zone gachette
E. Est habituellemnt d'origine infectieuse

Réponse : ACD

M 92/9/2/ 22

Dans la névralgie essentielle du trijumeau:

A. Il s'agit habituellement d'un sujet de moins de 50 ans
B. L'examen neurologique est normal
C. La douleur se produit en salves de décharges successives
D. L'atteinte ne concerne habituellement qu'une branche du trijumeau
E. Il n'y a pas de douleur inter-critique

Réponse : BCDE

7 EPILEPSIE

7. 1 EPILEPSIE

7. 1. 1 PHYSIOPATHOLOGIE

S 88/7/1/ 66

Une crise comitiale secondairement généralisée mais débutant par des clonies du membre inférieur gauche correspond à une lésion:

A. Temporale droite
B. Frontale interne droite
C. Pied de F3 droit
D. Lobule paracentral droit
E. Autre réponse

Réponse : D

7. 1. 2 CLINIQUE

M 87/6/2/ 10

On considère comme étant de nature épileptique la ou les manifestations suivantes:

A. Clonie
B. Myoclonie d'endormissement
C. Accès de somnanbulisme
D. Trémor mentonnier
E. Myoclonies globales avec projection au sol

Réponse : AE

M 91/1/1/ 84

Pour établir rétrospectivement le diagnostic de crise comitiale généralisée, le ou les éléments suivants sont pratiquement formels, et éliminent une syncope:

A. Une mosure latérale de langue
B. Une perte d'urine
C. Une phase confusionnelle secondaire
D. La très courte durée de la perte de conscience
E. L'existence de vomissements

Réponse : AC

7. 1. 3 IMAGERIE

M 88/7/2/ 80

Parmi les paramètres suivants, indiquez celui ou ceux qui incitent à réaliser un scanner pour rechercher une cause cérébrale organique dans l'enquête étiologique d'une première crise d'épilepsie:

A. Foyer paroxystique frontal gauche à l'électroencéphalogramme
B. Absence petit mal typique
C. Sujet âgé de 40 ans
D. Antécédents familiaux d'épilepsie
E. Anomalies bilatérales synchrones à type de pointes-ondes à l'électroencéphalogramme

Réponse : AC

7. 1. 4 FORMES CLINIQUES

S 85/6/1/103

Un sujet de 28 ans a présenté une crise d'épilepsie généralisée. L'entourage relate la survenue avant la perte de conaissance d'une élévation du membre supérieur droit, avec déviation de la tête et des yeux du côté droit et une vocalisation répétée. Quelle zone cérébrale peut être incriminée à l'origine de la crise?

A. Aire oculomotrice frontale
B. Cortex rolandique¬
C. Cortex occipital
D. Aire motrice supplémentaire
E. Cortex temporal interne

Réponse : D

M 86/5/2/ 10

Parmi les crises épileptiques suivantes, quelles sont (ou quelle est) celle(s) qui sont des crises généralisées?

A. Crise somato-motrice Bravais-Jacksonnienne
B. Crise grand mal
C. Crise petit mal
D. Spasmes en flexion
E. Crise adversive

Réponse : BCD

M 89/4/2/ 74

Parmi les crises d'épilepsie suivantes quelle(s) est (sont) celle(s) dont la survenue conduirai(en)t à remettre en cause un diagnostic d'épilepsie généralisée idiopathique (primaire)?

A. Myoclonies massives du réveil
B. Crises Bravais-Jacksoniennes
C. Crises grand mal
D. Absences petit-mal
E. Crises partielles complexes

Réponse : BE

M 89/6/2/ 76

Retenez parmi les propositions ci-dessous celle (ou celles) qui est (ou sont) conforme(s) au cadre de l'épilepsie généralisée primaire:

A. Normalité de la TDM encéphalique
B. Antécédents familiaux d'épilepsie
C. Crises consistant en absence petit mal typiques
D. Foyer de pointes-ondes temporal unilatéral à l'EEG
E. Notion d'une souffrance néonatale

Réponse : ABC

M 90/2/2/ 51

Parmi les crises suivantes, quelles sont (ou quelle est) celle(s) qui sont des crises "focales"?

A. Crise somato-motrice Bravais-Jaksonienne
B. Absence "petit mal"
C. Crise adversive
D. Spasme en flexion
E. Crise somato-sensitive

Réponse : ACE

7. 1. 5
ETIOLOGIES
(FACTEURS DE RISQUE, TERRAIN)

S 85/4/1/ 33

Le problème de l'épileptique au travail se pose chaque fois qu'un accident survient au décours d'une crise. A votre avis, à quel moment l'épileptique présente le plus fréquemment ses crises?

A. Au cours de son travail
B. Au cours d'activité sportives
C. Au cours du repos
D. Au cours des déplacements
E. Au cours des repas

Réponse : C

M 88/1/2/117

Parmi les propositions suivantes, retenez celle(s) qui plaide(nt) en faveur du diagnostic d'épilepsie généralisée primaire:

A. Les crises sont des absences petit mal
B. Il existe des antécédents de souffrance néo-natale
C. L'électroencéphalogramme objective des anomalies paroxystiques bilatérales synchrones
D. L'examen clinique intercritique est normal
E. Il existe des antécédents familiaux d'épilepsie

Réponse : ACDE

7. 1. 6
EVOLUTION
(PRONOSTIC, COMPLICATIONS)

M 87/6/2/ 33

Chez un épileptique la survenue d'anomalies irritatives sur les tracés encéphalographiques peut être favorisée par:

A. L'hyperpnée
B. L'injection intraveineuse d'une benzodiazépine
C. Le sommeil
D. La stimulation lumineuse intermittente
E. L'absorption d'un bêta-bloquant une heure avant l'enregistrement

Réponse : ACD

M 90/3/2/ 31

Les manifestations suivantes peuvent se rencontrer au cours ou à la suite des crises d'épilepsie comme des syncopes vagales:

A. Sensation prémonitoire de malaise durant quelques secondes
B. Morsure latérale de la langue
C. Perte des urines
D. Confusion mentale
E. Vomissements après la perte de connaissance

Réponse : ACE

7. 1. 7
TRAITEMENTS

M 85/1/2/ 28

Quels sont le ou les produits parmi les suivants qui entrent dans la classe des antiépileptiques?

A. Ethosuximide (ZARONTIN*)
B. Valproate de sodium (DEPAKINE*)
C. Dextromoramide (PALFIUM*)
D. Sulpiride (DOGMATIL*)
E. Halopéridol (HALDOL*)

Réponse : AB

S 85/2/1/ 22

Parmi les médicaments anti-épileptiques ci-après, lequel se transforme en partie dans l'organisme en phénobarbital?

A. La diphénylhydantoïne (DIHYDAN*)
B. La carbamazépine (TEGRETOL*)
C. La primidone (MYSOLINE*)
D. Le clonazépam (RIVOTRIL*)
E. L'éthosuximide (ZARONTIN*)

Réponse : C

S 85/5/1/ 41

Vous prescrivez 15 cg de barbiturique en une prise quotidienne à un patient de 70 kg. En combien de temps pouvez-vous espérer atteindre un taux plasmatique stable?

A. 2 minutes
B. 2 heures
C. 2 jours
D. 2 semaines
E. 2 mois

Réponse : D

M 86/5/2/ 23

Parmi les propositions suivantes, indiquez celle(s) qui est (sont) exacte(s):

A. Le ZARONTIN* est efficace dans les absences petit-mal
B. Le GARDENAL* est efficace dans les absences petit-mal
C. La DEPAKINE* est le médicament de choix chez un patient présentant des absences petit mal et des crises grand mal
D. Le TEGRETOL* est actif dans toutes les formes d'épilepsie
E. Le DIHYDAN* est actif dans le petit mal

Réponse : AC

M 87/3/2/ 92

Parmi les propositions suivantes concernant le dosage plasmatique des médicaments antiépileptiques, retenez celle ou celles qui répond(ent) à un objectif satisfaisant:

A. Il permet en cas de doute de vérifier si le traitement est bien pris
B. Il doit être réalisé systématiquement tous les mois pour prévenir les surdosages thérapeutiques
C. Lors de l'installation du traitement, il doit être réalisé après un certain délai fonction de la demi-vie du médicament
D. Il permet, en cas de polythérapie d'apprécier d'éventuelles interactions thérapeutiques
E. Il est logique de la réaliser lorsqu'il y a recrudescence des crises malgré un traitement bien pris

Réponse : ACDE

S 87/5/1/ 23

Parmi les médicaments anti-épileptiques ci-après, lequel se transforme partiellement dans l'organisme en phénobarbital?

A. La diphénylhydantoïne (DIHYDAN*)
B. La carbamazépine (TEGRETOL*)
C. La primidone (MYSOLINE*)
D. Le clonazépam (RIVOTRIL*)
E. Le progabide (GABRENE*)

Réponse : C

M 88/6/2/ 25

Indiquez parmi les médicaments suivants celui (ou ceux) qui est (ou sont) actif(s) dans toutes

les formes d'épilepsie autres que le petit mal:
A. DEPAKINE* (Acide Valproïque)
B. DIHYDAN* (Phénytoïne)
C. ZARONTIN* (Ethosuximide)
D. TEGRETOL* (Carbamazépine)
E. Barbituriques

Réponse : ABDE

M 90/1/2/ 54

Quels sont parmi les manifestations suivantes, les effets secondaires dus au Valproate de sodium (DEPAKINE*)?

A. Prise de poids
B. Thrombopénie
C. Tremblement
D. Chute des cheveux
E. Hépatite aiguë

Réponse : ABCDE

M 90/6/2/119

A propos des antiépileptiques:

A. La phénytoïne (DIHYDAN*) peut induire son propre catabolisme
B. La primidone (MYSOLINE*) est métabolisée en phénobarbital
C. Le valproate de sodium (DEPAKINE*) est actif sur toutes les formes d'épilepsie
D. La phénytoïne (DIHYDAN*) peut causer une hypertrophie gingivale
E. L'éthosuximide (ZARONTIN*) est utilisé comme traitement du petit mal-absence

Réponse : ABCDE

M 92/9/1/ 80

Parmi les effets secondaires suivants lequel est (ou lesquels sont) attribuable(s) à la DEPAKINE*?

A. Une thrombopénie
B. Un lupus induit
C. Une hépatite médicamenteuse
D. Une ataxie
E. Une algodystrophie

Réponse : AC

M 93/8/2/ 21

Parmi les propositions suivantes concernant le dosage plasmatique des médicaments antiépileptiques, retenez celle ou celles qui répond(ent) à un objectif satisfaisant:

A. Il permet en cas de doute de vérifier si le traitement est bien pris
B. Il doit être réalisé systématiquement tous les mois pour prévenir les surdosages thérapeutiques
C. Lors de l'installation du traitement, il doit être réalisé après un certain délai fonction de la demi-vie du médicament
D. Il permet, en cas de polythérapie d'apprécier d'éventuelles interactions thérapeutiques
E. Il est logique de le réaliser lorsqu'il y a recrudescence des crises malgré un traitement bien pris

Réponse : ACDE

M 85/1/2/ 45

Indiquez parmi les médicaments suivants celui (ou ceux) qui est (ou sont) actif(s) dans toutes les formes d'épilepsie autres que le petit mal:

A. DEPAKINE* (Acide Valproïque)
B. DIHYDAN* (Phénitoïne)
C. ZARONTIN* (Ethosuximide)
D. LAROXYL* (Amitriptyline)
E. RIVOTRIL* (Clonazépam)

Réponse : ABE

7. 1. 8 DIVERS

M 88/5/2/ 85

L'insertion professionnelle d'un épileptique (type grand mal) est d'autant plus aisée qu'il existe:

A. Crises diurnes
B. Crises nocturnes
C. Existence d'un aura
D. Bonne observance du traitement
E. Crises jugulées par une monothérapie

Réponse : BCDE

M 88/2/2/ 86

L'épilepsie à paroxysmes rolandiques:

A. Provoque le plus souvent des crises à localisation oro-faciale
B. A une survenue liée au sommeil
C. Touche le nourrisson avant 2 ans
D. Comporte un foyer de pointes lentes rolandiques à l'EEG
E. Evolue souvent vers l'épilepsie généralisée de type grand mal

Réponse : ABD

M 89/1/1/117

Quelle est ou quelles sont parmi les suivantes, la ou les proposition(s) exacte(s) concernant l'épilepsie à pointes rolandiques?

A. Elle apparait souvent entre 8 et 10 ans
B. Elle disparaît le plus souvent spontanément à la puberté
C. Les manifestations sont volontiers nocturnes
D. Des crises bucco-faciales sans trouble de conscience sont fréquentes
E. Le traitement habituellement recommandé est le TEGRETOL* (Carbamazépine)

Réponse : ABCD

M 91/3/2/ 63

A propos des crises d'épilepsie partielles à symptomatologie complexe, citez la ou les réponses justes:

A. Leur sémiologie est très polymorphe
B. Leur origine est souvent frontale ou temporale
C. L'EEG donne toujours le siège du foyer épileptogène
D. L'Ethosuximide (ZARONTIN*) est un traitement efficace
E. Le traitement est parfois chirurgical

Réponse : ABE

M 92/9/1/ 83

Une comitialité :

A. De type tonico-clonique généralisée, répétitive, chez un adolescent, correspond habituellement à l'épilepsie généralisée primaire
B. Est un diagnostic avant tout électro-encéphalographique
C. N'impose pas de traitement quand elle se limite à des absences sans chute
D. Impose un scanner cérébral en l'absence de facteur particulier chez un patient de 45 ans
E. Peut être symptomatique d'un angiome cérébral qui est une malformation vasculaire très épileptogène

Réponse : ADE

7. 1. 9
EFFETS SECONDAIRES

S 91/6/1/ 35

Avec la DEPAKINE*, peuvent s'observer les effets secondaires suivants, sauf un, lequel?

A. Nausées
B. Hypertrophie gingivale
C. Tremblement d'attitude
D. Prise de poids
E. Hépatite

Réponse : B

7. 2
PETIT MAL EPILEPTIQUE
7. 2. 1
CLINIQUE

S 86/6/1/ 46

L'épilepsie, type "petit mal" est définie cliniquement par:

A. Une projection au sol
B. Une absence de 5 minutes
C. Une suspension brève de la conscience
D. Une suspension de la conscience avec automatisme gestuel et perte d'urines
E. Une crise toniquo-clonique de durée brève

Réponse : C

S 87/5/1/ 37

Les absences du petit mal de l'enfant sont usuellement caractérisées par tous les éléments suivants sauf un; lequel?

A. Les accès ne durent que rarement plus de 5 à 10 secondes
B. L'enfant reprend brutalement ses esprits
C. Il n'y a pas d'"aura" (signes prémonitoires)
D. La fréquence des accès est augmentée par la fatigue, les émotions, et les stimulations lumineuses
E. L'EEG montre des pointes-ondes à 6 cycles/seconde

Réponse : E

7. 2. 2
FORMES CLINIQUES

S 91/4/1/ 16

L'épilepsie de type Petit Mal pur est définie par l'une des propositions suivantes:

A. Myoclonies brèves bilatérales
B. Amyotonie aiguë avec chutes
C. Crise généralisée tonique pure
D. Rupture du contact avec automatismes moteurs et en particulier mouvements de mâchonnement
E. Suspension brève de la conscience sans chute ni mouvements convulsifs

Réponse : E

7. 2. 3
TRAITEMENTS

M 85/3/2/ 83

Parmi les médicaments suivants deux n'agissent jamais suffisamment sur le petit mal:

A. GARDENAL*
B. Carbarmazépine (TEGRETOL*)
C. Valproate de sodium (DEPAKINE*)
D. Succinimide (ZARONTIN*)
E. Benzodiazépines

Réponse : AB

M 86/2/2/ 76

Parmi les médicaments anti-épileptiques suivants, quel(s) est celui (ou ceux) à utiliser dans le traitement des absences Petit Mal?

A. TEGRETOL* (Carbamazépine)
B. DEPAKINE* (Acide Valproïque)
C. ZARONTIN* (Ethosuccinimide)
D. DIHYDAN* (Phénytoïne)
E. MYSOLINE* (Primidone)

Réponse : BC

S 87/4/1/ 88

Parmi ces médications anti-épileptiques, il en est une qui est active uniquement sur le petit mal. Indiquez la réponse exacte:

A. Phénytoïne (DIHYDAN*)
B. Ethosuximide (ZARONTIN*)
C. Clonazépam (RIVOTRIL*)
D. Phénobarbital (GARDENAL*)
E. Carbamazépine (TEGRETOL*)

Réponse : B

S 87/7/1/ 71

Chez un enfant présentant un petit mal avec absences typiques, le traitement le plus logique actuellement en première intention est:

A. Le GARDENAL* (phénobarbital)
B. La DEPAKINE* (valproate de sodium)
C. Le ZARONTIN* (éthosuximide)
D. Le VALIUM* (diazépam)
E. Le TEGRETOL* (carbamazépine)

Réponse : B

M 88/1/2/ 37

Le(s) médicament(s) agissant sur le petit mal est (sont):

A. Les barbituriques
B. La carbamazépine (TEGRETOL*)
C. La diphénylhydantoïne (DIHYDAN*)
D. Le valproate de Sodium (DEPAKINE*)
E. L'éthosuximide (ZARONTIN*)

Réponse : DE

M 89/5/2/ 30

Parmi les antiépileptiques lequel ou lesquels est ou sont efficace(s) dans les absences?

A. GARDENAL*
B. TEGRETOL*
C. DEPAKINE*
D. ZARONTIN*
E. DIHYDAN*

Réponse : CD

S 89/7/1/ 83

Un enfant présente des absences de type "petit mal"; laquelle des médications suivantes est la plus efficace dans ce type d'absence?

A. Phénobarbital
B. Primidone (MYSOLINE*)
C. Valproate de sodium (DEPAKINE*)
D. Carbamazépine (TEGRETOL*)
E. Phénytoïne (DIHYDAN*)

Réponse : C

7. 2. 4 DIVERS

M 85/4/2/ 80

Le petit mal comitial typique:

A. Représente une forme pédiatrique de l'épilepsie
B. Comporte une fixité du regard lors des absences
C. Survient essentiellement entre 10 et 15 ans
D. Entraîne à l'EEG des décharges de pointes-ondes à 3 cycles/seconde
E. Se traite par la DEPAKINE* ou ZARONTIN*

Réponse : ABDE

M 86/1/2/ 22

Les absences du petit mal:

A. Peuvent ne durer que quelques secondes
B. Peuvent se répéter un grand nombre de fois au cours d'une journée
C. S'accompagnent de pointes-ondes diffuses à l'EEG
D. Entraînent des perturbations électriques au rythme de 6 par seconde
E. Ont pour meilleur traitement la diphénylhydantoïne (DIHYDAN*)

Réponse : ABC

M 86/5/2/ 81

Quelles sont parmi les suivantes la ou les proposition(s) habituellement exacte(s) concernant le petit mal:

A. Suspension brève (5 à 15 secondes) de la conscience
B. Absence d'atteinte neurologique ou mentale associée
C. Bonne sensibilité à la fois clinique et électro-encéphalographique aux médicaments
D. Existence d'un aspect électro-encéphalographique spécifique
E. Guérison habituelle à la puberté

Réponse : ABCDE

M 87/4/2/ 66

Parmi les propositions suivantes concernant l'absence petit-mal de l'enfant, laquelle (lesquelles) est (sont) exacte(s)?

A. Elle survient à n'importe quel moment de la journée
B. Elle est favorisée par la baisse du niveau de vigilance
C. Elle s'accompagne d'une activité électro-encéphalographique faite de pointes-ondes bilatérales et synchrones à 3/sec
D. Elle est liée à une lésion cérébrale focale
E. Le traitement le plus efficace de cette variété d'épilepsie est le phénobarbital

Réponse : ABC

M 88/5/2/107

Le petit mal comitial typique:

A. Représente une forme pédiatrique de l'épilepsie
B. Comporte une fixité du regard lors des absences
C. Survient à partir de 3 ans
D. Entraîne à l'EEG des décharges de pointes-ondes à 6 cycles/seconde
E. Se traite par l'éthosuximide (ZARONTIN*)

Réponse : ABCE

M 89/2/2/ 49

L'aspect caractéristique de l'EEG du petit mal absence comporte:

A. Un foyer de pointes temporales
B. Un tracé de fond normal
C. Une surcharge d'ondes lentes
D. Un aspect hypsarythmique
E. Une décharge généralisée de petites ondes à 3 cycles/sec

Réponse : BE

M 89/7/2/107

Le petit mal-absences de l'enfant se caractérise par:

A. La variété du type des suspensions de conscience
B. Un état crépusculaire post-critique de plusieurs minutes
C. Des décharges EEG spécifiques
D. Un pronostic de guérison d'environ 60% des cas
E. L'efficacité et la spécificité du traitement par le phénobarbital (GARDENAL*)

Réponse : CD

S 89/4/1/ 99

Parmi ces assertions concernant le petit mal de l'enfant, cochez la proposition fausse:

A. Le petit mal est une forme d'épilepsie partielle de l'enfant
B. Sa traduction clinique est l'absence "à l'emporte pièce"
C. Le traitement par les DIONES expose à des complications rénales
D. La constatation électrique de pointe-ondes synchrones à 3 cycles par seconde est indispensable au diagnostic
E. Le pronostic à long terme n'est pas toujours favorable

Réponse : A

M 90/2/2/ 50

Les absences "petit mal":

A. S'observent surtout chez l'adulte
B. Sont améliorées par la Carbamazépine (TEGRETOL*)
C. Comportent à l'électroencéphalogramme des pointes ondes à 3 cycles par seconde
D. Sont traitées efficacement par l'acide Valproïque (DEPAKINE*)
E. S'accompagnent de sensations psychiques de "déjà vu" ou de "déjà vécu"

Réponse : CD

7. 3
ÉPILEPSIE CHEZ L'ENFANT
7. 3. 1
DIVERS

M 87/6/2/ 11

L'épilepsie à pointes rolandiques de l'enfant est caractérisée par:

A. La fréquence des états de mal
B. La fréquence des crises oro-faciales
C. Un pronostic favorable
D. Des anomalies spécifiques à la scanographie
E. Sa résistance aux anti-épileptiques

Réponse : BC

S 87/2/1/ 80

Le syndrome de Lennox-Gastaut:

A. Débute entre 20 et 30 ans
B. Comporte un EEG intercritique normal
C. Comporte des absences typiques
D. Correspond à une lésion cérébrale focalisée
E. Est de mauvais pronostic

Réponse : E

M 90/2/2/ 66

Le syndrome des spasmes en flexion:

A. Peut se voir à tout âge
B. Est parfois associé à une phénylcétonurie
C. Est déclenché par les pleurs ou les contrariétés
D. Entraîne une dégradation psychomotrice
E. Justifie une prise en charge thérapeutique urgente

Réponse : BDE

M 90/5/2/ 94

Quels sont les critères diagnostiques définissant dans le cadre des encéphalopathies épileptiques du nourrisson l'encéphalopathie myoclonique infantile également nommée syndrome de West?

A. Spasmes en flexion
B. Arrêt du développement psychomoteur
C. Microcéphalie
D. Aspect d'hypsarythmie à l'EEG
E. Survenue avant l'âge de 18 mois

Réponse : ABDE

8
NEVRITES
8. 1
MONONEVRITES
8. 1. 1
ETIOLOGIES (FACTEURS DE RISQUE, TERRAIN)

M 89/3/2/ 80

Vous retenez comme cause(s) habituelle(s) d'une mononévrite ou d'une multinévrite:

A. Le diabète
B. La péri-artérite noueuse
C. Le botulisme
D. La lèpre
E. L'alcoolisme chronique

Réponse : ABD

M 90/7/2/108

Les mononévrites multiples peuvent être causées par:

A. Diabète
B. Alcoolisme chronique
C. Péri artérite noueuse
D. Lèpre
E. Saturnisme

Réponse : ACDE

8. 2
MULTINEVRITES
8. 2. 1
DÉFINITION

S 92/9/1/ 9

La multinévrite est une:

A. Atteinte des fibres motrices sensitives et végétatives d'une façon distale et symétrique
B. Atteinte asynchrone et asymétrique de plusieurs troncs nerveux
C. Atteinte diffuse à prédominance motrice des racines des membres
D. Atteinte sensitive distale en chaussettes et en gants
E. Atteinte échappant à la systématisation tronculaire ou radiculaire et touchant des fibres de nerfs différents

Réponse : B

8. 2. 2
ETIOLOGIES (FACTEURS DE RISQUE, TERRAIN)

M 87/5/2/ 39

Une multinévrite peut apparaître au cours de:

A. Périartérite noueuse
B. Diabète
C. Sclérose en plaques
D. Lèpre
E. Sclérose latérale amyotrophique

Réponse : ABD

8. 3
POLYNEVRITES
8. 3. 1
CLINIQUE

M 87/1/2/ 24

Les propositions suivantes concernent la polynévrite classique. Retenez celle (ou celles) qui est (ou sont) exacte(s):

A. Atteinte possible des 3 types de fibre (motrices, sensitives et végétatives)
B. Atteinte asynchrone et asymétrique de plusieurs troncs nerveux
C. Troubles sensitifs distaux en chaussettes
D. Aréflexie achilléenne
E. Anesthésie en selle

Réponse : ACD

M 90/3/2/ 32

Au cours d'une polynévrite des membres inférieurs chez un alcoolique chronique, quelles sont les propositions exactes?

A. Il peut exister un contraste entre la vivacité des réflexes rotuliens et l'abolition des réflexes achilléens
B. Les signes cliniques peuvent être unilatéraux
C. La pression des mollets est indolore en raison des troubles sensitifs
D. Un steppage bilatéral peut être rencontré
E. La vitamine B12 par voie intramusculaire constitue l'essentiel du traitement

Réponse : AD

M 91/4/2/ 79

En rapport avec une polynévrite, on peut observer:

A. Une ataxie des membres inférieurs
B. Des troubles sensitifs bilatéraux à niveau supérieur net à hauteur de l'ombilic
C. Des paresthésies distales en chaussettes
D. Une anesthésie en selle
E. Une aréflexie achilléenne

Réponse : ACE

8. 3. 2
BIOLOGIE

M 87/5/2/ 84

Une dissociation albumino-cytologique du liquide céphalo-rachidien peut s'observer dans:

A. Polyradiculonévrite
B. Neuropathie diabétique
C. Compression médullaire
D. Maladie d'Alzheimer
E. Maladie de Parkinson

Réponse : ABC

8. 3. 3
ETIOLOGIES (FACTEURS DE RISQUE, TERRAIN)

M 86/4/2/ 63

Un risque relativement fréquent de polynévrite existe en cas de prise de:

A. Isoniazide (RIMIFON*)
B. Chlorpromazine (LARGACTIL*)
C. Nitrofuratoïne (FURADOINE*)
D. Vincristine (ONCOVIN*)
E. Pénicilline

Réponse : ACD

M 87/7/2/ 26

Un risque de survenue d'une polynévrite existe après administration de:

A. Rifampicine
B. Tétracycline
C. Métronidazole
D. Framycétine
E. Isoniazide

Réponse : CE

8. 3. 4
DIVERS

M 87/6/2/ 7

Une polynévrite:

A. Est bilatérale et symétrique
B. Atteint avec prédilection les fibres les plus longues
C. Comporte un signe de Babinski
D. Diminue ou abolit les réflexes
E. Peut relever d'une cause toxique

Réponse : ABDE

8. 4
SYNDROME DE GUILLAIN BARRE
8. 4. 1
CLINIQUE

M 89/2/2/ 5

Le syndrome de Guillain-Barré dans sa forme typique comporte:

A. Des troubles sphinctériens
B. Une dissociation albumino-cytologique à la ponction lombaire
C. Un déficit moteur d'installation progressive touchant les 4 membres
D. Une aréflexie tendineuse
E. Des vitesses de conduction nerveuse normales

Réponse : BCD

S 90/6/1/ 45

Parmi les signes suivants quel est celui qui n'appartient pas au syndrome de Guillain et Barré?

A. Paresthésies des 4 membres
B. Troubles de la déglutition
C. Vivacité des réflexes ostéotendineux
D. Diplégie faciale
E. Diminution de la sensibilité vibratoire

Réponse : C

M 91/2/2/ 56

Parmi les signes suivants quel(s) est (sont) celui (ou ceux) qui oriente(ent) vers le diagnostic de polyradiculonévrite type Guillain-Barré débutante:

A. Une amyotrophie d'installation très précoce
B. Une aréflexie ostéotendineuse généralisée
C. Des fourmillements des extrémités
D. Une rétention d'urine
E. Un déficit de la sensibilité vibratoire

Réponse : BCE

M 91/1/2/ 96

Cocher la (ou les) proposition(s) exacte(s) concernant la polyradiculonévrite de Guillain-Barre:

A. L'atteinte des nerfs crâniens est possible
B. Dans le LCR, la protéinorachie normale s'accompagne d'une lymphocytose à la cytologie
C. L'évolution est le plus souvent favorable
D. La physiopathologie est immuno-allergique
E. Les lésions histopathologiques réalisent démyélinisation et infiltrats inflammatoires

Réponse : ACDE

M 86/1/2/ 32

La polyradiculonévrite de Guillain Barré:

A. Peut comporter un déficit moteur prédominant aux racines des membres
B. Comporte un déficit moteur pouvant frapper le visage
C. Comporte une amyotrophie prédominant aux racines
D. Comporte une abolition des réflexes ostéo-tendineux dans les territoires atteints
E. Se révèle volontiers par des troubles sphinctériens à type de rétention

Réponse : ABD

8. 4. 2
BIOLOGIE

M 86/7/2/ 94

Dans le syndrome de Guillain-Barré typique à la période d'état, l'étude du LCR montre:

A. L'absence d'anomalie
B. La glycorachie et les chlorures sont élevés
C. La protéinorachie est élevée
D. Une réaction cellulaire isolée
E. Une protéinorachie élevée avec réaction cellulaire

Réponse : C

S 87/7/1/ 70

Parmi les formules cyto-chimiques suivantes de liquides céphalo rachidiens, indiquez celle qui correspond à un syndrome de Guillain-Barré:

A. 30 lymphocytes/mm3 et 0,20 g/l de protéines
B. 0,2 lymphocyte/mm3 et 0,20 g/l de protéines
C. 80 polynucléaires/mm3 et 0,60 g/l de protéines
D. 1 lymphocyte/mm3 et 0,90 g/l de protéines
E. 100 lymphocytes/mm3 et 0,80 g/l de protéines

Réponse : D

8. 4. 3 ANATOMOPATHOLOGIE

S 91/7/1/ 34

Dans le syndrome de Guillain et Barré, les lésions histologiques observées dans le système nerveux périphérique sont les suivantes; sauf une, indiquer laquelle:

A. Démyélinisation segmentaire
B. Inflammation interstitielle et péri-veinulaire
C. Oedème interstitiel
D. Atteinte préférentielle des axones non myélinisés
E. Atteinte bilatérale

Réponse : D

8. 4. 4 TRAITEMENTS

M 86/1/2/ 78

En présence d'une hypoventilation alvéolaire chez un malade présentant un syndrome de Guillain Barré, le traitement comporte:

A. Oxygénothérapie par sonde nasale: 2 litres par minute
B. Almitrine (VECTARION*) en perfusion
C. Intubation et ventilation artificielle
D. Abstention thérapeutique et surveillance
E. Prostigmine intramusculaire

Réponse : C

8. 4. 5 DIVERS

M 87/3/2/ 90

Dans le syndrome de Guillain-Barré:

A. Il y a habituellement des troubles sphinctériens
B. Les réflexes ostéo-tendineux sont abolis
C. Le risque majeur est l'atteinte respiratoire
D. Il y a une dissociation albumino-cytologique
E. Les mesures de vitesses de conduction nerveuses sont normales

Réponse : BCD

M 89/7/2/ 1

Concernant le syndrome de Guillain-Barré il est exact que:

A. Les plasmaphérèses sont parfois indiquées
B. Une corticothérapie est presque toujours utile
C. Une biopsie musculaire est souvent indispensable pour affirmer le diagnostic
D. Des rechutes sont possibles à court, moyen ou long terme
E. Les atteintes oculomotrices sont rares

Réponse : ADE

M 91/5/1/ 78

Au cours d'un syndrome de Guillain et Barré:

A. Le LCR est anormal par un taux élevé de protéines et une élévation importante du nombre de cellules
B. Il y a souvent un épisode infectieux préalable
C. La neuropathie est à prédominance axonale
D. Les signes moteurs sont plus marqués que les signes sensitifs objectifs
E. Les troubles sphinctériens sont habituels

Réponse : BD

M 93/9/1/ 87

Dans le syndrome de Guillain et Barré:

A. Il y a habituellement des troubles sphinctériens
B. Les réflexes ostéo-tendineux sont abolis
C. Le risque majeur est l'atteinte respiratoire
D. Il y a une dissociation albumino-cytologique
E. Les mesures de vitesse de conduction nerveuses sont normales

Réponse : BCD

9 PARALYSIE FACIALE

9. 1 PARALYSIE FACIALE

9. 1. 1 DÉFINITION

S 90/6/1/ 44

Le signe de Charles Bell dans la paralysie faciale périphérique se définit comme étant:

A. L'impossibilité de fermeture de l'oeil du côté paralysé
B. La rotation vers le haut du globe oculaire à la tentative infructueuse de fermeture de l'oeil
C. La rotation vers le bas du globe oculaire à la tentative infructueuse de fermeture de l'oeil
D. L'écoulement lacrymal du côté de la paralysie
E. Une anesthésie dans la zone de Ramsay-Hunt

Réponse : B

9. 1. 2 PHYSIOPATHOLOGIE

S 87/1/1/ 34

Une hémiplégie associée à une paralysie faciale globale contro-latérale avec signe de Charles Bell:

A. Correspond à une lésion localisée de la capsule interne
B. Correspond à une lésion localisée pédonculaire
C. Correspond à une lésion localisée protubérantielle
D. Correspond à une lésion localisée bulbaire
E. Ne correspond pas à une lésion localisée

Réponse : C

9. 1. 3
CLINIQUE

M 89/6/2/ 30

Une paralysie du nerf facial entraîne du côté atteint:

A. Un ptosis
B. Une anesthésie cornéenne
C. Une diminution du réflexe cornéen
D. Une difficulté d'occlusion de la paupière
E. Un strabisme interne

Réponse : CD

M 93/9/1/ 71

Les propositions suivantes concernent la paralysie faciale a frigore. Laquelle (lesquelles) est (sont) exacte(s)?

A. Un hémispasme facial peut en être la séquelle
B. Elle régresse dans la majorité des cas
C. L'étude du LCR doit être réalisée dans les meilleurs délais
D. Une diplopie peut y être associée
E. Elle peut se compliquer d'une kératite

Réponse : ABE

9. 1. 4
ETIOLOGIES
(FACTEURS DE RISQUE, TERRAIN)

M 85/4/2/ 74

La diplégie faciale peut illustrer le cours de:

A. Une maladie de Parkinson
B. Une polyradiculonévrite
C. Un infarctus bulbaire
D. Une tumeur hypophysaire
E. Un anévrysme sylvien gauche

Réponse : B

M 85/4/2/ 47

Une paralysie faciale peut s'observer au cours d'une ou plusieurs des affections suivantes:

A. Cylindrome de la parotide
B. Neurinome de l'acoustique
C. Fracture du rocher
D. Zona du ganglion géniculé
E. Névralgie faciale

Réponse : ABCD

9. 1. 5
EVOLUTION (PRONOSTIC, COMPLICATIONS)

S 89/1/1/ 68

Une paralysie faciale "a frigore":

A. Régresse spontanément dans 90% des cas
B. Régresse spontanément dans 50% des cas
C. Régresse spontanément dans 10% des cas
D. Ne régresse pas sans traitement médicamenteux
E. Ne régresse pas sans traitement chirurgical

Réponse : A

9. 1. 6
DIVERS

M 89/2/2/ 88

Quel diagnostic doit-on évoquer devant une paralysie faciale accompagnée d'une éruption cutanée vésiculaire de la conque de l'oreille?

A. Zona du ganglion géniculé
B. Neurinome du nerf facial
C. Tumeur maligne de l'oreille externe
D. Eczéma surinfecté de l'oreille externe
E. Paralysie faciale a frigore

Réponse : A

9. 2
PARALYSIE FACIALE PERIPHERIQUE
9. 2. 1
CLINIQUE

M 87/2/2/ 76

Lors d'une paralysie faciale périphérique récente par lésion siégeant en amont du nerf grand pétreux superficiel, on peut observer du côté lésé:

A. Une occlusion normale de la paupière supérieure
B. Une hyperacousie douloureuse
C. Une agueusie des 2/3 antérieurs de la langue
D. Une diminution de la sécrétion lacrymale
E. Une anesthésie cornéenne

Réponse : BCD

M 90/3/2/ 35

Les propositions suivantes concernent la paralysie faciale centrale. Laquelle ou lesquelles est ou sont exacte(s)?

A. Le déficit intéresse de façon égale le facial supérieur et inférieur
B. Il existe souvent une hémiplégie associée du même côté que la paralysie faciale
C. Le patient fume la pipe quand il est dans le coma
D. La manoeuvre de Pierre Marie et Foix peut la révéler
E. Elle peut évoluer vers un hémispasme facial

Réponse : BCD

9. 2. 2 ETIOLOGIES (FACTEURS DE RISQUE, TERRAIN)

S 86/5/1/ 82

Un patient présente brutalement une paralysie faciale de type périphérique. L'interrogatoire révèle la notion d'otorrhée chronique. Quel diagnostic évoquez-vous en premier lieu?

A. Paralysie faciale à frigore
B. Méningite
C. Otite chronique cholestéatomateuse
D. Otite séromuqueuse
E. Zona

Réponse : C

M 87/6/1/104

Devant une paralysie faciale périphérique progressive, vous devez évoquer:

A. Une tumeur parotidienne
B. Une paralysie faciale à frigore
C. Un processus expansif intrapétreux
D. Un zona
E. Une séquelle de traumatisme crânien

Réponse : AC

M 90/7/2/ 57

Parmi les éventualités suivantes, quelles sont celles qui sont les causes des paralysies faciales périphériques?

A. Ischémie protubérantielle
B. Otomastoïdite
C. Virus d'Epstein Barr
D. Après exérèse d'un neurinome du VIII
E. Fracture du rocher

Réponse : ABCDE

M 92/9/2/ 35

Une paralysie faciale périphérique peut être due à:

A. Polyradiculonévrite
B. Mastoïdite
C. Diabète
D. Tumeur de l'angle ponto-cérébelleux
E. Infarctus capsulaire interne

Réponse : ABCD

9. 2. 3 BILAN ÉTIOLOGIQUE

M 86/3/2/ 67

Parmi les tests suivants le(s)quel(s) permet(tent) de préciser la topographie des paralysies faciales périphériques?

A. Test de Schirmer (sécrétion lacrymale)
B. Etude de la sécrétion de la glande parotide
C. Réflexe stapédien
D. Etude de la sensibilité mentonnière
E. Exploration du goût homolatérale par gustométrie

Réponse : ACE

9. 2. 4 DIVERS

S 91/1/1/ 8

Les propositions suivantes définissent la conduite à tenir habituelle lors d'une paralysie faciale périphérique à frigore. Toutes ces propositions sont vraies sauf une laquelle?

A. Demande différée d'un électromyogramme de stimulo-détection
B. Protection de la cornée par un collyre
C. Décompression chirurgicale précoce du nerf facial
D. Prescription d'une corticothérapie brève
E. Examen clinique ORL

Réponse : C

M 91/5/2/ 73

La paralysie faciale périphérique:

A. Est plus marquée lors des mouvements automatiques que lors des mouvements volontaires
B. Peut s'accompagner d'une hyperacousie douloureuse
C. Peut s'observer au cours du syndrome de Wallenberg
D. Peut être due à une méningite carcinomateuse
E. Peut s'observer lors d'un neurinome de l'acoustique

Réponse : BDE

Oto-Rhino-Laryngologie

Partie 18

1. OTO-RHINO-LARYNGOLOGIE GENERALE (86)

1.1 DIVERS (13)
1.2 ORL - DIAGNOSTICS (31)
1.3 CORPS ETRANGERS DES VOIES AERODIGESTIVES (16)
1.4 TUMEFACTION CERVICALE (7)
1.5 ADENOPATHIE CERVICALE (7)
1.6 FIBROME NASO PHARYNGE (2)
1.7 HYPERTROPHIE ADENOIDE (5)
1.8 OBSTRUCTION NASALE (1)
1.9 OREILLE INTERNE (2)
1.10 INCIDENCES RADIOLOGIQUES EN ORL (2)

2. ORIENTATION DIAGNOSTIQUE (48)

2.1 DYSPHONIE (11)
2.2 DYSPNEE LARYNGEE (6)
2.3 EPISTAXIS (13)
2.4 OTALGIE (9)
2.5 OTORRAGIE (2)
2.6 OTORRHEE (1)
2.7 RHINORRHEE (6)

3. OTITES (37)

3.1 OTITE (19)
3.2 OTITE AIGUE (8)
3.3 OTITE CHRONIQUE (3)
3.4 OTITE CHOLESTEATOMATEUSE (3)
3.5 OTITE DE L'ENFANT (4)

4. SURDITES (35)

4.1 SURDITE (17)
4.2 SURDITE DE PERCEPTION (7)
4.3 SURDITE DE TRANSMISSION (11)

5. SINUSITES (21)

5.1 SINUSITES (7)
5.2 SINUSITE AIGUE (3)
5.3 SINUSITE MAXILLAIRE (10)
5.4 SINUSITE D'ORIGINE DENTAIRE (1)

6. AUTRES INFECTIONS EN ORL (22)

6.1 ANGINE (13)
6.2 RHINOPHARYNGITE (4)
6.3 LARYNGITE STRIDULEUSE (2)
6.4 PHLEGMONS ORL (3)

7. PATHOLOGIE DE LA PAROTIDE (14)

7.1 TUMEFACTION DE LA PAROTIDE (12)
7.2 PAROTIDITE (2)

8. AUTRES PATHOLOGIES EN ORL (21)

8.1 MALADIE DE MENIERE (10)
8.2 OTOSPONGIOSE (11)

Les chiffres entre parenthèses indiquent le nombre de QCM.

1
OTO RHINO LARYNGOLOGIE GENERALE
1. 1
DIVERS

S 89/2/1/ 64

Un adénome pléomorphe de la voûte palatine étant suspecté sur les données cliniques, le diagnostic en sera confirmé, dans les meilleures conditions:

A. Par l'examen anatomopathologique d'une biopsie pré-opératoire
B. Par l'examen cytologique du produit de prélèvement par ponction à l'aiguille
C. Par l'examen anatomopathologique de la pièce de parotidectomie
D. Par la sialographie parotidienne
E. Par une image ostéolytique de la voûte palatine

Réponse : C

S 90/1/1/ 53

Parmi les médicaments suivants, citez celui dont l'administration comporte le risque ototoxique le plus important:

A. Gentamycine (GENTALLINE*)
B. Aspirine (ASPIRINE*)
C. Digoxine (DIGOXINE*)
D. Paracétamol (EFFERALGAN*; DOLIPRANE*)
E. Ampicilline (Pénicilline, TOTAPEN*)

Réponse : A

M 91/5/1/ 77

Une pièce d'évidement triangulaire du cou comporte les ganglions suivants:

A. Le ganglion parotidien profond
B. Le ganglion maxillaire inférieur
C. Le ganglion sous maxillaire
D. Le ganglion sous digastrique
E. Le ganglion sus-omohyoïdien

Réponse : CDE

M 85/4/1/119

Parmi les signes énumérés ci-dessous, quel est celui ou quels sont ceux évoquant la souffrance du labyrinthe?

A. Acouphènes
B. Hypoacousie de perception
C. Hypoacousie de transmission
D. Vertiges
E. Otodynie

Réponse : ABD

M 86/2/1/115

Un syndrome cochléo-vestibulaire déficitaire unilatéral peut entraîner:

A. De grandes crises giratoires
B. Une surdité de perception
C. Une surdité de transmission
D. Une hypo-réflectivité vestibulaire unilatérale
E. Une réflectivité vestibulaire normale

Réponse : ABD

M 86/5/2/ 16

Peut ou peuvent témoigner d'un syndrome cochléo-vestibulaire périphérique endo-labyrinthique:

A. Une surdité de transmission
B. Des vertiges rotatoires
C. Un nystagmus horizontal rotatoire
D. Un nystagmus vertical
E. Des signes d'atteinte rétro-cochléaires à l'audiométrie objective (potentiels évoqués auditifs du tronc cérébral)

Réponse : BC

M 86/6/2/ 9

Dans quel(s) cas l'amygdalectomie est-elle indiquée?

A. Mononucléose infectieuse récente
B. Angines bactériennes à répétition
C. Antécédents de phlegmon péri-amygdalien
D. Rhinopharyngites à répétition
E. Angines bactériennes compliquées de glomérulonéphrite aiguë

Réponse : BCE

M 88/7/1/103

Parmi ces maladies, quelle(s) est (sont) celle(s) qui s'accompagne(nt) d'une perforation tympanique?

A. Tuberculose de l'oreille moyenne
B. Otospongiose
C. Myringite phlycténulaire
D. Otite moyenne chronique cholestéatomateuse
E. Otite séreuse

Réponse : AD

M 88/7/1/105

Parmi les signes énumérés ci-dessous, quel est celui ou quels sont ceux évoquant la souffrance du labyrinthe?

A. Acouphènes
B. Hypoacousie de perception
C. Hypoacousie de transmission
D. Vertiges
E. Sensation de plénitude de l'oreille

Réponse : ABDE

S 89/7/1/ 2

Un évidement ganglionnaire cervical radical emporte tous les éléments suivants sauf un. Lequel?

A. L'axe artériel carotidien
B. L'axe veineux jugulaire interne
C. Le muscle sterno-cléïdo-mastoïdien
D. Le contenu de la loge sous mandibulaire
E. Le ventre postérieur du muscle digastrique

Réponse : A

S 90/3/1/ 50

Parmi les propositions suivantes, quelle est celle qui ne s'adresse pas à l'angiome sous-glottique?

A. Existe chez le nourrisson
B. Responsable de dyspnée
C. Spontanément régressive
D. Responsable d'hémorragies
E. Association avec des angiomes cutanés

Réponse : D

S 90/4/1/ 45

Parmi ces assertions, une seule est fausse. Laquelle?

A. La paralysie faciale peut compliquer une otite chronique
B. Le cholestéatome est une pseudo-tumeur inflammatoire d'origine épithéliale
C. Le traitement du cholestéatome relève d'un traitement médical
D. Au cours d'une thrombophlébite du sinus latéral, il y a une septicémie
E. L'otoscopie est indispensable devant une paralysie faciale

Réponse : C

M 90/5/2/ 88

Après un traumatisme crânien avec fracture du rocher, les éléments en faveur d'une disjonction de la chaîne ossiculaire comportent:

A. Otorrhée claire du côté de la fracture
B. Présence d'une perforation tympanique
C. Weber latéralisé du côté opposé à la fracture
D. Tympanogramme très amplifié
E. Abolition du réflexe stapédien

Réponse : DE

1. 2 ORL - DIAGNOSTICS

1. 2. 1 CLINIQUE

S 87/3/1/ 73

Un enfant de 4 ans est hospitalisé en raison d'un état asphyxique par dyspnée laryngée. Vous êtes frappé par le refus de l'enfant de se mettre en décubitus dorsal. Quel en est, probablement, la cause?

A. Laryngite striduleuse
B. Laryngite sous-glottique
C. Epiglottite aiguë
D. Corps étranger laryngé
E. Aucune de ces propositions

Réponse : C

S 92/9/1/ 29

Quel diagnostic évoquez-vous devant une éruption vésiculeuse unilatérale de la région amygdalienne?

A. Enanthème de la varicelle
B. Zona du glosso-pharyngien
C. Syphilis primaire
D. Fièvre typhoïde
E. Angine de Vincent

Réponse : B

1. 2. 2 DIVERS

S 85/3/1/ 58

Un patient de 30 ans consulte pour une surdité unilatérale d'aggravation progressive avec acouphènes et parfois vertiges. L'examen révèle des taches café au lait et de tuméfactions mollasses sous-cutanées disséminées sur tout le tronc. Qu'évoquez-vous?

A. Neurinome du nerf acoustique
B. Lupus érythémateux disséminé
C. Otite chronique
D. Otospongiose
E. Maladie de Ménière

Réponse : A

M 86/1/1/117

La coexistence d'une paralysie faciale et d'une otorrhée fait évoquer un ou plusieurs des diagnostics suivants:

A. Un cholestéatome de l'oreille
B. Un zona auriculaire
C. Une otite tuberculeuse
D. Une otospongiose
E. Une paralysie faciale à frigore

Réponse : AC

S 86/2/1/ 5

Une dyspnée laryngée fébrile avec dysphagie fait évoquer avant tout:

A. Une laryngite sous-glottique
B. Un corps étranger bronchique
C. Une épiglottite
D. Une laryngite striduleuse
E. Un stridor laryngé

Réponse : C

S 86/3/1/ 18

Un enfant de 3 ans présente une rhinorrhée muco-purulente permanente bilatérale, une obstruction nasale avec ronflement nocturne, une respiration bouche ouverte et a présenté trois otites aiguës dans les 2 derniers mois. Quel diagnostic envisager?

A. Sinusite maxillaire
B. Adénoïdite chronique
C. Imperforation choanale
D. Corps étranger
E. Ethmoïdite

Réponse : B

S 86/5/1/ 3

Un homme de 40 ans se plaint d'acouphène, d'une diminution progressive de l'audition du côté droit depuis quelques mois. L'examen des tympans est normal. L'examen audiométrique montre une surdité de perception à droite. Quelle est l'étiologie à rechercher en premier?

A. Otospongiose
B. Presbyacousie accélérée
C. Surdité métabolique
D. Cholestéatome
E. Neurinome de l'acoustique

Réponse : E

S 87/2/1/ 84

Une institutrice présente une dysphonie s'améliorant durant les vacances scolaires. Qu'évoquez-vous?

A. Dysphonie dysfonctionnelle
B. Laryngite chronique
C. Cancer de la corde vocale
D. Paralysie récurrentielle
E. Aucune des affections précédentes

Réponse : A

S 87/6/1/ 6

Devant l'association d'un trismus et d'une otalgie, quel est le premier diagnostic à évoquer?

A. Tétanos
B. Accident de la dent de sagesse supérieure
C. Parotidite inflammatoire
D. Cancer de la commissure inter-maxillaire
E. Intoxication à la strychnine

Réponse : D

M 87/1/2/ 92

Une femme de 50 ans présente des douleurs de l'hémiface survenant de façon paroxystique déclenchées par la mastication. Quel(s) diagnostic(s) évoquez-vous?

A. Otite aiguë
B. Sinusite maxillaire aiguë
C. Névralgie faciale
D. Glaucome
E. Arthrite temporo-mandibulaire

Réponse : CE

S 87/2/1/ 83

L'association d'une adénopathie cervicale et de symptômes naso-sinusiens et otalgiques traînants, progressifs et unilatéraux doit faire penser avant tout à une des tumeurs malignes suivantes. Laquelle?

A. Une tumeur de l'ethmoïde
B. Une tumeur de la fosse nasale
C. Une tumeur du cavum
D. Une tumeur de l'oreille
E. Une tumeur du voile du palais

Réponse : C

M 87/2/1/106

Parmi les affections ci-dessous, laquelle ou lesquelles peuvent être responsables à la fois d'une obstruction nasale et d'une épistaxis?

A. Déviation de la cloison nasale
B. Fibrome naso-pharyngien
C. Polypose naso-sinusienne
D. Tumeur maligne des fosses nasales
E. Maladie de Rendu Osler

Réponse : BD

S 87/5/1/102

Un malade souffre depuis quelques jours d'otalgies et présente une paralysie faciale périphérique totale, d'apparition brusque, du même côté où l'examen découvre une otorrhée fétide; l'interrogatoire précise que l'otorrhée est récidivante depuis plusieurs années. Quel diagnostic évoquez-vous tout d'abord?

A. Paralysie faciale zostérienne
B. Cancer de l'oreille moyenne
C. Cholestéatome de l'oreille moyenne
D. Syphilis de l'oreille
E. Tumeur du rocher

Réponse : C

S 88/5/1/ 28

Devant une tuméfaction latéro-cervicale sous-digastrique dure survenant chez un homme de 55 ans, alcoolo-tabagique et qui se plaint d'une otalgie homolatérale, quel examen doit être demandé en premier lieu?

A. Audiogramme tonal et impédancemétrie
B. Biopsie-exérèse
C. Drill-biopsie
D. Scintigraphie thyroïdienne
E. Bilan endoscopique des voies aéro-digestives supérieures

Réponse : E

M 88/1/2/ 18

Une jeune femme, à la suite d'un coma toxique ayant nécessité une assistance ventilatoire par intubation de 5 jours, présente, un mois après sa sortie, une dyspnée aux 2 temps respiratoires. Sa voix est faible mais conservée. A quel(s) diagnostic(s) doit-on penser en premier?

A. Paralysie récurrentielle en fermeture
B. Sténose trachéale
C. Sténose laryngée
D. Oedème laryngé
E. Paralysie récurrentielle unilatérale

Réponse : BC

S 88/2/1/ 9

Un homme de 17 ans consulte pour une surdité unilatérale droite. On découvre une otite séreuse droite et des adénopathies cervicales bilatérales. Quel diagnostic doit être évoqué?

A. Carcinome de l'oreille moyenne
B. Carcinome indifférencié du cavum
C. Carcinome de la base de langue
D. Zona auriculaire
E. Polypose naso sinusienne

Réponse : B

S 88/3/1/ 3

Un adulte de 50 ans présente une obstruction nasale progressive accompagnée d'épistaxis récidivantes. Quel diagnostic doit-on envisager?

A. Végétations adénoïdes
B. Ectasie de la tache vasculaire
C. Polypose nasale
D. Fibrome naso-pharyngien
E. Tumeur de l'ethmoïde

Réponse : E

S 88/5/1/ 5

Un adolescent présente de fréquentes épistaxis associées à une obstruction nasale unilatérale. Quelle affection suspectez-vous?

A. Angiofibrome nasopharyngien
B. Polypose nasale
C. Sinusite chronique
D. Anomalie de la crase sanguine
E. Angiomatose de Rendu Osler

Réponse : A

S 88/7/1/ 74

Un sujet nord-africain de 30 ans consulte pour baisse de l'audition unilatérale récente. L'examen ORL trouve: une surdité de type transmission, une adénopathie jugulo carotidienne haute de 2 cm de diamètre, une paralysie du moteur oculaire externe du même côté. Quel diagnostic oit-on évoquer?

A. Otospongiose
B. Tumeur du glomus jugulaire
C. Tumeur du cavum (ou rhinopharaynx)
D. Otite muqueuse à tympan fermé
E. Méningiome de la petite aile du sphénoïde

Réponse : C

M 90/3/2/ 49

Une femme de 40 ans, sans ATCD particuliers, vient consulter pour la découverte fortuite d'une tuméfaction cervicale sous-digastrique de 2X2 cm, isolée, évoluant depuis 2 mois, sans aucun caractère infectieux. L'examen clinique de la cavité buccale, du pharynx et du larynx est normal. Le(s) diagnostic(s) évoqué(s) peut (peuvent) être:

A. Un kyste congénital de type "amygdaloïde"
B. Une thyroïde ectopique
C. Une métastase d'un cancer des voies aéro digestives supérieures inapparent
D. Une adénopathie d'une hémopathie
E. Un kyste du tractus thyréoglosse

Réponse : ACD

S 90/1/1/ 52

Devant une tuméfaction latéro-cervicale sous-digastrique dure survenant chez un homme de 55 ans, alcoolo-tabagique et qui se plaint d'une otalgie homolatérale, quel examen doit être demandé en premier lieu?

A. Audiogramme tonal et impédancemétrie
B. Biopsie-exérèse
C. Drill-biopsie
D. Scintigraphie thyroïdienne
E. Bilan endoscopique des voies aéro-digestives supérieures

Réponse : E

S 90/3/1/ 68

L'apparition récente chez un adulte d'une surdité de transmission et d'une obstruction nasale unilatérale doit faire redouter en premier lieu:

A. Une sinusite maxillaire chronique
B. Une tumeur du cavum
C. Une déviation de la cloison nasale
D. Un cholestéatome de l'oreille
E. Une imperforation choanale

Réponse : B

S 90/3/1/ 28

Une enfant de 2 ans présente une dyspnée inspiratoire avec tirage, température à 40° et abondante salivation. Toute tentative pour l'allonger aggrave sa dyspnée. Quel diagnostic évoquez-vous?

A. Abcès rétro-pharyngé
B. Laryngite sous-glottique
C. Pneumopathie
D. Epiglottite
E. Asthme surinfecté

Réponse : D

S 90/3/1/ 49

Devant un sujet présentant une fièvre à 39°, une dysphagie, une gêne à l'ouverture buccale, et à l'examen une asymétrie du voile avec tuméfaction unilatérale, vous évoquez:

A. Une angine de Vincent
B. Un phlegmon péri-amygdalien
C. Une mononucléose infectieuse
D. Une amygdalite bactérienne
E. Un chancre syphilitique

Réponse : B

S 90/3/1/ 81

Devant une obstruction nasale, avec rhinorrhée, éternuements depuis plus de 6 mois, vous évoquez?

A. Malformation anatomique de la cloison
B. Syndrome d'hyperréactivité nasale
C. Rhinite infectieuse chronique
D. Adénocarcinome de l'ethmoïde
E. Fibrome naso-pharyngien

Réponse : B

S 90/6/1/ 57

Un homme présente un long passé d'éternuements et d'hydrorrhée avec anosmie et obstruction nasale bilatérale. Quel diagnostic évoquez-vous en premier?

A. Sinusite ethmoïdale
B. Polypose nasale
C. Cancer du sinus maxillaire
D. Cancer du cavum
E. Angiofibrome

Réponse : B

S 90/6/1/ 54

Quel est le premier diagnostic à évoquer en présence d'une bradypnée inspiratoire avec tirage et cornage sans dysphagie, d'installation rapide et nocturne chez un enfant fébrile?

A. Asthme
B. Laryngite aiguë
C. Corps étranger des voies respiratoires
D. Malformation laryngée
E. Epiglottite

Réponse : B

S 91/6/1/ 23

Un malade de 60 ans, alcoolo-tabagique présente une adénopathie jugulo-carotidienne droite dure et fixée, vous évoquez en premier lieu:

A. Une maladie de Hodgkin
B. Un cancer ORL
C. Un cancer de la thyroïde
D. Une métastase d'un séminome
E. Une adénite suppurée satellite d'une infection stomatologique

Réponse : B

S 91/6/1/ 24

Une femme de 50 ans présente depuis plusieurs années une tuméfaction sous maxillaire évoluant par poussées. L'interrogatoire révèle la notion d'épisodes aigus avec tuméfaction douloureuse et inflammatoire. Parfois, une tuméfaction apparait au cours du repas. Qu'évoquez-vous?

A. Lithiase de la glande sous-maxillaire
B. Parotidite chronique
C. Adénite inflammatoire
D. Infections récidivantes d'un kyste apical dentaire
E. Adénome pléomorphe

Réponse : A

S 92/8/1/ 65

Un homme de 55 ans, éthylo-tabagique présente une otalgie droite. L'interrogatoire ne révèle aucun autre trouble. L'examen clinique révèle une otite séreuse droite. La palpation des aires ganglionnaires est normale. L'examen au miroir laryngé ne montre pas d'anomalie. Dès lors l'attitude à suivre est de:

A. Traiter l'otite séreuse et "classer le dossier"
B. Effectuer une simple surveillance de l'otite séreuse
C. Demander une rhinoscopie antérieure et postérieure
D. Demander des oto-émissions cochléaires
E. Demander des potentiels évoqués auditifs

Réponse : C

M 94/8/2/ 74

Une femme de 40 ans, sans antécédent particuliers, vient consulter pour la découverte fortuite d'une tuméfaction cervicale sous-digastrique de 2x2 cm, isolée, ferme non inflammatoire évoluant depuis deux mois, sans aucun caractère infectieux. L'examen clinique de la cavité buccale, du pharynx et du larynx est normal. Le diagnostic évoqué peut-être:

A. Un kyste congénital de type "amygdaloïde"
B. Une thyroïde ectopique
C. Une métastase d'un cancer des voies aéro digestives supérieures inapparent
D. Une adénopathie d'une hémopathie
E. Un kyste du tractus thyréoglosse

Réponse : CD

1. 3 CORPS ETRANGER DES VOIES AERO-DIGESTIVES

1. 3. 1 CLINIQUE

M 87/3/1/106

On doit penser à un corps étranger nasal méconnu chez l'enfant devant une ou plusieurs des propositions suivantes:

A. Une rhinorrhée purulente unilatérale
B. Une respiration buccale
C. Une odeur fétide
D. Une gêne respiratoire à type de dyspnée
E. Une obstruction nasale

Réponse : ACE

S 88/2/1/ 72

Un enfant de 2 ans a présenté brusquement, alors qu'il jouait, un état de détresse respiratoire rapidement résolutif. L'auscultation thoracique est sensiblement normale et la radiographie pulmonaire aussi. Quel diagnostic évoquez-vous?

A. Stridor
B. Laryngite oedémateuse
C. Laryngite striduleuse
D. Corps étranger bronchique
E. Ictus laryngé

Réponse : D

S 89/4/1/ 72

Quel est le signe pathognomonique de l'inhalation d'un corps étranger chez l'enfant?

A. La toux
B. La suffocation brutale suivie d'une toux quinteuse
C. La cyanose
D. L'apnée
E. Le vomissement

Réponse : B

M 90/4/2/ 57

Quel sont les éléments à rechercher témoignant d'un corps étranger bloqué au niveau de la bouche de l'oesophage?

A. Dysphagie brutale
B. Emphysème cervical
C. Laryngoscopie indirecte montrant une stase salivaire
D. Image évocatrice à la radiographie sans préparation de la région cervico-dorsale
E. Image d'arrêt lors de l'étude radiologique de la déglutition barytée

Réponse : ABCD

S 91/1/1/ 59

Parmi les 5 symptômes suivants, lequel doit faire rechercher, chez l'enfant, un corps étranger des fosses nasales méconnu?

A. Eternuements
B. Dyspnée
C. Conjonctivite
D. Epistaxis bilatéral
E. Rhinorrhée purulente unilatérale

Réponse : E

1. 3. 2
IMAGERIE

M 87/1/1/103

Un corps étranger bronchique peut donner une image radiologique pulmonaire:

A. D'atélectasie
B. D'emphysème localisé
C. D'abcès
D. D'épanchement pleural
E. Normale

Réponse : ABCE

M 87/3/2/ 25

Sur quel(s) argument(s) peut on évoquer le diagnostic d'inhalation d'un corps étranger solide?

A. Asymétrie thoracique
B. Aspect d'emphysème obstructif localisé
C. Aspect d'atélectasie lobaire
D. Pneumopathie traînante
E. Oedème pulmonaire interstitiel

Réponse : BCD

M 89/6/2/ 84

En cas de corps étranger bronchique, quelle(s) est (sont) l'(les) image(s) radiologique(s) que l'on peut retrouver?

A. Atélectasie segmentaire
B. Epanchement pleural
C. Hyperclarté d'un poumon
D. Refoulement médiastinal
E. Image thoracique normale

Réponse : ABCDE

S 91/2/1/ 79

Un enfant de 2 ans qui mangeait des cacahuètes, a présenté un syndrome d'asphyxie brutale avec toux pendant quelques minutes. Puis tout est rentré dans l'ordre et l'enfant ne paraît plus gêné pour respirer. Parmi les attitudes suivantes, laquelle retenez-vous?

A. Ne prescrire aucun examen et rassurer les parents
B. Prescrire des radiographies de face et de profil des poumons en inspiration
C. Prescrire des radiographies pulmonaires de face en inspiration et expiration
D. Prescrire une étude tomographique de la trachée et des bronches
E. Prescrire une étude tomodensitométrique du thorax

Réponse : C

M 91/5/2/ 38

Chez un enfant de 2 ans qui a présenté, 12 heures plus tôt, un syndrome clinique faisant évoquer l'inhalation d'un fragment de cacahuète, la radiographie simple des poumons de face peut montrer:

A. Une transparence accrue de tout un poumon
B. Une transparence accrue d'un lobe pulmonaire
C. Un déplacement latéral du médiastin
D. Un pneumomédiastin
E. Une pleurésie

Réponse : ABCD

S 91/7/1/ 36

Parmi les examens d'imagerie suivants, quel est celui dont les résultats permettront de poser rapidement l'indication d'une bronchoscopie chez un enfant de deux ans suspect d'avoir inhalé une cacahuète?

A. Radiographies des poumons de face et de profil
B. Radiographie des poumons de face en inspiration et expiration
C. Echographie trachéo-bronchique par une fenêtre inter-costale
D. Tomographie de la trachée et des bronches
E. Tomodensitométrie thoracique en coupes millimétriques jointives

Réponse : B

1. 3. 3
EVOLUTION
(PRONOSTIC, COMPLICATIONS)

M 93/9/2/ 44

Quelles sont les complications des corps étrangers des voies aériennes chez l'enfant?

A. Abcès du poumon
B. Otites moyennes aiguës récidivantes
C. Pneumopathies récidivantes
D. Dilatation des bronches
E. Issue létale sur corps étranger laryngé

Réponse : ACDE

1. 3. 4
TRAITEMENTS

S 89/1/1/ 67

Un enfant de 18 mois vous est adressé pour suspicion d'inhalation d'un corps étranger bronchique. Les examens clinique et radiologique sont normaux. Quelle attitude adopter?

A. Eliminer le diagnostic et ne pas donner de suite
B. Hospitaliser l'enfant pour surveillance
C. Ne pas hospitaliser et faire un contrôle clinique et radiologique une semaine plus tard
D. Hospitaliser pour endoscopie sous anesthésie générale
E. Ne pas hospitaliser et instituer une antibiothérapie à large spectre

Réponse : D

M 89/6/2/ 87

La survenue d'un syndrome de pénétration chez un enfant de 3 ans impose:

A. De le faire vomir
B. Un traitement antibiotique et calmant
C. Une corticothérapie
D. Une bronchoscopie
E. Une hospitalisation d'urgence

Réponse : DE

1. 3. 5
DIVERS

M 90/4/2/ 60

Parmi les propositions suivantes concernant l'inhalation d'un corps étranger, il est exact que:

A. Le syndrome de pénétration peut passer totalement inaperçu
B. La survenue d'un syndrome de pénétration impose de pratiquer une endoscopie en urgence
C. Une atélectasie ou un emphysème localisé à la radio de thorax peuvent témoigner de l'enclavement du corps étranger dans une petite bronche
D. L'absence de dyspnée clinique élimine la présence d'un corps étranger bronchique
E. C'est la bronchographie lipiodolée qui permet d'affirmer avec certitude le diagnostic

Réponse : ABD

M 90/7/2/ 70

Le syndrome de pénétration est caractérisé par un ou plusieurs des éléments suivants. Lequel ou lesquels?

A. Dyspnée d'apparition nocturne
B. Accès de suffocation brutal
C. Quintes de toux violentes
D. Accès de suffocation non résolutif
E. Tirage

Réponse : BCE

1. 4 TUMEFACTION CERVICALE

1. 4. 1 CLINIQUE

M 85/4/2/ 1

Quel est ou quels sont les caractères qui doivent faire penser à un kyste congénital du cou:

A. Lésion liée au sexe
B. Survenue au décours d'un épisode infectieux
C. Siège au bord du muscle sterno-cléïdo-mastoïdien
D. Caractère rénitent
E. Présence de pus à la ponction

Réponse : BCD

1. 4. 2 ETIOLOGIES (FACTEURS DE RISQUE, TERRAIN)

S 88/1/1/ 39

Devant une tuméfaction cervicale médiane, juxta-hyoïdienne, qui ascensionne à la déglutition, quel diagnostic évoquez-vous?

A. Kyste dermoïde
B. Laryngocèle
C. Kyste du tractus thyréoglosse
D. Grenouillette sublinguale
E. Lithiase salivaire

Réponse : C

S 88/4/1/ 40

Devant une tuméfaction isolée latéro-cervicale chez l'enfant, on peut envisager tous les diagnostics suivants sauf un, lequel?

A. Adénite bacillaire
B. Kyste branchial
C. Kyste thyréoglosse
D. Lymphome malin
E. Hémolymphangiome

Réponse : C

M 88/5/1/111

Un enfant de 8 ans est amené par sa mère pour une tuméfaction inflammatoire médiane en regard de l'os hyoïde, apparue brutalement, sans atteinte de l'état général. Quels sont les deux diagnostics à envisager en premier lieu?

A. Laryngocèle
B. Kyste du tractus thyréoglosse
C. Kyste dermoïde
D. Tuberculose pulmonaire
E. Kyste amygdaloïde

Réponse : BC

S 89/2/1/ 53

Devant une tuméfaction latéro-cervicale sous-digastrique isolée apparue brutalement chez un sujet de 25 ans, quel diagnostic évoquez-vous en dehors d'une adénopathie?

A. Tumeur du pôle inférieur de la parotide
B. Grande corne de l'os hyoïde
C. Kyste congénital du cou
D. Nodule thyroïdien
E. Tumeur du glomus carotidien

Réponse : C

M 90/1/2/ 68

Une tuméfaction cervicale médiane juxta-hyoïdienne peut correspondre à une ou plusieurs propositions suivantes:

A. Une adénopathie révélatrice d'un cancer amygdalien
B. Un kyste du tractus thyréoglosse
C. Un kyste du sinus cervical
D. Un nodule thyroïdien
E. Une tumeur nerveuse

Réponse : B

1. 4. 3 TRAITEMENTS

S 88/1/1/ 19

Devant une tuméfaction cervicale médiane, juxta-hyoïdienne, qui ascensionne à la déglutition vous évoquez un kyste du tractus thyréoglosse. Si celui-ci n'a jamais suppuré, quel est l'examen capital à pratiquer avant de décider son exérèse chirurgicale?

A. Ponction cytologique
B. Radiographie cervicale de profil
C. Scintigraphie thyroïdienne
D. Laryngographie à l'hydrast
E. Echographie

Réponse : C

1. 5 ADENOPATHIE CERVICALE

1. 5. 1 ETIOLOGIES (FACTEURS DE RISQUE, TERRAIN)

S 85/1/2/ 7

L'examen clinique d'un patient révèle une adénopathie sous-maxillaire isolée. Quelle est la cause la moins probable?

A. Un cancer de la pointe de la langue
B. Un cancer du plancher de la bouche
C. Un cancer de l'amygdale
D. Un cancer de la lèvre inférieure
E. Un cancer du bord de la langue

Réponse : A

M 88/5/1/109

Parmi les cancers suivants du domaine ORL, certain(s) s'accompagne(nt) fréquemment d'adénopathies bilatérales. Le(s)quel(s)?

A. Pointe de la langue
B. Cavum
C. Base de langue
D. Corde vocale
E. Sinus de la face

Réponse : ABC

M 89/3/2/ 15

Vous palpez chez un jeune homme de 24 ans, une adénopathie cervicale droite suspecte de malignité. L'examen clinique est par ailleurs normal. Il n'y a pas de symptomatologie clinique particulière et pas de notion d'infection ORL récente. Parmi les lésions suivantes, citez les 2 qui méritent d'être envisagées:

A. Métastase d'un épithélioma papillaire de la thyroïde
B. Métastase d'un épithélioma cylindrique de l'éthmoïde
C. Maladie de Hodgkin
D. Métastase d'un épithélioma anaplasique des bronches
E. Métastase d'un cancer de l'amygdale

Réponse : AC

M 91/5/2/ 81

Un malade de 30 ans se présente avec une adénopathie sus-claviculaire gauche, de 4 cm de diamètre, isolée sans altération de l'état général, de volume progressivement croissant, dure mais mobile, indolente, sans gêne fonctionnelle. Vous évoquez:

A. Un cancer métastatique
B. Une maladie de Hodgkin
C. Un lymphome
D. Une adénite inflammatoire
E. Aucune des pathologies citées

Réponse : ABC

1. 5. 2
BILAN ÉTIOLOGIQUE

M 85/3/1/119

Chez un sujet jeune de 30 ans en bon état général, présentant une adénopathie cervicale latérale chronique isolée avec un examen ORL normal, il faut systématiquement pratiquer dans le cadre d'un bilan de base:

A. Numération-formule sanguine
B. Intradermo réaction à la tuberculine
C. Radiographie pulmonaire
D. Radiographie cervicale
E. Tomodensimétrie cervicale

Réponse : ABCD

S 85/7/1/ 5

Chez un malade présentant une adénopathie cervicale chronique jugulocarotidienne supérieure et dont l'examen ORL est normal, la ponction cytologique s'est avérée négative; quel est le geste qui permettra de faire le diagnostic?

A. Biopsie ganglionnaire
B. Drill-biopsie
C. Cervicotomie exploratrice avec examen histologique extemporané
D. Lymphographie cervicale
E. Echographie cervicale

Réponse : C

M 91/4/2/ 58

Un malade de 50 ans, alcoolo-tabagique se présente avec une adénopathie jugulo-carotidienne droite de 3 cm de diamètre, fixée et ligneuse. Vous préconisez en premier lieu deux examens complémentaires:

A. Une biopsie ganglionnaire sous anesthésie locale
B. Une cytoponction de l'adénopathie
C. Un examen ORL en milieu spécialisé
D. Une consultation en milieu hématologique
E. Une échographie abdominale

Réponse : BC

1. 6
FIBROME NASO PHARYNGEE
1. 6. 1
DIVERS

M 85/4/2/ 79

Le fibrome naso-pharyngien est une affection:

A. De l'enfant de sexe masculin
B. De l'enfant de sexe féminin
C. Remarquable par son obstruction nasale
D. Souvent révélée par une otite muqueuse
E. Héréditaire

Réponse : AC

S 86/4/1/ 88

Le fibrome naso-pharyngien est:

A. Plus fréquent chez le sujet âgé
B. Traité par la chimiothérapie
C. Révélé souvent par des épistaxis
D. Un carcinome épidermoïde
E. Développé au niveau de la cloison nasale

Réponse : C

1. 7
HYPERTROPHIE ADENOIDE
1. 7. 1
CLINIQUE

M 87/7/1/100

L'hypertrophie adénoïdienne chez un enfant de trois ans doit être suspectée devant:

A. Un ronflement nocturne
B. Une rhinolalie ouverte
C. Une obstruction nasale
D. Des rhinopharyngites répétées
E. Une otite séromuqueuse

Réponse : ACDE

S 89/2/1/ 51

L'hypertrophie des végétations adénoïdes peut entraîner chez l'enfant l'ensemble des signes suivants, sauf un, lequel?

A. Obstruction nasale
B. Ronflement nocturne
C. Otite
D. Rhinolalie ouverte
E. Rhinorrhée

Réponse : D

1. 7. 2 EVOLUTION (PRONOSTIC, COMPLICATIONS)

S 85/3/1/ 42

Chez le jeune enfant, la cause la plus fréquente d'obstruction nasale est:

A. Déviation de la cloison nasale
B. Fibrome naso-pharyngien
C. Polypose naso-sinusienne
D. Hypertrophie adénoïdienne
E. Atrésie choanale

Réponse : D

S 86/3/1/ 11

Quelle est la complication la plus fréquente de l'hypertrophie des végétations adénoïdes?

A. Bronchite sub-aiguë ou chronique
B. Albuminurie
C. Sinusite maxillaire ou ethmoïdale
D. Otite séromuqueuse
E. Polypose nasale

Réponse : D

1. 7. 3 TRAITEMENTS

S 87/4/1/ 2

Chez un enfant de 3 ans, l'hypertrophie amygdalienne avec insuffisance respiratoire chronique et coeur pulmonaire chronique est une indication de?

A. Trachéotomie provisoire
B. Irradiation des amygdales
C. Amygdalectomie
D. Hyo-mandibulopexie
E. Simple surveillance avec décubitus ventral nocturne

Réponse : C

1. 8 OBSTRUCTION NASALE

1. 8. 1 ETIOLOGIES (FACTEURS DE RISQUE, TERRAIN)

M 87/1/2/ 88

Une obstruction nasale unilatérale peut être due à l'une ou plusieurs des causes suivantes. Laquelle ou lesquelles?

A. Une rhinite médicamenteuse
B. Une déviation de la cloison nasale
C. Une hypertrophie des végétations adénoïdes
D. Un corps étranger nasal
E. Une rhinite vasomotrice

Réponse : BD

1. 9 OREILLE INTERNE

1. 9. 1 CLINIQUE

M 85/6/2/ 80

Au cours de l'évolution d'une affection de l'oreille moyenne, vous évoquez une atteinte de l'oreille interne devant:

A. Otodynie
B. Céphalées
C. Vertiges
D. Ecoulement muco-purulent abondant
E. Hyperthermie

Réponse : C

M 87/1/1/113

Au cours de l'évolution d'une affection de l'oreille moyenne, quel(s) est (sont) parmi les symptômes suivants, celui ou ceux qui vous fait (font) évoquer une atteinte de l'oreille interne?

A. Otodynie
B. Céphalées
C. Vertiges
D. Surdité de perception
E. Paralysie faciale

Réponse : CD

1.10 INCIDENCES RADIOLOGIQUES EN ORL

1.10. 1 IMAGERIE

M 86/2/2/ 88

La radiographie panoramique permet de mettre en évidence mieux que l'incidence de Waters (ou de Blondeau) l'un ou plusieurs des éléments suivants:

A. Les condyles mandibulaires
B. Les rapports dento-sinusaux
C. Les fractures mandibulaires quelle que soit leur localisation
D. Les fractures du malaire
E. Le contour orbitaire

Réponse : ABC

1.10. 2
DIVERS

S 91/6/1/ 20

L'incidence radiologique permettant l'étude des sinus maxillaires est:

A. L'incidence de Hirtz
B. L'incidence nez-front plaque
C. L'incidence de Blondeau
D. L'incidence de Schüller
E. L'incidence de Stenvers

Réponse : C

2
ORIENTATION DIAGNOSTIQUE
2. 1
DYSPHONIE
2. 1. 1
DÉFINITION

S 87/3/1/ 2

Une dysphonie est définie comme une altération:

A. De la voix chantée
B. De la voix parlée
C. De la compréhension du langage
D. De l'articulation du langage
E. De l'élaboration du langage

Réponse : B

S 90/3/1/ 65

La dysphonie est:

A. Un trouble de la déglutition
B. Un trouble de l'émission vocale
C. Un trouble de la parole
D. Un trouble du langage
E. Un trouble respiratoire

Réponse : B

2. 1. 2
ETIOLOGIES
(FACTEURS DE RISQUE, TERRAIN)

S 85/3/1/ 4

Un jeune garçon de 6 ans, sans antécédents pathologiques, est amené par ses parents pour une dysphonie de quelques semaines, et qui s'est nettement aggravée après la rentrée scolaire. Il n'y a pas de dyspnée, et l'examen fait par un médecin généraliste est normal. Parmi les 5 propositions suivantes, quelle est celle que vous retenez en premier.

A. Epiglottite chronique
B. Dysphonie fonctionnelle
C. Papillomatose laryngée
D. Paralysie récurrentielle
E. Angiome sous-glottique

Réponse : B

S 85/4/1/ 9

La cause la plus fréquente des ulcères de contact des cordes vocales est:

A. L'abus de tabac
B. Malmenage vocal
C. Infection virale
D. Syphilis
E. Tuberculose

Réponse : B

S 87/3/1/ 12

La dysphonie est le motif de consultation habituel dans les affections suivantes sauf une, laquelle?

A. Laryngite chronique
B. Pseudo-myxome laryngé
C. Tumeur sous glottique
D. Nodule des cordes vocales
E. Granulome post intubation

Réponse : C

S 89/5/1/ 77

Une jeune fille de 20 ans présente une aphonie brutale. Elle parle à voix chuchotée. La toux est sonore. Quel diagnostic évoquez-vous?

A. Paralysie de la corde vocale
B. Laryngite aiguë
C. Nodule vocal
D. Aphonie psychique
E. Laryngite fonctionnelle par trouble de la mue

Réponse : D

S 90/4/1/ 46

A quelle affection, parmi les suivantes, devez-vous penser devant un malade qui présente une dysphonie d'installation brutale, sans antécédent traumatique ni infectieux récent?

A. Cancer de la corde vocale
B. Papillomatose
C. Laryngite chronique
D. Paralysie laryngée unilatérale
E. Paralysie laryngée bilatérale en fermeture

Réponse : D

S 91/2/1/ 84

Quel est, parmi le signes cliniques suivants, celui qui évoque une paralysie récurrentielle unilatérale?

A. Une dysphonie
B. Une voix nasonnée
C. Une dysphagie
D. Une dyspnée
E. Un amaigrissement

Réponse : A

2. 1. 3
BILAN ÉTIOLOGIQUE

S 85/6/1/ 4

Parmi les aspects laryngoscopiques suivants, observés lors de l'examen d'un malade atteint de dysphonie chronique, quel est celui qui doit faire craindre un processus malin?

A. Polype muqueux d'une corde vocale
B. Laryngite catarrhale chronique
C. Nodule d'une corde vocale
D. Laryngite chronique dyskératosique
E. Granulome cordal postérieur

Réponse : D

S 88/2/1/ 1

Un homme de 60 ans, fumeur, présente une dysphonie depuis un mois. L'examen clinique laryngé montre une lésion bourgeonnante de la corde vocale droite. Il n'y a pas d'adénopathie cervicale. Pour affirmer le diagnostic, vous demandez:

A. Tomographies du larynx
B. Endoscopie laryngé avec biopsie
C. Tomodensitométrie du larynx
D. Dosage des anti-corps anti EBV
E. Cervicotomie exploratrice avec examen histologique extemporané

Réponse : B

S 88/7/1/ 6

Quel est l'examen à pratiquer en premier lieu devant un patient présentant depuis 3 mois une dysphonie?

A. Un bilan radiographique du larynx
B. Une laryngoscopie indirecte
C. Une tomodensitométrie laryngée
D. Une laryngoscopie directe
E. Une fibroscopie bronchique

Réponse : B

2. 2 DYSPNEE LARYNGEE

2. 2. 1 CLINIQUE

S 85/5/1/ 54

La dyspnée laryngée se caractérise par:

A. Une bradypnée inspiratoire
B. Une bradypnée expiratoire
C. Une dyspnée inspiratoire et expiratoire
D. Une polypnée superficielle
E. Aucun des signes précédents

Réponse : A

M 87/2/2/ 25

Une dyspnée laryngée comporte un ou plusieurs des caractères suivants. Indiquez lequel (lesquels):

A. Une bradypnée
B. Une dyspnée expiratoire
C. Un tirage
D. Un cornage
E. Des râles sibilants

Réponse : ACD

2. 2. 2 ETIOLOGIES (FACTEURS DE RISQUE, TERRAIN)

M 87/2/2/ 89

Une dyspnée laryngée installée en quelques heures chez un enfant enrhumé et fébrile fait évoquer 2 des affections suivantes:

A. Une laryngite striduleuse (ou faux croup)
B. Une laryngite sous-glottique
C. Une épiglottite
D. Un corps étranger négligé du larynx
E. Une paralysie laryngée

Réponse : BC

M 87/7/1/ 91

La dyspnée laryngée peut résulter:

A. D'un cancer du sphénoïde
B. D'une imperforation choanale
C. D'une épiglottite
D. D'un cancer sous glottique
E. D'un corps étranger bronchique

Réponse : CD

2. 2. 3 DIVERS

S 88/3/1/ 13

Parmi les caractères suivants, lequel s'applique à la dyspnée d'origine laryngée?

A. Bradypnée inspiratoire
B. Dyspnée aux deux temps respiratoires
C. Bradypnée expiratoire
D. Polypnée avec battement des ailes du nez
E. Wheezing

Réponse : A

M 88/4/2/ 96

Une jeune femme de 25 ans, sans ATCD particuliers, vient consulter pour des crises d'essoufflement, survenant en dehors de l'effort. L'orsqu'elle est en pleine crise, elle ressent surtout une difficulté pour inspirer à fond. Elle perçoit d'autre part des sifflements respiratoires aux deux temps. Ces crises régressent spontanément en quelques heures. Que pouvez-vous envisager?

A. Vous éliminez d'emblée un asthme à cause du caractère inspiratoire de la dyspnée
B. Il peut s'agir d'une dyspnée laryngée
C. On doit envisager la possibilité d'un corps étranger inhalé
D. Il peut s'agir d'un épanchement pleural compressif
E. Il peut s'agir d'un pneumothorax compressif

Réponse : BC

2. 3 EPISTAXIS

2. 3. 1 CLINIQUE

S 88/6/1/ 73

En quel point de la fosse nasale siège le plus souvent l'hémorragie lors d'une épistaxis antérieure?

A. Méat moyen
B. Tache jaune
C. Cornet moyen
D. Tache vasculaire
E. Face interne de la narine

Réponse : D

S 90/2/1/ 56

Devant une épistaxis récidivante chez un adolescent, quelle est la cause qui doit être immédiatement évoquée et recherchée?

A. Polype des fosses nasales
B. Fibrome naso-pharyngien
C. Cancer du cavum
D. Hypertension artérielle de cause rénale
E. Trouble de l'hémostase

Réponse : B

2. 3. 2
ETIOLOGIES
(FACTEURS DE RISQUE, TERRAIN)

M 85/7/2/ 36

Un sujet travaillant depuis 25 ans comme menuisier présente depuis plusieurs mois des épistaxis répétées. Ceci vous amène à rechercher du fait de sa profession:

A. Une polyglobulie
B. Une hypertension artérielle
C. Une fragilité vasculaire
D. Un carcinome ethmoïdal
E. Une rhinite allergique

Réponse : D

S 85/3/1/ 34

L'épistaxis du jeune est habituellement due à:

A. Une ectasie de la tache vasculaire
B. Une altération du temps de saignement
C. Une leucose aiguë
D. Une tumeur bénigne de la fosse nasale
E. Une rhinite chronique

Réponse : A

M 85/3/2/ 6

Des épistaxis récidivantes chez un adulte peuvent être dues:

A. A un cancer de l'ethmoïde
B. A un polype de Killian
C. A un traitement anti-coagulant mal contrôlé
D. A une angiomatose de Rendu Osler
E. A une sinusite frontale

Réponse : ACD

M 85/7/2/ 74

Des épistaxis récidivantes chez un garçon de 12 ans peuvent être dues:

A. A une lésion de la tache vasculaire de la cloison
B. A une ethmoïdite
C. A un fibrome naso-pharyngien
D. A une leucose
E. A une sinusite maxillaire

Réponse : ACD

S 86/7/1/ 80

Toutes les propositions suivantes sont des causes d'épistaxis sauf une, laquelle?

A. Maladie de Rendu Osler
B. Maladie de Hand Schuller Christian
C. Fracture du nez
D. Cancer de l'ethmoïde
E. Fibrome naso-pharyngien

Réponse : B

M 87/4/2/ 28

L'épistaxis grave peut être secondaire à un certain nombre de causes. Parmi les suivantes, laquelle ou lesquelles devez-vous évoquer?

A. Traitement anti-coagulant
B. Insuffisance hépatique
C. Fibrome naso-pharyngien
D. Polypose naso-sinusienne
E. Hypertension artérielle

Réponse : ABCE

S 88/2/1/ 74

Quelle est la lésion la plus fréquemment en cause à l'origine des épistaxis récidivantes chez l'adolescent masculin?

A. Angiofibrome naso-pharyngien
B. Fibrome saignant de la cloison
C. Tumeur nerveuse des fosses nasales
D. Epithélioma glandulaire de l'ethmoïde
E. Sarcome des fosses nasales

Réponse : A

M 88/6/1/108

Parmi ces étiologies, quelle(s) est (sont) celle(s) responsable(s) d'épistaxis?

A. Polype allergique
B. Fibrome naso pharyngien
C. Fracture de l'étage antérieur
D. Maladie de Hand Schuller Christian
E. Maladie de Rendu Osler

Réponse : BCE

M 90/7/2/ 68

Une épistaxis peut apparaître dans la ou les circonstances traumatiques suivantes:

A. Traumatisme nasal avec fracture
B. Traumatisme nasal sans fracture
C. Fracture du crâne sans traumatisme facial
D. Barotraumatisme
E. Traumatisme acoustique

Réponse : ABCD

2. 3. 3
TRAITEMENTS

S 87/5/1/ 86

Devant une épistaxis grave, la fosse ptérygo-maxillaire peut être abordée pour pratiquer la ligature de:

A. L'artère maxillaire interne
B. L'artère maxillaire externe
C. L'artère carotide externe
D. L'artère ethmoïdale antérieure
E. L'artère carotide interne

Réponse : A

M 89/3/2/ 86

Parmi les attitudes suivantes, laquelle ou lesquelles adoptez-vous d'emblée en présence d'une épistaxis bénigne?

A. Compression bi-digitale du nez pendant 10 minutes
B. Tamponnement antérieur
C. Tamponnement postérieur
D. Ligature vasculaire
E. Pose d'un ballonnet hémostatique

Réponse : A

2. 4 OTALGIES

2. 4. 1 ETIOLOGIES (FACTEURS DE RISQUE, TERRAIN)

M 86/1/2/ 7

L'un ou plusieurs des états pathologiques suivants peuvent provoquer des otalgies: lequel ou lesquels?

A. Cancer pelvi-lingual
B. Sous-maxillite aiguë
C. Trouble de l'articulé dentaire
D. Péri-coronarite sur une dent de sagesse inférieure incluse
E. Kyste radiculo-dentaire sur canine supérieure

Réponse : ABCD

M 86/4/2/ 22

Une otalgie peut être causée par:

A. Cancer du sinus piriforme
B. Cancer de l'amygdale
C. Phlegmon de l'amygdale
D. Otite aiguë suppurée
E. Cancer de l'ethmoïde

Réponse : ABCD

M 86/7/1/103

Devant une otalgie, on peut évoquer:

A. Une otite externe
B. Un cancer du sinus piriforme
C. Un cancer de l'ethmoïde
D. Une malformation de l'oreille interne
E. Une myringite

Réponse : ABE

S 87/3/1/ 88

Parmi les affections suivantes, l'une ne donne pas d'otalgie, laquelle?

A. Arthrite temporo-maxillaire
B. Accident de la dent de sagesse
C. Otite aiguë
D. Cancer du sinus piriforme
E. Tumeur mixte de la parotide

Réponse : E

M 87/5/1/111

L'otalgie unilatérale est un symptôme précoce d'un processus cancéreux localisé au niveau de:

A. L'amygdale
B. Le voile du palais
C. La corde vocale
D. L'hypopharynx
E. Le corps thyroïde

Réponse : AD

M 88/4/2/ 87

Un sujet adulte se plaint d'une douleur unilatérale au niveau de l'oreille. L'examen clinique ne montre aucune anomalie du pavillon, du conduit auditif externe ou du tympan. Quels sont les régions ou organes au niveau desquels une lésion peut être responsable de cette otalgie?

A. Articulation temporo-maxillaire
B. Dent de sagesse
C. Hypopharynx ou sinus piriforme
D. Voile du palais
E. Corde vocale

Réponse : ABCD

M 88/6/2/ 94

Parmi ces affections, laquelle ou lesquelles est (sont) susceptible(s) de provoquer une otalgie?

A. Un cancer de l'amygdale palatine
B. Une otite externe
C. Une otite moyenne aiguë
D. Un cancer du cavum
E. Un neurinome de l'acoustique

Réponse : ABCD

S 91/2/1/ 49

Une patiente de 28 ans consulte pour otalgie gauche depuis plusieurs jours. L'examen ORL est sensiblement normal. Que faut-il suspecter?

A. Un zona débutant du conduit auditif externe
B. Une paralysie faciale atypique
C. Une origine dentaire
D. Une névralgie faciale
E. Une otite virale

Réponse : C

M 86/4/1/111

Parmi ces affections, laquelle ou lesquelles est (sont) susceptible(s) de provoquer une otalgie?

A. Cancer pelvi-lingual
B. Péri-coronarite de dent de sagesse
C. Troubles de l'articulé dentaire
D. Cellulite diffusée du plancher buccal
E. Ostéo-radionécrose de l'angle mandibulaire

Réponse : ABCDE

2. 5 OTORRAGIE

2. 5. 1 ETIOLOGIES (FACTEURS DE RISQUE, TERRAIN)

S 85/5/1/ 28

L'otorragie que l'on rencontre classiquement dans la fracture du rocher peut également exister lors:

A. D'une fracture du malaire
B. D'une fracture de l'arcade zygomatique
C. D'une fracture de la glène temporale
D. D'une parotidite
E. D'un cancer de la parotide

Réponse : C

M 87/2/2/ 91

Une otorragie peut être due à:

A. Un traumatisme de l'oreille
B. Une otite grippale
C. Une mycose du conduit
D. Un eczéma du conduit
E. Une tumeur du glomus jugulaire

Réponse : AB

2. 6
OTORRHEE
2. 6. 1
ETIOLOGIES
(FACTEURS DE RISQUE, TERRAIN)

M 88/2/2/ 93

Quelle(s) lésion(s) peut révéler une otorrhée claire post-traumatique précoce?

A. Un choléstéatome
B. Une méningite
C. Une fracture labyrinthique
D. Une fracture ethmoïdale
E. Une fracture du toit de la caisse du tympan

Réponse : CE

2. 7
RHINORRHEE
2. 7. 1 ETIOLOGIES
(FACTEURS DE RISQUE, TERRAIN)

S 85/1/1/119

Une rhinorrhée unilatérale purulente chez un enfant suggère l'existence de:

A. Papillome
B. Rhinite vasomotrice
C. Polypose nasale
D. Fibrome naso-pharyngien
E. Corps étranger

Réponse : E

S 85/2/1/ 15

Quelle affection suspectez-vous devant une rhinorrhée purulente chronique unilatérale chez un enfant?

A. Hypertrophie des végétations adénoïdes
B. Imperforation choanale
C. Sinusite chronique
D. Corps étranger de la fosse nasale
E. Polypose nasale

Réponse : D

S 85/3/1/ 43

Un patient présente tous les ans, durant les mois de mai et juin, une rhinorrhée aqueuse avec crises d'éternuements. Qu'évoquez-vous?

A. Rhinopathie vasomotrice
B. Rhinite allergique
C. Sinusite chronique
D. Polypose naso-sinusienne
E. Toutes les affections précédentes

Réponse : B

M 87/1/2/ 91

Une rhinorrhée claire peut être observée en cas de:

A. Corps étranger
B. Algie vasculaire de la face
C. Allergie naso-sinusienne
D. Fracture de l'ethmoïde
E. Sinusite maxillaire d'origine dentaire

Réponse : BCD

S 87/4/1/ 1

Un patient présente dans les suites d'un traumatisme crânio-facial un écoulement nasal, clair, empesant l'oreiller. Il s'agit de:

A. Sinusite post-traumatique
B. Obstruction des voies lacrymales
C. Rhinorrhée cérébro-spinale
D. Rhinite inflammatoire post-traumatique
E. Aucune des réponses ci-dessus n'est exacte

Réponse : C

M 90/6/2/ 54

On évoque l'origine cérébro-spinale d'une rhinorrhée devant:

A. Ecoulement aqueux
B. Notion de fracture basi-crânienne antérieure
C. Taux de glucose supérieur à 0,5 g/l
D. Obstruction nasale associée
E. Polypose nasale

Réponse : ABC

3
OTITES
3. 1
OTITE
3. 1. 1
CLINIQUE

M 86/4/1/112

L'otite externe peut entraîner:

A. Une hypoacousie de perception
B. Une obturation tubaire
C. Une sténose du conduit
D. Une perforation tympanique
E. Une douleur à la mobilisation du pavillon

Réponse : CE

M 86/4/2/ 73

L'otite séreuse bilatérale du jeune enfant peut entraîner:

A. Un retard de langage
B. Une courbe plate à l'impédancemétrie
C. Une paralysie faciale
D. Une rhinorrhée aqueuse
E. Une hypoacousie de transmission

Réponse : ABE

S 88/2/1/ 73

Quel est le signe cardinal d'une otite séromuqueuse à tympan fermé?

A. L'otorrhée
B. L'otalgie
C. La surdité
D. L'altération de l'état général
E. La paralysie faciale

Réponse : C

S 88/4/1/ 77

Quel est, parmi les suivants, le signe otoscopique rencontré dans une otite muqueuse, non dangereuse?

A. La perforation tympanique siège au niveau de la membrane de Schrapnell
B. La perforation tympanique siège dans la région antéro-inférieure de la pars tensa du tympan
C. La perforation tympanique est marginale
D. La perforation tympanique siège dans la région postéro-supérieure de la pars tensa du tympan
E. L'otorrhée est fétide

Réponse : B

M 91/5/2/ 91

L'otite externe peut entraîner:

A. Une otalgie violente
B. Une baisse auditive modérée
C. Une sténose du conduit
D. Une perforation tympanique
E. Une douleur à la mobilisation du pavillon

Réponse : ABCE

M 92/9/2/ 54

Parmi les éléments suivants, lesquels s'intègrent dans le cadre d'une otite séromuqueuse?

A. Surdité de perception pure
B. Surdité de transmission pure
C. Tympanogramme plat
D. Antécédent de cancer du cavum possible
E. Absence d'otorrhée

Réponse : BCDE

3. 1. 2 FORMES CLINIQUES

S 86/1/1/ 8

La présence sur le tympan d'une phlyctène doit faire penser:

A. A une otite bactérienne à hémophilus
B. A une otite virale
C. A un choléstéatome
D. A un catarrhe tubaire
E. A un eczéma du conduit externe

Réponse : B

S 91/7/1/ 37

Quel est le germe le plus souvent responsable de l'otite maligne externe?

A. Hemophilus influenzae
B. Protéus
C. Pyocyanique
D. Staphylocoque aureus
E. Streptocoque hémolytique

Réponse : C

3. 1. 3 ETIOLOGIES (FACTEURS DE RISQUE, TERRAIN)

S 90/4/1/ 20

La cause bactérienne la plus habituelle d'une otite moyenne chez l'enfant de 10 ans est:

A. Pyocyanique
B. Pneumocoque
C. Escherichia coli
D. Mycoplasma pneumoniae
E. Streptocoque A

Réponse : B

3. 1. 4 BILAN ÉTIOLOGIQUE

M 85/1/2/ 11

Face à une otite séromuqueuse unilatérale d'apparition récente chez un adulte, quel(s) examen(s) pratiquez-vous?

A. Radiographie de la mastoïde
B. Paracentèse exploratrice
C. Examen du cavum en rhinoscopie postérieure
D. Dosage des immunoglobulines plasmatiques
E. Aucun des examens précédents

Réponse : BC

3. 1. 5 EVOLUTION (PRONOSTIC, COMPLICATIONS)

S 88/3/1/ 5

Le choléstéatome de l'oreille moyenne peut entraîner toutes les manifestations suivantes, sauf une:

A. Une hypoacousie de transmission
B. Une atteinte du canal semi-circulaire externe
C. Des adénopathies cervicales bilatérales
D. Une perforation de la pars flaccida du tympan
E. Une lyse de la chaîne ossiculaire

Réponse : C

S 88/3/1/ 86

Que traduit habituellement l'apparition de vertiges au cours de l'évolution d'une otite moyenne aiguë ou chronique?

A. Choléstéatome de l'oreille moyenne
B. Abcès du lobe temporal
C. Labyrinthite
D. Abcès péri-sinusien
E. Aucune des affections ci-dessus

Réponse : C

M 90/1/2/ 70

Chez un sujet présentant une surdité de transmission par otite moyenne chronique cholestéatomateuse, quel(s) signe(s) doi(ven)t faire craindre une complication, et impose(nt) un traitement d'urgence?

A. Otorrhée purulente
B. Vertiges
C. Céphalées
D. Surdité de transmission
E. Paralysie faciale périphérique

Réponse : BCE

3. 1. 6 TRAITEMENTS

S 85/5/1/ 94

La pose d'un aérateur trans-tympanique est utile dans le traitement de l'une des affections suivantes:

A. Otite aiguë suppurée
B. Otite cholestéatomateuse
C. Otite séromuqueuse à tympan fermé
D. Mastoïdite aiguë
E. Otite scléro-adhésive

Réponse : C

S 90/5/1/ 57

Un nourrisson de 18 mois a depuis l'âge de 10 mois des otites aiguës récidivantes survenant en moyenne dans les 2 mois et traitées à chaque fois soit par antibiotique, soit par paracentèse suivie d'une antibiothérapie. Dans l'intervalle des otites, les tympans sont rétractés: l'audiométrie est normale. Quel traitement est-on en droit de proposer en premier:

A. Antibiothérapie au long cours
B. Corticothérapie au long cours
C. Adénoïdectomie
D. Immunomodulateurs
E. Mastoïdectomie

Réponse : C

M 92/8/2/ 25

Dans le traitement anti-infectieux d'une otite purulente chez un nourrisson, quels sont les antibiotiques qui, parmi ceux de la liste suivante, ne doivent pas être prescrits en première intention, en l'absence d'examen bactériologique et en tenant compte de la toxicité potentielle des produits:

A. Colistine (COLIMYCINE*)
B. Ampicilline (TOTAPEN* par exemple)
C. Josamycine (JOSACINE*)
D. Chloramphénicol
E. Cotrimoxazole (BACTRIM*)

Réponse : AD

3. 1. 7 DIVERS

M 85/7/2/ 76

Une suppuration chronique de l'oreille moyenne peut être à l'origine:

A. D'une paralysie faciale
B. D'un cophose
C. D'une thrombo-phlébite du sinus latéral
D. D'une méningite
E. D'un abcès du cerveau

Réponse : ABCDE

S 87/2/1/ 9

L'otite chronique choléstéatomateuse:

A. Doit être traitée médicalement
B. Est à l'origine d'une otorrhée toujours abondante non fétide
C. Ne se complique jamais de surdité
D. Donne une perforation tympanique marginale
E. Ne se rencontre que chez l'adulte

Réponse : D

M 87/5/2/ 91

Le choléstéatome de l'oreille moyenne se caractérise par:

A. Otorrhée filante muqueuse
B. Réinfection lors des rhumes
C. Ostéolyse de voisinage
D. Danger de complications neurologiques
E. Absence de risque de complications endo-crâniennes

Réponse : CD

3. 2 OTITE AIGUE

3. 2. 1 CLINIQUE

M 90/1/2/ 67

Parmi les signes suivants, quels sont ceux qui sont en faveur d'une otite purulente aiguë à tympan fermé, non compliquée?

A. Tympan bombant
B. Effacement des reliefs du tympan
C. Chute de la paroi postéro-supérieure du conduit auditif externe
D. Tympan rétracté
E. Phlyctènes sur le tympan

Réponse : AB

M 90/6/2/107

Parmi les signes suivants, quels sont ceux qui sont en faveur d'une otite moyenne aiguë d'origine virale?

A. Otalgies extrêmement violentes chez un adulte
B. Phlyctènes à l'otoscopie
C. Otorragie
D. Résolution spontanée en quelques heures
E. Otorrhée purulente abondante soulageant le malade immédiatement

Réponse : ABCD

3. 2. 2 ETIOLOGIES (FACTEURS DE RISQUE, TERRAIN)

M 89/4/2/ 29

Les 3 germes les plus fréquents dans l'otite aiguë de l'enfant de plus de 3 ans sont:

A. Streptocoque hémolytique A
B. Pneumocoque
C. Pyocyanique
D. Protéus mirabilis
E. Hémophilus

Réponse : ABE

3. 2. 3 TRAITEMENTS

S 85/2/1/101

Dans quel quadrant tympanique convient-il de pratiquer la paracentèse en cas d'otite aiguë suppurée?

A. Antéro-supérieur
B. Postéro-inférieur
C. Postéro-supérieur
D. Antéro-inférieur
E. Aucune des propositions ci-dessus

Réponse : D

M 94/9/2/ 44

Quels sont parmi les suivants, les 2 antibiotiques de choix pour le traitement initial d'une otite moyenne aiguë de l'enfant?

A. Ampicilline
B. Tétracycline
C. Macrolide
D. Aminoside
E. Chloramphénicol

Réponse : AC

3. 2. 4 DIVERS

M 85/2/2/ 8

Parmi les cinq propositions suivantes, quelle est celle (quelles sont celles) que vous retenez? L'otite moyenne aiguë de l'enfant:

A. Est habituellement monomicrobienne
B. Résulte en général d'une infection hématogène
C. Est favorisée par une infection rhinopharyngée
D. Se complique rarement de mastoïdite
E. Peut se révéler par une surdité brusque

Réponse : ACD

M 87/5/2/ 93

L'otite moyenne aiguë est:

A. Polymicrobienne
B. Volontiers bilatérale
C. D'origine rhinopharyngée
D. Peu fréquente chez l'enfant
E. Volontiers saisonnière

Réponse : BC

M 93/8/2/ 89

Parmi les propositions suivantes concernant l'otite moyenne aiguë chez l'enfant, deux sont vraies:

A. Polymicrobienne
B. Volontiers bilatérale chez le nourrisson
C. D'origine rhinopharyngée
D. Peu fréquente chez l'enfant
E. Toujours saisonnière

Réponse : BC

3. 3 OTITE CHRONIQUE

3. 3. 1 EVOLUTION (PRONOSTIC, COMPLICATIONS)

M 86/7/2/ 91

On peut observer comme complication(s) au cours de l'évolution d'une otite chronique choléstéomateuse non traitée:

A. Méningite à pneumocoque
B. Thrombophlébite du sinus latéral
C. Labyrinthite
D. Paralysie faciale
E. La tympanosclérose

Réponse : BCD

3. 3. 2 TRAITEMENTS

M 87/6/1/ 97

Pour le traitement initial d'une otite séromuqueuse chronique à tympan fermé avec hypoacousie bilatérale de 20 dB vous retenez:

A. Antibiothérapie locale par instillations auriculaires
B. Paracentèse
C. Ablation des végétations adénoïdes
D. Mise en place d'aérateurs transtympaniques
E. Mastoïdectomie

Réponse : BC

3. 3. 3 DIVERS

S 85/5/1/ 38

L'otite moyenne chronique séromuqueuse à tympan fermé se caractérise par l'une des propositions suivantes:

A. Une otalgie violente
B. Un état fébrile marqué
C. Un tympan bombant
D. Un tympan très rouge inflammatoire
E. Aucun des signes ci-dessus

Réponse : E

3. 4
OTITE CHOLESTEATOMATEUSE
3. 4. 1
EVOLUTION (PRONOSTIC, COMPLICATIONS)

M 91/7/2/ 65

On peut observer comme complication(s) ou cours de l'évolution d'une otite chronique cholestéatomateuse non traitée?

A. Une cophose
B. Une thrombophlébite du sinus latéral
C. Un syndrome vestibulaire périphérique
D. Une paralysie faciale
E. Une névralgie faciale

Réponse : ABCD

3. 4. 2
TRAITEMENTS

S 88/3/1/ 47

Un sujet jeune présente une otorrhée chronique fétide. L'otoscopie nous montre une perforation tympanique située au niveau du Schrapnell. L'aspiration ramène quelques lamelles de cholestéatome. Quelle attitude thérapeutique vous semble préférable?

A. Traitement médical local et surveillance
B. Traitement médical par voie générale
C. Geste chirurgical
D. Aspirations répétées du cholestéatome
E. Radiothérapie

Réponse : C

3. 4. 3
DIVERS

M 91/5/2/ 77

Dans les otites chroniques choléstéatomateuses, quelles sont les propositions exactes?

A. S'accompagnent souvent d'une otorrhée fétide
B. Peuvent être congénitales
C. Ne sont jamais iatrogènes
D. Peuvent bénéficier d'un traitement médical exclusif
E. Peuvent se compliquer de paralysie faciale

Réponse : ABE

3. 5
OTITE DE L'ENFANT
3. 5. 1
ETIOLOGIES (FACTEURS DE RISQUE, TERRAIN)

S 86/7/1/ 74

Une méningite chez un enfant ayant une otite chronique est habituellement due au:

A. Méningocoque
B. Streptocoque
C. Colibacille
D. Pneumocoque
E. Staphylocoque

Réponse : D

M 87/6/1/111

Au cours d'une otite moyenne suppurée du nourrisson, quels sont les trois germes les plus fréquemment en cause?

A. Pneumocoque
B. Staphylocoque
C. Chlamydiae
D. Pseudomonas aeruginosa
E. Hemophilus influenzae

Réponse : ABE

3. 5. 2
EVOLUTION (PRONOSTIC, COMPLICATIONS)

M 88/1/1/ 97

L'otite séreuse bilatérale du jeune enfant peut entraîner:

A. Un retard du langage
B. Une courbe plate à l'impédancemétrie
C. Une surinfection de l'oreille moyenne
D. Une rhinorrhée aqueuse
E. Une hypoacousie de transmission

Réponse : ABCE

M 89/1/2/109

Quelle est ou quelles sont parmi les suivantes, la ou les complications susceptibles de survenir dans l'évolution d'une otite purulente du nourrisson?

A. Hypoacousie
B. Mastoïdite à Haemophilus Influenzae
C. Méningite à pneumocoque
D. Paralysie faciale
E. Paralysie récurrentielle

Réponse : ABCD

4
SURDITES
4. 1
SURDITE
4. 1. 1
CLINIQUE

M 89/7/2/ 19

Une surdité chez un enfant de deux mois peut être affirmée par:

A. Audiométrie tonale liminaire
B. Recherche du seuil du réflexe stapédien
C. Réflexe d'orientation conditionnée
D. Potentiels évoqués auditifs
E. Aucune de ces méthodes

Réponse : D

4. 1. 2
ETIOLOGIES
(FACTEURS DE RISQUE, TERRAIN)

M 85/2/2/ 76

Parmi les causes suivantes, laquelle ou lesquelles peu(ven)t être responsable(s) d'une surdité à la naissance?

A. Traumatisme sonore
B. Rubéole
C. Maladie de Ménière
D. Hyperbilirubinémie
E. Dihydrostreptomycine

Réponse : BDE

M 85/7/2/ 75

Parmi les événement suivants survenant pendant les cinq premiers mois d'une grossesse, quel est celui (ou ceux) qui est (ou sont) susceptibles d'entraîner une surdité infantile:

A. Traitement d'une infection urinaire par du Sulfaméthizol (RUFOL*)
B. Traitement d'une infection urinaire par de la Gentamicine (GENTALLINE*)
C. Eruption urticarienne après traitement par pénicilline
D. Rubéole
E. Toxoplasmose

Réponse : BDE

M 86/5/2/ 79

Une surdité unilatérale totale (cophose) peut être due à:

A. Une obstruction du conduit auditif externe
B. Une lésion de la caisse du tympan
C. Une lésion de la cochlée
D. Une lésion du nerf auditif
E. Une lésion du cortex auditif temporal

Réponse : CD

S 86/6/1/ 84

Un patient présente une surdité unilatérale. Son tympan est normal. L'audiogramme montre une surdité de transmission. Le tympanogramme est normal. Il n'y a pas de réflexe stapédien de ce côté. Il peut s'agir:

A. D'un catarrhe tubaire
B. D'une otospongiose
C. D'un neurinome de l'acoustique
D. D'une otite chronique cholestéatomateuse
E. D'une maladie de Ménière

Réponse : B

M 87/2/2/ 88

Une surdité par atteinte de l'oreille interne s'observe en cas de:

A. Otospongiose
B. Presbyacousie
C. Aplasie de l'oreille
D. Surdité unilatérale brusque
E. Neurinome de l'acoustique

Réponse : BD

M 87/5/2/ 89

Une surdité à tympan fermé peut être révélatrice d'une ou plusieurs des affections suivantes, laquelle ou lesquelles?

A. Otospongiose
B. Atticite cholestéatomateuse
C. Neurinome de l'acoustique
D. Hémotympan
E. Otite moyenne aiguë avec drainage spontané

Réponse : ABCD

M 87/7/2/ 94

Une femme enceinte approchant de son terme et inquiète veut savoir si son enfant risque d'être sourd à la naissance. Quelles sont la ou les affections à rechercher dans les antécédents qui pourraient représenter un risque à ce niveau?

A. Conjoint ou ascendants atteints d'otospongiose
B. Contagion rubéolique au début de la grossesse
C. Femme travaillant dans le bruit pendant sa grossesse
D. Tabagisme
E. Traitement par un aminoside pendant la grossesse

Réponse : BE

S 88/5/1/ 86

Toutes ces circonstances néo-natales peuvent être responsables de surdité profonde, sauf une, indiquez laquelle?

A. Prématurité
B. Rubéole congénitale
C. Hyperoxygénothérapie
D. Traitement par un aminoside
E. Ictère nucléaire

Réponse : C

S 89/7/1/ 98

Quelle est la pathologie maternelle à rechercher en cas de risque de surdité néonatale?

A. Ascendant atteint d'oto-spongiose
B. Contage rubéolique pendant la gestation
C. Mère travaillant en milieu bruyant pendant la grossesse
D. Tabagisme
E. Contage de toxoplasmose pendant la gestation

Réponse : B

S 89/3/1/ 71

Une femme de 40 ans, se plaint d'acouphènes et d'une diminution progressive de l'audition du côté droit depuis quelques mois. L'examen des tympans est normal. L'examen audiométrique montre une surdité de perception droite. Quelle est l'étiologie à rechercher en premier lieu parmi les suivantes?

A. Otospongiose
B. Presbyacousie accélérée
C. Surdité d'origine métabolique
D. Cholestéatome
E. Neurinome de l'acoustique

Réponse : E

M 90/2/2/ 61

Une surdité unilatérale totale peut être due à:

A. Une obstruction du conduit auditif externe
B. Une lésion de la caisse du tympan
C. Une lésion de la cochlée
D. Une lésion du nerf auditif
E. Une lésion des voies nerveuses centrales

Réponse : CD

M 91/6/2/ 19

Parmi les affections suivantes, laquelle ou lesquelles peuvent être responsables d'une surdité de transmission?

A. Rupture ou luxation de la chaîne ossiculaire post-traumatique
B. Cholestéatome de l'oreille moyenne
C. Déchirure tympanique
D. Neurinome de l'acoustique
E. Atteinte toxique par prescription d'aminoside

Réponse : ABC

4. 1. 3 BILAN ÉTIOLOGIQUE

S 88/1/1/ 23

Quel examen permet actuellement d'affirmer le diagnostic chez un enfant de 18 mois suspect de surdité?

A. Réflexe stapédien
B. Audiométrie automatique
C. Peep-show
D. Potentiels évoqués auditifs du tronc cérébral
E. Potentiels évoqués auditifs corticaux

Réponse : D

4. 1. 4 DIVERS

M 88/2/2/ 94

Les surdités des sujets travaillant dans le bruit :

A. Sont des surdités de perception
B. Sont plus volontiers unilatérales
C. Sont plus volontiers bilatérales
D. Touchent préférentiellement les fréquences graves
E. Touchent préférentiellement les fréquences aiguës

Réponse : ACE

S 89/4/1/ 34

Quelle fréquence est électivement atteinte dans les surdités professionnelles?

A. 500Hz
B. 1 000Hz
C. 2 000Hz
D. 4 000Hz
E. 8 000Hz

Réponse : D

S 89/6/1/ 61

Parmi les tests auditifs suivants, quel est celui qui correspond à une audiométrie objective?

A. Audiométrie tonale liminaire
B. Audiométrie vocale
C. Tests auditifs au diapason
D. Audiométrie pour potentiels évoqués auditifs
E. Audiométrie par réflexes d'orientation conditionnée

Réponse : D

4. 2 SURDITE DE PERCEPTION

4. 2. 1 PHYSIOPATHOLOGIE

M 88/5/1/102

Citez le ou les éléments anatomique(s) lésé(s) en cas de surdité de perception:

A. Platine de l'étrier
B. Organe de Corti
C. Labyrinthe postérieur
D. Labyrinthe antérieur
E. Nerf cochléaire

Réponse : BDE

4. 2. 2 CLINIQUE

S 88/6/1/ 72

Dans une surdité de perception unilatérale récente, le Weber acoumétrique est:

A. Indifférent
B. Latéralisé à l'oreille saine
C. Latéralisé à l'oreille pathologique
D. Ininterprétable
E. Absent

Réponse : B

4. 2. 3 ETIOLOGIES (FACTEURS DE RISQUE, TERRAIN)

M 85/4/2/ 45

Une atteinte d'un ou plusieurs des éléments anatomiques suivants peut ou peuvent être responsables d'une surdité de perception:

A. La membrane tympanique
B. La cochlée
C. La chaîne ossiculaire
D. Le nerf auditif
E. Les noyaux cochléaires du tronc cérébral

Réponse : BDE

M 86/4/2/ 72

Parmi ces différents médicaments, quel est celui (ou quels sont ceux) qui peu(ven)t entraîner une surdité de perception?

A. Anxiolytiques
B. Quinine
C. Neuroleptiques
D. Aminosides
E. Oestroprogestatifs

Réponse : BDE

M 87/5/1/105

Parmi les affections suivantes, indiquez celle(s) qui est (sont) responsable(s) d'une surdité de perception pure:

A. Le neurinome de l'acoustique
B. La maladie de Ménière
C. La presbyacousie
D. L'otite séreuse
E. Traumatisme sonore chronique

Réponse : ABCE

M 87/7/1/ 97

Parmi les surdités de perception suivantes, quelle est (ou quelles sont) celles qui est (ou sont) pratiquement toujours bilatérale(s)?

A. Presbyacousie
B. Maladie de Ménière
C. Surdité brusque
D. Zona auriculaire
E. Surdité toxique par aminosides administrés par voie générale

Réponse : AE

M 89/2/2/ 89

Une surdité de perception pure se retrouve dans:

A. La maladie de Ménière
B. La presbyacousie
C. La commotion labyrinthique
D. L'otite adhésive
E. La sclérose en plaques

Réponse : ABC

4. 2. 4 DIVERS

M 92/8/2/ 51

Dans une surdité de perception:

A. Le Weber est latéralisé à l'oreille malade
B. Les conductions aériennes et osseuses sont également diminuées
C. La lésion responsable peut siéger au niveau du nerf auditif
D. Le déficit porte surtout sur les sons graves
E. Un phénomène de recrutement est possible

Réponse : BCE

4. 3 SURDITE DE TRANSMISSION

4. 3. 1 PHYSIOPATHOLOGIE

M 87/5/2/ 90

Citez le ou les éléments anatomiques lésés en cas de surdité de transmission:

A. Organe de Corti
B. Nerf auditif
C. Chaîne ossiculaire
D. Labyrinthe postérieur
E. Trompe d'Eustache

Réponse : CE

4. 3. 2 CLINIQUE

S 85/2/1/100

Dans une surdité de transmission unilatérale, le Weber acoumétrique est:

A. Indifférent
B. Latéralisé à l'oreille saine
C. Latéralisé à l'oreille pathologique
D. Ininterprétable
E. Absent

Réponse : C

S 86/6/1/ 83

Une hypoacousie de transmission pure peut entraîner:

A. Une distorsion lors des épreuves vocales
B. Une hypoacousie supérieure à 70 dB
C. Une augmentation du délai I-V à l'enregistrement des potentiels évoqués auditifs
D. Une atteinte des conductions osseuse et aérienne
E. Une épreuve de Weber latéralisée du côté sourd

Réponse : E

4. 3. 3 ETIOLOGIES (FACTEURS DE RISQUE, TERRAIN)

S 85/1/1/117

Une surdité de transmission peut être provoquée par:

A. Une maladie de Ménière
B. Un travail en atelier bruyant
C. Une otospongiose
D. Un neurinome de l'acoustique
E. Une rubéole maternelle pendant la grossesse

Réponse : C

M 86/1/2/ 8

Une surdité de transmission peut être la conséquence:

A. D'une otospongiose
B. D'une otite chronique
C. D'un neurinome de l'acoustique
D. D'une maladie de Ménière
E. D'un traumatisme sonore

Réponse : AB

S 86/5/1/ 80

Toutes les affections suivantes entraînent une surdité de transmission ou une surdité mixte à prédominance transmissionnelle, sauf une. Laquelle?

A. Otospongiose
B. Cholestéatome de l'oreille moyenne
C. Tympanosclérose
D. Otite muqueuse chronique à tympan fermé
E. Surdité toxique

Réponse : E

M 87/4/1/100

Parmi les facteurs étiologiques suivants, le(s) quel(s) peut(ou peuvent) entraîner une surdité de transmission?

A. Otite séromuqueuse
B. Otite cholestéatomateuse
C. Fracture du rocher
D. Activité professionnelle en milieu bruyant
E. Traitement par les aminosides

Réponse : ABC

M 88/7/2/ 87

Une surdité de transmission peut être provoquée par:

A. Otospongiose
B. Otite chronique
C. Labyrinthite
D. Otite muqueuse chronique à tympan fermé
E. Surdité toxique

Réponse : ABD

M 89/1/2/ 75

Une surdité de transmission pure se retrouve dans:

A. La maladie de Ménière
B. L'otite séreuse
C. L'otospongiose
D. Le traumatisme sonore
E. L'otite chronique muqueuse

Réponse : BCE

4. 3. 4
DIVERS

M 85/5/1/119

Dans une surdité de transmission:

A. La courbe osseuse est normale
B. La courbe aérienne est abaissée
C. Courbe osseuse et courbe aérienne se superposent
D. L'épreuve de Weber est latéralisée du côté sain
E. L'épreuve de Weber est latéralisée du côté sourd

Réponse : ABE

M 87/3/1/101

Une surdité de transmission:

A. Peut être due à la streptomycine
B. Se traduit en audiométrie tonale par un accolement des courbes osseuse et aérienne
C. Est souvent le premier signe d'un neurinome de l'acoustique
D. Se traduit par une latéralisation du Weber du côté de l'oreille sourde
E. Présente un Rinne négatif

Réponse : DE

5
SINUSITES
5. 1
SINUSITES
5. 1. 1
CLINIQUE

M 92/8/2/ 74

La sinusite d'origine dentaire est responsable d'une rhinorrhée:

A. Purulente
B. Fétide
C. Unilatérale
D. Hémorragique
E. Muqueuse

Réponse : ABC

5. 1. 2
ETIOLOGIES
(FACTEURS DE RISQUE, TERRAIN)

M 85/4/2/ 33

Une sinusite maxillaire unilatérale chez l'adulte peut être due:

A. A une polypose naso-sinusienne
B. A un granulome apical-dentaire
C. A un cancer naso-sinusien
D. A une rhinite purulente aiguë
E. A un fibrome naso-pharyngien

Réponse : ABCD

S 89/4/1/ 46

Parmi les germes suivants, quel est celui qui n'est que rarement retrouvé dans les infections naso-sinusiennes aiguës de l'adulte?

A. Hémophilus
B. Pneumocoque
C. Staphylocoque
D. Pyocyanique
E. Streptocoque

Réponse : D

M 91/7/2/ 67

Certaines dents supérieures peuvent être responsables de sinusites d'origine dentaire. Quelles sont les plus fréquemment en cause?

A. Les incisives latérales
B. Les canines
C. Les prémolaires
D. Les premières molaires
E. Les dents de sagesse

Réponse : CD

5. 1. 3 EVOLUTION (PRONOSTIC, COMPLICATIONS)

S 88/6/1/ 75

Les propositions suivantes représentent des complications de voisinage possibles d'une rhinosinusite, sauf une. Laquelle?

A. Uvéite
B. Cellulite orbitaire
C. Névrite optique
D. Amygdalite
E. Méningite

Réponse : D

M 89/7/2/ 84

Parmi les affections suivantes laquelle ou lesquelles représentent une complication possible des sinusites suppurées?

A. Abcès cérébral
B. Uvéite
C. Phlegmon de l'orbite
D. Méningite
E. Thrombo-phlébite du sinus latéral

Réponse : ABCD

S 91/4/1/ 17

Les propositions suivantes représentent des complications d'une rhinosinusite sauf une:

A. Uvéite
B. Cellulite orbitaire
C. Thrombo-phlébite du sinus latéral
D. Adéno-phlegmon cervical
E. Méningite

Réponse : C

5. 2 SINUSITE AIGUE

5. 2. 1 CLINIQUE

M 86/3/1/101

Le diagnostic de sinusite maxillaire aiguë peut être évoqué devant:

A. Une obstruction nasale avec mouchage purulent
B. Une otite externe
C. Des céphalées occipitales
D. Une douleur provoquée sus orbitaire
E. Du pus à la rhinoscopie antérieure

Réponse : AE

M 86/4/2/ 1

La sinusite maxillaire aiguë non compliquée comporte:

A. Un syndrome infectieux fréquemment modéré
B. Une exophtalmie
C. Une obstruction nasale
D. Du pus au niveau du méat moyen
E. Une douleur occipitale

Réponse : ACD

5. 2. 2 ETIOLOGIES (FACTEURS DE RISQUE, TERRAIN)

M 88/3/2/ 72

Quel(s) est (sont) le (les) germe(s) habituellement retrouvé(s) à l'origine d'une sinusite aiguë microbienne?

A. Bactéroïdes fragilis
B. Streptococcus pneumoniae
C. Bacillus anthracis
D. Haemophilus influenzae
E. Listéria monocytogènes

Réponse : BD

5. 3 SINUSITE MAXILLAIRE

5. 3. 1 PHYSIOPATHOLOGIE

M 91/1/2/ 27

Les dents en rapport anatomique avec le sinus maxillaire sont variables selon les sujets. Cependant celle(s) rencontré(e) le plus fréquemment sont:

A. 16-17
B. 31-45
C. 26-27
D. Dents de sagesse supérieures
E. Canines supérieures

Réponse : AC

5. 3. 2 CLINIQUE

M 87/1/1/107

Le diagnostic de sinusite maxillaire droite aiguë non bloquée est évoqué sur le ou les signe(s) clinique(s) suivant(s):

A. Obstruction nasale droite
B. Douleurs sous orbitaires droites
C. Anesthésie dans le territoire du nerf sous orbitaire droit
D. Otalgie homolatérale
E. Présence de pus au niveau du méat moyen

Réponse : ABE

M 87/3/2/107

Quel(s) signe(s) parmi les suivants, caractérise(nt) une sinusite maxillaire?

A. Une rhinorrhée fétide bilatérale
B. Une flore polymicrobienne
C. Un sinus opaque à la radiographie
D. Un foyer infectieux péri-apical sur la première molaire supérieure du côté de la sinusite
E. Une évolution sur un mode chronique

Réponse : BCDE

M 88/7/2/ 86

Le diagnostic de sinusite maxillaire aiguë est évoqué devant:

A. Une obstruction nasale avec mouchage purulent
B. Une douleur provoquée sus-orbitaire
C. Des céphalées occipitales
D. La présence de pus au méat moyen en rhinoscopie
E. Une conjonctivite

Réponse : AD

5. 3. 3
ETIOLOGIES
(FACTEURS DE RISQUE, TERRAIN)

M 85/6/2/ 92

Une sinusite maxillaire d'origine dentaire peut être due à:

A. Une communication bucco-sinusienne après extraction dentaire
B. Projection d'une racine de dent dans le sinus maxillaire
C. Une mono-arthrite apicale sur canine supérieure
D. Une mono-arthrite apicale sur la première molaire supérieure
E. Toutes les propositions précédentes sont exactes

Réponse : ABD

M 85/3/2/ 90

Parmi les caractères suivants, on retient en faveur de l'origine dentaire d'une sinusite maxillaire?

A. L'unilatéralité
B. Une hémorragie associée
C. Un oedème palpébral associé
D. La purulence de l'écoulement nasal
E. Tous les éléments précédents

Réponse : AD

M 87/2/1/ 94

Une sinusite maxillaire d'origine dentaire est due en principe à l'atteinte d'une ou plusieurs des dents suivantes de la mâchoire supérieure. Laquelle ou lesquelles?

A. La canine
B. La première prémolaire
C. La deuxième prémolaire
D. La première molaire
E. La dent de sagesse

Réponse : BCDE

M 89/4/2/ 9

Devant une sinusite maxillaire, quel(s) est (ou sont) l'élément (ou les éléments) en faveur d'une origine dentaire?

A. Caractère unilatéral
B. Muqueuse nasale rouge lilas avec des oedèmes et hypersécrétion claire
C. Le mouchage purulent nauséabond, unilatéral
D. L'évolution spontanée vers l'ethmoïdite
E. Existence d'une dent de sagesse supérieure déclarée

Réponse : AC

M 85/7/2/ 85

Quel(s) diagnostic(s) évoquer devant une sinusite maxillaire unilatérale?

A. Un foyer infectieux dentaire sous-jacent
B. Une atrésie choanale
C. Dacryocystite aiguë suppurée
D. Cancer du sinus maxillaire
E. Toutes les réponses ci-dessus sont exactes

Réponse : AD

5. 3. 4
EVOLUTION
(PRONOSTIC, COMPLICATIONS)

S 85/1/2/ 8

Parmi les complications de la sinusite maxillaire d'origine dentaire, quelle est celle qui réclame un traitement énergique urgent?

A. Une sinusite chronique
B. Une fistule buco-sinusienne
C. Une atteinte oculaire
D. Une douleur rebelle
E. Aucune des propositions ci-dessus

Réponse : C

5. 4
SINUSITE D'ORIGINE DENTAIRE
5. 4. 1
ETIOLOGIES
(FACTEURS DE RISQUE, TERRAIN)

S 88/3/1/ 94

Quelle peut être la cause d'une sinusite maxillaire chronique d'origine dentaire?

A. 18 incluse
B. Kyste radiculaire sur 46
C. 13 incluse en position vestibulaire
D. Granulome apical sur 12
E. 15 mortifiée

Réponse : E

6
AUTRES INFECTIONS EN ORL
6. 1
ANGINE
6. 1. 1
CLINIQUE

S 85/7/1/ 42

Le diagnostic d'angine de Vincent repose sur un certain nombre de critères cliniques et biologiques. Quelle est parmi les propositions suivantes celle qui n'est pas compatible avec le diagnostique d'angine de Vincent?

A. Ulcération siégeant sur une amygdale
B. Angine peu fébrile
C. Angine due à des anaérobies (association d'un bacille du genre Fusiformis et Spirochète du genre Borrelia)
D. Confirmation bactériologique apportée par l'examen direct du prélèvement de gorge
E. Résistance à la pénicilline G

Réponse : E

6. 1. 2 FORMES CLINIQUES

S 85/1/1/102

Parmi les angines suivantes, indiquez celle qui est habituellement unilatérale:

A. Angine diphtérique
B. Angine de Vincent
C. Angine de la mononucléose infectieuse
D. Angine streptococcique
E. Herpangine

Réponse : B

6. 1. 3 ETIOLOGIES (FACTEURS DE RISQUE, TERRAIN)

S 88/5/1/ 37

Quel est, parmi les caractères suivants, celui qui est en faveur de l'étiologie virale d'une angine érythémateuse?

A. Rougeur intense du pharynx
B. Adénopathie sous-angulo-maxillaire
C. Trachéo-bronchite associée
D. Fièvre élevée
E. Absence d'élévation des antistreptolysines O (ALSO)

Réponse : C

M 90/7/2/ 67

Une angine rouge peut évoquer:

A. Une mononucléose
B. Une scarlatine
C. Une rougeole
D. Une herpangine
E. Une agranulocytose

Réponse : ABC

M 90/6/2/ 20

Parmi les espèces bactériennes suivantes, la ou lesquelles peu(ven)t être la cause d'une angine ulcéro-nécrotique unilatérale?
A. Fusospirilles
B. Streptocoque bêta hémolytique A
C. Treponema pallidum
D. Neisseria meningitidis
E. Corynebactérium diphtériae

Réponse : AC

6. 1. 4 BILAN ÉTIOLOGIQUE

M 86/4/2/ 92

Parmi les éléments suivants, et devant une angine, on retient en faveur de son étiologie virale:

A. Rougeur intense du pharynx avec exsudats
B. Adénopathies sous-maxillaires volumineuses
C. Existence d'un coryza
D. Existence d'une laryngite
E. Conjonctivite associée

Réponse : CDE

M 89/6/2/106

Indiquez la (les) proposition(s) en faveur de l'étiologie streptococcique d'une angine:

A. Fièvre inférieure à 38,5°C
B. Rougeur écarlate de la gorge
C. Coryza associé
D. Adénopathies diffuses
E. Polynucléose sanguine importante

Réponse : BE

6. 1. 5 TRAITEMENTS

M 87/6/2/ 57

Retenez le (les) antibiotique(s) qui est (sont) recommandé(s) dans les angines streptococciques:
A. Pénicilline G
B. Aminosides
C. Tétracyclines
D. Sulfamides
E. Macrolides

Réponse : AE

S 87/3/1/ 74

Parmi les 5 antibiotiques suivants, indiquez celui à utiliser en première intention pour traiter une angine steptococcique en cas d'allergie à la pénicilline:

A. Tétracycline
B. Macrolide
C. Aminoglycoside
D. Sulfamide
E. Phénicolé

Réponse : B

M 89/1/2/ 77

Un adolescent présente une angine rouge suspecte d'origine streptococcique (groupe A). Les 2 types d'antibiotiques les mieux adaptés sont:

A. Macrolides
B. Aminosides
C. Pénicillines
D. Sulfamides
E. Chloramphénicol

Réponse : AC

M 90/1/2/101

Devant une angine streptococcique avec adénite, quels sont les antibiotiques qui sont indiqués en première intention?

A. Pénicilline V
B. Erythromycine
C. Association triméthroprime-sulfamétoxazole (BACTRIM*, EUSAPRIM*)
D. Gentamycine
E. Streptomycine

Réponse : ABC

S 91/4/1/ 69

Pour traiter une angine aiguë supposée streptococcique chez un garçon de 6 ans, allergique à la pénicilline G, quel antibiotique choisissez-vous en première intention?

A. Triméthroprime-sulfamétoxazole
B. Céphalosporine
C. Erythromycine
D. Amoxicilline
E. Gentamicine

Réponse : C

6. 1. 6
DIVERS

S 86/2/1/ 97

L'angine de Vincent est une angine:

A. Erythémato-pultacée
B. Vésiculeuse
C. Ulcéreuse unilatérale
D. Ulcéreuse bilatérale
E. A fausse membrane

Réponse : C

6. 2
RHINOPHARYNGITE

6. 2. 1
CLINIQUE

M 90/6/2/ 55

Une rhinite vaso-motrice périodique allergique est évoquée devant le ou les symptôme(s) clinique(s) suivant(s):

A. Obstruction nasale
B. Rhinorrhée aqueuse
C. Eternuements
D. Conjonctivite
E. Evolution paroxystique

Réponse : ABCDE

6. 2. 2
TRAITEMENTS

M 89/6/2/ 83

Devant une rhinopharyngite chez un enfant de 18 mois, quel(s) est (sont) l'(es) éléments qui vous amènera(ront) à instituer une antibiothérapie?

A. Fièvre à 40° avec rhinorrhée purulente
B. Otite moyenne aiguë
C. Rhinorrhée muco-purulente bilatérale
D. Bronchiolite
E. Polyadénopathies cervicales

Réponse : ABD

6. 2. 3
DIVERS

M 87/1/2/ 89

Concernant une rhinite vasomotrice, il est exact que:

A. N'est pas toujours d'origine allergique
B. Peut évoluer sur un mode apériodique
C. Peut être due à un abus de vasoconstricteurs nasaux
D. Peut être due à un écoulement du liquide céphalorachidien
E. Peut être en rapport avec une involution sénile de la muqueuse nasale

Réponse : ABCE

M 92/8/2/ 62

Parmi ces affirmations concernant les rhino-pharyngites à répétition, lesquelles sont justes?

A. Surviennent après 7 ans
B. Sont secondaires à un défaut de maturité immunologique
C. Doivent être considérées comme une maladie d'adaptation
D. Sont les plus souvent d'origine virale
E. Sont favorisées par un reflux gastro-eosophagien

Réponse : BCDE

6. 3
LARYNGITE STRIDULEUSE

6. 3. 1
TRAITEMENTS

S 90/6/1/ 85

Quelle est, parmi les propositions suivantes, celle qui constitue la mesure prophylactique adéquate pour éviter la répétition d'une laryngite striduleuse (ou faux-croup)?

A. Corticothérapie
B. Antibiothérapie
C. Vaccinothérapie préventive
D. Ablation des végétations adénoïdes
E. Injection de gammaglobulines

Réponse : D

6. 3. 2 DIVERS

M 88/2/2/119

La laryngite striduleuse:

A. Est fréquente au cours de la scarlatine
B. S'exprime cliniquement par une bradypnée inspiratoire
C. Se rencontre au cours de la rougeole
D. Nécessite souvent une trachéotomie
E. Est une contre-indication de la corticothérapie

Réponse : BC

6. 4 PHLEGMONS ORL

6. 4. 1 CLINIQUE

M 85/7/1/111

Chez un malade présentant un phlegmon de l'amygdale, il existe habituellement:

A. Une dysphagie
B. Une voix nasonnée
C. Un trismus
D. Une température élevée
E. Une obstruction nasale

Réponse : ABCD

6. 4. 2 EVOLUTION (PRONOSTIC, COMPLICATIONS)

S 87/2/1/ 25

Devant un tableau de phlegmon péri-mandibulaire d'origine dentaire, quel signe parmi les suivants est un facteur de particulière gravité:

A. Douleur continue
B. Trismus
C. Dysphagie
D. Crépitation neigeuse sous-cutanée
E. Température supérieure à 38°

Réponse : D

6. 4. 3 TRAITEMENTS

M 88/6/2/ 30

Devant un phlegmon péri-amygdalien collecté quel(s) est (sont) l'(les) élément(s) essentiel(s) du traitement?

A. L'amygdalectomie en urgence
B. Le drainage de l'abcès
C. Le traitement antibiotique
D. L'arrêt de toute alimentation
E. Aucun de ces éléments

Réponse : BC

7 PATHOLOGIE DE LA PAROTIDE

7. 1 TUMEFACTION DE LA PAROTIDE

7. 1. 1 CLINIQUE

S 87/4/1/ 79

Chez un enfant de 4 ans, ayant déjà contracté les oreillons, et qui présente une tuméfaction de la région parotidienne avec asthénie, fébricule et issue de pus au Sténon, quel est le diagnostic que vous devez évoquer?

A. Une sialite chronique bactérienne de l'enfant
B. Une récidive des oreillons
C. Un cystadénome de l'enfant
D. Un syndrome de Gougerot Sjögren
E. Une lithiase parotidienne

Réponse : A

M 88/7/2/ 85

La nature maligne d'une tuméfaction parotidienne est cliniquement évoquée devant:

A. Une adénopathie cervicale
B. Une asialie
C. L'unilatéralité
D. Une paralysie faciale périphérique
E. Une paralysie faciale centrale

Réponse : AD

M 89/5/2/104

Un adénome pléomorphe de la parotide (tumeur mixte) est suspecté, outre son siège dans l'aire parotidienne sur:

A. Sa très grande fréquence: 60 à 70% des tumeurs parotidiennes
B. Sa consistance ferme, voire dure
C. Son caractère douloureux spontanément
D. L'existence d'une parésie faciale
E. L'existence d'adénopathies satellites

Réponse : AB

M 90/7/2/ 71

Le diagnostic de tumeur mixte de la parotide:

A. Est évoqué devant une tuméfaction unilatérale non inflammatoire de la parotide
B. Est évoqué devant une tuméfaction bilatérale inflammatoire des parotides
C. Est évoqué devant une tuméfaction parotidienne unilatérale accompagnée de paralysie faciale
D. Est évoqué devant un écoulement purulo-sanglant du canal de Sténon
E. Est affirmé par l'échographie et la sialographie

Réponse : A

S 92/9/1/ 23

La nature maligne d'une tuméfaction parotidienne est cliniquement évoquée devant:

A. Une surdité de perception homolatérale
B. Une asialie
C. L'unilatéralité lésionnelle
D. Une paralysie faciale périphérique
E. Une paralysie faciale centrale

Réponse : D

7. 1. 2 ANATOMOPATHOLOGIE

S 85/5/1/ 96

La tumeur mixte de la glande parotide est la tumeur la plus fréquente de cette glande salivaire; la terminologie anatomopathologique actuelle est:

A. Cylindrome
B. Adénome pléomorphe
C. Cystadénolymphome
D. Carcinome adénoïde kystique
E. Oncocytome

Réponse : B

7. 1. 3 ETIOLOGIES (FACTEURS DE RISQUE, TERRAIN)

S 86/3/1/ 16

Devant l'apparition d'une paralysie faciale chez un patient porteur d'une tuméfaction parotidienne, quel diagnostic évoquez-vous?

A. Surinfection
B. Hémorragie intra-tumorale
C. Tumeur maligne
D. Enclavement d'un calcul du Sténon
E. Calcification intra-tumorale

Réponse : C

M 87/6/2/ 85

Une hypertrophie parotidienne diffuse unilatérale ou bilatérale peut être une manifestation d'un (d'une):

A. Lymphome malin
B. Dysorexie
C. Sarcoïdose
D. Etat pré-cirrhotique
E. Suralimentation, de surcroît déséquilibrée

Réponse : ABCDE

S 88/7/1/ 2

Une tuméfaction isolée, dure, d'évolution lentement progressive, située dans la loge parotidienne évoque en priorité:

A. Un cancer glandulaire
B. Un adénome pléomorphe
C. Un cystadénolymphome papillaire
D. Un kyste dysgénétique
E. Une lithiase salivaire

Réponse : B

M 90/7/2/ 69

Une tuméfaction de la région parotidienne est due à:

A. Un kyste du sinus cervical
B. Un adénome pléomorphe
C. Une adénopathie
D. Un neurinome du nerf vague
E. Un calcul du canal de Wharton

Réponse : BC

7. 1. 4 EVOLUTION (PRONOSTIC, COMPLICATIONS)

M 87/5/1/107

Parmi les tuméfactions parotidiennes suivantes, il est admis que l'évolution est franchement bénigne pour:

A. L'adénome pléomorphe
B. Le cystadénolymphome
C. L'adénocarcinome
D. Le cylindrome
E. Le kyste dysgénétique

Réponse : BE

M 87/7/1/ 89

La transformation maligne d'une tumeur de la parotide est redoutée devant:

A. Siège sous angulo-maxillaire
B. Adénopathie cervicale dure
C. Hypoesthésie de la face homo-latérale
D. Paralysie faciale
E. Sialorrhée sanglante

Réponse : BD

7. 2 PAROTIDITE

7. 2. 1 CLINIQUE

S 90/5/1/ 67

Au cours de l'examen d'une parotidite aiguë suppurée, on peut objectiver la présence de pus:

A. Au niveau d'une fistule cutanée
B. A l'ostium de Sténon
C. A l'ostium de Warton
D. En regard de la dent de 6 ans inférieure du côté gingival interne
E. En regard de l'amygdale pharyngée

Réponse : C

S 91/2/1/ 12

Où s'extériorise le pus d'une parotidite lithiasique?

A. Face interne de la joue au niveau de la 2ème molaire
B. Plancher buccal
C. Région rétro-incisive
D. Région rétro-angulo-maxillaire
E. Trigone rétro-molaire

Réponse : A

8 AUTRES PATHOLOGIES EN ORL

8. 1 MALADIE DE MENIERE

8. 1. 1 PHYSIOPATHOLOGIE

S 88/4/1/ 78

La cause déclenchante d'une maladie de Ménière typique est liée à un seul de ces mécanismes, lequel?

A. Labyrinthite inflammatoire
B. Hydrops labyrinthique
C. Traumatisme labyrinthique
D. Accident vasculaire cérébral
E. Tumeur du tronc cérébral

Réponse : B

8. 1. 2 CLINIQUE

S 85/5/1/ 7

Un malade de 40 ans en bon état général vient consulter pour une crise vertigineuse rotatoire franche avec nausées, ayant duré 1/4 d'heure. Quel signe oriente le diagnostic de vertige de Ménière?

A. Surdité unilatérale de perception
B. Déviation des index
C. Nystagmus battant dans toutes les positions du regard
D. Paralysie vélo-pharyngo-laryngée
E. Surdité unilatérale de transmission

Réponse : A

M 85/7/2/ 5

Dans la maladie de Ménière, le vertige est accompagné par:

A. Hypoacousie de perception
B. Hypoacousie de transmission
C. Otalgies
D. Bourdonnements
E. Otorrhée

Réponse : AD

S 86/3/1/ 4

Quel est le type de surdité observé au cours de la maladie de Ménière?

A. De transmission
B. De perception endo-cochléaire
C. Mixte
D. De perception rétro-cochléaire
E. Centrale

Réponse : B

M 87/2/1/101

La maladie de Ménière est évoquée devant:

A. Une atteinte du VII bis
B. La survenue chez les sujets âgés
C. Des bourdonnements apparaissant après la crise
D. Une surdité de perception unilatérale pendant la crise
E. Un vertige périphérique

Réponse : DE

M 87/6/1/103

La maladie de Ménière peut comporter:

A. Acouphènes
B. Vertiges rotatoires
C. Hypoacousie de perception
D. Vomissements
E. Nystagmus

Réponse : ABCDE

M 89/1/2/ 76

Une maladie de Ménière, atteinte cochléo-vestibulaire a pour signe(s):

A. Des acouphènes (bourdonnements ou sifflements)
B. Une paralysie faciale
C. Des crises de vertige rotatoire
D. Une surdité de transmission unilatérale
E. Une surdité de perception unilatérale

Réponse : ACE

S 89/7/1/ 87

Parmi les signes suivants, un n'est pas observé au cours de la crise de vertige de Ménière. Lequel?

A. Nausées
B. Acouphènes
C. Perte de connaissance
D. Déviation des index
E. Nystagmus

Réponse : C

8. 1. 3 DIVERS

S 85/5/1/ 1

Tous les signes suivants, sauf un, sont fréquemment rencontrés dans la maladie de Ménière. Lequel?

A. Paralysie faciale
B. Acouphènes
C. Vomissements
D. Hypoacousie
E. Vertige

Réponse : A

M 87/1/2/ 90

Parmi les affirmations suivantes concernant la maladie de Ménière récente laquelle ou lesquelles est (sont) exacte(s)?

A. Elle donne un vertige rotatoire
B. Elle donne une surdité de perception de type rétro-cochléaire
C. Les crises sont souvent accompagnées d'acouphènes
D. L'examen vestibulaire est normal en dehors des crises
E. S'accompagne d'une sensation de plénitude de l'oreille

Réponse : ACDE

8. 2
OTOSPONGIOSE
8. 2. 1
CLINIQUE

S 85/1/2/ 1

Parmi les assertions suivantes, une seule convient à l'otospongiose. Laquelle?

A. Tympan perforé
B. Tympan rétracté
C. Tympan congestif
D. Tympan normal
E. Tympan bombé

Réponse : D

M 85/4/2/ 31

L'otospongiose présente un certain nombre de signes cliniques et audiométriques: parmi les suivants, lequel ou lesquels?

A. Rinne négatif
B. Bonne conduction osseuse
C. Otalgie
D. Sténose du conduit auditif externe
E. Otorrhée

Réponse : AB

M 85/7/1/110

Parmi les cinq propositions suivantes, quelle est celle (quelles sont celles) que vous retenez? Une jeune femme consulte pour une surdité bilatérale prédominant à droite et d'aggravation progressive. En faveur du diagnostic d'otospongiose, on retient:

A. L'existence d'antécédents d'otite dans l'enfance
B. L'aggravation de la surdité lors d'une grossesse
C. L'existence d'antécédents familiaux d'otospongiose
D. Le caractère transmissionnel de la surdité
E. La constatation d'un tympan normal à l'otoscopie

Réponse : BCDE

S 86/2/1/ 98

Au cours d'une otospongiose, la surdité:

A. S'associe souvent à une atteinte de nerf cochléaire
B. Apparaît brusquement
C. S'accompagne d'une hypersensibilité aux bruits
D. Est due à une hypertension des liquides endolabyrinthiques
E. Est typiquement une surdité transmissionnelle

Réponse : E

M 87/2/2/ 90

L'otospongiose présente un certain nombre de signes cliniques et audiométriques; parmi les suivants, lequel ou lesquels?

A. Rinne négatif
B. Bonne conduction osseuse
C. Bourdonnements
D. Sténose du conduit auditif externe
E. Otorrhée

Réponse : ABC

8. 2. 2
ETIOLOGIES
(FACTEURS DE RISQUE, TERRAIN)

S 85/5/1/ 6

L'otospongiose est due à:

A. Aux séquelles d'une infection de l'oreille moyenne
B. Une malformation de l'oreille interne
C. Une ostéopathie générale
D. Une séquelle de traumatisme du rocher
E. Aucune de ces propositions n'est exacte

Réponse : E

8. 2. 3
TRAITEMENTS

S 90/6/1/ 55

Le traitement de l'otospongiose non compliquée chez une femme jeune est:

A. Médical par vaso-dilatateurs
B. Prothèse auditive
C. Médical par le calcium
D. Médical par le magnésium
E. Chirurgical

Réponse : E

8. 2. 4
DIVERS

M 86/2/1/120

L'otospongiose est une maladie:

A. Plus fréquente chez la femme
B. Due à une malformation de l'enclume
C. Qui entraîne une hypoacousie de transmission
D. Avec une perforation tympanique
E. Avec réflexe stapédien normal

Réponse : AC

M 86/2/2/ 80

Parmi les informations suivantes concernant l'otospongiose, la ou lesquelles est ou sont exacte(s)?

A. Courbe plate à l'impédancemétrie
B. Perforation non marginale
C. Réflexe stapédien ipsilatéral absent
D. Malformation de l'enclume
E. Caractère héréditaire

Réponse : CE

M 86/5/1/102

L'otospongiose est:

A. Une maladie volontiers familiale
B. Une maladie compliquant une otite chronique
C. Responsable d'une surdité de transmission
D. Liée à un blocage de l'enclume dans l'oreille moyenne
E. Curable habituellement par un traitement anti-inflammatoire

Réponse : AC

M 87/4/1/ 95

Dans l'otospongiose:

A. L'hérédité est souvent retrouvée
B. La surdité est de type perception
C. La seule thérapeutique est la prothèse auditive
D. Les tympans sont normaux
E. La courbe tympanométrique est plate

Réponse : AD

Stomatologie
Partie 19

1. STOMATOLOGIE GENERALE (37)
1.1 DIVERS (12)
1.2 STOMATOLOGIE - DIAGNOSTICS (6)
1.3 LEUCOPLASIE BUCCALE (6)
1.4 LICHEN BUCCAL (4)
1.5 CELLULITE BUCCALE (3)
1.6 SOUS MAXILLITE (6)

2. PATHOLOGIES DE L'ARTICULATION TEMPORO MANDIBULAIRE (38)
2.1 DYSFONCTIONNEMENT TEMPORO MANDIBULAIRE (8)
2.2 ANKYLOSE DE LA MACHOIRE (2)
2.3 CONSTRICTION PERMANENTE DES MACHOIRES (4)
2.4 TRISMUS (21)
2.5 LUXATION DE LA MANDIBULE (3)

3. TRAUMATISME FACIAL (68)
3.1 TRAUMATISME DE LA FACE (23)
3.2 FRACTURE DE LEFORT (9)
3.3 FRACTURE MAXILO-MALAIRE (4)
3.4 FRACTURE DU MAXILLAIRE (3)
3.5 FRACTURE DE L'OS MALAIRE (6)
3.6 FRACTURE DE LA MANDIBULE (22)
3.7 CONTACT MOLAIRE (1)

4. PATHOLOGIES DENTAIRES (71)
4.1 DENT (28)
4.2 CARIE DENTAIRE (11)
4.3 DENT DE SAGESSE (7)
4.4 KYSTE DENTAIRE (2)
4.5 TRAUMATISME DENTAIRE (18)
4.6 PARODONTOPATHIE (5)

5. PATHOLOGIES DES GLANDES SALIVAIRES (18)
5.1 LITHIASE SALIVAIRE (8)
5.2 LITHIASE SOUS MAXILLAIRE (10)

Les chiffres entre parenthèses indiquent le nombre de QCM.

1 STOMATOLOGIE GENERALE

1. 1 DIVERS

S 88/6/1/ 35

Les déformations dento-maxillaires à type d'endo-alvéolie maxillaires sont observées en cas de:

A. Prognathisme
B. Pro-alvéolie
C. Fente labio-narinaire
D. Fente labio-vélo-palatine
E. Aucune des propositions précédentes

Réponse : D

M 89/2/2/ 29

Parmi les affections suivantes certaine(s) peu(ven)t entraîner une anesthésie labio-mentonnière:

A. Une métastase intra-mandibulaire
B. Une fracture du condyle
C. Un volumineux granulome apical
D. Une fracture de l'angle
E. Une fracture symphysaire

Réponse : AD

M 89/2/2/ 39

Une pro-alvéolie supérieure:

A. Peut être associée à une béance inter-incisive
B. Peut être la conséquence d'une macroglossie
C. Peut être la conséquence de la persistance d'une déglutition de type infantile
D. Peut être la conséquence d'une hypertonie de la lèvre supérieure
E. Peut être due à une interposition labiale inférieure

Réponse : ABCE

M 90/4/2/114

Parmi les anomalies suivantes, quelle est (ou quelles sont) celle(s) qui peuvent être en rapport avec une hypotonie musculaire labiale?

A. L'atrésie transversale du maxillaire supérieur
B. La pro-alvéolie supérieure
C. La pro-alvéolie inférieure
D. Une bipro-alvéolie
E. Une dysharmonie dento-maxillaire

Réponse : BC

S 90/5/1/ 74

Une pro-alvéolie supérieure ne peut correspondre à l'une des propositions suivantes:

A. Peut être associée à une béance inter-incisive
B. Peut être la conséquence d'une macroglossie
C. Peut être la conséquence de la persistance d'une déglutition de type infantile
D. Peut être la conséquence d'une hypertonie de la lèvre supérieure
E. Peut être due à une interposition labiale inférieure

Réponse : D

M 90/5/2/117

Quels sont les types d'anomalies des maxillaires qui donnent un aspect de menton proéminent, de "prognathe"?

A. Rétromandibulie
B. Promandibulie
C. Rétromaxillie
D. Promaxillie
E. Proalvéolie supérieure

Réponse : BC

M 93/9/2/ 51

Dans les suites d'un traumatisme latéro-facial, une limitation de l'ouverture buccale peut être due à:

A. Une fracture de l'arcade zygomatique
B. Une lésion méniscale
C. Un hématome calcifié du temporal
D. Une fracture intra-articulaire du condyle mandibulaire
E. Une fracture extra-articulaire du condyle mandibulaire

Réponse : ABCDE

M 88/2/2/101

Parmi les anomalies suivantes, quelle est (ou quelles sont) celle(s) susceptibles(s) d'être entraînée(s) par l'existence d'une hypotonie musculaire labiale?

A. L'atrésie transversale du maxillaire supérieur
B. La pro-alvéolie supérieure
C. La pro-alvéolie inférieure
D. La béance inter-incisive
E. La dysharmonie dento-maxillaire

Réponse : BCD

S 88/7/1/ 29

Parmi les affections suivantes, une seule constitue une indication chirurgicale (ostéotomie). Laquelle?

A. La prognathie mandibulaire chez l'enfant
B. La prognathie mandibulaire chez l'adulte
C. La dysharmonie dento-maxillaire
D. L'agénésie dentaire
E. La persistance d'une déglutition de type infantile à l'âge de 10 ans

Réponse : B

S 88/5/1/ 99

Parmi les propositions suivantes, une seule est fausse. Laquelle?

A. L'ouverture buccale associe un mouvement de rotation et de translation du condyle mandibulaire
B. La constriction permanente des maxillaires est liée à des causes articulaires ou extra-articulaires
C. Le tétanos est responsable d'un trismus
D. La luxation uni ou bilatérale de l'articulation temporo-mandibulaire, récidivante, est responsable d'une constriction permanente des maxillaires
E. Un trouble de l'articulé dentaire peut entraîner des craquements des articulations temporo-mandibulaires aux mouvements d'ouverture buccale

Réponse : D

M 90/4/2/ 85

Quelles sont parmi les propositions suivantes concernant l'ouverture buccale celles qui sont exactes?

A. L'ouverture buccale associe un mouvement de rotation et de translation du condyle mandibulaire
B. Une limitation de l'ouverture buccale est toujours liée à une cause articulaire
C. Le tétanos est responsable d'une limitation de l'ouverture buccale
D. La luxation récidivante de l'articulation temporo-mandibulaire s'accompagne d'une limitation de l'ouverture buccale
E. Une fracture de l'arcade zygomatique peut entraîner une limitation de l'ouverture buccale

Réponse : ACE

M 91/3/2/ 76

Parmi les facteurs suivants, on peut retenir comme cause(s) d'altération de la sécrétion salivaire:

A. Le tabagisme
B. L'intoxication par la morphine
C. Les traitements neuro-psychotropes
D. Le syndrome de Gougerot-Sjögren
E. La radiothérapie

Réponse : ABCDE

1. 2
STOMATOLOGIE - DIAGNOSTICS
1. 2. 1
CLINIQUE

S 88/1/1/ 86

Une collection suppurée de la voûte palatine, en regard d'une molaire supérieure mortifiée, non traitée, correspond en pratique quotidienne à:

A. Un kyste fissuraire surinfecté
B. Une cellulite d'origine dentaire
C. Un adénome pléomorphe salivaire
D. Un"abcès sous-périosté" d'origine dentaire
E. Une ostéomyélite de la voûte palatine

Réponse : D

1. 2. 2
DIVERS

S 85/5/1/111

Un malade est atteint de sinusite chronique avec mouchage unilatéral purulent fétide. A quelle étiologie doit-on penser?

A. Sinusite maxillaire d'origine dentaire
B. Carcinome du voile du palais
C. Cellulite du palais
D. Parodontopathie
E. Sinusite maxillaire d'origine rhinologique

Réponse : A

S 86/2/1/ 8

Une jeune femme présente depuis un an dans le sillon rétro-mandibulaire un nodule dur bosselé, bien limité, mobile sur tous les plans. Quel est le diagnostic le plus vraisemblable?

A. Lipome
B. Lithiase parotidienne
C. Adénome pléomorphe de la parotide
D. Cancer de la parotide
E. Adénopathie

Réponse : C

S 86/3/1/ 6

A la suite d'une chute sur le menton, un patient présente une limitation douloureuse d'ouverture buccale avec impossibilité d'avancer la mandibule et une béance incisive. Le diagnostic est:

A. Fracture de l'os hyoïde
B. Fracture symphysaire
C. Disjonction crânio-faciale
D. Fracture sous-condylienne bilatérale de la mandibule
E. Fracture des apophyses coronoïdes

Réponse : D

S 87/1/1/ 94

Un patient consulte pour une voussure du plancher para-médiane ayant augmenté brusquement de volume, de consistance élastique, soulevant la langue. Quel est le diagnostic le plus vraisemblable?

A. Sous maxillite
B. Phlegmon du plancher
C. Grenouillette ou kyste mucoïde salivaire
D. Adénopathie
E. Cylindrome de la sublinguale

Réponse : C

S 89/2/1/ 95

Un malade est porteur d'une tuméfaction génienne inflammatoire. L'examen endo-buccal montre un état dentaire déplorable. Il faut avant tout penser à:

A. Un furoncle
B. Une cellulite
C. Une tumeur fistulisée
D. Une actinomycose
E. Une tuberculose

Réponse : B

1. 3
LEUCOPLASIE BUCCALE
1. 3. 1
ETIOLOGIES
(FACTEURS DE RISQUE, TERRAIN)

S 87/7/1/ 84

Les leucokératoses buccales peuvent être induites par toutes les causes suivantes sauf une. Laquelle?

A. Lichen
B. Tuberculose
C. Certains médicaments
D. Tabac
E. Lupus érythémateux

Réponse : B

S 89/7/1/ 20

Tous les facteurs suivants sont susceptibles d'entraîner une dyskératose de la muqueuse buccale, sauf un. Lequel?

A. Corticothérapie
B. Radiations ionisantes
C. Tabac
D. Irritation mécanique
E. Exposition au soleil

Réponse : A

1. 3. 2
EVOLUTION
(PRONOSTIC, COMPLICATIONS)

M 86/4/2/ 33

Quel(s) est (sont) parmi les aspects suivants, celui (ceux) qui doi(ven)t faire suspecter la transformation maligne d'une plaque de leucoplasie:

A. Blanchâtre
B. Nacré
C. Lisse
D. Hypervégétant
E. Ulcération

Réponse : DE

S 87/4/1/ 51

Les leucoplasies du plancer buccal se transforment en cancer dans un pourcentage de:

A. 0%
B. 5%
C. 50%
D. 70%
E. 95%

Réponse : B

1. 3. 3
DIVERS

M 86/3/2/ 8

Soit une leucoplasie triangulaire bilatérale rétro-commissurale. Quelles sont les trois propositions justes parmi les suivantes?

A. C'est souvent une lésion du fumeur
B. Elle se cancérise obligatoirement après quelques années d'évolution
C. C'est une lésion à surveiller car elle est considérée comme pré-cancéreuse
D. D'origine en général irritative, elle peut disparaître avec la suppression de la cause
E. C'est certainement un lichen-plan

Réponse : ACD

S 87/5/1/ 98

Toutes les propositions suivantes concernant les leucokératoses d'origine tabagique sont exactes sauf une. Laquelle?

A. Les lésions peuvent régresser après arrêt de l'intoxication tabagique
B. Les lésions peuvent être majorées par une mauvaise hygiène bucco-dentaire
C. Elles sont le plus souvent douloureuses
D. Elles ont l'aspect de plaques blanchâtres
E. Elles risquent d'évoluer vers un carcinome épidermoïde

Réponse : C

1. 4
LICHEN BUCCAL
1. 4. 1
DÉFINITION

M 85/7/2/ 86

Le lichen plan buccal:

A. Est une mycose
B. Est une leuco-kératose
C. Ne dégénère jamais
D. Evolue par poussées
E. Est d'origine infectieuse

Réponse : BD

M 89/1/2/101

Le lichen buccal:

A. Est une kératose
B. Est une lésion pré-cancéreuse
C. Nécessite une exérèse chirurgicale
D. Survient dans un contexte alcoolo-tabagique
E. Est une lésion chronique

Réponse : ABE

1. 4. 2
CLINIQUE

M 89/1/2/ 97

Une lésion adhérente sur la muqueuse de la face dorsale de la langue, présentant un aspect de "pain à cacheter" évoque:

A. Un lupus érythémateux
B. Une maladie de Bowen
C. Une syphilis secondaire
D. Un lichen plan
E. Une candidose buccale chronique

Réponse : D

1. 4. 3
DIVERS

S 85/5/1/ 45

Le lichen plan buccal présente tous les caractères suivants, sauf un, lequel?

A. Il survient souvent sur des sujets anxieux
B. Il donne le plus souvent des taches blanches en réseau, en feuilles de fougère, en plaques sur la langue ou la joue
C. Il évolue de façon continue
D. Il peut dégénérer en cancer lorsqu'il prend un type érosif
E. Il peut nécessiter un traitement local par des corticoïdes

Réponse : C

1. 5
CELLULITE BUCCALE
1. 5. 1
CLINIQUE

M 89/1/2/100

Une cellulite du plancher buccal sus-mylo-hyoïdienne se manifeste par:

A. Une gêne à la protraction linguale
B. Un trismus
C. Une anesthésie linguale
D. Une otalgie
E. Une tuméfaction rétro-incisive inférieure

Réponse : AE

1. 5. 2
EVOLUTION
(PRONOSTIC, COMPLICATIONS)

M 88/4/2/ 3

Quel(s) est (sont) le(s) risque(s) d'une cellulite péri-mandibulaire d'origine dentaire simplement refroidie par antibiotiques?

A. Fistulisation cutanée
B. Ostéite
C. Trismus prolongé
D. Parodontite diffuse
E. Récidive

Réponse : ABCE

1. 5. 3
TRAITEMENTS

S 85/2/1/ 16

Indiquez la composante du traitement des cellulites péri-maxillaires d'origine dentaire qui est toujours nécessaire et parfois suffisante:

A. L'antibiothérapie par voie buccale ou parentérale
B. Le drainage chirurgical intra ou extra buccal
C. L'identification et le traitement de la dent responsable
D. Le traitement anti inflammatoire
E. Le traitement antalgique

Réponse : C

1. 6
SOUS MAXILLITE
1. 6. 1
CLINIQUE

S 85/2/1/117

Au cours de l'examen d'une sous-maxillite aiguë suppurée, on objective la présence du pus:

A. Au niveau d'une fistule cutanée
B. A l'ostium du canal de Sténon
C. A l'ostium du canal de Wharton
D. En regard de la dent de 6 ans inférieure du côté gingival interne
E. En ponctionnant la glande

Réponse : C

S 88/2/1/ 8

Où s'extériorise le pus d'une sous-maxillite lithiasique?

A. Face interne de la joue
B. Plancher postérieur de la bouche
C. Région rétro-incisive
D. Région rétro-angulo-maxillaire
E. Trigone rétro-molaire

Réponse : C

M 90/3/2/ 77

L'un ou plusieurs des éléments suivants peuvent être retrouvés lors d'une sous-maxillite aiguë lithiasique. Lequel ou lesquels?

A. Présence de pus à l'ostium du Wharton
B. Antécédents de douleurs au moment des repas
C. Visualisation du calcul à la scintigraphie
D. Otalgies
E. Tuméfaction péri-buccale faisant corps avec la table interne de la mandibule

Réponse : ABD

1. 6. 2
EVOLUTION
(PRONOSTIC, COMPLICATIONS)

S 88/5/1/ 97

Quel est le risque majeur d'une sous-maxillite chronique d'origine lithiasique?

A. La limitation de la mobilité linguale
B. La survenue d'une sous-maxillite aiguë
C. L'extension aux autres glandes salivaires
D. La paralysie faciale
E. L'hémorragie cataclysmique

Réponse : B

M 90/5/2/118

Quels sont les risques majeurs d'une sous-maxillite chronique d'origine lithiasique?

A. La limitation de la mobilité linguale
B. La survenue d'une sous maxillite aiguë
C. L'extension aux autres glandes salivaires
D. La paralysie faciale
E. Le phlegmon de plancher buccal

Réponse : BE

1. 6. 3
TRAITEMENTS

S 90/6/1/ 70

Un malade ayant une sous-maxillite chronique d'origine lithiasique présente sur la sialographie des lésions parenchymateuses irréversibles. Quelle conduite thérapeutique doit-on adopter?

A. Cathétérisme du Sténon
B. Sous-maxillectomie
C. Drainage de collection suppurée
D. Corticothérapie
E. Antibiothérapie au long cours

Réponse : B

2
PATHO DE L'ARTICULATION TEMPORO MANDIBULAIRE
2. 1
DYSFONCTIONNEMENT TEMPORO MANDIBULAIRE
2. 1. 1
CLINIQUE

M 87/6/1/120

Dans le syndrome algo-dysfonctionnel masticatoire (SADAM), on note:

A. Douleur
B. Luxation
C. Craquement
D. Ressaut
E. Asymétrie faciale

Réponse : ACD

M 87/4/2/ 88

Selon la liste suivante, quel(s) élément(s) traduit(sent) un syndrome de dysfonction temporo-mandibulaire?

A. Craquements articulaires, parfois audibles à l'ouverture de la bouche
B. Mouvements anormaux de la mandibule lors du déroulement de l'ouverture et de la fermeture de la bouche
C. Mise en évidence d'une malocclusion dentaire
D. Douleurs variées, pour l'essentiel hémifaciales, hémi-crâniennes voire cervicales
E. Il s'agit le plus souvent d'une femme anxieuse

Réponse : ABCDE

2. 1. 2
ETIOLOGIES (FACTEURS DE RISQUE, TERRAIN)

S 85/3/1/ 9

Quelle est la cause la plus fréquente d'un syndrome algo-dysfonctionnel de l'articulation temporo-mandibulaire?

A. Le rhumatisme articulaire
B. Un traumatisme
C. Un trouble de l'occlusion dentaire
D. Une tumeur du condyle
E. Aucune des propositions ci-dessus n'est exacte

Réponse : C

S 87/1/1/ 93

La cause de loin la plus fréquente d'un dysfonctionnement douloureux de l'articulation temporo-mandibulaire est:

A. Un aplatissement du tubercule zygomatique
B. Un défaut de profondeur de la cavité glénoïde
C. Une altération de l'articulé dentaire
D. Une inclinaison anormale du col du condyle
E. Une hyperlaxité ligamentaire

Réponse : C

M 90/4/2/ 92

Quels sont les facteurs favorables à la survenue d'un syndrome algo-dysfonctionnel de l'appareil masticateur?

A. Un aplatissement du tubercule zygomatique
B. Le sexe féminin
C. Une altération de l'articulé dentaire
D. Une inclinaison anormale du col du condyle
E. Un âge supérieur à 50 ans

Réponse : BC

M 91/2/2/ 92

Sur la liste suivante de fractures avec déplacement, quelle(s) est (sont) celle(s) qui entraîne(nt) un trouble de l'articulé dentaire?

A. Condyle mandibulaire unilatéral
B. Disjonction crânio-faciale type Lefort III
C. Zygomato-malaire
D. Alvéolo-dentaire
E. Apophyse coronoïde mandibulaire

Réponse : ABD

2. 1. 3
EVOLUTION (PRONOSTIC, COMPLICATIONS)

M 88/5/2/119

Une dysharmonie dento-maxillaire peut entraîner un certain nombre de complications parmi lesquelles vous retenez:

A. Une parodontopathie
B. Des inclusions dentaires
C. Des caries dentaires
D. Un dysfonctionnement des articulations temporo-mandibulaires
E. Une prognathie mandibulaire

Réponse : ABCD

2. 1. 4
DIVERS

M 87/5/2/106

Un syndrome de dysfonctionnement de l'articulation temporo-mandibulaire:

A. Touche essentiellement le sexe féminin
B. Requiert un traitement uniquement chirurgical
C. A toujours une traduction radiologique sous forme d'anomalie des surfaces osseuses articulaires
D. S'accompagne fréquemment d'une limitation de l'ouverture buccale
E. Fait systématiquement suite à un traumatisme

Réponse : AD

2. 2 ANKYLOSE DE LA MACHOIRE

2. 2. 1 CLINIQUE

S 85/5/1/107

Une ankylose temporo-mandibulaire unilatérale observée à l'âge adulte est caractérisée par les signes suivants dont un est essentiel pour affirmer que l'ankylose s'est installée dans l'enfance. Lequel?

A. Impossibilité permanente de l'ouverture de la bouche
B. Etat déplorable de la denture (polycaries ...)
C. Rétromandibulie asymétrique
D. Découverte d'un gros bloc d'ankylose sur les tomographies
E. Cicatrice cutanée sur le menton

Réponse : C

2. 2. 2 DIVERS

M 87/4/2/ 86

Une ankylose bilatérale de la mâchoire chez l'enfant:

A. S'installe de façon progressive
B. Evolue par paroxysmes
C. Est souvent d'origine traumatique
D. S'accompagne d'un trouble de la croissance mandibulaire
E. Retentit sur l'hygiène bucco-dentaire

Réponse : ACDE

2. 3 CONSTRICTION PERMANENTE DES MACHOIRES

2. 3. 1 DIAGNOSTIC DIFFÉRENTIEL

M 86/7/1/112

Quelle(s) affection(s) ne donne(nt) pas une constriction permanente des mâchoires?

A. Une ankylose osseuse
B. Une myosite post-traumatique du masséter
C. Un tétanos
D. Une fracture du malaire non réduite
E. La rage

Réponse : CE

2. 3. 2 ETIOLOGIES (FACTEURS DE RISQUE, TERRAIN)

M 85/7/1/103

Quelle(s) affection(s) donne(nt) une constriction permanente des mâchoires?

A. Une ankylose osseuse
B. Accident d'éruption de la dent de sagesse
C. Un tétanos
D. Synostose coronoïdo-malaire
E. Toutes les propositions précédentes

Réponse : AD

M 88/7/1/118

Une constriction permanente des mâchoires est provoquée par:

A. Une ankylose temporo-mandibulaire
B. Un accident d'éruption de la dent de sagesse
C. Une synostose coronoïdo-malaire
D. Un tétanos
E. Une subluxation chronique des ATM

Réponse : AC

M 91/5/2/ 89

Quelle(s) affection(s) donne(nt) une constriction permanente des mâchoires?

A. Une ankylose osseuse temporo-mandibulaire
B. Une myosite post-traumatique du masséter
C. Un tétanos
D. Un hématome du masséter
E. Une synostose coronoïdo-malaire

Réponse : ABE

2. 4
TRISMUS
2. 4. 1
DÉFINITION

M 85/1/2/ 93

Un trismus est défini par une limitation de l'ouverture buccale:

A. Temporaire et qui cède lors d'une éventuelle anesthésie générale
B. Dont la cause locale peut être de nature inflammatoire, tumorale, traumatique et dans certains cas, malocclusion dentaire
C. Pouvant dans d'autres cas rares, s'accompagner d'une paralysie faciale
D. Qui s'observe dans certains cas d'intoxication par les dérivés de la Phénothiazine et par la Strychnine
E. Qui s'observe au cours de la rage

Réponse : ABCD

2. 4. 2
PHYSIOPATHOLOGIE

M 89/6/2/ 33

Le trismus fait intervenir:

A. Le muscle temporal
B. Le muscle stylo-hyoïdien
C. Le muscle masséter
D. Le muscle ptérygoïdien interne
E. Le muscle ptérygoïdien externe

Réponse : ACD

2. 4. 3
CLINIQUE

M 85/6/2/ 68

Le trismus du tétanos:

A. Est symétrique
B. Est douloureux
C. Est d'installation brutale
D. Est irréductible
E. S'accompagne d'une paralysie linguale

Réponse : ABD

2. 4. 4
ETIOLOGIES
(FACTEURS DE RISQUE, TERRAIN)

M 85/6/2/ 91

Les causes locales de trismus sont très variées. Quelle est ou quelles sont, dans la liste suivante, la ou les étiologies possibles?

A. Fracture de la branche montante mandibulaire
B. Tumeur T3 du plancher buccal antérieur
C. Péri-coronarite de la dent de sagesse inférieure
D. Fracture naso-ethmoïdo-frontale
E. Phlegmon de l'amygdale

Réponse : ACE

S 85/7/1/ 98

Devant l'association d'un trismus et d'une otalgie, quel est le premier diagnostic à évoquer?

A. Un tétanos
B. Un accident d'évolution de dent de sagesse
C. Une parotidite
D. Une otite moyenne
E. Un cancer de pointe de la langue

Réponse : B

M 86/2/2/ 87

Un trismus peut se rencontrer:

A. Lors d'une maladie de Parkinson
B. Lors d'une intoxication par la Strychnine
C. Lors d'une intoxication par des neuroleptiques
D. Lors d'une intoxication par des dérivés des phénothiazines
E. Lors d'un coma hypoglycémique

Réponse : ABCDE

M 86/2/2/ 89

Un trismus peut se rencontrer:

A. Lors d'un tétanos
B. Lors d'un coma toxique
C. Lors d'un accident vasculaire cérébral
D. Lors d'une méningite purulente
E. Lors d'un syndrome pseudo bulbaire

Réponse : ABCDE

M 86/4/2/ 88

L'étiologie d'un trismus peut être:

A. Arthrite temporo-mandibulaire
B. Péri-coronarite de désinclusion de dent de sagesse
C. Cellulite en rapport avec une dent postérieure
D. Phlegmon de l'amygdale
E. Cancer de la face interne de la joue

Réponse : ABCDE

M 86/5/2/ 93

Un trismus peut être d'origine:

A. Infectieuse
B. Malformative
C. Traumatique
D. Tumorale
E. Toxique

Réponse : ACDE

S 87/2/1/ 39

Les affections suivantes peuvent être responsables d'un trismus sauf une. Laquelle?

A. Une cellulite péri-mandibulaire postérieure d'origine dentaire
B. Un phlegmon péri-amygdalien
C. Un carcinome de la commissure intermaxillaire
D. Une fracture de la branche montante de la mandibule
E. Luxation antérieure de la mandibule

Réponse : E

M 87/2/2/ 10

Un trismus peut être causé par:

A. Une fracture de la branche montante de la mandibule
B. Un noma
C. Un carcinome de la commissure inter-maxillaire (ou postérieure de la joue)
D. Une luxation antérieure bilatérale des articulations temporo-mandibulaires
E. Une synostose coronoïdo-malaire

Réponse : AC

M 87/4/2/ 87

Les causes locales de trismus sont très variées. Quelle est ou quelles sont, dans la liste suivante, la ou les étiologies possibles?

A. Fracture de la branche symphysaire de la mandibule
B. Tumeur T3 de la commissure inter maxillaire
C. Péri-coronarite de la dent de sagesse inférieure
D. Fracture naso-ethmoïdo-frontale
E. Phlegmon de l'amygdale

Réponse : BCE

S 88/4/1/ 86

La cause la plus fréquente des trismus est:

A. Le tétanos
B. L'ankylose temporo-mandibulaire
C. L'accident d'évolution d'une dent de sagesse inférieure
D. Les cicatrices cutanées rétractiles
E. L'ostéite mandibulaire

Réponse : C

M 89/3/1/108

Parmi les lésions traumatiques ou infectieuses suivantes, indiquer celle(s) pouvant être à l'origine d'un trismus:

A. Arthrite temporo-mandibulaire
B. Fracture zygomato-malaire avec déplacement
C. Cellulite en rapport avec une molaire inférieure
D. Luxation temporo-mandibulaire
E. Fracture du rachis cervical

Réponse : ABC

S 89/7/1/ 31

Quelle est la localisation d'un carcinome épidermoïde endo-buccal qui entraîne le plus volontiers un trismus?

A. Plancher buccal
B. Langue mobile
C. Trigone rétro-malaire
D. Palais
E. Lèvre

Réponse : C

M 90/3/2/ 80

En pratique stomatologique, quelle(s) est (sont) la (les) étiologie(s) la (les) plus fréquente(s) d'un trismus?

A. Toxique
B. Tumorale
C. Traumatique
D. Infectieuse générale
E. Infectieuse locorégionale

Réponse : CE

M 93/8/2/ 83

Un trismus peut se rencontrer:

A. Lors d'une maladie de Parkinson
B. Lors d'une intoxication par des barbituriques
C. Lors d'une intoxication par des neuroleptiques
D. Lors d'une intoxication par des dérivés des phénothiazines
E. Lors d'un accident vasculaire cérébral

Réponse : ACDE

2. 4. 5 DIVERS

M 86/5/2/ 24

Quel(s) élément(s) en face d'un trismus oriente(nt) vers le diagnostic de tétanos?

A. Incubation silencieuse de deux à dix jours après une blessure
B. D'abord simple gêne, à peine douloureuse à la mastication et à l'ouverture de la bouche
C. Puis contracture permanente, douloureuse, bilatérale
D. La vaccination anti-tétanique est inexistante
E. Les examens ORL et stomatologiques ne retrouvent pas de cause locale

Réponse : ABCDE

M 87/7/2/105

Un trismus:

A. Se définit comme une impossibilité définitive d'ouvrir la bouche
B. Doit faire évoquer en premier lieu un tétanos
C. Doit faire éliminer une constriction osseuse articulaire
D. Doit faire éliminer une constriction osseuse extra-articulaire
E. Doit faire éliminer une constriction cicatricielle des parties molles

Réponse : BCDE

M 88/5/2/118

Le trismus:

A. Est une constriction permanente des maxillaires
B. Peut se voir dans certains syndromes bulbo-protubérantiels
C. Les trismus de cause locale sont plus fréquents que les trismus de cause générale
D. Parmi les trismus de cause locale, les plus fréquent sont en rapport avec un accident de désinclusion d'une dent de sagesse supérieure
E. L'intoxication par la Strychnine peut donner un trismus

Réponse : BCE

M 91/5/2/ 85

Parmi ces propositions, il est exact que:

A. Une Péri-coronarite de dent de sagesse inférieure peut se compliquer de trismus
B. Le trismus du tétanos est continu
C. Le trismus est fréquent dans les angines
D. Une tumeur maligne du trigone rétro-molaire peut s'accompagner d'un trismus
E. L'hypertrophie congénitale des coronés entraîne un trismus

Réponse : AD

2. 5
LUXATION DE LA MANDIBULE
2. 5. 1
CLINIQUE

S 91/1/1/ 62

Tous les signes suivants appartiennent à la luxation temporo-mandibulaire antérieure bloquée bilatérale sauf un, lequel?

A. Impossibilité de fermeture buccale
B. Douleur pré-tragienne
C. Bouche ouverte en propulsion mandibulaire
D. Dépression pré-tragienne à la palpation
E. Asymétrie du visage avec déviation du menton

Réponse : E

2. 5. 2
TRAITEMENTS

S 86/4/1/ 15

La manoeuvre de réduction d'une luxation temporo-mandibulaire bilatérale commence par un seul des mouvements suivants, lequel?

A. Traction par appui incisif
B. Fermeture de la cavité buccale
C. Rétropulsion mandibulaire
D. Propulsion mandibulaire
E. Abaissement mandibulaire par appui molaire

Réponse : E

2. 5. 3
DIVERS

S 90/2/1/ 65

La luxation antérieure de l'articulation temporo-mandibulaire présente tous les éléments suivants, sauf un, lequel?

A. S'accompagne toujours d'une fracture condylienne
B. Se réduit par la manoeuvre de Nélaton
C. Se traduit par une fermeture buccale impossible
D. N'est pas toujours traumatique
E. Peut récidiver

Réponse : A

3
TRAUMATISME FACIAL
3. 1
TRAUMATISME DE LA FACE
3. 1. 1
DÉFINITION

S 89/7/1/ 19

Une "Blow-out fracture" pure est une fracture du plancher de l'orbite:

A. Bilatérale, avec enfoncement naso-ethmoïdal
B. Unilatérale, avec fracture du malaire
C. Unilatérale, avec fracture du rebord orbitaire
D. Unilatérale, sans fracture du rebord orbitaire
E. Unilatérale, avec fracture du toit de l'orbite

Réponse : D

3. 1. 2
CLINIQUE

M 85/1/2/ 92

Une rhinorrhée cérébro-spinale peut s'observer et doit être recherchée en cas de:

A. Fracture-disjonction type Lefort I du massif facial
B. Fracture avec déplacement du plancher de l'orbite
C. Fracture fronto-orbitaire
D. Fracture fronto-ethmoïdale
E. Fracture-disjonction type Lefort III

Réponse : CDE

S 85/7/1/100

Parmi les propositions suivantes, laquelle n'entraîne pas un hématome péri-orbitaire bilatéral?

A. Fracture du malaire
B. Fracture de Lefort II
C. Fracture des os propres du nez
D. Fracture de l'étage antérieur du crâne
E. Fracture de Lefort III

Réponse : A

M 86/4/1/117

En présence d'une hémorragie sous-conjonctivale "externe", il faut penser systématiquement à l'une ou plusieurs des lésions suivantes: laquelle ou lesquelles?

A. Fracture du malaire
B. Disjonction Lefort III
C. Disjonction Lefort II
D. Disjonction Lefort I
E. Fracture des os propres du nez

Réponse : AB

M 87/3/1/111

Devant les signes suivants chez un traumatisé facial, le(s)quel(s) vous évoque(nt) une fracture du plancher orbitaire?

A. Mydriase
B. Diplopie
C. Anesthésie dans le territoire du nerf sous orbitaire
D. Enophtalmie
E. Exophtalmie

Réponse : BCDE

M 88/2/1/103

L'atteinte traumatique du nerf sous-orbitaire se recherche en explorant la sensibilité cutanée de:

A. L'aile du nez
B. La lèvre supérieure
C. La région naso-génienne
D. La lèvre inférieure
E. La langue

Réponse : ABC

M 88/5/2/120

Un hématome péri-orbitaire en lorgnette peut être provoqué par:

A. Fracture du malaire
B. Fracture de Lefort type II
C. Fracture des os propres du nez
D. Fracture de l'étage antérieur du crâne
E. Fracture de Lefort type I

Réponse : BCD

S 89/3/1/ 15

Parmi les signes suivants, tous évoquent une fracture du plancher de l'orbite sauf un, lequel:

A. Limitation de la motricité oculaire dans le regard vers le haut
B. Opacité du sinus maxillaire sur la radio
C. Lésion du muscle grand oblique
D. Hypoesthésie dans le territoire du nerf sous-maxillaire
E. Diplopie maximale dans le regard vers le haut

Réponse : C

M 90/7/2/104

La fracture isolée de l'arcade zygomatique est caractérisée par:

A. Enfoncement de la pommette
B. Limitation de l'ouverture buccale
C. Anesthésie du nerf sous-orbitaire
D. Dépression pré-auriculaire
E. Hématome sous conjonctival

Réponse : BD

M 94/8/2/ 26

Parmi ces signes dans l'examen d'un traumatisé crânien, quels sont ceux évocateurs d'une fracture du rocher?

A. Otorragie
B. Epistaxis
C. Hématome péri-orbitaire bilatéral
D. Hypoacousie
E. Paralysie faciale

Réponse : ADE

3. 1. 3 IMAGERIE

M 86/7/1/102

Une opacité du sinus maxillaire d'origine traumatique est habituellement observée dans deux des fractures suivantes: lesquelles?

A. Disjonction crânio-faciale Lefort III
B. Disjonction inter-maxillaire
C. Fracture des os propres du nez
D. Fracture du malaire
E. Lefort I

Réponse : DE

M 88/7/1/ 99

Une opacité radiologique du (ou des) sinus maxillaire(s) consécutive à un traumatisme facial est compatible avec quelle(s) fracture(s)?

A. Disjonction crânio-faciale type Lefort III
B. Fracture de Lefort I (Guérin)
C. Fracture maxillo-malaire
D. Fracture du plancher de l'orbite
E. Lefort II

Réponse : BCDE

3. 1. 4 FORMES CLINIQUES

S 91/6/1/ 54

Dans quel type de fracture parmi les suivantes le trait passe-t-il dans la fente sphéno-maxillaire?

A. Lefort III
B. Lefort II
C. Lefort I
D. Disjonction inter-maxillaire
E. Disjonction maxillo-malaire

Réponse : A

3. 1. 5 ETIOLOGIES (FACTEURS DE RISQUE, TERRAIN)

S 88/7/1/ 9

A la suite d'une chute de cheval, une femme présente un traumatisme crânio-facial sans PC avec impact au niveau du menton. L'examen neurologique est normal. On trouve une limitation d'ouverture buccale et un trouble d'articulé dentaire avec contact molaire prématuré droit. De quelle fracture peut-il s'agir?

A. Fracture de l'apophyse coronoïde de la mandibule
B. Fracture de l'arcade zygomatique
C. Fracture de l'étage antérieur de la base du crâne
D. Fracture mandibulaire de la région symphysaire
E. Fracture du condyle mandibulaire droit

Réponse : E

3. 1. 6
EVOLUTION
(PRONOSTIC, COMPLICATIONS)

S 86/5/1/ 93

Parmi ces fractures, laquelle peut entraîner un risque vital immédiat?

A. Condylienne bilatérale
B. Parasymphysaire bilatérale
C. Lefort III
D. Symphysaire
E. Disjonction inter-maxillaire

Réponse : B

S 86/6/1/ 18

Parmi ces types de traumatisme facial, un seul ne fait pas évoquer d'emblée le risque de brèche dure-mérienne:

A. Dislocation orbitonasale
B. Fracture de Guérin
C. Fracture de Lefort II
D. Fracture de Lefort III
E. Fracture du sinus frontal

Réponse : B

S 87/2/1/ 32

Quel est le plus grand risque d'une fracture complexe du massif facial intéressant le massif ethmoïdo-nasal?

A. Contusion du nerf optique
B. Diplopie
C. Méningite
D. Dystopie canthale
E. Enophtalmie

Réponse : C

M 87/2/2/ 15

Selon la liste suivante de fractures avec déplacement, quelle(s) est (sont) celle(s) qui entraîne(nt) un trouble de l'articulé dentaire?

A. Condyle mandibulaire unilatéral
B. Disjonction médio-faciale ou Lefort II
C. Zygomato-malaire
D. Alvéolo-dentaire
E. Apophyse coronoïde mandibulaire

Réponse : ABD

M 87/6/2/ 84

Une rhinorrhée cérébro-spinale peut s'observer ou doit être recherchée en cas de:

A. Fracture de la paroi antérieure du sinus frontal
B. Fracture avec déplacement du plancher de l'orbite
C. Fracture fronto-orbitaire
D. Fracture fronto-ethmoïdale
E. Fracture-disjonction type Lefort III

Réponse : CDE

3. 1. 7
TRAITEMENTS

S 87/2/1/ 44

Dans un traumatisme de la face, parmi les lésions suivantes, laquelle est une urgence thérapeutique (dans les 12 heures)?

A. Plaie du canal de Sténon
B. Disjonction crânio-faciale ou fracture de Lefort III
C. Fracture bilatérale des condyles mandibulaires
D. Plaie du globe oculaire
E. Plaie du nerf facial

Réponse : D

M 88/2/1/109

Parmi les propositions suivantes chez un traumatisé facial, laquelle ou lesquelles appelle(nt) toujours une thérapeutique d'urgence?

A. Une diplopie
B. Une plaie du globe oculaire
C. Une rhinorrhée
D. Une plaie du nerf facial
E. Une disjonction inter-maxillaire

Réponse : BD

3. 1. 8
DIVERS

S 90/1/1/ 51

Un patient présente dans les suites d'un traumatisme crânio-facial un écoulement nasal, clair, empesant l'oreiller. Il s'agit vraisemblablement de:

A. Sinusite post-traumatique
B. Obstruction des voies lacrymales
C. Rhinorrhée cérébro-spinale
D. Plaie des voies lacrymales
E. Aucune des réponses ci-dessus n'est exacte

Réponse : C

M 91/6/1/ 85

Parmi ces fractures, laquelle ou lesquelles peut(vent) donner une anesthésie labio-mentonnière?

A. Fracture condylienne
B. Fracture coronoïdienne
C. Fracture pré angulaire
D. Fracture symphysaire
E. Fracture de la branche horizontale au niveau de la première molaire

Réponse : CE

3. 2
FRACTURE DE LEFORT
3. 2. 1
CLINIQUE

M 85/4/2/ 87

Citez le ou les signes d'examen clinique permettant de suspecter une disjonction crânio-faciale:

A. Trouble de l'articulé dentaire
B. Otorragie bilatérale
C. Rétro-mandibulie
D. Mobilité de l'arcade dentaire supérieure
E. Toutes les réponses ci-dessus sont exactes

Réponse : AD

M 85/6/2/ 90

Chez un patient traumatisé de la face, quels sont les deux signes pathognomoniques d'un fracture disjonction de l'étage moyen de la face?

A. Rétro-maxillie supérieure avec béance antérieure
B. Rétro-mandibulie
C. Trismus
D. Mobilité de l'arcade dentaire supérieure
E. Epistaxis

Réponse : AD

S 86/6/1/ 2

Dans les trois types de disjonctions horizontales du massif facial, quelle est la manifestation particulière à la fracture Lefort III?

A. Ecchymose en lorgnette
B. Epistaxis
C. Mobilité du maxillaire supérieur
D. Ecoulement de liquide céphalo-rachidien
E. Contact molaire bilatéral prématuré

Réponse : D

M 87/6/1/109

Chez un patient traumatisé de la face, une fracture disjonction de type Lefort II se traduit par:

A. Rétro-maxillie supérieure avec béance antérieure
B. Effacement des pommettes
C. Trismus
D. Mobilité de l'arcade dentaire supérieure
E. Epistaxis

Réponse : ADE

M 87/6/1/115

Le ou les signes d'examen clinique permettant de suspecter une fracture type Lefort I est ou sont:

A. Trouble de l'articulé dentaire
B. Otorragie bilatérale
C. Rétro-maxillie
D. Mobilité de l'arcade dentaire supérieure
E. Toutes les réponses ci-dessus sont exactes

Réponse : ACD

M 90/1/2/115

Une disjonction faciale Lefort II peut se traduire par:

A. Une mobilité du squelette du massif facial par rapport au crâne
B. Une béance antérieure
C. Une rhinorrhée de LCR
D. Un déplacement orbitaire externe
E. Une mobilité des deux os malaires

Réponse : AB

M 90/5/2/120

Une disjonction isolée de type Lefort I comporte l'un ou plusieurs des signes suivants : lequel ou lesquels?

A. Mobilité de la pyramide nasale
B. Mobilité du plateau palatin
C. Anesthésie sous-orbitaire
D. Mobilité des malaires
E. Hémosinus

Réponse : BE

S 91/3/1/ 63

Parmi les trois types de disjonctions horizontales du massif facial, la fracture Lefort I se manifeste par:

A. Ecchymose en lorgnette
B. Mobilité de la pyramide nasale associée à celle de l'étage moyen
C. Mobilité du maxillaire supérieur seule
D. Ecoulement possible de liquide céphalo-rachidien
E. Contact molaire bilatéral prématuré

Réponse : C

S 91/7/1/ 28

Indiquer le signe clinique pathognomonique d'une disjonction crânio-faciale:

A. Troubles de l'articulé dentaire
B. Mobilité du massif facial
C. Ecchymoses sous conjonctivales bilatérales
D. Mobilités dentaires
E. Oedème facial très important

Réponse : B

3. 3
FRACTURE MAXILO-MALAIRE
3. 3. 1
CLINIQUE

S 85/1/1/ 72

Parmi les signes suivants, quel est le signe qui ne s'observe pas dans une fracture maxillo-malaire?

A. L'épistaxis
B. L'anesthésie sous-orbitaire
C. Le trismus
D. L'effacement de la pommette
E. Trouble de l'occlusion dentaire

Réponse : E

M 89/6/2/ 31

Quel(s) est (sont) le(s) signe(s) clinique(s) pouvant accompagner une fracture maxillo-malaire?

A. Enophtalmie
B. Déplacement des deux canthus internes
C. Diplopie
D. Ecchymose péri-orbitaire
E. Hypoesthésie sous orbitaire

Réponse : ACDE

M 88/6/1/106

Indiquez le ou les signes cliniques en faveur d'une fracture maxillo-malaire:

A. Un enfoncement de la pommette
B. Une limitation de l'amplitude d'ouverture buccale
C. Une anesthésie sous-orbitaire
D. Un trouble de l'articulé
E. Une épistaxis

Réponse : ABCE

3. 3. 2 EVOLUTION (PRONOSTIC, COMPLICATIONS)

M 88/7/1/108

Quelle(s) est (sont) parmi les suivantes les séquelles possible d'une fracture maxillo-malaire négligée?

A. Trouble de l'articulé dentaire
B. Limitation de l'ouverture buccale
C. Hypoesthésie sus-orbitaire
D. Sinusite maxillaire chronique
E. Diplopie

Réponse : BCDE

3. 4 FRACTURE DU MAXILLAIRE

3. 4. 1 CLINIQUE

M 92/9/2/ 79

La sémiologie de la fracture-disjonction maxillo-malaire comporte:

A. Dysesthésie sous-orbitaire
B. Epiphora
C. Effacement de la pommette
D. Trouble de l'articulé dentaire
E. Limitation de l'ouverture buccale

Réponse : ACE

3. 4. 2 EVOLUTION (PRONOSTIC, COMPLICATIONS)

M 88/4/2/108

Les complications des fractures du maxillaire supérieur mal traitées ou passées inaperçues comportent:

A. Pseudarthrose
B. Cal vicieux avec recul et abaissement du maxillaire
C. Béance antérieure
D. Déformation esthétique
E. Trouble de l'articulé dentaire

Réponse : BCDE

3. 4. 3 TRAITEMENTS

M 88/7/1/101

Le blocage intermaxillaire utilisé dans le traitement des fractures des maxillaires peut être réalisé par:

A. Des plaques miniaturisées vissées
B. Des ligatures d'Ivy
C. Un plâtre cervico-facial
D. Des ostéosynthèses au fil métallique
E. Des arcs ligaturés aux dents

Réponse : BE

3. 5 FRACTURE DE L'OS MALAIRE

3. 5. 1 CLINIQUE

M 85/3/2/ 5

La symptomatologie d'une fracture du malaire comporte:

A. Hématome en lorgnette
B. Hémorragie sous-conjonctivale externe
C. Décalage du rebord orbitaire inférieur
D. Limitation de l'ouverture buccale
E. Gêne à la fermeture complète des mâchoires

Réponse : BCD

S 86/3/1/ 15

Chez un traumatisé facial récent, parmi les signes d'examen clinique qui suivent, quel est celui qui n'est pas spécifique d'une fracture du malaire?

A. Effacement du relief de la pommette
B. Décalage de la jonction fronto-malaire
C. Ecchymose des paupières
D. Anesthésie de l'aile du nez et de l'hémi-lèvre supérieure
E. "Marche d'escalier" palpable sur le rebord orbitaire inférieur

Réponse : C

M 86/3/2/ 69

Le tableau d'une fracture du malaire isolée ne se traduit jamais par:

A. Epistaxis
B. Trouble de l'occlusion
C. Signe de Vincent
D. Anesthésie de l'hémilèvre supérieure du côté de la fracture du malaire
E. Diplopie

Réponse : BC

S 92/8/1/ 17

Quel signe peut être présent lors d'une fracture du malaire ?

A. Trouble de l'articulé dentaire
B. Insensibilité de l'aile du nez
C. Ptosis
D. Dystopie canthale interne
E. Ectropion

Réponse : B

3. 5. 2 EVOLUTION (PRONOSTIC, COMPLICATIONS)

S 85/4/1/109

Quelle complication ophtalmologique doit-on systématiquement rechercher devant toute fracture isolée du malaire (sans contusion, ni plaie oculaire)?

A. Paralysie de la 3ème paire crânienne
B. Paralysie de la 6ème paire crânienne
C. Diplopie
D. Paralysie palpébrale
E. Aucune des réponses ci-dessus n'est exacte

Réponse : C

S 88/6/1/ 4

Parmi les séquelles suivantes secondaires à une fracture orbito-malaire, l'une est exceptionnelle, laquelle?

A. Diplopie
B. Anesthésie sous-orbitaire
C. Asymétrie faciale
D. Limitation d'ouverture buccale
E. Exophtalmie

Réponse : E

3. 6 FRACTURE DE LA MANDIBULE

3. 6. 1 CLINIQUE

M 86/2/2/ 86

Parmi les éléments cliniques suivants, on peut suspecter une fracture du condyle mandibulaire devant:

A. Hypoesthésie labio-mentonnière
B. Epistaxis
C. Plaie du menton
D. Latéro-déviation à l'ouverture buccale
E. Une surdité brusque

Réponse : CD

M 86/3/2/ 70

Certaines fractures mandibulaires peuvent entraîner une hypoesthésie labio-mentonnière du même côté. Laquelle ou lesquelles parmi les suivantes?

A. Fracture de l'apophyse coronoïde
B. Fracture de la tête condylienne
C. Fracture de l'angle
D. Fracture de la branche horizontale
E. Fracture symphysaire médiane

Réponse : CD

M 86/4/1/114

Parmi ces fractures, laquelle ou lesquelles peu(ven)t donner une anesthésie labio-mentonnière?

A. Fracture condylienne
B. Fracture coronoïdienne
C. Fracture angulaire
D. Fracture symphysaire
E. Fracture parasymphysaire au niveau de la première molaire

Réponse : CE

M 88/6/1/110

Parmi les éléments cliniques suivants, on peut suspecter une fracture du condyle mandibulaire devant:

A. Hypoesthésie labio-mentonnière
B. Epistaxis
C. Plaie du menton
D. Latéro-déviation à l'ouverture buccale
E. Une fracture de la région para-symphysaire

Réponse : CDE

M 92/9/2/ 81

Parmi les éléments cliniques suivants, on peut suspecter une fracture du condyle mandibulaire devant:

A. Hypoesthésie labio-mentonnière
B. Otorragie
C. Plaie du menton
D. Latéro-déviation à l'ouverture buccale
E. Surdité brusque

Réponse : BCD

M 93/8/2/ 92

Une fracture bi-sous-condylienne de la mandibule peut donner les signes cliniques suivants:

A. Une plaie du menton accompagnée d'une otorragie unilatérale
B. Une rétro-mandibulie avec limitation d'ouverture douloureuse
C. Une otorragie bilatérale
D. Un trismus
E. Une béance antérieure

Réponse : ABCDE

3. 6. 2
IMAGERIE

M 89/5/2/107

Les techniques d'imagerie utiles dans le diagnostic des fractures condyliennes mandibulaires comportent:

A. Cliché occlusal
B. Tomodensitométrie
C. Imagerie Résonance Magnétique
D. Orthopantomogramme
E. Tomographies

Réponse : BDE

3. 6. 3
FORMES CLINIQUES

M 94/8/2/ 61

Quelles fractures mandibulaires peuvent se compliquer d'hypoesthésie labio-mentonnière?

A. Fracture du coroné
B. Fracture du condyle
C. Fracture de l'angle
D. Fracture passant entre 45 et 46
E. Fracture para-symphysaire

Réponse : CD

3. 6. 4
EVOLUTION (PRONOSTIC, COMPLICATIONS)

S 85/1/1/ 17

Une fracture condylienne négligée chez un enfant de 6 ans peut entraîner les complications suivantes, sauf une. Laquelle?

A. Une ankylose temporo-mandibulaire
B. Une hémi-atrophie mandibulaire
C. Une ouverture de la bouche en latéro-déviation
D. Une luxation récidivante
E. Des troubles de croissance de la mandibule

Réponse : D

M 87/2/2/ 21

En l'absence d'un traitement rigoureux, et le cas échéant malgré lui, les complications précoces ou tardives, d'une fracture à trait unique de la branche horizontale de la mandibule comportent:

A. Une cellulite à partir de la dent comprise dans le trait de fracture
B. Une hypoesthésie durable labio-mentonnière du côté de la fracture
C. Un cal vicieux responsable d'une malocclusion dentaire
D. Une menace d'asphyxie par chute de la langue en arrière
E. Une ankylose temporo-mandibulaire

Réponse : ABC

S 87/3/1/ 93

Une fracture mandibulaire, parasymphysaire droite, apparemment unique, doit faire rechercher les lésions associées suivantes. Laquelle d'entre elles est la plus importante en ce qui concerne la conduite du traitement et l'avenir fonctionnel du blessé?

A. Plaie de la fibro-muqueuse gingivale au niveau de la fracture ainsi exposée en bouche
B. Hypo ou anesthésie labio-mentonnière droite due à un traumatisme du nerf dentaire inférieur correspondant
C. Fracture d'un condyle mandibulaire
D. Vitalité des dents situées dans le voisinage de la fracture
E. Fractures dentaires

Réponse : C

S 87/3/1/ 94

La complication qu'il faut en tout premier lieu redouter dans une fracture du condyle mandibulaire chez l'enfant est:

A. Lésion concomitante du nerf facial
B. Plaie du pédicule vasculaire maxillaire interne
C. Lésion du nerf dentaire inférieur
D. Pseudarthrose
E. Ankylose temporo-mandibulaire

Réponse : E

M 88/2/2/105

Parmi les propositions suivantes concernant les fractures du condyle mandibulaire, il est exact que:

A. Les complications secondaires sont dominées par: l'infection
B. Les complications immédiates: - les troubles asphyxiques, - l'hémorragie, - l'emphysème sous-cutané
C. Dans les complications tardives il n'existe jamais de pseudarthrose
D. L'hémi-atrophie mandibulaire une des conséquences chez le jeune, ces fractures passées inaperçues
E. L'ankylose de l'articulation temporo-mandibulaire est également une conséquence possible de ces fractures

Réponse : CDE

S 88/3/1/ 95

A quel risque majeur expose une fracture bilatérale de la mandibule, lorsque les traits de fractures passent par les régions canines?

A. Nécrose du fragment mandibulaire médian
B. Hémorragie foudroyante
C. Détresse respiratoire
D. Anesthésie labio-mentonnière définitive
E. Ostéite chronique

Réponse : C

S 89/5/1/ 93

En cas de fracture de l'apophyse condylienne mandibulaire, on constate souvent un petit écoulement sanguin par le conduit auditif externe du même côté. Quelle en est la cause?

A. Fracture associée du rocher
B. Fracture associée de l'apophyse mastoïde
C. Fracture associée de l'apophyse styloïde
D. Plaie du conduit auditif externe
E. Fracture associée de la base du crâne

Réponse : D

M 90/1/2/ 99

Une fracture condylienne négligée chez un enfant de six ans peut entraîner quelles complications?

A. Une ankylose temporo-mandibulaire
B. Un trouble de croissance mandibulaire
C. Un retard d'éruption dentaire
D. Une luxation temporo mandibulaire récidivante
E. Une difficulté à la mastication

Réponse : ABE

M 92/8/2/ 41

Quelles sont les complications éventuelles d'une fracture unilatérale du condyle mandibulaire chez l'enfant?

A. Asymétrie faciale
B. Limitation de l'ouverture buccal
C. Ankylose temporo-mandibulaire
D. Enophtalmie
E. Diplopie

Réponse : ABC

3. 6. 5 TRAITEMENTS

S 86/6/1/ 1

Le délai normal de consolidation d'une fracture simple de la branche horizontale de la mandibule chez l'adulte est de:

A. 3 semaines
B. 5 semaines
C. 9 semaines
D. 6 semaines
E. 4 semaines

Réponse : D

M 89/7/1/115

Les ostéosynthèses réalisées dans les fractures mandibulaires:

A. Raccourcissent la durée de la consolidation
B. Raccourcissent la durée du blocage inter-maxillaire
C. Entraînent des cicatrices cutanées
D. Nécessitent une instrumentation spécifique
E. Diminuent le risque infectieux

Réponse : BD

3. 6. 6 DIVERS

M 87/1/1/114

Les fractures de la mandibule:

A. Sont le plus souvent dues à des accidents de la voie publique
B. Sont plus fréquentes chez l'homme que chez la femme
C. Consolident habituellement en 40 jours
D. Imposent toujours une immobilisation de la mandibule
E. Sont les plus rares des fractures faciales

Réponse : ABC

M 89/6/2/100

Une fracture de la tête du condyle mandibulaire:

A. Peut survenir après un choc sur le menton
B. Nécessite un blocage inter-maxillaire de 6 semaines
C. Nécessite une rééducation sous contrôle médical
D. Peut entraîner une ankylose de l'articulation temporo-mandibulaire
E. Ne présente aucun risque fonctionnel chez l'enfant

Réponse : ACD

M 91/2/1/ 88

Dans une fracture déplacée unilatérale du condyle mandibulaire:

A. L'ouverture buccale se fait sans latéro-déviation
B. A l'ouverture buccale, le point inter-incisif inférieur se déplace vers le côté opposé à la fracture
C. A l'ouverture buccale, le point inter-incisif inférieur se déplace vers le côté de la fracture
D. Il n'y a habituellement pas de trouble de l'articulé dentaire en occlusion
E. L'évolution peut se faire vers une ankylose temporo-mandibulaire

Réponse : CE

3. 7 CONTACT MOLAIRE

3. 7. 1 DÉFINITION

S 85/2/1/120

Le contact molaire unilatéral prématuré est le signe majeur d'une fracture:

A. Sous-condylienne
B. De la symphyse mandibulaire
C. D'une fracture du malaire
D. D'une disjonction inter-maxillaire
E. D'une fracture de l'arcade zygomatique

Réponse : A

4
PATHOLOGIES DENTAIRES
4. 1
DENT
4. 1. 1
DÉFINITION

M 87/3/2/106

La mono-arthrite dentaire aiguë est caractérisée par:

A. L'existence d'une sensation de dent longue
B. Une mobilité dentaire
C. Une douleur dentaire majorée par l'occlusion
D. Une étiologie toujours carieuse
E. Un élargissement du ligament alvéolo-dentaire à la radiographie

Réponse : ABCE

4. 1. 2
CLINIQUE

M 89/2/2/ 35

La douleur de la monoarthrite aiguë (ou desmodontite):

A. Est permanente
B. Est exacerbée par la mastication
C. Est très intense
D. Est strictement localisée à la dent
E. Est retrouvée à la percussion transversale

Réponse : ABCDE

S 91/4/1/ 23

La première dent définitive qui apparaît sur l'arcade est:

A. Une incisive centrale inférieure
B. Une incisive centrale supérieure
C. Une première prémolaire
D. Une première molaire
E. Une canine

Réponse : D

4. 1. 3
ETIOLOGIES
(FACTEURS DE RISQUE, TERRAIN)

M 88/2/2/104

Une inclusion dentaire peut-être causée par:

A. Kyste intra-osseux
B. Prognathie mandibulaire
C. Microdontie
D. Une position anormale du germe
E. Dent surnuméraire

Réponse : ADE

M 93/9/2/ 78

Parmi les éléments suivants, quel(s) est (sont) celui (ou ceux) pouvant être un facteur favorisant d'une parodontolyse?

A. Caries
B. Dépôts de tartre
C. Restauration prothétique défectueuse
D. Dysmorphose dento-maxillo-faciale
E. Canine incluse

Réponse : ABCD

4. 1. 4
BILAN ÉTIOLOGIQUE

S 88/2/1/ 11

Chez un enfant de 8 ans, l'absence de la canine définitive sur l'arcade doit entraîner la prise de la mesure suivante:

A. Vérification radiologique de la présence du germe définitif
B. Vérification de l'absence d'un kyste péri-coronaire
C. Consultation rapide d'un spécialiste en orthodontie
D. Bilan des hormones thyroïdiennes
E. Rendez vous à six mois

Réponse : E

S 90/2/1/ 64

Chez un enfant de 9 ans, l'absence de la canine définitive sur l'arcade doit entraîner la prise de la mesure suivante:

A. Vérification radiologique de la présence du germe définitif
B. Vérification de l'absence d'un kyste péri-coronaire
C. Consultation rapide d'un spécialiste en orthodontie
D. Bilan des hormones thyroïdiennes
E. Pratique d'un caryotype

Réponse : A

4. 1. 5
EVOLUTION
(PRONOSTIC, COMPLICATIONS)

S 88/7/1/ 25

A l'exception des dents de sagesse, quelles sont les dents définitives le plus souvent incluses?

A. Les incisives supérieures
B. Les incisives inférieures
C. Les canines supérieures
D. Les canines inférieures
E. Les prémolaires

Réponse : C

M 88/2/2/103

La ou les affections suivantes sont susceptibles d'être secondaires à un foyer infectieux dentaire non traité?

A. Syndrome néphrotique
B. Endocardite bactérienne
C. Uvéite
D. Oedème de Quincke
E. Mycose cutanée

Réponse : ABCD

M 90/5/2/119

La mortification d'une dent:

A. Est toujours la conséquence d'une carie
B. Est à l'origine de la formation d'un granulome apical
C. Est responsable d'une teinte grise que prend peu à peu la couronne de la dent
D. Impose toujours l'extraction de la dent, même chez un sujet sain
E. Est une des étiologies possibles d'une infection à distance dite "infection focale"

Réponse : BCE

S 90/7/1/ 72

Une dysharmonie dento-maxillaire ne peut entraîner l'une des complications suivantes; laquelle?

A. Une parodontopathie
B. Des inclusions dentaires
C. Des caries dentaires
D. Un dysfonctionnement des articulations temporo-mandibulaires
E. Une prognathie mandibulaire

Réponse : E

4. 1. 6 DIVERS

S 85/1/1/ 1

De combien de dents se compose la 1ère denture?

A. 16
B. 20
C. 24
D. 28
E. 32

Réponse : B

S 85/3/1/113

Dans le calendrier de la dentition définitive suivant, une date est fausse. Laquelle?

A. Incisives 7 et 8 ans
B. Canines 9 ans
C. Prémolaires 9 et 11 ans
D. Premières molaires 6 ans
E. Deuxièmes molaires 12 ans

Réponse : B

S 85/7/1/ 3

Quelle dent appelle-t-on la dent de 6 ans?

A. Incisive
B. Canine
C. 1ère prémolaire
D. 2ème prémolaire
E. 1ère molaire

Réponse : E

S 86/7/1/ 6

La première dent définitive qui apparaît sur l'arcade est:

A. Une incisive centrale inférieure
B. Une incisive centrale supérieure
C. Une première prémolaire
D. Une première molaire
E. Une canine

Réponse : D

S 88/1/1/ 85

A quel âge débute la minéralisation des incisives lactéales?

A. Au 1er mois de la vie intra-utérine
B. Au 3ème mois de la vie intra-utérine
C. Au 8ème mois de la vie intra-utérine
D. A la naissance
E. A partir du 3ème mois

Réponse : B

S 88/4/1/ 87

A quel âge commence la minéralisation des premières dents définitives:

A. Au 1er mois de la vie intra-utérine
B. Au 6ème mois de vie intra-utérine
C. A la naissance
D. Au 6ème mois
E. Pendant la 2ème année

Réponse : C

S 88/6/1/ 85

A propos de la dysharmonie dento-maxillaire, toutes les propositions suivantes sont justes sauf une. Laquelle?

A. Elle peut être suspectée devant l'absence de diastème en denture lactéale
B. Elle possède une composante héréditaire
C. Elle s'accompagne souvent d'une macrodontie
D. Elle peut être traitée par l'orthopédie dento-faciale
E. Elle est le plus souvent due à la persistance d'une déglutition de type infantile

Réponse : E

S 88/7/1/ 28

Lorsqu'un enfant perd sa première incisive de lait vers l'âge de sept ans, elle n'a pratiquement pas de racine. Pourquoi?

A. Parce que les racines des dents de lait sont lysées par la poussée des couronnes des dents définitives correspondantes
B. Parce que les racines des dents de lait sont progressivement lysées par des processus métaboliques enzymatiques
C. Parce que les dents de lait n'ont pas de racine
D. Parce que la racine reste en place dans l'os alvéolaire
E. Aucune des propositions n'est exacte

Réponse : A

M 90/3/2/ 81

Parmi les propositions suivantes concernant les mono-arthrites apicales dentaires, lesquelles sont vraies?

A. Elles surviennent toujours sur dent mortifiée
B. Elles peuvent être révélatrices d'une mortification
C. L'exploration radiologique peut montrer une image claire péri-apicale
D. Lors de manifestations aiguës, l'extraction de la dent causale est indispensable
E. Elles peuvent se voir en l'absence de caries

Réponse : ABCE

M 91/4/1/ 96

Le parodonte ou tissu de soutien de la dent comprend un ou plusieurs des éléments suivants:

A. Cément
B. Desmodonte ou ligament dento-alvéolaire
C. L'os alvéolaire
D. La fibro-muqueuse gingivale
E. L'os basilaire

Réponse : ABCD

M 91/5/2/ 39

Parmi ces propositions concernant les gingivites, lesquelles sont vraies?

A. Le ligament alvéolo-dentaire est lésé
B. Une forme hypertrophique peut être constatée pendant une grossesse
C. Elles s'accompagnent de mobilité dentaire
D. L'intoxication alcoolo-tabagique est une des causes
E. Une leucose peut être révélée par une gingivopathie

Réponse : BDE

M 91/4/2/ 31

A propos des dates d'éruption des dents il est exact que:

A. Les incisives lactéales font leur éruption vers 1 an
B. Les premières molaires définitives apparaissent vers 6 ans
C. Les prémolaires lactéales sont les dernières dents lactéales à apparaître
D. Les canines définitives apparaissent aux alentours de 10 ans
E. La deuxième molaire définitive apparaît aux alentours de 12 ans

Réponse : ABDE

M 91/6/1/ 96

Une pro-alvéolie supérieure chez un enfant de 8 ans, peut être:

A. La conséquence de la persistance d'une déglutition primaire
B. La conséquence d'une hypotonie de la lèvre supérieure
C. Elle peut se voir en cas de macroglossie
D. Elle peut être la conséquence d'un tic de succion du pouce à cet âge
E. Elle expose au traumatisme des incisives lors d'un accident

Réponse : ABCDE

M 91/2/2/ 59

Concernant les dents suivantes il est exact que:

A. 38 est la dent de sagesse inférieure gauche
B. 43 apparait après 44
C. 27 apparait aux alentours de 12 ans
D. 13 apparait aux alentours de 10 ans
E. 54 est la première molaire lactéale supérieure droite

Réponse : ABCDE

M 91/2/2/ 77

La mortification post-traumatique d'une incisive permanente chez un patient de plus de 15 ans peut être responsable de la survenue:

A. D'une carie dentaire
B. D'une évolution en malposition
C. D'un changement de couleur de la dent
D. D'une sinusite maxillaire
E. D'un kyste radiculo-dentaire

Réponse : CE

S 91/6/1/ 63

Le dépôt de tartre est la conséquence de:

A. Taux trop élevé de calcium dans l'eau
B. Hygiène de la bouche insuffisante
C. Mastication insuffisante
D. Taux de calcium élevé dans la nourriture
E. Taux surabondant d'hydrates de carbone dans la nourriture

Réponse : B

S 91/2/1/ 64

L'accident inflammatoire, point de départ des complications infectieuses lors de l'éruption de la dent la sagesse, s'appelle?

A. Périostite du maxillaire
B. Péri-coronarite
C. Granulome péri-apical
D. Pulpite aiguë
E. Kyste radiculo-dentaire

Réponse : B

4. 2 CARIE DENTAIRE

4. 2. 1 CLINIQUE

S 87/6/1/ 82

La douleur de la pulpite dentaire aiguë typique a tous les caractères suivants, sauf un. Lequel?

A. Spontanée
B. Très intense
C. Exagérée par le chaud et le froid
D. Lente à disparaître
E. Localisée à une dent

Réponse : E

M 89/2/2/ 1

La douleur de la pulpite est:

A. Permanente
B. Calmée par le froid
C. Exacerbée par le chaud
D. Accentuée par le décubitus
E. Strictement localisée à la dent

Réponse : ACD

4. 2. 2 ETIOLOGIES (FACTEURS DE RISQUE, TERRAIN)

M 86/1/2/ 89

Parmi les 5 propositions suivantes, quelle(s) est (sont) celle(s) que vous retenez, à l'origine de la carie dentaire?

A. Une alimentation riche en protides
B. Une absence de brossage efficace des dents le soir
C. La radiothérapie
D. La fermentation des hydrates de carbone par les microbes buccaux, formant des acides
E. Des malpositions dentaires

Réponse : BCDE

M 88/3/2/105

Quel est (ou quel sont) le(s) facteur(s) favorisant de façon certaine l'apparition de caries dentaires?

A. L'hérédité
B. L'alimentation riche en hydrates de carbone
C. Le défaut d'hygiène buccale
D. Les traitements neuroleptiques
E. Les traitements antibiotiques par cyclines

Réponse : ABCDE

M 88/4/2/107

La (les) cause(s) d'une pulpite peut (peuvent) être:

A. La carie
B. Une gingivite
C. Les matériaux d'obturation dentaire
D. Un traumatisme dentaire
E. L'inclusion dentaire

Réponse : ACD

4. 2. 3 EVOLUTION (PRONOSTIC, COMPLICATIONS)

M 89/4/2/102

Parmi les facteurs suivants, la carie dentaire peut se compliquer de:

A. Nécrose pulpaire
B. Desmodontite (ou arthrite dentaire) aiguë infectieuse
C. Granulome péri-apical
D. Kyste radiculo-dentaire
E. Cellulite

Réponse : ABCDE

4. 2. 4 TRAITEMENTS

M 85/6/2/ 93

Les mesures préventives de lutte contre la carie dentaire chez l'enfant comportent:

A. Prescription du fluor
B. Correction des malpositions dentaires
C. Prescription de calcium
D. Vitaminothérapie
E. Bains de bouche antiseptiques

Réponse : AB

M 87/7/2/103

Le traitement préventif de la carie dentaire consiste à:

A. Eliminer la plaque par brossage
B. Conseiller la consommation de lait
C. Prescrire des comprimés de fluor chez l'enfant
D. Dépister des caries par consultation mensuelle
E. Conseiller l'usage de l'eau de Badoit

Réponse : ACE

M 88/4/2/110

Chez l'enfant, la prévention de la carie dentaire par le fluor peut se faire sous forme:

A. D'utilisation de dentifrices fluorés
B. De prescription de comprimés de fluor
C. D'application locale de gels fluorés à l'aide de gouttières
D. D'administration de fluor par voie parentérale
E. D'utilisation de sel fluoré dans l'alimentation

Réponse : ABCE

M 88/7/2/ 32

Parmi les propositions suivantes destinées à prévenir l'apparition de caries chez l'enfant, quels sont les 2 qui ont fait la preuve (scientifique) de leur efficacité?

A. L'utilisation tri-quotidienne de dentifrices fluorés
B. Les bains de bouche à l'aide de solutés antiseptiques
C. Une alimentation riche en fruits frais
D. La prescription de phosphore
E. La prescription de fluor

Réponse : AE

M 89/6/2/ 3

Le fluor:

A. Protège les dents contre les caries
B. Est présent en quantité suffisante dans toutes les eaux de boisson en France
C. Peut à forte dose entraîner une dystrophie de l'émail
D. Doit être donné sous forme de comprimés à tous les nourrissons en France
E. Peut s'utiliser sous forme de dentifrice chez l'enfant

Réponse : ACE

4. 3 DENT DE SAGESSE

4. 3. 1 EPIDÉMIOLOGIE

S 85/3/1/110

A quel âge les accidents infectieux de la dent de sagesse sont-ils les plus fréquents?

A. A l'âge de 10 ans
B. A l'âge de 16 ans
C. A l'âge de 22 ans
D. A l'âge de 40 ans
E. A l'âge de 60 ans

Réponse : C

4. 3. 2 CLINIQUE

M 86/1/2/ 90

Parmi les signes cliniques suivants, on constate au cours d'un accident de désinclusion de la dent de sagesse inférieure:

A. Trismus
B. Hypo-esthésie labio-mentonnière
C. Stomatite odontiasique
D. Epulis
E. Aucune des propositions précédentes

Réponse : AC

M 91/7/2/ 31

Parmi les signes cliniques suivants, on peut constater au cours d'un accident de désinclusion de la dent de sagesse inférieure:

A. Trismus
B. Hypo-esthésie labio-mentonnière
C. Stomatite odontiasique
D. Epulis
E. Une otalgie

Réponse : ACE

4. 3. 3
ETIOLOGIES
(FACTEURS DE RISQUE, TERRAIN)

S 86/1/1/108

L'accident inflammatoire, point de départ des complications infectieuses lors de l'éruption de la dent de sagesse, s'appelle?

A. Périostite du maxillaire
B. Péri-coronarite
C. Granulome péri-apical
D. Pulpite aiguë
E. Kyste radiculo-dentaire

Réponse : B

4. 3. 4
EVOLUTION
(PRONOSTIC, COMPLICATIONS)

S 87/3/1/ 96

Un accident d'évolution de dent de sagesse inférieure peut entraîner toutes les lésions suivantes, sauf une, laquelle?

A. Stomatite unilatérale
B. Kyste apical
C. Une cellulite génienne
D. Kyste marginal postérieur
E. Névralgie du nerf dentaire

Réponse : B

S 88/1/1/ 84

Une dent de sagesse inférieure en position de désinclusion peut donner toutes les complications infectieuses suivantes sauf une. Laquelle?

A. Cellulite massétérine
B. Cellulite du plancher buccal
C. Cellulite vestibulaire inférieure
D. Cellulite génienne haute
E. Péri-coronarite

Réponse : D

S 88/3/1/ 96

Une dent de sagesse inférieure incluse peut entraîner toutes les complications suivantes sauf une. Laquelle?

A. Des diastèmes inter-dentaires
B. Des troubles de l'occlusion
C. Des douleurs mandibulaires
D. Une stomatite
E. Un chevauchement des incisives

Réponse : A

4. 4
KYSTE DENTAIRE
4. 4. 1
ETIOLOGIES
(FACTEURS DE RISQUE, TERRAIN)

S 88/1/1/ 4

Quelle est le point de départ d'un kyste corono-dentaire?

A. Des reliquats embryonnaire d'origine dentaire
B. L'évolution d'un granulome apical
C. L'évolution d'un kyste apical
D. Le sac de la couronne d'une dent incluse
E. Une ectopie de la muqueuse gingivale

Réponse : D

4. 4. 2
TRAITEMENTS

M 88/5/1/108

Un kyste radiculo-dentaire de la mandibule développé à partir d'une dent de 6 ans délabrée se traite habituellement par:

A. L'extraction de la dent en cause
B. L'énucléation de la poche kystique
C. Une résection non interruptrice de la mandibule
D. Une résection apicale simple
E. Une marsupialisation de la poche kystique

Réponse : AB

4. 5
TRAUMATISME DENTAIRE
4. 5. 1
IMAGERIE

S 85/3/1/ 11

Devant une mobilité post-traumatique des incisives supérieures, quelle est la meilleure incidence radiologique à demander?

A. Un orthopantomogramme
B. Un film en incidence mordu
C. Un cliché rétro-alvéolaire
D. Une incidence dite "maxillaire défilé"
E. Aucune des propositions précédentes

Réponse : C

S 86/4/1/ 3

Parmi les clichés radiologiques suivants, quel est le plus fiable pour mettre en évidence une fracture d'un apex dentaire au cours d'une fracture de la portion dentée de la mandibule:

A. Panoramique de l'arc mandibulaire
B. Incidence de maxillaire défilé
C. Incidence trans-orbitaire
D. Endobuccal rétro-alvéolaire
E. De face basse de l'arc mandibulaire

Réponse : D

S 87/1/1/ 95

Devant une mobilité post-traumatique des incisives supérieures, quelle est la meilleure incidence radiologique à demander?

A. Un orthopantomogramme
B. Un film en incidence "mordu"
C. Un parma
D. Une incidence type défilé-maxillaire
E. Un Blondeau

Réponse : B

S 88/2/1/ 2

Quelle radiographie pratiquer pour explorer une incisive inférieure mobile après un traumatisme?

A. Orthopantomographie
B. Mordu à 90 degrés
C. Maxillaire défilé
D. Rétro-alvéolaire
E. Téléradiographie

Réponse : D

4. 5. 2 EVOLUTION (PRONOSTIC, COMPLICATIONS)

S 85/5/1/108

Parmi les risques suivants, quel est celui, le plus à craindre à terme devant être recherché par principe, lors d'une contusion dentaire simple?

A. Exposition de la pulpe dentaire
B. Fracture alvéolaire associée
C. Mortification pulpaire
D. Perte prévisible de la dent
E. Malocclusion dentaire

Réponse : C

S 88/2/1/ 41

La mortification post-traumatique d'une incisive permanente chez un patient de plus de 15 ans peut être responsable de la survenue:

A. D'une carie dentaire
B. D'une évolution en malposition
C. D'une alvéolyse
D. D'une sinusite maxillaire
E. D'un kyste radiculo-dentaire

Réponse : E

4. 5. 3 TRAITEMENTS

S 85/1/1/ 3

Un malade de 18 ans présente dans les suites d'un traumatisme, une lésion de la lèvre, une mobilité des deux incisives centrales supérieures visiblement déplacées, une plaie gingivale en regard de ces dents. La radiographie montre que les racines sont intactes. Quelle est la conduite à tenir?

A. Extraire les dents et suturer la muqueuse
B. Ne rien faire en dehors d'une antibiothérapie
C. Immobiliser ces dents
D. Blocage inter-maxillaire
E. Intervention chirurgicale avec ostéosynthèse

Réponse : C

S 85/3/1/112

Un enfant de 5 ans 1/2, vous est amené en consultation par ses parents pour une luxation complète des deux incisives centrales supérieures à la suite d'une chute. L'examen clinique de la bouche confirme la perte dentaire, ne montre pas de plaie gingivale importante et ne révèle pas de mobilité anormale contiguë. L'hémostase des alvéoles s'est faite spontanément. Que dites-vous aux parents?

A. Il faut réaliser un blocage inter-maxillaire en urgence
B. Il faut placer un mainteneur d'espace d'urgence
C. De ne pas s'inquiéter car les dents définitives doivent évoluer dans les mois à venir. Il n'y a lieu que d'exercer une surveillance
D. Il faut absolument retrouver les dents perdues pour tenter une réimplantation le plus rapidement possible
E. Il faudra extraire les germes des dents définitives car ils seront certainement détruits

Réponse : C

S 85/4/1/110

Quelle est la meilleure conduite à tenir chez un jeune (moins de 12 ans) en présence d'une fracture coronaire partielle d'une incisive, n'atteignant pas la pulpe et sans fracture radiculaire associée:

A. Contrôle régulier de la persistance de la vitalité pulpaire
B. Réalisation d'une reconstitution esthétique à court terme
C. Dépulpation de la dent sous anesthésie locale
D. Extraction de la dent
E. Abstention pure et simple

Réponse : A

M 88/3/2/106

Face à une fracture du tiers apical de la 22, vous proposerez dans un premier temps:

A. Extraction dentaire
B. Embrochage de la dent
C. Blocage bi-maxillaire
D. Surveillance de la vitalité pulpaire
E. Résection apicale et dévitalisation de la dent

Réponse : D

M 89/1/2/ 95

Concernant les fractures dentaires, il est exact que:

A. Une fracture coronaire sans exposition pulpaire, peut entraîner une mortification dentaire
B. Une fracture coronaire avec large exposition pulpaire, impose la dévitalisation de la dent
C. Les fractures radiculaires du tiers moyen consolident après immobilisation de la couronne
D. Les fractures du collet, permettent après dévitalisation, la restauration dentaire unitaire
E. Les fractures longitudinales corono-radiculaires peuvent être traitées par dévitalisation et embrochage de la dent

Réponse : ABD

M 89/1/2/ 98

Le traitement de la luxation dentaire est:

A. Une urgence
B. Un blocage inter-maxillaire
C. Une réimplantation-contention de la dent
D. Inutile - Un remplacement prothétique est à préférer
E. Inutile chez l'enfant en denture lactéale

Réponse : AC

M 91/1/1/ 92

Le traitement de la luxation d'une incisive supérieure est:

A. Une urgence
B. Un blocage inter-maxillaire
C. Une réimplantation-contention de la dent
D. Inutile - un remplacement prothétique est à préférer
E. se compliquer d'une résorption de la racine de la dent réimplantée

Réponse : ACE

S 91/4/1/ 13

Un blessé présente une mobilité des deux incisives centrales supérieures déplacées, les racines étant intactes. Quelle thérapeutique proposez-vous?

A. Extraire les dents
B. Attendre la cicatrisation de la muqueuse buccale
C. Immobiliser ces dents après réduction par une contention mono-maxillaire
D. Blocage intermaxillaire
E. Ostéosynthèse par plaque vissée

Réponse : C

4. 5. 4 DIVERS

M 89/6/2/102

Concernant les traumatismes des dents lactéales, il est exact que:

A. L'impaction d'une incisive supérieure lactéale peut entraîner une dysplasie du germe de la dent définitive
B. Une lésion du sac péri-coronaire de la dent définitive peut entraîner l'absence de celle-ci
C. En cas de réimplantation après luxation totale d'une incisive lactéale, le traitement canalaire est indispensable
D. En cas de luxation d'une incisive supérieure lactéale vers l'âge de 4 ans, la réimplantation est indispensable
E. En cas d'impaction totale d'une dent lactéale, sa reposition sur l'arcade est indispensable.

Réponse : AB

M 89/1/2/ 96

A propos des luxations dentaires totales, il est exact que:

A. La réimplantation de la dent doit se faire dans les 24 premières heures
B. La conservation de ces dents doit se faire en atmosphère sèche
C. La consolidation du ligament alvéolo-dentaire entraîne une ankylose syndesmo-dentaire
D. Une dent réimplantée est souvent le siège de rhizolyse
E. Le traitement canalaire est toujours indispensable avant réimplantation d'une dent luxée

Réponse : ACD

M 89/1/2/ 99

Les traumatismes de l'organe dentaire:

A. Atteignent le plus souvent les incisives supérieures
B. Sont favorisées par l'existence d'une pro-alvéolie
C. Les luxations dentaires sont favorisées par l'existence d'une parodontolyse
D. Les dents mortifiées sont plus fragiles que les dents vivantes
E. Les fractures coronaires des incisives lactéales sont fréquentes vers l'âge de 5 ans

Réponse : ABCDE

M 91/7/2/ 45

A propos de la luxation dentaire, il est exact que:

A. La réimplantation concerne surtout les dents définitives
B. Il faut vérifier par un cliché alvéolaire l'absence de fracture de l'apex
C. Le risque de rhizalyse est une limite pour le succès de la méthode
D. Les dents totalement luxées sont conservées dans du sérum pénicilliné avant réimplantation
E. La luxation des incisives inférieures est plus fréquente que celle des supérieures

Réponse : ABCD

4. 6 PARODONTOPATHIE

4. 6. 1 CLINIQUE

M 91/7/2/ 47

Parmi ces signes lesquels témoignent d'une alvéolyse lors d'une parodontopathie?

A. Une disparition du septum inter-dentaire
B. Une augmentation de hauteur des alvéoles
C. L'apparition d'un diastème inter-dentaire
D. Une mobilité dentaire
E. L'apparition de poches parodontales

Réponse : ACDE

4. 6. 2 ETIOLOGIES (FACTEURS DE RISQUE, TERRAIN)

M 88/2/2/102

L'apparition d'une parodontopathie peut être favorisée par:

A. Diabète insulino-dépendant
B. Leucopénie
C. Troubles de l'articulé dentaire
D. Carence en vitamine C
E. SIDA

Réponse : ABCDE

M 89/2/2/ 21

La survenue d'une parodontopathie est favorisée par:

A. Certaines carences vitaminiques
B. Le tabac
C. Les malpositions dentaires
D. Les troubles de la sécrétion salivaire
E. Le tartre

Réponse : ABCDE

M 89/4/2/ 60

Parmi les éléments suivants, quel(s) est (ou sont) celui (ou ceux) pouvant être un facteur favorisant d'une parodontolyse?

A. Caries
B. Dépôts de tartre
C. Restauration prothétique défectueuse
D. Dysmorphose dento-maxillo-faciale
E. Canine incluse

Réponse : ABCD

M 90/4/2/ 89

La survenue d'une parodontopathie est favorisée par:

A. Certaines carences vitaminiques
B. Le tabac
C. Les malpositions dentaires
D. Les troubles de la sécrétion salivaire
E. Le tartre

Réponse : ABCDE

4. 6. 3 DIVERS

M 91/2/2/ 50

L'apparition d'une parodontopathie peut être favorisée par:

A. Diabète insulino-dépendant
B. Leucopénie
C. Malposition dentaire
D. Carence en vitamine C
E. Le tartre

Réponse : ABCDE

5 PATHOLOGIES DES GLANDES SALIVAIRES

5. 1 LITHIASE SALIVAIRE

5. 1. 1 PHYSIOPATHOLOGIE

M 86/1/2/ 88

Parmi les facteurs suivants, on peut retenir comme cause(s) d'altération de la sécrétion salivaire:

A. Le tabagisme
B. L'éthylisme
C. Les traitements neuro-psychotropes
D. Le syndrome de Gougerot Sjögren
E. La radiothérapie

Réponse : CDE

5. 1. 2 CLINIQUE

M 90/3/2/ 78

Quelle(s) est (sont) le (les) mode(s) de révélation possible(s) des lithiases salivaires?

A. La hernie salivaire
B. La colique salivaire
C. La Whartonite
D. La sous-maxillite aiguë
E. La sténonite

Réponse : ABCDE

M 91/7/2/ 11

Parmi les signes ou caractères suivants, quels sont ceux qui orientent sans ambiguïté vers l diagnostic de lithiase sous-maxillaire?

A. Tuméfaction sous angulo-mandibulaire
B. Ecoulement purulent à l'entrée du canal de Wharton
C. Tuméfaction simple ou douleur survenant à l'occasion d'un repas
D. Tuméfaction inflammatoire unilatérale du plancher de la bouche
E. Après sialographie, image de refoulement des canaux intra-glandulaires

Réponse : BC

5. 1. 3 FORMES CLINIQUES

S 87/5/1/101

La localisation la plus fréquente de la lithiase des glandes salivaires est:

A. La glande parotide
B. La glande sous-maxillaire
C. La glande sub-linguale
D. Les glandes salivaires accessoires
E. Il n'existe pas de localisation privilégiée

Réponse : B

5. 1. 4 TRAITEMENTS

S 85/7/1/ 99

Quel est le risque de la taille endobuccale du canal de Wharton pour ablation d'un calcul postérieur?

A. Blessure du nerf grand hypoglosse
B. Blessure du rameau buccal inférieur du facial
C. Blessure de l'artère linguale
D. Blessure du nerf lingual
E. Blessure du nerf dentaire inférieur

Réponse : D

5. 1. 5 DIVERS

M 85/3/2/ 88

Quelle est ou quelles sont la ou les circonstance(s) de découverte d'une lithiase salivaire?

A. Un épisode douloureux transitoire
B. Un accident infectieux du plancher buccal latéral
C. Un cliché radiologique de la face pratiqué pour une autre raison
D. Une xérostomie
E. Une hémorragie

Réponse : ABC

M 86/5/1/ 98

Les lithiases salivaires:

A. Sont des affections rarissimes
B. Touchent les glandes sous maxillaires, le plus fréquemment
C. S'accompagnent de troubles du métabolisme phosphocalcique
D. Se rencontrent à tout âge avec une prédominance chez l'adulte
E. Peuvent récidiver après ablation du calcul

Réponse : BDE

M 88/1/2/109

Parmi les propositions suivantes, il est exact que:

A. La lithiase salivaire est la plus fréquente des affections salivaires après les oreillons
B. La sialodochite est une lésion canalaire caractérisée par une réaction inflammatoire
C. La sialadénite est fréquente chez les sujets porteurs d'une lithiase salivaire ancienne
D. La lithiase sous-maxillaire est moins fréquente que la lithiase parotidienne
E. Les calculs salivaires sont le plus souvent spontanément radiovisibles

Réponse : ABCE

5. 2 LITHIASE SOUS MAXILLAIRE

5. 2. 1 PHYSIOPATHOLOGIE

M 90/3/2/ 94

Les manifestations mécaniques de la lithiase sous maxillaire:

A. Inaugurent parfois le tableau clinique
B. Sont rythmées par les repas
C. Se traduisent par un gonflement de la loge (hernie)
D. Peuvent s'accompagner de douleur (colique)
E. Peuvent précéder des manifestations inflammatoires

Réponse : ABCDE

5. 2. 2 CLINIQUE

S 85/4/1/ 12

Une jeune femme a présenté au cours d'un repas une tuméfaction douloureuse de la région sous-maxillaire gauche qui a régressé en quelques heures. Cet épisode s'est répété plusieurs fois. Sur ce tableau le diagnostic le plus vraisemblable est:

A. Grenouillette sub-linguale
B. Adénite d'origine dentaire
C. Lithiase de la sous-maxillaire
D. Kyste congénital latéral du cou
E. Lithiase parotidienne

Réponse : C

S 86/7/1/ 13

Une femme de 50 ans présente depuis plusieurs années une tuméfaction sous maxillaire évoluant par poussées. L'interrogatoire révèle la notion d'épisodes aigus avec tuméfaction douloureuse et inflammatoire. Parfois, une tuméfaction apparait au cours du repas. Qu'évoquez-vous?

A. Lithiase de la glande sous-maxillaire
B. Parotidite chronique
C. Adénite inflammatoire
D. Infections récidivantes d'un kyste apical dentaire
E. Adénome pléomorphe

Réponse : A

S 87/1/1/ 92

Parmi les signes ou caractères suivants, quel est celui qui oriente sans ambiguïté vers le diagnostic de lithiase sous-maxillaire?

A. Tuméfaction sous-angulo-mandibulaire
B. Otalgies coïncidant avec une douleur sous-angulo-mandibulaire
C. Tuméfaction simple ou douleur survenant à l'occasion d'un repas
D. Tuméfaction inflammatoire unilatérale du plancher de la bouche
E. Après sialographie, image de refoulement des canaux intraglandulaires

Réponse : C

M 88/3/2/103

Les manifestations mécaniques de la lithiase sous maxillaire:

A. Inaugurent toujours le tableau clinique
B. Sont rythmées par les repas
C. Se traduisent par un gonflement de la loge (hernie)
D. Peuvent s'accompagner de douleur (colique)
E. Peuvent précéder des manifestations inflammatoires

Réponse : BCDE

M 94/9/1/ 82

Quelles circonstances, permettent de porter le diagnostic de lithiase sous-maxillaire très probable?

A. Tuméfaction chronique et circonscrite au sein de la glande, sans signe inflammatoire
B. Douleur sous-angulo-mandibulaire au cours d'un repas
C. Tuméfaction sous-angulo-mandibulaire se produisant par instants pendant les repas
D. Diminution de façon significative de la quantité de salive, lors des repas
E. Tuméfaction inflammatoire du plancher buccal antéro-latéral, avec ostium du Wharton oedématié et rouge

Réponse : AE

5. 2. 3 IMAGERIE

S 85/7/1/ 7

Parmi les radiographies suivantes, quelle est l'incidence la plus sélective pour révéler la présence d'un calcul salivaire sous-maxillaire?

A. Orthopantomographie
B. Water (ou Blondeau)
C. Téléradiographie de profil
D. Mordus antérieur et postérieur du plancher
E. Hirtz

Réponse : D

5. 2. 4
EVOLUTION
(PRONOSTIC, COMPLICATIONS)

M 86/5/2/ 33

A propos des manifestations inflammatoires de la lithiase sous maxillaire il est exact que:

A. Elles sont toujours précédées de manifestations mécaniques
B. La Whartonite réalise une inflammation unilatérale du plancher buccal
C. On note la présence de pus à l'ostium de Wharton
D. La sous maxillite aiguë réalise une tuméfaction rouge, chaude et très douloureuse
E. Une sous maxillite chronique peut être l'évolution de ces manifestations inflammatoires

Réponse : BCDE

5. 2. 5
TRAITEMENTS

M 85/2/2/ 87

Le traitement d'une lithiase sous maxillaire peut consister en: quelle(s) est (sont) la (les) proposition(s) exacte(s)?

A. L'ablation du calcul par voie endobuccale
B. La sous-maxillectomie par voie cervicale
C. L'ablation du calcul par voie cervicale
D. La sphinctéroplastie de l'ostium du Wharton
E. Un traitement médical de fond au long cours

Réponse : AB

M 93/8/2/ 53

Quelles sont les dangers possibles d'une sous-maxillectomie faite par voie cutanée pour lithiase sous-maxillaire?

A. Plaie de la carotide externe
B. Lésion du nerf lingual
C. Lésion du nerf spinal (XI)
D. Lésion du filet mentonnier du facial (VII)
E. Lésion du nerf grand hypoglosse (XII)

Réponse : BDE

Toxicologie Réanimation

Partie 20

1. TOXICOLOGIE GENERALE (28)
1.1 DIVERS (24)
1.2 CLASSIFICATION EN TOXICOLOGIE (1)
1.3 PHENOMENES DE DEPENDANCE (3)

2. INTOXICATIONS (76)
2.1 INTOXICATION AUX BARBITURIQUES (3)
2.2 INTOXICATION AUX MORPHINIQUES (7)
2.3 NALOXONE (6)
2.4 INTOXICATION AUX CARBAMATES (1)
2.5 INTOXICATION A LA COCAINE (4)
2.6 INTOXICATION AUX BENZODIAZEPINES (4)
2.7 INTOXICATION A L'ASPIRINE (2)
2.8 INTOXICATION AU PARACETAMOL (3)
2.9 INTOXICATION AU TRICHLORETHYLENE (1)
2.10 INTOXICATION AU CO (28)
2.11 INTOXICATION AU PLOMB (2)
2.12 INTOXICATION AU PDCB (1)
2.13 INTOXICATION DOMESTIQUE (13)

3. ALCOOL (72)
3.1 ALCOOL (68)
3.2 SYNDROME DE KORSAKOFF (4)

4. REANIMATION CHOCS (21)
4.1 CHOC (3)
4.2 CHOC ANAPHYLACTIQUE (5)
4.3 CHOC SEPTIQUE (10)
4.4 OEDEME DE QUINCKE (3)

Les chiffres entre parenthèses indiquent le nombre de QCM.

1
TOXICOLOGIE GENERALE
1. 1
DIVERS

S 91/7/1/ 24

La toxicomanie constitue une infraction pénale. L'élément définissant pénalement cette infraction est:

A. Pharmaco-dépendance physique
B. Pharmaco-dépendance physique ou psychique
C. Appétence toxicophilique occasionnelle ou permanente
D. Usage illicite de stupéfiants
E. Utilisation de substances vénéneuses

Réponse : D

M 86/7/2/ 27

Des convulsions, après ingestion, peuvent être provoquées par:

A. Chloralose (raticide)
B. Lindane (insecticide organochloré)
C. Ethylène glycol (antigel de radiateur de voiture)
D. Métaldéhyde (allume barbecue)
E. Paradichlorobenzène (désinfectant)

Réponse : ABCDE

M 90/2/2/ 36

Certaines substances peuvent entraîner un état d'ébriété qui peut en imposer pour une ébriété alcoolique: laquelle ou lesquelles?

A. L'ozone
B. Le trichloréthylène
C. L'oxyde de carbone
D. L'acide fluorhydrique
E. L'essence pour automobiles

Réponse : BCE

S 91/4/1/ 20

Parmi les symptômes suivants, l'un d'eux ne peut pas être induit par la prise d'hallucinogènes:

A. Intensification subjective des perceptions
B. Dépersonnalisation - déréalisation
C. Rétrécissement concentrique du champ visuel
D. Illusions
E. Hallucinations

Réponse : C

M 92/8/2/ 37

Parmi les symptômes suivants, quels sont ceux qui peuvent être induits par le Cannabis?

A. Euphorie
B. Intensification subjective des perceptions
C. Sensation de ralentissement du temps
D. Apathie
E. Catatonie

Réponse : ABCD

M 90/6/2/101

Les complications médicales aiguës que l'on peut observer chez un toxicomane utilisant de la cocaïne comportent:

A. Pneumothorax bilatéral
B. Convulsions épileptoïdes
C. Arythmies ventriculaires
D. Accident vasculaire cérébral
E. Ischémie myocardique

Réponse : BCDE

M 91/4/2/ 46

Chez un sujet héroïnomane, admis pour une fièvre de moins de 5 jours, élevée d'allure septicémique, vous envisagez avant tout la responsabilité de:

A. Staphylocoque doré
B. Bactéroïdes fragilis
C. Candida albicans
D. Haemophilus influenzae
E. Pseudomonas aeruginosa

Réponse : AC

S 86/2/1/ 99

En cas d'ingestion accidentelle, il faut évacuer les produits suivants, sauf un, lequel?

A. Phénobarbital
B. Acide salicylique
C. Sédatifs
D. Eau de javel
E. Digitaliques

Réponse : D

M 87/6/2/ 12

L'épuration par diurèse osmotique alcaline est indiquée formellement dans l'intoxication par:

A. Barbituriques
B. Tranquillisants dérivés de la benzodiazépine
C. Tranquillisants dérivés des carbamates
D. Anti-dépresseurs tricycliques
E. Neuroleptiques dérivés de la phénothiazine

Réponse : A

M 88/6/1/113

Le traitement épurateur par diurèse osmotique est indiqué dans les intoxications aiguës par:

A. Barbituriques d'action lente
B. Tranquillisants dérivés des benzodiazépines
C. Tranquillisants dérivés des carbamates
D. Tous les toxiques acides faibles
E. Barbituriques d'action rapide

Réponse : AC

M 89/2/2/ 80

Quelle(s) intoxication(s) parmi les suivantes, doi(ven)t être traitée(s) initialement par une évacuation gastrique?

A. Benzodiazépine
B. Lessive
C. Barbiturique
D. Antidépresseur tricyclique
E. Opiacé

Réponse : ACD

M 90/3/2/ 18

Trois types de toxiques contre-indiquent les vomissements provoqués, lesquels?

A. Les dérivés du pétrole
B. Les produits moussants
C. Les caustiques
D. Les barbituriques
E. La colchicine

Réponse : ABC

M 93/8/1/ 72

Le traitement de l'empoisonnement par insecticide organophosphoré peut être obtenu par administration rapide de:

A. Morphine
B. Atropine
C. Phénobarbital
D. Pralidoxime
E. Succinylcholine

Réponse : BD

S 86/2/1/105

L'utilisation d'un de ces produits n'entraîne pas de toxicomanie. Désignez-le:

A. Barbituriques
B. Ether
C. Colles à l'acétone
D. Neuroleptiques
E. Haschich

Réponse : D

M 86/2/2/ 71

Parmi les signes cliniques suivants, le(s)quel(s) est (sont) commun(s) à l'intoxication oxycarbonée aiguë et à l'intoxication alimentaire staphylococcique?

A. Phlyctènes
B. Somnolence
C. Diarrhée
D. Déshydratation
E. Vomissements

Réponse : E

S 87/3/1/ 77

Une seule proposition est exacte:

A. Les barbituriques n'engendrent pas de phénomènes de tolérance
B. Les dérivés du cannabis engendrent une assuétude rapide
C. L'OAP est une complication classique de la toxicomanie aux opiacés
D. La toxicomanie au LSD engendre une accoutumance et une assuétude
E. La cocaïne est surtout utilisée en injection IV

Réponse : C

M 88/1/2/ 84

Quel(s) solvant(s) se manifeste(nt) par des troubles de l'excitabilité myocardique lors d'intoxications aiguës?

A. Benzène
B. Chloroforme
C. White-spirit
D. Trichloréthylène
E. Toluène

Réponse : BD

M 90/1/2/ 38

Un malade toxicomane à l'héroïne peut:

A. Bénéficier de soins gratuits
B. Etre signalé au Procureur de la République par son médecin traitant
C. Etre hospitalisé sous X
D. Refuser une injonction de soins faite par la Justice
E. Bénéficier d'une dispense à la règle des sept jours des prescriptions du tableau B

Réponse : ACD

M 90/1/2/ 88

Quelles sont les deux toxicomanies qui provoquent le plus de phénomènes hallucinatoires?

A. Barbiturique
B. Haschisch
C. LSD 25
D. Héroïne
E. Cocaïne

Réponse : BC

M 90/4/2/ 76

L'utilisation toxicomaniaque de solvant entraîne:

A. Une dépendance physique
B. Un risque de mort subite
C. Un état ébrieux
D. Une dépendance psychique
E. Une altération de l'état physique

Réponse : BCDE

S 90/1/1/ 35

Le saturnisme est le nom donné à la maladie liée à une intoxication par:

A. Le mercure
B. Le cadmium
C. L'arsenic
D. Le plomb
E. Le béryllium

Réponse : D

M 93/9/1/ 97

Quels sont parmi les suivants les toxiques dépresseurs du système nerveux central?

A. Les opiacés
B. Les champignons hallucinogènes
C. Les barbituriques
D. Le café
E. Les amphétamines

Réponse : AC

M 94/9/2/ 97

Un toxicomane demande spontanément à la DDASS de se faire désintoxiquer. Quelles sont les propositions suivantes exactes?

A. Son anonymat est préservé
B. Il est dirigé sur un service de soins agréé
C. Un certificat médical attestant des soins peut lui être délivré
D. Son dossier est transmis au Procureur de la République
E. Son dossier est examiné par le dispensaire d'hygiène mentale de son lieu d'habitation

Réponse : ABC

S 86/1/1/ 51

L'utilisation du lactate de sodium, en perfusion molaire, pour le traitement des troubles cardiaques se justifie dans l'une des intoxications suivantes. Laquelle?

A. Trichlorethylène
B. Antidépresseurs tricycliques
C. Barbituriques
D. Salicylés
E. Digitaliques

Réponse : B

1. 2 CLASSIFICATION EN TOXICOLOGIE

1. 2. 1 DIVERS

M 88/7/2/113

Le ou les toxiques suivants appartiennent à la famille des psychodysleptiques:

A. Chanvre Indien
B. Héroïne
C. LSD
D. Amphétamines
E. Barbituriques

Réponse : AC

1. 3 PHENOMENES DE DEPENDANCE

1. 3. 1 ETIOLOGIES (FACTEURS DE RISQUE, TERRAIN)

M 90/2/2/ 33

Une dépendance physique peut résulter de la prise de:

A. Barbituriques à action courte
B. Alcool
C. Opiacés
D. Amphétamines
E. Chanvre Indien

Réponse : ABC

M 90/7/2/ 42

Parmi les produits suivants utilisés au cours des toxicomanies, le(s)quel(s) donne(nt) un syndrome de sevrage?

A. Cocaïne
B. Opiacés
C. Barbituriques
D. Hallucinogènes
E. Benzodiazépines

Réponse : BCE

1. 3. 2 DIVERS

M 85/5/2/ 77

Quelles sont, parmi les propositions suivantes, celle ou celles qui sont erronées?

A. La dépendance physique à une drogue s'accompagne d'une augmentation de sa tolérance
B. La dépendance physique à une drogue n'entraîne pas de conséquences lors du sevrage
C. La dépendance physique à une drogue n'apparaît qu'après une période d'utilisation
D. La dépendance physique à une drogue n'apparaît pas avec toutes les drogues
E. La dépendance physique à une drogue entraîne l'augmentation des doses utilisées

Réponse : B

2 INTOXICATIONS

2. 1 INTOXICATION AUX BARBITURIQUES

2. 1. 1 EVOLUTION (PRONOSTIC, COMPLICATIONS)

M 91/7/1/ 80

Les complications que l'on peut observer au cours de l'intoxication par barbituriques comportent:

A. Une pneumopathie d'inhalation
B. Un collapsus par effet quinidine-like
C. Une rhabdomyolyse
D. Une hypothermie
E. Des troubles du rythme respiratoire

Réponse : ACDE

2. 1. 2 DIVERS

M 85/4/2/ 69

Le coma barbiturique est un coma:

A. Calme
B. Hypotonique
C. Aréflexique
D. Avec irritation pyramidale bilatérale
E. Toutes les réponses précédentes sont exactes

Réponse : ABC

M 88/7/1/119

L'intoxication barbiturique:

A. Peut provoquer un état de choc cardiogénique
B. Entraîne des troubles du rythme
C. S'accompagne d'une insuffisance respiratoire aiguë par dépression
D. S'accompagne d'une insuffisance respiratoire aiguë par encombrement
E. Entraîne un collapsus hypovolémique

Réponse : CD

2. 2 INTOXICATION AUX MORPHINIQUES

2. 2. 1 CLINIQUE

S 85/6/1/ 95

Toutes les manifestations indiquées ci-dessous peuvent être observées lors d'un syndrome de manque aux opiacés, sauf une. Laquelle?

A. Douleurs abdominales
B. Diarrhée
C. Dépression respiratoire
D. Mydriase
E. Troubles du sommeil

Réponse : C

S 87/3/1/ 46

L'intoxication aiguë par la morphine se traduit par différents signes cliniques; quel est celui qui n'est jamais observé?

A. Une somnolence, un état stuporeux voire un coma profond
B. Une dépression respiratoire
C. Un myosis
D. Une hypertension artérielle
E. Une hypothermie

Réponse : D

M 88/6/2/103

Cliniquement, l'intoxication opiacée entraîne:

A. Somnolence
B. Mydriase
C. Constipation
D. Dépression respiratoire
E. Coma

Réponse : ACDE

M 91/6/1/ 83

Citer les signes principaux de l'intoxication opiacée:

A. Un myosis
B. Une mydriase
C. Une agitation
D. Une bradypnée
E. Une tachycardie

Réponse : AD

S 85/4/1/ 34

L'intoxication par les morphiniques donne:

A. Une mydriase
B. Une toux rebelle
C. Une polypnée
D. Une respiration ample et lente avec des pauses respiratoires passagères
E. Une diarrhée

Réponse : D

2. 2. 2 TRAITEMENTS

S 91/1/1/ 7

En cas d'overdose opiacée quel est le médicament que vous utiliserez? (antagoniste morphique électif):

A. Dextromoramide (PALFIUM*)
B. Xylocaïne (XYLOCAINE*)
C. Naloxone (NARCAN*)
D. Caféine (CAFEINE*)
E. Clonifine (CATAPRESSAN*)

Réponse : C

M 94/8/2/ 7

Parmi les médicaments suivants, lequel (lesquels) peu(ven)t antagoniser au moins partiellement les effets de la morphine?

A. Naloxone (NARCAN*)
B. Pentazocine (FORTAL*)
C. Nalorphine
D. Dextropropoxyphène (ANTALVIC*)
E. Dextromoramide (PALFIUM*)

Réponse : A

2. 3 NALOXONE

2. 3. 1 DIVERS

S 86/6/1/ 99

La Naxolone (NARCAN*) est:

A. Un agoniste dopaminergique
B. Un agoniste gabaergique
C. Un agoniste morphinique
D. Un agoniste partiel adrénergique
E. Un médicament ne répondant à aucune des propositions énoncées ci-dessus

Réponse : E

M 93/8/1/ 61

La prescription de NARCAN* (Naloxone) au cours d'une intoxication par l'héroïne:

A. Inhibe la dépression respiratoire
B. Peut entraîner une bradycardie
C. Peut provoquer des vomissements
D. Nécessite une perfusion d'entretien (de relais)
E. Peut provoquer un collapsus

Réponse : ACD

2. 3. 2 INDICATIONS

M 85/6/2/ 70

Parmi les situations suivantes, quelle(s) est (sont) celle(s) où un anti-morphinique pur tel la Naloxone (NARCAN*) est indiqué:

A. Coma après overdose d'héroïne
B. Dépression respiratoire avec hypotension après intoxication volontaire par un morphinique
C. Syndrome de sevrage à l'héroïne
D. Coma profond inexpliqué chez un toxicomane, en attendant l'arrivée du SAMU
E. Agitation et délire chez un toxicomane au LSD

Réponse : ABD

2. 3. 3 DIVERS

M 89/1/2/ 79

La naloxone (NARCAN*):

A. Est un agoniste pur des récepteurs aux opiacés
B. Possède un effet dépresseur respiratoire propre
C. Est utilisée dans le traitement du syndrome de sevrage aux opiacés
D. Est efficace contre la dépression respiratoire de l'intoxication barbiturique aiguë
E. Est utilisée dans le traitement des intoxications aiguës aux opiacés

Réponse : E

M 90/7/2/ 80

La naloxone:

A. Est un antagoniste des récepteurs morphiniques
B. Possède un effet dépresseur respiratoire propre
C. Est utilisée dans le traitement du syndrome de sevrage aux opiacés
D. Est efficace contre la dépression respiratoire de l'intoxication barbiturique aiguë
E. Est utilisée dans le traitement des intoxications aiguës aux opiacés

Réponse : AE

S 91/4/1/ 1

Parmi les mécanismes suivants, quel est celui qui rend compte de l'antagonisme de la nalaxone (NARCAN*) vis-à-vis de la morphine?

A. Diminution de la résorption de la morphine
B. Formation de complexes circulants inactifs
C. Antagonisme compétitif au niveau des récepteurs de la morphine
D. Antagonisme non-compétitif au niveau des récepteurs de la morphine
E. Accélération de l'élimination de la morphine

Réponse : C

2. 4 INTOXICATION AUX CARBAMATES

2. 4. 1 CLINIQUE

M 91/2/2/ 45

Quels signes cliniques peuvent être rattachés à une intoxication aux carbamates?

A. Troubles de la conscience
B. Collapsus cardio-vasculaire
C. Myosis
D. Dépression respiratoire
E. Hypothermie

Réponse : ABDE

2. 5 INTOXICATION A LA COCAINE

2. 5. 1 CLINIQUE

M 88/2/2/ 79

A propos des intoxications par la cocaïne:

A. Les signes d'intoxications aiguës comprennent: excitation, logorrhée
B. La mydriase, l'insomnie, parfois des dysesthésies
C. Il n'existe pas de délire en cas de surdosage
D. Par contre lors d'un surdosage l'agitation est habituellement croissante
E. Les troubles cardiaques peuvent se rencontrer au cours de l'intoxication par la cocaïne

Réponse : ABDE

M 91/5/2/ 63

L'usage de cocaïne chez un toxicomane peut entraîner:

A. Une mydriase
B. Des altérations ECG de type ischémique
C. Une bradycardie
D. Des convulsions
E. Une hypotension artérielle

Réponse : ABD

2. 5. 2 EVOLUTION (PRONOSTIC, COMPLICATIONS)

M 94/9/1/ 86

Les complications médicales aiguës que l'on peut observer chez un toxicomane utilisant de la cocaïne comportent:

A. Pneumothorax bilatéral
B. Convulsions épileptoïdes
C. Arythmies ventriculaires
D. Accident vasculaire cérébral
E. Ischémie myocardique

Réponse : BCDE

M 94/8/2/ 23

Quelles sont les propriétés pharmacologiques de la cocaïne?

A. Découplage de la phosphorylation oxydative
B. Sympathomimétique indirect
C. Cholinomimétique
D. Effet anesthésique local
E. Effet inhibiteur calcique

Réponse : B

2. 6 INTOXICATION AUX BENZODIAZEPINES

2. 6. 1 CLINIQUE

M 91/5/2/ 74

Lors d'une intoxication aiguë par benzodiazépines, il peut y avoir:

A. Potentialisation par prise d'alcool simultanée
B. Apparition d'une crise convulsive
C. Inhalation du contenu gastrique
D. Survenue d'un syndrome de sevrage
E. Potentialisation par prise d'autres psychotropes

Réponse : ACE

2. 6. 2 TRAITEMENTS

M 91/3/1/ 77

Quels traitements pouvez-vous entreprendre dans une intoxication aiguë massive par les benzodiazépines?

A. Evacuation de contenu gastrique
B. Administration de charbon activé
C. Diurèse osmotique neutre
D. Exsanguino-transfusion
E. Administration d'un antidote

Réponse : ABE

M 91/3/2/ 8

Quels sont les traitements prescrits au cours des intoxications pures non compliquées par benzodiazépines?

A. Diurèse osmotique alcaline
B. Lavage gastrique
C. Charbon activé per os
D. Naloxone
E. ANEXATE* (Flumazenil)

Réponse : BCE

M 91/6/1/ 90

L'utilisation d'ANEXATE* (antidote des benzodiazépines) en cas d'intoxication par les benzodiazépines:

A. Est contre indiquée par l'association avec des dérivés tricycliques
B. Est contre indiquée par la présence de convulsions
C. Est contre indiquée par la présence de troubles respiratoires
D. Nécessité une perfusion d'entretien en relais
E. Peut provoquer une aggravation du coma

Réponse : ABD

2. 7 INTOXICATION A L'ASPIRINE

2. 7. 1 TRAITEMENTS

M 91/1/2/ 72

Dans l'intoxication aiguë par l'aspirine, on peut, selon sa gravité, proposer les mesures thérapeutiques suivantes:

A. Administration de charbon activé
B. Administration de N acétylcystéine
C. Diurèse forcée alcaline
D. Administration de vitamine C
E. Epuration extra-rénale

Réponse : ACE

2. 7. 2 EFFETS SECONDAIRES

S 88/5/1/100

Toutes les propositions suivantes sont des manifestations d'intoxication salicylée. Sauf une, laquelle?

A. Céphalées
B. Troubles visuels
C. Vertiges
D. Acouphènes
E. Hypothermie

Réponse : E

2. 8 INTOXICATION AU PARACETAMOL

2. 8. 1 CLINIQUE

S 91/1/1/ 13

Le paracétamol en cas d'intoxication grave entraîne:

A. Une mydriase
B. Des troubles de la conscience
C. Une cytolyse hépatique retardée
D. Des troubles du rythme ventriculaire précoces
E. Une néphropathie tubulaire aiguë

Réponse : C

2. 8. 2 TRAITEMENTS

M 94/9/1/ 92

Le traitement après ingestion d'une dose toxique de paracétamol comprend:

A. Exsanguino-transfusion
B. Administration de charbon activé
C. Traitement spécifique: N acétyl-cystéine
D. Intubation et ventilation artificielle
E. Diurèse alcaline par sérum bicarbonaté

Réponse : BC

2. 8. 3 DIVERS

M 91/4/2/ 38

La toxicité hépatique du paracétamol:

A. Est dose dépendante
B. Est retardée
C. Est majorée par l'administration de charbon
D. Est pronostiquée à partir du dosage sanguin à la 4ème et 8ème heure du paracétamol
E. Est prévue à la 4ème heure à partir du dosage des phosphatases alcalines sériques

Réponse : ABD

2. 9
INTOXICATION AU TRICHLORETHYLENE
2. 9. 1
DIVERS

M 86/4/2/ 57

L'intoxication au trichloréthylène:

A. Donne un coma agité avec convulsions
B. Est fréquente dans les milieux sportifs cyclistes
C. Comporte un risque cardiaque de fibrillation ventriculaire
D. Impose l'utilisation d'amines pressives
E. Justifie le recours aux agents bêta-bloquants

Réponse : CE

2.10
INTOXICATION AU CO
2.10. 1
PHYSIOPATHOLOGIE

S 85/6/1/ 25

Pour caractériser la toxicité de l'oxyde de carbone, une seule de ces propositions est exacte:

A. Dégradation chimique irréversible de l'hémoglobine
B. Action anti-cholinestérasique
C. Production d'une hypoxémie par blocage réversible de l'hémoglobine
D. Production d'une anémie par altération de la biosynthèse de l'hème
E. Action toxique sur la moelle osseuse

Réponse : C

M 87/7/2/ 77

L'oxyde de carbone a une fixation préférentielle sur:

A. Les muscles squelettiques
B. Le rein
C. Le myocarde
D. Le foie
E. Le cerveau

Réponse : AC

M 88/1/2/116

L'oxyde de carbone est toxique par:

A. Chute de la quantité dissoute d'O2
B. Augmentation de l'affinité de l'hémoglobine pour l'oxygène
C. Fixation de l'oxyde de carbone sur l'hémoglobine
D. Elévation de la PaCO2
E. Oxydation de l'hémoglobine

Réponse : C

M 91/5/2/ 41

L'oxyde de carbone a dans le sang certaines propriétés:

A. Il se fixe sur l'hémoglobine de façon irréversible
B. Il dévie à gauche la courbe de dissociation de l'hémoglobine
C. Il se fixe préférentiellement sur l'hémoglobine
D. Il peut se fixer sur la myoglobine et les cytochromes mitochondriaux
E. Il est présent dans le sang en dehors de l'intoxication oxycarbonée

Réponse : CDE

2.10. 2
CLINIQUE

M 85/1/2/ 66

Vous êtes en présence d'un cadavre pour lequel les éléments d'enquête vous permettent de suspecter une intoxication par l'oxyde de carbone à l'origine du décès. Parmi ces signes, quel est ou quels sont ceux que l'autopsie permettra de retrouver?

A. Téguments pâles
B. Téguments violacés
C. Téguments carminés
D. Sang chocolat
E. Masses musculaires rosées

Réponse : CE

M 86/4/2/ 56

Une intoxication oxycarbonée peut se traduire par:

A. Céphalées
B. Asthénies
C. Cyanose
D. Diarrhée
E. Vomissements

Réponse : ABE

M 86/6/2/ 22

L'intoxication aiguë par l'oxyde de carbone:

A. Se manifeste par une hypoxie aiguë
B. Se traite en urgence par le bleu de méthylène intraveineux
C. Peut se compliquer de troubles neurologiques précoces
D. Peut faire apparaître de la méthémoglobine
E. Provoque une baisse des cholinestérases

Réponse : AC

S 87/3/1/ 78

Le diagnostic clinique de l'oxycarbonisme chronique repose sur la présence:

A. Diarrhée chronique
B. Etat subfébrile
C. Anémie
D. Céphalées, asthénie, vertiges
E. Paresthésies avec disparition de certains réflexes

Réponse : D

M 87/4/1/116

Dans le coma oxycarboné:

A. Le malade est hypothermique
B. Les téguments sont pâles
C. Les convulsions sont fréquentes
D. L'oxygénothérapie hyperbare hâte l'évolution favorable
E. La guérison sans séquelles est constante

Réponse : D

S 89/4/1/ 23

Un sujet mécanicien dans un garage se plaint de fatigue, de maux de tête, nausées, de troubles du sommeil. Quelle intoxication chronique pouvez-vous craindre?

A. Sulfure de carbone
B. Isocyanates
C. Huiles minérales
D. Acide sulfurique
E. Oxyde de carbone

Réponse : E

M 91/3/2/ 31

L'intoxication aiguë au CO débute par une triade fonctionnelle caractéristique: quels sont les éléments constituants cette triade?

A. Coma hypertonique
B. Céphalées
C. Hyperthermie
D. Vertiges
E. Nausées-vomissements

Réponse : BDE

S 91/7/1/ 35

Parmi les états pathologiques suivants quel est celui qui n'est pas provoqué par une intoxication oxycarbonée?

A. Infarctus du myocarde
B. Crise d'épilepsie
C. Oedème aigu du poumon
D. Collapsus cardio-vasculaire
E. Oedème pharyngo-laryngé

Réponse : E

M 93/9/2/ 82

Une intoxication légère par l'oxyde de carbone peut comporter:

A. Céphalées
B. Hématémèse
C. Insuffisance rénale aiguë
D. Asthénie
E. Vomissements

Réponse : ADE

2.10. 3 BIOLOGIE

M 89/1/1/108

Les gaz du sang artériels, après intoxication oxycarbonée montrent:

A. Chute de la Pa O2
B. Elévation de la Pa CO2
C. Diminution de la saturation en O2
D. Normalité du pH
E. Aucune de ces réponses n'est exacte

Réponse : CD

M 91/1/2/ 78

Parmi les signes biologiques en faveur d'une intoxication sévère par l'oxyde de carbone, l'on peut retenir:

A. Une élévation de la lactatémie
B. La présence d'une méthémoglobinémie
C. Un taux d'Hb-CO de 5%
D. Un taux élevé de CPK
E. Un abaissement de PaO2

Réponse : ADE

2.10. 4 ETIOLOGIES (FACTEURS DE RISQUE, TERRAIN)

M 85/3/2/ 73

Au cours de quel(s) type(s) de combustion peut-il se produire un dégagement de monoxyde de carbone?

A. Combustion lente de soufre
B. Combustion lente d'un mélange phosphore et magnésium
C. Combustion de gaz butane
D. Combustion de matières plastiques
E. Combustion de bois

Réponse : CDE

2.10. 5 EVOLUTION (PRONOSTIC, COMPLICATIONS)

S 87/6/1/ 32

Parmi les complications suivantes, une seule ne peut être retrouvée au cours du coma oxycarboné pur:

A. Le syndrome extra-pyramidal
B. L'oedème aigu du poumon
C. Les troubles électro-cardiographiques de la repolarisation
D. L'hypothermie
E. Les lésions de compression aux points d'appui

Réponse : A

S 91/4/1/ 27

L'intoxication chronique à l'oxyde de carbone provoque:

A. Une polynévrite
B. Une anémie
C. Une hépatite
D. Des céphalées
E. Aucun des ces symptômes

Réponse : D

2.10.6 TRAITEMENTS

S 86/1/1/ 48

Quel est le traitement d'urgence de l'intoxication aiguë par l'oxyde de carbone?

A. Transfusion de globules rouges pour améliorer l'hématose
B. Injection intra-veineuse de bleu de méthylène à la dose de 2mg/kg pour lutter contre la cyanose
C. Faire inhaler de l'oxygène
D. Mise en oeuvre d'une exanguino-transfusion
E. Mise en oeuvre d'une épuration extra-rénale

Réponse : C

S 86/4/1/ 77

En cas d'intoxication aiguë par l'oxyde de carbone, le traitement spécifique d'urgence nécessite l'administration:

A. D'EDTA calcique
B. De corticoïde injectable
C. De Diazépam injectable
D. D'oxygène
E. De cédilanide

Réponse : D

M 88/5/2/ 97

Le traitement d'urgence de l'intoxication aiguë par l'oxyde de carbone comporte:

A. Transfusion de sang total
B. Injection IV de bleu de méthylène
C. Inhalation d'O2
D. Exanguino-transfusion
E. Transfusion du culot globulaire

Réponse : C

S 93/8/1/ 58

Le traitement en urgence de l'intoxication oxycarbonée doit comporter systématiquement:

A. L'administration de furosémide
B. L'administration de sérum glucosé hypertonique
C. L'administration de drogue inotrope positive
D. L'administration d'O2 - 12 à 15 l/min
E. L'administration de sérum bicarbonaté hypertonique à 42%

Réponse : D

2.10.7 DIVERS

M 85/5/2/ 64

L'oxyde de carbone est un gaz qui possède la ou les caractéristiques suivantes:

A. Incolore
B. Inodore
C. Sans saveur
D. Non irritant
E. Explosif

Réponse : ABCDE

M 88/4/2/ 19

L'intoxication aiguë par le monoxyde de carbone:

A. Est caractérisée par la triade clinique céphalées-vomissements-diarrhées
B. Se manifeste par une anoxie aiguë
C. Peut se compliquer d'un coma précoce
D. Peut laisser des séquelles neurologiques
E. Peut justifier une oxygénothérapie hyperbare

Réponse : BCDE

M 88/3/2/ 76

Le taux de carboxyhémoglobine dans le sang:

A. Est stable pendant 24 heures en l'absence de traitement
B. Est influencé par l'effort physique
C. Dépend de la consommation de cigarettes
D. Dépend de la pression alvéolaire en O2
E. Est différent avant traitement, dans le sang veineux et dans le sang artériel

Réponse : BCD

M 90/3/2/ 20

L'intoxication professionnelle par le monoxyde de carbone:

A. Peut apparaître en cas d'exposition aux produits de combustion complète des substrats carbonés
B. Entraîne une anurie précoce
C. Est influencée par l'association à un tabagisme
D. Evolue spontanément vers l'aggravation même en cas de retrait du sujet de toute contamination toxique
E. Est reconnue comme maladie professionnelle indemnisable au-dessus d'un taux d'oxycarbonémie fixé par décret

Réponse : CD

M 91/6/2/ 30

Le monoxyde de carbone:

A. Est beaucoup plus lourd que l'air
B. Est explosif lorsqu'il est mélangé à l'air dans certaines proportions
C. Traverse facilement la barrière alvéolo-capillaire
D. Se fixe sur l'hémoglobine et la myoglobine
E. Traverse la barrière placentaire

Réponse : BCDE

S 94/8/1/ 73

A partir de quel taux de carboxyhémoglobine (exprimé en pourcentage HbCO/Hb totale) est-il habituel d'observer l'apparition des premiers symptômes chez les sujets normaux non fumeurs?

A. 2%
B. 5%
C. 15%
D. 30%
E. 66%

Réponse : B

2.11 INTOXICATION AU PLOMB

2.11. 1 DIVERS

M 91/7/1/ 81

Noter la (les) proposition(s) exacte(s) concernant l'intoxication chronique au plomb en milieu extraprofessionnel:

A. L'homme absorbe le plomb par voie respiratoire
B. L'homme absorbe le plomb par voie alimentaire
C. Le lait peut être un véhicule du plomb
D. Le saturnisme peut représenter un accident domestique grave chez l'enfant
E. La concentration minimale admissible du plomb dans l'eau de boisson est de 0,1mg/litre en France

Réponse : ABCDE

M 93/9/2/ 54

L'intoxication saturnine:

A. Peut être due à des eaux de boisson
B. Peut être due à l'utilisation domestique de poteries
C. Peut être d'origine professionnelle dans les fabriques d'accumulateurs
D. Peut être d'origine professionnelle chez des assistants dentaires
E. Peut être d'origine professionnelle chez des peintres en bâtiment

Réponse : ABCE

2.12 INTOXICATION AU PDCB

2.12. 1 DIVERS

S 90/6/1/ 86

Toutes les propositions suivantes s'appliquent à l'intoxication aiguë au paradichlorobenzène, sauf une ; indiquez laquelle:

A. Ce produit est utilisé comme antimites
B. Un coma convulsif peut survenir
C. Une hypoglycémie peut survenir chez le sujet porteur d'un déficit en G6PD(Glucose 6-phosphate déshydrogénase)
D. Le traitement comporte un régime sans lait ni graisse
E. Les amines pressives sont contre-indiquées

Réponse : C

2.13 INTOXICATION DOMESTIQUE

2.13. 1 EVOLUTION (PRONOSTIC, COMPLICATIONS)

S 89/1/1/ 56

Parmi les propositions suivantes, une seule est très caractéristique des accidents par siphonnage d'essence:

A. Brûlure caustiques des lèvres
B. Oesophagite aiguë
C. Gastrite aiguë
D. Pneumopathie aiguë
E. Polyglobulie

Réponse : D

2.13. 2 TRAITEMENTS

M 87/4/2/ 18

Il est contre-indiqué de pratiquer un lavage d'estomac à un enfant conscient qui vient d'ingérer:

A. Lessive (poudre)
B. Anti-rouille (rubigine)
C. Eau de javel concentrée
D. Alcool méthylique
E. Produits pétroliers

Réponse : ABCE

S 88/1/1/ 41

Dans le cadre de l'intoxication par les produits ménagers, il existe des traitements spécifiques. Parmi les suivants un seul est inexact, précisez lequel:

A. L'atropine pour les insecticides organo-phosphorés
B. L'éthanol pour le méthanol pur, l'éthylène glycol
C. Le calcium pour les acides oxalique
D. L'acide ascorbique voire le bleu de méthylène pour le nitrobenzène
E. L'hypochlorite de sodium pour l'hyposulfite de sodium

Réponse : E

M 89/1/1/114

Concernant les intoxications par produits ménagers et leur traitement, il est exact que:

A. La prise accidentelle ou volontaire de produits ménagers à action caustique contre-indique les vomissements provoqués
B. Ne contre-indique pas le lavage d'estomac
C. Elles imposent une hospitalisation immédiate pour endoscopie et bilan des lésions digestives
D. Un des risques majeurs des caustiques est celui de la perforation de l'oesophage dans le médiastin
E. La médiastinite expose à un risque vital majeur

Réponse : ACDE

M 89/5/1/ 58

Parmi les produits domestiques suivants ayant entraîné une intoxication par ingestion, le lavage d'estomac est contre-indiqué, sauf dans un cas:

A. Eau de Javel concentré
B. Antigel
C. Détartrant pour WC
D. Déboucheur de lavabo
E. Produits de lavage de vaisselle en machine

Réponse : B

2.13. 3 DIVERS

S 85/6/1/ 12

Un enfant a bu de l'eau de Javel diluée. La fibroscopie montre au niveau de l'oesophage un érythème sans autre lésion. La conduite à tenir sera la suivante:

A. Une alimentation parentérale exclusive
B. Mise en place d'une sonde naso-gastrique
C. L'abstention thérapeutique
D. Traitement anti-inflammatoire
E. Vitamine C intra-veineuse

Réponse : C

S 86/2/1/ 77

Une femme de ménage mélange inconsidérément un détartrant et de l'eau de javel. Un gaz se dégage. Quel est le syndrome que l'on doit redouter chez elle de façon immédiate ou retardée dans les 24 heures?

A. Hypertension intra-crânienne
B. Ischémie des extrémités
C. Oedème du poumon
D. Cytolyse hépatique
E. Insuffisance rénale aiguë

Réponse : C

S 86/5/1/ 68

Un enfant d'un an a porté à la bouche le goulot d'un récipient contenant de l'eau de javel diluée. La famille vous téléphone, quel conseil lui donnez-vous?

A. Hospitaliser l'enfant
B. Le faire vomir
C. Rincer abondamment la bouche à l'eau pure
D. Lui faire boire de l'hypochlorite de soude
E. Lui faire boire du lait

Réponse : C

M 86/5/2/ 64

Le risque lié à l'absorption d'antigel comporte:

A. L'insuffisance rénale
B. L'acidose métabolique
C. Les troubles auditifs
D. Les troubles extra-pyramidaux
E. Aucun de ces risques

Réponse : AB

M 86/6/2/ 13

L'ingestion d'une substance corrosive peut provoquer la (les) lésion(s) suivante(s):

A. Hémorragies oesophagiennes
B. Ulcérations longitudinales de l'oesophage
C. Sténose de l'oesophage
D. Nécrose en foyers de la face postérieure de l'estomac
E. Inflammation de l'antre gastrique

Réponse : ABCDE

M 86/7/2/ 13

L'oesophagite caustique:

A. Est un accident grave en raison du risque de sténose oesophagienne
B. Nécessite un premier bilan endoscopique en urgence
C. Nécessite toujours une neutralisation du caustique
D. Doit toujours être traitée par dilatations préventives
E. S'associe à des lésions caustiques gastriques

Réponse : ABE

S 87/3/1/ 80

Parmi les solvants suivants, retrouvés dans la composition de certains produits domestiques (soit comme principe actif, soit comme impureté) indiquer celui qui présente une importante toxicité pour la moelle osseuse (aplasie, mutations malignes):

A. Tétrachlorure de carbone
B. Trichloréthylène
C. Chlorure de méthylène (dichlorométhane)
D. Benzène
E. Hexane

Réponse : D

S 87/4/1/ 27

Parmi les propositions suivantes, une seule est très caractéristique des accidents par siphonnage d'essence:

A. Brûlures caustiques des lèvres
B. Oesophagite aiguë
C. Gastrite aiguë
D. Pneumopathie aiguë
E. Polyglobulie

Réponse : A

3 ALCOOL

3. 1 ALCOOL

3. 1. 1 DÉFINITION

S 87/2/1/ 88

Le nombre de consommateurs excessifs de boissons alcoolisées, en France actuellement, est estimé à:

A. 100 000
B. 1 000 000
C. 5 000 000
D. 10 000 000
E. 15 000 000

Réponse : C

3. 1. 2 EPIDÉMIOLOGIE

S 91/1/1/ 22

Quel paramètre fait défaut pour calculer la spécificité d'un test de dépistage de l'alcoolisme dont on sait qu'il a permis d'identifier, correctement 90 sujets dans une population totale de 100 alcooliques; par ailleurs on sait que la prévalence de l'alcoolisme dans la population étudiée est de 50%

A. Le nombre de faux-positifs
B. L'incidence annuelle de l'alcoolisme
C. Le nombre de faux-négatifs
D. Le nombre de sujets non alcooliques dans la population étudiée
E. Le nom du test utilisé

Réponse : A

M 93/9/2/ 80

La mortalité liée à l'alcoolisme (aigu et chronique):

A. Touche dans l'ensemble des sujets plus âgés que la mortalité d'origine cardio-vasculaire
B. Est chiffrée à 40 000 décès par an
C. Est, en fait, difficile à quantifier en France
D. Concerne entre 45 et 54 ans, 20% des décès masculins
E. Correspond pour une part majeure à des accidents aigus (mort violente)

Réponse : BCD

S 93/8/1/ 1

La consommation moyenne en litres d'équivalent d'alcool pur par an et par adulte de plus de 20 ans en France est comprise actuellement entre:

A. 1 à 10
B. 11 à 20
C. 21 à 30
D. 31 à 40
E. 41 à 50

Réponse : B

3. 1. 3 PHYSIOPATHOLOGIE

M 87/5/2/ 71

Parmi les voies accessoires du catabolisme de l'alcool éthylique chez l'homme, on trouve:

A. La voie de l'alcooldéshydrogénase
B. La voie du MEOS
C. La voie de la catalase
D. La voie de l'aldolase
E. La voie des peroxydases

Réponse : BC

M 89/5/1/ 59

Le catabolisme de l'alcool éthylique chez l'homme emprunte pour sa partie la plus importante, la voie:

A. De l'alcool déshydrogénase
B. Du MEOS (microsomial éthanol oxydative system)
C. De la catalase
D. De l'aldolase
E. Des péroxydases

Réponse : A

S 89/4/1/ 15

La voie principale du métabolisme hépatique de l'alcool est:

A. La voie de la catalase
B. La voie de l'alcool déshydrogénase
C. La glycoconjugaison
D. La sulfoconjugaison
E. Le MEOS (système d'oxydation microsomal de l'éthanol)

Réponse : B

S 90/1/1/ 32

Quel est celui des organes suivants que dégrade de façon prédominante l'alcool éthylique?

A. Le cerveau
B. Le foie
C. Les reins
D. La peau
E. Le tube digestif

Réponse : B

3. 1. 4 CLINIQUE

S 85/6/1/115

Tous les groupements symptomatiques suivants sont constitutifs du syndrome confusionnel par sevrage éthylique sauf un. Indiquez lequel?

A. Baisse de la vigilance
B. Idées obsédantes
C. Désorientation temporo-spatiale
D. Onirisme
E. Troubles de l'équilibre hydro électrolytique

Réponse : B

S 85/7/1/37

L'arrêt total de la consommation d'alcool chez un patient alcoolo-dépendant entraîne la survenue d'un syndrome de sevrage qui peut comporter toutes les manifestations suivantes sauf une; indiquez laquelle?

A. Tremblement des extrémités
B. Crise comitiale généralisée
C. Sueurs abondantes
D. Besoin impérieux de consommer de l'alcool
E. Somnolence

Réponse : E

M 86/3/2/ 50

La symptomatologie d'une intoxication aiguë à l'alcool méthylique ne comporte habituellement pas:

A. Coma
B. Acidose
C. Cécité
D. Perforation digestive
E. Troubles du rythme cardiaque

Réponse : DE

M 86/4/2/ 68

Le sevrage alcoolique entraîne la (les) manifestation(s) clinique(s) suivante(s):

A. Désorientation temporo-spatiale
B. Somnolence avec apathie
C. Tremblement
D. Délire onirique
E. Elévation thermique

Réponse : ACDE

M 87/2/2/ 17

Le syndrome de Korsakoff comporte:

A. Une anosognosie
B. Une amnésie antérograde continue
C. Un onirisme
D. Une bradypsychie
E. Des fabulations

Réponse : ABE

M 87/5/2/100

Dans un syndrome confusionnel, quel est ou quels sont le(s) signe(s) clinique(s)orientant vers un délirium tremens?

A. Délire érotomaniaque
B. Fièvre
C. Catatonie
D. Tremblements
E. Onirisme professionnel

Réponse : BDE

M 88/1/2/105

Le syndrome de Korsakoff comporte:

A. Déficit de la mémoire
B. Idées délirantes
C. Troubles de la conscience
D. Excitation psychomotrice
E. Fausses reconnaissances et affabulation

Réponse : AE

M 89/1/2/ 70

Le sevrage alcoolique peut entraîner la (les) manifestation(s) clinique(s) suivant(s):

A. Désorientation temporo-spatiale
B. Somnolence avec apathie
C. Tremblement
D. Délire onirique
E. Elévation thermique

Réponse : ACDE

S 89/7/1/ 97

L'ingestion d'alcool méthylique peut entraîner les symptômes suivants sauf un:

A. Coma
B. Hypoglycémie
C. Cécité
D. Perforation digestive
E. Céphalées

Réponse : D

M 90/2/2/ 55

Le sevrage alcoolique entraîne la (les) manifestation(s) suivante(s):

A. Désorientation temporo-spatiale
B. Somnolence avec apathie
C. Tremblement
D. Délire onirique
E. Elévation thermique

Réponse : ACDE

M 90/3/2/111

Parmi les symptômes suivants, lequel (lesquels) fait (font) évoquer un alcoolisme chronique?

A. Baisse des fonctions intellectuelles
B. Troubles de la mémoire
C. Accès d'irritabilité
D. Troubles sexuels
E. Tremblements matinaux

Réponse : ABCDE

M 93/9/2/ 81

Quelle(s) est(sont) la (les) manifestation(s) clinique(s) que l'on peut rencontrer dans un syndrome de sevrage à l'alcool?

A. Une crise d'épilepsie
B. Un syndrome cérébelleux
C. Un pré-délirium trémens
D. Un onirisme confusionnel avec altération de l'état général
E. Des vomissements avec tremblements au réveil

Réponse : ACDE

3. 1. 5 BIOLOGIE

M 85/7/2/ 14

Un ou plusieurs examens biologiques de première intention peuvent aider au dépistage de l'alcoolisme par le médecin du travail. Lequel ou lesquels?

A. Mesure du volume globulaire moyen
B. Dosage de l'immunoglobuline G
C. Dosage de la pyrimidine-5'nucléotidase
D. Dosage de la bilirubine
E. Dosage de la gamma glutamyl transférase

Réponse : AE

S 86/4/1/ 95

Pour une même ingestion d'alcool, une forte ingestion de sucres agit-elle sur l'alcoolémie:

A. En l'augmentant
B. En la laissant au même niveau
C. En la diminuant
D. En l'annulant
E. En l'augmentant puis en l'annulant

Réponse : C

M 87/6/2/ 69

La consommation excessive d'alcool peut entraîner la manifestation (les manifestations) biologique(s) suivante(s):

A. Hypoglycémie
B. Hypercholestérolémie isolée
C. Hyperlactatémie
D. Acidose métabolique
E. Hypercétonémie

Réponse : ACDE

M 88/3/2/ 89

Une consommation aiguë d'alcool peut être responsable de:

A. Hypoglycémie
B. Hyperlactatémie
C. Augmentation des LDL
D. Augmentation des VLDL
E. Hypocalcémie

Réponse : ABD

M 88/7/2/ 33

Un ou plusieurs examens biologiques peuvent aider au dépistage de l'alcoolisme par le médecin du travail. Lequel ou lesquels?

A. Mesure du volume globulaire moyen
B. Le rapport IgA/transferrine
C. Les ALAT/ASAT
D. Dosage de la bilirubine
E. Dosage de la gamma glutamyl transférase

Réponse : AE

M 88/7/1/114

La consommation d'alcool peut modifier le taux sérique:

A. Des lipoprotéines de haute densité (HDL)
B. Des lipoprotéines de basse densité (LDL)
C. Des lipoprotéines de très basse densité (VLDL)
D. Des chylomicrons
E. De l'apolipoprotéine C-II

Réponse : CD

M 89/6/2/ 79

Une consommation aiguë d'alcool peut être responsable de:

A. Hypoglycémie
B. Hyperlactatémie
C. Hypercholestérolémie - LDL
D. Hypertriglycéridémie
E. Hypocalcémie

Réponse : ABD

S 91/6/1/ 70

Quelle est l'alcoolémie la plus vraisemblable chez un homme bien portant de 70 kg, une demi-heure après absorption de 100 g d'alcool pur au cours d'un repas normocalorique?

A. 0,8 g/l
B. 1 g/l
C. 1,5 g/l
D. 2 g/l
E. 3 g/l

Réponse : D

S 94/9/1/ 45

Dans l'atteinte alcoolique du foie en dehors de la cirrhose, quel est le test biologique sérique qui est le plus souvent perturbé?

A. Aspartate amino-transférase (ASAT ou TGO)
B. Alamine amino-transférase (ALAT ou TGP)
C. Phosphatases alcalines
D. Gamma glutamyl transpeptidase
E. Triglycérides

Réponse : D

3. 1. 6 ANATOMOPATHOLOGIE

M 91/7/2/ 25

Parmi les lésions histologiques du foie suivantes, quelles sont celles rencontrées dans les hépatopathies alcooliques?

A. Stéatose
B. Infiltrat à polynucléaires neutrophiles des espaces portes
C. Corps de Mallory
D. Fibrose
E. Nodules de régénération

Réponse : ABCDE

3. 1. 7 FORMES CLINIQUES

M 86/7/2/ 38

La polynévrite alcoolique:

A. Est toujours associée à une cirrhose du foie
B. Comporte un signe de Babinski bilatéral
C. Est souvent révélée par des crampes
D. S'accompagne d'une hypoesthésie en selle
E. Peut comporter une abolition des réflexes des membres inférieurs

Réponse : CE

M 88/2/2/ 70

Parmi les propositions suivantes, citer celle(s) qui est (sont) exacte(s). L'alcool peut être responsable des lésions histologiques hépatiques suivantes:

A. Stéatose
B. Présence de corps de Mallory
C. Infiltrat à polynucléaires neutrophiles des espaces portes
D. Fibrose
E. Cirrhose

Réponse : ABCDE

3. 1. 8 ETIOLOGIES (FACTEURS DE RISQUE, TERRAIN)

S 85/4/1/107

Le nombre de consommateurs excessifs de boissons alcoolisées en France en 1982 , est estimé à:

A. 500 000
B. 1 000 000
C. 3 000 000
D. 5 000 000
E. 10 000 000

Réponse : D

3. 1. 9 EVOLUTION (PRONOSTIC, COMPLICATIONS)

M 86/6/2/ 79

L'alcoolisme chronique est susceptible d'augmenter l'incidence de:

A. Cardiomyopathies
B. Xanthomatose tendineuse
C. Tumeurs malignes de la cavité buccale et du pharynx
D. Embryofoetopathies
E. Hépatomes

Réponse : ACDE

M 87/7/2/ 91

Dans la maladie alcoolique, le sevrage:

A. Nécessite la prescription transitoire d'alcool intra-veineux
B. Nécessite la prescription de neuroleptiques
C. Est facilité par la prescription d'anxiolytiques
D. Peut être suivi sur la décroissance de la gamma-glutamyl transférase (gamma GT) sérique
E. Est surtout motivé par l'élévation importante de la gamma GT sérique

Réponse : CD

M 88/1/2/ 22

Parmi les cancers suivants, quels sont les 3 que l'on rencontre le plus souvent chez les alcooliques?

A. Cavité buccale
B. Nasopharynx
C. Oropharynx
D. Hypopharynx
E. Larynx

Réponse : ACD

M 88/2/2/ 87

L'alcoolisme chronique est susceptible d'augmenter l'incidence de:

A. Cardiomyopathies
B. Pancréatites chroniques
C. Tumeurs malignes de la cavité buccale et du pharynx
D. Embryofoetopathies
E. Hépatomes

Réponse : ABCDE

M 89/5/2/ 12

Le délirium tremens:

A. Est une complication du sevrage de l'éthylisme chronique
B. Met en jeu le pronostic vital
C. Nécessite la mise en route d'une réhydratation
D. Laisse comme séquelle une amnésie lacunaire portant sur l'épisode pathologique
E. Peut être prévenu par un traitement à base de benzodiazépines et de vitamines du groupe B

Réponse : ABCDE

M 90/2/2/ 46

Quel(s) élément(s) peut-on observer au cours de l'encéphalopathie de Gayet-Wernicke?

A. Intoxication éthylique constante
B. Nystagmus
C. Syndrome confusionnel
D. Correction des troubles par un traitement précoce par la vitamine B1 intramusculaire
E. Evolution possible vers un syndrome de Korsakoff

Réponse : BCDE

M 90/2/2/ 85

Quelle(s) est (sont) la (les) manifestation(s) clinique(s) que l'on peut rencontrer dans un syndrome de sevrage à l'alcool?

A. Une crise d'épilepsie
B. Un syndrome cérébelleux
C. Un pré-délirium trémens
D. Un onirisme confusionnel avec altération de l'état général
E. Des vomissements avec tremblements au réveil

Réponse : ACDE

M 90/4/2/ 52

L'alcoolisme chronique est susceptible d'augmenter l'incidence de:

A. Cardiomyopathies
B. Xanthomatose tendineuse
C. Tumeurs malignes de la cavité buccale et du pharynx
D. Embryofoetopathies
E. Hépatomes

Réponse : ACDE

M 90/3/2/ 96

Les complications psychiatriques de l'alcoolisme chronique comportent:

A. Etat démentiel
B. Dépression lors du sevrage
C. Troubles phobiques
D. Etats confuso-oniriques
E. Délire chronique de jalousie

Réponse : ABDE

M 91/1/1/ 86

L'alcoolisme seul est un facteur électif de plusieurs localisations cancéreuses. Lesquelles?

A. Cavité buccale
B. Larynx
C. Poumons
D. Pharynx
E. Oesophage

Réponse : ADE

M 91/2/2/ 83

Parmi les affirmations suivantes concernant l'encéphalopathie de Gayet-Wernicke, quelles sont celles qui sont exactes?

A. Il existe des troubles de la conscience
B. L'activité trans-cétolasique des hématies est abaissée
C. Un traitement précoce par la vitamine B6 intra-musculaire peut corriger les symptômes
D. L'existence d'un nystagmus est un argument du diagnostic
E. Il existe un syndrome pyramidal bilatéral

Réponse : ABD

M 91/6/2/ 95

Le délirium tremens est souvent déclenché par:

A. Une infection intercurrente
B. La prise de neuroleptique
C. L'arrêt brutal de l'intoxication éthylique
D. Une intervention chirurgicale
E. Un traitement antidépresseur

Réponse : ACD

M 91/4/2/ 34

Parmi les conséquences de l'alcoolisme, on relève depuis 1980:

A. Environ 60% des accidents mortels de la route
B. Environ 20% des accidents du travail
C. Environ 30% de délits de fuite
D. Environ 10% des condamnations en pénal
E. Environ 3/4 des déchéances paternelles

Réponse : BE

M 92/8/1/ 70

Il est habituel de constater dans l'hépatite alcoolique aiguë en dehors de la cirrhose:

A. Une augmentation des ASAT (TGO) sériques
B. Un rapport ASAT/ALAT supérieur à 1
C. Des phosphatases alcalines normales ou peu augmentées
D. Des gamma glutamyl transpeptidase très augmentées
E. Un volume globulaire moyen inférieur à 80 microns cubes

Réponse : ABD

M 92/9/1/ 99

Parmi les lésions histologiques élémentaires du foie, laquelle ou lesquelles est (sont) celle(s) de l'hépatite alcoolique aiguë?

A. Stéatose macrovésiculaire
B. Présence d'infiltrats à polynucléaires neutrophiles
C. Ballonisation des hépatocytes
D. Fibrose des espaces porte
E. Présence de corps de Mallory

Réponse : BCE

M 93/8/2/ 97

Le délirium tremens:

A. Est une complication de sevrage chez l'alcoolique
B. Met en jeu le pronostic vital
C. Est prévenu par un traitement associant vitamines du groupe B, benzodiazépines et hydratation
D. Est suivi d'une amnésie lacunaire
E. Est traité par psychostimulant

Réponse : ABCD

3. 1.10 DIVERS

S 85/4/1/ 56

Quelle est la masse d'alcool pur consommée par un sujet qui boit un litre de vin à 12 degrés?

A. 12 grammes
B. 9,6 grammes
C. 120 grammes
D. 96 grammes
E. 80 grammes

Réponse : D

M 85/5/2/ 63

Un litre de boisson alcoolisée à 45 degrés contient:

A. 4,5% d'alcool pur en volume
B. 45% d'alcool pur en volume
C. 45 grammes d'alcool pur
D. 360 grammes d'alcool pur
E. Aucune des propositions précédentes n'est exacte

Réponse : BD

S 85/2/1/ 93

La consommation moyenne en litres d'alcool pur par an et par adulte de plus de 20 ans, en France est comprise entre:

A. 1 à 5
B. 10 à 20
C. 25 à 35
D. 50 à 80
E. 100 à 150

Réponse : B

M 86/3/2/ 49

Dans l'intoxication par l'alcool éthylique:

A. Le taux d'alcoolémie a une incidence dans la qualification délictuelle de l'infraction
B. Le taux dans l'air expiré, au même moment et dans les mêmes unités, est égal au taux sanguin
C. Le taux dans l'air expiré est, au même moment et dans les mêmes unités 500 fois plus faible que le taux sanguin
D. Le taux dans l'air expiré est, au même moment et dans les mêmes unités 1000 fois plus faible que le taux sanguin
E. Le taux dans l'air expiré est, au même moment et dans les mêmes unités plus faible que le taux sanguin

Réponse : AE

M 86/4/2/ 85

La presse a récemment publié qu'une alcoolémie élevée était retrouvée dans 40% des accidents de la route. Si la conduite avec un taux d'alcoolémie diminuait de moitié:

A. Le nombre des accidents diminuerait de 5%
B. Le nombre des accidents diminuerait de 10%
C. Le nombre des accidents diminuerait de 20%
D. Le nombre des accidents diminuerait de 40%
E. Il est impossible de calculer la diminution prévisible du nombre d'accident avec les données dont on dispose

Réponse : E

S 87/4/1/ 28

Parmi les propositions suivantes concernant l'action métabolique de l'alcool, laquelle est fausse?

A. La consommation à jeun de l'alcool favorise l'hypoglycémie
B. L'alcool augmente la synthèse des triglycérides
C. L'alcool augmente les besoins en vitamines B1 et B6
D. L'alcool inhibe l'action des anti-vitamines K
E. L'alcool inhibe l'hormone anti-diurétique

Réponse : D

S 87/1/1/ 91

Quelle est la masse d'alcool pur consommée par un sujet qui boit un litre de vin à 10 degrés?

A. 12 grammes
B. 9,6 grammes
C. 120 grammes
D. 96 grammes
E. 80 grammes

Réponse : E

M 88/3/2/ 77

L'alcool ingéré disparaît de l'organisme selon la ou les modalités suivantes:

A. 50% sont éliminés et 50% sont métabolisés
B. 100% sont métabolisés par le foie
C. Métabolisme et élimination varient selon les sujets
D. 90% sont métabolisés et 10% sont éliminés
E. 30% sont métabolisés et 70% sont éliminés

Réponse : D

S 88/7/1/ 86

Combien y a-t-il de grammes d'alcool dans une chope de 250 ml de bière de 4,5 degrés?

A. 9,00 grammes
B. 11,25 grammes
C. 17,25 grammes
D. 36,00 grammes
E. 56,25 grammes

Réponse : A

M 88/7/1/115

Parmi les propositions suivantes, laquelle (ou lesquelles) est(sont) exacte(s)?

A. A quantité égale, l'alcool à jeun entraîne une alcoolémie plus élevée que lorsqu'il est pris lors du repas
B. L'alcool est absorbé préférentiellement au niveau du duodénum et du jéjunum
C. L'élimination de l'alcool se fait essentiellement par voie urinaire
D. Une fois interrompue la prise d'alcool, l'alcoolémie baisse d'environ 0,15 g par litre et par heure
E. Il y a proportionnalité entre le taux d'alcool dans l'air alvéolaire et le taux d'alcool dans le sang

Réponse : ABDE

M 88/7/2/ 23

A propos du vin, il est exact que:

A. Un litre de vin à 12° contient 96 g d'alcool pur
B. Un litre de vin à 10° apporte 320 kcal
C. La teneur en glucides de vin rouge ordinaire est élevée, de l'ordre de 40 g par litre
D. Le principal composant toxique du vin est l'éthanol
E. La consommation régulière de vin stimule la vitesse d'oxydation de l'éthanol au niveau du foie

Réponse : ADE

S 88/2/1/100

Indiquer lequel des médicaments suivants inhibe le catabolisme de l'éthanol:

A. Papavérine
B. Diazépam (VALIUM*)
C. Disulfiram (ESPERAL*)
D. Chlorpromazine (LARGACTIL*)
E. Phénobarbital (GARDENAL*)

Réponse : C

M 89/4/2/ 25

Parmi les propositions suivantes, il est exact que:

A. Le code du travail réglemente l'introduction de vin et de bière dans les entreprises
B. Le dosage des Gamma GT peut être demandé par le médecin du travail dans le cadre de la détermination de l'aptitude à un poste de sécurité
C. Dans une entreprise, un sujet a le droit de refuser l'alcoolémie effectuée par le médecin du travail dans le cadre des examens complémentaires
D. Il est interdit de laisser travailler un sujet en état d'ébriété manifeste
E. L'employeur a le droit de faire effectuer un alcootest sur ses salariés dans tous les cas

Réponse : ABCD

S 89/5/1/ 89

L'interrogatoire d'un malade détermine une consommation quotidienne de 2 litres de bière à 3°. La consommation quotidienne d'alcool pur de ce sujet correspond à:

A. 18g
B. 24g
C. 36g
D. 48g
E. 60g

Réponse : D

M 89/6/2/ 98

A propos de l'alcoolisme, il est exact que:

A. Le degré alcoolique des vins "Appellation d'Origine Contrôlée" varie selon les années
B. Un français sur dix environ tire tout ou partie de son revenu des boissons alcoolisées (production, distribution..)
C. Le degré alcoolique du vin fermenté naturellement ne dépasse pas 15 à 16°
D. L'absinthe est rigoureusement interdite
E. Le Français est le premier consommateur de vin dans le monde

Réponse : ABCD

M 90/6/2/ 36

Certaines substances présentent un effet antabuse avec l'alcool. Lesquelles?

A. Certains vulcanisateurs de caoutchouc
B. Diméthyl formamide
C. Mercure
D. Plomb
E. Cyanamide calcique

Réponse : ABE

M 90/6/2/ 75

Le délirium tremens:

A. Est prévenu par la vitaminothérapie B et les anxiolytiques
B. Est une complication du sevrage
C. Ne met généralement pas en jeu le pronostic vital
D. Laisse une amnésie lacunaire
E. Ne s'accompagne pas d'hallucinations

Réponse : ABD

S 90/6/1/ 66

La consommation moyenne en litres d'équivalent d'alcool pur par an et par adulte de plus de 20 ans en France est comprise actuellement entre:

A. 1 à 10
B. 11 à 20
C. 21 à 30
D. 31 à 40
E. 41 à 50

Réponse : B

S 91/7/1/ 8

Quel est approximativement le nombre annuel de décès attribuables à l'alcool en France (mortalité rectifiée par alcoolisme)?

A. 20 000
B. 40 000
C. 60 000
D. 80 000
E. 100 000

Réponse : B

3. 2 SYNDROME DE KORSAKOFF

3. 2. 1 CLINIQUE

M 88/6/2/ 26

Etant donné le diagnostic de syndrome de Korsakoff d'origine éthylique, quel(s) symptôme(s) est (sont) compatible(s) avec ce diagnostic:

A. Anosognosie
B. Amnésie antérograde
C. Amnésie rétrograde
D. Tendance euphorique
E. Détérioration intellectuelle massive

Réponse : ABD

M 90/3/2/ 73

Le syndrome de Korsakoff comporte:

A. Oubli à mesure
B. Hallucinations auditives
C. Apraxie constructive
D. Affabulation
E. Tachypsychie

Réponse : AD

M 90/5/2/110

Le syndrome de Korsakoff d'origine alcoolique comporte:

A. Affabulation
B. Oubli à mesure
C. Paralysie oculo-motrice
D. Polynévrite
E. Onirisme

Réponse : ABD

3. 2. 2
ETIOLOGIES (FACTEURS DE RISQUE, TERRAIN)

S 88/4/1/ 90

Les propositions suivantes concernent les étiologies à évoquer devant un syndrome de Korsakoff, sauf une. Laquelle?

A. Alcoolisme chronique
B. Démence de Pick
C. Séquelle d'encéphalite herpétique
D. Tumeur du 3ème ventricule
E. Séquelle d'anoxie cérébrale

Réponse : B

4
REANIMATION CHOCS
4. 1
CHOC
4. 1. 1
CLINIQUE

M 91/1/2/ 79

L'hypoperfusion tissulaire d'un choc peut être reconnue grâce aux signes suivants:

A. Une oligo-anurie
B. Une confusion mentale
C. Des marbrures cutanées au niveau des genoux
D. Une acidose lactique
E. Des extrémités froides et cyanosées

Réponse : ABCDE

S 91/6/1/ 46

Quel est l'élément clinique ou biologique parmi les suivants qui donne une indication sur la gravité d'une anémie hémorragique aiguë?

A. Pâleur
B. Niveau de la tension artérielle
C. Taux de l'hémoglobine
D. Nombre des réticulocytes
E. Nombre des hématies

Réponse : B

4. 1. 2
TRAITEMENTS

M 91/4/2/ 84

La Dopamine peut être utilisée dans les états de choc pour:

A. Elever la pression artérielle
B. Traiter un bronchospasme
C. Favoriser une reprise de diurèse
D. Réduire une hypertension artérielle pulmonaire
E. Traiter une hypoglycémie

Réponse : AC

4. 2
CHOC ANAPHYLACTIQUE
4. 2. 1
CLINIQUE

M 89/5/2/ 34

Les manifestations cliniques du choc anaphylactique:

A. Surviennent dès la première injection d'antigène
B. Surviennent dans les minutes suivant l'injection d'antigène
C. Sont en partie liées à la contraction de fibres musculaires lisses
D. Sont en grande partie liées à une vasoconstriction périphérique
E. Cèdent spontanément dès l'arrêt de l'injection de l'antigène

Réponse : BC

4. 2. 2
ETIOLOGIES (FACTEURS DE RISQUE, TERRAIN)

M 93/9/2/ 16

Parmi les propositions suivantes, indiquez les trois causes les plus fréquentes de choc anaphylactique chez l'homme:

A. Transfusion de sang incompatible pour les groupes ABO
B. Injection de pénicilline
C. Brûlure au 2ème degré
D. Injections d'anesthésique curarisant
E. Piqûre d'abeille

Réponse : BDE

4. 2. 3
TRAITEMENTS

S 88/1/1/ 63

Le traitement d'urgence du choc anaphylactique comporte en première intention:

A. Les anti-histaminiques anti-H1
B. Le cromoglycate disodique
C. Les corticoïdes injectables
D. L'adrénaline
E. Les anti-histaminiques anti-H2

Réponse : D

M 89/7/2/105

Parmi les médicaments suivants, quel(s) est (sont) celui (ceux) à utiliser en priorité pour le traitement d'urgence d'un choc anaphylactique?

A. Glucocorticoïde
B. Adrénaline
C. Antihistaminique H1
D. Atropine
E. Digitaline

Réponse : B

4. 2. 4
DIVERS

M 90/2/2/ 10

Le choc anaphylactique:

A. Survient généralement à la première injection d'allergène
B. Survient dans les secondes ou les minutes suivant l'injection de l'allergène
C. Guérit spontanément à l'arrêt de l'injection
D. Peut être traité par une injection d'adrénaline
E. Ne survient jamais après injection de gamma globulines

Réponse : BD

4. 3
CHOC SEPTIQUE
4. 3. 1
CLINIQUE

M 87/5/2/ 18

Parmi les signes suivants, indiquer celui (ceux) qui doit (doivent) faire redouter l'installation d'un choc chez un adulte septicémique:

A. Fièvre supérieure à 39,5°
B. Marbrures des genoux
C. Splénomégalie
D. Diurèse inférieure à 30 ml/heure
E. Leucocytose sanguine inférieure à 5x10exp9/litre

S 89/2/1/112

Un des signes suivants ne se rencontre pas dans un tableau d'état de choc septique:

A. Polypnée
B. Bradycardie
C. Oligurie
D. Marbrures
E. Chute tensionnelle

Réponse : B

S 89/5/1/ 36

Les signes suivants peuvent être observés au stade initial du choc infectieux à l'exception d'un seul: lequel?

A. Hypothermie
B. Hypotension
C. Anurie
D. Pression veineuse centrale élevée
E. Thrombopénie

Réponse : D

M 89/5/2/ 46

Parmi les signes suivants, indiquer celui (ceux) qui témoigne(nt) de l'installation d'un choc septique:

A. Frissons
B. Céphalées
C. Chute de la diurèse horaire inférieure à 30 ml/m2/heure
D. Marbrures cutanées
E. Augmentation du temps de recoloration sous-unguéale

Réponse : CDE

M 91/7/2/ 50

Dans un état de choc infectieux au cours d'une bactériémie ou d'une septicémie à bacilles à Gram négatif, on constate:

A. Une diurèse en général très diminuée
B. Des résistances périphériques d'abord élevées, puis effondrées
C. Un débit cardiaque augmenté, puis diminué
D. Une pression veineuse centrale basse
E. Un rapport Na urinaire/K urinaire inférieur à 1

Réponse : ACD

4. 3. 2
BIOLOGIE

M 91/5/2/ 55

Un état de choc septique à la phase initiale comporte habituellement le profil hémodynamique suivant:

A. Pression artérielle moyenne systémique à 100 mmHg
B. Index cardiaque supérieur à 2 litres 500
C. Résistances artérielles systémiques élevées
D. Pression capillaire pulmonaire inférieure ou égale à 12 mmHg
E. Pression capillaire pulmonaire à 20mmHg

Réponse : BD

4. 3. 3 DIVERS

M 90/7/2/117

Parmi les propositions suivantes, laquelle (lesquelles) concerne(nt) le choc septique?

A. Il est une complication des infections à bacille à Gram négatif
B. Il est dû à la sécrétion d'une exotoxine protéique
C. Les hémocultures peuvent être négatives
D. A la phase initiale, le remplissage vasculaire est l'élément fondamental du traitement
E. La corticothérapie à fortes doses améliore significativement le pronostic

Réponse : BCD

M 91/2/1/ 95

Un état de choc septique:

A. S'accompagne d'une vasoconstriction à la phase initiale
B. S'accompagne habituellement de thrombopénie
C. Peut justifier un traitement par corticoïdes
D. Peut s'accompagner d'une acidose métabolique
E. Peut entraîner un syndrome de détresse respiratoire (oedème lésionnel)

Réponse : BCDE

M 91/6/2/100

A propos du choc toxi-infectieux, il est exact que:

A. Il résulte d'une hypoxie tissulaire du fait d'une hypo-vascularisation
B. Il s'accompagne de troubles métaboliques et de troubles de la crase sanguine
C. Il peut s'accompagner d'une hypothermie
D. Il se complique d'une insuffisance rénale fonctionnelle avec risque de passage à l'organicité
E. Il ne survient que dans les septicémies à bacilles à Gram négatif

Réponse : ABCD

M 86/4/2/ 5

A propos du choc toxi infectieux:

A. Il résulte d'une hypoxie tissulaire du fait d'une hypo-vascularisation
B. Il s'accompagne de troubles hémodynamiques, métaboliques et de la crase sanguine
C. Il peut s'accompagner d'une hypothermie
D. Il se complique d'une insuffisance rénale fonctionnelle avec risque de passage à l'organicité
E. Il ne survient que dans les septicémies à cocci gram positif

Réponse : ABCD

4. 4 OEDEME DE QUINCKE

4. 4. 1 CLINIQUE

M 92/9/2/ 85

L'oedème de Quincke peut être caractérisé par:

A. Atteinte du visage
B. Origine médicamenteuse
C. Origine alimentaire
D. Prurit d'accompagnement
E. Possibilité d'une détresse respiratoire

Réponse : ABCE

4. 4. 2 ETIOLOGIES (FACTEURS DE RISQUE, TERRAIN)

M 87/7/2/ 68

Quels sont dans la liste suivante les deux médicaments qui sont le plus souvent responsables d'urticaire avec oedème de Quincke?

A. Pénicilline
B. Gentamycine
C. Erythromycine
D. Héparine
E. Aspirine

Réponse : AE

4. 4. 3 DIVERS

S 86/5/1/ 52

Toutes les données suivantes concernant l'oedème de Quincke sont vraies, sauf une:

A. Il correspond à un urticaire profond
B. Il peut être d'origine immuno-allergique
C. Les lésions sont blanchâtres, à peine rosées
D. Il s'accompagne de sensation de prurit
E. La localisation laryngée provoque une asphyxie

Réponse : D

Pédiatrie

Partie 21

1. PEDIATRIE GENERALE (194)
1.1 DIVERS (20)
1.2 PEDIATRIE - DIAGNOSTICS (16)
1.3 NOUVEAU NE (30)
1.4 MORT SUBITE DU NOURRISSON (3)
1.5 SPASME DU SANGLOT (1)
1.6 ALIMENTATION DE L'ENFANT (4)
1.7 ALLAITEMENT (15)
1.8 CROISSANCE (10)
1.9 PUBERTE (9)
1.10 DEVELOPPEMENT PSYCHO MOTEUR (24)
1.11 DEVELOPPEMENT STATURO PONDERAL (2)
1.12 SYNDROME DE SILVERMAN (12)
1.13 PURPURA RHUMATOIDE (20)
1.14 FIEVRE DE L'ENFANT (4)
1.15 NEPHROBLASTOME (11)
1.16 NEUROBLASTOME (13)

2. PEDIATRIE ET NEUROLOGIE (21)
2.1 NEUROLOGIE GENERALE (9)
2.2 CONVULSIONS CHEZ L'ENFANT (12)

3. PEDIATRIE ET APPAREIL LOCOMOTEUR (31)
3.1 ANOMALIE CONGENITALE DE LA HANCHE (5)
3.2 OSTEOCHONDRITE (3)
3.3 OSTEOMYELITE (13)
3.4 ARTHRITE (4)
3.5 BOITERIE DE L'ENFANT (6)

4. PEDIATRIE ET PNEUMOLOGIE (48)
4.1 PNEUMOLOGIE GENERALE (4)
4.2 BRONCHIOLITE (7)
4.3 DETRESSE RESPIRATOIRE DU NOUVEAU NE (3)
4.4 DYSPNEE (6)
4.5 STAPHYLOCOCCIE PLEURO-PULMONAIRE (9)
4.6 MUCOVISCIDOSE (19)

5. PEDIATRIE ET GASTRO ENTEROLOGIE (57)
5.1 GASTRO-ENTEROLOGIE GENERALE (6)
5.2 ATRESIE DE L'OESOPHAGE (2)
5.3 DIARRHEES DE L'ENFANT (7)
5.4 ICTERE DU NOURRISSON (14)
5.5 INVAGINATION INTESTINALE AIGUE (9)
5.6 APPENDICITE DE L'ENFANT (7)
5.7 STENOSE DU PYLORE (12)

6. PEDIATRIE ET PSYCHIATRIE (23)
6.1 PEDOPSYCHIATRIE GENERALE (14)
6.2 QUOTIENT INTELLECTUEL (7)
6.3 ENURESIE (2)

7. PEDIATRIE ET ORL (24)
7.1 ORL GENERALE (6)
7.2 EPIGLOTTITE (13)
7.3 ETHMOIDITE (5)

8. PEDIATRIE ET ENDOCRINOLOGIE (24)
8.1 PHENYLCETONURIE (5)
8.2 HYPOTHYROIDIE CONGENITALE (19)

9. AUTRES PATHOLOGIES EN PEDIATRIE (39)
9.1 CARDIOLOGIE EN PEDIATRIE (13)
9.2 DERMATOLOGIE EN PEDIATRIE (8)
9.3 HEMATOLOGIE EN PEDIATRIE (8)
9.4 NEPHROLOGIE EN PEDIATRIE (10)

Les chiffres entre parenthèses indiquent le nombre de QCM.

1
PEDIATRIE GENERALE
1. 1
DIVERS

S 91/4/1/ 11

L'examen macroscopique du placenta permet dès la naissance le diagnostic d'une des cinq infections néonatales suivantes, laquelle?

A. Infection à Pneumocoque
B. Infection à Streptocoque B
C. Listériose
D. Infection à Escherichia Coli
E. Infection à staphylocoque

Réponse : C

M 91/1/2/ 34

Parmi les propositions suivantes concernant l'éruption dentaire, il est exact que:

A. Lors de l'éruption dentaire l'apex est ouvert
B. L'éruption de la dent définitive entraîne la chute de la dent lactéale sus-jacente
C. La canine définitive apparaît chronologiquement après l'éruption de la première-prémolaire définitive
D. La première molaire définitve apparaît à l'âge de 6 ans
E. La première molaire définitive est la première des dents définitives à apparaître

Réponse : ABCDE

M 93/9/1/ 77

Parmi les propositions suivantes, quelles sont celles qui correspondent à des signes pouvant s'observer dans le retard de croissance staturale dû à un déficit en hormone de croissance?

A. Aggravation progressive du retard de taille par rapport à la moyenne
B. Retard de maturation osseuse
C. Retard de croissance dysharmonieux
D. Micropénis
E. Hyperglycémie et glycosurie post-prandiales

Réponse : ABD

M 94/8/2/ 84

Parmi les propositions suivantes concernant le lymphoedème congénital des membres inférieurs, une ou plusieurs sont exactes. Laquelle ou lesquelles?

A. Il apparait généralement à la puberté
B. Il est surtout net à la cheville et sur le dos du pied
C. Il intéresse également les orteils
D. Il est inapparent le matin au réveil
E. Il se complique volontiers de lymphangite

Réponse : ABCE

M 88/7/2/ 88

Sur un cliché de thorax du nourrisson, le thymus normal:

A. Se présente comme une opacité antérieure
B. Apparaît plus large en expiration
C. A des bords externes flous
D. Peut, s'il est volumineux, comprimer la trachée
E. Peut simuler une cardiomégalie

Réponse : ABE

M 88/7/1/107

Dans quelle ou quelles situations une intervention vous paraît-elle justifiée?

A. Hernie de la ligne blanche douloureuse, de petite taille, chez un enfant de 7 à 8 ans
B. Hernie ombilicale admettant à peine le 5ème doigt, chez un nourrisson de 3 à 6 mois pour éviter les risques d'étranglement
C. Hernie ombilicale disgracieuse, non douloureuse, chez un enfant de 6 à 7 ans
D. Volumineuse hernie ombilicale constamment extériorisée, à collet large de 3 cm de diamètre, chez un enfant de 1 an de race noire
E. Diastasis des muscles droits de l'abdomen chez un enfant de 7 ans hypotrophique

Réponse : ACD

M 87/5/2/ 29

Les hernies ombilicales de l'enfant sont caractérisées par:

A. Hernie acquise
B. Hernie qui contient la plupart du temps de l'épiploon
C. Hernie qui s'étrangle fréquemment
D. Hernie dont le traitement est très souvent chirurgical avant 2 ans
E. Hernie qui régresse souvent spontanément avant 3 ans

Réponse : ABE

S 88/4/1/ 89

Parmi ces cinq structures de scolarisation, laquelle conseiller à un enfant dyslexique?

A. Alcoolisme chronique
B. Démence de Pick
C. Ecole nationale de perfectionnement
D. Scolarisation en classe normale
E. Section d'éducation spécialisée

Réponse : D

M 89/3/2/ 22

Relevez les 2 propositions fausses concernant les besoins alimentaires de l'enfant:

A. Les besoins quotidiens en eau sont en moyenne de 220 ml
B. La concentration en fluor de l'eau du robinet varie d'une région française à l'autre
C. Il faut apporter un supplément de Vit D jusqu'à l'âge de 2 ans
D. Le coefficient d'utilisation des protéines animales est nettement inférieur à celui des protéines végétales
E. Le sucre du lait est essentiellement du lactose

Réponse : AD

M 91/5/2/ 12

Une avance globale de maturation osseuse peut être provoquée par:

A. Une tumeur ovarienne avec hyper-oestrogénie
B. Un corticosurrénalome
C. Un craniopharyngiome
D. Une hypothyroïdie
E. Une hyperplasie congénitale des surrénales

Réponse : ABE

M 91/2/2/ 78

Le score de Silverman comprend:

A. Balancement thoraco-abdominal
B. Rétraction thoracique
C. Cyanose
D. Rétraction xiphoïdienne
E. Geignement expiratoire

Réponse : ABDE

S 91/1/1/ 61

A quel âge osseux moyen apparaît l'os sésamoïde du pouce?

A. 9 ans chez la fille, 12 ans chez le garçon
B. 10 ans chez la fille, 14 ans chez le garçon
C. 8 ans chez la fille, 12 ans chez le garçon
D. 11 ans chez la fille, 13 ans chez le garçon
E. 12 ans chez la fille, 14 ans chez le garçon

Réponse : D

M 91/6/2/ 15

Un nouveau-né normal à terme:

A. A une fréquence cardiaque entre 120 et 140/min
B. A une fréquence respiratoire entre 15 et 30/min
C. Emet toujours son premier méconium avant la 6ème heure de vie
D. Emet sa première miction avant la 48ème heure de vie
E. A une pression artérielle systolique entre 60 et 80 mmHg

Réponse : ADE

M 91/7/2/ 20

Parmi les réflexes (R) suivants, cochez celui ou ceux qui sont des réflexes archaïques:

A. Réflexe des points cardinaux
B. Réflexe de Moro
C. Réflexe de grasping
D. Réflexe de la marche automatique
E. Réflexe de l'allongement croisé

Réponse : ABCDE

S 92/8/1/ 14

Normalement, un nourrisson double son poids de naissance à:

A. 3 mois
B. 5 mois
C. 9 mois
D. 11 mois
E. 13 mois

Réponse : B

S 92/9/1/ 2

La phobie des petits animaux chez un enfant de 5 ans:

A. Est un signe annonciateur de psychose infantile
B. Est un signe pathognomonique de névrose phobique
C. Est un phénomène normal pour l'âge
D. Impose une prise en charge psychothérapique
E. Nécessite un traitement anxiolytique

Réponse : C

S 92/9/1/ 27

Lors de la recherche du réflexe de Moro, chez le nouveau-né normal, à terme, on observe la réponse à la mobilisation rapide de la nuque, au niveau:

A. Des yeux
B. Des membres inférieurs
C. Des mains
D. Des membres supérieurs
E. Des quatre membres

Réponse : D

S 93/9/1/ 4

Un nouveau-né de mère éthylique a les paramètres suivants: poids 2000 g; taille 44 cm; périmètre crânien 31 cm. L'examen neurologique montre un réflexe d'allongement croisé complet et un angle poplité à 90°. Il s'agit:

A. D'un nouveau-né normal à terme
B. D'un prématuré
C. D'un retard de croissance intra-utérin harmonieux à terme
D. D'un retard de croissance intra-utérin dysharmonieux à terme
E. D'un prématuré avec retard de croissance intra-utérin

Réponse : C

M 93/9/2/ 36

Quels sont les signes qui orientent vers une infection bactérienne chez un nouveau-né?

A. Leucopénie
B. Protéinorachie à 0,40 g/l
C. Polyglobulie
D. Hypothermie
E. Ictère

Réponse : ADE

M 94/8/2/ 40

Retenez les propositions exactes s'appliquant aux tumeurs abdominales de l'enfant:

A. Les tumeurs rétro-péritonéales se présentent généralement sous forme de tumeurs abdominales
B. Un syndrome occlusif est le mode de révélation habituel
C. Les 2 étiologies malignes les plus fréquentes sont le néphroblastome et le neuroblastome
D. C'est avant l'âge de 1 an qu'elles sont les plus fréquentes
E. La ponction biopsie de la tumeur constitue la méthode diagnostique la plus sûre dans la majorité des cas

Réponse : AC

1. 2 PEDIATRIE - DIAGNOSTICS

1. 2. 1 CLINIQUE

S 85/3/1/ 26

Un enfant présente vomissements, anorexie, polydipsie, polyurie. Sa tension artérielle est élevée. Parmi les affections suivantes, laquelle doit retenir en premier lieu votre attention:

A. Glomérulonéphrite
B. Intoxication à la vitamine D
C. Phéochromocytome
D. Syndrome de Cushing
E. Diabète sucré

Réponse : B

S 92/8/1/ 36

Quel diagnostic évoquer chez un adolescent de 12 ou 13 ans qui présent brutalement, en dehors de tout contexte traumatique ou infectieux, le tableau clinique suivant: douleurs aiguës d'une hanche, impotence fonctionnelle, abduction et rotation externe d'un membre inférieur?

A. Ostéomyélite aiguë
B. Epiphysiolyse de hanche
C. Fracture du col fémoral
D. Ostéochondrite de hanche
E. Rhumatisme articulaire aigu

Réponse : B

1. 2. 2 ETIOLOGIES (FACTEURS DE RISQUE, TERRAIN)

S 85/5/1/ 97

La découverte d'une cataracte chez un nouveau-né, porteur d'un souffle systolique est évocatrice:

A. D'une trisomie 21
B. D'une embryopathie rubéolique
C. D'une maladie des inclusions cytomégaliques
D. D'une maladie métabolique
E. Aucune des propositions précédentes

Réponse : B

M 88/2/2/ 32

Un enfant de 3 ans, sans antécédent pathologique et bien portant le matin même, est amené dans l'après-midi aux urgences de l'hôpital dans un coma de stade II, sans signe de localisation, mais avec une hypothermie à 35,5°. Quel(s) diagnostic(s) doit-on évoquer en premier lieu?

A. Traumatisme crânien méconnu
B. Encéphalite aiguë
C. Méningite
D. Intoxication médicamenteuse
E. Ingestion d'alcool

Réponse : DE

M 89/7/2/ 72

Un enfant de 4 ans vient vous consulter car il présente quelques troubles du langage et d'après les parents il semble toujours distrait ou absent. A quelle ou auxquelles des affections suivantes pensez-vous?

A. Laryngites à répétition
B. Une surdité de perception
C. Une dyslexie
D. Une otite séromuqueuse
E. Un autisme

Réponse : BD

1. 2. 3
DIVERS

S 87/1/1/ 42

Au début de l'après-midi plusieurs enfants de l'école primaire ont été pris de vomissements, maux de ventre, de diarrhées, on vous a appelé à l'aide. Une rapide enquête montre que tous les enfants malades ont déjeuné à la cantine et ont consommé des carottes rapées, du poisson pané frit, du riz, un entremet, une tartelette. Quel diagnostic doit être envisagé?

A. Allergie au poisson
B. Infection à rotavirus
C. Toxi-infection staphylococcique probable
D. Gastro-entérite par salmonelle probable
E. Botulisme

Réponse : C

S 87/6/1/ 5

Un jeune garçon de 6 ans, sans antécédents pathologiques, est amené par ses parents pour une dysphonie datant de quelques semaines et qui s'est nettement aggravée après la rentrée scolaire. Il n'y a pas de dyspnée et l'examen fait par le médecin généraliste est normal. Parmi les cinq propositions suivantes quelle est celle que vous retenez en premier?

A. Stridor laryngé
B. Dysphonie fonctionnelle
C. Papillomatose laryngée
D. Paralysie récurrentielle
E. Angiome sous-glottique

Réponse : B

M 87/6/1/102

Un enfant a une fièvre à 40°avec dysphagie intense et hypersialorrhée, une dyspnée laryngée intense, une voix étouffée et une toux claire. La position allongée aggrave la dyspnée. La palpation cervicale met en évidence plusieurs adénopathies. Quel(s) est (sont) le(s) diagnostic(s) possible(s)?

A. Laryngite striduleuse
B. Laryngite sous-glottique
C. Corps étranger laryngé
D. Epiglottite
E. Laryngite diphtérique

Réponse : D

S 88/5/1/ 58

Un enfant de 4 ans est hospitalisé en raison d'un état asphyxique par dyspnée laryngée. Vous êtes frappés par le refus de l'enfant de se mettre en décubitus dorsal. Quel en est le germe habituellement responsable?

A. Streptocoque A
B. Haemophilus influenzae
C. Pseudomonas aeruginosa
D. Coxiella burnetti
E. Chlamydiae psittaci

Réponse : B

S 88/4/1/ 35

Un hémogramme systématique chez un enfant de 2 ans montre un taux de lymphocytes à 6 x 10exp9/l: ce résultat est compatible avec:

A. Une coqueluche
B. Une maladie virale
C. Une leucémie lymphoïde chronique
D. Une leucémie aiguë
E. Une lymphocytose normale à cet âge

Réponse : E

S 89/3/1/ 7

Un enfant de 4 ans présente brutalement une boiterie de hanche droite sans notion de traumatisme. Il existe une limitation de l'abduction et de la rotation interne. Il n'y a pas de fièvre. La VS est à 10 mm à la 1ère heure, 20 mm à la 2ème heure. Sur la radio, on note un épaississement des parties molles autour de la hanche, sans lésion osseuse apparente. A quelle étiologie doit-on penser en premier?

A. Une épiphysiolyse
B. Une ostéochondrite
C. Une synovite aiguë
D. Une arthrite septique
E. Une fracture de fatigue

Réponse : C

M 89/7/2/108

Un enfant de 6 ans présente des adénopathies cervicales d'apparition récente, une fièvre à 38°3, une altération discrète de l'état général. L'hémogramme montre: GB 12 000; Poly-neutrophiles 30%; Lymphophiles 50%; Monocytes 20%. Quel est ou quels sont le ou les diagnostic(s) que vous devez évoquer?

A. Mononucléose infectieuse
B. Toxoplasmose
C. Maladie des inclusions cytomégaliques
D. Herpès
E. Infection à mycoplasme

Réponse : ABC

S 91/5/1/ 49

Il est 3 heures du matin, Madame C. entend crier son enfant de 3 ans. Il pleure, gesticule, semble se débattre contre des êtres imaginaires. Madame C. essaie de le rassurer, mais elle n'arrive à communiquer avec lui. Il est pâle, il respire bruyamment. Cet épisode dure plusieurs minutes, l'enfant se rendort calmement. Il s'agit:

A. D'un rêve d'angoisse
B. D'un épisode délirant pouvant faire craindre le début d'une psychose
C. D'une terreur nocturne
D. D'un syndrome dépressif grave
E. Accès de somnambulisme

Réponse : C

S 91/3/1/ 67

Un enfant de 2 ans présente une dyspnée inspiratoire avec tirage, température à 40° et une abondante salivation. Toute tentative pour l'allonger aggrave sa dyspnée. Quel diagnostic évoquez-vous?

A. Abcès rétro-pharyngien
B. Laryngite sous-glottique
C. Pneumonie aiguë
D. Epiglottite aiguë
E. Asthme surinfecté

Réponse : D

S 94/9/1/ 37

Un nouveau-né vomit avant toute tentative d'alimentation. Le vomissement est vert. Une distension épigastrique est notée à l'inspection. Une petite selle méconiale est émise. Quel diagnostic vous semble le plus probable?

A. Une atrésie de l'oesophage
B. Une malposition cardio-tubérositaire
C. Une sténose duodénale
D. Une hernie diaphragmatique
E. Aucun des diagnostics précédents

Réponse : C

S 94/9/1/ 66

Quel est le premier diagnostic à évoquer chez un adolescent qui présente brutalement, en dehors de tout traumatisme et de tout contexte infectieux, le tableau clinique suivant: douleur aiguë de hanche, impotence fonctionnelle, abduction et rotation externe d'un membre inférieur?

A. Ostéomyélite de l'extrémité supérieure du fémur
B. Epiphysiolyse de hanche
C. Ostéo-arthrite bactérienne
D. Ostéochondrite de hanche
E. Rhumatisme articulaire aigu

Réponse : B

1. 3
NOUVEAU NE
1. 3. 1
CLINIQUE

S 85/7/1/101

Un seul des signes suivants ne fait pas partie du score d'Apgar. Lequel?

A. Respiration
B. Fréquence cardiaque
C. Cri
D. Réactivité
E. Coloration

Réponse : C

S 86/3/1/ 67

Le score d'Apgar mesure les paramètres suivants à l'exception de:

A. Fréquence cardiaque du nouveau-né
B. Coloration cutanée
C. Respiration
D. Réflexes ostéo-tendineux
E. Tonus musculaire

Réponse : D

M 87/7/2/ 44

Parmi les signes suivants, lequel ou lesquels ne fait (ou ne font) pas partie du score d'Apgar?

A. Tirage
B. Fréquence cardiaque
C. Cri
D. Réactivité
E. Coloration

Réponse : AC

M 89/5/2/ 35

Les éléments d'appréciation du score d'Apgar à la naissance pour un nouveau-né comprennent:

A. Coloration
B. Fréquence cardiaque
C. Réactivité provoquée
D. Tonus
E. Respiration

Réponse : ABCDE

S 90/1/1/ 57

Parmi les cinq signes suivants, un seul n'appartient pas au score d'Apgar. Lequel?

A. Fréquence cardiaque
B. Tirage intercostal
C. Mouvements respiratoires
D. Coloration
E. Tonus

Réponse : B

1. 3. 2 BIOLOGIE

M 87/3/2/ 24

Parmi les troubles cités, quels sont les deux plus fréquents chez le nouveau-né hypotrophique?

A. Hyponatrémie
B. Hypomagnésémie
C. Hypoglycémie
D. Hypothermie
E. Hypokaliémie

Réponse : CD

1. 3. 3 IMAGERIE

M 91/1/2/ 8

Au cours de l'évolution d'une forme grave de maladie des membranes hyalines chez un prématuré né à 28 semaines d'aménorrhée, la radiographie du thorax de face peut vous montrer:

A. Un broncho-gramme aérien étendu
B. Un pneumomédiastin
C. Un pneumothorax
D. Des bulles d'emphysème interstitiel
E. De l'air sous les coupoles diaphragmatiques

Réponse : ABCDE

1. 3. 4 BILAN ÉTIOLOGIQUE

S 87/7/1/ 46

Un nouveau-né est examiné en salle de travail, parmi les gestes suivants, quel est celui qui n'est pas pratiqué le premier jour de la vie?

A. Recherche d'une imperforation anale
B. Recherche d'une atrésie de l'oesophage
C. Test de Guthrie
D. Administration de vitamine K
E. Recherche d'une imperforation choanale

Réponse : C

S 89/4/1/ 96

Pour le diagnostic postnatal d'une infection foetale, l'examen le plus informatif est:

A. Dosage des IgG totales du sang de cordon
B. Dosage des IgM totales du sang de cordon
C. Dosage des anticorps IgM de la mère
D. Dosage des anticorps IgM du nouveau-né
E. Dosage des anticorps IgG du nouveau-né

Réponse : D

1. 3. 5 EVOLUTION (PRONOSTIC, COMPLICATIONS)

S 86/5/1/ 86

Le diagnostic de maladie des membranes hyalines doit être évoqué devant les éléments suivants, à l'exception d'un seul, lequel?

A. Détresse respiratoire progressivement croissante avec signe de rétraction
B. Age gestationnel inférieur à 34 semaines
C. Début à 48 h de vie
D. Broncho-gramme gazeux radiologique
E. Bloc alvéolo-capillaire

Réponse : C

M 88/4/2/ 90

Les anciens prématurés présentent un risque majoré de:

A. Mort subite inexpliquée du nourrisson
B. Bronchopneumopathies
C. Retard de croissance staturo-pondérale
D. Syndrome de Silvermann
E. Syndrome de Little

Réponse : ABCDE

M 89/3/2/ 18

L'hypotrophe est particulièrement exposé à:

A. L'hypotension
B. La polyglobulie
C. L'hypoglycémie
D. L'hypocalcémie
E. L'hyperbilirubinémie

Réponse : BCD

1. 3. 6 TRAITEMENTS

S 85/5/1/ 10

Quelle est la conduite habituelle à tenir devant un stridor laryngé congénital?

A. L'irradiation du thymus
B. La trachéotomie
C. La corticothérapie
D. La résection de l'épiglotte
E. Rassurer les parents de l'enfant

Réponse : E

S 85/5/1/ 98

Devant une détresse respiratoire néonatale, attribuée à une inhalation de liquide amniotique méconial, quel est le premier geste à faire chez le nouveau-né:

A. Mettre l'enfant sous antibiotique
B. Chercher une imperforation ano-rectale
C. Faire une aspiration gastrique
D. Faire une aspiration trachéo-bronchique
E. Faire une radiographie thoraco-abdominale

Réponse : D

S 85/6/1/ 52

La prescription de Vitamine K chez un nouveau-né doit être:

A. Systématique
B. Recommandée
C. Inutile chez l'enfant allaité par sa mère
D. Réservée au cas d'hémorragie extériorisée
E. Réservée au cas de prématurité ou d'hypotrophie

Réponse : A

M 90/4/2/108

Quels sont les deux gestes thérapeutiques préventifs systématiques à prescrire en salle de travail chez un nouveau-né normal?

A. La perfusion de sérum glucosé
B. Une injection de vitamine D
C. Une instillation oculaire d'un collyre antiseptique
D. Une administration de 20 ml de G10 par sonde gastrique
E. L'administration de 5 mg de vitamine K

Réponse : CE

1. 3. 7 DIVERS

S 86/5/1/ 39

Parmi les gestes préventifs suivants, quel est celui qui n'est pas pratiqué le premier jour de vie?

A. Elimination d'une atrésie oesophagienne
B. Prévention d'une infection oculaire
C. Injection de Vitamine K
D. Prélèvement de sang pour test de Guthrie
E. Elimination d'une imperforation anale

Réponse : D

S 86/7/1/ 85

Quelle est parmi les données biométriques suivantes la donnée biométrique normale d'un nouveau-né à terme?

A. Poids 3 300 kg, taille 50 cm, périmètre crânien 35 cm
B. Poids 3 300 kg, taille 60 cm, périmètre crânien 30 cm
C. Poids 3 300 kg, taille 45 cm, périmètre crânien 35 cm
D. Poids 2 500 kg, taille 50 cm, périmètre crânien 40 cm
E. Poids 2 500 kg, taille 55 cm, périmètre crânien 35 cm

Réponse : A

S 87/7/1/ 78

Quelle est la valeur normale de la pression artérielle systolique d'un nouveau-né à terme de 8 jours?

A. 30 mmHg
B. 40 mmHg
C. 70 mmHg
D. 100 mmHg
E. 120 mmHg

Réponse : C

S 88/3/1/ 19

Parmi les troubles suivants, quel est le plus fréquemment observé chez le prématuré d'âge gestationnel compris entre 34 et 36 semaines, dans la première semaine de la vie?

A. Anémie
B. Maladie des membranes hyalines
C. Ictère
D. Convulsions
E. Infection

Réponse : C

S 88/3/1/ 36

Quel est le périmètre crânien d'un nouveau-né à terme ?

A. 30 à 32 cm
B. 35 à 38 cm
C. 40 à 42 cm
D. 44 à 46 cm
E. Autre réponse

Réponse : B

S 88/3/1/103

Un nouveau-né hypotrophique présente un périmètre crânien de 40 cm. La radiographie du crâne montre des calcifications fines. Quelle maladie évoquez-vous en premier lieu?

A. Listériose
B. Rubéole congénitale
C. Toxoplasmose congénitale
D. Syphilis
E. Herpès

Réponse : C

S 88/4/1/ 80

A quelle température doit être réglé un incubateur pour un nouveau-né à terme?

A. 36°
B. 37°
C. 38°
D. 39°
E. Aucune des propositions ci-dessus

Réponse : E

M 88/4/2/104

En France, un nourrisson doit être obligatoirement examiné à l'âge de :

A. 8 jours
B. 9 mois
C. 12 mois
D. 18 mois
E. 24 mois

Réponse : ABE

M 88/7/2/ 89

L'hypertrophie pondérale d'un nouveau-né peut-être en rapport avec:

A. Le diabète de sa mère
B. L'alcoolisme maternel
C. Une toxémie gravidique
D. Un hyper-insulinisme foetal
E. Une incompatibilité dans le système ABO

Réponse : AD

M 89/7/2/115

L'anorexie du 2ème semestre chez le nourrisson:

A. Est un refus alimentaire passif
B. Survient au moment du sevrage
C. Est plus rare que l'anorexie primaire
D. Entraîne des stratagèmes alimentaires
E. N'est pas à traiter

Réponse : ABD

S 89/1/1/ 79

La grande fontanelle se ferme normalement:

A. Avant 6 mois
B. Entre 6 et 9 mois
C. Entre 12 et 18 mois
D. Entre 2 et 3 ans
E. Entre 3 et 4 ans

Réponse : C

M 90/4/2/ 62

Un nouveau-né normal à terme:

A. A une fréquence cardiaque entre 120 et 160/mn
B. A une fréquence respiratoire entre 15 et 30/mn
C. Emet ses premières selles (méconium) avant la 24ème heure de vie
D. Emet sa première miction avant la 48ème heure de vie
E. A une pression artérielle systolique entre 60 et 80 mmHg

Réponse : ACDE

S 91/1/1/ 45

L'instillation systématique à la naissance d'un collyre antiseptique ou antibiotique a été instituée pour la prévention de la:

A. Conjonctivite à adénovirus
B. Conjonctivite à inclusions
C. Conjonctivite gonococcique
D. Conjonctivite staphylococcique
E. Conjonctivite pneumococcique

Réponse : C

1. 3. 8
EFFETS SECONDAIRES

M 89/4/2/100

L'usage de deux des médicaments suivants est contre-indiqué pendant la première semaine de vie. Indiquez-les.

A. Phénobarbital (GARDENAL*)
B. Furosémide (LASILIX*)
C. Diazépam (VALIUM*)
D. Chloramphénicol
E. Acide nalidixique (NEGRAM*)

Réponse : DE

1. 4
MORT SUBITE DU NOURRISSON

1. 4. 1
ETIOLOGIES (FACTEURS DE RISQUE, TERRAIN)

M 85/3/2/ 42

Un nourrisson est mort brutalement. Quelle(s) constatation(s) peut-on faire au cours de l'autopsie permettant d'expliquer ce décès?

A. Un thymus volumineux
B. Une régurgitation lactée dans les voies aériennes
C. Une malformation cardiaque
D. Une pneumopathie aiguë
E. Un dysfonctionnement du contrôle central cardio-respiratoire pendant le sommeil

Réponse : CD

1. 4. 2
BILAN ÉTIOLOGIQUE

M 85/2/2/ 65

Dans une famille a été observé un cas de mort subite du nourrisson; pour tenter de prévenir un nouvel accident dans la fratrie, il est utile d'instituer une surveillance par:

A. L'enregistrement polygraphique
B. L'ECG (Holter)
C. L'EEG à enregistrement continu
D. Les gaz du sang
E. Le scanner

Réponse : B

M 85/2/2/ 67

Parmi les enregistrements suivants, indiquer celui ou ceux que l'on pratique chez les nourrissons qui présentent un risque de mort subite inexpliquée?

A. Electro-encéphalogramme
B. Exploration permanente de l'activité électrique du faisceau de His par sonde endo-cavitaire
C. Electro-oculogramme
D. Electro-myogramme de la houppe du menton
E. Toutes les réponses précédentes sont exactes

Réponse : ACD

1. 5
SPASME DU SANGLOT
1. 5. 1
DIVERS

M 85/7/2/ 77

Le spasme du sanglot:

A. S'observe volontiers dans la 2ème année de la vie
B. Est une cause de mortalité infantile
C. Nécessite un traitement sédatif continu à visée préventive
D. Peut s'observer dans les antécédents des frères et soeurs aînés
E. Peut s'accompagner d'une perte de conscience

Réponse : ADE

1. 6
ALIMENTATION DE L'ENFANT
1. 6. 1
EVOLUTION (PRONOSTIC, COMPLICATIONS)

M 88/6/2/ 32

Parmi les causes suivantes de refus d'alimentation du nourrisson, laquelle ou lesquelles retenez-vous?

A. Stomatite herpétique
B. Maladie coeliaque
C. Anxiété maternelle
D. Insuffisance cardiaque décompensée
E. Sténose du pylore

Réponse : ABCD

1. 6. 2
DIVERS

M 85/2/2/ 85

Une anorexie du nourrisson:

A. Peut se manifester à la période du sevrage
B. Est toujours la manifestation d'une maladie somatique
C. Se retrouve toujours dans les antécédents d'une jeune fille anorexique
D. Peut être un symptôme réactionnel traduisant une perturbation de la relation mère-enfant
E. Peut disparaître spontanément

Réponse : ADE

S 86/3/1/ 41

Le besoin calorique de l'enfant de 12 mois est de:

A. 50 kcal/kg/jour
B. 100 kcal/kg/jour
C. 150 kcal/kg/jour
D. 200 kcal/kg/jour
E. 250 kcal/kg/jour

Réponse : B

S 86/6/1/ 87

Dans la ration calorique d'un nourrisson, la proportion apportée par les protides doit être de:

A. 1 à 2%
B. 5 à 7%
C. 12 à 15%
D. 16 à 20%
E. 21 à 30%

Réponse : C

1. 7
ALLAITEMENT
1. 7. 1
BIOLOGIE

S 87/4/1/ 20

Dans la comparaison entre le lait de femme et le lait de vache, une des propositions est inexacte: laquelle?

A. Le lait de femme contient plus de protéines que le lait de vache
B. Le lait de femme contient plus de sucre que le lait de vache
C. Le lait de femme contient autant de lipides que le lait de vache
D. Le lait de femme contient moins de sodium que le lait de vache
E. Le lait de femme contient moins de calcium que le lait de vache

Réponse : A

M 87/4/2/ 70

Parmi les éléments suivants, indiquez celui ou ceux qui se trouve(nt) en quantités significatives dans le lait écrémé:

A. Calcium
B. Vitamine A
C. Vitamine B2
D. Sodium
E. Protéines

Réponse : ABCDE

S 88/7/1/ 75

Parmi les propositions suivantes, laquelle est fausse:

A. Le lait de femme contient de la lactoferrine
B. Le lait de femme contient de l'alpha-lactalbumine
C. Le lait de femme contient de la bêta-lactoglobuline
D. Le lait de femme contient de la caséine
E. Le lait de femme contient du lysozyme

Réponse : C

M 89/4/2/106

Les aliments lactés diététiques (ALD) résultent de modifications légalement normalisées du lait de vache. Par rapport au lait de vache, les ALD sont caractérisés par:

A. Le taux de protéines est plus faible
B. Le taux de caséine est diminué
C. Il y a plus de graisses polyinsaturées
D. Le sucrage est exclusivement fait de lactose
E. La concentration en sel est diminuée

Réponse : ABCDE

M 89/4/2/116

Parmi les propositions suivantes concernant le lait de vache, deux sont fausses, lesquelles?

A. Il y a des oligosaccharides
B. Il y a de la bêta-lactoglobuline
C. Il y a plus de protéines que dans le lait de femme
D. La valeur énergétique est de 740 cal au litre
E. Les acides gras sont principalement des acides gras insaturés

Réponse : AE

1. 7. 2 BILAN ÉTIOLOGIQUE

S 90/6/1/ 60

Comment confirmez-vous le diagnostic d'intolérance aux protéines du lait de vache?

A. Dosage des IgE totales
B. Tests cutanés
C. Recherche d'anticorps circulants anti-protéines de lait de vache
D. Mesure du pH des selles fraîches
E. Régime d'exclusion des protéines du lait de vache et épreuve de réintroduction

Réponse : E

1. 7. 3 EVOLUTION (PRONOSTIC, COMPLICATIONS)

S 85/7/1/ 44

Quelle cause envisager, chez un nourrisson masculin âgé de 1 mois, alimenté au lait artificiel (5 fois 150 g/j), qui régurgite et qui vomit en post-prandial, sans autre signe fonctionnel ou général, alors que la croissance et l'examen somatique sont normaux(P=3,7 kg)?

A. Infection urinaire
B. Sténose du pylore
C. Erreur diététique
D. Reflux gastro-oesophagien
E. Infection intestinale

Réponse : C

M 89/1/2/ 48

Complication de l'allaitement, la lymphangite aiguë:

A. Débute de façon caractéristique au 2ème jour après l'accouchement
B. Provoque un clocher thermique à 39°-40°
C. Se manifeste souvent par un placard superficiel du sein, prolongé par des traînées rouges en direction du creux axillaire homolatéral
D. Entraîne une symptomatologie bilatérale
E. Doit faire arrêter la lactation immédiatement

Réponse : BC

1. 7. 4 DIVERS

S 85/3/1/ 25

Quelle est la ration lactée quotidienne chez un nourrisson de 3 mois (poids 5 kg)?

A. 250ml
B. 500ml
C. 750ml
D. 1 000ml
E. 1 250ml

Réponse : C

M 87/7/2/ 41

Le lait humain contient par litre:

A. 10g d'oligosaccharides
B. 1,5g de bêta-lactoglobuline
C. 33g de protéines totales
D. 62g de dissacharides
E. 38g de triglycérides divers

Réponse : ADE

S 87/3/1/ 98

Un lait artificiel en poudre pour nourrissons, se reconstitue normalement avec:

A. Une mesurette pour 10 ml d'eau
B. Une mesurette pour 20 ml d'eau
C. Une mesurette pour 30 ml d'eau
D. Une mesurette pour 40 ml d'eau
E. Une mesurette pour 50 ml d'eau

Réponse : C

S 87/7/1/ 79

La reconstitution d'un biberon de lait maternisé est faite:

A. En mettant une mesure arasée de poudre par biberon
B. En mettant moitié eau et moitié poudre dans chaque biberon
C. En mettant 30 g de poudre par biberon
D. En mettant une mesure arasée de poudre pour 30 ml d'eau
E. En mettant une mesure arasée de poudre pour 50 ml d'eau

Réponse : D

M 89/7/2/ 70

Parmi les propositions suivantes concernant le lait maternel, deux sont fausses, lesquelles?

A. La biodisponibilité du fer est meilleure que dans le lait de vache
B. Dans le lait maternel, il y a plus d'acide linoléique que dans le lait de vache
C. Le lait maternel est plus riche en sodium que le lait de vache
D. Le lait maternel contient plus calcium que le lait de vache
E. Il y a moins d'hypocalcémie chez les enfants nourris au lait de femme que chez les enfants nourris au lait de vache

Réponse : CD

S 92/8/1/ 4

Quelle est la concentration en protéines du lait maternel mature en g par litre?

A. 1,2
B. 3,5
C. 12
D. 20
E. 35

Réponse : C

M 93/9/2/ 55

En cas d'allaitement maternel, la survenue d'un abcès du sein:

A. Nécessite l'arrêt de l'allaitement
B. Se traite par antibiothérapie
C. Contre-indique l'allaitement lors d'une grossesse ultérieure
D. Doit être incisé et évacué
E. Est souvent secondaire à la survenue de crevasses

Réponse : ABDE

1. 8 CROISSANCE

1. 8. 1 PHYSIOPATHOLOGIE

S 91/2/1/ 19

Quelle est la croissance moyenne du périmètre crânien d'un nourrisson au cours de la première année?

A. 6 cm
B. 8 cm
C. 10 cm
D. 12 cm
E. 14 cm

Réponse : D

1. 8. 2 IMAGERIE

M 89/3/1/112

Par quelle(s) radio(s) apprécie-t-on classiquement la fin de croissance osseuse d'un adolescent?

A. Radiographie du genou
B. Radiographie de l'aile iliaque
C. Radiographie du crâne
D. Radiographie du poignet
E. Radiographie de cheville

Réponse : B

1. 8. 3 ETIOLOGIES (FACTEURS DE RISQUE, TERRAIN)

M 90/6/2/ 57

Quels sont les facteurs intervenant dans la croissance staturo-pondérale de l'enfant?

A. Génétiques
B. Raciaux
C. Endocriniens
D. Nutritionnels
E. Psycho-affectifs

Réponse : ABCDE

1. 8. 4 DIVERS

S 89/2/1/ 57

Un enfant (sexe masculin) d'un an, né à terme, ayant une croissance staturo-pondérale normale, mesure et pèse:

A. 0,65 m et 8,100 Kg
B. 0,75 m et 9,800 Kg
C. 0,90 m et 12 Kg
D. 0,70 m et 11,200 Kg
E. 1 m et 12 Kg

Réponse : B

S 89/3/1/ 72

Quelle est en moyenne la taille normale d'un enfant de 2 ans?

A. 75 cm
B. 85 cm
C. 95 cm
D. 105 cm
E. 115 cm

Réponse : B

M 89/3/2/ 87

Parmi les propositions suivantes concernant la croissance staturale, quelle est ou quelles sont celle(s) qui est (sont) exacte(s)?

A. La croissance staturale est linéaire de la naissance à la puberté
B. La croissance staturale est linéaire de la naissance à l'âge de 10 ans
C. La croissance staturale est linéaire de l'âge de 4 ans à la puberté
D. La vitesse de croissance staturale augmente en début de puberté
E. La vitesse de croissance staturale augmente en fin de puberté

Réponse : CD

S 89/4/1/ 7

Parmi les assertions suivantes concernant la croissance de l'enfant, l'une est fausse: indiquez la:

A. Le nouveau-né à terme mesure environ 50 cm
B. Un nourrisson double généralement son poids de naissance vers 5 mois
C. Le périmètre crânien augmente en moyenne de 7 à 9 cm au cours des six premiers mois
D. L'accroissement de taille annuelle entre l'âge de 6 et 10 ans est, en moyenne, de 10 cm chez le garçon
E. Le rapport I/S (segment inférieur/segment supérieur), indice de maturation augmente avec l'âge au de la croissance

Réponse : E

S 89/5/1/ 29

Un nourrisson double son poids de naissance à:

A. 3 mois
B. 5 mois
C. 9 mois
D. 11 mois
E. 13 mois

Réponse : B

S 90/7/1/ 65

Le pourcentage de l'apport énergétique normal représentant les besoins de croissance d'un enfant de 2 ans et demi est de l'ordre de:

A. 1%
B. 10%
C. 20%
D. 30%
E. 40%

Réponse : A

S 90/1/1/ 54

La prise de poids quotidienne d'un nourrisson normal de 2 mois est de:

A. Moins de 5 grammes
B. 5 à 20 grammes
C. 20 à 30 grammes
D. 40 à 50 grammes
E. Plus de 50 grammes

Réponse : C

1. 9 PUBERTE

1. 9. 1 CLINIQUE

S 86/5/1/ 40

Le premier signe de la puberté chez un garçon normal est:

A. L'augmentation de volume des testicules
B. L'apparition de la pilosité faciale
C. L'apparition de la pilosité axillaire
D. L'apparition de la pilosité pubienne
E. La modification de la voix

Réponse : A

S 87/4/1/ 81

Le premier signe de puberté chez le garçon est habituellement:

A. L'augmentation de la taille de la verge
B. L'apparition d'une pilosité axillaire
C. L'apparition d'une pilosité pubienne
D. La mue de la voix
E. L'augmentation de volume des testicules

Réponse : E

S 89/4/1/ 32

Parmi les assertions suivantes concernant la puberté, l'une est fausse. Laquelle?

A. L'apparition du sésamoïde adducteur du pouce est contemporaine de l'apparition des premiers signes pubertaires
B. La surélévation des mamelons est la première manifestation clinique de la puberté chez la fille
C. La pilosité pubienne, commune aux deux sexes, est sous la dépendance de la sécrétion androgénique surrénalienne
D. Les premières hémorragies génitales de l'adolescente correspondent généralement à des cycles anovulatoires
E. Le premier signe marquant la puberté chez le garçon est l'apparition d'une pilosité pubienne

Réponse : E

S 91/6/1/ 43

Le premier signe de puberté chez le garçon est habituellement:

A. L'apparition de la pilosité du visage
B. L'apparition d'une pilosité axillaire
C. Une gynécomastie
D. La mue de la voix
E. L'augmentation de volume des testicules

Réponse : E

S 91/2/1/ 66

Lors d'un examen systématique chez un garçon de 15 ans, vous découvrez une gynécomastie gauche (glande mammaire de 2 cm de diamètre) apparue depuis 3 mois. Il existe par ailleurs des signes de puberté et un volume testiculaire de 16 ml.

A. Il s'agit d'un phénomène banal et fréquent de la puberté du garçon
B. Il faut demander un dosage d'oestradiol plasmatique
C. Il faut demander un caryotype à la recherche du syndrome de Klinefelter
D. Le traitement souhaitable est la bromocriptine
E. La persistance 6 mois plus tard devra faire pratiquer une biopsie

Réponse : A

1. 9. 2
ETIOLOGIES
(FACTEURS DE RISQUE, TERRAIN)

M 90/6/2/ 59

Quelles sont, parmi ces causes, celles qui peuvent être responsables d'une absence ou d'un retard de la puberté?

A. Syndrome de Turner
B. Diabète insulino-dépendant équilibré
C. Hypothyroïdie régulièrement traitée
D. Craniopharyngiome
E. Maladie coeliaque

Réponse : ADE

1. 9. 3
DIVERS

S 89/3/1/ 73

Un garçon de 15 ans impubère présente un retard pubertaire simple si:

A. Son âge statural est inférieur à son âge chronologique (taille inférieure à celle d'un enfant normal de 13 ans)
B. Son âge statural est égal à son âge chronologique
C. Son âge osseux est de 11 ans
D. Son âge osseux est de 15 ans
E. Sa taille est celle d'un enfant de 11 ans

Réponse : C

M 90/2/1/113

Le début de puberté normale:

A. Est marqué par l'augmentation du volume de la gonade
B. Est corrélé par l'âge statural
C. Est corrélé à l'âge osseux
D. Correspond à l'apparition de la pilosité pubienne
E. Survient en moyenne à 10 ans chez le garçon

Réponse : ABD

M 92/8/2/ 35

Concernant la puberté, il est exact que:

A. Les signes d'hyperandrogénie pubertaire sont en relation avec l'hyperactivité surrénalienne
B. Lors de la survenue des premières règles, la plupart des ovocytes en réserve sont déjà épuisés
C. Les ovocytes se multiplient en phase pré-ovulatoire
D. Il existe une hyper-oestrogénie relative car les premiers cycles sont souvent anovulatoires
E. Les premières règles sont parfois des hémorragies par défaut de maturation de l'endomètre

Réponse : ABDE

1.10
DEVELOPPEMENT PSYCHO MOTEUR
1.10. 1
DÉFINITION

S 85/7/1/ 29

Le terme "encoprésie" désigne chez l'enfant après l'age d'acquisition des contrôles sphinctériens:

A. Une incontinence des matières
B. Une incontinence des urines
C. Une défécation spontanée
D. Une constipation psychogène
E. Une phobie de la défécation

Réponse : C

S 86/6/1/ 17

Dans les propositions suivantes, indiquer celle qui est erronée. Le quotient intellectuel:

A. Se définit par le rapport âge mental/âge réel
B. Dépend du développement affectif
C. Est influencé par les acquisitions scolaires
D. Est modifié par la psychose chez l'enfant
E. Varie en fonction de l'âge

Réponse : E

S 88/3/1/ 89

Un enfant de 10 ans a depuis quelques mois un mouvement de haussement d'une épaule. L'exécution de ce mouvement est soudaine et impérieuse. Elle est précédée d'un besoin. La régression du symptôme cause un malaise. La volonté et la distraction peuvent le suspendre. Il disparaît pendant le sommeil. Parmi la liste des manifestations motrices suivantes, laquelle lui correspond?

A. Mouvement choréique
B. Tic
C. Rite conjuratoire
D. Stéréotypie
E. Impulsion motrice

Réponse : B

1.10. 2
CLINIQUE

S 85/5/1/105

Le stade oral est caractérisé par:

A. Le développement de la parole
B. La maîtrise de l'appareil musculaire strié
C. L'investissement libidinal de la bouche et des voies digestives
D. Une extrême timidité
E. La prévalence de la relation au père

Réponse : C

S 86/3/1/ 93

Parmi ces troubles du sommeil, quel est celui qui est le plus inquiétant d'un point de vue psychopathologique chez un enfant de 7 ans?

A. Somniloquie
B. Somnambulisme
C. Cauchemars épisodiques
D. Terreurs nocturnes régulières
E. Hallucinations hypnagogiques

Réponse : D

S 86/6/1/ 35

Parmi les troubles suivants quel est celui qui, chez un enfant de 3 ans et demi, est le plus spécifique d'une organisation psychotique?

A. Retard d'acquisition du langage
B. Encoprésie
C. Colères avec bris d'objets
D. Troubles de la syntaxe avec "parler bébé"
E. Non acquisition du "je"

Réponse : E

S 88/3/1/ 41

Parmi les symptômes suivants, l'un est spécifiquement évocateur d'une psychose infantile précoce à son tout début, durant les deux premières années de la vie. Lequel?

A. Retard de langage
B. Accès de spasme du sanglot
C. Absence de mouvements anticipatoires
D. Tics du visage
E. Perte de poids

Réponse : C

M 88/3/2/ 40

Quel ou quels signe(s) témoigne(nt) d'un état dépressif chez l'enfant?

A. Troubles du sommeil
B. Anorexie
C. Echolalie
D. Mauvais résultats scolaires
E. Tendance à l'isolement

Réponse : ABDE

M 91/1/2/ 76

Chez un nourrisson de 3 mois, lequel ou lesquels de ces éléments vous paraît(ssent) pathologique(s)?

A. L'absence de préhension autre que la persistance d'un grasping
B. L'absence de sourire
C. L'absence de tenue assise
D. L'acquisition seulement récente de la tenue de la tête
E. L'absence de vocalisation

Réponse : B

S 91/6/1/ 13

Parmi les propositions suivantes se rapportant au développement de l'enfant, laquelle traduit un retard de ce développement?

A. Tenue de la tête à 2 mois
B. Marche à 12 mois
C. Propreté diurne à 24 mois
D. Absence d'association de 2 mots à 3 ans
E. Copie du carré à 4 ans

Réponse : D

M 93/9/2/ 15

Quels sont, parmi les critères suivants, celui ou ceux qui peuvent faire évoquer un retard psychomoteur chez un enfant de 12 mois?

A. Il ne s'intéresse pas du tout à un jouet qui tombe de sa main
B. Il ne marche pas seul
C. Il ne dit pas non
D. Il ne passe pas ses jouets d'une main dans l'autre
E. Il n'essaie pas du tout de prendre les petits objets entre pouce et index

Réponse : ADE

1.10. 3 ETIOLOGIES (FACTEURS DE RISQUE, TERRAIN)

M 86/6/2/ 80

Parmi les diagnostics suivants, celui ou (ceux) qui peu(ven)t) être retenu(s) chez un enfant de 18 mois, qui ne dit que deux ou trois mots, est (ou sont):

A. Déficit auditif
B. Déficience mentale
C. Psychose
D. Troubles de sollicitation (hospitalisme)
E. Retard simple du langage

Réponse : ABCDE

M 87/1/2/ 42

Chez un enfant de 3 ans, présentant un retard de croissance et un retard de développement intellectuel, il faut, une fois éliminée une cause métabolique, neuro-endocrinienne ou génétique, évoquer:

A. Une dysharmonie d'évolution
B. Une psychose
C. Un syndrome phobo-obsessionnel
D. Les mauvais traitements et sévices
E. Une carence affective précoce

Réponse : DE

M 92/8/2/ 94

L'existence d'un retard important de langage chez un enfant de 6 ans peut être le fait:

A. D'une psychose précoce de l'enfance
B. D'une atteinte otologique
C. D'une déficience mentale
D. D'une atteinte neurologique spécifique
E. De difficultés psychologiques à la naissance d'un petit frère ou d'une petite soeur

Réponse : ABCD

1.10. 4 BILAN ÉTIOLOGIQUE

M 86/3/2/ 87

L'évaluation du fonctionnement mental d'un enfant de deux ans fait intervenir:

A. Le jeu
B. Le dessin
C. L'observation
D. L'entretien avec les parents
E. Le test de Patte Noire

Réponse : ACD

1.10. 5
TRAITEMENTS

S 86/2/1/107

Une énurésie isolée à 3 ans et demi:

A. Est une indication de chimiothérapie anti-dépressive
B. Ne nécessite aucun traitement
C. Est une indication de psychothérapie analytique
D. Est une indication de thérapie comportementale (pipi-stop)
E. Doit être l'objet d'un bilan neurologique et artériographique complet

Réponse : B

1.10. 6
DIVERS

M 85/2/2/ 84

Parmi les éléments suivants, indiquez celui ou ceux qui sont incompatibles avec le diagnostic d'intelligence normale chez un enfant de 10 ans:

A. Mutisme
B. Encoprésie
C. Phénylcétonurie non traitée
D. Non acquisition de la lecture malgré la scolarité
E. Infirmité motrice cérébrale

Réponse : C

M 85/5/2/ 76

Parmi les éléments suivants, indiquez celui ou ceux qui sont incompatibles avec l'accès à une intelligence normale:

A. Atteinte organique cérébrale
B. Toxoplasmose
C. Insuffisance thyroïdienne néonatale non traitée
D. Mauvaise relation mère-enfant
E. Hospitalisation répétées dans la petite enfance

Réponse : C

S 86/3/1/ 95

Parmi les propositions suivantes, laquelle est exacte? L'encoprésie:

A. Peut être diagnostiquée dès l'âge de 2 ans et demi
B. Est habituellement diurne et nocturne
C. Disparaît souvent lors de séparation d'avec la famille
D. Est un symptôme de débilité moyenne
E. Est généralement transitoire en l'absence de traitement

Réponse : C

M 86/3/1/114

Les deux circonstances étiologiques les plus fréquentes des carences affectives précoces sont:

A. Décès d'un des parents
B. Séparation ou divorce des parents
C. Discontinuité de la relation avec la mère ou son substitut
D. Placements nourriciers multiples
E. Prématurité

Réponse : CD

S 88/4/1/ 91

On est en droit d'attendre certaines performances psychomotrices chez un enfant de 9 mois. Quelle est la réponse fausse:

A. Saisit (maladroitement) un objet entre pouce et index
B. Tient assis sans appui
C. Fait quelques pas avec soutien
D. Associe deux syllabes
E. Superpose les objets (cubes...)

Réponse : E

M 88/6/2/ 97

A 9 mois, un nourrisson né à terme doit avoir fait certaine(s) acquisition(s) s'il a un développement neuro-psychique satisfaisant:

A. A peur des étrangers
B. Tient son biberon
C. Fait au revoir et bravo
D. Saisit (maladroitement) des objets entre pouce et index
E. Associe 2 mots

Réponse : ABCD

M 89/6/2/ 88

Parmi les grandes étapes d'acquisition de la propreté, il est exact que:

A. L'enfant est propre, pour les selles, aux environs de 18 mois
B. L'enfant est propre, pour les urines, de jour et de nuit aux environs de 3 ans
C. A l'âge de 5 ans, 30% des enfants sont énurétiques
D. A l'âge de 15 mois, 1% des enfants sont énurétiques
E. L'énurésie est toujours associée à l' encoprésie

Réponse : AB

M 90/1/2/ 87

L'instabilité psychomotrice peut s'observer dans les situations suivantes:

A. Environnement émotionnel et éducatif défavorable
B. Traitement barbiturique
C. Enfant d'intelligence normale
D. Enfant retardé
E. Chez la fille plus que le garçon

Réponse : ABCD

1.10. 7
REDONDANT

M 90/6/2/108

La (les) proposition(s) suivante(s) est (ou sont) caractéristique(s) du développement du nourrisson normal de 9 mois:

A. A peur des étrangers
B. Boit seul en tenant son biberon
C. Fait au revoir et bravo
D. Saisit (maladroitement) des objets entre pouce et index
E. Associe 2 mots

Réponse : ACD

1.11 DEVELOPPEMENT STATURO PONDERAL

1.11. 1 CLINIQUE

S 91/4/1/ 31

Parmi les propositions suivantes concernant les courbes de croissance staturo-pondérale exprimées en déviation standard (DS), quelle est la proposition exacte?

A. Entre - 1 DS et + 1 DS sont compris 10% de la population
B. Entre - 1 DS et + 1 DS sont compris 50% de la population
C. Entre - 2 DS et + 2 DS sont compris 60% de la population
D. Entre - 2 DS et + 2 DS sont compris 80% de la population
E. Entre - 2 DS et + 2 DS sont compris 95% de la population

Réponse : E

1.11. 2 IMAGERIE

S 92/9/1/ 24

Un enfant de 10 ans consulte pour une "petite taille". L'examen clinique ne montre aucun autre signe particulier. Quel est le premier examen radiologique que vous demandez?

A. Radio de crâne face et profil
B. Mesure de l'âge de maturation squelettique
C. Cliché de rachis de profil
D. Transit du grêle
E. Echographie rénale

Réponse : B

1.12 SYNDROME DE SILVERMAN

1.12. 1 CLINIQUE

M 85/7/2/ 63

Parmi les propositions suivantes concernant les sévices à enfants, cochez celle(s) qui est (sont) exacte(s):

A. Le médecin qui constate des sévices doit garder le secret et ne peut en aucun cas se porter dénonciateur
B. En cas de dénonciation, les parents sont systématiquement poursuivis
C. Les sévices peuvent être constitués par des actes mais aussi par des carences par privation de soins ou d'alimentation
D. La DDASS peut enquêter et se charger de l'enfant
E. Le juge des enfants peut enquêter et se charger de l'enfant

Réponse : CDE

1.12. 2 IMAGERIE

M 88/6/2/ 15

Les deux signes radiologiques directement liés au syndrome des enfants battus (syndrome de Tardieu-Silvermann) sont:

A. Une ostéoporose diffuse
B. Des décollements épiphysaires
C. Une disjonction des sutures de la voûte crânienne
D. Des fractures diaphysaires d'âges différents
E. Un retard d'ossification

Réponse : BD

M 88/2/2/ 28

Le ou les signes radiologiques directement liés au syndrome des enfants battus peu(ven)t être:

A. Un retard de maturation osseuse
B. Des décollements épiphysaires
C. Des fractures diaphysaires d'âges différents
D. Des lacunes osseuses multiples
E. Une disjonction des sutures de la voûte crânienne

Réponse : BCE

M 89/3/2/ 68

Le syndrome médico-légal de Silverman décrit chez les enfants victimes de sévices comporte des lésions:

A. Neurologiques polymorphes
B. Polyviscérales sous diaphragmatiques
C. Des téguments et des phanères
D. Métaphysaires et diaphysaires d'âges différents
E. Epiphysaires avec décollement périosté

Réponse : DE

M 90/4/2/ 30

Les signes radiologiques directement liés au syndrome des enfants battus (syndrome de Tardieu-Silvermann) sont:

A. Une ostéoporose diffuse
B. Des décollements épiphysaires
C. Un épaississement asymétrique des os de la voûte crânienne
D. Des fractures diaphysaires d'âges différents
E. Un retard d'ossification

Réponse : BD

M 91/1/2/ 63

Chez un nourrisson de 4 mois présentant des décollements épiphysaires et des fractures multiples d'âges différents, vous pourrez affirmer avec une quasi certitude qu'il s'agit d'un"enfant battu"(syndrome de Silverman) si l'examen radiologique révèle entre autres:

A. Une ostéoporose
B. Une ou plusieurs fractures de côte(s)
C. Une fracture récente de la clavicule
D. Le tassement d'un corps vertébral
E. Une fracture du crâne

Réponse : BCDE

1.12. 3
DIVERS

M 85/4/2/ 67

Une mère vous a conduit son enfant de trois ans, couvert d'ecchymoses, de plaies et de multiples cicatrices d'allure traumatique. Vous estimez que cet enfant est victime de sévices. Que pouvez-vous faire?

A. Avertir les autorités médicales chargées des actions sanitaires et sociales
B. Faire hospitaliser l'enfant
C. Refuser de soigner l'enfant
D. Porter plainte contre X pour coups et blessures volontaires
E. Avertir l'assistante sociale du secteur

Réponse : ABE

M 88/7/2/119

Une mère vous conduit son enfant de 3 ans couvert d'ecchymoses, de plaies et de multiples cicatrices d'allure traumatique. Vous estimez que cet enfant est victime de sévices. Que pouvez-vous faire?

A. Avertir les autorités médicales chargées des Actions Sanitaires et Sociales
B. Refuser de soigner l'enfant
C. Faire hospitaliser l'enfant
D. Porter plainte contre X pour coups et blessures volontaires
E. Demander à revoir l'enfant dans les huit jours

Réponse : AC

M 90/5/2/116

Si vous observez chez un enfant des lésions consécutives à des mauvais traitements ou des sévices imputables à ses parents, à quel(s) organisme(s) parmi les suivants pouvez-vous utilement les signaler?

A. Conseil de l'Ordre des Médecins
B. DDASS
C. Juge des enfants
D. Assistante sociale de l'employeur du père ou de la mère
E. Commissariat de police du quartier

Réponse : BCE

M 91/7/2/ 90

Devant une suspicion de sévices à enfant (loi du 15 juin 1971) le médecin:

A. Doit hospitaliser l'enfant en service pédiatrique y compris contre le gré des parents
B. N'est plus soumis à l'obligation du secret médical
C. Peut saisir le Procureur de la République ou le Juge des enfants
D. Peut imposer aux parents que l'enfant soit confié à d'autres membres de la famille ou à une institution
E. Peut prévenir l'autorité administrative (Aide Sociale à l'Enfance)

Réponse : BCE

S 93/9/1/ 27

A propos des sévices à enfants, quelle est la proposition fausse?

A. Ils peuvent consister uniquement en privation volontaire de soins et de nourriture
B. Ils ne concernent au plan légal que les enfants de moins de 15 ans.
C. Ils ne peuvent en aucun cas délier le médecin du secret médical
D. Une hospitalisation en urgence est souvent nécessaire pour protéger l'enfant du milieu familial
E. Ils doivent provoquer une enquête sociale

Réponse : C

M 93/8/2/ 4

Les examens utiles à pratiquer chez un enfant suspect d'être victime de sévices sont:

A. Des photographies
B. Une étude de la crase sanguine
C. Des radiographies de tout le squelette
D. Un fond d'oeil
E. Un examen psychomoteur

Réponse : ABCDE

1.13
PRUPURA RHUMATOIDE
1.13. 1
CLINIQUE

M 86/5/2/ 44

Parmi les caractères du purpura rhumatoïde, il faut retenir:

A. Prurigineux
B. Maculo-papuleux
C. Persistance à la vitro-pression
D. Déclive
E. Souvent accompagné d'arthralgies

Réponse : BCDE

M 86/6/2/ 96

Au cours du purpura rhumatoïde, on peut observer:

A. Pétéchies
B. Hémarthrose
C. Epistaxis
D. Entérorragies
E. Ménométrorragies

Réponse : AD

S 86/7/1/ 91

Le purpura rhumatoïde comporte tous ces signes sauf un, indiquez lequel?

A. Purpura cutané vasculaire
B. Polyarthrite
C. Douleurs abdominales
D. Iridocyclite
E. Oedème

Réponse : D

S 87/3/1/ 55

Un purpura des membres inférieurs chez un enfant avec fébricule et bon état général évoque en premier:

A. Leucémie aiguë
B. Macroglobulinémie de Waldenström
C. Piqûres de puce
D. Angine à monocytes
E. Purpura rhumatoïde

Réponse : E

S 87/6/1/ 22

Un garçon de 6 ans a, depuis 48 heures, un purpura, apparu brusquement aux membres inférieurs, et se plaint de douleurs aux chevilles. Il n'a aucune autre manifestation clinique anormale. Quel diagnostic peut-on proposer comme le plus probable?

A. Hémophilie
B. Purpura thrombotique thrombocytopénique
C. Rhumatisme articulaire aigu
D. Purpura rhumatoïde
E. Maladie de Willebrand

Réponse : D

S 87/7/1/ 87

Parmi les éléments suivants caractérisant le purpura rhumatoïde, une proposition est fausse, laquelle?

A. Un purpura prédominant au niveau des membres inférieurs
B. Des arthralgies
C. Des troubles digestifs
D. Des déterminations rénales
E. Une thrombopénie inférieure à 100 000/mm3

Réponse : E

M 90/3/1/ 96

Parmi les caractères du purpura rhumatoïde, il faut retenir:

A. Souvent accompagné de manifestations digestives
B. Maculo-papuleux
C. Persistance à la vitro-pression
D. Déclive
E. Souvent accompagné d'arthralgies

Réponse : ABCDE

M 90/5/2/ 91

On peut observer au cours d'un purpura rhumatoïde:

A. Mélaena
B. Arthralgies
C. Douleurs abdominales
D. Hématurie
E. Thrombopénie

Réponse : ABCD

M 90/6/2/ 60

Parmi les manifestations hémorragiques suivantes, quelle est celle ou quelles sont celles qui peu(ven)t se produire au cours du purpura rhumatoïde chez l'enfant?

A. Epistaxis
B. Hématurie
C. Hémorragie intestinale
D. Hémarthrose
E. Hématome sous dural

Réponse : BC

S 90/7/1/ 33

Ces signes cliniques peuvent se rencontrer dans le purpura rhumatoïde sauf un, lequel?

A. Arthralgies
B. Maelena
C. Douleurs abdominales
D. Splénomégalie
E. Hématurie microscopique

Réponse : D

M 91/4/1/ 93

Principale(s) manifestation(s) du purpura rhumatoïde:

A. Purpura thrombopénique
B. Arthralgies
C. Atteinte rénale
D. Atteinte cardiaque
E. Atteinte digestive

Réponse : BCE

M 91/5/2/ 75

Parmi les propositions suivantes concernant le purpura rhumatoïde, quelle(s) est (sont) celle(s) qui est (sont) exacte(s)?

A. Le purpura rhumatoïde s'observe surtout chez l'enfant à partir de 10 ans
B. Les signes cutanés de purpura rhumatoïde sont souvent polymorphes: pétéchiaux et érythémateux
C. L'atteinte rénale du purpura rhumatoïde peut prendre l'aspect d'un syndrome néphrotique
D. Le purpura rhumatoïde peut entraîner des manifestations neurologiques
E. Les atteintes articulaires du purpura rhumatoïde sont à l'origine d'arthrite chronique

Réponse : BCD

1.13. 2 BIOLOGIE

M 90/5/2/ 92

Parmi les signes biologiques suivants, quel est celui ou quels sont ceux que l'on peut observer au cours d'un purpura rhumatoïde?

A. Un allongement du temps de saignement
B. Une diminution du taux du facteur XIII
C. Une hypoprotidémie
D. Une élévation du taux des IgA
E. Une hypofibrinémie

Réponse : BCD

S 91/2/1/ 75

Immunoglobuline dont le taux sérique est élevé et éventuellement présente dans les dépôts rénaux dans le purpura rhumatoïde:

A. IgG
B. IgA
C. IgM
D. IgD
E. IgE

Réponse : B

1.13. 3 EVOLUTION (PRONOSTIC, COMPLICATIONS)

S 90/7/1/ 75

Le pronostic à long terme du purpura rhumatoïde dépend avant tout de:

A. L'atteinte digestive
B. L'atteinte cutanée
C. L'atteinte articulaire
D. L'atteinte rénale
E. L'atteinte cardiaque

Réponse : D

M 91/6/2/ 68

Le purpura rhumatoïde peut se compliquer:

A. D'invagination intestinale
B. D'orchi-épididymite aiguë
C. D'hémorragie méningée
D. D'ankylose articulaire
E. D'urétrite sténosante

Réponse : ABCE

1.13. 4
DIVERS

M 85/7/2/ 40

Le purpura rhumatoïde:

A. Atteint avec prédilection les filles
B. Réalise de vastes placards ecchymotiques des membres inférieurs
C. Est amélioré par l'orthostatisme
D. S'accompagne de troubles de la crase sanguine
E. Peut simuler une urgence abdominale

Réponse : E

M 88/6/2/ 93

Parmi les propositions suivantes laquelle (lesquelles) s'applique(nt) au purpura rhumatoïde?

A. Vascularite des gros troncs artériels, à cellules géantes
B. Vascularite allergique (ou d'hypersensibilité) atteignant les vaisseaux de petit calibre
C. S'accompagne d'un purpura thrombopénique
D. Peut comporter une atteinte rénale
E. Maladie du sujet jeune

Réponse : DE

M 89/2/2/ 14

Le purpura rhumatoïde de l'enfant présente un ou plusieurs des caractères suivants. Lequel ou lesquels?

A. Il évolue par poussées favorisées par l'orthostatisme
B. Il s'associe en règle à une coagulation intravasculaire disséminée
C. Il peut se compliquer d'invagination intestinale aiguë
D. L'évolution peut se faire vers une insuffisance rénale
E. Il peut se compliquer d'hémorragies méningée

Réponse : ACDE

M 93/8/2/ 28

Retenez les propositions exactes concernant le purpura rhumatoïde:

A. L'atteinte rénale est présente dans environ 80% des cas
B. L'atteinte rénale se traduit le plus souvent par une hématurie et/ou une protéinurie isolée(s)
C. Une évolution vers l'insuffisance rénale chronique existe dans moins de 10 % des cas
D. Peut s'accompagner de manifestations neurologiques et notamment de convulsions
E. Peut s'accompagner d'atteinte inflammatoire des organes génitaux externes chez les garçons

Réponse : BCDE

1.14
FIEVRE DE L'ENFANT
1.14. 1
BILAN ÉTIOLOGIQUE

S 85/6/1/ 58

Une fille de 13 ans, enfant unique d'un foyer dissocié, présente une asthénie, une fièvre très anarchique (37 à 40°) sans sueur. L'évolution se poursuit depuis 15 jours avec un bon appétit. La vitesse de sédimentation est normale, l' hémogramme aussi, de même que l'examen des urines. Quel est l'examen le mieux venu dans l'immédiat:

A. Hémocultures
B. Radiothorax
C. Intradermo à la tuberculine
D. Contrôle de la température par la mère
E. Recherche d'hématozoaire

Réponse : D

S 87/6/1/ 93

Une fille de 13 ans, enfant unique d'un foyer dissocié présente depuis 15 jours une asthénie avec une fièvre très anarchique (37 à 40°), sans sueurs. L'évolution se poursuit depuis 15 jours avec un bon appétit. La vitesse de sédimentation est normale, l'hémogramme aussi, de même que l'examen des urines. Quel est l'examen le mieux venu dans l'immédiat:

A. ASLO
B. Radiothorax
C. Intradermo à la tuberculine
D. Contrôle de la température
E. C réactive protéine

Réponse : D

1.14. 2
TRAITEMENTS

S 87/4/1/ 85

Chez l'enfant, il est recommandé de ne pas dépasser une dose journalière d'acide acétyl-salicylique de:

A. 1 cg/kg
B. 15 cg/kg
C. 10 cg/kg
D. 25 cg/kg
E. 0,5 cg/kg

Réponse : C

S 87/5/1/ 87

Quelle est la posologie habituelle de l'acide acétyl-salicylique chez le nourrisson par 24 heures:

A. 1 mg/kg
B. 1 cg/kg
C. 2 cg/kg
D. 7 cg/kg
E. 15 cg/kg

Réponse : D

1.15
NEPHROBLASTOME
1.15. 1
CLINIQUE

S 86/6/1/112

Le signe révélateur habituel du néphroblastome de l'enfant est:

A. L'hématurie totale
B. La découverte d'une masse abdominale
C. L'existence de douleurs abdominales
D. L'anémie
E. La fièvre

Réponse : B

S 89/2/1/ 55

Quel est le signe clinique le plus souvent révélateur d'un néphroblastome chez l'enfant:

A. Fièvre
B. Hypertension artérielle
C. Hématurie macroscopique
D. Découverte d'une masse abdominale
E. Découverte d'une métastase pulmonaire

Réponse : D

M 92/9/2/ 10

Parmi les propositions suivantes, quelles sont celles qui doivent faire craindre la survenue d'un néphroblastome chez l'enfant?

A. L'existence d'une uropathie malformative
B. Une hémi-hypertrophie corporelle
C. Une grande prématurité
D. Une trisomie 21
E. Une aniridie

Réponse : BE

S 94/8/1/ 49

Indiquer la proposition qui correspond au mode de révélation le plus fréquent du néphroblastome chez le jeune enfant:

A. Hématurie
B. Hypertension artérielle
C. Masse abdominale
D. Polyglobulie
E. Fièvre prolongée

Réponse : C

1.15. 2 ANATOMOPATHOLOGIE

S 86/6/1/ 47

La principale variété histologique des tumeurs solides du rein chez l'enfant est:

A. Le sarcome fibroblastique
B. La tumeur de Wilms ou néphroblastome
C. L'épithélioma de Grawitz ou à cellules claires
D. Le lipome
E. L'hémangio-sarcome

Réponse : B

1.15. 3 DIAGNOSTIC DIFFÉRENTIEL

M 85/2/2/ 5

Chez un nouveau-né, la découverte d'une masse abdominale doit évoquer un ou plusieurs des diagnostics suivants:

A. Néphroblastome
B. Malformation kystique du rein
C. Hydro-hématocolpos
D. Kyste de l'ovaire
E. Kyste du mésentère

Réponse : ABCDE

1.15. 4 EVOLUTION (PRONOSTIC, COMPLICATIONS)

S 89/3/1/ 89

Quel est le site de métastase le plus fréquent du néphroblastome?

A. Os
B. Poumons
C. Foie
D. Moelle osseuse
E. Rein controlatéral

Réponse : B

1.15. 5 TRAITEMENTS

S 86/2/1/ 15

Quel est actuellement la séquence habituelle du traitement d'un néphroblastome de l'enfant?

A. Chirurgie puis radiothérapie
B. Chirurgie puis chimiothérapie
C. Radiothérapie puis chirurgie puis éventuelle chimiothérapie
D. Chimiothérapie, chirurgie puis éventuelle chimiothérapie
E. Radiothérapie puis chirurgie

Réponse : D

1.15. 6
DIVERS

S 85/2/1/ 86

Une des affirmations suivantes concernant le néphroblastome (tumeur de Wilms) est fausse, laquelle?

A. Est habituellement révélé par une hématurie
B. Se voit surtout avant l'âge de 6 ans
C. Il est radio-sensible
D. Il est chimio-sensible
E. Il guérit à 80% tous stades confondus

Réponse : A

S 85/1/1/ 9

Parmi les affirmations suivantes concernant le néphroblastome, toutes sont exactes sauf une:

A. C'est une tumeur rénale de type embryonnaire
B. Il est surtout fréquent entre 5 et 8 ans
C. Son développement est rapide
D. Il est rarement calcifié
E. Il métastase surtout au niveau pulmonaire

Réponse : B

M 87/2/1/ 97

Concernant le néphroblastome, il est exact que:

A. C'est une tumeur rénale de type embryonnaire
B. Il est surtout fréquent entre 5 et 8 ans
C. Son développement est rapide
D. Il est rarement calcifié
E. Il métastase surtout au niveau pulmonaire

Réponse : ACDE

1.16
NEUROBLASTOME
1.16. 1
PHYSIOPATHOLOGIE

M 87/6/2/ 75

Les neuroblastomes sont des tumeurs issues:

A. Du squelette vertébral
B. De la medullo-surrénale
C. Du système sympathique pré-vertébral
D. Du parenchyme rénal
E. Des ganglions lymphatiques

Réponse : BC

1.16. 2
CLINIQUE

M 85/4/2/ 46

L'existence d'un neuroblastome chez un nourrisson peut être évoquée par la constatation de:

A. Diarrhée chronique
B. Hématurie récidivante
C. Syndrome polyuro-polydipsique
D. Syndrome ataxo-opso-myoclonique
E. Hématome en lorgnette

Réponse : ADE

S 92/8/1/ 10

Devant une tumeur abdominale chez un enfant de 4 ans qui donne un contact lombaire et s'accompagne de douleurs osseuses et de calcifications tumorales sur la radiographie de l'abdomen sans préparation, quel est le diagnostic à évoquer en priorité?

A. Tumeur de Wilms
B. Neuroblastome
C. Lymphome
D. Polykystose rénale
E. Adénocarcinome rénal

Réponse : B

1.16. 3
BIOLOGIE

S 85/4/1/ 59

Parmi les marqueurs biologiques suivants, indiquer celui du neuroblastome:

A. Hormone chorionique gonadotrophique et sa chaîne bêta ou HCG et bêta-HCG
B. Alphafoetoprotéine
C. ACE ou antigène carcino-embryonnaire
D. VMA (acide vanyl mandélique)
E. Phosphatases acides

Réponse : D

M 85/4/2/ 81

Les neuroblastomes peuvent s'accompagner d'une ou plusieurs des anomalies biologiques suivantes:

A. Augmentation de l'alphafoetoprotéine
B. Augmentation des gonadotrophines chorioniques
C. Augmentation de l'acide homovanillique (HVA)
D. Augmentation de l'acide vanylmandélique urinaire
E. Hypercholestérolémie

Réponse : CD

S 85/1/1/ 59

Si l'analyse chimique d'un échantillon des urines des 24 heures montre une élévation de l'acide homovanilique (HVA) et de l'acide vanylmandélique (VMA) il s'agit le plus probablement:

A. D'une leucémie
B. D'une tumeur de Wilms
C. D'un neuroblastome
D. D'une maladie de Niemann-Pick
E. D'une maladie de Gaucher

Réponse : C

S 88/5/1/ 84

Si l'analyse d'un échantillon des urines des 24 heures montre une élévation de l'acide homovanilique (HVA), il s'agit le plus probablement:

A. D'une leucémie
B. D'une tumeur de Wilms
C. D'un neuroblastome
D. D'un hépatoblastome
E. D'une maladie de Gaucher

Réponse : C

M 91/5/2/ 61

Les neuroblastomes peuvent s'accompagner d'une ou plusieurs des anomalies biologiques suivantes:

A. Augmentation de la dopamine urinaire
B. Augmentation de l'alphafoetoprotéine (alpha FP) sanguine
C. Augmentation de l'acide homovanilique (HVA) urinaire
D. Augmentation de l'antigène-embryonnaire (ACE) dans le sang
E. Augmentation de l'acide vanylmandélique (VMA) urinaire

Réponse : ACE

1.16. 4 IMAGERIE

S 91/4/1/ 47

Le bilan d'extension à distance (recherche de métastases) d'un neuroblastome chez un enfant de 6 mois doit obligatoirement comporter:

A. Un cliché du thorax de face et de profil
B. Une urographie intra-veineuse
C. Une tomodensitométrie thoraco-abdominale
D. Une exploration en résonance magnétique de la moelle épinière
E. Une scintigraphie à l'I 131 MIBG

Réponse : E

S 91/2/1/ 52

Pour le bilan préopératoire de l'extension locale d'un neuroblastome supra-rénal droit, l'examen le plus adapté est:

A. L'urographie intraveineuse
B. L'échographie abdominale
C. La tomodensitométrie thoracique et abdominale
D. La scintigraphie à la 131 I-méta-iodobenzylguanidine (MIBG)
E. L'angiographie numérisée abdominale

Réponse : C

1.16. 5 DIVERS

S 86/3/1/ 45

Le syndrome de Pepper est caractérisé par toutes les affirmations suivantes, sauf une:

A. C'est une forme métastatique de neuroblastome
B. Il se voit de façon élective chez le nourrisson
C. Le tableau clinique est dominé par une hépatomégalie importante
D. Les taux de catécholamines urinaires sont généralement franchement élevés
E. Son pronostic est très défavorable

Réponse : E

S 94/9/1/ 10

Le neuroblastome abdominal:

A. Représente la localisation la plus fréquente du neuroblastome de l'enfant
B. S'observe principalement entre 5 et 10 ans
C. Se développe à partir du système nerveux de la paroi colique
D. A très rarement une sémiologie métastatique
E. Comporte un pronostic favorable après traitement dans 90% des cas

Réponse : A

1.16. 6 REDONDANT

M 87/4/2/ 24

L'existence d'un neuroblastome chez un nourrisson peut être évoquée par la constatation de:

A. Hématome sous-dural
B. Hématurie récidivante
C. Syndrome polyuro-polydipsique
D. Syndrome ataxo-opso-myoclonique
E. Hématome en lorgnette

Réponse : DE

2
PEDIATRIE ET NEUROLOGIE
2. 1
NEUROLOGIE GENERALE
2. 1. 1
CLINIQUE

M 87/1/2/ 36

Indiquez la (ou les) affirmation(s) exacte(s) parmi les suivantes: les épanchements sous-duraux du nourrisson peuvent donner lieu au(x) symptôme(s) suivant(s):

A. Tension de la fontanelle
B. Convulsions
C. Augmentation trop rapide du périmètre crânien
D. Hémiplégie
E. Vomissements

Réponse : ABCDE

M 89/3/2/ 28

Les tumeurs de la fosse postérieure peuvent se manifester par :

A. Un syndrome d'hypertension intra-crânienne
B. Une surdité
C. Une aphasie
D. Une hémiplégie
E. Une névralgie faciale

Réponse : ABDE

M 89/5/2/120

Chez le nourrisson, une augmentation anormalement rapide du périmètre céphalique peut être due à:

A. Hydrocéphalie
B. Hématome extra-dural
C. Hématome sous-dural
D. Epanchement péri-cérébral
E. Macrocéphalie familiale

Réponse : ACD

2. 1. 2
IMAGERIE

M 88/6/2/112

Les radiographies de crâne chez un enfant atteint d'hypertension intracrânienne peuvent montrer:

A. Une accentuation des empreintes osseuses cérébrales
B. Une disjonction des sutures
C. Un élargissement de la selle turcique
D. Une hyperostose frontale interne
E. Un amincissement du dorsum sellae

Réponse : ABCE

2. 1. 3
ETIOLOGIES
(FACTEURS DE RISQUE, TERRAIN)

M 90/7/2/ 76

Quelles sont les étiologies à rechercher devant un hématome sous-dural du nourrisson?

A. Méningite
B. Traumatisme
C. Déshydratation hypernatrémique
D. Syndrome de Silverman (enfant battu)
E. Hypertension artérielle

Réponse : ABCD

2. 1. 4
EVOLUTION
(PRONOSTIC, COMPLICATIONS)

M 87/6/2/ 14

Une hypertension intra-crânienne par tumeur vermienne, survenue chez un enfant de trois ans, entraîne généralement:

A. Des céphalées
B. Une attitude en torticolis
C. Des vomissements le matin à jeun
D. Une hémiplégie
E. Un syndrome polyuro-polydipsique

Réponse : ABC

M 89/3/2/115

Une tumeur de la fosse postérieure peut provoquer:

A. Une hydrocéphalie
B. Un engagement temporal
C. Une inclinaison de la tête
D. Un oedème au FO
E. Des vertiges

Réponse : ACDE

2. 1. 5 DIVERS

M 86/5/2/ 11

L'hématome sous-dural chronique du nourrisson:

A. Est toujours post-traumatique
B. Est souvent bilatéral
C. Est facilement diagnostiqué par le scanner
D. Doit être systématiquement opéré
E. Est affirmé par la ponction à l'angle externe à la fontanelle

Réponse : BCE

S 89/7/1/ 70

Parmi ces assertions concernant le médullo-blastome de l'enfant, quelle est la réponse fausse?

A. Le médullo-blastome est une tumeur à point de départ habituellement médian
B. En dehors des signes d'hypertension intra-crânienne, sa symptomatologie comporte des troubles de l'équilibre et du tonus de la nuque
C. La survenue d'une paralysie du VI n'a pas de valeur localisatrice
D. L'examen cérébral révèle un processus expansif prenant le contraste
E. Tumeur de malignité locale, son exérèse est souvent suivie d'une guérison définitive

Réponse : E

2. 2 CONVULSIONS CHEZ L'ENFANT

2. 2. 1 ETIOLOGIES (FACTEURS DE RISQUE, TERRAIN)

S 87/2/1/ 45

Quelle est la cause la plus fréquente des convulsions chez l'enfant entre 6 mois et 4 ans?

A. Spasmes en flexion
B. Convulsions hyperthermiques
C. Hypoglycémie
D. Tumeur cérébrale
E. Hypocalcémie

Réponse : B

M 88/3/2/ 8

Une crise convulsive chez un nourrisson peut être dans certains cas due à:

A. Une hypocalcémie
B. Une hypoglycémie
C. Une anoxie
D. Une méningite purulente
E. Un épanchement sous-dural

Réponse : ABCDE

2. 2. 2 EVOLUTION (PRONOSTIC, COMPLICATIONS)

M 88/4/2/ 45

Le pronostic d'une convulsion chez un nourrisson est aggravé si:

A. La température est élevée avant la crise
B. La perte de conscience est immédiate et complète
C. Les clonies sont généralisées
D. La crise dure 30 minutes
E. La survenue intervient avant 12 mois d'âge

Réponse : DE

2. 2. 3 TRAITEMENTS

S 85/4/1/101

Quelle est en milligramme par kilo de poids, la posologie du Diazépam (VALIUM*) à administrer par voie rectale à un nourrisson qui convulse?

A. 0,1 à 0,2 mg/kg
B. 0,5 à 1 mg/kg
C. 2 à 4 mg/kg
D. 5 à 10 mg/kg
E. 11 à 15 mg/kg

Réponse : B

S 87/2/1/ 27

Quelle est en milligramme par kilo de poids, la posologie du Diazépam (VALIUM*) à administrer par voie rectale à un nourrisson qui convulse?

A. 0,5 à 1 mg/kg
B. 2 à 3 mg/kg
C. 4 à 6 mg/kg
D. 7 à 10 mg/kg
E. 11 à 15 mg/kg

Réponse : A

S 90/4/1/ 66

Vous êtes appelé en urgence auprès d'un enfant pesant 10 kg qui convulse encore à votre arrivée. Quel traitement prescrire?

A. 5 cg de Phénobarbital IM
B. Un suppositoire de Prénoxan (Aspirine + Phénobarbital) 2 cg
C. 10 ml de Diazépam par voie intra-rectale
D. 5 mg de Diazépam par voie intra-rectale
E. Un comprimé de Diphénylhydantoïne écrasé dans une cuillerée d'eau

Réponse : D

2. 2. 4 DIVERS

M 86/3/2/ 99

Parmi les éléments suivants, indiquez celui (ou ceux) qui est (sont) nécessaire(s) pour retenir le diagnostic de crise convulsive hyperthermique vraie (ou simple):

A. Hyperthermie supérieure à 38°5
B. Absence de toute récidive
C. Première crise avant l'âge de 8 mois
D. Infection n'affectant pas directement le système nerveux
E. Absence d'encéphalopathie préexistante

Réponse : ADE

M 88/1/2/ 27

Les convulsions hyperthermiques avant l'âge de 3 ans:

A. Ont leur diagnostic affirmé par la présence d'anomalies spécifiques de l'EEG
B. Peuvent être unilatérales
C. Justifient dans tous les cas un traitement anti-épileptique systématique
D. Apparaissent surtout au début des épisodes fébriles
E. Peuvent avoir un caractère familial

Réponse : BDE

M 88/4/2/ 88

Une hémicrise convulsive en climat fébrile chez un enfant de 1 an:

A. Peut évoluer vers une hémiplégie
B. Témoigne obligatoirement d'une lésion focalisée
C. Est susceptible de se prolonger vers un état de mal
D. Doit être suivie d'un traitement anti-comitial prophylactique
E. Peut être révélatrice d'une encéphalite herpétique

Réponse : ACDE

M 90/2/2/114

A propos des convulsions fébriles:

A. Elles peuvent survenir à tout âge de la naissance à 5 ans
B. Elles peuvent revêtir toutes les formes sémiologiques des crises convulsives hormis les spasmes axiaux
C. Elles sont toujours bénignes quelle que soit la durée de la crise
D. Une réaction albumino-cytologique du LCR y est constamment retrouvée
E. Le risque de récidive est plus important si la première crise survient avant un an

Réponse : BE

M 90/4/2/112

Parmi les conditions étiologiques ou particularités symptomatiques des convulsions fébriles communes qui aggravent pour une crise donnée le risque de séquelle, vous retenez:

A. L'âge de survenue entre 1 et 2 ans
B. L'existence d'antécédents de souffrance cérébrale
C. L'existence d'une révulsion oculaire au cours de la crise
D. Une durée de la crise supérieure à 30 minutes
E. L'existence d'une discrète anomalie électro-encéphalographique diffuse 6 h après la crise

Réponse : BD

M 90/5/2/ 90

Les convulsions hyperthermiques:

A. Elles surviennent entre 6 mois et 4 ans
B. La fièvre est le plus souvent en rapport avec une infection ORL
C. Elles sont le plus souvent bilatérales, cloniques, de durée brève
D. La récidive s'observe dans plus de la moitié des cas
E. L'évolution vers l'épilepsie est la règle

Réponse : ABC

3 PEDIATRIE ET APPAREIL LOCOMOTEUR

3. 1 ANOMALIE CONGENITALE DE LA HANCHE

3. 1. 1 CLINIQUE

S 88/7/1/ 8

Le dépistage par l'examen clinique des anomalies congénitales de la hanche comporte entre autre la recherche du signe du ressaut. Cet examen est interprétable:

A. Dès les trois premiers jours de la vie
B. A partir de la 3ème semaine
C. A partir du 3ème mois
D. A 6 mois
E. A 12 mois

Réponse : A

M 89/3/1/101

Parmi les anomalies suivantes constatées lors de l'examen d'un nouveau-né, quelle(s) est (sont) celle(s) qui fait (font) suspecter une luxation de hanche?

A. Limitation de l'adduction
B. Genu recurvatum
C. Malposition des pieds
D. Asymétrie de l'abduction
E. Ressaut de la tête

Réponse : ABCDE

3. 1. 2 IMAGERIE

S 88/1/1/ 71

Le dépistage radiologique des anomalies congénitales de la hanche chez un enfant est fiable:

A. Dès la naissance
B. A partir du 4ème mois
C. A partir du 6ème mois
D. A partir du 9ème mois
E. A partir du 12ème mois

Réponse : B

3. 1. 3 ETIOLOGIES (FACTEURS DE RISQUE, TERRAIN)

M 90/4/2/ 64

Parmi les éléments suivants, quels sont ceux qui incitent plus particulièrement à rechercher une hanche luxable chez un nouveau-né?

A. Antécédent de luxation dans la famille
B. Malformation des pieds
C. Présentation par le siège
D. Ethnie asiatique
E. Malformation génito-urinaire

Réponse : ABC

3. 1. 4 BILAN ÉTIOLOGIQUE

M 86/6/2/102

Parmi les 5 propositions suivantes, quelle est celle (quelles sont celles) que vous retenez? Une luxation congénitale de la hanche chez le nouveau-né peut être dépistée à partir de la constatation:

A. De notions d'antécédents familiaux
B. D'un pied bot varus équin
C. D'un craquement lors de la mobilisation des cuisses
D. D'un ressaut lors de l'abduction des cuisses
E. D'une inégalité de longueur des membres inférieurs

Réponse : ABDE

3. 2 OSTEOCHONDRITE

3. 2. 1 IMAGERIE

S 91/1/1/ 63

Chez un garçon de 6 ans, soupçonné cliniquement de présenter une ostéochondrite de hanche, la radiographie du bassin est normale. Pour ne pas méconnaître ce diagnostic, quel examen proposez-vous?

A. Une nouvelle radiographie du bassin dans six mois
B. Dans les jours suivants, une scintigraphie osseuse
C. Dans les jours suivants, une tomodensitométrie du bassin et des hanches
D. Dans les jours suivants, une artériographie de la tête fémorale
E. Dans les jours suivants, une échographie comparative des hanches

Réponse : B

3. 2. 2 DIVERS

S 89/4/1/ 4

Toutes les propositions suivantes concernant l'ostéochrondrite primitive de la hanche de l'enfant sont exactes sauf une. Indiquez laquelle:

A. L'ostéochrondrite touche le plus souvent le garçon
B. La condensation de la tête fémorale à la radiographie précède sa fragmentation
C. La scintigraphie montre une hyperfixation au niveau de la tête fémorale à la phase de début
D. Au début, l'examen de la hanche met en évidence une diminution de l'abduction et de la rotation interne
E. L'évolution de l'ostéochondrite se fait souvent vers la coxarthrose à long terme

Réponse : C

M 94/8/2/ 37

L'ostéochondrite de hanche:

A. Survient principalement entre 5 et 10 ans
B. Correspond à une nécrose de la tête fémorale
C. A volontiers un début insidieux marqué par une boiterie et des douleurs à la marche
D. Ne s'accompagne d'aucun signe infectieux ou inflammatoire
E. Peut évoluer vers un aspect radiologique de coxa plana

Réponse : ACDE

3. 3 OSTEOMYELITE

3. 3. 1 PHYSIOPATHOLOGIE

S 90/5/1/ 45

L'ostéomyélite de l'adolescent touche d'abord:

A. La diaphyse
B. La métaphyse
C. L'épiphyse
D. L'articulation
E. Le périoste

Réponse : B

3. 3. 2 CLINIQUE

M 94/8/2/ 63

Quels sont les caractères cliniques significatifs d'une ostéomyélite aiguë de l'extrémité inférieure du fémur d'un enfant vu précocement?

A. Fièvre brutale isolée
B. Douleur suraiguë localisée
C. Raideur articulaire sus et sous-jacente
D. Altération rapide de l'état général
E. Impotence du membre atteint

Réponse : ABDE

3. 3. 3 IMAGERIE

M 88/5/1/112

La scintigraphie peut aider à suivre l'évolution d'une ostéomyélite et:

A. Au technétium elle permet de localiser les différents foyers en évolution
B. Au technétium elle permet de la différencier d'une tumeur osseuse
C. Au technétium elle permet de suivre l'évolution d'un foyer connu
D. Au gallium elle permet de soupçonner la nature septique de l'affection
E. Aucune des propositions n'est exacte

Réponse : ACD

3. 3. 4
ETIOLOGIES
(FACTEURS DE RISQUE, TERRAIN)

S 90/1/1/ 55

Chez un enfant antérieurement sain, quel est le germe le plus souvent en cause dans une ostéomyélite aiguë?

A. Salmonelle
B. Pyocyanique
C. Streptocoque
D. Staphylocoque doré
E. Pneumocoque

Réponse : D

3. 3. 5
DIVERS

S 87/1/1/ 73

L'ostéomyélite aiguë hématogène débute habituellement au niveau:

A. D'une épiphyse d'un os long
B. Du corps d'un os plat
C. De la métaphyse d'un os long
D. Du périoste d'un os long
E. De la diaphyse d'un os long

Réponse : C

M 87/6/1/108

Parmi les propositions suivants concernant l'ostéomyélite aiguë, laquelle (lesquelles) est (sont) exacte(s)?

A. La localisation de l'infection est d'abord épiphysaire
B. L'ostéomyélite aiguë atteint avec prédilection les enfants
C. En l'absence de diagnostic certain, mieux vaut attendre avant de commencer le traitement
D. Le germe en cause est le plus souvent le staphylocoque doré
E. La drépanocytose est une cause favorisante

Réponse : BDE

S 89/5/1/ 10

Toutes les propositions suivantes concernant l'ostéomyélite aiguë de l'enfant sont exactes sauf une. Indiquez laquelle.

A. L'ostéomyélite aiguë est l'infection par voie hématogène de l'os
B. Le germe responsable est le plus souvent le staphylocoque doré
C. L'ostéomyélite aiguë est généralement localisée près du genou et loin du coude
D. L'ostéomyélite aiguë de l'enfant est en général localisée à la région diaphysaire de l'os
E. La radiographie simple est normale au moment des premiers signes cliniques

Réponse : D

M 89/5/2/ 20

L'ostéomyélite aiguë de l'enfant:

A. Frappe électivement le garçon de 6 à 12 ans
B. Est le plus souvent due à Hémophilus influenzae
C. Se localise préférentiellement à l'extrémité supérieure du fémur
D. Comporte un foyer d'hyperfixation à la scintigraphie osseuse
E. Provoque une vive douleur métaphysaire "pseudo-fracturaire"

Réponse : ADE

M 91/5/2/ 7

Quelles sont les propositions exactes qui caractérisent l'infection osseuse?

A. Chez le nourrisson et l'enfant, l'infection osseuse est habituellement primitive, hématogène
B. Le séquestre osseux est un fragment d'os mort libre qui baigne dans le pus
C. Chez le nourrisson, l'ostéomyélite aiguë de l'extrémité supérieure du fémur conduit souvent à une arthrite purulente de la hanche
D. Chez l'adulte, la forme d'ostéomyélite la plus habituellement observée correspond à un réveil d'une ostéomyélite de l'enfance
E. Le germe habituel de l'ostéomyélite est le staphylocoque

Réponse : ABCE

M 91/2/2/ 54

Une ou plusieurs des propositions suivantes concernant l'ostéomyélite aiguë à staphylocoques est (sont) juste(s). Laquelle ou lesquelles?

A. La radiographie est normale au début
B. La vitesse de sédimentation est normale
C. Le dosage de la C Réactive Protéine est très utile au diagnostic
D. La mise en route du traitement peut être retardée
E. L'ostémyélite est sans conséquence sur la croissance de l'os atteint

Réponse : AC

M 92/9/1/ 70

Parmi ces propositions concernant l'ostéomyélite aiguë de l'enfant, quelles sont celles qui vous semblent erronées?

A. La diffusion du germe se fait par voie hématogène
B. La fixation métaphysaire est la plus fréquente
C. Le cartilage de croissance ne peut-être traversé par les germes
D. L'articulation est protégée par sa vascularisation indépendante
E. L'absence de nécrose explique la rapidité de la réparation osseuse

Réponse : CDE

M 93/9/1/100

L'ostéomyélite des membres du nourrisson:

A. A généralement pour origine une infection ORL
B. Entraîne une impotence précoce
C. Peut atteindre l'articulation du voisinage
D. Comporte un risque élevé de séquelles ostéo-articulaires
E. Nécessite toujours une antibiothérapie par voie parentérale

Réponse : BCDE

M 94/9/2/ 37

Retenez la (les) proposition(s) qui s'applique(nt) à l'ostéomyélite des membres du grand enfant:

A. Elle résulte habituellement d'une extension directe à l'os d'une infection cutanée de voisinage
B. Le germe le plus souvent en cause est l'hémophilus influenzae
C. La localisation la plus fréquente est l'extrémité supérieure du fémur
D. l'atteinte initiale est métaphysaire
E. L'infection diffuse fréquemment à l'articulation la plus proche

Réponse : D

3. 4
ARTHRITE
3. 4. 1
IMAGERIE

S 88/1/1/ 31

Quel est le signe radiologique le plus précoce de l'ostéo-arthrite de hanche du nourrisson?

A. Flou métaphysaire
B. Nécrose du noyau épiphysaire fémoral supérieur
C. Lacune métaphysaire
D. Excentration métaphysaire
E. Réaction périostée fémorale

Réponse : D

M 88/3/1/120

Quelle(s) est (sont) l'(les) anomalie(s) radiologique(s) le plus fréquemment rencontrée(s) dans le diagnostic précoce d'une arthrite de hanche chez le nourrisson?

A. Aspect du sub-luxation de hanche
B. Flou des parties molles péri-articulaires
C. Image de lyse de la tête fémorale
D. Pincement articulaire
E. Réactions ostéo-périostées du col

Réponse : AB

3. 4. 2 DIVERS

S 88/6/1/ 2

Toutes les propositions suivantes concernant l'ostéo-arthrite du nouveau-né sont exactes, sauf une. Laquelle?

A. Le staphylocoque est le germe le plus souvent retrouvé à la ponction articulaire
B. L'articulation de la hanche est la localisation la plus fréquente
C. L'ostéo-arthrite a un meilleur pronostic que l'arthrite pure
D. Les lésions osseuses sont très précoces à l'examen radiographique
E. La porte d'entrée du germe est souvent iatrogène

Réponse : C

M 90/7/1/ 93

Parmi les propositions suivantes concernant l'ostéo-arthrite du nourrisson, deux sont fausses. Lesquelles?

A. L'articulation de la hanche est la localisation la plus fréquente
B. Les séquelles sont exceptionnelles
C. Un épanchement articulaire est rapidement détectable par l'échographie
D. L'ostéo-arthrite survient le plus souvent après l'âge de 6 mois
E. Le germe atteint l'os par voie hématogène

Réponse : BD

3. 5 BOITERIE DE L'ENFANT

3. 5. 1 ETIOLOGIES (FACTEURS DE RISQUE, TERRAIN)

S 89/6/1/ 9

Un enfant de 6 ans présente un épisode de douleurs au niveau de la hanche droite accompagnée de boiterie. La mobilité de la hanche droite est limitée dans sa rotation interne et dans son abduction. La radiographie du bassin de face met en évidence une condensation de la tête fémorale. Quel diagnostic évoquez-vous?

A. Une luxation congénitale de la hanche
B. Une synovite aiguë transitoire de la hanche
C. Une ostéochondrite primitive de la hanche
D. Une épiphysiolyse
E. Une ostéo-arthrite de la hanche

Réponse : C

M 92/9/2/ 58

Devant une boiterie d'un enfant de 18 mois, quel(s) diagnostic(s) évoquez-vous?

A. Luxation congénitale de hanche
B. Affection neuromusculaire
C. Séquelle d'ostéomyélite ou d'ostéochondrite
D. Epiphysiolyse fémorale supérieure
E. Malformation congénitale de hanche

Réponse : ABCE

3. 5. 2 BILAN ÉTIOLOGIQUE

S 89/1/1/ 6

Chez un enfant de sexe masculin de 12 ans, atteint d'une inégalité de longueur des membres inférieurs de 3 cm, quelle est, en dehors de la mesure de l'inégalité de longueur, la radiographie indispensable pour fixer l'échéance thérapeutique?

A. Téléradiographie colonne bassin debout de face
B. Main et poignet
C. Bassin debout de face
D. 2 genoux face et profil sur le même cliché
E. 2 épaules face et profil

Réponse : B

S 89/1/1/ 9

Un enfant de six ans présente depuis une quinzaine de jours une boiterie de hanches, en dehors de tout contexte traumatique ou infectieux. Une radiographie de bassin de face, et des deux hanches de profil, est normale. Quelle doit être la conduite à tenir?

A. Rassurer définitivement la famille sans exploration
B. Faire des tomographies de hanches
C. Faire une arthrographie de hanches
D. Laisser l'enfant au repos et demander une scintigraphie en urgence
E. Demander une radiographie de bassin dans 6 mois

Réponse : D

3. 5. 3 TRAITEMENTS

S 86/7/1/ 14

En présence d'une boiterie douloureuse de la hanche rapportée par la radiographie du bassin à une épiphysiolyse fémorale supérieure, indiquez le premier geste que vous conseillez en urgence:

A. Antibiothérapie
B. Kinésithérapie
C. Mise en décharge stricte
D. Immobilisation plâtrée
E. Intervention chirurgicale

Réponse : C

M 90/1/2/ 73

Un enfant de 5 ans, victime un an auparavant d'une fracture du fémur, traitée orthopédiquement, présente une boiterie persistante. L'examen clinique et les radiographies mettent en évidence une inégalité de longueur des membres inférieurs de 2 cm. Que proposez-vous?

A. Aucun traitement
B. Le port d'une semelle de compensation de 1,5 cm
C. Une épiphysiodèse inférieure du côté le plus long
D. Un allongement du fémur le plus court
E. De revoir l'enfant dans un an

Réponse : BE

4
PEDIATRIE ET PNEUMOLOGIE
4. 1
PNEUMOLOGIE GENERALE
4. 1. 1
CLINIQUE

M 91/6/2/ 6

Les signes de début d'une staphylococcie pleuro-pulmonaire du nourrisson comportent:

A. Polypnée
B. Altération du faciès
C. Météorisme abdominal
D. Purpura
E. Fièvre

Réponse : ABCE

4. 1. 2
IMAGERIE

S 86/6/1/116

Sur l'une au moins des deux radiographies pulmonaires (1 face, 1 profil), l'image radiologique d'une pneumonie à pneumocoque de l'enfant présente un des aspects suivants: lequel?

A. Bulles claires
B. Opacités floconneuses
C. Niveaux liquides
D. Granulations fines
E. Opacité dense systématisée

Réponse : E

M 91/7/2/ 88

La radiographie des poumons de face d'un nourrisson souffrant d'une staphylococcie pleuro-pulmonaire peur révéler, en rapport avec cette affection:

A. Des images bulleuses multiples intrapulmonaires
B. Des images de niveaux hydro-aériques intrapulmonaires
C. Un pneumothorax
D. Un épanchement liquidien pleural
E. Un déplacement latéral du médiastin

Réponse : ABCDE

4. 1. 3
DIVERS

M 89/1/2/116

Quelle est ou quelles sont parmi les suivantes, la ou les données habituellement présentes dans le cadre d'une pneumonie lobaire aiguë à pneumocoque de l'enfant?

A. Des crachats fourmillant de pneumocoques
B. Une opacité dense, homogène, systématisée
C. Une leucocytose à polynucléaires
D. Des douleurs abdominales
E. Une défervescence en 24h obtenue par la Pénicilline

Réponse : BCDE

4. 2
BRONCHIOLITE
4. 2. 1
CLINIQUE

M 91/7/2/ 61

Une bronchiolite aiguë du nourrisson comporte typiquement:

A. Une fièvre élevée à 39-40°
B. Une toux, volontiers coqueluchoïde
C. Une polypnée
D. Un sifflement expiratoire (wheezing)
E. Une altération nette de l'état général

Réponse : BCD

4. 2. 2
IMAGERIE

M 91/1/1/ 88

Sur les radiographies pulmonaires de face et de profil d'un nourrisson de 1 an qui présente une bronchiolite virale, il est habituel d'observer:

A. Des images bulleuses pulmonaires à contenu hydro-aérique
B. Une distension aérique du thorax
C. Un épaississement des parois bronchiques
D. Une opacité alvéolaire lobaire non rétractile
E. Un gros coeur

Réponse : BC

4. 2. 3
ETIOLOGIES
(FACTEURS DE RISQUE, TERRAIN)

S 90/4/1/ 77

Dans les bronchiolites aiguës du nourrisson quel est l'agent infectieux plus fréquemment responsable?

A. Adéno-virus
B. Rhino-virus
C. Virus respiratoire syncytial
D. Haemophilus
E. Myxovirus influenzae

Réponse : C

4. 2. 4 EVOLUTION (PRONOSTIC, COMPLICATIONS)

M 86/7/2/ 52

Après une bronchiolite sévère chez un nourrisson, on peut craindre l'évolution vers un asthme à long terme, s'il présente:

A. Un eczéma associé
B. Des épisodes de bronchites récidivantes
C. Une élévation des IgE
D. Des antécédents allergiques familiaux
E. Une intolérance aux protéines du lait de vache

Réponse : ACD

M 92/9/1/ 76

Parmi les propositions suivantes quelles sont celles qui correspondent à des complications possibles de la broncho-alvéolite (ou bronchiolite) du nourrisson?

A. Surinfection à hémophilus influenzae
B. Apnée
C. Fausse route alimentaire
D. Pneumothorax
E. Maladie asthmatique

Réponse : ABCDE

S 93/8/1/ 15

Au cours d'une broncho-alvéolite du nourrisson (bronchiolite) quelle est la principale complication à craindre?

A. Surinfection bactérienne
B. Adiastolie
C. Pneumothorax
D. Insuffisance respiratoire aiguë
E. Déshydratation aiguë

Réponse : D

4. 2. 5 DIVERS

M 90/4/2/105

Les bronchiolites aiguës du nourrisson:

A. Sont en règle d'étiologie virale
B. Surviennent essentiellement chez le nourrisson de < 1 an
C. S'accompagnent habituellement d'une dyspnée inspiratoire
D. Comportent à l'auscultation des sibilants
E. S'accompagnent radiologiquement d'un aspect de distension thoracique

Réponse : ABDE

4. 3 DETRESSE RESPIRATOIRE DU NOUVEAU NE

4. 3. 1 ETIOLOGIES (FACTEURS DE RISQUE, TERRAIN)

M 90/3/2/ 50

Devant une détresse respiratoire du nouveau-né, quelle(s) étiologie(s) peut-on évoquer parmi les suivantes?

A. Papillomatose laryngée
B. Atrésie choanale bilatérale
C. Sténose sous-glottique congénitale
D. Paralysie laryngée bilatérale
E. Angiome sous-glottique

Réponse : BCD

M 94/9/2/ 71

Devant une détresse respiratoire à la naissance, quelle(s) étiologie(s) peut-on évoquer parmi les suivantes?

A. Fente palatine
B. Atrésie choanale bilatérale
C. Sténose sous-glottique congénitale
D. Paralysie laryngée bilatérale
E. Maladie des membranes hyalines

Réponse : BCDE

4. 3. 2 DIVERS

M 90/5/2/ 87

L'imperforation bilatérale des choanes chez le nouveau-né:

A. Se traduit par une détresse respiratoire
B. Est recherchée par l'introduction d'une sonde dans les fosses nasales
C. Nécessite la mise en place d'une canule de Mayo
D. Doit être traitée chirurgicalement
E. Est souvent associée à des troubles de la déglutition

Réponse : ABCDE

4. 4 DYSPNEE

4. 4. 1 CLINIQUE

S 87/1/1/ 33

Quel signe capital permet le diagnostic d'une dyspnée laryngée aiguë de l'enfant bien compensée?

A. Dyspnée aux deux temps
B. Cornage
C. Tirage inspiratoire
D. Cyanose
E. Polypnée

Réponse : C

4. 4. 2
ETIOLOGIES
(FACTEURS DE RISQUE, TERRAIN)

S 85/2/1/ 99

Un enfant de 3 ans sans antécédent notable, en bonne santé apparente la veille, commence à tousser vers 1 heure du matin. Cette toux rauque, s'accompagne d'une dyspnée inspiratoire, la température est à 38°. Quel est le diagnostic à retenir?

A. Crise d'asthme
B. Corps étranger bronchique
C. Abcès de l'amygdale
D. Laryngite sous-glottique
E. Bronchite

Réponse : D

S 87/4/1/ 10

Un nouveau-né présente une dyspnée qui s'accentue à toute tentative d'alimentation avec asphyxie et fausses routes et cesse lors des pleurs. Il s'agit probablement:

A. D'une lésion bulbaire par anoxie néonatale
B. D'une imperforation choanale bilatérale
C. D'un diverticule oesophagien
D. D'une paralysie des cordes vocales
E. D'un stridor congénital

Réponse : B

S 89/1/1/ 74

Un enfant de 4 ans est hospitalisé pour un état asphyxique d'origine laryngée. A l'examen, outre le cornage et la bradypnée inspiratoire, vous êtes frappé par le refus de l'enfant de se mettre en décubitus dorsal. Quel est le germe habituellement responsable de ce type de laryngite?

A. Streptocoque A
B. Pseudomonas aeruginosa
C. Hemophilus influenzae
D. Coxiella burnetti
E. Chlamydiae psittacci

Réponse : C

M 90/7/2/ 78

Parmi les causes de dyspnée non obstructive aiguë de l'enfant, on relève:

A. Acidocétose diabétique
B. Bronchiolite aiguë
C. Intoxication aux salicylés
D. Crise d'asthme
E. Laryngite sous-glottique

Réponse : AC

S 86/3/1/ 7

Un enfant de 2 ans présente une dyspnée inspiratoire avec tirage et température à 40°, abondante salivation. Toute tentative pour l'allonger aggrave sa dyspnée. Quel diagnostic évoquez-vous?

A. Angine
B. Laryngite sous-glottique
C. Pneumopathie
D. Epiglottite
E. Asthme à commande infectieuse

Réponse : D

4. 5
STAPHYLOCOCCIE PLEURO-PULMONAIRE
4. 5. 1
CLINIQUE

M 90/4/2/ 61

La staphylococcie pleuro-pulmonaire du nourrisson comporte typiquement:

A. Une dyspnée (d'intensité variable)
B. Une conservation de l'état général
C. Un ballonnement abdominal
D. Des anomalies radiologiques unilatérales
E. Une hyperleucocytose d'autant plus importante que la forme est plus grave

Réponse : D

4. 5. 2
IMAGERIE

M 86/7/2/ 50

Au cours d'une staphylococcie pleuro-pulmonaire du nourrisson, la radiographie du thorax peut montrer:

A. Des images bulleuses
B. Des opacités linéaires hilifuges
C. Une opacité triangulaire segmentaire et rétractile d'un sommet
D. Une opacité pleurale
E. Un pneumothorax

Réponse : ADE

M 87/5/2/ 94

Quel(s) est (sont) parmi les éléments radiologiques cités celui(ceux) pouvant évoquer une staphyloccocie pleuro-pulmonaire?

A. Pneumothorax
B. Adénopathie médiastinale
C. Image bulleuse
D. Epanchement pleural liquidien
E. Miliaire

Réponse : ACD

S 89/3/1/ 58

Quelle est l'image radiologique typique de la staphylococcie pleuro-pulmonaire du nourrisson?

A. Alvéolaire systématisée
B. Interstitielle bilatérale
C. Bulleuse uni ou bilatérale
D. Miliaire
E. Lâcher de ballons

Réponse : C

M 90/7/2/ 74

Deux éléments sur la radiographie du thorax doivent faire évoquer le diagnostic de staphylococcie pleuro-pulmonaire chez un nourrisson dyspnéique. Lesquels?

A. Adénopathies médiastinales
B. Epanchement pleural
C. Atélectasie systématisée
D. Formations bulleuses
E. Distension bilatérale

Réponse : BD

4. 5. 3 ETIOLOGIES (FACTEURS DE RISQUE, TERRAIN)

S 89/5/1/ 86

Un nourrisson présente un syndrome infectieux aigu avec développement rapide d'une détresse respiratoire. La radiographie révèle une pneumopathie bilatérale avec multiples cavités finement cerclées, et un pyo-pneumothorax droit refoulant le médiastin Lequel des germes suivants est responsable de ce tableau?

A. Streptococcus pneumoniae
B. Staphylococcus aureus
C. Hemophilus influenzae
D. Klebsiella pneumoniae
E. Pseudomonas aeruginosa

Réponse : B

4. 5. 4 BILAN ÉTIOLOGIQUE

S 87/4/1/ 32

Dans une staphylococcie pleuro-pulmonaire du nourrisson, quel prélèvement permet le plus sûrement d'isoler le germe et d'en étudier la sensibilité aux antibiotiques:

A. Pharyngé
B. Urines
C. Selles
D. Liquide pleural
E. Liquide gastrique

Réponse : D

4. 5. 5 EVOLUTION (PRONOSTIC, COMPLICATIONS)

M 85/2/2/ 78

L'évolution d'une staphylococcie pleuro-pulmonaire chez le nourrisson peut se compliquer de:

A. Pyo-pneumothorax
B. Quintes asphyxiantes
C. Pneumopathie bulleuse
D. Hémothorax
E. Pleurésie sérofibrineuse

Réponse : AC

4. 5. 6 DIVERS

M 90/2/2/118

Concernant une staphylococcie pleuro-pulmonaire du nourrisson, il est exact que:

A. Elle peut révéler une mucoviscidose
B. Elle peut se compliquer d'une métastase septique
C. Elle s'accompagne d'un météorisme abdominal
D. Elle peut se compliquer d'un Pyo-pneumothorax
E. Elle peut avoir une porte d'entrée cutanée

Réponse : ABCDE

4. 6 MUCOVISCIDOSE

4. 6. 1 EPIDÉMIOLOGIE

S 87/1/1/ 51

L'incidence de la mucoviscidose, est de 1 sur 2 500. L'incidence des hétérozygotes est de:

A. 1 sur 1 250
B. 1 sur 625
C. 1 sur 50
D. 1 sur 25
E. 1 sur 10

Réponse : D

S 88/2/1/ 16

Quelle est en France la fréquence des hétérozygotes pour le gène de la mucoviscidose?

A. 4%
B. 30%
C. 50%
D. 70%
E. 98%

Réponse : A

4. 6. 2
CLINIQUE

M 87/4/2/ 97

Au cours d'une mucoviscidose, on peut observer:

A. Bronchites répétées
B. Diarrhée chronique
C. Hépatomégalie
D. Polypes naso-sinusiens
E. Débilité mentale

Réponse : ABCD

M 89/1/2/ 26

Quel est ou quels sont parmi les suivants le ou les symptôme(s) susceptible(s) de révéler une mucoviscidose dans le premier mois de vie?

A. Un retard d'évacuation du méconium
B. Un iléus méconial
C. Un ictère prolongé à bilirubine conjuguée
D. Une pancréatite aiguë
E. Des oedèmes par hypoprotidémie

Réponse : ABCE

S 91/7/1/ 69

Parmi les situations suivantes, quelle est celle qui témoigne certainement d'une mucoviscidose?

A. Bronchites répétées
B. Diarrhée chronique
C. Stéatorrhée supérieure à 3 g/24 h et Cl sudoral à 40 mmol/l
D. Cl sudoral à 90 mmol/l
E. Dénutrition avec stéatorrhée supérieure à 3 g/24 h

Réponse : D

4. 6. 3
BIOLOGIE

S 88/7/1/ 76

Un sujet atteint de mucoviscidose a un taux de chlore dans la sueur de l'ordre de:

A. 5 à 10 mEq/L
B. 20 à 40 mEq/l
C. 70 à 120 mEq/l
D. 200 à 300 mEq/l
E. 600 à 1 000 mEq/l

Réponse : C

S 89/7/1/ 71

Les sujets atteints de mucoviscidose ont un taux de chlore dans la sueur de l'ordre de:

A. 5 à 20mEq/l
B. 150 à 200mEq/l
C. 60 à 110mEq/l
D. 0 à 5mEq/l
E. 20 à 40mEq/l

Réponse : C

4. 6. 4
IMAGERIE

M 91/2/2/ 66

Au cours de l'évolution de la mucoviscidose chez un enfant de 12 ans, la radiographie de face du thorax peut objectiver:

A. Une distension thoracique
B. Une transparence accrue des deux poumons
C. Une opacité rétractile d'un lobe pulmonaire
D. Des bronches dilatées
E. Une adénopathie hilaire calcifiée

Réponse : ABCD

S 91/1/1/ 46

Sur une radiographie de face des poumons, quelle est l'image la plus fréquemment rencontrée chez un enfant de deux mois atteint de mucoviscidose?

A. Des images de bronches dilatées
B. Des opacités alvéolaires pulmonaires bilatérales non systématisées
C. Une hypertransparence avec distension des deux poumons
D. Une condensation rétractile d'un lobe inférieur
E. Une image de pleurésie

Réponse : C

4. 6. 5
EVOLUTION
(PRONOSTIC, COMPLICATIONS)

S 86/3/1/ 32

Parmi les germes suivants, indiquez le plus fréquemment en cause dans les surinfections pulmonaires de la mucoviscidose?

A. Pneumocoque
B. Streptocoque A
C. Proteus
D. Bactéroïdes
E. Pyocyanique

Réponse : E

S 86/3/1/ 39

Parmi les complications suivantes, quelle est celle qui peut révéler une mucoviscidose à la naissance?

A. Un retard de croissance intra-utérin
B. Un pneumothorax
C. Une occlusion intestinale
D. Une septicémie à streptocoque B
E. Une hémorragie digestive

Réponse : C

M 86/3/2/ 97

Parmi les complications suivantes, laquelle ou lesquelles s'observe(nt) dans la mucoviscidose:

A. Prolapsus rectal
B. Obstruction intestinale
C. Insuffisance rénale
D. Régression intellectuelle
E. Stérilité masculine

Réponse : ABE

4. 6. 6 DIVERS

S 85/2/1/104

Parmi les situations suivantes, quelle est celle qui permet d'affirmer une mucoviscidose?

A. Bronchites répétées
B. Diarrhée chronique
C. Stéatorrhée 3 g/24h et Cl sudoral à 40 mmol/l
D. Cl sudoral à 80 mmol/l
E. Dénutrition avec stéatorrhée 3 g/24h

Réponse : D

M 86/1/2/ 48

A propos de la mucoviscidose:

A. Elle peut se compliquer d'iléus méconial
B. Le diagnostic des hétérozygotes est possible
C. Le diagnostic néonatal est possible
D. La fréquence est de 1/2 000 environ
E. Elle s'accompagne d'une diminution du Na dans la sueur

Réponse : ACD

M 89/7/2/ 82

Le diagnostic anténatal de la mucoviscidose (maladie héréditaire autosomique récessive):

A. Est encore considéré comme non fiable
B. Est assuré par une analyse enzymatique du liquide amniotique
C. Est assuré par l'analyse de polymorphismes de restriction à l'aide de sondes d'ADN
D. Est assuré par l'analyse du sang maternel
E. Nécessite une foetoscopie

Réponse : BC

M 89/7/2/ 71

La mucoviscidose est une affection:

A. Récessive autosomique fréquente
B. Responsable d'une stéatorrhée et de troubles respiratoires
C. Caractérisée par une élévation du chlore sudoral
D. Entraînant progressivement une insuffisance respiratoire
E. Nécessitant un régime hypercalorique

Réponse : ABCDE

M 90/5/2/ 96

Parmi les propositions suivantes concernant la mucoviscidose et sa transmission, laquelle (lesquelles) est (sont) exacte(s) ?

A. La maladie touche environ un enfant sur 2 500 naissances
B. Un diagnostic anténatal est possible par biopsie de trophoblastes et/ou étude sur liquide amniotique
C. Le gène de la maladie est localisé sur le chromosome X
D. Le gène de la maladie est localisé sur le chromosome Y
E. Aucune des propositions n'est exacte

Réponse : AB

M 92/9/2/ 33

La mucoviscidose:

A. Est une affection héréditaire à transmission récessive autosomique
B. Peut se révéler à la naissance par un iléus méconial
C. Comporte une malabsorption en partie liée à une insuffisance pancréatique externe
D. Se complique fréquemment d'une insuffisance respiratoire chronique
E. Est diagnostiquée par une concentration anormalement élevée de chlore dans la sueur

Réponse : ABCDE

M 93/8/2/ 26

Parmi les propositions suivantes concernant la mucoviscidose, quelle est ou quelles sont la (les) proposition(s) fausse(s)?

A. Affection héréditaire dominante
B. Entraîne une stéatorrhée
C. Absence de lipase dans le liquide duodénal
D. Elévation du taux de chlore sudoral
E. Ne se manifeste jamais en période néonatale

Réponse : AE

5 PEDIATRIE ET GASTRO ENTEROLOGIE

5. 1 GASTRO-ENTEROLOGIE GENERALE

5. 1. 1 CLINIQUE

M 94/8/2/ 73

La diarrhée aiguë à rotavirus en pédiatrie est évoquée devant:

A. Age inférieur à 18 mois
B. Survenue hiverno-printanière
C. Diarrhée contemporaine chez le père ou la mère
D. Présence de selles sanglantes
E. Survenue chez un enfant de plus de 1 an à l'occasion d'un voyage au Maghreb

Réponse : AB

5. 1. 2 ETIOLOGIES (FACTEURS DE RISQUE, TERRAIN)

S 91/3/1/ 23

Durant l'hiver, les gastro-entérites du nourrisson ont pour cause principale une infection à:

A. E. Coli entéropathogène
B. Salmonelle
C. Campylobacter
D. Rotavirus
E. Entérovirus

Réponse : D

5. 1. 3 TRAITEMENTS

M 94/9/1/ 87

En présence d'une diarrhée aiguë chez un nourrisson de 6 mois pendant l'hiver, dont on constate qu'il accuse une perte de poids de 4%, on doit:

A. Faire une coproculture
B. Arrêter le lait
C. Donner un soluté hydroélectrolytique
D. Donner un antibiotique
E. Donner un médicament ralentissant le transit intestinal

Réponse : C

5. 1. 4
DIVERS

S 91/1/1/ 76

Un nourrisson atteint de gastro-entérite est hospitalisé. Des troubles semblables (vomissements, diarrhée) apparaissent 3 jours plus tard dans la même chambre, chez deux autres enfants hospitalisés pour une autre raison. A quel germe infectieux pensez-vous en premier lieu?

A. Serratia
B. Staphylocoques
C. Salmonelles
D. Candida
E. Klebsielles

Réponse : C

M 91/4/2/ 86

Indiquez parmi les affections suivantes celle(s) qui peut(vent) être cause(s) d'une émission de sang par l'anus chez le nourrisson et l'enfant:

A. L'appendicite aiguë
B. Le polype recto-colique
C. Le diverticule de Meckel
D. L'invagination intestinale aiguë
E. La maladie coeliaque

Réponse : BCD

M 92/9/2/ 18

Retenez la (les) proposition(s) qui correspond(net) à un (des) signe(s) fréquemment observé(s) dans la rétention stercorale chez l'enfant:

A. Crises douloureuses abdominales
B. Accès de diarrhée
C. Fécalomes palpables
D. Ampoule rectale vide au toucher rectal
E. Stase stercorale visible sur la radio de l'abdomen sans préparation

Réponse : ABCE

5. 2
ATRESIE DE L'OESOPHAGE
5. 2. 1
CLINIQUE

S 85/1/1/ 14

Chez le nouveau-né, quel est le symptôme clinique constamment retrouvé, devant faire soupçonner le diagnostic d'atrésie de l'oesophage?

A. Cyanose
B. Détresse respiratoire
C. Hypersialorrhée
D. Vomissements
E. Toux

Réponse : C

S 86/2/1/100

Chez un nouveau-né, quel est le symptôme constamment retrouvé qui doit faire immédiatement suspecter le diagnostic d'atrésie de l'oesophage dès les premières minutes de la vie?

A. Hypersialorrhée
B. Cyanose
C. Vomissements
D. Toux
E. Impossibilité d'alimentation

Réponse : A

5. 3
DIARRHEES DE L'ENFANT
5. 3. 1
ETIOLOGIES
(FACTEURS DE RISQUE, TERRAIN)

S 86/6/1/ 86

Une enfant âgé de 4 mois est hospitalisé en février pour une diarrhée aiguë évoluant depuis 2 jours; il y a de la fièvre, huit à dix selles liquides par jour, non sanglantes, non glaireuses, quelques vomissements. Quelle est l'étiologie la plus probable de cette diarrhée aiguë?

A. Salmonellose intestinale
B. Infection intestinale à Eschérichia Coli de type "toxique"
C. Infection à rotavirus
D. Shigellose intestinale
E. Infection intestinale à staphylocoque

Réponse : C

M 88/2/2/111

Un syndrome dysentérique (présence de sang et de glaires) dans les selles d'un nourrisson évoque une diarrhée aiguë liée à un ou plusieurs des agents suivants:

A. Rotavirus
B. Shigelles
C. Colibacille sécréteur d'une entérotoxine
D. Salmonelle
E. Candida albicans

Réponse : BD

M 94/9/2/ 76

Retenez la (les) proposition(s) qui correspond(net) à un (des) agent(s) volontiers responsable(s) de diarrhée aiguë sanglante chez le jeune enfant:

A. Shigella
B. Salmonella
C. Campylobacter
D. Candida albicans
E. Oxyure

Réponse : ABC

5. 3. 2
BILAN ÉTIOLOGIQUE

M 90/4/2/ 63

Parmi les examens complémentaires suivants, lequel (lesquels) vous semble(nt) indispensable(s) devant une diarrhée aiguë chez un nourrisson?

A. Une coproculture
B. Un examen en microscopie électronique des selles à la recherche d'un virus
C. Une étude séro-immunologique à la recherche d'une cause virale
D. Une numération formule sanguine
E. Aucun de ces examens

Réponse : E

5. 3. 3 TRAITEMENTS

S 88/4/1/ 18

Parmi les agents pathogènes suivants responsables de diarrhée du nourrisson quel est celui qui justifie systématiquement un traitement spécifique?

A. Colibacille 0126 B6
B. Candida Albicans
C. Rotavirus
D. Proteus mirabilis
E. Staphylocoque aureus

Réponse : B

5. 3. 4 DIVERS

M 89/1/2/ 29

Concernant la diarrhée prandiale du nourrisson, quelle est la ou quelles sont les proposition(s) correcte(s) parmi les suivante(s):

A. Elle n'est jamais observée chez le nourrisson au sein
B. Elle s'accompagne d'un retentissement marqué sur la courbe de poids
C. Elle rentre dans le cadre de l'intolérance constitutionnelle aux protéines du lait de vache
D. Elle impose la pratique d'une biopsie jéjunale
E. Elle survient au moment de la tétée ou dans le quart d'heure qui suit

Réponse : E

M 90/2/2/ 72

La diarrhée aiguë à rotavirus en pédiatrie est évoquée devant:

A. Age inférieur à 12 mois
B. Survenue hivernale
C. Diarrhée contemporaine chez le père ou la mère
D. Présence de petites selles fréquentes avec mucus et sang
E. Survenue chez un enfant de plus de 1 an à l'occasion d'un voyage au Maghreb

Réponse : AB

5. 4 ICTERE DU NOURRISSON

5. 4. 1 PHYSIOPATHOLOGIE

M 85/1/2/ 34

Quels sont, parmi les éléments énumérés ci-dessous, celui (ceux) qui expliquent la survenue de l'ictère simple, chez le nouveau-né prématuré?

A. Immaturité hépatique
B. Fragilité érythrocytaire
C. Hypoalbuminémie
D. Ralentissement du transit intestinal
E. Retard du démarrage de l'alimentation

Réponse : A

5. 4. 2 CLINIQUE

S 87/4/1/ 92

Parmi les signes suivants, un seul fait partie du tableau classique de l'ictère simple du nouveau-né à terme: lequel?

A. Début clinique le second jour de vie
B. Splénomégalie
C. Pigmenturie
D. Décoloration des selles
E. Hépatomégalie

Réponse : A

S 90/4/1/ 49

L'ictère simple, dit physiologique, du nouveau-né à terme:

A. Apparaît le plus souvent dans les 24 premières heures de vie
B. Entraîne une décoloration des selles
C. S'accompagne initialement d'une hépatomégalie
D. S'accompagne initialement d'urines normalement colorées
E. S'accompagne généralement d'une splénomégalie

Réponse : D

S 91/1/1/ 6

Une hépato-splénomégalie est habituelle dans toutes les causes suivantes d'ictère néonatal, sauf une laquelle?

A. Infection maternofoetale
B. Foetopathie
C. Incompatibilité foeto-maternelle Rhésus
D. Hépatite néonatale
E. Ictère au lait de mère

Réponse : E

5. 4. 3 ETIOLOGIES (FACTEURS DE RISQUE, TERRAIN)

S 85/3/1/ 57

Parmi les causes de l'ictère néonatal, laquelle est le plus souvent rencontrée chez le prématuré?

A. Incompatibilité rhésus
B. Immaturité hépatique
C. Déficit en G6PD
D. Maladie de Gilbert
E. Atrésie des voies biliaires

Réponse : B

M 86/6/2/ 88

Un ictère est apparu avant la 12ème heure de vie chez un nouveau-né. La ou les cause(s) susceptible(s) d'expliquer cet ictère sont la ou les suivantes:

A. Infection bactérienne septicémique
B. Hémolyse par incompatibilité foeto-maternelle
C. Obstruction des voies biliaires
D. Hépatite virale
E. Cholestérolémie familiale

Réponse : AB

S 88/5/1/ 85

Parmi les causes de l'ictère néonatal, laquelle est le plus souvent rencontrée chez le prématuré?

A. Incompatibilité ABO
B. Immaturité hépatique
C. Déficit en G 6 PD
D. Maladie de Gilbert
E. Hépatite à virus A

Réponse : B

S 91/5/1/ 10

Toutes les affections suivantes peuvent comporter un ictère néonatal à bilirubine conjuguée, sauf une. Laquelle?

A. Hépatite infectieuse
B. Déficit en alpha 1 antitrypsine
C. Atrésie des voies biliaires intra-hépatiques
D. Ictère lié à l'allaitement maternel
E. Galactosémie

Réponse : D

M 93/8/2/ 1

Parmi les propositions suivantes, quelles sont les situations prédisposant à un ictère néonatal?

A. Nouveau-né Rhésus + et mère Rhésus -
B. Nouveau-né de groupe sanguin O et mère de groupe sanguin A
C. Nouveau-né prématuré
D. Nouveau-né hypotrophique à terme
E. Nouveau-né présentant une sténose duodénale

Réponse : AC

5. 4. 4 BILAN ÉTIOLOGIQUE

M 91/4/2/ 75

Un nouveau-né de 2 h de vie est admis pour ictère. Le poids de naissance est de 3 kg 100, la taille de 50 cm, le PC de 35 cm. Il présente une hépato-splénomégalie. Sa mère est O Rh négatif. Il est O Rh négatif. Le test de Coombs est positif. Quelles sont les propositions exactes?

A. Il s'agit d'une immunisation dans le système ABO
B. Il peut s'agir d'une immunisation dans le système Rhésus
C. Il faut rechercher une immunisation pour d'autres systèmes d'antigènes érythrocytaires
D. C'est un ictère immunologique puisque le test de Coombs direct est positif chez l'enfant
E. Puisque mère et enfant sont du même groupe ABO, il s'agit obligatoirement d'une incompatibilité dans le système HLA

Réponse : CD

5. 4. 5 EVOLUTION (PRONOSTIC, COMPLICATIONS)

M 90/2/2/ 67

Une encéphalopathie hyperbilirubinémique (ictère nucléaire) peut compliquer l'évolution de:

A. L'incompatibilité foeto-maternelle rhésus
B. L'ictère du prématuré
C. L'ictère au lait de femme
D. L'ictère par déficit en G6PD
E. L'ictère de la maladie de Crigler-Najjar

Réponse : ABDE

5. 4. 6 DIVERS

M 86/1/2/ 75

Parmi les propositions suivantes, indiquez la ou les propositions correctes:

A. L'ictère physiologique du nouveau-né est un ictère à bilirubine conjuguée
B. L'ictère par incompatibilité foeto-maternelle Rh apparaît après plus de 24 heures de vie
C. La photothérapie par lumière bleue active les processus enzymatiques de la glycuro-conjugaison
D. L'administration de GARDENAL* en cas de bilirubine élevée chez le nouveau-né a pour but de protéger d'éventuelles convulsions
E. Aucune des propositions précédentes n'est exacte

Réponse : E

M 87/1/1/106

L'ictère néonatal par incompatibilité Rhésus foeto-maternelle anti D:

A. Survient si la mère est rhésus positif et l'enfant rhésus négatif
B. Est un ictère présent dès la naissance
C. Est un ictère insensible à la photothérapie
D. Peut être associé à une anémie, qui fait la gravité du pronostic immédiat
E. Est un ictère à bilirubine libre

Réponse : DE

S 92/9/1/ 1

L'ictère simple du nouveau-né à terme répond aux caractéristiques suivantes sauf une, laquelle?

A. Il existe à la naissance
B. Il ne s'accompagne pas d'hépato-splénomégalie
C. Il ne donne pas d'ictère nucléaire
D. Il disparaît avant le 10ème jour de la vie
E. Il est dû à un défaut de la glycuro-conjugaison

Réponse : A

5. 5 INVAGINATION INTESTINALE AIGUE

5. 5. 1 CLINIQUE

M 88/5/2/ 43

Le diagnostic clinique d'invagination intestinale aiguë du nourrisson repose sur un ou plusieurs des éléments suivants:

A. Crises douloureuses abdominales paroxystiques avec pâleur
B. Fièvre
C. Vomissements
D. Rectorragies
E. Perception du boudin d'invagination

Réponse : ACDE

M 90/5/1/ 78

Vous évoquez selon la clinique une invagination intestinale aiguë du nourrisson devant:

A. Crises douloureuses abdominales paroxystiques
B. Vomissements
C. Diarrhée
D. Présence d'une masse abdominale
E. Présence de sang dans les selles

Réponse : DE

5. 5. 2 IMAGERIE

M 86/4/1/118

Quelle(s) image(s) radiologique(s) peut-on voir sur le lavement opaque d'un nourrisson qui a une invagination intestinale aiguë?

A. Une image en virole sigmoïdienne
B. Une lacune du caecum
C. Une image en cocarde de l'angle colique gauche
D. Une image en pince de homard du colon tranverse
E. Un aspect en pile d'assiettes du colon transverse

Réponse : BCD

M 91/6/2/ 83

Chez le nourrisson cliniquement suspect d'invagination intestinale aiguë, le lavement opaque:

A. Est inutile quand le boudin d'invagination est vu sur la radiographie simple de l'abdomen
B. Est inutile quand l'examen radiologique simple de l'abdomem est négatif
C. Permet le diagnostic en moulant le boudin d'invagination
D. Peut, dans un but diagnostique, être remplacé par une échographie de l'abdomen
E. Permet de récuser le diagnostic quand il injecte sans obstacle la totalité du côlon et le caecum

Réponse : CD

5. 5. 3 ETIOLOGIES (FACTEURS DE RISQUE, TERRAIN)

S 86/3/1/ 13

Parmi les hypothèses étiologiques suivantes, quelle est celle que l'on ne doit pas retenir comme cause possible d'une invagination intestinale secondaire?

A. Diverticule de Meckel
B. Mésentère commun
C. Duplication intestinale kystique
D. Lymphosarcome
E. Purpura rhumatoïde

Réponse : B

5. 5. 4 BILAN ÉTIOLOGIQUE

S 88/2/1/ 6

Avec les moyens de diagnostic modernes, quel est l'examen qui permettra de faire rapidement le diagnostic d'invagination intestinale aiguë, chez enfant de 8 mois, qui présente depuis 48 h un tableau évocateur avec abondantes rectorragies qui contr-indiqueraient le lavement opaque?

A. Scanner
B. Echographie
C. Endoscopie
D. Scintigraphie au technétium
E. Artériographie mésentérique

Réponse : B

5. 5. 5 TRAITEMENTS

M 93/9/2/ 29

Pour affirmer la réduction complète par lavement opaque d'une invagination intestinale aiguë valvulo-colique (caeco-colique), vous devez exiger:

A. Une opacification complète du côlon droit
B. Une opacification complète du caecum
C. Une opacification de l'appendice
D. Une opacification franche et massive des dernières anses grêles
E. Un aspect incurvé en dedans vers la ligne médiane du caecum et du côlon droit

Réponse : ABD

5. 5. 6
DIVERS

S 88/4/1/106

Concernant l'Invagination Intestinale Aiguë (IIA) une seule des assertions suivantes est vraie:

A. L'IIA est une affection observée surtout entre deux et six ans
B. L'absence de rectorragie élimine le diagnostic d'IIA
C. Le boudin d'invagination peut descendre jusque dans le côlon gauche
D. Un lavement baryté normal élimine une IIA
E. Le critère radiologique de réduction d'une IIA est la visualisation du caecum

Réponse : C

S 94/9/1/ 12

Concernant l'Invagination Intestinale Aiguë (IIA), une seule des assertions suivantes est vraie:

A. L'IIA est une affection observée surtout entre deux et six ans
B. L'absence de rectorragie élimine le diagnostic d'IIA
C. Le boudin d'invagination peut descendre jusque dans le côlon gauche
D. Un lavement baryté normal élimine une IIA
E. Le critère radiologique de réduction d'une IIA est la visualisation du caecum

Réponse : C

5. 6
APPENDICITE DE L'ENFANT
5. 6. 1
CLINIQUE

M 85/5/2/ 56

Dans les cas d'une appendicite aiguë, en position iliaque, de l'adolescent:

A. La bradycardie quand elle existe est un bon signe d'orientation diagnostique
B. La douleur au début peut être épigastrique
C. Les nausées ou les vomissements sont des symptômes souvent retrouvés
D. La langue saburrale est un bon élément diagnostique
E. Les signes locaux d'examen sont, dans la majorité des cas, péri-ombilicaux

Réponse : BC

M 94/9/1/ 73

Retenez parmi les signes cliniques suivants ceux habituellement rencontrés dans l'appendicite aiguë de l'enfant âgé de 5 à 10 ans:

A. Douleur de la fosse iliaque droite
B. Fièvre
C. Nausées ou vomissements
D. Diarrhée
E. Défense à la palpation de la fosse iliaque droite

Réponse : ABCE

5. 6. 2
IMAGERIE

S 91/5/1/ 54

Sur une radiographie simple de l'abdomen prise en position debout chez un enfant de 10 ans suspect d'appendicite aiguë, quelle est, parmi les anomalies suivantes, celle qui évoque le plus spécifiquement ce diagnostic?

A. Une image de pneumopéritoine
B. Une image d'épanchement liquidien intra-péritonéal
C. Une distension aérique des anses grêles et du côlon
D. Une image d'occlusion du grêle
E. Une image de fécalithe dans la fosse iliaque droite

Réponse : E

S 86/1/1/ 98

Sur une radiographie d'abdomen sans préparation en position verticale d'un enfant de dix huit mois, faite à l'occasion d'un syndrome douloureux abdominal fébrile, quelle est l'image qui plaide le plus en faveur du diagnostic d'appendicite aiguë:

A. Niveaux liquides
B. Grisaille de la partie inférieure de l'abdomen
C. Stercolithe
D. Refoulement des images gazeuses vers la partie supérieure de l'abdomen
E. Disparition de la graisse sous-péritonéale

Réponse : C

5. 6. 3
FORMES CLINIQUES

M 85/7/1/104

En présence d'une crise d'appendicite aiguë chez l'enfant, indiquez, parmi les suivantes, les localisations que peut prendre l'appendice:

A. Iliaque droit
B. Iliaque gauche
C. Rétrocaecal
D. Intra-scrotal
E. Sous-hépatique

Réponse : ABCE

5. 6. 4
DIAGNOSTIC DIFFÉRENTIEL

M 88/3/2/113

Parmi ces affections, quelle(s) est (sont) celle(s) qui peu(ven)t simuler une appendicite aiguë chez l'enfant?

A. Un purpura rhumatoïde
B. Une méningite
C. Une hydronéphrose
D. Une pneumopathie de la base droite
E. Une torsion d'ovaire

Réponse : ACDE

5. 6. 5
DIVERS

M 92/9/2/ 42

Parmi les propositions suivantes, indiquer celle(s) qui correspond(net) à l'attitude à avoir chez l'enfant, devant un syndrome appendiculaire cliniquement douteux:

A. Réalisation de clichés d'abdomen sans préparation
B. Examens cliniques répétés dans les heures qui suivent
C. Indication opératoire de principe car manque de parallélisme anatomo-clinique
D. Mise en observation en milieu chirurgical
E. Réalisation d'un lavement baryté

Réponse : ABD

5. 7
STENOSE DU PYLORE
5. 7. 1
CLINIQUE

M 85/2/2/ 79

Une sténose du pylore du nourrisson admet comme signe(s) particulièrement évocateur(s):

A. Vomissements dès la naissance
B. Vomissements avec conservation de l'appétit
C. Vomissements en jet
D. Vomissements précoce au début de la tétée
E. Vomissements abondants de lait caillé

Réponse : BCE

M 87/5/2/ 95

La sténose hypertrophique du pylore du nourrisson:

A. Donne un tableau d'occlusion haute néo-natale
B. S'accompagne d'emblée d'anorexie
C. Se manifeste par des vomissements survenant après un intervalle libre
D. Donne des vomissements bilieux
E. Se voit surtout chez les garçons

Réponse : CE

M 88/6/2/ 95

La sténose hypertrophique du pylore du nourrisson comporte habituellement:

A. Intervalle libre entre la naissance et les premiers troubles
B. Présence de sang dans les vomissements
C. Perte de poids
D. Diminution de l'appétit
E. Diarrhée

Réponse : AC

S 88/7/1/ 7

Un nouveau-né vomit avant toute tentative d'alimentation. le vomissement est vert. Une distension épigastrique est notée à l'inspection. Une petite selle méconiale est émise. Quel diagnostic vous semble le plus probable?

A. Une atrésie de l'oesophage
B. Une hernie hiatale
C. Une sténose duodénale
D. Une hernie diaphragmatique
E. Aucun des diagnostics précédents

Réponse : C

M 88/7/2/ 5

Citez parmi les signes suivants, celui qui est ou ceux qui sont évocateur(s) d'une sténose du pylore du nourrisson:

A. Vomissements bilieux
B. Anorexie
C. Ondulations péristaltiques abdominales
D. Régurgitations post-prandiales précoces
E. Acidose métabolique

Réponse : C

M 88/7/2/ 90

Habituellement, les vomissements de la sténose du pylore du nourrisson:

A. Débutent après un intervalle libre par rapport à la naissance
B. Contiennent des traces de sang
C. Sont des vomissements en jet per-prandiaux ou post-prandiaux précoces
D. Surviennent électivement quand on recouche l'enfant
E. Sont des vomissements bilieux

Réponse : A

M 92/9/2/ 46

Dans la sténose pyloro-duodénale ulcéreuse, on peut observer:

A. Des vomissements alimentaires
B. Une masse épigastrique palpable
C. Un clapotage à jeun
D. Un silence à l'auscultation de l'abdomen
E. Un pli cutané

Réponse : ACE

M 92/8/2/ 52

Habituellement, les vomissements de la sténose du pylore du nourrisson:

A. Débutent après un intervalle libre par rapport à la naissance
B. Contiennent des traces de sang
C. Sont des vomissements en jet per-prandiaux ou post-prandiaux précoces
D. Surviennent électivement quand on recouche l'enfant
E. Sont des vomissements bilieux

Réponse : A

M 93/9/2/ 14

Devant un nourrisson vomisseur, indiquer parmi les propositions suivantes, celles qui sont en faveur d'une sténose du pylore:

A. L'apparition des vomissements après un intervalle libre depuis la naissance
B. Des vomissements teintés de bile
C. L'installation récente d'une constipation
D. L'observation d'ondulations péristaltiques
E. L'existence d'une alcalose hyperchlorémique

Réponse : ACD

M 85/7/2/ 57

Une sténose du pylore de l'adulte se manifeste par un ou plusieurs des signes suivants. Lequel ou lesquels?

A. Vomissements alimentaires
B. Vomissements bilieux
C. Vomissements à distance des repas
D. Vomissements faciles en jet
E. Vomissements soulageant la douleur épigastrique

Réponse : ACE

5. 7. 2
IMAGERIE

M 91/5/1/ 90

Chez un nourrisson de un mois suspect de sténose hypertrophique du pylore, vous retiendrez en faveur de ce diagnostic sur la radiographie simple de face de l'abdomen prise en orthostatisme après 5 heures de jeûne:

A. Une distension de l'estomac
B. Un niveau hydro-aérique dans l'estomac
C. Une distension aérique du bas oesophage
D. Une lacune en olive de la petite courbure gastrique
E. Une quantité anormalement abondante des gaz intestinaux

Réponse : AB

5. 7. 3
REDONDANT

M 87/1/2/ 93

Une sténose du pylore du nourrisson admet comme signe(s) particulièrement évocateur(s):

A. Vomissements dès la naissance
B. Vomissements avec conservation de l'appétit
C. Vomissements en jet
D. Vomissements précoces au début de la tétée
E. Vomissements bilieux de lait caillé

Réponse : BC

6
PEDIATRIE ET PSYCHIATRIE
6. 1
PEDOPSYCHIATRIE GENERALE
6. 1. 1
DÉFINITION

S 85/7/1/ 55

La phobie scolaire est:

A. La désignation scientifique de "l'école buissonnière"
B. Le refus de faire le travail scolaire
C. Une inhibition empêchant les acquisitions scolaires
D. Une angoisse empêchant de pénétrer dans l'école ou dans la salle de classe
E. Aucune des définitions précédentes ne correspond à la phobie scolaire

Réponse : D

S 87/7/1/ 45

Le terme "encoprésie" désigne chez l'enfant après l'age d'acquisition du contrôle sphinctérien:

A. Une incontinence des matières
B. Une douleur lors de la défécation
C. Une défécation spontanée
D. Une diarrhée psychogène
E. Une phobie de la défécation

Réponse : C

M 92/8/2/ 69

L'encoprésie:

A. Correspond à une défécation involontaire après l'âge de 3 ans
B. Est généralement associée à une rétention stercorale
C. Est généralement le résultat d'une malformation ano-rectale
D. S'accompagne fréquemment de douleurs abdominales
E. Se traite par usage prolongé et régulier de lavements et suppositoires

Réponse : ABD

6. 1. 2
CLINIQUE

S 85/3/1/ 44

Quel est parmi les signes cliniques suivants le seul retrouvé dans le mérycisme de la petite enfance?

A. Vomissements avec rumination du bol alimentaire
B. Perte de l'appétit
C. Régurgitations
D. Gain pondéral important
E. Vomissements

Réponse : A

S 88/5/1/ 90

Quel est parmi les signes cliniques suivants le seul retrouvé dans le mérycisme de la petite enfance?

A. Vomissements avec rumination du bol alimentaire
B. Perte de l'appétit
C. Régurgitations
D. Amaigrissement
E. Fausses routes répétées

Réponse : A

S 91/4/1/ 3

Les terreurs nocturnes s'accompagnent des caractères suivant à l'exception d'un seul:

A. Anxiété
B. Sueurs
C. Tachycardie
D. Confusion
E. Souvenirs précis de l'épisode le lendemain

Réponse : E

M 94/8/2/ 89

Quel ou quels signe(s) évoque(nt) un état dépressif chez l'enfant?

A. Tendance à l'isolement
B. Anorexie
C. Phobie scolaire
D. Altération de l'efficience scolaire
E. Humeur morose

Réponse : ABDE

6. 1. 3 ETIOLOGIES (FACTEURS DE RISQUE, TERRAIN)

M 92/8/2/ 77

L'instabilité psychomotrice peut s'observer dans les situations suivantes:

A. Environnement émotionnel et éducatif défavorable
B. Traitement barbiturique
C. Enfant d'intelligence normale
D. Enfant retardé
E. Chez la fille plus que chez le garçon

Réponse : ABCDE

6. 1. 4 DIVERS

S 89/4/1/ 75

Parmi les signes psychopathologiques affectant le sommeil d'un enfant de 7 ans, quel est le plus préoccupant?

A. Somniloquie
B. Terreurs nocturnes
C. Somnambulisme
D. Hallucinations hypnagogiques
E. Cauchemars

Réponse : B

M 90/3/2/ 68

Les tics chez l'enfant:

A. Affectent la face
B. Affectent les épaules
C. Sont de nature psychotique
D. Nécessitent une thérapeutique
E. S'accompagnent souvent de troubles névrotiques légers

Réponse : ABDE

M 90/2/2/ 82

Parmi les propositions suivantes concernant les terreurs nocturnes, quelle(s) est celle ou sont celles qui est (sont) erronée(s)?

A. Elles sont accompagnées de manifestations végétatives intenses
B. Elles sont très fréquentes entre 6 et 12 ans
C. La présence de la mère rassure très vite l'enfant
D. L'enfant crie, gesticule, pleure
E. En général l'enfant peut en parler le lendemain matin

Réponse : BCE

S 91/4/1/ 34

Indiquez la proposition exacte concernant la survenue d'une phobie des araignées à 5 ans:

A. Elle signe une névrose phobique
B. Elle annonce une phobie scolaire
C. Elle peut être un phénomène normal pour l'âge
D. Elle doit faire redouter une psychose
E. Elle s'accompagne habituellement d'un retard de développement

Réponse : C

S 91/6/1/ 65

La phobie des petits animaux chez un enfant de 4-5 ans:

A. Est un signe annonciateur de psychose infantile
B. Doit faire redouter une névrose phobique
C. Est le premier temps d'une phobie scolaire
D. Est un phénomène normal pour l'âge
E. Risque d'être à l'origine d'un retard du développement affectif

Réponse : D

S 94/9/1/ 19

Quel diagnostic évoquez-vous face à une fillette de 7 ans qui se désintéresse progressivement de ses jeux et de son travail scolaire à la suite de la mort de son chien il y a un mois?

A. Phobie scolaire
B. Insuffisance mentale
C. Autisme
D. Dysharmonie évolutive
E. Dépression

Réponse : E

6. 2 QUOTIENT INTELLECTUEL

6. 2. 1 DÉFINITION

S 92/8/1/ 39

Selon la classification de l'OMS la déficience mentale légère se caractérise par un QI inférieur à:

A. 25
B. 40
C. 55
D. 70
E. 85

Réponse : D

6. 2. 2 CLINIQUE

M 85/7/2/ 83

Parmi les éléments suivants, indiquez celui ou ceux qui sont incompatibles avec le diagnostic d'insuffisance mentale légère:

A. Suggestibilité
B. Facilité d'apprentissage scolaire
C. Insécurité
D. Hystérie
E. Conscience de sa limitation

Réponse : B

6. 2. 3
DIVERS

S 85/6/1/ 42

Dans les propositions suivantes, indiquer celle qui est erronée: le quotient intellectuel:

A. Se définit par le rapport âge mental/âge réel
B. Dépend du développement affectif
C. Est influencé par les acquisitions scolaires
D. Est affecté dans la psychose de l'enfant
E. Varie en fonction de l'âge

Réponse : E

M 85/6/2/ 46

Parmi les éléments suivants, indiquez celui ou ceux qui sont incompatibles avec le diagnostic d'insuffisance mentale légère chez un adolescent de 18 ans:

A. Insertion professionnelle correcte
B. Absence de facteurs organiques
C. Présence de facteurs organiques
D. QI = 100
E. Niveau socio-culturel familial élevé

Réponse : D

M 87/6/2/ 27

Parmi les éléments suivants, indiquez celui ou ceux qui sont incompatibles avec le diagnostic d'insuffisance mentale profonde:

A. Psychose
B. Absence de facteurs biologiques
C. Absence de facteurs génétiques
D. QI = 65
E. Automutilation

Réponse : D

M 87/6/2/ 40

Parmi les éléments suivants, indiquez celui ou ceux qui sont incompatibles avec le diagnostic d'insuffisance mentale légère:

A. Suggestibilité
B. Facilité d'apprentissage scolaire
C. Dyslexie
D. Hystérie
E. Conscience de sa limitation

Réponse : B

S 91/2/1/ 46

Pour un enfant de 8 ans, le QI normal est de:

A. 50
B. 80
C. 100
D. 1
E. 0,8

Réponse : C

6. 3
ENURESIE
6. 3. 1
TRAITEMENTS

S 89/5/1/ 80

Devant une énurésie isolée primaire chez un enfant de moins de trois ans:

A. Il faut entreprendre systématiquement une psychothérapie
B. Il faut utiliser un procédé de conditionnement (type "pipi stop")
C. Il faut faire un bilan urologique
D. Il faut s'abstenir de toute thérapeutique
E. Il faut prescrire de l'imipramine

Réponse : D

6. 3. 2
DIVERS

S 89/4/1/ 10

Parmi ces assertions concernant l'énurésie, une seule est fausse: laquelle?

A. L'énurésie est une miction nocturne inconsciente, mais active et complète
B. L'association d'enurésie nocturne et d'accidents diurnes est en faveur d'une immaturité vésicale
C. L'association énurésie secondaire-encoprésie est évocatrice d'une cause psycho-affective
D. Le traitement par les tricycliques expose à des intoxications graves
E. Le Ditropan (oxybutynine) est efficace dans toutes les formes d'énurésie

Réponse : E

7
PEDIATRIE ET ORL
7. 1
ORL GENERALE
7. 1. 1
CLINIQUE

M 86/6/2/ 3

Une mastoïdite aiguë franche extériorisée chez un enfant traité depuis 15 jours pour une otite aiguë suppurée doit être suspectée devant:

A. Un comblement du sillon rétro-auriculaire
B. Une disparition de l'otorrhée
C. Une disparition radiologique des cellules mastoïdiennes
D. Une paralysie faciale
E. Une adénopathie jugulo-carotidienne

Réponse : ACD

S 87/6/1/ 11

Parmi les signes cliniques suivants, quel est celui qu'il est inhabituel d'observer au cours d'une laryngite aiguë sous glottique de l'enfant?

A. Cornage
B. Bradypnée inspiratoire
C. Râles sibilants
D. Tirage sus sternal
E. Toux rauque

Réponse : C

M 91/1/1/ 94

Une otite aiguë chez le nourrisson doit être recherchée devant:

A. Fièvre
B. Diarrhée inexpliquée
C. Cassure de la courbe du poids
D. Insomnie
E. Syndrome méningé clinique

Réponse : ABCDE

7. 1. 2
FORMES CLINIQUES

M 91/6/2/ 78

Parmi les germes suivants, quels sont les 2 germes qui sont habituellement responsables des otites aiguës de l'enfant?

A. Bactéroïdes
B. Pneumocoque
C. Hemophilus
D. Pyocyanique
E. Staphylocoques

Réponse : BC

7. 1. 3
ETIOLOGIES
(FACTEURS DE RISQUE, TERRAIN)

M 94/8/2/ 75

Les 3 germes les plus fréquents dans l'otite aiguë de l'enfant de plus de 3 ans sont:

A. Streptocoque hémolytique A
B. Pneumocoque
C. Pyocyanique
D. Proteus mirabilis
E. Hémophilus

Réponse : ABE

S 94/9/1/ 54

Les otites purulentes répétées à haemophilus influenzae chez le nourrisson font évoquer avant tout:

A. Un déficit en anticorps
B. Un déficit de l'immunité cellulaire
C. Un déficit en complément
D. Un déficit immuno-combiné sévère
E. Un déficit de chimio-tactisme des polynucléaires

Réponse : A

7. 2
EPIGLOTTITE
7. 2. 1
CLINIQUE

M 87/4/2/ 29

Vous êtes appelé d'urgence auprès d'un enfant de 2 ans atteint d'une dyspnée laryngée. Parmi les éléments suivants, vous retenez en faveur d'une épiglottite aiguë:

A. Début progressif
B. Fièvre élevée
C. Adénopathies cervicales
D. Dysphagie
E. Toux éteinte

Réponse : BCD

S 88/1/1/ 34

Un enfant de 2 ans présente une détresse respiratoire d'apparition très rapide dans le contexte d'une rhino-pharyngite banale avec cependant une fièvre aux alentours de 40°. La dyspnée est inspiratoire avec tirage sus-sternal et abondante salivation. L'enfant est assis et toute tentative pour l'allonger aggrave la dyspnée d'une manière brutale et dramatique. Quel diagnostic évoquez-vous?

A. Laryngite sous-glottique
B. Laryngite striduleuse
C. Epiglottite
D. Laryngite diphtérique
E. Corps étranger du larynx

Réponse : C

M 88/6/2/115

Parmi les signes cliniques suivants, indiquer celui ou ceux qui se rapporte(nt) à l'épiglottite aiguë chez un enfant âgé de 3 ans:

A. Début brutal
B. Fièvre à 39°- 40°
C. Aggravation brutale par le décubitus dorsal
D. Dyspnée laryngée
E. Déglutition douloureuse avec hypersialorrhée

Réponse : ABCDE

M 89/4/2/ 77

Un enfant de 2 ans présente une laryngite aiguë dyspnéisante. Parmi les éléments suivants quel(s) est (sont) celui (ceux) qui est (sont) en faveur d'une épiglottite?

A. Début brutal
B. Fièvre à 38°
C. Toux et voix rauque
D. Dysphagie douloureuse
E. Hypersialorrhée

Réponse : ADE

M 89/2/2/ 9

Un enfant est atteint d'une dyspnée laryngée aiguë. Quel(s) est (sont), parmi les signes suivantes, celui (ou ceux) qui doit (doivent) faire évoquer une épiglottite plutôt qu'une laryngite sous-glottique?

A. La toux et la voix sont rauques
B. La déglutition est douloureuse et l'enfant ne peut avaler sa salive
C. Un cornage s'associe au tirage sus-sternal
D. L'enfant est en position assise et refuse de s'allonger
E. L'absence de fièvre

Réponse : BD

M 90/7/2/ 72

Parmi les éléments sémiologiques du diagnostic d'épiglottite aiguë du jeune enfant, vous retenez:

A. La dyspnée laryngée
B. La dysphagie
C. La fièvre
D. La polypnée inspiratoire
E. Les vomissements

Réponse : ABC

7. 2. 2
ETIOLOGIES
(FACTEURS DE RISQUE, TERRAIN)

S 91/4/1/ 53

Parmi les germes suivants, lequel est la cause la plus fréquente de l'épiglottite aiguë de l'enfant?

A. Streptococcus pneumoniae
B. Staphylococcus aureus
C. Haemophilus influenzae
D. Escherichia coli
E. Bacteroïdes fragilis

Réponse : C

7. 2. 3
TRAITEMENTS

M 89/6/2/ 86

Il faut éviter lorsque l'on suspecte une épiglottite de:

A. Injecter des corticoïdes
B. Injecter une céphalosporine
C. Pratiquer une intubation trachéale
D. Allonger l'enfant
E. Examiner l'enfant à l'aide d'un abaisse-langue

Réponse : DE

M 90/7/2/ 73

Quel(s) geste(s) est (sont) dangereux devant une suspicion d'épiglottite?

A. Injection de corticoïdes
B. Prescription d'antibiothérapie à large spectre
C. Assurer la liberté des voies respiratoires par intubation ou trachéotomie
D. Allonger l'enfant
E. Examiner l'enfant à l'aide d'un abaisse-langue

Réponse : DE

M 92/8/2/ 75

Quels sont parmi les suivants, les deux éléments majeurs du traitement d'une épiglottite aiguë?

A. La corticothérapie
B. L'antibiothérapie
C. L'humidification des voies aériennes
D. L'intubation trachéale
E. La ventilation assistée

Réponse : BD

7. 2. 4
DIVERS

M 86/5/1/106

Parmi ces affirmations, quelle(s) est (sont) celle(s) se rapportant à l'épiglottite?

A. Le plus souvent d'origine virale
B. Le germe le plus fréquent en cause est l'hémophilus
C. La dysphonie est le symptôme majeur
D. Le décubitus calme temporairement l'enfant
E. La présence d'une dysphagie

Réponse : BE

M 88/4/2/ 89

L'épiglottite aiguë de l'enfant:

A. Est le plus souvent due au myxovirus influenzae
B. Débute par une fièvre élevée
C. Nécessite d'allonger l'enfant
D. S'accompagne d'une dysphagie
E. Est une urgence pédiatrique

Réponse : BDE

S 92/9/1/ 4

Chez un enfant présentant une épiglottite aiguë, quel est le geste à proscrire absolument?

A. Allonger l'enfant
B. Prélever des gaz du sang
C. Oxygéner par voie nasale
D. Poser une voie veineuse
E. Humidifier l'air inspiré

Réponse : A

7. 3
ETHMOIDITE
7. 3. 1
CLINIQUE

S 86/3/1/ 5

Un enfant de 5 ans présente une ethmoïdite aiguë suppurée. Parmi tous ces signes, un seul ne s'observe pas dans cette affection. Lequel?

A. Oedème palpébral
B. Chémosis
C. Nystagmus
D. Hyperthermie
E. Exophtalmie

Réponse : C

S 88/4/1/ 49

Un enfant de 6 ans, fébrile, présente un oedème palpébral au voisinage du canthus interne. Quel diagnostic évoquez-vous?

A. Mucocèle ethmoïdale
B. Ethmoïdite aiguë
C. Sinusite frontale
D. Rhabdomyosarcome
E. Piqûre d'insecte

Réponse : B

S 88/5/1/ 83

Un enfant de 5 ans présente au cours d'une rhinite aigüe un volumineux oedème palpébral douloureux, unilatéral. La tuméfaction prédomine à l'angle interne de l'oeil. Il n'y a pas de suppuration conjonctivale. Les fosses nasales sont congestives. De quelle affection s'agit-il?

A. Sinusite maxillaire isolée
B. Cellulite d'origine dentaire
C. Allergie aux antibiotiques
D. Ethmoïdite aiguë
E. Ostéomyélite du maxillaire supérieur

Réponse : D

M 88/5/2/104

Quels sont, parmi les signes suivants, les 2 qui sont rencontrés dans l'ethmoïdite aiguë extériorisée non compliquée de l'enfant?

A. Oedème palpébral supérieur
B. Oedème palpébral inférieur
C. Suppuration conjonctivale
D. Suppuration nasale unilatérale
E. Mydriase paralytique

Réponse : AD

M 92/9/2/ 92

Dans l'ethmoïdite aiguë extériorisée non compliquée de l'enfant on observe:

A. Oedème palpébral supérieur
B. Oedème palpébral inférieur
C. Suppuration conjonctivale
D. Suppuration nasale unilatérale
E. Mydriase paralytique

Réponse : AD

8 PEDIATRIE ET ENDOCRINOLOGIE

8. 1 PHENYLCETONURIE

8. 1. 1 BIOLOGIE

S 87/6/1/ 57

Le dépistage systématique de la phénylcétonurie doit être pratiqué:

A. Dans les 8 premiers jours de la vie
B. A la fin du 1er mois
C. A la fin du 1er trimestre
D. Sur le sang du cordon
E. Par ponction amniotique

Réponse : A

M 89/7/1/110

Le test de Guthrie:

A. Est un moyen de dépistage néonatal de la phénylcétonurie
B. Est moyen de dépistage néonatal de l'hypothyroïdie
C. Met en évidence l'accumulation de phénylalanine plasmatique du nouveau-né atteint
D. Ne permet pas la détection des déficits partiels en phénylalanine hydroxylase
E. Est positif moins précocement que le dosage de l'acide phénylpyruvique urinaire

Réponse : ABC

8. 1. 2 DIVERS

M 87/6/2/ 48

La phénylcétonurie:

A. Est classée parmi les génopathies métaboliques avec déficit enzymatique
B. Est recherchée systématiquement à la naissance
C. Est caractérisée par une accumulation de tyrosine
D. Est caractérisée par une accumulation de phénylalanine
E. Est caractérisée par la présence d'acide phényl-pyruvique

Réponse : ABDE

S 90/1/1/ 16

La phénylcétonurie (PCU) et l'alcaptonurie (ACU) sont deux maladies dues à deux déficits enzymatiques différents du métabolisme de la phénylalanine. Un homme phénylcétonurique épouse une femme alcaptonurique. Quel sera le phénotype de leurs enfants?

A. Tous normaux
B. Tous PCU seulement
C. Tous ACU seulement
D. Tous à la fois PCU et ACU
E. Certains PCU et d'autres ACU

Réponse : A

M 90/6/1/120

La phénylcétonurie:

A. Est classée parmi les génopathies métaboliques avec déficit enzymatique
B. Est recherchée systématiquement à la naissance
C. Est caractérisée par une accumulation de tyrosine
D. Est caractérisée par une accumulation de phénylalanine
E. Est caractérisée par la présence d'acide phényl-pyruvique dans les urines

Réponse : ABDE

8. 2 HYPOTHYROIDIE CONGENITALE

8. 2. 1 EPIDÉMIOLOGIE

S 88/2/1/ 25

Le dépistage néonatal systématique de l'hypothyroïdie permet de reconnaître un cas toutes les:

A. 650 naissances
B. 4000 naissances
C. 10 000 naissances
D. 20 000 naissances
E. 30 000 naissances

Réponse : B

S 88/6/1/ 21

Quelle est (approximativement) la fréquence de l'hypothyroïde néonatale?

A. 1/100
B. 1/400
C. 1/4 000
D. 1/40 000
E. 1/100 000

Réponse : C

S 89/1/1/ 16

L'incidence de l'hypothyroïdie congénitale est:

A. 1 cas pour 500 naissances
B. 1 cas pour 2000 naissances
C. 1 cas pour 3500 naissances
D. 1 cas pour 5500 naissances
E. 1 cas pour 10000 naissances

Réponse : C

S 89/1/1/ 48

Quelle est la fréquence statistique de l'hypothyroïdie congénitale en France?

A. 1/750 naissances
B. 1/1000 naissances
C. 1/4000 naissances
D. 1/12 000 naissances
E. 1/25 000 naissances

Réponse : C

8. 2. 2 CLINIQUE

M 87/4/2/ 25

Une hypothyroïdie congénitale par athyréose peut se traduire par:

A. Macroglossie
B. Hernie ombilicale
C. Hypotonie
D. Dysgénésie épiphysaire de Wilkins
E. Ictère néonatal prolongé

Réponse : ABCDE

M 89/7/2/ 92

Une hypothyroïdie néonatale est évoquée sur:

A. Macroglossie et marbrure cutanée
B. Fontanelle postérieure large
C. Persistance d'un ictère néonatal
D. Avance staturale
E. Troubles de la succion

Réponse : ABCE

8. 2. 3 BIOLOGIE

M 85/4/2/ 11

Quelle est ou quelles sont parmi les circonstances suivantes celle(s) qui peu(ven)t expliquer un dépistage négatif chez un enfant authentiquement hypothyroïdien en France:

A. Allaitement maternel
B. Traitement de la mère par les hormones thyroïdiennes
C. Traitement de la mère par les antithyroïdiens de synthèse
D. Hypopituitarisme
E. Intoxication iodée lors de la grossesse

Réponse : D

S 85/5/1/ 65

Quelle est la méthode de dosage utilisée en France pour le dépistage néonatal de l'hypothyroïdie?

A. T4 + TSH
B. TSH
C. T4
D. T3
E. Réverse T3

Réponse : B

M 89/4/2/ 42

Le diagnostic néonatal de l'hypothyroïdie congénitale:

A. Est évident à l'examen clinique des nouveau-nés
B. Est basé sur le dosage des hormones thyroïdiennes chez la mère
C. Est basé sur le dosage de la TSH chez l'enfant
D. Est appliqué à la quasi totalité des nouveau-nés
E. Est proposé uniquement chez les enfants nés de mère hypothyroïdienne

Réponse : CD

8. 2. 4 IMAGERIE

S 85/2/1/ 50

Tous les signes radiologiques suivants peuvent s'observer dans le myxoedème congénital, sauf un, précisez lequel:

A. Retard d'âge osseux
B. Condensation de la base du crâne
C. Craniosténose
D. Aspect fragmenté des points d'ossification épiphysaire
E. Hypertrophie des masses musculaires

Réponse : C

8. 2. 5 ETIOLOGIES (FACTEURS DE RISQUE, TERRAIN)

S 85/1/1/ 88

Parmi les étiologies d'hypothyroïdies congénitales, laquelle correspond à une affection récessive autosomique?

A. Les athyréoses
B. Les ectopies thyroïdiennes
C. Les troubles de l'hormono-synthèse thyroïdienne
D. Les formes diencéphalo-hypophysaires
E. Aucune de ces étiologies

Réponse : C

S 86/4/1/ 90

Quel est le type d'hypothyroïdie congénitale dont la consanguinité parentale favorise la survenue?

A. Ectopie thyroïdienne
B. Athyréose
C. Thyroïdite
D. Troubles de l'hormonogénèse
E. Surcharge maternelle en iode

Réponse : D

M 89/4/2/ 18

Chez un enfant la constatation d'un retard de la maturation osseuse signifie:

A. Que cet enfant sera nain
B. Que sa croissance va se terminer rapidement
C. Que cet enfant va faire une puberté précoce
D. Qu'il était post-mature à la naissance
E. Qu'il peut éventuellement être hypothyroïdien

Réponse : E

8. 2. 6 EVOLUTION (PRONOSTIC, COMPLICATIONS)

M 89/7/2/117

Les conséquences d'une hypothyroïdie néonatale non traitée comportent:

A. Un décès des enfants atteints avant l'âge de la marche
B. Un retard psychomoteur
C. Une achondroplasie
D. Un nanisme
E. Une insuffisance respiratoire grave

Réponse : BD

8. 2. 7 DIVERS

S 87/2/1/ 50

La relation existant entre l'âge chronologique, l'âge statural et l'âge osseux dans l'hypothyroïde congénitale est:

A. Age statural < âge osseux < âge chronologique
B. Age osseux < âge chronologique < âge statural
C. Age statural < âge chronologique < âge osseux
D. Age osseux < âge statural < âge chronologique
E. Aucune des propositions précédentes n'est exacte

Réponse : D

M 89/7/1/112

L'hypothyroïdie néonatale:

A. Est le déficit endocrinien néonatal le plus fréquent
B. A une incidence en France de l'ordre de 1 cas pour 4000 naissances
C. Touche trois fois plus de garçons que de filles
D. Est grave car la thyroxine joue un rôle prépondérant dans le développement système nerveux central
E. Est une maladie systémique auto-immune

Réponse : ABD

M 89/7/2/ 77

Le dosage systématique de la TSH pratiqué chez les nouveaux-nés:

A. Est en voie de disparition car il existe de nombreux faux négatifs
B. Est entaché de nombreux faux positifs
C. Est confirmé par le dosage des hormones thyroïdiennes chez l'enfant si la TSH est anormalement élevée
D. Est sans intérêt car l'hypothyroïdie congénitale est une maladie bénigne
E. Ne permet pas d'éviter une encéphalopathie grave

Réponse : C

M 90/7/2/ 9

Parmi les propositions suivantes, qui concernent le dépistage néo-natal de l'hypothyroïdie congénitale en France, laquelle (lesquelles) est (sont) exacte(s)?

A. La fréquence moyenne est en France de 1/3500
B. La méthode de dépistage couramment utilisée est le dosage radio-immunologique de thyroxine dans le sang circulant
C. Le sang doit être prélevé par scarification du talon au 5ème jour de vie
D. Parmi les différentes variétés d'hypothyroïdie congénitale, on observe 30 % d'athyréoses
E. A l'âge de 5 ans le quotient de développement des enfants correctement traités est normal

Réponse : ADE

S 91/3/1/ 19

Quelle est la circonstance qui peut expliquer un dépistage négatif en France chez un enfant authentiquement hypothyroïdien?

A. L'allaitement maternel
B. Le traitement de la mère par des hormones thyroïdiennes
C. Le traitement de la mère par des antithyroïdiens de synthèse
D. Une intoxication iodée lors de la grossesse
E. Un panhypopituitarisme chez l'enfant

Réponse : E

9 AUTRES PATHOLOGIES EN PEDIATRIE

9. 1 CARDIOLOGIE EN PEDIATRIE

9. 1. 1 CLINIQUE

S 86/2/1/ 39

Les signes de l'insuffisance cardiaque du nourrisson comprennent tous ces symptômes sauf un:

A. Tachycardie
B. Polyurie
C. Hépatomégalie
D. Oedèmes
E. Cardiomégalie

Réponse : B

M 90/3/2/ 53

Une cyanose permanente du nouveau-né non accompagnée de détresse respiratoire mais associée à une cardiomégalie doit faire suspecter:

A. CIV
B. Atrésie tricuspidienne
C. Tétralogie de Fallot
D. Canal artériel
E. Transposition des gros vaisseaux

Réponse : CE

M 90/6/2/ 58

Concernant la mesure de la pression artérielle chez l'enfant d'âge scolaire, indiquez la ou les proposition(s) exacte(s):

A. La mesure se fait par la technique du flush
B. Le brassard doit couvrir en hauteur les 2/3 du bras
C. L'HTA est définie comme une valeur supérieure au 90ème percentile des normes de références
D. L'enfant doit être au repos depuis 5 à 10 minutes
E. Les valeurs mesurées sont comparées à des normes de références en fonction du poids de l'enfant

Réponse : BD

S 93/8/1/ 18

La fréquence cardiaque chez le nouveau-né normal à terme, éveillé, en dehors des cris est:

A. 50 à 70/mm
B. 70 à 100/mm
C. 100 à 120/mm
D. 120 à 160/mm
E. 160 à 180/mm

Réponse : D

9. 1. 2 FORMES CLINIQUES

S 88/6/1/ 94

Quel est le type de cardiopathie le plus fréquemment rencontré dans la trisomie 21?

A. Shunt gauche droit
B. Obstacle sur la voie pulmonaire
C. Coarctation de l'aorte
D. Cardiomyopathie hypertrophique
E. Hypoplasie du ventricule gauche

Réponse : A

9. 1. 3 ETIOLOGIES (FACTEURS DE RISQUE, TERRAIN)

S 86/7/1/ 63

Quel est le virus le plus habituellement responsable de la myocardite aiguë du nourrisson?

A. Virus respiratoire syncitial
B. Virus coxsakie
C. Virus herpétique
D. Virus des oreillons
E. Aucun de ces virus

Réponse : B

M 90/2/1/ 91

Parmi les cardiopathies congénitales suivantes du nourrisson, indiquez celle(s) qui peu(ven)t nécessiter un traitement chirurgical en raison d'une insuffisance cardiaque constituée:

A. Canal artériel
B. Tétralogie de Fallot
C. Communication interventriculaire
D. Transposition simple des gros vaisseaux
E. Coarctation de l'aorte

Réponse : ACE

9. 1. 4 BILAN ÉTIOLOGIQUE

S 90/5/1/ 5

Chez une fillette vous découvrez à l'occasion d'infections urinaires récidivantes, une HTA modérée; l'urographie intra veineuse montre que certains calices affleurent la périphérie des deux reins, aux deux pôles supérieurs. Parmi les examens suivants, indiquez celui qui est indispensable?

A. Une échotomographie rénale
B. Une artériographie rénale
C. Une cystographie rétrograde
D. Une biopsie rénale
E. Une scintigraphie rénale

Réponse : C

9. 1. 5 EVOLUTION (PRONOSTIC, COMPLICATIONS)

S 85/1/1/ 16

Parmi les malformations cardio-vasculaires suivantes, chirurgicalement curables, indiquez celle qui n'entraîne pas d'insuffisance cardiaque aiguë chez le nourrisson:

A. Communication interventriculaire
B. Canal atrio-ventriculaire complet
C. Tétralogie de Fallot
D. Coarctation de l'isthme de l'aorte
E. Canal artériel

Réponse : C

S 85/4/1/ 54

L'insuffisance cardiaque chez un nourrisson de 3 mois est le plus souvent due à une des cardiopathies congénitales suivantes: laquelle?

A. Tétralogie de Fallot
B. Transposition des gros vaisseaux
C. Communication interventriculaire
D. Communication inter-auriculaire
E. Sténose pulmonaire

Réponse : C

M 87/4/2/ 16

L'insuffisance cardiaque chez un nourrisson de 3 mois est le plus souvent due à deux des cardiopathies congénitales suivantes: lesquelles?

A. Tétralogie de Fallot
B. Transposition de gros vaisseaux
C. Communication inter-ventriculaire
D. Communication inter-auriculaire
E. Coarctation de l'aorte

Réponse : CD

9. 1. 6 TRAITEMENTS

M 88/1/2/ 47

Chez un nourrisson atteint de Communication Inter-Ventriculaire (CIV) et recevant un traitement d'entretien par DIGOXINE*, quel(s) élément(s) clinique(s) permettent de dépister précocement une intolérance médicamenteuse?

A. Vomissements
B. Convulsions
C. Polyurie
D. Hyperexcitabilité
E. Ictère

Réponse : AD

S 88/2/1/ 36

Quelle cardiopathie congénitale se révélant par une cyanose dès la naissance, avec une vascularisation pulmonaire radiologique non diminuée, peut nécessiter un geste thérapeutique urgent?

A. Transposition des gros vaisseaux
B. Coarctation de l'aorte
C. Tétralogie de Fallot
D. Trilogie de Fallot
E. Canal artériel

Réponse : A

9. 2 DERMATOLOGIE EN PEDIATRIE

9. 2. 1 CLINIQUE

M 88/3/2/ 22

La dermite séborrhéique du nourrisson (maladie de Leiner-Moussous) est habituellement caractérisée par un ou plusieurs des éléments suivants. Indiquez lequel (lesquels)?

A. Début habituel vers l'âge d'un mois
B. Existence d'un intertrigo des plis
C. Evolution possible vers une érythrodermie
D. Prurit intense
E. Erythème débutant par les parties convexes (disposition en W)

Réponse : ABC

M 88/5/2/105

En faveur d'une dermite séborrhéique du nourrisson (ou maladie de Leiner-Moussous), vous retenez:

A. Le début avant trois mois
B. Le caractère prurigineux
C. La disposition en W de l'érythème fessier
D. Le début par les parties convexes du visage
E. Les squames du cuir chevelu

Réponse : AE

9. 2. 2 ETIOLOGIES (FACTEURS DE RISQUE, TERRAIN)

M 87/2/2/ 6

Une éruption vésiculeuse ou bulleuse aiguë chez un enfant de 8 ans doit d'emblée faire penser à deux des cinq diagnostics suivants:

A. Pemphigoïde bulleuse
B. Pemphigus
C. Varicelle
D. Impétigo bulleux
E. Dermatite herpétiforme

Réponse : CD

S 87/3/1/ 33

Le virus de la roséole infantile est:

A. Un pox virus
B. Un herpès virus
C. Un myxo virus
D. Un adéno virus
E. Un virus inconnu

Réponse : B

S 88/2/1/ 14

Un érythème scarlatiniforme chez un enfant évoque chacune des causes suivantes, sauf une:

A. Une infection streptococcique
B. Une infection à Candida Albicans
C. Une infection à virus d'Epstein Barr
D. Une infection à toxoplasmes
E. Un accident médicamenteux

Réponse : B

M 88/5/2/ 21

Une fièvre éruptive qui comporte un exanthème évoluant en plusieurs poussées peut être:

A. Une rougeole
B. Une scarlatine
C. Une varicelle
D. Une rubéole
E. Un exanthème subit du nourrisson

Réponse : C

9. 2. 3 TRAITEMENTS

M 88/1/2/ 38

Vous voyez un enfant de 4 mois, en consultation pour érythème fessier. La prescription peut faire appel à:

A. Nettoyer le siège avec un savon liquide et bien sécher après chaque change
B. En cas de lésions suintantes, faire des bains de Permanganate de Potassium au 1g/100 ml
C. Badigeonner à chaque change le siège avec Eosine aqueuse à 2 pour cent
D. Laisser si possible les fesses à l'air
E. Appliquer une pommade à base de corticoïdes

Réponse : ACD

M 90/7/2/ 75

Fabien, 4 mois (5 kg), est amené par sa mère pour une dermite du siège. Quelles attitudes sont indiquées?

A. Nettoyer le siège et bien sécher après chaque selle
B. En cas de lésions suintantes: faire des bains de siège au Permanganate de K au 1/20 000
C. Millian solution aqueuse: badigeonner après chaque selle
D. Laisser si possible les fesses à l'air
E. En cas de dermite persistante, utiliser une pommade corticoïde

Réponse : ABCD

9. 3 HEMATOLOGIE EN PEDIATRIE

9. 3. 1 PHYSIOPATHOLOGIE

M 90/3/1/ 89

Quelle(s) circonstance(s) favorise(nt) l'anémie par carence martiale du nourrisson?

A. Prématuré
B. Grossesse multiple
C. Allaitement maternel dans le premier mois de la vie
D. Régime lacté exclusif et prolongé
E. Introduction tardive des légumes verts et des protéines animales

Réponse : ABD

9. 3. 2
ETIOLOGIES
(FACTEURS DE RISQUE, TERRAIN)

M 86/3/2/ 90

Parmi les facteurs suivants indiquez celui (ceux) qui favorise(nt) une anémie hypochrome chez le nourrisson?

A. Prématurité
B. Gémellité
C. Reflux gastro-oesophagien
D. Allaitement maternel
E. Diversification précoce du régime

Réponse : ABC

M 87/3/2/ 23

L'anémie hypochrome hyposidérémique du nourrisson est favorisée par:

A. Placenta praevia
B. Hypotrophie
C. Prématurité
D. Souffrance foetale aiguë
E. Gémellité

Réponse : ABCE

S 89/4/1/ 42

Une anémie sévère chez un enfant de 2 ans avec réticulocytose à 250 x 10exp9 /l doit évoquer l'une des affections suivantes. Précisez laquelle:

A. Bêta-thalassémie majeure
B. Drépanocytose homozygote
C. Leucémie aiguë
D. Syndrome hémolytique et urémique ou maladie de Moschowitz
E. Immunisation foeto-maternelle à l'antigène Rhésus D

Réponse : D

S 89/4/1/ 89

Parmi les causes suivantes pouvant rendre compte d'une anémie ferriprive chez un nourrisson de 6 mois l'une est fausse, laquelle?

A. Antécédents de prématurité
B. Reflux gastro-oesophagien
C. Ictère hémolytique néonatal
D. Alimentation lactofarineuse exclusive
E. Malabsorption intestinale

Réponse : C

9. 3. 3
BILAN ÉTIOLOGIQUE

M 86/7/2/ 51

Vous découvrez chez un enfant maghrébin de 10 mois, ancien prématuré, une anémie microcytaire à 80g d'Hb/litre; le fer sérique est abaissé, que faites-vous?

A. Vous demandez immédiatement une électrophorèse de l'Hb
B. Vous prescrivez un traitement martial
C. Vous insistez sur la diversification du régime
D. Vous prescrivez une NFS aux parents
E. Vous prescrivez une électrophorèse de l'Hb pour les parents

Réponse : BC

9. 3. 4
TRAITEMENTS

S 88/5/1/ 36

La transfusion de sang à un enfant atteint de déficit immunitaire combiné sévère nécessite:

A. De transfuser exclusivement des culots globulaires
B. De transfuser uniquement du sang d'un donneur identique aux loci HLA A et B
C. D'irradier le sang avant transfusion
D. Ne peut en aucun être pratiqué
E. Aucune précaution particulière

Réponse : C

9. 3. 5
DIVERS

M 91/2/2/ 29

Chez le nourrisson normal de 6 mois, l'hémogramme, par rapport à celui de l'adulte normal, se caractérise par:

A. Une polyglobulie franche
B. Un nombre inférieur de plaquettes/mm3
C. Une hyperleucocytose à 10-12 000/mm3
D. Une prédominance de lymphocytes sur la formule leucocytaire
E. Une éosinophilie

Réponse : CD

9. 4
NEPHROLOGIE EN PEDIATRIE
9. 4. 1
BIOLOGIE

M 88/6/2/ 33

Un enfant de 5 ans a de l'albumine dans les urines. Parmi les signes biologiques suivants, le(s)quel(s) permet(tent) de porter le diagnostic de syndrome néphrotique?

A. Hyperlipidémie
B. Hyperazotémie
C. Hypercalcémie
D. Hypoalbuminémie
E. Hypokaliémie

Réponse : AD

9. 4. 2 ETIOLOGIES (FACTEURS DE RISQUE, TERRAIN)

S 86/3/1/ 77

Un enfant de 11 ans présente une insuffisance rénale. On note une élimination importante du phosphore et des acides aminés. Il y a une glycosurie. La protéinurie comporte une part importante de bêta 2 microglobuline. Le diagnostic le plus probable est:

A. Syndrome néphrotique
B. Glomérulonéphrite subaiguë
C. Gammapathie monoclonale
D. Protéinurie orthostatique fonctionnelle
E. Tubulopathie proximale

Réponse : E

9. 4. 3 EVOLUTION (PRONOSTIC, COMPLICATIONS)

S 88/3/1/ 81

Un enfant de 5 ans a eu une néphrose lipoïdique dont le traitement par les corticoïdes a entraîné la disparition de la totalité des anomalies cliniques et biologiques. Parmi les évolutions susceptibles de survenir ultérieurement, laquelle est suffisamment fréquente pour qu'on en avertisse les parents?

A. Apparition d'une insuffisance rénale
B. Rechute du syndrome néphrotique
C. Apparition d'une hématurie microscopique
D. Apparition d'une hypertension artérielle
E. Troubles de la croissance

Réponse : B

9. 4. 4 TRAITEMENTS

S 85/5/1/ 40

Un enfant de 8 ans pesant 18 kg présente brusquement des oedèmes généralisés. Sa PA est à: 90/50 mmHg. Biologie: Protéinurie: 8g/24H; Test d'Addis-Hamburger Hématies: 500; Leucocytes: 500/mn; Protidémie: 50 g/l dont 30 g d'albumine; Créatininémie: 45 micromol/l (5 mg/l); Complément sérique: 450 unités CH50 (N=400-500). A quelle dose initiale de Prednisone commencez-vous la corticothérapie?

A. 10mg/j
B. 15mg/j
C. 20mg/j
D. 35mg/j
E. 100mg/j

Réponse : D

M 88/7/2/ 72

En présence d'une protéinurie chronique à 1 g/24 heures, permanente, isolée chez un garçon de 12 ans, il faut:

A. Prescrire une restriction sodée entre 30 et 50 mmol/jour
B. Autoriser la vaccination anti-tétanique
C. Prescrire une corticothérapie
D. Interdire la natation
E. Faire doser la créatininémie tous les trois mois

Réponse : BE

9. 4. 5 DIVERS

S 85/5/1/ 43

La protéinurie orthostatique de l'enfant est caractérisée par tous les éléments suivants sauf un; lequel?

A. L'âge de détection usuel est la 2ème décennie de la vie
B. C'est habituellement une manifestation mineure de maladie rénale chronique
C. Il y a une majoration de la protéinurie quand le patient est en position verticale
D. Il y a disparition de la protéinurie au décubitus
E. La protéinurie de 24h n'excède que rarement 1 g

Réponse : B

S 86/4/1/ 30

Le syndrome néphrotique pur idiopathique d'un enfant de 7 ans comporte les signes suivants, sauf un, lequel?

A. Oedèmes
B. Protéinurie abondante
C. Hypoprotéinémie
D. Hypercholestérolémie
E. Hypergammaglobulinémie

Réponse : E

M 88/6/2/ 36

Une protéinurie orthostatique de l'enfant:

A. Est de type sélectif en position debout
B. N'est jamais présente en décubitus prolongé
C. Débute habituellement dans la 1ère année de la vie
D. Est une contre-indication aux vaccins anti-diphtérique, tétanique, poliomyélitique
E. Est un motif de dispenser l'enfant d'éducation physique

Réponse : B

S 89/6/1/ 65

Tous les éléments suivants sont compatibles avec le diagnostic de syndrome néphrotique idiopathique de l'enfant, sauf un: lequel?

A. Début entre 2 et 8 ans
B. Lésions rénales minimes en microscopie optique
C. Baisse des bêta-globulines plasmatiques
D. Hypertension inhabituelle
E. Hyperlipidémie

Réponse : D

S 92/9/1/ 10

Dans la gastroentérite aiguë du nourrisson, on parle de déshydratation grave justifiant une hospitalisation lorsque la perte de poids:

A. Est comprise entre 1 et 2% du poids du corps
B. Est supérieure à 2% du poids du corps
C. Est supérieure à 5% du poids du corps
D. Est supérieure à 10% du poids du corps
E. Est supérieure à 20% du poids du corps

Réponse : D

Pneumologie
Partie 22

Les chiffres entre parenthèses indiquent le nombre de QCM.

1
PNEUMOLOGIE GENERALE
1. 1
DIVERS

M 87/2/1/119

Le contenu artériel en oxygène baisse au cours:

A. D'une intoxication aiguë par oxyde de carbone
B. D'une anémie
C. D'un exercice musculaire
D. D'un séjour en haute altitude
E. D'une méthémoglobinémie

Réponse : ABDE

S 88/4/1/ 31

L'ivresse des profondeurs est due habituellement:

A. A la synthèse d'alcool endogène
B. A l'augmentation du taux de gaz carbonique
C. A l'augmentation de la pression partielle d'azote
D. A l'augmentation de la pression partielle d'hélium
E. A la diminution de la pression partielle d'oxygène

Réponse : C

M 89/1/2/ 88

Un syndrome de compression cave supérieure comporte:

A. Turgescence des veines jugulaires
B. Dysphonie
C. Oedème en pélerine
D. Comblement des creux sus-claviculaires
E. Hypertension artérielle systémique

Réponse : ACD

M 90/3/2/ 66

On rencontre en cas de syndrome de condensation parenchymateuse les signes suivants:

A. Une matité
B. Une abolition des vibrations vocales
C. Une abolition du murmure vésiculaire
D. Des râles crépitants
E. Un souffle tubaire

Réponse : ACDE

S 89/4/1/ 81

Sur quel examen complémentaire repose le diagnostic de pneumopathie d'hypersensibilité?

A. Mise en évidence de précipitines sériques vis à vis d'un antigène inhalé
B. Réaction de fixation du complément vis à vis d'un antigène inhalé
C. Mise en évidence d'IgE sériques spécifiques d'un antigène inhalé
D. Réactions cutanées de type immédiat vis à vis d'un antigène inhalé
E. Mise en évidence d'une éosinophilie dans le liquide de lavage broncho-alvéolaire

Réponse : A

S 91/2/1/ 69

L'hypoventilation alvéolaire est définie sur la gazométrie artérielle par:

A. Une diminution du pH
B. Une diminution de la PaO_2
C. Une augmentation de la $PaCO_2$
D. Une diminution de la saturation en 02
E. Une élévation de la réserve alcaline

Réponse : C

M 92/9/2/ 90

En présence d'une image ronde pulmonaire, deux des arguments suivants ont une bonne valeur en faveur du diagnostic d'aspergillome:

A. Réaction cutanée positive à l'antigène aspergillaire
B. Présence de 3 arcs de précipitation à la sérologie aspergillaire
C. Présence de filaments mycéliens dans l'expectoration
D. Evolution régressive de l'opacité sous BACTRIM*
E. Présence d'un croissant gazeux coiffant l'opacité à l'examen radiologique

Réponse : BE

M 91/4/2/ 87

Un hémothorax droit, sans hémomédiastin, chez un blessé porteur de fractures de côtes peut être dû à:

A. Une blessure pleuropulmonaire
B. Une rupture traumatique de l'aorte
C. Une blessure d'un vaisseau intercostal
D. Une fracture du sternum
E. Une fracture du rachis

Réponse : AC

S 86/3/1/ 14

Les séquelles fonctionnelles respiratoires des fractures de côtes sont le plus souvent provoquées par:

A. Amyotrophie pariétale
B. Séquelles de pneumothorax
C. Douleurs chroniques résiduelles
D. Déformations des volets thoraciques
E. Séquelles des hémothorax

Réponse : E

M 86/5/2/ 86

L'auscultation pulmonaire révèle chez un sujet âgé de 50 ans dont la plainte fonctionnelle essentielle est la dyspnée, des râles crépitants. Ceci peut évoquer:

A. Un oedème aigu du poumon
B. Un asthme allergique
C. Un emphysème primitif
D. Une pneumopathie franche lobaire aiguë
E. Une maladie des éleveurs de pigeons

Réponse : ADE

M 87/7/2/100

Devant une opacité arrondie, périphérique sous pleurale, du parenchyme pulmonaire, quel est ou quels sont les examens complémentaires qui permettent de savoir si la masse est solide ou liquide ?

A. Echotomographie
B. Tomodensitométrie
C. Tomographie de face et profil
D. Angiopneumographie
E. Scintigraphie de perfusion et ventilation

Réponse : AB

M 87/5/2/ 99

Devant une atélectasie totale du poumon gauche, on peut retrouver:

A. Un souffle tubaire à gauche
B. Une matité de l'hémithorax gauche
C. Un déplacement du médiastin vers la droite
D. Une attraction de la trachée vers la gauche
E. Une abolition de la transmission des vibrations vocales à gauche

Réponse : BD

S 88/7/1/ 30

Chez un malade atteint d'un lymphome malin non hodgkinien médiastinal, survient un épanchement pleural et le liquide que vous ramenez est épais et laiteux. Quelle est la cause la plus logique?

A. Pleurésie purulente
B. Ponction d'abcès pulmonaire
C. Pleurésie sérofibrineuse
D. Chylothorax
E. Hydrothorax

Réponse : D

S 89/3/1/ 87

Parmi les propositions suivantes qui concernent la maladie (ou atteinte) des petites voies aériennes, toutes sont justes sauf une. Indiquez laquelle.

A. Elle peut être associée à la bronchite chronique ou à l'emphysème
B. Elle peut s'observer en l'absence de bronchite chronique et d'emphysème
C. Elle entraîne précocement des troubles des échanges gazeux
D. Elle entraîne précocement une distension aérienne avec élévation de la capacité pulmonaire totale et du volume résiduel
E. L'obstruction bronchique n'y est pas toujours mise en évidence par la baisse du VEMS/CV (qui peut être normal)

Réponse : D

M 89/4/1/120

Au cours d'une pneumopathie interstitielle diffuse, l'exploration fonctionnelle respiratoire montre:

A. Une diminution de la capacité pulmonaire totale
B. Une diminution de la capacité de transfert de l'oxyde de carbone
C. Une diminution de la compliance pulmonaire statique
D. Une hypoxémie non améliorable sous oxygène
E. Une diminution du rapport de Tiffeneau

Réponse : ABC

M 89/7/2/ 91

L'existence d'une hypercapnie aiguë est suggérée par:

A. Cyanose
B. Poussée hypertensive systémique
C. Hépatalgie et oedèmes des membres inférieurs
D. Hypersudation
E. Bradycardie

Réponse : BD

M 90/5/1/112

Parmi les propositions suivantes, concernant un infarctus pulmonaire, quelles sont celles qui doivent être considérées comme exactes?

A. C'est un infarctus blanc
B. Il peut évoluer sans retentissement clinique
C. Il peut secondairement s'infecter
D. Il peut provoquer des hémoptysies
E. Il donne souvent naissance à un carcinome pulmonaire

Réponse : BCD

M 91/2/2/ 99

Parmi les propositions suivantes, lesquelles sont exactes?

A. Le coefficient de Tiffeneau est défini par le rapport volume résiduel/capacité pulmonaire totale
B. La capacité vitale est la somme du volume courant, du volume de réserve inspiratoire et du volume de réserve expiratoire
C. La capacité pulmonaire totale est la somme de la capacité vitale et de l'espace mort
D. La boucle débit-volume est modifiée en cas de troubles ventilatoires obstructifs
E. Le débit de pointe est augmenté dans les troubles ventilatoires obstructifs

Réponse : BD

S 91/7/1/ 47

Le volume résiduel pulmonaire:

A. Est calculable à partir de la courbe débit-volume
B. Augmente dans l'emphysème pan-lobulaire
C. Augmente dans les pneumopathies interstitielles fibrosantes
D. Est proportionnel à l'augmentation de la $PaCO_2$
E. Aucune des propositions précédentes n'est exacte

Réponse : B

S 92/8/1/ 33

Parmi les affections médiastinales suivantes, quelle est celle qui se développe habituellement dans le médiastin postérieur?

A. Kyste pleuro-péricardique
B. Thymome
C. Hernie épiploïque de la fente de Larrey
D. Neurinome
E. Tumeur germinale

Réponse : D

M 92/9/2/ 52

Parmi les affections ou situations suivantes, lesquelles peuvent provoquer une atteinte de l'interstitium pulmonaire:

A. Polyarthrite rhumatoïde
B. Radiothérapie
C. Traitement par bléomycine
D. Sclérodermie
E. Histiocytose X

Réponse : ABCDE

S 93/8/1/ 54

Parmi les propositions suivantes concernant les tumeurs médiastinales, laquelle est fausse?

A. Les kystes pleuro-péricardiques siègent dans le médiastin postérieur
B. Les kystes bronchogéniques siègent dans le médiastin moyen
C. Les tumeurs de la loge thymique siègent dans l'étage moyen du médiastin antérieur
D. Les tumeurs neurologiques siègent dans le médiastin postérieur
E. Les hernies de la fente de Larrey siègent dans l'étage inférieur du médiastin antérieur

Réponse : A

M 93/8/2/ 84

Chez un traumatisé grave du thorax, quelle est ou quelles sont, parmi ces propositions, la (les) mesure(s) la (les) plus urgente(s) à prendre:

A. Trachéotomie
B. Intubation trachéale
C. Thoracotomie
D. Ostéosynthèse du volet
E. Drainage pleural

Réponse : BE

1. 2 PNEUMOLOGIE - DIAGNOSTICS

1. 2. 1 CLINIQUE

S 88/7/1/ 27

Depuis plusieurs années, ce malade tousse et crache mucopurulent surtout le matin mais aussi dans la journée. Ce fumeur n'a pas maigri, n'a pas de fièvre et présente une radiographie thoracique normale. Quelle est l'affection en cause?

A. Tuberculose pulmonaire
B. Abcès pulmonaire
C. Oedème aigu du poumon
D. Bronchite chronique
E. Silicose

Réponse : D

1. 2. 2
IMAGERIE

M 94/9/2/ 36

Quels diagnostics évoquez-vous, face à l'excavation d'une opacité ronde solitaire intrapulmonaire?

A. Cancer bronchique distal
B. Hamartochondrome
C. Anévrysme artério-veineux pulmonaire
D. Métastase pulmonaire isolée
E. Foyer caséeux tuberculeux

Réponse : ADE

1. 2. 3
ETIOLOGIES
(FACTEURS DE RISQUE, TERRAIN)

S 88/6/1/ 86

Un patient sous ventilation mécanique présente la gazométrie artérielle suivante : PaO2 148 (19,8 KP) - PaCO2 58 (7,8 KP) - pH 7,28 - SAT 99 %. Quelle est l'origine de l'hypercapnie?

A. L'acidose respiratoire
B. L'hyperoxie
C. L'hypoventilation alvéolaire
D. L'hyperoxémie
E. L'effet shunt

Réponse : B

1. 2. 4
DIVERS

S 89/7/1/ 40

Devant une opacité systématisée rétractile, quel est l'examen complémentaire à réaliser en première intention?

A. Tomodensitométrie
B. Scintigraphie pulmonaire
C. Angiopneumographie
D. Fibroscopie bronchique
E. Tomographie pulmonaire

Réponse : D

S 89/7/1/ 74

Quelle est l'origine la plus fréquente d'une image ronde unique intrapulmonaire de plus de 4 cm de diamètre, constatée chez un homme de 50 ans?

A. Tuberculome
B. Masse silicotique
C. Kyste hydatique
D. Cancer broncho-pulmonaire
E. Hamartome

Réponse : D

M 89/7/1/104

Un patient agité et confus arrive aux urgences. On ne connaît pas ses antécédents. Il est dyspnéique et cyanosé. La gazométrie immédiatement réalisée montre: PaO2 58 mm de mercure, PaCo2 65 mm de mercure, pH 7,30. SaO2 86%, CO3H: 26 mEq. Il s'agit de:

A. Acidose respiratoire aiguë
B. Effet shunt pur
C. Acidose respiratoire compensée
D. Hypoventilation alvéolaire
E. Acidose métabolique non compensée

Réponse : AD

S 92/8/1/ 11

A quelle étiologie penserez-vous en premier chez un fumeur qui tousse de façon chronique depuis plusieurs mois et qui vient de présenter des crachat hémoptoïques?

A. Tuberculose pulmonaire
B. Aspergillome
C. Bronchite chronique
D. Embolie pulmonaire
E. Cancer broncho-pulmonaire

Réponse : E

S 92/9/1/ 36

Parmi ces atteintes interstitielles pulmonaires, quelle est celle qui se révèle fréquemment par un pneumothorax chez un sujet jeune tabagique:

A. Sarcoïdose
B. Histiocytose X
C. Alvéolite allergique extrinsèque
D. Silicose
E. Lymphangite carcinomateuse

Réponse : B

M 92/9/1/ 79

Parmi les affections cardio-respiratoires suivantes, lesquelles peuvent provoquer une dyspnée avec des râles sibilants audibles à l'auscultation?

A. Asthme
B. Pneumonie à pneumocoques
C. Insuffisance ventriculaire gauche
D. Bronchite aiguë virale
E. Fibrose interstitielle chronique

Réponse : ACD

M 93/9/2/ 56

Devant une opacité ronde intraparenchymateuse pulmonaire renfermant des calcifications centrales vous évoquez:

A. Tuberculome
B. Anévrysme artério-veineux
C. Kyste hydatique
D. Abcès plein
E. Hamartochondrome

Réponse : AE

M 94/9/2/ 15

Face à une hémoptysie chez une jeune femme fumeuse prenant un contraceptif oestrogénique, vous devez évoquez prioritairement:

A. Carcinoïde bronchique
B. Tuberculose pulmonaire
C. Maladie bronchectasiante
D. Embolie pulmonaire
E. Bronchite aiguë

Réponse : D

1. 3 RADIOGRAPHIE THORACIQUE

1. 3. 1 BIOLOGIE

M 87/1/2/ 35

On peut observer des calcifications sur une radiographie thoracique en cas de:

A. Cancer anaplasique à petites cellules
B. Hamartochondrome
C. Silicose
D. Tuberculose
E. Pleurésie cardiaque

Réponse : BCD

1. 3. 2 IMAGERIE

S 86/3/1/ 31

L'expression radiologique du syndrome de comblement alvéolaire peut comprendre tous les éléments suivants, sauf un. Lequel?

A. Présence d'un bronchogramme aérien
B. Images nodulaires à limites nettes
C. Opacité systématisée
D. Evolution rapide
E. Aspect "en ailes de papillon" des opacités

Réponse : B

M 86/7/2/ 60

Une opacité radiologique pulmonaire excavée à paroi épaisse peut être la traduction:

A. D'une pneumonie lobaire
B. D'un abcès du poumon
C. D'un cancer primitif
D. D'une tuberculose
E. D'un emphysème localisé

Réponse : BCD

M 87/2/2/ 94

On peut observer dans un syndrome radiologique pulmonaire interstitiel:

A. Des opacités systématisées
B. Des opacités linéaires
C. Des micronodules disséminés
D. Des bulles de grande taille
E. Un aspect en rayon de miel

Réponse : BCE

S 89/7/1/ 37

Quelle est parmi les descriptions radiologiques suivantes, celle qui ne se voit pas au cours du syndrome interstitiel pulmonaire?

A. Image réticulaire
B. Poumon en rayon de miel
C. Bulle d'emphysème apicale
D. Lignes de Kerley
E. Millaire

Réponse : C

M 92/8/2/ 34

Sur un cliché thoracique, quels sont les aspects caractéristiques d'un syndrome interstitiel radiologique?

A. Opacités linéaires périphériques, type lignes septales de Kerley
B. Micronodules disséminés
C. Opacité systématisée
D. Image hydro-aérique
E. Aspect en "rayons de miel"

Réponse : ABE

1. 3. 3 DIVERS

M 89/3/2/ 99

Face à la découverte sur une radiographie pulmonaire d'un gros hile unilatéral de nature ganglionnaire, vous évoquez:

A. Sarcoïdose
B. Cancer bronchique proximal
C. Lymphome Hodgkinien
D. Primo-infection tuberculeuse
E. Lymphome non Hodgkinien

Réponse : BCDE

M 92/8/1/ 93

La constatation sur la radiographie pulmonaire d'un syndrome de comblement alvéolaire diffus est compatible avec:

A. Oedème aigu du poumon
B. Lymphangite pulmonaire métastatique
C. Fibrose pulmonaire diffuse
D. Bronchopneumonie infectieuse
E. Cancer bronchiolo-alvéolaire disséminé

Réponse : ADE

M 92/9/2/ 40

Parmi les propositions suivantes concernant l'aspect radiologique d'une condensation pulmonaire non rétractile, il est exact que:

A. La présence d'un bronchogramme aérique est caractéristique, traduisant la présence d'un exsudat alvéolaire
B. L'image observée est souvent celle d'une opacité systématisée à un segment ou un lobe
C. L'opacité peut ne pas être systématisée
D. Une déviation des structures médiastinales vers le côté atteint est fréquente
E. Le médiastin est en général élargi

Réponse : ABC

M 93/8/2/ 62

Quels sont les signes qui suggèrent une origine pleurale à une opacité radiographique thoracique?

A. Angle de raccordement de l'opacité à la paroi aigu
B. Effacement de la coupole diaphragmatique
C. Attraction du médiastin du côté de l'épanchement
D. Limite supérieure concave en haut
E. Présence d'un bronchogramme aérique

Réponse : ABD

1. 4
BRONCHECTASIE
1. 4. 1
CLINIQUE

M 88/2/2/ 97

Parmi les caractères évocateurs d'une expectoration de maladie bronchectasiante, on retrouve:

A. Emission facile dans les premières heures de la journée
B. Aspect muco-purulent persistant
C. Expectoration quotidienne dans 60 ml/jour ou plus
D. Expectoration observée depuis plusieurs années
E. Notion de plusieurs épisodes hémoptoïques

Réponse : BCDE

1. 4. 2
DIVERS

S 88/3/1/ 26

La grande maladie brochectasiante:

A. A des lésions également réparties de la base au sommet des deux poumons
B. Se traduit aux EFR par un syndrome essentiellement obstructif
C. Doit être suivie par des bronchographies répétées
D. Nécessite un traitement permanent par les antibiotiques
E. Peut guérir par un traitement chirurgical précoce

Réponse : B

1. 5
DILATATION DES BRONCHES
1. 5. 1
ETIOLOGIES (FACTEURS DE RISQUE, TERRAIN)

M 90/1/2/ 80

Les maladies suivantes, peuvent être à l'origine d'une dilatation des bronches:

A. Syndrome des cils immobiles
B. Maladie du hile (séquelle de primo-infection)
C. Mucoviscidose
D. Bronchite chronique
E. Coqueluche

Réponse : ABCE

1. 5. 2
EVOLUTION (PRONOSTIC, COMPLICATIONS)

M 85/4/2/ 30

Les dilatations des bronches peuvent se compliquer de:

A. Mucoviscidose
B. Abcès du poumon
C. Hémoptysie
D. Dysphonie
E. Pleurésie purulente

Réponse : BCE

M 89/4/2/113

Les complications possibles des dilatations des bronches comportent:

A. Abcès du poumon
B. Hémoptysies
C. Pleurésie purulente
D. Mucoviscidose
E. Coeur pulmonaire chronique

Réponse : ABCE

1. 5. 3
DIVERS

M 89/2/2/ 98

Une dilatation des bronches localisée peut:

A. Se révéler par une hémoptysie
B. Se compliquer de pneumopathie aiguë récidivante
C. Faire discuter une exérèse chirurgicale
D. Etre la conséquence d'une primo-infection tuberculeuse
E. S'accompagner d'une image thoracique normale sur le cliché standard

Réponse : ABCDE

1. 6
EMPHYSEMES
1. 6. 1
CLINIQUE

S 88/3/1/ 44

Au cours d'un tableau de broncho-pneumopathie chronique obstructive, le diagnostic d'emphysème centrolobulaire est évoqué devant:

A. L'absence de facteur étiologique, notamment le tabagisme
B. L'existence d'épisodes dyspnéiques nocturnes
C. L'abondance de l'expectoration
D. L'amaigrissement progressif
E. L'existence sur le cliché de signes d'hypertension artérielle pulmonaire

Réponse : E

1. 6. 2
IMAGERIE

S 88/3/1/ 32

Devant un aspect radiologique pulmonaire montrant une distension, l'existence d'un emphysème peut être pratiquement affirmée devant:

A. La saillie anormale des hiles pulmonaires
B. L'inversion de la courbure des coupoles diaphragmatiques
C. L'augmentation de l'espace clair rétrosternal sur le cliché de profil
D. Des espaces inter-costaux élargis
E. Une raréfaction vasculaire diffuse prédominant aux bases

Réponse : A

1. 6. 3
FORMES CLINIQUES

M 90/1/2/ 78

L'emphysème centro-lobulaire (ECL) se distingue de l'emphysème pan-lobulaire (EPL) par les conditions suivantes:

A. L'ECL correspond plus souvent que l'EPL à un morphotype "blue bloater"
B. Dans l'histoire de l'ECL, la dyspnée précède généralement l'expectoration, c'est le contraire dans l'EPL
C. Le coeur pulmonaire chronique est plus tardif dans l'ECL que l'EPL
D. L'ECL entraîne une HTAP plus précoce que l'EPL
E. L'ECL s'accompagne plus précocement d'une hypoxémie

Réponse : ADE

1. 7
EMPHYSEME PANLOBULAIRE
1. 7. 1
PHYSIOPATHOLOGIE

M 88/6/2/ 49

Parmi les éléments physio-pathologiques suivants, lequel (ou lesquels) s'applique(nt) à l'emphysème panlobulaire:

A. Réduction de la surface d'échange air-sang
B. Diminution de la compliance statique
C. Trouble ventilatoire obstructif par colapsus expiratoire des bronches
D. Absence d'effet shunt
E. Hypertension artérielle pulmonaire précoce

Réponse : ACD

S 89/3/1/ 97

Parmi les propositions suivantes qui concernent la physiopathologie de l'emphysème panlobaire toutes sont justes sauf une. Indiquez laquelle:

A. Il n'entraîne jamais d'hypoxémie
B. L'obstruction bronchique est de type extrinsèque
C. L'HTA pulmonaire est rare et tardive
D. Le transfert du CO est abaissé
E. La compliance statique est élevée

Réponse : A

1. 7. 2
CLINIQUE

M 93/9/2/ 45

Au cours d'un emphysème panlobulaire, citez le ou les paramètre(s) d'exploration fonctionnelle respiratoire qui est (sont) diminué(s):

A. La compliance pulmonaire statique
B. La capacité pulmonaire totale
C. Le transfert du monoxyde de carbone
D. Le rapport VEMS/CV
E. Le volume résiduel

Réponse : CD

1. 7. 3
ETIOLOGIES
(FACTEURS DE RISQUE, TERRAIN)

M 85/3/2/ 14

Parmi les causes de l'emphysème panlobulaire, on doit rechercher:

A. Un déficit immunitaire cellulaire
B. Une augmentation du taux sanguin des IgE
C. Un déficit en alpha 1 antitrypsine
D. Une anomalie du système complémentaire
E. Un déficit en IgA

Réponse : C

1. 7. 4
DIVERS

S 91/1/1/ 24

Quelle est l'exploration fonctionnelle correspondant à un homme de 50 ans, porteur d'un emphysème pan-lobulaire avec dyspnée d'effort nette? (CV = capacité vitale, VR = volume résiduel, CPT = capacité pulmonaire totale) (% de la normale)

A. CV= normale; VR/CPT= 40%; CPT= 110%; VEMS/CV= 65%
B. CV= 70%; VR/CPT= 45%; CPT= normale; VEMS/CV= 35%
C. CV= 50%; VR/CPT= 35%; CPT= 60%; VEMS/CV= 80%
D. CV= 80%; VR/CPT= 60%; CPT= 130%; VEMS/CV= 50%
E. CV= 100%; VR/CPT= 30%; CPT= 100%; VEMS/CV= 75%

Réponse : D

1. 8
FIBROSE PULMONAIRE
1. 8. 1
PHYSIOPATHOLOGIE

S 90/6/1/ 62

Au cours d'une fibrose pulmonaire, l'hypoxémie est en rapport avec:

A. Une hypoventilation alvéolaire globale
B. Un shunt vrai
C. Une augmentation de l'espace mort
D. Un trouble de la diffusion alvéolo-capillaire
E. Aucun des mécanismes précédents

Réponse : D

1. 8. 2
CLINIQUE

S 91/4/1/ 14

Quel signe n'appartient pas au tableau clinique d'une fibrose pulmonaire interstitielle diffuse?

A. Hippocratisme digital
B. Dyspnée
C. Galop gauche
D. Amaigrissement
E. Râles crépitants

Réponse : C

1. 8. 3
DIVERS

M 89/4/2/ 93

Dans une fibrose interstitielle diffuse primitive on observe:

A. Un syndrome obstructif
B. Une hypoxémie avec hypocapnie
C. Des râles crépitants prédominant aux bases
D. Des manifestations dyspnéiques paroxystiques
E. L'existence d'une polynucléose neutrophile à l'examen du liquide du lavage broncho-alvéolaire

Réponse : BCE

M 89/7/2/ 13

Il est habituel de constater en cours de la fibrose interstitielle diffuse idiopathique:

A. Toux sèche
B. Dyspnée d'effort
C. Râles crépitants
D. Sifflements
E. Hippocratisme digital

Réponse : ABCE

M 91/3/2/ 56

Parmi les propositions suivantes concernant les pneumopathies interstitielles chroniques au stade de fibrose, laquelle ou lesquelles est (sont) exacte(s)?

A. Le nombre des polynucléaires neutrophiles est augmenté dans le liquide de lavage broncho-alvéolaire
B. L'auscultation perçoit des râles crépitants
C. La radiographie met en évidence un aspect de poumon en rayons de miel
D. La capacité pulmonaire totale est augmentée
E. Le transfert du monoxyde de carbone est augmenté

Réponse : ABC

1. 9
HYPOXIE
1. 9. 1
BIOLOGIE

S 89/5/1/ 31

Un malade bronchitique chronique est hospitalisé en état de détresse respiratoire aiguë. Les gaz du sang artériels sont les suivants: pH = 7,32; PaO2 = 56 mmHg(7,5kPa); PaCO2 = 65 mmHg(7,33kPa). Comment appelle-t-on ce trouble gazométrique?

A. Hypoxie avec acidose respiratoire décompensée
B. Hypoxie avec acidose respiratoire compensée
C. Hypoxie avec acidose métabolique décompensée
D. Hypoxie avec acidose métabolique compensée
E. Hypoxie avec alcalose respiratoire

Réponse : A

1. 9. 2
ETIOLOGIES
(FACTEURS DE RISQUE, TERRAIN)

M 88/6/2/ 96

Parmi les éléments suivants, indiquez celui (ceux) qui représente(nt) des facteurs d'hypoxie généralisée:

A. L'insuffisance cardiaque globale
B. L'athérome des artères iliaques
C. Le choc
D. Les lésions diffuses de scléro-emphysème pulmonaire
E. Les embolies pulmonaires massives

Réponse : ACDE

M 90/7/1/109

Dans laquelle (ou lesquelles) des circonstances suivantes peut-on observer une hypoxie?

A. Insuffisance cardiaque congestive
B. Insuffisance respiratoire
C. Choc
D. Intoxication par l'oxyde de carbone
E. Anémie

Réponse : ABCDE

1. 9. 3 TRAITEMENTS

S 87/2/1/ 2

Devant un blessé porteur d'un volet thoracique latéral gauche engrené avec hémopneumothorax gauche à la radiographie et hypoxie malgré l'oxygénothérapie, vous prescrivez en premier lieu:

A. Une intubation trachéale suivie de ventilation assistée
B. La mise en place d'un drain pleural gauche
C. Une ponction pleurale gauche
D. Une bronchoscopie
E. Une angiocardiographie d'urgence

Réponse : B

1. 9. 4 DIVERS

S 87/3/1/ 50

Indiquez la variété de cellule la plus sensible à l'hypoxie:

A. Fibre myocardique
B. Fibroblaste
C. Neurone
D. Hépatocyte
E. Cellule intestinale

Réponse : C

M 90/6/1/101

L'hypoxie:
A. Est une insuffisance d'oxygénation des tissus
B. Peut être secondaire à une intoxication par l'oxyde de carbone
C. Peut être cause de lésions réversibles
D. Peut être la conséquence d'un état de choc
E. Peut être localisée

Réponse : ABCDE

1.10 SYNDROME DE DETRESSE RESPIRATOIRE AIGU

1.10. 1 ETIOLOGIES (FACTEURS DE RISQUE, TERRAIN)

M 90/4/2/ 73

Parmi ces 5 étiologies, lesquelles peuvent être responsables d'un syndrome de détresse respiratoire aigu de l'adulte?

A. Grippe maligne
B. Pneumopathie d'inhalation
C. Sarcoïdose
D. Alvéolite allergique extrinsèque
E. Inhalation de gaz toxique

Réponse : ABDE

1.10. 2 TRAITEMENTS

M 91/4/2/ 49

La ventilation artificielle chez un malade atteint de SDRA sévère en phase aiguë se fait selon les modalités suivantes:

A. Aide inspiratoire
B. Ventilation contrôlée avec Pression Expiratoire Positive (PEP)
C. Oxygénation à FiO2 35%
D. Ventilation artificielle intermittente
E. Contrôle hémodynamique par cathéter de Swan Ganz quand la PEP est supérieure à 15 cm H2O

Réponse : BE

1.10. 3 DIVERS

M 94/8/2/ 9

L'oedème pulmonaire lésionnel:

A. Survient sur des poumons antérieurement lésés
B. Peut être unilatéral
C. Provoque toujours une hypoxémie
D. Provoque toujours une hypercapnie
E. Peut évoluer vers un syndrome de détresse respiratoire aiguë (SDRA)

Réponse : BCE

1.11 ABCES DU POUMON

1.11. 1 ETIOLOGIES (FACTEURS DE RISQUE, TERRAIN)

M 85/3/2/ 87

Parmi les états pathologiques suivants, le(s)quel(s) vous parai(ssen)t pouvoir être directement responsable(s) d'un abcès du poumon et à toujours rechercher?

A. Infection bucco-dentaire chronique
B. Perte de connaissance prolongée récente
C. Cancer bronchique
D. Malformation vasculaire bronchique
E. Cancer de l'oesophage

Réponse : ABCE

M 87/3/2/ 11

Un abcès pulmonaire peut être provoqué par:

A. Le staphylocoque doré
B. Les anaérobies
C. Mycoplasma pneumoniae
D. Myxovirus para influenzae
E. Proteus mirabillis

Réponse : ABE

M 90/7/2/ 87

A l'origine d'un abcès du poumon on peut mettre en évidence les facteurs suivants:

A. Mauvais état bucco-dentaire
B. Dilatation des bronches
C. Bronchite chronique
D. Bulle d'emphysème
E. Inhalation de corps étranger

Réponse : ABE

1.11. 2 DIVERS

S 85/3/1/ 37

Les signes ci-dessous sont tous habituellement présents au cours d'un abcès du poumon. Parmi ces signes, quel est celui qui est le plus caractéristique de cette affection?

A. Expectoration purulente
B. Niveau hydro-aérique à la radiographie
C. Fièvre oscillante
D. Hyperleucocytose avec polynucléose
E. Hémoculture positive

Réponse : B

M 87/4/1/113

Les abcès du poumon à germes anaérobies sont:

A. Souvent nécrosants (type gangrène pulmonaire)
B. Caractérisés par une expectoration fétide
C. Résistants aux antibiotiques usuels
D. Souvent secondaires à une porte d'entrée dentaire
E. Surtout observés chez les enfants

Réponse : ABD

M 88/2/2/ 96

La vomique:

A. Est l'évacuation dans les bronches d'une collection purulente
B. Est le plus souvent fractionnée et fétide
C. Se voit dans les dilatations des bronches non compliquées
D. Est le signe fonctionnel majeur de l'abcès pulmonaire
E. Peut correspondre à une évacuation d'une suppuration sous phrénique

Réponse : ABD

1.12 VOLET COSTAL

1.12. 1 CLINIQUE

S 85/7/1/ 94

Le signe le plus caractéristique d'un volet costal est:

A. L'emphysème sous-cutané
B. La cyanose
C. La respiration paradoxale
D. La contusion des parties molles
E. La douleur à la pression des côtes

Réponse : C

1.12. 2 DIVERS

M 86/4/2/ 78

Les volets costaux mobiles:

A. Sont mal tolérés cliniquement
B. Sont responsables d'une respiration paradoxale
C. Sont plus graves s'ils sont de siège postérieur
D. Doivent être immobilisés soit par la chirurgie soit par une ventilation en pression positive
E. S'accompagnent volontiers d'épanchements pleuraux

Réponse : ABDE

S 92/9/1/ 35

Parmi ces différentes positions, laquelle choisissez-vous pour faire transporter un adulte conscient présentant un volet thoracique antérolatéral gauche isolé et non décompensé?

A. Position latérale de sécurité - sur côté droit
B. Position latérale de sécurité - sur côté gauche
C. En décubitus dorsal
D. En position demi-assise
E. En position allongée sur le dos membres inférieurs surélevés

Réponse : D

S 93/9/1/ 44

Parmi les variétés de volets costaux suivants, laquelle est bien tolérée?

A. Volets antérieurs
B. Volets postérieurs
C. Volets latéraux
D. Volets engrenés
E. Volets comportant une seule rangée de fractures

Réponse : B

2 ORIENTATION DIAGNOSTIQUE

2. 1 ADENOPATHIES MEDIASTINALES

2. 1. 1 ETIOLOGIES (FACTEURS DE RISQUE, TERRAIN)

M 88/4/2/ 97

Des adénopathies médiastinales radiologique sont parfois observées au cours:

A. D'une sarcoïdose
B. D'une maladie de Hodgkin thoracique
C. D'une silicose
D. D'un abcès du poumon
E. D'une primo-infection tuberculeuse

Réponse : ABCE

M 89/1/2/ 85

Parmi les maladies suivantes, indiquez celle(s) qui peu(ven)t entraîner des adénopathies médiastinales (ou hilaires) identifiables sur un cliché standard:

A. Sarcoïdose
B. Dilatation des bronches
C. Tuberculose
D. Silicose
E. Lymphome

Réponse : ACDE

S 89/7/1/ 88

Devant des adénopathies hilaires bilatérales, découvertes à l'examen systématique chez un homme asymptomatique de 25 ans, quel est le premier diagnostic à évoquer?

A. Sarcoïdose
B. Tuberculose
C. Maladie Hodgkin
D. Lymphome non Hodgkinien
E. Métastase d'un cancer du rein

Réponse : A

M 93/9/2/ 19

Des adénopathies médiastinales radiologiques sont parfois observées au cours:

A. D'une sarcoïdose
B. D'une maladie de Hodgkin thoracique
C. D'une silicose
D. D'une bérylliose
E. D'une primo-infection tuberculeuse

Réponse : ABCDE

2. 1. 2 DIVERS

M 85/1/2/ 41

Des adénopathies médiastinales sont souvent observées au cours:

A. D'une maladie de Hodgkin thoracique
B. D'une sarcoïdose
C. D'une maladie de poumon de fermier
D. D'une primo-infection tuberculeuse
E. D'un abcès du poumon

Réponse : ABD

S 85/4/1/104

Devant la constatation d'adénopathies médiastinales para-hilaires, bilatérales quel est le premier diagnostic à évoquer:

A. Tuberculose ganglionnaire
B. Silicose
C. Sarcoïdose
D. Lymphome médiastinal
E. Métastase ganglionnaire d'un cancer profond

Réponse : C

M 86/3/1/112

En France, la découverte de calcifications ganglionnaires hilo-médiastinales doit faire rechercher des antécédents de:

A. Virose respiratoire sévère de l'enfance
B. Primo-infection tuberculeuse
C. Sarcoïdose
D. Silicose
E. Asbestose

Réponse : BD

2. 2 DYSPNEE

2. 2. 1 CLINIQUE

M 86/4/2/ 75

Parmi les signes suivants, quel(s) est (sont) celui (ceux) qui fait (font) suspecter une épiglottite en présence d'une dyspnée:

A. La voie étouffée
B. La sialorrhée
C. Une hyperthermie supérieure à 39 degrés
D. Le refus de l'enfant de se coucher
E. Aucun des signes précédents

Réponse : ABCD

M 85/6/2/ 83

Une dyspnée liée à une tumeur haute:

A. Peut s'installer brutalement en quelques minutes
B. S'accompagne d'un bruit inspiratoire rauque "le cornage"
C. S'exprime par une polypnée
D. A un temps inspiratoire ralenti, avec mise en jeu des muscles inspirateurs du cou
E. Est souvent accompagnée d'un syndrome de compression cave supérieur

Réponse : ABDE

2. 2. 2 ETIOLOGIES (FACTEURS DE RISQUE, TERRAIN)

S 85/1/1/ 64

Une jeune femme, à la suite d'un coma toxique ayant nécessité une assistance ventilatoire, présente un mois après sa sortie du service une dyspnée au moindre effort aux deux temps respiratoires. La voix est faible, mais conservée. La radiographie pulmonaire est normale. Quel diagnostic doit-on faire?

A. Laryngite
B. Fibrose pulmonaire
C. Syndrome pithiatique
D. Paralysie récurrentielle
E. Sténose laryngo-trachéale

Réponse : E

M 86/4/2/ 8

Parmi les étiologies suivantes, retenez celle(s) responsable(s) d'une dyspnée à début progressif:

A. Laryngite diphtérique
B. Corps étranger du larynx
C. Laryngite sous-glottique bactérienne
D. Epiglottite aiguë
E. Laryngite striduleuse

Réponse : AC

S 89/7/1/ 94

Une femme de 55 ans consulte pour une dyspnée inspiratoire d'installation progressive. L'interrogatoire révèle une hospitalisation quelques semaines auparavant pour un volet thoracique traité par ventilation assistée. Quel premier diagnostic évoquer?

A. Fibrose pulmonaire
B. Embolie pulmonaire
C. Sténose trachéale
D. Pneumopathie aiguë
E. Laryngite chronique

Réponse : C

2. 2. 3 BILAN ÉTIOLOGIQUE

M 92/8/1/ 76

Devant une dyspnée chronique, quels sont les examens paracliniques à demander dans un bilan de première intention?

A. Numération formule
B. Radiographie pulmonaire de face
C. Etude de la compliance pulmonaire
D. Gazométrie artérielle de repos
E. Scanner thoracique

Réponse : BD

2. 3 HEMOPTYSIE

2. 3. 1 ETIOLOGIES (FACTEURS DE RISQUE, TERRAIN)

M 86/4/2/ 77

Les hémoptysies graves peuvent avoir pour origine:

A. Une bronchite aiguë virale
B. Une dilatation des bronches
C. Un cancer bronchique avec envahissement vasculaire
D. Des crises d'asthme
E. Un aspergillome pulmonaire

Réponse : BCE

S 87/2/1/ 37

L'hémoptysie est plus fréquemment rencontrée au cours de l'une de ces cardiopathies. Laquelle?

A. Insuffisance mitrale
B. Rétrécissement mitral
C. Rétrécissement aortique
D. Péricardite constrictive
E. Insuffisance aortique

Réponse : B

S 92/9/1/ 48

Une hémoptysie qui survient à l'effort doit faire évoquer:

A. Une pneumopathie aiguë
B. Un rétrécissement mitral
C. Une fibrose interstitielle
D. Une bronchite chronique
E. Un cancer de l'oesophage

Réponse : B

2. 3. 2 BILAN ÉTIOLOGIQUE

M 85/6/2/ 84

L'origine d'une hémoptysie de moyenne abondance peut être précisée rapidement par:

A. La radiographie thoracique
B. La recherche de bacille de Koch dans l'expectoration
C. La recherche de cellules néoplasiques dans l'expectoration
D. La fibroscopie bronchique
E. La bronchographie

Réponse : AD

2. 4 TOUX

2. 4. 1 ETIOLOGIES (FACTEURS DE RISQUE, TERRAIN)

S 92/9/1/ 41

Quelle est l'étiologie à laquelle vous penserez en premier devant une toux nocturne de l'adulte?

A. Sinusite
B. Pleurésie
C. Pneumonie
D. Reflux gastro-oesophagien
E. Bronchite chronique

Réponse : D

2. 4. 2 EVOLUTION (PRONOSTIC, COMPLICATIONS)

S 86/4/1/ 50

La toux peut être à l'origine de toutes les complications suivantes sauf une; laquelle?

A. Fractures de côtes
B. Paralysie récurrentielle
C. Ictus laryngé
D. Pneumothorax
E. Incontinence urinaire

Réponse : B

2. 4. 3 DIVERS

M 91/6/2/ 47

Parmi les propositions suivantes, lesquelles sont exactes?

A. La toux dans la coqueluche est quinteuse
B. La toux de la bronchite chronique est surtout nocturne
C. La toux est rauque dans la laryngite aiguë
D. Une toux post-prandiale est évocatrice d'asthme bronchique
E. La toux peut être bitonale dans une paralysie récurrentielle unilatérale

Réponse : ACE

3 INSUFFISANCES RESPIRATOIRES

3. 1 INSUFFISANCE RESPIRATOIRE

3. 1. 1 CLINIQUE

M 86/7/2/ 56

Quels sont les deux signes cliniques qui témoignent de la gravité d'une poussée aiguë d'insuffisance respiratoire:

A. Elévation thermique
B. Dyspnée importante
C. Cyanose
D. Somnolence
E. Pâleur

Réponse : CD

3. 1. 2 BIOLOGIE

M 85/3/2/ 12

En air ambiant, quelles sont les valeurs des gaz du sang les plus compatibles avec le diagnostic d'insuffisance respiratoire grave en état stable?

A. PaO2: 80 mmHg PaCO2: 50 mmHg pH: 7,40
B. PaO2: 55 mmHg PaCO2: 50 mmHg pH: 7,39
C. PaO2: 50 mmHg PaCO2: 50 mmHg pH: 7,20
D. PaO2: 90 mmHg PaCO2: 40 mmHg pH: 7,40
E. PaO2: 50 mmHg PaCO2: 30 mmHg pH: 7,50

Réponse : B

3. 1. 3 ETIOLOGIES (FACTEURS DE RISQUE, TERRAIN)

M 85/3/2/ 9

Une insuffisance respiratoire aiguë chez un blessé porteur de fractures de côtes peut être occasionnée par:

A. Une ecchymose pariétale étendue
B. Un hémopneumothorax
C. Un volet costal mobile
D. Une hypersécrétion bronchique
E. Un emphysème médiastinal

Réponse : BCDE

3. 1. 4
TRAITEMENTS

M 87/6/2/ 79

Une oxygénothérapie doit être indiquée chez l'insuffisant respiratoire si:

A. La PaO2 est inférieure à 55mmHg (7,3kPa)
B. Le VEMS est égal ou inférieur à 1 litre
C. Il existe une insuffisance ventriculaire droite
D. Il existe une dyspnée paroxystique nocturne
E. La PaCO2 est supérieure à 50mmHg (6,7kPa)

Réponse : A

M 89/1/1/106

Vous décidez après 48 heures de traitement médical correct d'une poussée d'insuffisance respiratoire chez un bronchitique chronique obstructif que votre traitement est un échec et doit faire discuter une assistance ventilatoire.Parmi les éléments suivants, votre décision sera motivée par:

A. Persistance des oedèmes des membres inférieurs
B. Persistance d'une fébricule
C. Persistance d'un galop droit
D. Persistance d'une somnolence
E. Age >75 ans

Réponse : D

3. 2
INSUFFISANCE RESPIRATOIRE CHRONIQUE
3. 2. 1
PHYSIOPATHOLOGIE

M 90/1/2/ 79

Une insuffisance respiratoire chronique restrictive peut être secondaire à:

A. Cyphoscoliose
B. Emphysème
C. Asthme à dyspnée continue
D. Asbestose
E. Exérèse pulmonaire

Réponse : ADE

3. 2. 2
CLINIQUE

M 87/1/2/ 9

L'hypercapnie survenant au cours de la décompensation aiguë d'une insuffisance respiratoire chronique peut s'exprimer par:

A. Sueurs
B. Poussée hypertensive systémique
C. Cyanose
D. Bradycardie
E. Astérixis

Réponse : ABE

M 90/7/2/ 90

Quel(s) est (sont) le(s) signe(s) clinique(s) pouvant être rencontré(s) chez un malade présentant une insuffisance respiratoire chronique en décompensation, avec retentissement cardiaque?

A. Oedèmes récents des membres inférieurs
B. Epanchement pleural bilatéral à type de transsudat
C. Signe de Harzer
D. Reflux hépato-jugulaire
E. Pseudo-asthme cardiaque

Réponse : ACD

M 91/2/2/100

Chez un insuffisant respiratoire chronique, l'apparition des signes suivants fait craindre une décompensation respiratoire aiguë:

A. Astérixis
B. Céphalées
C. Agitation
D. Râles sibilants à l'auscultation
E. Inversion du cycle nycthéméral du sommeil

Réponse : ABCE

3. 2. 3
BIOLOGIE

S 87/5/1/ 20

Parmi les résultats suivants, quel est celui qui correspond à une décompensation aiguë d'une insuffisance respiratoire chronique grave?

A. PaO2=90mmHg(12KPa); PaCO2=40mmHg(5.3kPa); pH=7,40
B. PaO2=50mmHg(6,7kPa); PaCO2=60mmHg(8kPa); pH=7,30
C. PaO2=50mmHg(6,7kPa); PaCO2=60mmHg(8kPa); pH=7,50
D. PaO2=50mmHg(6,7Pa); PaCO2=25mmHg(3,3kPa); pH=7,20
E. PaO2=50mmHg(6,7kPa); PaCO2=60mmHg(8kPa); pH=7,40

Réponse : B

S 88/4/1/ 83

L'hypoventilation alvéolaire d'une insuffisance respiratoire chronique s'accompagne:

A. D'une bradycardie
B. D'une hypercapnie du sang artériel
C. D'un pH artériel supérieur à 7,50
D. D'une PaO2 supérieure à 13 KPa (97 mmHg)
E. De bicarbonates plasmatiques inférieurs à 10 mmol/l

Réponse : B

M 88/5/2/ 13

Parmi les propositions suivantes concernant les décompensations aiguës d'insuffisance respiratoire chronique, laquelle (ou lesquelles) est (ou sont) exacte(s)?

A. Le pH est souvent normal
B. Le pH est souvent inférieur à 7
C. L'acidose est partiellement compensée par l'élévation des bicarbonates
D. La réserve en bicarbonates est effondrée
E. L'oxygénothérapie à un débit de 5 à 6 l/min s'impose d'urgence

Réponse : C

3. 2. 4
ETIOLOGIES
(FACTEURS DE RISQUE, TERRAIN)

M 91/7/2/ 36

Une insuffisance respiratoire chronique restrictive peut être liée à:

A. Une fibrose interstitielle diffuse
B. Des séquelles de thoracoplastie
C. Un asthme à dyspnée continue
D. Un emphysème centro-lobulaire
E. Une cyphoscoliose

Réponse : ABE

3. 2. 5
EVOLUTION
(PRONOSTIC, COMPLICATIONS)

M 87/4/1/115

La décompensation aiguë d'une insuffisance respiratoire chronique par bronchopneumopathie obstructive peut être provoquée par:

A. Une surinfection bronchique
B. Une embolie pulmonaire
C. Une prise de barbiturique
D. Une oxygénothérapie massive
E. Un pneumothorax

Réponse : ABCDE

M 89/5/2/ 8

Chez un insuffisant respiratoire chronique, parmi les signes suivants, lequel (lesquels) fait (font) craindre une décompensation aiguë?

A. Inversion du cycle nycthéméral du sommeil
B. Désorientation temporo-spatiale
C. Céphalées
D. Astérixis
E. Oedèmes des membres inférieurs d'apparition récente

Réponse : ABCDE

3. 2. 6
TRAITEMENTS

S 85/2/1/108

Quel est l'élément essentiel du traitement d'une insuffisance respiratoire chronique grave par bronchite chronique?

A. Bronchodilatateur
B. Kinésithérapie
C. Oxygénothérapie
D. Fluidifiant bronchique
E. Antibiothérapie

Réponse : C

S 86/5/1/ 88

Devant une insuffisance respiratoire chronique en poussée, l'argument principal justifiant une ventilation assistée est représenté par l'existence:

A. D'une surinfection bronchique importante
B. D'antécédents de poussée ayant nécessité une ventilation assistée
C. De troubles de conscience
D. D'un galop droit
E. D'une $PaCO_2$ à 70 mmHg dans le sang artériel

Réponse : C

S 90/1/1/ 62

Le traitement de choix de la polyglobulie de l'insuffisance respiratoire chronique est:

A. Oxygénothérapie
B. Broncho-dilatateurs
C. Re-entraînement à l'effort
D. Hydroxyurée (Hydroxycarbamide) HYDREA*
E. Diurétiques

Réponse : A

S 91/1/1/ 55

L'oxygénothérapie au long cours est indiquée chez l'insuffisant respiratoire chronique obstructif lorsque:

A. La PaO_2 est inférieure ou égale à 55 mmHg
B. La saturation en O_2 est inférieure ou égale à 95%
C. La $PaCO_2$ est supérieure à 50 mmHg
D. La PaO_2 est inférieure à 50 mmHg et la $PaCO_2$ supérieure à 55 mmHg
E. La PaO_2 est inférieure ou égale à 70 mmHg

Réponse : A

S 93/9/1/ 29

La durée minimale par 24 heures, d'une oxygénothérapie recommandée chez l'insuffisant respiratoire chronique hypoxique est de l'ordre de:

A. 4 heures
B. 8 Heures
C. 12 heures
D. 15 heures
E. 24 heures

Réponse : D

3. 2. 7
DIVERS

M 85/4/2/ 84

L'hypertension artérielle pulmonaire d'une insuffisance respiratoire chronique est d'autant plus précoce que:

A. Le sujet est atteint de bronchite chronique obstructive
B. Qu'il est atteint d'un emphysème diffus d'allure primitive
C. Qu'il est atteint d'une maladie asthmatique
D. Qu'il a une obésité
E. Qu'il a un emphysème localisé apical

Réponse : A

M 88/2/2/ 5

Parmi les signes suivants, quel est celui ou quels sont ceux qui sont habituellement présents lors de l'insuffisance respiratoire chronique du bronchitique chronique?

A. Alcalose ventilatoire
B. Diminution du taux des bicarbonates sanguins
C. Hypertension artérielle pulmonaire
D. Pâleur des muqueuses
E. Saturation oxyhémoglobinée inférieure à 20%

Réponse : C

M 88/1/2/101

L'hypertension artérielle pulmonaire de type précapillaire d'une insuffisance respiratoire chronique est liée à:

A. La vasoconstriction due à l'hypoxie
B. Une vasodilatation due à l'hypercapnie
C. La polyglobulie
D. Une augmentation de la pression capillaire et veineuse pulmonaire
E. Un abaissement du débit cardiaque

Réponse : A

3. 3 INSUFFISANCE RESPIRATOIRE OBSTRUCTIVE

3. 3. 1 DÉFINITION

M 88/6/2/ 77

Le syndrome obstructif se définit par l' (les) anomalie(s) spirographique(s) suivante(s):

A. Diminution de la capacité vitale
B. Diminution de la capacité pulmonaire totale
C. Diminution du rapport VEMS/CV
D. Diminution du rapport VR/CT
E. Diminution de la résistance vasculaire pulmonaire

Réponse : C

3. 3. 2 ETIOLOGIES (FACTEURS DE RISQUE, TERRAIN)

M 87/4/2/ 78

Un syndrome fonctionnel obstructif peut être dû à:

A. Une fibrose interstitielle diffuse
B. Un emphysème pan lobulaire
C. Un asthme à dyspnée continue
D. Un épanchement pleural liquidien
E. Des déformations thoraciques

Réponse : BC

M 88/4/2/ 98

Parmi les affections suivantes, laquelle (lesquelles) est (sont) à l'origine d'une insuffisance respiratoire obstructive?

A. Cyphoscoliose
B. Emphysème
C. Asthme à dyspnée continue
D. Bronchectasies
E. Atélectasie par obstruction complète d'une bronche souche par une tumeur

Réponse : BCD

M 90/2/2/ 78

Une insuffisance respiratoire obstructive peut être secondaire à:

A. Paralysie du nerf phrénique
B. Fibrose pulmonaire interstitielle diffuse
C. Bronchite chronique
D. Séquelles de thoracoplastie
E. Emphysème panlobulaire

Réponse : CE

M 90/5/2/103

Parmi les maladies broncho-pulmonaires suivantes, quelle(s) est (sont) celle(s) qui s'accompagne(nt) d'un syndrome obstructif?

A. Bronchite chronique simple des gros troncs
B. Bronchectasies
C. Emphysème panlobulaire
D. Emphysème centro-lobulaire
E. Bronchite aiguë distale

Réponse : BCDE

3. 3. 3 EVOLUTION (PRONOSTIC, COMPLICATIONS)

M 88/7/2/ 10

Chez un insuffisant respiratoire chronique obstructif, une décompensation aiguë peut se traduire par:

A. Une pâleur
B. Une agitation
C. Une cyanose
D. Une dysphagie
E. Un astérixis

Réponse : ABCE

3. 3. 4 DIVERS

S 89/6/1/ 67

Parmi les propositions suivantes qui concernent la définition et les conséquences du déficit ventilatoire obstructif, toutes sont justes sauf une. Indiquez laquelle:

A. Les résistances des voies aériennes sont (généralement) trouvées élevées
B. Le rapport VEMS/capacité vitale est 65% quel que soit l'âge
C. Le rapport VEMS/capacité vitale est 80% quel que soit l'âge
D. Les débits expiratoires à bas volume pulmonaire sont abaissés
E. La capacité vitale n'est pas abaissée dans les stades de début

Réponse : C

3. 4 INSUFFISANCE RESPIRATOIRE RESTRICTIVE

3. 4. 1 DÉFINITION

S 90/4/1/ 55

Le syndrome restrictif se définit par l'anomalie fonctionnelle respiratoire suivante:

A. Diminution de la capacité vitale
B. Diminution de la capacité pulmonaire totale
C. Diminution du VEMS
D. Baisse de la capacité de transfert du CO rapportée au volume alvéolaire
E. Baisse du débit expiratoire de pointe

Réponse : B

3. 4. 2 BIOLOGIE

S 88/5/1/ 11

Parmi les EFR suivantes, laquelle correspond à une insuffisance respiratoire restrictive pure? (VEMS= volume expiratoire maximum/sec; CV= capacité vitale; CRF= capacité résiduelle fonctionnelle; VRE= volume de réserve expiratoire). Valeurs normales en ml: VEMS= 3000;

CV= 4000; CRF= 2500; VRE = 1000.
A. VEMS = 4000; CV = 5000; CRF = 5000; VRE = 500
B. VEMS = 1500; CV = 2000; CRF = 1000; VRE = 500
C. VEMS = 2000; CV = 4000; CRF = 2000; VRE = 500
D. VEMS = 1500; CV = 3000; CRF = 1500; VRE = 1000
E. VEMS = 1000; CV = 3000; CRF = 3500; VRE = 2500

Réponse : B

3. 4. 3 ETIOLOGIES (FACTEURS DE RISQUE, TERRAIN)

M 85/4/2/ 82

Parmi les affections suivantes, citer celle(s) qui peu(ven)t déterminer un syndrome fonctionnel restrictif:

A. Fibrose interstitielle diffuse
B. Emphysème pan-lobulaire
C. Asthme à dyspnée continue
D. Epanchement pleural liquidien
E. Obésité

Réponse : ADE

M 85/7/2/ 82

Parmi les affections suivantes, quelle(s) est (sont) celle(s) qui peu(ven)t être responsable d'un syndrome restrictif?

A. Fibrose interstitielle diffuse
B. Bronchite chronique
C. Sarcoïdose
D. Scoliose
E. Asthme

Réponse : ACD

M 87/7/2/ 95

Un syndrome restrictif peut être lié à:

A. Sarcoïdose
B. Emphysème
C. Fibrose interstitielle diffuse, primitive
D. Asthme
E. Silicose

Réponse : ACE

M 88/4/2/ 94

Parmi les causes suivantes, quelle(s) est (sont) celle(s) qui peu(ven)t être responsable(s) d'une insuffisance respiratoire restrictive:

A. Emphysème centro-lobulaire
B. Spondylarthrite ankylosante
C. Complication pulmonaire d'un traitement par la Bléomycine
D. Crise d'asthme
E. Radiothérapie thoracique

Réponse : BCE

M 88/4/2/ 95

Parmi les affections suivantes, laquelle ou lesquelles peu(ven)t provoquer une insuffisance respiratoire chronique restrictive?

A. Obésité
B. Séquelles de thoracoplastie
C. Spondylarthrite ankylosante
D. Emphysème centro-lobulaire
E. Cyphoscoliose

Réponse : ABCE

3. 5 BRONCHOPATHIES CHRONIQUES

3. 5. 1 DÉFINITION

M 85/1/2/ 5

Parmi les définitions suivantes, celle qui correspond à la bronchite chronique (définitivement admise sur le plan international) est:

A. Toux et expectoration pendant 2 ans au moins
B. Expectoration et toux persistante pendant au moins 2 ans
C. Toux et expectoration pendant au moins 3 mois/an et pendant 2 ans consécutifs
D. Toux et expectoration persistante pendant 1 an
E. Toux persistante pendant 6 mois consécutifs et pendant 3 années consécutives

Réponse : C

M 91/6/2/ 9

La définition de la bronchite chronique fait intervenir:

A. Une toux chronique
B. Des anomalies radiologiques pulmonaires
C. Une expectoration chronique
D. Des râles sibilants aux bases
E. Un tabagisme supérieur à 20 paquets/année

Réponse : AC

3. 5. 2
PHYSIOPATHOLOGIE

S 87/5/1/ 19

L'hypertension artérielle pulmonaire dans l'insuffisance respiratoire chronique par bronchite chronique est liée à:

A. L'acidose respiratoire
B. La vasoconstriction pulmonaire hypoxémique
C. L'obstruction bronchique
D. La polyglobulie
E. L'hypercapnie

Réponse : B

M 89/3/2/ 29

Parmi les propositions suivantes qui concernent l'hypertension artérielle pulmonaire des bronchopneumopathies chroniques obstructives, laquelle (ou lesquelles) est (ou sont) exacte(s)?

A. Il s'agit d'une HTA pulmonaire généralement sévère (> ou = à 40 mmHg)
B. Il s'agit d'une HTA pulmonaire pré-capillaire
C. Le débit cardiaque est abaissé
D. L'HTA pulmonaire peut s'accentuer notablement lors des épisodes aigus
E. L'HTA pulmonaire a peu d'incidence pronostique

Réponse : BD

M 92/8/2/ 65

L'hypertension artérielle pulmonaire en cas de bronchite chronique peut être la conséquence de:

A. L'obstruction bronchique
B. La vasoconstriction artérielle pulmonaire
C. L'insuffisance ventriculaire droite
D. La polyglobulie
E. L'hypercapnie

Réponse : BD

3. 5. 3
CLINIQUE

M 89/5/2/ 52

Comment fait-on un diagnostic de bronchite chronique?

A. Par l'interrogatoire
B. Par l'exploration fonctionnelle respiratoire
C. Par la radiographie pulmonaire
D. Par la broncho-fibroscopie bronchique
E. Par le dosage de l'alpha 1 anti-trypsine sérique

Réponse : A

3. 5. 4
BIOLOGIE

M 85/7/2/ 80

Quels sont les deux germes que l'on retrouve le plus souvent dans les poussées de surinfection des bronchiteux chroniques?

A. Staphylocoque doré
B. Mycoplasma pneumoniae
C. Hemophilus influenzae
D. Klebsiella pneumoniae (Friedlander)
E. Pneumocoque

Réponse : CE

S 88/2/1/ 78

Lors d'une poussée de décompensation chez un bronchiteux chronique obstructif inhalant de l'air ambiant, quel est le résultat de la gazométrie du sang artériel le plus probable?

A. pH= 7,30; HCO3= 32 mmol/l; PaO2= 38,5 mmHg (5,0 Kpa); PaCO2= 61 mmHg (8,1Kpa)
B. pH= 7,45; HCO3= 25 mmol/l; PaO2= 40,0 mmHg (5,3 Kpa); PaCO2= 24 mmHg (3,1 Kpa)
C. pH= 7,42; HCO3= 14 mmol/l; PaO2= 52,0 mmHg (6,76 Kpa); PaCO2= 32 mmHg (4,2Kpa)
D. pH= 7,38; HCO3= 20 mmol/l; PaO2= 70 mmHg (9,1 Kpa); PaCO2= 38 mmHg (4,9 Kpa)
E. pH= 7,30; HCO3= 32 mmol/l; PaO2= 80 mmHg (10,6 Kpa); PaCO2= 61 mmHg (8,1 Kpa)

Réponse : A

S 89/2/1/ 58

Lors d'une poussée de décompensation grave chez un bronchiteux chronique obstructif inhalant de l'air ambiant, quel est le résultat de la gazométrie du sang artériel le plus probable?

A. pH: 7,42 - HCO3: 14 mmol/l - PaO2: 6,7 kPa (49 mmHg) - PaCO2: 4,2kPa (31 mmHg)
B. pH: 7,30 - HCO3: 32 mmol/l - PaO2: 10,6 kPa (77 mmHg) - PaCO2: 8,1kPa (59 mmHg)
C. pH: 7,30 - HCO3: 32 mmol/l - PaO2: 5 kPa (36 mmHg) - PaCO2: 8,1kPa (59 mmHg)
D. pH: 7,38 - HCO3: 20 mmol/l - PaO2: 9,1 kPa (66 mmHg) - PaCO2: 4,9kPa (36 mmHg)
E. pH: 7,42 - HCO3 : 25 mmol/l - PaO2: 5,3 kPa (39 mmHg) - PaCO2: 3,1kPa (23 mmHg)

Réponse : C

S 94/9/1/ 49

Concernant l'hypoxie observée au cours de la bronchite chronique obstructive avec emphysème centrolobulaire, l'hypoxie est la conséquence de:

A. Hypertension artérielle pulmonaire de type précapillaire
B. Réduction du lit capillaire
C. Inhomogéinité ventilatoire avec effet shunt
D. Effet espace mort
E. Diminution de la ventilation globale

Réponse : C

S 85/3/1/ 17

La bronchite chronique se traduit par une altération précoce de:

A. PaCO2
B. PaO2
C. pH
D. Saturation de l'hémoglobine en oxygène
E. Bicarbonates

Réponse : D

3. 5. 5 ETIOLOGIES (FACTEURS DE RISQUE, TERRAIN)

M 93/8/2/ 22

Parmi les facteurs de risque de bronchite chronique, on trouve:

A. Les déficits en hormones surrénales
B. La pollution atmosphérique par le monoxyde de carbone
C. Le tabac
D. Les déficits en IgE sécrétoires
E. Des professions exposées, telle celle de mineur ou travailleur du coton

Réponse : CE

3. 5. 6 EVOLUTION (PRONOSTIC, COMPLICATIONS)

M 88/5/2/ 33

La gravité d'une insuffisance respiratoire par bronchite chronique est liée à:

A. L'atteinte des grosses bronches
B. Un emphysème associé
C. L'atteinte bronchiolaire
D. L'existence d'une hypertension artérielle pulmonaire de type précapillaire
E. Un débit cardiaque élevé

Réponse : BD

S 89/5/1/ 17

Quel est le mécanisme principal responsable de l'apparition de l'hypertension artérielle pulmonaire au cours de la bronchite chronique?

A. Polyglobulie
B. Hypercapnie
C. Hypoxémie
D. Acidose
E. Rétention de bicarbonates sanguins

Réponse : C

M 89/4/2/ 6

La décompensation aiguë d'une insuffisance respiratoire chronique par bronchopathie chronique obstructive, peut être provoquée par:

A. Surinfection bronchique
B. Embolie pulmonaire
C. Prise de barbituriques
D. Oxygénothérapie massive
E. Prise de Théophylline

Réponse : ABCD

3. 5. 7 TRAITEMENTS

M 90/3/2/ 64

Que faut-il prescrire à un patient atteint de bronchite chronique au stade d'insuffisance respiratoire?

A. Vaccination antigrippale annuelle systématique
B. Mise en route d'une oxygénothérapie de longue durée dès que la SaO2 est inférieure à 95%
C. Traitement des foyers infectieux ORL et dentaires
D. Antibiothérapie systématique par ampicilline ou macrolides 3 jours par semaine en saison froide
E. Vaccination antipneumococcique annuelle systématique

Réponse : AC

M 91/4/2/ 4

Parmi les vaccinations suivantes laquelle ou lesquelles faut-il recommander à un sujet de 75 ans valide, porteur d'un bronchopathie chronique et vivant à domicile?

A. Vaccin antiméningococcique
B. Vaccin antigrippal
C. Vaccin antitétanique
D. BCG
E. Vaccin antipneumococcique

Réponse : BCE

3. 5. 8 DIVERS

M 85/4/2/ 15

Au cours du coeur pulmonaire chronique des bronchites chroniques obstructives, on observe:

A. Une hypertension artérielle pulmonaire
B. Une pression capillaire pulmonaire habituellement normale
C. Une hypoxémie habituellement inférieure à 70 mmHg
D. Un débit cardiaque élevé
E. Une constante déviation axiale droite de QRS à l'électrocardiogramme

Réponse : ABCD

S 90/2/1/ 73

Quel est le paramètre ventilatoire le plus précocement altéré dans la bronchite chronique?

A. Capacité vitale
B. VEMS
C. DEM (25-75)
D. Volume résiduel
E. Diffusion du CO

Réponse : C

M 94/8/1/ 77

La bronchite chronique:

A. Est le plus souvent d'origine tabagique
B. Est une grande pourvoyeuse d'insuffisance respiratoire
C. Se complique d'emphysème de type panlobulaire
D. Se complique d'anémie macrocytaire
E. S'accompagne toujours de manifestations radiologiques

Réponse : AB

3. 6
OXYGENOTHERAPIE
3. 6. 1
BIOLOGIE

S 91/5/1/ 1

Parmi les investigations suivantes, quelle est celle qui doit obligatoirement être réalisée avant une prescription d'oxygénothérapie au long cours:

A. Gaz du sang artériel
B. Etude de la saturation en O2 à la marche
C. Enregistrement de la saturation en O2 pendant le sommeil
D. Cathétérisme cardiaque droit
E. Echographie cardiaque

Réponse : A

3. 6. 2
INDICATIONS

M 88/6/2/ 48

Parmi les éléments suivants, lequel (ou lesquels) représente(nt) un critère d'indication à une oxygénothérapie au long cours:

A. Un VEMS inférieur à 1000 ml
B. Une PaO2 inférieure à 55 mmHg en état stable
C. Une dyspnée d'effort majeure (1/2 étage)
D. Un rapport VEMS/CV inférieur à 30%
E. La notion de 2 poussées d'insuffisance respiratoire aiguë en moins d'un an

Réponse : B

M 93/8/2/ 49

Parmi les éléments suivants, lequel ou lesquels représente(nt) un critère valable d'oxygénothérapie au long cours?

A. VEMS inférieur à 1 000 ml
B. PaO2 stable inférieure à 55 mmHg (7,3 k Pascal)
C. Existence d'une hypertension artérielle pulmonaire
D. Existence d'une polyglobulie
E. Notion de 2 poussées d'insuffisance respiratoire aiguë en moins d'un an

Réponse : BD

4
ASTHME
4. 1
ASTHME
4. 1. 1
EPIDÉMIOLOGIE

M 90/5/2/107

Quelles sont parmi les propositions suivantes concernant l'épidémiologie de l'asthme, celles qui sont exactes?

A. La prévalence de l'asthme chez l'adulte est supérieure à 10%
B. Dans une population d'enfants, l'asthme est plus fréquent chez la fille que chez le garçon
C. La mortalité par asthme est de 1 pour 100 000 habitants et par an
D. Des épidémies d'asthme sont possibles si un allergène est rejeté massivement dans l'atmosphère
E. L'exposition passive au tabagisme augmente l'incidence de l'asthme

Réponse : DE

4. 1. 2
PHYSIOPATHOLOGIE

M 89/6/2/ 91

Au cours d'une crise d'asthme paroxystique isolée, les composantes réversibles de l'obstruction bronchique comportent:

A. Bronchospasme
B. Inflammation de la muqueuse
C. Fibrose péribronchiolaire
D. Hypersecrétion bronchique
E. Rigidité alvéolaire

Réponse : ABD

4. 1. 3
CLINIQUE

M 85/1/2/ 87

Dans une crise d'asthme simple de l'adulte, on observe:

A. Une dyspnée expiratoire
B. Un début habituellement aigu
C. Des râles sibilants
D. Une irrégularité du rythme respiratoire
E. Une fréquence respiratoire inférieure à 8/mn

Réponse : ABC

S 88/1/1/ 76

Au cours de l'état de mal asthmatique, on observe volontiers tous les éléments suivants, sauf un lequel?

A. Un pouls paradoxal
B. Une cyanose
C. Un épuisement musculaire
D. Une augmentation des sibilants
E. Des signes d'encéphalopathie respiratoire

Réponse : D

M 88/5/2/ 30

Un asthme à dyspnée continue se manifeste par:

A. L'absence de crises de dyspnée paroxystiques
B. Une dyspnée d'effort
C. Une expectoration souvent surinfectée
D. Un syndrome obstructif peu réversible
E. L'évolution vers une insuffisance respiratoire chronique

Réponse : ABDE

S 88/6/1/ 79

Au cours de l'état de mal asthmatique, on observe volontiers tous les éléments suivants, sauf un lequel?

A. Des troubles de la conscience
B. Une polypnée
C. Une expectoration abondante
D. Une diminution diffuse du murmure vésiculaire
E. Des signes de coeur pulmonaire aigu

Réponse : C

S 89/3/1/ 24

La réponse asthmatique immédiate survient dans le délai suivant:

A. 1 à 3 minutes
B. 2 à 4 heures
C. 1 à 3 jours
D. Tous les délais cités ci-dessus sont possibles
E. Aucun de ces délais n'est exact

Réponse : A

M 89/7/2/120

Un asthmatique allergique aux acariens fait une crise d'asthme paroxystique typique, qui se manifeste par:

A. Dyspnée expiratoire
B. Sibilants diffus
C. Fièvre à 38°5
D. Point de côté thoracique
E. Toux

Réponse : ABE

M 91/2/2/ 38

Au cours de l'état de mal asthmatique, quel(s) est (sont) le(s) signe(s) de gravité?

A. Un pouls paradoxal
B. Une cyanose
C. Une augmentation du murmure vésiculaire
D. Un épuisement musculaire
E. Des signes d'encéphalopathie respiratoire

Réponse : ABDE

M 91/5/2/ 15

Les arguments cliniques qui orientent vers le diagnostic d'asthme allergique à un pneumallergène comportent:

A. Disparition des crises en altitude (supérieur à 1000 m)
B. Apparition de l'asthme lors d'un effort effectué à l'air froid
C. Déclenchement de l'asthme par une infection virale
D. Réapparition de l'asthme et d'une rhino-conjonctivite au début de l'été
E. Déclenchement des crises d'asthme par la prise d'anti-inflammatoire non stéroïdiens

Réponse : AD

M 93/9/2/ 67

Au cours d'une crise d'asthme, on peut considérer comme signe(s) de gravité:

A. Le caractère expiratoire de la dyspnée
B. Un pouls paradoxal
C. Des râles sibilants
D. Une accélération de la fréquence respiratoire supérieure à 30/min
E. Une cyanose

Réponse : BDE

4. 1. 4 BIOLOGIE

S 88/7/1/ 37

Quel est parmi les moyens para-cliniques ci-après le premier à mettre en oeuvre pour démontrer une hypersensibilité réaginique à un pneumallergène au cours de l'asthme?

A. Dosage des IgE spécifiques
B. Prick-test cutané
C. Test de dégranulation des basophiles humains (TDBH)
D. Test de provocation par inhalation
E. Test de transformation lymphoblastique aux pneumallergènes

Réponse : B

4. 1. 5 FORMES CLINIQUES

S 85/3/1/ 56

Un asthmatique présente depuis quelques mois une obstruction nasale et une anosmie. Quelle affection doit-on suspecter?

A. Une infection rhinosinusienne
B. Une tumeur de la tache olfactive
C. Une polypose nasosinusienne
D. Un trouble neurologique central
E. Aucune des affections précédentes

Réponse : C

S 88/3/1/ 88

L'asthme par intolérance à l'aspirine associe tous les éléments suivants sauf un. Lequel?

A. Asthme sévère d'apparition tardive
B. Polypose nasale
C. Atteinte sinusienne associée
D. Elévation constante des IgE
E. Intolérance croisée avec les anti-inflammatoires non stéroïdiens

Réponse : D

4. 1. 6 ETIOLOGIES (FACTEURS DE RISQUE, TERRAIN)

M 86/7/2/ 61

Parmi les polluants atmosphériques suivants, quels sont (quel est) ceux (celui) qui ne déclenche(nt) pas d'asthme?

A. Les vapeurs d'isocyanates
B. Les poussières de laine
C. L'aspergillus fumigatus
D. Les vapeurs de plomb
E. Les enzymes protéolytiques

Réponse : D

M 87/4/2/ 76

Parmi les médicaments suivants, indiquez celui (ceux) formellement contre-indiqué(s) chez un asthmatique:

A. Cycline
B. Bêta-bloquant
C. Atropine
D. Inhibiteur calcique
E. Inhibiteur de l'enzyme de conversion de l'angiotensine

Réponse : B

M 90/1/2/120

Une crise d'asthme peut être déclenchée par:

A. Des bêtalactamines
B. Des bêtamimétiques
C. Une atmosphère chaude et humide
D. Un effort
E. L'aspirine

Réponse : ADE

M 90/3/2/ 62

L'asthme par intolérance à l'aspirine:

A. Est un asthme sévère, souvent corticodépendant
B. Est également déclenché par les anti-inflammatoires non stéroïdiens
C. Est associé à une polypose nasale
D. Est d'origine allergique
E. Peut être traité par désensibilisation

Réponse : ABC

M 90/6/2/ 70

Parmi les polluants atmosphériques suivants, quels sont ceux qui peuvent déclencher un asthme?

A. Les vapeurs d'isocyanates
B. La poussière de maison
C. L'Aspergillus fumigatus
D. L'oxyde de carbone
E. Le SO2

Réponse : ABCE

M 93/8/2/ 23

Un asthme peut être aggravé par l'administration de:

A. Aspirine
B. Macrolide
C. Indométhacine
D. Bêta-bloquant en collyre
E. Bêta-bloquant par voie générale

Réponse : ACDE

4. 1. 7 BILAN ÉTIOLOGIQUE

M 86/3/2/ 3

Certains arguments cliniques orientent vers le diagnostic d'asthme allergique à un pneumallergène inhalé. Lequel ou lesquels?

A. Disparition des crises en altitude (supérieur à 1000 m)
B. Apparition de l'asthme lors d'un effort effectué à l'air froid
C. Déclenchement de l'asthme par une infection virale
D. Réapparition de l'asthme et d'une rhino-conjonctivite à la même période de l'année
E. Déclenchement des crises d'asthme par la prise d'antalgiques

Réponse : AD

M 87/7/2/ 98

Pour identifier l'allergène responsable d'une crise d'asthme chez un sujet allergique on peut s'aider:

A. De l'interrogatoire
B. Du dosage des IgE totales
C. Du dosage des IgE spécifiques
D. De tests cutanés
E. D'un test de provocation spécifique par inhalation

Réponse : ACDE

4. 1. 8 EVOLUTION (PRONOSTIC, COMPLICATIONS)

M 86/2/2/ 42

Quel(s) est ou (sont) parmi ces états pathologiques celui ou (ceux) qui est ou (sont) susceptible(s) de venir compliquer une crise d'asthme chez l'enfant:

A. Etat de mal
B. Emphysème sous-cutané
C. Pneumothorax
D. Pneumomédiastin
E. Infection bronchique

Réponse : ABCDE

M 87/3/2/102

Parmi les éléments ci-après, quel(s) est (sont) celui (ceux) qui représente(nt) un (des) critère(s) de gravité chez un asthmatique?

A. Un syndrome spirométrique obstructif non réversible sous sympathomimétiques
B. Des IgE spécifiques anti-acariens classe IV
C. Une déformation thoracique
D. Des crises quotidiennes
E. Des tests cutanés allergologiques phlycténulaires

Réponse : ACD

M 87/4/2/ 77

On doit craindre une évolution sévère de la maladie asthmatique en cas d':

A. Asthme pollinique
B. Asthme avec polypose nasale
C. Asthme avec intolérance respiratoire à l'aspirine
D. Asthme associé à une angéïte nécrosante
E. Asthme lié à la prise de médicaments bêta-bloquants

Réponse : D

S 88/3/1/ 15

Quelle est la complication la plus souvent observée chez un asthmatique?

A. Pneumothorax
B. Insuffisance cardiaque droite
C. Insuffisance respiratoire chronique
D. Surinfection broncho-pulmonaire
E. Etat de mal asthmatique

Réponse : D

M 88/6/2/ 43

Quelle(s) complication(s) peut-on redouter au cours d'un état de mal asthmatique:

A. Une défaillance cardiaque
B. Une mort subite
C. Une grande poussée hypertensive
D. Un oedème pulmonaire cardiogénique
E. La survenue d'un pneumothorax

Réponse : ABE

M 90/3/2/ 63

Quels sont les critères de gravité d'un asthme?

A. Taux très élevé d'IgE spécifiques anti-acariens
B. Débit de pointe restant abaissé entre les crises
C. Tests cutanés allergologiques phlycténulaires
D. Association avec des manifestations ORL
E. Dyspnée d'effort entre les crises

Réponse : BE

M 90/3/2/ 67

Une attaque d'asthme peut se compliquer de:

A. Pneumothorax
B. Pneumomédiastin
C. Infiltrat pulmonaire
D. Fracture de côte
E. Mort subite

Réponse : ABCDE

M 90/7/2/ 91

Quelles sont les causes possibles d'un état de mal asthmatique ?

A. Accident de désensibilisation
B. Abus de sympathomimétiques
C. Prise d'aspirine ou d'anti-inflammatoire non stéroïdien
D. Infection virale
E. Sevrage brutal d'une corticothérapie au long cours

Réponse : ACDE

M 92/9/2/ 80

Les complications aiguës de l'asthme comportent:

A. Mort subite
B. Pneumothorax
C. Etat de mal asthmatique
D. Oedème aigu du poumon
E. Pneumomédiastin

Réponse : ABE

M 94/9/2/ 24

Une attaque d'asthme peut se compliquer de:

A. Pneumothorax
B. Pneumomédiastin
C. Trouble du rythme cardiaque
D. Paralysie phrénique
E. Mort subite

Réponse : ABCE

4. 1. 9 TRAITEMENTS

S 85/7/1/114

La prescription la plus adaptée à une crise d'asthme comporte :

A. Les bêta 2 sympathomimétiques en aérosol doseur
B. L'Adrénaline en injection sous-cutanée
C. Une injection IV de corticoïdes
D. Une inhalation de cromoglycate de sodium
E. Une injection IV de Théophylline

Réponse : A

M 87/2/1/116

Les résistances bronchiques, chez l'asthmatique, sont diminuées par:

A. Propranolol (AVLOCARDYL*)
B. Morphine
C. Acétylcholine
D. Isoprénaline (ISUPREL*)
E. Terbutaline (BRICANYL*)

Réponse : DE

M 90/2/2/ 80

Quelle(s) thérapeutique(s) proposez-vous en cas d'asthme peu sévère chez un sujet jeune?

A. Prescription de bêta mimétiques en spray
B. Eviction de l'antigène
C. Cure des foyers infectieux ORL
D. Corticothérapie par voie générale
E. Antibiothérapie systématique en cures prolongées

Réponse : ABC

M 90/4/2/ 67

Le relâchement de la musculature lisse bronchique s'obtient par:

A. Blocage des récepteurs muscariniques
B. Stimulation des récepteurs bêta 2-adrénergiques
C. Activation des récepteurs sérotoninergiques
D. Administration de cromoglycate disodique (LOMUDAL*)
E. Prise de théophylline

Réponse : ABE

S 91/4/1/ 6

Parmi les médicaments suivants, lequel est contre-indiqué chez l'insuffisant coronarien asthmatique?

A. Nifédipine (ADALATE*)
B. Trinitrine
C. Propranolol (AVLOCARDYL*)
D. Amiodarone (CORDARONE*)
E. Dinitrate d'isosorbide (RISORDAN*)

Réponse : C

M 91/1/2/ 48

Parmi les propositions suivantes, cochez celle(s) qui correspond(ent) au salbutamol. Le salbutamol (VENTOLINE*):

A. Est un bloquant alpha adrénergique
B. Provoque un relâchement de la musculature lisse bronchique
C. Provoque une bradycardie
D. Est utilisé dans le traitement de l'asthme
E. Est un vasoconstricteur

Réponse : BD

M 91/4/1/ 92

En cas de crise d'asthme prolongée, résistant à VENTOLINE* spray doseur, chez un suje jeune vous pouvez proposer:

A. Injection de Terbutaline (BRICANYL*)
B. Solution de Salbutamol (VENTOLINE*) en nébulisation (aérosol)
C. Corticothérapie injectable
D. Cromoglycate disodique (LOMUDAL*)
E. Antihistaminiques par voie orale

Réponse : ABC

M 91/7/2/ 68

Dans le traitement de l'asthme à dyspnée continue, survenant chez un homme de 50 ans, les prescriptions suivantes, peuvent être utiles:

A. Théophylline
B. Sympathomimétique
C. Corticoïde
D. Désensibilisation
E. Kinésithérapie respiratoire

Réponse : ABCE

S 92/8/1/ 13

Parmi les propriétés suivantes des bronchodilatateurs de type bêtamimétique laquelle est fausse?

A. Leur efficacité par voie d'aérosol est rapide
B. Ils ont une action synergique avec les dérivés xanthiques
C. Leur action par voie d'aérosol est diminuée en cas de bronchorrhée
D. Ils sont contre-indiqués de façon absolue en cas d'insuffisance cardiaque
E. Ils peuvent induire des tremblements des extrémités

Réponse : D

S 93/8/1/ 39

Quel est l'effet recherché lors du traitement de l'asthme par VENTOLINE* (salbutamol)?

A. Levée du bronchospasme par stimulation adrénergique
B. Levée du bronchospasme par inhibition de la composante vagale
C. Levée du bronchospasme par relaxation directe du muscle lisse
D. Inhibition de la composante inflammatoire
E. Stimulation respiratoire par augmentation de la sensibilité des centres bulbaires au CO2

Réponse : A

4. 1.10 DIVERS

M 85/5/2/ 7

Chez l'asthmatique jeune au cours d'une crise sévère, on rencontre habituellement:

A. Une diminution de la capacité pulmonaire totale
B. Une diminution du volume expiratoire maximum seconde
C. Une hypoxémie artérielle au repos
D. Une régression du syndrome obstructif après inhalation d'un aérosol bêta mimétique
E. Une diminution des résistances des voies aériennes

Réponse : BCD

M 88/2/2/ 95

Parmi les éléments ci-après, indiquez celui ou ceux qui représen-te(nt) un ou des critères de gravité chez un malade asthmatique:

A. Des tests cutanés allergologiques phlycténulaires
B. Un syndrome spirométrique obstructif non réversible sous sympathomimétiques
C. Un taux très élevé d'IgE spécifiques anti-pollen (classe IV)
D. L'association avec des manifestations allergiques
E. Une déformation thoracique en carène

Réponse : BE

M 88/6/2/102

Concernant l'asthme, indiquez quelle(s) proposition(s) est (sont) exacte(s):

A. On retrouve toujours un élément allergique
B. Il existe toujours une inflammation de la muqueuse associée au bronchospasme
C. La crise est provoquée par une hypertonie sympathique au niveau des récepteurs bêta
D. On retrouve en général une hyperréactivité bronchique non spécifique
E. La crise est souvent provoquée par une dégranulation des macrophages

Réponse : D

M 90/4/2/ 16

Quels sont les deux principaux examens permettant, chez un asthmatique, l'identification d'allergènes?

A. Test d'inhibition de la migration des macrophages
B. Tests cutanés
C. Recherche des IgE totales
D. Recherche des IgE spécifiques
E. Dosage du complément total

Réponse : BD

M 90/1/2/ 81

L'asthme apparu chez l'enfant avant 5 ans:

A. Est souvent d'origine allergique
B. Peut disparaître à la puberté
C. Est couramment précédé ou accompagné d'autres manifestations atopiques
D. Peut entraîner des déformations thoraciques
E. Est très souvent cortico-dépendant

Réponse : ABCD

M 90/6/2/ 65

Parmi les groupes pharmacologiques suivants, cochez celui (ou ceux) qui est (sont) contre-indiqué(s) chez l'asthmatique:

A. Les stimulants bêta adrénergiques
B. Les anticholinestérasiques
C. Les sympathomimétiques
D. Les parasympatholytiques
E. Les bloquants bêta adrénergiques

Réponse : BE

M 94/9/2/ 55

Après exposition allergénique chez un asthmatique:

A. Peut survenir une réaction asthmatique immédiate
B. Peut survenir une réaction asthmatique débutant 4h à 10h après la réaction immédiate et durant plus de 12h
C. Peut survenir une réaction asthmatique tardive isolée
D. On peut observer une aggravation transitoire de l'hyper-réactivité bronchique
E. Peut survenir un asthme aigu

Réponse : ADE

4. 1.11 EFFETS SECONDAIRES

M 88/2/1/119

Le salbutamol administré par voie IV, peut donner comme effet(s) secondaire(s):

A. Tachycardie
B. Bronchospasme
C. Sédation
D. Mydriase
E. Hyperglycémie

Réponse : AE

4. 1.12 DIVERS

M 87/2/2/ 4

Le salbutamol (VENTOLINE*):

A. Peut être la cause d'un tremblement musculaire
B. N'a aucune action cardiaque
C. Est efficace en spray
D. Est ocytocique
E. Stimule les récepteurs bêta 2

Réponse : ACE

4. 2 THEOPHILLINE

4. 2. 1 DIVERS

M 85/2/2/ 18

Parmi les propositions suivantes, laquelle (ou lesquelles) est (ou sont) vraie(s)? La théophylline:

A. Est une base xanthique
B. Antagonise compétitivement la bronchoconstriction induite par l'histamine
C. Inhibe la libération des catécholamines
D. Possède des propriétés diurétiques
E. A une action spasmolytique sur le muscle lisse

Réponse : ADE

4. 2. 2 EFFETS SECONDAIRES

S 88/2/1/ 40

La théophylline présente une potentialité toxique redoutée, notamment chez l'enfant. Indiquer laquelle?

A. Syndrome dépressif
B. Etat convulsif
C. Etat de mal asthmatique
D. Diarrhée incoercible
E. Vomissements

Réponse : B

M 90/5/2/104

Les effets secondaires de la théophylline sont :

A. Tremblements
B. Insomnie
C. Nausées
D. Convulsions
E. Dermatose bulleuse

Réponse : ABCD

4. 2. 3 DIVERS

M 86/3/2/ 17

Parmi les propositions suivantes, laquelle(ou lesquelles) est (sont) vraie(s)? La clairance de la Théophylline:

A. Augmente chez le fumeur
B. Augmente chez l'insuffisant hépatique
C. Diminue lorsqu'elle est associée à la Cimétidine (TAGAMET*)
D. Augmente lorsqu'elle est associée aux macrolides
E. Est en général plus élevée chez l'enfant que chez l'adulte

Réponse : ACE

M 86/5/2/ 31

On ne doit pas associer, sans précaution particulière, à la Théophylline:

A. Erythromycine
B. Doxycycline
C. Cimétidine
D. Dérivés de l'ergot de seigle
E. Pénicillines

Réponse : AC

M 90/3/2/ 59

Parmi les médicaments ou familles de médicaments suivants, lesquels peuvent entraîner un surdosage en théophylline lorsqu'ils sont associés à la théophylline:

A. Macrolides (TAO*: troléandomycine)
B. Les Barbituriques
C. La Cimétidine (TAGAMET*)
D. La diphénylhydantoïne (DIHYDAN*)
E. Les sympathomimétiques bêta 2

Réponse : AC

4. 2. 4 EFFETS PHARMACOLOGIQUES

M 90/6/2/118

Parmi les propriétés suivantes, laquelle ou lesquelles peu(ven)t être attribuée(s) à la théophylline:

A. Diurétique
B. Antiangineux
C. Stimulant central
D. Mydriatique
E. Spasmolytique

Réponse : ACE

5 PATHOLOGIE DE LA PLEVRE

5. 1 PLEURESIE

5. 1. 1 DÉFINITION

M 86/3/2/ 73

Un transsudat est un liquide pleural:

A. Pauvre en protéines (inférieur à 30 grammes par litre)
B. Riche en polynucléaires neutrophiles
C. Accompagnant le plus souvent une insuffisance cardiaque droite
D. Révélateur d'une affection tumorale bénigne sous-pleurale
E. De coloration jaune clair

Réponse : AE

5. 1. 2 CLINIQUE

M 87/7/2/ 97

Au cours d'un épanchement pleural liquidien on peut observer:

A. Une abolition des vibrations vocales
B. Une matité d'un hémithorax
C. Une hypersonorité
D. Un souffle tubaire
E. Une diminution du murmure vésiculaire

Réponse : ABE

5. 1. 3 BIOLOGIE

M 86/6/2/ 83

Le liquide d'une pleurésie liée à une insuffisance ventriculaire gauche, contient:

A. De nombreuses hématies
B. De nombreux polynucléaires neutrophiles altérés
C. Un taux élevé d'acide hyaluronique
D. Un taux élevé d'amylase
E. Un taux de protéines inférieur à 30g/litre

Réponse : E

M 89/6/2/ 93

La découverte au cours d'une pleurésie séro-fibrineuse d'un liquide contenant plus de 90 % de lymphocytes oriente vers:

A. Une pleurésie tuberculeuse
B. Une pleurésie accompagnant une embolie pulmonaire
C. Une pleurésie d'un lymphome non Hodgkinien
D. Une pleurésie cirrhotique
E. Une pleurésie cardiaque

Réponse : AC

5. 1. 4 IMAGERIE

M 86/5/2/ 87

Le diagnostic radiologique d'épanchement pleural isolé de la grande cavité est compatible avec:

A. Une opacité homogène
B. Un bronchogramme aérien au sein de l'opacité
C. Un effacement de la coupole diaphragmatique
D. Une attraction du médiastin du côté de l'opacité
E. Une limite supérieure concave vers le haut

Réponse : ACE

M 89/2/2/101

Parmi les signes suivants, le(s)quel(s) appartien(nen)t à la sémiologie radiologique d'une pleurésie de la grande cavité?

A. Opacité homogène
B. Opacité à limite supérieure concave en haut et en dedans
C. Ligne bordante axillaire
D. Hyperclarté du parenchyme pulmonaire homolatéral
E. Image de bronchogramme aérique

Réponse : ABC

M 90/4/2/ 71

Pour dépister un petit épanchement pleural non visible à la radio du thorax de face, on peut avoir recours à:

A. Radio de thorax de profil
B. Echographie pleurale
C. Radio de thorax de face en décubitus latéral
D. Tomodensitométrie thoracique
E. Scintigraphie pulmonaire de perfusion

Réponse : ABCD

M 92/9/1/100

L'opacité d'une pleurésie de la grande cavité:

A. Siège à la base
B. A une limite supérieure concave en haut et en dehors
C. Est systématisée
D. Est rétractile
E. Peut s'accompagner d'un refoulement du médiastin

Réponse : AE

5. 1. 5 FORMES CLINIQUES

M 89/2/2/ 99

La nature tuberculeuse d'une pleurésie est évoquée devant:

A. Un liquide pleural contenant moins de 30g de protides par litre
B. Un liquide pleural contenant plus de 10% de cellules mésothéliales
C. Un liquide pleural contenant plus de 10% de cellules éosinophiles
D. Un liquide pleural contenant plus de 90% de lymphocytes
E. Un liquide hémorragique

Réponse : D

M 90/2/2/ 81

Devant une pleurésie, on peut retenir en faveur d'un épanchement de grande abondance:

A. Hypertension artérielle systémique
B. Tachycardie à 120/min
C. Déplacement du médiastin du côté sain
D. Fréquence respiratoire à 13 par minute
E. Pincement des arcs costaux du côté de l'épanchement

Réponse : BC

5. 1. 6 ETIOLOGIES (FACTEURS DE RISQUE, TERRAIN)

M 86/5/2/ 4

L'existence d'épanchements pleuraux associés à des oedèmes surviennent fréquemment en cas de:

A. Syndrome néphrotique primitif
B. Atteinte polyviscérale du lupus érythémateux disséminé
C. Néphropathie interstitielle
D. Insuffisance rénale débutante
E. Myocardiopathie hypertensive avec insuffisance cardiaque

Réponse : ACE

M 87/5/2/ 98

Lors d'un épanchement pleural contenant moins de 30 g/l de protéines, on évoque en priorité deux diagnostics; lesquels?

A. Pleurésie tuberculeuse
B. Pleurésie cardiaque
C. Pleurésie purulente
D. Pleurésie cirrhotique
E. Pleurésie pancréatique

Réponse : BD

M 88/1/2/100

A l'origine d'un transsudat pleural on peut retrouver:

A. Insuffisance ventriculaire droite isolée
B. Insuffisance ventriculaire gauche isolée
C. Embolie pulmonaire
D. Cancer du poumon avancé
E. Myxoedème

Réponse : B

S 90/6/1/ 64

Parmi les étiologies suivantes, une n'est pas classiquement reconnue comme cause d'une pleurésie chez l'adulte. Laquelle?

A. Virose
B. Embolie pulmonaire
C. Sarcoïdose
D. Tumeur bénigne de l'ovaire
E. Pancréatite chronique

Réponse : C

M 90/6/2/ 67

Chez un malade présentant un épanchement pleural contenant plus de 40 g/l de protides, quel(s) diagnostic(s) évoque-t-on en priorité?

A. Tuberculose pleurale
B. Insuffisance cardiaque droite
C. Insuffisance cardiaque gauche
D. Cirrhose hépatique
E. Cancer pleural

Réponse : AE

M 90/6/2/115

Quelles sont les affections sous diaphragmatiques susceptibles d'occasionner une pleurésie?

A. Cirrhose du foie en décompensation
B. Faux kyste du pancréas
C. Abcès sous phrénique
D. Tumeur bénigne de l'ovaire
E. Ulcère duodénal non compliqué

Réponse : ABCD

M 91/2/2/ 17

Au cours d'un épanchement pleural, une biopsie pleurale, permet d'établir dans plus de la moitié des cas le diagnostic dans les situations suivantes:

A. Faux kyste pancréatique
B. Connectivite
C. Tuberculose pleurale
D. Cancer secondaire de la plèvre
E. Mésothéliome pleural malin

Réponse : CDE

M 92/8/1/ 77

Une pleurésie contentant 35 g/l de protéines peut être due à:

A. Une pneumonie
B. Une embolie pulmonaire
C. Une chlamydiose
D. Une maladie rhumatoïde
E. Une pancréatite

Réponse : ABCDE

5. 1. 7 BILAN ÉTIOLOGIQUE

S 87/6/1/ 19

En présence d'une pleurésie séro-fibrineuse, quel est l'examen le plus sensible pour assurer le diagnostic étiologique?

A. Recherche directe du BK dans les sécrétions bronchiques
B. Recherche directe de BK dans le liquide pleural
C. Dosage de l'acide hyaluronique dans le liquide pleural
D. Biopsie pleurale à l'aiguille
E. Examen cytologique du liquide pleural

Réponse : D

M 89/1/1/112

Devant un épanchement pleural exsudatif, dont la cause n'a pas été retrouvée malgré 2 biopsies pleurales et qui persiste à se renouveler au cours des 2 mois suivants chez un homme de 50 ans, on doit en règle proposer:

A. Un traitement corticoïde
B. Un traitement anti-tuberculeux d'épreuve
C. Un traitement diurétique d'épreuve
D. Un drainage pleural continu
E. Une pleuroscopie

Réponse : E

M 89/6/2/ 94

La découverte d'un taux de protides inférieur à 30 g/l dans un liquide pleural permet de rattacher cet épanchement à:

A. Une insuffisance cardiaque
B. Une métastase d'un cancer du foie
C. Une insuffisance rénale
D. Une tumeur bénigne de l'ovaire
E. Une pancréatite chronique

Réponse : ACD

5. 1. 8
TRAITEMENTS

M 88/1/2/102

Le traitement d'une pleurésie purulente, vue au début, sans anomalie des gaz du sang, peut faire appel à:

A. Un drainage pleural
B. Des ponctions-lavages de plèvre
C. Une décortication chirurgicale
D. Une antibiothérapie par voie locale
E. Une antibiothérapie par voie générale

Réponse : ABDE

M 89/4/2/ 90

Une ponction pleurale évacuatrice est indiquée en urgence dans un épanchement pleural de grande abondance, quand il s'accompagne d'un ou plusieurs des signes suivants:

A. Collapsus cardio-vasculaire
B. Cyanose
C. Polypnée
D. Fièvre
E. Douleur thoracique

Réponse : ABC

5. 1. 9
DIVERS

M 86/2/2/ 23

Les pleurésies tumorales:

A. Représentent la cause la plus fréquente des pleurésies hémorragiques non traumatiques
B. Sont, lorsqu'elles sont primitives, souvent liées à une exposition à l'amiante
C. Nécessitent, pour une certitude diagnostique, un examen histologique de la plèvre
D. Sont souvent localisées aux petites scissures pleurales
E. Sont le plus souvent de type adénocarcinome quand elles sont secondaires

Réponse : ABCE

M 87/2/2/ 93

Une pleurésie sérofibrineuse avec un taux de protides supérieur à 30 g/l peut résulter:

A. D'une insuffisance cardiaque gauche
B. D'une métastase pleurale
C. D'un infarctus pulmonaire
D. D'une cirrhose avec ascite
E. D'une tuberculose pleurale

Réponse : BCE

S 87/5/1/ 91

Devant une abolition du murmure vésiculaire, des vibrations vocales, une matité du côté gauche avec à la radiographie un hémithorax gauche entièrement opaque et un médiastin dévié à droite, que faut-il faire en premier lieu?

A. Cliché du thorax en décubitus latéral
B. Tomographies pulmonaires de face
C. Ponction pleurale
D. Fibroscopie bronchique
E. Scintigraphie pulmonaire

Réponse : C

5. 2
PNEUMOTHORAX
5. 2. 1
CLINIQUE

M 86/1/2/ 80

Chez un sujet jeune consultant pour une douleur thoracique droite brutale, vous évoquez un pneumothorax sur:

A. Poumon droit hypersonore
B. Abolition du murmure vésiculaire à droite
C. Augmentation des vibrations vocales
D. Diminution de l'ampliation thoracique droite
E. Wheezing

Réponse : ABD

S 86/2/1/104

Quel est le signe qui n'appartient pas au pneumothorax bénin?

A. Toux
B. Expectoration
C. Dyspnée
D. Douleur
E. Tympanisme

Réponse : B

S 91/3/1/ 57

Tous les éléments suivants peuvent être observés lors d'un pneumothorax sauf un, lequel?

A. Douleur hémithoracique brutale
B. Hypotension artérielle
C. Souffle pleurétique
D. Bloc de branche droit aigu
E. Hypocapnie avec alcalose respiratoire

Réponse : C

5. 2. 2
IMAGERIE

S 90/6/1/ 63

Toutes les propositions suivantes concernant le pneumothorax sont vraies, sauf une, laquelle?

A. Il réalise une hyperclarté thoracique
B. Le poumon rétracté est visible au niveau du hile
C. Le pneumothorax est mieux visible en inspiration qu'en expiration
D. Il ne peut être visible qu'au sommet
E. Abondant, il refoule le médiastin du côté opposé

Réponse : C

5. 2. 3
ETIOLOGIES
(FACTEURS DE RISQUE, TERRAIN)

S 85/6/1/113

La cause la plus fréquente de pneumothorax spontané est:

A. Le cancer primitif de la plèvre
B. La rupture de bulle d'emphysème sous-pleural
C. La tuberculose pulmonaire
D. Les malformations bronchiques
E. Aucune de ces anomalies

Réponse : B

S 86/2/1/ 12

Indiquez, parmi les suivantes, la cause la plus fréquente de pneumothorax chez l'adulte jeune:

A. La rupture d'une caverne tuberculeuse
B. La rupture d'une bulle d'emphysème sous-pleurale
C. La pneumopathie aiguë virale
D. Une embolie pulmonaire
E. La sarcoïdose

Réponse : B

5. 2. 4
EVOLUTION
(PRONOSTIC, COMPLICATIONS)

M 85/3/2/ 21

Un pneumothorax est mal supporté si:

A. Il survient chez un adulte jeune
B. Il est "à soupape"
C. Il survient sur une maladie de Marfan
D. Il existe une insuffisance respiratoire préalable
E. Il s'agit d'une récidive

Réponse : BD

M 86/6/2/ 26

L'évolution d'un pneumothorax idiopathique de l'adulte jeune vers une forme compressive se traduit par:

A. L'apparition d'une tachycardie
B. Un déplacement médiastinal à la radiographie
C. L'aggravation de la dyspnée
D. Une aggravation de la douleur
E. Une dyspnée laryngée

Réponse : ABC

5. 2. 5
TRAITEMENTS

S 85/2/1/ 7

Devant la survenue pour la première fois, chez un adulte jeune, d'un pneumothorax spontané avec moignon pulmonaire rétracté au médiastin, indiquez la conduite à proposer:

A. Ponction pleurale
B. Drainage pleural
C. Pleuroscopie avec talcage
D. Thoracotomie pour création d'une symphyse pleurale
E. Abstention sous surveillance

Réponse : B

S 89/4/1/ 25

Quelle attitude thérapeutique proposez-vous en urgence pour le traitement d'un pneumothorax spontané de la grande cavité, responsable d'une décompensation respiratoire, chez un insuffisant respiratoire chronique?

A. Drainage pleural
B. Thoracotomie avec avivement pleural
C. Exsufflation à l'aiguille
D. Ventilation assistée avec pression positive de fin d'expiration
E. Surveillance médicale simple

Réponse : A

6
EMBOLIE PULMONAIRE
6. 1
EMBOLIE PULMONAIRE
6. 1. 1
PHYSIOPATHOLOGIE

M 86/7/2/ 57

Dans une embolie pulmonaire le thrombus peut provenir:

A. Du coeur droit
B. Du coeur gauche
C. Des veines du membre supérieur
D. De la veine cave inférieure
E. De la veine mésentérique supérieure

Réponse : ACD

M 94/9/2/ 32

Le point de départ d'une embolie pulmonaire peut être:

A. Veine tibiale postérieure
B. Veine jugulaire
C. Veine porte
D. Veine cave inférieure
E. Tronc veineux spléno-mésaraïque

Réponse : ABD

6. 1. 2
CLINIQUE

M 86/4/2/ 18

Le tableau clinique d'une embolie pulmonaire grave comporte le plus souvent:

A. La tachycardie sinusale
B. L'hypertrophie ventriculaire gauche
C. L'éclat de B2 au foyer aortique
D. L'hypotension artérielle systémique
E. L'hypertension artérielle pulmonaire

Réponse : ADE

S 86/7/1/ 94

Quel élément contribue le plus souvent au diagnostic d'embolie pulmonaire?

A. La couleur de l'expectoration
B. Les antécédents
C. Le chiffre de tension artérielle
D. L'auscultation pulmonaire
E. L'auscultation cardiaque

Réponse : B

M 87/2/2/ 7

Indiquez, parmi les suivants, le(s) signe(s) qui témoigne(nt) de la gravité immédiate d'une embolie pulmonaire:

A. Intensité de la douleur thoracique
B. Collapsus cardio-vasculaire
C. Pouls paradoxal
D. Tachycardie
E. Cyanose persistante sous oxygénothérapie

Réponse : BCE

S 87/7/1/ 24

Une femme de 55 ans est alitée depuis 10 jours pour un décollement de rétine. En se mobilisant dans le lit elle a ressenti une douleur axillaire gauche, avec une légère angoisse. La température est à 37,9°; La TA à 11/7; La fréquence cardiaque à 88/mn. Quel diagnostic évoquez-vous en premier?

A. Pneumothorax
B. Pleurésie séro-fibrineuse
C. Angor spontané
D. Embolie pulmonaire
E. Pneumopathie infectieuse débutante

Réponse : D

M 87/3/2/100

On reconnaît comme facteur(s) de gravité d'une embolie pulmonaire:

A. Collapsus cardio-vasculaire
B. Cyanose
C. Douleur thoracique
D. Hémoptysie
E. Turgescence jugulaire

Réponse : ABE

M 93/8/2/ 39

Quels sont, parmi ces signes, ceux qui doivent faire rechercher une embolie pulmonaire chez un patient atteint d'insuffisance cardiaque:

A. Hémoptysie
B. Troubles du rythme
C. Décompensation de la cardiopathie
D. Fièvre à 38°C
E. Epanchement pleural séro-hémorragique

Réponse : ABCDE

6. 1. 3
BIOLOGIE

M 85/4/2/ 12

En air ambiant, quelles sont les valeurs des gaz du sang les plus compatibles avec le diagnostic d'embolie pulmonaire sévère récente chez un sujet sans antécédent respiratoire?

A. PaO_2: 80 mmHg $PaCO_2$: 50 mmHg pH: 7,40
B. PaO_2: 55 mmHg $PaCO_2$: 50 mmHg pH: 7,39
C. PaO_2: 50 mmHg $PaCO_2$: 50 mmHg pH: 7,20
D. PaO_2: 90 mmHg $PaCO_2$: 40 mmHg pH: 7,40
E. PaO_2: 50 mmHg $PaCO_2$: 30 mmHg pH: 7,50

Réponse : E

M 85/5/2/ 11

Au cours d'une embolie pulmonaire, la gazométrie artérielle peut montrer:

A. Une hypoxie avec normalité du gradient alvéolo-artériel d'oxygène en hyperoxie
B. Une hypoxie avec élévation du gradient alvéolo-artériel d'oxygène en hyperoxie
C. Une acidose respiratoire
D. Une alcalose respiratoire
E. Une acidose métabolique

Réponse : BDE

S 88/5/1/ 25

L'embolie pulmonaire entraîne des perturbations des gaz du sang caractérisées par l'association:

A. Hypoxie - Hypercapnie - Acidose
B. Hypoxie - Hypocapnie - Acidose
C. Hypoxie - Hypocapnie - Alcalose
D. Normoxie - Hypocapnie - Acidose
E. Hypoxie - Normocapnie - Acidose

Réponse : C

M 87/5/2/ 1

Une embolie pulmonaire peut avoir pour conséquence(s):

A. Augmentation de l'index cardiaque
B. Dilatation de l'infundibulum de l'artère pulmonaire
C. Augmentation de volume du ventricule gauche
D. Augmentation de la pression capillaire pulmonaire
E. Augmentation de la pression veineuse périphérique

Réponse : BE

S 88/6/1/ 8

Chez un malade suspect d'embolie pulmonaire l'examen des gaz du sang montre:

A. Une hypoxie avec hypercapnie
B. Une hypoxie avec normocapnie
C. Une hypoxie avec hypocapnie
D. Une normoxie avec hypercapnie
E. Aucune de ces perturbations

Réponse : C

M 91/2/2/ 33

Quels sont les examens dont la normalité permet d'éliminer le diagnostic d'embolie pulmonaire?

A. L'ECG
B. La phlébo-cavographie
C. La scintigraphie pulmonaire
D. L'angiographie pulmonaire
E. Les gaz du sang

Réponse : CD

6. 1. 4
IMAGERIE

M 89/4/2/115

Parmi les examens suivants, quel(s) est (sont) celui (ceux) dont la normalité, observée dans les 24 premières heures, permet d'éliminer l'hypothèse d'une embolie pulmonaire?

A. ECG
B. Radiographie pulmonaire
C. Scintigraphie pulmonaire de perfusion
D. Angiographie pulmonaire
E. Artériographie bronchique

Réponse : CD

S 89/2/1/ 59

Lequel de ces signes radiologiques vous évoque le mieux le diagnostic d'une embolie pulmonaire d'un gros tronc artériel?

A. Opacité arrondie basale
B. Atélectasies en bandes
C. Déformation en tente d'un diaphragme
D. Epanchement pleural
E. Poumon clair unilatéral

Réponse : E

M 89/6/2/ 92

Parmi les examens suivants, relever celui(ceux) qui est (sont) d'une bonne spécificité dans le diagnostic de l'embolie pulmonaire:

A. Electrocardiogramme
B. Scintigraphie de perfusion
C. Gazométrie artérielle
D. Produits de dégradation de la fibrine augmentés
E. Angiographie pulmonaire

Réponse : BE

6. 1. 5
ANATOMOPATHOLOGIE

S 86/1/1/ 58

L'embolie pulmonaire peut avoir toutes les conséquences suivantes sauf une?

A. Mort subite
B. Infarctus
C. Abcès du poumon
D. Scléro-emphysème diffus
E. Métastases tumorales

Réponse : D

6. 1. 6
DIAGNOSTIC DIFFÉRENTIEL

S 89/2/1/ 83

Une embolie pulmonaire peut être éliminée devant l'un des éléments suivants:

A. Une radiographie thoracique normale
B. Un ECG normal
C. Des gaz du sang artériel normaux
D. Une scintigraphie pulmonaire de perfusion normale
E. L'absence de thrombophlébite clinique

Réponse : D

6. 1. 7
ETIOLOGIES
(FACTEURS DE RISQUE, TERRAIN)

M 86/5/2/ 60

Après une staphylococcémie post-abortum, une jeune femme présente des embolies pulmonaires à répétition. Quelle(s) complication(s) septique(s) doit-on rechercher?

A. Péricardite purulente
B. Phlébite pelvienne septique
C. Endocardite tricuspidienne
D. Endocardite mitrale
E. Aucune de ces propositions

Réponse : BC

S 86/6/1/ 89

La cause la plus fréquente d'une embolie pulmonaire est:

A. Une thrombophlébite pelvienne
B. Une thrombophébite axillaire
C. Une fibrillation auriculaire
D. Une thrombophlébite superficielle des membres inférieurs
E. Une thrombophlébite profonde des membres inférieurs

Réponse : E

M 87/3/2/ 45

Parmi les lésions suivantes, indiquez celle(s) qui peu(ven)t être à l'origine d'une embolie pulmonaire:

A. Endocardite bactérienne mitro-aortique
B. Thrombose sur athérome
C. Thrombose des veines profondes d'un membre inférieur
D. Anévrysme de l'aorte abdominale
E. Thrombose murale du ventricule gauche

Réponse : C

S 88/6/1/ 49

Parmi les causes suivantes d'embolie pulmonaire, quelle est la plus fréquente?

A. Embolie gazeuse
B. Embolie parasitaire
C. Embolie graisseuse
D. Embolie cruorique
E. Embolie néoplasique

Réponse : D

M 89/2/2/ 56

Parmi les lésions suivantes, indiquez celle(s) qui est (sont) à l'origine d'une embolie pulmonaire:

A. Endocardite bactérienne mitro-aortique
B. Thrombose sur plaque d'athérome
C. Thrombose des veines profondes d'un membre inférieur
D. Thrombose d'une veine du petit bassin chez un opéré ou une accouchée
E. Thrombose murale du ventricule gauche

Réponse : CD

M 90/3/2/112

Parmi les veines suivantes, quelles sont celles dont la thrombose peut être à l'origine d'embolies pulmonaires ?

A. Veine du triceps sural
B. Veine rénale
C. Veine cave inférieure
D. Tronc spléno-mésentérique
E. Veine pulmonaire

Réponse : ABC

6. 1. 8 BILAN ÉTIOLOGIQUE

S 86/4/1/ 35

Quel est, parmi les examens suivants, le plus fiable pour le diagnostic d'embolie pulmonaire?

A. Le dosage de la LDH
B. La mesure des gaz du sang
C. L'électrocardiogramme
D. La scintigraphie pulmonaire
E. L'angiographie pulmonaire

Réponse : E

S 88/7/1/ 46

Chez un homme de 69 ans, 48 heures après une prothèse totale de hanche, on constate: dyspnée, douleur thoracique. Quel examen réalisé en urgence vous permettra d'éliminer le diagnostic d'embolie pulmonaire, s'il est normal?

A. Electrocardiogramme
B. Phlébographie des membres inférieurs
C. Radiographie thoracique face et profil
D. Scintigraphie pulmonaire de perfusion sous 4 incidences
E. Rhéopléthysmographie d'impédance

Réponse : D

S 88/3/1/ 56

En post-opératoire, devant un tableau clinique et électrocardiographique de coeur pulmonaire aigu:

A. La scintigraphie pulmonaire de perfusion permet d'affirmer le diagnostic d'embolie pulmonaire
B. La phlébo-cavographie des membres inférieurs est inutile
C. L'échocardiogramme permet d'écarter le diagnostic d'embolie pulmonaire
D. L'angiographie pulmonaire permet d'affirmer le diagnostic d'embolie pulmonaire
E. Les signes cliniques sont suffisants pour mettre en route un traitement thrombolytique

Réponse : AD

6. 1. 9 TRAITEMENTS

S 85/1/1/ 39

Un homme de 30 ans, portant un plâtre pour fracture de jambe datant de 4 jours ressent une violente douleur latéro-thoracique avec polypnée aiguë. La radio pulmonaire est normale, la scintigraphie montre une lacune du lobe supérieur droit. Gaz du sang normaux. Le plâtre est enlevé, la phlébographie montre une thrombose poplitée. Quel traitement proposez-vous?

A. Ostéosynthèse de la fracture pour éviter la mobilisation du caillot
B. Héparinothérapie préventive
C. Fibrinolytique
D. Héparinothérapie à dose anti-coagulante
E. Interruption partielle de la veine cave inférieure

Réponse : D

6. 1.10 DIVERS

M 87/1/2/ 96

L'embolie pulmonaire:

A. Peut être asymptomatique
B. Peut conduire à l'insuffisance respiratoire chronique
C. Peut révéler une thrombophlébite profonde inapparente
D. Doit faire rechercher une extension cave à une thrombophlébite fémorale connue
E. Peut compliquer une phlébite distale

Réponse : ABCDE

M 87/7/2/ 55

Quel est ou quels sont le(s) signe(s) hémodynamique(s) caractéristique(s) d'une embolie pulmonaire grave?

A. Elévation de la pression systolique dans le ventricule droit
B. Elévation de la pression systolique dans le tronc de l'artère pulmonaire
C. Elévation de la pression capillaire pulmonaire
D. Elévation de la pression systolique dans le ventricule gauche
E. Diminution du débit cardiaque

Réponse : ABE

M 88/3/2/ 4

Devant une embolie pulmonaire, l'électrocardiogramme effectué immédiatement peut révéler:

A. Image S1 Q3
B. Déviation droite de l'axe électrique du coeur
C. Onde de Pardee en V3 V4
D. Bloc de branche droit incomplet
E. Microvoltage

Réponse : ABD

S 88/4/1/ 7

Quel est le signe électrocardiographique le plus fréquemment rencontré dans une embolie pulmonaire aiguë?

A. Le S1Q3
B. Le bloc de branche droit complet
C. La tachycardie sinusale
D. L'onde T négative en D3 VF
E. L'onde T négative de V1 à V4

Réponse : C

Psychiatrie

Partie 23

1. PSYCHIATRIE GENERALE (58)
1.1 DIVERS (36)
1.2 PSYCHIATRIE - DIAGNOSTICS (8)
1.3 PSYCHIATRIE ET GROSSESSE (4)
1.4 PSYCHIATRIE - ASPECTS LEGAUX (5)
1.5 AUTISME (2)
1.6 STUPEUR (3)

2. SYNDROMES EN PSYCHIATRIE (7)
2.1 AGITATION (4)
2.2 CRISE D'ANGOISSE AIGUE (3)

3. DEMENCES (19)
3.1 SYNDROME DEMENTIEL (5)
3.2 DEMENCE SENILE DE TYPE ALZHEIMER (11)
3.3 DEMENCE DE PICK (3)

4. TROUBLES DES CONDUITES ALIMENTAIRES (16)
4.1 ANOREXIE MENTALE (13)
4.2 BOULIMIE (3)

5. PATHOLOGIES NEVROTIQUES (59)
5.1 NEVROSES (4)
5.2 HYSTERIE (14)
5.3 ETAT MANIAQUE (10)
5.4 NEVROSES OBSESSIONNELLES (12)
5.5 PARANOIA (5)
5.6 PHOBIES (6)
5.7 OBSESSION (8)

6. PATHOLOGIES PSYCHOTIQUES (65)
6.1 SCHIZOPHRENIE (35)
6.2 DELIRES (18)
6.3 DELIRE PARANOIAQUE (5)
6.4 BOUFFEE DELIRANTE AIGUE (7)

7. AUTRES PATHOLOGIES (33)
7.1 SYNDROME DEPRESSIF (10)
7.2 PSYCHOSE MANIACO DEPRESSIVE (PMD) (5)
7.3 MELANCOLIE (10)
7.4 SUICIDES (8)

8. TRAITEMENTS EN PSYCHIATRIE (70)
8.1 TRAITEMENTS (6)
8.2 ANTI-DEPRESSEURS TRICYCLIQUES (15)
8.3 IMIPRAMINE (TOFRANIL*) (2)
8.4 LITHIUM (14)
8.5 NEUROLEPTIQUES (31)
8.6 SISMOTHERAPIE (2)

9. ASPECTS LEGAUX (13)
9.1 SAUVEGARDE DE JUSTICE (5)
9.2 PLACEMENT D'OFFICE (3)
9.3 PLACEMENT VOLONTAIRE (5)

Les chiffres entre parenthèses indiquent le nombre de QCM.

1
PSYCHIATRIE GENERALE
1. 1
DIVERS

S 85/4/1/ 42

L'état mixte est un état pathologique marqué par une des 5 propositions suivantes:

A. Intensité des hallucinations
B. Alternance de dépression et d'excitation
C. Coexistence de thèmes dépressifs et de thèmes maniaques
D. Coexistence de traits névrotiques et de traits psychotiques
E. Association d'une dépression et d'une détérioration

Réponse : C

M 85/6/2/ 87

La catatonie est caractérisée par:

A. Négativisme
B. Hypochondrie
C. Léthargie
D. Stupeur
E. Catalepsie

Réponse : ADE

M 86/3/2/ 74

Parmi les éléments suivants concernant la définition de l'impulsion, quel est celui ou quels sont ceux qui est (sont) erroné(s)?

A. Besoin impérieux
B. Irruption soudaine dans le fonctionnement mental
C. Ne porte exclusivement que sur des idées ou des sentiments
D. A caractère brutal, dangereux ou incongru
E. Dont l'exécution échappe au contrôle volontaire du sujet

Réponse : C

M 87/4/2/ 81

L'écholalie est:

A. Un trouble articulatoire
B. La répétition de sons ou de mots entendus
C. Un symptôme évoquant une psychose chez un enfant de 6 ans
D. Un trouble de la syntaxe
E. Un symptôme de la maladie de Pick

Réponse : BCE

M 87/7/2/ 45

La paraphrénie est:

A. Un délire imaginatif
B. Une forme de mélancolie
C. Un délire interprétatif
D. Une forme d'arriération mentale
E. Une maladie mentale compatible avec une adaptation à la réalité

Réponse : AE

S 89/2/1/ 28

La peur de rougir en public est dénommée:

A. Agoraphobie
B. Dysmorphophobie
C. Ereutophobie
D. Phobie d'impulsion
E. Claustrophobie

Réponse : C

S 91/1/1/ 40

Le terme hallucination désigne:

A. Un raisonnement faux à partir de perceptions exactes
B. La déformation d'un objet réel incorrectement perçu
C. Une perception sans objet
D. Une représentation mentale très forte
E. Une idée qui s'impose de manière incoercible

Réponse : C

S 91/1/1/ 71

Comment désigne-t-on le syndrome spécifié par la coexistence simultanée chez un patient de symptômes appartenant à la mélancolie et à la manie?

A. Dépression masquée
B. Etat mixte
C. Cyclothymie
D. Psychose bipolaire
E. Psychose maniaco-dépressive

Réponse : B

S 86/7/1/ 68

La logorrhée est rencontrée dans l'affection mentale suivante :

A. Névrose obsessionnelle
B. Névrose hypochondriaque
C. Etat maniaque
D. Mélancolie
E. Délire de persécution

Réponse : C

S 88/1/1/ 88

La catalepsie est un symptôme rencontré dans:

A. Les psychoses paranoïaques
B. La psychopathie
C. La névrose obsessionnelle
D. La schizophrénie hébéphréno-catatonique
E. La paraphrénie

Réponse : D

M 88/1/2/103

Une jeune femme vient consulter parce qu'elle a souvent l'idée qu'elle pourrait faire du mal à son enfant lorsqu'il est endormi. Cette idée est reconnue par elle comme absurde, mais revient d'une façon lancinante et angoissante, sans qu'elle puisse la chasser de son esprit, et en dehors même de la présence de son enfant. Quel est ou sont les symptômes présentés par cette patiente?

A. Idée délirante
B. Obsession
C. Phobie d'impulsion
D. Phobie sociale
E. Trouble du cours de la pensée

Réponse : BC

M 89/5/2/ 41

Quel(s) est (sont) parmi les symptômes suivants, celui (ceux) qui appartien(nen)t au syndrome catatonique?

A. Akathisie
B. Catalepsie
C. Négativisme
D. Oppositionnisme
E. Mouvements choréiques

Réponse : BCD

M 90/2/2/ 86

La conviction d'incurabilité est caractéristique de:

A. La névrose obsessionnelle
B. La névrose phobique
C. La dépression réactionnelle
D. La mélancolie
E. La démence sénile

Réponse : D

S 90/4/1/ 63

L'athymhormie est un symptôme rencontré dans:

A. L'hystérie
B. La psychose hallucinatoire chronique
C. La paraphrénie
D. La schizophrénie
E. La paranoïa

Réponse : D

M 91/6/2/ 37

Un patient vous explique que ses pensées sont parasitées, devinées, lui sont volées. Ses sentiments sont commentés, ses actes lui sont imposés. Vous reconnaissez:

A. Un délire de possession
B. Une obsession idéative
C. Un syndrome d'influence
D. Un syndrome d'automatisme mental
E. Une confusion mentale

Réponse : CD

S 85/1/1/ 54

Le syndrome de Cotard peut se rencontrer dans:

A. La paranoïa
B. La schizophrénie
C. La mélancolie
D. La névrose obsessionnelle
E. La psychopathie

Réponse : C

S 86/1/1/111

Parmi les tableaux pathologiques suivants, quel est celui dans lequel on ne rencontre pas d'impulsion:

A. Organisations délirantes
B. Névrose obsessionnelle
C. Névrose de caractère
D. Alcoolisme
E. Toxicomanie

Réponse : B

M 87/2/2/ 98

Parmi les tableaux pathologiques suivants quel est celui ou quels sont ceux dans lesquels peuvent se produire des impulsions:

A. Syndromes délirants
B. Déséquilibres psychiques
C. Névrose de caractère
D. Névrose obsessionnelle
E. Anorexie mentale

Réponse : ABC

M 87/3/2/ 31

Parmi les propositions suivantes, laquelle ou lesquelles sont exactes. Un état confuso-délirant peut être déclenché par:

A. Une prise de LSD
B. Une prise de phénothiazine
C. Un traumatisme crânien
D. Une hypoxie
E. Un traitement corticoïde

Réponse : ACDE

M 87/3/2/ 44

Les hallucinations sont observées:

A. Dans la dépression réactionnelle
B. Dans les syndromes confusionnels
C. Dans la névrose phobique
D. Dans la schizophrénie paranoïde
E. Dans le délire paranoïaque

Réponse : BD

S 86/4/1/ 41

Une amnésie est un symptôme rencontré dans les affections suivantes, sauf une. Laquelle?

A. Confusion mentale
B. Hystérie
C. Démence présénile
D. Névrose obsessionnelle
E. Paralysie générale

Réponse : D

M 86/7/2/ 64

On reconnaît dans certaines maladies mentales une influence génétique. Indiquer, parmi les affections suivantes, celle(s) où cette influence est la plus couramment admise:

A. Hystérie
B. Psychose maniaco-dépressive
C. Paraphrénie
D. Schizophrénie
E. Psychoses puerpérales

Réponse : BD

S 87/2/1/ 86

L'astasie-abasie est un symptôme rencontré dans:

A. Les épilepsies focalisées
B. La mélancolie
C. La paraphrénie
D. L'hystérie
E. La schizophrénie

Réponse : D

M 88/6/2/ 54

La dysmorphophobie au sens strict du terme, se rencontre dans plusieurs des états ou affections mentales suivantes. Laquelle ou lesquelles ?

A. Schizophrénie à forme paranoïde
B. Anorexie mentale
C. Névrose obsessionnelle
D. Hystérie
E. Crise d'identité de l'adolescence

Réponse : ABE

M 88/7/2/ 4

L'agoraphobie est caractérisée par:

A. La peur d'être surveillé
B. La peur de parler en public
C. La peur de se retrouver seul dans la foule
D. La peur d'effectuer des actes sacrilèges
E. L'évitement de certains lieux publics

Réponse : CE

M 89/7/2/ 85

La pensée délirante d'être atteint d'une maladie incurable évoque:

A. Un délire paranoïaque
B. Un délire chronique interprétatif
C. Une hypocondrie délirante
D. Une schizophrénie dysthymique
E. Une depression mélancolique à forme psychotique

Réponse : CE

M 90/1/2/ 86

L'amnésie lacunaire:

A. Est une amnésie portant sur les faits récents
B. Se voit au décours des états confusionnels
C. Est fréquente chez les hystériques
D. Est un signe précoce de détérioration intellectuelle
E. Est caractéristique du syndrome de Korsakoff

Réponse : BC

M 91/3/1/ 85

Un onirisme est d'observation habituelle:

A. Dans la mélancolie stuporeuse
B. Lors d'un sevrage barbiturique
C. Chez le paranoïaque délirant
D. Dans le délirium tremens
E. Après la prise d'hallucinogènes

Réponse : BDE

M 91/3/1/ 99

La station prolongée devant le miroir, qui peut évoquer un trouble d'identité, peut-elle se rencontrer dans:

A. Schizophrénie
B. Délire chronique paranoïaque
C. Dysmorphophobie
D. Névrose obsessionnelle
E. Anorexie mentale

Réponse : ACE

M 91/3/2/ 23

La dysmorphophobie:

A. Se caractérise par l'existence de préoccupations excessives centrées sur l'aspect du corps
B. Peut s'observer chez l'adolescent normal
C. Peut s'observer au cours d'une schizoprénie
D. Est caractéristique de la névrose phobique
E. Est un élément du syndrome dépressif

Réponse : ABC

M 91/3/2/ 33

Quelle(s) est (sont) la (les) proposition(s) exacte(s) concernant les hallucinations psychosensorielles?

A. Ce sont des perceptions sans objets
B. Elles ont une localisation spatiale
C. Elles surviennent à l'occasion d'une stimulation de la vigilance
D. Elles sont critiquées par le malade qui est conscient de leur aspect pathologique
E. Elles affectent toujours la sphère auditive

Réponse : AB

S 91/3/1/ 7

Il peut exister des hallucinations auditives dans toutes les affections suivantes, sauf une, laquelle?

A. Bouffée délirante aiguë
B. Schizophrénie paranoïde
C. Délire onirique
D. Psychose hallucinatoire chronique
E. Etat crépusculaire hystérique

Réponse : E

M 91/5/2/ 9

L'ambivalence n'entre pas de façon prévalente dans le tableau clinique des affections suivantes:

A. Schizophrénie
B. Délire de revendication chez un paranoïaque
C. Névrose obsessionnelle
D. Accès maniaque
E. Dépression névrotique

Réponse : BD

S 92/9/1/ 20

La catalepsie est un syndrome rencontré:

A. Dans l'anorexie mentale
B. Dans la névrose phobique
C. Dans la névrose obsessionnelle
D. Dans la schizophrénie
E. Dans la psychose hallucinatoire chronique

Réponse : D

M 93/8/1/ 86

La sectorisation psychiatrique:

A. Vise à la prévention des maladies mentales
B. Vise à la prise en charge de la santé mentale d'une population géographiquement déterminée
C. Ne vise que les psychoses graves
D. Vise à permettre la continuité des soins
E. Respecte le libre choix du malade

Réponse : ABDE

M 94/8/2/ 72

Le syndrome d'automatisme mental de De Clerambault se rencontre parmi les affections suivantes:

A. Schizophrénie paranoïde
B. Bouffée délirante aiguë
C. Délire paranoïaque
D. Psychose hallucinatoire chronique
E. Délire chronique interprétatif

Réponse : ABD

1. 2 PSYCHIATRIE - DIAGNOSTICS

1. 2. 1 DÉFINITION

S 86/2/1/ 32

L'illusion délirante d'être aimé constitue un syndrome psychiatrique. Lequel?

A. La nymphomanie
B. La jalousie délirante
C. La paraphilie
D. L'érotomanie
E. La paraphrénie

Réponse : D

1. 2. 2
CLINIQUE

S 86/4/1/ 43

Une femme de 19 ans est agitée, logorrhéique et d'humeur très variable. L'agitation stéréotypée, l'absence d'adéquation permanente entre les idées exprimées et les émotions apparentes, ainsi qu'une absence de contact réel avec l'environnement permettent de poser l'un des 5 diagnostics suivants:

A. Manie
B. Bouffée délirante
C. Forme aiguë de début de schizophrénie
D. Hystérie
E. Mélancolie anxieuse

Réponse : B

1. 2. 3
DIVERS

S 88/3/1/ 90

Une femme de 46 ans, sans antécédents notables en dehors d'une certaine susceptibilité, se plaint d'entendre des voix menaçantes venues du plafond, on "lui envoie des ondes", on "devine sa pensée". Elle a d'ailleurs porté plainte au commissariat. L'examen clinique est normal. Quel est le diagnostic à évoquer?

A. Délire d'interprétation de structure paranoïaque
B. Paranoïa sensitive
C. Paraphrénie
D. Psychose hallucinatoire chronique
E. Schizophrénie dysthymique

Réponse : D

S 88/4/1/ 84

L'élaboration d'un monde clos, interdit à la communication avec le monde extérieur, la perte du contact vital avec la réalité, s'observent parfois précocement ou au terme de l'évolution de certaines psychoses. Quel nom donne-t-on à cet état?

A. Stupeur
B. Mythomanie
C. Dépersonnalisation
D. Paraphrénie
E. Autisme

Réponse : E

S 91/7/1/ 30

Jean, 9 ans, présente un fléchissement scolaire, des attitudes d'isolement et un désinvestissement de ses activités. Il est morose, répond laconiquement à vos questions mais montre une photo qu'il garde toujours: celle de son chat perdu il y a trois mois. Quel diagnostic évoquez-vous ?

A. Autisme
B. Déficience mentale
C. Syndrome dépressif
D. Névrose phobique
E. Névrose obsessionnelle

Réponse : C

M 86/1/2/ 95

Valérie 7 ans, est une enfant inhibée, émotive, sensible qui fait parfois des petites crises de tremblements. Elle souffre aussi d'un bégaiement accentué par l'anxiété. Elle révèle que, parfois, elle pense dans sa tête à des mots grossiers qu 'elle aurait envie de prononcer, et qui concernent sa mère, qu'elle ne peut chasser malgré ses efforts, même si elle a de bonnes relations avec elle. Quel est ce symptôme?

A. Impulsion
B. Compulsion
C. Obsession
D. Phobie
E. Hallucination auditive

Réponse : BC

S 94/8/1/ 64

Tous les états suivants entraînent un état d'agitation avec anxiété marquée sauf un. Lequel?

A. Sevrage opiacé
B. Etat mélancolique
C. Etat délirant aigu
D. Délirium tremens
E. Etat hystérique

Réponse : B

S 85/6/1/116

Une jeune femme vient consulter après une tentative de suicide. Elle explique que toutes ses relations amoureuses finissent de la même manière. Elle commence par être très excitée par un homme qu'elle s'efforce de séduire. Lorsqu'elle y parvient, elle s'angoisse et sans savoir pourquoi accumule bouderies, rendez-vous manqués, crises de larmes, jusqu'à la rupture. Quel est le diagnostic que fait évoquer ce cas?

A. Une névrose obsessionnelle
B. Un état dépressif
C. Une névrose hystérique
D. Une névrose phobique
E. Une crise de dépersonnalisation

Réponse : C

1. 3
PSYCHIATRIE DE LA GROSSESSE
1. 3. 1
CLINIQUE

S 89/5/1/ 88

Parmi les aspects sémiologiques suivants, lequel est caractéristique d'une psychose du post-partum?

A. Thèmes délirants de possession
B. Obsession idéiques de propreté
C. Apparition de crises convulsives d'allure comitiale
D. Thèmes délirants concernant l'enfant
E. Accès de déambulation anxieuse

Réponse : D

M 93/9/2/ 12

Quels sont les symptômes évocateurs d'une dépression non délirante du post-partum?

A. La peur obsédante de blesser le bébé
B. Un ralentissement psychique
C. Une tendance à éviter de soigner le bébé
D. La conviction que l'enfant va lui être enlevé
E. L'insomnie avec l'éveil précoce

Réponse : ABCE

1. 3. 2 DIVERS

M 92/8/1/ 79

Le "post-partum blues":

A. Est fréquent, s'observant chez plus de la moitié des accouchées
B. Survient le plus souvent dans les 5 jours du post-partum
C. Ne dure que quelques jours, parfois un seul
D. Est contemporain de la montée laiteuse
E. Concerne davantage les primipares

Réponse : ABCD

M 94/8/2/ 95

Au cours des 6 semaines qui font suite à un accouchement, il est courant d'observer:

A. Un état dépressif
B. Le "post-partum blue"
C. L'aggravation d'une schizophrénie pré-existante
D. Une décompensation névrotique
E. L'absence de tout trouble psychique

Réponse : ABE

1. 4 PSYCHIATRIE - ASPECTS LEGAUX

1. 4. 1 DIVERS

M 91/3/2/ 67

Concernant la sauvegarde de justice, il est exact que:

A. Elle doit être demandée par un psychiatre
B. Elle s'éteint au bout de deux mois
C. La demande doit être faite au Procureur de la République
D. Elle ne peut pas être renouvelée
E. Elle prive le sujet du droit de vote

Réponse : BC

M 92/8/2/ 82

Parmi les propositions suivantes, laquelle ou lesquelles est (sont) exacte(s)?

A. Un certificat médical est suffisant pour interner un malade sur demande d'un tiers
B. Un malade hospitalisé en service libre peut sortir contre avis médicale
C. Un arrêté préfectoral est indispensable pour une hospitalisation d'office
D. Les certificats médicaux d'hospitalisation sans consentement peuvent être rédigés par un médecin non spécialiste
E. Les certificats médicaux d'hospitalisation sans consentement sont valables un mois

Réponse : BCD

M 92/9/2/ 66

Parmi les propositions suivantes concernant le secteur psychiatrique, il est exact que:

A. Un secteur de psychiatrie d'adultes correspond à une population d'environ 70 000 habitants
B. L'organisation sectorielle est antinomique avec le libre choix du médecin par le patient
C. Un secteur doit posséder des structures de soins diversifiées
D. Le psychiatre hospitalier ne peut pas refuser une hospitalisation à la demande d'un tiers d'un patient de son secteur
E. Le psychiatre hospitalier peut règlementairement refuser une hospitalisation d'office d'un patient de son secteur

Réponse : ACD

M 93/9/1/ 98

M. B., 67 ans, souffre d'une démence de type Alzheimer avancée. Il distribue ses biens à tort et à travers. Son comportement est calme. Quelles sont les mesures à prendre?

A. Hospitalisation d'office
B. Sauvegarde de justice
C. Signalement à la DDASS
D. Tutelle
E. Hospitalisation à la demande d'un tiers

Réponse : BD

M 94/9/1/ 88

La sectorisation psychiatrique est conçue pour permettre aux patients de bénéficier de:

A. Continuité des soins
B. Suivi par la même équipe soignante
C. Consultations à proximité du domicile
D. Visites à domicile
E. Soins gratuits

Réponse : ABC

1. 5 AUTISME

1. 5. 1 CLINIQUE

M 90/5/2/109

Parmi les signes suivants observés chez un nourrisson de 3 à 12 mois, quels sont ceux qui peuvent être les éléments d'un syndrome autistique?

A. Rareté de réponse par le sourire
B. Regard peu fréquent
C. Absence d'adaptation posturale du nourrisson
D. Indifférence habituelle au monde sonore
E. S'intéresse davantage aux objets qu'aux personnes

Réponse : ABCDE

1. 5. 2 ETIOLOGIES (FACTEURS DE RISQUE, TERRAIN)

S 91/2/1/ 32

L'autisme se rencontre dans:

A. La psychose maniaco-dépressive
B. La schizophrénie
C. La psychose paranoïaque
D. La démence
E. La confusion mentale

Réponse : B

1. 6
STUPEUR
1. 6. 1
CLINIQUE

M 86/4/2/ 81

Parmi les tableaux pathologiques suivants, il est classique de rencontrer un état stuporeux dans:

A. Choc émotionnel traumatique
B. Accès mélancolique
C. Etat confusionnel
D. Etat crépusculaire
E. Etat second

Réponse : ABC

M 88/2/2/ 99

Parmi les éléments suivants définissant la stupeur, quel est celui ou quels sont ceux qui sont inexacts?

A. C'est un état de suspension de toute activité motrice
B. Avec persistance habituelle du cours actif de la pensée
C. Echappant au contrôle volontaire du sujet
D. Comportant en général une note euphorique voire expansive
E. Dont le traitement doit être en général différé

Réponse : DE

1. 6. 2
DIVERS

M 90/5/2/108

L'état de stupeur peut se voir dans un certain nombre d'affections mentales. Indiquez la (ou les) maladie(s) correspondant à ce symptôme:

A. Déséquilibre psychique
B. Débilité mentale
C. Dépression névrotique
D. Manie
E. Catatonie

Réponse : E

2
SYNDROMES EN PSYCHIATRIE
2. 1
AGITATION
2. 1. 1
CLINIQUE

M 94/9/2/ 86

L'agitation anxieuse de type névrotique se caractérise par:

A. L'accessibilité à la compréhension
B. La réponse positive aux benzodiazépines
C. La relation fréquente avec un événement de l'existence
D. La nécessité d'une hospitalisation en milieu psychiatrique
E. la sensibilité à l'approche relationnelle

Réponse : ABCE

2. 1. 2
ETIOLOGIES (FACTEURS DE RISQUE, TERRAIN)

S 86/1/1/ 33

Parmi les tableaux pathologiques suivants quel est celui dans lequel on ne rencontre jamais de crise d'agitation d'une manière caractéristique?

A. Névrose d'angoisse
B. Névrose obsessionnelle
C. Névrose hystérique
D. Névrose de caractère
E. Bouffée délirante

Réponse : B

M 94/8/2/ 91

Parmi les tableaux pathologiques suivants, quel est celui ou quels sont ceux au cours desquels l'agitation est habituelle ou fréquente?

A. Ivresse excito-motrice
B. Accès maniaque
C. Mélancolie stuporeuse
D. Délirium tremens
E. Névrose obsessionnelle

Réponse : ABD

2. 1. 3
DIVERS

M 88/6/2/ 50

L'agitation anxieuse de type névrotique:

A. Est sensible à une relation psychothérapique
B. Est peu sensible aux benzodiazépines injectables
C. Peut être en relation avec un événement de l'existence
D. S'accompagne d'angoisse somatique
E. Nécessite en règle une hospitalisation psychiatrique

Réponse : ACD

2. 2
CRISE D'ANGOISSE AIGUE
2. 2. 1
CLINIQUE

M 88/6/2/ 51

Parmi les éléments suivants, relevez celui (ou ceux) faisant partie du tableau de la crise d'angoisse aiguë typique:

A. Hallucination
B. Désarroi
C. Tachycardie
D. Sueurs
E. Confusion

Réponse : BCDE

2. 2. 2
DIAGNOSTIC DIFFÉRENTIEL

M 92/8/2/ 98

Parmi les affections suivantes laquelle ou lesquelles faut-il éliminer devant une symptomatologie évoquant une crise aiguë d'angoisse?

A. Embolie pulmonaire
B. Myxoedème
C. Hyperthyroïde
D. Maladie de Bouveret
E. Phéochromocytome

Réponse : ACDE

2. 2. 3
EVOLUTION (PRONOSTIC, COMPLICATIONS)

M 93/8/2/ 50

Les paroxysmes anxieux (attaques de panique) à répétition évoluent couramment vers:

A. Accès de dépression majeure
B. Abus d'alcool
C. Agoraphobie
D. Abus de tranquillisants
E. Guérison

Réponse : ABCDE

3
DEMENCES
3. 1
SYNDROME DEMENTIEL
3. 1. 1
PHYSIOPATHOLOGIE

M 90/3/2/ 69

Parmi les étiologies des syndromes démentiels, laquelle (lesquelles) correspond(ent) à un processus dégénératif?

A. Démence alcoolique
B. Maladie d'Alzheimer
C. Démence post-traumatique
D. Maladie de Pick
E. Hydrocéphalle à pression normale

Réponse : BD

3. 1. 2
CLINIQUE

M 88/6/2/ 52

Parmi les symptômes suivants, le(s)quel(s) est (sont) caractéristique(s) du syndrome démentiel?

A. Trouble de l'orientation temporo-spatiale
B. Refus actif d'aliments
C. Troubles du jugement et du raisonnement
D. Trouble de la dénomination d'objet
E. Délire mégalomaniaque

Réponse : ACD

M 90/6/2/117

Dans les démences dégénératives de la sénescence:

A. Le début est aigu
B. Le début est marqué par des signes neurologiques en foyer
C. Les difficultés mnésiques sont au premier plan à un stade précoce de la maladie
D. Les examens psychométriques permettent de différencier états dépressifs du sujet âgé et état démentiel
E. Les souvenirs anciens à forte charge affective sont longtemps conservés

Réponse : CE

3. 1. 3
FORMES CLINIQUES

M 92/9/2/ 41

La démence vasculaire:

A. Peut comporter cliniquement un état pseudo-bulbaire
B. Représente 80% des démences
C. Evolue de façon régulièrement progressive
D. Justifie une exploration cardiologique
E. Peut résulter d'un état lacunaire

Réponse : ADE

3. 1. 4
DIVERS

M 89/2/2/ 43

A propos des démences organiques, il est exact que:

A. La maladie d'Alzheimer/démence sénile en est la cause la plus fréquente
B. Dans la maladie de Pick, les lésions prédominent dans les régions occipitales
C. Certaines démences peuvent être secondaires à des lésions focales multiples
D. Il existe des démences organiques familiales
E. Il existe des démences organiques transmissibles

Réponse : ACDE

3. 2 DEMENCE SENILE DE TYPE ALZHEIMER

3. 2. 1 CLINIQUE

M 90/5/2/ 70

Au cours de la maladie d'Alzheimer on peut observer:

A. Une hémiparésie
B. Des troubles du langage
C. Une diplopie
D. Une apraxie constructive
E. Des céphalées chroniques

Réponse : BD

S 90/6/1/ 43

La maladie d'Alzheimer se caractérise par les signes suivants sauf un, lequel?

A. Trouble de la mémoire
B. Aphasie
C. Syndrome pyramidal
D. Apraxie
E. Agnosie

Réponse : C

S 90/1/1/ 63

Parmi les troubles suivants, quel est celui qui n'existe généralement pas dans un tableau de démence pré-sénile d'Alzheimer?

A. Troubles de la mémoire
B. Troubles de l'orientation spatiale
C. Troubles du jugement
D. Réaction dépressive
E. Etat moriatique

Réponse : E

M 90/1/2/ 60

Parmi les signes d'examen suivants quels sont ceux que l'on retrouve au cours d'une maladie d'Alzheimer?

A. Un manque de mot
B. Une difficulté à se situer dans le temps
C. Une difficulté à effectuer un dessin en perspective
D. Un piétinement lors de l'initiation de la marche
E. Une impossibilité à porter le regard vers le haut et le bas

Réponse : ABC

M 90/7/2/ 92

Le trouble du langage d'un état démentiel de type Alzheimer est caractérisé par:

A. Néologisme
B. Manque du mot
C. Glossolalie
D. Mutisme
E. Echolalie

Réponse : B

M 91/4/2/ 16

En faveur du diagnostic de maladie d'Alzheimer vous retenez:

A. L'existence d'une amnésie antérograde
B. Des troubles de l'orientation spatiale
C. La constatation d'hypodensités multiples en TDM encéphalique
D. Une apraxie constructive
E. Des paraphasies dans le langage spontané

Réponse : ABDE

3. 2. 2 BIOLOGIE

S 91/7/1/ 49

Dans la démence d'Alzheimer, quel est le déficit enzymatique actuellement bien établi?

A. Monoamine oxydase
B. Tyrosine hydroxylase
C. Dopamine décarboxylase
D. Choline acétyltranférase
E. Tyrosine protéine kinase

Réponse : D

3. 2. 3 DIVERS

M 87/6/2/107

La maladie d'Alzheimer:

A. Est très souvent familiale
B. Est inaugurée habituellement par des troubles mnésiques
C. S'accompagne précocement de troubles de la marche
D. Est la cause de démence la plus fréquente
E. Peut entraîner une hémianopsie

Réponse : BD

M 88/5/2/ 94

La maladie d'Alzheimer:

A. Entraîne des troubles précoces de l'orientation topographique
B. Est plus fréquente chez la femme
C. Comporte souvent une hémianopsie latérale homonyme dans sa séméiologie
D. Evolue en moyenne pendant 2 ans
E. S'accompagne d'un ralentissement massif des vitesses de conduction nerveuse périphériques

Réponse : A

S 91/2/1/ 3

Quelle est la proposition exacte concernant la maladie d'Alzheimer?

A. Un aspect familial existe dans 30% des cas
B. Elle peut être la conséquence d'infarctus cérébraux multiples
C. L'IRM encéphalique est l'examen diagnostique le plus spécifique
D. L'existence d'une hémiplégie est fréquente
E. Les troubles du langage sont habituels

Réponse : E

S 91/6/1/ 76

Est compatible avec le diagnostic de maladie d'Alzheimer la donnée suivante:

A. Ondes lentes pseudo périodiques à l'EEG
B. Une augmentation de volume modéré des ventricules à la TDM encéphalique
C. Une distribution oligoclonale à l'électrophorèse du LCR
D. Une élévation importante de la TSH dans le sang
E. Un ralentissement diffus des vitesses de conduction motrices à l'EMG

Réponse : B

3. 3 DEMENCE DE PICK

3. 3. 1 CLINIQUE

S 90/2/1/ 62

Un patient de 52 ans présente un état démentiel débutant. Parmi les propositions suivantes quelle est celle qui est en faveur de la maladie de Pick?

A. Amnésie antéro-rétrograde
B. Gloutonnerie
C. Ondes triphasiques à l'EEG
D. Début progressif
E. Apraxie constructive

Réponse : B

M 94/9/2/ 84

Parmi les propositions suivantes, quelle(s) est (sont) celle(s) caractéristique(s) de la maladie de Pick?

A. EEG normal
B. Syndrome palilalie-écholalie-stéréotypies
C. Apraxie constructive
D. Gloutonnerie
E. Aphasie

Réponse : ABD

3. 3. 2 DIVERS

M 91/1/2/ 2

La maladie de Pick:

A. Est plus fréquente que la maladie d'Alzheimer
B. Est une démence présénile
C. Comporte un syndrome aphaso-apraxo-agnosique dominant
D. Comporte des troubles frontaux
E. Peut être traitée par de la vitamine B1 par voie parentérale

Réponse : BD

4 TROUBLES DES CONDUITES ALIMENTAIRES

4. 1 ANOREXIE MENTALE

4. 1. 1 CLINIQUE

M 85/1/2/ 54

L'anorexie mentale chez la femme comporte comme critère(s) diagnostique(s):

A. Anémie
B. Amaigrissement
C. Tumeur hypothalamique
D. Restriction alimentaire volontaire
E. Aménorrhée

Réponse : BDE

M 86/5/2/ 21

Le ou les symptôme(s) suivants font partie du tableau d'anorexie mentale essentielle à la jeune fille:

A. Idées délirantes
B. Tendance à l'isolement
C. Hypersomnie
D. Aménorrhée
E. Intellectualisme

Réponse : DE

M 87/2/2/ 24

L'anorexie mentale essentielle:

A. Est souvent un mode d'entrée dans la schizophrénie
B. Comporte une perte de l'appétit
C. Comporte une diminution d'activité
D. Comporte une aménorrhée chez la fille
E. Comporte un automatisme mental

Réponse : D

M 90/7/2/ 62

Le (les) symptôme(s) suivant(s) fait (font) partie de l'anorexie mentale:

A. Restriction alimentaire
B. Peur de devenir obèse
C. Idées délirantes et négation d'organe
D. Exaltation euphorique de l'humeur
E. Troubles du cours de la pensée

Réponse : AB

S 91/3/1/ 53

Parmi les propositions suivantes, une seule est fausse, laquelle? L'anorexie mentale:

A. Peut conduire à la mort
B. S'accompagne d'un trouble de l'image du corps
C. Peut toucher les garçons
D. Comporte une perte pondérale en règle inférieure à 20% du poids corporel
E. Se rencontre le plus souvent après la puberté

Réponse : D

S 91/6/1/ 15

L'anorexie mentale de la jeune fille se caractérise par les éléments suivants, sauf un, lequel?

A. La restriction alimentaire est au centre du tableau pathologique
B. L'apragmatisme est d'installation précoce
C. Des accès de boulimie sont habituels
D. Les vomissements provoqués sont fréquents
E. L'aménorrhée est pratiquement constante

Réponse : B

M 91/5/2/ 83

Concernant l'anorexie mentale de l'adolescence, quelle(s) proposition(s) est (sont) exacte(s)?

A. S'accompagne d'une perturbation de l'image du corps
B. Concerne dans la majorité des cas le sexe féminin
C. S'accompagne classiquement d'une hyperactivité
D. Commence par une perte de la sensation de faim
E. Peut se compliquer d'hypokaliémie

Réponse : ABCE

M 93/9/2/ 41

Le syndrome d'anorexie mentale de l'adolescente:

A. Est plus fréquent chez le garçon que chez la fille
B. Peut comporter un risque vital
C. Peut survenir avant l'apparition des premières règles (ménarche)
D. Est caractérisé par un amaigrissement important
E. S'accompagne classiquement d'un fléchissement de l'activité scolaire notable

Réponse : BCD

M 93/8/2/ 69

Parmi les éléments suivants, quels sont ceux qui appartiennent classiquement au tableau d'anorexie mentale de la jeune fille?

A. Aménorrhée
B. Hyperactivité psychomotrice
C. Dénégation de la maigreur
D. Amaigrissement
E. Hypersomnie

Réponse : ABCD

4. 1. 2 DIAGNOSTIC DIFFÉRENTIEL

M 89/5/2/ 44

L'anorexie mentale peut être distinguée de l'insuffisance anté-hypophysaire globale parce que:

A. Activité et intelligence sont conservées
B. Le taux d'hormone de croissance est normal ou élevé
C. Les poils sous les bras et le pubis sont conservés
D. La concentration plasmatique de LH est normale
E. L'aspect des mains est différent

Réponse : ABCE

4. 1. 3 EVOLUTION (PRONOSTIC, COMPLICATIONS)

M 94/8/2/ 57

Dans l'évolution des anoroxies mentales essentielles, certaines complications sont classiques:

A. Accès de boulimie
B. Périodes d'alcoolisation
C. Mort par dénutrition
D. Psychose hallucinatoire chronique
E. Accès dépressif

Réponse : ABCE

4. 1. 4 TRAITEMENTS

M 92/9/2/ 59

Le traitement d'une forme sévère d'anorexie mentale essentielle comporte classiquement:

A. Hospitalisation à domicile
B. Hospitalisation en service spécialisé
C. Mise en isolement
D. Contrat de poids
E. Prise en charge psychothérapique

Réponse : BCDE

M 94/9/2/ 96

Les formes graves d'anorexie mentale avec maigreur considérable:

A. Nécessitent une hospitalisation psychiatrique
B. Nécessitent un contrat pondéral
C. Evoluent toujours vers une complication psychotique
D. Sont une bonne indication de cure psychanalytique
E. Evoluent toutes vers la boulimie

Réponse : AB

4. 2 BOULIMIE

4. 2. 1 DÉFINITION

M 85/1/2/ 76

La boulimie est un type de comportement alimentaire caractérisé par:

A. Une sensation intense de faim
B. L'ingestion de quantités énormes de nourriture
C. Sa survenue par crises irrépressibles
D. L'euphorie qui la suit
E. Sa survenue élective chez les obèses

Réponse : BC

M 86/3/2/ 64

Dans sa définition la boulimie comporte l'élément (les éléments) suivant(s):

A. Prise alimentaire impérieuse
B. Précession d'une sensation d'angoisse
C. Survenue par accès
D. Survenue exclusive chez l'obèse
E. Correction exclusive par régime restrictif

Réponse : ABC

4. 2. 2
DIVERS

M 91/2/2/ 13

La boulimie:

A. S'accompagne d'angoisse
B. Peut s'observer chez des sujets de poids normal
C. Ne peut être réprimée par un effort volontaire
D. Est déclenchée par une intense sensation de faim
E. S'accompagne d'un plaisir alimentaire intense

Réponse : ABC

5
PATHOLOGIES NEVROTIQUES
5. 1
NEVROSES
5. 1. 1
DÉFINITION

S 87/4/1/ 77

Un jeune homme de 19 ans a très peur, contre sa volonté, de crier des insultes dans une réunion publique, il lutte contre cela, mais il a constaté que, malgré l'absurdité de l'acte, dire une injure à voix basse le soulage. Il s'agit:

A. D'une phobique
B. D'un automatisme mental
C. D'une impulsion psychopathique
D. D'un symptôme obsessionnel
E. D'une coprolalie

Réponse : D

5. 1. 2
PHYSIOPATHOLOGIE

S 88/2/1/ 79

Un échec du refoulement se traduit par:

A. Hallucination
B. Symptôme névrotique
C. Délire
D. Conduite psychopathique
E. Passage à l'acte pervers

Réponse : B

5. 1. 3
CLINIQUE

S 89/4/1/ 76

Le lavage répété des mains chez un patient névrotique est qualifié de:

A. Conduite d'évitement
B. Echopraxie
C. Stéréotypie
D. Compulsion
E. Phobie

Réponse : D

5. 1. 4
TRAITEMENTS

M 85/7/2/ 21

Le traitement de la névrose phobique peut bénéficier de:

A. Anxiolytiques benzodiazépiniques
B. Cure de sakel
C. Psychothérapie analytique
D. Désensibilisation
E. Convulsivothérapie

Réponse : ACD

5. 2
HYSTERIE
5. 2. 1
DÉFINITION

S 85/4/1/ 55

On désigne sous le nom de conversion hystérique:

A. Le fait de simuler consciemment une affection organique
B. Des phénomènes hypocondriaques dans un contexte névrotique
C. Une tendance à la mise en scène corporelle de conflits psychiques inconscients
D. La survenue de troubles fonctionnels accompagnant l'angoisse
E. La survenue de lésions physiques mises en corrélation avec l'état psychique

Réponse : C

5. 2. 2 PHYSIOPATHOLOGIE

S 86/7/1/ 67

Parmi ces propositions, indiquez celle qui définit le mécanisme de conversion dans la névrose hystérique:

A. Un changement de point de vue métaphysique
B. Le développement d'une maladie organique lié à un défaut de mentalisation
C. L'expression corporelle d'un désir refoulé
D. L'attribution à autrui des pensées que le sujet s'interdit d'avoir
E. La conviction d'une pensée erronée

Réponse : C

5. 2. 3 CLINIQUE

M 85/1/2/ 88

Le caractère hystérique est défini par un ou plusieurs des traits de caractère suivants:

A. Attitude séductrice
B. Dépendance affective
C. Rigidité du caractère
D. Ritualisation de la vie quotidienne
E. Contact hermétique dans les relations sociales

Réponse : AB

S 86/4/1/ 39

Une femme d'âge mûr se plaint de l'indifférence affective de son mari. La suite de l'entretien vous fait découvrir qu'il existe chez elle depuis longtemps une éviction agressive de la sexualité. A quelle structure de personnalité pensez-vous?

A. Caractère obsessionnel
B. Personnalité anxieuse
C. Caractère psychopatique
D. Personnalité hystérique
E. Constitution perverse

Réponse : D

S 86/4/1/109

Les traits de caractère ci-dessous font partie de la symptomatologie hystérique sauf un, lequel?

A. Psychoplasticité
B. Suggestibilité
C. Compulsion
D. Mythomanie
E. Théâtralisme

Réponse : C

M 88/5/2/ 47

Parmi les mécanismes suivants, lequel ou lesquels est (sont) caractéristique(s) de l'hystérie:

A. Isolation
B. Projection
C. Annulation
D. Déplacement
E. Refoulement

Réponse : DE

M 88/4/2/100

Parmi les symptômes suivants, le(s)quel(s) peu(ven)t être l'expression d'une conversion hystérique?

A. Astasie
B. Aphasie
C. Cécité
D. Dysphonie
E. Spasmes

Réponse : ACDE

M 89/4/2/ 83

La personnalité hystérique est caractérisée par:

A. Théâtralisme
B. Rigidité
C. Immaturité
D. Doutes permanents
E. Avarice

Réponse : AC

S 90/2/1/ 61

L'amnésie typique chez l'hystérique est:

A. Une amnésie antérograde (de fixation)
B. Une amnésie sélective
C. Une amnésie rétrograde (d'évocation)
D. Un ictus amnésique
E. Une paramnésie

Réponse : B

M 90/4/2/ 75

Parmi les traits de personnalité suivants, quel est celui ou quels sont ceux qui caractérisent la personnalité hystérique?

A. Pensée magique
B. Suggestibilité
C. Hyperexpressivité des affects
D. Méticulosité
E. Perfectionnisme

Réponse : BC

M 94/9/1/ 75

La conversion somatique hystérique:

A. A une signification inconsciente
B. Comporte une atteinte somatique objectivable
C. Peut se voir en dehors du contexte de la personnalité hystérique
D. Est accessible à la suggestion
E. Se voit chez l'enfant

Réponse : ACDE

5. 2. 4 DIVERS

S 88/5/1/ 89

Quelle est la proposition fausse concernant les symptômes de conversion hystériques?

A. Ils rétrocèdent avec la contre suggestion
B. Ils expriment des relations conflictuelles
C. Ils traduisent une atteinte anatomique
D. Ils se voient de manière transitoire chez l'enfant
E. Ils révèlent des conflits affectifs inconscients

Réponse : C

M 88/7/2/104

La conduite suicidaire d'une personnalité hystérique est:

A. Un signe d'appel à l'aide
B. Le plus souvent le signe d'un accès dépressif
C. Un acte sans gravité
D. Une recherche inconsciente de punition masochiste
E. Eventuellement le témoin d'une hétéro-agressivité inconsciente

Réponse : ADE

M 89/3/2/ 91

Les phénomènes de conversion hystérique:

A. Sont des idées délirantes hypochondriaques
B. Sont des symptômes somatiques, sans substrat anatomique ou biologique
C. Peuvent être modifiés par la suggestion ou l'hypnose
D. Sont consécutifs à des conflits psychologiques
E. Apparaissent surtout chez le sujet âgé

Réponse : BCD

5. 3 ETAT MANIAQUE

5. 3. 1 DÉFINITION

M 90/3/2/ 89

Parmi les symptômes suivants, quels sont ceux qui ne voient pas dans une crise maniaque?

A. Logorrhée
B. Conduites agressives
C. Barrages
D. Fugue
E. Dissociation

Réponse : BDE

5. 3. 2 CLINIQUE

M 86/2/2/ 43

L'état maniaque comporte dans sa forme classique:

A. Une exaltation de l'humeur
B. Des obsessions idéatives
C. Un ralentissement psycho-moteur
D. Une insomnie
E. Des hallucinations auditives

Réponse : AD

M 88/6/2/ 53

Parmi les propositions suivantes, laquelle (lesquelles) caractérise(nt) un syndrome maniaque?

A. Il existe une anxiété diffuse permanente
B. Les thèmes délirants sont de type mégalomaniaque
C. La culpabilité est habituelle
D. La pensée est rapide et luxuriante
E. Les actes médico-légaux sont à redouter

Réponse : BDE

M 88/7/2/ 2

L'état maniaque dans sa forme typique comprend:

A. Une fuite des idées
B. Tasikinésie
C. Une logorrhée excessive
D. Une forte anxiété permanente
E. Un automatisme mental

Réponse : ABC

M 90/3/2/ 71

Dans un syndrome maniaque typique, on note:

A. Un automatisme mental
B. Des idées obsédantes
C. Une fuite des idées
D. Une hypersomnie
E. Une hypersyntonie

Réponse : CE

M 90/6/2/ 74

Parmi les symptômes suivants, quel est celui ou quels sont ceux qui sont habituels lors des accès maniaques?

A. Discordance
B. Logorrhée
C. Anxiété
D. Insomnie
E. Tremblements

Réponse : BD

M 90/7/2/ 94

Parmi les symptômes suivants, lequel (lesquels) appartient (appartiennent) au syndrome maniaque?

A. Fuite des idées
B. Agitation psychomotrice
C. Jovialité et euphorie
D. Insomnie
E. Discordance

Réponse : ABCD

M 94/8/2/ 88

Parmi ces propositions concernant l'accès maniaque, laquelle ou lesquelles est ou sont exactes?

A. L'accès maniaque peut être induit par un traitement antidépresseur chez un sujet déprimé
B. La présence d'un accès maniaque suffit à porter le diagnostic de psychose maniaco dépressive bipolaire chez un patient ayant présenté une dépression
C. La diffluence de la pensée fait partie du tableau clinique de la manie
D. La tachypsychie est un des symptômes de la manie
E. La mesure de protection des biens indiquée chez un patient maniaque est la sauvegarde de justice

Réponse : ACDE

5. 3. 3 TRAITEMENTS

M 92/8/2/ 17

Quelles sont les mesures à prendre dans l'immédiat face à un patient en état maniaque, non violent, dépensant sans compter, refusant l'hospitalisation et accompagné par son épouse?

A. Hospitalisation d'office
B. Hospitalisation à la demande d'un tiers
C. Curatelle
D. Sauvegarde de justice
E. Tutelle

Réponse : BD

5. 3. 4
DIVERS

M 90/6/2/ 76

Les états maniaques francs aigus:

A. Se voient dans la psychose maniaco-dépressive
B. Sont une indication majeure au traitement par sels de lithium
C. Sont caractérisés par une exaltation euphorique de l'humeur
D. Evoluent vers une détérioration intellectuelle
E. Sont l'indication majeure des électrochocs

Réponse : ABC

5. 4
NEVROSES OBSESSIONNELLES
5. 4. 1
CLINIQUE

S 85/3/1/ 62

Parmi les signes cliniques suivants, lequel n'entre pas dans le tableau de la névrose obsessionnelle de l'adolescent?

A. Doute permanent
B. Rumination mentale
C. Théâtralisme
D. Irruption répétitive et lancinante de pensées
E. Ritualisation de la vie

Réponse : C

M 86/1/2/ 83

Le tableau clinique de la névrose obsessionnelle comporte:

A. La peur des espaces clos
B. Des comportements ritualisés
C. Des signes de conversion
D. Une lutte anxieuse contre les symptômes
E. Des actes impulsifs non réalisés

Réponse : BDE

M 86/2/2/ 34

Parmi la liste des manifestations psychopathologiques suivantes, indiquez celle(s) de la névrose obsessionnelle:

A. Phobie d'impulsion
B. Rite conjuratoire
C. Agoraphobie
D. Compulsion
E. Amnésie sélective

Réponse : ABD

M 86/5/2/ 88

Une névrose obsessionnelle peut être évoquée devant:

A. Une phobie de situation
B. Une obsession idéative
C. Une phobie d'impulsion
D. Un rituel conjuratoire
E. Une interprétation

Réponse : BCD

S 88/1/1/ 79

Parmi les traits de personnalité suivants, un seul appartient au caractère obsessionnel. Lequel?

A. Perfectionnisme
B. Mythomanie
C. Impulsivité
D. Inhibition
E. Ambivalence

Réponse : A

S 88/4/1/ 19

Un des signes suivants n'appartient pas à la névrose obsessionnelle; lequel?

A. Obsession idéative
B. Obsession phobique
C. Phobie d'impulsion
D. Agoraphobie
E. Rituel de vérification

Réponse : D

M 88/4/2/ 99

Parmi les symptômes suivants, le(s)quel(s) appartien(nen)t à la névrose obsessionnelle?

A. Acte compulsif
B. Lutte anxieuse
C. Phobies d'impulsion
D. Fabulation
E. Impulsions

Réponse : ABC

M 88/5/2/113

La personnalité des malades souffrant de névrose obsessionnelle présente habituellement:

A. Méticulosité
B. Entêtement
C. Tendance à la revendication sthénique
D. Tendance aux scrupules
E. Parcimonie

Réponse : ABDE

M 89/1/2/111

Dans la névrose obsessionnelle, les rituels conjuratoires:

A. Sont considérés comme absurdes par le patient
B. Sont caractérisés par leur nature impulsive
C. Sont caractérisés par leur nature compulsive
D. Surviennent chez un sujet d'intelligence normale
E. Ne s'accompagnent jamais d'obsessions idéatives

Réponse : ACD

M 89/5/2/ 99

Parmi ces traits de caractère, quel est celui ou quels sont ceux qui correspondent à la personnalité de l'obsessionnel?

A. Méticulosité
B. Obstination
C. Fausseté de jugement
D. Goût de l'ordre
E. Parcimonie

Réponse : ABDE

S 90/5/1/ 63

L'un des symptômes suivants n'est pas observé dans la névrose obsessionnelle:

A. Froideur
B. Arithmomanie
C. Rituels
D. Méticulosité
E. Histrionisme

Réponse : E

S 91/7/1/ 6

Parmi les symptômes suivants, lequel n'est pas présent dans une névrose obsessionnelle typique?

A. Rituels de lavage
B. Phobies d'impulsion
C. Arithmomanie
D. Conduites d'évitement
E. Activités compulsives

Réponse : D

5. 5 PARANOIA

5. 5. 1 CLINIQUE

S 86/5/1/ 90

La personnalité paranoïaque se caractérise par l'association des critères suivants:

A. Discordance - dépersonnalisation
B. Rigidité - fausseté de jugement
C. Dépersonnalisation - rigidité
D. Fausseté de jugement - discordance
E. Rigidité - discordance

Réponse : B

M 86/6/2/ 84

Quel(s) trait(s) fait (font) partie de la personnalité paranoïaque?

A. Timidité
B. Angoisse
C. Tendance à l'évitement
D. Mégalomanie
E. Suggestibilité

Réponse : D

M 90/1/2/ 84

Le délire paranoïaque:

A. Débute à l'adolescence
B. A une évolution chronique
C. Est de mécanisme interprétatif prédominant
D. Est logique, cohérent
E. Répond rapidement sous traitement neuroleptique

Réponse : BCD

M 92/8/1/ 74

La personnalité paranoïaque comporte:

A. Surestimation de soi et autoritarisme
B. Fausseté du jugement
C. Pauvreté du contact
D. Sentiment de culpabilité
E. Méfiance et susceptibilité

Réponse : ABE

5. 5. 2 TRAITEMENTS

S 89/7/1/ 8

Face à un patient paranoïaque délirant et revendicateur, menaçant de mort une personne de son entourage, quelle est la mesure à prendre?

A. Tutelle
B. Sauvegarde
C. Rapport social
D. Placement volontaire
E. Placement d'office

Réponse : E

5. 6 PHOBIES

5. 6. 1 DÉFINITION

S 90/4/1/ 62

La peur de rougir et d'être observé en public est:

A. Une idée délirante
B. Une agoraphobie
C. Une obsession impulsion
D. Une nosophobie
E. Une phobie sociale

Réponse : E

5. 6. 2 CLINIQUE

S 85/1/1/ 76

La phobie sociale peut être caractérisée par tous les éléments suivants sauf un:

A. Peurs irrationnelles persistantes
B. Reconnaissance de la nature excessive de ces craintes
C. Evitement des situations d'observation par autrui
D. Sentiment de détachement
E. Crainte du jugement d'autrui

Réponse : D

M 87/4/2/ 98

Les symptômes phobiques:

A. Sont liés à des idées délirantes
B. Sont des peurs irraisonnées
C. Peuvent apparaître dans les états schizophréniques
D. Peuvent apparaître de façon isolée et transitoire
E. S'accompagnent de rituels conjuratoires

Réponse : BCD

S 89/6/1/ 69

La peur de commettre des actes sacrilèges au cours d'un office religieux est caractéristique de:

A. Une agoraphobie
B. Une phobie sociale
C. Un signe de discordance
D. Une impulsion pathologique
E. Une phobie d'impulsion

Réponse : E

5. 6. 3 EVOLUTION (PRONOSTIC, COMPLICATIONS)

M 93/8/2/ 38

L'évolution d'une agoraphobie peut se faire vers:

A. Dépression majeure
B. Abus alcoolique avec dépendance
C. Abus d'anxiolytiques
D. Délire chronique interprétatif
E. Guérison totale

Réponse : ABCE

5. 6. 4 DIVERS

M 89/3/2/ 95

Quelle(s) est (sont) la (les) proposition(s) exacte(s) concernant les phobies?

A. Ce sont des idées qui s'imposent à l'esprit
B. Elles concernent des situations à caractère symbolique
C. Elles sont reconnues comme pathologiques par le malade
D. Elles entraînent des conduites d'évitement
E. Elles se manifestent même en absence de la situation phobogène

Réponse : BCD

5. 7 OBSESSION

5. 7. 1 DÉFINITION

S 85/6/1/117

L'obsession est l'apparition dans le champ de la conscience d'une pensée ou image parasite qui tend à s'imposer au sujet et que l'on peut décrire par les éléments suivants sauf un:

A. Assiégeante
B. Compulsive
C. Jugée absurde
D. Non perçue par le sujet comme morbide
E. Répétitive

Réponse : D

M 86/1/2/ 31

L'irruption dans le fonctionnement psychique d'un sentiment ,d'une idée, d'une tendance, apparaissant au malade comme un phénomène morbide en désaccord avec sa partie consciente, mais comme émanant cependant de sa propre activité mentale et persistant malgré ses efforts pour s'en débarrasser, caractérise un ou plusieurs symptômes énumérées ci-dessous; quel est-il ou quels sont-ils?

A. Dépersonnalisation
B. Obsession
C. Impulsion
D. Répétition
E. Compulsion

Réponse : BE

M 87/6/2/ 80

Parmi les propositions suivantes concernant la définition de l'obsession, laquelle ou lesquelles est ou sont erronées ?

A. Son irruption dans le fonctionnement psychique est inopinée
B. Elle survient toujours en réaction aux circonstances extérieures
C. Elle respecte le fonctionnement intellectuel
D. Son caractère morbide échappe totalement à la critique du sujet
E. Le champ de conscience n'y est pas modifié

Réponse : BD

5. 7. 2 CLINIQUE

S 85/4/1/ 40

L'obsession est spécifiée par les éléments cliniques ci-dessous. Sauf un, indiquez lequel ?

A. Irruption dans la pensée d'un sentiment, d'une idée, d'une tendance
B. Apparaissant au sujet comme un phénomène morbide contraignant
C. Dont il situe l'origine en dehors de lui-même
D. Qui déclenche de l'angoisse
E. Qui s'accompagne d'une lutte incessante

Réponse : C

S 88/1/1/ 80

Une jeune femme vient consulter parce qu'elle a, plusieurs fois par jour, l'idée qu'elle pourrait injurier les passants dans la rue. Cette idée est reconnue par elle comme absurde, mais revient d'une façon lancinante et angoissante, sans qu'elle puisse la chasser de son esprit. Le symptôme présenté par cette malade est:

A. Idée délirante
B. Obsession
C. Phobie
D. Hallucination impérative
E. Trouble du cours de la pensée

Réponse : B

5. 7. 3 DIVERS

S 86/1/1/ 53

Les obsessions ont toutes les caractéristiques suivantes sauf une; laquelle:

A. Les obsessions sont des pensées parasites
B. Les obsessions viennent de l'extérieur
C. Les obsessions s'imposent au patient
D. Le patient reconnait le caractère morbide des obsessions
E. Le patient lutte en vain contre les obsessions

Réponse : B

M 86/4/2/ 82

A propos de l'obsession vous retenez:

A. L'obsession est un phénomène incoercible
B. L'obsession est reconnue comme morbide par le malade
C. L'obsession s'accompagne le plus souvent d'une lutte intérieure anxieuse
D. L'obsession survient toujours face à des situations précises réelles
E. L'obsession caractérise les perversions sexuelles

Réponse : ABC

M 90/5/2/111

Les obsessions idéatives:

A. Sont des idées absurdes qui s'imposent à la pensée
B. Entraînent la conviction absolue du malade
C. Sont vécues avec une superbe indifférence
D. Sont des actes imposés
E. Sont vécus par le malade comme l'influence de forces occultes

Réponse : A

6 PATHOLOGIES PSYCHOTIQUES

6. 1 SCHIZOPHRENIE

6. 1. 1 EPIDÉMIOLOGIE

S 86/2/1/108

Quelle est la fréquence minimale estimée de la schizophrénie au sein de la population (taux de prévalence)?

A. 1 pour 10 000
B. 1 pour 1 000
C. 0,5 pour 100
D. 1 pour 100
E. 5 pour 100

Réponse : D

6. 1. 2 CLINIQUE

S 85/1/1/ 40

Parmi les propositions suivantes, indiquez celle qui caractérise la schizophrénie:

A. Des conduites agressives antisociales et la dangerosité
B. Le syndrome dissociatif
C. L'angoisse de castration
D. L'existence d'une phobie spécifique
E. Une névrose bénigne

Réponse : B

S 85/2/1/ 41

Le rationalisme morbide:

A. Est dû au désir de convaincre du paranoïaque
B. Est un trait de personnalité obsessionnelle
C. Peut se voir dans tous les types de névrose
D. Est un signe de schizophrénie
E. Aucune des propositions précédentes n'est exacte

Réponse : D

S 85/2/1/112

Parmi les signes cliniques suivants, lequel est le plus évocateur d'une psychose schizophrénique?

A. Délire
B. Hallucination
C. Discordance
D. Flou de la pensée
E. Confusion mentale

Réponse : C

S 86/1/1/114

La discordance schizophrénique se caractérise par les éléments suivants sauf un:

A. L'impénétrabilité
B. L'histrionisme
C. La bizarrerie
D. Le repli négativiste
E. L'apragmatisme

Réponse : B

M 86/3/2/ 75

Pour un schizophrène non traité, quel est ou quels sont le ou les symptômes qui font partie du tableau clinique classique?

A. Discordance
B. Syndrome parkinsonien
C. Troubles de la mémoire des faits anciens
D. L'ambivalence
E. Les troubles du cours de la pensée

Réponse : ADE

M 86/3/2/ 76

Parmi ces propositions concernant la schizophrénie, indiquez laquelle ou lesquelles sont exactes:

A. La modification de la personnalité est toujours brutale
B. Toutes les dimensions de la personnalité sont atteintes
C. Le sentiment de l'unité interne de la personnalité a disparu
D. Les capacités d'adaptation sont souvent altérées
E. Le délire et la discordance sont exclusifs l'un de l'autre

Réponse : BCD

M 86/4/2/ 17

La symptomatologie de la schizophrénie comporte:

A. Autisme
B. Pensée logique
C. Pensée hermétique
D. Ambivalence
E. Psycho-rigidité

Réponse : ACD

S 86/6/1/ 33

La dissociation du fonctionnement mental du schizophrène se manifeste par des symptômes constants. Parmi les termes suivants, quel est celui qui ne renvoie pas à un de ces symptômes?

A. Ambivalence
B. Détachement
C. Impénétrabilité
D. Euphorie
E. Bizarrerie

Réponse : D

S 86/6/1/ 90

Un comportement marqué par le maniérisme et des rires immotivés, vous fait penser à quelle affection mentale parmi les suivantes:

A. Mélancolie
B. Névrose obsessionnelle
C. Schizophrénie
D. Délire paraphrénique
E. Délire paranoïaque

Réponse : C

M 86/6/2/ 85

Parmi les troubles suivants du cours et du contenu de la pensée, le(s)quel(s) est (sont) considéré(s) comme caractéristique(s) de la schizophrénie:

A. L'enchaînement très rapide des idées, avec jeux de mots, associations diverses
B. L'envahissement de l'intellect par une idée prévalente
C. La suspension du discours en apparence immotivée, sans angoisse, sans émotion apparente
D. L'obligation mentale de répéter des séries de mots
E. Le ralentissement et l'appauvrissement de la pensée

Réponse : C

S 86/7/1/ 69

Tous les symptômes suivants peuvent se rencontrer dans la schizophrénie. Néanmoins parmi ceux qui sont énumérées ci-dessous, l'un d'entre eux est particulièrement évocateur de ce diagnostic. Lequel?

A. Agoraphobie
B. Claustrophobie
C. Phobie d'impulsion
D. Phobie des microbes
E. Dysmorphophobie

Réponse : E

M 87/1/2/101

Quand un état dépressif est suspecté de représenter le début d'une psychose schizophrénique, un ou plusieurs des signes suivants fait ou font évoquer la schizophrénie:

A. L'humeur douloureuse et pénible
B. L'agoraphobie
C. Le détachement affectif
D. L'insomnie d'endormissement
E. La discordance mimique

Réponse : CE

S 87/5/1/ 93

Le rationalisme morbide:

A. Est dû au désir de convaincre du paranoïaque
B. Est un trait de personnalité obsessionnelle
C. Est un signe de psychasthénie
D. Est un signe de schizophrénie
E. S'observe chez les inventeurs délirants

Réponse : D

M 87/7/2/102

Parmi les signes cliniques, indiquez lequel (ou lesquels) est (sont) rencontré(s) dans la schizophrénie:

A. Expérience délirante d'étrangeté
B. Syndrome de dépersonnalisation
C. Thèmes délirants d'influence
D. Affectivité inadaptée, paradoxale
E. Actes impulsifs

Réponse : ABCDE

M 88/4/2/101

Devant un tableau délirant évoluant depuis plusieurs années, quel est ou quels sont les éléments qui oriente(nt) vers un diagnostic de schizophrénie?

A. Début avant 30 ans
B. Existence de signes dissociatifs
C. Thématique persécutive
D. Cohérence du délire
E. Mécanisme imaginatif du délire

Réponse : AB

S 88/7/1/ 91

L'inertie psychomotrice s'accompagnant d'attitudes cataleptiques et de retrait négativiste se rencontre au cours d'une ou des affections suivantes?

A. Stupeur hystérique
B. Mélancolie stuporeuse
C. Dépression névrotique
D. Catatonie schizophrénique
E. Intoxication aux opiacés

Réponse : D

M 88/7/2/ 96

Une psychose du type schizophrénique est caractérisée par:

A. Bizarrerie
B. Délire structuré
C. Autisme
D. Rationalisme morbide
E. Parasitisme mimique

Réponse : ACDE

S 89/3/1/ 76

Un arrêt brusque dans le déroulement et l'énonciation de la pensée s'appelle:

A. Une phobie
B. Une amnésie sélective
C. Un coq à l'âne
D. Un barrage
E. Une obsession

Réponse : D

S 89/5/1/ 97

Dans la plupart des cas, les schizophrénies débutent:

A. Dans la petite enfance
B. Après cinq ans
C. Entre 15 et 30 ans
D. Dans la période pré-pubertaire
E. A la phase de latence du développement affectif

Réponse : C

S 89/7/1/ 30

Le rationalisme morbide, évoque une affection mentale. Laquelle?

A. Névrose obsessionnelle
B. Crise d'originalité de l'adolescence
C. Délire paranoïaque
D. Paraphrénie
E. Schizophrénie

Réponse : E

M 90/1/2/ 85

Parmi les signes suivants, lesquels sont-il typiques de la dissociation schizophrénique?

A. Bizarrerie
B. Détachement
C. Ambivalence affective
D. Instabilité de l'humeur
E. Délire d'influence

Réponse : ABC

S 90/3/1/ 74

Les schizophrénies débutent habituellement:

A. Avant la puberté
B. Entre la puberté et la trentaine
C. Entre 40 et 50 ans
D. Après la cinquantaine
E. A tout âge

Réponse : B

S 90/7/1/ 67

Quel nom donne-t-on chez le schizophrène, à l'interruption du discours, en rapport avec une altération dissociative:

A. Diffluence
B. Incohérence
C. Absence
D. Discordance
E. Barrage

Réponse : E

M 91/7/1/100

Cocher les éléments que l'on retrouve dans l'hébéphrénie?

A. Maniérisme
B. Sourires immotivés
C. Barrages
D. Diffluence
E. Inaffectivité

Réponse : ABCDE

S 92/9/1/ 55

Quel est le signe en faveur du caractère atypique, suspect de schizophrénie, d'un état maniaque?

A. Hyperactivité motrice désordonnée
B. Délire mégalomaniaque
C. Hallucinations auditives
D. Agressivité verbale
E. Hypersyntonie

Réponse : C

S 94/8/1/ 27

Dans le cadre d'un état maniaque, quel est le symptôme qui fait évoquer une psychose schizophrénique?

A. Le délire mégalomaniaque
B. Les actes agressifs
C. L'importance de l'excitation ludique
D. L'existence d'anxiété passagère
E. L'existence d'hallucinations auditivo-verbales

Réponse : E

6. 1. 3 FORMES CLINIQUES

M 89/3/2/ 94

Parmi les propositions suivantes caractérisant la schizophrénie dysthymique, indiquez celle(s) qui est (sont) exacte(s):

A. Son évolution est intermittente
B. Entre les poussées évolutives, la rémission est totale
C. Les poussées comportent des troubles délirants associés à des troubles de l'humeur
D. L'évolution est progressivement déficitaire
E. Le lithium peut avoir un rôle préventif des rechutes

Réponse : ACE

S 89/6/1/ 17

Comment appelle-t-on la forme clinique de schizophrénie caractérisée par la présence de comportements psychopathiques?

A. Héboïdophrénie
B. Schizophrénie dysthymique
C. Schizophrénie paranoïde
D. Hébéphrénie
E. Schizophrénie simple

Réponse : A

S 89/6/1/ 22

Les différentes formes cliniques de schizophrénie ont en commun:

A. Le délire paranoïde
B. La catalepsie
C. La manie atypique
D. La dissociation
E. La schizophasie

Réponse : D

S 90/4/1/ 56

Quelle est cette forme de schizophrénie où prédominent discordance, repli, appauvrissement de la personnalité?

A. Forme hébéphrénique
B. Forme paranoïaque
C. Forme dysthymique
D. Forme pseudo-névrotique
E. Forme schizophrénique simple

Réponse : A

M 91/1/2/ 31

On peut décrire plusieurs formes cliniques de la schizophrénie:

A. Emotive
B. Paranoïaque
C. Simple
D. Paranoïde
E. Héboïdophrénique

Réponse : CDE

S 91/6/1/ 52

Parmi les tableaux cliniques suivants, un seul n'appartient pas au groupe des schizophrénies, lequel?

A. Hébéphrénie
B. Oligophrénie
C. Héboïdophrénie
D. Délire paranoïde
E. Catatonie

Réponse : B

6. 1. 4 TRAITEMENTS

M 93/8/1/ 74

Le traitement au long cours des psychoses schizophréniques chroniques de type paranoïde comporte:

A. Psychothérapie analytique réglée
B. Sociothérapie
C. Neuroleptiques
D. Sels de lithium
E. Thérapie institutionnelle

Réponse : BCE

6. 1. 5 DIVERS

M 93/9/2/ 70

La schizophrénie:

A. Débute classiquement chez l'adulte jeune
B. Peut se compliquer d'épisodes dépressifs
C. Nécessite, le plus souvent, une neuroleptisation au long cours
D. Ne majore pas le risque suicidaire
E. Laisse prédire une incapacité absolue de resocialisation

Réponse : ABC

6. 2 DELIRES

6. 2. 1 CLINIQUE

M 88/7/1/116

Les psychoses aiguës comprennent:

A. Des thèmes délirants polymorphes
B. Des hallucinations auditivo-verbales
C. Le caractère fluctuant des troubles
D. Un état oniroïde intermittent
E. Des oscillations de la thymie

Réponse : ABCDE

M 88/7/2/109

La psychose hallucinatoire chronique comporte un ou plusieurs des symptômes suivants; lequel ou lesquels?

A. Hallucinations olfactives
B. Repliement catatonique
C. Devinement de la pensée
D. Syndrome dissociatif
E. Délire d'indignité

Réponse : AC

M 89/6/2/ 7

Le délire paranoïaque survient habituellement chez une personnalité caractérisée par:

A. La psychorigidité
B. La fausseté du jugement
C. L'obstination
D. L'érotisation des rapports sociaux
E. Le collectionnisme

Réponse : AB

M 90/1/2/ 83

Des cinq signes suivant(s), le(s)quel(s) est (sont) un (des) indice(s) de dangerosité très probable chez un malade délirant:

A. Hallucinations auditives
B. Hallucinations impératives
C. Idées de grandeur
D. Désignation nominale du persécuteur
E. Hallucinations olfactives

Réponse : BD

S 91/4/1/ 21

Un patient se croit soumis à des forces extérieures qui orientent sa pensée et commandent ses actes. De quel thème délirant s'agit?

A. Influence
B. Mystique
C. Grandeur
D. Préjudice
E. Etrangeté

Réponse : A

6. 2. 2 ETIOLOGIES (FACTEURS DE RISQUE, TERRAIN)

M 87/7/2/101

Des accès délirants peuvent survenir dans:

A. La psychose maniaco-dépressive
B. L'alcoolisme chronique
C. Les schizophrénies
D. Les toxicomanies
E. La paranoïa

Réponse : ABCDE

6. 2. 3 EVOLUTION (PRONOSTIC, COMPLICATIONS)

M 88/7/2/ 19

Des cinq signes suivants, lequel (lesquels) est (sont) un (des) indice(s) de dangerosité très probable chez un malade délirant?

A. Automatisme mental
B. Hallucinations impératives
C. Idées de grandeur
D. Désignation nominale du persécuteur
E. Thème passionnel du délire

Réponse : BDE

M 94/9/2/ 75

Quelles sont les modalités évolutives des états délirants aigus?

A. Guérison symptomatique définitive
B. Récidive identique
C. Troubles maniaco-dépressifs
D. Schizophrénie
E. Démence dégénérative

Réponse : ABCD

6. 2. 4 DIVERS

S 85/3/1/ 52

Parmi les délires suivants, lequel possède une organisation en "secteur"?

A. Paraphrénie
B. Psychose
C. Hébéphréno-catatonie
D. Délire passionnel
E. Etat maniaque

Réponse : D

S 85/4/1/ 66

Quelle est l'affirmation inexacte?

A. L'onirisme comporte essentiellement des hallucinations visuelles
B. Dans la psychose hallucinatoire chronique, il y a des hallucinations auditives
C. L'obsession est une hallucination
D. Les hallucinations psychiques réalisent souvent un syndrome d'influence
E. Dans la schizophrénie paranoïde le syndrome délirant peut être fait d'hallucinations, d'illusions, d'interprétations

Réponse : C

M 89/1/2/107

Le syndrome d'influence avec automatisme mental comporte:

A. Des phénomènes mentaux parasites
B. Des pensées imposées
C. L'écho de la pensée
D. Des idées de possession
E. Des phobies d'impulsion

Réponse : ABCD

S 89/2/1/ 24

Le sentiment de devinement de la pensée est:

A. Une illusion perceptive
B. Une hallucination acoustico-verbale
C. Une hallucination psychique
D. Une obsession idéative
E. Une hallucination cénesthésique

Réponse : C

M 89/2/2/102

Parmi les propositions suivantes, quelle(s) est (sont) la (les) proposition(s) exacte(s) concernant le délire onirique?

A. Délire vécu et agi
B. Délire systématisé
C. Hallucinations à dominance visuelle
D. Délire interprétatif
E. Hallucinations auditives seulement

Réponse : AC

M 89/2/2/103

Dans les délires passionnels de jalousie:

A. Les hallucinations visuelles sont fréquentes
B. Le mécanisme prédominant est interprétatif
C. L'évolution est habituellement aiguë et rapidement réversible
D. La dangerosité est importante
E. On retrouve souvent un alcoolisme chronique

Réponse : BDE

M 90/2/2/ 84

Les hallucinations psychosensorielles:

A. Ont tous les caractères d'une perception vraie
B. Affectent exclusivement la sphère auditive
C. Ne se voient jamais dans les états dépressifs névrotiques
D. Sont pathognomoniques des psychoses hallucinatoires chroniques
E. Ne s'accompagnent pas de syndrome confusionnel

Réponse : AC

M 90/7/2/ 93

Parmi les thèmes délirants, on distingue:

A. La jalousie
B. L'érotomanie
C. Les compulsions
D. Les paramnésies
E. Les hallucinoses

Réponse : AB

M 91/2/2/ 16

Les psychoses hallucinatoires chroniques:

A. Débutent à l'adolescence
B. Ont comme mécanisme principal un syndrome d'automatisme mental
C. Evoluent vers une dissociation de la personnalité
D. Relèvent d'un traitement par neuroleptiques
E. Sont caractérisées par leur thématique passionnelle

Réponse : BD

M 93/9/2/ 13

Le délire paranoïaque de revendication se manifeste par:

A. Une tendance procédurière
B. Un mécanisme généralement hallucinatoire
C. Des interprétations délirantes
D. Un risque de passage à l'acte agressif
E. Une baisse du niveau intellectuel

Réponse : ACD

6. 3 DELIRE PARANOIAQUE

6. 3. 1 CLINIQUE

M 88/6/2/104

Un délire paranoïaque de type passionnel se caractérise par:

A. Sa construction logique et cohérente
B. Un vécu dépressif permanent
C. La prédominance des mécanismes interprétatifs
D. Son évolution à long terme vers une démence
E. Sa dangerosité pour autrui

Réponse : ACE

M 88/6/2/107

Parmi les propositions suivantes, laquelle ou lesquelles caractérise(nt) un délire paranoïde:

A. C'est un délire logique
B. C'est un délire d'indignité
C. Le mécanisme prédominant est interprétatif
D. C'est un délire peu organisé, difficilement compréhensible
E. Le mécanisme prédominant est imaginatif

Réponse : D

M 88/7/2/106

Parmi les thèmes délirants suivants, les délires paranoïaques passionnels sont caractérisés par les:

A. Thèmes de persécution
B. Thèmes d'érotomanie
C. Thèmes de jalousie
D. Thèmes de revendication procédurière
E. Thèmes de filiation illustre

Réponse : BCD

6. 3. 2 ETIOLOGIES (FACTEURS DE RISQUE, TERRAIN)

M 90/7/2/ 96

Parmi les formes cliniques des délires chroniques, lesquelles correspondent aux délires paranoïaques:

A. Délire hallucinatoire
B. Délire passionnel
C. Délire sensitif de relation
D. Délire fantastique
E. Délire d'interprétation

Réponse : BCE

6. 3. 3 DIVERS

M 88/3/2/100

Parmi les propositions suivantes, laquelle (lesquelles) caractérise(nt) un délire paranoïaque passionnel?

A. L'âge de début à l'adolescence
B. La coexistence de troubles thymiques de type dépressif
C. La cohérence du délire
D. Le mécanisme interprétatif prédominant
E. La bonne réponse aux traitements neuroleptiques

Réponse : CD

6. 4 BOUFFEE DELIRANTE AIGUE

6. 4. 1 CLINIQUE

S 88/4/1/108

Les idées délirantes des bouffées délirantes sont spécifiées par les propositions suivantes, sauf une:

A. Thématique délirante polymorphe
B. Possibilité de phénomènes hallucinatoires
C. Idées de changement et de transformation fréquentes
D. Indifférence affective du sujet à leur égard
E. Absence de systématisation

Réponse : D

M 92/8/2/ 91

Les bouffées délirantes se caractérisent par :

A. Thématique délirante polymorphe
B. Possibilité de phénomènes hallucinatoires
C. Idées de transformation corporelle
D. Indifférence affective
E. Absence de systématisation

Réponse : ABCE

M 93/8/2/ 73

Dans le tableau classique de la bouffée délirante aiguë on observe:

A. Des idées délirantes polymorphes
B. Un automatisme mental
C. Des hallucinations auditives
D. Des hallucinations visuelles
E. Une absence de trouble thymique

Réponse : ABCD

6. 4. 2 BILAN ÉTIOLOGIQUE

S 89/2/1/ 61

Devant une bouffée délirante aiguë de survenue brutale chez un jeune adulte n'ayant aucun antécédent psychiatrique personnel ou familial, on doit:

A. Rechercher systématiquement une tumeur cérébrale
B. Prescrire d'emblée des neuroleptiques à action prolongée
C. Prescrire d'emblée un traitement par sels de lithium
D. Rechercher une prise de produits toxiques hallucinogènes
E. Prescrire un traitement antidépresseur par Imipramine

Réponse : D

6. 4. 3
EVOLUTION
(PRONOSTIC, COMPLICATIONS)

M 88/6/2/ 71

Indiquez parmi les hypothèses suivantes la ou les modalités évolutives possibles d'une bouffée délirante polymorphe, chez un garçon de 20 ans au cours de 5 années suivant l'accès:

A. Guérison
B. Schizophrénie hébéphrénique
C. Psychose maniaco-dépressive
D. Paraphrénie
E. Schizophrénie paranoïde

Réponse : ABCE

M 91/2/2/ 25

Après une bouffée délirante aiguë on peut observer les évolutions suivantes:

A. Troubles maniaco-dépressifs
B. Dépression endogène monopolaire
C. Absence complète de troubles psychiques
D. Schizophrénie paranoïde
E. Toxicomanie aux amphétamines

Réponse : ABCD

6. 4. 4
TRAITEMENTS

M 94/8/2/ 83

En cas de bouffée délirante, le traitement en première intention comprend:

A. Une hospitalisation psychiatrique
B. Un traitement neuroleptique
C. Des perfusions d'antidépresseurs
D. Un traitement anxiolytique seul
E. Un environnement psychothérapique

Réponse : ABE

7
AUTRES PATHOLOGIES
7. 1
SYNDROME DEPRESSIF
7. 1. 1
CLINIQUE

M 85/3/2/ 40

Quel ou quels signe(s) témoigne(nt) d'un état dépressif chez l'enfant?

A. Troubles du sommeil
B. Anorexie
C. Désintérêt pour le jeu
D. Mauvais résultats scolaires
E. Tendance à l'isolement

Réponse : ABCDE

M 90/4/2/ 78

Un état dépressif est caractérisé par:

A. L'humeur triste
B. L'inhibition
C. L'excitation motrice
D. La tentative de suicide
E. Un déficit intellectuel

Réponse : ABD

M 90/7/2/ 95

Parmi les symptômes suivants, quel est celui ou quels sont ceux qui sont des signes de dépression?

A. Désorientation temporo-spatiale
B. Ralentissement psychomoteur
C. Perte des intérêts
D. Idées de ruine
E. Besoin de vérifier ce qu'on vient de faire

Réponse : BCD

7. 1. 2
BIOLOGIE

S 87/7/1/ 83

Le test de freination à la déxaméthasone est susceptible d'apporter des éléments diagnostiques dans la:

A. Mélancolie endogène (dépression endogène)
B. Schizophrénie à forme hébéphrénique
C. Paranoïa
D. Démence sénile
E. Psychose puerpérale

Réponse : A

7. 1. 3
ETIOLOGIES
(FACTEURS DE RISQUE, TERRAIN)

S 86/5/1/ 89

Une femme de 46 ans est déprimée depuis plusieurs semaines. Parmi les données suivantes, quelle est celle qui est en faveur d'une dépression endogène?

A. Elle est traitée pour hypertension artérielle
B. Son père était alcoolique
C. Son frère aîné a fait il y a 10 ans un accès maniaque
D. Sa mère est morte quand elle avait trois ans
E. Elle est naturellement anxieuse et pessimiste

Réponse : C

M 87/4/1/117

Un état dépressif est susceptible de survenir au cours de:

A. Maladie de Parkinson
B. Alcoolisme
C. Traitement par les anorexigènes
D. Corticothérapie
E. Hyperthyroïdie

Réponse : ABCD

7. 1. 4 TRAITEMENTS

S 87/6/1/ 39

Pour un homme de 65 ans atteint de dépression sévère depuis plusieurs semaines et qui présente un bon état général à part un diabète bien équilibré par des sulfamides hypoglycémiants et une hypertrophie prostatique, quel est parmi les 5 traitements suivants, celui qu'il faut choisir?

A. Imipramine (TOFRANIL*)
B. Carbonate de lithium (THERALITE*)
C. Méprobamate (EQUANIL*)
D. Viloxazine (VIVALAN*)
E. Chlopromazine (LARGACTIL*)

Réponse : D

M 87/7/2/108

Les formes graves et les formes psychotiques de dépression peuvent être très améliorées par:

A. Les fortes doses d'antidépresseurs tricycliques
B. Les thérapies de déconditionnement
C. Les anxiolytiques type benzodiazépine
D. Les sismothérapies
E. La relaxation

Réponse : AD

S 91/2/1/ 35

Parmi les manifestations suivantes, une seule peut être un effet secondaire de la miansérine (ATHYMIL*):

A. L'hypotension
B. La somnolence
C. L'induction enzymatique
D. Les troubles de l'accommodation visuelle
E. Les troubles de la conduction cardiaque

Réponse : B

7. 1. 5 DIVERS

M 90/4/2/ 77

Dans les antécédents de patients souffrant de dépression, on observe couramment:

A. Une agoraphobie
B. Un sevrage alcoolique
C. Un traitement neuroleptique prolongé
D. Des paroxysmes anxieux (attaques de panique)
E. Un sevrage aux opiacés

Réponse : ABCD

7. 2 PSYCHOSE MANIACO DEPRESSIVE (PMD)

7. 2. 1 CLINIQUE

S 91/2/1/ 34

Outre la survenue d'accès maniaques et dépressifs, les formes bipolaires de la psychose maniaco-dépressive sont caractérisées par:

A. Très nette prédominance masculine
B. Elles répondent en général aux thérapeutiques par sels de lithium
C. L'âge de début est habituellement tardif (après 60 ans)
D. Dans les antécédents familiaux, on note la grande fréquence de l'éthylisme chez les hommes
E. Les risques suicidaires sont peu importants

Réponse : B

S 91/5/1/ 30

Chez un patient qui fait un épisode mélancolique, quel est l'argument qui permet d'affirmer qu'il s'agit d'une psychose maniaco-dépressive (PMD) bipolaire?

A. Antécédents familiaux de suicide
B. Antécédents familiaux de PMD
C. Antécédents personnels de manie
D. Antécédents personnels de dépression mélancolique
E. Absence de troubles psychiques inter-critiques

Réponse : C

7. 2. 2 TRAITEMENTS

S 85/4/1/ 45

Le taux plasmatique de lithium nécessaire pour exercer une action préventive des troubles thymiques dans la psychose maniaco-dépressive est:

A. Inférieur à 0,1 mmol/l
B. Compris entre 0,1 et 0,2 mmol/l
C. Compris entre 0,6 et 1 mmol/l
D. Compris entre 2 et 3 mmol/l
E. Compris entre 3 et 5 mmol/l

Réponse : C

M 86/5/2/ 28

Devant un accès maniaque, parmi les éléments suivants, le(s)quel(s) est (sont) en faveur d'une thérapeutique au long cours par les sels de lithium ?

A. Il existe une histoire familiale de psychose maniaco-dépressive
B. Il s'agit d'un premier accès
C. Il s'agit d'un sujet âgé
D. Il n'y a pas d'antécédents dépressifs
E. Les conditions d'observance médicamenteuse sont défavorables

Réponse : A

S 87/4/1/ 76

Un traitement par le Lithium doit être contrôlé par des dosages de la lithiémie plasmatique. Chez un sujet jeune ayant un bon état somatique entre quelles limites la lithiémie doit être considérée comme satisfaisante pour jouer un rôle prophylactique dans une maladie bipolaire?

A. 0,8 à 1,5 mEq
B. 0,6 à 0,8 mEq
C. 1,0 à 1,5 mEq
D. 1,3 à 1,5 mEq
E. 0,9 à 2,0 mEq

Réponse : B

7. 3 MELANCOLIE

7. 3. 1 CLINIQUE

M 86/7/2/ 63

L'un des symptômes caractéristiques de l'accès mélancolique est incontestablement constitué par la douleur morale qui se traduit spécifiquement par:

A. Perte de l'élan vital
B. Sentiment d'étrangeté
C. Idées d'auto-accusation
D. Sentiment de préjudice
E. Idées d'influence

Réponse : AC

M 87/5/2/101

Dans le cadre d'une inhibition psychomotrice profonde, vous retenez pour évoquer un état mélancolique?

A. Hallucinations acoustico-verbales
B. Conservation passive des attitudes
C. Un délire d'indignité personnelle
D. Une insomnie de la deuxième partie de la nuit
E. Un délire d'action extérieure

Réponse : CD

M 87/6/2/ 81

La douleur morale est un symptôme caractéristique de:

A. La névrose obsessionnelle
B. La schizophrénie hébéphréno-catatonique
C. Des délires de persécution
D. La dépression mélancolique
E. La dépression masquée

Réponse : D

M 88/4/2/ 36

Parmi les symptômes suivants lequel ou lesquels caractérise(nt) l'état mélancolique?

A. Baisse de l'élan vital
B. Athymhormie
C. Anxiété
D. Culpabilité
E. Dépersonnalisation

Réponse : ACD

M 88/3/2/ 43

Quels sont le ou les symptôme(s) qui peut ou peuvent s'observer dans la dépression mélancolique?

A. Echolalie
B. Aprosexie
C. Catalepsie
D. Amaigrissement
E. Constipation

Réponse : CDE

M 89/1/1/104

La sémiologie d'un état mélancolique comporte:

A. Une douleur morale
B. De l'inhibition psychomotrice
C. Des plaintes hypocondriaques
D. Une insomnie de la deuxième partie de la nuit
E. Des barrages

Réponse : ABCD

M 94/8/2/ 20

Au cours d'un état mélancolique, les pensées suicidaires:

A. Sont toujours inconscientes
B. Sont toujours exprimées par le patient
C. Influencent la décision thérapeutique
D. Constituent souvent une indication d'hospitalisation
E. Peuvent donner lieu à un acte suicidaire en début de traitement antidépresseur

Réponse : CDE

7. 3. 2 TRAITEMENTS

S 86/7/1/ 92

Dans un état mélancolique avéré, avec douleur morale, angoisse massive, inhibition majeure et auto-accusations multiples traité en premier lieu par antidépresseurs, quel autre type de psychotrope sera-t-il nécessaire d'utiliser?

A. Lithium
B. Tranquilisant
C. Neuroleptique retard
D. Neuroleptique sédatif
E. Neuroleptique incisif

Réponse : D

S 88/1/1/ 77

Les indications de l'électrochoc avec anesthésie et curarisation sont moins fréquentes. Une affection mentale en constitue encore une indication courante; laquelle?

A. Schizophrénie hébéphrénique
B. Dépression névrotique
C. Mélancolie à forme stuporeuse
D. Anorexie mentale
E. Psychose hallucinatoire chronique

Réponse : C

M 89/1/2/104

Parmi les thérapeutiques suivantes, indiquez quel est (ou sont) le (ou les) traitement(s) d'un accès mélancolique franc, isolé, survenant après la cinquantaine et en l'absence de tout antécédent personnel et héréditaire:

A. La chimiothérapie anti-dépressive parentérale
B. Les sels de lithium
C. La sismothérapie
D. Un neuroleptique incisif
E. Thérapie comportementale

Réponse : AC

7. 4 SUICIDES

7. 4. 1 ETIOLOGIES (FACTEURS DE RISQUE, TERRAIN)

M 86/1/2/ 29

Indiquez parmi les cinq affections psychiatriques suivantes, celle ou celles où le geste suicidaire constitue une éventualité fréquente:

A. Déséquilibre psychique (ou psychopathie)
B. Psychoses paranoïaques
C. Psychoses schizophréniques
D. Dépression mélancolique
E. Névrose obsessionnelle

Réponse : ACD

S 86/2/1/106

Parmi les affections suivantes, laquelle est cause de surmortalité par suicide?

A. Névrose obsessionnelle
B. Alcoolisme
C. Hystérie
D. Maladie de Pick
E. Délire de jalousie

Réponse : B

M 86/7/2/ 69

Chez un sujet âgé de 20 ans, une tentative de suicide peut marquer:

A. Le début d'une psychose à type de schizophrénie
B. Le début d'un état dépressif mélancolique
C. Le début d'un état dépressif réactionnel
D. Le début d'une psychose à type de paraphrénie
E. Le début d'une névrose obsessionnelle

Réponse : ABC

M 88/7/2/111

Les passages à l'acte suicidaire sont vivement à craindre dans:

A. La schizophrénie dysthymique
B. La névrose d'angoisse
C. La mélancolie anxieuse
D. La névrose phobique
E. La névrose obsessionnelle

Réponse : AC

M 92/8/2/ 40

Quelles sont les 3 affections qui se compliquent le plus de tentatives de suicide?

A. Déséquilibre psychopathique
B. Névrose phobique
C. Névrose obsessionnelle
D. Etat dépressif
E. Névrose hystérique

Réponse : ADE

M 92/9/2/ 30

Chez un malade déprimé, parmi les risques suicidaires, on retient:

A. L'isolement social
B. La gravité de la dépression
C. Les antécédents familiaux de dépression
D. L'existence d'antécédents personnels d'accès maniaque
E. L'existence d'un alcoolisme associé

Réponse : ABE

7. 4. 3 DIVERS

S 86/4/1/ 34

Vous êtes appelé pour une jeune femme un peu agitée, qui vient de prendre 10 comprimés d'un médicament peu dangereux. C'est elle-même qui vous a prévenu. Elle menace de recommencer. Parmi ces attitudes, quelle est celle à éliminer?

A. Envisager cet acte comme un appel à l'aide et essayer d'en parler avec elle
B. Ne pas prendre en compte l'acte en considérant qu'il s'agit de chantage
C. Prescrire des médications sédatives en intra-musculaires pendant quelques jours
D. Proposer à la patiente de revenir parler de ses problèmes quand elle sera calmée
E. Ne pas laisser à sa portée des médicaments dangereux dans la maison

Réponse : B

S 87/4/1/ 89

Toutes les propositions suivantes sont vraies, sauf une; laquelle?

A. Le suicide est une manière d'interpeller autrui
B. Le suicide est la manifestation d'un état dépressif
C. Le suicide est une expression de l'hétéro agressivité
D. Le suicide survient pratiquement toujours au cours de l'évolution d'une maladie mentale
E. Le suicide est une réaction catastrophique et de fuite

Réponse : D

8 TRAITEMENTS EN PSYCHIATRIE

8. 1 TRAITEMENTS

8. 1. 1 TRAITEMENTS

M 94/9/2/ 6

Les inhibiteurs de la recapture de la sérotonine sont indiqués dans le traitement des troubles ou des affections suivantes:

A. Troubles obsessionnels compulsifs
B. Dépression
C. Phobies sociales
D. Crises hallucinatoires aiguës
E. Maladie de Parkinson

Réponse : ABC

8. 1. 2 DIVERS

M 86/6/2/ 16

Une hypotension orthostatique peut s'observer lors d'un traitement par:

A. Un anorexigène d'action centrale
B. Un IMAO (type iproniazide : MARSILID*)
C. Un antidépresseur tricyclique
D. Un neuroleptique phénothiazine sédatif
E. Un neuroleptique butyrophénone sédatif

Réponse : BCDE

8. 1. 3 EFFETS SECONDAIRES

M 91/7/1/ 77

Quel est ou quels sont les médicaments psychotropes susceptibles de provoquer des convulsions du sevrage?

A. Neuroleptique sédatif
B. Barbituriques
C. Antidépresseur tricyclique
D. Lithium
E. Benzodiazépine

Réponse : BE

8. 1. 4
DIVERS

S 88/5/1/ 91

La dipropylacétamide (DEPAMIDE*) est un:

A. Neuroleptique
B. Antidépresseur
C. Thymorégulateur
D. Psychostimulant
E. Tranquillisant

Réponse : C

S 89/3/1/ 14

Les antidépresseurs inhibiteurs irréversibles de la mono-amine-oxydase:

A. Augmentent de façon importante le contenu en sérotonine des neurones dont le médiateur est la 5-hydroxytryptamine (5HT)
B. Augmentent le contenu du système nerveux central en acétylcholine
C. Ont pour particularité (par rapport aux IMAO de 2ème génération) de modifier la transmission GABAergique
D. Sont contre-indiqués en cas de traitement associé par les pénicillines
E. Ont leur effet thérapeutique inhibé par une consommation excessive d'aliments contenant de la tyramine

Réponse : A

M 90/4/2/ 79

Des phénomènes dyskinétiques aigus s'observent avec:

A. Les antidépresseurs imipraminiques
B. Les IMAO
C. Les benzodiazépines
D. Les neuroleptiques
E. Les sels de lithium

Réponse : D

8. 2
ANTI-DEPRESSEURS TRICYCLIQUES
8. 2. 1
CONTRE INDICATIONS (ABSOLUES, RELATIVES)

M 87/3/1/113

Les antidépresseurs tricycliques sont habituellement contre-indiqués en cas de:

A. Hyperthermie
B. Troubles de la conduction auriculo-ventriculaire
C. Régime désodé
D. Glaucome à angle fermé
E. Adénome prostatique

Réponse : BDE

S 87/6/1/ 80

Il est contre-indiqué de prescrire l'Imipramine (TOFRANIL*) en cas de:

A. Maladie de Parkinson
B. Démence d'Alzheimer
C. Le glaucome à angle fermé
D. La chorée de Sydenham
E. Les métastases cancéreuses

Réponse : C

S 88/2/1/ 18

Un malade de 62 ans, déprimé, porteur d'un adénome de la prostate, nécessite un traitement antidépresseur. Quel médicament choisissez-vous parmi les suivants?

A. TOFRANIL* (Imipramine)
B. PERTOFRAN* (Désipramine)
C. VIVALAN* (Viloxazine)
D. LAROXYL* (Amitriptyline)
E. ANAFRANIL* (Clomipramine)

Réponse : C

M 89/3/2/ 92

Les antidépresseurs tricycliques de type imipraminique ont comme contre-indication(s) absolue(s):

A. La maladie de Parkinson
B. L'insuffisance rénale
C. Le glaucome à angle fermé
D. Les troubles graves du rythme cardiaque
E. Le diabète

Réponse : CD

S 89/7/1/ 12

Quelle est la contre-indication la plus formelle des antidépresseurs imipraminiques?

A. Epilepsie essentielle stabilisée
B. Bloc de branche droit
C. Hypothyroïdie non traitée
D. Infarctus myocardique cicatrisé
E. Glaucome à angle fermé

Réponse : E

8. 2. 2
EFFETS SECONDAIRES

S 85/1/1/ 29

Parmi les effets indésirables suivants des antidépresseurs tricycliques, lequel ne relève pas d'un mécanisme anticholinergique?

A. Dysurie
B. Sécheresse de la bouche
C. Troubles de la conduction ventriculaire
D. Tachycardie sinusale
E. Augmentation de la pression intra-oculaire

Réponse : C

M 89/1/2/ 3

Parmi les effets indésirables liés à la prise d'IMIPRAMINE* on peut observer:

A. Des tremblements
B. Des troubles de l'accommodation
C. De l'insomnie
D. De la constipation
E. Des dyskinésies aiguës

Réponse : ABCD

S 91/2/1/ 44

Les antidépresseurs imipraminiques, certains antispasmodiques digestifs ou urinaires, antidiarrhéiques, antiparkinsoniens ou antiasthmatiques possèdent une propriété commune, laquelle?

A. Alpha-bloquante
B. Inhibitrice du recaptage de la noradrénaline
C. Anti-cholinergique
D. Anti-sérotonine
E. Antihistaminique H1

Réponse : C

M 92/9/2/ 28

Les antidépresseurs tricycliques peuvent entraîner:

A. Une rétention urinaire (chez le vieillard)
B. Une bradycardie
C. Des troubles du transit (constipation)
D. Des syndromes extrapyramidaux
E. Des dyskinésies tardives

Réponse : AC

8. 2. 3 INDICATIONS

M 89/7/2/ 73

L'action de l'imipramine (TOFRANIL*) est utilisée pour traiter:

A. L'humeur dépressive
B. L'énurésie de l'enfant
C. Le ralentissement psychomoteur du déprimé
D. Les états confusionnels
E. Les délires de préjudices

Réponse : ABC

8. 2. 4 DIVERS

S 87/3/1/ 25

Quelle est la propriété que n'ont pas en commun les neuroleptiques (type chlorpromazine: LARGACTIL*) et les antidépresseurs tricycliques (type imipramine: TOFRANIL*):

A. Alpha-bloquant
B. Anti-cholinergique
C. Anti-sérotonine
D. Antihistaminique H1
E. Inhibition du recaptage de la noradrénaline

Réponse : D

S 88/7/1/ 35

Parmi les propositions suivantes concernant l'Amitriptyline (LAROXYL*), laquelle est fausse?

A. Est un antidépresseur tricyclique
B. Inhibe le recaptage des amines centrales
C. Bloque le récepteur muscarinique
D. Stimule le récepteur alpha adrénergique
E. Peut déterminer un état confusionnel

Réponse : D

M 89/1/2/ 84

Les antidépresseurs tricycliques (type: imipramine, TOFRANIL*) présentent l'une ou plusieurs des propriétés suivantes:

A. Augmentation de la synthèse des catécholamines
B. Inhibition du recaptage pré-synaptique des monoamines (noradrénaline, sérotonine)
C. Inhibition du recaptage pré-synaptique de l'acétylcholine
D. Blocage des récepteurs cholinergiques muscariniques
E. Blocage des récepteurs dopaminergiques

Réponse : BD

M 90/3/2/ 60

L'imipramine (TOFRANIL*):

A. Exerce un effet atropinique
B. Peut favoriser la survenue de crises convulsives
C. Peut induire une hypotension orthostatique
D. Est un neuroleptique de type phénothiazinique
E. Peut entraîner un trouble du rythme cardiaque

Réponse : ABCE

M 91/7/2/ 32

Le mécanisme d'action des antidépresseurs tricycliques classiques repose sur:

A. Une inhibition du recaptage de la sérotonine
B. Une inhibition du recaptage de la noradrénaline
C. Une activation du système GABAergique
D. Une activation du système histaminergique
E. Une stimulation des récepteurs cholinergiques centraux

Réponse : AB

8. 3 IMIPRAMINE (TOFRANIL*)

8. 3. 1 EFFETS SECONDAIRES

M 91/1/2/ 71

Indiquer, parmi les incidents et accidents suivants, celui ou ceux qui est(sont) à craindre à l'occasion d'un traitement par antidépresseur imipraminique:

A. Suicide par levée d'inhibition
B. Troubles de la conduction cardiaque
C. Aplasie médullaire
D. Accélération du transit digestif
E. Convulsions

Réponse : ABE

M 94/9/1/ 89

Parmi les effets indésirables liés à la prise d'imipramine (TOFRANIL*), on peut observer:

A. Des tremblements
B. Des troubles de l'accommodation
C. De l'insomnie
D. De la constipation
E. Des dyskinésies aiguës

Réponse : ABCD

8. 4
LITHIUM
8. 4. 1
DIVERS

M 89/1/2/ 1

L'intoxication par le Lithium est révélée par:

A. Vomissements
B. Tremblements des membres supérieurs
C. Troubles de l'équilibre
D. Photophobie
E. Confusion

Réponse : ABCE

8. 4. 2
CONTRE INDICATIONS (ABSOLUES, RELATIVES)

S 86/5/1/ 25

Une des propositions suivantes est une contre-indication à la prescription du lithium chez un maniaque:

A. Il s'est imposé un régime amaigrissant
B. Il a fait une tentative de suicide
C. Il suit un régime sans sel bien contrôlé par son médecin
D. Il y a eu récemment un échec du traitement neuroleptique
E. Il a une hypertension artérielle qu'il ne veut pas traiter

Réponse : C

M 87/7/2/ 8

Les sels de lithium sont en principe contre-indiqués en cas de:

A. Diabète sucré sulfamido-sensible
B. Maladie lupique sans insuffisance rénale
C. Hépatite virale
D. Régime désodé strict
E. Aucune des propositions ci-dessus

Réponse : D

M 87/3/2/104

Une thérapeutique au lithium est contre-indiquée en cas de:

A. Diabète sans complications
B. Insuffisance rénale
C. Grossesse (3 premiers mois)
D. Hyperthyroïdie
E. Ulcère gastro-duodénal

Réponse : BC

8. 4. 3
BILAN PRÉ-THÉRAPEUTIQUE

M 85/3/2/ 26

La mise en route du traitement par sels de lithium, nécessite au préalable:

A. Des examens ophtalmologiques
B. Des examens cardiologiques
C. Des examens urologiques
D. Des examens rénaux
E. Des examens thyroïdiens

Réponse : BDE

M 87/3/2/ 17

La mise en route du traitement par sels de lithium nécessite au préalable:

A. Des examens ophtalmologiques
B. Des examens cardiologiques
C. Bilan d'hémostase
D. Des examens rénaux
E. Réaction immunologique de grossesse

Réponse : BDE

M 91/4/2/ 15

Que comporte le bilan à faire avant la mise sous Lithium?

A. Bilan rénal créatininémie
B. Bilan thyroïdien dosage T3-T4
C. Un ECG
D. Dosage gaz du sang
E. Transaminases

Réponse : ABC

8. 4. 4
EFFETS SECONDAIRES

S 85/2/1/110

Parmi les troubles suivants, lequel constitue une complication du traitement par sels de lithium?

A. Insuffisance cardiaque
B. Hypothyroïdie
C. Phlébite des membres inférieurs
D. Cholestase intrahépatique
E. Ulcère gastrique

Réponse : B

M 89/1/2/ 6

Parmi les incidents susceptibles de survenir au cours d'un traitement par les sels de lithium, on doit retenir:

A. Des accès de diarrhée
B. Un syndrome polyuro-polydipsique
C. Un amaigrissement
D. Des céphalées
E. Un tremblement digital

Réponse : ABE

8. 4. 5
SURVEILLANCE

M 89/7/2/ 74

Chez un malade traité par sels de lithium, on doit surveiller régulièrement:

A. La fonction hépatique
B. La fonction thyroïdienne
C. La fonction rénale
D. L'électroencéphalogramme
E. La tension oculaire

Réponse : BC

8. 4. 6
INDICATIONS

M 92/8/2/ 45

Le lithium est indiqué comme traitement prophylactique en cas de:

A. Hébéphrénie à évolution chronique
B. Psychose maniaco-dépressive
C. Schizophrénie dysthymique
D. Troubles paniques
E. Névrose obsessionnelle

Réponse : BC

S 92/9/1/ 56

Parmi ces indications, quelle est celle la plus reconnue des sels de lithium?

A. La prévention de l'accès maniaque
B. Le traitement de l'accès dépressif
C. La prévention des attaques d'angoisse
D. Le traitement des troubles obsessionnels compulsifs
E. Le traitement de la névralgie du trijumeau

Réponse : A

8. 4. 7
DIVERS

M 88/1/2/104

Le traitement par sel de lithium:

A. A comme indication majeure la prévention des accès maniaques et/ou dépressifs de la psychose maniaco dépressive
B. Est contre-indiqué chez la femme enceinte
C. Nécessite la surveillance régulière de la fonction hépatique
D. N'est efficace que si le taux de lithiémie à jeun est supérieur à 0,50 mmol/l
E. Ne peut pas être utilisé en association avec les antidépresseurs de type IMAO

Réponse : ABD

S 94/8/1/ 7

Lequel de ces signes n'est pas habituellement relié à un surdosage en Lithium (prescrit dans un psychose manico-dépressive)?

A. Nausées
B. Dyspnée
C. Tremblements
D. Soif
E. Trouble de l'équilibre

Réponse : B

8. 5
NEUROLEPTIQUES
8. 5. 1
EFFETS SECONDAIRES

S 85/4/1/ 25

Parmi les effets secondaires suivants de la chlorpromazine (LARGACTIL*) et des neuroleptiques phénothiaziniques, quel est celui qui s'explique par leur action antidopaminergique?

A. Sécheresse de la bouche
B. Eruptions
C. Syndrome extrapyramidal
D. Constipation
E. Ictères

Réponse : C

M 85/4/2/ 48

Le traitement au long cours d'un état schizophrénique par les neuroleptiques peut engendrer, comme effet(s) indésirable(s):

A. Syndromes extrapyramidaux
B. Dyskinésies tardives
C. Galactorrhée
D. Hypertension artérielle
E. Prise de poids

Réponse : ABCE

S 86/2/1/ 36

Quel est le risque d'effet latéral qui peut être irréversible des thérapeutiques neuroleptiques?

A. L'hypotension orthostatique
B. La pharmacodépendance
C. L'inversion de l'humeur
D. Le syndrome parkinsonien
E. Les diskinésies tardives

Réponse : E

M 86/1/2/ 33

Le syndrome parkinsonien des neuroleptiques:

A. Est prévenu par la dopa
B. Est lié à un blocage de la synthèse de la dopamine
C. Est lié à un blocage des récepteurs dopaminergiques
D. Est lié à un blocage de la dopa-décarboxylase
E. Est lié à une exaltation du système sérotoninergique

Réponse : C

S 86/3/1/ 47

Quel est l'effet indésirable qui n'est pas observé avec les neuroleptiques (type Chlorpromazine LARGACTIL*)?

A. Hypotension orthostatique
B. Troubles de l'accommodation
C. Hyperprolactinémie
D. Insuffisance cardiaque
E. Ictère choléstatique

Réponse : D

M 87/4/2/ 90

Le traitement au long cours d'un état schizophrénique par les neuroleptiques peut engendrer, comme effet(s) indésirable(s):

A. Syndrome de passivité indifférence
B. Dyskinésies tardives
C. Galactorrhée
D. Syndrome polyuro-polydipsique
E. Prise de poids

Réponse : ABCE

S 88/2/1/ 33

Un sujet de 25 ans présente, deux jours après la prescription de 5 mg d'HALDOL* par 24 heures, un épisode neurologique aigu consistant en un plafonnement incoercible du regard associé à des mouvements de torsion de la langue et du cou. Parmi ces attitudes thérapeutiques, laquelle vous paraît, enurgence, la plus appropriée?

A. Conseiller l'arrêt immédiat du traitement par l'HALDOL*
B. Prescrire 1 comprimé de L-Dopa
C. Prescrire 1 comprimé d'ARTANE* 5 mg
D. Pratiquer une injection intramusculaire de VALIUM* 10 mg
E. Pratiquer une injection intramusculaire de PONALIDE*

Réponse : E

M 88/7/2/115

Les phénomènes dyskinétiques oculo-faciaux sont couramment observés lors de l'introduction d'une chimiothérapie par:

A. Antidépresseur IMAO
B. Sels de lithium
C. Neuroleptique type phénothiazine incisive
D. Benzodiazépines à dose élevée
E. Neuroleptique dérivé du sulpiride (DOGMATIL*)

Réponse : CE

M 89/1/2/120

Parmi les effets indésirables des neuroleptiques, on observe:

A. De l'excitation psychomotrice
B. Des crises d'épilepsie
C. L'apparition d'une obésité
D. Une aménorrhée
E. Une hypertension artérielle

Réponse : BCD

M 89/5/2/100

Au cours du traitement d'une schizophrénie, les phénomènes dyskinétiques bucco-linguo-faciaux s'observent avec:

A. Les faibles doses d'halopéridol (HALDOL*)
B. Les fortes doses d'halopéridol (HALDOL*)
C. Les fortes doses de diazépam (VALIUM*)
D. Les fortes doses d'imipramine (TOFRANIL*)
E. Les faibles doses de fluphénazine (MODITEN*)

Réponse : ABE

M 91/1/2/ 28

Parmi les éléments cliniques et biologiques suivant(s) le(s)quel(s) concoure(nt) au diagnostic de syndrome malin des neuroleptiques?

A. Fièvre élevée
B. Elévation des transaminases
C. Elévation des créatines phosphokinases
D. Contracture de type extrapyramidal
E. Myosis serré

Réponse : ACD

S 91/5/1/ 66

Les neuroleptiques peuvent être à l'origine de ces effets secondaires, sauf un, lequel?

A. Syndrome parkinsonien
B. Iléus paralytique
C. Hépatite cholestatique
D. Métrorragies occasionnelles
E. Photosensibilisation

Réponse : D

M 92/9/2/ 23

Parmi les effets suivants de la chlorpromazine (LARGACTIL*), quels sont ceux qui s'expliquent par une action antidopaminergique?

A. Hyperprolactinémie
B. Hypotension orthostatique
C. Syndrome extrapyramidal
D. Constipation
E. Indifférence affective

Réponse : ACE

8. 5. 2 SURVEILLANCE

S 91/7/1/ 15

Sur quelle fonction doit principalement porter la surveillance d'un traitement neuroleptique incisif?

A. Oculaire
B. Urinaire
C. Cardio-vasculaire
D. Hépatique
E. Neurologique

Réponse : E

8. 5. 3 INDICATIONS

M 86/3/2/ 18

Les neuroleptiques incisifs (type butyrophénone) sont utiles:

A. Dans les syndromes délirants
B. Dans la névrose d'angoisse
C. Dans les schizophrénies paranoïdes
D. Dans la démence
E. Dans les états d'agitation liés à des hallucinations

Réponse : ACE

M 89/1/2/119

La Lévomépromazine (NOZINAN*):

A. Est un tranquilisant
B. Est un antidépresseur
C. Est un anti-comitial
D. Est un neuroleptique incisif
E. Est un neuroleptique sédatif

Réponse : E

8. 5. 4 ADMINISTRATION (POSOLOGIE, MODES)

M 89/6/2/ 95

La Chlorpromazine (LARGACTIL*) est présentée sous forme parentérale en ampoules injectables contenant:

A. 10 mg de produit actif
B. 25 mg de produit actif
C. 50 mg de produit actif
D. 75 mg de produit actif
E. 100 mg de produit actif

Réponse : B

8. 5. 5 DIVERS

S 87/7/1/ 82

Quelle est la propriété que n'ont pas en commun les neuroleptiques (type Chlorpromazine) et les antidépresseurs tricycliques (type Imipramine)?

A. Alpha-bloquant
B. Anti-cholinergique
C. Anti-sérotonine (antagonisme compétitif)
D. Antihistaminique H1
E. Inhibition du recaptage de la Noradrénaline

Réponse : E

S 87/6/1/ 90

Le mécanisme le plus vraisemblable de l'action thérapeutique des neuroleptiques est essentiellement:

A. Un blocage des récepteurs alpha-adrénergiques
B. Un blocage des récepteurs bêta-adrénergiques
C. Un blocage des récepteurs dopaminergiques
D. Une inhibition du recaptage pré-synaptique des catécholamines
E. Un blocage des récepteurs sérotoninergiques

Réponse : C

M 87/1/2/100

Parmi les éléments suivants concernant les neuroleptiques, lequel (ou lesquels) est (sont) exacts?

A. Ils peuvent entraîner à longue échéance une toxicomanie
B. Ils peuvent provoquer des effets secondaires durables après l'arrêt du traitement
C. Leur arrêt brutal est toujours dangereux
D. Ils aggravent l'hypertension artérielle
E. Les neuroleptiques doivent toujours être associés à un médicament prévenant leurs effets extra-pyramidaux

Réponse : B

M 89/1/2/114

Les différentes Phénothiazines se présentent sous la forme de soluté buvable à 4% dont une goutte contient:

A. 1/10 de mg de produit actif
B. 1 mg de produit actif
C. 0,4 mg de produit actif
D. 4 mg de produit actif
E. 10 mg de produit actif

Réponse : B

M 89/1/1/116

Les médicaments neuroleptiques se caractérisent par:

A. Stimulation intellectuelle
B. Réduction de l'activité psychotique
C. Production d'effets secondaires neurologiques
D. Blocage de la transmission synaptique dopaminergique
E. Effet cérébelleux

Réponse : BCD

S 89/3/1/ 90

Quel est le mécanisme d'action des neuroleptiques responsable de l'effet antipsychotique?

A. Antihistaminique H1
B. Anti-cholinergique M1
C. Alpha2 stimulant
D. Anti-sérotonine
E. Blocage des récepteurs à la dopamine

Réponse : E

M 89/4/2/ 85

Les neuroleptiques sédatifs de type phénothiazine:

A. Sont indiqués dans les états d'agitation
B. Entraînent des hypotensions orthostatiques
C. Ont un effet anti-hallucinatoire prédominant
D. Ne donnent pas de syndromes extrapyramidaux
E. Se prescrivent à des doses de 1 à 5 mg dans les psychoses

Réponse : AB

M 89/6/2/ 97

Les médicaments neuroleptiques agissent principalement:

A. Sur les voies nigro-striées
B. Sur la voie méso-limbique
C. Sur la voie méso-corticale
D. Sur la voie infundibulo-tubérienne
E. Sur la voie thalamo-corticale

Réponse : ABCD

M 90/3/2/ 99

Les groupes de médicaments suivants font partie des neuroleptiques:

A. Phénothiazines
B. Benzodiazépines
C. Butyrophénones
D. Benzamides
E. Carbamates

Réponse : ACD

M 92/8/2/ 61

La chlorpromazine (LARGACTIL*)

A. Est un antagoniste dopaminergique central
B. Appartient à la famille des antidépresseurs
C. Possède une structure chimique de type phénothiazine
D. A des propriétés anesthésiques locales
E. A des propriétés anesthésiques générales

Réponse : AC

8. 5. 6
EFFETS PHARMACOLOGIQUES

M 87/7/1/118

Parmi les effets suivants de la chlorpromazine (LARGACTYL*) et des neuroleptiques phénothiaziniques, quel est celui ou quels sont ceux qui s'explique(nt) par leur action antidopaminergique?

A. Hyperprolactinémie
B. Eruptions
C. Syndrome extrapyramidal
D. Constipation
E. Indifférence psychique

Réponse : ACE

M 88/3/2/ 28

Selon les critères définis par Delay et Deniker, les neuroleptiques se caractérisent par:

A. Une action inhibitrice sur l'excitation et l'agitation
B. La production d'effets extrapyramidaux et végétatifs
C. La réduction des troubles psychotiques aigus et chroniques
D. La création d'un état d'indifférence
E. Une action corticale dominante

Réponse : ABCD

M 90/3/2/ 70

Parmi les critères de l'action neuroleptique, on distingue:

A. Un effet antimaniaque
B. La création d'un état d'indifférence psychomotrice
C. Un effet antagoniste sur l'agressivité
D. Un effet thymérétique
E. Une action corticale prédominante

Réponse : ABC

S 91/5/1/ 25

Parmi les syndromes neuro-psychiatriques suivants, indiquez celui dans lequel les benzodiazépines ne peuvent être utilisées en monothérapie:

A. Etats anxieux aigus
B. Epilepsie
C. Dépression névrotique
D. Anxiété chronique généralisée
E. Insomnie anxieuse d'endormissement

Réponse : C

8. 6
SISMOTHERAPIE
8. 6. 1
INDICATIONS

M 87/2/2/ 99

Quelle est ou quelles sont les indications préférentielles d'une sismothérapie?

A. Psychose hallucinatoire chronique
B. Dépression réactionnelle
C. Mélancolie délirante
D. Mélancolie stuporeuse
E. Schizophrénie de forme hébéphrénique

Réponse : CD

M 88/2/2/100

La convulsivothérapie (électrochocs) sous anesthésie et curarisation a comme indication(s) préférentielle(s):

A. Les états dépressifs résistants aux traitements antidépresseurs
B. Les états dépressifs névrotico-réactionnels
C. Les mélancolies délirantes
D. Les mélancolies stuporeuses
E. Les accès maniaques délirants et résistants

Réponse : ACDE

9
ASPECTS LEGAUX
9. 1
SAUVEGARDE DE JUSTICE
9. 1. 1
DIVERS

M 85/7/2/ 20

Parmi les propositions suivantes concernant la sauvegarde de justice, indiquez celle(s) qui est (sont) exacte(s):

A. Elle décharge le sujet de sa capacité juridique
B. Elle peut permettre l'annulation d'actes commis de façon inconsidérée
C. Elle impose la représentation continue du sujet dans les divers actes de sa vie civile
D. Cette mesure succède à un jugement rendu par le juge des tutelles
E. Cette mesure n'est valable que pour 2 mois, si elle n'est pas renouvelée

Réponse : BE

S 89/1/1/ 15

L'indication d'une mesure de sauvegarde de justice doit être posée devant un tableau:

A. De névrose obsessionnelle
B. De névrose hystérique
C. De prodigalité maniaque
D. De psychose hallucinatoire
E. De bouffée délirante aiguë

Réponse : C

M 89/5/2/ 40

La sauvegarde de justice:

A. S'intègre aux dispositions de la loi du 3 janvier 1968
B. S'adresse à tout majeur qui temporairement à besoin d'être protégé dans les actes de la vie
C. Le médecin traitant peut en faire la demande
D. Suspend l'exercice des droits civils et civiques
E. S'applique systématiquement pendant une durée de six mois

Réponse : ABC

S 94/8/1/ 69

La mesure de sauvegarde de justice est réalisée électivement pour un des troubles suivants. Lequel?

A. Psychose hallucinatoire chronique
B. Névrose hystérique
C. Etat maniaque
D. Délire paranoïaque
E. Bouffée délirante aiguë

Réponse : C

S 94/9/1/ 21

Un patient en état maniaque depuis 2 jours est hospitalisé au service d'urgence à la suite d'achats inconsidérés. Quelle est la mesure médico-administrative à prendre dans l'immédiat?

A. Demande de curatelle
B. Demande de tutelle
C. Sauvegarde de justice
D. Tutelle aux prestations sociales
E. Hospitalisation d'office

Réponse : C

9. 2 PLACEMENT D'OFFICE

9. 2. 1 DIVERS

S 85/5/1/ 47

Le placement d'office est une situation d'hospitalisation psychiatrique qui peut être provoquée par:

A. Le jugement d'un tribunal
B. Un arrêté préfectoral
C. Un avis médical
D. A la demande de la famille
E. Aucune de ces propositions n'est exacte

Réponse : B

S 86/1/1/ 42

L'arrêté de mise en Placement d'Office d'un malade selon la loi du 30 juin 1838 est pris par:

A. Le Commissaire de Police
B. Le Procureur de la République
C. Le Médecin traitant
D. Le Préfet, Commissaire de la République
E. Un psychiatre des Hôpitaux

Réponse : D

M 86/7/2/ 62

Le Placement d'Office est le mode d'admission à l'hôpital psychiatrique:

A. Du patient de sa propre volonté
B. Ordonné par le Préfet de Département
C. De la volonté de l'entourage du patient
D. Demandé en urgence par le maire de la Commune
E. Décidé par le médecin traitant

Réponse : BD

9. 3 PLACEMENT VOLONTAIRE

9. 3. 1 TRAITEMENTS

S 90/3/1/ 56

Laquelle de ces propositions concernant le certificat médical de demande de placement volontaire est vraie?

A. Doit être rédigé par le médecin du service où sera hospitalisé le patient
B. Doit dater d'au moins 48 heures
C. Doit comporter un diagnostic psychiatrique précis
D. Doit décrire les symptômes et comportements du malade
E. Ne peut être rédigé que par un psychiatre

Réponse : D

9. 3. 2 DIVERS

M 87/4/2/ 7

Le certificat médical pour le placement volontaire d'un malade mental peut être rédigé par:

A. Le médecin traitant
B. Le médecin de la DDASS
C. Le médecin remplaçant
D. Un médecin de la direction des interventions sanitaires
E. Un médecin psychiatre d'exercice libéral

Réponse : ABCDE

M 87/1/2/ 99

Un certificat médical de placement volontaire dans un établissement psychiatrique:

A. Peut être rédigé par un médecin non spécialiste
B. Peut être rédigé sur une simple ordonnance
C. Ne nécessite qu'une description des symptômes sans diagnostic
D. Peut être rédigé par un médecin du service receveur
E. Est valable 15 jours

Réponse : ABCE

M 88/2/2/ 33

L'établissement d'un placement volontaire rend nécessaire:

A. L'accord du patient
B. Un certificat médical descriptif
C. L'accord du Préfet de police
D. Une demande de placement rédigée éventuellement par la famille
E. L'accord du service de secteur

Réponse : BD

M 85/4/2/ 21

Le certificat médical pour le placement volontaire d'un malade mental peut être rédigé par:

A. Le médecin traitant
B. Un médecin allié au deuxième degré du demandeur
C. Le médecin remplaçant
D. Un médecin attaché à l'établissement d'accueil
E. Un médecin psychiatre d'exercice libéral

Réponse : ACE

Ophtalmologie
Partie 24

1. OPHTALMOLOGIE GENERALE (114)
1.1 DIVERS (24)
1.2 OPHTALMOLOGIE - DIAGNOSTICS (17)
1.3 ACCOMODATION (8)
1.4 ACUITE VISUELLE (5)
1.5 AMBLYOPIE (3)
1.6 CECITE (4)
1.7 NEVRITE OPTIQUE (1)
1.8 NEVRITE OPTIQUE RETROBULBAIRE (5)
1.9 TACHE AVEUGLE (3)
1.10 ECTROPION (4)
1.11 DIABETE ET FOND D'OEIL (21)
1.12 HTA ET FOND D'OEIL (6)
1.13 PARALYSIE OCULOMOTRICE (12)
1.14 HYPHEMA (1)

2. ORIENTATION DIAGNOSTIQUE (49)
2.1 BAISSE DE L'ACUITE VISUELLE (7)
2.2 DOULEURS OCULAIRES (5)
2.3 OEIL ROUGE (2)
2.4 DIPLOPIE (11)
2.5 PHOSPHENES (2)
2.6 EXOPHTALMIE (18)
2.7 ENOPHTALMIE (4)

3. TROUBLES DE LA REFRACTION ET ACCOMODATION (18)
3.1 TROUBLES DE LA REFRACTION (6)
3.2 MYOPIE (10)
3.3 PRESBYTIE (2)

4. PATHOLOGIES VASCULAIRES (22)
4.1 OCCLUSION DE L'ARTERE CENTRALE DE LA RETINE (9)
4.2 OCCLUSION DE LA VEINE CENTRALE DE LA RETINE (13)

5. TRAUMATISMES OCULAIRES (9)
5.1 BRULURES OCULAIRES (3)
5.2 CORPS ETRANGER INTRA-OCULAIRE (6)

6. INFECTIONS EN OPHTALMOLOGIE (23)
6.1 CONJONCTIVITE (13)
6.2 IRIDOCYCLITE (2)
6.3 ORGELET (3)
6.4 CHALAZION (2)
6.5 HERPES OPHTALMIQUE (3)

7. PATHOLOGIES EN OPHTALMOLOGIE (122)
7.1 CATARACTE (24)
7.2 CATARACTE EN PEDIATRIE (6)
7.3 CHAMP VISUEL (25)
7.4 HEMIANOPSIE LATERALE HOMONYME (13)
7.5 HEMIANOPSIE BI-TEMPORALE (2)
7.6 DECOLLEMENT DE LA RETINE (22)
7.7 GLAUCOME (30)

8. TRAITEMENTS EN OPHTALMOLOGIE (35)
8.1 COLLYRES (26)
8.2 NEOSYNEPHRINE (COLLYRE) (2)
8.3 TOXICITE OCULAIRE (7)

Les chiffres entre parenthèses indiquent le nombre de QCM.

1
OPHTALMOLOGIE GENERALE
1. 1
DIVERS

M 85/4/1/117

Les valeurs normales de la tension oculaire sont comprises entre:

A. 5 et 10 mmHg
B. 10 et 15 mmHg
C. 15 et 20 mmHg
D. 20 et 25 mmHg
E. 25 et 28 mmHg

Réponse : BC

S 86/6/1/101

L'oedème papillaire est:

A. Un signe constant du syndrome d'hypertension intracrânienne
B. Une cause possible d'atrophie optique
C. Un signe constant des tumeurs de la fosse postérieure
D. Précocement associé à une baisse d'acuité visuelle
E. Une cause de diplopie

Réponse : B

S 88/5/1/ 79

Quelle est la définition de l'aniseiconie:

A. Différence de dimension des deux pupilles
B. Différence de dimension entre les images perçues par chacun des deux yeux
C. Différence de réfraction optique des deux yeux
D. Différence de dimension des cornées
E. Aucune des propositions

Réponse : B

S 88/6/1/ 24

Une anisocorie correspond:

A. A une pupille trop grande
B. A une pupille trop petite
C. A une pupille irrégulière
D. A une taille inégale entre les deux pupilles
E. A une désinsertion de la base de l'iris

Réponse : D

S 91/2/1/ 73

L'amblyopie se définit comme:

A. Une déviation des axes des yeux, l'un par rapport à l'autre
B. Une paralysie de la pupille
C. Un état de privation centrale de l'acuité visuelle
D. Une perte du champ visuel périphérique
E. Une perte de l'accommodation

Réponse : C

S 92/9/1/ 53

Qu'est-ce qu'un diastème?

A. Une dent surnuméraire
B. Un appareillage d'orthopédie dento-faciale
C. Un rapport anormal d'occlusion entre deux dents de 6 ans
D. Un espace anormal entre deux dents voisines
E. Un chevauchement anormal de deux dents

Réponse : D

M 88/5/2/ 3

Le releveur de la paupière supérieure présente la ou les caractéristique(s) suivante(s):

A. Il s'insère sur le bord du tarse de la paupière supérieure
B. Son fonctionnement est conservé en cas de paralysie faciale périphérique
C. Son fonctionnement est altéré en cas de paralysie du droit supérieur
D. Il présente une rétraction lors de la survenue d'une maladie de Basedow
E. La paralysie de sa commande nerveuse entraîne une ouverture de la fente palpébrale

Réponse : ABCD

S 86/3/1/ 98

Parmi les troubles visuels suivants, lequel fait partie du syndrome optico-pyramidal?

A. Une diplopie
B. Une baisse unilatérale de la vision
C. Une baisse bilatérale de la vision
D. Une hémianopsie latérale homonyme
E. Une hémianopsie bi-temporale

Réponse : B

M 89/3/1/106

Les strabismes paralytiques se traduisent par:

A. Diplopie
B. Attitude vicieuse de la tête
C. Angle du strabisme variable suivant la direction du regard
D. Impotence fonctionnelle dans le champ d'action dû à des muscles paralysés
E. Amblyopie fonctionnelle

Réponse : ABCD

M 90/2/2/ 60

Parmi les symptômes énumérés, concernant la plaie perforante antérieure du globe, notez ceux qui sont pathognomoniques:

A. Subluxation du cristallin
B. Aplatissement de la chambre antérieure
C. Hypertonie aiguë
D. Hernie de l'iris
E. Déformation de la pupille

Réponse : BDE

S 90/3/1/ 76

L'apparition d'une néo-vascularisation rétinienne est le témoin:

A. D'un oedème rétinien
B. D'une inflammation rétinienne
C. D'une infection rétinienne
D. D'une ischémie rétinienne
E. Autre réponse

Réponse : D

M 90/3/2/ 83

Une lésion de l'épithélium cornéen entraîne:

A. Un larmoiement
B. Une photophobie
C. Un blépharospasme
D. Une rougeur conjonctivale à prédominance limbique
E. Un myosis

Réponse : ABCD

S 90/4/1/ 43

Quel est le symptôme de début le plus fréquent de la dégénérescence maculaire sénile?

A. Le phosphène
B. La métamorphopsie
C. Le halo coloré
D. La photophobie
E. La myodésopsie

Réponse : B

S 87/2/1/ 10

Une inflammation orbitaire de l'adulte peut provenir:

A. D'une tumeur solide
B. D'un foyer inflammatoire à distance
C. D'un foyer inflammatoire contigu (sinusite)
D. D'une conjonctivite
E. D'une uvéite

Réponse : C

M 87/4/2/ 73

Une mydriase unilatérale:

A. Peut être liée à une atteinte du nerf moteur oculaire externe
B. Peut être liée à une atteinte du nerf moteur oculaire commun
C. Peut être liée à une atteinte du nerf optique
D. Peut être liée à une atteinte des radiations optiques
E. Est toujours réactive à une stimulation visuelle controlatérale

Réponse : BC

M 89/7/2/ 17

Quelles sont les deux causes les plus fréquentes d'ischémie aiguë du nerf optique?

A. Artériosclérose
B. Diabète
C. Maladie de Horton
D. Lupus érythémateux aigu disséminé
E. Hypovolémie

Réponse : AC

M 87/6/2/ 25

Devant un sujet présentant une uvéite antérieure aiguë, il convient:

A. D'instiller de la Pilocarpine
B. D'instiller des Mydriatiques
C. D'instiller des Corticoïdes locaux
D. D'éliminer un corps étranger intra-oculaire
E. De faire un prélèvement conjonctival

Réponse : BCD

M 85/3/2/ 45

Le trachome: quelle(s) est (sont) la (les) proposition(s) exacte(s)?

A. Est une kérato-conjonctivite endémique
B. Est provoqué par un parasite
C. Se complique fréquemment d'un entropion-trichiasis
D. Peut être traité par des tétracyclines par voie locale
E. Aucune des propositions précédentes n'est exacte

Réponse : ACD

M 85/6/2/ 78

La papille optique:

A. Est avasculaire
B. Contient des fibres optiques
C. Contient des cellules visuelles
D. Contient des astrocytes
E. Contient des cellules ganglionnaires

Réponse : BD

S 87/7/1/ 75

Les métamorphopsies évoquent:

A. Un oedème de la cornée
B. Une cataracte
C. Un oedème papillaire
D. Une atteinte maculaire
E. Aucune de ces propositions

Réponse : D

M 88/3/2/ 6

Dans l'entropion spasmodique consécutif à la contraction de l'orbiculaire des paupières:

A. Le bord ciliaire de la paupière est en contact avec la surface de l'oeil
B. Il existe une conjonctivite irritative
C. La cornée est fréquemment le siège de lésions épithéliales ponctuées
D. Les malades âgées sont touchées préférentiellement
E. Le traitement est exclusivement chirurgical

Réponse : ABCDE

S 90/7/1/ 60

Les stries angioïdes de Groendblatt-Strandberg sont spécifiques:

A. De l'angiomatose rétino-cérébelleuse de Von Hippel Lindau
B. Des élastorrhexies
C. De la maladie de Tay-Sachs
D. De la rétinopathie pigmentaire
E. De la périartérite noueuse

Réponse : B

M 91/4/1/ 90

Un traitement par les antipaludéens de synthèse peut entraîner des lésions oculaires que vous pourrez déceler dans sa phase initiale par:

A. Un examen à la lampe à fente
B. Une angiographie fluorescéinique
C. Un examen thermographique
D. Un électrorétinogramme
E. Un test de Lancaster

Réponse : D

S 93/8/1/ 35

L'atteinte oculaire par Amiodarone doit être recherchée au niveau:

A. Du corps vitré
B. De la sclère
C. Du cristallin
D. De la cornée
E. De la conjonctive

Réponse : D

1. 2 OPHTALMOLOGIE - DIAGNOSTICS

1. 2. 1 ETIOLOGIES (FACTEURS DE RISQUE, TERRAIN)

S 87/1/1/ 87

Chez un sujet qui consulte pour une cécité unilatérale, complète, d'apparition brutale sur un oeil blanc et indolore. Quel est le diagnostic possible?

A. Occlusion de la veine centrale de la rétine
B. Occlusion de l'artère centrale de la rétine
C. Hémorragie dans le vitré
D. Oedème papillaire par hypertension intracrânienne
E. Décollement de la rétine récent

Réponse : B

S 94/8/1/ 44

Un homme de 68 ans consulte en raison d'un ptosis droit fluctuant avec diplopie et présent surtout le soir. Quel est le diagnostic à évoquer en premier lieu?

A. Sclérose en plaques
B. Myasthénie
C. Sténose de l'artère carotidienne
D. Claude Bernard Horner
E. Paralysie du moteur oculaire externe

Réponse : B

1. 2. 2
DIVERS

M 85/2/2/ 7

Un malade présente une brusque baisse de vision sans douleur oculaire et sans rougeur manifeste d'un seul oeil, alors qu'il est porteur d'un diabète connu depuis 12 ans. Pouvez vous évoquer parmi les causes suivantes celle(s) qui vous parai(ssen)t vraisemblable(s)?

A. Glaucome à angle fermé
B. Hémorragie du vitré
C. Luxation du cristallin
D. Névrite optique aiguë
E. Décollement de rétine

Réponse : BDE

S 86/4/1/ 9

Un adulte âgé, jusque là bien corrigé pour sa vision de près par des lunettes de presbytie s'aperçoit qu'il peut lire sans lunettes. Quel diagnostic évoquez-vous?

A. Décollement de rétine
B. Glaucome
C. Cataracte sénile nucléaire
D. Uvéite
E. Conjonctivite

Réponse : C

S 87/1/1/ 9

En présence d'une rougeur oculaire périkératique associée à une douleur, une baisse de vision, un myosis et des dépôts blancs rétro-cornéens, vous évoquez:

A. Une conjonctivite
B. Un glaucome aigu
C. Une iridocyclite
D. Un herpès de la cornée
E. Une kératite

Réponse : C

M 87/1/1/104

En présence de la triade suivante: oeil douloureux, avec baisse visuelle et rougeur ciliaire, parmi les cinq propositions suivantes, quel(s) diagnostic(s) possible(s) retenez-vous?

A. Conjonctivite
B. Kératite superficielle
C. Hémorragie sous-conjonctivale
D. Iridocyclite
E. Glaucome aigu à angle fermé

Réponse : BDE

S 87/1/1/ 86

Chez un sujet qui consulte pour une baisse importante de la vision, l'ophtalmoscopie permet la découverte au fond de l'oeil d'un oedème blanc qui couvre toute la rétine du pôle postérieur, accompagné d'une "tache cerise" de la macula. Quel diagnostic retenez-vous parmi les 5 suivants:

A. Occlusion de la veine centrale de la rétine
B. Occlusion de l'artère centrale de la rétine
C. Décollement central de la rétine
D. Dégénérescence maculaire sénile
E. Choroïdite

Réponse : B

S 88/7/1/ 1

Parmi les affections suivantes, laquelle entraîne la baisse de vision la plus brutale et la plus complète?

A. Hémorragie dans le vitré
B. Névrite optique éthylique
C. Dégénérescence maculaire
D. Thrombose de l'artère centrale de la rétine
E. Thrombose de la veine centrale de la rétine

Réponse : D

S 89/7/1/ 21

Un malade de 65 ans, hypertendu, présente brutalement une baisse d'acuité visuelle unilatérale; l'examen du fond d'oeil montre un oedème rétinien postérieur, des artères grêles, et une macula bien colorée. Le diagnostic à évoquer en premier lieu est celui de:

A. Décollement de rétine
B. Glaucome aigu
C. Occlusion de la veine centrale de la rétine
D. Neuropathie optique oedémateuse aiguë
E. Occlusion l'artère centrale de la rétine

Réponse : E

M 89/6/2/ 34

Devant un oeil rouge, douloureux avec atteinte de l'acuité visuelle, vous évoquerez:

A. Conjonctivite
B. Sclérite
C. Iridocyclite
D. Glaucome aigu
E. Hémorragie sous-conjonctivale

Réponse : CD

S 90/1/1/ 49

Devant une exophtalmie unilatérale modérée avec diplopie verticale le scanner retrouvant une hypertrophie du muscle droit inférieur vous pensez à:

A. Un mucocèle fronto-ethmoïdal
B. Une fracture de l'os planum
C. Une maladie de Basedow
D. Un lymphome orbitaire
E. Une maladie de Hodgkin

Réponse : C

M 90/5/2/ 78

Une rougeur oculaire spontanée de topographie périkératique, accompagnée de douleurs, d'une baisse de l'acuité visuelle, d'un larmoiement, d'une photophobie et d'un blépharospasme doit a priori faire évoquer le(s) diagnostic(s) suivant(s):

A. Conjonctivite virale aiguë muco-purulente
B. Dacryocystite aiguë
C. Hémorragie intra-oculaire massive compliquant une rétinopathie diabétique
D. Kératite épithéliale herpétique
E. Iridocyclite

Réponse : DE

M 91/1/2/ 7

La baisse brutale et unilatérale de l'acuité visuelle avec un oeil blanc indolore doit faire évoquer:

A. Un décollement de rétine
B. Une iridocyclite aiguë
C. Une kératite aiguë
D. Une oblitération de l'artère centrale de la rétine
E. Une hémorragie intravitréenne

Réponse : ADE

S 92/8/1/ 66

Chez un adulte, une baisse de vision unilatérale et brutale avec abolition du réflexe photo-moteur unilatéral et examen ophtalmologique normal, il convient d'évoquer le diagnostic suivant:

A. Une cécité psychique
B. Une névrite optique rétrobulbaire
C. Une occlusion artérielle rétinienne
D. Un glaucome aigu
E. Une simulation

Réponse : B

M 92/8/1/ 81

Une douleur oculaire unilatérale d'apparition brutale, accompagnée d'une rougeur prédominant autour du limbe, exacerbée par le clignement, évoque:

A. Un corps étranger cornéen
B. Un corps étranger sous palpébral
C. Une conjonctivite aiguë
D. Une érosion cornéenne
E. Une plaie conjonctivale

Réponse : ABD

M 93/8/2/ 74

Devant une baisse d'acuité visuelle rapide associée à un oeil rouge et douloureux, vous évoquez:

A. Une hémorragie du vitré
B. Une kératite aiguë
C. Une hémorragie sous-conjonctivale
D. Une migraine ophtalmique
E. Un glaucome aigu par fermeture de l'angle

Réponse : BE

M 86/1/2/ 72

Devant un oeil rouge, douloureux avec atteinte de l'acuité visuelle, vous évoquerez le ou les diagnostics suivants:

A. Conjonctivite
B. Uvéite antérieure
C. Iridocyclite
D. Glaucome aigu
E. Hémorragie sous-conjonctivale

Réponse : BCD

1. 3 ACCOMODATION

1. 3. 1 PHYSIOPATHOLOGIE

S 88/6/1/ 12

Au cours de l'accommodation, tous les organes suivants entrent en jeu, sauf un. Indiquez lequel:

A. Le cristallin
B. Le muscle ciliaire
C. La cornée
D. La pupille
E. La zonule

Réponse : C

1. 3. 2 ETIOLOGIES (FACTEURS DE RISQUE, TERRAIN)

S 89/7/1/ 41

La perte du pouvoir d'accommodation est due à:

A. L'astigmatisme
B. La myopie
C. L'hypermétropie
D. La presbytie
E. Le glaucome chronique

Réponse : D

M 90/6/2/ 53

Parmi les maladies suivantes, il en est qui sont susceptibles de provoquer une paralysie de l'accommodation. Ce sont:

A. L'hypertension artérielle
B. Le botulisme
C. L'hyperthyroïdie
D. La diphtérie
E. La leucémie aiguë

Réponse : BD

1. 3. 3 DIVERS

S 86/1/1/ 52

Parmi les 5 propositions concernant l'accommodation, une seule est inexacte. Laquelle?

A. Le punctum proximum correspond à une accommodation minimale
B. Le parcours d'accommodation est la distance entre le punctum remotum et le punctum proximum
C. L'accommodation est due à des modifications de courbure et d'indice du cristallin
D. La presbytie correspond à la diminution de l'amplitude d'accommodation
E. L'amplitude d'accommodation est la différence de réfraction entre l'oeil au repos et l'oeil en accommodation maximale

Réponse : A

M 87/2/2/ 83

L'accommodation:

A. Est inutile en vision de loin chez l'emmétrope
B. Est paralysée par une instillation de collyre à l'Atropine
C. S'accompagne d'une augmentation de puissance du cristallin
D. Peut favoriser l'apparition d'un strabisme convergent chez l'enfant
E. Met en jeu un relâchement du muscle orbiculaire

Réponse : ABCD

M 87/3/2/ 98

L'accommodation chez un sujet emmétrope:

A. Est sollicitée uniquement en vision de loin
B. Est nulle à partir de 45 ans
C. Est paralysée par l'instillation d'atropine en collyre
D. Est impossible après opération de la cataracte
E. Est présente dès la naissance

Réponse : CD

M 89/6/2/ 82

L'accommodation:

A. Est nécessaire chez le myope non corrigé pour voir net au loin
B. Met en jeu la contraction du muscle ciliaire
C. Est paralysée en cas de paralysie complète du III nerf crânien
D. S'accompagne d'une augmentation de puissance du cristallin
E. Intervient dans la pathogénie de certains strabismes

Réponse : BCDE

M 90/3/2/ 46

Lorsqu'un sujet passe de la vision de loin à la vision de près, il met en jeu:

A. L'accommodation
B. La divergence
C. La convergence
D. La mydriase
E. Le myosis

Réponse : ACD

1. 4 ACUITE VISUELLE

1. 4. 1 PHYSIOPATHOLOGIE

S 89/1/1/ 65

Quel est le support anatomique d'une vision 10/10?

A. La pupille
B. La macula
C. La périphérie rétinienne
D. La cornée
E. Le cristallin

Réponse : B

1. 4. 2 ETIOLOGIES (FACTEURS DE RISQUE, TERRAIN)

M 85/2/2/ 13

L'acuité visuelle mesurée en clinique courante dépend:

A. Des cônes
B. Des bâtonnets
C. De la macula
D. De l'ora serrata
E. De la périphérie rétinienne

Réponse : AC

M 85/6/2/ 9

L'acuité visuelle mesurée peut dépendre:

A. De l'âge du sujet
B. De l'hyperhémie conjonctivale
C. Du diamètre pupillaire
D. Du contraste du test
E. De l'ambiance lumineuse de la pièce

Réponse : ACDE

1. 4. 3 DIVERS

M 87/4/2/ 74

L'échelle de Monnoyer est un test utilisé pour:

A. Mesurer l'acuité visuelle de près
B. Mesurer l'acuité visuelle de loin
C. Mesurer l'astigmatisme
D. Mesurer l'angle strabique
E. Mesurer l'acuité visuelle scotopique

Réponse : B

S 88/2/1/ 70

La skiascopie est un examen qui explore:

A. L'acuité visuelle de l'adulte
B. La réfraction objective
C. L'acuité visuelle de l'enfant
D. La vascularisation rétinienne
E. Le tonus oculaire

Réponse : B

1. 5 AMBLYOPIE

1. 5. 1 DÉFINITION

S 87/5/1/ 82

L'amblyopie fonctionnelle se définit comme:

A. Une déviation des axes de l'oeil l'un par rapport à l'autre
B. Une paralysie de la motricité pupillaire
C. Une faible acuité visuelle sans cause organique décelable
D. Une perte du champ visuel périphérique
E. Aucune des définitions citées

Réponse : C

S 89/6/1/ 60

L'amblyopie se définit comme:

A. Une déviation des axes visuels
B. Une paralysie de la pupille
C. Une diminution importante de l'acuité visuelle
D. Une perte du champ visuel périphérique
E. Aucune des propositions précédentes

Réponse : C

M 92/9/2/ 62

Une amblyopie fonctionnelle correspond à 3 des propositions suivantes:

A. Est souvent associée et à l'origine d'un strabisme
B. Résulte d'une pathologie rétinienne dégénérative
C. Est secondaire à une malformation autosomique de la rétine
D. Peut être réversible au cours de la prime enfance lorsqu'une rééducation orthoptique correcte est entreprise
E. Peut se développer en quelques jours chez le jeune enfant lors d'une occlusion oculaire totale et prolongée

Réponse : ADE

1. 6 CECITE

1. 6. 1 CLINIQUE

M 86/5/1/ 96

Une section traumatique du nerf optique droit provoquant une cécité, s'accompagne :

A. D'une mydriase droite
B. D'une aréflexie pupillaire droite à la lumière
C. D'une conservation du réflexe pupillaire consensuel gauche lorsqu'on éclaire la pupille droite
D. D'une disparition du réflexe pupillaire consensuel droit lorsqu'on éclaire la pupille gauche
E. D'une disparition du myosis droit à la convergence

Réponse : AB

1. 6. 2 ETIOLOGIES (FACTEURS DE RISQUE, TERRAIN)

M 85/5/1/117

Parmi les affections suivantes, citer celle (celles) qui peu(ven)t provoquer une cécité totale immédiate:

A. Occlusion de l'artère centrale de la rétine
B. Ischémie aiguë de la tête du nerf optique
C. Occlusion de la veine centrale de la rétine
D. Neuropathie rétro-bulbaire aiguë
E. Crise de glaucome par fermeture de l'angle

Réponse : AB

M 87/6/2/ 72

Quels sont les 2 risques oculaires d'un patient porteur d'une athéromatose carotidienne?

A. Cécité monoculaire transitoire
B. Occlusion de la veine centrale de la rétine
C. Occlusion de l'artère centrale de la rétine
D. Glaucome aigu
E. Ischémie aiguë de la tête du nerf optique

Réponse : AC

S 90/1/1/ 70

Toutes les affections suivantes peuvent entraîner une cécité monoculaire brutale, sauf une, laquelle?

A. Maladie de Horton
B. Sclérose en plaques
C. Occlusion de la veine centrale de la rétine
D. Kératite herpétique
E. Glaucome aigu par fermeture de l'angle

Réponse : D

1. 7 NEVRITE OPTIQUE

1. 7. 1 CLINIQUE

M 85/7/1/108

La névrite optique axiale se caractérise par:

A. Une baisse de l'acuité visuelle
B. Un scotome central
C. Une dyschromatopsie rouge-vert
D. Une amputation sectorielle du champ visuel
E. Une hémianopsie

Réponse : ABC

1. 8
NEVRITE OPTIQUE RETROBULBAIRE
1. 8. 1
CLINIQUE

S 86/7/1/ 12

Tous les symptômes suivants doivent faire évoquer le diagnostic de névrite optique rétrobulbaire sauf un. Lequel?

A. Douleurs oculaires
B. Diplopie
C. Baisse de l'acuité visuelle
D. Scotome central
E. Dyschromatopsie

Réponse : B

M 87/2/1/ 91

Chez un malade accusant une baisse unilatérale de l'acuité visuelle, quel(s) signe(s) permet(tent) de suspecter une neuropathie optique rétrobulbaire?

A. Douleurs lors des mouvements oculaires
B. Fond d'oeil normal
C. Scotome central au champ visuel
D. Phosphènes
E. Trouble de la vision des couleurs

Réponse : ABCE

M 88/1/2/ 94

La névrite optique rétrobulbaire se caractérise par:

A. Une rougeur oculaire
B. Des douleurs à la mobilisation du globe
C. Un myosis
D. Une diplopie monoculaire
E. Un scotome central

Réponse : BE

S 90/7/1/ 63

La névrite rétrobulbaire de la sclérose en plaques se caractérise par un des signes suivants. Indiquez lequel?

A. Une violente douleur orbitaire
B. Une baisse rapide et passagère de la vision d'un oeil
C. Une rougeur de l'oeil atteint
D. Une polynévrite des membres inférieurs
E. L'apparition brusque d'un strabisme chez un jeune de moins de 16 ans

Réponse : B

1. 8. 2
EVOLUTION (PRONOSTIC, COMPLICATIONS)

S 90/6/1/ 51

La névrite optique rétrobulbaire entraîne un des déficits périmétriques suivants:

A. Une hémianopsie latérale homonyme
B. Un scotome absolu
C. Un scotome central
D. Un rétrécissement isoptérique
E. Une incongruence des champs visuels

Réponse : C

1. 9
TACHE AVEUGLE
1. 9. 1
DÉFINITION

M 88/3/2/ 33

La tache aveugle:

A. Est une perte périphérique du champ visuel
B. Correspond à la papille
C. Est un scotome physiologique
D. Correspond à la macula
E. Se projette dans l'hémichamp nasal

Réponse : BC

1. 9. 2
PHYSIOPATHOLOGIE

S 89/7/1/ 13

A quelle structure anatomique correspond la tache aveugle au champ visuel dynamique de Goldmann?

A. Macula
B. Fovéa
C. Pupille
D. Papille
E. Périphérie rétinienne

Réponse : D

1. 9. 3
DIVERS

S 86/7/1/ 1

Parmi ces 5 propositions concernant la tache aveugle de Mariotte, une seule est inexacte. Laquelle?

A. C'est un scotome absolu
B. C'est un scotome positif
C. Elle correspond au point de départ du nerf optique
D. Elle est déplacée en dehors du point de fixation
E. Elle correspond sur le tracé du champ visuel à la projection de la papille

Réponse : B

1.10
ECTROPION
1.10. 1
DÉFINITION

S 86/3/1/ 10

L'ectropion est:

A. Une malformation palpébrale
B. Une inflammation palpébrale
C. Une éversion palpébrale
D. Une tumeur palpébrale
E. Autre réponse

Réponse : C

1.10. 2
ETIOLOGIES (FACTEURS DE RISQUE, TERRAIN)

M 85/3/2/ 47

Un ectropion de la paupière inférieure se rencontre au cours d'un ou de plusieurs des affections suivantes: laquelle ou lesquelles?

A. Trachome
B. Paralysie faciale périphérique
C. Brûlure de la pommette
D. Hémispasme facial
E. Atteinte du trijumeau

Réponse : BC

S 85/4/1/ 99

L'ectropion palpébral sénile est du:

A. A une brièveté cutanée
B. A une rétraction cicatricielle
C. A une distension tissulaire
D. A une hypertonie du muscle orbiculaire
E. A une hypotonie conjonctivale

Réponse : C

S 85/7/1/ 31

Parmi les atteintes des nerfs crâniens suivants, laquelle peut s'accompagner d'un ectropion?

A. III
B. IV
C. V
D. VI
E. VII

Réponse : E

1.11
DIABETE ET FOND D'OEIL
1.11. 1
PHYSIOPATHOLOGIE

S 88/4/1/ 45

La lésion ophtalmoscopique initiale de la rétinopathie diabétique est:

A. Le micro-anévrysme
B. L'occlusion capillaire
C. L'hémorragie rétinienne
D. L'oedème rétinien
E. La néo-vascularisation

Réponse : A

1.11. 2
CLINIQUE

M 87/2/2/ 33

La rétinopathie diabétique est:

A. De fréquence accrue si l'équilibre du diabète est mauvais
B. Révélée précocément par la baisse de l'acuité visuelle
C. Aggravée lorsqu'il existe une hypertension artérielle associée au diabète
D. Prévenue par l'administration des protecteurs vasculaires
E. La cause la plus fréquente de cécité chez le diabétique

Réponse : ACE

S 89/7/1/ 15

Tous les signes suivants peuvent être retrouvés à l'examen d'une rétinopathie diabétique isolée chez un sujet jeune, sauf un, lequel?

A. Néo-vaisseaux
B. Microhémorragies
C. Exsudats cotonneux
D. Micro-anévrysmes
E. Signe du croisement artério-veineux

Réponse : E

M 89/6/2/ 1

Dans l'examen du fond d'oeil d'un diabétique non hypertendu on peut voir:

A. Des artères grêles
B. Un signe du croisement
C. Des microanévrysmes
D. Des zones de non perfusion à la fluorographie
E. Des zones de fuites à la fluorographie

Réponse : CDE

1.11. 3 IMAGERIE

S 86/5/1/ 79

Parmi les examens complémentaires suivants, citer celui qui objective l'ischémie capillaire au cours de la rétinopathie diabétique:

A. L'ophtalmoscopie directe
B. L'ophtalmoscopie indirecte
C. L'angiographie fluorescéinique
D. L'artériographie
E. L'étude de la tension de l'artère centrale de la rétine

Réponse : C

1.11. 4 EVOLUTION (PRONOSTIC, COMPLICATIONS)

S 87/7/1/ 32

Quelle est la principale complication de la rétinopathie diabétique non proliférante?

A. Hémorragie du vitré
B. Oedème maculaire
C. Décollement de la rétine
D. Glaucome néo-vasculaire
E. Oedème papillaire

Réponse : B

M 94/9/2/ 10

Quelles sont les complications de la rétinopathie diabétique, dans sa forme proliférante?

A. Exsudats durs
B. Oedème maculaire
C. Hyphéma
D. Décollement rétinien
E. Hémorragie du vitré

Réponse : DE

1.11. 5 TRAITEMENTS

S 85/2/1/ 6

En cas de rétinopathie diabétique, le traitement par photocoagulation au laser à pour but:

A. De détruire les microanévrysmes
B. D'éclaircir le vitré en cas d'hémorragie
C. De détruire les zones de rétine ischémique
D. D'éviter l'apparition d'une névrite optique
E. Aucune des propositions n'est exacte

Réponse : C

S 85/5/1/ 92

Quelle est l'indication essentielle de la pan-photocoagulation au laser dans la rétinopathie diabétique?

A. Rétinopathie proliférante
B. Oedème maculaire
C. Exsudats circinés
D. Nodules dysoriques (exsudats cotonneux)
E. Hémorragies rétiniennes

Réponse : A

M 86/3/1/106

Le traitement local de la rétinopathie diabétique dans la forme ischémique a pour but(s):

A. De traiter un décollement de rétine
B. De photocoaguler directement les néo-vaisseaux iriens
C. De détruire les zones d'hypoxie rétinienne
D. De faire disparaître les néo-vaisseaux
E. De prévenir le glaucome néo-vasculaire

Réponse : CDE

M 87/1/2/ 84

Un traitement par photocoagulation au laser à Argon est indiqué en cas de:

A. Décollement de la rétine
B. Déchirure de rétine sans décollement
C. Rétinopathie diabétique ischémique
D. Rétinopathie dysorique
E. Occlusion de l'artère centrale de la rétine

Réponse : BC

M 87/4/1/101

Quels sont les 2 principaux moyens thérapeutiques dans le traitement de la rétinopathie diabétique?

A. Equilibration du diabète
B. Anticoagulants
C. Corticoïdes généraux
D. Photocoagulation
E. Vasodilatateurs

Réponse : AD

M 91/3/2/ 6

En présence d'une rétinopathie diabétique une panphotocoagulation au laser est à proposer devant:

A. Un oedème maculaire sévère
B. Des exsudats multiples
C. Des hémorragies rétiniennes disséminées
D. Une néo-vascularisation papillaire
E. Une rétinopathie proliférative

Réponse : DE

1.11. 6 DIVERS

S 85/1/1/ 45

Parmi les 5 propositions suivantes concernant la rétinopathie diabétique, une seule est inexacte. Laquelle?

A. La rétinopathie diabétique se rencontre habituellement après 10 à 15 ans d'évolution de la maladie
B. L'hémorragie du vitré est la complication des micro-anévrysmes
C. La rétinopathie diabétique débute au fond d'oeil par un ou des microanévrysmes
D. La photocoagulation des zones d'hypoxie rétinienne peut empêcher l'évolution de la rétinopathie diabétique
E. La rétinopathie proliférante correspond à l'apparition de néo-vaisseaux rétiniens

Réponse : B

S 86/3/1/ 85

Une seule des assertions suivantes concernant la rétinopathie diabétique est exacte. Indiquez laquelle:

A. Elle entraîne au début de son évolution une atrophie optique
B. Elle est indépendante de la régulation de l'équilibre glycémique
C. L'apparition de la phase oedémateuse coïncide avec une diminution de la vision de près
D. Elle s'accompagne toujours de l'apparition d'une cataracte
E. Elle n'apparait qu'au bout de plusieurs années d'évolution de la maladie diabétique

Réponse : E

M 87/2/2/ 84

La rétinopathie diabétique néo-vasculaire:

A. Est toujours accompagnée d'une baisse importante de la vision
B. Est le témoin d'une hypoxie rétinienne
C. Peut compliquer un diabète non insulino-dépendant
D. Est une indication impérative au traitement par photocagulation au laser
E. Provoque des hémorragies dans le vitré

Réponse : ABCDE

M 87/3/2/ 30

La rétinopathie diabétique:

A. Ne survient qu'en cas de diabète insulino-dépendant
B. Peut conduire au décollement de rétine par traction
C. Peut se compliquer d'oedème maculaire
D. Est aggravée par l'existence d'une hypertension artérielle concomitante
E. Aucune des propositions précédentes n'est exacte

Réponse : BCD

M 87/6/2/ 71

La rétinopathie diabétique ischémique:

A. Est caractérisée par des occlusions capillaires rétiniennes
B. Se diagnostique précocément à l'angiofluorographie
C. Est favorisée par un diabète mal équilibré
D. Se complique de néo-vaisseaux rétiniens
E. Est une indication de photocoagulation au laser

Réponse : ABCDE

M 88/1/2/ 93

Parmi ces propositions concernant la rétinopathie diabétique, laquelle ou lesquelles sont exactes?

A. La rétinopathie diabétique se rencontre plus souvent après une dizaine d'années d'évolution
B. La rétinopathie proliférante correspond à l'apparition des néo-vaisseaux rétiniens
C. La lésion caractéristique au fond d'oeil de la rétinopathie est le micro-anévrysme
D. La photocoagulation des zones d'hypoxie rétinienne peut empêcher l'apparition des néo-vaisseaux rétiniens
E. La rétinopathie diabétique peut s'accompagner de néo-vaisseaux papillaire

Réponse : ABCDE

M 89/6/2/ 11

A propos de la rétinopathie diabétique:

A. C'est une complication exclusive du diabète insulino-dépendant
B. Tout diabétique doit avoir un fond d'oeil par an
C. La fluorographie complète les renseignements donnés par le fond d'oeil
D. La rétinopathie diabétique est la principale cause de cécité en France
E. La rétinopathie entraîne précocément des troubles de la vision

Réponse : BCD

M 91/2/2/ 21

La baisse de vision dans la rétinopathie diabétique non proliférante est due à:

A. Des micro-anévrysmes
B. Un décollement de rétine par traction
C. Un oedème maculaire
D. Des hémorragies rétiniennes
E. Des hémorragies vitréennes

Réponse : CD

1.12 HTA ET FOND D'OEIL

1.12. 1 CLINIQUE

M 88/4/2/ 30

L'examen du fond d'oeil dans la rétinopathie hypertensive évoluée met en évidence:

A. Exsudats secs
B. Hémorragies rétiniennes
C. Oedème papillaire
D. Micro-anévrysmes
E. Nodules dysoriques

Réponse : ABCE

M 91/2/1/ 93

A l'examen du fond d'oeil d'un sujet atteint d'hypertension artérielle, quelles sont les lésions que l'on peut retrouver?

A. Des exsudats
B. Des nodules dysoriques
C. Des signes du croisement artério-veineux
D. Des artères rétrécies, rigides
E. Des hémorragies

Réponse : ABDE

M 92/9/2/100

L'artériosclérose rétinienne est caractérisée au fond d'oeil par:

A. Un reflet cuivré, argenté des artères
B. Des hémorragies rétiniennes
C. Un oedème papillaire
D. L'existence de signes du croisement
E. La présence de zones de non-perfusion capillaire

Réponse : AD

S 94/8/1/ 32

Dans l'hypertension artérielle, quel est le signe observé au niveau du fond d'oeil, qui objective une évolution "maligne"?

A. Des signes de croisements artério-veineux
B. Des artères de calibre réduit
C. Des hémorragies rétiniennes punctiformes
D. Un oedème de la pupille optique
E. Aucune de ces propositions

Réponse : E

1.12. 2 IMAGERIE

M 86/4/2/ 70

L'artériosclérose rétinienne peut être caractérisée au fond d'oeil par:

A. Un engainement blanc des artères
B. L'existence d'exsudats
C. L'existence de signes du croisement
D. L'existence de zones de non perfusion capillaire
E. L'existence de signes de pré-thrombose veineuse

Réponse : ACE

1.12. 3 EVOLUTION (PRONOSTIC, COMPLICATIONS)

S 91/4/1/ 82

Quelle complication faut-il redouter devant une rétinopathie hypertensive?

A. Décollement de rétine
B. Oblitération artérielle rétinienne
C. Oblitération veineuse rétinienne
D. Glaucome aigu
E. Uvéite

Réponse : C

1.13 PARALYSIE OCULOMOTRICE

1.13. 1 CLINIQUE

M 86/7/2/ 46

La paralysie complète du moteur commun s'accompagne de:

A. Ptosis
B. Strabisme convergent
C. Déficit de l'élévation
D. Mydriase
E. Paralysie de l'accommodation

Réponse : ACDE

M 87/1/1/102

La paralysie du VI droit comporte:

A. Une diplopie croisée
B. Une attitude de la tête et le cou tournés vers la droite
C. Une diminution de l'acuité visuelle
D. Une douleur en abduction
E. Un relâchement du muscle droit interne droit

Réponse : B

S 88/2/1/ 69

Parmi ces 5 propositions concernant les paralysies oculomotrices une seule est exacte. Laquelle?

A. La paralysie du VI entraîne un déficit de l'adduction
B. La paralysie du III intrinsèque se traduit par un ptosis
C. La diplopie par paralysie du grand oblique est maximum dans le regard en bas et en dedans
D. La paralysie de l'accommodation est liée à une atteinte du VI
E. Le test de Lancaster permet le diagnostic étiologique de la paralysie

Réponse : C

S 88/2/1/ 71

Parmi ces cinq propositions se rapportant aux paralysies oculomotrices, une seule est inexacte. Laquelle?

A. La paralysie de l'accommodation est liée à une atteinte du III
B. La diplopie par paralysie du IV est majorée dans le regard en bas et en dedans
C. La mydriase aréflexique peut être liée à une atteinte du III
D. La paralysie du III entraîne un ptosis
E. La paralysie du IV entraîne un déficit de l'adduction

Réponse : E

M 88/4/2/ 7

La paralysie complète du nerf moteur oculaire commun s'accompagne de:

A. Rétraction de la paupière supérieure
B. Strabisme convergent
C. Déficit de l'élévation
D. Myosis
E. Paralysie de l'accommodation

Réponse : CE

M 91/1/2/ 17

Lors d'une paralysie récente du nerf moteur oculaire externe (VI), l'examen révèle:

A. Une diplopie
B. Une baisse d'acuité visuelle
C. Une attitude vicieuse de la tête
D. Une convergence oculaire
E. Une divergence oculaire

Réponse : ACE

M 91/2/2/ 62

Parmi les propositions suivantes, laquelle (lesquelles) oriente(nt) vers le diagnostic de paralysie du nerf moteur oculaire externe (VI)?

A. Strabisme divergent
B. Mydriase
C. Myosis
D. Strabisme convergent
E. Paralysie de l'élévation

Réponse : D

S 91/6/1/ 25

Parmi les paralysies oculo-motrices suivantes, laquelle se manifeste par une diplopie uniquement horizontale?

A. III total
B. Paralysie supra-nucléaire de fonction
C. VI total
D. IV total
E. Aucune des réponses précédentes n'est exacte

Réponse : C

S 92/9/1/ 52

Le test de Lancaster est à demander en cas de:

A. Trouble de la sécrétion lacrymale
B. Baisse d'acuité visuelle
C. Diplopie
D. Hypertonie oculaire
E. Oeil rouge

Réponse : C

1.13. 2
BILAN ÉTIOLOGIQUE

S 88/6/1/ 28

Dans une paralysie oculomotrice récente de l'adulte, l'examen complémentaire essentiel est:

A. Le champ visuel
B. Le fond de l'oeil
C. Le doppler cervical
D. Le test de Lancaster
E. L'électro-myogramme

Réponse : D

1.13. 3
DIVERS

S 85/7/1/ 4

Parmi les 5 propositions concernant les paralysies oculo-motrices, une seule est inexacte. Laquelle?

A. La paralysie du VI entraîne un déficit de l'adduction
B. La paralysie du III intrinsèque se traduit par une mydriase aréflexique
C. La diplopie par paralysie du grand oblique est maximum dans le regard en bas et en dedans
D. L'atteinte du III entraîne une paralysie de l'accommodation
E. Le test de Lancaster permet le diagnostic du ou des muscles paralysés

Réponse : A

M 91/7/2/ 62

Parmi les signes suivants, citez ceux qui appartiennent aux strabismes paralytiques:

A. Diplopie
B. Attitude vicieuse de la tête
C. Angle de strabisme constant suivant la direction du regard
D. Absence de diplopie
E. Angle du strabisme variable suivant la direction du regard

Réponse : ABE

1.14
HYPHEMA
1.14. 1
DÉFINITION

M 90/3/2/107

L'hyphéma est:

A. Un niveau purulent dans la chambre antérieure
B. Un signe de traumatisme oculaire
C. Une hémorragie de la chambre antérieure
D. Une anomalie congénitale de l'iris
E. Une anomalie congénitale de la cornée

Réponse : BC

2
ORIENTATION DIAGNOSTIQUE
2. 1
BAISSE DE L'ACUITE VISUELLE
2. 1. 1
ETIOLOGIES (FACTEURS DE RISQUE, TERRAIN)

S 85/1/1/ 63

Voici 5 affections pouvant être à l'origine d'une baisse de l'acuité visuelle. L'une de ces affections provoque habituellement un cercle périkératique. Laquelle?

A. L'hémorragie du vitré
B. La crise de glaucome aigu
C. L'oblitération de l'artère centrale de la rétine
D. La thrombose de la veine centrale de la rétine non compliquée
E. Le décollement de rétine idiopathique

Réponse : B

M 85/7/2/ 8

Parmi les affections suivantes, laquelle ou lesquelles associent à la fois rougeur oculaire et baisse de l'acuité visuelle?

A. Glaucome aigu
B. Névrite optique rétrobulbaire
C. Iridocyclite
D. Kératite
E. Décollement de rétine

Réponse : ACD

S 87/7/1/ 77

Parmi ces cinq propositions, une seule est fausse. Laquelle? Une baisse brutale d'acuité visuelle peut être due à:

A. Une occlusion de l'artère centrale de la rétine
B. Une occlusion de la veine centrale de la rétine
C. Une cataracte sénile
D. Un glaucome aigu
E. Une hémorragie dans le vitré

Réponse : C

S 88/3/1/ 1

Devant une baisse brutale unilatérale de l'acuité visuelle, sans douleur ni rougeur, vous évoquez les diagnostics suivants, sauf un. Lequel?

A. Hémorragie du vitré
B. Occlusion de l'artère centrale de la rétine
C. Neuropathie optique ischémique antérieure aiguë
D. Occlusion de la veine centrale de la rétine
E. Iridocyclite aiguë

Réponse : E

M 88/3/2/ 42

Une baisse de l'acuité visuelle récente, brutale et unilatérale chez une jeune fille de 20 ans avec examen ophtalmologique objectif normal doit faire évoquer:

A. Une hystérie
B. Une sclérose en plaques
C. Un glaucome chronique à angle ouvert
D. Une toxicomanie à l'héroïne
E. Une cécité corticale

Réponse : AB

M 89/3/2/ 24

Quelle(s) affection(s) parmi les suivante(s) est (sont) responsable(s) d'une baisse brutale de la vision?

A. Occlusion de l'artère centrale de la rétine
B. Occlusion de la veine centrale de la rétine
C. Ischémie aiguë de la tête du nerf optique
D. Neuropathie optique alcoolo-tabagique
E. Hémorragie du vitré

Réponse : ABCE

M 90/6/2/ 51

Quelle(s) affection(s) parmi les suivantes est (sont) responsable(s) d'une baisse progressive de la vision de loin et de près?

A. Neuropathie optique alcoolo-tabagique
B. Presbytie
C. Cataracte en cupule postérieure
D. Décollement de rétine
E. Glaucome évolué primitif chronique à angle ouvert

Réponse : ACE

2. 2 DOULEURS OCULAIRES

2. 2. 1 DIAGNOSTIC DIFFÉRENTIEL

S 86/1/1/ 91

Parmi les étiologies suivantes l'une ne donne habituellement pas de douleur oculaire. Laquelle?

A. Glaucome aigu
B. Iridocyclite
C. Erosion cornéenne
D. Episclérite
E. Conjonctivite

Réponse : E

2. 2. 2 ETIOLOGIES (FACTEURS DE RISQUE, TERRAIN)

M 86/5/2/ 26

Parmi les maladies intra-oculaires suivantes, indiquer celle(s) qui se manifeste(nt) habituellement par des douleurs:

A. Choroïdite
B. Glaucome aigu par fermeture de l'angle
C. Iridocyclite
D. Glaucome chronique à angle ouvert
E. Rétinopathie diabétique

Réponse : BC

S 87/4/1/ 87

Parmi les affections oculaires suivantes, l'une ne donne jamais de douleur oculaire:

A. Décollement de rétine
B. Kératite
C. Glaucome aigu
D. Iridocyclite
E. Panophtalmie

Réponse : A

M 88/5/1/117

Des douleurs sont habituelles au cours de:

A. Erosion cornéenne traumatique
B. Décollement de rétine
C. Herpès de cornée
D. Glaucome à angle ouvert
E. Iridocyclite

Réponse : ACE

M 88/7/1/ 96

Parmi les affections oculaires suivantes laquelle (lesquelles) s'accompagne(nt) de douleurs?

A. Erosion cornéenne traumatique
B. Iridocyclite
C. Herpès cornéen
D. Glaucome à angle large
E. Luxation dans la chambre antérieure d'un cristallin cataracté

Réponse : ABCE

2. 3
OEIL ROUGE
2. 3. 1
TRAITEMENTS

S 86/1/1/ 93

Dans un oeil rouge et douloureux, un des collyres suivants ne doit jamais être employé sans examen préalable de la cornée:

A. Myotique
B. Mydriatique
C. Antibiotique
D. Corticoïde
E. Antiviral

Réponse : D

2. 3. 2
DIVERS

S 86/1/1/ 4

Voici 5 propositions concernant l'oeil rouge. Une seule réponse est inexacte. Laquelle?

A. Le cercle périkératique représente souvent un signe de gravité
B. L'hypertension artérielle peut être à l'origine d'une hémorragie sous conjonctivale
C. La culture de larmes est indispensable en présence d'une conjonctivite bactérienne
D. Les collyres corticoïdes sont indiqués en cas d'ulcère herpétique de la cornée
E. La kératite est à l'origine d'un oeil rouge et douloureux

Réponse : D

2. 4
DIPLOPIE
2. 4. 1
PHYSIOPATHOLOGIE

S 87/3/1/ 5

La diplopie verticale est due à une paralysie:

A. Du muscle droit externe
B. Du muscle droit interne
C. Du muscle grand oblique
D. Du muscle releveur de la paupière supérieure
E. Du muscle sphincter de l'iris

Réponse : C

2. 4. 2
ETIOLOGIES
(FACTEURS DE RISQUE, TERRAIN)

M 87/5/1/106

A la suite d'une fracture orbitaire, un blessé présente une diplopie. Le test de duction forcée ne montre pas de blocage. Il peut s'agir:

A. D'une désinsertion de la poulie du grand oblique
B. D'une paralysie d'un nerf oculo-moteur
C. D'une incarcération musculaire
D. D'un hématome intra-orbitaire
E. D'une compression du nerf optique

Réponse : ABD

S 87/1/1/ 3

Après un violent traumatisme de la face, un patient se plaint de diplopie élective dans le regard vers le haut. Quelle est l'étiologie la plus probable de cette diplopie?

A. Une fracture de Lefort I
B. L'incarcération du contenu orbitaire dans une fracture du plancher de l'orbite
C. Une paralysie traumatique du III
D. Une fracture de la paroi interne de l'orbite
E. L'ébranlement rétinien dû au choc

Réponse : B

M 88/3/2/ 3

Une diplopie associée à une énophtalmie doit vous évoquez:

A. Une ptose oculaire
B. Un syndrome de Claude-Bernard-Horner
C. Une uvéite avec hypotonie oculaire
D. Une fracture du plancher orbitaire
E. Une luxation du cristallin

Réponse : D

M 88/4/2/ 1

Une diplopie monoculaire peut être symptomatique:

A. D'une paralysie oculo-motrice
B. D'un glaucome aigu
C. D'une cataracte nucléaire
D. D'un astigmatisme non corrigé
E. D'une hémorragie intra-vitréenne

Réponse : CDE

M 88/6/1/102

Parmi les signes de contusion oculaire suivants, précisez celui ou ceux qui sont à même d'entraîner une diplopie monoculaire:

A. Hémorragie dans la chambre antérieure
B. Iridodialyse
C. Cataracte contusive totale
D. Luxation du cristallin
E. Décollement de la rétine

Réponse : BD

M 89/4/2/118

Une diplopie s'observe habituellement au cours:

A. D'une paralysie de la latéralité
B. D'un strabisme convergent de l'enfant avant traitement
C. D'une hypertension intra-crânienne
D. D'un traumatisme de l'angle supéro-interne de l'orbite
E. D'une paralysie intrinsèque de la IIIème paire

Réponse : ACD

M 93/8/1/ 83

Une diplopie peut être provoquée par:

A. Diabète
B. Sclérose en plaques
C. Infarctus occipital
D. Myasthénie
E. Méningite

Réponse : ABDE

S 94/9/1/ 8

Après un violent traumatisme de la face, un patient se plaint de diplopie dans le regard vers le haut. Quelle est l'étiologie la plus probable de cette diplopie?

A. Une fracture de Lefort III
B. Une fracture du plancher de l'orbite
C. Une paralysie traumatique du III
D. L'atteinte du nerf sous-orbitaire
E. L'ébranlement rétinien dû au choc

Réponse : B

S 85/6/1/ 78

Une diplopie peut être provoquée par toutes les affections suivantes sauf une. Laquelle?

A. Diabète
B. Sclérose en plaques
C. Infarctus bulbaire
D. Myasthénie
E. Méningite tuberculeuse

Réponse : C

2. 4. 3
BILAN ÉTIOLOGIQUE

S 86/7/1/ 61

Une diplopie binoculaire s'explore par un des examens suivants:

A. Champ visuel
B. Angiographie fluorescéinique
C. Test de Lancaster
D. Electrorétinogramme
E. Potentiels évoqués visuels

Réponse : C

2. 5
PHOSPHENES

2. 5. 1
ETIOLOGIES (FACTEURS DE RISQUE, TERRAIN)

M 86/6/1/118

La perception de phosphènes est liée à:

A. Une oblitération de l'artère centrale de la rétine
B. Une cataracte
C. Une déchirure rétinienne
D. Une hémorragie rétinienne
E. Un glaucome aigu

Réponse : C

M 87/5/1/ 9

L'apparition de phosphènes, qui persistent même à l'occlusion des paupières, doit faire évoquer:

A. Une hémorragie dans le vitré
B. Une migraine
C. Une crise subaiguë de glaucome par fermeture de l'angle
D. Une déchirure de la rétine
E. Une hypertension artérielle

Réponse : BD

2. 6
EXOPHTALMIE

2. 6. 1
DÉFINITION

S 86/3/1/ 83

L'exophtalmie correspond à:

A. Une augmentation de l'axe antéro-postérieur du globe
B. Une protrusion du contenu orbitaire
C. Une protrusion du globe oculaire
D. Une rétraction de la paupière supérieure
E. Un strabisme divergent monoculaire

Réponse : C

2. 6. 2
CLINIQUE

S 87/4/1/ 71

Parmi les cinq propositions suivantes, indiquez celle qui est exacte. L'exophtalmie bénigne de la maladie de Basedow est:

A. Bilatérale
B. Irréductible
C. Inflammatoire
D. Douloureuse
E. Parfois accompagnée d'une asynergie oculo-palpébrale

Réponse : A

S 89/2/1/116

L'exophtalmie simple de la maladie de Basedow présente habituellement tous les caractères suivants, sauf un. Lequel?

A. Bilatérale
B. Symétrique
C. Axile
D. Réductible
E. Douloureuse

Réponse : E

2. 6. 3 FORMES CLINIQUES

M 94/9/2/ 45

Dans l'énumération suivante, précisez la ou les situations cliniques dans laquelle ou lesquelles l'exophtalmie est réductible:

A. Tumeur du nerf optique
B. Exophtalmie maligne endocrinienne
C. Varicosités orbitaires
D. Exophtalmie inflammatoire
E. Anévrysme carotido-caverneux

Réponse : CE

2. 6. 4 DIAGNOSTIC DIFFÉRENTIEL

S 94/9/1/ 56

Parmi les états cliniques énumérés, indiquez celui qui peut donner une fausse impression d'exophtalmie:

A. Hypermétropie
B. Tumeur de l'orbite
C. Myopie forte
D. Glaucome de l'adulte
E. Syndrome de Claude-Bernard-Horner

Réponse : C

2. 6. 5 ETIOLOGIES (FACTEURS DE RISQUE, TERRAIN)

S 85/2/1/ 11

Devant une exophtalmie mal réductible, unilatérale chez une femme de 60 ans, le globe étant dévié en bas et en dedans, vous évoquez avant tout:

A. Une maladie de Basedow
B. Une cellulite orbitaire
C. Une tumeur mixte de la glande lacrymale
D. Un kyste dermoïde
E. Un fibrosarcome

Réponse : C

S 85/4/1/100

Une exophtalmie unilatérale est constatée chez une femme de 60 ans. Plusieurs étiologies sont proposées. Notez la réponse fausse:

A. Méningiome de la petite aile du sphénoïde
B. Métastase orbitaire osseuse d'un néoplasme su sein
C. Localisation orbitaire d'un myélome (maladie de Kahler)
D. Lymphome orbitaire
E. Glaucome à angle ouvert

Réponse : E

S 85/5/1/ 4

Quelle est la lésion le plus souvent responsable de l'exophtalmos pulsatile?

A. Le méningiome de la petite aile du sphénoïde
B. La fistule carotido-caverneuse
C. La thrombose carotidienne
D. La phlébite orbitaire
E. Aucune des propositions ci-dessus

Réponse : B

S 86/3/1/ 81

Devant une exophtalmie unilatérale modérée avec diplopie, le scanner retrouvant un hypertrophie du muscle droit interne vous pensez à:

A. Un mucocèle fronto-ethmoïdal
B. Une fracture de l'os planum
C. Une maladie de Basedow
D. Un méningiome
E. Une maladie de Hodgkin

Réponse : C

S 88/2/1/ 3

Une exophtalmie unilatérale est constatée chez une femme de 60 ans. Toutes les étiologies ci-dessous sont à envisager, sauf une. Laquelle?

A. Méningiome de la petite aile du sphénoïde
B. Métastase orbitaire osseuse d'un cancer du sein
C. Localisation orbitaire d'un myélome
D. Lymphome orbitaire
E. Rétinoblastome

Réponse : E

M 88/3/2/ 2

Parmi les états cliniques énumérés, précisez celui ou ceux qui sont à même de donner une fausse impression d'exophtalmie:

A. Hypermétropie
B. Glaucome de l'enfant
C. Myopie forte
D. Tumeur de l'orbite
E. Claude-Bernard-Horner

Réponse : BC

S 93/9/1/ 59

Devant une exophtalmie bilatérale, associée à une rétraction de la paupière supérieure, quel est le premier diagnostic à évoquer?

A. Hyperthyroïdie
B. Hypothyroïdie
C. Hyperparathyroïdie
D. Processus néoplasique locorégional
E. Glaucome chronique

Réponse : A

2. 6. 6 EVOLUTION (PRONOSTIC, COMPLICATIONS)

M 85/5/2/ 73

L'exophtalmie oedémateuse maligne de la maladie de Basedow entraîne la ou les complication(s) suivante(s):
A. Ulcère de cornée
B. Névrite optique
C. Hypertonie oculaire
D. Iridocyclite
E. Décollement de rétine

Réponse : ABC

M 88/7/2/ 84

Une femme atteinte d'ophtalmopathie basedowienne peut être exposée à:

A. Exophtalmie unilatérale
B. Hypertonie oculaire
C. Altération de l'épithélium cornéen
D. Perturbation du champ visuel
E. Diplopie verticale

Réponse : ABCDE

M 90/5/2/ 83

L'ophtalmopathie basedowienne peut être à l'origine des complications oculaires suivantes:

A. Myosite du muscle droit inférieur
B. Kératite ponctuée superficielle inférieure
C. Neuropathie compressive
D. Glaucome chronique
E. Cataracte

Réponse : ABCD

2. 6. 7 TRAITEMENTS

M 90/3/2/102

L'exophtalmie est réductible en cas de:

A. Tumeur du nerf optique
B. Tumeur extraconique
C. Varicosités orbitaires
D. Hyperthyroïdie
E. Anévrysme carotido-caverneux

Réponse : CDE

2. 6. 8 DIVERS

M 90/7/2/ 65

Parmi les 5 propositions suivantes concernant l'exophtalmie, laquelle (lesquelles) est (sont) exacte(s)?

A. L'exophtalmomètre de Hertel est utilisé pour mesurer l'exophtalmie
B. Le diagnostic d'une méningocèle est faite par la ponction-biopsie
C. Les tumeurs de la glande lacrymale siègent au niveau de l'angle supéro-externe de l'orbite
D. Le gliome du nerf optique est une tumeur de l'enfant
E. L'exophtalmie pulsatile évoque une fistule carotido-caverneuse

Réponse : ACDE

M 92/9/1/ 77

Concernant l'exophtalmie, il est exact que:

A. L'exophtalmomètre de Hertel est utilisé pour mesurer l'exophtalmie
B. Chez l'enfant, l'exophtalmie peut être due à un gliome du nerf optique
C. L'exophtalmie basedowienne peut être compliquée d'hypertonie oculaire
D. La corticothérapie est indiquée dans le traitement de l'exophtalmie maligne du Basedow
E. Le mélanome choroïdien est la cause la plus fréquente d'exophtalmie chez l'adulte

Réponse : ABCD

2. 7 ENOPHTALMIE

2. 7. 1 ETIOLOGIES (FACTEURS DE RISQUE, TERRAIN)

S 85/1/1/116

Une énophtalmie avec diplopie binoculaire évoque:

A. Une malformation faciale
B. Une fracture de l'orbite
C. Une hypotonie oculaire
D. Un syndrome de Claude-Bernard-Horner
E. Une atrophie du globe

Réponse : B

M 86/3/1/119

L'enophtalmie se voit au cours:

A. D'un traumatisme crânien fermé
B. D'un traumatisme de la face avec fracture de l'orbite
C. D'une section du sympathique cervical
D. D'une maladie endocrinienne
E. D'une déshydratation aiguë

Réponse : BC

M 87/2/1/103

Parmi les affections suivantes, citer celle (celles) qui provoque(nt) une énophtalmie:

A. Syndrome d'excitation du sympathique cervical
B. Déshydratation aiguë
C. Amaigrissement important
D. Hypothyroïdie
E. Fracture du plancher de l'orbite

Réponse : CE

M 87/5/2/ 86

L'énophtalmie se rencontre dans :

A. Les fractures du plancher de l'orbite
B. Les atrophies de la graisse orbitaire
C. Les fibroses oculo-motrices
D. Les cellulites orbitaires
E. Les buphtalmies

Réponse : ABC

3 TROUBLE DE LA REFRACTION

3. 1 TROUBLE DE LA REFRACTION

3. 1. 1 CLINIQUE

M 90/6/2/ 52

Une hypermétropie non corrigée chez un adulte de 45 ans peut se traduire par:

A. Douleurs oculaires en vision de près
B. Céphalées inconstantes
C. Larmoiement, photophobie dans les efforts d'accommodation
D. Lecture parfois impossible
E. Rougeur oculaire intermittente

Réponse : ABCDE

3. 1. 2 DIVERS

S 85/2/1/ 98

Parmi les 5 propositions concernant les troubles de la réfraction, une seule est inexacte. Laquelle?

A. L'hypermétropie simple doit être corrigée par un verre convexe
B. L'hypermétropie peut être à l'origine d'un strabisme convergent
C. L'astigmatisme est mesuré par l'ophtalmomètre de Javal
D. La correction de la presbytie se fait avec des verres concaves
E. L'astigmatisme est à l'origine de la confusion de certaines lettres

Réponse : D

S 86/1/1/ 7

Parmi les 5 propositions concernant les troubles de la réfraction, une seule est inexacte. Laquelle?

A. L'hypermétropie simple doit être corrigée par un verre sphérique concave
B. L'hypermétropie peut être à l'origine d'un strabisme convergent
C. L'astigmatisme est mesuré par l'ophtalmomètre de Javal
D. L'astigmatisme est à l'origine de la confusion de certaines lettres
E. La myopie peut être à l'origine d'un strabisme divergent

Réponse : A

S 86/7/1/ 5

L'hypermétropie forte:

A. S'accompagne de lésions dégénératives chorio-rétiniennes
B. Comporte un risque de glaucome par fermeture de l'ange en raison de l'étroitesse de la chambre antérieure
C. Est toujours associée à une amblyopie
D. Ne peut être améliorée par des lentilles pré-cornéennes
E. Ne reconnaît aucun des caractères précédents

Réponse : B

M 87/1/2/ 85

L'hypermétropie est un vice de réfraction:

A. Qui se corrige avec des verres divergents
B. Qui favorise le strabisme convergent chez l'enfant
C. Qui se caractérise par un punctum remotum en avant de l'oeil
D. Qui exige un effort d'accommodation aussi bien en vision de loin qu'en vision de près
E. Qui favorise le glaucome par fermeture de l'angle

Réponse : BE

S 88/6/1/ 16

Parmi ces cinq propositions sur l'hypermétropie, une seule est inexacte, laquelle?

A. L'enfant hypermétrope non corrigé peut développer un strabisme convergent
B. L'oeil est trop court par rapport à la puissance de réfraction
C. Les rayons parallèles convergent en arrière de la rétine
D. La correction se fait par des verres cylindriques convexes
E. La puissance des verres est exprimée en dioptries positives

Réponse : D

S 88/6/1/ 29

Parmi ces cinq propositions concernant l'astigmatisme, une seule est inexacte, laquelle?

A. L'astigmatisme peut être non conforme à la règle
B. L'astigmatisme est à l'origine de la confusion entre certaines lettres
C. L'astigmatisme unilatéral, important et non corrigé, peut être à l'origine d'amblyopie chez l'enfant
D. L'astigmatisme peut être irrégulier
E. L'astigmatisme est toujours d'origine cristallinienne

Réponse : E

3. 2 MYOPIE

3. 2. 1 PHYSIOPATHOLOGIE

S 88/7/1/ 69

Quand dit-on qu'un oeil est myope?

A. Lorsque l'image d'un objet situé à l'infini se forme en arrière de la rétine de cet oeil, en l'absence de toute correction optique
B. Quand le rayon de courbure de la cornée varie selon les différents méridiens de la cornée
C. Lorsque le cristallin ne peut plus diminuer son rayon de courbure
D. Lorsque l'image d'un objet situé à l'infini se forme sur la rétine de cet oeil, en l'absence de toute correction optique
E. Lorsqu'il existe une augmentation du diamètre antéro-postérieur du globe oculaire

Réponse : E

3. 2. 2 EVOLUTION (PRONOSTIC, COMPLICATIONS)

S 89/3/1/ 95

La myopie forte peut entraîner toutes les complications suivantes, sauf une, laquelle?

A. Décollement de rétine
B. Glaucome par fermeture de l'angle
C. Baisse d'acuité visuelle de loin
D. Hémorragies rétiniennes
E. Strabisme divergent

Réponse : B

3. 2. 3 DIVERS

S 85/2/1/ 1

Parmi les 5 propositions concernant la myopie, une est inexacte. Laquelle?

A. Dans la vision éloignée, les rayons convergent en avant de la rétine
B. L'axe antéro-postérieur de l'oeil est plus petit que chez le sujet emmétrope
C. La myopie peut évoluer au cours de l'adolescence
D. Elle doit être corrigée par un verre concave
E. L'acuité visuelle reste bonne dans la vision rapprochée, sans correction optique

Réponse : B

S 86/3/1/ 2

Parmi les 5 propositions concernant la myopie, une seule est inexacte. Laquelle?

A. Dans la vision éloignée, les rayons lumineux convergent en avant de la rétine
B. Dans la vision rapprochée, l'image de l'objet se forme sur le plan de la rétine
C. L'axe antéro-postérieur de l'oeil est plus grand que chez le sujet emmétrope
D. La myopie évolue habituellement au cours de l'adolescence
E. Elle doit être corrigée par un verre biconvexe

Réponse : E

S 86/3/1/ 82

Parmi les 5 propositions concernant la myopie forte, une seule est inexacte. Laquelle?

A. C'est une maladie fréquemment héréditaire
B. Elle peut être dépistée à l'âge pré-scolaire par la skiascopie sous atropine
C. Elle débute très tardivement
D. C'est le terrain d'élection du décollement de rétine
E. Le dépistage régulier des déchirures rétiniennes susceptibles d'être traitées au laser doit-être **fait au moins une fois par an**

Réponse : C

S 86/5/1/ 7

Parmi les 5 propositions concernant la myopie, une seule est inexacte. Laquelle?

A. Les rayons parallèles convergent en arrière de la rétine
B. L'axe antéro-postérieur du globe est allongé
C. La vision de près est nette
D. La correction se fait par des verres sphériques concaves
E. La puissance des verres est exprimée en dioptries négatives

Réponse : A

S 88/1/1/ 69

Parmi ces cinq propositions sur la myopie, une seule est inexacte, laquelle?

A. La longueur axiale du globe est augmentée par rapport à la normale
B. La vision de près est nette chez un myope de 3 dioptries
C. La correction se fait par des verres concaves
D. La puissance des verres est exprimée en dioptries négatives
E. Les rayons parallèles convergent en arrière de la rétine

Réponse : E

M 89/1/2/ 74

La myopie est une amétropie:

A. Dans laquelle l'image se fait en avant de la rétine
B. Qui favorise le décollement de rétine
C. Qui se complique de lésion maculaire
D. Qui se corrige par des verres concaves
E. Qui favorise la vision de près

Réponse : ABCDE

M 89/6/2/ 80

Dans la myopie axile, il est exact que:

A. L'oeil est trop court
B. La vision de près est mauvaise
C. Les verres correcteurs sont concaves
D. Le punctum remotum est en avant de l'oeil
E. L'oeil est prédisposé au décollement de la rétine

Réponse : CDE

M 90/5/2/ 82

Parmi les 5 propositions concernant la myopie forte, laquelle (lesquelles) est (sont) inexacte(s)?

A. C'est une maladie rarement héréditaire
B. Elle peut être dépistée à l'âge pré-scolaire par la skiascopie sous atropine
C. Elle débute très tardivement
D. C'est le terrain d'élection du décollement de rétine
E. Le dépistage régulier des déchirures rétiniennes susceptibles d'être traitées au laser doit **être fait au moins une fois par an**

Réponse : AC

3. 3 PRESBYTIE

3. 3. 1 DIVERS

M 86/6/2/ 89

La presbytie:

A. Est un trouble de l'accommodation
B. Survient à partir de 35 ans chez l'emmétrope
C. Survient à partir de 45 ans chez l'emmétrope
D. Se corrige par des verres convexes
E. Se corrige par des verres concaves

Réponse : ACD

M 89/5/2/ 92

La presbytie:

A. Est un trouble de l'accommodation
B. Peut provoquer un strabisme convergent accommodatif
C. Survient à partir de 45 ans chez l'emmétrope
D. Se corrige par des verres convexes
E. Nécessite le port permanent de verres correcteurs

Réponse : ACD

4 PATHOLOGIES VASCULAIRES

4. 1 OCCLUSION DE L'ARTERE CENTRALE DE LA RETINE

4. 1. 1 PHYSIOPATHOLOGIE

S 94/9/1/ 52

Les embolies artérielles rétiniennes trouvent leur point de départ le plus fréquent dans une lésion de:

A. L'artère ophtalmique
B. L'artère carotide interne
C. L'artère carotide externe
D. Le système vertébro-basilaire
E. L'aorte ascendante

Réponse : B

4. 1. 2 CLINIQUE

S 85/6/1/108

L'occlusion de l'artère centrale de la rétine est caractérisée par le tableau ophtalmologique suivant:

A. Oedème rétinien avec macula rouge cerise
B. Artères grêles avec soulèvement rétinien
C. Artères grêles avec oedème papillaire
D. Artères grêles avec déchirures rétiniennes périphériques
E. Aucune des propositions précédentes

Réponse : A

M 85/6/2/ 12

Devant une cécité unilatérale brutale, quel(s) est (sont) le(s) élément(s) clinique(s) en faveur d'une occlusion du tronc de l'artère centrale de la rétine?

A. Mydriase aréflexique
B. Oedème ischémique de la rétine
C. Tache rouge cerise de la macula
D. Oedème papillaire de stase
E. Hémorragies en flaques

Réponse : ABC

M 89/6/2/ 81

L'oblitération du tronc de l'artère centrale de la rétine:

A. Entraîne une cécité totale
B. Entraîne un oedème de la rétine
C. Est une urgence médicale
D. Entraîne une hémorragie rétinienne
E. S'accompagne d'une macula rouge cerise

Réponse : ABCE

M 91/5/1/100

Lors d'une occlusion de l'artère centrale de la rétine, on constate à l'examen du fond d'oeil:

A. Une macula rouge cerise
B. Une dilatation veineuse
C. Des hémorragies rétiniennes importantes
D. Une rétine pâle au pôle postérieur
E. Un oedème papillaire

Réponse : AD

M 91/2/2/ 68

L'occlusion du tronc de l'artère centrale de la rétine est diagnostiquée devant:

A. Une amaurose brutale
B. Des douleurs oculaires
C. Un oedème ischémique de la rétine
D. Des hémorragies rétiniennes périphériques
E. Une macula "rouge cerise"

Réponse : ACE

4. 1. 3 ETIOLOGIES (FACTEURS DE RISQUE, TERRAIN)

S 85/2/1/ 95

Chez une personne âgée présentant un tableau d'occlusion de l'artère centrale de la rétine avec une vitesse de sédimentation accélérée. Quel diagnostic évoquez-vous?

A. Maladie de Horton
B. Maladie de Vaquez
C. Microangiopathie diabétique
D. Drépanocytose
E. Hypertension artérielle maligne

Réponse : A

4. 1. 4 BILAN ÉTIOLOGIQUE

M 91/4/2/ 41

Parmi ces examens quel (quels) est (sont) celui (ceux) qui a (ont) un intérêt dans la recherche d'une étiologie d'une oblitération de l'artère centrale de la rétine?

A. Auscultation cardio-vasculaire
B. Doppler carotidien
C. Champ visuel
D. Angiographie en fluorescence
E. Mesure de la pression artérielle

Réponse : ABE

4. 1. 5 DIVERS

M 87/4/2/ 72

L'occlusion de l'artère centrale de la rétine est une cause classique de cécité:

A. De survenue brutale
B. Sur un oeil blanc
C. Accompagnée de douleurs
D. Diagnostiquée à l'artériographie carotidienne
E. Irréversible dans la grande majorité des cas

Réponse : ABE

4. 2 OCCLUSION DE LA VEINE CENTRALE DE LA RETINE

4. 2. 1 CLINIQUE

M 86/1/2/ 3

Devant une baisse d'acuité visuelle unilatérale récente, quel(s) est (sont) le(s) élément(s) clinique(s) du fond d'oeil en faveur d'une occlusion du tronc de la veine centrale de la rétine?

A. Hémorragies disséminées du fond d'oeil
B. Oedème papillaire
C. Oedème rétinien
D. Aspect rouge cerise de la macula
E. Néo-vaisseaux pré-papillaires

Réponse : ABC

M 87/2/2/ 86

L'oblitération récente de la veine centrale de la rétine:

A. S'accompagne de rougeur oculaire
B. Entraîne une baisse de vision
C. S'accompagne de douleurs
D. Se traduit par des hémorragies disséminées sur toute la rétine
E. S'accompagne de photophobie

Réponse : BD

M 88/5/2/ 16

Les nodules cotonneux de la rétine (ou nodules dysoriques):

A. Siègent dans la couche des fibres optiques
B. Se localisent en général près de la papille
C. Sont la conséquence d'une occlusion artériolaire rétinienne
D. Peuvent apparaître chez le diabétique
E. S'observent au cours d'une hypertension artérielle mal contrôlée

Réponse : ABCDE

S 90/7/1/ 62

Parmi les signes cliniques suivants, indiquez celui qui s'applique à toutes les occlusions de la veine centrale de la rétine:

A. Douleur
B. Macula rouge cerise
C. Hypertonie oculaire
D. Hémorragies rétiniennes disséminées
E. Mydriase

Réponse : D

4. 2. 2 ETIOLOGIES (FACTEURS DE RISQUE, TERRAIN)

S 85/5/1/ 52

Une de ces maladies ne se complique pas d'occlusion de la veine centrale de la rétine. Laquelle?

A. Hypertension artérielle
B. Leucémie myéloïde chronique
C. Hyperplaquettose
D. Rétrécissement mitral
E. Artériosclérose

Réponse : D

4. 2. 3 EVOLUTION (PRONOSTIC, COMPLICATIONS)

M 85/3/1/118

L'occlusion récente de la veine centrale de la rétine:

A. Entraîne un oeil rouge et douloureux
B. Entraîne brutalement une perte totale de la vision de l'oeil atteint
C. S'accompagne au fond d'oeil d'une dilatation du réseau veineux
D. Peut se compliquer ultérieurement d'une néo-vascularisation rétinienne secondaire
E. Se complique le plus souvent d'un décollement de la rétine

Réponse : CD

M 85/6/2/ 13

Parmi les affections suivantes, quelle est ou quelles sont celle(s) qui peu(ven)t engendrer une néo-vascularisation rétinienne?

A. Le diabète
B. Le décollement de rétine par déchirure rétinienne
C. L'occlusion de la veine centrale de la rétine
D. Une rétinite pigmentaire
E. Aucune des affections précédentes

Réponse : AC

S 86/4/1/107

La thrombose de la veine centrale de la rétine peut présenter dans les trois mois qui suivent son apparition une complication majeure. Laquelle?

A. Exophtalmie
B. Névrite optique
C. Glaucome néo-vasculaire
D. Uvéite
E. Aucune de ces propositions

Réponse : C

M 87/7/2/ 93

L'oblitération de la veine centrale de la rétine peut entraîner:

A. Une prolifération de néo-vaisseaux rétiniens
B. Un décollement de rétine
C. Un glaucome
D. Une hémorragie intra-vitréenne
E. Une néo-vascularisation cornéenne

Réponse : ABCD

M 89/1/2/ 18

Dans les suites d'une occlusion de la veine centrale de la rétine, il peut survenir:

A. Une dégénérescence maculaire oedémateuse
B. Une rétinopathie proliférative
C. Un glaucome néo-vasculaire
D. Une hémorragie vitréenne
E. Une rubéose de l'iris

Réponse : ABCDE

M 90/1/2/ 64

L'oblitération du tronc de la veine centrale de la rétine peut entraîner:

A. Prolifération de néo-vaisseaux rétiniens
B. Décollement de rétine rhegmatogène
C. Glaucome néo-vasculaire
D. Hémorragie intra-vitréenne
E. Néo-vascularisation cornéenne

Réponse : ACD

4. 2. 4 TRAITEMENTS

S 91/3/1/ 74

Après une oblitération de la veine centrale de la rétine quel élément doit faire poser l'indication d'une photocoagulation rétinienne au laser?

A. L'existence d'une hémorragie du vitré
B. Une baisse progressive de l'acuité visuelle
C. La présence de territoires ischémiques à l'angiofluorographie
D. La survenue d'une cataracte
E. La persistance d'hémorragies diffuses sur la rétine

Réponse : C

4. 2. 5 DIVERS

M 91/2/2/ 63

L'occlusion de la veine centrale de la rétine:

A. S'accompagne d'une perte totale de la vision de cet oeil
B. S'accompagne d'une amputation quadrantique du champ visuel
C. Est généralement provoquée par une artériosclérose
D. Peut se compliquer d'un glaucome
E. Peut justifier la réalisation d'une photocoagulation au laser YAG

Réponse : CD

5 TRAUMATISMES OCULAIRES

5. 1 BRULURES OCULAIRES

5. 1. 1 ETIOLOGIES (FACTEURS DE RISQUE, TERRAIN)

M 86/6/2/ 33

Un symblépharon cicatriciel provoqué par une brûlure est grave car:

A. L'adhérence des conjonctives immobilise le globe
B. Il entraîne une trichiasis
C. Il entraîne une sécheresse oculaire
D. Il entraîne un ectropion cicatriciel
E. Il entraîne un entropion cicatriciel

Réponse : ABCE

5. 1. 2 TRAITEMENTS

S 85/6/1/ 70

Le traitement d'urgence d'une brûlure par la soude comporte:

A. Lavage abondant de la cavité conjonctivale
B. Lavage par un neutralisant spécifique
C. Instillations répétées d'un anesthésique de contact
D. Traitement local par une pommade à base d'antibiotiques
E. Instillation d'un collyre myotique

Réponse : A

5. 1. 3 DIVERS

M 87/4/1/ 96

Parmi ces 5 propositions concernant les brûlures oculaires, laquelle ou lesquelles sont exacte(s)?

A. L'ophtalmie des neiges est à l'origine d'une kératite ponctuée superficielle
B. L'observation d'une éclipse solaire à l'oeil nu entraîne une lésion maculaire
C. Les brûlures par base ont un pronostic impossible à établir d'emblée
D. La projection de liquides chauds ou de métal en fusion entraîne des synéchies entre le globe et les paupières
E. Les brûlures électriques se compliquent de cataracte

Réponse : ABCDE

5. 2 CORPS ETRANGER INTRA-OCULAIRE

5. 2. 1 CLINIQUE

M 87/5/2/ 87

Quel (ou quels) signe(s) clinique(s) suivant(s) est (sont) observé(s) dans le cas d'un corps étranger intra-oculaire en fer passé inaperçu depuis plus d'un an:

A. Myosis
B. Signe de Seidel
C. Hétérochromie irienne
D. Oedème de cornée
E. Atrophie optique

Réponse : CE

M 94/9/2/ 51

Parmi les symptômes énumérés concernant la plaie perforante de la cornée, notez ceux qui sont pathognomoniques:

A. Subluxation du cristallin
B. Aplatissement de la chambre antérieure
C. Hypertonie aiguë
D. Hernie de l'iris
E. Déformation de la pupille

Réponse : BDE

5. 2. 2 IMAGERIE

S 93/8/1/ 50

L'examen à demander en priorité chez un patient suspect de corps étranger intra-oculaire est:

A. Un électrorétinogramme
B. Un dosage du fer dans l'humeur aqueuse
C. Une radiographie de l'orbite
D. Une échographie oculaire
E. Une tomodensitométrie orbitaire

Réponse : C

5. 2. 3
ETIOLOGIES
(FACTEURS DE RISQUE, TERRAIN)

S 86/5/1/ 78

Toutes les lésions oculaires récentes suivantes doivent faire rechercher un corps étranger intra-oculaire, sauf une. Laquelle?

A. Plaie de cornée
B. Opacité cristallinienne
C. Hémorragie sous-conjonctivale
D. Pâleur papillaire
E. Hémorragie intra-oculaire

Réponse : D

5. 2. 4
EVOLUTION
(PRONOSTIC, COMPLICATIONS)

M 90/1/2/ 63

Un corps étranger métallique intra-oculaire peut être responsable:

A. Cataracte
B. Hypertonie oculaire
C. Décollement de la rétine
D. Modification de la couleur de l'iris
E. Altération de l'électro-rétinogramme

Réponse : ABCDE

5. 2. 5
DIVERS

S 86/4/1/ 86

Parmi ces 5 propositions concernant les corps étrangers intra-oculaires, une seule est inexacte. Laquelle?

A. Une métallose oculaire complique habituellement un corps étranger métallique non extrait
B. Une sidérose oculaire complique habituellement un corps étranger en cuivre non extrait
C. Un corps étranger métallique en fer doit être extrait à l'électro-aimant
D. La présence d'un corps étranger intra-oculaire fait courir le risque de panophtalmie
E. La chalcose conduit à la cécité

Réponse : B

6
INFECTIONS EN OPHTALMOLOGIE
6. 1
CONJONCTIVITE
6. 1. 1
CLINIQUE

M 87/1/1/112

La conjonctivite printanière:

A. Est de nature allergique
B. S'accompagne d'un oedème palpébral
C. Est caractérisée par la présence de "pavées" au niveau de la conjonctive palpébrale supérieure
D. S'exprime par une rougeur périkératique
E. S'accompagne d'iridocyclite

Réponse : ABC

M 87/3/2/ 99

Parmi les symptômes suivants, on retient comme appartenant à la série des conjonctivites:

A. Douleur atroce
B. Baisse de l'acuité visuelle
C. Sécrétions abondantes
D. Adénopathie prétagienne
E. Cercle périkératique

Réponse : CD

S 87/5/1/ 85

Le tableau clinique d'une conjonctivite est caractérisé par:

A. Rougeur, douleur, baisse de l'acuité visuelle
B. Rougeur, douleur, hypertonie
C. Rougeur, hypersécrétion, cils collés le matin
D. Rougeur, douleur et hypopion
E. Aucune des propositions

Réponse : C

M 89/4/1/113

Classiquement les conjonctivites se traduisent par:

A. La sécrétion
B. La douleur oculaire
C. La photophobie
D. Le larmoiement
E. L'injection périkératique

Réponse : ACD

M 89/6/2/ 14

Quel(s) symptôme(s) appartien(nent)t au tableau clinique d'une conjonctivite aiguë?

A. Sensation de grains de sable
B. Sécrétions purulentes
C. Oeil larmoyant
D. Baisse de l'acuité visuelle
E. Hypertonie oculaire

Réponse : ABC

6. 1. 2
DIAGNOSTIC DIFFÉRENTIEL

S 85/5/1/ 93

Devant un oeil rouge, un des signes suivants doit faire écarter le diagnostic de conjonctivite. Lequel?

A. Sécrétions
B. Larmoiement
C. Baisse d'acuité visuelle
D. Rougeur diffuse
E. Sensation de sable

Réponse : C

6. 1. 3
ETIOLOGIES
(FACTEURS DE RISQUE, TERRAIN)

S 85/2/1/ 97

Une épidémie de conjonctivite à prédominance unilatérale se répand en deux semaines dans un service d'ophtalmologie. Quelle est la nature de l'agent causal?

A. Virus de l'herpès
B. Adénovirus
C. Virus du trachome
D. Pneumocoque
E. Cytomégalovirus

Réponse : B

S 87/3/1/ 86

Parmi les propositions suivantes, une seule est fausse. L'adénovirus est responsable de kérato-conjonctivites:

A. Très contagieuses
B. Epidémiques
C. Néonatales
D. Aiguës
E. Folliculaires

Réponse : C

M 87/5/2/ 37

Les conjonctivites à inclusions:

A. Sont provoquées par les chlamydiae
B. Epargnent le nouveau-né
C. Peuvent être transmises par l'eau des piscines
D. Peuvent être transmises sexuellement
E. Sont sensibles aux cyclines

Réponse : ACDE

M 90/2/2/ 56

Une conjonctivite peut être secondaire à l'une ou plusieurs des affections de voisinage suivante:

A. Un orgelet
B. Un ectropion
C. Un chalazion
D. Une uvéite
E. Un entropion

Réponse : ABCE

6. 1. 4
TRAITEMENTS

S 88/1/1/ 5

L'instillation systématique à la naissance d'un collyre antiseptique ou antibiotique a pour but la prévention de l'affection suivante:

A. Conjonctivite à adénovirus
B. Conjonctivite à inclusions
C. Conjonctivite gonococcique
D. Conjonctivite staphylococcique
E. Conjonctivite pneumococcique

Réponse : C

6. 1. 5
DIVERS

S 87/7/1/ 76

Les conjonctivites aiguës de l'adulte dues aux adénovirus ont toutes les caractéristiques suivantes sauf une; laquelle?

A. Epidémiques
B. Transmises sexuellement
C. Associées à des adénopathies cervicales
D. Compliquées de kératite
E. Sans traitement spécifique

Réponse : B

S 91/6/1/ 27

Toutes les propositions suivantes sauf une caractérisent la conjonctivite printanière. Indiquez laquelle:

A. La conjonctive palpébrale tarsale est le siège d'une réaction folliculaire pavimenteuse
B. Il existe un chémosis séreux au niveau de la conjonctive bulbaire
C. Le larmoiement est abondant et purulent
D. Elle est exagérée par les radiations solaires
E. Elle est d'origine allergique

Réponse : C

6. 2 IRIDOCYCLITE

6. 2. 1 CLINIQUE

M 85/5/2/ 32

Parmi les signes suivants, le(s)quel(s) accompagne(nt) une iridocyclite?

A. Rougeur périkératique
B. Précipités rétro-cornéens
C. Mydriase
D. Hypertonie oculaire
E. Diminution de l'acuité visuelle

Réponse : ABDE

6. 2. 2 ETIOLOGIES (FACTEURS DE RISQUE, TERRAIN)

S 89/4/1/ 91

Toutes ces maladies sauf une peuvent s'accompagner d'iridocyclite, indiquez laquelle:

A. La spondylarthrite ankylosante
B. La maladie de Still
C. Le syndrome de Fiessinger Leroy Reiter
D. Le syndrome de Parinaud
E. La maladie de Behcet

Réponse : D

6. 3 ORGELET

6. 3. 1 DÉFINITION

S 85/1/1/ 69

Un orgelet est :

A. Un granulome du tarse
B. Un furoncle du cil
C. Une tumeur maligne de l'oeil
D. Un signe de contusion du cristallin
E. Une imprégnation hématique de la cornée

Réponse : B

6. 3. 2 DIVERS

M 87/4/1/107

L'orgelet:

A. Est toujours centré par un cil
B. Est une infection staphylococcique
C. Est consécutif à une rétention glandulaire tarsale
D. Guérit sans séquelle
E. Récidivant, doit faire rechercher un diabète

Réponse : ABDE

M 88/6/1/104

L'orgelet:

A. Correspond à un enkystement granulomateux d'une glande de Meibomius
B. Traduit une infection staphylococcique aiguë d'un bulbe pileux libre palpébral
C. Caractérise une abcédation du sac lacrymal
D. Se traduit par un oedème palpébral de type inflammatoire et douloureux
E. Est d'origine traumatique

Réponse : BD

6. 4 CHALAZION

6. 4. 1 DÉFINITION

S 85/2/1/ 5

Le chalazion est:

A. Une inflammation de l'appareil pilo-sébacé du cil
B. Une inflammation des glandes de Meibomius
C. Une inflammation étendue du bord libre des paupières
D. Une inflammation du sac lacrymal
E. Une inflammation des points lacrymaux

Réponse : B

M 88/6/1/101

Le chalazion se définit comme:

A. Une tumeur de l'iris
B. Un furoncle du cil
C. Un granulome inflammatoire du tarse
D. Une tuméfaction bénigne de la paupière
E. Une inflammation du sac lacrymal

Réponse : CD

6. 5 HERPES OPHTALMIQUE

6. 5. 1 CLINIQUE

S 89/2/1/ 13

L'ulcère de cornée d'origine herpétique est typiquement:

A. Ponctué
B. Arrondi
C. Dendritique
D. Limbique
E. Autre réponse

Réponse : C

S 86/6/1/ 96

Sur le plan clinique, quel test permet de suspecter la nature herpétique d'une ulcération cornéenne?

A. Aspect de la chambre antérieure
B. Aspect de la conjonctive
C. Aspect dendritique de l'ulcère à l'épreuve de la fluorescéine
D. Existence d'une adénopathie prétragienne
E. Existence d'un écoulement urétral associé

Réponse : C

6. 5. 2 DIVERS

M 88/2/2/108

L'herpès oculaire:

A. Peut récidiver
B. N'est grave que chez les sujets immunodéprimés
C. Atteint la cornée
D. Est en général bilatéral
E. Peut être prévenu par la vaccination

Réponse : AC

7 PATHOLOGIES EN OPHTALMOLOGIE

7. 1 CATARACTE

7. 1. 1 PHYSIOPATHOLOGIE

S 88/7/1/ 68

Quel examen privilégié renseigne sur l'état de transparence du cristallin?

A. Examen au biomicroscope
B. Tonométrie oculaire
C. Angiographie fluorescéinique
D. Radiographie des orbites
E. Echographie A

Réponse : A

7. 1. 2 CLINIQUE

S 85/4/1/ 64

Parmi les signes suivants, citer le signe caractérisant la cataracte du diabétique:

A. Cataracte unilatérale
B. Cataracte bilatérale
C. Cataracte nucléaire
D. Cataracte corticale antérieure
E. Cataracte équatoriale

Réponse : B

M 87/2/2/ 87

Parmi les signes fonctionnels suivants, quel est celui, quels sont ceux, qui peut (peuvent) faire évoquer le diagnostique de cataracte?

A. Baisse d'acuité visuelle
B. Métamorphopsie
C. Halos colorés
D. Eblouissement
E. Myodésopsie

Réponse : AD

M 87/3/1/100

Un patient de 70 ans présente un début de cataracte. Vous évoquez ce diagnostic sur:

A. Une diplopie monoculaire
B. Un larmoiement
C. La perception de points noirs
D. L'installation d'une myopie
E. Une rougeur conjonctivale

Réponse : AD

M 88/2/2/ 91

On évoque une cataracte devant:

A. Des phosphènes
B. Une myopie récente
C. Des éblouissements
D. Une baisse progressive d'acuité visuelle de loin et/ou de près
E. Des mouches volantes

Réponse : BCD

M 89/3/1/107

La cataracte sénile:

A. Donne une lueur pupillaire rose
B. S'accompagne de phosphènes
C. S'accompagne d'un cercle périkératique
D. Entraîne une baisse visuelle progressive
E. Est en général unilatérale

Réponse : D

M 89/5/2/ 91

Une cataracte se traduit par:

A. Baisse d'acuité visuelle brutale
B. Diplopie monoculaire
C. Douleur oculaire
D. Disparition du reflet pupillaire
E. Eblouissement

Réponse : BDE

S 90/7/1/ 61

Quel est le signe subjectif le plus fréquent dans l'évolution d'une cataracte sénile?

A. La douleur à la palpation du globe
B. La perte brutale de la vision d'un oeil
C. Le rétrécissement progressif du champ visuel
D. L'apparition de mouches volantes
E. La vision brouillée avec éblouissement

Réponse : E

S 91/7/1/ 4

La cataracte peut entraîner tous les symptômes suivants sauf un, lequel?

A. Cécité
B. Diplopie monoculaire
C. Eblouissement
D. Diminution de l'acuité visuelle de près
E. Diminution de l'acuité visuelle de loin

Réponse : A

7. 1. 3 ETIOLOGIES (FACTEURS DE RISQUE, TERRAIN)

M 85/1/2/ 80

Une cataracte pathologique peut survenir à l'évolution de :

A. Diabète
B. Myotonie de Steinert (ou Myopathie myotonique)
C. Hypoparathyroïdie
D. Hyperparathyroïdie
E. Maladie de Horton (ou artérite temporale)

Réponse : ABC

S 85/2/1/ 94

Une cataracte compliquée peut survenir après toutes ces affections oculaires, sauf une. Laquelle?

A. Luxation traumatique du cristallin
B. Myopie forte
C. Iridocyclite
D. Conjonctivite aiguë
E. Décollement de rétine après échec du traitement chirurgical

Réponse : D

M 87/2/2/ 85

Quel est ou quels sont le ou les produits susceptibles de provoquer une cataracte?

A. Amiodarone
B. Antipaludéens de synthèse
C. Corticoïdes
D. Antispasmodiques
E. Phénothiazine

Réponse : C

S 87/7/1/ 13

Tous les agents physiques suivants peuvent provoquer une cataracte, sauf un. Lequel?

A. La foudre
B. L'électricité industrielle
C. Les ultraviolets
D. Les infrarouges
E. Les rayons X

Réponse : A

M 88/1/1/ 98

Devant une cataracte unilatérale, que doit-on rechercher comme étiologie(s)?

A. Décollement de rétine
B. Tumeur intra-oculaire
C. Hypoparathyroïdie
D. Diabète
E. Traumatisme oculaire

Réponse : ABE

M 88/1/2/ 95

Parmi les causes suivantes, certaines peuvent être à l'origine d'une cataracte. Laquelle ou lesquelles:

A. Electrocution
B. Brûlures par bases
C. Contusion oculaire
D. Radiations ionisantes
E. Intoxication à l'éthambutol

Réponse : ABCD

S 88/5/1/ 80

Toutes les affirmations sont exactes, sauf une. La cataracte peut être secondaire à:

A. Une hypocalcémie
B. Un diabète
C. La prise de corticoïdes
D. La prise d'indométhacine
E. Myotonie de Steinert

Réponse : D

S 94/9/1/ 39

Quelle est l'étiologie la plus fréquente des cataractes pathologiques?

A. L'eczéma
B. Le diabète
C. La corticothérapie
D. La tétanie
E. La maladie de Steinert

Réponse : B

7. 1. 4
BILAN ÉTIOLOGIQUE

M 86/5/2/ 78

Devant une cataracte unilatérale après un traumatisme à globe ouvert, deux examens parmi les suivants sont indispensables:

A. Angiographie fluorescéinique
B. Tomographie
C. Radio oculo-orbitaire
D. Potentiels évoqués visuels
E. Echographie

Réponse : CE

S 88/1/1/ 68

Quel examen doit-on impérativement faire en préopératoire avant de pratiquer une extraction de la cataracte?

A. Une angiographie
B. Une vision des couleurs
C. Une adaptométrie
D. Un contrôle de la perméabilité des voies lacrymales
E. Une pachymétrie cornéenne

Réponse : D

M 88/3/2/ 94

Devant une cataracte unilatérale totale lorsqu'on ne connaît pas les antécédents du patient, il faut demander:

A. Electrorétinogramme
B. Potentiels évoqués visuels
C. Bilan orthoptique
D. Echographie B
E. Glycémie

Réponse : AD

7. 1. 5
EVOLUTION (PRONOSTIC, COMPLICATIONS)

M 88/1/1/ 99

Une cataracte peut se compliquer (avant tout geste chirurgical) de:

A. Occlusion veineuse rétinienne
B. Décollement de rétine
C. Uvéite
D. Hypertonie oculaire
E. Blocage pupillaire

Réponse : CDE

M 88/7/2/ 83

La récupération fonctionnelle après opération de la cataracte est limitée en cas de:

A. Dégénérescence maculaire
B. Dégénérescence palissadique
C. Glaucome chronique
D. Gérontoxon
E. Hyalite

Réponse : ACE

7. 1. 6
DIVERS

S 85/4/1/ 8

Voici 5 propositions concernant la cataracte. Une seule est inexacte. Laquelle?

A. La corticothérapie générale au long cours impose la surveillance du cristallin
B. Lors de la découverte d'une cataracte strictement unilatérale de cause indéterminée, il faut rechercher un corps étranger intra-oculaire
C. Une myotonie de Steinert se complique habituellement d'une cataracte
D. L'électro-rétinogramme sert à apprécier la valeur fonctionnelle de la rétine quand il existe une cataracte blanche totale
E. L'opération de la cataracte rend l'oeil myope

Réponse : E

M 90/4/2/ 55

La cataracte sénile:

A. Représente le type le plus fréquent de cataracte
B. Provoque une baisse d'acuité visuelle progressive
C. Doit être opérée rapidement de façon à éviter une amblyopie fonctionnelle
D. Est une contre-indication à la mise en place d'un implant cristallinien
E. Aucune des propositions précédentes n'est exacte

Réponse : AB

7. 2
CATARACTE EN PEDIATRIE
7. 2. 1
CLINIQUE

M 87/1/1/100

Une cataracte congénitale pourra être suspectée chez l'enfant devant:

A. Une buphtalmie (gros oeil)
B. Un reflet noir de la pupille
C. Un oeil rouge
D. Un strabisme
E. Une mydriase

Réponse : DE

S 87/5/1/ 6

Une cataracte congénitale pourra être suspectée en présence de l'un des signes suivants. Lequel?

A. Une buphtalmie
B. Une leucocorie
C. Un oeil rouge
D. Une mégalocornée
E. Aucun des signes précédents

Réponse : B

7. 2. 2
ETIOLOGIES
(FACTEURS DE RISQUE, TERRAIN)

S 86/3/1/ 80

Un nouveau-né, sans hérédité malformative particulière, paraît légèrement microphtalme et est atteint de cataracte. Quelle est l'étiologie la plus probable de cette cataracte?

A. Toxoplasmose maternelle au début de la grossesse
B. Rubéole maternelle au début de la grossesse
C. Prise maternelle de médicaments pendant la grossesse
D. Exposition maternelle aux rayons X pendant la grossesse
E. Aucune des propositions ci-dessus

Réponse : B

M 88/1/2/ 92

Devant une cataracte congénitale, il faut rechercher:

A. Rubéole
B. Scarlatine
C. Trisomie 21
D. Prématurité
E. Toxoplasmose

Réponse : ACE

7. 2. 3
BILAN ÉTIOLOGIQUE

M 90/3/2/ 51

A 9 mois, concernant l'examen de la vue et des yeux, on peut considérer que:

A. Si l'enfant suit bien l'examinateur des yeux, on peut éliminer un gros déficit visuel
B. L'existence d'un strabisme est encore physiologique
C. La constatation d'un nystagmus est pathologique
D. Un reflet blanc dans une pupille traduit probablement une cataracte
E. Le réflexe photo-moteur est normalement présent

Réponse : ACDE

7. 2. 4
EVOLUTION
(PRONOSTIC, COMPLICATIONS)

S 88/5/1/ 81

Quel est le principal risque évolutif de la cataracte congénitale?

A. La survenue d'un décollement de rétine
B. L'intumescence cristallinienne
C. L'atrophie du nerf optique
D. L'amblyopie
E. L'atrophie du globe oculaire

Réponse : D

7. 3
CHAMP VISUEL
7. 3. 1
DÉFINITION

S 86/4/1/ 13

Le test de Lancaster est à demander en cas de:

A. Douleurs oculaires
B. Baisse d'acuité visuelle
C. Diplopie
D. Hypertonie oculaire
E. Oeil rouge

Réponse : C

7. 3. 2
CLINIQUE

S 85/7/1/ 86

Parmi les caractères suivants, indiquer celui qui s'applique à une lésion des voies optiques en arrière du corps genouillé externe:

A. Baisse de vision
B. Hémianopsie bi-temporale
C. Déficit campimétrique homonyme
D. Atrophie optique
E. Aucune des réponses précédentes n'est exacte

Réponse : C

S 85/3/1/ 10

Une lésion évolutive du cortex occipital gauche ne peut donner, parmi les cinq déficits campimétriques suivants, qu'une seule sorte d'atteinte; laquelle?

A. Cécité de l'oeil droit
B. Hémianopsie bi-temporale
C. Quadranopsie supérieure latérale homonyme droite
D. Hémianopsie latérale homonyme gauche
E. Rétrécissement concentrique du champ visuel gauche

Réponse : C

S 87/5/1/ 83

Parmi les caractères suivants, indiquer celui qui s'applique à une lésion des voies optiques en arrière du corps genouillé externe:

A. Baisse de vision
B. Hémianopsie bi-temporale
C. Hémianopsie latérale homonyme
D. Atrophie optique
E. Aucune des réponses précédentes n'est exacte

Réponse : C

7. 3. 3 ETIOLOGIES (FACTEURS DE RISQUE, TERRAIN)

S 86/1/1/ 43

Un scotome central est un déficit du champ visuel lié:

A. A une lésion du cortex occipital
B. A une lésion rétro-chiasmatique
C. A une lésion de l'hypophyse
D. A une lésion du faisceau maculaire du nerf optique
E. A une lésion du chiasma optique

Réponse : D

M 87/6/2/ 74

Parmi les affections suivantes, laquelle (lesquelles) se manifeste(nt) par un scotome central:

A. Neuropathie optique rétro-bulbaire aiguë
B. Dégénérescence maculaire sénile
C. Ischémie aiguë de la tête du nerf optique
D. Papillite inflammatoire
E. Oedème papillaire d'hypertension intra-crânienne

Réponse : ABD

S 89/1/1/ 35

La traduction sur le champ visuel d'une lésion chiasmatique évoluée est:

A. L'hémianopsie bi-temporale
B. L'hémianopsie latérale homonyme droite
C. L'hémianopsie latérale homonyme gauche
D. La quadranopsie latérale homonyme
E. L'hémianopsie altitudinale

Réponse : A

M 89/1/2/ 73

Un scotome central gauche peut relever de:

A. Neuropathie optique alcoolo-tabagique
B. Occlusion de l'artère cérébrale postérieure droite
C. Section du nerf optique gauche
D. Hémorragie maculaire gauche
E. Neuropathie optique gauche au cours d'une sclérose en plaques

Réponse : ADE

M 91/4/2/ 80

Un rétrécissement concentrique du champ visuel peut être observé en cas de:

A. Rétinopathie pigmentaire
B. Pithiatisme
C. Glaucome chronique très évolué
D. Neuropathie alcoolo-tabagique
E. Hémorragie de la macula

Réponse : ABC

S 85/2/1/ 49

L'étude du champ visuel permet d'étudier tous les déficits visuels systématisés suivants sauf un.Lequel?

A. Rétinien
B. Scléral
C. Papillaire
D. Chiasmatique
E. Calcarin

Réponse : B

7. 3. 4 BILAN ÉTIOLOGIQUE

S 86/3/1/ 17

Parmi ces 5 propositions concernant l'exploration du champ visuel. Une seule est inexacte. Laquelle?

A. L'analyseur de Friedmann sert à explorer le champ visuel périphérique
B. La coupole de Goldmann correspond à une périmétrie cinétique
C. La périmétrie statique est moins utilisée en pratique courante que la périmétrie cinétique
D. Les tables d'Amsler servent à détecter un scotome central
E. En périmétrie statique, la brillance du test est augmentée jusqu'à ce qu'il soit perçu

Réponse : A

7. 3. 5 DIVERS

S 85/1/1/ 11

Parmi les 5 propositions concernant les anomalies du champ visuel, une seule est inexacte. Laquelle?

A. Un rétrécissement concentrique du champ visuel traduit une atteinte pré-chiasmatique
B. L'hémianopsie bi-temporale témoigne d'une atteinte chiasmatique
C. L'hémianopsie latérale homonyme témoigne d'une atteinte rétro-chiasmatique
D. La quadranopsie latérale homonyme montre une atteinte des lèvres de la scissure calcarine
E. La lésion du nerf optique est à l'origine d'un déficit fasciculaire

Réponse : A

S 85/5/1/ 13

Parmi ces 5 propositions concernant les anomalies du champ visuel et leurs explorations, une est inexacte. Laquelle?

A. Une hémianopsie latérale homonyme traduit une lésion des voies pré-chiasmatiques
B. La section du nerf optique entraîne une cécité unilatérale
C. L'atteinte des radiations optiques entraîne une quadranopsie latérale homonyme
D. L'atteinte du corps genouillé externe entraîne une hémianopsie latérale homonyme
E. Une hémianopsie bi-temporale peut survenir lors de l'évolution d'un adénome de l'hypophyse

Réponse : A

S 86/4/1/ 85

La traduction sur le champ visuel d'une lésion chiasmatique évoluée est:

A. L'hémianopsie bi-temporale
B. L'hémianopsie latérale homonyme droite
C. L'hémianopsie latérale homonyme gauche
D. La quadranopsie latérale homonyme
E. L'hémianopsie altitudinale

Réponse : A

S 86/6/1/ 39

Le test de Lancaster est un examen utile dans le bilan de:

A. Paralysie oculo-motrice
B. Traitement par antipaludéens de synthèse
C. Un glaucome
D. Une rétinopathie diabétique
E. Une amblyopie

Réponse : A

S 87/2/1/ 46

L'étude du champ visuel est impérative dans toutes les affections suivantes sauf une. Laquelle?

A. Accident vasculaire cérébral
B. Accident vasculaire papillaire
C. Glaucome
D. Rétinopathie diabétique
E. Névrite optique

Réponse : D

S 87/3/1/ 87

Sur un relevé de champ visuel, une atteinte unilatérale des radiations optiques se traduit par:

A. Un scotome central
B. Un scotome coeco-central
C. Une hémianopsie bi-temporale
D. Une hémianopsie latérale homonyme
E. Une hémianopsie bi-nasale

Réponse : D

S 88/3/1/ 7

Le test de Lancaster explore:

A. La sensibilité cornéenne
B. L'acuité visuelle
C. La motricité oculaire extrinsèque
D. La sécrétion lacrymale
E. La circulation du fond d'oeil

Réponse : C

M 88/4/2/ 4

Le champ visuel normal monoculaire, relevé à l'appareil de Goldmann:

A. S'étend jusqu'à 90° en temporal
B. Comporte un scotome physiologique paracentral temporal
C. A son maximum de sensibilité au centre
D. Est constitué de lignes concentriques appelées isoptères
E. Est moins étendu en nasal qu'en temporal

Réponse : ABCDE

S 88/6/1/ 9

Toutes les propositions suivantes concernant le champ visuel sont exactes, sauf une. Laquelle?

A. La périmétrie est une exploration dynamique du champ visuel dans une coupole
B. La campimétrie est une étude dynamique du champ visuel sur un écran plat
C. La tache aveugle est physiologique à l'emplacement de la macula
D. Chaque isoptère traduit un seuil de réponse à une intensité lumineuse fixe
E. Aucune anesthésie n'est nécessaire pour faire un champ visuel

Réponse : C

S 89/4/1/ 84

Un examen du champ visuel est indispensable au diagnostic:

A. Uvéite
B. Cataracte
C. Rétinopathie diabétique
D. Tumeur intra-sellaire
E. Kératite

Réponse : D

M 90/3/2/ 43

La périmétrie:

A. Est une étude du champ visuel monoculaire
B. Utilise une coupole
C. Se relève sur un écran plan
D. Peut être réalisée avec l'appareil de Goldmann
E. N'est pas une mesure du champ visuel

Réponse : ABD

M 90/5/2/ 79

Un scotome centro-coecal:

A. Traduit une atteinte du faisceau papillomaculaire
B. Est caractéristique d'une névrite optique rétrobulbaire
C. S'accompagne d'un déficit pupillaire
D. N'entraîne pas de baisse d'acuité visuelle
E. Traduit une lésion chiasmatique

Réponse : ABC

7. 4 HEMIANOPSIE LATERALE HOMONYME

7. 4. 1 ETIOLOGIES (FACTEURS DE RISQUE, TERRAIN)

S 85/2/1/ 12

Parmi les affections suivantes, citer celle qui est responsable d'une hémianopsie latérale homonyme quadrantale supérieure gauche congruente:

A. Atteinte inflammatoire des deux nerfs optiques
B. Lésion de la bandelette optique droite
C. Lésion des bords latéraux du chiasma
D. Lésion du faisceau temporal des radiations optiques droites
E. Lésion du corps genouillé externe droit

Réponse : D

S 85/2/1/ 96

Où peut siéger la lésion responsable d'une hémianopsie latérale homonyme en quadrant supérieur?

A. Sur un nerf optique
B. Sur le chiasma
C. Sur une bandelette optique
D. A la partie inférieure d'un lobe occipital
E. Sur le corps genouillé externe

Réponse : D

M 85/3/2/ 44

La constatation d'une hémianopsie latérale homonyme fait suspecter:

A. Une atteinte chiasmatique
B. Une atteinte de la bandelette optique
C. Un gliome du lobe frontal
D. Un neurinome de l'acoustique
E. Un ramollissement pariéto-occipital

Réponse : BE

S 87/4/1/ 70

L'hémianopsie latérale hétéronyme est consécutive à une affection:

A. Du nerf optique
B. De la région sellaire
C. Des bandelettes optiques
D. Des radiations optiques
E. De l'aire striée

Réponse : B

M 87/4/2/ 75

La constatation d'une hémianopsie latérale homonyme fait suspecter:

A. Une atteinte chiasmatique
B. Une atteinte de la bandelette optique
C. Une atteinte du nerf optique
D. Une atteinte du corps genouillé externe
E. Une atteinte du cortex occipital

Réponse : BDE

S 88/3/1/ 45

Où peut siéger une lésion responsable d'une hémianopsie latérale homonyme en quadrant inférieur droit?

A. Sur le nerf optique gauche
B. Sur le chiasma
C. Sur le lobe frontal gauche
D. Sur le lobe pariétal droit
E. Sur le lobe occipital gauche

Réponse : E

S 88/4/1/ 4

Quelle affection (ou lésion) peut se traduire par une hémianopsie latérale homonyme droite?

A. Adénome de l'hypophyse
B. Occlusion distale de l'artère cérébrale postérieure droite
C. Atteinte de la bandelette optique gauche
D. Neuropathie optique rétro-bulbaire bilatérale
E. Ramollissement bi-occipital

Réponse : C

M 89/1/2/ 72

Où peut (peuvent) se situer la (les) lésion(s) responsable(s) d'une hémianopsie latérale homonyme gauche?

A. Oeil gauche
B. Bandelette optique droite
C. Centre du chiasma optique
D. Radiations optiques gauches
E. Scissure calcarine droite

Réponse : BE

M 90/7/2/112

Quelles affections (ou lésions) peut (peuvent) se traduire par une hémianopsie latérale homonyme droite?

A. Adénome de l'hypophyse
B. Occlusion distale de l'artère cérébrale postérieure droite
C. Ramollissement sylvien superficiel gauche
D. Neuropathie optique rétro-bulbaire bilatérale
E. Ramollissement bi-occipital

Réponse : C

S 92/8/1/ 31

Quelle est l'altération du champ visuel consécutive à une lésion du lobe temporal gauche?

A. Un scotome central droit
B. Une hémianopsie altitudinale supérieure
C. Une abolition totale du champ visuel gauche
D. Une hémianopsie latérale homonyme droite
E. Une hémianopsie bi-temporale

Réponse : D

M 93/9/2/ 76

Une hémianopsie latérale homonyme droite peut correspondre à trois des hypothèses topographiques suivantes:

A. Une atteinte du nerf optique droit
B. Une atteinte de la bandelette optique gauche
C. Une atteinte du corps genouillé externe droit
D. Une atteinte unilatérale gauche des voies géniculostriées
E. Une atteinte occipitale gauche

Réponse : BDE

S 86/6/1/ 11

Une hémianopsie latérale homonyme droite correspond à une lésion:

A. De la rétine temporale droite
B. Des voies optiques rétro-chiasmatiques droites
C. Des voies optiques rétro-chiasmatiques gauches
D. Du nerf optique droit
E. De la rétine nasale gauche

Réponse : C

7. 5 HEMIANOPSIE BI-TEMPORALE

7. 5. 1 PHYSIOPATHOLOGIE

S 88/7/1/ 67

Une hémianopsie intéressant les deux champs temporaux traduit une lésion:

A. Du chiasma optique
B. Des bandelettes optiques
C. Des radiations optiques
D. Des corps genouillés latéraux
E. Des cortex occipitaux

Réponse : A

7. 6 DECOLLEMENT DE LA RETINE

7. 6. 1 PHYSIOPATHOLOGIE

S 90/6/1/ 50

Quelle est la lésion fondamentale responsable d'un décollement rhégmatogène de la rétine?

A. Hémorragie dans le vitré
B. Hémorragie rétinienne
C. Déchirure rétinienne
D. Hypertonie oculaire
E. Cataracte totale

Réponse : C

7. 6. 2
CLINIQUE

S 85/2/1/ 2

La symptomatologie habituelle du décollement de rétine peut comporter tous les signes suivants, sauf un. Lequel?

A. Brouillard visuel
B. Voile en secteur
C. Douleurs
D. Phosphènes
E. Hémorragies dans le vitré

Réponse : C

S 85/3/1/ 54

Vous venez de diagnostiquer un décollement de la rétine. Parmi les antécédents immédiats suivants, quel est celui qui vous a orienté vers ce diagnostic?

A. Céphalées
B. Larmoiement
C. Rougeur conjonctivale
D. Perception de phosphènes
E. Eblouissement

Réponse : D

M 85/3/1/116

Parmi les signes suivants, le(s)quel(s) est (sont) prémonitoire(s) d'un décollement de la rétine idiopathique?

A. Photophobie
B. Céphalées
C. Phosphènes
D. Halos colorés
E. Mouches volantes

Réponse : CE

S 85/7/1/ 1

Quel est, parmi les cinq signes suivants, celui qui ne caractérise pas la sémiologie fonctionnelle d'appel d'un décollement de rétine?

A. Les éclairs multiples
B. Un éclair localisé
C. Un voile noir localisé
D. Les céphalées
E. Une chute d'acuité visuelle

Réponse : D

M 88/1/1/ 95

Un décollement de rétine chez un aphaque est suspecté devant:

A. Des phosphènes
B. Une douleur oculaire brutale
C. Des corps flottants
D. Une amputation du champ visuel
E. Une déformation pupillaire

Réponse : ACD

S 88/5/1/ 6

La symptomatologie subjective du décollement de la rétine peut comporter tous les signes suivants, sauf un. Lequel?

A. Myodésopsies
B. Déficit sectoriel du champ visuel
C. Photopsies
D. Névralgie rétrobulbaire
E. Baisse de l'acuité visuelle

Réponse : D

M 88/5/1/116

Un décollement de rétine doit être évoqué devant:

A. Phosphène (éclairs lumineux)
B. Amputation d'une partie du champ visuel
C. Baisse brutale de l'acuité visuelle
D. Douleur oculaire
E. Rougeur oculaire

Réponse : ABC

M 90/2/2/ 58

Un décollement rhégmatogène de la rétine est évoqué devant:

A. La perception d'éclairs localisés dans le champ visuel
B. Une rougeur périkératique
C. Un tyndall de l'humeur aqueuse
D. Une amputation progressive du champ visuel
E. Une douleur brutale intra-oculaire

Réponse : AD

S 90/4/1/ 44

Le décollement postérieur du vitré est soupçonné devant:

A. Une baisse importante de la vision
B. Des métamorphopsies
C. Des myodésopsies
D. Des phosphènes
E. Une amputation du champ visuel

Réponse : C

M 90/7/2/ 64

La déchirure rétinienne est découverte devant:

A. Une douleur oculaire
B. Des myodésopsies
C. Des brûlures oculaires
D. Des phosphènes
E. Des métamorphopsies

Réponse : BD

7. 6. 3
ETIOLOGIES
(FACTEURS DE RISQUE, TERRAIN)

M 87/3/1/107

Parmi les facteurs suivants le(s)quel(s) favorise(nt) le décollement de rétine?

A. La myopie
B. L'aphakie
C. L'hypertonie oculaire
D. La dégénérescence maculaire sénile
E. La contusion oculaire

Réponse : ABE

M 89/5/2/ 90

Quelle(s) est (sont) les lésions pouvant être responsable(s) d'un décollement de la rétine?

A. Dégénérescence pavimenteuse
B. Déchirure rétinienne
C. Trou rétinien
D. Désinsertion rétinienne
E. Hyperplasie de l'épithélium pigmentaire

Réponse : BCD

S 93/9/1/ 62

Vous excluez des causes favorisantes de décollement de rétine:

A. Les dégénérescences rétiniennes périphériques
B. La myopie forte
C. La cataracte nucléaire
D. Les traumatismes
E. L'aphakie

Réponse : C

M 93/8/2/ 88

Un décollement de rétine peut survenir dans les suites:

A. D'une rétinopathie diabétique proliférative
B. D'une plaie perforante oculaire
C. D'une contusion fermée du globe oculaire
D. De la survenue d'un trou maculaire chez le grand myope
E. De la chirurgie de la cataracte

Réponse : ABCDE

7. 6. 4
TRAITEMENTS

S 86/4/1/ 12

Le traitement d'un décollement de rétine étendu consiste à:

A. Obturer la déhiscence rétinienne et créer une adhérence chorio rétinienne
B. Photocoaguler la poche de décollement
C. Surveiller la poche, si elle est localisée
D. Traiter médicalement
E. Aucune des propositions précédentes

Réponse : A

M 91/2/2/ 85

Le traitement préventif du décollement idiopathique rhegmatogène de la rétine par photocoagulation au laser à l'argon repose sur le(s) principe(s) suivant(s):

A. Solidariser, par une cicatrice post-brûlure, le neuro-épithélium à l'épithélium pigmentaire de la rétine
B. Obturer une déchirure de rétine
C. Empêcher l'espace virtuel situé entre les 2 feuillets de la rétine de se former à la faveur d'une déhiscence rétinienne
D. Sectionner les brides vitréennes formant traction sur les lésions de dégénérescences rétiniennes périphériques
E. Assurer le drainage du liquide sous-rétinien

Réponse : AC

S 86/1/1/ 16

Tous les procédés sont utilisés dans le protocole thérapeutique d'un décollement de rétine sauf un. Lequel?

A. L'indentation pour mise en contact de la rétine et de l'épithélium pigmenté, en regard de la déchirure
B. La cryothérapie des bords de la déchirure
C. La microchirurgie
D. La résection de l'iris
E. La ponction de liquide sous-rétinien

Réponse : D

7. 6. 5
DIVERS

M 87/5/1/110

La déchirure de la rétine, étiologie presque constante d'un décollement de la rétine idiopathique:

A. Se manifeste par des photopsies ou des phosphènes
B. A comme siège préférentiel la rétine pré-équatoriale (ou périphérique)
C. Se traite par photocoagulation au laser uniquement si la rétine est décollée
D. A pour terrain prédisposant la forte myopie
E. Peut se compliquer d'une hémorragie dans le vitré

Réponse : ABDE

S 90/2/1/ 54

Voici 5 propositions concernant le décollement de rétine. Une seule est inexacte. Laquelle?

A. Le décollement de rétine correspond à un clivage entre la choroïde et toutes les couches de la rétine.
B. Il n'existe pas de déchirure rétinienne dans les décollements de rétine tumoraux
C. La myopie forte est le principal facteur favorisant d'un décollement de rétine
D. Le décollement de rétine peut se révéler par une hémorragie du vitré
E. Les éclairs sont des signes d'alarme du décollement de rétine

Réponse : A

M 90/2/2/113

Parmi les propositions suivantes sur le décollement de rétine, il est exact que:

A. La photocoagulation au laser de la zone de rétine décollée permet sa réapplication rapide
B. La photocoagulation des lésions rhégmatogènes de la périphérie de la rétine est le traitement préventif du décollement de rétine
C. Le traitement du décollement de rétine constitué est chirurgical
D. La présence d'une déchirure rétinienne périphérique est la cause d'un décollement de rétine rhégmatogène
E. L'examen de l'oeil controlatéral est systématique, en cas de décollement de rétine d'un oeil

Réponse : BCDE

M 90/4/2/118

Le décollement de la rétine est:

A. Favorisé par l'aphakie
B. Fréquemment associé à une hypertonie oculaire
C. Révélé par des céphalées
D. Grave lorsqu'il intéresse la macula
E. Guéri par une photocoagulation au laser

Réponse : AD

7. 7
GLAUCOME
7. 7. 1
PHYSIOPATHOLOGIE

S 90/1/1/ 75

Les facteurs anatomiques prédisposant à la crise de glaucome aigu par fermeture de l'angle sont:

A. Oeil hypermétrope, petite cornée, petite chambre antérieure, angle large
B. Oeil hypermétrope, petite cornée, petite chambre antérieure, angle étroit
C. Oeil hypermétrope, grande cornée, grande chambre antérieure, angle étroit
D. Oeil myope, grande cornée, grande chambre antérieure, angle étroit
E. Aucune des propositions précédentes

Réponse : B

7. 7. 2
CLINIQUE

M 85/6/2/ 79

Parmi les signes suivants, quels sont ceux ou celui qui contistue(nt) une symptomatologie d'appel pouvant conduire au diagnostic de glaucome aigu par fermeture de l'angle?

A. Halos colorés
B. Phosphènes
C. Oeil rouge avec sécrétion
D. Scotome scintillant
E. Douleurs oculaires avec nausées

Réponse : AE

S 86/1/1/110

Un intrus s'est glissé dans cette série de troubles que l'on observe fréquemment dans la grande crise de glaucome aigu par fermeture de l'angle irido-cornéen. Quel est-il?

A. Céphalées
B. Vomissements
C. Cercle péri-kératique
D. Cornée oedémateuse
E. Myosis serré

Réponse : E

S 86/7/1/ 2

Dans une crise de glaucome par fermeture de l'angle, l'examen oculaire révèle:

A. Oeil dur, rouge, chambre antérieure plate, mydriase
B. Oeil dur, rouge, chambre antérieure plate, myosis
C. Oeil dur, rouge, chambre antérieure normale, mydriase
D. Oeil dur, rouge, chambre antérieure normale, myosis
E. Aucune des propositions

Réponse : A

M 89/5/2/ 88

Le ou les signes suivants appartiennent au glaucome aigu à angle fermé:

A. Baisse d'acuité visuelle
B. Douleur oculaire et péri-orbitaire
C. Rougeur oculaire
D. Myosis
E. Oedème de cornée

Réponse : ABCE

M 89/7/1/113

Un glaucome chronique à angle ouvert se traduit par:

A. Scotome de Bjerrum sur le champ visuel dynamique
B. Excavation papillaire augmentée
C. Tonus oculaire supérieur à 21 mmHg des deux côtés à l'aplanation
D. Baisse d'acuité visuelle brutale
E. Douleur oculaire lors de l'obscurité

Réponse : ABC

7. 7. 3
DIAGNOSTIC DIFFÉRENTIEL

S 90/1/1/ 50

Un oeil rouge, douloureux et dur peut faire suspecter une crise de glaucome aigu ou une uvéite antérieure hypertensive aiguë. Parmi les signes suivants, quel est celui qui permet de retenir sans hésitation le premier diagnostic?

A. L'oedème cornéen
B. La baisse de vision
C. La mydriase
D. La photophobie
E. Le larmoiement

Réponse : C

7. 7. 4
ETIOLOGIES
(FACTEURS DE RISQUE, TERRAIN)

S 85/3/1/ 8

La crise de glaucome aigu par fermeture de l'angle survient le plus souvent chez des sujets biométriquement prédisposés. Quelle est la nature de cette prédisposition?

A. Myopie
B. Presbytie
C. Hétérophorie
D. Hypermétropie
E. Astigmatisme

Réponse : D

M 85/4/2/ 78

Parmi les éléments suivants, le(s)quel(s) favorise(nt) la survenue d'un glaucome aigu par fermeture de l'angle?

A. Myopie
B. Etroitesse de la chambre antérieure
C. Petite taille du cristallin
D. Instillation d'un collyre Corticoïde
E. Instillation d'un collyre Néosynéphrine 5%

Réponse : BE

S 86/1/1/ 1

Tous ces médicaments sauf un peuvent déclencher une crise de glaucome aigu chez un sujet prédisposé. Lequel?

A. Les dérivés nitrés
B. Les IMAO
C. L'éthambutol
D. Les antiparkinsoniens anticholinergiques
E. La chlorpromazine

Réponse : C

S 87/1/1/ 10

Le glaucome aigu survient sur des yeux à conformation anatomique prédisposante, c'est à dire sur des yeux avec:

A. Angle irido-cornéen trop large
B. Rayon de courbure de la cornée trop grand
C. Cristallin trop plat
D. Chambre antérieure de profondeur réduite
E. Mailles du trabéculum trop serrées

Réponse : D

M 87/2/1/102

Indiquer le(s) facteur(s) qui intervien(nen)t dans le déclenchement de la crise de glaucome aigu:

A. Le blocage pupillaire
B. L'hypersécrétion de l'humeur aqueuse
C. La sclérose du trabéculum scléral
D. L'accolement de la base de l'iris à la face postérieure de la cornée
E. L'hyperpression veineuse épisclérale

Réponse : AD

M 87/6/2/ 73

Un glaucome aigu par fermeture de l'angle peut être déclenché par la prise de:

A. Médications antibiotiques
B. Médications cortisonées
C. Médications parasympathicomimétiques
D. Médications atropiniques
E. Médications sympathicomimétiques

Réponse : DE

M 88/1/1/103

Quel(s) médicament(s) est (sont) susceptible(s) de provoquer l'apparition d'un glaucome à angle fermé?

A. Cordarone
B. Atropine
C. Ethambutol
D. Chlorpromazine
E. Lomudal

Réponse : BD

M 88/1/1/104

Indiquer le(s) facteur(s) qui intervien(nen)t dans le déclenchement de la crise de glaucome aigu:

A. La myopie
B. L'aphakie
C. Le blocage pupillaire
D. L'hypersécrétion d'humeur aqueuse
E. L'intumescence cristallinienne

Réponse : CE

S 90/3/1/ 47

Parmi les circonstances suivantes, laquelle ne favorise pas la crise de glaucome aigu par fermeture de l'angle?

A. L'augmentation de la surface de contact entre l'iris et le cristallin
B. Le blocage pupillaire total
C. Le myosis
D. L'instillation oculaire d'atropine
E. La mise dans l'obscurité

Réponse : C

M 91/1/2/ 84

La survenue d'une hypertonie oculaire aiguë est favorisée par:

A. Myopie forte
B. Cataracte intumescente
C. Décollement de la rétine
D. Angle irido-cornéen étroit
E. Uvéite antérieure aiguë

Réponse : BDE

M 91/6/2/ 36

Quel(s) est (sont) le(s) facteur(s) qui conditionne(nt) la survenue de la crise de glaucome par fermeture de l'angle?

A. L'augmentation de la surface de contact iris-cristallin
B. Le blocage pupillaire
C. L'augmentation de profondeur de la chambre antérieure
D. La prescription d'un collyre bêta-bloquant
E. Un traitement diurétique

Réponse : AB

7. 7. 5 TRAITEMENTS

S 85/1/1/ 55

Parmi les cinq thérapeutiques par voie générale suivantes, quelle est celle qui n'est pas utilisée lors de la crise de glaucome par fermeture de l'angle?

A. L'acétazolamide (DIAMOX*)
B. L'urée
C. Le mannitol
D. Le glycérol
E. La dexaméthasone

Réponse : E

M 85/3/1/117

Dans un glaucome à angle étroit quel(s) médicament(s) administré(s) par voie générale vous parai(ssen)t contre-indiqués?

A. Atropine
B. Artane
C. IMAO
D. Anti-histaminiques de synthèse
E. Dérivés nitrés

Réponse : ABCDE

M 85/4/2/ 44

Parmi les traitements oculaires locaux suivants, quel(s) est celui ou ceux qui sera (seront) prescrit(s) dans une crise de glaucome aigu?

A. Atropine
B. Pilocarpine
C. Néosynéphrine
D. Antibiotiques
E. Pansement occlusif

Réponse : B

M 87/6/1/ 99

Chez un sujet atteint de glaucome aigu par fermeture de l'angle vous pouvez prescrire:

A. Acétazolamide (DIAMOX*) en comprimés
B. Bêta-Bloquant en collyre (TIMOPTOL*)
C. Collyre de Nitrate de PILOCARPINE*
D. Collyre ISMELINE* (Guanéthidine)
E. Collyre GLAUPOSINE* (Epinéphrine)

Réponse : ABC

M 87/7/1/101

Dans un glaucome à angle étroit quel(s) médicament(s) administré(s) par voie générale vous parai(ssen)t contre-indiqués?

A. Atropine
B. Inhibiteur anhydrase carbonique
C. Inhibiteur mono-amino-oxydase
D. Anti-histaminique de synthèse
E. Dérivés nitrés

Réponse : ACDE

M 88/5/2/100

Concernant le glaucome aigu, il est exact que:

A. Le traitement médical repose, en l'absence de contre-indication, sur les hypotonisants par voie générale
B. Les myotiques sont formellement contre-indiqués
C. Un traitement chirurgical secondaire est nécessaire
D. L'iridectomie prophylactique sur l'autre oeil est indispensable
E. Les crises hypertoniques subaiguës traduisent des épisodes de fermeture incomplète de l'angle irido-cornéen

Réponse : ACDE

S 91/5/1/ 12

En cas de glaucome à angle fermé, l'iridectomie périphérique a pour but:

A. D'abaisser la tension intra-oculaire
B. De réduire la mydriase
C. De provoquer un court-circuit entre chambre antérieure et chambre postérieure
D. De réduire les risques de cataracte
E. De réduire la néo-vascularisation de l'angle

Réponse : C

M 91/3/2/ 34

Il est interdit d'administrer, par voie locale ou générale, chez un patient présentant une crise de glaucome aigu:

A. Un collyre myotique
B. Un collyre anesthésique
C. Du Mannitol
D. Un collyre contenant de l'adrénaline
E. Un collyre bêta-bloquant

Réponse : D

7. 7. 6 DIVERS

M 87/4/1/109

Le glaucome aigu à angle fermé est une affection:

A. Qui s'observe à tout âge
B. Plus fréquente chez la femme que chez l'homme
C. A laquelle est prédisposé le fort myope
D. Déclenchée par la prise de médicament parasympathicolytique
E. Qui peut succéder à un choc émotionnel

Réponse : ADE

M 87/5/1/104

Parmi les propositions suivantes concernant la grande crise de glaucome par fermeture de l'angle, primitive, laquelle (lesquelles) est (sont) exacte(s)?

A. Elle peut être déclenchée par l'instillation d'un collyre sympathomimétique
B. Elle survient le plus souvent sur un oeil hypermétrope
C. Elle s'accompagne toujours d'un blocage pupillaire
D. L'examen du champ visuel n'est pas nécessaire au diagnostic
E. Son traitement passe obligatoirement par la réalisation d'une iridectomie

Réponse : ABCDE

S 87/6/1/ 10

Voici 5 propositions concernant la grande crise de glaucome aigu. Une seule est inexacte. Laquelle?

A. Il existe une constitution anatomique particulière de l'angle irido-cornéen
B. Le glaucome aigu est lié à l'accolement de la base de l'iris au trabéculum
C. La baisse de l'acuité visuelle est majeure
D. Il existe un myosis intense
E. Le globe oculaire est "dur comme du bois" à la palpation

Réponse : D

8 TRAITEMENTS EN OPHTALMOLOGIE

8. 1 COLLYRES

8. 1. 1 DIVERS

S 86/2/1/ 2

Parmi ces 5 propositions concernant les collyres, une seule est inexacte. Laquelle?

A. Les collyres à base de sulfamide sont inactifs sur les infections à Chlamydiae
B. Les collyres antibiotiques pénètrent mal dans le corps vitré
C. Les collyres anesthésiques ont à doses répétées un effet toxique sur l'épithélium cornéen
D. Les collyres sympathomimétiques ont un effet mydriatique
E. Les collyres cicatrisants sont utilisés dans les kératites

Réponse : A

M 93/9/2/ 62

Les collyres mydriatiques sont indiqués en cas de:

A. Sclérite
B. Iridocyclite
C. Glaucome chronique à angle large
D. Kératite
E. Glaucome par fermeture de l'angle

Réponse : ABD

8. 1. 2 CONTRE INDICATIONS (ABSOLUES, RELATIVES)

S 86/7/1/ 8

Parmi les collyres suivants, un seul ne doit jamais être prescrit dans les iridocyclites:

A. Mydriatiques
B. Myotiques
C. Antibiotiques locaux
D. Corticoïdes locaux
E. Aucune des réponses précédentes n'est exacte

Réponse : A

M 86/7/2/ 45

Quelle(s) contre-indication(s) formelle(s) sur le plan thérapeutique entraînent la découverte d'un ulcère de cornée?

A. Instillation d'antibiotiques
B. Instillation de corticoïdes
C. Instillation de l'association de corticoïdes et d'antibiotiques
D. Instillation de mydriatiques
E. Instillation de bêta-bloquants

Réponse : BC

S 87/1/1/ 8

Parmi les affirmations suivantes, l'une constitue une contre-indication absolue à l'utilisation de collyres parasympathicolytiques:

A. Traiter une uvéite antérieure
B. Observer un fond d'oeil
C. Pratiquer une skiascopie
D. Traiter un glaucome aigu
E. Rééduquer une amblyopie en pénalisant l'oeil sain

Réponse : D

M 87/6/2/ 34

Dans quelle(s) affection(s) ne doit-on jamais prescrire de collyre atropinique?

A. Iridocyclite
B. Kératite herpétique
C. Glaucome aigu à angle fermé
D. Glaucome chronique à angle ouvert
E. Glaucome malin

Réponse : C

S 88/3/1/ 8

L'utilisation des collyres corticoïdes est contre-indiquée:

A. En présence d'un oedème de la cornée
B. Lorsqu'il existe une inflammation de la glande lacrymale
C. En cas d'uvéite antérieure
D. En présence d'une kératite épithéliale
E. En présence d'une cataracte

Réponse : D

S 89/2/1/ 91

Parmi les collyres suivants, un seul ne doit jamais être instillé dans le traitement d'une kératite herpétique superficielle:

A. Mydriatiques
B. Antibiotiques locaux
C. Corticoïdes locaux
D. Antiseptiques locaux
E. Hypotonisants

Réponse : C

8. 1. 3 BILAN PRÉ-THÉRAPEUTIQUE

S 86/6/1/110

Lors de la prescription d'un collyre mydriatique quelle précaution faut-il observer?

A. Prendre le tonus oculaire
B. Vérifier l'état de l'angle camérulaire
C. Vérifier l'état de la rétine périphérique
D. Vérifier l'état de la papille
E. Vérifier l'état de la macula

Réponse : B

8. 1. 4 EFFETS SECONDAIRES

M 85/2/2/ 3

Parmi les collyres suivants le(s)quel(s) peu(ven)t entraîner des hypertensions oculaires?

A. Collyre mydriatique
B. Collyre myotique
C. Collyre corticoïde
D. Collyre antiseptique
E. Collyre antibiotique

Réponse : AC

M 90/5/2/ 81

Les collyres corticoïdes peuvent provoquer:

A. Une flambée évolutive d'une infection virale
B. Un glaucome secondaire
C. Une cataracte secondaire
D. Une paralysie oculo-motrice
E. Une perforation cornéenne

Réponse : ABCE

8. 1. 5 SURVEILLANCE

M 90/1/2/ 66

Lors d'une instillation prolongée d'un collyre corticoïde, que faut-il surveiller?

A. Le tonus oculaire
B. L'angle irido-cornéen
C. La sensibilité cornéenne
D. La sécrétion lacrymale
E. L'épithélium cornéen

Réponse : AE

8. 1. 6 INDICATIONS

S 85/3/1/105

La Pilocarpine est un collyre:

A. Parasympathicomimétique
B. Parasympathicolytique
C. Sympathicomimétique
D. Sympathicolytique
E. Sans action sur le système sympathique

Réponse : A

8. 1. 7 ADMINISTRATION (POSOLOGIE, MODES)

S 86/2/1/ 48

Un collyre corticoïde ne doit pas être prescrit dans les kérato-conjonctivites causées par:

A. Virus APC
B. Entérovirus
C. Herpès virus
D. Moraxelles
E. Pneumocoques

Réponse : C

M 87/1/1/111

Parmi les produits suivants, quel(s) est (sont) celui (ceux) utilisé(s) en collyre pour réduire la sécrétion de l'humeur aqueuse?

A. Bêta-bloquants
B. Corticoïdes
C. Acétazolamide
D. Sympathicomimétiques
E. Cholinergiques

Réponse : ACD

M 90/3/2/ 42

Parmi les collyres suivants, quels sont ceux qu'il faut prescrire dans les iridocyclites:

A. Mydriatiques
B. Myotiques
C. Antiviraux locaux
D. Corticoïdes locaux
E. Aucune des réponses précédentes n'est exacte

Réponse : AD

8. 1. 8 DIVERS

S 85/6/1/ 9

Quel est parmi les collyres cités ci-dessous, celui qui ne dilate pas la pupille?

A. Pilocarpine
B. Cocaïne
C. Adrénaline
D. Scopolamine
E. Atropine

Réponse : A

S 85/6/1/ 45

L'Epinéphrine est un collyre:

A. Parasympathicomimétique
B. Parasympathicolytique
C. Sympathicomimétique
D. Myotique
E. Sans action sur la pupille

Réponse : C

M 85/7/2/ 73

Parmi les collyres suivants, le(s)quel(s) est (sont) susceptibles(s) d'entraîner une mydriase?

A. Atropine
B. Pilocarpine
C. Dexaméthasone
D. Néosynéphrine
E. Adrénaline

Réponse : ADE

S 87/3/1/ 85

Parmi les 5 propositions suivantes concernant les collyres, une seule est inexacte. Laquelle?

A. Les pénicillines sont peu utilisées en collyre, car elles sont allergisantes
B. Le chloramphénicol a une diffusion intra-cornéenne
C. La néomycine a un spectre d'action très étroit
D. Les aminosides sont surtout utilisés sur les germes gram négatifs
E. Les affections à Chlamydiae sont sensibles aux tétracyclines

Réponse : C

M 87/5/1/113

Quelle(s) est (sont) la (les) proposition(s) qui définit(ssent) les mydriatiques cycloplégiques?

A. Ce sont des parasympatholytiques
B. Ils abolissent le réflexe pupillaire photo-moteur direct du côté où ils sont instillés
C. Ils ne s'opposent pas au réflexe pupillaire photo-moteur du côté ou ils sont instillés, en cas d'éclairement de la pupille de l'oeil opposé
D. Ils paralysent le phénomène de l'accommodation
E. Ils favorisent l'évacuation de l'humeur aqueuse par le trabéculum de l'angle irido-cornéen

Réponse : ABD

M 88/3/1/118

Certains collyres peuvent être à l'origine d'un glaucome aigu. Lequel ou lesquels?

A. Collyre à la novesine
B. Collyre antibiotique
C. Collyre à la fluorescéine
D. Collyre mydriatique
E. Collyre corticoïde

Réponse : D

M 88/3/2/ 97

Les bêta-bloquants en collyre:

A. Diminuent la pression intra-oculaire
B. Diminuent la sécrétion d'humeur aqueuse
C. Entraînent une mydriase
D. Peuvent passer dans la circulation générale
E. N'ont pas d'action sur l'accommodation

Réponse : ABDE

M 88/7/2/ 82

Le collyre à la Fluorescéine est:

A. Un collyre servant à apprécier l'intégrité de l'épithélium cornéen
B. Un collyre servant au traitement des conjonctivites
C. Un collyre pouvant servir au diagnostic des kératites surtout herpétiques
D. Un collyre anesthésique de contact
E. Un collyre utile pour reconnaître une plaie de cornée

Réponse : ACE

S 90/4/1/ 94

Le test à la fluorescéine en collyre étudie:

A. L'abondance de la sécrétion lacrymale
B. L'intégrité de l'épithélium cornéen
C. L'intégrité du stroma cornéen
D. L'intégrité de l'endothélium cornéen
E. L'intégrité de la membrane de Bowman

Réponse : B

S 90/6/1/ 52

Une instillation d'une goutte d'un collyre à la néosynéphrine est sans danger chez un sujet atteint de glaucome primitif:

A. Dans tous les cas sans exception
B. Uniquement si l'angle est large et ouvert
C. Uniquement si l'angle est étroit mais ouvert
D. Uniquement si l'angle est étroit mais fermé
E. Dans aucun de ces cas

Réponse : B

8. 2 NEOSYNEPHRINE (COLLYRE)

8. 2. 1 DIVERS

M 89/2/2/ 96

Le néosynéphrine:

A. Est un parasympatholytique
B. Est un sympathomimétique
C. Entraîne une tachycardie
D. Entraîne une mydriase
E. Entraîne une paralysie de l'accommodation

Réponse : BD

S 89/5/1/ 84

La néosynéphrine:

A. Est vasodilatatrice
B. Stimule les récepteurs alpha adrénergiques post-synaptiques
C. Provoque un myosis
D. Peut être associé sans précaution aux IMAO
E. Est proposée dans le traitement du glaucome

Réponse : B

8. 3 TOXICITE OCULAIRE

8. 3. 1 CLINIQUE

S 85/4/1/ 63

Quel est parmi les 5 points suivants celui qui caractérise le retentissement sur l'oeil d'un traitement par Amiodarone (CORDARONE*)?

A. Pigmentation vitréenne
B. Hypertonie modérée
C. Dépôts cornéens
D. Coloration de l'iris
E. Dépôts cristalliniens

Réponse : C

8. 3. 2 ETIOLOGIES (FACTEURS DE RISQUE, TERRAIN)

M 85/6/2/ 33

Quel(s) produit(s) administré(s) par voie générale peu(ven)t provoquer des dépôts cornéens?

A. Amiodarone
B. Antipaludéens de synthèse
C. Antidépresseurs
D. Antibacillaires
E. Antiparkinsoniens

Réponse : AB

S 87/6/1/ 30

Parmi les produits suivants retrouvés dans la composition de certaines préparations à usage domestique, indiquer celui qui présente une importante toxicité oculaire par atteinte du nerf optique après toxification métabolique:

A. Ethylène-glycol
B. Méthanol
C. White-spirit
D. Détergent cationique (ammonium quaternaire)
E. Pentachlorophénol

Réponse : B

8. 3. 3 BILAN ÉTIOLOGIQUE

M 86/2/2/ 45

Parmi les examens complémentaires suivants le(s)quel(s) faut-il demander pour surveiller un malade sous anti-paludéens de synthèse au long cours?

A. Echographie
B. Scanographie
C. Potentiels évoqués visuels
D. Electrorétinogramme
E. Electronystagmogramme

Réponse : D

8. 3. 4
DIVERS

M 85/3/2/ 86

Parmi les structures anatomiques suivantes, laquelle (lesquelles) vous parai(ssen)t être la (les) plus exposées(s) à la toxicité des anti-paludéens de synthèse?

A. Cristallin
B. Nerf optique
C. Cellules de la rétine
D. Cornée
E. Vitré

Réponse : CD

8. 3. 5
SURVEILLANCE

M 86/6/2/ 20

Un traitement par les antipaludéens de synthèse peut entraîner des lésions oculaires que vous pourrez déceler par:

A. Un examen à la lampe à fente
B. Une angiographie fluorescéinique
C. Un examen thermographique
D. Un électrorétinogramme
E. Un électro-oculogramme

Réponse : ABD

M 90/2/2/ 57

Sur quel(s) élément(s) doit porter la surveillance d'un traitement par amiodarone?

A. Vision des couleurs
B. Cristallin
C. Cornée
D. Electro-rétinogramme
E. Champ visuel

Réponse : C

Nutrition

Partie 25

Les chiffres entre parenthèses indiquent le nombre de QCM.

1
NUTRITION GENERALE
1. 1
DIVERS

S 87/7/1/ 20

L'alliesthésie olfacto-gustative répond à quelle définition?

A. Le dégoût pour un aliment donné
B. La modification de la sensation évoquée par un stimulus alimentaire au cours de la prise alimentaire
C. Le trouble de la reconnaissance du bon goût des aliments
D. La perte de goût
E. Aucune de ces définitions

Réponse : B

M 85/1/2/ 79

L'évolution des apports nutritionnels en France a été caractérisée au cours des dernières décennies par:

A. Une augmentation de la consommation calorique globale
B. Une diminution de la consommation de fibres alimentaires
C. Pour les glucides, une diminution relative des glucides d'assimilation rapide par rapport aux glucides d'assimilation lente
D. Pour les lipides, une augmentation relative des lipides à acides gras saturés
E. Pour les protides, une augmentation des protides d'origine végétale

Réponse : BD

M 87/5/2/ 27

Parmi les conseils diététiques suivants, citer celui ou ceux qui s'applique(nt) à un sujet ayant un transit intestinal quotidien fait de une selle liquide le matin (100 g/24 h):

A. Suppression du pain
B. Suppression des végétaux crus
C. Suppression des végétaux cuits
D. Augmentation de l'apport en végétaux crus
E. Augmentation de l'apport en cellulose, hémicellulose et pectine

Réponse : DE

M 86/1/2/ 69

Une ration alimentaire équilibrée pour un homme adulte bien portant de poids normal ayant une activité physique modérée doit comporter approximativement:

A. 2 000 à 2 700 calories
B. 12% de calories protidiques
C. 1 g de protéines par kg de poids
D. 50% de calories glucidiques
E. Les trois acides aminés dits essentiels

Réponse : ABCD

M 86/1/2/ 71

Les hémicelluloses du son de blé ont la (les) propriété(s) suivante(s):

A. Elles augmentent le volume et le poids des selles
B. Elles entraînent une séquestration de certains acides biliaires
C. Elles abaissent la cholestérolémie
D. Elles réduisent l'absorption de certains sels minéraux
E. Elles ne modifient pas la glycémie post-prandiale

Réponse : ABD

S 91/1/1/ 9

Lors de l'utilisation de régimes inférieurs à 1 200 kcal/jour, une de ces propositions est indispensable. Laquelle?

A. Hospitalisation
B. Régime riche en légumes et fruit frais
C. Durée inférieure à une semaine
D. Consommation d'huile de paraffine
E. Apport de protéine supérieur ou égal à 1 g/kg de poids idéal

Réponse : E

S 91/4/1/ 74

A combien se chiffrent approximativement les pertes azotées urinaires quotidiennes d'un sujet adulte atteint d'une maladie infectieuse grave en phase catabolique recevant 75 g de protéines par jour:

A. Plus de 15 grammes
B. 12 g
C. 8 g
D. 6 g
E. 4 g

Réponse : A

1. 2
ALIMENTATION
1. 2. 1
EPIDÉMIOLOGIE

M 86/6/2/ 76

Au cours de 50 dernières années, en France:

A. La ration calorique moyenne a augmenté
B. La consommation de pain a diminué
C. La consommation d'acides gras saturés a relativement augmenté
D. La valeur biologique moyenne des protéines ingérées a diminué
E. La consommation de fibres alimentaires a augmenté

Réponse : BC

M 87/3/2/ 97

L'évolution des apports nutritionnels en France a été caractérisée entre 1900 et 1980:

A. Une réduction de la consommation énergétique
B. Une diminution de la consommation de fibres alimentaires
C. Une diminution relative des glucides d'assimilation rapide par rapport aux glucides d'assimilation lente
D. Une augmentation relative des lipides à acides gras saturés
E. Une augmentation des protides d'origine végétale

Réponse : ABD

1. 3
PAIN
1. 3. 1
DIVERS

S 91/2/1/ 11

Quelle est la teneur du pain ordinaire en glucides (en g/100 g)?

A. 75
B. 50
C. 35
D. 20
E. 10

Réponse : B

1. 4
BESOINS NUTRITIONNELS
1. 4. 1
DIVERS

S 88/4/1/ 74

Quelle est, en pourcentage, la part des besoins de croissance dans la ration calorique d'un enfant de 8 ans?

A. 70%
B. 50%
C. 30%
D. 10%
E. 1%

Réponse : E

S 88/6/1/ 77

Dans la ration calorique de l'enfant normal, la proportion apportée par les protides doit être de l'ordre de:

A. 5 - 7%
B. 12 - 15%
C. 18 - 22%
D. 24 - 30%
E. 30 - 36%

Réponse : B

S 88/5/1/ 76

Parmi les éléments suivants concernant l'homme adulte en bonne santé, un seul est inexact; lequel?

A. Les apports et les pertes protéiques sont en équilibre
B. Les pertes azotées non mesurables sont de l'ordre de 2g/24 heures
C. Le rôle énergétique des protides est peu important
D. Les acides aminés des protéines catabolisées sont tous excrétés hors de l'organisme
E. Les besoins protéiques sont peu ou pas augmentés par l'exercice physique

Réponse : D

S 90/5/1/ 56

La part des besoins liés à la croissance par rapport à la ration calorique globale, pour un enfant de 2 ans, est de:

A. 70%
B. 50%
C. 30%
D. 10%
E. 1%

Réponse : E

1. 5
ETAT NUTRITIONNEL
1. 5. 1
CLINIQUE

M 87/6/2/ 67

La masse musculaire chez l'homme peut être évaluée par:

A. La mesure de la circonférence brachiale et du pli cutané tricipital
B. La mesure du pli cutané tricipital seul
C. La mesure du pli cutané bicipital
D. Les pertes azotées urinaires
E. La mesure du rapport créatininurie/taille

Réponse : AE

M 89/2/2/ 36

Une dénutrition protéique peut avoir pour traduction:

A. Une perte de poids
B. Une diminution de l'épaisseur du pli cutané tricipital
C. Une diminution de la créatininurie des 24H et du rapport créatininurie des 24H/taille corporelle
D. Une diminution de l'aire musculaire brachiale
E. Une perte des réactions cutanées d'hypersensibilité retardée

Réponse : ACDE

1. 5. 2
BIOLOGIE

M 86/2/2/ 77

Parmi les paramètres sériques suivants le(s)quel(s) peu(ven)t être utilisé(s) pour apprécier l'état nutritionnel d'un patient?

A. L'albumine
B. La pré-albumine
C. Le potassium
D. La transferrine
E. La protéine vectrice du rétinol (retinol binding protein)

Réponse : ABDE

S 87/2/1/ 82

Les propositions suivantes sont exactes, sauf une. Laquelle? Une dénutrition protéique peut être traduite par:

A. Des oedèmes des membres inférieurs
B. Une diminution du potassium échangeable
C. Une diminution de la retinol binding protein
D. Une diminution de l'espace de diffusion de l'antipyrine
E. Une diminution de la réponse aux tests cutanés d'hypersensibilité

Réponse : D

M 87/3/2/ 96

Parmi les éléments suivants, indiquez celui ou ceux qui perme(ten)t d'apprécier l'état nutritionnel d'un patient:

A. Albuminémie
B. Pré-albuminémie
C. Fibrinogène sérique
D. Kaliémie
E. Protéine vectrice du rétinol (RBP)

Réponse : ABE

M 87/7/2/ 90

La (les) paramètre(s) biologiques(s) suivant(s) perme(ten)t d'apprécier le catabolisme musculaire:

A. La protidémie
B. La 3-méthylhistidinurie
C. La kaliémie
D. L'uricémie
E. L'acétonurie

Réponse : B

S 89/1/1/ 62

Parmi les propositions suivantes, l'une n'est pas un marqueur de l'état nutritionnel:

A. La C réactive protéine
B. L'albumine
C. La thyroxine-binding pré-albumine
D. La rétinol-binding protéine
E. L'hémoglobine

Réponse : A

S 89/4/1/ 16

Certaines protéines circulantes sont des marqueurs de l'état nutritionnel sauf une, laquelle?

A. Pré-albumine
B. Albumine
C. Fibrinogène
D. Transferrine
E. Retinol binding protein

Réponse : C

M 89/1/2/ 69

Le(les) paramètre(s) biologique(s) suivant(s) peut (peuvent) être utilisé(s) pour apprécier l'état nutritionnel d'un sujet:

A. L'albuminémie
B. L'urée urinaire
C. La protéine vectrice du rétinol (RBP) dans le sang
D. La pré-albuminémie
E. La créatininémie

Réponse : ABCD

M 89/4/2/ 8

Parmi les examens suivants, quel(s) est (sont) celui (ceux) qui peut (peuvent) contribuer à l'évaluation d'une dénutrition protéique?

A. Interrogatoire alimentaire
B. Dosage de l'azote urinaire/24h
C. Pré-albumine sérique
D. Pli cutané abdominal
E. Albumine sérique

Réponse : ABCE

M 90/3/2/ 40

Un certain nombre de protéines plasmatiques peuvent être dosées pour évaluer l'état nutritionnel protéique d'un sujet. Parmi les protéines plasmatiques suivantes, laquelle permet ou lesquelles permettent d'apprécier l'état nutritionnel protéique?

A. L'alpha-2-macroglobuline
B. La Pré-albumine
C. Le fibrinogène
D. La Retinol Binding Protein
E. C - réactive protéine

Réponse : BD

1. 5. 3 DIVERS

S 87/1/1/ 81

L'une de ces propositions concernant l'évaluation de l'état nutritionnel est inexacte, laquelle?

A. L'épaisseur du pli cutané est un bon témoin du stock adipeux
B. L'hypo-albuminémie est pathognomonique de la dénutrition protéique
C. La concentration plasmatique du calcium ionisé reste inchangée dans la dénutrition protéique
D. L'index poids/taille^2 est un bon marqueur nutritionnel
E. La lymphocytose est souvent diminuée en cas de dénutrition

Réponse : B

M 87/5/2/ 21

L'état nutritionnel chez l'homme peut être apprécié par:

A. Le rapport poids/taille
B. La pré-albuminémie
C. La circonférence musculaire brachiale
D. La protéine vectrice du rétinol
E. L'urée urinaire

Réponse : ABCDE

S 89/2/1/105

Parmi les propositions concernant la dénutrition protéique, une seule est vraie, laquelle?

A. Le poids est toujours abaissé
B. L'abaissement de l'albuminémie est un marqueur précoce
C. Le dosage de l'azote fécal est un bon test de surveillance des ingesta protidiques
D. Le pli cutané tricipital est réduit
E. La dénutrition réalise un état de déficit immunitaire

Réponse : E

M 91/2/2/ 76

Une dénutrition protéique peut être appréciée par:

A. Mesure de la masse maigre
B. Dosage de l'urée urinaire
C. Dosage de la Pré-albumine plasmatique
D. Mesure du pli cutané abdominal
E. Dosage de l'uricurie

Réponse : ABC

1. 6 NUTRIMENTS

1. 6. 1 DIVERS

S 86/3/1/ 36

Le rétinol est présent en quantité notable dans les aliments suivants, sauf un. Désignez celui-ci:

A. Le beurre
B. La morue
C. Le jaune d'oeuf
D. L'huile de tournesol
E. La carotte

Réponse : E

M 87/1/2/ 83

Le beurre contient:

A. 15% d'eau
B. 10% de protides
C. 12% de glucides
D. 82% de lipides
E. Des quantités appréciables de vitamines du groupe B

Réponse : AD

M 88/2/2/ 88

Le pain ordinaire:

A. Est une bonne source de thiamine
B. Est une bonne source de fer
C. Apporte environ 10% de protéines
D. Contient 20 à 30% d'eau
E. Est une bonne source de calcium

Réponse : ACD

S 88/4/1/ 47

Parmi les propositions suivantes concernant le pain, quelle est celle qui est fausse?

A. Le pain est un aliment glucido-protidique
B. Le pain blanc ne contient pas de gluten
C. La présence de phytates dans le pain complet perturbe l'absorption du calcium et du fer
D. Le pain complet est plus riche en vitamine B1 que le pain blanc
E. Le pain est plus riche en phosphore qu'en calcium

Réponse : B

M 88/4/2/ 86

La (les) viande(s) suivante(s) est (sont) dite(s) maigre(s):

A. Le lapin
B. Le dindonneau
C. Le poulet
D. Le mouton
E. Le boeuf

Réponse : ABC

S 89/2/1/ 49

Concernant les viandes, quelle est l'affirmation juste?

A. La teneur en graisse est de l'ordre de 30%
B. La teneur protéique est de l'ordre de 20%
C. La teneur glucidique est de l'ordre de 10%
D. Cet aliment est particulièrement riche en vitamine C
E. Aucune des propositions ci-dessus n'est exacte

Réponse : B

S 89/5/1/ 70

Quel est le nutriment dont les apports recommandés sont supérieurs chez la femme en période d'activité génitale, en bonne santé, non enceinte, non allaitante, par rapport à l'homme adulte en bonne santé?

A. Zinc
B. Magnésium
C. Sélénium
D. Fer
E. Manganèse

Réponse : D

S 89/6/1/ 59

Quel est l'aliment le plus énergétique à poids égal?

A. Coca-cola
B. Gruyère
C. Pomme de terre vapeur
D. Huile de paraffine
E. Vin

Réponse : B

M 89/2/2/107

Les aliments riches en oxalate incluent:

A. Le thé
B. Le fromage
C. Le cacao
D. L'oseille
E. La viande

Réponse : ACD

M 90/1/2/ 62

Parmi les nutriments suivants, la viande et les oeufs apportent en quantité notable:

A. Du fer
B. Des glucides
C. Des lipides
D. Des protides
E. De la vitamine C

Réponse : ACD

M 90/7/2/ 60

Parmi les affirmations suivantes, lesquelles sont exactes?

A. Les protéines de l'oeuf représentent un apport protéique équilibré par rapport aux besoins humains
B. La viande de cheval est une viande maigre
C. Le lait apporte environ 3% de protéines
D. Les légumes verts apportent 10 à 12% de protéines
E. Les légumes secs sont riches en protéines et en glucides

Réponse : ABCE

1. 7 VITAMINES

1. 7. 1 DIVERS

M 87/4/2/ 96

Parmi les sources alimentaires de vitamines D, vous retenez:

A. Le lait
B. Le beurre
C. La viande
D. Les oeufs
E. Les fruits

Réponse : ABD

S 89/3/1/ 70

Parmi les vitamines suivantes, quelle est celle dont les besoins sont augmentés chez le fumeur?

A. Vitamine A
B. Vitamine C
C. Vitamine D
D. Vitamine K
E. Vitamine B1

Réponse : B

S 89/4/1/ 11

Quelle est la vitamine dont les besoins sont accrus par une perfusion de sérum glucosé?

A. Vitamine B1
B. Vitamine B6
C. Vitamine B12
D. Vitamine A
E. Vitamine D

Réponse : A

M 89/7/1/114

Parmi ces propositions concernant la vitamine PP (acide nicotinique), il est exact que:

A. C'est une vitamine liposoluble
B. Sa carence est responsable de la pellagre
C. Elle est utilisée en thérapeutique pour ses propriétés hypocholestérolémiantes
D. Elle est thermolabile
E. Les aliments lipidiques sont riches en vitamines PP

Réponse : BD

1. 8 CALORIES

1. 8. 1 ETIOLOGIES (FACTEURS DE RISQUE, TERRAIN)

S 85/6/1/107

Quelle est la consommation énergétique moyenne d'une femme ayant une activité modérée?

A. 1 600 calories
B. 2 000 calories
C. 2 400 calories
D. 2 600 calories
E. 2 800 calories

Réponse : B

1. 8. 2 DIVERS

S 85/1/1/114

Quel est l'aliment qui apporte le plus de calories pour 100 grammes?

A. Pain
B. Biscottes
C. Biscuits
D. Pâtes
E. Flocons d'avoine

Réponse : C

S 85/5/1/ 21

Quelle est la valeur énergétique du beurre, en kilocalories pour 100 g de produit?

A. 400
B. 540
C. 600
D. 750
E. 900

Réponse : D

S 86/2/1/ 93

Quelle est la valeur énergétique de 100 g de pain blanc?

A. 100 kcal
B. 150 kcal
C. 200 kcal
D. 250 kcal
E. 300 kcal

Réponse : D

S 86/7/1/ 60

Combien l'huile de tournesol apporte-t-elle de kilocalories au gramme?

A. 6
B. 7
C. 8
D. 9
E. 10

Réponse : D

S 88/2/1/ 17

Quel est l'apport énergétique de 100ml d'un lait de femme contenant 1 gramme de protides, 4g de lipides, et 7g de lactose pour 100ml?

A. 128 kilo-calories
B. 106 kilo-calories
C. 68 kilo-calories
D. 45 kilo-calories
E. 22 kilo-calories

Réponse : C

S 88/5/1/ 29

Quelle est la valeur énergétique de 40g de pain blanc?

A. 100 kcal
B. 150 kcal
C. 200 kcal
D. 250 kcal
E. 300 kcal

Réponse : A

S 91/7/1/ 10

Parmi les fruits suivants, quel est celui qui apporte le plus de calories pour 100g (partie consommable)?

A. Pruneau
B. Banane
C. Noisette
D. Raisin sec
E. Cerise

Réponse : C

1. 9 FIBRES ALIMENTAIRES

1. 9. 1 EVOLUTION (PRONOSTIC, COMPLICATIONS)

S 87/3/1/ 84

Parmi ces inconvénients, quel est celui qui peut être rattaché à une consommation excessive de fibres alimentaires?

A. L'inconfort abdominal
B. La constipation opiniâtre
C. L'apparition d'une hypoglycémie fonctionnelle
D. Les interférences médicamenteuses
E. Une prédisposition au cancer du colon

Réponse : A

1. 9. 2 DIVERS

S 85/4/1/ 48

Une des affirmations suivantes est fausse, à propos des fibres alimentaires. Indiquez laquelle?

A. Les fibres alimentaires sont peu énergétiques
B. L'hémicellulose se trouve principalement dans le son du blé
C. Les fibres alimentaires ralentissent l'absorption des sucres
D. L'hémicellulose ne modifie pas l'insulino-sécrétion
E. Les fibres alimentaires favorisent le transit intestinal

Réponse : D

S 85/5/1/ 90

Parmi les éléments suivants, un ne fait pas partie de ce que l'on appelle les fibres alimentaires. Indiquez lequel:

A. Amidon
B. Cellulose
C. Hémicellulose
D. Lignine
E. Pectine

Réponse : A

S 85/7/1/ 51

Toutes les fibres alimentaires suivantes sont de nature polysaccharidique sauf une. Laquelle?

A. Hémicellulose
B. Pectine
C. Cellulose
D. Gomme guar
E. Lignine

Réponse : E

S 86/5/1/ 37

Toutes les propositions suivantes concernant les fibres alimentaires sont exactes, sauf une. Laquelle?

A. Elles retardent l'évacuation gastrique
B. Elles augmentent l'absorption du calcium
C. Elles retardent l'absorption des glucides
D. Elles adsorbent les sels biliaires
E. Elles augmentent le poids des selles

Réponse : B

S 87/5/1/ 81

Parmi les propositions suivantes concernant l'utilisation du son de blé, quelle est celle qui est inexacte?

A. On peut traiter la constipation par un apport de 15 à 30 g de son par jour
B. Le son ralentit l'absorption digestive des glucides
C. La dose de son doit être atteinte progressivement
D. Le son peut réduire l'absorption du calcium
E. Le son est riche en hémicellulose

Réponse : B

S 87/7/1/ 73

Une des propositions suivantes est inexacte; laquelle?

A. Les pectines forment un gel visqueux qui ralentit l'absorption du glucose
B. Le son de blé diminue l'absorption du calcium, des minéraux et des vitamines
C. Expérimentalement, certaines fibres alimentaires diminuent la cholestérolémie
D. Les fibres végétales sont contre-indiquées dans les colopathies fonctionnelles
E. Les fibres végétales sont contre-indiquées dans les colopathies ulcéreuses

Réponse : D

M 88/2/1/118

Les céréales complètes apportent:

A. Des protéines
B. Des fibres
C. De la cyanocobalamine
D. Des glucides à absorption lente
E. Des phytates

Réponse : ABDE

M 88/2/2/ 20

Les fibres alimentaires:

A. Augmentent la teneur en eau des fèces
B. Augmentent le pic d'hyperglycémie
C. Diminuent l'absorption des minéraux
D. Augmentent l'absorption du cholestérol
E. Ont une valeur énergétique négligeable pour l'homme

Réponse : ACE

M 89/3/2/ 85

La consommation de céréales complètes apporte à l'organisme:

A. Des protéines
B. Des fibres
C. Des phytates
D. Des glucides complexes
E. Vitamine E

Réponse : ABCD

M 90/6/2/ 50

Parmi les fibres alimentaires suivantes, le groupe des polysaccharides cellulosiques comprend:

A. Les hémicelluloses
B. La pectine
C. La lignine
D. La gomme guar
E. Les mucilages

Réponse : AE

M 90/2/2/ 53

Les hémicelluloses du son de blé ont la (les) propriété(s) suivante(s):

A. Elles augmentent le volume et le poids des selles
B. Elles entraînent une séquestration de certains acides biliaires
C. Elles abaissent la cholestérolémie
D. Elles réduisent l'absorption de certains sels minéraux
E. Elles ne modifient pas la glycémie post-prandiale

Réponse : ABD

1.10 SODIUM

1.10. 1 DIVERS

M 87/3/2/ 95

Le sodium alimentaire provient de:

A. Le fromage
B. L'huile
C. La charcuterie
D. Les fruits
E. Le pain

Réponse : ACE

S 89/5/1/ 69

Parmi les eaux de boisson suivantes, quelle est celle dont la teneur en sodium est la plus importante?

A. Contrexeville
B. Evian
C. Perrier
D. Vichy Saint-Yorre
E. Volvic

Réponse : D

1.11 POTASSIUM

1.11. 1 ETIOLOGIES (FACTEURS DE RISQUE, TERRAIN)

S 89/5/1/ 66

Parmi les médicaments suivants, citez la seule molécule pouvant faire baisser la kaliémie:

A. L'ALDACTONE* (Spironolactone)
B. Le LOPRIL* (Captopril)
C. Le KALEORID* (Chlorure de potassium)
D. Le RENITEC* (Enalapril)
E. Le Bicarbonate de sodium

Réponse : E

1.11. 2 DIVERS

S 85/3/1/ 46

Le potassium est largement présent dans les aliments suivants, à l'exception d'un seul, lequel?

A. Fruits secs
B. Lentilles
C. Foie de veau
D. Miel
E. Bananes

Réponse : D

M 87/3/1/115

Parmi ces différentes propositions concernant le potassium, on peut considérer comme exact que:

A. 50% du potassium est intracellulaire
B. L'alcalose majore la kaliémie
C. L'hypokaliémie majore la toxicité de la digitaline
D. L'hypo comme l'hyperkaliémie entraînent des troubles de la conduction neuro-musculaire
E. La cause des hypokaliémies est toujours liée à une perte urinaire

Réponse : CD

M 88/1/2/ 91

Le potassium est largement présent dans:

A. Pommes
B. Légumes verts
C. Beurre
D. Miel
E. Bananes

Réponse : ABE

M 90/1/2/ 53

Les pertes urinaires de potassium sont augmentées à l'occasion de:

A. L'adénome corticosurrénalien de Conn
B. L'administration d'anti-aldostérones
C. Un déficit en chlore avec hypochlorémie
D. Un usage chronique de diurétiques thiazidiques
E. La levée d'obstacle urinaire (ablation d'un calcul urétéral occlusif)

Réponse : ACDE

1.12 CALCIUM

1.12. 1 DIVERS

S 85/2/1/ 92

Parmi les aliments courants ci-dessous, trouvez celui qui apporte le plus de calcium, pour 100 g de produit:

A. Pain
B. Gruyère
C. Beurre
D. Camembert
E. Lait

Réponse : B

S 85/4/1/ 36

L'apport recommandé en calcium (800mg/jour) peut être en théorie couvert par chacun des apports alimentaires suivants, à l'exception d'un seul: lequel?

A. 0,7 litre de lait
B. 5 pots de yaourts
C. 80g de gruyère
D. 350g de camembert
E. 250g de beurre

Réponse : E

M 86/7/2/ 36

Parmi les propositions suivantes concernant le calcium alimentaire, trois sont exactes, lesquelles?

A. L'absorption se fait au niveau du gros intestin
B. L'absorption est facilitée par les phytates
C. Il est surtout contenu dans les laitages
D. Tous les dérivés de la vitamine D améliorent son absorption
E. Son absorption est diminuée par les corticostéroïdes

Réponse : CDE

S 88/2/1/ 42

Parmi les aliments suivants, indiquez lequel est le plus riche en calcium (pour 100 g d'aliments tels que consommés):

A. Poisson
B. Banane
C. Crème fraîche
D. Fromage blanc
E. Pain complet

Réponse : D

1.13 REGIME HYPOSODE

1.13. 1 TRAITEMENTS

M 86/7/2/ 42

La prescription d'un régime désodé peut être justifiée en cas de:

A. Insuffisance cardiaque oedémateuse
B. Maladie d'Addison
C. Obésité non compliquée
D. Hypercholestérolémie essentielle
E. Hypertension artérielle essentielle

Réponse : AE

M 87/2/2/ 79

Un régime hyposodé strict est recommandé:

A. Dans le syndrome néphrotique
B. Dans la cirrhose décompensée
C. Dans l'insuffisance cardiaque
D. Dans l'obésité
E. Dans le syndrome de Schwartz-Bartter

Réponse : ABC

1.14 FER

1.14. 1 BIOLOGIE

S 86/1/1/ 44

La quantité totale de fer contenue dans l'organisme d'un adulte sain (toutes formes réunies) est d'environ:

A. 3 à 5mg
B. 300 à 500mg
C. 3 à 5g
D. 30 à 50g
E. 0,3 à 0,5kg

Réponse : C

1.14. 2 ADMINISTRATION (POSOLOGIE, MODES)

S 85/1/1/115

Les apports conseillés en fer chez un homme sont (en mg/jour):

A. 1
B. 2
C. 5
D. 10
E. 20

Réponse : D

S 89/5/1/ 73

Les apports conseillés en fer d'un nourrisson sont de l'ordre de:

A. 0,1 mg/j
B. 1 mg/j
C. 10 mg/j
D. 100 mg/j
E. 1 g/j

Réponse : C

2
GLUCIDES
2. 1
GLUCIDES
2. 1. 1
DÉFINITION

M 87/2/2/ 81

L'index glycémique:

A. Est la plus haute glycémie post-prandiale déterminée par un aliment rapporté à celle déterminée par le glucose
B. Est diminué pour un aliment donné si le repas est riche en fibres alimentaires
C. Est augmenté pour un aliment donné si le repas comporte des lipides
D. Est plus faible pour les lentilles que pour les pommes de terre
E. Est majoré pour un aliment donné si celui-ci est sous forme liquide

Réponse : BDE

2. 1. 2
DIVERS

S 85/2/1/ 39

Parmi les sucres suivants, indiquez celui qui a le plus fort pouvoir sucrant?

A. Glucose
B. Fructose
C. Dextrines
D. Saccharose
E. Lactose

Réponse : B

S 85/4/1/ 32

En réalisant l'enquête diététique d'un patient, il signale qu'il prend quotidiennement 200 grammes de pain blanc, 150 grammes de pommes de terre et quatre morceaux de sucre; quelle est parmi les propositions suivantes la ration correspondante en hydrates de carbone:

A. 50 grammes
B. 100 grammes
C. 150 grammes
D. 200 grammes
E. 250 grammes

Réponse : C

M 85/4/2/ 77

La quantité de glucides contenue dans 150 g de pomme de terre est équivalente à celle contenue dans:

A. 100g de pain ordinaire
B. 40g de biscottes
C. 200g de yaourt
D. 150g de riz cuit
E. 150g de légumes secs cuits

Réponse : BD

S 85/6/1/105

Quelle quantité d'hydrates de carbone est présente dans 100 g de pain blanc?

A. 10 grammes
B. 20 grammes
C. 50 grammes
D. 100 grammes
E. 150 grammes

Réponse : C

S 86/1/1/ 88

Le sucre de canne ou de betterave est:

A. Du glucose
B. Du maltose
C. Du saccharose
D. Du mannose
E. Du fructose

Réponse : C

S 87/4/1/ 26

Parmi les éléments suivants, quel est celui qui a le plus faible pouvoir édulcorant?

A. Saccharose
B. Glucose
C. Sorbitol
D. Lactose
E. Fructose

Réponse : D

S 89/4/1/107

Le sucre de table est formé par la réunion de 2 sucres simples, lesquels?

A. Saccharose + fructose
B. Saccharose + glucose
C. Ribose + fructose
D. Maltose + glucose
E. Fructose + glucose

Réponse : E

S 89/3/1/ 68

Chez un individu non accoutumé au jeûne glucidique, il existe un besoin minimum journalier en glucides. Quel est l'ordre de grandeur de ce besoin (en gramme)?

A. 0
B. 20
C. 50
D. 150
E. 500

Réponse : D

S 89/5/1/ 68

Le lait apporte par litre environ:

A. 50 g de glucose
B. 5 g de galactose
C. 50 g de lactose
D. 10 g de fructose
E. 10 g de polysaccharides (dextrines)

Réponse : C

S 90/1/1/ 47

La quantité de pain (en grammes) contenant la même quantité de glucides que 100g de pommes de terre cuites à l'eau est de:

A. 100
B. 80
C. 60
D. 40
E. 20

Réponse : D

S 90/6/1/ 48

Les pommes de terre crues contiennent:

A. 10% de glucides
B. 20% de glucides
C. 30% de glucides
D. 40% de glucides
E. 50% de glucides

Réponse : B

S 94/8/1/ 23

La quantité de glucides contenue dans 100 g de pommes de terre cuites est de (en g pour 100 g):

A. 10
B. 20
C. 40
D. 55
E. 75

Réponse : B

3 LIPIDES

3. 1 LIPIDES

3. 1. 1 DIVERS

M 85/2/2/ 75

Parmi les aliments suivants, quel(s) est (sont) celui (ceux) contenant moins de 8 p. cent de lipides pour 100 g de produit:

A. Pain
B. Cabillaud
C. Boeuf
D. Gruyère
E. Oeuf

Réponse : AB

S 85/6/1/ 64

Quelle est la teneur en lipides du beurre?

A. 55%
B. 65%
C. 85%
D. 95%
E. 100%

Réponse : C

S 86/2/1/ 94

Parmi les aliments suivants, quel est celui qui contient le moins de lipides (en pourcentage)?

A. Viande de boeuf
B. Viande de mouton
C. Viande de cheval
D. Viande de porc
E. Oeuf

Réponse : C

S 86/4/1/ 47

Parmi les lipides suivants, l'un est indispensable dans l'alimentation. Lequel?

A. Cholestérol
B. Lécithine
C. Acide linoléique
D. Acide stéarique
E. Acide palmitique

Réponse : C

M 86/4/2/ 67

Parmi les produits suivants, indiquez celui (ceux) qui a (ont) une teneur en lipides supérieure à 40%:

A. Fromages fermentés à pâtes molle
B. Viande de boeuf
C. Margarine
D. Huile de tournesol
E. Huile de paraffine

Réponse : CD

S 87/1/1/ 35

Un des aliments suivants, contient moins de 5% de lipides. Lequel?

A. Côte d'agneau
B. Chocolat
C. Brie
D. Thon frais
E. Lait frais

Réponse : E

S 87/6/1/ 38

Quelle est la teneur en lipides de la margarine?

A. 55%
B. 65%
C. 85%
D. 95%
E. 100%

Réponse : C

M 87/6/2/ 68

Indiquez, parmi les propositions suivantes concernant des aliments lipidiques, celle(s) qui est (sont) exacte(s):

A. Le beurre est plus riche en calories que l'huile
B. Le lard est plus riche en calories que la crème fraîche
C. L'huile d'arachide est plus riche en acides gras essentiels (ou indispensables) que l'huile de tournesol
D. Plus une huile est riche en acide linoléique et moins elle est athérogène
E. Le blanc d'oeuf est riche en cholestérol

Réponse : BD

M 88/1/2/ 88

La teneur en lipides pour 100 g de l'aliment (des aliments) suivant(s) est supérieure à 80 g:

A. Huile d'arachide
B. Huile de paraffine
C. Huile de tournesol
D. Beurre
E. Gruyère

Réponse : ACD

M 88/3/2/ 87

Parmi les aliments suivants, quel(s) est(sont) celui(ceux) contenant moins de 8% de lipides pour 100 g de produit:

A. Pain
B. Lait de vache entier
C. Poissons plats
D. Gruyère
E. Oeufs

Réponse : ABC

S 89/7/1/ 73

Parmi les propositions suivantes concernant la consommation de graisses animales, toutes sont exactes sauf une. Indiquez laquelle:

A. Augmentent avec le niveau de vie
B. Est corrélée avec la consommation de protéines animales
C. Est un facteur de morbidité de la maladie ischémique du coeur
D. Varie en fonction inverse de la consommation de céréales
E. Diminue avec la consommation de sucre raffiné

Réponse : E

M 89/3/2/ 82

L'aliment (les aliments) suivant(s) contient (contiennent) moins de 10% de lipides pour 100g:

A. Le lait entier
B. La crème fraîche
C. Le foie de génisse
D. Les oeufs
E. La viande de cheval

Réponse : ACE

S 91/3/1/ 44

Parmi les aliments suivants, un seul contient, en quantité notable, des acides gras à très longue chaîne (20 ou plus atomes de carbone), indiquez lequel:

A. Huile d'olive
B. Huile de maïs
C. Poissons gras
D. Oeuf
E. Beurre

Réponse : C

3. 2 ACIDES GRAS

3. 2. 1 EVOLUTION (PRONOSTIC, COMPLICATIONS)

S 86/1/1/ 90

Parmi les acides gras cités ci-dessous, l'un est précurseur de prostaglandines. Lequel?

A. L'acide oléique
B. L'acide stéarique
C. L'acide palmitique
D. L'acide butyrique
E. L'acide arachidonique

Réponse : E

3. 2. 2 DIVERS

M 85/2/2/ 74

Parmi les acides gras suivants, lequel (lesquels) est (sont) saturé(s)?

A. Oléique
B. Stéarique
C. Linoléique
D. Linolénique
E. Palmitique

Réponse : BE

S 85/3/1/ 22

Parmi les huiles suivantes, toutes contiennent normalement plus de la moitié de leurs acides gras sous forme d'acides gras essentiels, sauf une, indiquez laquelle:

A. Huile de maïs
B. Huile d'olive
C. Huile de pépins de raisin
D. Huile de soja
E. Huile de tournesol

Réponse : B

M 85/7/2/ 31

Parmi ces acides gras, lequel (lesquels) est (sont) polyinsaturé(s)?

A. Acide linoléique
B. Acide linolénique
C. Acide arachidonique
D. Acide oléique
E. Acide érucique

Réponse : ABC

S 86/2/1/ 91

Tous les acides gras dits essentiels possèdent l'un des caractères suivants. Lequel?

A. Leur origine exclusivement végétale
B. Une longue chaîne de plus de 20 atomes de carbone
C. La présence de plusieurs doubles liaisons
D. Leur richesse en vitamine A
E. Leur passage direct de l'intestin dans le sang porte contrairement aux autres acides gras

Réponse : C

S 86/5/1/ 77

Quel est l'aliment le plus riche en graisses saturées?

A. Viande de porc
B. Viande de cheval
C. Poisson
D. Blanc de volaille
E. Huile de tournesol

Réponse : A

M 86/6/2/ 77

Parmi les huiles suivantes, laquelle (lesquelles) est (sont) riche(s) en acide gras poly-insaturés?

A. Huile d'arachide
B. Huile de maïs
C. Huile d'olive
D. Huile de paraffine
E. Huile de tournesol

Réponse : BE

S 86/7/1/ 59

Parmi les aliments suivants, indiquez celui qui contient plus de 50% d'acides gras essentiels pour 100 grammes:

A. Huile de palme
B. Huile d'olive
C. Beurre
D. Huile de maïs
E. Oeufs

Réponse : D

M 87/3/2/ 94

Parmi les acides gras mentionnés ci-dessous, le(s) quel(s) fait (font) partie des acides gras essentiels?

A. Acide laurique
B. Acide linoléique
C. Acide linolénique
D. Acide oléique
E. Acide butyrique

Réponse : BC

S 87/4/1/ 33

Parmi les aliments suivants, quel est celui qui est le plus riche en graisses saturées:

A. Blanc de volaille
B. Poisson gras
C. Filet de boeuf
D. Oeuf
E. Escalope de dinde

Réponse : C

M 87/5/2/ 85

Parmi les acides gras saturés vous retenez:

A. Acide laurique
B. Acide oléique
C. Acide arachidonique
D. Acide palmitique
E. Acide stéarique

Réponse : ADE

S 88/1/1/ 67

Les acides gras essentiels de la série N-6 (Linoléique) sont apportés en quantité notable par:

A. Les poissons des mers froides
B. La plupart des huiles végétales
C. Le lait de vache
D. Le beurre
E. La viande de boeuf

Réponse : B

M 88/1/2/ 90

Parmi les aliments suivants, indiquez celui (ceux) qui renferme(nt) plus de 50% d'acides gras pour 100 grammes:

A. Huile de palme
B. Huile d'olive
C. Beurre
D. Huile de maïs
E. Oeufs

Réponse : ABCD

M 88/6/2/ 28

Parmi les huiles suivantes, laquelle (lesquelles) est (sont) riche(s) en acide gras insaturés?

A. Huile d'arachide
B. Huile de maïs
C. Huile d'olive
D. Huile de coprah
E. Huile de palme

Réponse : ABC

M 88/4/2/ 85

Parmi les acides gras suivants, indiquer celui (ceux) qui n'est (ne sont) pas synthétisé(s) par l'homme:

A. Acide laurique
B. Acide palmitique
C. Acide stéarique
D. Acide linoléique
E. Acide arachidonique

Réponse : DE

S 89/3/1/ 69

Quelle est la proposition fausse? Le remplacement du beurre par un poids égal d'huile de tournesol dans un régime a pour conséquence:

A. Une diminution de l'apport énergétique
B. Une augmentation des apports en acides gras poly-insaturés
C. Une diminution des apports de cholestérol
D. Une diminution des apports en vitamine A
E. Une diminution des apports en acides gras saturés

Réponse : A

S 89/7/1/ 34

La teneur en matières grasses des fromages indiquée sur les étiquettes est exprimée par rapport:

A. Au poids frais
B. Au poids sec
C. Au poids net
D. A la quantité de protéines
E. A la teneur en eau

Réponse : B

M 89/7/1/106

Le remplacement dans l'alimentation des graisses d'origine animale par une quantité identique d'huile de tournesol ou de maïs:

A. Augmente les apports en acide linoléique
B. Augmente les apports en cholestérol
C. Diminue la cholestérolémie
D. Diminue le taux des triglycérides plasmatiques
E. Diminue fortement les apports énergétiques

Réponse : AC

S 93/9/1/ 3

Les acides gras les plus représentés dans l'huile d'olive sont:

A. Les acides gras poly-insaturés de la série oméga 6
B. Les acides gras de la série oméga 3
C. Les acides gras mono-insaturés
D. Les acides gras saturés à chaîne courte
E. Les acides gras saturés à chaîne moyenne

Réponse : C

3. 3
CHOLESTEROL
3. 3. 1
DIVERS

S 85/5/1/ 29

Tous les aliments sont riches en cholestérol, sauf un. Lequel?

A. Beurre
B. Cervelle
C. Blanc d'oeuf
D. Foie
E. Ris de veau

Réponse : C

S 87/5/1/ 34

Tous ces aliments sont riches en cholestérol. Indiquez celui qui en contient le plus (pour 100g):

A. Beurre
B. Cervelle
C. Jaune d'oeuf
D. Foie
E. Ris de veau

Réponse : B

S 91/4/1/ 68

Parmi les aliments suivants, quel est celui qui a la plus faible teneur en cholestérol?

A. Crustacés
B. Cervelle
C. Viande de boeuf
D. Viande de cheval
E. Jaune d'oeuf

Réponse : D

M 93/9/1/ 90

Citez les 3 aliments les plus riches en cholestérol:

A. Pain
B. Poisson
C. Charcuterie
D. Viande maigre
E. Jaune d'oeuf

Réponse : CDE

4
PROTIDES
4. 1
PROTIDES
4. 1. 1
EPIDÉMIOLOGIE

S 86/1/1/ 87

Quel est dans la ration de la population française ayant une activité physique habituelle le pourcentage de protéines par rapport à l'énergie?

A. 8%
B. 12%
C. 16%
D. 20%
E. 25%

Réponse : B

4. 1. 2
DIVERS

S 85/3/1/103

Parmi les pourcentages suivants, indiquez celui qui correspond au plus près à la teneur en protéines de l'organisme d'un sujet adulte sain:

A. 6
B. 12
C. 18
D. 24
E. 30

Réponse : C

S 85/6/1/ 30

A combien se chiffrent approximativement les pertes azotées urinaires d'un sujet adulte atteint d'une maladie infectieuse grave recevant 50 g de protéines par jour:

A. 2 grammes
B. 4 grammes
C. 6 grammes
D. 8 grammes
E. 12 grammes

Réponse : E

S 87/1/1/ 82

Cent grammes de viande ou de poisson contiennent environ:

A. 2 grammes de protéines
B. 3,5 grammes de protéines
C. 10 grammes de protéines
D. 20 grammes de protéines
E. 35 grammes de protéines

Réponse : D

S 87/1/1/ 84

La teneur en azote des protéines (en pourcentage) est en moyenne de:

A. 6,25
B. 12
C. 16
D. 24
E. 42

Réponse : C

S 87/3/1/ 41

Parmi les suivantes, indiquez quelle est la proposition inexacte?

A. Le bilan azoté exprime le métabolisme global des protéines
B. L'apport conseillé en protéines est de 1 g/kg/jour chez l'adulte
C. Un acide aminé limitant est un acide aminé essentiel
D. Les protéines d'origine animale ont une valeur biologique supérieure à celles des protéines végétales
E. L'action dynamique spécifique est plus faible pour les protéines que pour les autres nutriments

Réponse : E

S 87/4/1/ 69

Chez le sujet normal, les pertes azotées urinaires sont essentiellement représentées par:

A. L'urée
B. La créatinine
C. L'ammonium
D. Les urates
E. Les nitrates

Réponse : A

Parmi les aliments suivants, quel est celui (quels sont ceux) qui contient (contiennent) plus de 15 g de protéines pour 100 g?

A. Lait entier
B. Viande de cheval
C. Légumineuses
D. Pain complet
E. Lait demi-écrémé

Réponse : BC

S 88/5/1/ 77

Les pommes de terre crues contiennent:

A. 2% de protéines
B. 10% de protéines
C. 20% de protéines
D. 40% de protéines
E. 50% de protéines

Réponse : A

S 88/5/1/ 78

Quelle est la teneur en protéines du lait de vache frais non écrémé (en g par litre):

A. 2
B. 3,5
C. 12
D. 35
E. 50

Réponse : D

S 88/6/1/ 70

Le coefficient de conversion de l'azote en protéines est de:

A. 4
B. 6,25
C. 16
D. 24
E. 42

Réponse : B

S 89/1/1/ 60

En excluant toute autre source d'alimentation protéique, quelle quantité de bifteck faudrait-il donner pour équilibrer une élimination d'azote de 20 g par jour chez un sujet adulte en bonne santé?

A. 20 g
B. 125 g
C. 200 g
D. 625 g
E. 1250 g

Réponse : D

S 89/2/1/ 78

Un homme en bonne santé, mesurant 180 cm et pesant 80 kg mange chaque jour 2 700 kcal et 90 g de protéines. Son élimination azotée urinaire est de l'ordre de (en g/24 heures):

A. 5
B. 15
C. 25
D. 45
E. 90

Réponse : B

S 89/6/1/ 57

Parmi les équivalences en protides suivantes, laquelle est exacte?

A. 100g de viande = 2 litres de lait
B. 100g de viande = 1,5 litre de lait
C. 100g de viande = 1 litre de lait
D. 100g de viande = 0,5 litre de lait
E. 100g de viande = 0,25 litre de lait

Réponse : D

S 89/7/1/ 11

Les protéines du blé ont une moindre valeur biologique que les protéines d'origine animale. Quelle en est la raison?

A. Elles contiennent moins d'acides aminés
B. Leur teneur en lysine est faible
C. Leur teneur en acide folique est faible
D. Leur teneur en tryptophane est faible
E. Leur teneur en méthionine est faible

Réponse : B

S 91/1/1/ 58

Parmi les aliments suivants, quel est celui qui contient la plus forte proportion de protéines en poids pour 100g d'aliment?

A. Le lait
B. La viande maigre de boeuf
C. L'oeuf
D. Le gruyère
E. Les haricots en grain cuits

Réponse : D

4. 2 ACIDES AMINES ESSENTIELS

4. 2. 1 DIVERS

M 86/6/2/ 78

Les protéines végétales peuvent comporter en quantités insuffisantes l'(les) acide(s) aminé(s) essentiel(s) suivant(s):

A. Valine
B. Leucine
C. Tryptophane
D. Lysine
E. Phénylalanine

Réponse : CD

M 89/3/2/ 83

Parmi les propositions suivantes concernant les acides aminés essentiels, laquelle (lesquelles) est (sont) exacte(s)?

A. L'organisme ne peut pas les synthétiser
B. Les protéines d'origine végétale sont limitées en un ou plusieurs d'entre eux
C. L'association de céréales et de légumineuses dans l'alimentation permet de les apporter tous
D. La protéine de l'oeuf est limitée en un ou plusieurs d'entre eux
E. Le pain les apporte en totalité

Réponse : ABC

M 90/4/2/ 48

Parmi les acides aminés mentionnés ci-dessous, le(s)quel(s) fait (font) partie des acides aminés dits essentiels ou indispensables?

A. Leucine
B. Tryptophane
C. Valine
D. Ornithine
E. Lysine

Réponse : ABCE

5
OBESITE
5. 1
OBESITE
5. 1. 1
CLINIQUE

S 86/4/1/ 48

Les signes cliniques suivants peuvent se voir au cours de l'obésité commune sauf un: lequel?

A. Vergetures rosées
B. Obésité facio-tronculaire
C. Faciés coloré
D. Amyotrophie
E. Hypertension artérielle

Réponse : D

5. 1. 2
BIOLOGIE

M 86/3/2/ 63

En dehors d'un régime hypocalorique la (les) anomalie(s) hormonale(s) le plus souvent rencontrée(s) dans les obésités non endocriniennes est (sont):

A. Diminution de l'insulinémie à jeun
B. Elévation du peptide C sérique à jeun
C. Diminution de la cortisolémie à jeun
D. Perte du rythme circadien de la sécrétion de cortisol
E. Diminution de la T3 sérique

Réponse : B

5. 1. 3
ETIOLOGIES
(FACTEURS DE RISQUE, TERRAIN)

S 85/4/1/ 98

Parmi les facteurs suivants pouvant expliquer la survenue d'une obésité, l'un d'eux ne peut être retenu. Lequel?

A. Hyperphagie
B. Diminution des dépenses d'énergie
C. Augmentation de la thermogénèse
D. Stress
E. Dérèglement hypothalamique

Réponse : C

M 86/3/2/ 65

L'obésité "commune" de l'adulte peut être en relation avec:

A. Une obésité dans l'enfance
B. Une hérédité familiale d'obésité
C. Un dysfonctionnement ovarien
D. Un allaitement artificiel pendant les six premiers mois de la vie
E. Des habitudes familiales d'hyperphagie

Réponse : ABE

S 87/5/1/ 38

Parmi les facteurs suivants pouvant expliquer la survenue d'une obésité, l'un d'eux ne peut être retenu. Lequel?

A. Hyperphagie
B. Diminution des dépenses d'énergie
C. Diminution de la thermogénèse induite par les aliments
D. Stress
E. Carence insulinique

Réponse : E

S 88/7/1/ 34

L'étiologie la plus fréquente de l'obésité chez la femme après la ménopause est:

A. L'hypothyroïdie
B. La carence oestrogénique
C. Le déséquilibre alimentaire
D. L'hypercorticisme
E. L'hypoglycémie

Réponse : C

5. 1. 4
EVOLUTION
(PRONOSTIC, COMPLICATIONS)

S 91/7/1/ 2

Parmi les causes de mortalité suivantes, toutes ont une prévalence augmentée dans l'obésité, sauf une, indiquez laquelle:

A. Accident vasculaire cérébral
B. Lithiase biliare
C. Diabète
D. Hypertension artérielle
E. Suicide

Réponse : E

M 92/9/1/ 88

L'obésité peut être considérée comme un facteur de risque de:

A. Hypertension artérielle
B. Varices des membres inférieurs
C. Apnées du sommeil
D. Gonarthrose
E. Lithiase vésiculaire

Réponse : ABCDE

5. 1. 5
TRAITEMENTS

M 85/4/2/ 76

La prescription d'un régime apportant moins de 1200 kilocalories par jour comporte:

A. Une ration hydrique abondante
B. Une réduction du pourcentage énergétique des glucides
C. Une augmentation du pourcentage énergétique des protéines
D. La consommation des fibres alimentaires
E. La prise d'au moins 3 repas par jour

Réponse : ABCDE

S 85/5/1/ 91

Les substances suivantes inhibent toutes la prise alimentaire, sauf une, indiquez laquelle:

A. Cholécystokinine
B. Sérotonine
C. Naloxone
D. Dopamine
E. Amphétamine

Réponse : D

M 88/1/2/ 89

Une réduction pondérale peut être efficace et sans risques chez l'obèse, à condition qu'il respecte entre autre le(s) conseil(s) suivant(s):

A. Suppression du sel
B. Diminution des apports hydriques
C. Répartition de l'énergie alimentaire en au moins 3 repas
D. Réduction du saccharose
E. Réduction des viandes grasses

Réponse : CDE

M 90/2/2/ 52

Chez l'obèse recevant un régime de 800 kilocalories par jour, quel(s) nutriment(s) ou médicament(s) doi(ven)t être utilisés(s) comme appoint thérapeutique?

A. Les amphétamines
B. Les vitamines
C. Le fer
D. Le magnésium
E. Les diurétiques

Réponse : BCD

M 93/9/2/ 27

La diététique de l'obésité implique que:

A. La ration calorique globale est réduite d'un tiers environ au début
B. La ration glucidique ne doit pas excéder 30% de l'apport calorique
C. Il faut conserver un apport protidique voisin de 1 g/kg de poids
D. Le fractionnement des repas est souhaitable
E. Les régimes "dissociés" sont déconseillés car ils peuvent conduire à des carences et n'ont pas "valeur éducative" quant au comportement alimentaire

Réponse : ACDE

5. 1. 6 DIVERS

M 85/7/2/ 29

L'obésité gynoïde:

A. Se distingue de l'androïde par la topographie basse de la surcharge graisseuse
B. Doit son nom au fait qu'on ne l'observe que chez la femme
C. S'accompagne souvent d'hypertention artérielle
D. S'accompagne souvent de troubles veineux
E. S'accompagne souvent de diabète et d'hyperlipoprotéinémie

Réponse : AD

S 89/2/1/ 32

Dans l'obésité commune, non compliquée, par surcharge alimentaire, les propositions suivantes sont exactes, sauf une. Indiquez laquelle:

A. L'obésité a souvent un caractère familial
B. Il y a un hyperinsulinisme à jeun, alors que la glycémie est normale
C. L'eau totale (ET) exprimée en pourcentage du poids du corps est augmentée
D. L'obésité peut apparaître lors d'un choc psycho-affectif
E. Le retard pubertaire simple est fréquent chez l'adolescent obèse

Réponse : C

M 90/5/2/ 74

Lorsqu'un obèse vient consulter en demandant à perdre du poids, il est nécessaire de:

A. Apprécier les risques de sa surcharge pondérale
B. Faire une enquête alimentaire
C. Pratiquer un bilan endocrinien complet
D. Rechercher d'éventuelles contre-indications à l'amaigrissement
E. Prescrire d'emblée un anorexigène

Réponse : ABD

M 90/5/2/ 77

L'obésité est un facteur indépendant:

A. D'insuffisance cardiaque
B. D'insuffisance coronarienne
C. D'hyperlipoprotéinémie
D. D'artérite des membres inférieurs
E. D'hypertension artérielle

Réponse : ABCE

M 91/4/2/ 48

A propos de la surcharge pondérale et de ses conséquences, il est exact que:

A. L'espérance de vie moyenne des obèses est diminuée
B. Dans la population obèse les femmes ont plus de complications métaboliques que les hommes
C. Le risque cardio-vasculaire est plus grand chez les obèses que chez les normopondéraux
D. Le poids idéal est indépendant de l'âge au-dessus de 25 ans
E. L'obésité est rarement d'origine endocrinienne

Réponse : ACDE

M 93/8/1/ 92

Deux des caractéristiques suivantes sont le fait des obésités gynoïdes:

A. Prédominance dans la région sous-ombilicale
B. Rapport taille/hanche > 0,9
C. Index de masse corporelle supérieur à celui d'une obésité androïde de même degré
D. Faible incidence des complications cardio-vasculaires
E. Forte incidence du diabète et des dyslipidémies

Réponse : AD

5. 2 MASSE GRASSE

5. 2. 1 DIVERS

M 89/2/2/ 11

La masse grasse:

A. Représente environ 60% du poids corporel total d'un homme adulte non obèse
B. Est plus importante chez la femme que chez l'homme
C. Peut être estimée à partir de la somme des plis cutanés tricipital, bicipital, sus-scapulaire et sus-iliaque
D. Est l'origine essentielle des dépenses énergétiques liées au métabolisme basal
E. Peut être calculée par la mesure de la densité corporelle dans l'air et dans l'eau

Réponse : BCE

M 94/8/1/ 78

La répartition de la masse grasse d'un individu:

A. Est déterminante quant à la survenue de complications cardio-vasculaires et métaboliques
B. Peut-être appréciée par la formule de Lorentz
C. Peut-être définie par le rapport taille/hanches
D. Est le plus souvent de type androïde chez la femme
E. Est plus importante que le degré d'obésité

Réponse : ACE

5. 3
MASSE MAIGRE
5. 3. 1
CLINIQUE

S 86/6/1/ 81

Le critère anthropométrique qui permet le mieux l'appréciation de la masse maigre est:

A. Le pli cutané tricipital
B. La somme de 4 plis cutanés (tricipital, bicipital, sous scapulaire, supra iliaque)
C. Le rapport poids pour taille
D. La circonférence (ou la surface) musculaire brachiale
E. La circonférence brachiale

Réponse : D

5. 3. 2
BIOLOGIE

S 88/6/1/ 71

Quel est le dosage biologique permettant d'évaluer la masse maigre d'un individu?

A. L'albuminémie
B. La pré-albuminémie
C. La protéine vectrice du rétinol-sérique
D. La créatininurie des 24 heures
E. La 3-méthyl histidinurie

Réponse : D

Pharmacologie

Partie 26

Les chiffres entre parenthèses indiquent le nombre de QCM.

1
PHARMACOLOGIE GENERALE
1. 1
DIVERS

S 86/3/1/ 20

Parmi les caractères suivants, indiquer celui qui se rapporte à la définition de l'antagoniste compétitif:

A. Il se fixe toujours sur un récepteur différent de celui de l'agoniste
B. Il induit des effets secondaires identiques à ceux de l'agoniste
C. Il se fixe sur le même récepteur que l'agoniste
D. Il induit une réponse pharmacologique toujours insurmontable par l'agoniste correspondant
E. Aucune des réponses précédentes n'est exacte

Réponse : C

M 87/5/2/ 3

La pratique de la dose de charge donnée au début d'un traitement prolongé est réalisée pour:

A. Les médicaments dont la demi-vie plasmatique est inférieure à six heures
B. Les médicaments dont la demi-vie est de plusieurs jours
C. Raccourcir le délai d'installation de la concentration sanguine stationnaire du médicament
D. Saturer les mécanismes d'élimination du médicament
E. Raccourcir la durée totale du traitement

Réponse : BCDE

M 87/7/1/105

Le volume de distribution du médicament dans l'organisme:

A. Est un volume théorique
B. Peut dépasser le volume total de l'organisme
C. Varie en fonction du degré de fixation protéique du médicament
D. A une incidence sur la concentration plasmatique de ce médicament
E. Est corrélé à la demi-vie du médicament

Réponse : ABCD

M 89/6/2/ 89

L'effet de premier passage hépatique:

A. Est caractéristique de la voie IV
B. Est d'autant plus important que le médicament a une métabolisation hépatique
C. Augmente la biodisponibilité de la voie orale
D. Est majoré par l'induction enzymatique due à un autre médicament
E. Est plus grand avec la voie perlinguale par rapport à la voie orale

Réponse : BD

M 90/4/2/116

Parmi les propositions suivantes, une ou plusieurs correspondent à la définition de la tolérance à un médicament?

A. Ensemble des effets pharmacodynamiques du médicament
B. Nécessité d'augmenter les doses du médicament pour obtenir les mêmes effets pharmacologiques
C. Ensemble des effets indésirables du médicament
D. Réduction de l'effet pharmacodynamique du médicament lors d'un traitement chronique à posologie constante
E. Ensemble des signes de sevrage observés à l'arrêt du médicament

Réponse : BD

S 85/2/1/ 32

Les antibiotiques aminosides: Streptomycine, Kanamycine (KANAMYCINE®), Gentamycine (GENTALLINE®) ne se lient pas aux protéines plasmatiques ni tissulaires et ne diffusent pas dans les structures lipidiques. Leur volume apparent de distribution Vd, (calculé sur la concentration plasmatique):

A. Est inférieur au volume de plasma (0,06 1 kg -1)
B. Est voisin du volume extra-cellulaire (0,2 1 kg -1)
C. Est voisin du volume de l'eau totale (0,6 1 kg -1)
D. Est supérieur au volume de l'eau totale
E. Est supérieur au volume corporel (1 1 kg -1)

Réponse : B

S 85/2/1/ 52

Toutes les propositions suivantes sont exactes, sauf une. Indiquez laquelle. Les effets indésirables suivants sont dose-dépendants:

A. Effets latéraux de type pharmacologique (exemple: réaction atropinique d'antidépresseurs imipraminiques)
B. Effets toxiques (exemple: nécrose hépatique par le paracétamol)
C. Réactions immuno-allergique (exemple: agranulocytose à la noramidopyrine)
D. Réactions indiosyncrasiques (exemple: anémies hémolytiques en cas de déficit en G6PD)
E. Réaction d'hypersensibilité (exemple: réponse exagérée de sujets âgés aux atropiniques)

Réponse : C

M 85/2/2/ 10

Une molécule médicamenteuse traverse les membranes biologiques par diffusion passive sans possibilité de passage au travers des pores membranaires. La diffusibilité de cette molécule est conditionnée par:

A. Sa liposolubilité
B. Son degré d'ionisation
C. Sa liaison aux protéines
D. La nécessité de la présence d'un transporteur
E. La nécessité d'un apport d'énergie

Réponse : ABC

S 85/3/1/ 16

On administre à un malade en deux prises quotidiennes un médicament dont la demi-vie est de 12 heures. Au bout de combien de temps la concentration plasmatique de ce médicament aura-t-elle atteint un plateau?

A. Un jour
B. Trois jours
C. Six jours
D. Douze jours
E. Quinze jours

Réponse : B

M 88/5/2/109

Chez un malade présentant une insuffisance rénale sévère, en fonction de quel(s) paramètre(s) ajuste-t-on habituellement la posologie des médicaments?

A. Clairance de la créatinine
B. Volume de distribution du médicament
C. Fixation protéique du médicament
D. Clairance hépatique du médicament
E. Demi-vie du médicament chez le sujet normal

Réponse : AE

S 91/2/1/ 9

Le plateau thérapeutique d'équilibre (steady-state):

A. Dépend avant tout de la classe pharmacologique à laquelle appartient le médicament
B. Est obtenu dès la mise en route du traitement (sans dose de charge)
C. Est une notion utile en thérapeutique, mais seulement pour les antibiotiques
D. Est l'écart entre la concentration minimale active et la concentration minimale toxique
E. Est obtenu généralement au bout de 5 demi-vies après la mise en route du traitement (sans dose de charge)

Réponse : E

S 91/6/1/ 10

La définition suivante: "le temps pendant lequel la concentration plasmatique décroît depuis une valeur quelconque jusqu'à la moitié de cette valeur" peut correspondre à:

A. L'hémikrèse
B. La moitié du temps de présence dans l'organisme
C. La demi-vie plasmatique
D. La biodisponibilité
E. La constante de vitesse d'élimination

Réponse : C

M 90/7/2/ 1

Devant une éruption apparue après prise d'un bêta-bloquant, quels sont les arguments valables pour imputer l'éruption à ce médicament?

A. Arguments chronologiques
B. Effets connus du médicament
C. Tests épicutanés
D. Tests de transformation lymphoblastique
E. RAST au médicament

Réponse : AB

M 85/1/1/ 24

Un médicament qui est soumis à l'effet de premier "passage hépatique" doit être administré par:

A. Voie sub-linguale
B. Voie orale
C. Voie sous-cutanée
D. Voie rectale
E. Voie intraveineuse

Réponse : ACE

M 85/6/2/ 18

La concentration plasmatique d'un médicament peut être à dose égale plus élevée chez un sujet âgé en raison de:

A. La réduction du métabolisme hépatique
B. L'augmentation de la réabsorption tubulaire
C. Une augmentation du volume de distribution
D. La diminution du débit cardiaque
E. La baisse de la filtration glomérulaire

Réponse : ADE

M 86/4/2/ 91

Le transport passif d'un médicament à travers une membrane se fait:

A. D'autant plus facilement que le poids moléculaire est faible
B. D'autant plus difficilement que la molécule est liposoluble
C. D'autant plus facilement qu'elle est sous forme non ionisée
D. Contre un gradient de concentration
E. Sans consommation d'énergie

Réponse : ACE

M 89/1/2/ 81

La voie rectale:

A. Permet d'éviter la dégradation du principe actif par les sucs digestifs
B. N'évite que partiellement l'effet du premier passage hépatique
C. Peut donner lieu à une résorption incomplète et irrégulière
D. Aboutit à une biodisponibilité de l'ordre de 100%
E. Est utile chez le jeune enfant vomisseur

Réponse : ABCE

M 89/4/2/ 81

La résorption d'une molécule médicamenteuse à travers la muqueuse digestive peut être influencée par:

A. La liposolubilité du médicament
B. La forme pharmaceutique utilisée
C. Le pH du milieu
D. La présence simultanée d'autres médicaments
E. L'horaire de la prise par rapport aux repas

Réponse : ABCDE

M 89/6/1/117

Une potentialisaton pharmacocinétique peut s'observer par suite de:

A. Compétition sur fixation aux protéines plasmatiques
B. Induction de la biotransformation hépatique
C. Inhibition de la biotransformation hépatique
D. Compétition sur la sécrétion tubulaire rénale
E. Compétition sur la réabsorption tubulaire rénale

Réponse : ACD

1. 2 PHARMACOCINETIQUE

1. 2. 1 DIVERS

S 86/3/1/ 44

Parmi les propositions suivantes, désignez la réponse exacte: un médicament avec une cinétique d'ordre un à partir d'un modèle mono-compartimental a un temps de demi-vie de 6 heures; cela signifie que:

A. Après 50mg par voie orale, 25mg seront éliminés en 6 heures
B. Après 25mg par voie intra-veineuse, 12,5 mg seront éliminés en 3 heures
C. Après 50mg par voie orale, 40mg seront éliminés en 12 heures
D. Après 50mg en intra-veineuse, 25mg seront éliminés en 6 heures
E. Après 100mg en intra-veineuse, la concentration plasmatique après 12 heures sera égale au 1/4 de la concentration initiale

Réponse : E

S 87/1/1/ 19

La demi-vie d'élimination plasmatique d'un médicament à cinétique linéaire est de 24 heures. S'il est administré à intervalle régulier en 1 prise quotidienne l'état d'équilibre sera atteint en:

A. 24 heures
B. 4 à 6 jours
C. 10 jours
D. 15 jours
E. 30 jours

Réponse : B

S 88/3/1/ 40

Quel est l'intervalle entre les administrations IV nécessaire pour avoir une fluctuation des concentrations sanguines d'un médicament entre 30 mg/l (C max) et 15 mg/l (C min) sachant que ce médicament a une demi-vie (T 1/2) de 50 heures:

A. 10 heures
B. 20 heures
C. 30 heures
D. 40 heures
E. 50 heures

Réponse : E

1. 3 DEMI VIE D'UN MEDICAMENT

1. 3. 1 DÉFINITION

M 87/5/1/118

Connaissant la demi-vie plasmatique d'élimination d'un médicament quelconque, il est possible d'estimer sa clairance totale si l'on connaît aussi:

A. La clairance rénale de l'inuline
B. Le flux plasmatique rénal
C. La clairance rénale du médicament
D. Le volume apparent de distribution du médicament
E. Le coefficient de partage lipide/eau du médicament

Réponse : BC

S 88/3/1/100

La demi-vie plasmatique d'un médicament représente:

A. La moitié du temps nécessaire à l'élimination du médicament contenu dans l'organisme
B. La durée moyenne de séjour du médicament dans l'organisme
C. Le temps nécessaire pour éliminer 50% d'une dose administrée par voie orale
D. Le temps nécessaire pour que sa concentration plasmatique diminue de moitié
E. Le temps nécessaire pour que 50% des médicaments soient résorbés par le tractus digestif

Réponse : D

1. 3. 2 DIVERS

M 91/1/2/ 61

La demi-vie d'élimination d'un médicament peut être influencée par un ou plusieurs des facteurs suivants:

A. Le pH gastrique
B. Le taux de liaison aux protéines plasmatiques
C. La nature du récepteur sur lequel il se fixe
D. Son poids moléculaire
E. Certaines associations médicamenteuses

Réponse : BE

1. 3. 3 DIVERS

S 90/3/1/ 52

Après administration par voie intraveineuse d'un médicament qui ne présente aucune diffusion tissulaire, quelle est la fraction de la dose administrée encore présente dans le sang au bout de quatre demi-vie?

A. 12,5%
B. 9,75%
C. 6,25%
D. 3,75%
E. 2,5%

Réponse : C

1. 4 EFFETS SECONDAIRES

1. 4. 1 EFFETS SECONDAIRES

S 87/1/1/ 89

L'hyperplasie gingivale est un effet indésirable classique d'un traitement prolongé par:

A. Phénobarbital (GARDENAL*)
B. Phénytoïne (DIHYDAN*)
C. Diazépam (VALIUM*)
D. Chloroquine (NIVAQUINE*)
E. Indométacine (INDOCID*)

Réponse : B

S 87/3/1/ 36

Quel est l'antihypertenseur susceptible de provoquer une hypertrichose?

A. La dihydralazine (NEPRESSOL*)
B. Le nitroprussiate de sodium (NIPRIDE*)
C. Le propranolol (AVLOCARDYL*)
D. Le minoxidil (LONOTEN*)
E. Le furosémide (LASILIX*)

Réponse : D

M 89/3/2/ 89

Parmi les agents pharmacologiques suivants, quel(s) est (sont) celui (ceux) qui est (sont) susceptible(s) d'un effet dépresseur respiratoire?

A. Indométacine (INDOCID*)
B. Ergotamine (GYNERGENE*)
C. Phénobarbital (GARDENAL*)
D. Kétoprofène (PROFENID*)
E. Dextromoramide (PALFIUM*)

Réponse : CE

1. 4. 2
DIVERS

M 85/3/2/ 34

Pour les substances suivantes, laquelle ou lesquelles peuvent induire une agueusie?

A. Sels d'or
B. Salicylés
C. Sulfate de chloroquine
D. D. Pénicillamine
E. Pyrazolés

Réponse : D

S 85/5/1/101

L'activité anti-cholinergique, source d'effets indésirables, peut se rencontrer dans les classes médicamenteuses suivantes sauf une, indiquez laquelle:

A. Morphiniques
B. Antidépresseurs tricycliques
C. Neuroleptiques
D. Antihistaminiques
E. Antispasmodiques du tube digestif

Réponse : A

M 85/6/2/ 41

Une hypotension orthostatique iatrogénique peut se rencontrer lors de l'utilisation:

A. D'un neuroleptique: lévomépromazine (NOZINAN*)
B. D'un neuroleptique: halopéridol (HALDOL*)
C. D'un antidépresseur: imipramide (TOFRANIL*)
D. D'un antidépresseur IMAO: iproniazide (MARSILID*)
E. D'un non-analeptique: amphétamine

Réponse : ABCD

M 85/7/1/116

Des troubles d'ordre parasympatholytique peuvent être entraînés par la prise de:

A. Dextromoramide (PALFIUM*)
B. Trihexyphénidyle (ARTANE*, PARKINANE*)
C. Amitriptyline (ELAVIL*, LAROXYL*)
D. Clonidine (CATAPRESSAN*)
E. Lévodopa (LARODOPA*)

Réponse : BC

M 85/7/2/ 78

Parmi les médicaments suivants, le(s)quel(s) peu(ven)t entraîner une gynécomastie chez l'homme?

A. Corticoïdes
B. Spironolactone (ALDACTONE*)
C. Alpha méthyl dopa (ALDOMET*)
D. Furosémide (LASILIX*)
E. Cimétidine (TAGAMET*)

Réponse : BCE

S 89/7/1/100

Parmi les produits suivants, indiquer celui qui peut entraîner un syndrome extra-pyramidal:

A. Sulpiride (DOGMATIL*)
B. Gentamicine (GENTALLINE*)
C. Diazépam (VALIUM*)
D. Trihexyphénidyle (ARTANE*)
E. Spironolactone (ALDACTONE*)

Réponse : A

1. 5
ELIMINATION DES MEDICAMENTS
1. 5. 1
DIVERS

M 88/4/2/ 40

Parmi les médicaments suivants quel(s) est (sont) celui (ceux) dont la posologie doit être diminuée en cas d'insuffisance rénale?

A. Digoxine
B. Digitaline
C. Aminosides
D. Macrolides
E. Propranolol (AVLOCARDYL*)

Réponse : AC

1. 5. 2
DIVERS

S 87/6/1/ 26

La filtration glomérulaire d'un médicament est favorisée directement par:

A. Une forte lipophilie
B. Une forte ionisation au pH du plasma
C. Une forte fixation aux protéines plasmatiques
D. Un coefficient de partage (ex.: octanol/eau) élevé
E. Aucun des facteurs précédents

Réponse : B

M 89/1/2/ 80

A propos de l'élimination rénale des médicaments, il est exact que:

A. Seule la fraction libre du médicament peut être filtrée
B. La réabsorption tubulaire passive du médicament est facilitée par sa liposolubilité
C. Le caractère hydrosoluble du médicament retarde son élimination
D. L'alcalinisation de l'urine facilite l'excrétion des médicaments "acides faibles"
E. La sécrétion tubulaire active concerne la forme ionisée des médicaments

Réponse : ABDE

1. 6
FIXATION PROTEIQUE
1. 6. 1
DIVERS

M 87/5/2/ 9

La fixation protéique des médicaments de type acide faible dans le plasma:

A. Se fait surtout sur l'albumine
B. Est réversible
C. Est plus forte chez l'homme que chez la femme
D. Est généralement saturable
E. Diminue en cas de prise concomitante d'un médicament base faible

Réponse : ABD

S 89/6/1/ 25

Parmi les états physiopathologiques suivants un seul n'est pas accompagné d'une modification de la fixation protéique des médicaments : Lequel?

A. Insuffisance thyroïdienne
B. Prématurité
C. Syndrome inflammatoire
D. Syndrome néphrotique
E. Etat post-opératoire

Réponse : A

S 90/5/1/ 15

Soit un médicament présent dans un premier compartiment à la concentration totale à l'équilibre de 1 g/l. La liaison aux protéines étant dans ce compartiment à 90%, quelle est la concentration totale à l'équilibre de ce même médicament dans le second compartiment où la liaison aux protéines est de 50%?

A. 0,10 g/litre
B. 0,20 g/litre
C. 0,40 g/litre
D. 0,50 g/litre
E. 0,80 g/litre

Réponse : B

1. 7 PHARMACOVIGILANCE

1. 7. 1 DÉFINITION

S 86/4/1/ 91

La pharmacovigilance en France répond à l'une des activités suivantes. Indiquez laquelle?

A. Surveillance de la délivrance des médicaments
B. Contrôle des prix des médicaments
C. Comparaison de l'activité thérapeutique des médicaments
D. Surveillance des effets inattendus ou toxiques des médicaments
E. Surveillance des effets inattendus ou toxiques des médicaments avant leur commercialisation

Réponse : D

1. 7. 2 DIVERS

M 88/3/2/ 99

La pharmaco-vigilance:

A. Doit détecter et recueillir les effets indésirables des médicaments
B. Se déroule uniquement durant la phase II des essais cliniques
C. Est organisée à l'échelon de chaque région
D. Se déroule chez le volontaire sain
E. Contribue à l'évaluation du rapport bénéfice/risque du médicament

Réponse : ACE

1. 8 ALLERGIES MEDICAMENTEUSES

1. 8. 1 BIOLOGIE

S 91/7/1/ 71

Devant un accident anesthésique évoquant une allergie médicamenteuse aux myorelaxants, quel est le test le plus recommandé?

A. Tests cutanés (intradermoréaction) en ambulatoire
B. Réintroduction du médicament supposé en cause
C. Test de transformation lymphoblastique en présence du médicament
D. Dosage des IgE totales
E. Recherche d'IgE spécifiques du médicament

Réponse : E

1. 8. 2 DIVERS

M 85/5/2/ 55

Un accident médicamenteux d'origine immunologique peut provoquer:

A. Maladie sérique
B. Choc anaphylactique
C. Anémie hémolytique
D. Purpura thrombopénique
E. Eczéma de contact

Réponse : ABCDE

M 85/6/2/ 17

On considère comme facteur(s) favorisant(s) de l'allergie médicamenteuse:

A. Un terrain atopique
B. Une allergie médicamenteuse antérieure
C. Des prises discontinues du médicament
D. Une cirrhose
E. Une insuffisance rénale

Réponse : ABC

S 87/1/1/ 45

Parmi les caractéristiques suivantes de l'allergie médicamenteuse, indiquez celle qui est inexacte:

A. Ses modes d'expression clinique sont d'une grande diversité
B. Elle est directement liée à la dose administrée
C. Elle est distincte de l'action pharmacologique du médicament
D. Elle échappe généralement aux essais toxicologiques réglementaires
E. Elle touche un nombre limité de malades traités

Réponse : B

M 89/6/1/120

Quel(s) caractère(s) s'associe(nt) classiquement aux allergies médicamenteuses?

A. Les signes n'apparaissent pas dès la première prise
B. Il n'y a pas de relation directe entre l'intensité des symptômes et la dose absorbée
C. Les sujets atteints possèdent le gène HLA-B27 avec une fréquence près de dix fois plus forte que les témoins
D. Les signes ne sont pas liés à une action pharmacologique du médicament
E. Ne comportent pas de manifestations d'hypersensibilité à médiation cellulaire

Réponse : ABD

M 93/9/2/ 47

Une réaction immuno-allergique provoquée par un médicament:

A. Ne dépend pas de la dose du médicament
B. Ne peut pas survenir après prise orale
C. Fait toujours intervenir le même tableau clinique
D. Ne donne jamais lieu à un accident mortel
E. Ne fait intervenir que des réactions cutanées

Réponse : A

S 93/8/1/ 12

Parmi ces voies d'administration de médicament, quelle est la plus allergisante?

A. Buccale
B. Intramusculaire
C. Intradermique
D. En aérosol
E. En sous-cutané

Réponse : C

1. 9 INTERACTIONS MEDICAMENTEUSES

1. 9. 1 DIVERS

S 85/2/1/ 54

Les antibiotiques aminosidiques ne doivent pas être administrés avec un curare car il y a risque accru:

A. De somnolence
B. D'agitation
C. De dépression respiratoire
D. D'hallucination
E. De toxicité cochléo-vestibulaire

Réponse : C

M 89/2/2/ 93

A un malade traité de façon satisfaisante par un médicament X, on prescrit un médicament Y pour une autre pathologie intercurrente. On constate que Y diminue l'activité de X. Quelle(s) explication(s) de la liste suivante est (sont) envisageable(s)?

A. Y induit les enzymes de biotransformation de X
B. Y inhibe l'effet de premier passage hépatique de X
C. Y exerce une défixation protéique de X
D. Y augmente l'élimination rénale de X
E. Y forme avec X un complexe non résorbable

Réponse : ADE

M 91/3/1/ 78

Parmi les médicaments suivants, lequel (lesquels) ne doit (doivent) pas être associé(s), ou être associé(s) avec prudence à la troléandomycine (TAO*)?

A. Théophylline
B. Salbutamol (VENTOLINE*)
C. Ergotamine (ERGOTAMINE*)
D. Clonidine (CATAPRESSAN*)
E. Phénytoïne (DIHYDAN*)

Réponse : AC

M 92/9/1/ 74

Quels sont les médicaments pour lesquels un surdosage peut être observé dans l'association à un anti-inflammatoire non stéroïdien?

A. Bêta-bloquant
B. Anticoagulant
C. Antiagrégant plaquettaire
D. Diurétique
E. Lithium

Réponse : BCE

1. 9. 2 DIVERS

M 86/6/2/ 19

Une diminution de l'efficacité du traitement anti-infectieux par les tétracyclines peut être observée lors de l'association de ces antibiotiques avec:

A. Les diurétiques thiazidiques
B. Un régime à base de lait et de laitages
C. Les bloquants bêta-adrénergiques
D. Les médicaments anti-acides tels que le phosphate d'alumine
E. Les médicaments anti-anémiques à base de fer

Réponse : BDE

S 87/3/1/ 66

L'association Allopurinol (ZYLORIC*) et Azathioprine (IMUREL*) favorise la complication suivante:

A. Hyperuricémie
B. Diabète insulino-dépendant
C. Aplasie médullaire
D. Cystite hémorragique
E. Leucose aiguë

Réponse : C

S 87/6/1/ 86

La plupart des anti-inflammatoires non stéroïdiens peuvent majorer dangereusement l'effet des anticoagulants oraux et des hypoglycémiants sulfamides. Cela s'explique par:

A. Une induction enzymatique
B. Une inhibition enzymatique
C. La défixation protéique par compétition
D. L'augmentation de la biodisponibilité
E. La diminution de l'effet de premier passage hépatique

Réponse : C

M 88/1/2/ 10

Parmi les associations médicamenteuses suivantes laquelle ou lesquelles risque(nt) de potentialiser ou d'inhiber leurs effets, imposant des précautions particulières?

A. Furosémide (LASILIX*) + Indométacine (INDOCID*)
B. Furosémide (LASILIX*) + Acenocoumarol (SINTROM*)
C. Acide tiénilique (DIFLUREX*) + Lithium
D. Paracétamol (DOLIPRANE*) + acebutolol (SECTRAL*)
E. Théophylline + Propranolol (AVLOCARDYL*)

Réponse : ACE

M 88/1/2/ 75

Parmi les médicaments suivants, citer celui ou ceux susceptible(s) d'aggraver l'hépato-totoxicité d'un autre médicament :

A. Rifampicine (RIFADINE*)
B. Phénobarbital
C. Isoniazide
D. Glafénine (GLIFANAN*)
E. Paracétamol

Réponse : AB

S 88/2/1/ 94

L'action hypoglycémiante des sulfamides antidiabétiques peut être potentialisée par l'un des médicaments suivants:

A. Tétracycline
B. Pénicilline G
C. Noramidopyrine
D. Antivitamines K
E. Hormones thyroïdiennes

Réponse : D

S 88/4/1/ 96

Les médicaments suivants renforcent l'action hypoglycémiante des sulfamides hypoglycémiants, sauf un: lequel?

A. Salicylés
B. Phénylbutazone
C. Benzodiazépines
D. Bêta-bloquants non sélectifs
E. Diurétiques thiazidiques

Réponse : C

M 88/6/2/ 42

Parmi ces associations thérapeutiques quelle(s) est (sont) celle(s) qu'il est préférable d'éviter?

A. Captopril (LOPRIL*) + Nifédipine (ADALATE*)
B. LOPRIL* + Spironolactone (ALDACTONE*)
C. Bêta-bloqueur + Isoptine (VERAPAMIL*)
D. Alpha-Méthyl-Dopa (ALDOMET*) + Amiloride (MODAMIDE*)
E. Clonidine (CATAPRESSAN*) + bêta-bloqueur

Réponse : BCE

S 89/7/1/ 95

Quel est le psychotrope contre-indiqué au cours d'un traitement avec bêta-bloqueur?

A. Neuroleptique type phénothiazine
B. Neuroleptique type butyrophénone
C. Antidépresseur tricyclique
D. Benzodiazépine
E. Antidépresseur IMAO

Réponse : E

S 90/1/1/ 58

Le risque de voir apparaître une ototoxicité chez un malade recevant de la gentamicine est accru si l'un des médicaments suivants est administré. Lequel?

A. Ampicilline (TOTAPEN*)
B. Furosémide (LASILIX*)
C. Cimétidine (TAGAMET*)
D. Diazépam (VALIUM*)
E. Chlorpromazine (LARGACTIL*)

Réponse : B

S 90/1/1/ 60

L'association d'un anti-inflammatoire non stéroïdien de la famille des oxicams (par ex. le piroxicam ou FELDENE*) à un salicylé (par ex. aspirine):

A. Permet de réduire la fréquence des effets indésirables en réduisant les posologies
B. Ne fait qu'additionner les risques de survenue d'effets indésirables de l'un et de l'autre
C. Réduit le risque qu'a l'aspirine de provoquer une thrombocytopénie
D. Assure une synergie potentialisatrice des effets antiagrégants plaquettaires
E. Permet d'éviter le passage sur la barrière hémato-encéphalique de l'aspirine

Réponse : B

S 91/5/1/ 21

Quel est le médicament dont il faudra contrôler la concentration plasmatique s'il est associé à un anti-inflammatoire non stéroïdien?

A. Antivitamine K
B. Héparine
C. Diurétique thiazidique
D. Lithium
E. Sulfamide hypoglycémiant

Réponse : D

1.10 BIOTRANSFORMATION

1.10. 1 DIVERS

M 87/5/1/117

Parmi les médicaments suivants, indiquer celui ou ceux dont le métabolisme hépatique peut conduire à la production de "métabolites toxiques" pouvant être responsables d'une hépatite:

A. Phénobarbital (GARDENAL*)
B. Isoniazide (RIMIFON*)
C. Digitoxine (DIGITALINE*)
D. Gentamycine (GENTALLINE*)
E. Quinidine (LONGACOR*)

Réponse : B

S 87/6/1/ 15

Les médicaments suivants contenant la structure hydrazine R-NH-NH2: Isoniazide (RIMIFON*, antituberculeux), Dihydralazine (NEPRESSOL*, antihypertenseur) sont en majeure partie excrétés:

A. Après hydroxylation hépatique
B. Après acétylation hépatique
C. Après glycuroconjugaison hépatique
D. Directement par filtration glomérulaire rénale
E. Directement par sécrétion tubulaire rénale

Réponse : B

M 90/3/2/ 61

Les transformations métaboliques des médicaments:

A. Conduisent dans la plupart des cas à des dérivés plus liposolubles
B. Peuvent conduire à des dérivés actifs
C. S'effectuent essentiellement dans le foie
D. Peuvent être l'objet de variations inter-individuelles
E. Sont parfois dépendantes de la constitution génétique de l'individu

Réponse : BCDE

M 90/4/2/111

Le métabolisme d'un médicament peut aboutir à:

A. Une glucuroconjugaison
B. Des métabolites ayant une hydrosolubilité plus grande que celle du médicament
C. Des métabolites pharmacologiquement plus actifs que le médicament
D. Des métabolites plus rapidement excrétés que le médicament non métabolisé
E. Des métabolites pharmacologiquement moins actifs que le médicament

Réponse : ABCDE

1.11 BIODISPONIBILITE

1.11. 1 DÉFINITION

M 86/1/2/ 76

La biodisponibilité d'un médicament désigne:

A. L'existence d'une forme pharmaceutique adaptée à une modalité d'administration particulière
B. La fraction non liée aux protéines plasmatiques
C. La fraction de la dose résorbée à l'état actif
D. La vitesse de résorption
E. La concentration plasmatique maximum

Réponse : CD

S 87/7/1/ 80

La biodisponibilité d'un médicament administré par voie intra-veineuse vraie est de:

A. 0%
B. 50%
C. 100%
D. Les données sont insuffisantes pour répondre
E. Imprévisible

Réponse : C

M 88/4/2/ 91

La biodisponibilité d'un médicament:

A. Est strictement dose-dépendante
B. Dépend de la voie d'administration du médicament
C. Est diminuée par l'effet de premier passage
D. Est maximale par voie orale
E. N'est pas modifiée par un changement d'excipient dans la composition d'un médicament

Réponse : BC

1.12 ESSAIS THERAPEUTIQUES

1.12. 1 EPIDÉMIOLOGIE

M 90/4/2/ 82

En épidémiologie, l'existence d'un groupe témoin est indispensable dans les situations suivantes:

A. Enquête de prévalence instantanée
B. Enquête de prévalence annuelle
C. Essai thérapeutique en double aveugle
D. Essai randomisé
E. Constitution d'un registre

Réponse : CD

1.12. 2 DIVERS

S 88/1/1/ 72

La phase III de l'étude clinique d'un médicament correspond:

A. Aux études de cancérogénèse, de mutagénèse et de toxicologie
B. Aux essais de tolérance et de pharmacocinétique sur le volontaire sain
C. A la démonstration de ses propriétés pharmacodynamiques chez le malade
D. A la mise en oeuvre des essais thérapeutiques contrôlés
E. A l'étude de pharmacovigilance

Réponse : D

S 88/3/1/ 92

Dans un essai thérapeutique contrôlé, la randomisation a pour but:

A. De supprimer les biais liés à la subjectivité des malades
B. De réduire le nombre de sujets dans l'essai
C. De supprimer les biais liés à la subjectivité de l'observateur
D. D'égaliser les caractéristiques des sujets des deux groupes
E. De diminuer l'effet placebo

Réponse : D

M 88/7/2/ 31

Un essai en double aveugle:

A. Nécessite obligatoirement l'emploi d'un placebo
B. Nécessite une randomisation par tirage au sort
C. Nécessite que seul le malade ne connaisse pas le traitement proposé
D. Est un essai ouvert
E. Est principalement développé lors de la phase III des essais thérapeutiques

Réponse : BE

S 88/2/1/ 34

Dans un essai thérapeutique contrôlé, l'utilisation de la méthode en simple aveugle a pour but:

A. D'égaliser les caractéristiques des sujets des deux groupes
B. De supprimer les biais liés à la subjectivité des malades
C. De supprimer les biais liés à la subjectivité de l'observateur
D. D'égaliser le nombre des sujets dans les deux groupes
E. De réduire considérablement le nombre de sujets entrant dans l'essai

Réponse : B

S 89/2/1/ 29

Parmi les propositions suivantes concernant les essais cliniques randomisés en double aveugle, une seule est exacte. Laquelle?

A. Les malades doivent ignorer le fait qu'ils participent à une étude
B. Il doit toujours y avoir un groupe qui reçoit un placebo
C. Le malade et le médecin qui le suit doivent ignorer le traitement reçu tout au long de l 'essai
D. Les médicaments bien connus ne nécessitent pas une surveillance étroite à la recherche d'effets secondaires durant l'essai
E. Des considérations éthiques vont parfois imposer le choix du traitement attribué a un malade sans recourir au tirage au sort

Réponse : C

S 90/4/1/ 52

Concernant les phases de la vie d'un médicament, cocher la réponse juste:

A. La phase I correspond aux études précliniques chez l'animal
B. La phase II s'effectue chez les volontaires sains
C. La phase III correspond à des essais d'évaluations thérapeutiques comparatifs
D. La phase IV débute avant l'autorisation de mise sur le marché (AMM)
E. La pharmacovigilance ne dépiste les effets indésirables des médicaments que pendant les 10 premières années de leur commercialisation

Réponse : C

M 90/6/2/ 82

Concernant les essais thérapeutiques:

A. Un essai thérapeutique contrôlé est une étude dans laquelle l'attribution des traitements se fait par tirage au sort
B. La phase III d'un essai thérapeutique est l'expérimentation limitée à quelques sujets axée sur l'évaluation dose/tolérance
C. La phase IV rejoint la pharmacovigilance
D. Les essais en double aveugle ne sont pas toujours les plus adaptés pour mesurer l'intérêt d'un médicament
E. La phase I est l'expérimentation contre placebo

Réponse : C

M 90/1/2/ 95

Pour qu'un essai soit pratiqué en double aveugle, parmi les règles suivantes, laquelle (lesquelles) doi(ven)t être respectée(s)?

A. Méconnaissance par le patient du traitement utilisé
B. Méconnaissance par le médecin du traitement prescrit
C. Médicament à tester et médicament de référence aussi proches que possible dans leur apparence
D. Utilisation d'un placebo dans le groupe témoin
E. Randomisation

Réponse : ABC

S 90/4/1/ 57

Un essai thérapeutique contrôlé se distingue des enquêtes épidémiologiques descriptives et analytiques par l'un des caractères suivants. Lequel?

A. Le groupe expérimental et le groupe témoin ont les mêmes effectifs
B. Il y a un groupe témoin
C. L'étude est prospective
D. Le groupe expérimental et le groupe témoin sont déterminés par tirage au sort
E. Le groupe expérimental et le groupe témoin doivent avoir la même variance

Réponse : D

M 90/4/2/ 83

Un essai contrôlé est un essai qui comporte:

A. Un groupe témoin
B. Une randomisation
C. Une valeur de p < ou = à 0,05
D. Une administration des traitements en simple aveugle
E. Une administration des traitements en double aveugle

Réponse : A

M 90/6/2/ 78

Pour qu'un essai thérapeutique testant l'efficacité d'un nouveau médicament A par rapport à une substance de référence B, soit réalisé en double aveugle, il faut que:

A. Le groupe témoin (B) reçoive un placebo
B. Le médecin expérimentateur ne sache pas s'il prescrit A ou B
C. L'analyse de l'essai soit faite sans connaître la nature de A
D. Le patient ne sache pas s'il reçoit A ou B
E. Tous les sujets de groupe A soient "résistants" à la substance B

Réponse : BD

S 91/3/1/ 6

Un essai en double-aveugle:

A. Nécessite obligatoirement l'emploi d'un placebo
B. Nécessite une randomisation par tirage au sort
C. Nécessite que seul le malade ne connaisse pas le traitement proposé
D. Est un essai ouvert
E. Est uniquement développé lors de la phase III des essais thérapeutiques

Réponse : B

S 91/2/1/ 83

Les essais thérapeutiques font partie:

A. De l'épidémiologie descriptive
B. De l'épidémiologie analytique
C. De la recherche étiologique
D. De l'épidémiologie prospective
E. De l'épidémiologie évaluative

Réponse : DE

S 91/5/1/ 9

Quelle est la meilleure technique, lors d'un essai thérapeutique contrôlé, pour constituer les deux groupes, traités et témoins?

A. Appariement
B. Tirage au sort
C. Le recrutement dans le groupe témoin des sujets qui ont refusé le traitement à tester
D. Alternance (un sur deux)
E. Répartition multi-centrique

Réponse : B

M 92/8/2/ 8

L'essai clinique de phase II:

A. Utilise un petit effectif de sujets
B. Est réalisé sur le volontaire sain
C. Définit l'activité pharmacodynamique du médicament
D. Est réalisé après obtention de l'autorisation de mise sur le marché
E. Est l'étape privilégiée pour l'étude pharmacocinétique

Réponse : AC

M 92/9/2/ 47

L'essai clinique de phase I d'un médicament:

A. Est réalisé chez le volontaire sain (à l'exclusion des médicaments anticancéreux)
B. Est effectué sans étude toxicologique animale préalable
C. Comprend les toutes premières administrations à l'homme pour établir un ordre d'idée des doses à administrer
D. Utilise une progression des doses très lente
E. Inclut des études de pharmacocinétique

Réponse : ACDE

S 94/9/1/ 5

Dans un essai thérapeutique contrôlé, l'utilisation de la méthode en simple aveugle a pour but:

A. D'égaliser les caractéristiques des sujets des deux groupes
B. De supprimer les biais liés à la subjectivité des malades
C. De supprimer les biais liés à la subjectivité de l'observateur
D. D'égaliser le nombre des sujets dans les deux groupes
E. De réduire considérablement le nombre de sujets entrant dans l'essai

Réponse : B

S 88/3/1/ 87

Parmi les propositions suivantes concernant les essais cliniques des médicaments, laquelle est juste?

A. Les essais de phase I s'effectuent le plus souvent chez le volontaire sain
B. Les essais de phase II portent sur un grand nombre de malades
C. Les essais de phase III s'effectuent toujours en comparaison avec un placebo
D. La phase IV débute avant l'autorisation de mise sur le marché
E. Le rôle de la phase IV intéresse exclusivement la pharmacovigilance

Réponse : A

1.13 INDUCTEURS ENZYMATIQUES

1.13. 1 DIVERS

M 85/6/2/ 19

Tous les médicaments suivants sont inducteurs enzymatiques, sauf deux. Lesquels?

A. Phénytoïne (DIHYDAN*)
B. Carbamazépine (TEGRETOL*)
C. Aspirine
D. Erythromycine
E. Rifampicine (RIFADINE*, RIMACTAN*)

Réponse : CD

M 88/5/2/ 11

Parmi les substances suivantes quelle(s) est (sont) celle(s) qui peu(ven)t être considérée(s) comme inducteur(s) enzymatique(s)?

A. Phénobarbital (GUARDENAL*)
B. Ethanol
C. Méprobamate (EQUANIL*)
D. Cimétidine (TAGAMET*)
E. Rifampicine (RIFADINE*, RIMACTAN*)

Réponse : ABCE

S 88/3/1/ 63

Parmi les mécanismes suivants, indiquer celui par lequel la Rifampicine peut réduire l'efficacité contraceptive des oestroprogestatifs:

A. Inhibition de la synthèse des récepteurs hormonaux
B. Inhibition de la résorption des oestroprogestatifs
C. Stimulation de la biotransformation
D. Augmentation de l'élimination urinaire
E. Inhibition de la liaison aux récepteurs hormonaux

Réponse : C

S 88/5/1/ 87

Les médicaments suivants sont des inducteurs enzymatiques sauf:

A. Phénobarbital
B. Rifampicine
C. Carbamazépine
D. Phénytoïne
E. Glafénine

Réponse : E

M 88/5/2/ 60

Parmi les médicaments suivants, le(s)quel(s) peu(ven)t minimiser l'effet contraceptif de la pilule oestroprogestative?

A. Indométacine (INDOCID*)
B. Phénylhydantoïne (DIHYDAN*)
C. Aspirine
D. Rifampicine (RIFADINE*)
E. Diazépam (VALIUM*)

Réponse : BD

M 89/5/2/ 97

La propriété d'induction enzymatique est chez l'homme une des propriétés de:

A. L'Aspirine
B. Le Phénobarbital
C. La Rifampicine
D. La Théophylline
E. La Pénicilline

Réponse : BC

1.14 INHIBITEURS ENZYMATIQUES

1.14. 1 DIVERS

S 87/1/1/ 88

Parmi les interactions médicamenteuses suivantes, laquelle ne relève pas d'une inhibition enzymatique?

A. Cimétidine (TAGAMET*) - Diazépam (VALIUM*)
B. Cimétidine (TAGAMET*) - Hydroxyde d'aluminium
C. Cimétidine - Propranolol (AVLOCARDYL*)
D. Cimétidine - Lidocaïne (XYLOCAINE*)
E. Cimétidine - Théophylline

Réponse : B

M 88/5/2/ 9

Parmi les substances suivantes quelle(s) est (sont) celle(s) qui est (sont) un (des) inhibiteur(s) enzymatique(s)?

A. IMAO
B. Carbamazépine (TEGRETOL*)
C. Phénytoïne (DIHYDAN*)
D. Tabac
E. Cimétidine (TAGAMET*)

Réponse : AE

S 89/6/1/ 18

Parmi les interactions médicamenteuses suivantes, laquelle ne relève pas d'une inhibition enzymatique?

A. Cimétidine-théophylline
B. Cimétidine-lidocaine
C. Cimétidine-propranolol
D. Cimétidine-hydroxyde d'aluminium
E. Cimétidine-diazépam

Réponse : D

S 90/2/1/ 59

Parmi les intéractions suivantes déterminant un surdosage de médicaments, laquelle relève d'une inhibition enzymatique?

A. Théophylline, Cimétidine (TAGAMET*)
B. Sulfamides hypoglycémiants - Sulfamides antibactériens
C. Anti-inflammatoires non stéroïdiens (AINS) - Antivitamines K
D. Lithium (TERALITHE*) - Thiazidiques
E. Sulfamides hypoglycémiants - Bêta-bloquants

Réponse : A

M 90/3/2/ 58

Parmi les médicaments suivants, indiquez celui (ceux) qui chez l'homme se comporte(nt) comme inhibiteurs enzymatiques du métabolisme de médicaments associés:

A. Digoxine (DIGOXINE*)
B. Cimétidine (TAGAMET*)
C. Phénitoïne (DIHYDAN*)
D. Propranolol (AVLOCARDYL*)
E. Phénobarbital (GARDENAL*)

Réponse : B

1.15 PLACEBO

1.15. 1 DIVERS

M 91/4/2/ 91

Dans un essai clinique, le placebo:

A. N'est utilisé qu'en phase III
B. Peut être l'objet de pré-occupations éthiques
C. Est toujours utilisé en double aveugle
D. Peut générer des effets indésirables
E. Est une substance pharmacologiquement inerte

Réponse : ABDE

M 91/1/2/ 95

L'effet placebo:

A. Peut atteindre 40 à 50% dans certaines pathologies
B. Est plus important lorsque le médicament est délivré avec ordonnance
C. Est plus marqué si le médicament est coûteux
D. Existe chez certains malades (dits placebo-répondeurs) mais pas chez tous
E. N'existe pas lors d'un essai contrôlé de phase III

Réponse : ABC

M 92/9/2/ 44

Concernant le placebo et l'effet placebo en clinique, citez les propositions exactes:

A. Un placebo est une substance qui peut être pharmacologiquement active
B. L'effet placebo est dépendant de l'aspect du comprimé
C. L'effet placebo est totalement indépendant des caractéristiques du patient qui le reçoit
D. L'effet placebo est partiellement dépendant de l'attitude du praticien qui le prescrit
E. L'utilisation d'un placebo est indispensable pour contrôler certaines études cliniques au cours du développement de médicaments

Réponse : ABDE

1.15. 2 DIVERS

M 92/8/2/ 55

Indiquer la (les) proposition(s) exacte(s) concernant l'effet placebo:

A. Il peut se rencontrer avec n'importe quel médicament
B. Il peut se rencontrer dans toutes les pathologies
C. Il peut être prévu, chez un patient donné, d'après les résultats de tests psychologiques spécialisés
D. Il est une des raisons de la nécessité de procéder à des essais thérapeutiques contrôlés
E. Il ne concerne jamais plus de 5% des patients

Réponse : ABD

2 ANTALGIQUES ANTIPYRETIQUES ANTIINFLAMMATOIRES

2. 1 PARACETAMOL

2. 1. 1 CONTRE INDICATIONS (ABSOLUES, RELATIVES)

S 90/1/1/ 61

Le paracétamol est contre-indiqué:

A. Chez la femme enceinte
B. En cas d'insuffisance hépatique sévère
C. En cas d'antécédent d'ulcère gastro-duodénal
D. Chez les malades traités par héparine
E. Chez les malades traités par anti-vitamine K

Réponse : B

2. 1. 2 EFFETS SECONDAIRES

S 89/2/1/ 26

La toxicité principale du paracétamol en cas d'intoxication aiguë est:

A. Rénale
B. Hématologique
C. Hépatique
D. Cutanée
E. Gastrique

Réponse : C

2. 1. 3 DIVERS

S 89/3/1/ 74

Le paracétamol:

A. Est contre indiqué chez le nourrisson
B. Est contre indiqué chez la femme enceinte
C. Est un métabolite de la phénacétine
D. N'est pas hépato-toxique
E. Possède de puissantes propriétés antiinflammatoires

Réponse : C

M 91/5/2/ 23

Le paracétamol:

A. Est un antalgique antipyrétique
B. Ne provoque pas d'ulcère gastrique
C. Peut être prescrit à la femme enceinte
D. Potentialise l'activité des anticoagulants oraux
E. Peut entraîner une cytolyse hépatique en cas de surdosage

Réponse : ABCE

2. 2 ASPIRINE

2. 2. 1 CONTRE INDICATIONS (ABSOLUES, RELATIVES)

M 91/6/2/ 60

Les contre-indications relatives ou absolues de l'aspirine utilisée comme antiagrégant plaquettaire comportent:

A. Les traitements anticoagulants
B. L'ulcère gastro-duodénal évolutif
C. Le 9ème mois de la grossesse
D. L'âge supérieur à 70 ans
E. La thrombopénie

Réponse : ABCE

2. 2. 2 ADMINISTRATION (POSOLOGIE, MODES)

S 85/7/1/ 39

Posologie habituelle de l'acide acétyl-salicylique chez le nourrisson?

A. 1 mg/kg/j
B. 5 mg/kg/j
C. 1 cg/kg/j
D. 7 cg/kg/j
E. 20 cg/kg/j

Réponse : D

S 88/7/1/ 23

L'effet anti-inflammatoire de l'acide acétyl salicylique est obtenu chez l'adulte à partir d'une dose journalière de:

A. 1 gramme
B. 2 grammes
C. 4 grammes
D. 6 grammes
E. 10 grammes

Réponse : C

S 90/3/1/ 73

Chez l'enfant, il est recommandé de ne pas dépasser la dose journalière suivante d'acide acétyl-salicylique:

A. 0,5 cg/kg
B. 1 cg/kg
C. 5 cg/kg
D. 10 cg/kg
E. 25 cg/kg

Réponse : E

2. 2. 3
DIVERS

S 85/2/1/ 26

Parmi les propositions suivantes concernant l'Aspirine, laquelle est inexacte?

A. Liaison à 80-90% aux protéines plasmatiques
B. Les concentrations plasmatiques d'Aspirine sont basses à cause de son hydrolyse en acide salicylique
C. Prolonge le temps de saignement
D. Absorbée par diffusion passive sous forme ionisée à travers la membrane gastro-intestinale
E. Est utilisée efficacement comme antipyrétique

Réponse : D

M 89/3/2/ 90

L'aspirine:

A. Est un analgésique antipyrétique
B. Est constamment efficace dans la crise de migraine vraie
C. Est anti-inflammatoire à posologie élevée
D. N'existe pas sous forme injectable
E. Est anti-agrégant plaquettaire, à faible posologie

Réponse : ACE

M 90/6/2/ 66

L'aspirine:

A. Est un anti-inflammatoire non stéroïdien
B. Son excrétion rénale est majorée par l'alcalinisation des urines
C. A une activité antipyrétique identique à celle du paracétamol
D. Est un antipyrétique anti-inflammatoire et antalgique
E. Est un antalgique de type morphinique

Réponse : ABCD

2. 2. 4
EFFETS PHARMACOLOGIQUES

S 85/2/1/106

Indiquez, parmi les propositions suivantes, celle(s) qui s'applique(nt) aux perturbations de l'hémostase que l'on doit s'attendre à observer dans les heures qui suivent la prise unique d'une dose analgésique d'aspirine (acide acétylsalicylique):

A. Allongement du temps de saignement
B. Allongement du temps de coagulation
C. Thrombocytopénie
D. Hypoprothrombinémie
E. Perturbation réversible en 24 heures

Réponse : A

M 92/8/2/ 4

L'aspirine, selon la posologie à laquelle elle est utilisée peut:

A. Présenter une action analgésique
B. Présenter une action antiinflammatoire
C. Présenter une action anti-agrégante plaquettaire
D. Présenter une action antipyrétique
E. Modifier l'élimination de l'acide urique

Réponse : ABCDE

2. 3
ANTI-INFLAMMATOIRES
2. 3. 1
DIVERS

M 85/3/2/ 37

Parmi les substances anti-inflammatoires suivantes, laquelle ou lesquelles n'est (ne sont) pas considérée(s) comme pouvant induire une agranulocytose?

A. Phénylbutazone
B. Oxyphenbutazone
C. D Pénicillamine
D. Sels d'or (allochrysine)
E. Dérivés propioniques

Réponse : E

M 89/5/2/ 45

Indiquez, parmi les médicaments suivants, celui (ceux) qui peut (peuvent) être prescrit(s) au long cours pour leur action anti-inflammatoire:

A. La bêta-méthasone (CELESTENE*)
B. La méthylprednisolone (MEDROL*)
C. L'hydrocortisone
D. La prednisone
E. La 9 alpha fluoro hydrocortisone

Réponse : ABD

2. 4
ANTI-INFLAMMATOIRES NON STEROIDIENS (AINS)
2. 4. 1
EFFETS SECONDAIRES

S 85/4/1/103

Indiquer parmi ces différentes classes d'anti-inflammatoires non stéroïdiens celle qui présente la potentialité toxique hématologique considérée comme la plus grande:

A. Salicylés (type aspirine)
B. Pyrazolés (type phénylbutazone ou BUTAZOLIDINE*)
C. Indoliques (types indométacine ou INDOCID*)
D. Oxicams (type piroxicam ou FELDENE*)
E. Anthraniliques (type acide méfénamique ou PONSTYL*)

Réponse : B

M 94/8/2/ 19

L'administration intra-musculaire d'un anti-inflammatoire non stéroïdien peut exposer aux complications suivantes:

A. Polynévrite
B. Ulcère gastrique
C. Syndrome de Lyell
D. Abcès local
E. Bronchospasme

Réponse : BCDE

2. 4. 2
DIVERS

M 89/1/2/ 83

Les anti-inflammatoires stéroïdiens utilisés au long cours:

A. N'agissent que sur les phases précoces de l'inflammation
B. Favorisent la croissance chez l'enfant
C. Diminuent les réactions immunitaires
D. Favorisent l'infection
E. Donnent une atrophie corticosurrénalienne

Réponse : CDE

M 90/7/2/109

Parmi les médicaments suivants, indiquez ceux qui appartiennent à la catégorie des anti-inflammatoires non stéroïdiens:

A. Diclofenac (VOLTARENE*)
B. Glafénine (GLIFANAN*)
C. Dextropropoxyphène (ANTALVIC*)
D. Piroxicam (FELDENE*)
E. Paraméthasone (DILAR*)

Réponse : AD

2. 4. 3
EFFETS PHARMACOLOGIQUES

M 91/7/2/ 44

Tous les anti-inflammatoire non stéroïdiens (AINS):

A. Inhibent la synthèse des prostaglandines
B. Inhibent la composante vasculaire de la réaction inflammatoire
C. Ont des propriétés antipyrétiques et antalgiques
D. Sont susceptibles de provoquer des lésions gastriques même quand on les administre par voie parentérale
E. Sont des anticoagulants

Réponse : ABCD

2. 5
CODEINE
2. 5. 1
DIVERS

M 86/6/2/ 91

La codéine:

A. Est un alcaloïde de l'opium
B. Cause fréquemment de la diarrhée
C. Est utilisée pour traiter les nausées provoquées par la morphine
D. Est contre-indiquée chez le nourrisson
E. Déprime le réflexe de toux

Réponse : ADE

M 88/5/2/110

La codéine:

A. Est un alcaloïde de l'opium
B. Est utilisée comme analgésique en association à d'autres substances
C. Est utilisée comme antitussif (tussiplégique)
D. Déprime le tonus des fibres musculaires lisses
E. Peut déprimer l'automatisme respiratoire

Réponse : ABCE

M 90/5/2/ 99

La codéine est très utilisée comme antitussif dans de nombreux sirops. Quelle(s) est (sont) le(s) affirmation(s) exacte(s)?

A. Contrairement à la morphine, elle est dépourvue de toute action dépressive sur le centre respiratoire
B. On peut la prescrire sans risque chez l'enfant
C. Elle a des propriétés anesthésiques locales sur les "récepteurs" à l'irritation du poumon
D. Elle peut provoquer des diarrhées
E. Elle possède un risque toxicomanogène

Réponse : E

2. 6
MORPHINE
2. 6. 1
CLINIQUE

S 86/3/1/ 56

L'intoxication aiguë par la morphine se traduit par différents signes cliniques: quel est celui qui n'est jamais observé?

A. Une somnolence, un état stuporeux voire un coma profond
B. Une bradypnée
C. Un myosis
D. Une hypertension artérielle
E. Une hypothermie

Réponse : D

S 90/6/1/ 30

Cliniquement, l'intoxication opiacée entraîne tous les signes suivants sauf un; lequel?

A. Somnolence
B. Mydriase
C. Constipation
D. Dépression respiratoire
E. Coma

Réponse : B

M 93/9/2/ 28

Le syndrome de sevrage aux opiacés se manifeste par l'un ou plusieurs des symptômes suivants:

A. Son apparition 48 heures après la dernière prise
B. Un état de besoin intense et angoissant
C. Des douleurs thoraco-abdominales
D. Un tremblement intentionnel
E. Un myosis

Réponse : BC

S 93/8/1/ 55

Cliniquement, l'intoxication opiacée entraîne tous les signes suivants, sauf un; lequel?

A. Somnolence
B. Mydriase
C. Constipation
D. Dépression respiratoire
E. Coma

Réponse : B

2. 6. 2
TRAITEMENTS

S 90/2/1/ 57

Parmi les substances suivantes, quel est l'antidote à employer au cours d'une intoxication par la morphine ou l'héroïne?

A. Alpha méthyl dopa
B. Atropine
C. Naloxone
D. Propranolol
E. Chlorure de calcium

Réponse : C

2. 6. 3
DIVERS

M 90/7/2/ 97

Chez un patient en sevrage opiacé, il est contre-indiqué de prescrire:

A. VALIUM* (Diazépam)
B. BARNETIL* (Sultopréde)
C. VISCERALGINE* (Tiémonium)
D. NARCAN* (Naloxone)
E. CATAPRESSAN* (Clonidine)

Réponse : D

2. 6. 4
EFFETS SECONDAIRES

S 89/3/1/ 12

La prise de péthidine par la mère au cours du travail peut entretenir une dépression ventilatoire chez le nouveau-né. Parmi les médicaments cités, lequel doit être administré en tant qu'antidote spécifique?

A. Théophylline
B. Doxapram (DOPRAM*)
C. Caféine
D. Naloxone (NARCAN*)
E. Dextromoramide (PALFIUM*)

Réponse : D

M 90/2/2/ 73

Les actions néfastes de la morphine sur la respiration résultent de:

A. Dépression des centres respiratoires
B. Paralysie diaphragmatique
C. Action tussigène
D. Bronchoconstriction directe
E. Bronchoconstriction par histamino-libération

Réponse : ADE

2. 6. 5
DIVERS

S 85/6/1/ 18

Par quel mécanisme la naloxone (NARCAN*) s'oppose-t-elle à l'action de la morphine?

A. Antagonisme compétitif au niveau des récepteurs opiacés
B. Antagonisme de l'absorption de la morphine
C. Formation de complexes circulants inactifs
D. Accélération de l'élimination de la morphine
E. Induction de substances endogènes antimorphiniques

Réponse : A

M 86/4/2/101

Les morphiniques agonistes partiels:

A. Utilisés non précédés d'un morphinique ont des propriétés identiques à celles d'un morphinique pur
B. Utilisés après un morphinique pur, réduisent ses effets
C. Donnés à des morphinomanes donnent un syndrome aigu de sevrage
D. Ne sont pas dépresseurs respiratoires
E. N'ont pas d'action analgésique

Réponse : ABC

M 88/1/2/ 96

La morphine:

A. Provoque un myosis
B. Déprime les centres respiratoires
C. Peut être administrée par voie orale
D. Est toxicomanogène
E. Contracte le sphincter d'Oddi

Réponse : ABCDE

M 88/4/2/ 10

La morphine:

A. Administrée en chronique, provoque une mydriase
B. Traverse la barrière foeto placentaire
C. Provoque la contraction du pylore
D. Est tachycardisante
E. Possède des propriétés dépressives respiratoires

Réponse : BCE

M 90/7/2/ 79

La morphine:

A. Possède toutes les propriétés pharmacodynamiques de la Met-enképhaline
B. Donne naissance à une dépendance uniquement psychologique
C. Peut être source de constipation
D. Est un agoniste partiel
E. Peut être administrée par voie orale

Réponse : ACE

M 90/6/2/ 77

Le syndrome de sevrage aux opiacés:

A. Comporte une angoisse importante
B. Comporte des sueurs et des douleurs musculaires
C. Dure 2 à 3 semaines
D. Comporte un myosis
E. Est traité par le naloxone (NARCAN*)

Réponse : AB

M 91/2/1/ 92

Les signes suivants sont en faveur d'un syndrome d'abstinence en morphinomimétiques chez un toxicomane:

A. Bradypnée
B. Larmoiement
C. Hypertension artérielle
D. Diarrhée
E. Douleurs musculaires

Réponse : BDE

S 93/9/1/ 10

Le syndrome de sevrage à la morphine est atténué par l'administration de:

A. Paracétamol
B. Clonidine (CATAPRESSAN*)
C. Naloxone (NARCAN*)
D. Nalorphine (NALORPHINE*)
E. Glafénine (GLIFANAN*)

Réponse : B

2. 6. 6 EFFETS PHARMACOLOGIQUES

M 86/5/2/ 19

Parmi les effets pharmacodynamiques suivants, quel(s) est (sont) celui (ceux) qui est (sont) induit(s) par la morphine?

A. Dépression des centres respiratoires bulbo protubérantiels
B. Myosis
C. Spasmes sphinctériens
D. Diminution du péristaltisme intestinal
E. Effet antidiurétique

Réponse : ABCDE

3 PARASYMPATHIQUES ET SYMPATHIQUES

3. 1 PARASYMPATHOMIMETIQUES ET PARASYMPATHOLYTIQUE

3. 1. 1 CONTRE INDICATIONS (ABSOLUES, RELATIVES)

S 86/7/1/ 26

Un homme de 65 ans a une dysurie avec pollakiurie en rapport avec un adénome prostatique. Lequel de ces antiarythmiques devez-vous éviter de prescrire?

A. Quinidine
B. Mexilétine (MEXITIL*)
C. Disopyramide (RYTHMODAN*)
D. Propranolol (AVLOCARDYL*)
E. Amiodarone (CORDARONE*)

Réponse : C

M 87/7/2/ 42

Quelle(s) est (sont) la (les) contre-indication(s) d'emploi des parasympatholytiques?

A. Hypertension artérielle
B. Adénome prostatique
C. Diabète
D. Glaucome à angle fermé
E. Grossesse

Réponse : BD

3. 1. 2 EFFETS SECONDAIRES

S 87/1/1/ 16

Parmi les effets indésirables suivants des antidépresseurs tricycliques, lequel ne relève pas d'un mécanisme anticholinergique?

A. Dysurie
B. Sécheresse de la bouche
C. Troubles de la conduction ventriculaire
D. Tachycardie sinusale
E. Hypersudation

Réponse : C

3. 1. 3 DIVERS

M 89/1/2/103

Quels sont, parmi les médicaments suivants, celui ou ceux qui risque(nt) d'entraîner des troubles d'ordre parasympatholytique?

A. Dextromoramide (PALFIUM*)
B. Clonidine (CATAPRESSAN*)
C. Trihyxyphénidyle (ARTANE*, PARKINANE*)
D. Lévodopa (LARODOPA*)
E. Amitriptyline (ELAVIL*, LAROXYL*)

Réponse : CE

S 89/5/1/ 83

Les parasympathomimétiques peuvent s'utiliser dans:

A. Le traitement du glaucome
B. L'asthme bronchique
C. L'intoxication par les insecticides organophosphorés
D. Le mal des transports
E. La prémédication anesthésique

Réponse : A

M 90/4/2/ 53

Parmi ces médicaments quel(s) est (sont) celui (ceux) qui peut (peuvent) déclencher une crise de glaucome aigu chez un sujet prédisposé?

A. Les dérivés nitrés
B. Les IMAO
C. L'éthambutol
D. Les antiparkinsoniens anticholinergiques
E. La chlorpromazine

Réponse : ABDE

S 91/1/1/ 25

La propriété anti-cholinergique se rencontre dans les classes médicamenteuses suivantes, sauf une, laquelle?

A. Antidépresseurs tricycliques
B. Neuroleptiques
C. Antihistaminiques H1
D. Antispasmodiques du tube digestif
E. Antiinflammatoires non stéroïdiens

Réponse : E

3. 1. 4
EFFETS PHARMACOLOGIQUES

S 86/1/1/ 23

Les propositions suivantes concernent les actions que les médicaments parasympatholytiques (ou atropiniques) peuvent produire. Laquelle de ces propositions est inexacte?

A. Tachycardie
B. Relaxation de l'intestin
C. Relaxation des bronches
D. Relaxation du sphincter vésical
E. Mydriase

Réponse : D

M 88/2/2/ 90

Une crise de glaucome aigu, chez un sujet prédisposé peut être déclenchée par la prise de:

A. Les antispasmodiques
B. Les IMAO
C. L'éthambutol
D. Les antiparkinsoniens anticholinergiques
E. La chlorpromazine

Réponse : ABDE

M 89/1/2/ 82

Les propriétés parasympatholytiques périphériques peuvent être responsables de:

A. Rétention d'urine
B. Tachycardie
C. Sécheresse de la bouche
D. Hyposudation
E. Cycloplégie

Réponse : ABCDE

S 90/4/1/ 50

Quel est, parmi les effets suivants, celui qui est susceptible d'être produit par une substance parasympatholytique?

A. Bradycardie
B. Allongement du temps de conduction auriculo-ventriculaire
C. Augmentation des secrétions sudorales
D. Augmentation du diamètre pupillaire
E. Bronchoconstriction

Réponse : D

3. 2
BETA-BLOQUANTS
3. 2. 1
TRAITEMENTS

M 89/5/2/ 22

Les bêta-bloquants dans le traitement de l'hypertension artérielle (HTA):

A. Sont tous actifs
B. Peuvent être prescrits en une seule prise
C. Sont utilisables en cas d'insuffisance rénale
D. Sont contre-indiqués pendant la grossesse
E. Peuvent être associés à un diurétique

Réponse : ABCE

3. 2. 2
CONTRE INDICATIONS (ABSOLUES, RELATIVES)

M 87/4/2/101

Les bêta-bloquants sont contre-indiqués en cas de:

A. Hypertension artérielle par sténose de l'artère rénale
B. Syndrome de Raynaud
C. Hyperthyroïdie avec syndrome hyperkinétique
D. Angine de poitrine de Prinzmétal
E. Insuffisance respiratoire chronique avec bronchospasme

Réponse : BDE

M 88/2/2/ 22

L'emploi d'un bêta-bloquant est contre indiqué électivement en cas de:

A. Insuffisance rénale
B. Insuffisance cardiaque non compensée
C. Insuffisance hépatique
D. Bloc auriculo-ventriculaire du 3ème degré non appareillé
E. Syndrome de Raynaud

Réponse : BDE

M 92/9/2/ 53

Parmi les propositions suivantes, indiquer celle(s) qui est (sont) une (des) contre-indication(s) de l'administration par voie orale des bêta-bloquants?

A. Bloc auriculo-ventriculaire avec espace PR > 0,24 seconde
B. Antécédent d'ulcère duodénal cicatrisé
C. Asthme
D. Glycémie > 7 mmol/l
E. Cholestérolémie > 8 mmol/l

Réponse : C

3. 2. 3
EFFETS SECONDAIRES

S 85/4/1/ 18

Quel est parmi les incidents et accidents suivants celui auquel n'exposent pas les bêta-bloquants?

A. Défaillance cardiaque
B. Hypoglycémie
C. Bloc auriculo-ventriculaire
D. Extrasystolie ventriculaire
E. Asthme

Réponse : D

3. 2. 4
INDICATIONS

S 87/3/1/ 48

Parmi les affections suivantes, quelle est celle où l'emploi des bêta-bloquants n'est pas justifié?

A. Angor d'effort
B. Hypertension artérielle
C. Cardiothyréose
D. Bloc auriculo-ventriculaire
E. Cardiomyopathie obstructive

Réponse : D

M 90/4/1/108

Parmi les affections suivantes, quelle(s) est (sont) celle(s) qui représente(nt) une indication au traitement bêta-bloqueur?

A. Angor d'effort
B. Angor d'effort associé à une hypertension artérielle
C. Angor d'effort associé à une myocardiopathie dilatée
D. Douleurs angineuses spontanées
E. Angor d'effort résiduel post-infarctus

Réponse : ABE

M 90/1/2/ 75

Quelles sont les indications thérapeutiques des bêta-bloquants?

A. Traitement de fond de la migraine
B. Traitement de fond de l'angine de poitrine
C. Hypertension artérielle
D. Insuffisance cardiaque
E. Asthme

Réponse : ABCD

M 91/1/2/ 24

Parmi la liste d'affections énumérées ci-dessous, laquelle (lesquelles) peu(ven)t justifier d'un traitement par bêta-bloquant?

A. Asthme
B. Angine de poitrine
C. Hyperthyroïdie
D. Artérite des membres inférieurs
E. Hypertension artérielle

Réponse : BCE

3. 2. 5
DIVERS

S 85/5/1/ 18

Parmi ces 5 bêta-bloquants d'usage courant, une activité sympathomimétique intrinsèque marquée est une propriété de:

A. Propranolol (AVLOCARDYL*)
B. Pindolol (VISKEN*)
C. Aténolol (TENORMINE*)
D. Métoprolol (SELOKEN* ou LOPRESSOR*)
E. Timolol (TIMACOR*)

Réponse : B

M 85/6/2/ 20

Indiquer parmi les antihypertenseurs suivants celui ou ceux qui appartien(nen)t au groupe des bêta-bloquants?

A. Prazosine (MINIPRESS*)
B. Polythiazide (RENESE*)
C. Aténolol (TENORMINE*)
D. Acébutolol (SECTRAL*)
E. Dihydralazine (NEPRESSOL*)

Réponse : CD

S 85/7/1/ 23

Parmi les bêta-bloquants énumérés ci-dessous, lequel a des propriétés cardio-sélectives?

A. Le Pindolol (VISKEN*)
B. L'Acébutolol (SECTRAL*)
C. Le Propranolol (AVLOCARDYL*)
D. Le Timolol (TIMACOR*)
E. Le Labétalol (TRANDATE*)

Réponse : B

S 87/7/1/ 18

Parmi ces bêta-bloquants, la cardio-sélectivité est une propriété de:

A. Nadolol (CORGARD*)
B. Timolol (TIMACOR*)
C. Pindolol (VISKEN*)
D. Propranolol (AVLOCARDYL*)
E. Métoprolol (SELOKEN* ou LOPRESSOR*)

Réponse : E

M 88/1/1/108

Parmi ces médicaments quel(s) est (sont) celui (ceux) qui possède(nt) des propriétés bêta-bloquantes?

A. Oxprénolol (TRASICOR*)
B. Pindolol (VISKEN*)
C. Halopéridol (HALDOL*)
D. Fénotérol (BEROTEC*)
E. Acébutolol (SECTRAL*)

Réponse : ABE

S 89/4/1/ 43

Les bêta-bloquants dits "cardio-sélectifs":

A. Bloquent spécifiquement les récepteurs bêta 2 adrénergiques
B. Sont les seuls à pouvoir être utilisés dans l'angor d'effort
C. Ne sont jamais contre-indiqués chez l'asthmatique
D. Perdent leur "cardio-sélectivité" à forte dose
E. Ne sont pas antihypertenseurs

Réponse : D

S 89/5/1/ 16

A propos des bêta-bloquants, il est exact que:

A. Ils peuvent être utilisés sans précaution dans l'asthme s'ils sont cardio-sélectifs
B. Ils peuvent aggraver une artériopathie chronique oblitérante des membres inférieurs
C. Ils sont d'autant plus bradycardisants qu'ils sont plus cardio-sélectifs
D. Les plus anti-arythmiques sont ceux qui sont doués d'activité sympathomimétique intrinsèque
E. Ils accroissent le débit coronarien chez l'insuffisant coronarien

Réponse : B

S 89/7/1/ 36

Parmi les propositions suivantes concernant les bêta-bloquants, l'une d'entre elles est juste, laquelle?

A. Ils possèdent tous une activité sympathomimétique intrinsèque (ASI)
B. La cardio-sélectivité est absolue
C. Les bêta-bloquants avec ASI sont moins dépresseurs myocardiques
D. Ils présentent tous un effet de premier passage hépatique marqué
E. Ils augmentent tous la consommation d'oxygène du myocarde

Réponse : C

M 90/5/1/ 99

Les bêta-bloquants:

A. Inhibent la tachycardie d'effort
B. Provoquent une broncho-dilatation
C. Limitent la performance d'effort maximale
D. Peuvent provoquer l'apparition d'un syndrome de Raynaud
E. Peuvent limiter l'adaptation à une hypoglycémie

Réponse : ACDE

M 90/6/2/ 64

Les bloquants bêta-adrénergiques tels que le propranolol:

A. Ont un effet relaxant sur les muscles bronchiques
B. Provoquent une tachycardie
C. Peuvent être utilisés dans certains troubles du rythme
D. Sont hyperglycémiants
E. Sont utilisés dans le traitement de l'hypertension artérielle

Réponse : CE

3. 2. 6 EFFETS PHARMACOLOGIQUES

M 86/1/2/ 9

L'action stimulante intrinsèque d'un bêta-bloquant:

A. Se manifeste plus au repos qu'à l'effort
B. Se manifeste plus lors d'une émotion que pendant le sommeil
C. Peut s'expliquer par un effet dit agoniste partiel sur les récepteurs bêta-adrénergiques
D. Peut s'expliquer par un effet partiel sur les récepteurs alpha-adrénergiques
E. Favorise le passage de la barrière hémo-encéphalique

Réponse : AC

M 86/5/2/ 5

Parmi les propriétés pharmacodynamiques suivantes, le blocage bêta-adrénergique est à l'origine de:

A. Augmentation du débit cardiaque
B. Augmentation du travail ventriculaire gauche
C. Réduction de la consommation en O2 du myocarde
D. Bradycardie
E. Constriction des vaisseaux périphériques

Réponse : CDE

M 86/6/2/ 28

Le blocage de récepteurs bêta-adrénergiques:

A. Provoque une tachycardie
B. Aboutit, en utilisation chronique, à une augmentation de la pression artérielle
C. Empêche les effets de la noradrénaline sur le coeur isolé
D. Provoque une bronchodilatation
E. Est réalisé par la prazosine (MINIPRESS*)

Réponse : C

S 88/3/1/102

Quel est l'antihypertenseur qui potentialise l'activité de la dihydralazine (NEPRESSOL*) en s'opposant à l'augmentation réflexe de l'activité rénine plasmatique?

A. Le furosémide (LASILIX*)
B. Le diazoxide (HYPERSTAT*)
C. L'acébutolol (SECTRAL*)
D. La réserpine (SERPASIL*)
E. La guanéthidine (ISMELINE*)

Réponse : C

S 90/5/1/ 27

Parmi les actions suivantes des bêta-bloquants non sélectifs, l'une est inexacte:

A. Ils entraînent une vasodilatation artériolaire
B. Ils diminuent la glycogénolyse
C. Ils entraînent une diminution de la contractilité cardiaque
D. Ils provoquent une bronchoconstriction
E. Ils dépriment la conduction auriculo-ventriculaire

Réponse : A

M 90/5/2/100

Parmi les propriétés pharmacodynamiques suivantes, quelles sont celles résultant du blocage bêta 1 adrénergique:

A. Augmentation du débit cardiaque
B. Augmentation du travail du ventricule gauche
C. Diminution de la consommation d'oxygène du myocarde
D. Bradycardie
E. Relâchement du myomètre

Réponse : CD

M 92/9/1/ 75

Les bêta-bloquants dépourvus d'ASI sont utilisés dans l'hypertension compliquée d'angor parce qu'ils:

A. Réduisent le débit cardiaque
B. Réduisent les résistances artérielles globales
C. Diminuent la post-charge
D. Entraînent une redistribution endo-épicardique du débit coronaire
E. Réduisent le tonus sympathique cardiaque

Réponse : ABCDE

3. 3 SYMPATHOMIMETIQUES ET SYMPATHOLYTIQUES

3. 3. 1 DIVERS

M 91/2/2/ 31

Parmi les substances suivantes, indiquez celle(s) qui stimule(nt) les récepteurs alpha-adrénergiques pré-synaptiques:

A. Prazosine (MINIPRESS*)
B. Guanfacine (ESTULIC*)
C. Clonidine (CATAPRESSAN*)
D. Phentolamine (REGITINE*)
E. Yohimbine

Réponse : BC

M 91/3/2/ 84

Parmi les substances suivantes, indiquez celle(s) qui bloque(nt) les récepteurs bêta-adrénergiques:

A. Salbutamol (VENTOLINE*)
B. Aténolol (TENORMINE*)
C. Propanolol (AVLOCARDYL*)
D. Labétalol (TRANDATE*)
E. Phentolamine (REGITINE*)

Réponse : BCD

3. 3. 2
CONTRE INDICATIONS (ABSOLUES, RELATIVES)

M 87/2/2/ 95

Chez un asthmatique, l'emploi d'un sympathomimétique par voie générale est a priori contre-indiqué en cas de:

A. Insuffisance coronarienne
B. Insuffisance rénale
C. Hyperthyroïdie
D. Insuffisance cardiaque
E. Syndrome dépressif

Réponse : ACD

M 90/7/2/ 14

Quelle(s) est (sont) parmi les maladies suivantes celle(s) qui contre indique(nt) les bêta mimétiques?

A. Hypothyroïdie traitée
B. Dépression
C. Schizophrénie
D. Epilepsie
E. Syndrome de Wolff Parkinson White

Réponse : E

3. 3. 3
EFFETS SECONDAIRES

S 86/1/1/100

Citer le principal effet secondaire des agents bloquant les récepteurs (Alpha 1) post-synaptiques:

A. Céphalées
B. Hypotension orthostatique
C. Rétention urinaire
D. Douleurs angineuses
E. Oedèmes des extrémités

Réponse : B

M 91/6/2/ 97

Quels sont les effets secondaires possibles des sympathomimétiques bêta 2 stimulants?

A. Troubles du rythme cardiaque
B. Tremblements
C. Bradycardie
D. Insomnie
E. Bronchospasme

Réponse : ABD

M 92/9/2/ 86

Quel(s) est (sont) l'(es) effet(s) indésirable(s) des bêta-mimétiques?

A. Tremblements des extrémités
B. Tachycardie
C. Incontinence urinaire
D. Bouche sèche
E. Hématémèse

Réponse : AB

3. 3. 4
DIVERS

M 85/4/2/ 6

Parmi ces médicaments, quel est celui (ou quels sont ceux) qui a (ont) une action directe stimulante ou bloquante sur les récepteurs alpha du système sympathique:

A. Dihydralazine (NEPRESSOL*)
B. Prazosine (MINIPRESS*)
C. Clonidine (CATAPRESSAN*)
D. Labetalol (TRANDATE*)
E. Propranolol (AVLOCARDYL*)

Réponse : BCD

M 87/2/1/107

Le blocage des récepteurs alpha 1:

A. Prévient la tachycardie due à une stimulation sympathique
B. Provoque une chute tensionnelle
C. Peut provoquer une sécheresse de la muqueuse nasale
D. Peut provoquer une hypotension orthostatique
E. Est le fait de la Clonidine (CATAPRESSAN*)

Réponse : BD

M 88/3/2/ 96

La stimulation des récepteurs adrénergiques alpha 2 présynaptiques:

A. Peut provoquer une libération de noradrénaline à partir des fibres adrénergiques
B. Est réalisée par la yohimbine
C. Est réalisée par la prazosine (MINIPRESS*).
D. Est réalisée par la clonidine (CATAPRESSAN*)
E. Entraîne une rétro-inhibition de la sécrétion neuronale de noradrénaline

Réponse : DE

M 88/5/2/ 12

Quel(s) est (sont) parmi ces médicaments celui (ceux) qui possède(nt) une action alpha-sympatholytique?

A. Phentolamine (REGITINE*)
B. Dihydroergotoxine (HYDERGINE*)
C. Adrénaline
D. Prazosine (MINIPRESS*)
E. Scopolamine

Réponse : ABD

S 90/6/1/ 61

La stimulation des alpha 2 récepteurs pré-synaptiques:

A. Entraîne un recaptage accru de noradrénaline par les terminaisons sympathiques
B. Entraîne une libération accrue de noradrénaline
C. Entraîne une inhibition de la libération de noradrénaline à partir de la terminaison axonale
D. Est réalisée par la prazosine (MINIPRESS*)
E. Est susceptible d'être induite par certains bêta bloquants

Réponse : C

M 90/7/2/115

Un médicament bêta-sympathomimétique (ou stimulant des bêta-adréno-récepteurs) possède parmi les propriétés pharmacologiques suivantes:

A. Une action sur les muscles lisses bronchiques
B. Une action inotrope positive
C. Une action ocytocique (ou utéro-tonique)
D. Une action chronotrope positive
E. Une action dromotrope positive

Réponse : ABDE

M 91/3/2/ 57

Parmi les substances suivantes, indiquez celle(s) qui est (sont) un (des) sympathomimétique(s) direct(s):

A. Le propanolol (AVLOCARDYL*)
B. L'atropine
C. La prométhazine (PHENERGAN*)
D. La phényléphrine (NEOSYNEPHRINE*)
E. L'isoprénaline (ISUPREL*)

Réponse : DE

3. 3. 5 EFFETS PHARMACOLOGIQUES

S 85/2/1/ 34

La stimulation des récepteurs Bêta adrénergiques par un agent pharmacologique comme l'Isoprénaline (ISU-PREL*):

A. Entraîne une activation des récepteurs post-synaptiques
B. Inhibe la libération de noradrénaline
C. Inhibe le phénomène de récaptage
D. Bloque l'activité de la monoamine oxydase (MAO)
E. Facilite la transmission synaptique entre la fibre pré et post-ganglionnaire du système nerveux végétatif

Réponse : A

M 85/3/2/ 17

La ou les propriétés communes à tous les bêta-bloquants est (sont):

A. Une activité sympathomimétique intrinsèque
B. Un effet quinidine-like
C. Un blocage du récepteur bêta-adrénergique
D. Une sélectivité cardiaque
E. Un effet anti-hypertenseur

Réponse : CE

M 87/2/2/ 3

Parmi les effets produits par les sympathomimétiques indiqués ci-dessous, quel(s) est(sont) celui(ceux) qui met(tent) en jeu les bêta-récepteurs adrénergiques:

A. Relaxation du muscle vésical (détrusor)
B. Relaxation du muscle utérin
C. Augmentation de l'automaticité ventriculaire
D. Relaxation des muscles bronchiques
E. Contraction du muscle dilatateur de l'iris

Réponse : ABCD

M 87/6/2/ 15

La stimulation des récepteurs bêta adrénergiques provoque:

A. Une bronchoconstriction
B. Un myosis
C. Une vasodilatation
D. Un relâchement de l'utérus gravide
E. Une augmentation de la sécrétion d'insuline

Réponse : CD

M 87/6/2/ 95

Les amphétamines, comme les anorexigènes sont des sympathomimétiques dont l'action prédominante s'exerce au niveau central. Quel(s) est (sont) l'(les) effet(s) sur le système nerveux végétatif que l'on peut noter?

A. Myosis
B. Tachycardie
C. Hypertension artérielle
D. Diminution de l'excitabilité myocardique
E. Hyperpéristaltisme intestinal

Réponse : BC

M 89/7/2/ 96

La stimulation du récepteur bêta 2 adrénergique provoque:

A. Une bronchodilatation
B. Un relâchement du myomètre
C. Un effet chronotrope et inotrope positifs
D. Une rétention d'urine
E. Une vasodilatation

Réponse : ABE

M 94/9/2/ 60

Parmi les effets pharmacodynamiques suivants, quels sont ceux qui se rattachent à la stimulation des récepteurs alpha adrénergiques en périphérie?

A. Accélération du rythme cardiaque
B. Vasodilatation des artères rénales
C. Elévation de la pression artérielle
D. Vasodilatation cutanée
E. Mydriase

Réponse : ADE

3. 4 ACETYLCHOLINE

3. 4. 1 DIVERS

M 85/5/2/ 16

L'acétylcholine:

A. Produit un myosis actif
B. Agit sur les récepteurs muscariniques
C. Agit sur les récepteurs alpha 2 adrénergiques
D. Est indiquée dans les asthmes
E. Est contre-indiquée en cas d'hypertrophie prostatique

Réponse : AB

M 87/5/2/ 7

L'acétylcholine est concernée comme médiateur synaptique dans:

A. Le système nerveux central
B. Les ganglions sympathiques
C. Les ganglions parasympathiques
D. Les terminaisons postganglionnaires sympathiques
E. La jonction neuromusculaire

Réponse : ABCE

3. 5 ATROPINE

3. 5. 1 CONTRE INDICATIONS (ABSOLUES, RELATIVES)

S 93/9/1/ 31

Dans laquelle des conditions suivantes, l'Atropine est-elle absolument contre-indiquée?

A. Myasthénie gravis
B. Asthme
C. Glaucome
D. Congestion nasale
E. Hypertension

Réponse : C

3. 5. 2
EFFETS SECONDAIRES

S 89/5/1/ 82

Parmi les effets secondaires suivants, indiquez celui que l'on peut voir avec un médicament atropinique:

A. Myosis
B. Diarrhée
C. Rétention urinaire
D. Hypersialorrhée
E. Hypersécrétion bronchique

Réponse : C

3. 5. 3
DIVERS

M 85/1/2/ 30

L'atropine (et les atropiniques de synthèse):

A. Inhibent la motricité digestive
B. Diminuent la sécrétion gastrique
C. Stimulent la motricité des voies biliaires
D. Tendent à accélérer le rythme cardiaque
E. Augmentent les secrétions bronchiques

Réponse : ABD

S 85/3/1/ 32

Quel est l'antispasmodique qui possède des propriétés atropiniques?

A. Papavérine
B. Mébévérine (DUSPATALIN*)
C. La Khelline
D. La Trimébutine (DEBRIDAT*)
E. Le Tiémonium (VISCERALGINE*)

Réponse : E

M 87/4/2/ 10

L'atropine:

A. Est une substance anticholinestérasique
B. Ralentit la fréquence cardiaque
C. Augmente la vitesse de conduction auriculo-ventriculaire
D. Augmente les sécrétions bronchiques
E. Est contre-indiquée en cas d'adénome prostatique

Réponse : CE

S 87/5/1/ 90

L'atropine est un médicament:

A. Anticholinestérasique
B. Acétylcholinomimétique
C. Sympatholytique
D. Anti-cholinergique
E. Sympathomimétique

Réponse : D

M 88/7/2/ 7

Parmi les familles pharmacologiques suivantes, laquelle ou lesquelles possède(nt) des propriétés atropiniques:

A. Antidépresseurs tricycliques
B. Antiparkinsoniens de synthèse
C. Digitaliques
D. Antispasmodiques digestifs de type "amine tertiaire"
E. Antimyasthéniques

Réponse : ABD

M 91/5/2/ 4

L'atropine:

A. Est un mydriatique
B. Est un cycloplégique
C. Est utilisée dans le glaucome
D. Est un sympathomimétique
E. Est un parasympatholytique

Réponse : ABE

3. 5. 4
EFFETS PHARMACOLOGIQUES

M 85/4/2/ 41

L'Atropine exerce le ou les effets suivants:

A. Tachycardie
B. Bronchoconstriction
C. Augmentation des sécrétions salivaires, gastriques et intestinales
D. Mydriase
E. Diminution des péristaltismes intestinal et vésical

Réponse : ADE

M 91/6/2/ 85

Parmi les propriétés suivantes, laquelle (lesquelles) peut (peuvent) être attribuée(s) à l'atropine?

A. Facilitation de la miction
B. Constipation
C. Sécheresse de la bouche
D. Diminution de la pression intra-oculaire
E. Mydriase passive

Réponse : BCE

M 93/9/2/ 33

L'atropine, à la dose de 0,25 mg en injection musculaire:

A. Provoque un myosis
B. Entraîne une difficulté à la vision de près
C. Est contre-indiquée en présence de signes cliniques d'adénome prostatique
D. Possède une action de type acétyl-cholino-mimétique
E. Présente des propriétés anti-convulsifiantes

Réponse : BC

4 DIURETIQUES

4. 1 DIURETIQUES

4. 1. 1 DIVERS

M 92/9/2/ 12

Parmi les diurétiques ci-dessous, quel est celui (quels sont ceux) qui ne provoque(nt) pas une élimination accrue de potassium?

A. Furosémide (LASILIX*)
B. Amiloride (MODAMIDE*)
C. Triamtéréne (TERIAM*)
D. Chlorothiazide (DIRULIX*)
E. Spironolactone (ALDACTONE*)

Réponse : BCE

4. 1. 2 CONTRE INDICATIONS (ABSOLUES, RELATIVES)

M 85/3/2/ 30

En cas d'hyperkaliémie il est contre indiqué de prescrire:

A. Spironolactone (ALDACTONE*)
B. Amiloride (MODAMIDE*)
C. Triamtérène (TERIAM*)
D. Furosémide (LASILIX*)
E. Thiazidique (DIURILIX*)

Réponse : ABC

4. 1. 3 EFFETS SECONDAIRES

S 85/6/1/ 60

Chez un patient traité par spironolactone (diurétique dont le site d'action est tubulaire distal), ce traitement peut:

A. Aggraver une insuffisance cardiaque préexistante
B. Entraîner une crise d'angor si le malade est coronarien
C. Entraîner une hyperkaliémie si le malade a une insuffisance rénale (clairance de la créatinine = 28ml/mn)
D. Entraîner une intoxication par l'eau
E. Aucune proposition exacte

Réponse : C

M 87/5/2/ 26

Parmi les familles de diurétiques suivantes quelle(s) est (sont) celle(s) qui provoquent une rétention potassique:

A. Salidiurétiques Thiazidiques
B. Diurétiques de l'anse (Furosémide ou LASILIX*)
C. Antialdostérones vrais type spironolactone (ALDACTONE*)
D. Pseudo-antialdostérones type amiloride (MODAMIDE*)
E. Diurétiques osmotiques (type mannitol)

Réponse : CD

4. 1. 4 INDICATIONS

S 85/3/1/ 12

Un seul diurétique parmi les suivants agit spécifiquement sur l'anse de Henlé. Lequel?

A. Acétazolamide (DIAMOX*).
B. Furosémide (LASILIX*).
C. Spironolactone (ALDACTONE*).
D. Amiloride (MODAMIDE*).
E. Triamtérène (TERIAM*).

Réponse : B

M 90/7/2/ 81

La spironolactone (ALDACTONE*) est particulièrement indiquée:

A. Chez l'insuffisant rénal hypertendu
B. En cas d'HTA liée à une hyperplasie bilatérale des surrénales
C. En association avec les inhibiteurs de l'enzyme de conversion
D. Chez le cirrhotique oedémateux
E. En association avec une supplémentation en sels de potassium

Réponse : BD

4. 1. 5 DIVERS

M 85/5/2/ 6

Parmi les classes de diurétiques suivants, retenez celui ou ceux qui agissent sur le tube contourné distal?

A. Les thiazidiques et apparentés
B. Les diurétiques osmotiques
C. Les inhibiteurs de l'anhydrase carbonique
D. Les spironolactones
E. Les organo-mercuriels

Réponse : A

S 85/7/1/ 15

Quel est celui des groupes de diurétiques suivants qui est qualifié d'hyperkaliémiant?

A. Diurétiques de l'anse (LASILIX*)
B. Thiazides (DIURILIX*)
C. Spironolactones (ALDACTONE*)
D. Inhibiteurs de l'anhydrase carbonique (DIAMOX*)
E. Osmotiques (Mannitol)

Réponse : C

M 87/7/2/ 86

Parmi les diurétiques suivants quel est celui (ou quels sont ceux) qui peut (peuvent) être utilisé(s) de façon efficace et sans risque chez l'insuffisant rénal chronique dont la clairance de la créatinine est inférieure à 30 ml/mn?

A. Hydrochlorothiazide
B. Spironolactone
C. Furosémide
D. Amiloride
E. Chlortalidone

Réponse : C

M 89/2/2/ 30

Parmi les 5 propositions suivantes concernant les diurétiques, quelle(s) est (sont) celle(s) que vous retenez?

A. Les thiazidiques perdent leur efficacité aux doses usuelles en cas d'insuffisance rénale
B. Le furosémide est un diurétique épargneur de potassium
C. L'amiloride est un diurétique épargneur de potassium
D. Les diurétiques sont inefficaces en présence d'une insuffisance cardiaque droite
E. L'hypokaliémie sous diurétiques expose au risque de torsade de pointe

Réponse : ACE

4. 2 DIURETIQUES THIAZIDIQUES

4. 2. 1 EFFETS SECONDAIRES

S 85/3/1/ 36

Parmi les propositions suivantes, laquelle est exacte? Les diurétiques thiazidiques en administration chronique peuvent induire:

A. Une alcalose métabolique hyperkaliémique
B. Une alcalose métabolique hyperchlorémique
C. Une alcalose métabolique hypokaliémique
D. Une alcalose gazeuse hypokaliémique
E. Une acidose métabolique hypokaliémique

Réponse : C

M 85/6/2/ 16

Quels sont parmi les suivants les deux effets métaboliques qui ne sont pas à redouter d'un traitement prolongé par diurétiques thiazidiques?

A. Hyperuricémie
B. Acidose
C. Hypovolémie
D. Hypokaliémie
E. Hyperchlorémie

Réponse : BE

S 87/3/1/ 31

Différents effets indésirables peuvent être observés après administration chronique des diurétiques thiazidiques, sauf un. Lequel?

A. Une hypokaliémie
B. Une hyperuricémie
C. Une hypocalcémie
D. Une hyponatrémie de dilution
E. Une alcalose

Réponse : D

M 88/4/2/ 76

La néphrotoxicité des diurétiques thiazidiques peut s'exercer par:

A. Effet vasoconstricteur rénal direct
B. Hypovolémie
C. Mécanisme immuno-allergique
D. Précipitation intra-tubulaire d'acide urique
E. Inhibition du système rénine-angiotensine

Réponse : ABC

S 91/7/1/ 56

Parmi les propositions suivantes, laquelle n'est pas un effet secondaire induit par les diurétiques thiazidiques?

A. Hyperuricémie
B. Hyperkaliémie
C. Elévation de l'activité rénine plasmatique
D. Déshydratation
E. Décompensation d'un état pré-diabétique

Réponse : B

M 94/9/1/ 96

Parmi les réponses suivantes, lesquelles sont des effets indésirables attribuables aux diurétiques thiazidiques?

A. Hypercholestérolémie
B. Impuissance
C. Hyperkaliémie
D. Intolérance au glucose
E. Hypotension orthostatique

Réponse : ADE

4. 2. 2 DIVERS

M 89/3/2/ 79

Les diurétiques thiazidiques:

A. Ont une action rapide
B. Sont utilisés dans le traitement de l'HTA essentielle
C. Entraînent une alcalose hypokaliémique
D. Sont des salidiurétiques
E. Leur chef de file est le Furosémide (LASILIX*)

Réponse : BCD

4. 3 FUROSEMIDE (LASILIX*)

4. 3. 1 CONTRE INDICATIONS (ABSOLUES, RELATIVES)

M 88/7/2/ 75

Le LASILIX* (sans restriction hydrique associée) est contre-indiqué:

A. Dans l'hyponatrémie
B. Dans l'insuffisance rénale
C. Dans l'hypertension artérielle hypervolémique
D. Quand une HTA s'est aggravée sous MODURETIC* (un diurétique associant un thiazidique et un épargneur de potassium)
E. Quand le patient reçoit déjà de l'ALDACTONE*

Réponse : AD

4. 3. 2 EFFETS SECONDAIRES

M 85/1/2/ 27

Les propositions suivantes concernent les effets indésirables du Furosémide au long cours, indiquer lequel (ou lesquels) de ces effets indésirables est (sont) lié(s) aux propriétés pharmacologiques de ce médicament:

A. Déshydratation et hypovolémie
B. Hypokaliémie
C. Réaction cutanée
D. Leucopénie
E. Hyponatrémie de dilution

Réponse : ABE

S 87/4/1/ 35

Le furosémide (LASILIX*) peut être responsable de tous les effets secondaires suivants, sauf un: lequel?

A. Hypokaliémie
B. Hyperglycémie
C. Elévation de l'uricémie
D. Hypoprotidémie
E. Hyponatrémie

Réponse : D

S 88/1/1/ 83

L'utilisation du LASILIX* (Furosémide) à forte dose expose aux accidents suivants sauf un, lequel?

A. Alcalose métabolique
B. Etat d'antidiurèse
C. Hypokaliémie
D. Hypermagnésémie
E. Atteinte de la VIIIème paire

Réponse : D

4. 3. 3 DIVERS

M 87/5/2/ 97

L'action diurétique du furosémide (LASILIX*) est caractérisée par:

A. Action immédiate s'il est administré par voie IV
B. Diurèse calcique chez l'hypercalcémique
C. Efficacité chez l'insuffisant rénal
D. Durée d'action prolongée
E. Augmentation de l'élimination de l'acide urique

Réponse : ABC

M 86/4/2/ 76

Parmi les propositions suivantes concernant le furosémide (LASILIX*), laquelle (lesquelles) es (sont) exacte(s)?

A. Son action diurétique est plus puissante que celle des diurétiques-thiazidiques
B. Son site d'action essentiel est le segment de dilution du néphron
C. Il inhibe la réabsorption du sodium et du chlore au niveau de la branche ascendante du tubule
D. L'effet diurétique maximum est obtenu une heure environ après une prise orale
E. Il peut être utilisé dans le traitement de l'hypercalcémie

Réponse : ABCDE

M 94/9/2/ 30

Le furosémide (LASILIX*):

A. A une action dose dépendante
B. Diminue la clairance de l'eau libre
C. Est contre indiquée dans l'insuffisance rénale chronique avancée
D. Appartient à la classe des diurétiques épargneurs potassiques
E. Ne peut s'utiliser par voie orale

Réponse : A

M 85/1/2/ 2

Parmi les propositions suivantes, laquelle est fausse. Le furosémide (LASILIX*):

A. Est résorbable par voie orale
B. Peut être utilisé par voie parentérale
C. Est éliminé (50% environ) par voie rénale
D. L'effet diurétique apparait au-delà d'une heure après l'injection
E. L'effet salidiurétique persiste aussi bien dans les états d'alcalose que d'acidose

Réponse : D

4. 3. 4 EFFETS PHARMACOLOGIQUES

S 91/4/1/ 45

Quelle est la modification de l'excrétion urinaire provoquée par le Furosémide (LASILIX*)?

A. Diminution de la kaliurèse
B. Augmentation de l'excrétion urinaire des ions H+
C. Diminution de la calciurie
D. Diminution de la chlorurèse
E. Augmentation de l'uricurie

Réponse : B

5 ANTIBIOTIQUES

5. 1 ANTIBIOTIQUES

5. 1. 1 DIVERS

S 85/1/1/110

Le prélèvement sanguin pour l'étude de l'activité bactéricide du sérum au cours d'une septicémie doit être fait:

A. Au moins 4 heures après l'administration des antibiotiques
B. Immédiatement après l'administration des antibiotiques
C. Au moment du pic sérique des antibiotiques
D. Avant toute administration d'antibiotique
E. Pas plus d'une heure après l'administration des antibiotiques

Réponse : C

M 85/1/2/ 23

Parmi les propositions suivantes laquelle ou lesquelles s'applique(nt) aux plasmides de résistance aux antibiotiques?

A. Peuvent être responsables de la résistance simultanée à plusieurs antibiotiques
B. Peuvent être transférés entre bactéries d'une même espèce
C. Peuvent être transférés entre bactéries d'espèces différentes
D. Se répliquent indépendamment du chromosome
E. Sont toujours présents à un seul exemplaire par cellule bactérienne

Réponse : ABCD

M 85/6/2/ 72

La résistance plasmidique aux antibiotiques est le mode de résistance le plus redoutable en médecine humaine. Parmi les 5 propositions suivantes, indiquer celle(s) que vous retenez:

A. L'administration d'un seul antibiotique peut sélectionner une souche bactérienne multi-résistante
B. La transmission de la résistance est héréditaire
C. La transmission de la résistance aux bactéries sensibles se fait sur un mode épidémique
D. La résistance peut être transférée d'un Escherichia coli à un Pseudomonas aeruginosa
E. La résistance plasmidique concerne la plupart des grandes familles antibiotiques

Réponse : ABCDE

M 86/1/2/ 99

Quels sont les deux antibiotiques, parmi les suivants, qui appartiennent à la série des aminosides?

A. Céfotaxime (CLAFORAN*)
B. Méticilline (FLABELLINE*, PENISTAPH*)
C. Amikacine (AMIKLIN*)
D. Ampicilline (PENICILLINE*, TOTAPEN*)
E. Gentamicine (GENTALLINE*)

Réponse : CE

S 86/2/1/ 33

Désigner le micro-organisme le plus susceptible d'entraîner une réaction d'Herxheimer (lyse bactérienne provoquée par un antibiotique):

A. Pneumocoque
B. Entérocoque
C. Staphylocoque
D. Salmonella Typhi
E. Pseudomonas aeruginosa

Réponse : D

M 86/2/2/ 27

A propos de la surveillance par le laboratoire d'un traitement antibiotique:

A. La prescription d'un aminoside doit s'accompagner de la surveillance du taux sérique de l'antibiotique, chez l'insuffisant rénal
B. Au cours d'une cystite, la prescription d'un antibiotique adapté stérilise les urines dans les 24 heures
C. Au cours d'une septicémie, après le début du traitement antibiotique, la prescription d'hémocultures systématiques est inutile
D. Le pouvoir bactériostatique et bactéricide du sérum permet d'apprécier l'efficacité d'un traitement antibiotique
E. La NFS d'un patient traité pendant plusieurs semaines par l'association triméthoprime-sulfaméthoxazole doit être surveillée

Réponse : ABDE

M 86/4/2/ 89

Retenez la ou les proposition(s) exacte(s) concernant les céphalosporines de 1ère génération:

A. Excellente diffusion méningée
B. Activité sur les Staphylocoques méthi-Sensibles
C. Activité sur les bacilles Gram négatifs anaérobies
D. Antagonisme lors des associations aux Aminosides
E. Antibiothérapie de choix dans la fièvre typhoïde

Réponse : B

M 86/7/2/ 74

Parmi les antibiotiques suivants, lequel (lesquels) est (sont) régulièrement inactif(s) sur les Bactéroïdes fragilis?

A. Clindamycine
B. Métronidazole
C. Céfoxitine
D. Gentamicine
E. Ampicilline

Réponse : DE

M 86/4/2/ 14

La résistance chromosomique aux antibiotiques:

A. Est acquise par mutation
B. Représente 80 à 90% des résistances rencontrées en clinique
C. Est brusque et discontinue
D. Est non spontanée, provoquée par l'antibiotique
E. Est une justification de l'association des antibiotiques

Réponse : ACE

M 86/4/2/ 32

La résistance plasmidique aux antibiotiques:

A. Concerne la plupart des antibiotiques utilisés en médecine
B. Est rencontrée chez les bacilles à Gram négatif
C. Peut se transférer entre bactéries d'espèces différentes
D. Ne fait pas intervenir la pression de sélection des antibiotiques
E. Représente environ 10 à 20% des résistances rencontrées en milieu hospitalier

Réponse : ABC

M 86/7/2/ 31

Parmi les antibiotiques suivants, le(s) quel(s) est (sont) généralement bactériostatique(s):

A. Chloramphénicol
B. Ampicilline
C. Colistine
D. Pénicilline G
E. Gentamicine

Réponse : A

M 86/7/2/ 34

Parmi les propositions suivantes laquelle ou lesquelles s'applique(nt) aux dosages sériques des antibiotiques?

A. Permettent de mesurer l'efficacité du traitement
B. Permettent de mesurer l'activité bactéricide
C. Permettent d'adapter la posologie de l'antibiotique
D. Permettent de déterminer si le traitement fait courir un risque toxique au malade
E. Permettent de mesurer la toxicité du traitement

Réponse : CD

M 87/7/2/ 36

Concernant la résistance plasmidique acquise aux antibiotiques, indiquer parmi les 5 propositions suivantes, celle(s) que vous retenez:

A. L'administration d'un seul antibiotique peut sélectionner une souche bactérienne multi-résistante
B. La transmission de la résistance est héréditaire
C. La transmission de la résistance aux bactéries sensibles se fait sur un mode épidémique
D. La résistance peut être transférée d'un Eschérichia Coli à un Pseudomonas aeruginosa
E. La résistance plasmidique concerne notamment les bêta-lactamines et les macrolides

Réponse : ABCDE

M 87/6/2/ 8

La surveillance thérapeutique d'un traitement antibiotique par le laboratoire peut consister à doser les antibiotiques dans le sérum du malade; indiquez dans la liste suivante les deux antibiotiques pour lesquels le dosage est le plus souvent pratiqué:

A. Pénicilline G
B. Minocycline
C. Gentamicine
D. Cotrimoxazole
E. Tobramycine

Réponse : CE

M 89/3/2/ 64

Parmi les espèces bactériennes suivantes, la ou lesquelles sont naturellement résistantes aux Macrolides?

A. Staphylocoque doré
B. Escherichia coli
C. Salmonella typhi
D. Streptococcus pneumoniae
E. Clostridium perfringens

Réponse : BC

M 89/4/2/ 28

La résistance bactérienne aux bêta-lactamines peut être due à:

A. Une imperméabilité au niveau des porines
B. Une hydrolyse de la bêta-lactamine
C. Un blocage non hydrolytique par une céphalosporinase chromosomique
D. Une modification d'affinité d'une protéine liée à la pénicilline (PLP)
E. Une mutation rendant les ribosomes insensibles à la bêta-lactamine

Réponse : ABCD

M 90/5/2/ 60

Quel(s) est (sont) le (les) caractère(s) exact(s) de la résistance bactérienne aux antibiotiques d'origine chromosomique?

A. Elle est liée à une mutation
B. Elle concerne un seul antibiotique
C. Sa fréquence est de 10 à 20% de l'ensemble des résistances
D. Elle s'établit en un seul échelon
E. Elle est induite par la présence de l'antibiotique

Réponse : ABC

M 90/2/2/ 39

Parmi les antibiotiques suivantes, le(s) quel(s) est (sont) généralement bactériostatique(s):

A. Chloramphénicol
B. Ampicilline
C. Colistine
D. Pénicilline G
E. Cyclines

Réponse : AE

M 90/6/2/112

Parmi les propositions suivantes, concernant l'effet bactéricide des antibiotiques, lesquelles sont exactes?

A. La CMI (concentration minimale inhibitrice) d'un antibiotique définit son effet bactéricide
B. Les aminosides sont des antibiotiques habituellement bactéricides
C. Les macrolides sont des antibiotiques habituellement bactériostatiques
D. Les pénicillines sont des antibiotiques habituellement bactériostatiques
E. Les associations de bêta-lactamines aux aminosides sont habituellement bactéricides

Réponse : BCE

S 90/2/1/ 43

Indiquer la réponse exacte concernant la mutation chromosomique de la sensibilité à un antibiotique vers la résistance:

A. Il s'agit du résultat d'une adaptation de la bactérie à l'antibiotique
B. Elle ne peut avoir lieu que s'il y a eu un contact préalable avec l'antibiotique
C. Elle persiste en l'absence de l'antibiotique qui a servi à la sélection
D. Lors de la division de la bactérie, elle n'est transmise qu'à une seule des cellules filles
E. Lorsqu'elle apparaît, elle se manifeste simultanément dans un grand nombre de cellules bactériennes

Réponse : C

M 91/5/2/ 16

Les tétracyclines:

A. Sont utilisées pour le traitement d'infections à bactéries intracellulaires
B. Font partie du traitement de référence de la brucellose aiguë
C. Peuvent être utilisées sans restriction chez la femme enceinte, à tous les stades de la grossesse
D. Sont le traitement de référence des urétrites à Chlamydia trachomatis
E. Peuvent provoquer dans certains cas une photosensibilisation

Réponse : ABDE

5. 1. 2
CONTRE INDICATIONS (ABSOLUES, RELATIVES)

M 85/7/2/ 88

Parmi les antibiotiques suivants, quel est celui (ou quels sont ceux) que vous pouvez prescrire sans adaptation posologique et sans danger particulier chez un insuffisant rénal chronique?

A. Céphalosporines
B. Polypeptides
C. Macrolides
D. Aminosides
E. Sulfamides

Réponse : C

M 88/3/2/ 70

Parmi les 5 propositions suivantes concernant les antibiotiques autorisés pendant la grossesse, indiquer celle(s) qui est (sont) exacte(s):

A. Tétracyclines
B. Cotrimoxazole
C. Amoxicilline
D. Spiramycine
E. Chloramphénicol

Réponse : BCD

M 89/4/2/ 13

Retenez la (les) proposition(s) exacte(s) concernant l'utilisation des antibiotiques au cours de la grossesse:

A. Les bêta lactamines sont contre-indiquées au troisième trimestre en raison du risque hémorragique
B. Les macrolides peuvent être utilisés durant toute la grossesse
C. Le triméthoprime-sulfaméthoxazole ne peut être utilisé qu'au troisième trimestre de la grossesse
D. La colimycine ne peut être utilisée qu'aux premier et deuxième trimestres de la grossesse
E. La lincomycine ne peut être utilisée qu'au cours du deuxième trimestre de la grossesse

Réponse : B

S 93/8/1/ 9

Parmi les situations suivantes, laquelle constitue une contre-indicaion à l'utilisation des tétracyclines?

A. Déficit en G6PD
B. Antécédent d'allergie à la pénicilline
C. Antécédent d'hépatite à l'érythromycine
D. Prise associée de dérivés de l'ergot de seigle
E. Enfant de moins de 8 ans

Réponse : E

5. 1. 3
EFFETS SECONDAIRES

M 86/5/2/ 83

L'(les) antibiotique(s) présentant une toxicité rénale est (sont):

A. Gentamicine (GENTALLINE*)
B. Erythromycine
C. Colimycine (COLISTINE*)
D. Ampicilline (TOTAPEN*)
E. Rifampicine (RIFADINE*, RIMACTANT*)

Réponse : AC

S 87/7/1/ 29

L'ototoxicité (VIIIème paire) est un accident caractéristique d'une famille d'antibiotiques. Laquelle?

A. Pénicilline
B. Céphalosporines
C. Tétracyclines
D. Macrolides
E. Aminosides

Réponse : E

M 88/4/2/ 2

Chez un individu dont les fonctions rénales sont normales, les antibiotiques suivants peuvent exercer une action néphrotoxique directe même lorsque leur posologie est normale:

A. Aminoglucosides
B. Quinolones
C. Macrolides
D. Bêta-lactamines
E. Cyclines

Réponse : A

M 89/2/2/ 18

Les propositions ci-dessus associent un antibiotique et un effet toxique: laquelle ou lesquelles sont correctes?

A. Chloramphénicol-aplasie médullaire
B. Gentamicine-insuffisance rénale
C. Colistine-hépatite
D. Vancomycine-insuffisance rénale
E. Erythromycine-rétinite

Réponse : ABD

M 85/5/2/ 8

Il est possible d'éviter les accidents de néphrotoxicité de la Gentamicine en utilisant parmi le(s) moyen(s) suivant(s):

A. Surveillance des taux sériques
B. Adaptation des doses en fonction du degré d'insuffisance rénale
C. Correction d'une éventuelle déshydratation
D. Maintien d'une diurèse importante au moyen de Furosémide
E. Eviter l'injection intraveineuse directe

Réponse : ABCE

5. 1. 4
INDICATIONS

M 88/6/2/ 2

Parmi les antibiotiques suivants, le(s)quel(s) peut-on utiliser pour traiter une infection staphylococcique à Staphylococcus aureus producteur de pénicillinase?

A. Méthicilline (FLABELLINE*)
B. Oxacilline (BRISTOPEN*)
C. Pénicilline V (OSPEN*)
D. Ampicilline (TOTAPEN*)
E. Pristinamycine (PYOSTACINE*)

Réponse : ABE

M 88/7/2/117

Parmi les antibiotiques suivants quel est celui ou ceux qui sont actifs sur Mycoplasma pneumoniae?

A. Pénicilline G
B. Tétracycline
C. Erythromycine
D. Gentamicine
E. Amoxicilline

Réponse : BC

M 90/6/2/ 22

Parmi les situations suivantes, indiquer celle(s) où les tétracyclines peuvent être indiquées en première intention:

A. L'urétrite à Chlamydia
B. La pneumonie à pneumocoque
C. La pneumonie à Chlamydia psittaci
D. Une infection à Pasteurella multocida
E. Une angine bactérienne

Réponse : ACD

M 90/7/2/ 33

Parmi les antibiotiques suivants, lequel (lesquels) est (sont) régulièrement actif(s) sur Bactéroïdes fragilis?

A. Gentamicine
B. Association amoxicilline-acide clavulanique
C. Colistine
D. Métronidazole
E. Amoxicilline

Réponse : BD

5. 1. 5 DIVERS

S 85/7/1/ 11

Parmi les agents anti-bactériens suivants, un seul peut être prescrit sans risque de toxicité chez un insuffisant rénal. Lequel?

A. Gentamicine
B. Tobramycine
C. Furadoïne
D. Kanamycine
E. Ampicilline

Réponse : E

M 86/3/2/ 43

Le type et le mode d'action des bêta-lactamines est caractérisé par:

A. Bactériostase.
B. Bactéricidie
C. Inhibition des synthèses protéiques bactériennes
D. Inhibition de la synthèse de paroi des bactéries en phase de croissance
E. Altération de la membrane cytoplasmique

Réponse : BD

M 86/7/2/ 19

La Rifampicine:

A. Est utilisée en association avec d'autres antibiotiques lors du traitement de certaines infections à staphylocoques
B. Est responsable de néphrites interstitielles de mécanisme immuno-allergique
C. Peut être active sur beaucoup d'anaérobies
D. Est utilisée dans le traitement de la lèpre
E. N'interfère avec aucun autre médicament

Réponse : ABCD

S 87/2/1/ 49

Parmi les propositions suivantes, laquelle s'applique le mieux à l'Ampicilline?

A. Spectre très large, réservé au traitement des infections à Pseudomonas aeruginosa
B. Spectre large, détruit par la pénicillinase du staphylocoque
C. Spectre moyen, résistant à la pénicillinase du staphylocoque
D. Spectre moyen, peu actif sur les bactéries à gram négatif, détruit par la pénicillinase du staphylocoque
E. Spectre trés large, résistant à la pénicillinase du staphylocoque

Réponse : B

S 87/4/1/ 84

Un patient âgé de 60 ans a une insuffisance rénale sévère (créatinine plasmatique à 60 mg/l) (545 micromol/l). Vous voulez lui prescrire de la doxycycline (VIBRAMYCINE*); par rapport aux doses et aux intervalles habituelles d'administration:

A. Vous ne modifiez ni la dose, ni l'intervalle d'administration
B. Vous diminuez la dose de moitié sans modifier l'intervalle d'administration
C. Vous ne modifiez pas la dose mais vous doublez l'intervalle d'administration
D. Vous diminuez la dose de moitié en doublant l'intervalle d'administration
E. Vous ne modifiez pas la dose mais vous triplez l'intervalle d'administration

Réponse : A

S 88/3/1/ 68

Parmi les propositions suivantes, laquelle s'applique le mieux à la Méthicilline ?

A. Spectre très large, réservé au traitement des infections à Pseudomonas aeruginosa
B. Spectre large, détruit par la pénicillinase du staphylocoque
C. Spectre moyen, résistant à la pénicillinase du staphylocoque
D. Spectre moyen, peu actif sur les bactéries à gram négatif, détruit par la pénicillinase du staphylocoque
E. Spectre très large, résistant à la pénicillinase du staphylocoque

Réponse : C

M 88/6/2/ 68

En fin de traitement d'une maladie bactérienne, le patient étant guéri, quelle(s) est (sont) la (les) modalité(s) d'arrêt de l'antibiothérapie:

A. Réduction progressive des doses
B. Arrêt brutal
C. Administration discontinue un jour sur deux
D. Réduction du nombre de prises quotidiennes
E. Augmentation de la posologie dans les derniers jours

Réponse : B

M 89/5/2/ 6

Parmi les antibiotiques suivants, un ou plusieurs sont résistants à la pénicillinase staphylococcique; le(s)quel(s)?

A. Méthicilline
B. Oxacilline
C. Céfalotine
D. Ampicilline
E. Pénicilline G

Réponse : ABC

S 90/1/1/ 59

Désigner l'antibiotique appartenant au groupe des aminosides:

A. Spiramycine (ROVAMYCINE*)
B. Colistine (COLIMYCINE*)
C. Gentamicine (GENTALLINE*)
D. Troléandomycine (TAO*)
E. Erythromycine (ERYTHROCINE*)

Réponse : C

S 90/1/1/ 25

A quelle famille d'antibiotiques appartient la Péfloxacine (PEFLACINE*)?

A. Tétracyclines
B. Aminosides
C. Polymyxines
D. Fluoroquinolones
E. Bêta-lactamines

Réponse : D

M 90/3/2/ 6

Parmi les propositions suivantes concernant les aminoglycosides, indiquer celle(s) qui est (sont) exacte(s):

A. Ils ont une excellente diffusion dans l'organisme
B. Ils sont habituellement actifs sur les entérobactéries
C. Ils sont régulièrement actifs sur le pneumocoque
D. Ils ont une élimination rénale
E. Ils sont actifs sur les anaérobies

Réponse : BD

M 90/7/2/ 82

Une néphrotoxicité potentielle existe lors de l'administration de:

A. Gentamycine (GENTALLINE*)
B. Tobramycine (NEBCINE*)
C. Colimycine (COLISTINE*)
D. Ethambutol (MYAMBUTOL*)
E. Erythromycine

Réponse : ABC

M 91/2/2/ 82

Parmi les antibiotiques suivants, le ou lesquels agissent sur la membrane cytoplasmique de la cellule bactérienne?

A. Pénicilline G
B. Polymyxine
C. Macrolide
D. Chloramphénicol
E. Vancomycine

Réponse : ABE

M 91/5/2/ 24

En thérapeutique on peut utiliser une association d'antibiotiques:

A. Pour obtenir un effet synergique entre ces antibiotiques
B. Pour éviter l'apparition d'une résistance d'origine chromosomique
C. Pour éviter l'apparition d'une résistance d'origine plasmidique
D. Pour diminuer les doses de chaque antibiotique et diminuer ainsi leur toxicité
E. Pour stimuler l'immunité spécifique par cumul de leurs activités mitogènes sur les lymphocytes T

Réponse : AB

S 91/6/1/ 7

Le mécanisme des interactions médicamenteuses provoquées par l'érythromycine est:

A. Une augmentation de l'activité des enzymes hépatiques
B. Une augmentation de la résorption digestive
C. Une inhibition du métabolisme hépatique
D. Une inhibition compétitive de l'élimination rénale
E. Une inhibition compétitive de la fixation protéique

Réponse : C

S 94/8/1/ 21

La qualification d'antibiotiques "temps-dépendant":

A. Peut s'appliquer aux aminoglycosides
B. Signifie qu'il faut une concentration très élevée au pic pour qu'apparaisse l'effet bactéricide
C. Signifie qu'il est nécessaire d'obtenir une concentration efficace pendant une longue période de temps pour qu'apparaisse l'effet bactéricide
D. Signifie que l'effet bactéricide dépend du moment de l'administration
E. Peut s'appliquer aux fluoroquinolones

Réponse : CE

5. 1. 6
EFFETS PHARMACOLOGIQUES

M 86/2/2/ 35

Parmi les 5 propositions suivantes, quelle est celle (quelles sont celles) que vous retenez:

A. Staphylococcus aureus est généralement résistant à la Pénicilline G
B. Les bactéries du genre Proteus sont résistantes à la Colistine
C. Pseudomonas aeruginosa est sensible à l'Ampicilline
D. Hémophilius influenzae est toujours sensible à l'Ampicilline
E. Streptococcus pneumoniae est généralement sensible à la Pénicilline G

Réponse : ABE

5. 2
AMINOSIDES
5. 2. 1
EFFETS SECONDAIRES

S 89/7/1/ 5

Les aminosides sont ototoxiques. Quelle est la structure atteinte, parmi les suivantes?

A. L'oreille moyenne
B. L'oreille interne
C. Les voies auditives
D. Les zones d'intégration corticale
E. La trompe d'Eustache

Réponse : B

5. 2. 2
DIVERS

S 87/3/1/ 44

Le risque de voir apparaître une insuffisance rénale et une ototoxicité chez le malade recevant de la gentamycine est augmenté si l'un des médicaments suivants est administré. Lequel?

A. Ampicilline (TOTAPEN*)
B. Furosémide (LASILIX*)
C. Cimétidine (TAGAMET*)
D. Diazépam (VALIUM*)
E. Chlorpromazine (LARGACTIL*)

Réponse : B

M 87/4/2/ 26

Les aminosides sont caractérisés par:

A. Une bonne activité sur les pneumocoques
B. Une bonne absorption digestive
C. Une élimination rénale prépondérante
D. Une bonne diffusion méningée
E. Une bonne activité sur les anaérobies

Réponse : C

M 91/5/1/ 89

Concernant les aminoglycosides, il est exact que:

A. Ils sont ototoxiques
B. La posologie doit être adaptée selon la clairance de la créatinine
C. Ils sont actifs sur le pneumocoque
D. Ils sont actifs sur les germes anaérobies
E. Ils sont un traitement de choix des pneumopathies aiguës primitives

Réponse : AB

M 92/9/2/ 2

Les aminosides:

A. Ne sont pas résorbés par voie orale
B. Sont potentiellement néphrotoxiques
C. Peuvent provoquer une atrophie du nerf optique
D. Sont essentiellement éliminés par sécrétion tubulaire rénale
E. Franchissent facilement la barrière hémato-encéphalique

Réponse : AB

5. 3 MACROLIDES

5. 3. 1 DIVERS

M 91/1/1/100

Les macrolides:

A. Sont un des traitements adaptés des endocardites à staphylocoque
B. Sont inefficaces sur les entérobactéries
C. Sont une possibilité pour traiter des infections à bactéries intracellulaires
D. Sont efficaces sur les pneumocoques dans 90% des cas au moins
E. Sont un des traitements possibles des infections cutanées à streptocoques

Réponse : BCDE

5. 3. 2 INDICATIONS

M 92/8/2/ 49

Parmi les propriétés suivantes lesquelles sont des caractéristiques générales des macrolides?

A. Spectre antibactérien limité
B. Excellente diffusion tissulaire
C. Allergie croisée avec la pénicilline
D. Inhibiteurs de la synthèse protéique bactérienne
E. Métabolisme hépatique prédominant

Réponse : ABDE

5. 3. 3 DIVERS

S 89/4/1/ 18

Parmi les antibiotiques suivants, indiquer celui qui n'est pas un macrolide:

A. Erythromycine (estolate = PROPIOCINE*)
B. Spiramycine (ROVAMYCINE*)
C. Midécamycine (MIDECACINE*)
D. Tobramycine (NEBCINE*)
E. Josamycine (JOSACINE*)

Réponse : D

5. 3. 4 EFFETS PHARMACOLOGIQUES

M 94/8/1/ 87

Les macrolides sont des antibiotiques efficaces pour le traitement de:

A. La maladie des légionnaires
B. La pneumopathie à mycoplasmes
C. La fièvre typhoïde
D. La staphylococcie pulmonaire
E. L'urétrite à chlamydia

Réponse : ABCDE

5. 4 PENICILLINE

5. 4. 1 PHYSIOPATHOLOGIE

S 85/2/1/ 24

Indiquez le point d'impact de la pénicilline G sur les germes sensibles:

A. Membrane bactérienne
B. Synthèse protéique ribosomale
C. Mitochondries
D. Capsule
E. Noyau

Réponse : A

5. 4. 2
TRAITEMENTS

S 87/2/2/ 72

Parmi les bactéries suivantes, laquelle (lesquelles) est (sont) toujours résistante(s) à la pénicilline G?

A. Staphylococcus aureus
B. Streptocoque du groupe A
C. Méningocoque
D. Salmonella typhi
E. Tréponème pallidum

Réponse : D

5. 4. 3
DIVERS

S 86/2/1/ 47

Désigner une pénicilline semi-synthétique qui est résistante à la pénicillinase tout en pouvant être utilisée par voie orale:

A. Méthicilline (FLABELLINE*)
B. Ampicilline (PÉNICILLINE*, TOTAPEN*)
C. Benzathine Pénicilline (EXTENCILLINE*)
D. Oxacilline (BRISTOPEN*)
E. Carbénicilline (PYOPEN*)

Réponse : D

5. 4. 4
EFFETS SECONDAIRES

M 86/2/2/ 64

Parmi les phénomènes d'allergie médicamenteuse suivants, quel(s) est (sont) celui (ceux) dont peut être responsable la pénicilline?

A. Anémie hémolytique immuno-allergique
B. Maladie sérique
C. Choc anaphylactique
D. Eczéma de contact
E. Urticaire

Réponse : ABCDE

S 89/5/1/ 26

Parmi les accidents suivants, lequel n'est pas imputable aux Pénicillines?

A. Choc anaphylactique
B. Exanthème maculo-papuleux prurigineux
C. Polynévrite sensitivo-motrice
D. Crises convulsives
E. Anémie hémolytique

Réponse : C

5. 4. 5
INDICATIONS

M 91/4/2/ 18

Parmi les germes suivants, le ou lesquels n'appartiennent pas au spectre antibactérien de la Pénicilline G?

A. Escherichia Coli
B. Pseudomonas aeruginosa
C. Streptococcus pneumoniae
D. Fusobacterium necroforum
E. Listeria monocytogènes

Réponse : AB

5. 4. 6
ADMINISTRATION
(POSOLOGIE, MODES)

S 88/3/1/ 23

Quelle est la substance qu'il est formellement contre-indiquée d'injecter par voie intrathécale?

A. Corticoïdes
B. Gentamycine
C. Streptomycine
D. Pénicilline
E. Méthotrexate

Réponse : D

5. 4. 7
DIVERS

M 90/3/2/ 9

La pénicilline G est régulièrement active sur le(s) germe(s) suivant(s):

A. Streptocoque du groupe A
B. Staphylococcus aureus
C. Pneumocoque
D. Mycoplasma pneumoniae
E. Legionella

Réponse : AC

M 90/5/2/ 59

La pénicilline G est généralement active sur :

A. Tréponème pallidum
B. Streptocoque du groupe A
C. Pseudomonas aeruginosa
D. Streptococcus pneumoniae
E. Clostridium perfringens

Réponse : ABDE

5. 4. 8 EFFETS PHARMACOLOGIQUES

M 91/3/2/ 24

Parmi les bactéries toujours résistantes à la pénicilline G, on trouve:

A. Pneumocoque
B. Streptocoque du groupe A
C. Mycoplasma
D. Salmonella typhi
E. Tréponème pallidum

Réponse : CD

6 ANTIVIRAUX

6. 1 ACYCLOVIR (ZOVIRAX*)

6. 1. 1 INDICATIONS

M 87/5/2/ 41

Parmi les virus suivants, lequel ou lesquels sont susceptibles d'être accessibles à un traitement par l'acyclovir (ZOVIRAX*)?

A. Adénovirus
B. Virus coxsackie
C. Virus herpès hominis
D. Virus zona varicelle
E. Myxovirus

Réponse : CD

L'acyclovir (ZOVIRAX*) en intraveineux est indiqué en cas:

A. D'herpès labial récurrent non compliqué
B. De syndrome de Kaposi Juliusberg
C. De zona chez un sujet immunodéprimé
D. De varicelle chez un enfant normal
E. De Molluscum contagiosum

Réponse : BC

6. 1. 2 DIVERS

M 85/2/2/ 17

Indiquez la ou les propositions exactes concernant l'acycloguanosine ou acyclovir (ZOVIRAX*):

A. Il n'a d'activité anti-herpétique qu'après phosphorylation en acycloguanosine-triphosphate
B. Il agit par inhibition de la synthèse de l'ADN viral
C. Il agit sur les virus herpès simplex type 1 et 2 et sur le virus de la varicelle et du zona
D. Il élimine l'infection virale latente du ganglion nerveux sensitif
E. Il est moins cytotoxique que l'IDU ou Iduviran

Réponse : ABCE

S 89/5/1/ 45

L'acyclovir (ZOVIRAX*) a ces caractères sauf un:

A. Est un inhibiteur compétitif de l'ADN polymérase virale
B. Prescrit dans la primo-infection, prévient le risque de récurrences herpétiques ultérieures
C. Est justifié dans le traitement des primo-infections herpétiques sévères
D. Est justifié dans le traitement des herpès de l'immuno-déprimé
E. Est prescrit habituellement dans la maladie herpétique à la dose de 800 à 1000 mg/jour per os en plusieurs prises

Réponse : B

M 89/2/2/116

L'Acycloguanosine ou Acyclovir ou ZOVIRAX*:

A. N'a d'activité anti-herpétique qu'après phosphorylation par une thymidine kinase d'information virale
B. A pour cible l'ADN polymérase des virus herpétiques
C. Peut prévenir le déclenchement des récurrences d'herpès
D. N'éradique pas l'infection du ganglion nerveux sensitif à l'origine des récurrences d'herpès
E. Est mal toléré en administration intra-veineuse en raison d'une inhibition de la synthèse de l'ADN cellulaire

Réponse : ABCD

M 90/7/2/ 32

Quelle(s) est (sont) la (les) affirmation(s) exacte(s) concernant l'acyclovir?

A. Il est actif in vivo dans toutes les herpès-viroses
B. Il doit être phosphorylé par des enzymes virales pour être actif
C. Il est contre-indiqué chez le nouveau né
D. La dose pour une méningo-encéphalite herpétique est de 5 mg/kg 3 fois/j
E. Il prévient l'établissement de la latence virale

Réponse : B

7 CORTICOIDES

7. 1 CORTICOIDES

7. 1. 1 CONTRE INDICATIONS (ABSOLUES, RELATIVES)

M 85/1/2/ 52

L'usage de la corticothérapie locale est contre-indiqué dans:

A. Le zona
B. L'acné rosacée
C. L'eczéma allergique
D. L'herpès
E. Le psoriasis du cuir chevelu

Réponse : ABD

S 87/5/1/ 58

La corticothérapie générale est fréquemment utilisée en Dermatologie. Dans quelle affection est-elle contre-indiquée?

A. Pemphigus
B. Psoriasis vulgaire
C. Dermatomyosite aiguë
D. Pemphigoïde bulleuse
E. Lupus érythémateux aigu

Réponse : B

7. 1. 2
EFFETS SECONDAIRES

M 86/3/2/ 25

Sur le visage, la (les) complication(s) cutanée(s) des dermo-corticoïdes est (sont):

A. Atrophie
B. Vergeture
C. Dermite péri-orale
D. Intertrigo
E. Télangiectasies

Réponse : ACE

M 86/6/2/ 86

Parmi les effets secondaires suivants, quel(s) est (sont) celui (ceux) que possède(nt) les anti-inflammatoires stéroïdiens (corticoïdes)?

A. Augmentation du risque infectieux
B. Rétention hydrosodée
C. Effet diabétogène
D. Effet ulcérogène
E. Hyperkaliémie

Réponse : ABCD

M 87/1/2/ 43

Les effets indésirables des corticoïdes administrés au long cours comportent:

A. Troubles psychiques
B. Hyperkaliémie
C. Retard de croissance chez l'enfant
D. Reprise évolutive d'une tuberculose
E. Hypercalcémie

Réponse : ACD

M 87/3/2/ 37

Une corticothérapie prolongée peut être responsable:

A. D'une hypercholestérolémie
B. D'une hypokaliémie
C. D'une ostéonécrose aseptique de la tête fémorale
D. D'une hyponatrémie
E. D'un retard de croissance

Réponse : ABCE

M 87/4/2/ 46

Parmi les réponses suivantes, laquelle (lesquelles) est (sont) exacte(s)? La prise de glucocorticoïdes expose à des effets indésirables en rapport avec leurs propriétés pharmacologiques. Ils peuvent provoquer la survenue d':

A. Obésité
B. Hyperglycémie
C. Augmentation du temps de cicatrisation
D. Retard de croissance chez l'enfant
E. Ostéoporose avec fractures

Réponse : ABCDE

M 87/7/2/ 4

L'administration de glucorcoticoïdes peut s'accompagner de:

A. Hypercalcémie
B. Rétention hydrosodée
C. Augmentation du catabolisme protidique
D. Accélération des processus de cicatrisation
E. Diminution des éosinophiles circulants

Réponse : BCE

M 88/4/2/ 92

L'administration prolongée de glucocorticoïdes expose à:

A. Révélation d'un diabète latent
B. Atrophie corticosurrénalienne
C. Aggravation d'une hypertension artérielle
D. Ostéoporose
E. Agranulocytose

Réponse : ABCD

S 90/2/1/ 20

Les corticoïdes locaux peuvent entraîner à la longue, une des complications cutanées suivantes. Laquelle?

A. Atrophie cutanée
B. Epaississement de la couche cornée
C. Apparition d'épithéliomas
D. Etat sclérodermique
E. Ulcération cutanée

Réponse : A

M 90/1/2/ 74

Les accidents pouvant être provoqués par la corticothérapie sont les suivants:

A. Ostéoporose
B. Hypotension artérielle
C. Hypoglycémie
D. Obésité facio-tronculaire
E. Vergétures

Réponse : ADE

S 91/6/1/ 16

Parmi les complications de la corticothérapie par voie générale, laquelle est la plus susceptible de persister après l'arrêt du traitement?

A. Retard de croissance chez l'enfant
B. Hypertension intra-oculaire
C. Ostéonécrose épiphysaire
D. Hypercholestérolémie
E. Obésité cushingoïde facio-tronculaire

Réponse : C

7. 1. 3
INDICATIONS

S 85/6/1/ 68

Laquelle des affections suivantes est une indication de la corticothérapie locale:

A. Zona
B. Verrues vulgaires
C. Acné
D. Erysipèle
E. Eczéma de contact

Réponse : E

S 88/6/1/ 36

Quelle maladie parmi les suivantes impose-t-elle un traitement par les corticoïdes?

A. Hépatite virale
B. Neutropénie médicamenteuse immuno-allergique
C. Choc anaphylactique
D. Maladie de Horton
E. Syndrome d'immunodéficience acquise (SIDA)

Réponse : D

S 92/8/1/ 57

Laquelle de ces affections n'est pas une indication à la corticothérapie (par quelque voie que ce soit)?

A. Maladie de Horton
B. Pyoderma gangrenosum
C. Purpura thrombopénique idiopathique
D. Maladie de Crohn
E. Cirrhose biliaire primitive

Réponse : E

7. 1. 4 DIVERS

S 89/4/1/ 79

Les glucorticoïdes:

A. Diminuent la sécrétion d'HCl gastrique
B. Sont hypoglycémiants
C. Augmentent la libération d'ACTH
D. Possèdent tous de puissantes propriétés anabolisantes
E. Peuvent être responsables d'hypertension artérielle

Réponse : E

M 90/1/2/ 76

Les glucocorticoïdes:

A. Stimulent la sécrétion de cortisol
B. Peuvent provoquer un syndrome de Cushing
C. Sont contre-indiqués en cas d'infection virale
D. Augmentent la vitesse de cicatrisation des plaies
E. Sont immunosuppresseurs

Réponse : BCE

M 91/2/2/ 73

Parmi les mécanismes d'action biochimique des glucocorticoïdes figurent:

A. Inhibition spécifique de la cyclo-oxygénase
B. Stimulation de la synthèse de lipocortine
C. Inhibition de la production d'interleukine-1
D. Inhibition de la phosphodiestérase
E. Stimulation de la phospholipase A2

Réponse : BC

M 91/7/2/ 41

Quelle(s) est (sont) la (les) précaution(s) alimentaire(s) à prendre lorsque vous prescrivez un traitement par les stéroïdes anti-inflammatoires?

A. Réduction de l'apport de chlorure de sodium
B. Réduction de l'apport de potassium
C. Accroissement des apports de calcium (lait, fromage)
D. Régime pauvre en protides
E. Régime riche en protides

Réponse : ACE

M 92/9/2/ 98

Quelles sont parmi les propositions ci-dessous, celles qui sont fausses?

A. L'hydrocortisone est un stéroïde anti-inflammatoire
B. La 9-alpha-fludrocortisone est un minéralocorticoïde pur
C. La prednisone (CORTANCYL*) est un stéroïde anti-inflammatoire
D. L'application de Bêta-méthasone(DERMOVAL*) dermo-corticoïde, anti-inflammatoire, peut faire apparaître un syndrome cushingoïde
E. Un corticostéroïde anti-inflammatoire peut à dose thérapeutique provoquer à lui seul un diabète insulino-dépendant

Réponse : AE

7. 1. 5 EFFETS PHARMACOLOGIQUES

M 85/7/2/ 79

Le traitement par corticostéroïdes provoque le ou les effets suivants:

A. Une fuite rénale de sodium
B. Une rétention de potassium
C. Une amyotrophie
D. Une hyperglycémie
E. Une hypercalcémie

Réponse : CD

M 91/4/1/ 91

La Bêta-méthasone (CELESTENE*) a les propriétés suivantes:

A. Action anti-inflammatoire
B. Action immuno-dépressive
C. Action antiallergique
D. Inhibition de la néo-glucogénèse hépatique
E. Action minéralocorticoïde inférieure à celle des hormones naturelles

Réponse : ABCE

8 ANTI HISTAMINIQUES

8. 1 ANTI HISTAMINIQUE

8. 1. 1 EFFETS SECONDAIRES

M 93/8/2/ 98

En utilisant le THERALENE* sirop (alimémazine) pour endormir un nourrisson, on l'expose à:

A. La survenue d'une polynévrite
B. L'induction de vomissements
C. Une dyskinésie
D. Un risque d'excitation
E. Un syndrome cochléo-vestibulaire

Réponse : CD

8. 1. 2 DIVERS

M 85/1/2/ 22

Quels sont parmi les suivants, les deux effets de l'histamine qui ne sont pas bloqués par les antihistaminiques H1?

A. Bronchoconstriction
B. Contraction utérine
C. Vasodilatation
D. Capillaro-dilatation
E. Sécrétion gastrique

Réponse : BE

M 86/6/2/ 21

La prométhazine (PHENERGAN*):

A. Est un antihistaminique H1
B. Est utilisé dans le traitement de l'urticaire
C. Est un parasympathomimétique
D. Est un sympathomimétique
E. A des effets sédatifs

Réponse : ABE

S 89/4/1/101

Le blocage des récepteurs histaminiques H2:

A. Provoque une tachycardie
B. Diminue le pH gastrique
C. conduit à une bronchoconstriction
D. Est le support de l'activité antiallergique des antihistaminiques
E. Diminue la sécrétion acide gastrique

Réponse : E

M 91/1/2/ 57

Parmi les substances suivantes, laquelle (lesquelles) est (sont) un (des) antihistaminique(s) H1?

A. Terfénadine (TELDANE*)
B. Ranitidine (AZANTAC*)
C. Prométhazine (PHENERGAN*)
D. Cimétidine (TAGAMET*)
E. Astémizole (HISMANAL*)

Réponse : ACE

M 91/4/2/ 24

Parmi les propositions suivantes, laquelle ou lesquelles est ou sont exacte(s)?

A. Certains antihistaminiques anti-H1 possèdent des propriétés anticholinergiques
B. Les antihistaminiques anti-H1 bloquent toutes les sécrétions du tractus gastrique
C. Les antihistaminiques anti-H2 diminuent la sécrétion acide gastrique
D. La stimulation du récepteur histaminique H1 entraîne une bronchodilatation
E. L'activation du récepteur histaminique H1 détermine une sécrétion acide gastrique

Réponse : AC

M 91/7/2/ 15

Quels sont les médicaments susceptibles de bloquer les récepteurs H1 à histamine?

A. La ranitidine (AZANTAC*)
B. Le salbutamol (VENTOLINE*)
C. Le cromoglycate (LOMUDAL*)
D. Le kétotifène (ZADITEN*)
E. La chlorphéniramine (POLARAMINE*)

Réponse : DE

M 92/9/2/ 68

Les antihistaminiques H2:

A. Empêchent la libération d'histamine par les mastocytes
B. S'utilisent pour lutter contre les phénomènes de bronchoconstriction
C. Réduisent la sécrétion gastrique acide
D. Diminuent la sécrétion d'insuline
E. Bloquent les effets de l'histamine sur la musculature instestinale

Réponse : C

8. 1. 3 EFFETS PHARMACOLOGIQUES

S 89/6/1/ 12

Quel est le principal mode d'action des médicaments antihistaminiques anti H2?

A. Diminution de l'acidité gastrique basale
B. Augmentation de la motricité gastrique
C. Diminution de sécrétion de trypsine
D. Diminution de la sécrétion de sérotonine
E. Diminution de la sécrétion d'insuline

Réponse : A

M 90/2/2/ 75

Parmi les propriétés pharmacologiques suivantes, laquelle (lesquelles) est (sont) celle(s) des antihistaminiques H1:

A. Antiémétisants
B. Anti-ulcéreux
C. Analeptiques cardiaques
D. Anticholinergiques
E. Antiprurigineux

Réponse : ADE

S 91/2/1/ 39

Les antihistaminiques H1 s'opposent aux effets de l'histamine sur: (cocher la réponse inexacte)

A. Les capillaires
B. Le muscle intestinal
C. Le muscle bronchique
D. La sécrétion gastrique
E. Les artérioles

Réponse : D

M 91/7/2/ 98

Parmi les effets de l'histamine, lesquels sont expérimentalement inhibés par les antihistaminiques H1 classiques?

A. La bronchoconstriction
B. L'augmentation de la perméabilité capillaire
C. L'augmentation de la sécrétion gastrique
D. La réaction d'éveil
E. L'hypotension artérielle

Réponse : ABDE

S 92/8/1/ 30

Par quel mécanisme les anti-histaminiques H2 sont-ils antiulcéreux?

A. Inhibition de la sécrétion de pepsine
B. Renforcement de la barrière muqueuse gastrique
C. Diminution de la sécrétion acide
D. Blocage direct de la pompe à protons
E. Stimulation de la synthèse de prostaglandines

Réponse : C

M 93/9/2/ 2

Quelles sont parmi les propriétés suivantes celles que peuvent posséder les antihistaminiques anti-H1?

A. Structure chimique voisine de celle de l'histamine
B. Effet anesthésique local
C. Inhibition compétitive des effets de l'histamine
D. Action sédative
E. Antagonisme spécifique des récepteurs à la sérotonine

Réponse : ABCD

8. 2 CIMETIDINE (TAGAMET*)

8. 2. 1 EFFETS SECONDAIRES

M 91/5/2/ 35

Parmi les effets secondaires suivants, lequel (lesquels) est(sont) imputable(s) au TAGAMET* (Cimétidine)?

A. Confusion mentale
B. Gynécomastie
C. Tachycardie
D. Galactorrhée
E. Hirsutisme

Réponse : ABD

8. 2. 2 DIVERS

M 86/2/2/ 9

La cimétidine (TAGAMET*):

A. Est un antagoniste compétitif des récepteurs histaminiques H2
B. Augmente l'effet de la théophylline
C. Augmente la fréquence cardiaque
D. Diminue la sécrétion gastrique basale
E. Est un antagoniste compétitif des récepteurs histaminiques H1

Réponse : ABD

S 86/6/1/ 97

Par quel mécanisme la cimétidine (TAGAMET*) modifie-t-elle la cinétique des antivitamines K:

A. Défixation protéique
B. Induction enzymatique
C. Diminution de la métabolisation hépatique
D. Diminution de l'élimination rénale
E. Augmentation de la diffusion tissulaire

Réponse : C

9 BENZODIAZEPINES

9. 1 BENZODIAZEPINES

9. 1. 1 FORMES CLINIQUES

S 91/5/1/ 65

Toutes les benzodiazépines ont les propriétés suivantes, sauf une:

A. Sédative
B. Amnésiante
C. Anticonvulsivante
D. Myorelaxante
E. Anti-cholinergique

Réponse : E

9. 1. 2 CONTRE INDICATIONS (ABSOLUES, RELATIVES)

M 92/9/2/ 20

Quelles sont les contre-indications des benzodiazépines?

A. Myasthénie
B. Adénome prostatique
C. Insuffisance respiratoire hypercapnique
D. Epilepsie
E. Insuffisance cardiaque

Réponse : AC

9. 1. 3 EFFETS SECONDAIRES

M 86/6/2/ 39

Les tranquillisants appartenant à la famille des benzodiazépines peuvent entraîner un certain nombre d'effets secondaires. Parmi les propositions suivantes laquelle (lesquelles) renvoie(nt) à l'un de ces effets?

A. Hypotonie musculaire
B. Somnolence diurne
C. Crise d'épilepsie généralisée
D. Insuffisance hépatique
E. Névrite optique

Réponse : AB

M 91/3/2/ 91

Les traitements prolongés avec les benzodiazépines peuvent provoquer:

A. Hépato-toxicité
B. Insomnie lors du sevrage
C. Troubles mnésiques
D. Dépendance psychique du médicament
E. Evolution mortelle de l'intoxication volontaire

Réponse : BCD

9. 1. 4
INDICATIONS

M 89/7/2/ 83

Les benzodiazépines sont actives vis-à-vis:

A. L'insomnie d'endormissement
B. L'humeur mélancolique
C. L'anxiété à expression somatique
D. Le délire interprétatif
E. L'anxiété diffuse isolée

Réponse : ACE

M 91/1/2/ 6

Quels sont les troubles couramment améliorés par le benzodiazépines?

A. Anxiété diffuse ou généralisée de niveau névrotique
B. Dépression
C. Episodes d'attaque de panique
D. Insomnie d'endormissement
E. Obsessions avec rituels compulsionnels

Réponse : ACD

9. 1. 5
DIVERS

M 87/1/2/ 29

Un (ou plusieurs) des médicaments suivants fait (font) partie de la famille des benzodiazépines, indiquez lequel(lesquels):

A. Valium
B. Tranxène
C. Melleril
D. Equanil
E. Atarax

Réponse : AB

M 88/7/1/ 95

Le ou les médicament(s) qui ne fait (font) pas partie des Benzodiazépines est (sont) :

A. Méprobanate (EQUANIL*)
B. Diazépam (VALIUM*)
C. Clorazépate (TRANXENE*)
D. Pipotiazine (PIPORTIL*)
E. Imipramine (TOFRANIL*)

Réponse : ADE

M 90/3/2/ 72

Parmi les propositions suivantes concernant les benzodiazépines, laquelle (lesquelles) est (sont) exacte(s)?

A. Les benzodiazépines sont le traitement de choix des crises d'angoisse aiguë
B. Les benzodiazépines ne sont efficaces qu'après un délai d'action de 8 jours
C. Les benzodiazépines abaissent le seuil convulsivant
D. Les benzodiazépines favorisent l'endormissement
E. Les benzodiazépines ont un effet myorelaxant

Réponse : ADE

M 93/8/2/ 90

Les médicaments de la classe des benzodiazépines:

A. Diffèrent entre eux par leurs propriétés pharmacocinétiques
B. Possèdent des effets sédatifs
C. Peuvent induire un état de dépendance physique
D. Peuvent entraîner des troubles de la mémoire
E. Sont potentialisés par l'alcool éthylique

Réponse : ABCDE

9. 1. 6
EFFETS PHARMACOLOGIQUES

M 86/2/2/ 4

Les benzodiazépines:

A. Ont un effet diurétique
B. Ont un effet antiépileptique
C. Ont un effet hyperuricémiant
D. Ont un effet anti-inflammatoire
E. Ont un effet hypnotique

Réponse : BE

M 87/2/2/ 14

On peut attribuer aux benzodiazépines un effet:

A. Anticonvulsivant
B. Amnésiant
C. Hypnotique
D. Relaxant musculaire
E. De rétention urinaire

Réponse : ABCD

S 90/4/1/ 51

Les benzodiazépines sont contre-indiquées en cas de myasthénie:

A. Parce qu'elles sont anticholinergiques
B. Parce qu'elles dépriment la formation réticulée ascendante activatrice
C. Parce qu'elles inhibent les mouvements calciques à l'intérieur du muscle strié
D. Parce qu'elles sont amnésiantes
E. Parce qu'elles dépriment les réflexes polysynaptiques médullaires

Réponse : E

10
AUTRES CLASSES MEDICAMENTEUSES

10. 1
ANTI-AGREGANT PLAQUETTAIRE

10. 1. 1
INDICATIONS

M 89/7/2/ 93

Quelle(s) est (sont) l'(les) indication(s) des antiagrégants plaquettaires?

A. Prévention des récidives d'un accident ischémique cérébral transitoire
B. Prévention de l'infarctus du myocarde au cours de l'angor instable
C. Prévention des thromboses veineuses post-opératoires
D. Prévention des occlusions des pontages aorto-coronariens
E. Prévention des thromboses au cours des déficits congénitaux en anti-thrombine III et protéine C

Réponse : ABD

10. 2 ADRENALINE

10. 2. 1 DIVERS

S 85/2/1/ 20

Parmi les affirmations suivantes concernant les formes d'élimination urinaire de l'Adrénaline et de la Noradrénaline, laquelle est inexacte?

A. La Noradrénaline est partiellement éliminée sous forme de normétadrénaline (Normétanéphrine)
B. L'Adrénaline est partiellement éliminée sous forme de Métadrénaline (Métanéphrine)
C. Adrénaline et Noradrénaline sont éliminées en partie sous forme d'acide vanylmandélique (VMA)
D. Adrénaline et Noradrénaline sont éliminées en partie sous forme d'acide homovanillique (HVA)
E. Adrénaline et Noradrénaline sont partiellement éliminées sous forme non dégradée

Réponse : D

M 89/7/2/ 79

L'adrénaline:

A. Stimule exclusivement le récepteur alpha adrénergique
B. Entraîne une bronchodilatation
C. Détermine une mydriase active
D. Voit son effet hypertenseur potentialisé par les bêta-bloquants
E. Est hypoglycémiante

Réponse : BCD

M 90/7/2/ 84

L'adrénaline au niveau cardiaque:

A. Est inotrope positive
B. Est chronotrope positive
C. Est dromotrope négative
D. Est coronaro-dilatatrice
E. Est directement bathmotrope négative

Réponse : ABD

10. 2. 2 EFFETS PHARMACOLOGIQUES

S 86/2/1/ 38

L'addition d'adrénaline à une solution de XYLOCAINE (lidocaïne), administrable par voie sous-cutanée, prolonge la durée de l'anesthésie locale par:

A. Modification du pH de la solution
B. Précipitation de la lidocaïne
C. Diminution de la perméabilité de l'endothélium vasculaire
D. Vasoconstriction locale
E. Inhibition enzymatique

Réponse : D

M 93/9/2/ 23

Quel est (sont), parmi les effets suivants, celui (ceux) qui est (sont) susceptible(s) de résulter de l'action de l'adrénaline?

A. Myosis
B. Bronchodilatation
C. Hyperglycémie
D. Majoration de la sécrétion de rénine
E. Augmentation de la pression artérielle systolique

Réponse : BCDE

10. 3 ALPHA METHYL DOPA (ALDOMET*)

10. 3. 1 DIVERS

M 85/5/2/ 18

La méthyldopa (ALDOMET*):

A. Est un métabolite naturel de la L-Dopa
B. N'entraîne jamais de somnolence
C. Stimule les récepteurs alpha 2 centraux
D. Bloque le parasympathique
E. Est métabolisée en alphaméthyldopamine avant d'être active

Réponse : C

S 88/2/1/ 62

L'alphaméthyldopa est susceptible d'induire:

A. Une anémie hémolytique auto-immune
B. Une anémie hémolytique immuno-allergique médicamenteuse
C. Une thrombopénie d'origine centrale
D. Un hypersplénisme
E. Une hyperactivité des cellules T suppressives

Réponse : A

10. 4 DOPAMINE

10. 4. 1 DIVERS

S 87/4/1/ 12

Parmi les substances suivantes, laquelle est susceptible de bloquer les récepteurs dopaminergiques?

A. Dompéridone
B. Propranolol
C. Yohimbine
D. Prométhazine
E. Atropine

Réponse : A

S 91/3/1/ 68

Parmi les médicaments suivants, lequel bloque directement les récepteurs dopaminergiques:

A. Trihexyphénidyle (ARTANE*)
B. Halopéridol (HALDOL*)
C. Bromocriptine (PARLODEL*)
D. L-dopa et bensérazide (MODOPAR*)
E. Imipramine (TOFRANIL*)

Réponse : B

10. 4. 2
EFFETS PHARMACOLOGIQUES

S 85/7/1/ 19

L'administration de Dopamine chez un malade en état de choc peut provoquer:

A. Une vasodilatation des artères rénales par l'intermédiaire des récepteurs dopaminergiques
B. Une vasoconstriction périphérique par l'intermédiaire des récepteurs adrénergiques
C. Une augmentation plus importante du débit cardiaque que celle causée par la norépinéphrine
D. Moins de troubles du rythme cardiaque que l'isoproténol
E. Tous les effets ci-dessus réunis, selon la posologie

Réponse : ABCDE

S 87/6/1/ 34

Parmi les médicaments suivants, lequel stimule directement les récepteurs dopaminergiques?

A. Trihexyphénidyle (ARTANE*)
B. Halopéridol (HALDOL*)
C. Bromocriptine (PARLODEL*)
D. L-dopa + benséraside (MODOPAR*)
E. Domperidone (MOTILIUM*)

Réponse : C

M 89/7/2/100

La dopamine, à très fortes doses, est capable de stimuler les récepteurs:

A. Dopaminergiques
B. Alpha adrénergiques
C. Bêta 1 adrénergiques
D. Bêta 2 adrénergiques
E. Cholinergiques

Réponse : ABCD

M 91/5/2/ 56

Parmi les effets éventuels suivants d'une perfusion intraveineuse de dopamine, quels sont ceux qui résultent d'une stimulation des récepteurs dopaminergiques périphériques?

A. Bronchodilatation
B. Tachycardie
C. Vasoconstriction cutanée
D. Vasodilatation rénale
E. Natriurèse

Réponse : DE

10. 5
ALLOPURINOL (ZYLORIC*)
10. 5. 1
PHYSIOPATHOLOGIE

S 93/8/1/ 36

L'allopurinol (ZYLORIC*) abaisse l'uricémie:

A. En augmentant sa sécrétion tubulaire proximale
B. En diminuant sa réabsorption tubulaire distale
C. En favorisant son élimination intestinale
D. En inhibant l'absorption intestinale des purines alimentaires
E. En bloquant la transformation de xanthine en acide urique

Réponse : E

10. 5. 2
EFFETS SECONDAIRES

M 90/7/2/ 36

Parmi les accidents suivants, quels sont ceux qui peuvent être imputés à l'allopurinol (ZYLORIC*)?

A. Crise de goutte
B. Lithiase urinaire uratique
C. Leucopénie
D. Protéinurie
E. Cécité

Réponse : AC

10. 6
LIDOCAINE (XYLOCAINE*)
10. 6. 1
DIVERS

M 90/4/2/ 68

La lidocaïne (XYLOCAINE*) (XYLOCARD*):

A. Possède un effet anesthésique local
B. Prévient les arythmies ventriculaires
C. Réduit les arythmies auriculaires
D. Peut induire un état de choc
E. Possède un effet stabilisant de membrane

Réponse : ABDE

M 92/9/2/ 65

La Lidocaïne (XYLOCAINE*):

A. A des propriétés anesthésiques locales
B. Possède une activité vasodilatatrice périphérique
C. Entraîne une insuffisance rénale aiguë en cas de surdosage
D. S'emploie comme anti-arythmique
E. A une demie vie d'élimination supérieure à 1 heure

Réponse : ABD

10. 7
PENICILLAMINE
10. 7. 1
EFFETS SECONDAIRES

M 87/3/2/ 29

Au cours d'un traitement par la D PÉNICILLAMINE, quelle est (ou quelles sont) la (les)complication(s) que l'on peut constater?

A. Leucopénie
B. Agueusie
C. Dépôts cornéens
D. Syndrome néphrotique
E. Diarrhée

Réponse : ABDE

M 90/5/2/ 42

La D-Pénicillamine, utilisée dans le traitement de la polyarthrite rhumatoïde, peut entraîner certains des effets secondaires suivants. Lequel ou lesquels?

A. Ulcère duodénal
B. Protéinurie
C. Céphalées
D. Lupus érythémateux induit
E. Agueusie

Réponse : BDE

10. 8 PHENOBARBITAL

10. 8. 1 EFFETS SECONDAIRES

M 88/4/2/ 81

Cocher le ou les effet(s) secondaire(s) possible(s) avec le GARDENAL* (phénobarbital):

A. Gingivite hypertrophique
B. Diminution d'efficacité des oestro-progestatifs
C. Tremblement d'attitude
D. Ralentissement intellectuel
E. Douleurs articulaires

Réponse : BDE

10. 8. 2 DIVERS

S 86/5/1/ 87

Parmi les propositions suivantes concernant le Phénobarbital (GARDENAL*), laquelle est inexacte?

A. Le temps de demi-vie plasmatique du Phénobarbital est de 96 +/- 12 heures chez l'adulte
B. Le temps de demi-vie plasmatique du Phénobarbital est de 47 +/- 8 heures chez l'enfant (par exemple 6-10 ans)
C. Il est en partie métabolisé au niveau hépatique par hydroxylation puis glycuroconjugaison
D. La diminution du pH sanguin favorise son excrétion rénale
E. Il stimule sa propre biotransformation

Réponse : D

M 90/5/2/ 98

Indiquez la (les) proposition(s) qui s'applique(nt) au phénobarbital, (GARDENAL*) médicament acide faible de pKa = 7,40:

A. Il est à moitié ionisé au pH sanguin
B. Il peut être résorbé dès l'estomac
C. L'alcalinisation de l'urine ralentit son élimination
D. L'acidification de l'urine augmente sa demi-vie
E. Aucune de ces propositions n'est vraie

Réponse : ABD

10. 9 MEDICAMENTS DIVERS

10. 9. 1 EFFETS SECONDAIRES

M 92/8/1/ 92

Parmi les effets secondaires suivants, lesquels peuvent être provoqués par l'indométacine (INDOCID*)?

A. Amyotrophie
B. Insuffisance rénale aiguë
C. Cataracte
D. Diabète
E. Céphalée

Réponse : BE

10. 9. 2 ADMINISTRATION (POSOLOGIE, MODES)

M 90/5/2/ 65

La Carbamazépine (TEGRETOL*) est:

A. Un antimigraineux
B. Un antiépileptique
C. Un antalgique
D. Un antiparkinsonien
E. Un normothymique

Réponse : BCE

10. 9. 3 DIVERS

M 86/5/2/ 27

Parmi les analgésiques suivants, le(s)quel(s) est (sont) également antipyrétique(s):

A. Glafénine (GLIFANAN*)
B. Morphine
C. Aspirine
D. Paracétamol (DOLIPRANE*)
E. Phénacétine

Réponse : CDE

M 88/5/2/ 66

Un malade atteint de douleurs pelviennes bilatérales par récidive locorégionale d'un cancer du rectum n'a pas été soulagé par l'Aspirine à la dose d'un gramme, par l'Amidopyrine à la dose d'un gramme et par le Dextropropoxyphène à dose tolérable. Quel(s) est (ou sont) parmi les prescriptions suivantes celle (ou celles) qui doi(ven)t être choisie(s) si l'on exclut leur indi·cations neurochirurgicales?

A. AVAFORTAN* injectable
B. ASPEGIC* injectable
C. MORPHINE* per os
D. SOLUMEDROL* à 80 mg/l
E. VISCERALGINE forte-injectable

Réponse : C

S 91/2/1/ 29

Les neuroleptiques (type chlorpromazine), les antidépresseurs imipraminiques, les dérivés de l'ergot de seigle, la prazosine possèdent en commun une propriété: laquelle?

A. Anti-cholinergique
B. Anti-sérotonine
C. Antihistaminique H1
D. Alpha-bloquante
E. Inhibitrice du recaptage de la noradrénaline

Réponse : D

S 94/9/1/ 30

La biodiponibilité absolue du Lorazépam (TEMESTA*) est de:

A. 0%
B. 30%
C. 50%
D. 85%
E. 100%

Réponse : D

Santé publique
Partie 27

Les chiffres entre parenthèses indiquent le nombre de QCM.

1
SANTE PUBLIQUE GENERALE
1. 1
DIVERS

S 90/6/1/ 90

Une maladie endémique est une maladie qui:

A. Est constamment présente dans l'aire géographique d'un groupe de population défini
B. Ne se manifeste qu'à intervalles de quelques années
C. Se caractérise par une incidence décroissante
D. Se caractérise par une prévalence croissante
E. Se manifeste de façon cyclique

Réponse : A

S 86/2/1/109

En matière de Sécurité Sociale, la formule "tiers payant" signifie que:

A. L'assuré n'a pas à faire l'avance des frais
B. Il n'y a pas de ticket modérateur
C. L'assuré paie à un tiers
D. Un tiers de la somme est à la charge de l'assuré
E. Aucune de ces réponses n'est exacte

Réponse : A

M 86/4/2/ 84

Selon le code de la santé publique les professions médicales intègrent:

A. les médecins, quelle que soit leur spécialité
B. Les sages-femmes
C. Les infirmières
D. Les chirurgiens-dentistes
E. Les pharmaciens

Réponse : ABDE

S 88/4/1/ 85

Dans les années 1950 l'étude prospective de Framingham a eu pour objectifs: 1) De mesurer la fréquence de l'infarctus du myocarde 2) De déceler les facteurs qui contribuent à son apparition. Cette enquête a concerné 5 000 personnes âgées de 30 à 60 ans. Dans cette enquête, 17 personnes sur 1 000 avaient des signes évidents d'infarctus du myocarde; il s'agit:

A. D'un taux de prévalence
B. D'un taux d'incidence
C. D'un taux d'attaque
D. D'un risque relatif
E. D'un risque attribuable

Réponse : A

S 91/5/1/ 55

D'après l'étude de Doll et Hill effectuée chez 20 000 médecins fumant au moins 25 cigarettes par jour le risque relatif de cancer de poumon est de 32. Quelle est la probabilité annuelle chez un de ces médecins gros fumeurs de développer un cancer du poumon?

A. Impossible à calculer
B. 32%
C. 64%
D. 32/1 000
E. 32/20 000

Réponse : A

1. 2
ACCIDENTS
1. 2. 1
EPIDÉMIOLOGIE

M 90/2/2/ 71

Parmi ces propositions concernant les accidents chez l'enfant, il est exact que:

A. Les accidents sont la première cause de mortalité chez l'enfant de plus d'un an
B. Les accidents sont plus nombreux dans les milieux défavorisés
C. Entre un et quatre ans, les accidents les plus fréquents sont les noyades
D. Les accidents domestiques surviennent surtout entre 14 et 17 heures
E. Le produit ménager le plus souvent en cause est l'eau de javel

Réponse : E

M 90/6/2/ 81

Parmi les produits suivants, à l'origine des intoxications accidentelles domestiques chez l'enfant, quelles sont les trois qui sont le plus souvent en cause?

A. Médicaments
B. Produits ménagers
C. Végétaux
D. Oxyde de carbone
E. Produits industriels

Réponse : ABC

1. 2. 2
ETIOLOGIES
(FACTEURS DE RISQUE, TERRAIN)

S 91/2/1/ 68

La principale cause des "accidents mortels" chez les enfants de moins d'un an est :

A. Les accidents de circulation
B. Les chutes de table à langer
C. Les intoxications médicamenteuses
D. Les brûlures
E. La suffocation mécanique

Réponse : E

S 91/5/1/ 32

Quelle est la cause la plus fréquente des accidents mortels chez les personnes âgées?

A. Les traumatismes de la route
B. L'intoxication médicamenteuse
C. Le feu et les brûlures
D. Les chutes à domicile
E. Le suicide

Réponse : D

1. 3
ACCIDENT DE LA VOIE PUBLIQUE (AVP)
1. 3. 1
DIVERS

M 87/6/2/ 92

Un enfant mineur est victime d'un accident de la voie publique. A qui peut être remis le certificat de constatation des lésions:

A. Au tuteur légal
B. Au médecin de sa Compagnie d'Assurance
C. A l'assistante sociale du secteur
D. Au juge des enfants
E. A la police

Réponse : A

1. 4
TOXI-INFECTION ALIMENTAIRE COLLECTIVE
1. 4. 1
CLINIQUE

M 85/6/2/ 25

Vous observez, chez une cinquantaine de personnes ayant mangé au même restaurant d'entreprise, une toxi-infection alimentaire collective. L'étiologie staphylococcique peut-être éliminée si:

A. Les aliments ont été consommés dans les 15 minutes qui ont suivi leur cuisson
B. L'analyse des aliments ne révèle aucun staphylocoque doré
C. L'intervalle entre le repas et l'apparition des symptômes est supérieur à 24 heures
D. La maladie s'accompagne régulièrement d'une fièvre supérieure à 38°
E. Aucune de ces propositions n'est exacte

Réponse : CD

1. 4. 2
FORMES CLINIQUES

S 87/2/1/ 89

Lors d'une toxi-infection alimentaire collective apyrétique, avec diarrhée abondante, dont les premiers signes cliniques apparaissent 4 heures environ après la prise du dernier repas, on doit soupçonner d'emblée, comme agent responsable:

A. Shigella
B. Escherichia Coli
C. Staphylocoque
D. Salmonella
E. Clostridium Perfringens

Réponse : C

1. 5
TABAC
1. 5. 1
EPIDÉMIOLOGIE

M 89/1/1/ 87

Le tabac est un facteur de risque pour:

A. Epithélioma de l'estomac
B. Epithélioma du colon
C. Epithélioma de la vessie
D. Epithélioma de l'oesophage
E. Epithélioma de la prostate

Réponse : CD

1. 5. 2
PHYSIOPATHOLOGIE

M 90/7/2/ 86

Au cours de l'intoxication tabagique, la nicotine a le ou les effet(s) suivant(s):

A. Cancérigène
B. Assuétude
C. Cardio-vasculaires
D. Diminution du taux d'oxyhémoglobine
E. Elévation de la concentration sanguine de thiocyanate

Réponse : BC

1. 5. 3
BIOLOGIE

S 89/4/1/ 94

Le liquide du lavage broncho-alvéolaire du fumeur, en dehors de toute affection pathologique, est caractérisé par l'une des particularités suivantes. Laquelle?

A. Polynucléose neutrophile supérieure à 10%
B. Lymphocytose supérieure à 15%
C. Présence de plus de 2% de polynucléaires éosinophiles
D. Augmentation du nombre des macrophages alvéolaires
E. Présence de plus de 0,5% de cellules mastocytaires

Réponse : D

M 90/4/2/106

La consommation chronique de cigarettes peut être impliquée dans la survenue d'une:

A. Polyglobulie
B. Polynucléose neutrophile
C. Augmentation du volume globulaire moyen
D. Lymphocytose
E. Eosinophilie

Réponse : AB

1. 5. 4
ANATOMOPATHOLOGIE

M 87/5/2/ 8

Quelle(s) est (sont) la (les) conséquence(s) de l'inhalation de la fumée de cigarettes sur les voies aériennes distales:

A. Réduction du nombre des macrophages dans les espaces aériens distaux
B. Augmentation du nombre des cellules bronchiques ciliées
C. Métaplasie malpighienne des cellules de revêtement bronchique
D. Augmentation de la sécrétion du mucus
E. Libération de radicaux libres dans les espaces aériens distaux

Réponse : CDE

1. 5. 5
ETIOLOGIES
(FACTEURS DE RISQUE, TERRAIN)

S 86/7/1/ 87

Lequel de ces cancers est lié au tabagisme?

A. Sein
B. Côlon
C. Rein
D. Vessie
E. Ethmoïde

Réponse : D

M 94/9/2/ 57

La consommation chronique de cigarettes peut être impliquée dans l'étiologie:

A. D'une hyperleucocytose
B. D'un cancer du larynx
C. D'un cancer du testicule
D. D'un cancer de la thyroïde
E. D'une artérite des membres inférieurs

Réponse : ABE

1. 5. 6
EVOLUTION
(PRONOSTIC, COMPLICATIONS)

S 85/3/1/ 33

Parmi les cancers suivants, quel est celui dont le tabac ne semble pas être un facteur étiologique?

A. Cancer du poumon
B. Cancer de l'oesophage
C. Cancer de la vessie
D. Cancer du colon
E. Cancer du larynx

Réponse : D

M 85/4/2/ 86

La consommation de cigarettes peut être impliquée dans la survenue:

A. D'une artérite des membres inférieurs
B. D'une hyperleucocytose
C. D'un cancer de la vessie
D. D'une polyglobulie
E. D'une bronchite chronique

Réponse : ABCDE

S 86/2/1/ 27

Quel est parmi les risques foetaux suivants celui qui est lié le plus spécifiquement au tabagisme maternel?

A. Détresse respiratoire néonatale
B. Hypotrophie
C. Convulsion néonatale
D. Prématurité
E. Post maturité

Réponse : B

M 86/5/2/ 13

L'inhalation répétée de fumée de cigarettes, peut être responsable:

A. D'une diminution du nombre de macrophages recueillis par lavage alvéolaire
B. D'une hyperleucocytose sanguine
C. D'une rétention accrue de particules atmosphériques dans le poumon profond
D. D'un taux de CO plasmatique élevé
E. D'une augmentation du risque de cancer lié à une exposition professionnelle à l'amiante

Réponse : BCDE

M 88/1/2/ 40

La consommation du tabac augmente la fréquence du cancer:

A. Epidermoïde des bronches
B. A petites cellules du poumon
C. De la vessie
D. Du rectum
E. Du pharynx

Réponse : ABCE

M 88/7/2/ 15

La fréquence est majorée par la consommation tabagique pour le ou les cancers suivants:

A. Cancer du pharynx
B. Cancer du larynx
C. Cancer de l'oesophage
D. Cancer de la langue
E. Cancer de la vessie

Réponse : ABCDE

M 90/2/2/ 89

Parmi les nombreux méfaits du tabagisme, ceux qui atteignent la fonction de reproduction ne retiennent pas toujours l'attention qu'ils devraient. Pourtant:

A. L'accroissement du risque de prématurité est prouvé
B. Le poids de naissance est plus faible chez les enfants de fumeuses
C. Le tabagisme a une action très probable de diminution de la fécondité
D. Les avortements spontanés sont plus fréquents
E. La survenue de la ménopause est plus précoce

Réponse : ABCDE

S 91/2/1/ 4

Citez parmi les affections ci-dessous celle dont l'incidence est la plus étroitement corrélée aux habitudes tabagiques (en considérant la valeur du risque relatif):

A. Bronchite chronique
B. Infarctus du myocarde
C. Cancer de l'oesophage
D. Cancer bronchique primitif
E. Cancer de la vessie

Réponse : D

M 91/7/2/ 1

En diminuant la consommation de tabac, on peut diminuer les risques de survenue de:

A. Cancer du corps de l'utérus
B. Maladies cardio-vasculaires
C. Cancer de l'estomac
D. Cancer du poumon
E. Cancer de la vessie

Réponse : BDE

M 91/7/2/ 33

La consommation régulière de tabac est associée à un risque accru d'une ou plusieurs propositions parmi les suivantes. Laquelle ou lesquelles?

A. Récidive d'un ulcère gastro-duodénal
B. Maladie de Parkinson
C. Maladie de Hodgkin
D. Cancer de la vessie
E. Accouchement de nouveaux-nés hypotrophiques

Réponse : ADE

M 91/4/2/ 22

Parmi les propositions suivantes concernant les leucokératoses d'origine tabagiques quelles sont celles qui sont exactes?

A. Les lésions peuvent régresser après arrêt de l'intoxication tabagique
B. Les lésions peuvent être majorées par une mauvaise hygiène bucco-dentaire
C. Elles sont le plus souvent douloureuses
D. Elles ont l'aspect de plaques blanchâtres
E. Elles risquent d'évoluer vers un carcinome épidermoïde

Réponse : ABDE

1. 5. 7 DIVERS

M 85/6/2/ 89

La fumée de cigarettes contient:

A. Des hydrocarbures
B. Des phénols
C. De la nicotine
D. Des aldéhydes
E. De l'oxyde de carbone

Réponse : ABCDE

S 86/7/1/ 66

Un homme qui a fumé 10 cigarettes par jour pendant 10 ans et 20 cigarettes par jour pendant 30 ans a fumé:

A. 40 paquets/année
B. 35 paquets/année
C. 70 paquets/année
D. 30 paquets/année
E. 25 paquets/année

Réponse : B

S 88/4/1/112

Une des affirmations suivantes concernant le tabagisme passif est fausse. Laquelle?

A. Les substances cancérigènes respirées sont les mêmes que celles qui sont inhalées
B. Les moyens de défense contre les agents cancérigènes ne sont pas plus nombreux en cas de tabagisme passif que chez les fumeurs
C. L'exposition est beaucoup plus faible
D. Il est difficile de mettre en évidence une augmentation du risque
E. Le risque chez les femmes est à peu près proportionnel à l'intensité du tabagisme de leur mari

Réponse : B

M 89/6/2/ 28

Le monoxyde de carbone représente 3 % des composants de la fumée de cigarettes. De quel(s) trouble(s) ou accident(s) est-il responsable?

A. Dépendance du tabac
B. Cardiopathies ischémiques
C. Cancer bronchique
D. Broncho-pneumopathies chroniques
E. Risque vasculaire par rôle athérogène direct

Réponse : BE

S 90/3/1/ 59

Quelle est donnée fausse?

A. Dans la population de fumeurs, la consommation moyenne de tabac diminue après 60 ans
B. Le sujet qui chique ou qui prise le tabac évite l'oxycarbonémie du fumeur de cigarettes
C. Le courant secondaire ou latéral de la fumée qui s'échappe d'une cigarette est moins riche en produits nocifs que le courant primaire ou axial qui traverse la cigarette
D. L'injection sous-cutanée de nicotine supprime l'impression de besoin que ressent le fumeur privé de tabac
E. La nicotine n'intervient pas comme facteur de risque dans la genèse du cancer bronchique

Réponse : C

M 90/3/2/ 65

L'inhalation répétée de fumée de cigarettes, peut être responsable:

A. D'une diminution du nombre de macrophages recueillis par lavage broncho-alvéolaire
B. D'un cancer de la vessie
C. D'une rétention accrue de particules atmosphériques dans le poumon profond
D. D'un taux de CO plasmatique élevé
E. D'une augmentation du risque de cancer lié à une exposition professionnelle à l'amiante

Réponse : BCDE

M 94/9/2/ 58

D'après les résultats de l'enquête de Framingham (USA) il apparait que:

A. Le tabagisme est le facteur de risque dominant pour l'athérosclérose des coronaires
B. Pour l'athérosclérose des artères cérébrales, c'est l'hypertension qui joue le rôle dominant
C. C'est le diabète qui domine pour le risque d'athérosclérose des membres inférieurs
D. Le niveau de la cholestérolémie ne semble pas vraiment associé à l'athérosclérose quel que soit son site
E. La mortalité par cardiopathie ischémique croît de manière exponentielle avec la cholestérolémie

Réponse : BE

S 85/7/1/ 24

En Octobre 1951, des questionnaires sur les habitudes tabgiques ont été envoyés à 59 600 médecins britanniques. Spontanément, cette population s'est divisée en 2 groupes(fumeurs et non-fumeurs), qui se sont révélés comparables pour un grand nombre d'autres variables (âge, niveau d'instruction, état civil..). Les décès par cancer du poumon ont été enregistrés ensuite pendant 20 ans. De quel type d'enquête s'agit-il?

A. Enquête de cohorte
B. Enquête cas-témoin
C. Enquête en double aveugle
D. Surveillance épidémiologique continue
E. Enquête de prévalence

Réponse : A

1. 6 POLLUTION ATHMOSPHERIQUE

1. 6. 1 DIVERS

S 85/6/1/120

Parmi les polluants atmosphériques, lequel est le meilleur indicateur de la pollution atmosphérique par les véhicules automobiles?

A. SO_2 = anhydride sulfureux
B. NO_2 = bioxyde d'azote
C. CO = monoxyde de carbone
D. 3-4 benzopyrène = hydrocarbure
E. O_3 = ozone

Réponse : C

S 87/6/1/ 37

Le smog acide est un brouillard chargé d'un polluant chimique: il s'agit de:

A. CO_2
B. O_3
C. SO_2
D. NOS2
E. NO

Réponse : C

M 88/7/2/ 3

Le smog est un phénomène aigu de pollution atmosphérique qui peut se produire en milieu urbain quand existe une (ou plusieurs) des conditions suivantes:

A. Absence de vent
B. Brouillard
C. Phénomène d'inversion de température
D. Vallée encaissée
E. Pluie

Réponse : ABCD

2 COUT ET ORGANISATION DE LA SANTE

2. 1 BUDGET

2. 1. 1 DÉFINITION

M 86/6/2/ 42

La consommation médicale finale comprend:

A. Les dépenses d'hospitalisation
B. Les dépenses de pharmacie
C. Les dépenses remboursées par l'assurance maladie
D. Les dépenses de transport des malades
E. Les dépenses de recherche médicale

Réponse : ABCD

2. 1. 2 DIVERS

S 85/2/1/114

Parmi les propositions citées, cocher celle qui agit sur la demande de soins:

A. La multiplication des centres de soins
B. La technicité d'un centre hospitalier
C. La démographie médicale
D. Le vieillissement de la population
E. L'apparition d'une nouvelle technique

Réponse : D

S 86/5/1/ 24

Plus de la moitié des prestations en espèces de l'assurance-maladie sont dues:

A. Aux frais d'hospitalisation
B. Aux indemnités journalières
C. Aux médicaments
D. Aux pensions d'invalidité
E. A la maternité

Réponse : B

S 87/7/1/ 22

Parmi les sources de financement ci-dessous qui contribuent en France aux dépenses sociales (santé comprise) laquelle représente la part la plus importante des recettes:

A. Cotisation des entreprises
B. Cotisation des salariés
C. Financement de l'Etat
D. Financement des collectivités locales
E. Mutuelles et assurances privées

Réponse : B

M 88/7/2/ 1

Parmi les facteurs de croissance des dépenses de Santé vous retenez:

A. Augmentation de la masse salariale à l'hôpital
B. Augmentation de la technicité du diagnostic et du traitement à l'hôpital
C. Augmentation de la technicité du diagnostic et du traitement en médecine ambulatoire
D. Croissance des prix des médicaments supérieure à la croissance de l'indice général des prix
E. Mise en place du budget global à l'hôpital

Réponse : ABC

M 89/4/2/ 12

Parmi les indications de diagnostic prénatal citées, quelle est (ou quelles sont) celle(s) prise(s) en charge par la Sécurité Sociale:

A. Femme âgée de 35 ans sans antécédent particulier
B. Antécédent personnel de trisomie quel que soit l'âge de la patiente
C. Anomalie chromosomique chez un apparenté autre qu'un enfant du couple demandeur
D. Signe d'appel échographique
E. Antécédent d'enfant malformé sans anomalie chromosomique

Réponse : BD

M 89/1/2/ 90

La sécurité sociale:

A. Est le principal financeur des soins médicaux
B. Tire la majorité de ses ressources de cotisations basées sur le revenu du travail
C. Est financée de manière équivalente par les cotisations versées par les employeurs et celles des salariés
D. Permet à plus de 95% des français d'être remboursés au moins partiellement pour leurs dépenses de santé
E. Est gérée par le Ministère des Affaires Sociales

Réponse : ABD

S 89/4/1/ 83

Qui finance la plus grande part des frais de prothèses dentaires?

A. Les administrations publiques
B. La sécurité sociale
C. Les mutuelles
D. Les ménages
E. Les assurances privées

Réponse : D

M 89/6/1/ 87

Concernant la Sécurité Sociale, il est exact que:

A. Il existe trois types de régime: a) régime général(ou de travailleurs salariés). b) régimes agricoles. c) régime de non salariés, non agricoles
B. Le ticket modérateur se défini comme la différence entre le prix de la prestation et le montant du remboursement
C. L'allocation chômage est prise en charge pour part par l'assurance maladie
D. La sécurité sociale finance pour 60% l'ensemble des soins hospitaliers
E. Le solde général de la sécurité sociale est négatif depuis 1982

Réponse : AB

M 89/7/1/118

A propos du financement des soins, il est exact que:

A. Les dépenses pharmaceutiques sont financées, pour leur plus grande part par les mutuelles
B. Les soins dentaires sont financés avant tout par les ménages
C. L'hospitalisation est complètement financée par la sécurité sociale
D. La part de l'hospitalisation est supérieure à 60% des dépenses de soins
E. Le ticket modérateur disparaît avec la formule du tiers payant

Réponse : B

M 91/7/2/ 93

Parmi les modalités ci-dessous d'aide en faveur des personnes âgées l'assurance maladie prend en charge en tout ou partie:

A. Service de soins à domicile
B. Maison de retraite sans section de cure médicale
C. Forfait médical de long séjour
D. Foyer logement
E. Hospitalisation en moyen séjour

Réponse : ACE

M 93/8/2/100

Les dépenses de protection sociale couvrent:

A. Chômage
B. Vieillesse
C. Invalidité
D. Décès
E. Accidents du travail

Réponse : ABCDE

M 94/8/2/100

Parmi les institutions suivantes au service des personnes âgées, indiquez celles qui sont prises en charge, même partiellement, par l'assurance maladie de la sécurité sociale:

A. Long séjour
B. Section de Cure Médicale des maisons de retraite
C. Services de soins infirmiers à domicile
D. Aide ménagère
E. Logement-foyer

Réponse : ACE

S 85/6/1/ 77

Les Economistes de la Santé appellent Consommation Médicale Finale:

A. Toutes les dépenses de biens et services médicaux et paramédicaux des ménages: visites et consultations plus journées d'hôpital, médicaments et prothèses
B. Plus coût de la médecine préventive
C. Plus coût de la recherche médicale
D. Plus coût de l'enseignement médical et paramédical
E. Plus frais de gestion de la Sécurité Sociale

Réponse : A

2. 2 INSTITUTIONS

2. 2. 1 DIVERS

S 89/5/1/ 18

Les centres de santé:

A. Sont des établissements de courts séjours
B. Sont des établissements de soins ambulatoires
C. Sont concentrés en milieu rural
D. Regroupent des infirmières libérales
E. Sont exclusivement gérés par des mutuelles

Réponse : B

2. 3 PROTECTION SOCIALE

2. 3. 1 DIVERS

S 85/1/2/ 4

Parmi les sources de financement ci-dessous qui contribuent en France aux dépenses sociales (santé comprise) laquelle représente la part la plus importante des recettes:

A. Cotisation des salariés
B. Cotisation des entreprises
C. Financement de l'Etat
D. Financement des collectivités locales
E. Deux des précédents à part égale

Réponse : B

M 85/1/2/ 90

Depuis 1967, le régime général de la Sécurité Sociale est divisé en plusieurs branches d'activités distinctes parmi lesquelles:

A. Branche "Chômage"
B. Branche "Allocations Familiales"
C. Branche "Retraites Complémentaires"
D. Branche "Vieillesse"
E. Branche "Maladie"

Réponse : BDE

M 86/3/2/ 80

Parmi ces modes d'hébergement pour personnes âgées, quel est celui ou ceux qui comporte(nt) un forfait médical à la charge de la Sécurité Sociale et un forfait hébergement à la charge de la personne âgée (ou de l'aide sociale)?

A. Long séjour
B. Moyen séjour
C. Maison de retraite sans section de cure médicale
D. Foyer logement
E. Section de cure médicale d'une maison de retraite

Réponse : ABE

M 86/5/2/ 89

Quel(s) type(s) d'hébergement pour personnes âgées peut (peuvent) être pris en charge complètement par la Sécurité Sociale?

A. Le foyer logement
B. Le long séjour
C. La maison de retraite sans section de cure médicale
D. Le moyen séjour
E. Section de cure médicale d'une maison de retraite

Réponse : D

M 89/3/2/ 88

Les examens obligatoires du carnet de santé nécessaires pour toucher les allocations familiales, comportent ceux:

A. Du 8ème jour
B. Du 4ème mois
C. Du 9ème mois
D. Du 24ème mois
E. Du 36ème mois

Réponse : ACD

2. 4 TICKET MODERATEUR

2. 4. 1 DÉFINITION

M 87/7/2/ 9

Le ticket modérateur est la partie des frais de soins:

A. Qui est remboursée par la Sécurité Sociale
B. Qui est laissée à la charge de l'assuré
C. Qui doit faire l'objet d'une entente préalable entre l'assuré et sa caisse
D. Qui peut être remboursée par une assurance mutuelle complémentaire
E. Qui est laissée à la charge de l'assuré lors d'un séjour hospitalier

Réponse : BD

2. 4. 2 DIVERS

M 86/2/2/ 19

L'exonération du ticket modérateur peut être obtenue lors de:

A. Un arrêt de travail supérieur à 3 mois
B. La fourniture de sang humain ou dérivés
C. Les maladies dites de longue durée
D. Tous les actes chirurgicaux égaux ou supérieurs à K30
E. Les frais d'hospitalisation au-delà de 30 jours

Réponse : ABCE

3 INDICATEURS DE SANTE

3. 1 INDICATEURS DE SANTE

3. 1. 1 DIVERS

S 87/2/1/ 33

Parmi les indicateurs de santé suivants pour une population, quel est le meilleur?

A. Le nombre de médecins pour 1 000 habitants
B. Le nombre de lits d'hôpital pour 1 000 habitants
C. Les dépenses de santé par rapport au produit intérieur brut
D. Le taux brut de mortalité
E. Le taux de mortalité infantile

Réponse : E

S 87/3/1/ 39

Parmi les cinq taux suivants, quel est celui qui représente le nombre de personnes présentant une maladie par rapport au nombre de personnes observées à un instant donné?

A. Taux proportionnel de morbidité
B. Taux d'incidence
C. Taux de prévalence
D. Taux d'attaque
E. Taux de récurrence

Réponse : C

S 87/7/1/ 34

Au cours des 6 premiers mois de l'année on a dénombré 186 nouveaux cas de maladie des légionnaires. Que représente ce chiffre?

A. La morbidité de cette affection
B. La prévalence
C. L'incidence
D. La mortalité
E. La létalité

Réponse : C

S 88/2/1/ 44

En 1985, dans un département de la région, les décès par tuberculose n'ont représenté que 0,3 % de l'ensemble des décès. Ce chiffre correspond:

A. Au taux brut de mortalité
B. Au taux de létalité
C. Au taux spécifique de mortalité
D. Au taux proportionnel de mortalité
E. Au taux d'incidence

Réponse : D

S 89/2/1/ 5

Pour une année, le taux prévalence d'une maladie est estimé à 20 pour 100 000 personnes et le taux d'incidence annuelle est de 10 pour 100 000 personnes. La population et l'évolution de la maladie restant stables, quelle est la durée moyenne de la maladie?

A. Une demi-année
B. 2 ans
C. 3 ans
D. 10 ans
E. 30 ans

Réponse : B

S 89/4/1/ 31

Au cours d'un dépistage systématique dans une population, l'éventualité d'être effectivement porteur d'une maladie est mesurée par:

A. Le taux d'incidence
B. Le taux d'incidence divisé par la durée moyenne de la maladie
C. Le taux d'incidence divisé par le taux de prévalence
D. Le taux de prévalence
E. Le taux de prévalence multiplié par la durée moyenne de la maladie

Réponse : D

S 89/5/1/ 91

Dans une étude du rôle du cholestérol sanguin dans étiologie de l'infarctus du myocarde on a décidé d'étudier la cholestérolémie chez 150 hommes de 25 à 65 ans qui seront hospitalisés pour accident de la circulation. Quel indice épidémiologique (qui mesure l'importance de la liaison, si elle existe) peut-on calculer à partir de cette étude?

A. Le risque relatif approché (ou Odd-Ratio)
B. La valeur prédictive positive
C. La sensibilité
D. L'incidence de la maladie
E. La prévalence

Réponse : A

3. 2 ESPERANCE DE VIE

3. 2. 1 DÉFINITION

S 85/5/1/106

En 1983, l'espérance de vie à la naissance des femmes françaises était de 78 ans. Ceci veut dire:

A. Que les Françaises nées avant 1983 vivent en moyenne 78 ans
B. Que la moyenne des années de vie vécues par la cohorte des femmes nées en 1983 en France sera de 78 ans, si les conditions de vie n'évoluent pas
C. Que les femmes observées au plan démographique en 1983 vivront en moyenne 78 ans
D. Que toutes les Françaises sont désormais capables de vivre au moins 78 ans
E. Que depuis 1983, les Françaises vivent en moyenne 78 ans

Réponse : B

3. 3 INCIDENCE

3. 3. 1 DIVERS

M 87/4/2/ 34

Parmi les méthodes suivantes, quelle(s) est (sont) celle(s) qui permet(tent) valablement de déterminer l'incidence du cancer dans une population?

A. L'étude statistique des certificats de décès
B. L'étude statistique des dossiers médicaux des assurés sociaux
C. La réunion de l'ensemble des cas traités par un Centre Hospitalier Régional et Universitaire
D. Une enquête de cohorte
E. Un registre du cancer

Réponse : DE

S 88/6/1/ 84

Durant l'année 1985, 200 nouveaux cas d'une maladie X ont été diagnostiqués; le nombre de cas existant au 1/1/85 et diagnostiqués antérieurement est de 800 cas. La population moyenne au 1/7/85 parmi laquelle ces cas ont été diagnostiqués est de 10 000 000. Quel est le taux d'incidence pour 100 000habitants en 1985?

A. 0,4
B. 1,6
C. 2
D. 16
E. 200

Réponse : C

S 89/2/1/ 82

Un nouveau traitement curatif est testé pour une maladie non transmissible. Il en améliore le pronostic et induit un allongement de la durée de survie des sujets atteints de cette maladie.Quel est l'effet sur le nombre de nouveaux cas?

A. Augmentation
B. Diminution
C. Ne peut être estimé
D. Aucun
E. Cela dépend de la valeur prédicitive

Réponse : D

S 91/7/1/ 48

En 1978, sur 135 000 femmes de 60 à 64 ans, 300 cas d'une maladie aiguë ont été dénombrés, dont 270 nouveaux. Parmi les nouveaux cas, 135 sont décédés dans l'année - le nombre total de décès dus à cette maladie pour l'année est de 150. Parmi les résultats ci-dessous, indiquez celui qui représente le taux d'incidence?

A. 135/135 000
B. 300/135 000
C. 150/135 000
D. 270/135 000
E. 135/270

Réponse : D

M 92/9/1/ 60

L'incidence d'une maladie M:

A. Est croissante en période épidémique
B. Peut être exprimée en "cumulée" jusqu'à correspondre à la prévalence
C. Correspond au nombre de nouveaux cas sur un période donnée
D. S'exprime par un taux
E. Est généralement réduite en cas de vaccination efficace

Réponse : ABCDE

3. 4 PREVALENCE

3. 4. 1 DIVERS

M 86/2/2/ 46

Pendant une période donnée dans une population donnée, le taux de prévalence d'une maladie augmente. Cette croissance peut être imputée à:

A. L'augmentation de l'incidence de la maladie
B. La mortalité due à cette maladie augmente
C. La durée moyenne de la maladie augmente
D. La population exposée augmente
E. Le système de recueil des données a été amélioré

Réponse : ACE

M 86/3/2/ 78

Pour une maladie "X", que représente le numérateur d'un taux de prévalence?

A. L'effectif total des malades durant la période d'observation
B. L'effectif des sujets exposés à la maladie
C. L'effectif de la population observée
D. L'effectif des malades déjà présents avant le début de l'observation
E. L'effectif des nouveaux cas apparus durant la période d'observation

Réponse : A

M 86/5/2/ 92

Pendant une période donnée dans une population donnée, vous observez une augmentation du taux de prévalence de la tuberculose. A quel(s) raison(s) pouvez-vous éventuellement imputer cette croissance?

A. L'incidence de la tuberculose augmente
B. La mortalité due à cette maladie baisse, mais l'incidence est inchangée
C. La durée moyenne de traitement de la tuberculose baisse
D. La proportion d'individus à haut risque augmente dans la population
E. Les moyens de recueil de l'information épidémiologiques se sont améliorés

Réponse : ABDE

M 88/1/2/107

Une maladie comportant un taux de prévalence élevé et un taux d'incidence bas a:

A. Une longue durée
B. Une courte durée
C. Un taux d'attaque élevé
D. Un risque relatif bas
E. Un risque attribuable élevé

Réponse : A

S 88/6/1/ 82

On a évalué l'Hémocult comme méthode de dépistage des cancers recto-coliques dans une région rurale de Grande-Bretagne. La totalité des hommes de 35 à 55 ans (3 000 personnes) a subi ce test. A l'examen clinique et endoscopique, 30 cancers ont été recensés, dont 25 avaient un Hémocult positif. Parmi les individus indemnes, 250 avaient un Hémocult positif. Quel est le taux de prévalence?

A. 10 pour mille
B. 25 pour mille
C. 35 pour mille
D. 45 pour mille
E. 50 pour mille

Réponse : A

M 91/6/1/ 89

La prévalence:

A. Est toujours inférieure à l'incidence
B. Peut augmenter quand l'incidence est stable
C. Permet d'estimer le risque de survenue d'une maladie
D. Mesure le nombre de cas de maladie à un moment donné ou pendant une période spécifiée
E. Ne peut être calculée quand la population est petite (< ou = à 30)

Réponse : BD

S 92/8/1/ 6

A propos de la prévalence d'une maladie, toutes les propositions suivantes sont exactes sauf une, laquelle?

A. Est généralement stable en zone endémique
B. Augmente quand l'incidence de cette maladie est croissante
C. Diminue quand les mesures efficaces de prévention primaire pour cette maladie sont appliquées
D. Peut être majorée par une amélioration de recueil des données "épidémiologiques"
E. Ne prend en compte que les cas atteints par la maladie et dont l'évolution est létale

Réponse : E

3. 5 MORTALITE DE L'ENFANT

3. 5. 1 DÉFINITION

S 87/5/1/ 95

La mortalité périnatale correspond aux décès survenus pendant la période allant:

A. De 28 semaines de gestation jusqu'au jour de la naissance
B. De la naissance jusqu'au 7ème jour après la naissance
C. De 28 semaines de gestation jusqu'à la 4ème semaine après la naissance
D. De 28 semaines de gestation jusqu'au 7ème jour après la naissance
E. De 28 semaines de gestation jusqu'au 21ème jour après la naissance

Réponse : D

S 90/1/1/ 66

La mortalité infantile est le nombre de décès d'enfants:

A. Entre la naissance et un an
B. Entre la naissance et un mois
C. Entre la naissance et huit jours
D. Entre la naissance et six mois
E. Entre la naissance et deux ans

Réponse : A

M 90/1/2/ 94

Le taux de mortalité infantile correspond à:

A. Nombre de décès d'enfants de moins d'un mois, rapporté à 1000 naissances vivantes
B. Nombre de décès d'enfant de moins d'un mois rapporté à 1000 enfants de moins d'un mois
C. Nombre de décès d'enfants de moins d'un an rapporté à 1000 enfants de moins d'un an
D. Nombre de décès d'enfants de moins d'un an rapporté à 1000 naissances vivantes
E. Nombre de morts-nés plus des décès entre 0 et 7 jours

Réponse : D

S 91/3/1/ 2

La mortalité périnatale correspond à la définition suivante:

A. Mortalité foetale tardive/nombre de naissances vivantes
B. Mortalité foetale tardive + mortalité néonatale précoce/nombre total de naissances
C. Mortalité de 180 jours de grossesse/nb de naissances vivantes à la fin de la 1ère semaine
D. Mortalité néonatale précoce + mortalité néonatale tardive/nb de naissances vivantes
E. Mortalité post-natale tardive + mortalité néonatale précoce/nb total de naissances

Réponse : B

3. 5. 2 ETIOLOGIES (FACTEURS DE RISQUE, TERRAIN)

S 91/4/1/ 38

Parmi les causes suivantes de mortalité post-néonatale, quelle est la plus fréquente?

A. Accident domestique
B. Syndrome de mort subite
C. Convulsions épileptiques
D. Malformations
E. Maladies métaboliques

Réponse : B

3. 5. 3 EPIDÉMIOLOGIE

S 93/8/1/ 34

Quelle est la première cause de mortalité en France chez les enfants de 1 à 4 ans?

A. Maladies cardio- et cérébro-vasculaires
B. Tumeurs malignes
C. Pathologie respiratoire non tumorale
D. Maladies de l'appareil génito-urinaire
E. Accidents, traumatismes, empoisonnements

Réponse : E

3. 5. 4
ETIOLOGIES
(FACTEURS DE RISQUE, TERRAIN)

S 86/6/1/ 94

Pour les enfants de 1 à 4 ans, la principale cause de mortalité dans les pays développés est représentée par:

A. Les malformations congénitales
B. Les accidents
C. Les tumeurs malignes
D. Les maladies respiratoires
E. Les maladies infectieuses

Réponse : B

S 91/6/1/ 12

Quelle est la principale cause de mortalité chez l'enfant en France après un an?

A. Méningites
B. Tumeurs
C. Accidents
D. Cardiopathies
E. Hémopathies

Réponse : C

S 91/1/1/ 42

Quelle est la cause de mortalité la plus fréquente entre 5 et 14 ans?

A. Malformations congénitales
B. Maladies infectieuses
C. Affections malignes
D. Maladies cardio-vasculaires
E. Accidents

Réponse : E

3. 5. 5
DIVERS

M 88/1/2/ 4

Le calcul d'un taux standardisé (comparatif) de mortalité nécessite:

A. Une létalité stable
B. Une natalité stable
C. Une population de référence
D. Un échantillon représentatif
E. Une population exhaustive

Réponse : C

M 88/5/2/116

Lorsque l'on interprète l'évolution dans les temps de la mortalité par un type particulier de cancer dans une population donnée, il est indispensable de prendre en compte:

A. L'évolution de la létalité
B. L'évolution des moyens diagnostiques
C. L'exhaustivité des notifications
D. La structure d'âge de la population
E. Les variations d'exposition aux facteurs de risque

Réponse : ABCDE

S 89/7/1/ 75

Quelle la première cause de mortalité de 1 an à 40 ans en France?

A. Les maladies cardio-vasculaires
B. Les cancers
C. Les accidents
D. Les maladies infectieuses
E. Les suicides

Réponse : C

S 91/2/1/ 21

Quelle est la première cause de mortalité en France (tous âges confondus)?

A. Traumatismes par "accidents"
B. Insuffisance respiratoire chronique
C. Maladies cardio-vasculaires
D. Cancers
E. Cirrhoses

Réponse : C

3. 7
MORBIDITE
3. 7. 1
DÉFINITION

S 92/8/1/ 49

Le terme morbidité est synonyme de:

A. Consommation médicale
B. Infections nosocomiales
C. Consommation de services ambulatoires
D. Phénomènes pathologiques
E. Facteurs de risques

Réponse : D

3. 8
RISQUE RELATIF
3. 8. 1
DÉFINITION

S 87/1/1/ 17

Un risque relatif égal à 1 signifie:

A. Que l'effectif de l'échantillon est trop faible pour conclure
B. Que la maladie atteint tous les sujets exposés
C. Qu'il existe une association significative ($p < 0,05$) entre l'exposition au facteur et la maladie
D. Que l'exposition au facteur est la même dans le groupe malade et dans le groupe témoin
E. Que la fréquence de la maladie dans le groupe exposé est égale à la fréquence de cette maladie dans le groupe non exposé

Réponse : E

S 88/7/1/ 81

En épidémiologie, le risque relatif est:

A. Un taux
B. Un rapport entre deux taux
C. Un rapport entre deux effectifs
D. Une soustraction entre deux taux
E. Une soustraction entre deux effectifs

Réponse : B

S 93/9/1/ 66

A partir des résultats d'une enquête prospective, on calcule un risque relatif dont la valeur est de 3. Parmi les interprétations suivantes de ce chiffre quelle est la bonne?

A. La fréquence des sujets exposés dans le groupe des malades est 3 fois plus élevée que la fréquence des sujets exposés dans le groupe des non malades
B. La fréquence de la maladie dans le groupe exposé est 3 fois plus élevée que la fréquence de la maladie dans le groupe non exposé
C. La fréquence des exposés est 3 fois plus élevée que la fréquence des non exposés
D. La fréquence des malades est 3 fois plus élevée que la fréquence des non malades
E. Une autre anomalie

Réponse : B

3. 8. 2 DIVERS

M 86/2/2/ 26

Le risque relatif d'une maladie M pour laquelle F est un facteur de risque correspond à:

A. La probabilité de contracter la maladie au cours d'une année
B. La probabilité de contracter la maladie M au cours d'une année si l'on expose au facteur F
C. Le rapport entre les taux de mortalité spécifiques pour M lorsqu'on est exposé au facteur F et lorsqu'on ne l'est pas
D. La mesure du taux d'incidence annuelle de M
E. Aucune des propositions précédentes

Réponse : E

S 86/5/1/ 91

En Angleterre, parmi les médecins, le taux d'incidence du cancer du poumon est de 160 pour 100 000 chez les gros fumeurs et de 8 pour 100 000 chez les non fumeurs. Quel est le risque relatif de faire un cancer du poumon chez les gros fumeurs par rapport aux non fumeurs:

A. 152
B. 20
C. 19
D. 8
E. Aucune des valeurs précédentes

Réponse : B

S 87/2/1/ 21

La force d'une association entre un facteur x et une maladie y est appréciée:

A. En calculant le CHI 2
B. En calculant le risque relatif
C. En multipliant le risque relatif par le nombre de sujets atteints de la maladie
D. En multipliant le risque relatif par le nombre de sujets exposés au facteur
E. En calculant le risque attribuable

Réponse : B

S 87/7/1/ 19

En réponse à un questionnaire une population s'est divisée en deux groupes (fumeurs et non-fumeurs) qui se sont révélés comparables pour un grand nombre variable. L'incidence du cancer du poumon chez les non-fumeurs était de 0,07 pour mille, et de 0,96 pour mille chez les fumeurs. A quelle opération correspond le calcul du risque relatif?

A. 0,07/0,96
B. 0,96/0,07
C. 0,96-0,07
D. 0,96x0,07
E. 0,96+0,07

Réponse : B

S 88/5/1/ 95

Sur 200 cas de cancer bronchique, quel est le nombre de cas attribuables au tabagisme sachant que le risque relatif dû au tabagisme est de 10?

A. 150 cas
B. 20 cas
C. 90 cas
D. 180 cas
E. 40 cas

Réponse : D

S 90/6/1/ 65

De 1967 à 1972, un groupe de 300 ouvriers exposés au moins 5 ans avant 1967 au disulfure de carbone a été suivi et 10 décès par infarctus ont été enregistrés. Ces ouvriers ont été comparés à un groupe témoin de 300 travailleurs d'une usine de textile non exposés au disulfure de carbone. Deux décès par infarctus ont été constaté dans le groupe témoin. Calculez le risque relatif:

A. 0,1
B. 0,2
C. 1,5
D. 5
E. 6

Réponse : D

4 ENQUETES EPIDEMIOLOGIQUES

4. 1 ENQUETES

4. 1. 1 DIVERS

M 85/1/2/ 26

La sélection d'une population témoin est essentielle pour la ou les enquêtes suivantes:

A. Surveillance épidémiologique continue, type registre de maladie
B. Enquête de prévalence
C. Enquête cas-témoins
D. Enquête de type exposé - non exposé
E. Essai thérapeutique

Réponse : CDE

M 85/5/2/ 12

Dans le cadre d'une enquête cas-témoins:

A. La sélection des témoins est une source de biais
B. Il faut tenir compte du problème des perdus de vue
C. Les critères de maladie doivent être parfaitement définis
D. Il peut s'agir d'une maladie rare
E. La sélection des témoins se fait en fonction de leur exposition aux facteurs de risques

Réponse : ACD

S 85/6/1/119

Une liaison statistique est observée entre un facteur et une maladie lors d'une enquête épidémiologique : voici 5 interprétations envisageables : laquelle est nécessairement fausse?

A. Un biais
B. Le risque d'erreur statistique
C. Une liaison indirecte par l'intermédiaire d'un facteur de confusion
D. Une liaison directe entre le facteur et la maladie
E. Le défaut de puissance

Réponse : E

S 85/6/1/ 31

Entre 1973 et 1977, une enquête nationale à été réalisée aux USA, afin de déterminer s'il existe une association entre cancer du sein et usage prolongé des contraceptifs oraux. On a été interrogées: 963 femmes atteintes d'un cancer du sein et 858 femmes n'ayant pas de cancer du sein, appariées sur l'âge. Da quel type d'enquête s'agit-il?

A. Enquête de type exposé - non exposé
B. Enquête de prévalence
C. Surveillance épidémiologique continue
D. Enquête cas-témoins
E. Enquête descriptive

Réponse : D

S 85/3/1/106

Des études systématiques par Holter de sujets "dits normaux" (à coeur apparemment sain) ont montré que plus de 50% d'entre eux avaient des extrasystoles ventriculaires isolées, sans phénomène répétitif (doublets, triplets, salves), et dont la fréquence est faible (inférieure à un par minute). De telles études entrent dans le cadre:

A. De l'épidémiologie descriptive
B. Des enquêtes cas-témoins
C. De l'épidémiologie analytique (ou explicative)
D. Des enquêtes de cohorte
E. De l'épidémiologie expérimentale (ou évaluative)

Réponse : A

S 86/1/1/107

Quelle est la meilleure stratégie pour étudier le rôle possible d'un facteur dans l'étiologie d'un maladie rare?

A. Etude expérimentale
B. Etude de cohorte prospective
C. Etude descriptive
D. Etude cas-témoins
E. Etude transversale

Réponse : D

M 86/2/2/ 85

Dans les études cas-témoins:

A. Les perdus de vue entraînent un biais fréquent
B. La sélection des témoins est souvent délicate
C. Les biais sont difficilement décelables
D. Les dossiers sont souvent incomplets
E. Les critères de la maladie doivent être parfaitement définis

Réponse : BCDE

S 86/6/1/ 91

Parmi les cinq erreurs suivantes fréquemment rencontrées au cours des études épidémiologiques cas-témoins laquelle est appelée "biais de recrutement, de sélection ou d'échantillonnage"?

A. Le problème posé est mal formulé
B. Les groupes constitués ne sont pas comparables
C. L'observation est mesurée différemment selon les groupes
D. Le mode de comparaison est incorrect
E. Les résultats sont extrapolés à des groupes non étudiés

Réponse : B

M 86/6/2/ 14

Les enquêtes épidémiologiques rétrospectives:

A. Sont plus coûteuses que les prospectives
B. Sont réalisables même si la maladie est rare
C. Permettent l'étude simultanée de plusieurs facteurs de risque
D. Comportent un double échantillonnage exposés-non exposés
E. Autorisent le calcul du risque relatif approché d'un facteur

Réponse : BCE

S 86/1/1/104

L'association entre un faible poids à la naissance et le tabagisme chez la mère durant la grossesse peut être étudiée en interrogeant les femmes sur leurs habitudes tabagiques lors de la 1ère visite de grossesse, et en corrélant ensuite l'histoire tabagique avec le poids du nouveau-né à la naissance. De quel type d'étude s'agit-il?

A. D'un essai thérapeutique
B. D'une étude de dépistage
C. D'une étude cas-témoin
D. D'une étude prospective
E. D'une étude rétrospective

Réponse : D

M 86/3/2/ 11

Dans une étude épidémiologique sur l'étiologie du cancer du poumon, des malades atteints d'un cancer du poumon ont été appariés avec des sujets témoins non cancéreux, sur l'âge, le sexe, la résidence, la catégorie socio-professionnelle. On a ensuite comparé les habitudes tabagiques dans les 2 groupes. Il s'agit d'une étude:

A. Prospective
B. Rétrospective
C. Essai thérapeutique
D. Etude de cohorte
E. Cas témoin

Réponse : BE

M 87/4/2/ 27

A propos des enquêtes de type exposés-non exposés, il est exact que:

A. Les perdus de vue sont la principale source de biais
B. Les groupes contrôlés au début de l'enquête sont les malades et les témoins
C. On peut directement calculer l'incidence de la maladie
D. La randomisation des sujets améliore la qualité de l'enquête
E. Le coût de ces enquêtes est habituellement très important

Réponse : AE

S 87/7/1/ 30

Les études qui visent à déterminer la distribution d'une maladie dans une population sont décrites comme:

A. De type exposé-non exposé
B. Expérimentales
C. Descriptives
D. Analytiques
E. De type cas témoin

Réponse : C

S 87/2/1/ 87

Pour apprécier l'efficacité d'un nouveau vaccin on effectue une étude randomisée contre placebo. Un groupe sera vacciné, l'autre recevra le placebo. Quelle est la meilleure attitude à adopter vis à vis des sujets qui présentent une contre-indication aux vaccinations? Indiquez la réponse exacte?

A. Les inclure dans l'étude après tirage au sort
B. Les inclure dans l'étude en les répartissant dans le groupe qui reçoit le placebo
C. Les exclure de l'étude après tirage au sort des deux groupes
D. Les inclure dans l'étude après tirage au sort en leur donnant un vaccin placebo quelque soit le groupe dans lequel ils sont inclus
E. Les exclure de l'étude avant tirage au sort des deux groupes

Réponse : E

M 88/1/2/108

Dans une consultation d'hôpital on étudie l'apparition d'accidents vasculaires cérébraux dans un groupe de sujets hypertendus et dans un groupe de sujets normotendus. A l'issue de ces observations on remarque un nombre significativement plus élevé d'accidents vasculaires cérébraux dans le groupe des hypertendus. Vous pouvez déduire de ce type d'enquête que:

A. L'hypertension artérielle (HTA) est un facteur causal de l'accident vasculaire cérébral (AVC)
B. L'HTA est un facteur de risque de l'AVC
C. L'AVC est un facteur de risque de l'HTA
D. Le risque relatif d'AVC chez les hypertendus par rapport aux normotendus est sup à 1
E. On ne peut rien conclure dans les conditions de l'enquête qui a été réalisée

Réponse : BD

M 88/2/2/ 40

Un service hospitalier dispose d'un recrutement important demalades en cancers bronchiques originaires de la région. Il désire faire sur ces malades une étude des facteurs épidémiologiques auxquels ils ont pu être soumis. Parmi les méthodes proposées ci-desous, laquelle ou lesquelles retenez-vous?

A. Interrogatoire des malades par enquêteur compétent en diététique
B. Enquête cas-témoins
C. Enquête de cohorte
D. Enquête sur les lieux de travail des malades
E. Dépouillement des certificats médicaux de décès

Réponse : B

S 88/6/1/ 83

Une enquête de prévalence est:

A. Une enquête cas-témoins
B. Une enquête exposés-non exposés
C. Une enquête transversale
D. Une enquête de cohorte
E. Une enquête expérimentale

Réponse : C

M 88/7/2/ 94

Dans deux populations d'un million d'habitants chacune, on a enregistré, pour l'année 1981, les taux bruts de mortalité suivants: Population 1: 30/100 000; Population 2: 10/100 000. Le taux spécifique de mortalité par cancer est de 5/100 000 dans les deux populations; vous pouvez conclure que:

A. Le taux proportionnel de mortalité par cancer est le même dans les deux populations
B. Le risque pour un individu de mourir par cancer est le même dans les deux populations
C. On ne peut pas calculer le taux proportionnel de mortalité par cancer
D. Le taux proportionnel de décès par cancer est plus élevé dans la population 2
E. Le taux de létalité est plus élevé dans la population 1

Réponse : BD

S 89/2/1/ 27

On a observé une spina bifida chez 8 bébés dont la mère utilise régulièrement une teinture pour blondir les cheveux et la même malformation chez 2 bébés dont la mère utilise une autre teinture de cheveux. Parmi les propositions suivantes, une seule est exacte. Laquelle?

A. Il y a une relation causale entre la teinture pour blondir les cheveux et la spina bifida
B. Il y a une association entre l'utilisation d'une teinture pour blondir les cheveux et la spina bifida
C. La teinture de cheveux favorise les ovulations multiples
D. Un essai thérapeutique contrôlé est justifié pour tirer l'affaire au clair
E. Une information supplémentaire utile pourrait être obtenue d'une étude cas-témoin

Réponse : E

S 89/2/1/ 93

Pour connaître la fréquence de la sclérose en plaques dans une population, quel type d'enquête entreprendriez-vous?

A. Enquête cas-témoin
B. Enquête expérimentale
C. Enquête de cohorte exposée non-exposée
D. Enquête de prévalence
E. Enquête en double aveugle

Réponse : D

M 89/4/2/ 80

Par rapport à une étude cas-témoins, une étude de cohorte prospective:

A. Coûte plus cher
B. Est moins appropriée à l'étude d'une maladie rare
C. Est moins sujette aux biais de mémorisation des sujets
D. Permet le calcul direct du risque relatif
E. Expose au biais des "perdus de vue"

Réponse : ABCDE

M 90/1/2/103

Dans une enquête cas-témoins, pourquoi fait-on un appariement?

A. Pour avoir un échantillon représentatif des malades
B. Pour avoir un échantillon représentatif des témoins
C. Pour éliminer d'éventuels facteurs de confusion
D. Pour pouvoir affirmer avec certitude une relation dose-effet
E. Pour mieux définir les critères d'inclusion et d'exclusion de la maladie

Réponse : C

S 90/2/1/ 63

Si on découvre demain un traitement réellement efficace contre la rage, la preuve de l'efficacité de ce traitement chez l'homme devra être établie par:

A. Un essai "ouvert"
B. Un essai contrôlé avec appariement des malades des groupes
C. Un essai contrôlé avec randomisation du groupe témoin
D. Un essai en double insu
E. Aucun de ces types d'essai

Réponse : A

S 90/4/1/ 58

Dans le but de déterminer les facteurs de risque de la lithiase vésiculaire chez la femme jeune utilisant une contraception, 17032 femmes de 25 à 39 ans ont été suivies de 1968 à 1974. Fin août 1981, 227 avaient subi une ablation chirurgicale de calculs vésiculaires. De quel type d'enquête s'agit-il?

A. Une enquête cas-témoin
B. Une enquête de cohorte
C. Une enquête rétrospective
D. Une enquête de prévalence
E. Une enquête expérimentale

Réponse : B

S 90/4/1/ 83

Dans une population soumise à une campagne de dépistage pour un cancer donné on peut juger l'efficacité de la campagne par l'un des paramètres suivants, lequel?

A. Le nombre de cancers dépistés
B. La diminution de l'incidence de ce cancer
C. L'allongement de la survie des patients dépistés
D. La diminution de la mortalité liée à ce cancer
E. La diminution de coûts entraînés par ce cancer

Réponse : D

S 90/5/1/ 21

L'une des enquêtes suivantes n'est, par définition, jamais prospective. Laquelle?

A. Essai thérapeutique
B. Etude en double aveugle
C. Enquête de cohorte
D. Enquête cas-témoin
E. Surveillance continue

Réponse : D

S 91/4/1/ 24

Un anesthésiste pense que le nouvel agent anesthésique A a pu entraîner des perturbations de la fonction rénale. Afin de vérifier cette hypothèse, il propose de faire une mesure de la créatininémie chez chaque malade avant et après administration de A. Interrogé sur le choix d'un groupe témoin, la réponse la mieux adaptée sera:

A. Qu'il n'est pas nécessaire car les malades sont leur propre témoin
B. Qu'il sera constitué de tous les malades ne recevant pas l'anesthésique A
C. Qu'il sera constitué des malades anesthésiés dans son service pendant les deux années précédant la mise sur le marché de A
D. Qu'il sera constitué en répartissant les sujets devant être anesthésiés en 2 groupes: l'un recevant l'anesthésie et l'autre l'anesthésie classique
E. Qu'il sera constitué des malades d'un autre service de chirurgie, anesthésiés avec un autre agent que A

Réponse : D

S 91/4/1/ 81

Pour réaliser une enquête épidémiologique sur les risques d'infarctus du myocarde la méthodologie la plus appropriée est:

A. Etude de prévalence
B. Etude transversale
C. Etude cas-témoins
D. Etude de cohorte "historique"
E. Etude de cohorte "prospective"

Réponse : E

5 DEPISTAGE
5. 1 PREVENTION
5. 1. 1 DÉFINITION

M 89/7/2/ 6

La prévention peut être primaire, secondaire ou tertiaire. La prévention primaire est:

A. Celle qui est faite d'urgence: prévention de premier recours
B. Celle qui est assurée par le médecin généraliste
C, Celle qui intervient avant l'apparition de la maladie
D. Celle qui intervient par dépistage précoce, avant que le malade se sente atteint
E. Celle qui s'attaque à la cause des affections

Réponse : CE

5. 1. 2 ETIOLOGIES (FACTEURS DE RISQUE, TERRAIN)

M 87/1/2/102

Parmi ces 5 actions classiques de préventions, quelle est (sont) celle(s) qui relève(nt) de la prévention primaire?

A. Lutte anti-tabac en rapport avec les cardiopathies ischémiques et le cancer du poumon
B. Vaccination par le BCG dans la lutte anti-tuberculeuse
C. Frottis de dépistage des cancers du col utérin
D. Congés prénataux pour prévenir la prématurité
E. Autopalpation des seins

Réponse : ABD

5. 1. 3 DIVERS

S 85/4/1/108

Parmi ces 5 actions classiques de prévention, quelle est celle qui ne relève pas de la prévention primaire:

A. Lutte anti-tabac pour les cardiopathies ischémiques et le cancer du poumon
B. Vaccination par le BCG dans la lutte anti-tuberculeuse
C. Frottis de dépistage des cancers du col utérin
D. Congés prénataux pour la prématurité (entre autres)
E. Diminution de la consommation des acides gras saturés dans la prévention de vasculopathies

Réponse : C

S 87/1/1/ 90

Parmi les propositions suivantes qui concernent la "prévention tertiaire", indiquez celle qui est inexacte:

A. Elle comprend tous les actes destinés à diminuer la prévalence des incapacités chroniques
B. Elle a pour finalité de réduire les invalidités fonctionnelles consécutives à la maladie
C. Elle cherche à favoriser la réadaptation professionnelle et sociale
D. Elle a pour objectif de prévenir les récidives
E. Elle est la méthode la plus efficace pour réduire l'incidence des maladies chroniques

Réponse : E

S 89/2/1/ 6

La prévention primaire a pour but:

A. La diminution de l'incidence des maladies
B. La diminution de la durée des maladies
C. La réinsertion des malades
D. Le dépistage précoce des maladies
E. La prévention des récidives

Réponse : A

M 89/7/1/111

A propos de la prévention:

A. Un bilan de santé est une action de prévention secondaire
B. La vaccination BCG est une action de prévention primaire
C. Une réadaptation après un accident est une action de prévention tertiaire
D. L'auto-palpation des seins est une action de prévention secondaire
E. Les frottis de dépistage du cancer du col est une action de prévention primaire

Réponse : ABCD

M 90/6/1/103

La prévention secondaire en cancérologie:

A. S'applique à des sujets sains
B. Vise à dépister les porteurs des symptômes de cancers éventuels
C. Peut comporter des mesures d'éducation sanitaire
D. Est plus performante quand elle est appliquée à des sujets à haut risque
E. A pour objectif le diagnostic précoce

Réponse : ABCDE

M 90/6/2/ 80

Les vaccinations appartiennent à la:

A. Prévention primaire
B. Prévention secondaire
C. Prévention tertiaire
D. Prévention active
E. Prévention passive

Réponse : AD

S 91/1/1/ 48

On décide de lancer une campagne de prévention primaire contre le cancer du poumon. Quelle est la mesure qui ne correspond pas au but de cette campagne?

A. Campagne d'information antitabac dans les écoles
B. Renforcement de la lutte contre la pollution atmosphérique
C. Renforcement de l'interdiction de fumer dans les lieux publics
D. Dépistage radiographique de masse
E. Campagne d'information antitabac dans les journaux

Réponse : D

S 91/1/1/ 69

Parmi les propositions suivantes, laquelle est une action de prévention primaire?

A. Dépistage de la tuberculose
B. Traitement médicamenteux de l'HTA
C. Mesures favorisant la réadaptation de handicapés
D. Campagne anti-tabagique
E. Rééducation fonctionnelle post-infarctus

Réponse : D

5. 2
DEPISTAGE
5. 2. 1
DÉFINITION

M 94/8/2/ 6

Parmi les définitions suivantes du dépistage du cancer, laquelle (ou lesquelles) est (sont) exacte(s)?

A. Le dépistage du cancer est une mesure de prévention primaire selon la terminologie de l'OMS
B. Le dépistage du cancer s'adresse à des sujets ou des groupes de sujets en bonne santé apparente
C. Le dépistage du cancer peut procéder en deux étapes: sélection des sujets à haut risque, application à ces sujets de tests cliniques ou paracliniques
D. Le dépistage du cancer a pour objectif le repérage d'anomalies chez des sujets présumés sains
E. Le dépistage du cancer a pour objectif d'orienter des sujets porteurs d'anomalies sur la consultation ou l'examen spécialisé afin de faire un diagnostic

Réponse : BCDE

5. 2. 2
DIVERS

S 86/1/1/ 61

Toutes les affirmations suivantes concernant une campagne de dépistage du cancer sont vraies sauf une. Laquelle?

A. Il faut sélectionner un cancer fréquent
B. Les tests doivent être faciles et efficaces
C. Il faut bien connaître les carcinogènes responsables
D. Il faut bien connaître les facteurs de risque
E. Le coût doit être acceptable

Réponse : C

M 89/4/2/ 45

Madame V... a lu dans un journal que l'on pouvait dépister le cancer du sein. Elle a 45 ans, deux enfants, pas d'antécédents familiaux particuliers. Que lui conseillez-vous?

A. De se palper les seins tous les mois après ses règles
B. De se faire examiner par son médecin tous les ans
C. De faire une échographie des seins tous les ans
D. De faire une mammographie tous les 2 ou 3 ans
E. De faire une thermographie des seins tous les ans

Réponse : ABD

S 91/6/1/ 34

Comment évalue-t-on l'efficacité d'une campagne de dépistage du cancer du sein?

A. Au nombre de nouveaux cas diagnostiqués
B. Au pourcentage de malades ayant un traitement à visée curative
C. A la durée de l'intervalle libre entre diagnostic et traitement
D. A la durée de survie
E. A la diminution de la prévalence du cancer du sein

Réponse : A

S 91/4/1/ 57

Quelle caractéristique s'applique au dépistage?

A. C'est le diagnostic d'une lésion asymptomatique
B. C'est le diagnostic d'une lésion symptomatique depuis moins d'un mois
C. C'est le diagnostic d'une lésion au stade d'épithélioma in situ
D. Il s'agit d'un terme réservé aux cancers du sein ou du col utérin
E. C'est la recherche de facteurs de risque de cancer

Réponse : A

5. 3
TESTS
5. 3. 1
DÉFINITION

S 88/3/1/ 93

La valeur prédictive d'un signe peut varier:

A. Entre 0 et 10
B. Entre 0 et 100
C. Entre 0 et 1000
D. Entre 1 et 100
E. Entre 0 et 1

Réponse : E

5. 3. 2
EPIDÉMIOLOGIE

M 91/1/2/ 94

On a réalisé un dépistage du cancer du col de l'utérus chez 5 000 femmes par l'analyse cytologique de frottis vaginaux: 50 femmes avaient un frottis anormal. Les bilans ultérieurs ont confirmé l'existence d'un cancer chez 10 d'entre elles. Une femme dont le frottis étaient normaux, a présenté pendant la durée de l'étude, un cancer du col. Deux rapports expriment la sensibilité et la spécificité du test; lesquels

A. 10/50
B. 1/11
C. 10/11
D. 50/5000
E. 4949/4989

Réponse : CD

5. 3. 3
DIVERS

S 85/2/1/115

Parmi les qualités d'un test, quelle est celle qui correspond à la définition suivante: "Mesure la proportion des tests négatifs chez les sujets indemnes de la maladie":

A. Validité
B. Sensibilité
C. Spécificité
D. Reproductibilité
E. Valeur prédictive

Réponse : C

S 85/1/1/ 74

L'incidence d'une maladie M dans une population donnée est de 1%. Chez les sujets atteints, un signe est constamment présent: positivité du test biologique T. Par ailleurs cet élément biologique est également présent chez 5% des sujets ne présentant pas la maladie M. Quelle est la sensibilité d u test diagnostique T:

A. 30%
B. 50%
C. 70%
D. 90%
E. 100%

Réponse : E

S 86/1/1/105

Un centre d'examens de santé examine 1 000 sujets par semaine. Il utilise pour l'identification d'une maladie, dont la prévalence est dans cette population de 2% , un test dont la sensibilité est de 90% et la spécificité de 95%. Combien de sujets auront un test positif chaque semaine?

A. 30
B. 45
C. 67
D. 85
E. Autre

Réponse : C

S 86/6/1/ 95

Dans un test de dépistage d'une maladie, la propriété du test de donner une réponse positive chez les sujets malades c'est:

A. La spécifité
B. La sensibilité
C. La prévalence
D. L'incidence
E. La valeur prédictive positive

Réponse : B

S 87/3/1/ 92

L'incidence d'une maladie M dans une population est de 1/1000. Chez les sujets atteints, un signe est constamment présent: positivité du test biologique T. Par ailleurs, cet élément biologique est également présent chez 8% des sujets ne présentant pas la maladie M. Quelle est la spécificité du test diagnostique T:

A. 25%
B. 76%
C. 80%
D. 92%
E. 98%

Réponse : D

S 87/5/1/ 46

Parmi les qualités d'un test, quelle est celle qui correspond à la définition suivante: "Mesure la proportion des tests positifs chez les sujets malades"?

A. Validité
B. Sensibilité
C. Spécificité
D. Reproductibilité
E. Valeur prédictive

Réponse : B

S 88/1/1/ 81

Un nouveau test a été étudié chez 100 malades venus consulter pour suspicion de cancer. Parmi ces 100 consultants, 50 avaient un cancer du colon prouvé à la biopsie. Les résultats d'étude de validité du nouveau test sont: test+ biopsie+ au nombre de 36; test+ biopsie- au nombre de 10; test - biopsie+ au nombre de 14; test-biopsie- au nombre de 40. Quelle est la sensibilité au test?

A. 50/100
B. 36/50
C. 14/40
D. 10/50
E. 40/50

Réponse : B

S 88/7/1/ 82

Un nouveau test à été étudié chez 100 malades venus consulter pour suspicion de cancer. Parmi ces 100 consultants, 50 avaient un cancer du colon prouvé à la biopsie. Les résultats d'étude de la validité du nouveau test sont: test+ biopsie+ au nombre de 36; test+ biopsie- au nombre de 10; test-biopsie+ au nombre de 14; test-biopsie- au nombre de 40. Quelle est la spécificité du test?

A. 50/100
B. 36/50
C. 14/40
D. 10/50
E. 40/50

Réponse : E

M 88/2/2/ 24

Un test de dépistage à une spécificité de 100%. Cela veut dire que quelle que soit la sensibilité:

A. Toutes les personnes dépistées sont vraiment malades
B. Il n'y pas de faux négatifs
C. Il n'y pas de faux positifs
D. Tous les malades sont dépistés
E. La valeur prédictive positive est égale à 1

Réponse : ACE

S 88/4/1/ 30

Parmi ces paramètres, quel est celui qui vous manque pour calculer la spécificité d'un test de dépistage, si vous connaissez le nombre de faux positifs obtenus avec ce test?

A. Nombre de faux négatifs
B. Prévalence de la maladie
C. Effectif total de l'échantillon
D. Nombre de vrais négatifs
E. Nombre de vrais positifs

Réponse : D

M 88/4/2/103

Dans un programme de dépistage de l'hypertension artérielle, on hésite entre deux seuils de "normalité" pour la minima tensionnelle: 90 mmHg (test A) et 100mmHg (test B). On peut prévoir que:

A. Le test A sera plus sensible que le test B
B. Le test A sera plus spécifique que le test B
C. Le nombre de faux positifs sera plus grand avec le test A qu'avec le test B
D. Le nombre de faux négatifs sera plus grand avec le test A qu'avec le test B
E. On ne peut rien prédire puiqu'on ne connaît pas la prévalence de l'hypertension dans la population soumise au dépistage

Réponse : AC

S 89/4/1/ 41

Un test de dépistage a été évalué sur 1000 sujets dont 100 malades. Les résultats de l'évaluation montrent qu'il y a eu 200 tests positifs et que la sensibilité du test est de 60%. Combien a-t-on dénombré de faux positifs?

A. 940
B. 140
C. 100
D. 60
E. 40

Réponse : B

M 90/2/2/ 88

Un test de dépistage présente les caractéristiques suivantes:

A. La spécificité correspond au pourcentage de sujets normaux correctement classés par le test
B. Plus la spécificité est élevée, plus la sensibilité est basse
C. Une reproductibilité excellente ne garantit pas une bonne validité
D. Plus la sensibilité est élevée, plus le taux mesuré de prévalence de la maladie est bas
E. Une sensibilité élevée signifie peu de faux négatifs

Réponse : ABCE

S 90/5/1/ 65

La propriété d'un test diagnostique de donner des résultats positifs chez les sujets présentant effectivement le caractère recherché, est appelée:

A. La sensibilité
B. La spécificité
C. La sélectivité
D. La précision
E. La signification

Réponse : A

S 91/5/1/ 67

Un test qualificatif de dépistage donne les résultats suivants: 30 vrais positifs, 180 vrais négatifs, 10 faux positifs et 20 faux négatifs. Quelle est la valeur prédictive positive du test?

A. 0,20
B. 0,60
C. 0,75
D. 0,90
E. 0,94

Réponse : C

Médecine légale

Partie 28

1. MEDECINE LEGALE GENERALE (100)

1.1 DIVERS (29)
1.2 SECRET MEDICAL (27)
1.3 FAUTE MEDICALE (21)
1.4 TABLEAUX (5)
1.6 MORT (12)
1.7 GREFFES - ASPECT LEGAL (2)
1.8 ALCOOL ET MEDECINE LEGALE (3)
1.9 MALADIES INFECTIEUSES A DECLARATION OBLIGATOIRE (1)

2. CERTIFICATS (13)

2.1 CERTIFICATS (1)
2.2 CERTIFICAT DE COUPS ET BLESSURES (5)
2.3 CERTIFICAT DE DECES (6)
2.4 CERTIFICATS EN PEDIATRIE (1)

3. MEDECINE LEGALE ET GYNECOLOGIE (11)

3.1 GROSSESSE - ASPECT LEGAL (2)
3.2 INTERRUPTION VOLONTAIRE DE GROSSESSE (2)
3.3 PILULE ET REGLES DE PRESCRIPTION (5)
3.4 VIOL (2)

Les chiffres entre parenthèses indiquent le nombre de QCM.

1
MEDECINE LEGALE GENERALE
1. 1
DIVERS

M 85/6/2/ 71

Parmi les propositions suivantes, quelle est ou quelles sont celle(s) qui caractérise(nt) un infanticide?

A. Un infanticide est un crime jugé en Correctionnelle
B. Est un délit puni par le code Pénal
C. C'est la mort donnée volontairement à un nouveau-né
D. Absence volontaire de soins entraînant la mort d'un nouveau-né non déclaré à l'Etat-Civil
E. Il faut établir que le nouveau-né avait respiré avant de mourir

Réponse : CDE

S 86/4/1/ 74

Parmi les propositions suivantes quelle est celle qui s'applique à l'infanticide?

A. C'est l'homicide d'un nourrisson
B. C'est le meurtre ou l'assassinat d'un nourrisson
C. C'est le meurtre ou l'assassinat d'un nouveau-né
D. C'est le meurtre ou l'assassinat d'un jeune enfant
E. C'est le meurtre ou l'assassinat d'un enfant de moins de quinze ans

Réponse : C

S 85/2/1/ 43

Un sujet est traité pour une épilepsie. Celle-ci est habituellement bien contrôlée. Ce sujet est électricien et doit occasionnellement travailler en hauteur. Pour minimiser les risques d'accidents de travail le médecin traitant veut intervenir sans en informer le patient. Comment doit-il procéder?

A. Il écrit au Médecin du Travail pour lui signaler le cas
B. Il écrit au Médecin Conseil de la Sécurité Sociale
C. Il écrit au Médecin Inspecteur du Travail
D. Il écrit à l'employeur
E. Il ne peut intervenir sans l'accord du patient

Réponse : E

M 86/3/2/ 95

Vous êtes amené à l'occasion d'un certificat médical demandé par l'un de vos malades victime d'un accident de la circulation, à proposer une période d'incapacité temporaire totale de travail personnel. Quelle est ou quelles sont parmi ces périodes , celle(s) qui entraîne(nt) pour l'auteur une sanction contraventionelle?

A. 8 jours
B. 20 jours
C. 21 jours
D. 60 jours
E. 85 jours

Réponse : ABCDE

M 86/4/2/ 54

La police vous amène, pour l'examiner, un sujet susceptible de se droguer; vous devez exiger:

A. La présence de la police à l'examen
B. La remise d'une réquisition écrite
C. La présence d'un tiers, autre que policier
D. La nomination d'un deuxième médecin expert
E. L'accord écrit du sujet

Réponse : B

M 86/7/2/ 25

L'autopsie judiciaire peut être pratiquée:

A. Sur réquisitoire du Procureur de la République
B. Sur ordonnance d'un Juge d'Instruction
C. Sur réquisitoire d'un Officier de Police Judiciaire
D. Sur ordonnance du Juge d'Instance s'il y a contestation en matière d'accident du travail
E. Sur la demande du chef de service si le malade décède à l'hôpital

Réponse : ABD

S 87/4/1/ 14

Quelle sera la durée d'incapacité totale de travail personnel qui entraînera l'auteur de coups et blessures involontaires (accident de circulation) devant le tribunal correctionnel?

A. ITT égale à 8 jours
B. ITT supérieure à 8 jours
C. ITT supérieure à 10 jours
D. ITT supérieure à 2 mois
E. ITT supérieure à 3 mois

Réponse : E

M 87/5/2/ 69

Dans quel(s) cas un consentement écrit du malade ou de son représentant est obligatoirement demandé?

A. Pour son placement d'office en établissement psychiatrique
B. Pour une interruption volontaire de grossesse
C. Pour une intervention chirurgicale courante sous anesthésie locale
D. Pour un prélèvement d'organe post-mortem chez un mineur
E. Pour pratiquer une vaccination obligatoire chez un enfant ne présentant aucune contre-indication

Réponse : BD

M 87/5/2/ 73

Un témoin de Jéhovah de 16 ans, victime d'un accident de la route avec rupture de rate, refuse les transfusions de sang et de globules, mais pas l'intervention chirurgicale. Les parents ont la même position. Que doit faire le chirurgien?

A. Refuser de pratiquer cette intervention
B. Aviser le Procureur de la République pour obtenir l'autorisation de soins avec transfusion
C. Expliquer aux parents les risques encourus, en essayant de les faire changer d'avis
D. Demander l'autorisation à la DDASS
E. Utiliser des produits de remplissage de synthèse, si l'état permet de pratiquer l'intervention sans risques

Réponse : BCE

M 87/7/2/ 13

Quel(s) certificat(s) peu(ven)t être rédigé(s) après le décès et donné(s) aux ayants-droits:

A. Un certificat attestant que le patient est décédé
B. Un certificat mentionnant l'affection responsable de la mort
C. Un certificat de décès par suicide
D. Un certificat attestant que la mort est la conséquence de l'affection pour laquelle le patient percevait une pension militaire
E. Un certificat attestant que le patient avait des troubles psychiatriques avant son décès

Réponse : AD

M 87/7/2/ 37

La non-assistance à personne en danger est réalisée:

A. Lorsque le médecin de garde refuse de se rendre la nuit auprès d'un patient accidenté qui saigne
B. Si le médecin, appelé un dimanche pour état fébrile chez un enfant, ne se déplace pas sans prendre d'explication parce qu'il n'est pas de garde
C. Si le médecin absent a laissé un répondeur automatique avec le numéro du médecin de garde
D. Si le médecin alerté ne se dérange pas et appelle le SAMU
E. Si le médecin envoie sur les lieux une ambulance à sa place

Réponse : ABE

M 88/3/2/ 78

Pour recueillir le consentement éclairé, le médecin doit:

A. Informer le patient de la nécessité des soins
B. Informer le patient des complications éventuelles
C. Faire rédiger par le patient un accord écrit avant de pratiquer une intervention chirurgicale difficile
D. Faire signer une décharge limitant la responsabilité du chirurgien pour intervention esthétique
E. Donner une information simple, claire, approximative, intelligible et loyale

Réponse : ABE

S 88/4/1/ 27

Dans une suspicion d'infanticide, on fait appel à des techniques complémentaires pour faire la démonstration médico-légale que l'enfant a vécu; la technique la plus appropriée dans ce cas est:

A. L'examen anatomopathologique du cerveau
B. La docimasie hydrostatique des poumons
C. La docimasie hépatique
D. Le dosage de l'alphafoetoprotéine
E. Le dosage de l'oxyde de carbone dans le sang

Réponse : B

S 88/5/1/ 45

Après autopsie judiciaire, le permis d'inhumer est délivré par:

A. Le médecin légiste expert
B. Le médecin agréé par les administrations
C. Le médecin d'Etat Civil
D. Le médecin traitant
E. Aucune des personnes ci-dessus

Réponse : E

M 88/5/2/ 80

Une autopsie judiciaire ne pourra être effectuée:

A. Sur les sujets musulmans
B. Sur des pensionnés militaires
C. Sur un étranger de passage en France
D. Sur un sujet portant sur lui une carte attestant son refus de tout prélèvement
E. Aucune des réponses précédentes n'est exacte

Réponse : E

S 88/6/1/ 95

Au cours de l'autopsie d'un nouveau-né, le médecin légiste recherchera le point de Béclard pour déterminer:

A. S'il s'agit d'un mort-né
B. L'âge de la grossesse
C. La cause du décès
D. L'existence d'une souffrance foetale
E. Aucune des affirmations précédentes n'est exacte

Réponse : B

M 88/7/2/ 17

Dans le cadre de la répression de l'ivresse au volant, le médecin traitant peut être requis par:

A. Les gendarmes
B. Le Procureur de la République
C. La police
D. Le Médecin Inspecteur de la Santé
E. Le Médecin du Travail

Réponse : ABC

M 88/4/2/ 31

L'incapacité totale de travail personnel:

A. Est une notion établie par le Code Pénal
B. A la même signification que l'arrêt de travail
C. Peut avoir une durée supérieure à celle de l'arrêt de travail
D. Permet de définir la juridiction devant laquelle sera traduit l'auteur des coups et blessures
E. Peut être définie chez un chômeur

Réponse : ADE

S 89/2/1/ 47

La tache verte abdominale est:

A. Un signe précoce de la mort
B. Un des éléments permettant d'approcher la date de la mort
C. Un élément permettant le diagnostic de la cause de la mort
D. Un élément permettant de dire qu'un cadavre a été manipulé
E. Aucune des propositions ci-dessus énoncées n'est exacte

Réponse : B

S 89/3/1/ 62

Un certificat pour coups et blessures doit être obligatoirement daté du jour:

A. De la survenue du fait médical qu'il décrit
B. Du commencement de l'incapacité totale de travail personnel
C. De la fin de l'incapacité totale du travail personnel
D. De l'examen du blessé
E. De la demande faite par la police

Réponse : D

S 89/7/1/ 29

Quelle est, en cas de coups et blessures volontaires, la juridiction compétente si l'ITT est supérieure à 8 jours?

A. Le tribunal de simple police
B. Le tribunal administratif
C. Le tribunal d'instance
D. Le tribunal correctionnel
E. Le tribunal des conflits

Réponse : D

S 89/7/1/ 77

Quelle est la durée maximale d'incapacité totale de travail personnel donnée à une victime après des coups et blessures involontaires, qui définit la compétence du tribunal de police?

A. ITT inférieure à 10 jours
B. ITT inférieure à 15 jours
C. ITT inférieure à 30 jours
D. ITT inférieure à deux mois
E. ITT de trois mois

Réponse : E

M 89/7/2/ 18

L'autopsie médico-légale:

A. Peut être refusée par la famille
B. Est effectuée sur réquisition d'un policier ou d'un gendarme
C. Ne porte que sur la région lésée
D. Peut être pratiquée par tout médecin expert, ou ayant prêté serment
E. Ne peut être pratiquée que par un médecin-contrôleur

Réponse : D

S 90/4/1/ 92

Un enfant mineur non émancipé est victime d'un accident de la voie publique. A qui peut être remis le certificat de constatation des lésions:

A. Au père ou au tuteur légal
B. Au médecin de sa compagnie d'assurance
C. A l'assistante sociale de secteur
D. Au juge des enfants
E. A la police

Réponse : A

S 90/7/1/ 45

Devant quelle juridiction pénale sera jugée une affaire de coups et blessures involontaires, ayant entraîné une incapacité temporaire totale de 15 jours?

A. Tribunal correctionnel
B. Tribunal de police
C. Tribunal des conflits
D. Cour d'assises
E. Cour d'appel

Réponse : B

M 90/7/2/ 41

L'incapacité totale de travail personnel:

A. Est une notion incluse dans le Code Pénal
B. A la même signification que l'arrêt de travail
C. Peut avoir une durée inférieure à celle de l'arrêt de travail
D. Sa durée détermine la juridiction compétente pour l'auteur de coups et blessures
E. Peut être déterminée chez un retraité

Réponse : ACDE

M 91/3/2/ 13

Parmi les propositions suivantes, laquelle (lesquelles) s'applique(nt) à un interne en médecine en exercice?

A. L'interne a une obligation d'accueil, d'examen et de soins des malades qui s'adressent à l'hôpital
B. L'interne participe à la continuité du Service Public
C. L'interne ne peut pas être poursuivi devant les juridictions pénales (responsabilité pénale du chef de service)
D. La responsabilité administrative de l'établissement se substitue dans la plupart des cas à la responsabilité de l'interne
E. L'interne est susceptible de subir des sanctions disciplinaires (instances disciplinaires des Hôpitaux) en cas de faute

Réponse : ABDE

S 91/6/1/ 18

La loi de protection des Incapables Majeurs prévoit toutes les mesures suivantes, sauf une, laquelle?

A. Contrôle judiciaire
B. Sauvegarde de Justice
C. Curatelle simple
D. Curatelle renforcée
E. Tutelle

Réponse : A

M 94/9/2/ 25

Quelles sont les conditions requises pour le don du sperme dans les CECOS?

A. Recherche antigène Hbs négative
B. Caryotype normal
C. Absence d'antécédents personnels de maladies géniques
D. Age minimum de 30 ans
E. Avoir un enfant normal

Réponse : ACD

1. 2 SECRET MEDICAL

1. 2. 1 DIVERS

S 85/1/1/ 67

Un médecin traitant peut, de sa propre initiative, communiquer le diagnostic d'un malade:

A. Au médecin-conseil de la Sécurité Sociale
B. Au médecin du travail
C. Au médecin-inspecteur de la Santé
D. A l'employeur
E. Aucune de ces propositions n'est exacte

Réponse : E

M 85/1/2/ 67

L'obligation au secret professionnel médical pour le médecin s'applique à:

A. Tous les faits d'ordre médical
B. Tous les faits propres au malade
C. Tous les faits extra médicaux venant à la connaissance du médecin lors de son exercice
D. Aux résultats d'examens complémentaires
E. Aux confidences du malade

Réponse : ABCDE

S 85/2/1/ 80

Quelles sont les personnes que le médecin traitant peut informer sur l'état du patient sans enfreindre la règle du secret médical?

A. Les médecins-conseils de compagnies d'assurances
B. Les médecins-conseils de la Sécurité Sociale
C. Les médecins inspecteurs de la santé
D. Les médecins spécialistes consultants
E. Aucune des propositions précédentes

Réponse : D

M 85/2/2/ 66

Quels sont parmi ces caractères, celui ou ceux qui s'applique(nt) au secret médical?

A. Il est d'ordre privé
B. Il est d'ordre public
C. Il appartient au malade
D. Il disparaît avec la mort du malade
E. Il appartient à la famille du défunt

Réponse : BC

M 85/3/2/ 74

Le médecin est tenu au secret professionnel par:

A. Le serment d'Hippocrate
B. Le code pénal
C. Le code de déontologie
D. Le code de sécurité sociale
E. Le code civil

Réponse : ABC

M 85/5/2/ 62

Le médecin peut être relevé de son obligation au secret professionnel médical à la demande de:

A. La famille du malade
B. Le malade concerné
C. Le Procureur de la République
D. Un officier de police judiciaire
E. Aucune des propositions n'est exacte

Réponse : E

M 86/1/2/ 60

Parmi les propositions suivantes concernant le secret médical, il est exact que:

A. Il n'existe pas entre médecins
B. Il a été supprimé pour les médecins du travail
C. Il couvre tout ce qui a été vu, entendu et compris à l'occasion et dans l'exercice de la profession
D. Il ne concerne pas les médecins hospitaliers
E. Il est opposable au malade

Réponse : C

M 86/3/2/ 52

Le dossier médical hospitalier:

A. Peut être communiqué au médecin traitant désigné par le malade ou la famille
B. Peut être communiqué à un médecin-conseil mandaté par une compagnie d'assurance
C. Doit être détruit par l'administration hospitalière dans les 4 ans qui suivent la sortie du malade
D. Peut être communiqué au malade sur sa demande écrite
E. Peut être saisi par un juge d'instruction

Réponse : AE

M 86/6/2/ 71

Parmi les certificats médicaux suivants décrivant des signes cliniques et transmis directement à des tiers, quel(s) est (sont) celui (ceux) qui correspondent à une dérogation du secret professionnel?

A. Le certificat de décès de mort naturelle
B. Le certificat pour révision de pension militaire
C. Le certificat initial descriptif des blessures d'un accidenté de la voie publique
D. Le certificat initial d'accident du travail
E. Le certificat d'internement dans un établissement régi par la loi 1838

Réponse : BDE

M 86/6/2/ 72

Le médecin pourrait légalement dans certains cas, rompre le secret médical en ce qui concerne:

A. Les alcooliques dangereux
B. Les toxicomanes
C. Les personnes qui ont avorté clandestinement
D. Les syphilitiques en traitement
E. Les auteurs de sévices à enfants

Réponse : ABCE

M 87/1/2/ 72

La violation du secret professionnel par un médecin hospitalier est réprimée par:

A. Le Tribunal Correctionnel
B. Le Tribunal Administratif
C. Le Tribunal de Police
D. La Cour d'Assises
E. Le Tribunal d'Instance

Réponse : A

M 87/1/2/ 73

Dans quel(s) cas le médecin peut témoigner publiquement en Justice?

A. Dans un procès d'avortement illicite
B. Pour le divorce d'un de ses patients
C. Pour une affaire de sévices à enfant
D. En tant que simple citoyen si sa pratique médicale n'est pas en cause
E. Pour se justifier d'un geste médical contesté

Réponse : ACD

M 87/2/2/ 64

Viole le secret professionnel, le médecin qui:

A. Communique à un tiers les clichés radiographiques d'un de ses patients
B. Délivre en mains propres un certificat médical à son patient à la demande d'une compagnie d'assurance
C. Fait à la presse un communiqué rectificatif sur les causes de la mort d'un de ses patients
D. Indique le nom d'un de ses patients dans une publication scientifique
E. Dénonce au procureur de la république, en accord avec la victime, l'auteur d'un viol

Réponse : ACD

S 88/1/1/ 42

Le médecin traitant peut communiquer la cause du décès d'un malade:

A. Au médecin-conseil de la Sécurité Sociale
B. Au médecin du travail
C. Au médecin-Inspecteur de la Santé
D. Au médecin de la compagnie d'assurance-vie du malade
E. Aucune de ces propositions n'est exacte

Réponse : E

M 88/2/2/ 75

Le médecin est tenu de se porter dénonciateur, et ainsi de déroger au secret professionnel prévu par l'article 378 du code pénal en cas de:

A. Connaissance d'un projet de trahison ou d'espionnage (article 100 aliéna 1er du code pénal relatif à la défense nationale)
B. Connaissance d'un crime tenté ou consommé alors qu'il est encore possible de la prévenir (art. 62 al. 1er du CP relatif à la répression des crimes)
C. Connaissance avec preuve de l'innocence d'une personne inculpée ou jugée (article 63, alinéa 3 du code pénal)
D. Avortement illicite (article 317 du code pénal)
E. Sévices envers un mineur de moins de 15 ans (article 62, alinéa 2 du code pénal)

Réponse : BCDE

M 88/4/2/118

Parmi les propositions suivantes concernant le secret médical, laquelle (ou lesquelles) est (sont) exacte(s)?

A. Sa violation est punie par l'article 378 du Code Pénal
B. Le secret médical n'est pas opposable au malade
C. Le secret est limité au diagnostic de l'affection dont souffre le patient
D. Le patient peut délier son médecin du secret médical
E. Le médecin est délié du secret médical après le décès de son patient

Réponse : AB

M 88/6/2/ 9

Le secret professionnel peut être violé lors de:

A. La communication par téléphone de la maladie d'un patient à un membre de la famille
B. La remise d'un certificat mentionnant un diagnostic à l'employeur du patient
C. La communication des pièces du dossier hospitalier au médecin-traitant désigné par le malade
D. La transmission d'un certificat descriptif des lésions à l'Officier de Gendarmerie chargé de l'enquête sur un accident de la circulation
E. La remise au policier porteur d'une réquisition de la fiche de description clinique sans mention des blessures d'un conducteur en état d'ébriété

Réponse : ABD

M 88/7/2/ 16

Le médecin peut révéler à la Justice, les faits en rapport avec:

A. Les questions d'un Juge d'Instruction dans une affaire de responsabilité médicale le concernant
B. Le témoignage pour le divorce d'un patient
C. La transmission au Président du Tribunal d'un certificat mentionnant les blessures d'un accidenté
D. L'appel à témoigner, il doit se rendre à l'audience, mais peut se retrancher derrière le secret professionnel
E. Un avortement illicite

Réponse : ADE

M 88/7/2/ 30

La violation du secret médical est:

A. Une contravention
B. Un délit
C. Un crime
D. Une infraction à l'article 378 du Code Pénal
E. Une infraction passible du Tribunal de Police

Réponse : BD

S 88/3/1/ 76

Sous quelle condition le médecin traitant peut-il répondre favorablement à une demande de renseignements diagnostiques de la part du médecin du travail pour l'arrêt de travail d'un salarié lié à une dépression nerveuse?

A. Accord du salarié
B. Accord du conseil de l'ordre des médecins
C. Accord du médecin contrôleur de la sécurité sociale
D. Accord du médecin inspecteur du travail
E. Accord de l'employeur

Réponse : A

M 89/3/2/ 69

Le médecin est tenu de déroger au secret professionnel prévu par l'article 378 du code pénal (dérogation obligatoire pour le médecin) en cas de:

A. Déclaration de naissance
B. Déclaration nominative de maladies contagieuses
C. Déclaration d'accident de travail
D. Déclaration des sévices à enfants
E. Demande de mise en tutelle d'un incapable majeur

Réponse : ACDE

M 89/4/2/ 62

La violation du secret médical est prévue par:

A. Le code de déontologie
B. Le code civil
C. Le code pénal
D. Le code de procédure civile
E. Le code de sécurité sociale

Réponse : AC

M 89/5/2/ 74

Le médecin est tenu au secret professionnel par l'article 378 du Code Pénal:

A. Vis-à-vis du malade lui-même
B. Vis-à-vis du tuteur d'un mineur
C. Vis-à-vis d'un tiers qui a assisté à un examen à la demande de l'intéressé
D. Vis-à-vis du conjoint de l'intéressé
E. Vis-à-vis d'un autre médecin non traitant le même malade

Réponse : CDE

S 89/7/1/ 32

Dans la transmission externe du dossier hospitalier, une proposition est fausse:

A. Le malade doit consentir à la transmission du dossier
B. Le dossier reste la propriété de l'hôpital et est sous sa responsabilité
C. La transmission du dossier médical peut se faire au médecin traitant
D. La communication est faite sous la forme de photocopies ou de duplicata
E. Les experts civils ont droit à la communication directe du dossier

Réponse : E

S 89/7/1/ 99

Parmi les propositions suivantes, laquelle n'est pas une dérogation au secret professionnel?

A. Déclaration de naissance
B. Déclaration de maladie professionnelle
C. Ouverture d'un dossier de pension pour les victimes d'un décès au décours d'une affection réparée par l'article 115 des pensions militaires
D. Communication au médecin conseil d'un diagnostic n'impliquant pas une prise en charge sociale
E. Déclaration de maladie contagieuse: la tuberculose

Réponse : D

S 89/2/1/ 44

Un médecin donne à un travailleur un certificat à remettre à son employeur. Quel renseignement le certificat ne doit pas comporter:

A. Le nom du médecin
B. Le nom du malade
C. La durée d'interruption
D. Le diagnostic de l'affection responsable
E. La date de délivrance

Réponse : D

M 91/2/2/ 6

Laquelle (lesquelles) des propositions concernant le secret professionnel peut(vent) être retenue(s)?

A. Le secret professionnel déborde le cadre du secret médical car il doit être respecté dans plusieurs autres professions
B. La violation du secret médical constitue à la fois une faute pénale et une faute professionnelle grave
C. Il existe pour certaines situations de véritables autorisations légales de divulgation du secret
D. Les magistrats du siège (juges, juges d'instruction) peuvent délier un médecin traitant de son secret dans les affaires criminelles
E. Le certificat médical initial d'accident de travail constitue une obligation de dérogation au secret médical

Réponse : ABCE

1. 3 FAUTE MEDICALE

1. 3. 1 DIVERS

M 85/1/2/ 32

Un médecin exerçant en activité libérale refuse de se déplacer lors d'un appel urgent. Le malade meurt. La famille peut porter l'affaire devant:

A. Tribunal administratif
B. Chambre Civile du Tribunal de Grande Instance
C. Conseil Départemental de l'Ordre des Médecins
D. Chambre Correctionnelle du Tribunal de Grande Instance
E. Tribunal des Conflits

Réponse : BCD

S 85/2/1/ 44

Un médecin est condamné à une amende et la réparation du dommage causé pour une faute médicale. Quelle est l'utilité de l'assurance professionnelle souscrite par ce médecin?

A. Elle va couvrir l'intégralité des frais du médecin
B. Elle va couvrir exclusivement les frais du dommage causé
C. Elle va couvrir l'amende et le dommage causé
D. Elle ne va couvrir que l'amende
E. Elle se substitue totalement au médecin devant la justice

Réponse : B

S 85/4/1/ 90

La structure qui peut condamner un médecin au plan disciplinaire est:

A. Le conseil départemental de l'ordre des médecins
B. Le tribunal de police
C. Le tribunal correctionnel
D. Le conseil régional de l'ordre des médecins
E. La cour d'assise

Réponse : D

M 86/1/2/ 37

Au titre de la responsabilité médicale, une sanction pénale peut s'appliquer à:

A. Homicide par imprudence
B. Homicide involontaire
C. IVG pratiquée à la 12ème semaine de grossesse
D. Une IVG pratiquée sans l'accord du conjoint
E. Une erreur de diagnostic malgré un bilan soigneux

Réponse : ABC

M 86/2/2/ 70

La responsabilité du praticien hospitalier, sans activité privée, du fait de son activité médicale dans le secteur public:

A. Peut être engagée sur le plan pénal devant les juridictions répressives
B. Peut être engagée sur le plan civil devant des juridictions de droit commun en cas de faute détachable du service
C. Peut être engagée sur le plan disciplinaire devant le Conseil Départemental de l'Ordre des Médecins
D. Peut être engagé sur le plan disciplinaire devant l'autorité administrative
E. Peut être engagée devant la Commission Paritaire de la Sécurité Sociale

Réponse : ABD

M 86/7/2/ 23

La responsabilité contractuelle du médecin libéral est:

A. Fondée sur la capacité légale du malade majeur non incapable à consentir aux soins
B. Fondée sur la capacité légale du médecin à prodiguer des soins
C. Est limité par la prescription tricennale
D. Est limitée par la prescription trentenaire
E. Est suspendue dès l'entrée en retraite du médecin

Réponse : ABD

S 87/1/1/ 74

Un médecin est condamné à une amende, à une suppression de trois mois du droit d'exercer la médecine et la réparation du dommage causé pour une faute professionnelle. Quelle est l'utilité de l'assurance professionnelle souscrite par ce médecin?

A. Elle va couvrir l'intégralité des frais de justice du médecin
B. Elle prendra en charge les frais du remplacement du médecin
C. Elle va couvrir l'amende et le dommage causé
D. Elle va couvrir le dommage causé et les frais du remplacement
E. Elle se substitue totalement au médecin devant la justice

Réponse : D

M 87/1/2/ 75

En matière civile, par quel(s) moyen(s) un patient apporte la preuve de son dommage à la suite d'un accident thérapeutique:

A. Avec des certificats médicaux descriptifs
B. Par une expertise médicale à la charge du patient ordonnée par le juge des référés (civil)
C. Par les témoignages écrits de personnes présentes lors des faits
D. La victime peut demander au juge d'instruction de rechercher ces preuves
E. La victime n'a pas besoin d'apporter la preuve devant les juridictions civiles

Réponse : ABC

M 87/2/2/ 66

Le médecin exerçant à l'hôpital est un auxiliaire du Service Public. La faute mettant en jeu la responsabilité de la puissance publique est appréciée par:

A. Le Tribunal de Grande Instance
B. Le Juge d'instruction
C. Le Directeur de l'Hôpital
D. L'Ordre des Médecins
E. Le Tribunal Administratif

Réponse : E

M 87/3/2/ 80

Quel(s) élément(s) font retenir la responsabilité civile du médecin?

A. Une faute civile
B. Un dommage corporel consécutif à un acte médical inadapté
C. Un dommage moral, par faute du médecin
D. Une relation de cause à effet entre le geste médical et les séquelles corporelles
E. Une infraction au Code Pénal sans conséquence dommageable pour le patient

Réponse : BE

M 87/3/2/ 81

Quel(s) élément(s) participe(nt) à la formation du contrat de soins?

A. Un accord tacite entre le patient et son médecin
B. Un consentement du malade aux soins
C. Une information simple, claire, intelligible du patient
D. Un engagement du patient à payer les honoraires
E. Un engagement du praticien à respecter le secret professionnel

Réponse : ABE

M 87/3/2/ 83

Parmi les actes suivants, quel(s) est (sont) celui (ceux) qui peut (peuvent) être passible(s) d'une sanction pénale?

A. Homicide par imprudence
B. Homicide involontaire
C. Délivrance gratuite d'un contraceptif oral à une mineure
D. Une interruption volontaire de grossesse pratiquée sans l'accord du conjoint
E. Une castration à but thérapeutique

Réponse : AB

M 87/5/2/ 68

Un médecin exerçant selon le mode libéral qui commet une faute professionnelle pourra être sanctionné par le Conseil de l'Ordre de:

A. Une amende
B. Une obligation de réparer le dommage occasionné par la faute
C. Une peine de prison
D. Une suspension d'exercer
E. Un blâme

Réponse : DE

M 87/6/2/ 21

Un chef de service des hôpitaux, exerçant exclusivement en secteur public, peut voir sa responsabilité personnelle recherchée devant:

A. Un tribunal pénal
B. Un tribunal civil sur le mode contractuel
C. Un tribunal civil sur le mode délictuel
D. Un tribunal administratif
E. Aucune des réponses précédentes n'est exacte

Réponse : A

M 87/7/2/ 18

Pour quelle(s) faute(s) la responsabilité pénale est engagée?

A. La violation du secret professionnel
B. La non-assistance à personne en danger
C. La déclaration d'un avortement illégal
D. L'infraction à la législation des stupéfiants
E. Les faux certificats

Réponse : ABDE

M 87/7/2/ 27

L'action en responsabilité contre un médecin généraliste libéral peut être portée devant quelle(s) juridiction(s) par le patient?

A. Le Tribunal de Police
B. Le Tribunal de Grande Instance
C. Le Conseil Régional de l'Ordre des Médecins
D. Le Tribunal Administratif
E. Le Tribunal Correctionnel

Réponse : ABCE

M 88/2/2/ 77

La responsabilité civile contractuelle d'un médecin pourra être recherchée après la faute qui a provoqué un dommage:

A. Durant les 12 mois qui suivent la faute
B. Durant les 12 mois qui suivent la plainte rattachée à la faute
C. Durant les 10 ans suivant la faute si le médecin est inscrit au Tableau de l'ordre
D. Durant 20 ans sans aucune condition
E. Durant 30 ans sans aucune condition

Réponse : E

M 88/4/2/120

Un médecin a établi de façon délibérée une fausse cotation en K sur une feuille de sécurité sociale. Quelles sont la ou les juridictions devant lesquelles le médecin peut être déféré?

A. Section des Assurances Sociales du Conseil Régional de l'Ordre des Médecins
B. Tribunal Administratif
C. Tribunal Correctionnel
D. Commission de Première Instance de la Sécurité Sociale (tribunal des affaires sociales)
E. Tribunal des Flagrants Délits

Réponse : AC

M 88/7/2/103

Un patient victime de soins insuffisants ayant entraîné un dommage peut poursuivre son médecin au civil dans un délai:

A. Variable selon les conditions d'exercice du médecin
B. De 3 ans au maximum
C. De 10 ans au minimum
D. De 30 ans au maximum
E. Indéterminé

Réponse : D

S 89/6/1/ 14

Au cours de sa profession, un médecin peut être condamné par une juridiction civile à:

A. Une amende
B. Une peine d'emprisonnement
C. Des dommages-intérêts
D. Un blâme du conseil de l'ordre
E. Une interdiction d'exercer

Réponse : C

M 92/9/2/ 26

A propos de la responsabilité pénale des médecins, quelles sont les propositions exactes?

A. La responsabilité pénale du médecin est couverte par son assurance professionnelle
B. La responsabilité pénale est engagée en cas d'infraction précisément définie dans le code pénal
C. La responsabilité pénale est personnelle
D. La faute pénale du médecin peut entraîner une amende ou un emprisonnement
E. La responsabilité pénale d'un interne des hôpitaux ne peut pas être engagée

Réponse : BCD

1. 4
TABLEAUX
1. 4. 1
DIVERS

M 86/4/2/ 55

Vous estimez que votre malade a besoin d'injection de morphine; le respect de la réglementation impose:

A. Prescription sur carnet à souche
B. Prescription prévoyant un renouvellement
C. Prescription pour moins de 8 jours
D. Prescription pour 10 jours
E. Prescription de poudre de morphine base

Réponse : AC

S 87/4/1/ 21

Les souches des carnets utilisés pour la prescription des stupéfiants doivent être conservées par le praticien pendant:

A. 7 jours
B. 1 an
C. 3 ans
D. 10 ans
E. Toute la durée de la vie professionnelle

Réponse : C

M 87/7/2/ 75

Vous prescrivez un antalgique non opiacé. Votre ordonnance comporte la date de prescription, la posologie du médicament, le nom du malade. Qu'avez-vous oublié?

A. L'adresse du malade
B. Le diagnostic de la maladie
C. La forme galénique du médicament
D. Votre signature
E. Le nom du pharmacien

Réponse : CD

M 90/5/2/ 47

Une ordonnance doit porter de façon obligatoirement manuscrite:

A. Nom du médecin prescripteur
B. Nom du malade
C. Posologie des médicaments prescrits
D. Date
E. Signature

Réponse : E

M 91/3/1/ 80

L'ordonnance de prednisone (CORTANCYL*), qui est inscrite sur la liste I des substances vénéneuses, doit comporter les mentions suivantes:

A. Le nom, le prénom et l'adresse du malade
B. Le nom, le prénom, l'âge et le sexe du malade
C. La date de rédaction de l'ordonnance
D. L'inscription des posologies en toutes lettres
E. La signature du médecin

Réponse : BCE

1. 5
MORT
1. 5. 1
DIVERS

S 85/4/1/ 89

Le permis d'inhumer est délivré par:

A. Le médecin d'état-civil
B. L'entreprise des pompes funèbres
C. L'officier d'état-civil
D. Le préfet de police
E. Aucune des propositions ci-dessus n'est exacte

Réponse : C

M 85/7/2/ 33

Le transport du corps sans mise en bière et n'ayant subi aucun soin de conservation:

A. Peut être réalisé dans un délai maximum de 24 heures
B. Ne doit pas dépasser une distance supérieure à 200 km
C. Doit se faire dans une voiture spéciale destinée au transport de corps
D. Est pris en charge par la Sécurité sociale
E. Aucune de ces propositions n'est exacte

Réponse : BC

S 86/6/1/ 71

Le transport, avant mise en bière, d'une personne décédée dans un hôpital vers son domicile répond à toutes les propositions suivantes, sauf une; indiquez laquelle?

A. Est assujetti à la reconnaissance du corps par celui qui pourvoit aux funérailles
B. Nécessite un accord préalable pour la prise en charge des frais par la Caisse Primaire d'Assurance Maladie
C. Nécessite l'intervention d'un officier de police
D. Est assujetti à des conditions médicales
E. Est limité par des impératifs de temps et de lieu

Réponse : B

M 86/7/2/ 24

Qui peut signer le permis d'inhumer en cas de mort naturelle?

A. L'officier d'Etat Civil
B. Le médecin qui constate le décès
C. Le préfet
D. Le représentant des pompes funèbres
E. Aucune des propositions précédentes n'est exacte

Réponse : A

M 88/1/2/ 80

Le transport d'un corps sans mise en bière d'un hôpital au domicile du défunt peut s'effectuer:

A. Sans limite de temps si le cadavre a reçu des soins de conservation
B. Jusqu'à la 36ème heure sans soins de conservation
C. Uniquement après accord du Directeur de l'établissement
D. Sans considération de la pathologie cause du décès
E. Vers un pays étranger après soins de conservation

Réponse : C

M 88/4/2/ 29

Un transport de corps, mains et visage découverts à partir d'un hôpital:

A. Doit être réalisé moins de 18 heures après le décès
B. Peut être effectué dans les 36 heures si des soins de conservation ont été effectués
C. Ne peut être effectué que pour un transport de moins de 200 km sans soins de conservation
D. Ne peut avoir lieu qu'en absence de maladie contagieuse
E. Ne peut avoir lieu qu'en absence de problème médico-légal

Réponse : ABCDE

S 88/6/1/ 89

Le permis d'inhumer en cas de mort naturelle immédiatement constatée est signé par:

A. Le médecin traitant
B. Le médecin d'état Civil
C. Un médecin expert
D. Le médecin de DDASS
E. Aucune des réponses précédentes n'est exacte

Réponse : E

M 88/6/2/ 14

La délivrance d'un certificat médical autorisant le transfert à résidence, avant mise en bière, du corps d'une personne décédée dans un établissement d'hospitalisation:

A. Peut être faite par le chef du service d'hospitalisation
B. Nécessite l'accord du Procureur de la République
C. Est possible en cas d'hépatite virale
D. Est possible en cas de tuberculose
E. Est faite à la demande de la famille

Réponse : ADE

S 89/4/1/ 65

Monsieur Alfred est hopitalisé en urgence dans le service de cardiologie où il est habituellement traité pour insuffisance coronarienne. Il décède au bout de quelques jours d'hospitalisation d'une poussée évolutive d'insuffisance coronarienne, malgré une thérapeutique bien conduite. L'inhumation doit être pratiquée sur le sol métropolitain français. Dans quel délai?

A. Avant 24 heures
B. Entre 24h et 6 jours après le décès
C. Dans les dix jours qui suivent le décès
D. Dans le mois qui suit le décès
E. Aucune des propositions précédentes n'est exacte

Réponse : B

S 89/3/1/ 61

Un homme meurt à l'hôpital d'un infarctus du myocarde malgré une thérapeutique bien conduite. Il n'existait aucune autre pathologie associée. Le transport de son corps peut s'effectuer sans mise en bière jusqu'à 36 heures après le décès, à condition:

A. Que des soins de conservation aient eu lieu
B. Que le transport soit effectué par ambulance
C. Que le Parquet donne son autorisation
D. Que la distance à parcourir soit supérieure à 600 km
E. Aucune des propositions précédentes n'est exacte

Réponse : A

S 89/6/1/ 78

Les lividités cadavériques sont dues:

A. A la décantation intravasculaire du sang sous l'effet de la pesanteur
B. A l'extravasation sanguine sous l'effet de la pesanteur
C. A la circulation posthume
D. A la dégradation de l'hémoglobine
E. A la cyanose

Réponse : B

S 89/6/1/ 79

Un malade décède dans un hôpital. La déclaration de décès à l'état-civil doit être faite:

A. Par le chef de service
B. Par un médecin du service
C. Par le directeur de l'établissement
D. Par l'assistant du service
E. Par toute personne ayant constaté le décès

Réponse : C

1. 6 GREFFES - ASPECT LEGAL

1. 6. 1 DIVERS

M 88/6/1/114

Pour pouvoir effectuer un prélèvement d'organes à but scientifique il faut:

A. Que l'hôpital où le prélèvement va être effectué soit autorisé à ce type de prélèvement
B. Que l'hôpital possède une équipe médicale spécialisée dans les prélèvements
C. Que le défunt ait donné son accord préalablement au décès
D. Que la famille du défunt apporte l'accord de celui-ci
E. Que la famille ne refuse pas ce prélèvement

Réponse : AE

M 89/1/2/ 58

Pour qu'un prélèvement d'organe à but thérapeutique puisse avoir lieu, des conditions particulières doivent être réunies:

A. L'équipe médicale constatant le décès doit être différente de celle qui effectue le prélèvement
B. L'autorisation du tuteur est nécessaire si le défunt est mineur ou incapable majeur
C. Le registre des oppositions doit être examiné afin de vérifier qu'aucune opposition au prélèvement n'a été faite
D. Le défunt doit avoir donné son consentement avant le décès
E. L'autorisation de la famille du défunt majeur est nécessaire

Réponse : ABC

1. 7 ALCOOL ET MEDECINE LEGALE

1. 7. 1 DIVERS

S 89/1/1/ 70

Il existe une relation quantitative entre les taux d'alcool dans le sang et dans l'air expiré. Par quel facteur faut-il multiplier un taux de 0,40 mg/l donné par un éthylomètre pour obtenir approximativement l'alcoolémie?

A. 2
B. 100
C. 200
D. 1000
E. 2000

Réponse : E

S 89/6/1/ 83

Un voyageur de commerce circule au cours de son travail au volant de son véhicule automobile sur une autoroute française. Lors d'un contrôle systématique, les gendarmes constatent chez lui une alcoolémie de 0,80 g/l de sang. Cela va entraîner sa comparution devant:

A. Le tribunal de police
B. Le tribunal correctionnel
C. Le tribunal administratif
D. Le tribunal de commerce
E. Aucune des réponses précédentes n'est exacte

Réponse : B

M 89/7/2/ 56

Un véhicule automobile A franchit une ligne continue et percute un véhicule automobile B venant en sens inverse. Le conducteur du véhicule A et ses passagers sont blessés, ceux du véhicule B sont indemnes. Une recherche de l'imprégnation alcoolique doit se rechercher légalement sur:

A. Le conducteur du véhicule A
B. Le conducteur du véhicule B
C. Les éventuels témoins de l'accident
D. Tous les passagers du véhicule A
E. Tous les passagers du véhicule B

Réponse : AB

1. 8
MALADIES INFECTIEUSES A DECLARATION OBLIGATOIRE
1. 8. 1
DÉFINITION

M 94/9/2/ 72

Sur la liste suivante, noter la (les) maladie(s) à déclaration obligatoire:

A. Grippe
B. Tétanos
C. Rubéole
D. Hépatite virale
E. Varicelle

Réponse : B

2
CERTIFICATS
2. 1
CERTIFICATS
2. 1. 1
DIVERS

M 86/7/2/ 26

La rédaction d'un certificat médical pour un patient:

A. Se fait sur papier libre
B. N'a pas été nécessairement précédée par l'interrogatoire et l'examen du patient
C. Comporte obligatoirement la date du jour de la rédaction
D. Doit comporter les noms, qualité et adresse du médecin
E. N'est pas un acte médical et ne peut donc pas être honoré par le patient

Réponse : ACD

2. 2
CERTIFICAT DE COUPS ET BLESSURES
2. 2. 1
DIVERS

S 87/2/1/ 75

Un certificat pour coups et blessures doit être obligatoirement daté du jour:

A. De la survenue du fait médical qu'il décrit
B. Du commencement de l'incapacité totale du travail
C. De sa rédaction
D. De l'examen du blessé
E. De la demande faite par la police

Réponse : C

S 89/4/1/ 67

Un blessé que vous ne connaissez pas vous demande un certificat médical de constatation de coups et blessures. Il prétend se nommer Justin. Avant d'écrire son nom sur le certificat, vous vous assurez de son identité en lui demandant:

A. Sa carte nationale d'identité
B. Son passeport
C. Sa carte d'immatriculation à la Sécurité Sociale
D. Son permis de conduire
E. Aucune des réponses précédentes n'est exacte

Réponse : E

M 89/6/2/119

Un blessé se présente à une consultation hospitalière de traumatologie. Un médecin l'examine, traite les blessures et ne juge pas l'hospitalisation nécessaire. Le blessé regagne son domicile. Le médecin peut, le lendemain, délivrer un certificat de constatation des blessures:

A. Au blessé lui-même
B. Au père du blessé mineur en l'absence de son enfant
C. Au père du blessé majeur en l'absence de son enfant
D. Au tuteur d'un incapable majeur
E. Au conjoint du blessé en l'absence de celui-ci

Réponse : ABD

S 90/4/1/ 27

Une femme de 67 ans, victime de coups et blessures volontaires, vient consulter pour un certificat médical descriptif de ses lésions. Vous estimez que son état entraîne une Incapacité Totale de Travail personnel de 10 jours. Son agresseur identifié sera traduit devant une juridiction pénale. Laquelle?

A. Tribunal de police
B. Tribunal d'instance
C. Chambre correctionnelle du tribunal de grande instance
D. Cour d'assises
E. Cour d'appel

Réponse : C

S 91/3/1/ 10

La durée d'incapacité temporaire totale de travail personnel prévue dans le code pénal en matière de coups et blessures doit prendre en compte:

A. La gravité de la faute du tiers ayant occasionné le dommage
B. La possibilité ou non d'effectuer les gestes de la vie quotidienne d'un citoyen "normal"
C. La possibilité ou non d'exercer sa profession dans sa spécificité
D. Le niveau de ressource de la victime
E. Le caractère prévisible d'une incapacité permanente partielle

Réponse : B

2. 3
CERTIFICAT DE DECES
2. 3. 1
CLINIQUE

M 86/1/2/ 27

Pour rédiger le certificat de décès, il est nécessaire de rechercher les signes positifs de la mort. Parmi les propositions suivantes vous retenez:

A. Refroidissement
B. Myosis bilatéral
C. Lividités
D. Déshydratation
E. Rigidité

Réponse : ACDE

2. 3. 2
DIVERS

M 85/7/2/ 62

Les éléments de la triade classique des signes positifs précoces de la mort vous permettant d'établir le certificat de décès sont:

A. Refroidissement
B. Autolyse cellulaire
C. Lividités
D. Tache verte abdominale
E. Rigidité

Réponse : ACE

M 87/5/2/ 70

En cas de décès de cause naturelle, le médecin:

A. Signe le permis d'inhumer
B. Rédige le certificat de décès
C. Doit signer sur réquisition le constat de décès
D. S'assure que la mort est réelle et constante
E. Fait parvenir un certificat de décès à la Caisse Primaire de Sécurité Sociale

Réponse : BD

M 88/3/2/ 79

Un médecin, auquel les ayants-droit demandent un certificat mentionnant la cause du décès de leur parent décédé, peut le rédiger sans enfreindre la loi dans l'une ou plusieurs des circonstances suivantes:

A. En cas de décès par maladie professionnelle
B. en cas de décès chez un pensionné militaire
C. En cas de décès par accident du travail
D. En cas de décès par accident de trafic
E. En cas de suicide

Réponse : ABC

M 88/5/2/ 79

Le certificat de décès:

A. Est obligatoirement établi par un médecin
B. Comprend une partie précisant l'identité du défunt et destiné à la Mairie
C. Comprend une partie anonyme destinée à l'Institut de Médecine Légale
D. Doit être produit pour que l'officier d'état civil établisse le permis d'inhumer
E. Comporte une question quant à l'existence ou non d'un obstacle médico-légal à l'inhumation

Réponse : ABDE

S 88/2/1/ 23

Les certificats de décès sont exploités en France sur le plan médical:

A. Par les médecins des bureaux municipaux d'hygiène
B. Par le médecin inspecteur départemental
C. Par le médecin inspecteur régional
D. Par l'INSERM (Institut National de la Santé et de la Recherche Médicale)
E. Par l'INED (Institut National des Etudes Démographiques)

Réponse : D

2. 4 CERTIFICATS EN PEDIATRIE

2. 4. 1 DIVERS

M 89/1/2/ 92

Les certificats de santé obligatoires prévus par la PMI chez l'enfant doivent être rédigés aux âges suivants:

A. 1ère semaine
B. 6 mois
C. 9 mois
D. 12 mois
E. 24 mois

Réponse : ACE

3 MEDECINE LEGALE ET GYNECOLOGIE

3. 1 GROSSESSE - ASPECT LEGAL

3. 1. 1 BILAN ÉTIOLOGIQUE

M 89/5/2/ 18

Pour la déclaration de grossesse, indiquez les examens que vous devez obligatoirement prescrire à la femme qui vient vous consulter pour sa première grossesse:

A. Groupe sanguin
B. Examen cytobactériologique des urines
C. Glycosurie/Albuminurie
D. Sérologie HIV
E. Agglutinines irrégulières

Réponse : ACE

3. 1. 2 DIVERS

S 92/8/1/ 32

La durée du congé maternité en période post-natale d'une femme salariée qui accouche de son premier enfant est de:

A. 8 semaines
B. 10 semaines
C. 12 semaines
D. 14 semaines
E. 16 semaines

Réponse : B

3. 2 INTERRUPTION VOLONTAIRE DE GROSSESSE

3. 2. 1 DIVERS

M 90/2/2/ 31

Une femme de 16 ans, mariée depuis 3 mois, désire subir une IVG:

A. L'accord de son époux est nécessaire
B. Elle doit confirmer sa demande par écrit
C. Elle doit confirmer sa demande en dehors de la présence de son mari
D. Elle doit obtenir l'accord de ses parents
E. L'IVG n'est pas possible parce qu'elle est mariée depuis 3 mois seulement

Réponse : B

M 91/6/2/ 31

Une jeune fille de 16 ans, à la charge de ses parents, vient consulter pour une interruption volontaire de grossesse. Quel(s) est (sont) le(s) document(s) indispensable(s) pour la réalisation de l'interruption?

A. Un certificat médical attestant la grossesse
B. Une attestation d'entretien social
C. Son propre consentement écrit
D. L'autorisation des deux parents
E. L'autorisation du Juge des enfants

Réponse : ABC

3. 3
PILULE ET REGLES DE PRESCRIPTION

3. 3. 1
TRAITEMENTS

S 90/4/1/ 88

Parmi les règles de prescription suivantes, indiquez celle qui s'applique aux médicaments contraceptifs:

A. La prescription doit être faite sur une feuille extraite d'un carnet à souches
B. La prescription est interdite aux mineures de moins de 18 ans, non munies d'une autorisation parentale
C. Il est interdit de prescrire des médicaments contraceptifs pour une période supérieure à 30 jours
D. La délivrance de médicaments contraceptifs peut être effectuée pour une durée de trois mois
E. La prescription ne peut être renouvelée par le pharmacien même si le médecin a pis "à renouveler"

Réponse : D

3. 3. 2
DIVERS

M 90/7/2/116

La prescription d'une contraception oestroprogestative chez une mineure:

A. Est subordonnée à un accord de celui qui a l'autorité parentale
B. Est proposée systématiquement après une interruption volontaire de grossesse quel que soit l'âge de la patiente
C. Ne peut être proposée selon les textes avant l'âge de 13 ans
D. Peut être prescrite pour une durée de 3 mois avec renouvellement pour un an
E. Peut faire l'objet d'une plainte des parents s'ils n'ont pas été informés

Réponse : BD

M 91/1/2/ 47

La prescription de contraceptifs oraux:

A. Nécessite l'autorisation des parents pour les mineurs
B. N'est pas renouvelable
C. Est limitée à une durée d'un mois de prescription
D. Est renouvelable dans la limite d'un an de prescription
E. N'est pas soumis à une prescription médicale

Réponse : D

M 94/9/2/ 28

Parmi les propositions suivantes concernant les contraceptifs oraux, laquelle (lesquelles) est (sont) vraie(s)?

A. Prescription de trois mois avec une ordonnance renouvelable
B. Peuvent être distribués gratuitement dans les Centres de Planification et d'Education Familiale
C. Leur prescription et leur délivrance aux mineures nécessite l'autorisation parentale
D. Remboursés à 100%
E. Disponibles dans certaines grandes surfaces

Réponse : AB

3. 3. 3
DIVERS

S 91/1/1/ 38

La limite d'âge légale pour la délivrance de contraceptifs sans autorisation parentale est?

A. 12 ans
B. 14 ans
C. 16 ans
D. 18 ans
E. Aucune limite d'âge

Réponse : E

3. 4
VIOL

3. 4. 1
DIVERS

M 87/6/2/ 6

Une femme de 25 ans se déclare victime d'un viol. A qui, avec son accord, le médecin consulté peut-il faire part directement de ses constations?

A. Au Procureur de la République
B. Au président du Conseil de l'Ordre des Médecins
C. A une association de défense des femmes violées
D. A l'assistante sociale de secteur
E. Au médecin de la DASS

Réponse : A

M 88/5/2/ 81

Une jeune fille de 16 ans est enceinte de 12 semaines à la suite d'un viol collectif. Ses parents désirent que cette grossesse soit interrompue:

A. Ceci est possible parce qu'elle est enceinte à la suite d'un viol
B. Ceci est possible parce que les parents sont d'accord
C. Ceci est possible car le père de l'enfant, du fait du viol collectif, ne sera pas connu
D. Le seul fait du viol n'implique pas une IVG
E. La législation sur l'IVG devra être respectée malgré le viol

Réponse : DE

Médecine du travail

Partie 29

Les chiffres entre parenthèses indiquent le nombre de QCM.

1
MEDECINE DU TRAVAIL GENERALE
1. 1
DIVERS

S 86/1/1/ 28

Dans une entreprise, un salarié est menacé de licenciement par l'employeur à la suite d'une modification d'aptitude prononcée par le médecin du travail. Celui-ci propose une nouvelle affectation à un poste. Qui tranche le litige, s'il y en a un?

A. Le comité d'entreprise
B. Le comité d'hygiène et sécurité
C. L'inspecteur du travail
D. Le médecin inspecteur du travail
E. Le médecin conseil de la Caisse d'Assurance Maladie

Réponse : C

M 86/1/2/ 74

Le métier de chaudronnier prédispose à l'une ou plusieurs des affections suivantes?

A. Cancer du larynx
B. Surdité de perception
C. Cancer de l'ethmoïde
D. Maladie de Ménière
E. Surdité de transmission

Réponse : B

S 86/2/1/ 80

Parmi les propositions suivantes, une seule ne répond pas au rôle du médecin du travail dans la prévention des risques professionnels:

A. Faire des prélèvements d'atmosphère
B. Faire des mesures de bruit
C. Contrôler la qualité du travail effectué
D. Vérifier l'efficacité d'un dispositif d'aspiration
E. Vérifier l'étiquetage de certains produits

Réponse : C

M 86/3/1/115

L'examen médical d'embauche a pour but(s):

A. De rechercher si le sujet n'est pas atteint d'une maladie dangereuse pour les autres travailleurs
B. D'éviter l'embauche de personnes handicapées
C. De s'assurer que le travailleur est médicalement apte au poste de travail auquel le chef d'établissement envisage de l'affecter
D. D'éviter l'embauche d'une femme en début de grossesse
E. De proposer éventuellement les adaptations du poste ou l'affectation à d'autres postes

Réponse : ACE

S 86/5/1/ 69

Pour prévenir l'alcoolisme en milieu de travail, des mesures réglementaires ont été prises, en particulier pour la mise à disposition des travailleurs de boissons non alcoolisées. Dans tous les cas, quelle boisson doit être mise à la disposition des travailleurs par l'entreprise?

A. Eau fraîche
B. Jus de tomate
C. Jus de fruits
D. Bouillons salés
E. Sodas

Réponse : A

S 86/6/1/ 72

Un sujet travaillant à la fabrication de mousses polyuréthannes, présente depuis quelque temps de fréquentes crises d'asthme; les démarches suivantes peuvent être faites par le médecin sauf une, laquelle?

A. Etablir l'arrêt de travail si nécessaire
B. Rédiger un certificat d'inaptitude à l'exposition au polyuréthanne
C. Rédiger un certificat médical à l'appui de la déclaration de maladie professionnelle
D. Demander une consultation spécialisée de pathologie professionnelle
E. Prendre contact avec le médecin du travail

Réponse : B

M 87/2/2/ 68

Parmi ces activités, laquelle ou lesquelles n'appartiennent pas à la mission du médecin du travail?

A. Evaluation de l'aptitude d'un salarié au poste de travail qu'il occupe
B. Contrôle de l'absentéisme individuel
C. Surveillance de l'état de santé des salariés exposés à des risques professionnels
D. Activité de prescription thérapeutique en dehors des soins d'urgence
E. Conseil technique en matière d'hygiène et de sécurité

Réponse : BD

M 87/7/2/ 23

Un sujet travaillant depuis vingt cinq ans comme menuisier présente depuis plusieurs mois des épistaxis répétées. Ceci vous amène à rechercher du fait de sa profession:

A. Une polyglobulie
B. Une hypertension artérielle
C. Une fragilité vasculaire
D. Un carcinome ethmoïdal
E. Une perforation de la cloison nasale

Réponse : D

M 87/1/2/ 77

Dans la liste de postes de travail suivants, quel est celui (quels sont ceux) pour lequel (lesquels) un alcoolique porteur d'une cirrhose hypertrophique doit être écarté?

A. Manipulation de tétrachlorure de carbone
B. Manutentionnaire
C. Jardinier
D. Chauffeur de car
E. Carreleur

Réponse : AD

S 87/3/1/ 79

En présence de plaques pleurales diaphragmatiques, quel est le risque professionnel à rechercher?

A. La silice
B. L'amiante
C. Le charbon
D. Le calcium
E. Le béryllium

Réponse : B

M 88/5/2/ 83

Parmi les propositions suivantes, laquelle ou lesquelles est(sont) vraies?

A. Le médecin du travail d'une entreprise est nommé après l'accord du Comité d'Entreprise
B. Le médecin du travail d'un service médical d'entreprise est salarié de l'entreprise
C. Le médecin du travail d'un service peut suturer une plaie survenue lors du travail
D. Le médecin du travail peut effectuer des vaccinations
E. Le médecin du travail doit présenter son rapport annuel devant le Comité d'Entreprise

Réponse : ABCDE

S 89/1/1/ 58

Un médecin du travail lorsqu'il rédige pour l'employeur, un avis d'inaptitude médicale concernant un salarié:

A. Doit obligatoirement avoir examiné au préalable l'intéressé
B. Doit donner les motifs médicaux
C. Doit avoir suivi l'avis du médecin traitant
D. Doit avoir demandé l'avis du médecin inspecteur régional du travail
E. Doit avoir au préalable adressé l'intéressé à un médecin expert

Réponse : A

M 89/3/1/ 64

Les poussières de carbure de tungstène, inhalées par l'homme au cours de son travail, sont susceptibles de provoquer:

A. Un cancer de la plèvre
B. Une fibrose pulmonaire
C. Un cancer du foie
D. Un cancer des fosses nasales
E. Un cancer vésical

Réponse : B

M 89/4/2/ 66

Une fiche d'aptitude médicale rédigée par un médecin du travail pour un salarié déjà embauché:

A. Doit être envoyée au médecin traitant
B. Concerne le poste de travail occupé
C. Doit comporter les motifs médicaux
D. Doit être transmise à l'employeur
E. Doit être remise au salarié

Réponse : BDE

S 89/7/1/ 64

Lorsqu'un médecin du travail constate chez un salarié une inaptitude médicale au poste de travail, il doit:

A. Prendre obligatoirement l'avis du médecin inspecteur régional du travail
B. Le signaler à l'employeur en indiquant la cause médicale (dérogation légale au secret médical)
C. Prendre en charge le patient sur le plan thérapeutique même en dehors des cas d'urgence
D. Envoyer ses conclusions motivées au médecin traitant
E. Tenir compte des possibilités de changements de poste dans le cadre de l'entreprise

Réponse : E

M 89/7/2/ 58

Un salarié affilié au régime général de Sécurité Sociale a eu un infarctus du myocarde qui a entraîné un arrêt de travail de trois mois. Quelle est (sont) parmi ces affirmations celle(s) qui est (sont) exacte(s)?

A. Une consultation de pré-reprise de travail demandée par le médecin traitant est légalement envisageable
B. Une consultation de pré-reprise de travail à la demande du médecin conseil de Sécurité Sociale est légalement envisageable
C. Une visite médicale de reprise de travail dans le cadre de la médecine du travail est obligatoire
D. Le médecin du travail doit s'assurer avant la reprise du bien fondé de la cause de l'arrêt
E. Un avis d'inaptitude médicale prononcé par le médecin du travail peut entraîner le licenciement du salarié

Réponse : ABCE

S 90/6/1/ 32

Dans les éléments suivants quel est celui qui n'intervient pas dans la détermination de l'aptitude professionnelle du salarié par le médecin du travail?

A. Capacité physiologique de l'individu à supporter les contraintes de son poste de travail
B. Absence de pathologie susceptible d'augmenter sa sensibilité aux risques professionnels
C. Absence d'atteinte physiologique ou pathologique susceptible de retentir sur son efficacité professionnelle
D. Absence de pathologie pouvant retentir sur les collègues de travail
E. Absence de sensibilité individuelle susceptible d'augmenter le risque de maladie professionnelle

Réponse : C

S 90/4/1/ 30

Sur les lieux de travail, devant un cas d'alcoolisme aigu, le médecin du travail ne peut pas effectuer l'un des gestes suivants:

A. Assurer les premiers soins d'urgence rendus nécessaires par l'état du sujet
B. Effectuer un alcootest et en communiquer les résultats à l'employeur
C. Renvoyer le sujet à son domicile en ambulance après accord avec le médecin traitant
D. Envoyer le sujet à l'hôpital
E. Garder le sujet à l'infirmerie en attendant une évacuation acceptable vers son domicile

Réponse : B

M 90/5/2/ 53

Parmi les rôles suivants, quel est celui ou ceux qui est (sont) exercé(s) par le Médecin du Travail, dans le respect du Code du Travail et du Code de Déontologie?

A. Participer à la prévention des accidents du travail et des maladies professionnelles
B. Effectuer un contrôle médical de l'absentéisme individuel
C. Assurer le traitement des Maladies Professionnelles Indemnisables
D. Participer aux enquêtes avec le CHSCT à l'occasion des AT
E. Sélectionner le ou les meilleurs candidats à un poste

Réponse : AD

S 91/2/1/ 31

Le médecin du travail doit remettre le résultat d'une alcoolémie pratiquée chez un salarié volontaire à la demande de l'employeur:

A. Au médecin traitant
B. Au salarié lui-même
C. Au médecin-inspecteur du travail
D. Au médecin-inspecteur de la santé
E. A l'employeur

Réponse : B

S 91/7/1/ 39

La déclaration d'aptitude ou d'inaptitude au poste de travail adressée à l'employeur, est effectuée à l'issue de tous les examens médicaux suivants sauf un. Lequel?

A. Visite d'embauche
B. Visite annuelle
C. Surveillance médicale spéciale
D. Visite de pré-reprise
E. Visite de reprise

Réponse : D

M 92/8/2/ 90

En cas de séquelles d'un accident survenu à un salarié du régime général de la Sécurité Sociale, et mettant en cause son aptitude à son métier, que doit envisager le médecin traitant?

A. Faire une déclaration d'inaptitude à la caisse primaire d'assurance maladie
B. Rédiger un certificat médical d'inaptitude pour l'employeur
C. Evaluer l'incapacité permanente
D. Proposer au salarié une visite de pré-reprise
E. Prévenir l'inspection médicale du travail

Réponse : D

1. 2 ACCIDENT DU TRAVAIL

1. 2. 1 DÉFINITION

S 90/3/1/ 79

Dans le cadre des accidents du travail, quelle est la proposition qui correspond au rôle administratif et légal du médecin du travail?

A. Doit rédiger le certificat médical
B. Fait payer au patient des honoraires de consultation, réduits de 80% par rapport aux honoraires conventionnels
C. Rédige un certificat final descriptif, mentionnant la guérison quand les séquelles de l'accident sont définitives et non évolutives
D. En cas de séquelles, décide du taux d'IPP
E. Peut refuser de rédiger un certificat médical initial si l'origine de l'accident lui parait non professionnelle

Réponse : A

1. 2. 3 DIVERS

S 85/1/1/107

Le certificat de consolidation de l'accidenté du travail doit être fait obligatoirement:

A. Par le médecin du travail
B. Par un médecin expert
C. Par un médecin assermenté
D. Par le médecin conseil de la Sécurité Sociale
E. Aucune de ces réponses n'est exacte

Réponse : E

M 85/1/2/ 68

La réparation des lésions consécutives à un accident du travail, en législation sociale - régime général - comprend, entre autres, des prestations en nature, qui comportent:

A. La couverture des frais médicaux
B. La couverture des frais pharmaceutiques
C. La couverture des frais d'hospitalisation éventuelle
D. La prise en charge de la réadaptation fonctionnelle
E. La prise en charge du reclassement

Réponse : ABCDE

S 85/3/1/ 60

Pour une raison quelconque, l'employeur a négligé d'adresser la déclaration réglementaire d'accident de travail à la caisse primaire d'assurance maladie. Le blessé peut-il alors bénéficier des avantages octroyés aux accidents de travail?

A. En aucun cas
B. Oui, après jugement rendu par les tribunaux civils
C. Oui, après avis favorable de l'inspection du travail donné dans les 6 mois
D. Oui, après avis du conseil de la caisse de sécurité sociale donné dans les 3 mois
E. Oui, si le blessé lui même effectue la déclaration dans les 2 ans suivant l'accident

Réponse : E

S 85/4/1/ 91

Toutes les garanties suivantes sont accordées en cas d'accident du travail sauf une. Laquelle?

A. Prestation en espèces dès le jour qui suit l'accident du travail
B. Prestation en nature: gratuité des soins
C. Indemnités journalières maintenues en totalité après reprise à mi-temps
D. Priorité d'accès au reclassement professionnel
E. Ouverture d'une rente d'IPP après consolidation s'il reste des séquelles

Réponse : C

S 85/5/1/ 79

Victime d'un accident de travail, un salarié doit prévenir ou faire prévenir son employeur. De quel délai dispose-t-il légalement?

A. 4 heures
B. 8 heures
C. 24 heures
D. 48 heures
E. 15 jours

Réponse : C

S 85/6/1/ 97

Après un accident du travail, en cas de désaccord d'ordre médical entre la Caisse Primaire d'Assurance Maladie et la victime, un médecin expert est désigné:

A. Par le médecin du travail de la victime
B. Par le médecin traitant de la victime
C. Par le médecin conseil de la Caisse
D. Conjointement par A et C
E. Conjointement par B et C

Réponse : E

S 85/6/1/ 76

Les prestations en espèces délivrées par la sécurité sociale à un accidenté du travail sont constituées par:

A. Le remboursement des frais médicaux
B. La délivrance d'appareils de prothèse ou d'orthopédie
C. Le versement d'une indemnité journalière
D. Le remboursement des frais d'hospitalisation
E. L'ensemble des quatre réponses précédentes

Réponse : C

S 86/2/1/ 81

La déclaration d'un accident de travail à la Sécurité Sociale incombe habituellement:

A. A l'employeur
B. Au patient
C. Au médecin du travail
D. Au médecin traitant
E. Indifféremment à l'un des quatre

Réponse : A

S 86/3/1/ 43

Un ouvrier, victime d'un accident du travail, est consolidé avec un taux d'IPP de 60%. Sur quel taux sera calculée sa pension?

A. 60%
B. 30%
C. 40%
D. 90%
E. 10%

Réponse : C

S 86/3/1/ 75

Les 3 volets de la feuille d'accident de travail délivrée par l'employeur à la victime sont destinées:

A. No 1 au médecin du travail; No 2 au médecin traitant; No 3 à l'assuré
B. No 1 au médecin du travail; No 2 au médecin traitant; No 3 au pharmacien
C. No 1 au médecin traitant; No 2 au pharmacien; No 3 à l'assuré
D. No 1 et 2 à la Caisse Primaire d'Assurance Maladie; No 3 à l'assuré
E. No 1 et 2 à la Caisse Primaire d'Assurance Maladie; No 3 au médecin du travail

Réponse : C

S 86/3/1/ 76

Votre patient est victime d'un accident du travail. Quel est le taux des indemnités journalières versées à votre patient, par rapport au salaire journalier, du 1er au 28ème jour d'arrêt (en sachant que son salaire est inférieur au plafond déterminé par décret)?

A. 20%
B. 30%
C. 50%
D. 66%
E. 80%

Réponse : C

S 86/6/1/ 74

Toutes les propositions suivantes sont exactes sauf une; laquelle? Après un accident du travail, les indemnités journalières versées en cas d'arrêt de travail sont:

A. Calculées sur la base de la dernière paie
B. Fixées à la moitié du salaire journalier au-dessous du plafond pendant les 28 premiers jours
C. Fixées aux 2/3 du salaire journalier au-dessous du plafond à partir du 29ème jour
D. Versées à partir du 3ème jour qui suit l'arrêt de travail
E. Versées sans distinction entre jours ouvrables et jours fériés

Réponse : D

M 86/7/2/ 29

Lors d'un accident du travail, en cas de litige entre un assuré et sa Caisse Primaire d'Assurance Maladie, le désaccord est réglé par expertise médicale:

A. Lorsqu'il n'existe qu'une différence d'appréciation sur l'état clinique
B. Lorsque les désaccords surviennent sur le degré d'invalidité
C. Lorsque les désaccords surviennent sur le taux d'Incapacité Permanente Partielle
D. Lorsque les désaccords surviennent sur l'état d'inaptitude au poste de travail
E. Lorsque le litige survient sur la date de consolidation ou de guérison

Réponse : AE

S 87/4/1/ 22

A partir de quelle date la Sécurité Sociale verse-t-elle des indemnités journalières en cas d'accident de travail avec arrêt de travail immédiat?

A. Dès le jour suivant, le jour même de l'accident étant payé par l'employeur
B. Dès le jour de réception du certificat médical prescrivant l'arrêt
C. Une fois le taux d'IPP fixé
D. Dès le jour de l'accident
E. Une fois la consolidation acquise

Réponse : A

S 87/4/1/ 37

En cas de séquelles après accident du travail, indiquez la bonne réponse parmi les propositions suivantes:

A. Le médecin traitant doit établir un certificat final descriptif fixant la date de guérison
B. Ce certificat fixe le taux d'IPP
C. En cas de désaccord sur le taux d'IPP avec le médecin conseil, un collège de trois médecins peut rendre un arbitrage
D. Seul le médecin du travail peut établir un certificat final descriptif
E. Toutes ces propositions sont fausses

Réponse : C

S 87/5/1/ 40

Un accidenté du travail est examiné par le Médecin Conseil de la Caisse d'Assurance Maladie qui lui attribue un taux d'IPP de 40%. A partir de quel taux sera calculée la rente?

A. 10%
B. 20%
C. 40%
D. 80%
E. 100%

Réponse : B

S 87/5/1/ 75

Un ouvrier travaillant sur une presse a un écrasement de la main droite avec amputation. Le taux d'invalidité permanente partielle sera fixé:

A. Après guérison
B. Après consolidation
C. Immédiatement après l'accident du travail
D. Trois mois après l'accident du travail
E. Un an après l'accident du travail

Réponse : B

M 87/6/2/ 63

Le médecin praticien établit un certificat initial d'accident du travail. La rédaction du certificat obéit à une ou plusieurs règles suivantes:

A. Identification du médecin signataire
B. Identification de l'entreprise
C. Identification de la victime
D. Description des lésions
E. Cause de l'accident de travail

Réponse : ABCD

S 88/1/1/ 40

Parmi les personnes ou instances suivantes, quelle est celle qui, dans le régime général de la Sécurité Sociale, fixe en premier lieu le taux d'incapacité permanente partielle (IPP), lorsqu'il persiste des séquelles à la suite d'un accident du travail?

A. Le médecin traitant
B. Un médecin expert désigné après accord du médecin traitant et du médecin conseil de la Caisse d'Assurance Maladie
C. La Commission Technique Régionale d'Incapacité Permanente
D. Le médecin conseil de la Caisse d'Assurance Maladie
E. Le Comité des rentes

Réponse : D

S 89/5/1/ 61

En cas d'arrêt de travail pour accident de travail, les prestations en espèces versées à un salarié, marié, père d'un enfant, sont égales à quel pourcentage du salaire journalier rectifié les 28 premiers jours?

A. 25%
B. 50%
C. 75%
D. 66%
E. 70%

Réponse : B

M 89/5/1/ 34

L'intoxication consécutive à l'inhalation d'un gaz suffocant sur les lieux de travail, par suite de la rupture d'une canalisation, est considérée du point de vue médico-légal comme:

A. Une maladie professionnelle
B. Une maladie à un caractère professionnel
C. Un accident du travail
D. Une maladie non professionnelle
E. Une affection relevant d'une expertise médico-légale préalable

Réponse : C

M 89/2/2/ 24

Parmi les propositions suivantes concernant la législation des accidents du travail, laquelle ou lesquelles est (sont) exacte(s)?

A. La réparation des accidents du travail n'est due qu'en cas de faute de l'employeur
B. En cas de contestation sur la matérialité de l'accident du travail, le litige est porté devant une juridiction spéciale de la Sécurité Sociale
C. C'est au salarié qu'incombe la déclaration de l'accident du travail à la Sécurité Sociale
D. En cas d'accident du travail, les ayant-droits du décédé pourront demander réparation du préjudice que leur aura causé ce décès
E. La réparation du préjudice est intégrale

Réponse : BD

M 89/2/2/ 31

Après un accident du travail, la consolidation:

A. Indique la stabilisation des lésions
B. Indique l'absence de séquelles
C. Permet l'ouverture éventuelle de droits à la reconnaissance d'une IPP
D. Indique la fin des soins
E. Indique la date de reprise du travail

Réponse : AC

M 89/2/2/ 47

En cas d'accident du travail, l'employeur doit:

A. Délivrer à la victime une feuille d'accident à 3 volets
B. Déclarer l'accident du travail à la Caisse Primaire d'Assurance Maladie dans les 48h
C. S'il s'agit d'un accident bénin, certaines entreprises peuvent être autorisées à ne pas les déclarer, à condition de les consigner dans un registre
D. Signaler l'accident du travail à l'inspection du travail
E. Donner une attestation de salaire à la victime

Réponse : ABCE

M 89/3/2/ 72

Dans le cadre du régime général de Sécurité Sociale, quand un médecin traitant établit un certificat final après accident de travail en fixant une date de consolidation:

A. Les lésions sont stabilisées
B. Un traitement peut être poursuivi pour éviter une aggravation
C. Il existe des séquelles
D. Il doit indiquer le taux d'incapacité permanente partielle
E. La date de consolidation est réglementairement la date de reprise de travail

Réponse : ABC

M 89/3/2/ 73

Parmi les éléments suivants, quels sont (ou quel est celui) qui caractérise(nt) un accident du travail chez un salarié ?

A. Qu'il soit survenu en présence de témoin(s)
B. Qu'il soit survenu soudainement
C. Que la déclaration par l'intéressé à la Caisse de Sécurité Sociale soit effectuée dans les 48 heures
D. Qu'il soit survenu par le fait ou à l'occasion du travail
E. Qu'il se soit produit sur les lieux de travail

Réponse : BD

S 89/6/1/ 20

En cas d'attribution d'un taux d'IPP de 8% suite à un accident du travail chez un salarié du régime général de Sécurité Sociale, le taux de la rente allouée par la Caisse de Sécurité Sociale sera de:

A. 8%
B. 4%
C. 7%
D. 5%
E. Une rente ne pourra pas lui être versée

Réponse : E

S 89/6/1/ 51

A partir de quel jour les indemnités journalières sont-elles versées à un salarié en arrêt de travail à la suite d'un accident du travail:

A. Dès le jour de l'accident
B. Dès le lendemain de l'accident
C. Dès le jour de réception de la déclaration de l'accident du travail par la Caisse Primaire de Sécurité Sociale
D. Dès que la date de consolidation est fixée
E. Dès que la date de guérison est fixée

Réponse : B

M 89/6/2/ 19

Le médecin traitant d'un accident du travail dépendant du régime général de Sécurité Sociale:

A. A l'obligation de rédiger le certificat initial demandé par le patient
B. Doit faire la déclaration de l'accident à la caisse primaire d'assurance maladie de son client
C. Doit évaluer l'incapacité permanente
D. Demande à son client des honoraires fixés par la Sécurité Sociale
E. A l'obligation de prévenir le médecin du travail

Réponse : A

S 89/7/1/ 7

En cas d'arrêt de travail pour accident de travail, les prestations en espèces sont égales à quel pourcentage du salaire journalier rectifié à partir du 29ème jour?

A. 25%
B. 50%
C. 75%
D. 66%
E. 70%

Réponse : D

M 89/7/1/117

En cas d'accident du travail, le certificat initial descriptif doit être rempli:

A. Par un Praticien choisi par l'Employeur
B. Par le Médecin du Travail
C. Par un Médecin Assermenté
D. Par le Médecin-Traitant qui a pris en charge le traitement de l'accidenté
E. Par un Médecin-Expert près des Tribunaux

Réponse : D

M 90/1/2/ 45

Lors d'un accident de travail, en cas de litige entre un assuré et sa Caisse Primaire d'Assurance Maladie, le désaccord est réglé par expertise médicale:

A. Lorsqu'il n'existe qu'une différence d'appréciation sur l'état clinique
B. Lorsque les désaccords surviennent sur le degré d'invalidité
C. Lorsque les désaccords surviennent sur le taux d'Incapacité Permanente partielle
D. Lorsque les désaccords surviennent sur l'état d'inaptitude au poste de travail
E. Lorsque le litige survient sur la date de consolidation ou de guérison

Réponse : AE

S 90/2/1/ 40

Toutes les garanties suivantes sont accordées en cas d'accident du travail sauf une, laquelle?

A. Prestation en espèces dès le jour qui suit l'accident du travail
B. Prestation en nature, gratuité des soins
C. Indemnités journalières maintenues automatiquement en totalité après reprise du travail à temps partiel
D. Priorité d'accès au reclassement professionnel
E. Ouverture d'une rente d'IPP après consolidation s'il persiste des séquelles

Réponse : C

S 90/3/1/ 77

La date de consolidation d'un accident de travail:

A. Est fixée par le médecin du travail
B. Détermine la date à laquelle des séquelles peuvent être évaluées
C. Coïncide obligatoirement avec la date de reprise de travail
D. Implique l'arrêt de tout traitement
E. Correspond à la date de retour à l'état antérieur à l'accident

Réponse : B

S 91/4/1/ 59

Parmi les propositions suivantes, laquelle est inexacte? -Après un accident du travail, un certificat médical final de guérison indique:

A. La cessation du versement des indemnités journalières, en cas d'arrêt de travail
B. L'absence de séquelle
C. L'ouverture des droits à la reconnaissance d'une IPP
D. La fin des droits aux soins
E. La clôture du dossier, sous réserve d'une rechute

Réponse : C

2 PNEUMOCONIOSES

2. 1 PNEUMOCONIOSE

2. 1. 1 IMAGERIE

S 89/1/1/ 57

Une radiographie du thorax d'un salarié faisant apparaître une image dite "en coquille d'oeuf" doit faire rechercher quelle exposition professionnelle?

A. Fibre d'amiante
B. Poussières de bois
C. Poussières de fer
D. Poussières de silice
E. Poussières de cobalt

Réponse : D

2. 1. 2 EVOLUTION (PRONOSTIC, COMPLICATIONS)

M 86/4/2/ 95

Parmi les pneumoconioses suivantes, quelle est celle ou quelles sont celles qui se complique(nt) plus facilement d'un cancer broncho-pulmonaire?

A. La barytose
B. La silicose
C. L'asbestose
D. L'aluminose
E. La sidérose

Réponse : CE

2. 1. 3 DIVERS

S 85/1/1/106

En présence de plaques pleurales diaphragmatiques quel risque professionnel doit être recherché?

A. Talcose
B. Béryliiose
C. Silicose
D. Sidérose
E. Asbestose

Réponse : E

M 86/3/2/ 53

Les pneumoconioses indemnisables sont dues aux poussières de:

A. Silice
B. Béryllium
C. Amiante
D. Chrome
E. Fer

Réponse : ABCE

S 86/6/1/ 73

Dans le cadre des pneumoconioses, quelle est la proposition exacte?

A. La silicose ne se voit pratiquement plus en France
B. Les signes les plus précoces de la silicose sont les signes cliniques
C. Les signes précoces de l'asbestose sont des images nodulaires, péri-hilaires, visibles sur la radiographie thoracique
D. Les pleurésies itératives éliminent le diagnostic de pathologie liée à l'amiante
E. La sidérose s'accompagne d'un risque accru de cancer du poumon

Réponse : E

M 86/6/2/ 27

Les pneumoconioses sont des pneumopathies dues à l'inhalation de particules solides:

A. Ces particules sont parfois inertes
B. La taille de ces particules est toujours inférieure à 0,1 micron
C. La concentration des particules dans l'air intervient dans la pathologie
D. La durée d'exposition à ces particules joue un rôle capital
E. Les pneumoconioses sont toujours provoquées par l'inhalation de silice libre

Réponse : ACD

M 88/1/2/ 36

Une radiographie thoracique de face révèle la présence de calcifications pleurales linéaires sur les coupoles diaphragmatiques. Quelle(s) exposition(s) professionnelle(s) devez vous rechercher parmi les propositions suivantes?

A. L'inhalation de poussières de fer dans la métallurgie
B. L'exposition aux produits pour l'isolation thermique
C. Le travail dans les mines de charbon
D. L'exposition aux fibres d'amiante
E. Le travail dans les carrières de roches riches en calcaires

Réponse : BD

2. 2 SILICOSE

2. 2. 1 CLINIQUE

S 89/6/1/ 26

Parmi les propositions suivantes, quelle est celle que traduit la survenue d'une mélanoptysie chez un silicotique?

A. L'existence d'une caverne tuberculeuse
B. La nécrose d'une masse pseudo-tumorale
C. La dégénérescence maligne d'une masse pseudo-tumorale
D. L'existence d'un coeur pulmonaire chronique
E. L'existence d'une aspergillose intracavitaire

Réponse : B

2. 2. 2 IMAGERIE

M 86/1/2/ 61

Sur un cliché radiologique pulmonaire, des images typiques d'une silicose pure peuvent être:

A. Bilatérales
B. En rayon de miel
C. Pseudotumorales
D. Nodulaires
E. Localisées à l'extrême base et l'extrême sommet

Réponse : ACD

M 86/3/2/ 13

Quelle est ou quelles sont les images radiologiques typiques d'une silicose non compliquée?

A. Epanchement pleural
B. Image cavitaire
C. Infiltrat
D. Images nodulaires
E. Images pseudo-nodulaires

Réponse : DE

M 89/3/2/ 70

Parmi les caractéristiques suivantes, laquelle ou lesquelles peut (peuvent) s'appliquer aux images radiologiques de la silicose?

A. Prédominent aux bases
B. Constituées par des opacités petites ou étendues
C. Fréquence des lésions d'emphysème
D. Fréquence des lésions unilatérales
E. Caractère irréversible

Réponse : BCE

M 89/6/2/ 18

Parmi les examens complémentaires suivants, quel est celui ou quels sont ceux légalement exigé(s) pour la reconnaissance et l'indemnisation éventuelle d'une silicose?

A. ECG de repos
B. Dosage de la silice
C. Gazométrie
D. Spirométrie
E. Radiographie pulmonaire

Réponse : DE

M 90/5/2/ 52

Sur un cliché radiologique pulmonaire, les images typiques d'une silicose:

A. Sont bilatérales
B. Sont en rayon de miel
C. Sont micronodulaires ou nodulaires
D. Sont symétriques
E. Prédominent aux bases

Réponse : ACD

S 91/6/1/ 17

Le dépistage de la silicose, repose en priorité sur:

A. L'examen clinique
B. Les explorations fonctionnelles respiratoires
C. L'examen radiographique pulmonaire
D. L'hémogramme
E. L'examen cytobactériologique des secrétions bronchiques

Réponse : C

2. 2. 3 ETIOLOGIES (FACTEURS DE RISQUE, TERRAIN)

S 86/5/1/ 33

Toutes les professions suivantes sont susceptibles de provoquer une silicose chez les travailleurs qui les exercent, à l'exception d'une. Laquelle?

A. Meuleur sur meule tournante
B. Tourneur
C. Mineur de fond
D. Sableur au jet
E. Tailleur de pierre

Réponse : B

S 90/2/1/ 60

Toutes les professions suivantes exposent au risque silicotique, sauf une: laquelle?

A. Céramiste
B. Charbonnier
C. Souffleur de verre
D. Prothésiste dentaire
E. Sableur

Réponse : B

M 92/8/2/ 78

Parmi les professions suivantes, quelle(s) est (sont) celle(s) qui expose(nt) à un risque silicogène?

A. Tailleur de pierre
B. Mécanicien automobile
C. Maçon-fumiste
D. Prothésiste dentaire
E. Ouvrier de fonderie

Réponse : ACDE

2. 2. 4 EVOLUTION (PRONOSTIC, COMPLICATIONS)

M 85/2/2/ 68

La silicose, maladie irréversible, peut évoluer jusqu'au stade des complications. Laquelle ou lesquelles est ou sont bien connue(s) et non discutée(s)?

A. Pneumothorax spontané
B. Insuffisance ventriculaire droite
C. Pleurésie
D. Cancer pulmonaire
E. Cancer de la plèvre

Réponse : AB

M 86/7/2/ 30

Parmi les complications de la silicose on relève:

A. L'insuffisance cardiaque gauche
B. La tuberculose pulmonaire
C. Le cancer bronchique
D. Le pneumothorax spontané
E. La nécrose cavitaire aseptique des lésions pseudo-tumorales

Réponse : BDE

S 89/4/1/100

Parmi les complications suivantes, laquelle n'est pas reconnue comme complication de la silicose sur le plan médico-légal?

A. Tuberculose
B. Surinfection par mycobactérie atypique
C. Pneumothorax
D. Insuffisance cardiaque droite
E. Cancer du poumon

Réponse : E

2. 2. 5 DIVERS

S 85/2/1/ 81

Le dépistage systématique de silicose chez les sujets exposés professionnellement se fait sur l'un des éléments suivants:

A. La symptomatologie clinique
B. Les données des épreuves fonctionnelles respiratoires
C. Les données des examens biologiques
D. Les images radiologiques
E. La durée de l'exposition

Réponse : D

M 87/1/2/ 76

La reconnaissance d'une silicose comme maladie professionnelle nécessite:

A. Une déclaration préalable de sa maladie par l'intéressé à l'organisme de Sécurité Sociale
B. L'appréciation technique de l'exposition au risque
C. La production d'un certificat médical initial
D. L'avis du médecin du travail
E. L'avis d'un médecin agrée en matière de pneumoconiose ou d'un collège de trois médecins

Réponse : ABCE

S 89/2/1/ 25

Dans le cadre des pneumoconioses, quelle est la proposition exacte ?

A. La silicose ne se voit pratiquement plus en France
B. Les signes les plus précoces de la silicose sont les signes radiologiques
C. Les signes précoces de l'asbestose sont des images nodulaires, périhilaires, visibles sur la radiographie thoracique
D. Les pleurésies itératives éliminent le diagnostic de pathologie liée à l'amiante
E. La silicose s'accompagne d'un risque accru de cancer du poumon

Réponse : B

M 90/2/2/ 35

Retenez les propositions exactes:

A. La silicose se complique fréquemment d'emphysème au cours de l'évolution
B. Une mélanoptysie peut émailler l'évolution d'une silicose
C. Les formes amorphes du dioxyde de silicium sont les plus dangereuses
D. Les pneumoconioses ne peuvent être dues qu'à la silice ou à l'amiante
E. La silicose est une fibrose nodulaire à nodules fibro-hyalins

Réponse : ABE

S 90/6/1/ 31

Le syndrome de Caplan-Colinet est l'association de la silicose à:

A. La sarcoïdose
B. La sclérodermie
C. La périarthrite nbueuse
D. La polyarthrite rhumatoïde
E. La spondylarthrite ankylosante

Réponse : D

2. 3 ASBESTOSE

2. 3. 1 IMAGERIE

S 85/2/1/ 82

Parmi les localisations des plaques pleurales asbestosiques, une parmi les suivantes n'existe jamais. Laquelle?

A. Parois thoraciques sous axillaires
B. Diaphragmatique
C. Aux sommets
D. Médiastinale
E. Bilatérale

Réponse : C

S 85/7/1/ 82

La localisation radiologique des lésions de l'asbestose est assez caractéristique. Indiquez quelle est cette localisation préférentielle?

A. Aux sommets
B. Aux parties moyennes
C. Aux bases
D. A la périphérie
E. A la base droite

Réponse : C

M 85/7/2/ 65

Quelle est ou quelles sont, parmi ces manifestations pleuropulmonaires, celle(s) qu'il est classique de rencontrer dans l'asbestose?

A. Pleurésie bénigne
B. Infiltrat
C. Pleurésie purulente
D. Plaques pleurales hyalines
E. Plaques pleurales calcifiées

Réponse : ADE

M 90/7/2/ 43

Les signes radiologiques de l'asbestose professionnelle se caractérisent par:

A. Leur localisation périhilaire et basale initiale
B. Des images réticulaires, linéaires fines
C. Des calcifications des ganglions médiastinaux
D. Des calcifications de la plèvre pariétale
E. La prédominance d'images nodulaires

Réponse : ABD

2. 3. 2 ETIOLOGIES (FACTEURS DE RISQUE, TERRAIN)

M 90/6/2/ 35

Parmi les travaux suivants quel est celui ou quels sont ceux qui peuvent exposer au risque asbestosique?

A. Fabrication de films
B. Fabrication de fibro-ciment
C. Fabrication de matières plastiques
D. Calorifugeage, isolation
E. Fabrication de freins de voiture

Réponse : BDE

2. 3. 3 DIVERS

M 85/4/2/ 25

L'asbestose:

A. Est une pneumoconiose sclérogène
B. Est plus fréquente dans l'industrie sidérurgique que dans la réparation navale
C. Fait courir un risque particulier de cancer bronchique
D. S'accompagne d'opacités parenchymateuses micronodulaires nombreuses et respectant les bases pulmonaires
E. S'accompagne d'opacités parenchymateuses micronodulaires nombreuses et respectant les sommets

Réponse : ACE

S 86/4/1/ 49

Parmi les éléments suivants, un n'intervient pas dans la présomption légale d'imputabilité d'une asbestose professionnelle. Lequel?

A. Symptomatologie radiologique
B. Symptomatologie clinique
C. Présence de corps protéino-ferrugineux (ou asbestosiques) dans l'expectoration
D. Notion d'exposition au risque
E. Notion de délai d'exposition

Réponse : C

M 89/2/2/ 82

Parmi les caractéristiques suivantes, laquelle ou lesquelles peut ou peuvent s'appliquer aux plaques pleurales d'origine asbestosique?

A. Développées aux dépens de la plèvre viscérale
B. Généralement bilatérales
C. Peuvent intéresser la plèvre diaphragmatique
D. S'accompagnent toujours d'une fibrose pulmonaire
E. Entraînent d'intenses pleurodynies

Réponse : BC

M 89/6/2/115

Parmi les propositions suivantes, quelle est celle (ou quelles sont celles) qui peut (peuvent) s'appliquer à la fibrose asbestosique?

A. Radiologiquement prédominante aux bases
B. Représentée par une fibrose linéaire
C. Se traduit cliniquement par une dyspnée progressive
D. Peut évoluer vers le coeur pulmonaire
E. Affection professionnelle rare

Réponse : ABCDE

M 91/3/1/ 97

Les pleurésies asbestosiques bénignes se caractérisent par:

A. Leur survenue chez les sujets exposés à l'amiante
B. Un taux très élevé d'acide hyaluronique dans le liquide pleural
C. Un taux élevé de triglycérides dans le liquide pleural
D. Des lésions prédominantes sur la plèvre viscérale
E. La présence de calcifications pleurales

Réponse : AE

2. 4
AMIANTE
2. 4. 1
IMAGERIE

S 91/4/1/ 26

En présence de "plaques pleurales" diaphragmatiques, qu'elle est l'exposition professionnelle à rechercher de façon systématique?

A. La silice
B. L'amiante
C. Le plomb
D. Les poussières de bois
E. Le fer

Réponse : B

2. 4. 2
FORMES CLINIQUES

S 91/7/1/ 59

L'exposition à l'amiante peut favoriser l'apparition de toutes les manifestations suivantes, sauf une. Laquelle?

A. Des calcifications hilaires
B. Des calcifications pleurales
C. Un mésothéliome pleural
D. Un cancer bronchique
E. Une fibrose pulmonaire

Réponse : A

2. 4. 3
EVOLUTION (PRONOSTIC, COMPLICATIONS)

M 90/7/2/ 46

L'inhalation prolongée d'amiante peut provoquer la (les) pathologie(s) suivantes:

A. Adénopathies médiastinales calcifiées en "coquilles d'oeuf"
B. Mésothéliome
C. Plaques pleurales calcifiées
D. Cancer bronchique primitif
E. Insuffisance respiratoire chronique

Réponse : BCDE

M 91/2/2/ 58

Parmi les affections suivantes laquelle (ou lesquelles) peut-on observer chez les travailleurs exposés à l'amiante?

A. Fibrose pulmonaire
B. Plaques pleurales
C. Pleurésie
D. Cancer bronchopulmonaire
E. Mésothéliome pleural

Réponse : ABCDE

2. 4. 4
DIVERS

M 85/4/2/ 85

Quel(s) facteur(s) est (sont) à l'origine de pollution atmosphérique par les poussières d'amiante:

A. Flocs utilisés dans le bâtiment comme revêtement de surface
B. Gaz d'échappement des automobiles
C. Plaquettes de frein des automobiles
D. Fumées des cheminées industrielles
E. Poussières de l'industrie des matières plastiques

Réponse : AC

M 89/5/2/ 77

Parmi les atteintes pathologiques suivantes quelle est celle ou quelles sont celles pouvant résulter d'une exposition aux fibres d'amiante?

A. Cutanée
B. Pleurale
C. Péricardique
D. Pulmonaire
E. Vésicale

Réponse : ABCD

M 90/5/2/115

L'amiante:

A. Est responsable de cancers bronchopulmonaires chez les travailleurs de ce produit
B. Est la cause à peu près unique du mésothéliome pleural
C. Est extraite de mines en activité en France, notamment dans les Pyrénées
D. Est d'usage très réglementée dans l'industrie du bâtiment
E. Est présente dans l'air des grandes villes à la concentration d'environ 1 ng/m3 d'air

Réponse : ABDE

3
MALADIES ET PROFESSIONS
3. 1
MALADIES PROFESSIONNELLES
3. 1. 1
DIVERS

S 85/3/1/ 45

On désigne dans les tableaux de réparation des maladies professionnelles par délai de prise en charge:

A. L'ancienneté du salarié dans l'entreprise au moment de la constatation médicale de la maladie
B. La durée de l'exposition du salarié au risque dans la ou les entreprises ou il a travaillé
C. Le délai minimum entre la fin de l'exposition au risque et le début constaté médicalement de la maladie professionnelle
D. Le délai maximum admis entre la fin de l'exposition au risque et la première constatation médicale de la maladie
E. La durée maximale admise entre la constatation de la maladie et la survenue d'une rechute de celle-ci

Réponse : D

S 85/5/1/ 80

Parmi les propositions suivantes concernant le délai de prise en charge, une seule est exacte. Laquelle?

A. Il est fonction du temps d'exposition
B. Il est d'une durée variable suivant les travaux susceptibles de provoquer une maladie professionnelle donnée
C. Il est d'une durée constante pour un agent pathogène donné
D. Il est d'une durée constante pour une maladie professionnelle définie
E. Il est fixé par le médecin de la Sécurité Sociale pour les maladies à caractère professionnel

Réponse : D

S 85/6/1/ 48

L'obligation de déclaration pour tout docteur en médecine constatant une maladie d'origine professionnelle est constituée par un article:

A. Du code de la santé publique
B. Du code du travail
C. Du code pénal
D. Du code de la sécurité sociale
E. Du code civil

Réponse : A

S 85/6/1/ 98

Dans les tableaux des maladies professionnelles, quelle est la durée du délai de prise en charge?

A. 24 heures
B. Le délai varie en fonction du statut professionnel du patient
C. 15 jours
D. 30 ans
E. Le délai varie en fonction de la pathologie envisagée et de la nuisance en cause

Réponse : E

M 85/7/2/ 7

La liste officielle des maladies professionnelles est formée de tableaux: tous les tableaux indiquent les conditions nécessaires et suffisantes pour que la maladie soit acceptée par présomption, qui sont:

A. Symptômes cliniques
B. Travaux effectués
C. Délai de prise en charge
D. Délai d'exposition au risque
E. Sexe

Réponse : ABC

M 86/1/2/ 62

Le tableau de maladie professionnelle indemnisable comporte dans tous les cas:

A. La liste limitative ou indicative des travaux susceptibles de provoquer la maladie
B. Le temps d'exposition à ce risque professionnel
C. La liste des manifestations pathologiques admises à réparation
D. Le délai de prise en charge de l'affection par rapport à la dernière exposition
E. La durée de la prise en charge de l'affection en tant que maladie professionnelle

Réponse : ACD

S 86/2/1/ 34

Parmi les propositions suivantes concernant les maladies professionnelles, une seule est vraie: laquelle?

A. Toute affection occasionnée par le travail est indemnisée comme maladie professionnelle
B. Chaque tableau de maladie professionnelle contient les conditions nécessaires et suffisantes pour la reconnaissance
C. La déclaration de maladie professionnelle incombe à l'employeur seulement
D. Seul le médecin traitant est autorisé à rédiger le certificat descriptif initial
E. L'employeur est tenu de payer l'intégralité du salaire pendant l'arrêt du travail du salarié reconnu en maladie professionnelle

Réponse : B

S 86/4/1/ 19

Dans les maladies infectieuses considérées comme maladies professionnelles indemnisables, l'origine professionnelle est systématiquement accordée pour certains types de travaux; comment nomme-t-on cette notion?

A. La relation de cause à effet
B. L'imputabilité d'origine
C. La présomption d'origine
D. La notion de contage
E. La notion de risque bactérien

Réponse : C

S 86/4/1/ 76

Par qui et à qui doit être adressé le certificat médical à l'occasion d'une déclaration de maladie professionnelle indemnisable?

A. Par le médecin traitant, à la Caisse Primaire d'Assurance Maladie
B. Par le médecin du travail, au médecin conseil de la CPAM
C. Par l'intéressé, à la CPAM
D. Par l'employeur, à la CPAM
E. Par le médecin du travail, au médecin inspecteur régional du travail

Réponse : C

M 86/4/2/ 28

Les maladies à caractère professionnel, mais ne figurant pas au tableau des maladies professionnelles indemnisables ne sont pas rares. Leur déclaration doit être effectuée obligatoirement:

A. Par le médecin traitant
B. Par le médecin du travail
C. Par le médecin conseil de la Caisse Primaire d'Assurance Maladie
D. Par l'employeur avec diagnostic posé par le médecin du travail
E. Aucune de ces propositions n'est exacte

Réponse : AB

M 86/6/2/ 73

Lorsqu'il constate une maladie professionnelle indemnisable, le médecin du travail:

A. Incite la victime à se procurer les formulaires auprès de la Caisse Primaire d'Assurance Maladie
B. Doit adresser la déclaration à l'Inspection Régionale du Travail
C. Peut établir le certificat médical initial
D. Fixe la durée de repos envisagé et les conséquences ultérieures à prévoir
E. Etudie les conditions de travail et propose des améliorations

Réponse : ACE

S 87/1/1/ 76

Parmi les propositions suivantes concernant l'indemnisation des maladies professionnelles, laquelle s'applique à toutes les maladies professionnelles indemnisables?

A. Un collège de trois médecins peut être désigné pour fixer le taux d'invalidité permanente partielle
B. S'il existe des soins, le tiers reste à la charge du salarié (1/3 payant)
C. En cas de changement de poste de travail, une indemnité de changement d'emploi est prévue
D. L'indemnisation est fonction du salaire
E. Aucune de ces propositions ne s'applique à toutes les maladies professionnelles

Réponse : D

S 87/1/1/ 78

L'exposition aux sels de chrome peut induire un cancer bronchique reconnu comme maladie professionnelle indemnisable. Si le délai de prise en charge est dépassé:

A. La maladie ne peut pas être indemnisée
B. Le médecin Conseil de la Caisse peut accepter ce dépassement et indemniser
C. L'indemnisation ne peut être effectuée qu'après accord d'un médecin agréé en matière de pneumoconiose
D. L'indemnisation ne peut être effectuée qu'après accord d'un collège de trois médecins
E. L'indemnisation ne peut être effectuée qu'après avis d'un expert qui fixera le taux d'IPP

Réponse : D

M 87/5/2/ 74

La déclaration de maladie professionnelle indemnisable peut être faite à la Caisse de Sécurité Sociale par:

A. La victime
B. Ses ayant-droits
C. L'employeur
D. Le médecin du travail
E. Le médecin traitant

Réponse : AB

S 87/7/1/ 23

A quel organisme doit être adressé le certificat médical initial à l'occasion d'une déclaration de maladie professionnelle indemnisable?

A. Caisse Primaire d'Assurance Maladie
B. Direction des Affaires Sanitaires et Sociales
C. Consultation des maladies professionnelles
D. Le service de médecine du travail
E. Caisse régionale d'assurance maladie

Réponse : A

M 88/4/2/ 41

Monsieur P.F., 37 ans est employé depuis 3 ans dans une entreprise de travaux publics et utilise régulièrement un marteau piqueur. Son médecin fait réaliser une audiométrie la veille de son départ en vacances; celle-ci montre, sur la meilleure oreille, un déficit pondéré de 40 dB. Parmi les propositions suivantes, laquelle ou lesquelles sont vraies?

A. Le déficit n'est pas suffisant pour qu'il y ait surdité professionnelle
B. Le médecin traitant doit communiquer les résultats au médecin du travail afin que ce dernier puisse faire la déclaration de maladie professionnelle
C. Le médecin doit faire réaliser une audiométrie au retour des vacances pour confirmer le déficit
D. Le médecin traitant se met en contact avec le médecin du travail pour envisager un reclassement dans le cadre de la loi du 7 Janvier 1981
E. Le délai d'exposition au risque n'est pas suffisant pour que la surdité soit reconnue comme maladie professionnelle

Réponse : C

M 88/4/2/ 28

Lorsqu'une affection professionnelle ne figure pas dans le tableau des maladies professionnelles indemnisées:

A. Sa déclaration est obligatoire
B. Elle peut être faite par le malade
C. Elle peut être faite par le médecin traitant
D. Elle peut être faite par le médecin du travail
E. La déclaration doit être envoyée à la Caisse Primaire d'Assurance Maladie

Réponse : ACD

M 89/1/2/ 62

Pour pouvoir bénéficier d'une prise en charge au titre des maladies professionnelles indemnisables, un salarié du régime général de Sécurité Sociale doit dans tous les cas:

A. Etre atteint d'une maladie inscrite sur un tableau spécial
B. Avoir exercé une profession inscrite à ce tableau
C. Avoir été soumis de manière habituelle au risque faisant l'objet de ce tableau
D. Avoir été exposé au risque durant un délai fixé par le tableau
E. En avoir fait la déclaration à son employeur

Réponse : AC

M 89/2/2/ 83

Citez, parmi les propositions suivantes, les substances responsables d'épithélioma primitif de la peau figurant aux tableaux des maladies professionnelles indemnisables:

A. Isocyanates organiques
B. Arsenic
C. Goudrons de houille
D. Amines aromatiques
E. Les polyuréthannes

Réponse : BC

M 89/2/2/ 84

Au titre des maladies professionnelles dues aux poussières d'amiante il est possible d'indemniser:

A. La fibrose bronchopulmonaire diffuse
B. L'insuffisance respiratoire chronique de type obstructif
C. La pleurésie exsudative
D. Le cancer broncho-pulmonaire, quand la relation à l'amiante est médicalement caractérisée
E. Les plaques pleurales

Réponse : ACDE

S 90/3/1/ 35

Parmi les propositions suivantes, laquelle est l'une des conditions nécessaires pour être reconnu atteint d'une maladie professionnelle par la Sécurité Sociale?

A. Etre inapte à son poste de travail
B. Etre en arrêt de travail
C. Etre salarié
D. Avoir moins de 55 ans
E. Avoir au moins un an d'exercice professionnel

Réponse : C

M 91/2/2/ 10

Parmi les propositions suivantes concernant les maladies infectieuses reconnues comme maladies professionnelles indemnisables laquelle ou lesquelles est ou sont exacte(s)?

A. La liste des agents infectieux est limitée
B. Le délai de prise en charge est fonction du tableau clinique
C. Le délai de prise en charge est fonction de l'agent infectieux
D. La liste des métiers est indicative
E. La reconnaissance nécessite un délai d'exposition au risque

Réponse : ABC

S 91/3/1/ 27

Monsieur X..., a une surdité. Cet ancien mineur, retraité depuis 10 ans, était exposé aux bruits (utilisation de marteau-piqueur). Vous suspectez une surdité professionnelle. Sachant que le délai de prise en charge pour surdité est d'un an, quelle est la bonne réponse parmi les propositions suivantes?

A. Le médecin conseil de la Caisse peut accepter ce dépassement et indemniser
B. L'indemnisation ne peut être effectuée qu'après accord d'un médecin agréé en matière de pneumoconiose
C. L'indemnisation ne peut être effectuée qu'après accord d'un collège de trois médecins
D. L'indemnisation ne peut être effectuée qu'après avis d'un expert qui fixera le taux d'IPP
E. La maladie ne peut pas être indemnisée

Réponse : E

S 91/5/1/ 58

Parmi les affirmations suivantes, concernant les tableaux de maladies professionnelles, laquelle est inexacte?

A. La liste des maladies ou symptômes est toujours limitative
B. La liste des travaux n'est pas toujours limitative
C. Le délai de prise en charge est le délai maximal séparant le début de l'exposition à la nuisance, de la déclaration
D. Certains tableaux comportent une durée minimale d'exposition au risque
E. Il existe deux listes de tableaux de maladies professionnelles: l'une pour le régime général de la sécurité sociale, l'autre pour le régime agricole

Réponse : C

M 92/8/2/ 38

Parmi les affirmations suivantes concernant les tableaux de maladies professionnelles, laquelle (ou lesquelles) est (sont) exacte(s)?

A. La liste des maladies ou symptômes est toujours limitative
B. Certains tableaux comportent une durée minimum d'exposition au risque
C. Le respect du délai de prise en charge admet des exceptions pour certaines nuisances
D. La liste des travaux est toujours indicative
E. Il existe des tableaux différents pour le régime général et le régime agricole

Réponse : ABCE

S 93/8/1/ 40

Un boulanger fait une crise d'asthme immédiatement après la fin de l 'exposition à la farine. Le certificat médical mentionne la notion de crise immédiate mais il est rédigé 15 jours après la fin de l'exposition. Sachant que le délai de prise en charge est de 7 jours, quelle est la proposition exacte?

A. L'exposition habituelle au risque doit être confirmée par l'enquête technique de la Sécurité Sociale
B. Un délai d'exposition est requis
C. Un pneumologue agréé doit confirmer le diagnostic
D. Le collège de trois médecins sera mandaté
E. L'affection ne sera pas reconnue comme maladie professionnelle indemnisable

Réponse : A

3. 2 CANCEROLOGIE ET MEDECINE DU TRAVAIL

3. 2. 1 ETIOLOGIES (FACTEURS DE RISQUE, TERRAIN)

S 88/2/1/ 21

Parmi les substances suivantes, laquelle peut être responsable d'un cancer de la vessie après exposition professionnelle?

A. Sulfate ferreux
B. Trichloréthylène
C. Benzidine
D. Amiante
E. Formaldéhyde

Réponse : C

M 90/4/2/ 32

Parmi les substances suivantes, quels sont les éléments connus pour être responsables de cancers cutanés primitifs professionnels chez l'homme?

A. Polychlorure de vinyle
B. Arsenic
C. Isotopes radioactifs
D. Acide acétique
E. Ciment

Réponse : BC

3. 2. 2 DIVERS

M 85/7/2/ 64

Quelle est ou quelles sont, parmi ces substances, celle(s) qui peut ou qui peuvent entraîner un cancer professionnel des voies respiratoires indemnisable?

A. Molybdène
B. Chrome
C. Cadmium
D. Bois
E. Béryllium

Réponse : BD

M 85/7/2/ 81

Un cancer bronchique peut être reconnu comme maladie professionnelle chez les:

A. Mineurs de charbon
B. Mineurs de fer
C. Ouvriers de tissage de l'amiante
D. Mineurs d'uranium
E. Polisseurs de pierre

Réponse : BCD

M 86/2/2/ 72

Quel est le ou les cancer(s) professionnel(s) reconnu(s) comme maladie(s) professionnelle(s) indemnisable(s) inscrite(s) aux tableaux:

A. Sarcomes osseux dûs aux rayonnements ionisants
B. Cancer pulmonaire évoluant sur une sidérose, dû aux travaux au fond dans les mines de fer
C. Angiosarcomes dûs aux opérations de polymérisation du chlorure de vinyle
D. Cancer broncho-pulmonaire dû à l'amiante
E. Cancer du sein dû aux rayonnements ionisants

Réponse : ABCD

M 86/3/2/ 85

Quelle est ou quelles sont parmi ces substances celle(s) dont l'inhalation peut entraîner des cancers broncho-pulmonaires indemnisables?

A. Dioxyde de silicium
B. Oxyde de fer
C. Amiante
D. Béryllium
E. Poussières radio-actives

Réponse : BCE

M 87/5/2/ 15

Quelle(s) est (sont) le (les) nuisance(s) professionnelle(s) susceptible(s) d'être à l'origine d'une leucémie d'origine professionnelle?

A. Solvants chlorés
B. Rayonnements ionisants
C. Bêta-naphtylamine
D. Benzène
E. Paraquat

Réponse : BD

M 87/7/2/ 76

Quelle est ou quelles sont, parmi ces substances, celle(s) qui peut ou qui peuvent entraîner un cancer broncho-pulmonaire professionnel indemnisable?

A. Molybdate de sodium
B. Chromate de zinc
C. Oxyde de cobalt
D. Dérivés arsenicaux
E. Béryllium

Réponse : BD

M 87/7/2/ 78

Un cancer de l'ethmoïde peut être reconnu comme maladie professionnelle indemnisable, si le délai de prise en charge est respecté, pour lequel ou lesquels des métiers suivants?

A. Menuisier
B. Calorifugeur exposé à l'amiante
C. Ouvrier d'atelier de chromage électrolytique
D. Ouvrier exposé à des vapeurs de chlorure de vinyle
E. Ebéniste

Réponse : AE

M 88/1/2/ 42

Le cancer broncho-pulmonaire est actuellement indemnisable:

A. Dans les professions en contact avec le bois (scieries)
B. Chez les mineurs de charbon
C. Chez les sujets professionnellement exposés à l'irradiation externe par radiations électromagnétiques
D. Chez les travailleurs des mines d'uranium
E. Dans certaines professions exposant à l'inhalation de chrome

Réponse : DE

M 88/1/2/ 83

Parmi les dermatoses professionnelles suivantes, laquelle (lesquelles) comporte(nt) un risque confirmé d'épithélioma?

A. Radiodermite
B. Arsenicisme cutané chronique
C. Dermatose orthoergique liée aux goudrons et brais de houille
D. "Gale" du ciment
E. Kératose solaire des marins

Réponse : ABCE

M 89/5/2/ 80

Parmi les risques professionnels (réparés ou non) suivants, quel est celui ou quels sont ceux qui est (sont) connu(s) pour être responsable(s) de cancers cutanés?

A. Dérivés de la houille
B. Huiles anthracéniques
C. Radiations non ionisantes
D. Bichromate de potassium
E. Arsenic

Réponse : ABCE

M 89/6/2/ 2

Parmi les produits suivants quel est celui ou quels sont ceux qui dans l'industrie sont responsables d'angio-sarcomes hépatiques reconnus au titre des maladies professionnelles indemnisables ?

A. Le polystyrène
B. Le polychlorure de vinyle
C. Le chlorure de vinyle monomère
D. Le baryum
E. L'arsenic

Réponse : BCE

M 90/1/2/ 43

Les cancers suivants sont reconnus comme maladies professionnelles indemnisables:

A. Mésothéliome malin dû à l'amiante
B. Cancer bronchopulmonaire des mineurs de fer atteints de sidérose
C. Cancer bronchopulmonaire des mineurs de cobalt
D. Cancer de la thyroïde lié aux rayonnements ionisants
E. Epithélioma dû à l'arsenic

Réponse : ABE

M 90/2/2/ 37

Les cancers suivants sont reconnus parmi les maladies professionnelles indemnisables:

A. Cancer bronchique primitif dû à l'arsenic
B. Epithélioma primitif cutané dû à l'arsenic
C. Cancer bronchique primitif dû au nickel
D. Cancer broncho-pulmonaire dû aux chromates
E. Mésothéliome pleural dû à l'amiante

Réponse : ABCDE

S 90/5/1/ 49

Citez l'étiologie du cancer de la peau qui est une maladie professionnelle indemnisable:

A. Les amines aromatiques
B. Le tétrachlorure de carbone
C. Chlorure de vinyl
D. L'acide chromique, les chromates
E. Les huiles anthracéniques

Réponse : E

3. 3 DERMATOLOGIE ET MEDECINE DU TRAVAIL

3. 3. 1 DIVERS

M 86/7/2/ 28

La prévention des eczémas d'origine professionnelle consiste à:

A. Sélectionner les ouvriers à l'embauche par la pratique de tests avec les produits utilisés
B. Recommander le nettoyage des téguments, souillés de vernis ou peintures, par les solvants les plus efficaces
C. Refuser à l'embauche les blonds à peau claire
D. Améliorer l'organisation du poste de travail
E. Recommander le port de protections individuelles

Réponse : DE

M 88/3/2/ 10

Un eczéma peut être rattaché à un exercice professionnel devant:

A. Localisation au dos des mains
B. Test épicutané positif à une substance touchée pendant le travail
C. Régression de l'eczéma à l'arrêt de travail
D. Antécédents familiaux d'eczéma
E. Rechute de l'eczéma à la reprise du travail

Réponse : BCE

M 88/5/2/ 84

Les eczémas d'origine professionnelle:

A. S'améliorent le plus souvent, ou même disparaissent après retrait du risque, mais récidivent après nouvelle exposition
B. Nécessitent pour leur prévention que le médecin du travail pratique des tests cutanés, et écarte les sujets chez lesquels le test est positif
C. Sont prévenus par le nettoyage soigneux, après le travail, des téguments souillés de peinture ou vernis par un solvant approprié
D. Débutent presque toujours par le visage et la face antérieure des cuisses
E. Sont prévenus par le port de gants et/ou l'utilisation de crèmes protectrices

Réponse : AE

M 88/6/2/120

Devant un eczéma, sur quel(s) élément(s) portez-vous le diagnostic d'eczéma professionnel?

A. Topographie des lésions
B. Tests épicutanés
C. Interrogatoire
D. Dosage des immunoglobulines E
E. Aspect des lésions

Réponse : ABC

M 90/1/2/ 42

Les mycoses cutanées suivantes sont-elles reconnues comme maladies professionnelles indemnisables?

A. Herpès circiné
B. Folliculite suppurée du cuir chevelu
C. Erythème marginé de Hébra
D. Candidose interdigitale
E. Mycoses des orteils

Réponse : ABE

S 90/4/1/ 29

Parmi les explorations suivantes, laquelle est la seule utilisée pour le diagnostic étiologique d'eczéma de contact professionnel?

A. Tests épicutanés avec la substance incriminée et lecture après 48 heures
B. Test intradermique avec la substance incriminée et lecture après 20 mn
C. Biopsie cutanée
D. Dosage des IgE spécifiques
E. Dosage des éosinophiles

Réponse : A

M 90/4/2/ 33

Parmi les substances suivantes, citer celle(s) que l'on retrouve souvent à l'origine d'eczéma de contact professionnel:

A. Amiante
B. Benzène
C. Acide fluorhydrique
D. Nickel
E. Formol

Réponse : DE

M 90/7/2/119

Les manifestations cutanées des maladies infectieuses suivantes sont-elles reconnues comme maladies professionnellement indemnisables?

A. La tularémie
B. La dermite du rouget du porc
C. Le charbon
D. L'herpès digital
E. Les staphylococcies cutanées

Réponse : ABCE

3. 4 DIABETOLOGIE ET MEDECINE DU TRAVAIL

3. 4. 1 DIVERS

S 85/1/1/108

Certains travaux sont à déconseiller aux diabétiques. Dans la liste suivante, relevez l'activité qui leur est nuisible:

A. Travail à horaires variables
B. Travail exigeant des déplacements en voiture
C. Travail sur écran
D. Travail au contact des rayonnements ionisants
E. Travail exposé au plomb

Réponse : A

M 85/4/2/ 16

Parmi les professions ou conditions de travail suivantes, quelle est ou quelles sont celles qui réglementairement, peuvent être exercées par un diabétique insulino-dépendant ne présentant pas de complications graves:

A. Travail posté
B. Travail dans la fonction publique
C. Chauffeur de poids lourds
D. Métiers de l'armée
E. Travail à la chaleur

Réponse : ABE

S 86/1/1/ 29

Lorsqu'un employeur apprend (non par le service médical) qu'un de ses salariés est diabétique, il peut:

A. Le licencier pour inaptitude médicale
B. Saisir l'inspecteur du travail pour licencier l'employé
C. Demander au médecin traitant de fournir un certificat sur l'aptitude au travail
D. Demander au médecin du travail de se prononcer sur l'aptitude au travail
E. Déclasser le salarié à un poste sans responsabilité

Réponse : D

M 86/5/2/ 65

Un sujet diabétique insulino-dépendant fait un malaise sur les lieux du travail. Vous devez dès lors considérer qu'il s'agit:

A. D'un fait mettant obligatoirement en jeu la responsabilité de l'employeur
B. D'un fait nécessitant l'intervention d'un médecin (celui du travail s'il est sur place)
C. D'un fait nécessitant une surveillance fréquente par le médecin de l'entreprise
D. D'un fait qui doit écarter le sujet d'un poste de sécurité
E. D'une maladie professionnelle

Réponse : BCD

S 88/7/1/ 24

Un médecin du travail connaît la présence dans l'entreprise qu'il surveille de plusieurs diabétiques insulino-dépendants. Quel produit doit-il exiger dans la pharmacie d'urgence de l'entreprise?

A. Insuline ordinaire
B. Insuline-retard
C. Sérum glucosé hypertonique
D. Sérum glucosé isotonique
E. Eau distillée

Réponse : C

S 90/6/1/ 34

Le diabète insulino-dépendant rend le salarié inapte au travail posté. Quelle est la seule raison valable qui rend compte de cette inaptitude?

A. Il n'est pas possible de se faire des injections d'insuline sur les lieux de travail
B. La loi interdit le travail posté au diabétiques
C. Le travail posté se fait toujours debout
D. Le travail posté perturbe les rythmes biologiques dont celui de la glycémie
E. Le diabète insulino-dépendant abaisse le rendement du travailleur

Réponse : D

S 90/3/1/ 39

Le diabète est une cause d'inaptitude à une des professions suivantes:

A. Entrée dans la fonction publique
B. Entrée dans les métiers de la banque
C. Entrée dans la carrière militaire
D. Entrée dans les métiers de l'électronique
E. Entrée dans les métiers de la métallurgie

Réponse : C